本付録 Web 動画の利用ライセンスは，本書 1 冊につき 1 つ，個人所有者 1 名に対して与えられるものです．第三者への ID（ユーザー名），PASS の提供・開示は固く禁じます．また図書館・図書施設など複数人の利用を前提とする場合には，本Web 動画を利用することはできません．

コインなどでこすってください．

Standard Textbook

標準整形外科学

第13版

監修

中村　利孝　産業医科大学名誉教授
松野　丈夫　旭川医科大学理事・副学長

編集

井樋　栄二　東北大学大学院教授
吉川　秀樹　大阪大学理事・副学長
津村　　弘　大分大学附属病院長・副学長

執筆（執筆順）

中村　利孝　産業医科大学名誉教授
松野　丈夫　旭川医科大学理事・副学長
井樋　栄二　東北大学大学院教授
田中　　栄　東京大学大学院教授
吉川　秀樹　大阪大学理事・副学長
髙木　理彰　山形大学教授
山田　治基　藤田保健衛生大学教授
妻木　範行　京都大学 iPS 細胞研究所教授
山下　敏彦　札幌医科大学教授
三浦　裕正　愛媛大学大学院教授
帖佐　悦男　宮崎大学教授
金谷　文則　琉球大学大学院教授
濵藤　啓広　三重大学大学院教授
久保　俊一　京都府立医科大学大学院教授
木村　友厚　富山大学大学院教授

遠藤　直人　新潟大学大学院教授
芳賀　信彦　東京大学大学院教授
戸口田淳也　京都大学再生医科学研究所教授
土屋　弘行　金沢大学大学院教授
尾﨑　敏文　岡山大学大学院教授
加藤　博之　信州大学教授
永島　英樹　鳥取大学教授
津村　　弘　大分大学附属病院長・副学長
松田　秀一　京都大学大学院教授
田中　康仁　奈良県立医科大学教授
金子　和夫　順天堂大学主任教授
中村　博亮　大阪市立大学大学院教授
岩崎　倫政　北海道大学大学院教授
石橋　恭之　弘前大学大学院教授
志波　直人　久留米大学教授

医学書院

標準整形外科学

発　行
1979 年 4 月 1 日 第 1 版第 1 刷	2001 年 5 月 15 日 第 7 版第 5 刷
1982 年 3 月 15 日 第 1 版第 6 刷	2002 年 4 月 15 日 第 8 版第 1 刷
1982 年 8 月 15 日 第 2 版第 1 刷	2004 年 4 月 15 日 第 8 版第 5 刷
1984 年 9 月 1 日 第 2 版第 3 刷	2005 年 3 月 15 日 第 9 版第 1 刷
1986 年 4 月 1 日 第 3 版第 1 刷	2007 年 3 月 15 日 第 9 版第 5 刷
1988 年 10 月 15 日 第 3 版第 4 刷	2008 年 4 月 1 日 第 10 版第 1 刷
1990 年 4 月 1 日 第 4 版第 1 刷	2010 年 1 月 6 日 第 10 版第 3 刷
1992 年 5 月 15 日 第 4 版第 3 刷	2011 年 3 月 15 日 第 11 版第 1 刷
1993 年 4 月 15 日 第 5 版第 1 刷	2012 年 7 月 15 日 第 11 版第 3 刷
1995 年 5 月 15 日 第 5 版第 4 刷	2014 年 2 月 15 日 第 12 版第 1 刷
1996 年 4 月 1 日 第 6 版第 1 刷	2015 年 12 月 1 日 第 12 版第 3 刷
1998 年 3 月 15 日 第 6 版第 4 刷	2017 年 1 月 6 日 第 13 版第 1 刷©
1999 年 4 月 1 日 第 7 版第 1 刷	

監　修　中村利孝・松野丈夫

発行者　株式会社　医学書院
　　　　代表取締役　金原　優
　　　　〒113-8719　東京都文京区本郷 1-28-23
　　　　電話　03-3817-5600(社内案内)

印　刷　真興社
製　本　大日本法令印刷

ISBN978-4-260-02537-9

第13版 序

　運動は日常の生活動作にとって必須であるとともに，生活の質を維持さらには増大させ，快適さと喜びの源泉ともなります．運動器の疾患は，日常生活動作を障害し生活の質を低下させます．整形外科学を学ぶ者は，運動器の生理と病理および運動器疾患の診断と治療について，正確かつ実地診療に役立つ"生きた知識"を修得することが必要です．

　本書は1979年の初版以来，一貫して"生きた知識"とは実際に患者さんを目の前にして，"考える"ことに役立つ知識であるという立場で編集されてきました．「序章　整形外科とは」では，運動器疾患の医療を実践するにあたっての基本的な考え方につき，整形外科の歴史のスタートから現在まで，時代背景の変遷に応じた発展の経過が述べられています．次の，「第Ⅰ編　整形外科の基礎科学」では，関連諸科学の最近の進歩を取り入れ，疾患の病態を理解するうえで必要な知識がまとめられています．これらは運動器疾患を診療し，"考える"ことで疾患が患者さんに及ぼしている障害の程度を推量し，的確な診断と治療にたどり着くうえで基本となるところです．ぜひ，通読していただきたいと思います．これらの章に続いて，診断，治療，整形外科疾患についての総論，さらに疾患の各論が展開されていきます．今版からはロコモティブシンドロームについての記載も一つの章としてまとめられています．

　時に，本書は各論に比べて総論的内容が多いという評を聞くことがあります．確かに，スピードが重視されるインターネット時代では，効率的な学習には各論における"個別知識"の集積は欠かせません．そのため本書では診断総論の早い段階で，「主訴，主症状から想定すべき疾患一覧表」などの各論的内容がまとめられています．また巻末索引については，項目検索の利便性の向上のため継続的な見直しを続けています．さらに付録として，運動器疾患の診察のポイント，関節可動域表示ならびに測定法，徒手筋力テスト，各疾患の治療成績判定基準と機能評価法などの付表を充実させ，日常診療ですぐに役立つ内容を掲載してきました．整形外科の総論における体系的な理解とともに，総論部分を読んでも各論における個別の項目別知識の取得に役立つように整備されてきました．

　今版で特筆すべきことは，診察で汎用される重要な身体所見テストの手技の解説に，これまでのテキストと図表だけでなく，実際に行われる手技の動画をWebにより配信したことです．インターネット環境があればどこでもご覧になれ，CD-ROMよりも利便性の高い知識の提供方法だと思います．動画の配信は，本書編集者のお一人である井樋先生の発案とご尽力のたまもので，今後の教科書における解説方法に新たな手段を切り開くものと思います．さらに編者の間では，進化していく教科書として本書全体の電子化も今後の検討課題の1つとして取り上げられています．

　今版では，第 11 版から編集に参加されていた馬場久敏先生が勇退されました．馬場先生は第 10 版から執筆者として参加され，本書の発展に多大な貢献をなされました．また執筆陣のなかかからは，豊島良太先生，浜西千秋先生，黒坂昌弘先生，玉井和哉先生，越智光夫先生，安田和則先生，飛松好子先生が退かれました．一方，今版から新たに髙木理彰先生，帖佐悦男先生，永島英樹先生，松田秀一先生，金子和夫先生，岩崎倫政先生，石橋恭之先生，志波直人先生の 8 名の執筆者が加わり，総勢 30 名の編成になりました．諸先生方のご貢献とご努力に感謝いたします．また，本書の制作にあたり常に最良の教科書を目指すという意気込みのもとで，編集者および執筆者の注文に常に快く対応していただいた医学書院編集部の皆様に心から感謝申し上げます．

　2016 年 11 月

中村利孝

松野丈夫

第1版 序

　本書は，医学部学生および卒後研修医のために書かれたテキストブックである．また，時折り整形外科的疾患に遭遇する他科の医師にも理解されるように編集されている．

　執筆者は全国 11 の医科大学で学生教育の第一線にある，いずれも臨床経験の豊富な気鋭の整形外科医で，関連基礎科学にも精通した人達である．それぞれ得意な分野を担当していただき，"偏らず，平易に"を念頭に，最新の情報をも取り入れて著述したつもりである．

　整形外科学は最近 10 年間で，急激な進歩と変貌を遂げたといっても過言ではなかろう．疾病構造が変遷し，脊椎外科，関節外科，手の外科，外傷外科，リハビリテーションなど細分化が進んで，学生教育のカリキュラムに含まれるべき分野は年ごとに広くなっている．このような現象は他教科にも見られるため，与えられた教育時間数が相対的に少なくなる反面，学生諸君に課せられる学習時間の負担は大きくなっている．

　さらに，臨床教育では小グループによる bedside teaching がどこの大学でも定着し，従来の講義形式の時間は少なくなっている．たしかに真の整形外科学的知識は，患者を目の前にして学んではじめて身につくものであるが，直接患者に接する前に，整形外科に関する一通りの基本的事項を予め習得し，整理しておくことが必要である．貴重な時間をうまく活用する意味で，本書色頁の「主訴，主症状から想定すべき疾患一覧表」がガイドとして大いに役立つはずである．

　さて，編集方針は学生諸君に"考える整形外科学"を提供することに重点をおいた．本書が，臨床医に不可欠な幅広い思考力と鋭い判断力を養う糧になればと期待している．前半には整形外科基礎科学の最近の進歩に即応した知識が盛り込まれ，次いで臨床診断と治療についての基本的な指針が述べられている．疾患各論でも各章のはじめに解剖，機能についての基本事項を設定しているので，学生諸君はこれらを省略せずに繰り返し読んでいただきたい．取り上げた疾患は，わが国の日常診療で頻度の高い疾患や最近注目されている疾患を重点的に記述し，単に初歩的基本的な項目だけでなく，up-to-date な知識を取り入れるようにした．また写真はできるだけ組み写真にして，容易に疾患の本態が把握できるようにした．

　以上のように種々配慮を加えたつもりであるが，こうして出来あがってみると minimum requirement を多少オーバーしている箇所や，重複と不揃いの点も少なくないと思われる．これらについては今後忌憚のないご批判をいただき，逐次改訂してよりよい内容にしていくつもりである．

　終りに臨み，日夜多忙な教育，診療研究の合間に編者らの要望を入れて短時日のうちに執筆していただいた分担執筆者の先生方に心からお礼申し上げるとともに，学生諸君にわれわれ一同の医学教育にかける情熱と期待を本書からくみとっ

ていただき，広く利用されんことを心から念願している．

　なお，本書の出版に際して賛同し，煩雑な作業を引き受けて下さった医学書院関係者に深甚の謝意を表する．

　1979年2月

井上駿一
広畑和志
寺山和雄

目　次

序章　整形外科とは

井樋栄二　1

Ⓐ 整形外科と整形外科学 ——————— 1
Ⓑ 整形外科の歴史と発展 ——————— 1
Ⓒ 治療技術体系としての整形外科の役割 ——— 2
Ⓓ 疾病構造の変化と診断や治療技術の進歩 ——— 2
Ⓔ 整形外科と再建医学・再生医療 ——————— 3
Ⓕ 現代の整形外科医療と
　　インフォームド・コンセント ——————— 3
Ⓖ 世界のなかでの日本の整形外科 ——————— 4

第Ⅰ編　整形外科の基礎科学

5

■ 構成マップ ——————— 6

第1章　骨の構造，生理，生化学

田中　栄　8

Ⓐ 骨の構造 ——————— 8
Ⓑ 皮質骨と海綿骨 ——————— 9
Ⓒ 骨髄 ——————— 11
Ⓓ 骨モデリングとリモデリング ——————— 12
Ⓔ 骨組織の細胞 ——————— 14
Ⓕ 骨基質の蛋白 ——————— 16

第2章　骨の発生，成長，維持

田中　栄　20

Ⓐ 系統発生からみた骨組織 ——————— 20
Ⓑ 骨の発生 ——————— 21
Ⓒ 軟骨内骨化の調節因子 ——————— 21
Ⓓ 骨芽細胞の分化機構 ——————— 23
Ⓔ 骨細胞の分化機構 ——————— 25
Ⓕ 破骨細胞の分化機構 ——————— 26
Ⓖ ホルモン，ビタミンによる
　　カルシウム代謝制御 ——————— 26
Ⓗ ホルモン，ビタミンによる
　　リン代謝制御 ——————— 28
Ⓘ 性ホルモン ——————— 30

第3章　骨の病態，病理

吉川秀樹　33

Ⓐ 骨の生物学的反応 ——————— 33
Ⓑ 骨の病態 ——————— 33

第4章　骨の修復と再生

吉川秀樹　40

Ⓐ 骨の力学的強度と損傷（骨折） ——————— 40
Ⓑ 骨折治癒 ——————— 40
Ⓒ 骨誘導と骨伝導 ——————— 43
Ⓓ 骨形成蛋白による骨再生 ——————— 43
Ⓔ 骨移植による骨再生 ——————— 44
Ⓕ 創外固定器による骨欠損修復 ——————— 45

第5章　関節の構造，生理，生化学

髙木理彰　48

Ⓐ 関節 ——————— 48
Ⓑ 関節軟骨 ——————— 49
Ⓒ 関節包と靱帯 ——————— 57
Ⓓ 滑膜 ——————— 57
Ⓔ 関節液 ——————— 58
Ⓕ 半月（半月板） ——————— 58
Ⓖ 滑液包 ——————— 59
Ⓗ 椎間板 ——————— 59

第6章　関節の病態，病理
山田治基　61

Ⓐ 関節疾患における関節軟骨の生物学的反応 —— 61
Ⓑ 関節疾患における関節軟骨の病理，病態 —— 64
Ⓒ 関節疾患における軟骨下骨の反応 —— 67

第7章　関節軟骨の修復と再生
妻木範行　69

Ⓐ 軟骨の構造 —— 69
Ⓑ 関節軟骨の部分損傷と全層損傷 —— 70
Ⓒ 硝子軟骨と線維軟骨 —— 70
Ⓓ 軟骨の修復・再生 —— 71
Ⓔ 再生医療による治療 —— 74

第8章　筋・神経の構造，生理，化学
山下敏彦　75

Ⓐ 骨格筋の構造と機能 —— 75
Ⓑ 神経組織の構造と機能 —— 80

第9章　痛みの基礎科学と臨床
山下敏彦　84

Ⓐ 痛みの定義 —— 84
Ⓑ 痛みの分類 —— 84
Ⓒ 痛みの生理学 —— 85
Ⓓ 痛みの評価法 —— 87
Ⓔ 運動器の痛みの治療 —— 88

第Ⅱ編　整形外科診断総論
91

■ 構成マップ —— 92

第10章　診療の基本
井樋栄二　94

Ⓐ 診療の心得 —— 94
Ⓑ 診療記録 —— 95
Ⓒ 問診の仕方 —— 95

第11章　主訴，主症状から想定すべき疾患
井樋栄二　99

Ⓐ 診断の実際 —— 99
Ⓑ 主訴，主症状から想定すべき
　疾患一覧表 ——（創案：寺山和雄）100

第12章　整形外科的現症の取り方
髙木理彰　113

Ⓐ 視診 —— 113
Ⓑ 触診 —— 117
Ⓒ 四肢の計測と筋力評価 —— 120
Ⓓ 整形外科領域の各種検査 —— 124
Ⓔ 神経学的検査 —— 124
Ⓕ 機能評価 —— 130

第13章　検査
三浦裕正　131

■ 検査総論　131

■ 画像検査　133

Ⓐ 単純X線検査 —— 133
Ⓑ X線透視検査 —— 138
Ⓒ 磁気共鳴撮像法（MRI）—— 139
Ⓓ コンピュータ断層撮影（CT）—— 142
Ⓔ 各種造影法 —— 144
Ⓕ 核医学検査 —— 146
Ⓖ 超音波検査 —— 147

■ 検体検査　149

Ⓐ 血液・尿生化学検査 —— 149
Ⓑ 微生物検査 —— 151
Ⓒ 関節液検査 —— 154
Ⓓ 脳脊髄液検査 —— 155

■ 生体検査　156

Ⓐ 電気生理学検査 —— 156
Ⓑ 関節鏡 —— 157
Ⓒ 生検術 —— 157
Ⓓ 生体用金属材料による有害事象に対する検査 —— 158

■ 主要疾患の画像および検査所見による鑑別一覧表　160

第Ⅲ編　整形外科治療総論　　167

■ 構成マップ ———————— 168

第14章　保存療法
帖佐悦男　170

保存療法の基本　170

保存療法各論　171

- A 安静 ———————— 171
- B 薬物療法 ———————— 171
- C 徒手矯正と徒手整復 ———————— 176
- D 牽引法 ———————— 176
- E 固定法 ———————— 177
- F リハビリテーション ———————— 181
- G その他の保存療法 ———————— 185

第15章　手術療法
136

整形外科領域における手術の特徴　三浦裕正　136

- A 周術期の管理 ———————— 136
- B 基本手術器具の構造と使い方 ———————— 138

手術手技と手術法の基本　194

- A 基本的手術法 ———————— 194

特殊な材料，器具を用いた手術法　200

- A 生体材料を使用した手術法 ———————— 200
- B 関節鏡，内視鏡 ———————— 205
- C マイクロサージャリー ———————— 金谷文則　207

第Ⅳ編　整形外科疾患総論　　217

■ 構成マップ ———————— 218

第16章　軟部組織・骨・関節の感染症
須藤啓広　220

- A 軟部組織感染症 ———————— 221
- B 骨髄炎 ———————— 228
- C 感染性関節炎 ———————— 234
- D 特殊な骨関節感染症 ———————— 235

第17章　関節リウマチとその類縁疾患
久保俊一　241

- A 関節リウマチ ———————— 241
- B 悪性関節リウマチ ———————— 260
- C リウマチ性多発筋痛 ———————— 260
- D RS3PE 症候群 ———————— 261
- E 回帰性リウマチ ———————— 261
- F 脊椎関節炎 ———————— 261
- G 線維筋痛症 ———————— 264
- H 成人発症 Still 病 ———————— 265
- I 若年性特発性関節炎 ———————— 265

第18章　慢性関節疾患（退行性，代謝性）
木村友厚　257

- A 変形性関節症 ———————— 258
- B 結晶誘発性関節炎 ———————— 271
- C 神経病性関節症〔Charcot（シャルコー）関節〕— 275
- D 血友病性関節症 ———————— 276
- E 蓄積性および沈着性関節疾患 ———————— 277
- F その他の慢性関節疾患 ———————— 279
- G 関連する関節周囲疾患 ———————— 230

第19章　四肢循環障害と阻血壊死性疾患
遠藤直人　232

- A 四肢循環障害の診察・診断 ———————— 232
- B 四肢循環障害をきたす疾患 ———————— 234
- C 外傷後血管障害 ———————— 236
- D 骨壊死 ———————— 236

第20章　先天性骨系統疾患
芳賀信彦　291

- A 先天性骨系統疾患総論 ———————— 292

Ⓑ 先天性骨系統疾患各論 —————— 295

第21章 先天異常症候群
芳賀信彦 307

Ⓐ 先天異常症候群総論 —————— 307
Ⓑ 先天異常症候群各論 —————— 308

第22章 代謝性骨疾患
遠藤直人 317

Ⓐ 骨粗鬆症 —————— 318
Ⓑ くる病, 骨軟化症 —————— 327
Ⓒ 腎性骨ジストロフィー —————— 331
Ⓓ 高(低)カルシウム血症をきたす要因と,
上皮小体(副甲状腺)機能異常 —————— 332
Ⓔ 甲状腺機能異常 —————— 334
Ⓕ 成長ホルモン異常 —————— 334
Ⓖ 骨 Paget(パジェット)病 —————— 334

第23章 骨腫瘍
337

骨腫瘍総論
吉川秀樹 338

Ⓐ 骨腫瘍の分類と疫学 —————— 338
Ⓑ 骨腫瘍の診断 —————— 338
Ⓒ 骨腫瘍の治療 —————— 342
Ⓓ 予後 —————— 343

骨腫瘍各論
344

Ⓐ 原発性良性骨腫瘍 —————— 344
Ⓑ 骨腫瘍類似疾患 —————— 349

Ⓒ 原発性悪性骨腫瘍 —————— 戸口田淳也 352
Ⓓ 続発性悪性骨腫瘍 —————— 365

第24章 軟部腫瘍
370

軟部腫瘍総論
土屋弘行 371

Ⓐ 軟部腫瘍の定義, 分類, 疫学 —————— 371
Ⓑ 軟部腫瘍の診断 —————— 373
Ⓒ 軟部腫瘍の治療 —————— 379
Ⓓ 軟部肉腫の転移 —————— 380
Ⓔ 軟部肉腫の予後 —————— 380

軟部腫瘍各論
381

Ⓐ 良性軟部腫瘍 —————— 381
Ⓑ 悪性軟部腫瘍(良悪性中間型を含む) — 尾﨑敏文 386

第25章 神経疾患, 筋疾患
加藤博之 396

Ⓐ 中枢神経疾患 —————— 396
Ⓑ 末梢神経障害 —————— 406
Ⓒ 筋疾患 —————— 409

第26章 ロコモティブシンドローム
帖佐悦男 414

Ⓐ 背景 —————— 414
Ⓑ 定義 —————— 414
Ⓒ 概念 —————— 414
Ⓓ 評価法 —————— 415
Ⓔ 対策 —————— 417

第Ⅴ編　整形外科疾患各論
419

■ 構成マップ —————— 420

第27章 肩関節
井樋栄二 422

機能解剖
423

Ⓐ 骨格 —————— 423
Ⓑ 関節 —————— 423

Ⓒ 関節の動き —————— 425
Ⓓ 筋と神経 —————— 426

肩の診察・検査法
428

Ⓐ 診察と計測 —————— 428
Ⓑ 検査 —————— 430

肩関節の疾患
432

Ⓐ 肩関節の先天異常 —————— 432

Ⓑ 肩関節の不安定症 ——————— 434
Ⓒ 肩軟部組織の変性疾患 ——————— 437
Ⓓ スポーツによる肩の障害 ——————— 443
Ⓔ その他の肩関節疾患 ——————— 445

第28章 肘関節
金谷文則　446

機能解剖と診察・検査　446

Ⓐ 肘関節の骨性構造 ——————— 446
Ⓑ 肘関節の靱帯 ——————— 448
Ⓒ 肘関節のバイオメカニクス ——————— 448
Ⓓ 肘関節の運動にかかわる筋 ——————— 449
Ⓔ 肘関節周囲の神経・血管 ——————— 450

肘関節の疾患　451

Ⓐ 小児に好発する疾患 ——————— 451
Ⓑ 成人以降に好発する疾患 ——————— 455
Ⓒ 肘関節の先天異常 ——————— 461

第29章 手関節と手
金谷文則　462

機能解剖と診察・検査　462

Ⓐ 手の機能解剖 ——————— 462
Ⓑ 手関節のバイオメカニクス ——————— 470
Ⓒ 診察・検査 ——————— 471

疾患各論　478

Ⓐ 外傷 ——————— 478
Ⓑ 手の拘縮と変形 ——————— 484
Ⓒ 手の炎症性疾患（変形性関節症を含む） ——————— 486
Ⓓ 骨壊死 ——————— 490
Ⓔ 神経麻痺 ——————— 491
Ⓕ 循環障害 ——————— 493
Ⓖ 複合性局所疼痛症候群（CRPS） ——————— 494
Ⓗ 腫瘍と腫瘍類似疾患 ——————— 494
Ⓘ 先天異常 ——————— 495

第30章 頚椎
永島英樹　499

脊柱の機能解剖　499

Ⓐ 脊柱の構造と機能 ——————— 499
Ⓑ 脊柱と脊髄および神経根 ——————— 501

頚椎の機能解剖　502

頚椎の診察・検査　504

Ⓐ 病歴聴取と問診 ——————— 504
Ⓑ 身体所見 ——————— 505
Ⓒ 画像診断 ——————— 507
Ⓓ その他の検査 ——————— 509

頚椎疾患　509

Ⓐ 斜頚 ——————— 509
Ⓑ 頚椎先天異常 ——————— 510
Ⓒ 頚椎変性疾患 ——————— 514
Ⓓ 頚椎炎症性疾患 ——————— 522
Ⓔ その他 ——————— 525

第31章 胸郭
永島英樹　528

機能解剖　528

胸郭および関連部位の疾患　528

Ⓐ 胸郭の変形 ——————— 528
Ⓑ 膿疱症性関節骨炎 ——————— 529
Ⓒ 肋骨疾患 ——————— 529

第32章 胸椎，腰椎
永島英樹　531

機能解剖　532

胸椎・腰椎の疾患　533

Ⓐ 先天異常 ——————— 533
Ⓑ 脊柱変形 ——————— 536
Ⓒ 胸椎変性疾患 ——————— 542
Ⓓ 腰椎変性疾患 ——————— 545
Ⓔ 脊椎分離症と脊椎すべり症 ——————— 561
Ⓕ 脊柱の炎症性疾患 ——————— 564
Ⓖ 脊椎腫瘍 ——————— 568
Ⓗ 脊髄腫瘍，馬尾腫瘍 ——————— 574

第33章　股関節

581

機能解剖とバイオメカニクス　　　津村　弘　582

- Ⓐ 股関節の骨構造 ——————— 582
- Ⓑ 関節包と靱帯 ——————— 583
- Ⓒ 筋肉 ——————— 584
- Ⓓ 神経 ——————— 585
- Ⓔ 血管 ——————— 585
- Ⓕ 股関節のバイオメカニクス ——————— 585

股関節の診察・検査　　　589

- Ⓐ 診察法 ——————— 589
- Ⓑ 画像診断 ——————— 592
- Ⓒ 関節鏡検査 ——————— 595

股関節の疾患　　　須藤啓広　595

- Ⓐ 小児の股関節疾患 ——————— 595
- Ⓑ 成人の股関節疾患 ——————— 612

股関節の手術　　　628

- Ⓐ 人工股関節全置換術 ——————— 628
- Ⓑ 人工関節再置換術 ——————— 635
- Ⓒ 人工骨頭置換術 ——————— 635

第34章　膝関節

638

機能解剖とバイオメカニクス　　　津村　弘　639

- Ⓐ 膝関節の骨構造と機能 ——————— 639
- Ⓑ 靱帯の支持機構 ——————— 640
- Ⓒ 半月（半月板） ——————— 642
- Ⓓ 膝周辺の筋肉 ——————— 642

膝の診察・検査　　　643

- Ⓐ 診察法 ——————— 643
- Ⓑ 画像診断 ——————— 646

- Ⓒ 関節穿刺と関節液検査 ——————— 649

膝関節の疾患　　　650

- Ⓐ 発育期の膝関節障害 ——————— 松田秀一　650
- Ⓑ 半月（半月板）損傷 ——————— 654
- Ⓒ 靱帯損傷 ——————— 656
- Ⓓ 膝蓋大腿関節障害 ——————— 661
- Ⓔ 関節症と関連疾患 ——————— 津村　弘　664
- Ⓕ 膝の炎症性疾患 ——————— 673
- Ⓖ 非外傷性関節血症 ——————— 673
- Ⓗ 膝の腫瘍性疾患 ——————— 675
- Ⓘ 膝周囲の関節包・滑液包の異常 ——————— 675

第35章　足関節と足

田中康仁　678

機能解剖　　　679

- Ⓐ 足の骨・関節・靱帯 ——————— 679
- Ⓑ 足の筋・腱 ——————— 681
- Ⓒ 足の神経・血管 ——————— 682

足の診察・検査　　　683

- Ⓐ 問診 ——————— 683
- Ⓑ 視診 ——————— 683
- Ⓒ 触診 ——————— 685
- Ⓓ 身体所見 ——————— 685
- Ⓔ 検査 ——————— 686

足関節と足の疾患　　　688

- Ⓐ 小児期足部変形 ——————— 688
- Ⓑ 成人期足部変形 ——————— 694
- Ⓒ 麻痺足 ——————— 698
- Ⓓ 種子骨および過剰骨障害 ——————— 698
- Ⓔ 絞扼性神経障害 ——————— 699
- Ⓕ 骨端症および無腐性壊死 ——————— 701
- Ⓖ 外傷後足部障害 ——————— 702
- Ⓗ 全身性疾患に伴う足部障害 ——————— 703
- Ⓘ 踵部とアキレス腱の疾患 ——————— 704

第Ⅵ編　整形外科外傷学 707

■ 構成マップ ———————— 708

第36章　外傷総論
金子和夫　710

Ⓐ 外傷とは ———————— 711
Ⓑ 捻挫と脱臼 ———————— 712
Ⓒ 骨折 ———————— 713
Ⓓ 災害医療 ———————— 741

第37章　軟部組織損傷
加藤博之　745

Ⓐ 皮膚損傷 ———————— 746
Ⓑ 筋・腱損傷 ———————— 750
Ⓒ 血管損傷 ———————— 752
Ⓓ 靱帯損傷 ———————— 754
Ⓔ 区画症候群 ———————— 755
Ⓕ 挫滅（圧挫）症候群 ———————— 757

第38章　骨折・脱臼
金子和夫　759

成人の骨折と脱臼 760

Ⓐ 肩関節部の骨折と脱臼 ———————— 760
Ⓑ 上腕骨骨幹部の骨折 ———————— 766
Ⓒ 肘関節部の骨折と脱臼 ———————— 767
Ⓓ 前腕部の骨折 ———————— 771
Ⓔ 手の骨折と脱臼 ———————— 773

Ⓕ 胸郭の骨折 ———————— 780
Ⓖ 骨盤の骨折 ———————— 784
Ⓗ 股関節部の骨折と脱臼 ———————— 789
Ⓘ 大腿骨骨幹部の骨折 ———————— 797
Ⓙ 膝関節部の骨折と脱臼 ———————— 799
Ⓚ 下腿骨の骨折 ———————— 805
Ⓛ 足関節部の骨折と脱臼 ———————— 806
Ⓜ 足部の骨折と脱臼 ———————— 811

小児の骨折 818

Ⓐ 上肢帯と上肢の骨折 ———————— 818
Ⓑ 下肢帯と下肢の骨折 ———————— 824
Ⓒ 被虐待児症候群（児童虐待） ———————— 829

第39章　脊椎・脊髄損傷
中村博亮　831

Ⓐ 脊椎・脊髄損傷とは ———————— 831
Ⓑ 脊髄損傷 ———————— 832
Ⓒ 脊椎損傷 ———————— 843

第40章　末梢神経損傷
岩崎倫政　856

Ⓐ 末梢神経損傷の病態 ———————— 856
Ⓑ 原因 ———————— 857
Ⓒ 診断 ———————— 858
Ⓓ 治療 ———————— 862
Ⓔ 代表的な末梢神経損傷 ———————— 866

第Ⅶ編　スポーツと整形外科 873

■ 構成マップ ———————— 874

第41章　スポーツ損傷
石橋恭之　876

Ⓐ スポーツ外傷 ———————— 876
Ⓑ スポーツ障害 ———————— 881

第42章　障害者スポーツ
芳賀信彦　889

Ⓐ 障害者スポーツとは ———————— 889
Ⓑ 障害者スポーツの特徴 ———————— 891
Ⓒ 障害者スポーツにおける医療専門職の役割 ——— 892

第VIII編　リハビリテーション 895

■ 構成マップ ——————— 896

第43章 運動器疾患のリハビリテーション
志波直人 898

Ⓐ 運動器疾患のリハビリテーションとは ——— 898
Ⓑ 国際生活機能分類 ICF ——————— 898
Ⓒ 運動器疾患のリハビリテーションの対象 ——— 898
Ⓓ チームアプローチ ——————— 899
Ⓔ リハビリテーション医療における評価 ——— 900
Ⓕ 運動器疾患のリハビリテーションの実施 ——— 910
Ⓖ 運動器疾患のリハビリテーションに関する
社会保障制度 ——————— 921

第44章 義肢
志波直人 923

Ⓐ 義肢とは ——————— 923
Ⓑ 義肢の分類 ——————— 923
Ⓒ 義肢の処方と製作 ——————— 925
Ⓓ 義手 ——————— 926
Ⓔ 義足 ——————— 928
Ⓕ 義肢とスポーツ ——————— 931

■ 付録(資料 1 〜 4) ——————— 933
■ 医師国家試験出題基準対照表 ——————— 963
■ 医学教育モデル・コア・カリキュラム対照表 ——— 966

■ 本書で用いた略語一覧 ——————— 971
■ 和文索引 ——————— 977
■ 欧文索引 ——————— 1016

[OSCE 対応]運動器疾患の診察のポイント(別冊付録)
(編集:中村利孝,松野丈夫,井樋栄二,吉川秀樹,津村 弘)

1. 運動器診察の実際(中村利孝・松野丈夫) ——— 3
2. 主訴,主症状から想定すべき疾患一覧表
(創案:寺山和雄) ——— 4
3. 局所診察 ——————— 15
　　肩関節 15
　　　肩関節の動き 15/肩関節の診察で観察すべき部位 15/凍結肩 16/インピンジメント徴候 16/胸郭出口症候群のテスト 16
　　肘関節 17
　　　上肢の軸異常の観察 17/肘部管症候群での放散痛 17/上腕骨外側上顆炎の疼痛誘発テスト 17
　　手関節および手指 18
　　　FDS/FDPテスト 18/Eichhoffテスト 18/Froment徴候 18
　　頚椎,胸椎,腰椎 19
　　　立位姿勢の観察 19/脊柱側弯の診察法 19/Jacksonテストと Spurling テスト 20/椎間板ヘルニアの疼痛誘発テスト 20/脊髄神経の支配領域 21
　　股関節 22
　　　皮膚のランドマーク 22/股関節脱臼の診察 22/Trendelenburg 徴候と Duchenne 現象 22/Thomasテスト 23/外傷性股関節後方脱臼 23/Drehmann徴候 23
　　膝関節 24
　　　下肢アライメントと O 脚,X 脚 24/McMurray テスト 24/膝関節圧痛部位と主な鑑別疾患 24/前方引き出しテストと後方引き出しテスト 25/Lachman テス

　　　ト 25/脱臼不安感テスト 25
　　足関節と足趾 26
　　　足の主な筋腱 26/足の変形 26/アキレス腱断裂 27/外反母趾と計測法 27/先天性内反足 27
4. 身体計測 ——————— 28
　　四肢長,四肢の周囲径の測定 28/下肢長差の測定 28/膝屈曲角度の測定 29/各関節の良肢位 29
5. 関節炎の診察 ——————— 29
　　膝関節液貯留の診察法 29/関節穿刺の仕方 30/膝関節のwipe テスト 30
6. 皮膚感覚帯 ——————— 31
　　Keegan の皮膚感覚帯と末梢神経幹別にみた支配領域 31
7. 歩容の観察 ——————— 32
　　異常歩行(跛行)の種類 32
8. 皮膚の観察 ——————— 33
　　皮膚の異常 33/熱傷後の瘢痕 33/腫脹 34/褥瘡 34/腫瘤 34/瘻孔 34
9. 関節弛緩 ——————— 35
　　関節弛緩のみかた 35
10. 関節運動の表現 ——————— 36
11. 筋力の判定基準 ——————— 37
12. 総合機能のチェック ——————— 37
　　上肢の総合機能の調べ方 37/下肢の総合機能の調べ方 38/体幹と四肢の総合機能の調べ方 38
13. 救急,外傷診療のキーワード ——————— 39

付録 Web 動画について

動画監修　井樋栄二（東北大学大学院教授）
撮影協力　相澤俊峰，秋　貴史，高橋　敦，千葉晋平，千葉大介（東北大学整形外科教室）

●付録 Web 動画の使い方

- 本書で解説される代表的な身体所見のテスト方法について付録 Web 動画をご覧いただけます〔PC，iPad，スマートフォン（iOS，Android）に対応〕．下記 URL または QR コードからアクセスして下さい．ログインのための ID（ユーザー名）およびパスワードは，表紙裏の銀スクラッチをコインなどでこすってご利用下さい．
- 音声はありません．
- 動画は予告なしに変更・修正，配信の停止が行われることがあります．ご了承下さい．
- 動画は書籍の付録のため，ユーザーサポートの対象外とさせていただいております．
- 本 Web 動画の利用ライセンスは，本書 1 冊につき 1 つ，個人所有者 1 名に対して与えられるものです．第三者への ID，パスワードの提供・開示は固く禁じます．また図書館・図書施設など複数人の利用を前提とする場合，本 Web 動画を利用することはできません．

URL：http://www.igaku-shoin.co.jp/prd/seikei13/

QR コード

●動画目次　＊本書の関連個所に，アイコン（■◀）と動画番号を示してあります．

肩
- ■◀① Neer の手技 ―――――― 438
- ■◀② Hawkins の手技 ―――――― 438
- ■◀③ 前方不安感テスト ―――――― 436

手関節および手指
- ■◀④ Froment 徴候 ―――――― 473
- ■◀⑤ Allen テスト ―――――― 474
- ■◀⑥ Eichhoff テスト ―――――― 486

頚椎・胸椎・腰椎
- ■◀⑦ Jackson テスト ―――――― 506
- ■◀⑧ Spurling テスト ―――――― 506
- ■◀⑨ Adson テスト ―――――― 516
- ■◀⑩ 下肢伸展挙上テスト（SLRT） ―――――― 548
- ■◀⑪ 大腿神経伸展テスト（FNST） ―――――― 548

股関節
- ■◀⑫ Thomas テスト ―――――― 591
- ■◀⑬ Patrick テスト ―――――― 592

膝関節
- ■◀⑭ McMurray テスト ―――――― 654
- ■◀⑮ 側方不安定性テスト（右膝・外反，右膝・内反） ―――――― 657
- ■◀⑯ Lachman テスト ―――――― 658
- ■◀⑰ 脱臼不安感テスト ―――――― 662

足関節と足趾
- ■◀⑱ Thompson テスト ―――――― 704
- ■◀⑲ 内反・外反テスト ―――――― 686

序章 整形外科とは

A 整形外科と整形外科学

運動器 locomotive organs とは，体幹と四肢の運動に関与するすべての器官である．すなわち運動器には脊柱，骨盤，各関節，手，足などの器官があり，骨，軟骨，靱帯，筋，腱，血管，皮下組織，加えて脊髄および末梢神経などの組織が含まれる．

運動器の役割は体幹や四肢の機能を健全に保ち生活の質 quality of life（QOL）を維持することである．人は，座る，立つ，歩く，走るといった動作によって，日々の様々な生活を営み，人生を豊かなものにしている．運動器の障害は運動の自由を奪い，QOL を低下させ，結果的に生命をもおびやかす．運動器障害により低下した QOL を改善し，悪化を防止することを主たる職務とする診療科が整形外科であり，これを研究する学問分野が整形外科学 orthopaedics である．

運動器の病態は多様で疾患の種類も多い．炎症，腫瘍，変性，循環障害など他の診療科と共通の病態によるものと運動器に特徴的な病態によるものがある．後者の例としては，先天性障害や四肢・体幹の変形，外傷による骨，関節，筋，神経などの損傷，加齢に伴う骨の強度低下，軟骨の摩耗などがある．これらの病態により，組織破壊や変形，疼痛，筋力低下，感覚障害などとともに，関節の可動域制限や不安定性の出現など多数の疾患がある．

運動器疾患の診断，治療，予防法の開発には，整形外科学の向上が必須である．これには，整形外科だけでなく，関連する様々な科学分野における知識を学ぶことが重要である．運動器の器官と組織の病態を理解するには，組織形態学や解剖学，病理学，分子生物学，電気生理学など最先端の科学的知識を動員しなければならない．運動器のなかで大きな部分を占める筋骨格系 musculoskeletal system には，力の産生と伝達という機能がある．このような生体にかかる力を分析する学問は生体力学（バイオメカニクス）biomechanics とよばれ，運動器学の研究には不可欠な分野となっている．骨や関節の治療にあたって，金属，ポリエチレン樹脂，セラミックスなどの人工材料で作られた人工機器を生体内に設置することも多いので材料学も学ぶ必要がある．整形外科学はこれらの広範囲な科学分野との連携により成り立つ総合医科学である．

B 整形外科の歴史と発展

運動器疾患の治療技術の体系化は，1741 年パリ大学学長 Nicolas Andry（ニコラ・アンドリー）による L'Orthopédie という書にはじまる．タイトルの Orthopaedie という語はギリシャ語の orthos（正す，変形の矯正）と paidion（小児）の合成語で，「小児の矯正」という意味である．本書ではコルセットや装具による四肢や脊柱の変形矯正の方法を記載するとともに，成長に伴う変形修正能力の存在を明らかにした．この書には図1のように，木の幹の変形が，真っ直ぐな添え木に紐で結びつけて矯正力を加えることにより，成長とともに真っ直ぐに修正されていく様子を描いた絵が掲載されている．この絵は整形外科の象徴として，日本整形外科学会 The Japanese Orthopaedic Association（JOA）をはじめとした世界の多くの整形外科学会の紋章に利用されている．

小児の四肢や体幹の変形を矯正する専門分野と

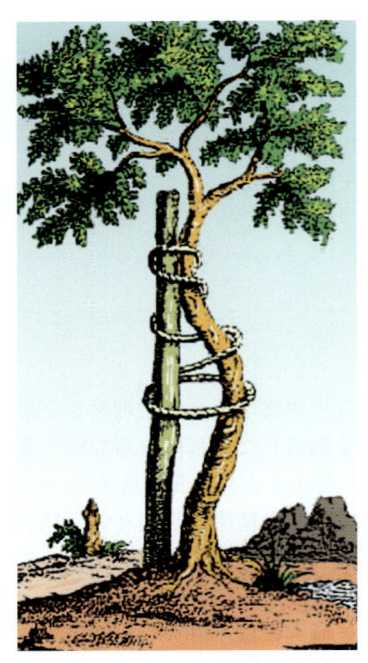

図1　Nicolas Andry の整形外科の木

入には，Nicolas Andry が体系化した「自然治癒力を重視し，肢体の成長力を利用して形態を矯正し，運動機能を回復させる」という整形外科固有の治療原理が存在するからである．

　運動器疾患の治療においても，他の診療科と共通する一般的な治療方法を熟知することは当然である．しかし，どのような治療を行うにせよ「生体に備わっている治癒力と矯正力への介入と利用」という原理を忘れてはならない．骨折を例にとると，手術の基本は骨折片をきちんともとの位置に戻すことであるが，骨片が癒合するのは骨折部に存在する生体の組織修復力によることを忘れてはいけない．運動器の変形や機能異常に対する組織の矯正力や治癒力は，年齢や部位により異なる．骨折が変形を残して癒合した場合にも，小児ではかなりの程度は成長とともに自然に矯正される．しかし，成人の骨折が変形治癒すると，その後の改善は得られにくい．このように，整形外科では，常に生体の修復力，自家矯正力を念頭に置いて状況に応じてその治療技術を選択することが重要である．

して始まった整形外科は，19 世紀半ばから外科的技術の導入により治療成績を大いに向上させ，20 世紀には手術的治療が一般的なものになった．わが国の大学に最初に整形外科学講座が開設されたのは 1906 年である．1926 年には日本外科学会から別れて日本整形外科学会が設立された．その後，日本整形外科学会の会員数は著しく増加し，最近では日本内科学会，日本外科学会に次いで 3 番目に大きな学会となっている．

Ⓒ 治療技術体系としての整形外科の役割

　現代では臓器別診療が標準化され，それぞれがさらに細分化と専門化がなされているなかで整形外科診療もそのあり方が変化してきている．保存療法から始まった整形外科ではあるが外科的分野の進歩と拡張は著しく，21 世紀の整形外科はまさしく運動器外科となった．しかしながら，多種多様の外科技術を駆使するにもかかわらず，整形外科はいわゆる「臓器別外科」とは異なった側面を有する．その理由は運動器疾患に対する治療的介

Ⓓ 疾病構造の変化と診断や治療技術の進歩

　整形外科が診療科として独立した 19 世紀から 20 世紀にかけては小児の先天性疾患や感染症，特に結核が不治の病として恐れられていた時代である．小児の先天性内反足や側弯症の保存療法や結核，脊椎カリエスに対する排膿やギプスベッド上の安静などの治療が主に行われてきた．各種抗菌薬の発見に伴い結核は激減し，その他の感染症も少なくなる一方，耐性菌による感染症が増えてきた．また，先天性疾患の 1 つである発育性股関節形成不全（先天性股関節脱臼）は出産後の脱臼を誘発する肢位をとらないような教育により，発症頻度そのものが減ってきた．小児の絶対数の減少も小児整形対象疾患の減少につながっている．一方で，高齢化が進み，わが国は世界に先駆けて超高齢社会になった．2015 年の高齢化率は 25% を超え，4 人に 1 人は高齢者という社会を迎えた．それに伴い，骨粗鬆症，脆弱性骨折，変形性関節症，脊柱管狭窄症など加齢に伴い増加する疾患が

急速に増えつつある.

このような疾患構造の変化に伴い，われわれ整形外科医が診断，治療にあたる対象疾患も変化しつつある．日本整形外科学会がその普及に努めている疾患の1つに「ロコモティブシンドローム（運動器症候群）」がある．略してロコモとよばれるが，運動器疾患のために移動能力の低下をきたし，放置すると寝たきりになる可能性がある状態を指す（詳細は26章を参照）．ロコモの啓発活動を通じてQOLを高め，健康寿命を延ばそうという運動である．「健康日本21」の第二次計画にも取り入れられている．さらに診断技術の進歩により，様々な画像診断が可能になり，治療手段としても内視鏡や関節鏡を使った低侵襲手術が盛んに行われるようになってきた．関節疾患に対する関節鏡視下手術は術後の可動域制限を起こしにくく，スポーツ選手においても早期の復帰に結びつけることが可能となってきた.

新しい生物学的製剤の登場も治療を大きく変えている．遺伝子導入，遺伝子産物である生理活性物質を用いた薬物療法などが様々な分野で使われている．関節リウマチや骨粗鬆症に対する治療などの分野が飛躍的に進歩している．それに伴い関節破壊の進行が抑えられるため切除関節形成術のような術式はあまり行われなくなってきた.

このような新しい技術を使用するときにも，個体における臨床的な効果は，生体の治癒力や矯正力との相互作用によるという治療原理を忘れてはならない．運動器に備わった自己矯正能力は，それ自体，遺伝子のレベルの調節機能に由来しているからである．新しい治療技術の導入にあたっては，その効果と運動器固有の能力とが細胞の内部でどのように協調できるかを常に考え，今後，基礎的ならびに臨床的研究を行っていかなくてはならない.

E　整形外科と再建医学・再生医療

現代社会の生体材料学やナノ医療，遺伝子工学や組織医工学の急激な発展は，整形外科の治療分野に大きな影響を与えている．生体材料では生体親和性があるハイドロキシアパタイトやチタン合金をはじめとして，骨折固定材，骨補填剤，代用骨としてガラス・セラミックスや連通多孔体などの人工骨が実際の臨床の場で使用されてきた．大きな外傷や骨腫瘍の治療のため大きな骨欠損ができてもこれらの生体材料の使用で四肢の再建が可能になった．脊椎の分野でもステンレス合金やチタン合金を使用したロッドやスクリューで変形や脱臼骨折，腫瘍を再建することが可能になった．創外固定により上肢や下肢を左右差なく延長できるようにもなってきている．四肢悪性腫瘍では化学療法や放射線療法，分子標的療法，人工材料などを併用した集学的治療により，切断することなく患肢温存手術が標準的な治療になってきた.

運動器の生体組織を分子レベルで再生させようとするナノ医療や遺伝子工学，組織医工学も進歩し，生体吸収性材料などを足がかりとして軟骨細胞や骨細胞を含ませ，生体組織に移植して組織再生を図る医療も進歩してきた．皮膚再生，軟骨や骨再生を目指す再生医療も大きく期待されている．末梢神経でも損傷した部分への神経移植から神経再生医療へと大きな変貌を遂げつつある．このように整形外科においては切除外科から再建外科，低侵襲外科，さらには再生医療へと歴史的にも大きく変化している.

F　現代の整形外科医療とインフォームド・コンセント

整形外科医療を実践していく際，運動機能障害を有する患者の希望を十分に聞くことが重要となる．その患者にとって治療を受けることの利益が受けないことの不利益を上回るときにのみその治療適応となることを忘れてはならない．治療介入により局所的な利益が得られても，全身的な不利益がかえって増大してはいけない．運動器疾患の治療では，機能障害を有する個人の要望に個別に応える治療法を採用することも必要である．これが整形外科治療についてのインフォームド・コンセント informed consent の根幹をなしている．現代の医療は，医療技術を受けるものと提供するものとの相互理解のうえに成り立っていることを忘れてはならない.

G　世界のなかでの日本の整形外科

　スウェーデンからの発案で2000年から2010年まで，各国の整形外科および運動器に関連する学会が共同し，世界保健機関 World Health Organization（WHO）の後援のもと The Bone and Joint Decade（わが国では「運動器の10年」と呼称）という運動が世界的に展開された（図2）．これは運動器障害が個人，家族，職場，社会，経済に及ぼす負担の大きさについて理解を深め，良質で効率のよい治療と予防法の実施を推進させることを目的とした運動である．運動器疾患のなかでも基礎的研究を推進すべき対象疾患として，関節疾患，腰痛などの脊椎疾患，骨粗鬆症，重度外傷，小児の障害の5つが挙げられ，世界的な協力が呼びかけられた．わが国もこのような呼びかけに呼応し，「運動器の10年日本委員会」が結成され，運動器疾患の社会的な認識の普及と研究助成を行ってきた．運動器の10年日本委員会は2011年から一般財団法人「運動器の10年・日本協会」となり，季刊誌「Moving」の発行，学校における運動器検診体制の整備，独創的な企画事業の顕彰などを通して，運動器の健康づくりの啓発・普及活動をその後も継続している．

　一方，アジア・アフリカなどの発展途上国では依然として，質・量ともに劣る整形外科医療が存在している．そこでは，わが国ではもはや稀となった結核性脊椎炎（脊椎カリエス）やポリオ，化膿性骨髄炎などの運動器疾患が依然として数多く放置され重症化している．21世紀の現在，世界には196カ国が存在しているが，交通外傷や部族間の軍事紛争などによる重度外傷への対応が不十分な国家が2/3に及んでいるのが実情である．こうした国への世界的な支援組織として World Orthopaedic Concern（WOC）や国際整形災害外科学会（Société Internationale de Chirurgie Orthopédique et de Traumatologie；SICOT）やアジア太平洋整形外科学会（Asia Pacific Orthopaedic Association；APOA）が活発に活動している．SICOT は世界各国にその支部を作って整形外科・災害外科の学問および臨床医学の進歩の世界的連動を図っているほか，アジア，中東，アフリカなどに8カ所の SICOT 教育センターを構築して，発展途上国の医師たちへの教育を行っている．

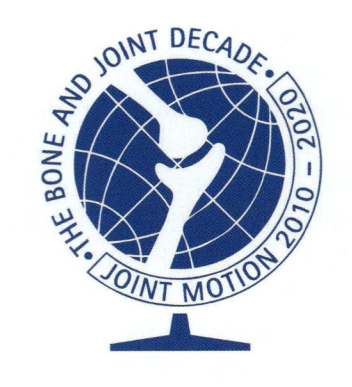

「運動器の10年」世界運動

動く喜び 動ける幸せ

図2　「運動器の10年」世界運動のロゴ

整形外科の基礎科学

本編で何を学ぶか

- 運動器の形態と機能を理解するのに必要な解剖学（構造，組織），発生学，生理学，生化学，病理学などの知識を学ぶ．これらを学ぶことで，病態の理解も容易となる．
- 骨を構成する細胞と細胞外基質を知る．細胞については，破骨細胞と骨芽細胞の機能連関が成立していることを知る．局所的な骨吸収と骨形成のバランスが，骨の形態と全身的なカルシウム恒常性維持に寄与していることを理解する．
- 骨の機能には，ビタミン，ホルモン，酵素などの多数の生理活性物質が関与していることを知る．これらの知見から，骨が生体の支持のため力学的に合理的に構築されていることを了解する．
- 骨の発生，成長の過程と成長軟骨板の構造を知る．また，成長完了後の形態と機能の維持機構を理解し，全身的なレベルでの骨吸収や骨形成機能を反映する骨代謝マーカーの種類と基礎を学ぶ．これらにより，骨粗鬆症などの骨代謝疾患の病態がよく理解できるようになる．
- 骨および成長軟骨板について，各々の生物学的反応としての全身性の異常と局所性の異常を理解する．
- 関節の構造を理解し，構成する組織と物質を知る．関節軟骨は豊富な基質とそれに囲まれた軟骨細胞からなる高度に分化した組織で，その構造から荷重緩衝と潤滑という機能が生み出されていることを学ぶ．
- 関節軟骨が障害された場合の変化と生体反応がいかにして起こるかを理解し，関節変形の過程を理解する．
- 滑膜と靱帯の構造と機能を知り，関節リウマチなどの炎症性疾患の活動の場となる滑膜の病態や，靱帯損傷における関節機能の異常を理解する．
- 骨と軟骨の損傷と修復反応および再生について理解し，骨折の修復がこれらの複合により行われていることを知る．
- 人体に占める骨格筋の割合が大きいこと，筋が収縮すれば関節の運動が起こること，筋の長さが変わらずに収縮すれば関節の安定装置となることを学ぶ．
- 末梢神経の構造や生理について知り，神経系の損傷や障害時の病態や再生について理解する．
- 運動器の痛みについて理解する．

第Ⅰ編　整形外科の基礎科学の構成マップ

1章　骨の構造，生理，生化学

- 骨の構造 ——————— 8頁
  - 骨の構造 ——————— 8頁
  - 長管骨の構造 ——————— 8頁
- 皮質骨と海綿骨 ——————— 9頁
  - 皮質骨の構造 ——————— 9頁
- 骨髄 ——————— 11頁
  - 海綿骨の構造 ——————— 9頁
- 骨モデリングとリモデリング ——————— 12頁
- 骨組織の細胞 ——————— 14頁
- 骨基質の蛋白 ——————— 16頁

2章　骨の発生，成長，維持

- 系統発生からみた骨組織 ——————— 20頁
  - 骨組織の特殊性 ——————— 20頁
  - 生体における骨組織の意義 ——————— 21頁
- 骨の発生 ——————— 21頁
  - 膜性骨化 ——————— 21頁
  - 軟骨内骨化 ——————— 21頁
- 軟骨内骨化の調節因子 ——————— 21頁
  - BMP ——————— 23頁
- 骨芽細胞の分化機構 ——————— 23頁
  - Wnt シグナル ——————— 23頁
- 骨細胞の分化機構 ——————— 25頁
- 破骨細胞の分化機構 ——————— 26頁
- ホルモン，ビタミンによるカルシウム代謝制御 — 26頁
- ホルモン，ビタミンによるリン代謝制御 —— 28頁
- 性ホルモン ——————— 30頁

3章　骨の病態，病理

- 骨の生物学的反応 ——————— 33頁
- 骨の病態 ——————— 33頁
  - 骨陰影濃度が減少する病態 —— 33頁
    - 骨粗鬆症，骨軟化症，骨形成不全症，廃用性骨萎縮，関節リウマチ，骨腫瘍による骨溶解
  - 骨陰影濃度が増加する病態 —— 35頁
    - 大理石骨病，メロレオストーシス（流蝋骨症），骨 Paget 病，変形性関節症，骨壊死，骨梗塞，骨肥厚症，骨腫瘍による骨硬化

4章　骨の修復と再生

- 骨の力学的強度と損傷（骨折）- 40頁
- 骨折治癒 ——————— 40頁
  - 炎症期 ——————— 40頁
  - 修復期 ——————— 42頁
    - 仮骨，局所因子
  - リモデリング（再造形）期 ——————— 43頁
- 骨誘導と骨伝導 ——————— 43頁
- 骨形成蛋白による骨再生 —— 43頁
- 骨移植による骨再生 ——————— 44頁
- 創外固定器による骨欠損修復 - 45頁

5章　関節の構造，生理，生化学

関節	48頁	関節の分類	48頁
		関節の機能	49頁
関節軟骨	49頁	可動関節（滑膜関節）の構造	49頁
関節包と靱帯	57頁	半月（半月板）	58頁
滑膜	57頁	滑液包	59頁
関節液	58頁	椎間板	59頁

6章　関節の病態，病理

関節疾患における関節軟骨の生物学的反応	61頁	関節軟骨を傷害する因子	61頁
		関節軟骨の変性，破壊の機序	62頁
関節疾患における関節軟骨の病理，病態	64頁	関節疾患における関節軟骨の病理的変化	64頁
関節疾患における軟骨下骨の反応	67頁	関節疾患における滑膜の病的反応	65頁

7章　関節軟骨の修復と再生

軟骨の構造	69頁	骨髄刺激法	72頁
関節軟骨の部分損傷と全層損傷	70頁	モザイクプラスティー	72頁
硝子軟骨と線維軟骨	70頁	自家軟骨細胞移植	72頁
軟骨の修復・再生	71頁	同種軟骨移植	72頁
再生医療による治療	74頁		

8章　筋・神経の構造，生理，化学

骨格筋の構造と機能	75頁	骨格筋の機能	75頁	
		骨格筋のマクロ構造と作用	75頁	
		骨格筋のミクロ構造	75頁	
		骨格筋の収縮メカニズム	77頁	
		筋収縮のエネルギー源	78頁	
		神経筋伝達メカニズム	79頁	
神経組織の構造と機能	80頁	神経系の構造	80頁	神経細胞，脊髄と脊髄神経，末梢神経
		神経系の機能	82頁	神経線維の種類，神経の興奮と伝導，軸索輸送

9章　痛みの基礎科学と臨床

痛みの定義	84頁	痛みのメカニズムに基づく分類	84頁
痛みの分類	84頁	病態と持続時間に基づく分類	84頁
痛みの生理学	85頁	運動器の痛みの受容システム	85頁
		運動器からの痛みの伝達	86頁
痛みの評価法	87頁	痛みの慢性化のメカニズム	87頁
運動器の痛みの治療	88頁	薬物療法	88頁
		神経ブロック療法	89頁
		理学療法	90頁
		手術療法	90頁
		集学的治療	90頁

第1章 骨の構造，生理，生化学

A 骨の構造

1 骨の構造

ヒト新生児には約350本の分離骨が存在するが，成長過程においていくつかの骨の癒合が生じ，成人では206本に減少する．これらは形態によって，四肢を形作る長管[状]骨 long bone，手根骨，足根骨などの短骨 short bone，頭蓋骨，肩甲骨，腸骨などの扁平骨 flat bone，その他の不定形の骨 irregular bone などに分類される．発生学的な観点からは，結合織内（膜性）骨化 intramembranous ossification と軟骨内骨化 endochondral ossification の区別が存在するが，これについては後述する（➡21頁参照）.

2 長管骨の構造

四肢を形作る長管骨は軟骨内骨化によって形成されるが，支柱となる骨幹 diaphysis と骨端 epiphysis の2つの部分に分けられ，それぞれ一次骨化中心 primary ossification center，二次骨化中心 secondary ossification center に由来する．

骨端は長管骨の両端に存在し，硝子軟骨 hyaline cartilage である関節軟骨 articular cartilage（➡49頁参照）で覆われる．その支持機構として軟骨下骨 subchondral bone があり，海綿骨の骨梁構造へ移行する．成長期の骨端は成長軟骨板 growth plate により，骨幹端と明瞭に境界される．

骨幹は長管骨の中央で皮質骨 cortical bone に囲まれた管状の部分であり，屈曲，圧などの外力に強靱な抵抗性を示す．骨幹から骨端への移行部

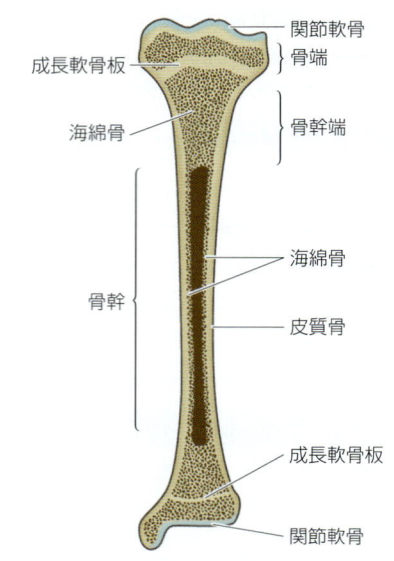

図1-1 長管骨の構造模式図

関節軟骨
成長軟骨板
骨端
海綿骨
骨幹端
海綿骨
骨幹
皮質骨
成長軟骨板
関節軟骨

で，骨幅が広がる部分を骨幹端 metaphysis とよび，骨幹端の骨髄 bone marrow には海綿骨 cancellous bone が豊富に含まれ，外壁は薄い皮質骨で形成される（図1-1）.成長期に骨端と骨幹端を境界する成長軟骨板は，成長終了後には，板状に横走するプレート状の骨となる．これを骨端板 epiphyseal plate（または epiphyseal scar）という.

短骨は皮質骨でできた外壁で囲まれ，内部に海綿骨，骨髄腔を有する．通常近くの骨とともに可動関節（➡48頁参照）を形成し，関節表面は硝子軟骨で覆われる.

B 皮質骨と海綿骨

1 皮質骨の構造

皮質骨 cortical bone と海綿骨は肉眼的，顕微鏡的特徴によって区別される．関節部分を除く皮質骨の外層は骨膜 periosteum で覆われる．骨膜は外側の線維層と内側の細胞層からなる．細胞層は骨前駆細胞を含み，骨の成長に関与する．線維層にはわずかな骨膜細胞 periosteal cell が存在するが，骨膜細胞は外傷などの刺激によって分裂を開始し，骨芽細胞 osteoblast へ分化する．骨幹部においては，骨膜のコラーゲン組織は骨表面に平行に並んで被膜を形成する．一方，靱帯や腱の付着部では，靱帯・腱のコラーゲン線維は Sharpey（シャーピー）線維 Sharpey's fiber とよばれる構造を形成して骨組織に直接入り込み，骨基質のコラーゲン線維と連続する．

A ハバース管

皮質骨において，骨膜に面した外層と骨髄に面した内層には，円周上に配向した基礎層板 circumferential lamellae がある（外基礎層板および内基礎層板）．中間層には血管を中心に同心円状に層板骨が配列した直径 200〜300 μm の微小区域がみられる．この微小区域の中心部分の管状領域をハバース管 haversian（osteonal）canal といい，中に神経および血管が通っている．骨細胞の突起が走行する骨細管はハバース管と連絡し，骨細胞と血管の間での物質の移動を可能としている．ハバース管を横方向に連結する神経・血管の通路を Volkmann（フォルクマン）管 Volkmann canal といい，骨膜や骨内膜表面とハバース管，およびハバース管相互を連絡する（図 1-2）．

B オステオン（ハバース系）

ハバース管を取り囲む円柱形をした微小区域をオステオン osteon（骨単位）またはハバース系 haversian system とよぶ．オステオンは破骨細胞が破壊・吸収した場所に一致して，骨芽細胞が層板骨を形成・添加することにより作り上げられた構造であり，皮質骨を構成する基本構造である．ヒトの場合 1 つのオステオンが破壊されてから再

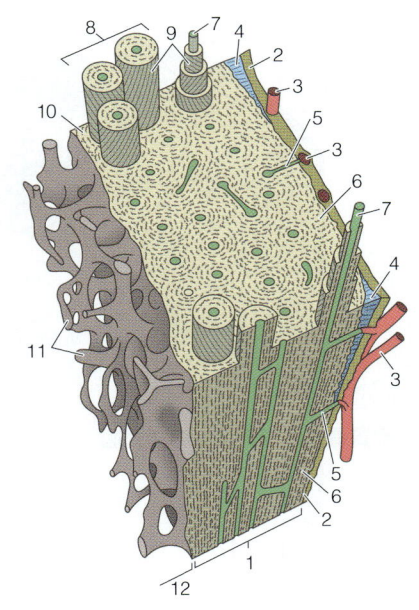

図 1-2 皮質骨と海綿骨
1：皮質骨，2：骨膜，3：血管，4：シャーピー線維，5：フォルクマン管，6：外基礎層板，7：ハバース管，8：オステオン，9：ハバース層板のコラーゲン線維，10：内基礎層板，11：海綿骨，12：骨梁
（Krstić RV：Die Gewebe des Menschen und der Säugetiere. Springer-Verlag, Berlin, Heidelberg, New York, 1973）

構築されるまでの期間は 100〜300 日程度であり，再構築されたオステオンが破壊されるまでの期間は 1〜数年である．オステオンとオステオンの間隙は介在層板 interstitial lamella で充塡されているが，これは破壊されたオステオンの遺残である．完全な形態を保ったオステオンには血流があるが，介在層板には十分な血流がなく，壊死に陥っている領域がある．すなわち正常な皮質骨は，生きた骨と壊死骨との微細なモザイク構造になっている（図 1-3）．マウスやラットなどの小動物の皮質骨はオステオンを含む中間層がない．ウサギ，イヌなどの中動物では皮質骨幅の 30〜70% が中間層になる．ヒトでは幼少期の皮質骨は中間層が少ないが，成長とともに増加し，成人では 90% が中間層で占められる．

2 海綿骨の構造

海綿骨 cancellous bone は柱状構造の骨で，周囲には骨髄組織がある．柱状の部分を骨梁

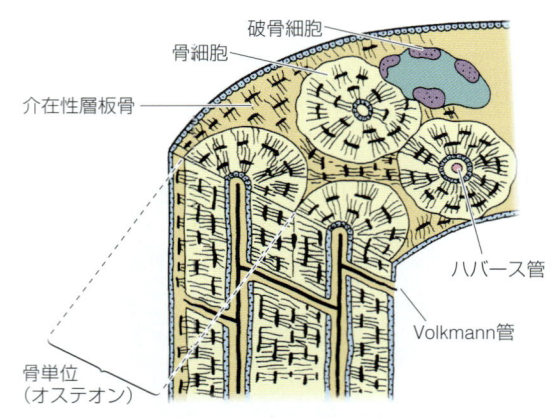

図1-3　皮質骨とオステオンの模式図

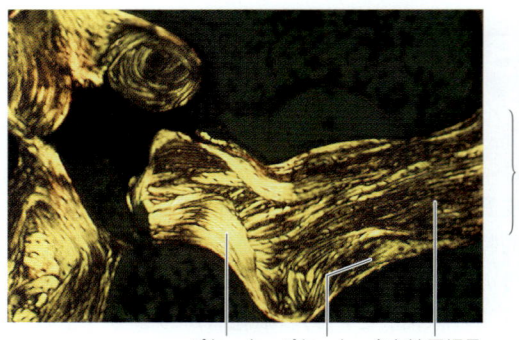

図1-4　海綿骨梁とパケット
骨組織切片の偏光顕微鏡像．層板をみると骨梁に三日月状の微小な区域（パケット）がある．

trabeculaという．長管骨の骨端，骨幹端，腸骨稜，椎体などで豊富にみられる．立体的に観察すると海綿骨には柱状の骨梁だけでなく，板状の構造もみられる．これを海綿骨プレートという．

Ⓐ パケット

　海綿骨の骨梁の断面を組織切片でみると，厚さ50〜70 μmの三日月型をした微小区域がある．連続切片で観察するとほぼ半円柱状を示している．この半円柱構造は皮質骨のオステオンに相当するもので，パケット packet とよぶ．パケットは海綿骨を構成する基本的な骨単位である（図1-4）．海綿骨の骨梁はパケットとパケットの破壊された断片である介在層板からなる．骨梁の中心にも介在層板がある．パケットは内部循環が維持されているが，介在層板では循環が維持されていない部分があり，皮質骨と同様に，壊死骨と生きている骨との微細なモザイク構造になっている．

　皮質骨と海綿骨との区別は絶対的なものではなく，その比率は，部位や年齢によって異なる．また高齢骨粗鬆症患者においては，主として皮質骨骨髄側（内側）の多孔化が生じることにより，皮質骨の海綿骨化ともいうべき現象が観察される（図1-5）．

Ⓑ 一次海綿骨と二次海綿骨

　成長期には軟骨細胞と軟骨基質からなる成長軟骨板 growth plate がある（図1-6）．成長軟骨板では，骨幹端側にいくに従い軟骨基質のミネラル成分が増加し，細胞は膨化（肥大化）する．肥大化

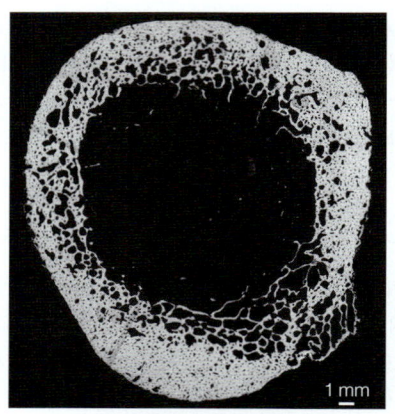

図1-5　90歳女性の女性大腿骨における皮質骨の多孔化と骨髄側の海綿骨化
（Zebaze RM, et al：Lancet 375：1729-1736, 2010 より改変引用）

した軟骨細胞はアポトーシス apoptosis によって死滅する．成長軟骨板の骨幹端側の骨髄には破軟骨細胞 chondroclast（破骨細胞 osteoclast と同じ細胞と考えられる）があり，石灰化した軟骨基質を破壊・吸収する（図1-7）．残存する軟骨基質を柱にして骨芽細胞が骨基質を添加している骨梁がみられる．これを一次海綿骨 primary spongiosa という（図1-8）．一次海綿骨の骨幹側にある，軟骨基質を含まないやや幅の細い骨梁が二次海綿骨 secondary spongiosa である（図1-8）．二次海綿骨は一次海綿骨の骨梁が破骨細胞により吸収された後，骨芽細胞により骨基質が形成，添加されてできたものである．通常，二次海綿骨のことを海綿骨という．骨吸収が低下した大理石骨病モデル

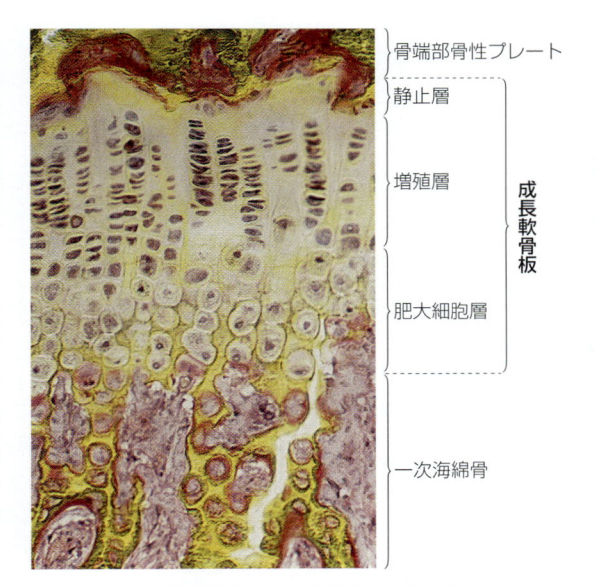

図 1-6　成長軟骨板と一次海綿骨の組織像
骨端と境する骨性プレートに接して軟骨細胞の供給源である静止層がある．続いて，増殖層と肥大細胞層とがある．肥大細胞層内の最下層は石灰化層といい，石灰化した軟骨基質が黄色に染色されており，一次海綿骨に移行している．

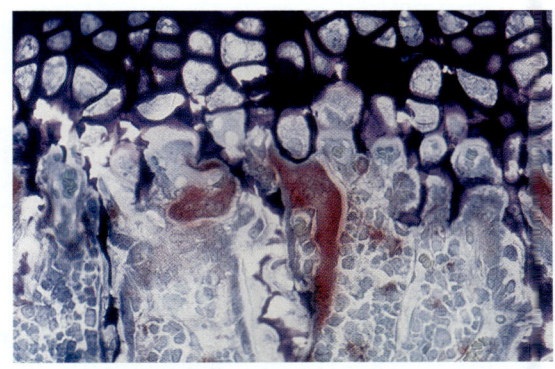

図 1-7　成長軟骨板の最下部と骨幹端への移行部
赤く染色された巨大な細胞（中央部分）が，骨幹端の骨髄から出現した破軟骨細胞．紫色が石灰化軟骨基質．破軟骨細胞は軟骨基質の隔壁を吸収して，軟骨細胞を貪食している．

動物では二次海綿骨および皮質骨の形成が低下している．
　発生過程にある胎児骨格，あるいは骨折後や副甲状腺機能亢進症，骨 Paget 病など骨形成が高度に亢進した状態では，骨組織は層板構造を有さず，マトリックスも無構造物質を多く含み，コラーゲンの走行も不規則となり，石灰化度も低く，力学的強度も弱い．このような骨は線維骨 woven bone とよばれる．

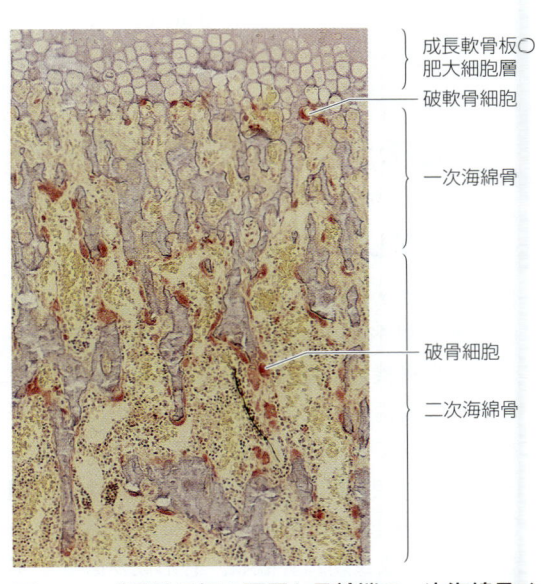

図 1-8　成長軟骨板の下層と骨幹端の一次海綿骨および二次海綿骨
成長軟骨板の最下部で肥大細胞層が破軟骨細胞に吸収された後，一次海綿骨が形成される．さらに，破骨細胞で一次海綿骨が吸収され二次海綿骨が形成されていく．破軟骨細胞と破骨細胞は赤く染色されている．

C 骨髄

　皮質骨の骨髄側（内側），および骨髄腔にある海綿骨の表面は骨内膜 endosteum に覆われる．骨髄 bone marrow には造血細胞 hematopoietic cell と骨髄間質細胞 bone marrow stromal cell がある．骨髄間質細胞は，骨芽細胞，軟骨細胞，脂肪細胞，筋細胞など様々な細胞への分化能を有する間葉系幹細胞 mesenchymal stem cell を含む．造血細胞に分化する細胞は，造血幹細胞 hematopoietic stem cell とよばれる．骨髄は赤色骨髄，黄色骨髄に分かれ，造血は主として赤色骨髄によって担われる．黄色骨髄は増殖能力を失い脂肪組織に変化した組織である．骨髄での造血は胎生 8 週から始まり，生後は唯一の造血組織となる．

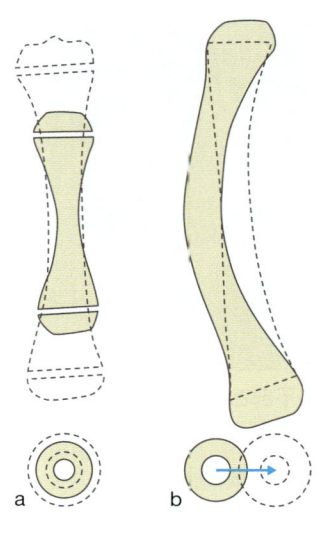
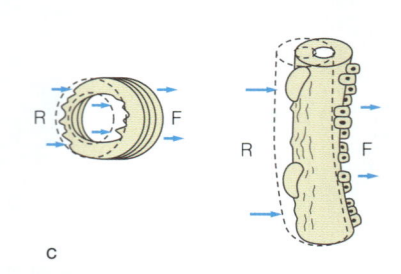

図 1-9　ドリフトによる骨モデリング
実線および破線は成長期骨の成長前・後の形状.
a. 長径，横径成長の際に骨形状を一定に保つために，骨形成および骨吸収の時間，空間的変化（ドリフト）が生じる.
b. 小児期の骨折後変形の矯正過程においてみられるドリフト.
c. b において骨が右方向へシフトしているように見えるメカニズム．骨の凹側において形成（F）が生じると同時に，凸側で吸収（R）が生じることでこのようなシフト（ドリフト）が生じる.
（Frost HM：Curr Opin Orthop 8：60-70, 1997 より引用）

D　骨モデリングとリモデリング

1　骨モデリング

　骨モデリング（造形）bone modeling は，主として成長期の外形拡大や成長完了後の形態修正など，骨の造形機能の総称である．Parfitt は「モデリングとは成長期に力学的負荷に合わせて骨の形状を改変させていく機構」であるとし，ドリフト drift によって生じる現象であるとしている（図 1-9）．ドリフトとは Frost によって提唱された概念であり，成長期に骨吸収，骨形成が必要な部分に独立して生じることによって骨サイズ増加を導く現象である．モデリングが現象として骨の外形変化と密接に関連することは間違いないが，両者はイコールではない．モデリングの過程においては，「骨形成と骨吸収は互いに独立して生じる」とされているが，成長の過程においても骨形成と骨吸収とは完全に独立しているわけではない．モデリングの際に生じるドリフトにおいては骨形成と骨吸収の協調作用が必要であることから，モデリングの過程においても何らかの骨吸収-骨形成連携が存在すると考えられる（図 1-9）.

2　骨リモデリング

　骨リモデリング（再造形）bone remodeling は元来 Wolff が「骨の外的形状 external shape の病的変化に伴って骨の内的構築 internal architecture の変化が生じるメカニズム」のことを "the law of bone remodeling" としてまとめたのが嚆矢である．Wolff はリモデリングを「何らかの病的原因による変形後に海綿骨，皮質骨の形状が（力学的要請にあわせて）変化していく」現象の説明に用いており，これは現在の骨モデリングに近い概念である．現在でも小児の骨折において，変形を残して癒合した骨のアライメント alignment が徐々に修正されていく現象を「リモデリングが生じた」と称するのはその名残であろう.

　しかし現在では，骨リモデリングという言葉は「皮質骨のオステオンあるいは海綿骨のパケットなどの basic multicellular unit（BMU）において，活性化相 → 吸収相 → 逆転相 → 形成相というサイクルを経て骨組織がバランスを保ちながら代謝改変される」という現象，すなわち骨代謝回転 bone turnover と類似したニュアンスで使用されていることが多い．このような定義の変遷は，骨芽細胞，破骨細胞など骨リモデリングに関与する細胞とその機能についての知識の集積と深く関係しており，1960 年代以降，Frost, Jee, Parfitt らによって主導されてきた．Parfitt は，骨リモデ

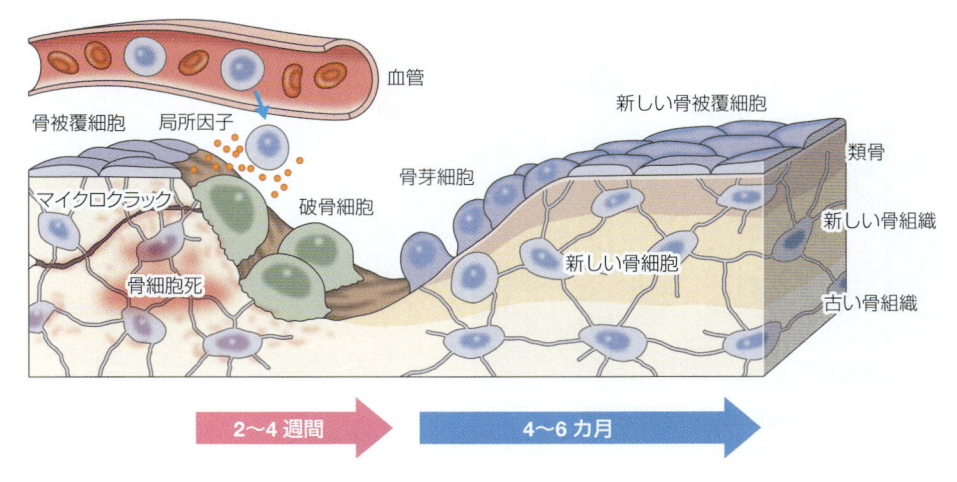

図1-11 リモデリングにおける吸収相と形成相
古い骨組織にマイクロクラックが生じると骨細胞のアポトーシスが生じ，局所因子が分泌されることによって破骨細胞の分化・活性化を誘導する．破骨細胞による骨吸収の後に骨芽細胞が分化し，骨基質の産生と石灰化を誘導する．ヒトにおいて吸収相は2〜4週間，形成相は4〜6カ月持続するとされている．

(Seeman E, Delmas PD：N Engl J Med 354：2250-2261, 2006 より改変引用)

リングとは古い骨を新しい骨に置き換えることによってマイクロダメージの集積を回避するプロセスであるとしており，骨形態のマクロな変化というWolffのニュアンスはかなり薄れている（**図1-10**）．このような骨リモデリングの定義が現在における主流の認識であることは，原発性骨粗鬆症において骨脆弱性を導く原因として「骨リモデリングの亢進」が挙げられていること，ビスフォスフォネートなどの骨吸収抑制薬の作用機序が「骨リモデリングの抑制」であるとされていることなどからも明瞭である．

　先にも述べたように骨組織の重要な役割の1つは身体の支持であり，したがってリモデリングの意義の1つは支持組織としての骨格の維持であると考えられる．すなわち古い骨を新しい骨に置換することによってマテリアルとしての骨組織の劣化を防ぐ役割を担っているのがリモデリングである（**図1-11**）．皮質骨ではメカニカルな刺激によって微小骨折などのマイクロダメージがみられることが知られているが，このようなダメージがリモデリングによって修復されることは実験的にも明らかにされている．

　しかしながら，ダメージの修復のみがリモデリングの目的ではないと考えられる．例えばリモデリングの左右対称性・同時性などはダメージの修

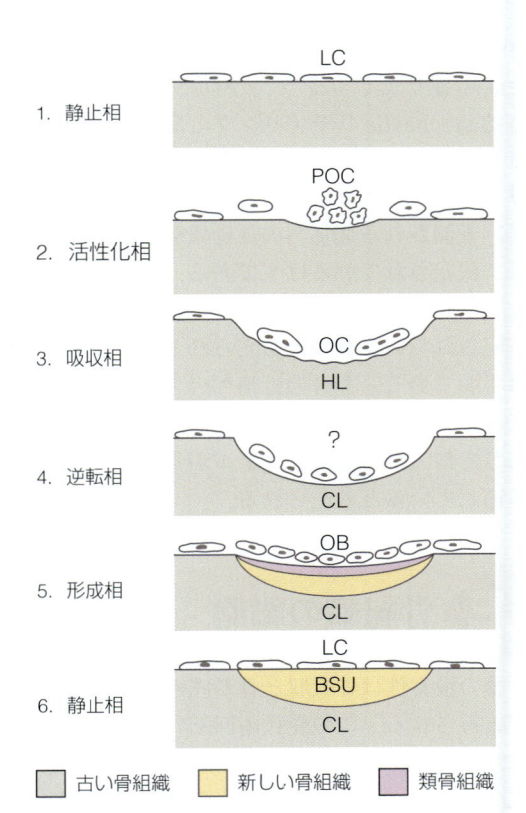

図1-10 骨リモデリングの概念図
骨内膜側でのリモデリング．
LC：骨被覆細胞，POC：前破骨細胞（単核），OC：破骨細胞（多核），HL：ハウシップ窩，CL：セメントライン，OB：骨芽細胞，BSU：骨構造ユニット
〔Parfitt AM：Calcif Tissue Int 36(Suppl 1)：S37-45, 1984 より改変引用〕

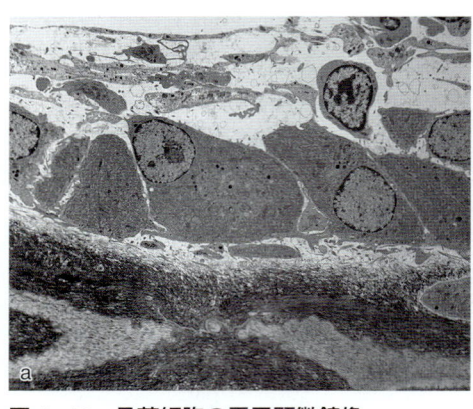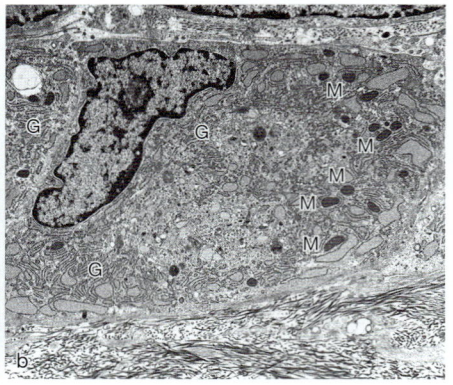

図 1-12 骨芽細胞の電子顕微鏡像
b は強拡大. 骨形成の盛んな部位の骨芽細胞は類円形で, 豊富なミトコンドリア(**M**)と Golgi(**G**)体を有する. (松本歯科大学 中村浩彰先生より提供)

復という視点からは説明不可能であり, 骨組織ダメージの「予測」および「予防」メカニズムとしてのリモデリングの役割を示している可能性がある. Parfitt は修復過程としてのリモデリングを標的 targeted リモデリング, 予防としてのそれを確率的 stochastic リモデリングと命名して2つを区別している. ダメージの予測・予防過程としてのリモデリングの調節は, 骨格の形態, 個体のサイズ, 予測される個体への運動負荷などによって個別に決定されているはずである. したがって, このようなリモデリングの調節はある程度遺伝的に決定されているものと考えられるが, 詳細な機序は不明である. 全身の骨格へのストレスをあらかじめすべて予測することは不可能であり, 状況に応じて何らかの局所シグナルが骨リモデリングを調節していると考えられる.

E 骨組織の細胞

骨の恒常性は骨吸収と骨形成のバランスによって維持される. この骨代謝回転(骨リモデリング)においては, 細胞レベルでは新たな破骨細胞の形成, あるいはその活性化による骨の吸収が開始刺激となる(活性化相 activation phase および吸収相 resorption phase). 破骨細胞は吸収を終えるとアポトーシスによって死滅し, 逆転相 reversal phase を経て骨芽細胞による骨形成期 formation phase に至り, 最終的には静止相 quiescence

phase に戻り, リモデリングサイクルは完成される(**図 1-10**).

リモデリングが生じる「場」となるのはオステオン・パケットなどの basic multicellular unit (BMU)とよばれる構造体である. 1つの BMU において, 骨吸収の開始から骨形成の終了まで, というサイクルが完成するには, ヒトの場合100～300日程度を要するが, ここで注目すべきは吸収相(2～4週間)と形成相(4～6カ月)との期間の違いである. すなわち骨リモデリングとは, 破骨細胞による急速な骨吸収と, それに引き続く骨芽細胞による緩徐な骨形成の過程であるということができる(**図 1-11**). したがって, リモデリングサイクルの亢進, 吸収相の延長, あるいは形成相の短縮などによって骨バランスはマイナスに傾き, 骨量の減少, すなわち骨粗鬆化に至る. 以下で骨形成, 骨吸収を担う細胞について解説する.

A 骨芽細胞

骨芽細胞 osteoblast(OB)は骨形成において中心的な役割を担う細胞であり, 軟骨細胞, 脂肪細胞, 筋細胞などと共に, 間葉系幹細胞 mesenchymal stem cell に由来する. 主として皮質骨, 海綿骨の表面に存在し, 骨形成の盛んな部位では類円形であり, 旺盛な基質合成を示す塩基性の細胞質と, 豊富なミトコンドリアとゴルジ Golgi 体によって特徴づけられる(**図 1-12**). 一方で休止骨芽細胞または骨被覆細胞 bone lining cell とよばれる扁平な骨芽細胞は基質合成能が低いが, 骨細胞との結合に

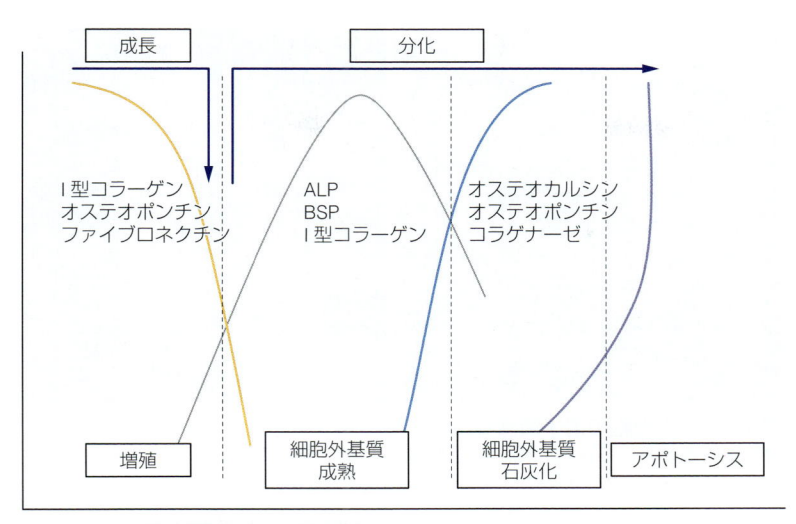

図 1-13　骨芽細胞分化と発現遺伝子
骨芽細胞分化は 4 つのステージに分割され，それぞれのステージで特異的な遺伝子発現がみられる.
(Stein GS：Oncogene 23：4315-4329, 2004 より改変引用)

よって，メカニカルストレスに対する骨応答や，骨からのカルシウム・リンの血中への移動に関与する. また骨折などの病的な状態においては，類円形の形状と活発な基質合成能を回復する.

骨芽細胞はⅠ型コラーゲン，アルカリフォスファターゼ，オステオカルシンなどの様々な特異的な遺伝子を発現するが，これらの発現は骨芽細胞の分化段階によって異なることが知られている（**図 1-13**）. 分化の最終段階では骨基質の石灰化を生じ，骨被覆細胞あるいは骨細胞へと分化する. 基質石灰化においては骨芽細胞が分泌する基質小胞 matrix vesicle が石灰化の核となることが知られている. 基質小胞はアルカリフォスファターゼやピロリン酸を含み，石灰化開始部位を決定する.

Ⓑ 骨細胞

骨芽細胞が自ら作った骨基質の中に埋没して骨基質形成能を失ったものが骨細胞 osteocyte であり，骨小腔 bone cavities（lacunae）内に局在する（**図 1-14**）. すべての骨芽細胞が骨細胞になるわけではなく，約 12 個に 1 つの骨細胞が骨細胞へと分化すると算定されている. 骨細胞は骨組織に最も大量に存在する細胞である. 成人の骨組織では 1 mm³ あたり 25,000 個以上の骨細胞が存在する. これは骨芽細胞の 10 倍程度にあたり，す

べての骨組織細胞中の 95% を占める. 形態的な特徴としては発達した細胞突起が挙げられるギャップジャンクションによって結合した細胞突起によって骨細胞同士や骨芽細胞と細胞間ネットワークを形成し，メカニカルストレスの感受に関与する（**図 1-14b**）.

近年骨代謝における骨細胞の重要性が注目されており，Wnt シグナルや BMP シグナルを抑制する Sclerostin，リン代謝において中心的な役割を果たす線維芽細胞増殖因子（FGF）23 やその制御因子 dentine matrix protein-1（DMP-1），破骨細胞分化因子である receptor activator of NF-κ B ligand（RANKL）の発現が骨細胞で産生されることが明らかになっている.

Ⓒ 破骨細胞

破骨細胞 osteoclast は骨吸収を中心的に担う細胞である. 直径 20～100 μm の巨大な多核細胞であり，骨組織においては骨表面の吸収窩〔Howship（ハウシップ）窩〕に存在する. 骨吸収を行うために高度に分化しており，形態的な特徴としてはアクチンに富む明帯 clear zone によって骨と接着し，その内側に波状縁 ruffled border とよばれる複雑に入り組んだ刷毛状の膜構造を形成し，酸や酵素を分泌して骨組織の脱灰，骨基質の分解を

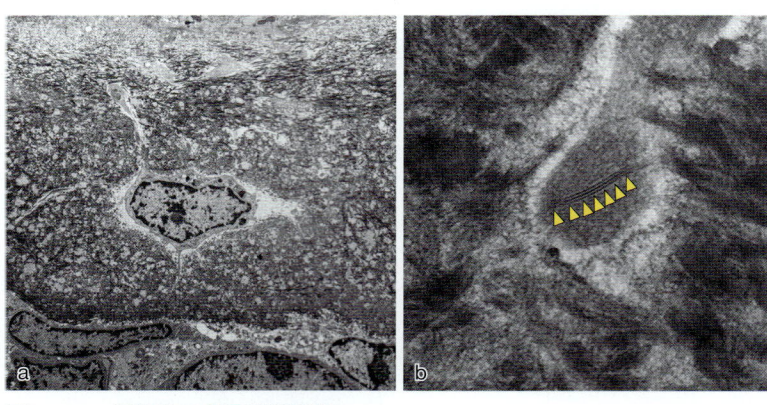

図 1-14　骨細胞の電子顕微鏡像
骨細胞は骨小腔に存在し，細胞突起を伸ばす（a）．細胞突起は互いにギャップジャンクション（△）を形成する（b）．（松本歯科大学 中村浩彰先生より提供）

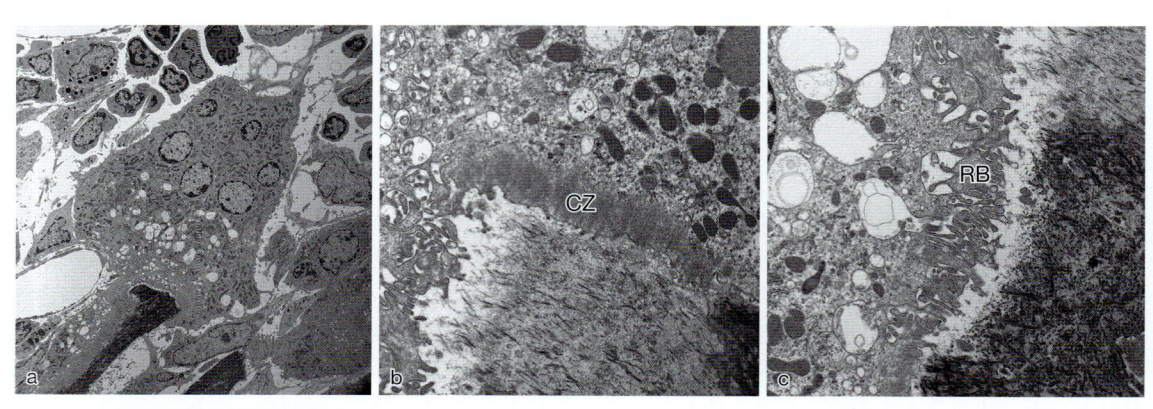

図 1-15　破骨細胞の電子顕微鏡像
a. 破骨細胞．
b. 破骨細胞と骨組織の接着部明帯（clear zone）．
c. 波状縁（ruffled border）から骨組織に酸や酵素を分泌する．
CZ：明帯，RB：波状縁．（松本歯科大学 中村浩彰先生より提供）

行う（**図 1-15**）．酸産生には 2 型炭酸脱水素酵素が関与しており，産生された酸は波状縁から分泌される．酸分泌を担うプロトンポンプの本体は液胞型 ATPase である．骨組織への接着にはビトロネクチンレセプターとよばれる $\alpha_v\beta_3$ インテグリンが重要な役割を果たすが，その下流では癌遺伝子産物である c-Src が働いている．コラーゲンの分解にはシステインプロテアーゼのカテプシンK やマトリックスメタロプロテアーゼ（MMP）-9 が重要な役割を果たす．DC-STAMP，OC-STAMP などの分子は破骨細胞の多核化に関与することが報告されている．また酒石酸抵抗性酸ホスファターゼ tartrate-resistant acid phosphatase（TRAP）活性が強く，臨床的にも TRAP5b は骨吸収マーカーとして用いられている（**図 1-16**）．

F　骨基質の蛋白

　骨組織にはミネラル以外に多くの基質蛋白が存在し，骨の材料特性を規定している．骨基質蛋白は大きくコラーゲンおよび非コラーゲン性蛋白に分類することができる．

1　I型コラーゲン

　コラーゲン collagen は哺乳類において最も多量に存在する蛋白であり，全蛋白の 25〜30% を

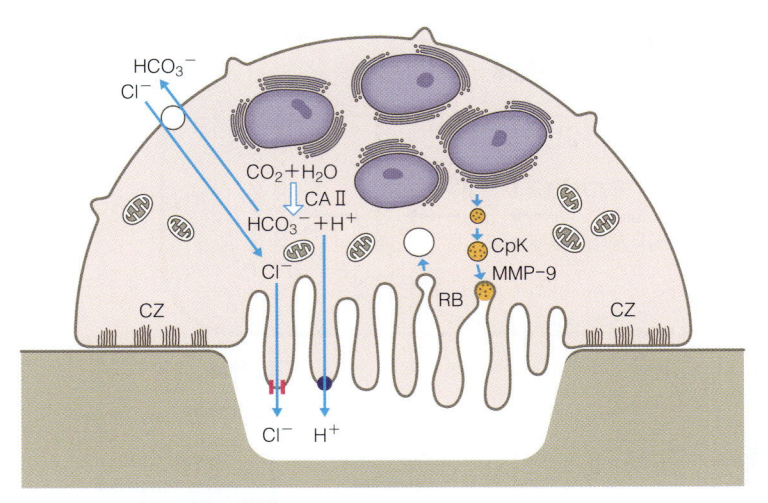

図 1-16　破骨細胞の構造
CZ：明帯，RB：波状縁，CpK：カテプシン K，MMP-9：matrix metallopro-teinase-9
▮▮：CLC-7，●：液胞型 H^+-ATPase
（松本歯科大学大学院硬組織研究グループ：硬組織研究ハンドブック．松本歯科大学出版会，2005 より）

占める．コラーゲンの基本構造はグリシン-X-Y の繰り返し配列を有するポリペプチド鎖であり，X, Y は主としてプロリンとヒドロキシプロリンによって構成される（大部分のプロリンは X 位に，ヒドロキシプロリンは常に Y 位に存在する）．また 10～15% のリシン，ヒドロキシリシンを含有する．とりわけヒドロキシプロリン，ヒドロキシリシンが存在することは他の分子にはないコラーゲンの特徴である．

　骨基質蛋白の中で最も多いのは I 型コラーゲンであり，全基質蛋白の 90% を占め，残りを非コラーゲン蛋白が占める．I 型コラーゲンは α（I）鎖 2 本と α（II）鎖 1 本の 3 本鎖からなる triple helix 構造をもつ．この構成単位をトロポコラーゲン tropocollagen というが，I 型コラーゲンの場合，長さはおよそ 300 nm，太さは 1.5 nm 程度である．3 本鎖の形成にはグリシン残基が重要な役割を果たしており，ヒト骨形成不全症などでみられるグリシンの変異はコラーゲンの構造に重大な変化をもたらし，コラーゲンファイバーの脆弱性を高める．

　コラーゲン α 鎖はまず分子量 12 万程度のプロ α 鎖として合成され，小胞体内でプロリン残基とリシン残基が水酸化を受ける．この反応にはプロリル 3-トランスレラーゼ，プロリル 4-トランス

レラーゼおよびリシルヒドロキシラーゼが関与しており，補酵素として Fe^{2+}，α-ケトグルタル酸，アスコルビン酸が必要である．プロ α 鎖の triple helix 構造の形成には C 末端側に存在するプロペプチド間のジスルフィド結合がトリガーとして作用すると考えられている．プロコラーゲン鎖の N 末端および C 末端に存在するプロペプチドは細胞外への放出の後プロテアーゼによって切断され，コラーゲン分子が形成される（**図 1-17**）．コラーゲン分子は自ら会合し，コラーゲン線維となるが，会合に際して 1/4 ずつずれて並んでいるため，電子顕微鏡上ほぼ 65 nm 周期の縞模様として観察される．コラーゲン分子のリシン残基（あるいはヒドロキシリシン残基）の一部はリシルオキシダーゼによってアルデヒド結合を有するアリシン（あるいはヒドロキシアリシン）に変換され，アリシン間で形成されるアルドール縮合や他のリシンとの間で生じる Schiff（シッフ）塩基形成を介してコラーゲン分子間に架橋結合が形成される．このような架橋は数種類知られているが，架橋の 1 つであるピリジノリン架橋は骨，腱，軟骨，象牙質に多く，骨吸収時に血中に放出される．I 型コラーゲンのプロセッシングの段階で産生される N 末端プロペプチド（P1NP），C 末端プロペプチド（P1CP）は骨形成マーカーとして臨床的な骨代

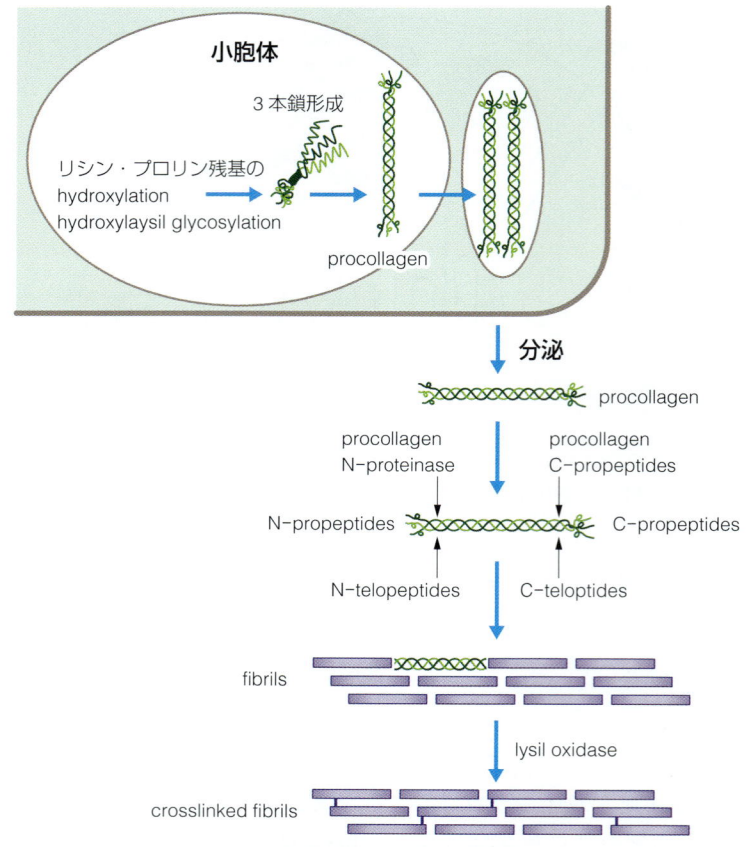

図1-17　Ⅰ型コラーゲンの転写後修飾と3本鎖の形成
（Viguet-Carrin S, et al：Osteoporosis International 17：319-336, 2006 より改変引用）

謝の評価に使用されている．

　コラーゲンの分解にはカテプシンやマトリックスメタロプロテアーゼ（MMP）などの蛋白分解酵素が関与する．MMP-1, MMP-8, MMP-13 などはコラーゲン分子を N 末端から 3/4 の部分で切断し，さらに MMP-2, MMP-9 などによって細切断される．破骨細胞に特異的に発現するプロテアーゼであるカテプシン K はⅠ型コラーゲンを分解して，架橋部分を含むテロペプチドである NTX（Ⅰ型コラーゲン架橋 N-テロペプチド）や CTX（Ⅰ型コラーゲン架橋 C-テロペプチド），架橋部分の DPD（デオキシピリジノリン）などの産生に関与する．これらは骨吸収マーカーとして使用されている．

❷ オステオカルシン
osteocalcin

　オステオカルシンは骨基質に存在する非コラーゲン蛋白のなかで最も豊富に存在し，骨芽細胞，象牙芽細胞によって特異的に産生・分泌される．骨芽細胞において豊富に産生されるため，骨形成マーカーとしても利用されている．グルタミン酸残基がγ-カルボキシラーゼによって変化したγ-カルボキシグルタミン酸（Gla）を有し，これを介してカルシウムと結合する．Gla の形成にはビタミン K が必要とされ，1分子中に 2〜3 残基の Gla を持つ．

　ヒトやラットでは1個の遺伝子しか存在しないが，マウスでは少なくとも3種類の類似したオステオカルシン遺伝子（*OG1, OG2, ORG*）が存在する．OG1 および OG2 のノックアウトマウスでは，成体になると骨量の増加が認められ，力学的な強

度も増加することが報告されており，オステオカルシンが骨強度に対してネガティブに作用している可能性を示唆する結果として注目される．また最近オステオカルシンが糖代謝に関与する可能性が報告されている．

③ オステオポンチン
osteopontin

オステオポンチンは骨以外にも様々な組織で発現が認められる非コラーゲン蛋白であり，骨組織では骨芽細胞以外に破骨細胞でも強い発現が認められる．オステオポンチンはインテグリンの認識配列である RGD（アルギニン-グリシン-アスパラギン酸）配列を有し，細胞表面のインテグリンと RGD 配列を介して結合することにより，骨組織への接着に関与していると考えられる．また様々な癌細胞での発現も認められ，接着を介した転移巣の形成，細胞の走化性や増殖に重要である可能性が示唆されている．オステオポンチンのノックアウトマウスは無重力下での骨量減少が生じないことが報告されており，メカニカルストレスに対するセンサーとしての役割が注目されている．

● 参考文献

1) 須田立雄，小澤英浩，髙橋榮明，他（編著）：新 骨の科学．医歯薬出版，2007
2) Ross MH, Pawlina W（著），内山安男，相磯貞和（訳）：Ross 組織学．南江堂，2010
3) 藤田尚男，藤田恒夫：標準組織学 総論 第5版．医学書院，2015
4) Feldman D, Marcus R, Nelson D, et al（eds）：Osteoporosis, 3rd ed. Academic Press, 2007
5) Wu JY, Scadden DT, Kronenberg HM：Role of the osteoblast lineage in the bone marrow hematopoietic niches. J Bone Miner Res 24：759-764, 2009
6) Young MF：Bone matrix proteins：their function, regulation, and relationship to osteoporosis. Osteoporos Int 14（Suppl 3）：S35-42, 2003

A　系統発生からみた骨組織

1　骨組織の特殊性

　骨組織の特殊性は，Ⅰ型コラーゲンを中心とした細胞外マトリックスがハイドロキシアパタイト結晶 hydroxyapatite crystal［$Ca_{10}(PO4)_6(OH)_2$］によって石灰化されることにあり，きわめて強固な支持能力を有するとともに，カルシウムやリン酸の供給源にもなる．しかし，骨組織を系統発生の視点からとらえると，同じ脊椎動物であっても，ヒトと異なる骨組織構造を有する生物は少なくない．

　例えば水生脊椎動物である魚類の骨格は，ヒトとは大きく異なる．現生の進化した硬骨魚類の骨組織には，骨細胞をもたないもの（無細胞性骨 acellular bone）と骨細胞をもつもの（細胞性骨 cellular bone）が存在する．下位真骨類 basal teleost に属するゼブラフィッシュの骨では骨細胞がみられるが，上位真骨類 advanced teleost に属するメダカでは骨細胞が存在しない（図 2-1）．また骨細胞が存在するゼブラフィッシュにおいても，骨細胞間のネットワークの発達は両生類，爬虫類，哺乳類に比べて乏しい．この理由として，水生動物と陸生動物で骨組織の担う役割が異なることが考えられる．水生動物と陸生動物においては，体にかかる重力，そしてカルシウム摂取効率が大きく異なっている．特に水中では陸上の 1/6 の重力しかかからないため，形態の維持組織という意味では陸生生物ほどの骨格強度は必要とされない．骨細胞の重要な役割は，メカノセンサーとして他の細胞や組織にシグナルを与えて骨構造を維持することであり，このことが高等魚類の骨組織に骨細胞が存在しない 1 つの要因なのかもしれない．

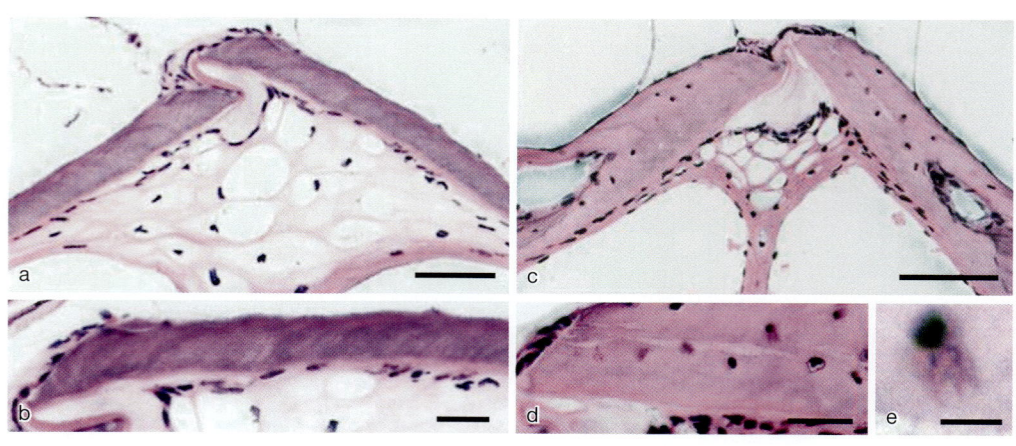

図 2-1　メダカ（a, b）およびゼブラフィッシュ（c〜e）の骨組織
メダカ骨組織には骨細胞がみられない（a, b）．ゼブラフィッシュ骨組織には骨細胞が存在するが，細胞間ネットワークの発達は乏しい（c, d）．
bars ＝ 50 μm（a, c），20 μm（b, d），5 μm（e）
（東京医科歯科大学 山口朗先生より供与．Cao L, et al：J Bone Miner Metab 29：662-670, 2011 より改変引用）

❷ 生体における骨組織の意義

水生・陸生動物を繋ぐ存在である両生類のカエルでは，重力に耐える構造としての骨組織が哺乳類と同様に発達している．しかしカエルの長管骨では海綿骨に乏しく，魚類と同様に骨組織に存在する破骨細胞はわずかであり，その結果として陸生動物に比して骨代謝回転がきわめて低い．

この理由として，水生動物や両生類においては，周囲の水に3〜40 mg/dL 程度のカルシウムが含まれているために，カルシウムの速やかな動員機構を必要としないことが挙げられる．一方，陸生脊椎動物は周囲環境にカルシウムが存在せず，生活に必要なカルシウムは食物から摂取する必要がある．このため恒常的にカルシウムを摂取できない場合に備えて生体内でカルシウムを貯蔵する組織，器官が必要となり，骨格がその役割を担うようになったと考えられている．

カルシウム調節ホルモンとして，ビタミンDが硬骨魚類以降で認められるのに対し，爬虫類以降で上皮小体（副甲状腺）ホルモン parathyroid hormone（PTH）が登場したのは，体液のカルシウム恒常性維持に，より複雑な制御機構が必要になったためであろう．

Ⓑ 骨の発生

骨組織の形成過程は大きく結合織内（膜性）骨化，軟骨内骨化の2種類に分類される．

❶ 膜性骨化

膜性骨化 intramembranous ossification は軟骨形成を介さずに直接に骨が形成される様式であり，頭蓋骨や鎖骨の一部が代表的な膜性骨化組織である．骨形成部位にまず間葉系幹細胞が集積することによって膜性骨化は開始される．集積した間葉系幹細胞は直接骨芽細胞に分化し，Ⅰ型コラーゲンや非コラーゲン性蛋白を盛んに細胞外に分泌しながら類骨 osteoid を形成する．骨芽細胞の分泌する基質小胞や基質蛋白の作用によって分泌された類骨の石灰化が生じ，骨化が完成する．

❷ 軟骨内骨化

一方，長管骨をはじめとする骨格の大部分は軟骨内骨化 endochondral ossification によって形成される（図2-2）．軟骨内骨化も膜性骨化と同様間葉系細胞の集積から始まる．集積した間葉系細胞は，線維芽細胞増殖因子 fibroblast growth factor（FGF）や骨形成蛋白 bone morphogenetic protein（BMP）の作用によってⅡ型コラーゲンを産生する軟骨芽細胞 chondroblast に分化し，軟骨原基を形成する．骨組織の基本的な形状は軟骨原基の形態によって規定される．軟骨原基を取り囲むように軟骨膜 perichondrium が形成される．軟骨膜の軟骨形成層から軟骨細胞 chondrocyte が分化し，基質産生を行うことで横径成長に寄与する．発育段階がある程度進むと，軟骨原基の中央部分の軟骨膜は骨芽細胞を産生するようになり，骨膜 periosteum とよばれるようになる．

骨膜内では骨芽細胞が分化・成熟し，膜性骨化の過程により石灰化された骨性骨膜襟 bone collar が形成される．これとほぼ同時に，軟骨原基中心部の軟骨細胞は前肥大軟骨細胞 prehypertrophic chondrocyte，肥大軟骨細胞 hypertrophic chondrocyte へと分化し，石灰化が誘導される．同時に石灰化軟骨層への血管進入が生じ，骨組織，骨髄組織へと置換される．骨幹端部には成長軟骨板が形成され，以後の長径成長の中心となる．胎生後期あるいは生後早期には骨端部にも血管進入が起こり，二次骨化中心を形成する．ヒトでは成長軟骨板は性成熟の完了とともに石灰化を経て骨化組織に置き換えられ閉鎖するが，関節軟骨は成体に至るまで骨化しないまま維持される．

Ⓒ 軟骨内骨化の調節因子

軟骨内骨化は複雑な過程であるが，近年になりその分子メカニズムが明らかになってきた．副甲状腺ホルモン関連蛋白 parathyroid hormone-related protein（PTHrP）は軟骨膜の細胞，増殖軟骨層で発現しており，その受容体である PTH/PTHrP レセプターの発現は増殖軟骨，前肥大軟骨細胞において認められる．PTHrP は軟骨細胞の増殖促進作用，肥大分化抑制作用をもち，

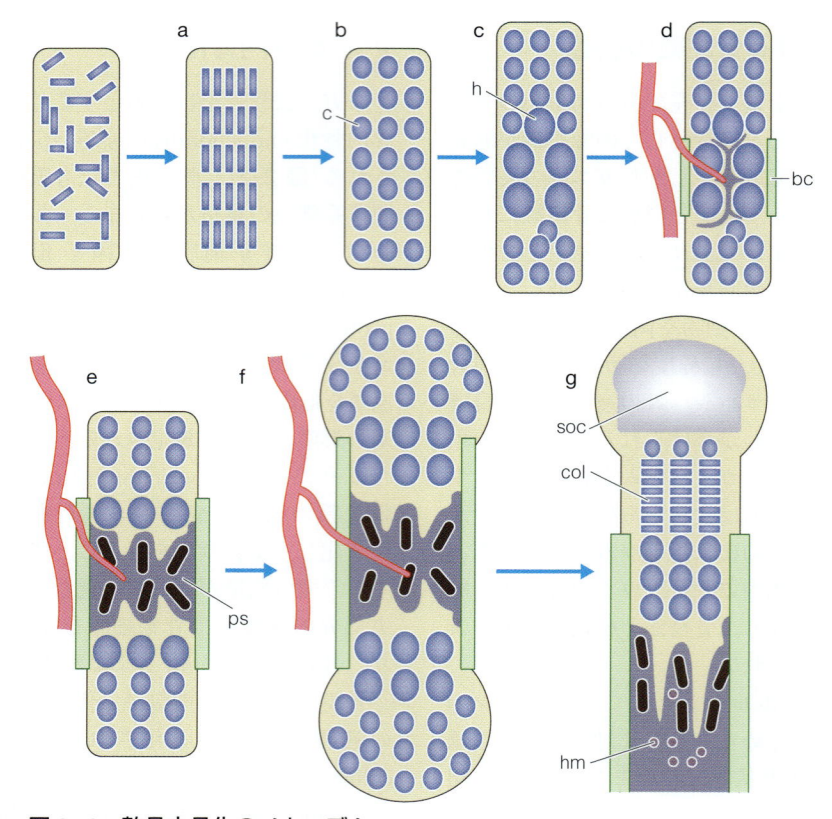

図 2-2　軟骨内骨化のメカニズム

a. 間葉系細胞凝集.

b. 凝集した細胞は軟骨細胞（c）に分化する.

c. 凝集の中心部の軟骨細胞は増殖をやめて肥大化する（h）.

d. 肥大軟骨近傍の軟骨膜細胞が骨芽細胞となって骨性骨膜襟（bc）を形成する. 肥大
軟骨は石灰化し，血管を誘導するとともにアポトーシスを生じる.

e. 骨芽細胞は血管を誘導し，一次海綿骨（ps）を形成する.

f. 軟骨細胞は増殖を続け，骨の長径成長を促す. 一次海綿骨の骨芽細胞は二次海綿
骨を形成し，骨性骨膜襟の骨芽細胞は皮質骨を形成する.

g. 骨端部では二次骨化中心（soc）が形成される. 二次骨化中心直下の成長板におい
ては軟骨細胞が規則正しい柱状構造（col）を形成する. 間質細胞とともに造血細胞
（hm）が骨髄腔で増加する.

（Kronenberg HM：Nature 423：332-336, 2003 より引用）

PTHrP ノックアウトマウスの骨組織においては
静止・増殖軟骨細胞数の減少，肥大化の亢進（石
灰化の亢進）が認められる. これとは逆に軟骨細
胞で PTHrP を過剰発現したマウスでは前肥大軟
骨細胞層の増殖，そして肥大化の抑制が認められ
る.

　PTHrP およびその受容体の発現調節には様々
な因子が関与しているが，そのなかで最も重要な
ものの 1 つとして注目されているのがインディア
ンヘッジホッグ indian hedgehog（IHH）である.
IHH は前肥大軟骨細胞，肥大軟骨細胞で強く発

現する. IHH は *PTHrP* 遺伝子の発現を促進す
ることによって軟骨細胞の分化に対して抑制的に
働く. また前肥大軟骨層における IHH の発現は
骨性骨膜襟形成部位の決定にきわめて重要であ
り，ノックアウトマウスにおいては増殖軟骨層の
減少，肥大化の促進が高度に認められ，骨性骨膜
襟の形成が認められない. PTHrP は軟骨細胞の
分化を抑制することにより間接的に IHH の発現
を抑制する. このようなネガティブフィードバッ
クによって軟骨の成長，分化は巧妙に調節されて
いる（**図 2-3**）.

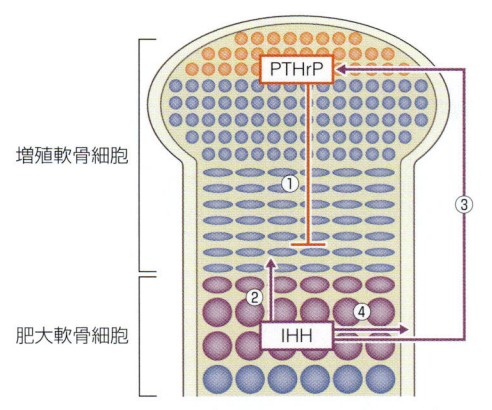

図 2-3　軟骨分化における IHH および PTHrP の役割
① PTHrP は軟骨膜細胞，増殖軟骨細胞によって産生される．
② PTHrP は増殖軟骨細胞の受容体に作用し，軟骨の肥大分化を抑制することによって IHH 産生を抑制する．PTHrP 産生細胞から十分遠位にある細胞は肥大化し，IHH を産生する．IHH は軟骨細胞の増殖を促進する．
③ IHH は増殖軟骨細胞における PTHrP 産生を促進する．
④ IHH は軟骨膜細胞に作用し，骨芽細胞への分化を促進し，骨性骨膜襟を形成する．
(Kronenberg HM：Nature 423：332-336, 2003 より改変引用)

D　骨芽細胞の分化機構

　間葉系幹細胞から骨芽細胞の分化過程に重要な役割を果たしているシグナルとして，骨形成蛋白 bone morphogenetic protein（BMP）および Wnt シグナルが挙げられる．

1　BMP

　BMP は脱灰骨中に存在し，異所性骨化を誘導する分子として同定された．TGF-β スーパーファミリーに属するサイトカインであり，これまでに 15 種類以上の BMP が同定されている．BMP-2, 4, 7 は多分化能を有する間葉系細胞株 C3H10T1/2 細胞や筋芽細胞株 C2C12 細胞を骨芽細胞へと分化誘導する．BMP はセリン-スレオニンキナーゼに属する特異的な受容体コンプレックス BMPRⅠA／BMPRⅠB に結合し，そのシグナルは Smad によって核内に伝えられる（図 2-4）．進行性骨化性線維形成症（fibrodysplasia ossificans progressiva；FOP）は小児期に発症し，徐々に体幹から末梢の筋組織から異所性骨化が進行する疾患であるが，FOP の責任遺伝子は BMP のⅠ型受容体 *ACVR1*／*ALK2*

遺伝子であり，FOP 患者においては ACVR1／ALK2 の恒常的活性化が生じている．

　BMP によって誘導される遺伝子の 1 つにショウジョウバエ体節形成遺伝子である runt にホモロジーをもつ転写因子 RUNX2 がある．様々な解析から RUNX2 は骨芽細胞分化に決定的な役割を果たすことが明らかになっている（図 2-5）．ノックアウトマウスには成熟骨芽細胞が存在せず，著明な骨形成障害が認められる．興味深いことに，頭蓋鎖骨異形成症 cleidocranial dysplasia 患者では *RUNX2* 遺伝子に変異が存在し，Runx2[+/-]（ヘテロノックアウト）マウスはこれに類似した異常（頭蓋骨の異常，鎖骨の低形成）を呈する．RUNX2 はⅠ型コラーゲン，オステオポンチン，骨シアロ蛋白，オステオカルシンなど骨芽細胞特異的な遺伝子の発現を誘導する．ノックアウトマウス骨組織では一部の骨に肥大軟骨細胞が認められず，軟骨細胞分化においても RUNX2 が重要な役割を果たしていることが示唆される．RUNX2 の発現は BMP2, 4, 7 などによって誘導され，Cbfb とヘテロ二量体を形成して骨芽細胞特異的遺伝子の転写を活性化する．興味深いことに RUNX2 を骨芽細胞に発現させると骨芽細胞の最終分化は遅延する．すなわち RUNX2 は骨芽細胞の分化初期には必須であるが，成熟に対してはネガティブに作用することが示唆される．RUNX2 とホモロジーを有する RUNX3 は部分的に RUNX2 の役割を代替する．またやはり骨芽細胞分化に必須な転写因子である OSTERIX は RUNX2 の下流で働くことが報告されている（図 2-5）．

2　Wnt シグナル

　骨芽細胞分化を制御するもう 1 つのシグナルは Wnt 経路である．Wnt 経路には，Wnt／β-catenin 経路（カノニカル経路），Wnt/PCP 経路（ノンカノニカル経路），Wnt/カルシウム経路の少なくとも 3 種類が存在する．ヒトでは 19 種類の Wnt メンバーが同定されている．受容体 frizzled（FRZ）は 7 回膜貫通領域をもち，細胞外ドメインに Wnt が結合する．LRP（low density lipoprotein receptor-related protein）は，低比重リポ蛋白受容体に構造が類似した膜貫通蛋白であり，このうち LRP5 と LRP6 は FRZ と受容体複合体を形成

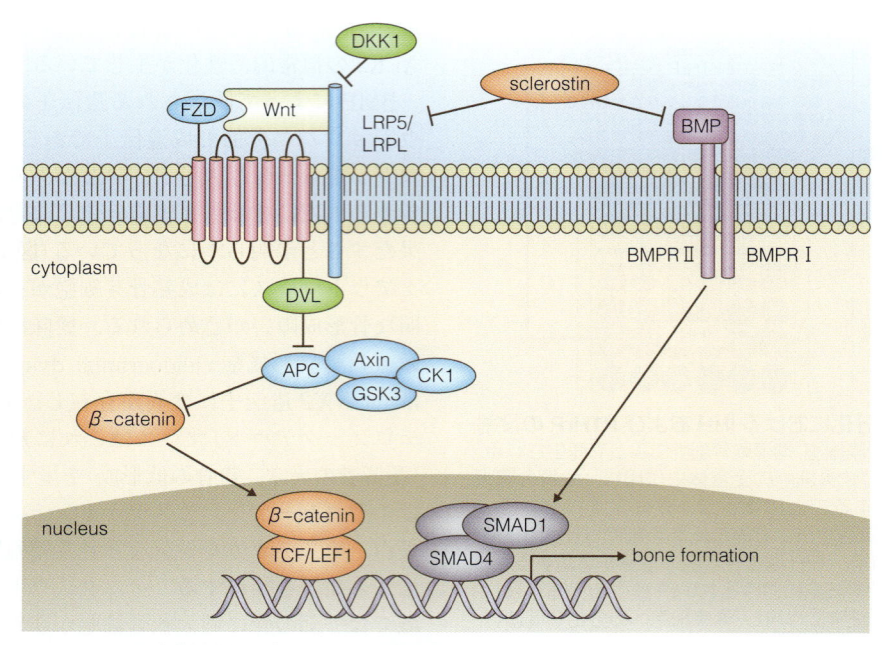

図2-4　骨形成促進シグナルとその抑制分子

間葉系幹細胞から骨芽細胞への分化は BMP および Wnt 経路で制御される．BMP の受容体への結合は SMAD のリン酸化と複合体形成，核内移行を誘導する．これらの転写因子が骨芽細胞特異的遺伝子の発現を誘導する．Wnt 刺激により Wnt 受容体と LRP5, 6 そして共受容体 FZD が結合することで DVL の活性化が生じ，axin, APC, GSK3, CK1 などの蛋白複合体を抑制する．この結果 β-catenin の核移行が生じ TCF／LEF1 と複合体を形成し，DNA に結合する．DKK1 と sclerostin は LRP に結合して Wnt 経路を抑制する．

APC：adenomatosis polyposis coli, BMP：bone morphogenetic protein, BMPR：bone morphogenetic protein receptor, CK1：casein kinase 1, DKK1：Dickkopf1, DVL：Dishevelled, FZD：Frizzled, GSK3：glycogen synthase kinase 3, LRP：low density lipoprotein（LDL）receptor-related protein, TCF／LEF1：T cell factor／lymphoid enhancer binding factor 1

（Choi Y, et al：Nat Rev Rheumatology 5：543-548, 2009 より引用）

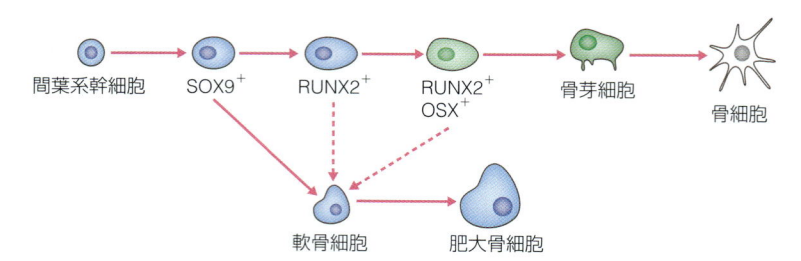

図2-5　未分化間葉系細胞から軟骨細胞，骨芽細胞，骨細胞への分化とその制御に関与する転写因子

骨芽細胞，軟骨細胞に分化する間葉系幹細胞は SOX9 を発現する．その後転写因子 RUNX2，Osterix を発現し，骨芽細胞へと分化する．

（Long F：Nat Rev Mol Cell Biol 13：27-38, 2011 より改変引用）

し，Wnt のシグナル伝達にかかわる（**図2-4**）．

ヒトにおける LRP5 の活性型変異を有する家系が高骨密度を示すこと，また骨量の減少に起因する骨折や骨の変形を主徴とする遺伝性疾患である

偽神経膠腫症候群 osteoporosis-pseudoglioma syndrome（OPPG）において LRP5 のドミナントネガティブ型変異が見いだされたことがきっかけとなり，骨代謝における Wnt/LRP5 シグナルの重要

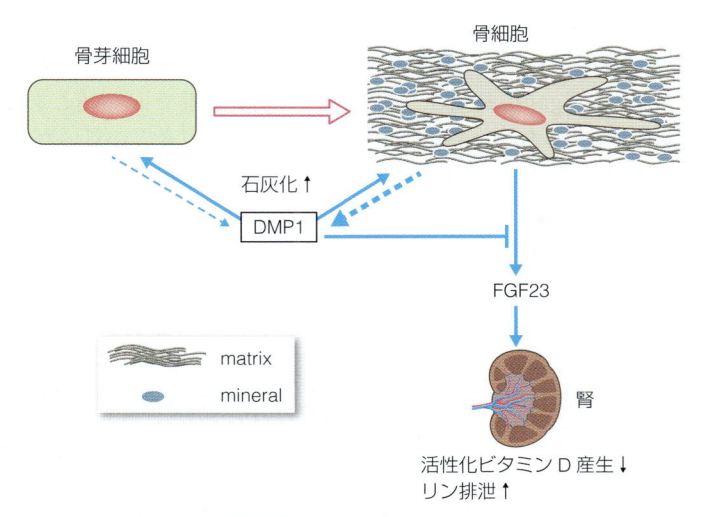

図 2-6　DMP1 の骨芽細胞・骨細胞に対する作用
DMP1 は主として骨細胞によって産生され，骨基質の石灰化を促進する．また骨細胞の FGF23 産生を負に調節する．

性が注目されるようになった．Wnt シグナルの抑制因子としては Dickkopf（DKK：LRP5 の阻害因子）や secreted frizzled related protein（SFRP）などが知られている．また SOST は骨形成亢進を示す硬化性骨症 sclerosteosis の原因遺伝子であるが，その遺伝子産物スクレロスチンは LRP5 や LRP6 と相互作用することによって Wnt シグナルに対して抑制的に作用することが知られている（図 2-4）．興味深いことにスクレロスチンは骨細胞に高発現しており，その発現はメカニカルストレスや上皮小体ホルモンで抑制される．

E　骨細胞の分化機構

　骨細胞は細胞突起をのばして骨芽細胞，あるいは他の骨細胞との間にギャップ結合 gap junction を形成して分子のやり取りをしている．骨細胞は骨組織に対する力学的負荷を感知し，骨組織の形態や骨量の増減を規定しているメカノセンサーとして働いていると考えられている．このため骨細胞の喪失が生じる骨壊死においては，メカニカルストレスに対する調節機構が破綻して骨破壊に至り，また骨細胞を欠失させたマウスではメカニカルストレスに対する骨組織の応答に障害が認められる．

　骨細胞特異的に発現する遺伝子として Dentin Matrix Protein（DMP）1，線維芽細胞増殖因子（FGF）23 およびスクレロスチンなどが同定され，これらの骨代謝・リン代謝における役割が注目されている（➡15 頁参照）．DMP1 は歯の象牙質の cDNA ライブラリーから同定された酸性リン酸化蛋白である．DMP1 の発現はメカニカルストレスに応じて上昇する．またカルシウムイオンと結合するため，石灰化に関与すると考えられており，骨芽細胞株に大量発現することにより石灰化の促進が認められる．また DMP1 は骨細胞における FGF23 の発現を負に調節しており，ノックアウトマウスでは骨細胞における FGF23 の発現上昇とともに，骨組織の石灰化低下が認められる（図 2-6）．

　Wnt シグナルの負の調節因子であるスクレロスチンは骨細胞に特異的に発現し，その発現は PTH 刺激やメカニカルストレスによって抑制される（図 2-4）．一方，スクレロスチンを大量に発現するトランスジェニックマウスでは，低骨密度を示すとともにメカニカルストレスに不応になる．このことから，PTH やメカニカルストレスの骨形成促進作用の少なくとも一部はスクレロスチン発現抑制によるものと考えられている．またステロイド性骨粗鬆症や糖尿病における骨形成抑制への関与も示唆されている．現在，スクレロスチンに対する

抗体製剤が骨形成促進薬として臨床開発されている.

興味深いことに，骨細胞は破骨細胞分化因子 receptor activator of NF-κB ligand（RANKL, →次項を参照）の主たる発現細胞でもある. 骨細胞特異的に RANKL を欠損したマウスにおいては，生直後には骨組織に異常は認められないものの，生後徐々に骨密度の増加をきたす. 骨細胞に発現する RANKL は免荷時の骨吸収促進に関与する.

このように骨細胞には骨組織の維持細胞としての静的な役割以外に，骨形成や骨吸収を制御することによって，骨代謝に対してきわめて積極的に関与して重要な役割を有していると考えられる.

F　破骨細胞の分化機構

破骨細胞は骨吸収を担う中心的な細胞であり，造血幹細胞を起源とし，単球・マクロファージ系の前駆細胞に由来する. 破骨細胞の分化に必須な因子として，マクロファージコロニー刺激因子（M-CSF）および RANKL が同定されている. RANKL は，元来活性化された T 細胞が産生する樹状細胞活性化因子として発見されたが，TNF ファミリーに属するⅡ型の膜結合型因子であり，破骨細胞前駆細胞に存在する受容体 RANK に結合することで破骨細胞の分化・活性化・生存を促進する. メタロプロテアーゼなどのプロテアーゼにより細胞外領域が切断され，可溶型 RANKL になる. 一方，オステオプロテゲリン osteoprotegerin（OPG）は TNF 受容体スーパーファミリーに属する可溶型サイトカインであり，RANK に対して競合的に RANKL と結合することで破骨細胞形成を抑制する.

RANKL は，活性型ビタミン D や上皮小体（副甲状腺）ホルモンなどの刺激によって骨芽細胞，骨髄ストローマ細胞において発現誘導される. また，関節リウマチの滑膜組織や癌骨転移部において高い RANKL の発現がみられ，これらの病態における骨吸収促進に関与している. RANKL および RANK 欠損マウスでは破骨細胞分化の著しい障害による大理石骨病様の病態を示し，逆に OPG 欠損マウスでは破骨細胞数が増加しており，重篤な骨粗鬆症を呈する（**図 2-7**）. ヒト RANKL に対する抗体製剤デノスマブは，癌骨転移や骨粗

鬆症の治療薬として臨床応用されている.

ヒト遺伝性疾患との関連では，常染色体劣性大理石骨病患者で *RANKL* あるいは *RANK* 遺伝子の機能喪失型変異が見いだされている. また家族性広汎性骨溶解症や骨 Paget 病では *RANK* 遺伝子の機能獲得型変異が，若年性 Paget 病で *OPG* 遺伝子の先天性欠損や機能喪失型変異が見つかっている.

G　ホルモン，ビタミンによるカルシウム代謝制御

骨代謝（カルシウム・リン代謝）を制御するホルモン・ビタミンとしては性ホルモン，成長ホルモン，上皮小体（副甲状腺）ホルモン（PTH），カルシトニン，ビタミン D，FGF23 などが挙げられる.

血清カルシウムの濃度は，9〜10 mg/dL の範囲に厳密に維持されている. この濃度維持は生命の維持にとっても重要である. 血清カルシウム維持のためのカルシウム貯蔵庫として働いているのが骨組織であり，制御に中心的な役割を果たしているのが PTH，ビタミン D である.

1　上皮小体（副甲状腺）ホルモン
parathyroid hormone（PTH）

PTH は副甲状腺によって産生される，分子量 9,500，84 個のアミノ酸からなるペプチドホルモンである. 副甲状腺細胞において，PTH はまず mRNA レベルで 115 個のアミノ酸からなる prepro PTH に翻訳される. prepro PTH は細胞内で N 末端のプレペプチドを切り離して 90 個のアミノ酸からなる pro PTH となり，その後 Golgi 体で N 端の 6 アミノ酸を切り離し，成熟型 PTH として分泌顆粒に貯蔵される. PTH の生理的活性は，主として N 末端に存在し，N 端の 34 個のアミノ酸で PTH 作用の大部分は代替される.

副甲状腺における PTH の産生は血清カルシウムイオンと活性型ビタミン D $[1\alpha,25(OH)_2D]$ によって制御されている. すなわち血清中のカルシウムイオンを副甲状腺細胞のカルシウム受容体が感知し，カルシウムイオン濃度が上昇すると PTH の合成，分泌は抑制される. 活性型ビタミ

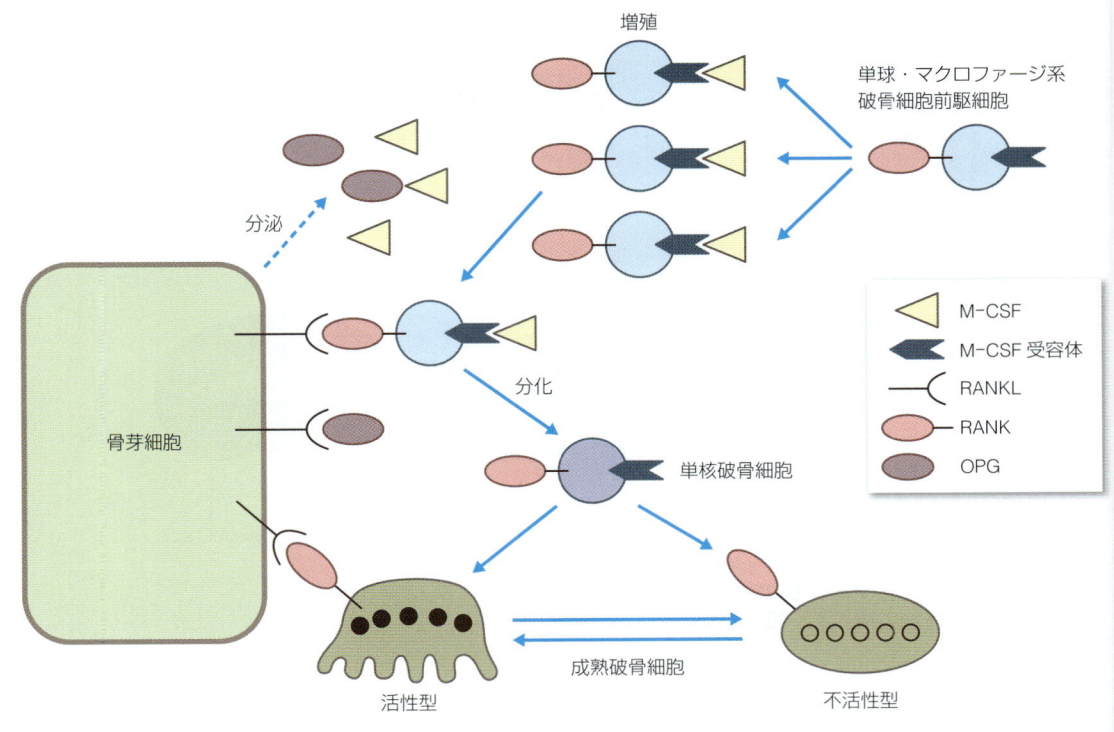

図 2-7　破骨細胞分化メカニズム
単球・マクロファージ系の前駆細胞に M-CSF，RANKL が作用することによって破骨細胞分化が誘導される．
RANKL は活性型ビタミン D や上皮小体ホルモン，炎症性サイトカインの刺激によって骨芽細胞，骨髄ストローマ細胞
などに誘導される．

(Tanaka S, et al：Immunological Reviews 208：30-49, 2005 より改変引用)

ン D は，血清カルシウムイオンの上昇を介して間接的に PTH 分泌を抑制するとともに，副甲状腺細胞に存在するビタミン D 受容体に結合し，直接的に *PTH* 遺伝子の転写を抑制する．

　PTH の主要な標的臓器は腎臓と骨組織である．PTH の腎作用としては近位尿細管における 1α-水酸化酵素発現促進を介したビタミン D の活性化，リン酸再吸収の抑制，遠位尿細管におけるカルシウムイオン再吸収の促進が挙げられる．PTH の骨作用は骨芽細胞による RANKL 発現誘導，OPG 発現抑制を介する．その結果として PTH は破骨細胞形成および活性化を促進し，骨からのカルシウム動員を促進し，血清カルシウムを上昇させる．この結果，原発性副甲状腺機能亢進症など PTH が持続的な高値を示す疾患では，骨吸収の亢進が認められ，線維性骨炎の病像を呈する．一方間欠的な PTH 投与は骨形成性の作用を有することが古くより報告されているが，その機序については不明な点が多い．

2 ビタミン D

　ビタミン D は脂溶性ビタミンの 1 つである．脊椎動物では皮膚のケラチノサイト膜表面に大量に存在するプロビタミン D（7-デヒドロコレステロール）が紫外線照射によって 9 位と 10 位との間に非酵素的な開裂反応が生じて不安定なプレビタミン D となる．これが熱で異性化されてビタミン D となる．体内で合成された，あるいは食物から摂取されたビタミン D は肝細胞のミクロソームとミトコンドリアに存在する 25-水酸化酵素（CYP27A1 と CYP2R1）で 25 位が水酸化され 25-ヒロドキシビタミン D[25(OH)D] となる．25(OH)D はビタミン D 結合蛋白（DBP）に結合して血中を運搬される．腎臓では DBP に結合した 25(OH)D が近位尿細管に存在するリポ蛋白様受容体であるメガリン megalin に結合して細胞内に取り込まれ，ミトコンドリア内で 1α-水酸化酵素（CYP27B1）によって 1α 位が水酸化され，活性型

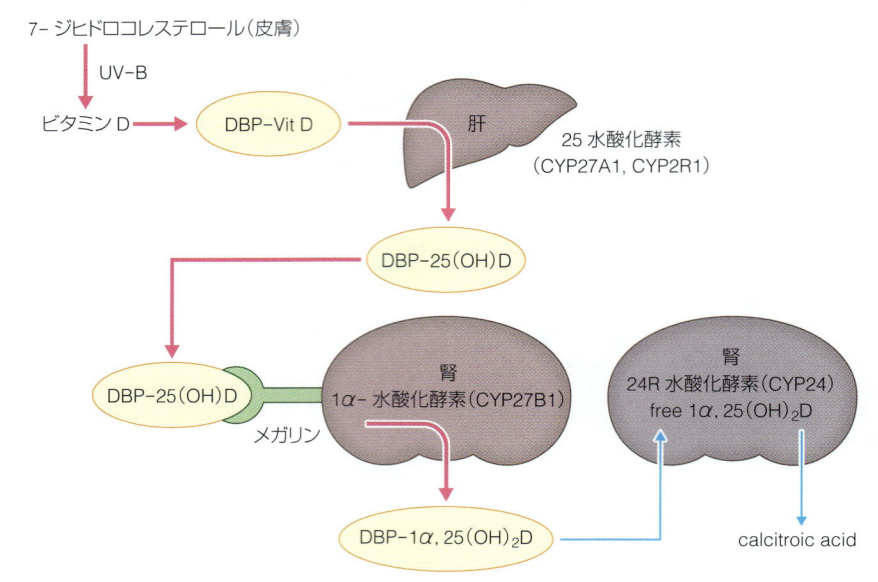

図2-8 ビタミンDの代謝経路とその代謝産物
UV-B：紫外線B波，DBP：ビタミンD結合蛋白．

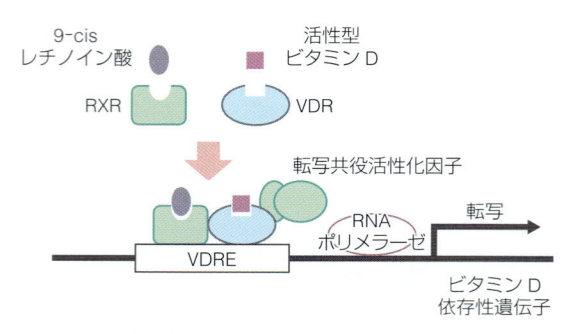

図2-9 ビタミンDによる転写制御メカニズム
RXR：レチノイドX受容体，VDR：ビタミンD受容体，
VDRE：ビタミンD応答配列．

の $1\alpha,25(OH)_2D$ が産生される（**図2-8**）．

1α-水酸化酵素活性は $1\alpha,25(OH)_2D$ 自身やPTH，FGF23など，様々なホルモン，サイトカインによって厳密に調節されており，ビタミンD受容体 vitamin D receptor（VDR）ノックアウトマウスでは高い 1α-水酸化酵素活性を示す．また腎臓には24位水酸化酵素であるCYP24A1が存在し，24位の水酸化を担うことによってビタミンDの不活性化に重要な役割を果たす．CYP24の発現は $1\alpha,25(OH)_2D$ によって厳密に調節されている．

活性型ビタミンDがVDRに結合すると，VDRはダイナミックな三次元構造の変化をきたし，9-cisレチノイン酸を結合するレチノイドX受容体（RXR）

とヘテロ二量体を形成して，遺伝子のプロモーター配列に存在するビタミンD応答配列（VDRE）に結合する．このヘテロ二量体に転写共役活性化因子（コアクチベーター）などが結合することによって様々な $1\alpha,25(OH)_2D$ 依存性の遺伝子発現を誘導する（**図2-9**）．VDRホモ欠損マウスにおいては離乳までは正常に成長するが，離乳後（3週齢）より成長障害が明らかになり，生後5週目から著明なくる病症状を示す．ホモ欠損マウスのくる病は高カルシウム，高リン食によって治癒するが，もう1つの特徴である全身の脱毛現象は回復しない．この結果は皮膚がビタミンDの重要な直接標的臓器であることを示している．また 1α-水酸化酵素は腎以外の細胞にも発現し，局所におけるビタミンDの活性化に関与している可能性がある．

H ホルモン，ビタミンによるリン代謝制御

リンは生体において，① 細胞膜の構成成分であるリン脂質の構成要素となる，② シグナル伝達に重要なリン酸化に関与する，③ RNA／DNAの構成要素である，などきわめて重要な役割を果たす．正常なヒトの体内には15～20 molのリン

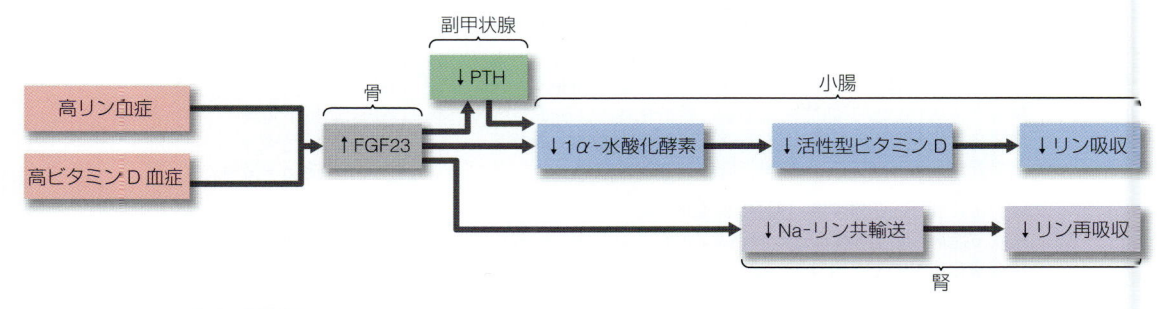

図 2-10　FGF23 の生理機能
高リン血症，高ビタミン D 血症によって骨組織での FGF23 の産生が上昇する．FGF23 は副甲状腺では PTH を低下させる．
小腸では FGF23 は 1α-水酸化酵素発現を抑制し，活性型ビタミン D レベルを低下させる．腎では Na-リン共輸送を抑制
する．これらの作用によって血中リン濃度は低下する．
(Beeken A, Mohammadi M : Nat Rev Drug Discov 8 : 235-253, 2009 より改変引用)

が存在するが，その大部分が骨に分布する．ヒト
においては毎日の食事から体重あたり約 20 mg
のリンを摂取し，便中，尿中にそれぞれ 7 mg，
13 mg 排出することによって恒常性が保たれてい
る．慢性的な低リン血症の存在は骨石灰化障害，
くる病，骨軟化症を引き起こすことが知られてお
り，血中リン濃度は厳密にコントロールされてい
る．様々なホルモンがリン代謝に関与するが，そ
の代表的なものは PTH，$1\alpha,25(OH)_2D$ そして
FGF23 である．

1　PTH，ビタミン D

ヒトにおいて主たるリンの吸収部位は腸管およ
び腎の近位尿細管である．PTH は近位尿細管にお
けるリン再吸収を抑制するとともに $1\alpha,25(OH)_2D$
の産生を促進する．$1\alpha,25(OH)_2D$ は腸管からの
リン吸収を促進するが，ビタミン D 受容体欠乏
マウスにおいてもリンの吸収は行われ，ビタミン
D 非依存性のリン吸収機構の存在も示唆されて
いる．低リン食などによって血中リンが低下する
と血中カルシウム濃度は逆に上昇し，それととも
に PTH 分泌は低下し，腎からのリン排泄が低下
する．また血中リン濃度低下は，腎における 1α-
水酸化酵素活性の亢進を介して血中 $1\alpha,25(OH)_2D$
濃度上昇を誘導する．一方，血中リン濃度上昇は
血中カルシウム濃度の低下を誘導し，PTH 分泌
が促進する．また 1α-水酸化酵素活性は低下し，
$1\alpha,25(OH)_2D$ 濃度は低下する．これ以外にも成
長ホルモン，IGF など，様々なホルモン，サイ

カインがリン代謝を調節することが明らかにされ
ている．なかでも血中リン濃度を調節する中心的
な因子として注目されているのが FGF23 である．

2　FGF23

FGF23 は常染色体優性低リン血症性くる病・
骨軟化症 autosomal dominant hypophosphatemic
rickets（ADHR）の原因遺伝子のポジショナルクロー
ニング，および腫瘍性くる病・骨軟化症 tumor-in-
duced rickets/osteomalacia（TIO）の原因遺伝子
として同定された．健常人の血中にも 10〜50 pg/
mL 程度の FGF23 が存在するが，半減期は 20 分
程度と短く，主として骨組織で骨細胞によって持
続的に産生されている．FGF23 の主たる標的臓
器は腎であり，腎における 1α-水酸化酵素発現を
転写レベルで抑制し，24-水酸化酵素の発現を亢
進する．これによって血中 $1\alpha,25(OH)_2D$ 濃度は
低下し，リン濃度は低下する．また FGF23 は
近位尿細管においてリン再吸収に関与する IIa 型，
IIc 型 Na/Pi 共輸送担体（NaPi2a, NaPi2c）の発現
を低下させることによって，尿中へのリン排泄を
促進する作用を有する（**図 2-10**）．

近年の研究によっていくつかのリン代謝異常を
示す疾患が FGF23 の異常によって惹起されるこ
とが明らかになってきた．FGF23 は N 端側に
RXXR モチーフを有し，この部位でプロセッシ
ングを生じて不活性化されるが，ADHR 患者に
おいては RXXR モチーフの変異によってプロ
セッシング障害が生じ，全長 FGF23 が増加する

表2-1　FGF23 関連低リン血症性くる病・骨軟化症と遺伝子変異

X 染色体優性低リン血症性くる病・骨軟化症（XLHR）	*PHEX* 遺伝子変異
常染色体優性低リン血症性くる病・骨軟化症（ADHR）	*FGF23* 遺伝子変異
常染色体劣性低リン血症性くる病・骨軟化症 1（ARHR1）	*DMP1* 遺伝子変異
常染色体劣性低リン血症性くる病・骨軟化症 2（ARHR2）	*ENPP1* 遺伝子変異
歯の異常，異所性石灰化を伴う低リン血症性疾患	*FAM20C* 遺伝子変異
McCune-Albright 症候群/線維性骨異形成症	
線状皮脂腺母斑症候群に伴う低リン血症性くる病・骨軟化症，腫瘍性くる病・骨軟化症	
含糖酸化鉄やポリマルトース鉄による低リン血症性くる病・骨軟化症　など	

XLHR：X-linked hypophosphatemic rickets/osteomalacia, ADHR：autosomal dominant hypophosphatemic rickets/osteomalacia, ARHR：autosomal recessive hypophosphatemic rickets/osteomalacia, PHEX：phosphate-regulating gene with homologies to endopeptidases on the X chromosome, DMP 1：dentin matrix protein 1, ENPP 1：ectonucleotide pyrophosphatase/phosphodiesterase 1, FAM20C：family with sequence similarity 20, member C
〔日本骨代謝学会ホームページ（http://jsbmr.umin.jp/guide/pdf/diagnosticmanual2015.pdf）より〕

ことによって低リン血症が生じるとされている．X 染色体優性低リン血症性くる病・骨軟化症患者においては endopeptidase ファミリーに属する *PHEX*（phosphate-regulating gene with homologies to endopeptidases on the X chromosome）遺伝子の不活性型変異が認められる．

　また，TIO 患者では腫瘍組織による FGF23 の異常産生が，McCune-Albright（マッキューン-オールブライト）症候群に伴うくる病においても腫瘍組織を含む骨組織において FGF23 の異常産生が認められる．一方，家族性高リン血症性腫瘍状石灰沈着症の患者においては，FGF23 の遺伝子異常によって完全な FGF23 の産生が低下しており，腎尿細管リン再吸収更新による高リン血症，および高 $1\alpha,25(OH)_2D$ 血症を呈するが，これは FGF23 ノックアウトマウスと類似した形質である．表2-1 は様々な FGF23 関連くる病・骨軟化症をまとめたものである．

　FGF23 は細胞表面の FGF 受容体に結合して作用するが，受容体に結合する際に老化関連分子 Klotho の存在を必要とする．*in vitro* において FGF23 と Klotho は直接結合し，Klotho の存在下で FGF 受容体は FGF23 シグナルを細胞内に伝達することが可能となる．すなわち FGF23 の臓器特異性は Klotho の発現によって規定されていると考えられる．*Klotho* 遺伝子変異マウスでは高 $1\alpha,25(OH)_2D_3$，高リン血症が認められ，FGF23 欠損マウスと類似した形質を示す．また血中 FGF23 濃度が正常マウスの 1,000 倍以上に上昇しており，FGF23 の機能が低下していることが推察される．

性ホルモン

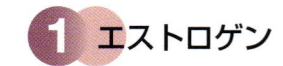

1 エストロゲン

　エストロゲンは主として卵巣の顆粒細胞でコレステロールから合成される C-18 ステロイドである．17β-エストラジオール（E2）とその前駆体エストロン（E1）は，直接の前駆体であるテストステロンやアンドロステンジオンの A 環がアロマターゼ aromatase によって芳香化されて形成される（図2-11）．エストロゲンのなかで最も強い活性を有するのは 17β-エストラジオールであり，閉経前女性における主たるエストロゲンである．卵巣で合成されたエストロゲンは性ホルモン結合グロブリン，あるいはアルブミンと結合して血中を輸送され，標的臓器でこれらの輸送蛋白から分離して作用する（図2-12）．

　エストロゲンは性腺機能のみならず，中枢神経，心血管系そして骨組織などにおいて重要な役割を果たす．閉経や卵巣摘出手術などによってエストロゲンが欠乏した状態では，骨の高骨代謝回転が生じて骨量減少が認められる．このような患者にエストロゲンを投与すると，骨吸収が低下するとともに骨代謝回転が正常化し，骨密度の減少を抑制することが可能である．エストロゲンはこのように骨吸収亢進・骨密度低下に対して拮抗的に働くことが知られているが，これが骨組織への直接

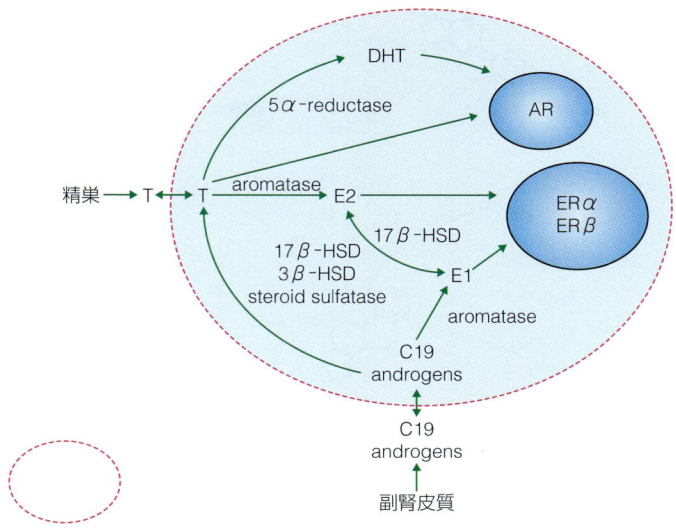

図 2-11　性ホルモンの合成過程
T：テストステロン，E2：17β-エストラジオール，DHT：5α-ジヒド
ロテストステロン，AR：アンドロゲン受容体，ER：エストロゲン受容体
(Vanderschueren D, et al：Endocr Rev 25：389-425, 2004 より改変)

的な作用であるのか，あるいは他の臓器や臓器の
分泌する因子を介する間接的なものであるのかに
ついてはいまだ議論がある．

　エストロゲンは特異的な受容体であるエストロ
ゲン受容体に結合して標的臓器・細胞に作用す
る．エストロゲン受容体(ER)は核内受容体スー
パーファミリーに属する．ERα と ERβ の２種類
のサブタイプが存在し，それぞれ異なった遺伝子
にコードされている．ER およびアンドロゲン受
容体(AR)はいずれもリガンド依存性に直接
DNA に結合して標的遺伝子の転写を活性化する．
受容体はいくつかの機能ドメインに分かれてお
り，それぞれがリガンドや DNA との結合，他の
転写因子，共役因子との相互作用に関与している．
エストロゲンの主たる作用は ERα を介した ge-
nomic action と考えられているが，ERβ を介す
る作用，あるいはこれら核内受容体を介さない non-
genomic action も存在することが報告されている．

2　アンドロゲン

　アンドロゲンは精巣および副腎において合成・
分泌される C-19 ステロイドであり，主たるもの
は精巣においてコレステロールからアンドロステ

ンジオンを経由して合成されるテストステロンで
ある．テストステロンは末梢組織において 5α-
reductase によって，より強力な作用を有する 5α-
ジヒドロテストステロン(DHT)へと代謝される．
テストステロンはまたアロマターゼ作用によって
17β-エストラジオールへと代謝される．副腎皮
質はジヒドロエピアンドロステロン(DHEA)や
DHEA-sulfate，アンドロステンジオンなどの C-19
アンドロゲンを大量に産生する．これらはアロマ
ターゼや steroid sulfatase，17β-hydroxysteroid
dehydrogenase(17β-HSD)，3β-HSD によって代
謝をうけ，エストロンに変換される．すなわちア
ンドロゲンは直接的，あるいは間接的に AR およ
び ER を介して細胞に作用する(図 2-11)．

　エストロゲンに比較してもアンドロゲンの骨作
用には不明な点が多い．アンドロゲン受容体が骨
のどの細胞に存在するかについては明らかになっ
ていないが，成長板軟骨，骨芽細胞，骨細胞，破
骨細胞において AR の存在が確認されている．ア
ンドロゲン-AR 系の骨量維持に対する重要性は
AR ノックアウトマウスの解析によって明らかに
された．AR ノックアウトマウスでは著しい精巣
萎縮とそれに起因する血中テストステロン値の低
下が認められ，精巣性女性化症の表現形を示す

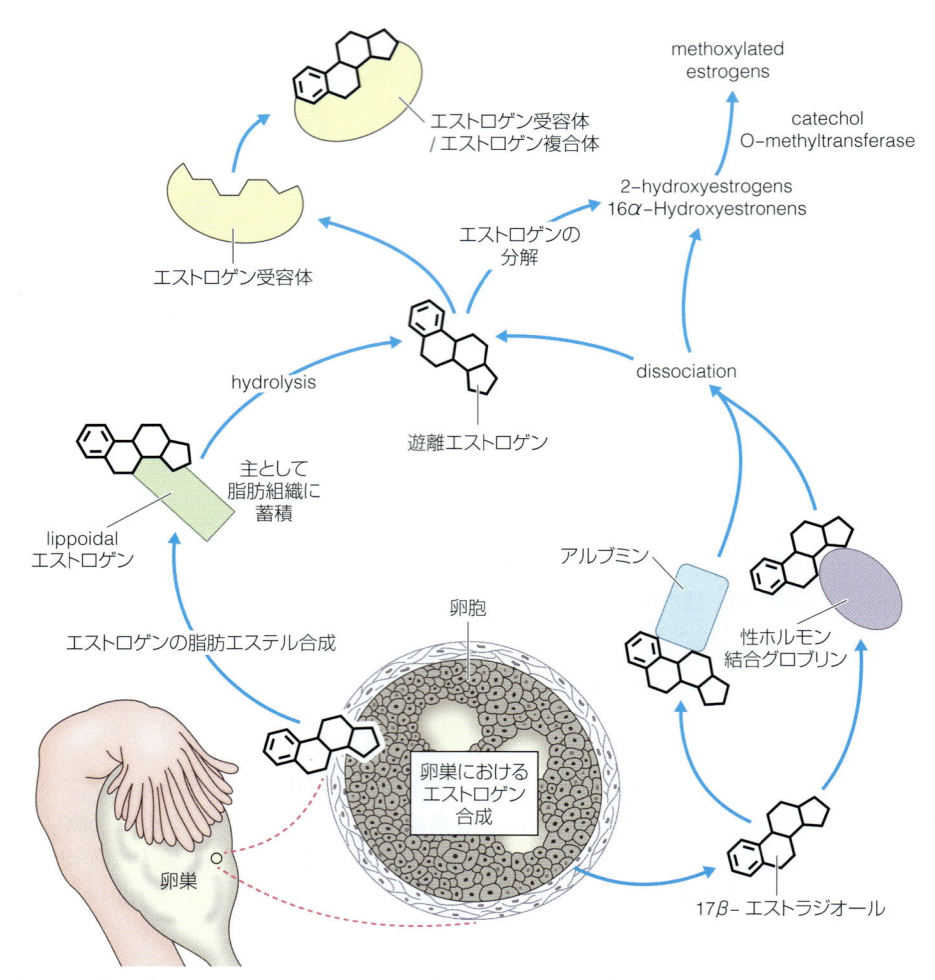

図2-12 卵巣におけるエストロゲンの合成，輸送，代謝
(Gruber CJ, et al：N Engl J Med 346：340-352, 2002 より改変引用)

このマウスにおいては，オスでは著明な骨量減少
が観察されたがメスでは骨量の減少を認めなかっ
た．これはメスではエストロゲンが骨量維持にお
いて中心的な役割を果たすのに対してオスでは
AR を介したアンドロゲンの作用が必須である可
能性を示している．

●参考文献
1) 須田立雄，小澤英浩，髙橋榮明，他（編著）：新 骨の
   科学．医歯薬出版，2007
2) 山口 朗，森石武史，玉村禎宏：脊椎動物の進化にお
   ける骨の形態と機能の変遷．日本骨形態計測学会雑誌
   17：1-7，2007
3) Kronenberg HM：Developmental regulation of the
   growth plate. Nature 423：332-336, 2003
4) Choi Y, Arron JR, Townsend MJ：Promising bone-
   related therapeutic targets for rheumatoid arthritis.
   Nat Rev Rheumatol 5：543-548, 2009
5) Takayanagi H：Osteoimmunology and the effects of
   the immune system on bone. Nat Rev Rheumatol 5：
   667-676, 2009
6) Long F：Building strong bones：molecular regu-
   lation of the osteoblast lineage. Nat Rev Mol Cell Biol
   13：27-38, 2011
7) Bonewald LF：The amazing osteocyte. J Bone
   Miner Res 26：229-238, 2011

第3章 骨の病態，病理

A 骨の生物学的反応

骨組織は，骨折，腫瘍，感染，自己免疫性疾患，骨代謝性疾患，遺伝子異常など，様々な外傷や疾患によって破綻し，種々の病態を呈する．骨組織は，これらの多様な原因に対して，骨溶解，骨硬化，骨萎縮，骨壊死などの生物学的反応が生じる．骨芽細胞系の異常による骨形成の亢進／低下，破骨細胞系の異常による骨吸収の亢進／低下，骨細胞の異常による骨壊死などが代表的な反応である．結果的には，X線学的に，骨陰影濃度が減少する病態あるいは，骨陰影濃度が増加する病態に分類される．本章では，これらの全身的あるいは局所的な骨の病態・病理について解説する．

B 骨の病態

1 骨陰影濃度が減少する病態

骨は，絶えずリモデリング（→12頁参照）を繰り返しており，正常では骨形成と骨吸収のバランスが保たれている．何らかの原因で破骨細胞による骨吸収が亢進し，骨芽細胞による骨形成を上回った場合，骨量が減少し，骨陰影濃度が減少する．全身的あるいは局所的に骨陰影濃度が減少する主な疾患を挙げる．

A 骨粗鬆症（→318頁参照）
osteoporosis

閉経や加齢による原発性骨粗鬆症と，ステロイドなどの薬剤性，内分泌疾患，栄養性，不動性，先天性などの続発性骨粗鬆症がある．病理学的に

は，骨髄の脂肪組織が増加し，骨梁幅の減少や骨梁の不連続などを認める（図3-1）．

B 骨軟化症（→327頁参照）
osteomalacia

ビタミンD欠乏や腎でのリン再吸収障害などにより，石灰化していない骨基質（類骨）が増加する病態である（図3-2）．尿細管性アシドーシスFanconi（ファンコーニ）症候群，腫瘍性骨軟化症などが挙げられ，骨密度の低下に伴い，病的骨折や局所的な骨溶解像を呈することがある．

C 骨形成不全症（→300頁参照）
osteogenesis imperfecta

遺伝子異常に起因する全身的骨脆弱性を示す疾患である．病的骨折を生じやすく，大腿骨などでは，著明な弯曲変形を呈する．病理像は，コラーゲン合成障害による，骨梁の減少および形態異常を呈する（図3-3）．

D 廃用性骨萎縮（→135頁参照）
disuse bone atrophy, Sudeck atrophy

廃用による局所的な骨減少により生じる病態で，長期のギプス固定，創外固定，神経麻痺などに起因する（図3-4）．力学的負荷がかからないことにより，破骨細胞による急速な骨吸収が生じるが，詳細な病態はいまだ不明である．

E 関節リウマチ（→241頁参照）
rheumatoid arthritis（RA）

関節リウマチにより続発性骨粗鬆症を惹起することがある．炎症性サイトカインや治療として用いる副腎皮質ステロイドにより，全身性の骨粗鬆症を呈する．特に関節近傍では，パンヌスによる

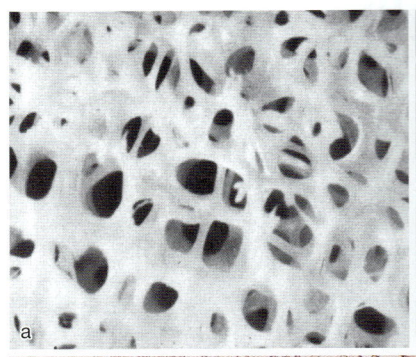
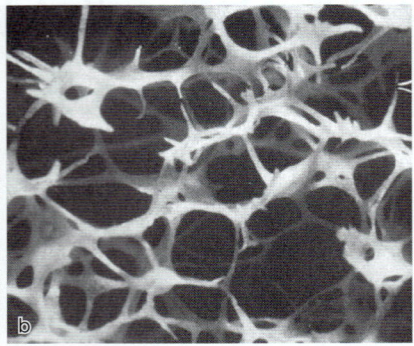
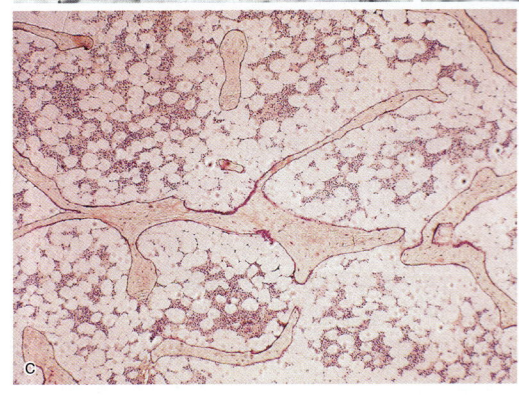

図3-1　骨粗鬆症の微細構造
a. 健常若年者の骨梁標本．
b. 骨粗鬆症の骨梁標本．骨梁幅の減少，骨梁の不連続を認める．
c. 組織像（骨粗鬆症）．骨梁の減少と脂肪髄の増加を認める（HE染色，×40）．

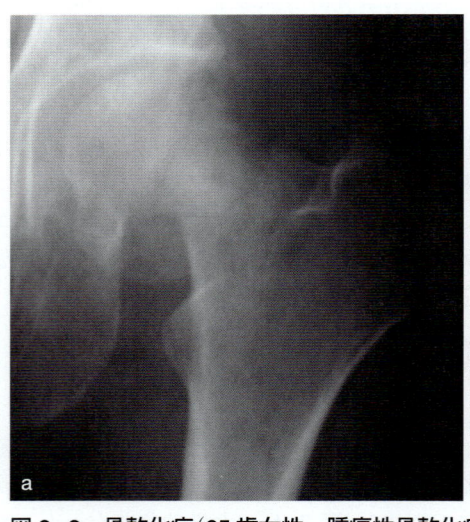
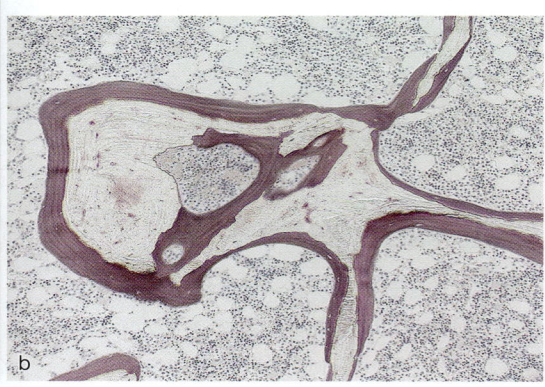

図3-2　骨軟化症（65歳女性，腫瘍性骨軟化症）
a. 骨密度の低下と大腿骨頸部の病的骨折を認める．
b. 海綿骨梁に類骨の著しい増加を認める（Villanueva染色，×40：白色部が石灰化骨，紫色部が類骨）．

骨侵食．破骨細胞の活性化により，局所的な骨吸収が亢進する（図3-5）．

F 骨腫瘍による骨溶解（→337頁参照）
osteolysis by bone tumor

　良性骨腫瘍（骨巨細胞腫など），骨腫瘍類似疾患（骨嚢腫など），転移性骨腫瘍（肺癌，乳癌，腎癌など）により局所的な骨溶解が生じる．転移性骨腫瘍では，腫瘍が産生するPTHrP（副甲状腺ホルモン関連蛋白），IL-6などのサイトカインにより，局所の破骨細胞が活性化され，骨吸収が亢進すると考えられている（図3-6）．

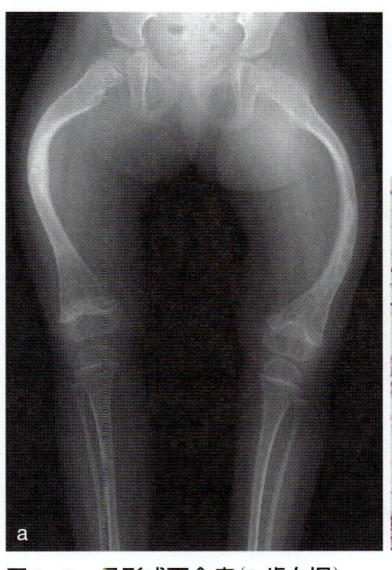
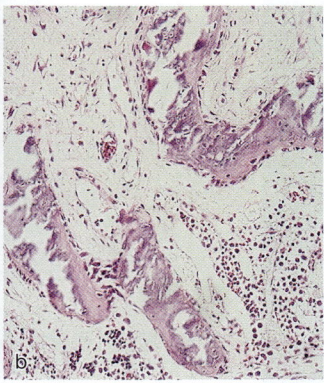

図 3-3　骨形成不全症（3 歳女児）
a. 単純 X 線像. 長管骨横径の減少，骨密度の低下，大腿骨の著しい弯曲を認める.
b. 組織像. 海綿骨梁は乏しく，異常な骨形成を認める（HE 染色，×100）.

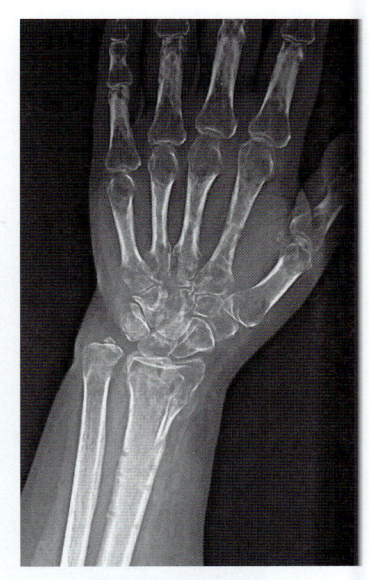

図 3-4　廃用性骨萎縮（72 歳女性，Sudeck 骨萎縮）
橈骨遠位端骨折に対し創外固定装着 4 週，抜釘後 2 週の単純 X 線像. 手指骨骨幹端，手根骨に著明な骨萎縮を認める.

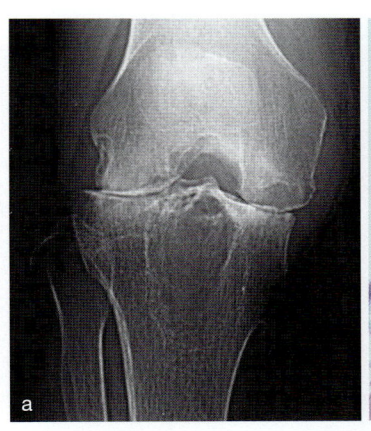
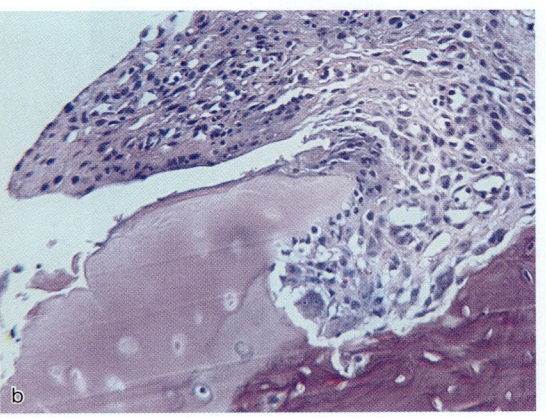

図 3-5　関節リウマチによる骨破壊（65 歳女性）
a. 単純 X 線像. 関節破壊および関節近傍の骨嚢胞を認める.
b. 組織像. 滑膜の増生，パンヌスの侵入による関節軟骨および軟骨下骨の破壊を認める（HE 染色，×200）.

2　骨陰影濃度が増加する病態

　種々の原因で，全身的あるいは局所的に，骨芽細胞による骨形成が亢進した場合，あるいは，破骨細胞による骨吸収が障害された場合，骨陰影濃度が増加する. 全身的あるいは局所的に骨陰影濃度が増加する主な疾患を挙げる.

A　大理石骨病（→303 頁参照）
osteopetrosis

　遺伝子異常による破骨細胞の機能不全により全身性に骨硬化を示す疾患である. 骨は硬化しているが，リモデリングが障害されているため，弾性に乏しく，易骨折性で，横骨折などを生じ，難治性となりやすい. 病理像では，乏しい骨髄形成，

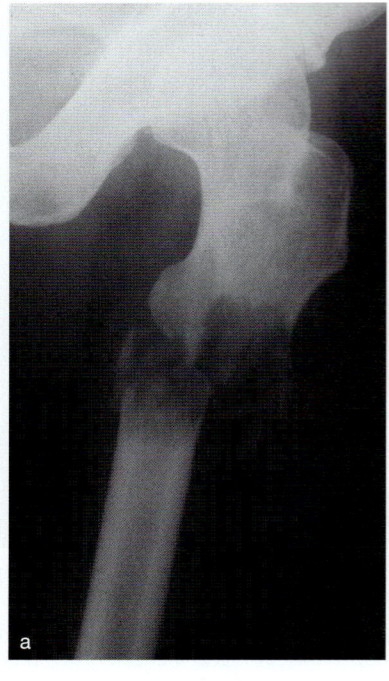

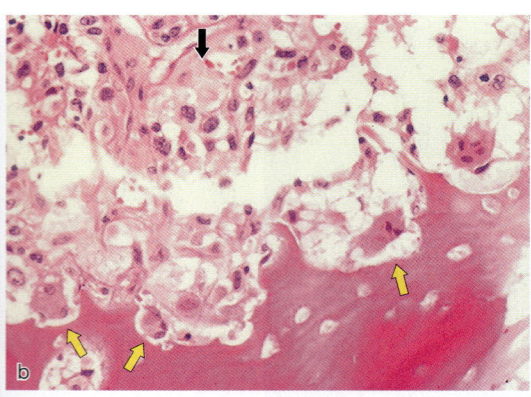

図 3-6　転移性骨腫瘍（65歳男性，肺癌）
a. 単純 X 線像．左大腿骨に骨溶解像，病的骨折を認める．
b. 組織像．肺癌細胞領域（黒矢印）に隣接して，豊富な破骨細胞による骨吸収（黄矢印）を認める（HE 染色，×200）．

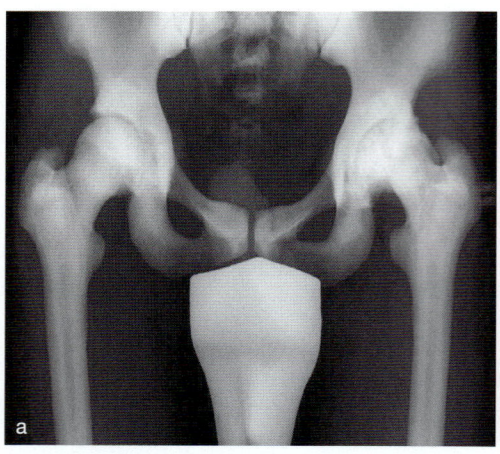

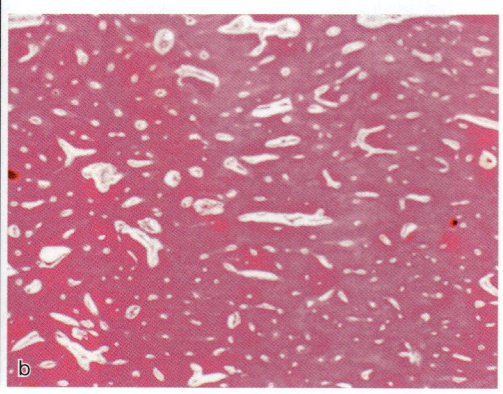

図 3-7　大理石骨病（35歳女性）
a. 単純 X 線像．骨密度の著明な増加と骨皮質の肥厚を認める．
b. 組織像．骨髄形成に乏しく，大部分が緻密骨である（HE 染色，×40）．

緻密骨の増加を認める（**図 3-7**）．

B メロレオストーシス（流蝋骨症）
melorheostosis

スクレロトーム sclerotome の分布に一致して，長軸方向に蝋（ろう）を流したような骨硬化性病変を認める原因不明の疾患である．病理像では，緻密骨が増生しており，骨髄腔はほとんど存在しない（**図 3-8**）．対称性，斑点状に骨硬化像が多発する骨斑紋症 osteopoikilosis，濃化異骨症 pycnodysostosis が鑑別疾患に挙げられる．

C 骨 Paget 病（➡334頁参照）
Paget disease of bone

破骨細胞の異常により，亢進した骨吸収とそれに引き続く過剰な骨形成により，結果的に骨硬化像を呈する．単純 X 線像では，骨皮質肥厚や拡大，骨透亮像と骨硬化像の混在，弯曲変形，骨梁の粗

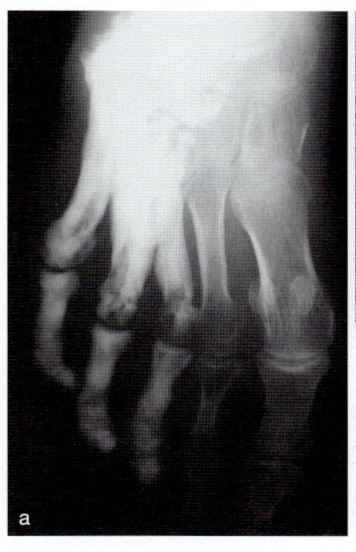
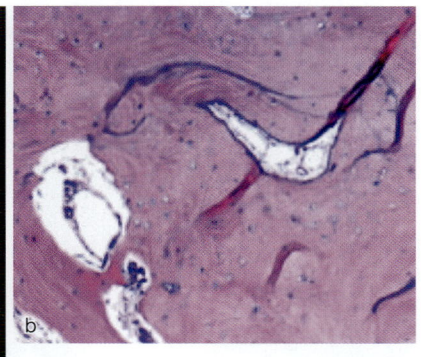

図3-8　メロレオストーシス(38歳女性)
a. 単純X線像. 右第3〜5趾に, 蝋(ろう)を流したような骨硬化性病変を認める.
b. 組織像. 骨髄形成に乏しく, 大部分が緻密骨である(HE染色, ×200).

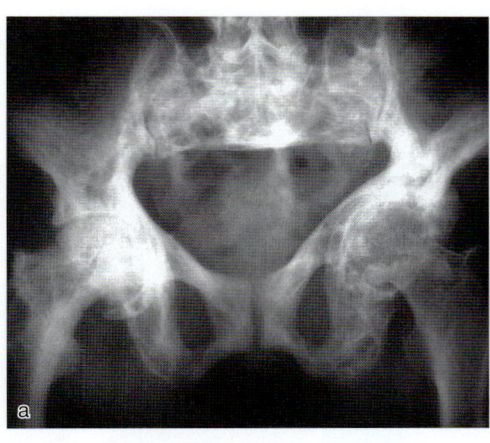
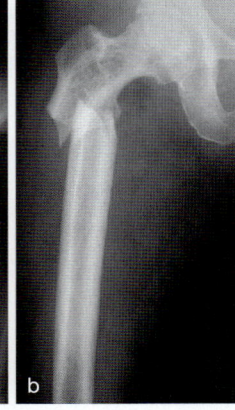
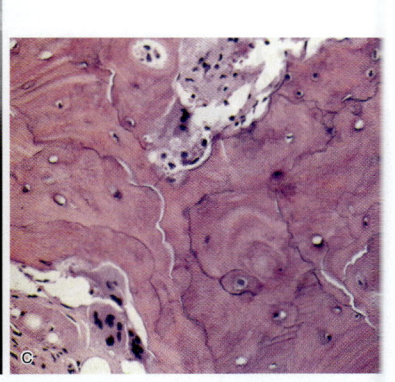

図3-9　骨Paget病
a. 単純X線像. 多骨性骨Paget病(65歳女性).
b. 単純X線像. 大腿骨骨皮質の肥厚と病的骨折を認める(55歳女性).
c. 組織像. 著しい骨リモデリングを示唆する破骨細胞とモザイク様骨梁を認める(HE染色, ×200).

糙化がみられる. 病理像では, 著しい骨改変を示唆する豊富な破骨細胞の出現とモザイク様骨梁を認める(図3-9).

D 変形性関節症(➡268頁参照)
osteoarthritis

　軟骨の変性, 石灰化, 破壊により, 軟骨下骨は反応性骨形成を生じ, 関節近傍の骨硬化像を呈する. 病理像では, 軟骨の変性・石灰化を認め, 軟骨下骨は, 反応性に骨形成が生じ, 骨髄腔は減少し, 骨梁は肥厚する(図3-10).

E 骨壊死, 骨梗塞
osteonecrosis, bone infarction

　骨への血流障害により, 骨細胞, 骨髄細胞が壊死に陥った病態である(➡286頁参照). 壊死部は, 一般に骨硬化像を呈する(図3-11). 成長期にみられるものは, 骨端症(➡287頁参照)に分類される. 骨幹や骨幹端に, 小石灰化巣として出現するものは, 骨梗塞とよばれる.

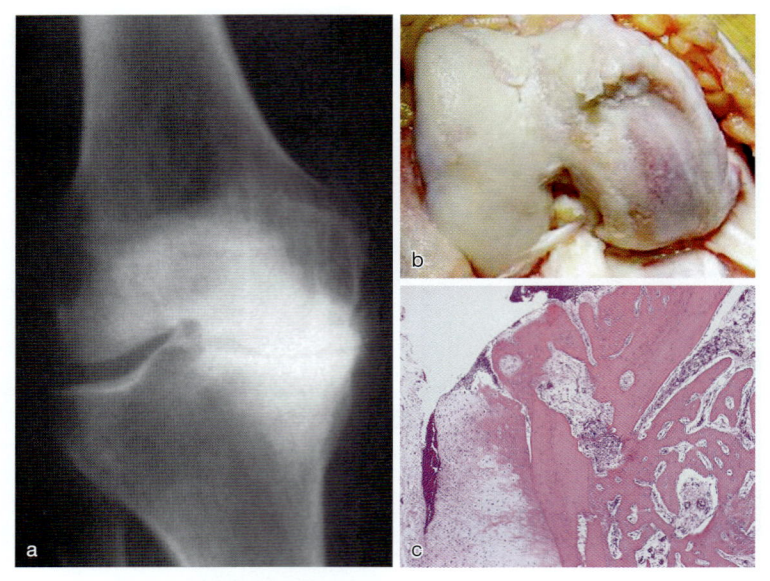

図3-10　変形性膝関節症（68歳女性）
a. 単純X線像．内側関節裂隙の消失と軟骨下骨の硬化像を認める．
b. 手術所見．内側関節軟骨の消失と象牙質化を認める．
c. 組織像．軟骨変性と軟骨下骨の反応性骨硬化を認める（HE染色，×40）．

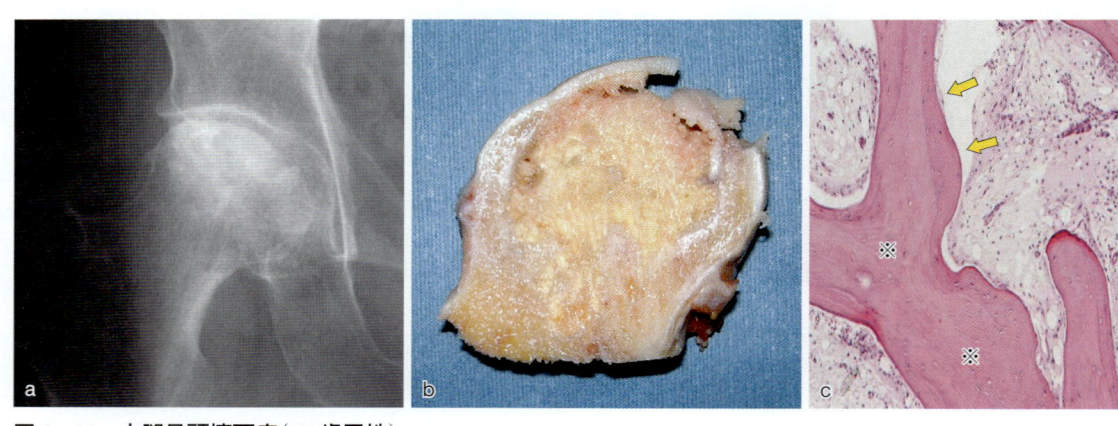

図3-11　大腿骨頭壊死症（42歳男性）
a. 単純X線像．右大腿骨頭の圧潰，骨硬化像を認める．
b. 摘出標本．圧潰した壊死骨と関節軟骨の亀裂を認める．
c. 組織像．壊死骨（※）および，一部に新生骨の添加（矢印）を認める（HE染色，×40）．

F 骨肥厚症
hyperostosis

　局所的な骨増殖性隆起を呈する原因不明の慢性炎症性疾患である．胸骨，鎖骨，肋骨を中心に発生する胸肋鎖骨肥厚症が代表的である．掌蹠膿疱症（pustulosis）に合併するもの，皮膚の慢性炎症を伴うこともあり，SAPHO（spondylitis, acne, pustulosis, hyperostosis, osteitis）症候群の範疇に入れられる（図3-12）．

G 骨腫瘍による骨硬化
reactive bone formation

　骨肉腫，類骨骨腫（図3-13），軟骨肉腫，前立腺癌骨転移，胃癌転移などにより腫瘍周辺の反応性骨硬化を生じることがある．詳細な機序は不明である．

3

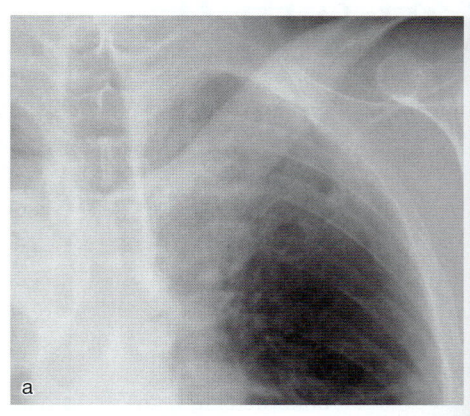

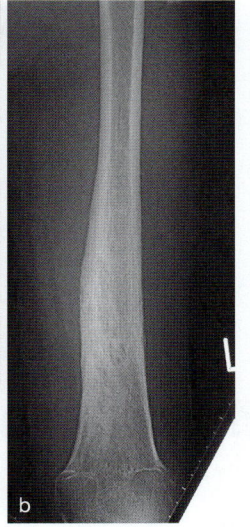

図 3-12　骨肥厚症
a. 単純 X 線像. 左鎖骨の著明な骨肥厚, 硬化像を認める（58 歳女性）.
b. 単純 X 線像. 左大腿骨の内側骨皮質の著明な骨肥厚を認める（65 歳女性）.

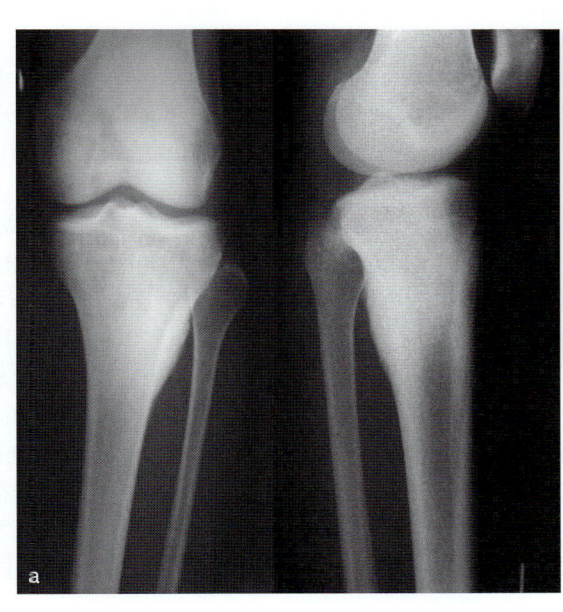

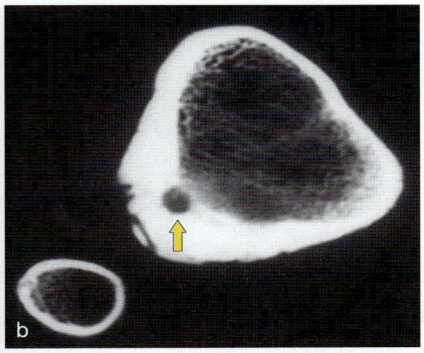

図 3-13　骨腫瘍による骨硬化（18 歳男子，類骨骨腫）
a. 単純 X 線像. 脛骨骨幹端の著明な骨硬化像を認める.
b. CT. 類骨骨腫（矢印）による周辺の反応性骨形成を認める.

●参考文献

1) 土屋弘行, 細野愼一, 田中康仁, 他（編）：今日の整形外科治療指針, 第 7 版. 医学書院, 2016
2) 中村耕三, 吉川秀樹（編）：整形外科臨床パサージュ 3, 運動器画像診断マスターガイド. 中山書店, 2010
3) 中村利孝, 吉川秀樹（編）：最新整形外科学大系 21, 骨系統疾患, 代謝性骨疾患. 中山書店, 2007
4) 吉川秀樹：骨腫瘍と鑑別を要する疾患, 骨軟部腫瘍外科の要点と盲点. 文光堂, 2005
5) Vigorita VJ：Orthopaedic Pathology. Lippincott, New York, 1999
6) Forest M, Tomeno B, Vanel D：Orthopedic Surgical Pathology. Churchill Livingstone, London, 1988

第4章 骨の修復と再生

A 骨の力学的強度と損傷（骨折）

　骨の構造は，海綿骨と皮質骨からなるが，骨の力学的強度は，主として石灰化した骨基質 bone matrix により保たれている．骨基質は骨芽細胞により合成されたコラーゲンを主成分とした有機基質にハイドロキシアパタイトを主成分とした無機基質（骨塩）が沈着して形成されている．コラーゲンは弾性を，骨塩は剛性を付与している．したがって，骨は弾性と剛性を有した複合材料と考えられる．一方，コラーゲンの走行に添って，ハイドロキシアパタイトは沈着することから，骨は，配向性をもった結晶体と考えることもできる．この力学的強度および配向性をもった複合材料が，各種外力の作用により破綻し，骨の連続性が一部または全部が絶たれたものを骨折という．重度の骨折では，骨片が粉砕し，骨の欠損が生じることがある．骨の欠損は，骨折以外でも，骨腫瘍，骨感染症，関節リウマチなど，種々の運動器疾患によっても生じる．

B 骨折治癒

　骨組織は，優れた再生能を示すことから，古くから，骨の再生にかかわる物質の存在が推測されていた．骨折が生じても，自己の再生能力により，一定の期間で，骨折部に，幼若な骨（仮骨 ➡ 42 頁参照）が生じ，その後の骨リモデリング bone remodeling（➡ 12 頁参照）により，もとの骨の形態まで修復される（図 4-1）．骨癒合には，一次骨癒合 primary bone healing と，二次骨癒合 secondary bone healing がある．前者は，骨幹部骨折などを正確に整復し，強固な内固定や創外固定などを施した場合，仮骨を形成せず，接触した骨同士がハバース管による生理的骨改変により骨形成が生じ癒合が完成する現象である．多くの骨折では，後者の仮骨形成を伴う二次骨癒合の過程を経て，骨折は修復される．この修復は，瘢痕形成による修復ではなく，新しい軟骨・骨組織再生による修復であり，自己再生 self renewal 現象の 1 つと考えられる．骨再生能は，若年ほど高く，加齢により低下する．

　骨折の治癒過程では，骨折直後の血腫形成の後，胎生期の骨形成過程（軟骨内骨化と膜性骨化）と同様の過程をたどり，修復が生じる．すなわち，血腫形成や炎症細胞の出現などの初期変化に続いて，未分化間葉系細胞の増殖・遊走，軟骨形成，血管新生，石灰化軟骨の吸収，骨への置換，最終的には，骨改変による骨成熟という一連の過程である．一般に骨折治癒過程は，炎症期，修復期，リモデリング（再造形）期にステージ分類される（図 4-2）．

1 炎症期

　骨折直後には，破綻した骨髄，骨皮質，骨膜，周辺軟部組織に存在する血管からの出血が生じる．骨折部位は低酸素状態となり，アシドーシスに陥る．骨折端の骨は壊死に陥る．出血による血腫が形成され，壊死組織から放出される炎症性サイトカインの作用により，好中球，マクロファージ，線維芽細胞が遊走し凝血塊を形成する．局所で，PDGF，BMP，TGF-β，IGF など種々の増殖因子の作用により，未分化間葉系細胞や前骨芽細胞の増殖が認められる．これらの細胞の由来は，

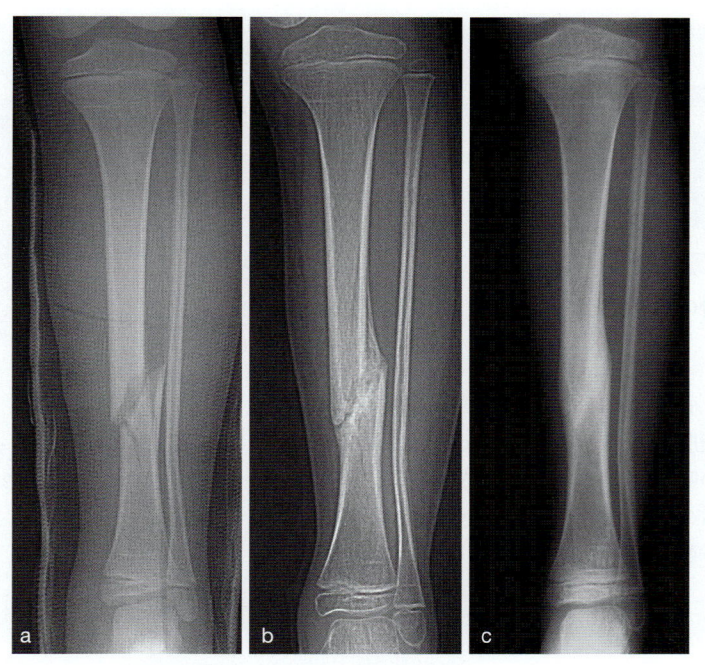

図4-1 骨折治癒過程(8歳男児, 脛骨骨折)
a. 炎症期(骨折後2日), b. 修復期(骨折後6週),
c. リモデリング(再造形)期(骨折後10週).

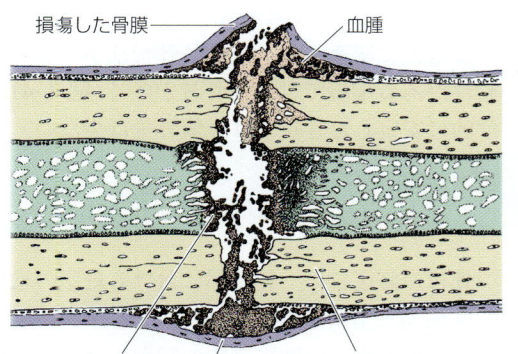

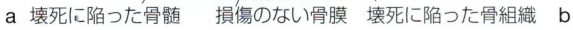

a 壊死に陥った骨髄 損傷のない骨膜 壊死に陥った骨組織

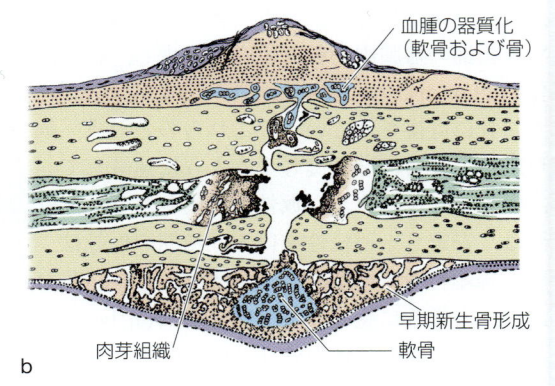

**図4-2 骨折治癒過程(仮骨形成を経た骨折の
二次性癒合の経過)**

a. 炎症期.
b. 修復期.
c. リモデリング(再造形)期.

〔Rockwood CA Jr, et al(eds):Fractures in Adults, 4 th ed. JB
Lippincott, pp269-271, 1996 より〕

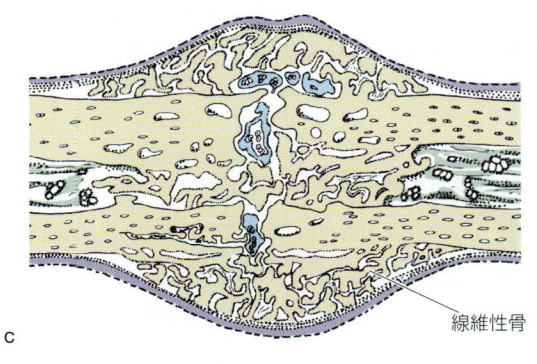

c 線維性骨

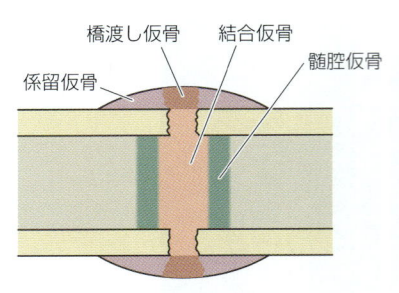

図 4-3 仮骨の部位別名称

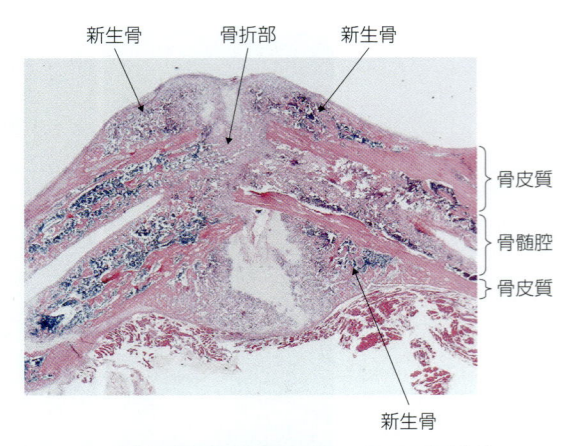

図 4-4 骨折治癒過程でみられる仮骨の組織像
マウス脛骨，骨折後 14 日（HE 染色，×40）．

骨膜の骨形成細胞，骨髄内の間質細胞，周辺筋肉内の未分化間葉系細胞であると考えられている．次いで，壊死組織の吸収とともに，骨髄内や骨膜周辺の軟部組織からの毛細血管の新生が起こる．炎症期は骨折直後〜数日の期間である．

② 修復期

　骨折部およびその周辺部に新しく形成された修復組織内の未分化間葉系細胞が，軟骨細胞や骨芽細胞に分化する．骨折部周辺の骨膜は増殖・肥厚し，膜性骨化が生じる．一方，軟骨形成は，主として骨折部の血腫内や軟部組織内に生じ，軟骨内骨化 enchondral ossification（➡21 頁参照）により，徐々に骨に置換されていく．これらの骨形成，軟骨形成は，骨折部を橋渡しするように連続していき，仮骨 callus となる．仮骨が形成されると，骨折部は，安定し，連続性を得る．初期の仮骨は，軟骨，線維性骨が主体で，軟性仮骨（soft callus）とよび，力学的に脆弱な線維性骨 woven bone である．骨化が進み硬性仮骨（hard callus）となるのに必要な期間は，年齢，骨折の種類によって異なるが，通常は 6〜8 週とされている．

Ⓐ 仮骨
callus

　骨折治癒過程で形成される仮骨は，部位により，係留仮骨 anchoring callus，橋渡し仮骨 bridging callus，結合仮骨 uniting callus，髄腔仮骨 sealing callus とよばれる（**図 4-3**）．仮骨の量は，骨折部の安定性に関連する．一般に骨折部が不安定で可動性がある環境では，仮骨量が多く（**図 4-4**），力学的に安定した骨折では，仮骨量は少ない．

Ⓑ 局所因子
local factors

　骨折の修復には，骨折部における細胞の増殖と軟骨細胞や骨芽細胞への分化の両者が必要である．この過程での細胞機能の制御には，局所因子としての増殖因子やサイトカインが重要な役割を担っている．炎症期の未分化間葉系細胞の増殖に

NOTE 血腫 hematoma

　骨折に伴う血腫形成は，骨折治癒機転に重要である．血腫中で血小板が破壊され，血小板由来成長因子（PDGF）やトランスフォーミング増殖因子（TGF-β）が放出され，骨折初期の細胞増殖を促進することが推測されている．血腫内で形成された，軟骨細胞や骨芽細胞は，オートクライン autocrine，パラクライン paracrine の機序により，増殖因子のネットワークを介し，局所での骨形成を促進する．

NOTE 低出力超音波骨折治療

　近年，低出力超音波パルス low-intensity pulsed ultra-sound（LIPUS）が，大規模臨床試験において，骨癒合期間短縮効果が示されており，安全で簡便な骨折治癒促進方法として注目されている．現在，超音波骨折療法は，難治性骨折や偽関節で保険適用されているが，新鮮骨折での使用は保険適用外である．2012 年度の診療報酬改定により，四肢の骨折のうち，観血的手術を実施した場合で，骨折治癒期間を短縮する目的で，当該骨折から 3 週間以内に超音波骨折治療法を開始した場合に算定できる．

血小板由来成長因子 platelet-derived growth factor（PDGF）やトランスフォーミング増殖因子 transforming growth factor-β（TGF-β）が関与し，骨基質に多く含まれているインスリン様成長因子 insulin-like growth factor（IGF）は，前骨芽細胞の増殖や軟骨細胞の基質合成に関与している．骨形成蛋白 bone morphogenetic protein（BMP）は，炎症期に骨折部近傍の骨膜や骨髄内に一過性に発現が亢進し，未分化間葉系細胞を軟骨細胞や骨芽細胞に分化させ，仮骨形成に関与する．一方，炎症性サイトカインであるインターロイキン interleukin（IL）-1 や腫瘍壊死因子 tumor necrosis factor（TNF）-α は，骨折による炎症の場で産生・分泌され，血管新生促進や，貪食反応，骨吸収に関与する．

3 リモデリング（再造形）期

形成された線維性骨が，再造形により，層板骨 lamellar bone に置換される時期である．破骨細胞による骨吸収と骨芽細胞による骨形成を繰り返し，皮質骨と骨髄腔が形成されていく．仮骨量の減少とともに次第に強度を増し，元来の解剖学的構造へと復元する．小児では，この再造形過程によって変形治癒した長管骨でも，回旋変形を除いて，解剖学的に正常な形態に自然矯正される（Wolff の法則）．成人では，自然矯正は起こりにくい．再造形の完了には，数カ月〜数年を要する．

C 骨誘導と骨伝導

骨の再生・修復は，骨誘導と骨伝導の両者から成り立っている．骨誘導 bone induction とは，発生期における組織誘導現象に例えて，何らかの誘導物質が局所に骨組織を分化誘導させる現象をよぶ．すなわち，骨形成蛋白（BMP）などの細胞分化因子を，皮下や筋肉内など本来骨の存在しない場所に移植した場合，局所の未分化間葉系細胞が軟骨細胞や骨芽細胞に分化し，骨形成が生じる現象である．BMP のほか，頻度は低いが，一部のセラミックスや金属による骨誘導現象が報告されている．

骨伝導 bone conduction とは，母床に存在する

骨形成細胞が移植骨や人工骨内に三次元的に進入し内部に骨形成が生じる現象である．ハイドロキシアパタイトやリン酸三カルシウムなどの多孔体セラミックスなどの人工骨は，それ自体は未分化間葉系細胞を骨芽細胞に分化させる活性を有しないことから，骨誘導能を有しないが，生体親和性がよいことから，骨形成細胞が表面に付着しやすく，内部まで進入していくことから，骨伝導能を有していることがわかる．

D 骨形成蛋白による骨再生

骨形成蛋白（BMP）は，骨基質や骨肉腫に存在し，皮下や筋肉内で異所性に骨を誘導できる生理活性物質である．ラット大腿骨を 0.6 mol／L 塩酸で脱灰し，BMP を含有する骨基質蛋白を作製し，同種ラット背部皮下に移植すると，4 週後に移植部に新生骨が誘導される．同様に，合成ヒト BMP-2 をコラーゲンを担体としてマウス背部に移植すると，3 週後に局所に新生骨が誘導される．異所性誘導骨は，発生期の内軟骨性骨形成過程を経て形成される（図 4-5）．このように，BMP は任意の部位に骨を再生させる活性を有する．一方，BMP は骨折に伴って，初期炎症期の仮骨形成に先立って骨膜，骨髄，周辺軟部組織に発現し，軟骨細胞や骨芽細胞の分化にかかわっている（図 4-6）．TGF-β スーパーファミリーに属する蛋白であり，細胞表面の 2 種の受容体（BMPR-I & II）に結合し，シグナルを細胞以内に伝達する．BMP 受容体は，BMP 特異型転写因子 Smad1/5/8 をリン酸化する．リン酸化 Smad は，共有型 Smad4 と複合体を形成し，核に移行し標的遺伝子の発現を誘導する．抑制型 Smad6/7 は，BMPR-I に結合し，特異型 Smad のリン酸化を阻害し，シグナル伝達を抑制する（図 4-7）．近年，欧米では，脛骨偽関節や脊椎固定に対し，コラーゲンを担体として，BMP-2 や OP-1 などの合成ヒト骨形成蛋白が臨床使用されている．近い将来，人工骨などのスキャフォールド scaffold（足場）にハイブリッドし，骨再生医療に応用されることが期待されている．

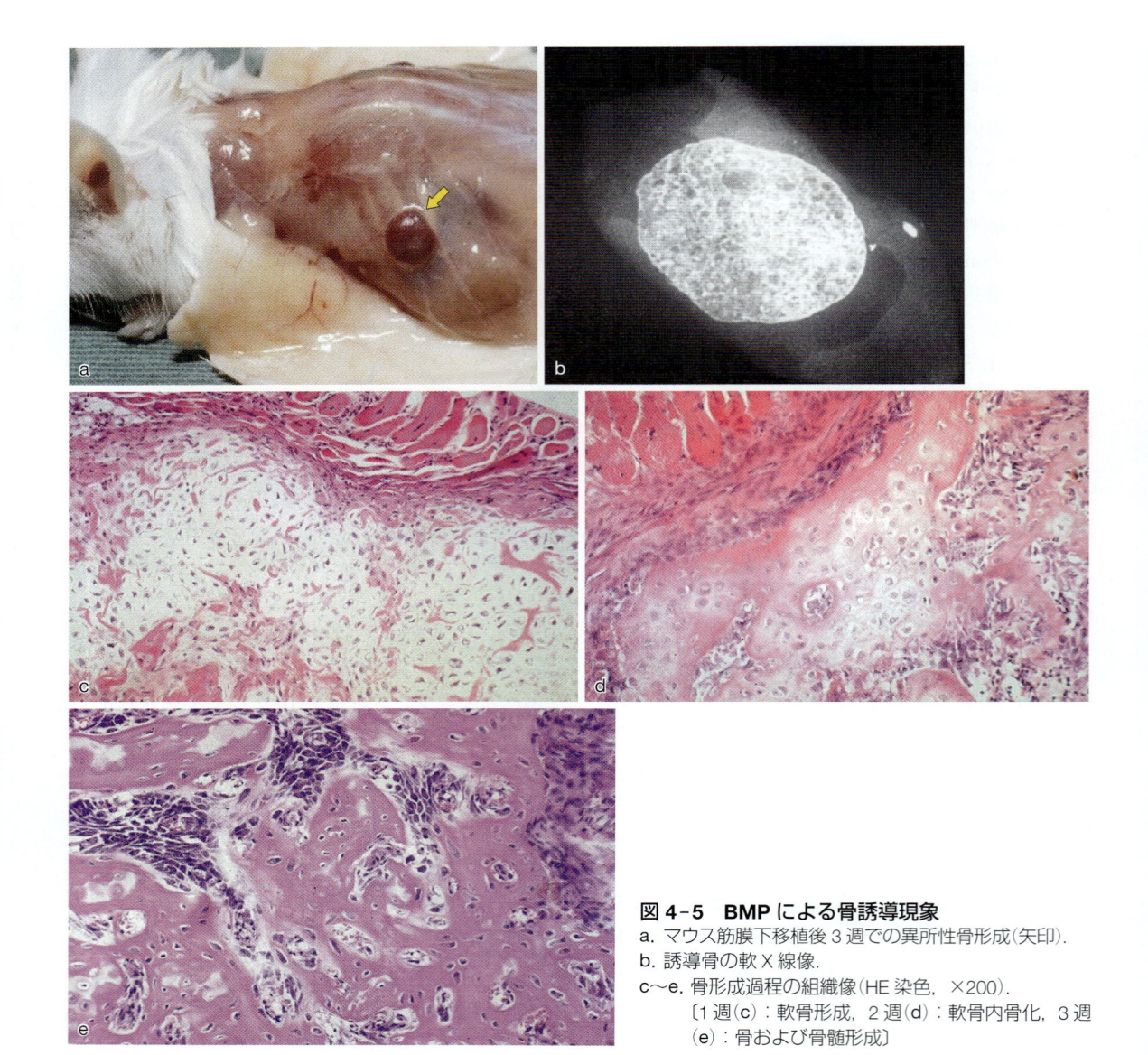

図 4-5　BMP による骨誘導現象
a. マウス筋膜下移植後 3 週での異所性骨形成（矢印）.
b. 誘導骨の軟 X 線像.
c〜e. 骨形成過程の組織像（HE 染色，×200）.
　　〔1 週（c）：軟骨形成，2 週（d）：軟骨内骨化，3 週
　　（e）：骨および骨髄形成〕

E　骨移植による骨再生

　骨移植 bone graft の目的は様々であるが，整形外科では，主として骨腫瘍や感染による骨欠損の補填，難治性骨折や偽関節などの修復促進，関節固定や脊椎固定の骨性架橋，人工関節の弛みによる母床骨の補填などに用いられる．従来から，患者自身の腸骨，腓骨などから移植骨を採取し，患部に移植するという自家骨移植が広く施行されてきた．自家骨移植は，さらに海綿骨移植，皮質骨移植，血管柄付き骨移植に分類される．一般に，自家骨移植片は，いったん吸収され，後に新生骨に置換される．海綿骨移植では，骨形成細胞が生存し骨を形成するため，骨再生効果に優れる．血管柄付き骨移植では，移植骨は壊死に陥らないため，骨再生効果は大きい．一方，自家骨のみでは量的に不十分な場合，自家骨採取の侵襲を避けたい場合などに，同種保存骨が用いられる．同種保存骨の問題点としては，生きた骨形成細胞がないことから骨再生作用は低い．また抗原抗体反応，疾病感染の危険性などが挙げられる．近年，自家骨移植に代わり，セラミックスなどの人工骨が開発され，臨床で広く使用されている．

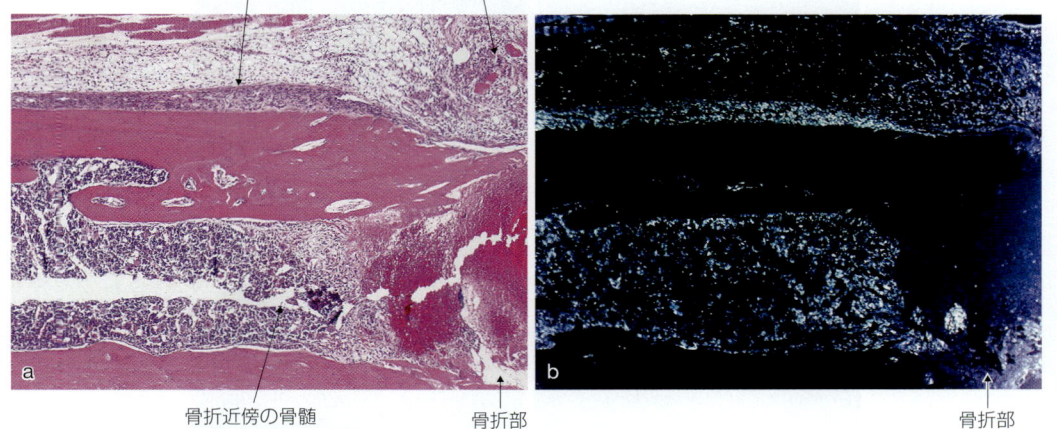

骨折近傍の骨膜　骨折近傍の軟部組織

a

骨折近傍の骨髄　　　　骨折部

b　　　　　　　　骨折部

図4-6　骨折部における BMP の発現
a. マウス肋骨骨折，48 時間後の組織像（HE 染色，×40）.
b. *BMP-4* 遺伝子の発現（*in situ* hybridization 法）.

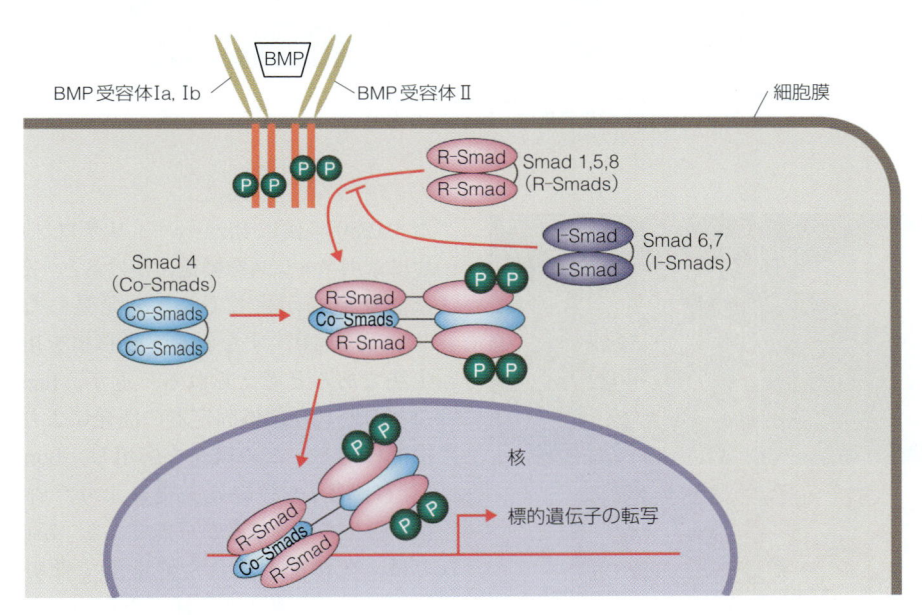

BMP

BMP受容体Ia, Ib　　　　BMP受容体Ⅱ　　　　　　　　　細胞膜

R-Smad
R-Smad　Smad 1,5,8（R-Smads）

I-Smad
I-Smad　Smad 6,7（I-Smads）

Smad 4（Co-Smads）
Co-Smads
Co-Smads

R-Smad
Co-Smads
R-Smad

核

R-Smad
Co-Smads
R-Smad　　標的遺伝子の転写

図4-7　BMP のシグナル伝達

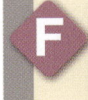

NOTE　人工骨 artificial bone

　人工骨は，① 移植骨採取の侵襲がない，② 任意の量，形状を調節できる，③ 生体適合性がよい，④ 免疫反応がないなどの利点を有するが，一方では，① 力学的強度が弱い，② 骨細胞の侵入が困難である，③ 骨への置換が遅い，④ 高価であるなどの問題点も有している．材質としては，ハイドロキシアパタイト hydroxyapatite（HA），β-リン酸三カルシウム（β-TCP）などのセラミックスが普及している．なかでも連通多孔体セラミックスは，その優れた骨伝導能（**図4-8**）から，良性骨腫瘍の骨欠損の補填材料，骨再生材料として，脊椎外科領域では椎弓スペーサーとしてなど，種々の疾患に対して臨床使用されている（**図4-9**）.

**F　創外固定器による
骨欠損修復**

　脛骨や大腿骨の新鮮外傷，感染，骨腫瘍などで，大きな骨欠損が生じた場合，その修復・再生に，従来より自家骨移植（遊離あるいは，血管柄付き）が行われてきた．しかし，移植骨量の不足，生着不良，再骨折，偽関節，長期の免荷期間などの多くの問題点を抱え，治療に難渋する症例がみられ

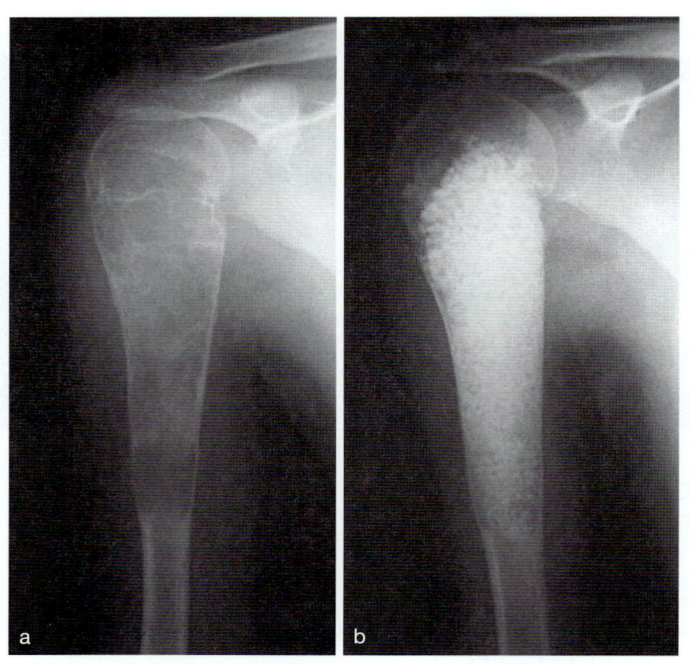

図4-9　人工骨移植による骨再生
a. 14歳男児，右上腕骨骨囊腫．b. 術後3カ月．

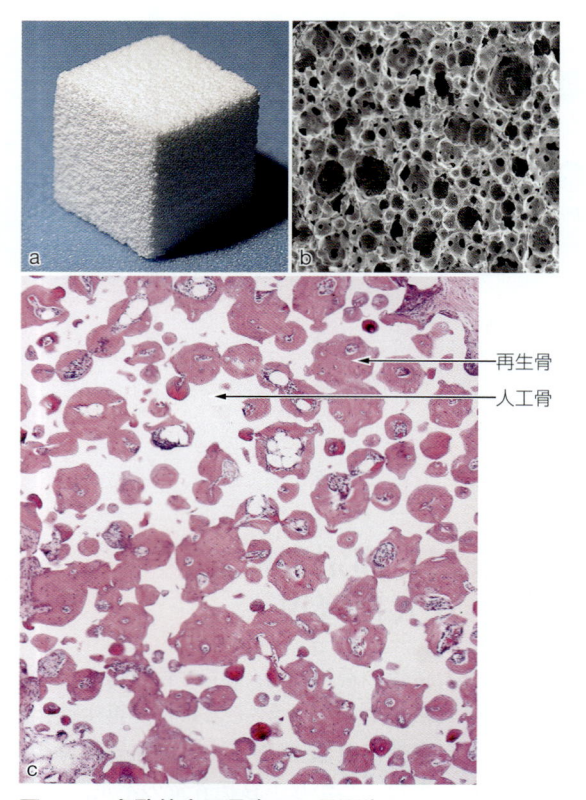

再生骨
人工骨

図4-8　多孔体人工骨内での骨再生
多孔体人工骨（a）とその内部構造（b）．ウサギ大腿骨骨髄内に，多孔体人工骨移植後6週の組織像（c，HE染色，×40）．

た．1950年代にIlizarov（イリザロフ）は，骨折骨片に牽引ストレスを緩徐にかけると，その間隙に新たな骨形成が生じることを発見した（distraction osteogenesis）．すなわち，骨移植を用いない骨再生法であると考えられる．近年，Ilizarovリングなどの優れた創外固定器の開発により，巨大骨欠損部に対し，この概念を応用し，bone transport（骨移動術）や短縮延長術により，骨欠損部を修復・再生させることが可能である．bone transportでは，欠損部と離れた健常部で骨切りを行い，1mm/dayの速度で骨延長を行い，骨を移動させる（**図4-10**）．最終的なドッキング部位の骨癒合には，大部分の症例で自家骨移植術が必要である．欠損部が比較的少ない場合には，短縮延長術が可能である．一期的に骨欠損部を新鮮化し，短縮ドッキングさせ，近位の健常部で骨切りを行い，延長を行う方法であり，基本原理はbone transportと同様である．

●**参考文献**

1）Einhorn TA：The cell and molecular biology of fracture healing. Clin Orthop 335：S7-21, 1998

2）Gerstenfeld LC, Cullinane DM, Barnes GL, et al：

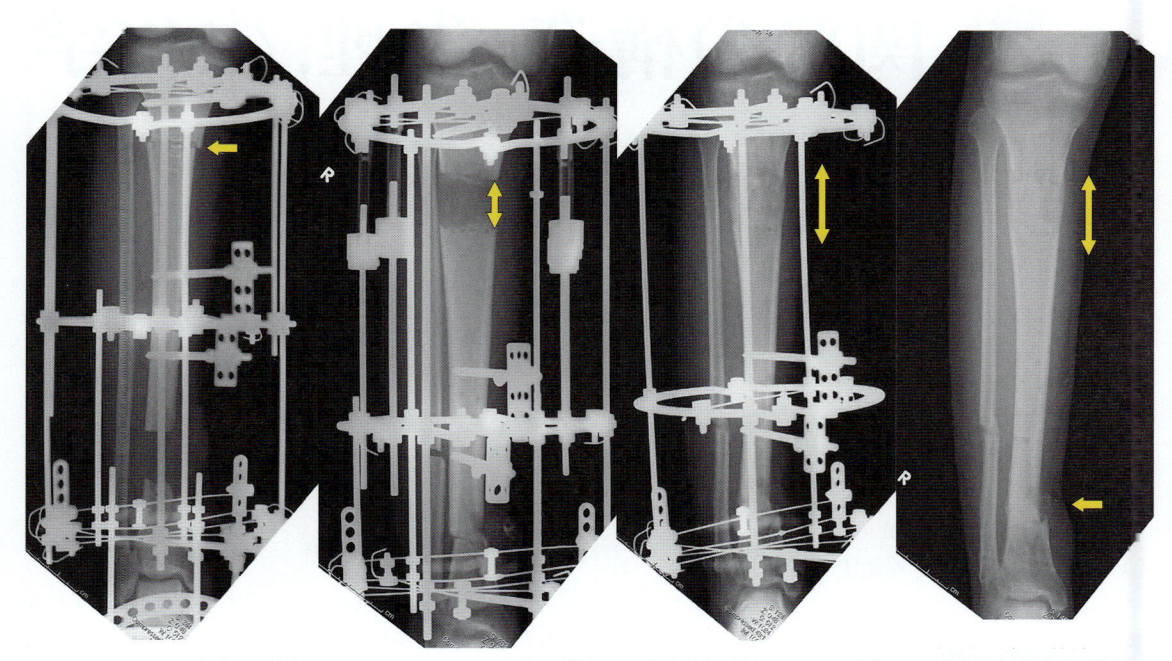

a. bone transport のための骨切り術（矢印：骨切り部）　b. bone transport 終了時（術後2カ月，両矢印：延長部）　c. 延長部の骨形成進行（術後7カ月，両矢印：骨再生部）　d. 創外固定器抜去（術後3カ月，矢印：ドッキング部，両矢印：骨再生部）

図 4-10　bone transport による骨再生
21 歳男性．脛骨開放骨折による骨欠損．（大阪船員保険病院 大野一幸先生より提供）

Fracture healing as a post-natal developmental process : molecular, spatial, and temporal aspects of its regulation. J Cell Biochem 88 : 873-884, 2003

3) Kabata T, Tsuchiya H, Sakurakichi K, et al : Reconstruction with distraction osteogenesis for juxta-articular nonunions with bone loss. J Trauma 58 : 1213-1222, 2005

4) Matsumine A, Myoui A, Kusuzaki K, et al : Calcium hydroxyapatite ceramic implants in bone tumor surgery. A long term follow-up study. J Bone Joint Surg Br 86 : 719-725, 2004

5) Miyazono K, Maeda S, Imamura T : BMP receptor signaling : Transcriptional targets, regulation of signals, and signaling cross-talk. Cytokine Growth Factor Rev 16 : 251-263, 2005

6) Nakase T, Yoshikawa H : Potential roles of bone morphogenetic proteins (BMPs) in skeletal repair and regeneration. J Bone Miner Metab 24 : 425-433, 2006

7) Romano CL, Romano D, Logoluso N : Low-intensity pulsed ultrasound for the treatment of bone delayed union or nonunion : a review. Ultrasound Med Biol 35 : 529-536, 2009

8) Tamai N, Myoui A, Kudawara I, et al : Novel fully interconnected porous hydroxyapatite ceramic in surgical treatment of benign bone tumor. J Orthop Sci 15 : 560-568, 2010

9) Urist MR : Bone : formation by autoinduction. Science 150 : 893-899, 1965

10) Vigorita VJ, Ghelman B : Fracture Healing / Callus. In : Vigorita VJ, Ghelman B, eds : Orthopaedic Pathology. pp85-94, Lippincott Williams & Wilkins, Philadelphia, 1999

11) Yoshikawa H, Tsumaki N, Myoui A : Bone biology : Development and regeneration mechanisms in physiological and pathological conditions. In : Santin M, ed : Strategies in Regenerative Medicine. pp431-448, Springer, New York, 2009

関節の構造, 生理, 生化学

第 **5** 章

A 関節

関節 articulation, joint とは，相対する 2 つあるいはそれ以上の骨を連結する構造体をいう．

1 関節の分類

関節は可動性の有無により，可動関節と不動関節の 2 つに分類される．

A 可動関節（滑膜関節）
diarthrodial joint（synovial joint）

可動性を有する関節で，四肢の関節の大多数がこれに属する．相対する骨端は硝子軟骨 hyaline cartilage（➡70 頁参照）で覆われ，関節包 joint capsule とよばれる線維性の袋に包まれる．関節包内には関節腔 joint cavity とよばれる空隙が存在する．関節包の内面は滑膜 synovial membrane によって覆われ，関節腔には関節液 synovial fluid が存在する．滑膜と関節腔を有するため滑膜関節ともよばれ，狭義の"関節"を意味する．その形態によって図 5-1 に示すような種類がある．

B 不動関節
synarthrodial joint

可動性が全くないか，ごくわずかの可動性しかもたない関節をいい，相対する骨を連結もしくは両骨間に介在する結合組織の種類によって次の 4 つに分類される．

1 ● 線維軟骨結合 symphysis

関節面は硝子軟骨に覆われるが，その間には線維軟骨 fibrocartilage（➡70 頁参照）が存在し，さらに靱帯が骨を強固に結合する．関節包や関節腔，滑膜組織をもたない．椎間板や恥骨結合がこれに相当する．

2 ● 軟骨結合 synchondrosis

相対する骨が硝子軟骨で連結されているもので，成長期の長管骨の骨端と骨幹端の結合（成長軟骨板）がこれに相当する．滑膜や関節腔を欠く．

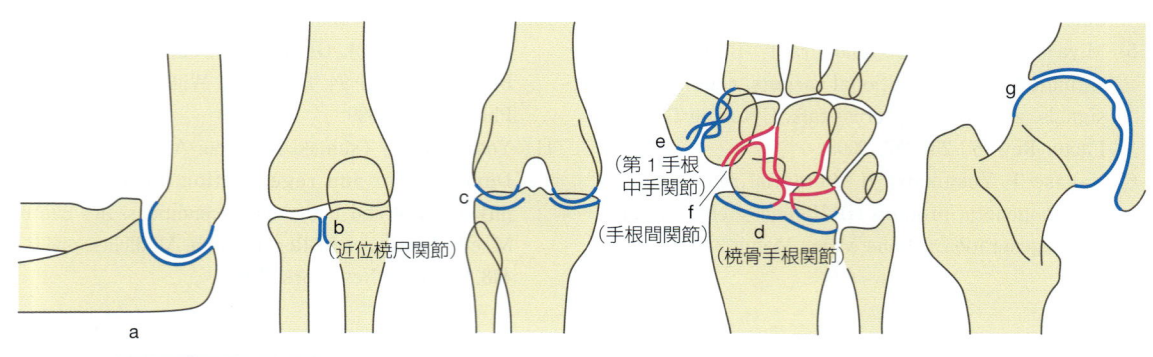

図 5-1　各種の可動関節（滑膜関節）
a：蝶番関節 hinge joint，b：車軸関節 pivot joint，c：顆状関節 condyloid joint，d：楕円関節 ellipsoidal joint，
e：鞍関節 saddle joint，f：平面関節 plane joint，g：球関節 ball-and-socket joint.

3 ● 骨結合（骨癒合）synostosis

成長の過程で軟骨結合や靱帯結合であったものが成熟とともに癒合し，強直したものを指す．例えば，成長軟骨板は成人では消失し，骨端と骨幹端が癒合し骨結合となる．

4 ● 靱帯結合 syndesmosis

2つの骨が線維性組織で直接に結ばれたもので，遠位脛腓関節や頭蓋骨の縫合がこれに相当する．仙腸関節の後方部も靱帯結合である（前方は滑膜関節構造となっている）．

2 関節の機能

可動関節は，可動性と支持性の2つの機能を持つ．不動関節は支持性が重要な機能である．

関節の疾病の多くが可動関節と線維軟骨結合で不動関節を構成する椎間板に発生するため，この2つが臨床的に重要である．

3 可動関節（滑膜関節）の構造

可動関節は，骨，関節軟骨，関節包，滑膜，靱帯などから構成される（図5-2）．関節を形成する骨端は関節軟骨 articular cartilage で覆われる．関節包は相対する骨端同士を連結するように包み込む．関節包の最内層の滑膜は関節液の産生と代謝を担う．関節包の外層は靱帯様構造を呈し，関節の安定性に寄与する．膝関節のように関節腔内に靱帯をもつ関節もある．骨端の関節包外には腱が付着し，筋収縮により関節に動きをもたらす．

膝関節，肩鎖関節，胸鎖関節，手関節には相対する関節軟骨面の間に半月（半月板）meniscus ないしは関節円板 articular disc が存在する．また股関節の寛骨臼辺縁や肩関節の肩甲骨関節窩には関節唇 labrum が存在する．

B 関節軟骨

関節軟骨 articular cartilage は組織学的には硝子軟骨（→ 70 頁参照）である．成人の関節軟骨には血管，神経，リンパ管はなく，軟骨細胞と細胞外基質からなる．大部分は細胞外基質（主にコラーゲン collagen およびプロテオグリカン proteoglycan の1つであるアグリカン aggrecan）で，細胞は全容積の2%以下に過ぎない．関節軟骨の厚さは関節の大きさや関節内での部位で異なる．小関節では薄く，成人の膝関節のような大関節でも5～7 mm の厚さである．

> **NOTE** 可動関節の発生
>
> 中胚葉の間葉系細胞に由来する肢芽とよばれる隆起が胚子に形成されることで四肢の発生が始まり，以下の段階を経て関節が形成される．
>
> **1）間葉系細胞の凝集**
> 肢芽の出現後直ちに芽体とよばれる間葉系細胞の凝集が形成される（図5-3a）．
>
> **2）軟骨化**
> 発生第17～18期（胚子齢35～37日）に芽体は軟骨芽細胞，次いで軟骨細胞へと分化し，軟骨原基が形成される（図5-3b）．
>
> **3）中間帯の形成**
> 軟骨原基は密に配列する扁平な細胞（軟骨膜）に囲まれ，隣接の軟骨原基との間は中間帯とよばれる未分化間葉系細胞の密集した層によって境界される（図5-3b, 4）．
>
> **4）滑膜間葉の形成**
> 中間帯は中央の疎な細胞層と，これを挟んで軟骨原基面に平行に並ぶ密な細胞層の3層構造となる（図5-3c）．中央層は滑膜間葉とよばれ，発生第18～20期（胚子齢37～41日）頃に形成され，後に滑膜や靱帯に分化する．軟骨原基面の細胞層は関節軟骨に分化する．
>
> **5）関節腔の形成**
> 滑膜間葉に小腔の形成が起こる（図5-3d）．発生第23期（胚子齢47日）頃に小腔は結合し，1つの大きな関節腔を形成する（図5-3e, 5）．この時期に関節内靱帯や半月などの関節腔内組織が明瞭となり，成人の関節とほぼ近似の形態となる．

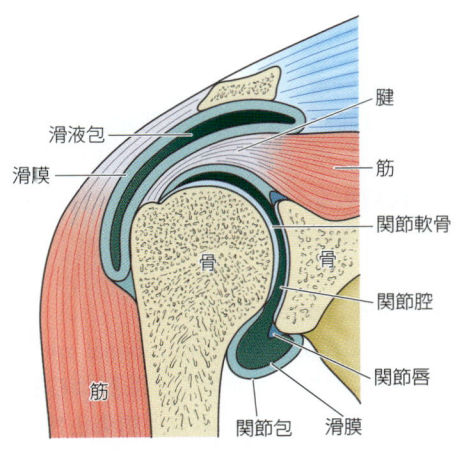

滑液包
滑膜
腱
筋
関節軟骨
骨
骨
関節腔
筋
関節唇
関節包　滑膜

図 5-2　可動関節（滑膜関節）の構造

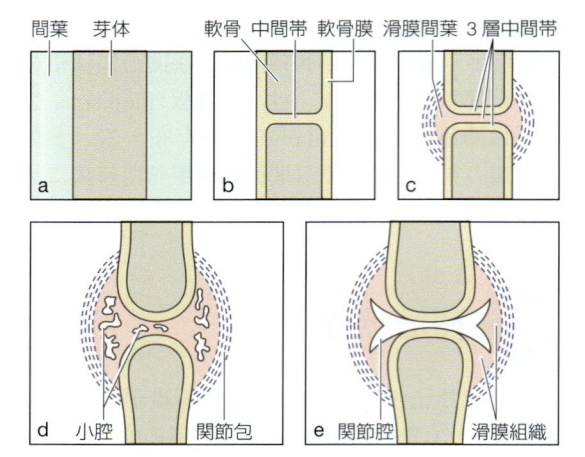

図5-3　膝関節の発生の模式図
a. 芽体の形成，b. 軟骨原基と中間帯の形成，c. 滑膜間葉の形成，d. 小腔の発生，e. 小腔の結合による関節腔の形成.
〔O'Rahilly R, Gardner E：The embryology of movable joints. In Sokoloff L（ed）：The Joints and Synovial Fluid. Vol 1. pp49-103, Academic Press, New York, 1978 より改変〕

❶ 関節軟骨の構造

Ⓐ 関節面
articular surface

　関節面に骨膜や軟骨膜はない．肉眼上，関節面は平滑である．しかし *in vivo* の関節面を電子顕微鏡で観察することが不可能なため，微細構造レベルで平滑性に関する統一された見解は得られていない．

Ⓑ 軟骨細胞
chondrocyte

　軟骨基質内の小腔 lacuna に存在する．球形の場合が多いが，大きさ，形，微細構造は一様でない．成熟した関節軟骨は軟骨細胞の形態，基質の性状から大きく4層に分けられる（図5-6）．

1 ● tangential（gliding）zone
　関節腔に接する関節軟骨の最表層である．この層の軟骨細胞は円盤状で，関節表面に平行に並ぶ．基質の線維も関節表面に平行に配列する．基質はムコ多糖染色でほとんど染まらない．

2 ● transitional（intermediate）zone
　細胞形態は丸みを帯び，大型化し，基質の線維

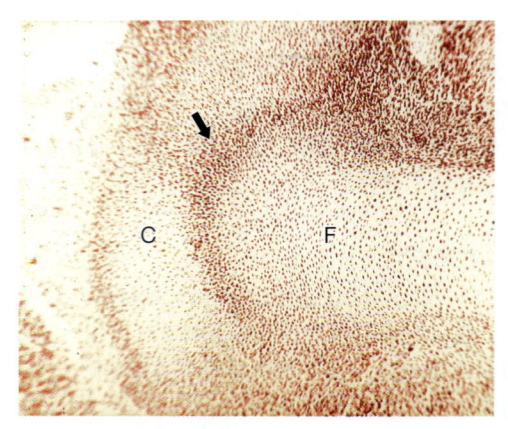

図5-4　中間帯の形成（寺山 原図）
胎生4週．将来，股関節となる部分に細胞が密集し，中間帯（矢印）を形成している．大腿骨（F）と寛骨（C）になる原基が区別できる．

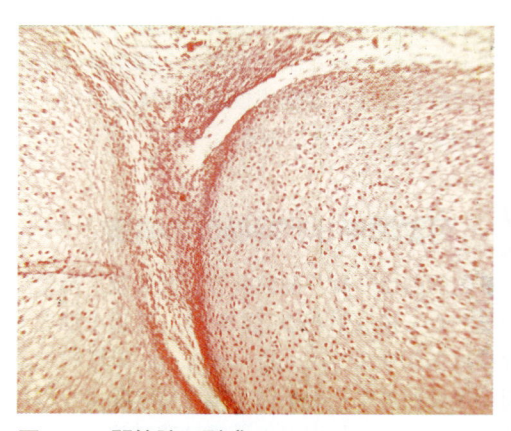

図5-5　関節腔の形成（寺山 原図）
胎生8週．中間帯の中央層の細胞が次第に消失し，関節腔が形成される．

配列は不規則となる．基質はムコ多糖染色で陽性を示す．

3 ● radial zone
　この層は関節軟骨の主要な部分を占める．細胞は球形ないし楕円形で，数個が柱状に関節表面に垂直に配列する．基質はムコ多糖染色で4層のうち最も強く陽性を示す．

4 ● calcified zone
　関節軟骨最深層であり，transitional zone, radial zone に比べ細胞密度が低く，基質は石灰化している．したがって基質のムコ多糖染色性は低い．この層と tangential zone から radial zone の非石

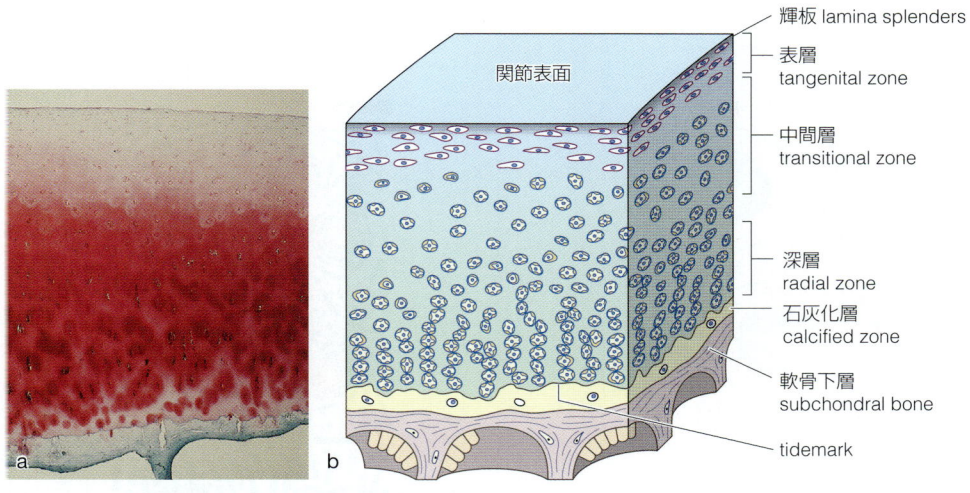

輝板 lamina splenders
表層 tangenital zone
中間層 transitional zone
深層 radial zone
石灰化層 calcified zone
軟骨下層 subchondral bone
tidemark
関節表面

図 5-6　成人関節軟骨のムコ多糖の分布と構造
a. 成人関節軟骨におけるムコ多糖の分布（サフラニン O 鉄ヘマトキシリン染色）．サフラニン O は赤色の陽イオン性染料で，ムコ多糖 glycosaminoglycan の陰性荷電部に特異的に結合する．transitional zone から radial zone が濃赤に染色される．下層の青色の線は tidemark. calcified zone は骨端の軟骨下骨 subchondral bone と接する．
b. 成人関節軟骨の形態.

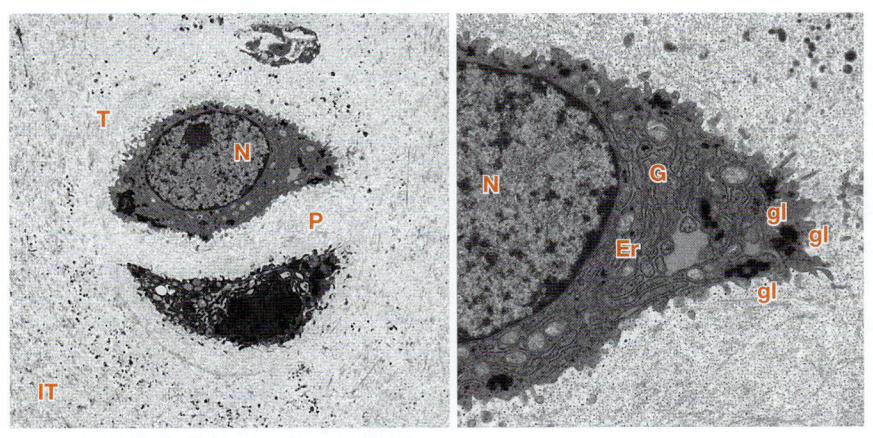

図 5-7　関節軟骨の透過型電子顕微鏡像
関節軟骨細胞は微細な細胞質突起とよく発達した粗面小胞体（Er）を備える．
N：核，G：Golgi 装置，gl：グリコーゲン顆粒，P：細胞周囲基質，T：細胞領域基質，
IT：細胞間基質.

灰化軟骨層との間には，ヘマトキシリン好性の青染する波状の線がみられ，tidemark とよぶ．

calcified zone は骨端の軟骨下骨 subchondral bone と接する．軟骨下骨は calcified zone と接する軟骨下骨終板と，これを支えるように連なる海綿骨梁からなる．関節に加わった応力は，まず軟骨で吸収，緩和され，さらに軟骨下海綿骨梁が歪むことで緩衝される．軟骨下海綿骨梁の剛性 stiffness（変形の起こりにくさ）は高く，その歪み

が少ないと，過度な応力により軟骨が損傷する
軟骨細胞の微細構造は各層で一様ではない．transitional zone，radial zone の軟骨細胞は tangential zone，calcified zone の細胞に比べ，よく発達した粗面小胞体と Golgi（ゴルジ）装置を備え，コラーゲンやプロテオグリカンなどの軟骨基質成分を旺盛に合成，分泌する（**図 5-6, 7**）．ミトコンドリアも transitional zone，radial zone の細胞に豊富で，基質蛋白質の産生過程に必要なエネル

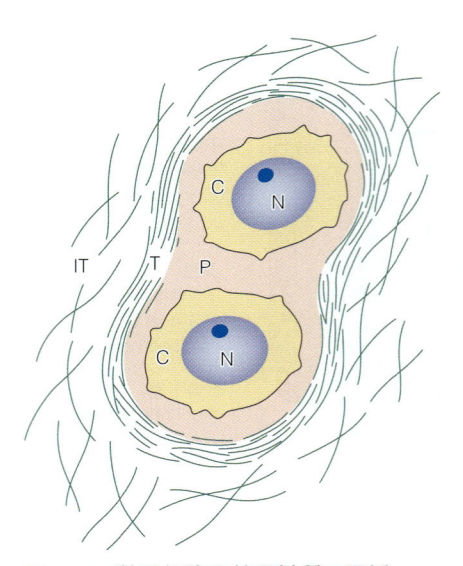

図 5-8　軟骨細胞と軟骨基質の関係
P：細胞周囲基質，T：細胞領域基質，
IT：細胞間基質，N：核，C：細胞質.

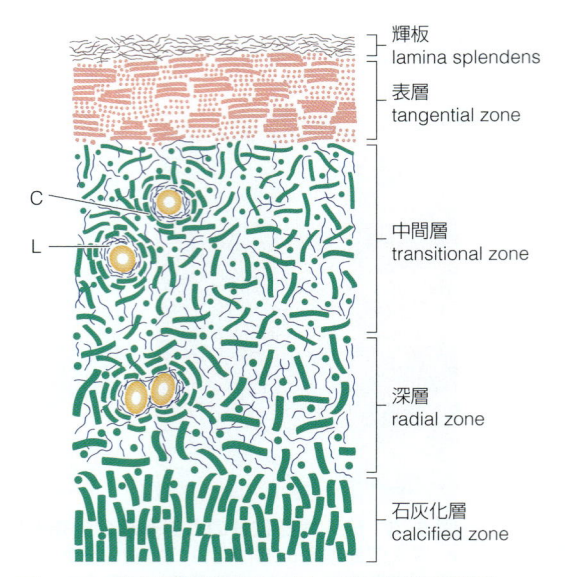

図 5-9　成人関節軟骨のコラーゲン線維の配列
C：コラーゲン線維が軟骨細胞の小窩を取り囲むように配
列する.
L：軟骨細胞に近い部分では微細な線維が密な網目構造を
形成する.

(Lane JM, Weiss C：Review of articular cartilage collagen research.
Arthritis Rheum 18：553-562, 1975 より改変)

ギーを供給すると考えられている．成熟した正常
な関節軟骨では軟骨細胞の分裂像はみられない.

C 軟骨基質
cartilage matrix

　関節軟骨の細胞外成分を軟骨基質とよぶ．軟骨
基質は軟骨細胞との位置関係から細胞に近い順
に，細胞周囲基質 pericellular matrix，これを取
り囲む細胞領域基質 territorial matrix，そして細
胞間基質 interterritorial matrix に分類される（**図
5-7, 8**）.
　細胞周囲基質は細胞表面を取り囲む狭い領域で,
線維性のコラーゲンはみられない．細胞領域基質
はさらにその外周を囲む微細なコラーゲン細線維
の網目からなる部分で，カプセルのように軟骨細
胞を包み込んでいる．相対する細胞や柱状に配列
した細胞では 1 つのカプセルにまとめて包まれて
いる．この軟骨細胞を内に入れたカプセルは，1
つの機能的単位として細胞固有の微小な環境領域
を形成し，軟骨単位 chondron とよばれる．細胞
領域基質の外側である細胞間基質は軟骨の最も大
きな部分を占め，コラーゲンからなる線維成分と
線維間の無定型なゲル状の基質物質 ground
substance からなる．その主成分は水とプロテオ
グリカンである.

　細胞間基質の構成と構築は軟骨の各層で異なる
（**図 5-9**）．無細胞性の数 μm の厚さのコラーゲン
細線維層が存在する最表層は，輝板 lamina
splendens とよばれる．その下層にある tangential
zone ではコラーゲン線維が関節表面に平行に並
び，この層まではプロテオグリカンはごくわずか
である．コラーゲン線維の径は深層になるにつれ
太くなる．transitional zone では線維の配列は不
規則となり，プロテオグリカンが増えてくる.
radial zone では線維は垂直方向に配列し疎となり,
プロテオグリカンが豊富となる．calcified zone
の線維も垂直に配列し，線維間は石灰化物（骨の
無機質と同じハイドロキシアパタイト結晶）で埋
められる（**図 5-10**）．このような線維配列や線維
径の差異は各層の機械的役割の違いを反映してい
る．輝板と tangential zone は主に関節表面に平
行に加わる剪断力に抵抗し，transitional zone は
tangential zone から radial zone への線維配列の
転換区域といえる．深層の radial zone は主に圧
縮力に抵抗し，それを分散する役目を担っている.
calcified zone は骨への移行部分として，軟骨を
骨につなぎ止める役割を果たしている.

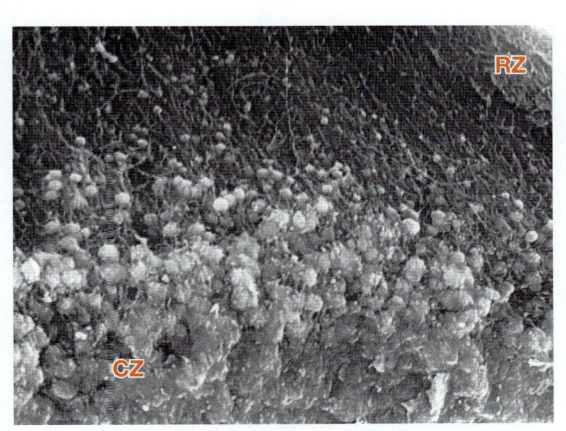

図 5-10　関節軟骨深層の走査型電子顕微鏡像
radial zone（RZ）では縦方向に配列したコラーゲン線維がみられる．calcified zone（CZ）は球形の石灰化物で埋められている．両者の境界部分が tidemark に相当する．

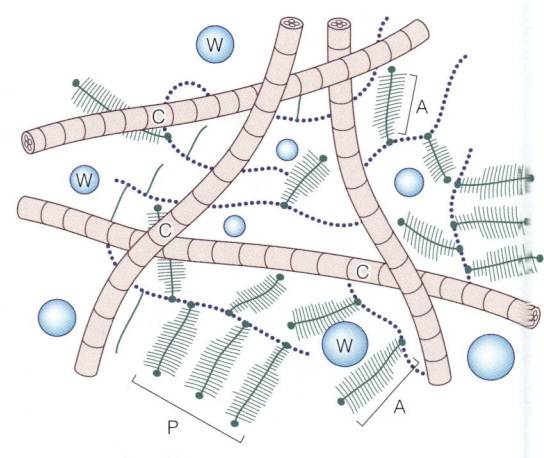

図 5-11　軟骨基質の構造
コラーゲン線維（C）は梁の役目を果たし，その間にプロテオグリカン（アグリカン：A）凝集体（P）が存在し，水分（W）を保持している．

各層におけるプロテオグリカン濃度は，組織化学的に知ることができる（➡図5-6）．tangential zone まではほとんど染色されず，transitional zone から radial zone にかけて強染性である．calcified zone の基質は細胞周囲基質を除いてほとんど染色されない．

② 関節軟骨の生化学

関節軟骨の弾性や荷重緩衝作用，そして高い耐久性などの機能的特性は，細胞外基質によりもたらされる．主成分は水分で，湿重量の 70～80% を占める．この高い水分量が軟骨の物性を特徴づける．水分以外の構成物質は，コラーゲン，プロテオグリカン，非コラーゲン性蛋白質，糖蛋白質などである．これらの乾燥重量に占める割合は，コラーゲンが 50%，プロテオグリカンが 30～35%，非コラーゲン性蛋白質と糖蛋白質が 15～20% である．

コラーゲン，プロテオグリカン，非コラーゲン性蛋白質などの高分子物質から構築された三次元構造の中に水分の一部は結合し，残りの大部分は自由水として保持されている（**図5-11**）．水分は軟骨に弾性をもたらし，潤滑に重要な役割を果たす．また電解質，低分子物質，代謝産物などを含み，軟骨における物質移動にも重要な役割を担う．

現在，様々な分子が軟骨内に存在することが知

表 5-1　関節軟骨基質の主要な構成物質

1. コラーゲン（Type）
   - Ⅱ　胎児 75%, 成人 90%
   - Ⅲ　成人＞10%
   - Ⅸ　フィブリル線維関連コラーゲン；胎児 10%, 成人 1%
   - Ⅵ　マイクロフィラメント構造をとり，軟骨細胞周囲のコンドロンに存在；全体の 1% 以下
   - Ⅹ　肥大成長軟骨のみに存在
   - Ⅺ　フィブリル線維の一部；胎児 10%, 成人 3%
   - ⅩⅢ　膜貫通型
2. プロテオグリカン
   - 大型：アグリカン aggrecan（プロテオグリカンの 95%）
   - 小型：バイグリカン biglycan，デコリン decorin，フィブロモジュリン fibromodulin，アスポリン asporin，コンドロアドヘリン chondroadherin
3. ヒアルロン酸
4. 非コラーゲン蛋白質
   - リンクプロテイン link protein，フィブロネクチン fibronectin，COMP，マトリリン matrilin 1, 3，CLIP-1，フィブリン fibulin，PRELR
5. 膜蛋白
   - シンデカン syndecan，CD44，インテグリン integrin，ディスコイディン discoidin

（Chubinskaya S, Malfait AM, et al：Form and function of articular cartilage. In：O'Keefe RJ, Jacobs JJ, Chu CR, et al（eds）：Orthopaedic Basic Science, 4th ed. pp183-197, AAOS, Rosemont, 2013. Heinegård D, Saxne T：The role of the cartilage matrix in osteoarthitis. Nat Rev Rheumatol 7：50-56, 2011 より改変引用）

られ，その機能解析が進められている（**表 5-1, 図 5-12, 13**）．

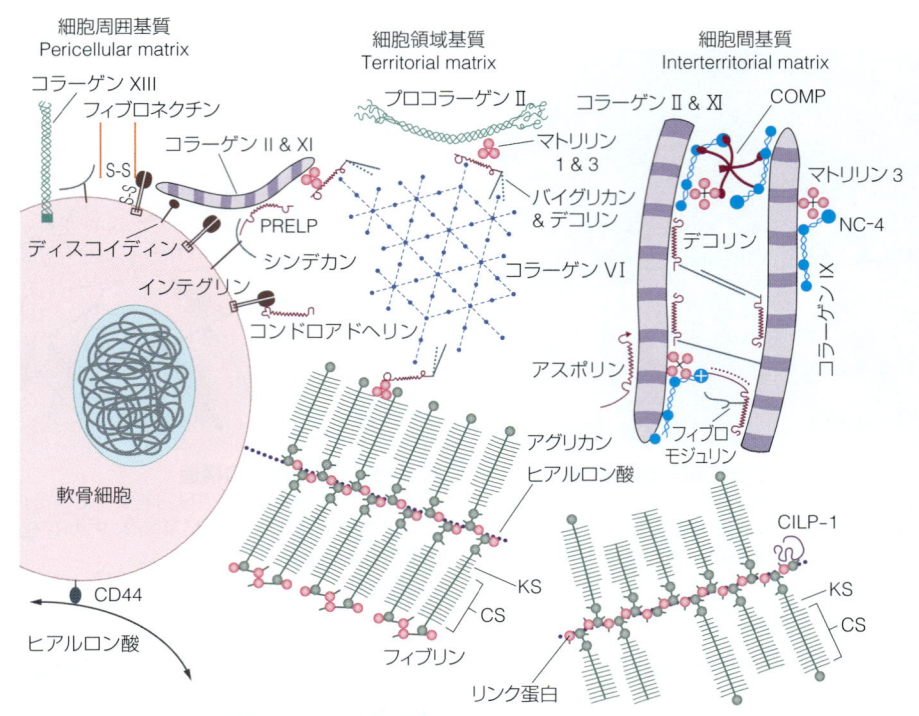

図5-12　正常軟骨組織における主要機能分子の分布
CILP-1：cartilage intermediate layer protein-1，COMP：cartilage oligometric protein，CS：chondroitin sulfate，KS：keratan sulfate，PRELP：proline-arginine-rich end leucine-rich repeat protein.
（Heinegård D, Saxne T：The role of the cartilage matrix in osteoarthritis. Nat Rev Rheumatol 7：50-56, 2011 より）

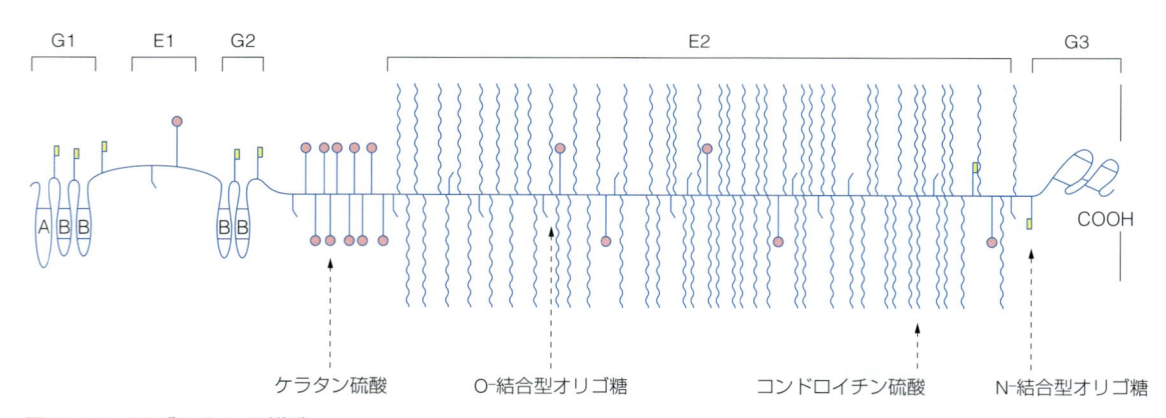

図5-13　アグリカンの構造
アグリカンは共有結合でコア蛋白に，ムコ多糖のグリコサミノグリカン側鎖が結合した構造である．コア蛋白の球状構造部分（G）のG1がヒアルロン酸と結合する．

〔Hardingham T, Bayliss M：Proteoglycans of articular cartilage；changes in aging and in joint disease. Semin Arthritis Rheum 20(3 Suppl 1)：12-33, 1990 より改変〕

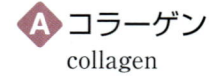 **コラーゲン**
collagen

　コラーゲンは結合組織の主要な構成蛋白質で，軟骨の有機物質の第一成分である．軟骨のコラー

ゲンはほとんどがコラーゲン細線維の網目構造を作り，軟骨組織の形態維持と張力に抵抗する役割を果たしている（→16頁参照）．

　現在，少なくとも49種のα鎖が見いだされ，このα鎖の構成の違いにより28のコラーゲン型

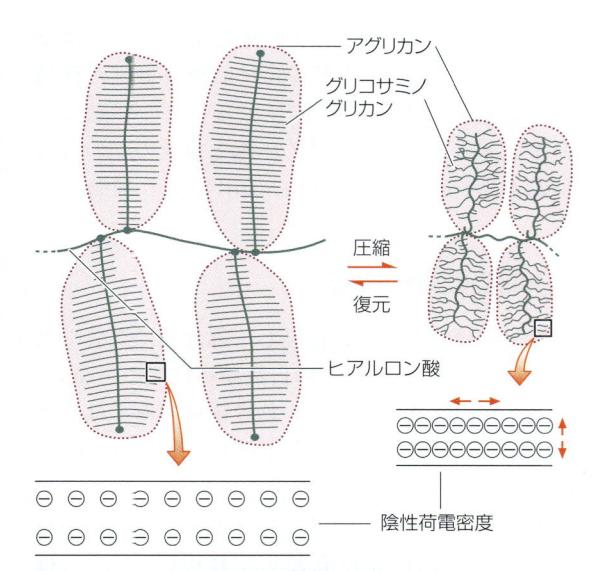

図5-14　アグリカン凝集体の圧縮と復元
荷重によって圧が加わると，ムコ多糖側鎖間の間隙は狭くなり，陰性荷電の密度は増加する（→）．圧が取り除かれると陰性荷電同士の反発力により元の形に広がる（←）．

(Buckwalter JA：Articular cartilage. Instr Course Lect 32：349-370, 1983より改変)

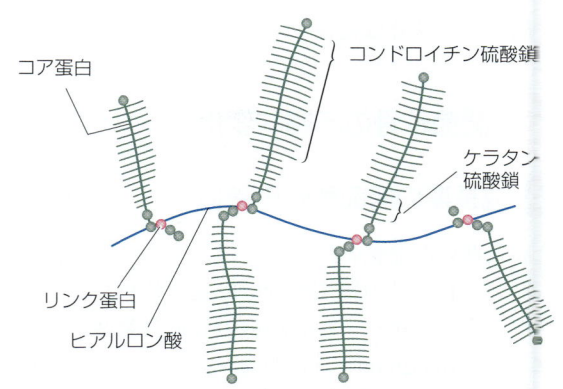

図5-15　アグリカン凝集体の構造

が確認されている．軟骨のコラーゲンの90〜95%はII型コラーゲンである．軟骨にはII型のほかに，III，IV，VI，IX，XIII型などのコラーゲンが存在する（→表5-1）．これらの微量のコラーゲンはII型コラーゲン線維の形成およびプロテオグリカンとの結合に関与すると考えられている．

B プロテオグリカン
proteoglycan

プロテオグリカンは蛋白質と糖の複合体で，基本構造はグリコサミノグリカン glycosaminoglycanが1つないし複数，核となる蛋白質に結合したものである．細胞内，細胞膜，細胞外には様々なプロテオグリカンが存在し多彩な機能を有する．関節軟骨では，プロテオグリカンはコラーゲンに次ぐ主要成分で，特に細胞外に存在しヒアルロン酸とレクチンと結合するアグリカンは，関節軟骨のプロテオグリカンの95%を占める．

アグリカンは，細いコア蛋白に多数のコンドロイチン硫酸やケラタン硫酸が櫛状に結合した形態をとる（分子量約$2×10^6$，**図5-13**）．コンドロイチン硫酸とケラタン硫酸は，アミノ糖とウロン酸の2つの糖の繰り返し構造をとり，2つの糖あた

り1〜2の陰性荷電（SO_3^-もしくはCOO^-）をもつのが特徴で，隣り合うグリコサミノグリカン分子は絶えず電気的に反発し，間隙を保つように働く（**図5-14**）．軟骨内では，アグリカンの大部分がヒアルロン酸が結合した凝集体 aggregate（分子量約$2×10^8$）として存在し，巨大分子を形成する（**図5-15**）．凝集体では，アグリカンとヒアルロン酸の結合部位はリンク蛋白とよばれる糖蛋白質で補強される．凝集体は大量の陰性荷電を有するため，大量の水および陽イオンを引き寄せ，膨らむ性質をもつ．この膨化する力はコラーゲン線維によって制御され，軟骨基質は完全に膨化していない状態にある．この余力が軟骨に弾性を与えている．軟骨内には，アグリカンのほか，バイグリカン biglycan，デコリン decorin，フィブロモジュリン fibromodulin，アスポリン asporin，コンドロアドヘリン chondroadherin などの小型のプロテオグリカンも存在し，軟骨の機能維持に関与している（**表5-1**，**図5-12**，→第6章「関節の病態，病理」項参照）．コンドロイチン硫酸に対するケラタン硫酸の割合は加齢とともに増加する．

C 関節軟骨の代謝

成熟軟骨細胞は旺盛な代謝を営み，絶えずプロテオグリカンとコラーゲンの合成と分解を行い古いものを新しいものに取りかえている．プロテオグリカンの更新の周期はコラーゲンのそれに比べて短い．この代謝は種々の全身や局所の因子に影響され，主に滑膜からのサイトカインやプロスタグランジンをはじめ，様々な物質により制御されると考えられている．この合成と分解のバランス

が崩れると軟骨は変性する．

❸ 関節軟骨の年齢的変化

Ⓐ 成長期の関節軟骨の構造

成長期の関節軟骨は幼若なほど厚く，細胞密度も高い．長管骨の関節軟骨は成長軟骨板を有し，骨端の成長も担う．軟骨細胞の有糸分裂像がみられる．transitional zone から radial zone は成長軟骨板と同様の細胞配列で，細胞増殖，肥大化，基質の石灰化，石灰化軟骨の吸収，さらに骨添加という軟骨内骨化 enchondral ossification の機序によって骨端の肥大化に関与する．

成長とともに分裂像は減少し関節軟骨は菲薄化する．骨端に血流障害が発生すると，軟骨下の骨髄で骨化機序が障害され，軟骨基質の吸収が停滞する．ところが，軟骨の間質成長 interstitial growth は障害されないため，軟骨は肥厚する（Perthes病 ➡603頁参照）．

Ⓑ 加齢による変化

高齢者では関節軟骨の表面は黄色調となる．軟骨細胞の代謝活性は加齢とともに漸減するが，軟骨全体の細胞密度，水分，コラーゲン，プロテオグリカン量は，成長完了以後の加齢によってほとんど変化しない．

コラーゲン線維は加齢により束状化し太くなる．アグリカン凝集体が減少し，不完全な形の凝集体やアグリカンの比率が増加する．ムコ多糖側鎖においては，コンドロイチン硫酸が減少し，ケラタン硫酸が増加する．

❹ その他

Ⓐ 関節軟骨の栄養

関節軟骨には血管やリンパ管がないので，栄養は滑液によってもたらされる．少なくとも tidemark より関節表面側の非石灰化軟骨はすべて滑液に栄養される．calcified zone は，軟骨下骨髄から栄養されるという考えもある．成長期の関節軟骨では，その栄養経路は滑液と軟骨下骨髄の2つである．

軟骨細胞への栄養分の能動的な輸送機序はなく，分子量 65,000 以下の低分子量の物質の移動は主に拡散 diffusion に依存する．その移動は，荷重と非荷重による軟骨の圧縮と復元の際の水の移動機序（pumping mechanism）により補助される．

Ⓑ 関節軟骨の修復

関節軟骨が機械的に損傷し，部分的に亀裂や欠損を生じると，軟骨組織の自然修復は起こらない．軟骨下骨組織まで及ばない軟骨損傷のみでは，軟骨自体による修復機序（内因性修復 intrinsic repair）は起こらない．軟骨下骨組織にまで達する軟骨損傷では，欠損部は骨髄由来の間葉系細胞により線維軟骨様組織として修復（外因性修復 extrinsic repair）されるが，硝子軟骨には戻らない．

Ⓒ 関節の潤滑

生体の関節はきわめて摩擦が少なく，効率的な潤滑 lubrication が行われている．その摩擦係数は 0.002〜0.006 で，アイススケートのそれの 1/10 といわれる．

しかし，この非常に優れた軟骨の潤滑機構はいまだ十分に解明されていない．

工学的には2つの潤滑様式が知られている．1つは境界潤滑 boundary lubrication で，相対する界面に潤滑分子が吸着し，両面がこの分子間で滑り合う潤滑様式である．もう1つは流体潤滑 hydrodynamic lubrication で，界面に流体膜 fluid film が形成され，この膜が双方の界面にかかる負荷を受けることで直接接触を避ける潤滑様式である．

軟骨の弾性や高水分量，さらに軟骨や滑膜から産生されるルブリシン lubricin とよばれる蛋白質をはじめ，アグリカンやヒアルロン酸など，関節表面に吸着する物質や関節液の性質を考慮した潤滑機構が提唱されている．しかし，関節の潤滑は既知の工学的な機構のみでの説明は難しく，少なくとも境界と流体の潤滑様式が複合的に働き，さらに生体特有の未知の潤滑機構も働いて超低摩擦の潤滑をもたらしていると考えられている．

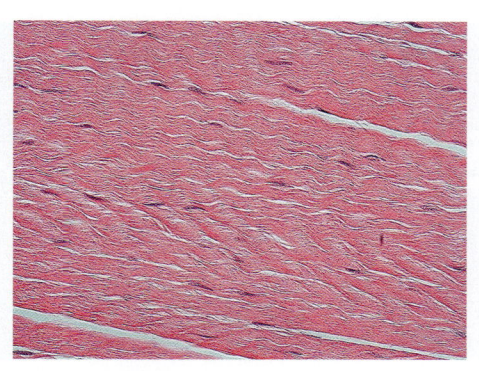

図 5-16　靱帯
靱帯の長軸（図左右方向）に平行なコラーゲン線維束と線維芽細胞から構成されている．コラーゲン線維束に特徴的な波状構造がみられる（HE染色，強拡大）．

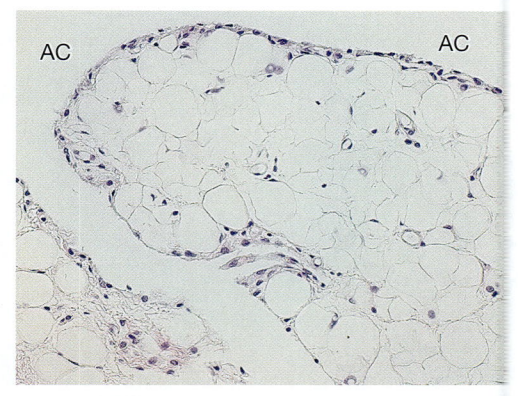

図 5-17　滑膜
滑膜は，関節腔（AC）に面する滑膜表層細胞層とその深層の滑膜下層から構成される．滑膜表層細胞層は 2～3 層の滑膜細胞からなり，滑膜下層は脂肪組織や線維性組織，血管などから構成される（HE 染色，強拡大）．

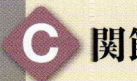

関節包と靱帯

　関節包 joint capsule と靱帯 ligament は関節の安定性に寄与する．関節包と靱帯は一体であったり，場所によって疎な結合組織が介在し分離していることもある．これらの厚さは関節や関節内の部位で異なる．肩関節では薄く，股関節や膝関節では厚く強靱で，組織学的には平行に並んだコラーゲン線維束（I 型コラーゲンが大半を占める）と，線維芽細胞からなる（図 5-16）．これらの組織には有髄・無髄神経の神経終末があり，痛覚および固有感覚の情報が中枢に伝達される．

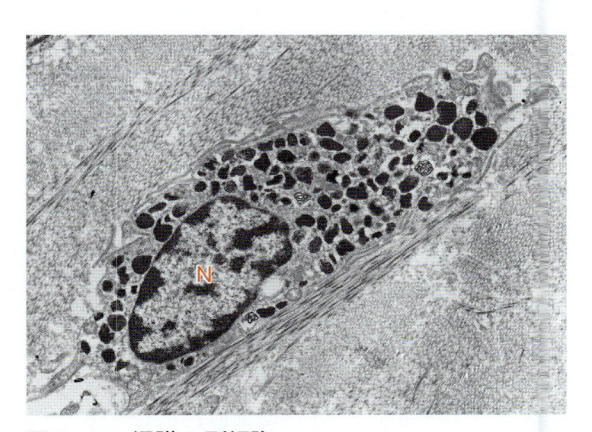

図 5-18　滑膜 A 型細胞
関節リウマチの滑膜における A 型細胞．粗面小胞体はみられず，多数のライソゾームを細胞質にもつ（透過型電子顕微鏡像，N：核）．

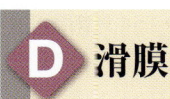

滑膜

　滑膜 synovial membrane は関節包の内層に存在する疎性結合組織である．関節腔内にある靱帯，腱や脂肪体などの表面を覆うが，関節軟骨と半月板の表面は被覆しない．滑膜の厚さは関節により，また関節内の部位で異なる．肉眼的に表面は平滑だが，時にひだ状を呈し，これを絨毛 villi とよぶ．
　滑膜の最表層には，滑膜表層細胞 synovial lining cell とよばれる 2～3 層の細胞が並ぶ．その深層の滑膜下層 subsynovial layer には線維芽細胞様の細胞のほか，脂肪細胞，血管が認められる（図 5-17）．さらに深層，すなわち外層では密なコラーゲン線維束となり，関節包に移行する．

　滑膜表層細胞間の連結は弛く，デスモゾーム desmosome の形成はない．滑膜下層との間には基底膜 basal lamina もみられない．血液と関節液の物質交換は，血管内皮細胞間の間隙と滑膜細胞外基質，そして滑膜細胞によって制御される．
　滑膜表層細胞は微細形態によって大きく 2 種類に分けられる．マクロファージに類似した A 型細胞と，線維芽細胞に類似した B 型細胞である（図 5-18, 19）．A 型細胞は多くの小胞やライソゾームをもち，Golgi（ゴルジ）装置がよく発達している．B 型細胞は発達した粗面小胞体と Golgi 装置をもつが，ライソゾームはほとんどみられない．

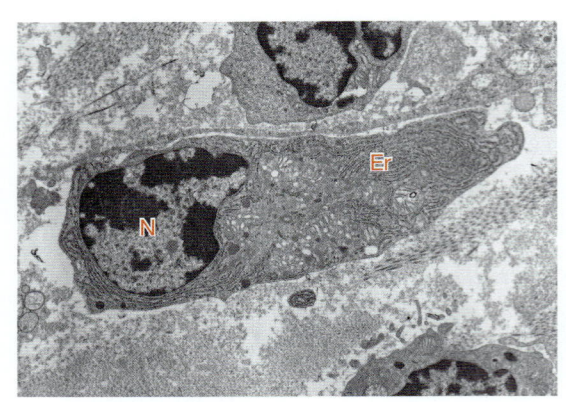

図 5-19　滑膜 B 型細胞
粗面小胞体（Er）の発達した B 型細胞．ライソゾームはみられない（透過型電子顕微鏡像，N：核）．

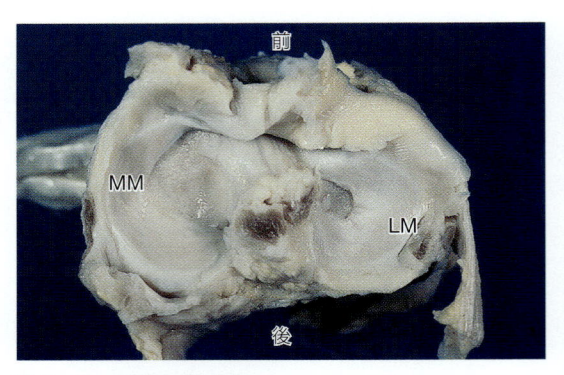

図 5-20　正常な膝半月
MM：内側半月，LM：外側半月．

A 型細胞は貪食能を備え，B 型細胞は糖や蛋白質の合成能をもつ．しかし，形態的に両者の性状を備えた中間型の細胞が散見されたり，A 型細胞がヒアルロン酸を合成し，B 型細胞が関節腔内の異物を貪食する所見を認めることもあるため，滑膜細胞は各種の刺激や環境の変化によって機能的・形態的に変化すると考えられている．

E　関節液

　関節液 synovial fluid は関節腔に貯留する粘稠な液体で，血漿濾過液に滑膜から分泌されたヒアルロン酸や糖蛋白質などが加わったものである．電解質や低分子量の物質の濃度は血液とほぼ同じだが，高分子量の物質は血液より低濃度である．このため，関節液中のグロブリンは低濃度で，フィブリノゲンはほとんど存在しない．関節液の役割は関節摺動面における物性に基づく機械的作用と関節軟骨の栄養である．ヒアルロン酸はきわめて高い粘弾性を有する．これを高濃度に含有する関節液は，歩行などの緩やかな動きでは粘性が優位に作用して潤滑作用をもたらす．一方，走行などの速い動きでは弾性が優位に作用し衝撃緩衝作用をもたらす．さらに，ヒアルロン酸の軟骨保護や抗炎症など様々な作用も報告されている．

　正常な関節液は，最も大きな関節腔をもつ膝でさえ 2 mL 前後と少量で，穿刺によって吸引することは困難である．その色調は無色ないし黄色調

透明で，関節液を入れたガラス試験管をかざすと試験管の背後が透けて見える．一般に滑膜炎が強ければ透明度は低下し，混濁する．滑膜炎における関節液の混濁は主に滑膜組織内の血管より遊走した白血球，脱落した滑膜組織，フィブリンなどに由来する．正常な関節液中に赤血球はみられず，白血球数は 50〜100/μL である．関節液中の白血球数は，関節疾患の病態（感染性，炎症性，非炎症性）の判断の指標となる（➡155 頁参照）．

　正常な関節液は粘稠性が高く，3〜5 cm の糸を引いて滴下する（曳糸性）．低粘稠性の液は糸を引かず滴状に落下する．関節液の粘稠性はヒアルロン酸の濃度に比例する．このため，一般に蛋白分解酵素が高濃度となる炎症性疾患（関節リウマチ，感染性関節炎など）で粘稠性が低下し，変形性関節症や外傷性関節炎などの非炎症性疾患では粘稠性は比較的保たれる傾向がある（➡154 頁参照）．

F　半月（半月板）

　膝関節，手関節，肩鎖関節，胸鎖関節，顎関節などでは，相対する関節軟骨面の間隙を補う形で半月（半月板）meniscus や関節円板とよばれる構成体がみられる．そのなかで膝半月が臨床的に最も重要である（➡642 頁参照）．

1　膝半月の構造と組成

　膝半月は脛骨の内・外関節面上にあり，三日月状を呈する（**図 5-20**）．正常の膝半月は白色で，

均一な半透明の線維軟骨である．その表面は平滑で，光沢がある．辺縁で厚く関節包と結合し，滑膜に移行する．内側は次第に薄くなり，最内側は自由縁となる．

成人の正常な膝半月では，血管はほぼ辺縁側10〜30％のみにみられ，この部は血行により栄養される．残りの大部分は関節軟骨と同様に関節液により栄養される．

膝半月の大部分は線維性の細胞外基質からなる．基質は主にコラーゲン線維で，膝半月の前後軸に平行配列した線維束が主体である．細胞成分は関節軟骨と同様に非常に少なく，線維芽細胞と軟骨細胞から構成される．大腿骨顆部から加わる応力の一部は吸収されるが，多くは膝半月の楔状の形態により膝半月を外に押し出す力に変換され，コラーゲン線維と膝半月の前・後角，靱帯などの付着部が大きな力を分散する．このような荷重負荷に対する緩衝機能のほかに，関節の安定性保持，回旋運動の許容，潤滑などの機能を担っている．

生化学的構成は関節軟骨に類似するが，その組成は異なる．成人の正常膝半月では，水分が湿重量の70％以上を占める．水分以外の主成分はコラーゲンで，乾燥重量で約75％を占める．外層では乾燥重量の約80％，内層では約70％となっている．外層のコラーゲンの約80％はⅠ型，一方，内層はⅡ型が約60％，Ⅰ型が約40％の割合で，外層は線維性，内層は硝子軟骨に近い性状となっている．また，Ⅰ・Ⅱ型コラーゲンに隣接するようにⅥ型コラーゲンが分布している．

膝半月の乾燥重量の15％はプロテオグリカン，2％が細胞成分となっている．プロテオグリカンの組成はコンドロイチン硫酸が50〜60％，ケラタン硫酸が15％を占めるが，デルマタン硫酸が20〜30％を占める点で関節軟骨と異なる．アグリカン，バイグリカン，デコリンの存在が知られ，内側に存在する細胞のほうがプロテオグリカンの産生能が高い．

G 滑液包

滑液包 bursa は関節周囲の組織間に存在し，滑膜細胞と類似の間葉系細胞で内面を被覆された袋

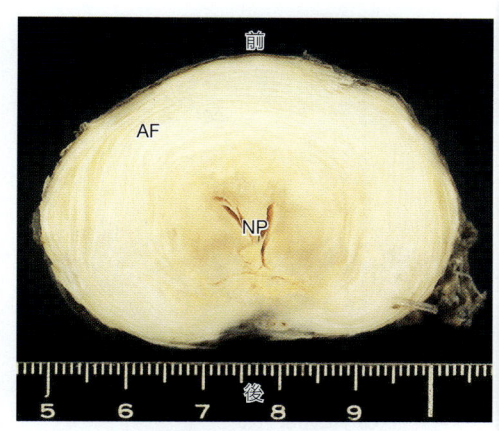

図 5-21　腰椎椎間板の横断面像
中心部の無構造性の髄核（NP）を同心円状に配列した線維輪（AF）の層板が取り囲んでいる．

様構造である．筋肉，腱，靱帯，関節包などの組織間にあって，関節運動に伴う組織間の摩擦を軽減し，円滑な関節運動を補助する．

滑液包に炎症が生じると，しばしば液が貯留し腫大する．

H 椎間板

1 椎間板の機能

椎間板 intervertebral disc は上下の椎体を連結することで，脊椎の支持性と運動性を担う．また，荷重や衝撃の吸収，緩衝という重要な機能も併せもつ．

2 椎間板の構造と組成（→ 499, 545 頁参照）

椎間板は隣接する椎体の間に介在する円板状組織である．関節包や関節腔，滑膜組織を欠き，その大部分は線維軟骨からなる．椎間板の大きさと形は頚椎，胸椎，腰椎で異なるが，その構造は同じである．基本的な構成要素は3つで，中心部の髄核 nucleus pulposus，これを取り囲む線維輪 annulus fibrosus，椎体面に存在する軟骨終板 cartilage end-plate である（**図 5-21, 22**）．

髄核は椎間板体積の40〜60％を占め，肉眼的には白色ゲル状である．無血管の組織で，無構造の基質内に髄核細胞がまばらに存在し，ムコ多糖

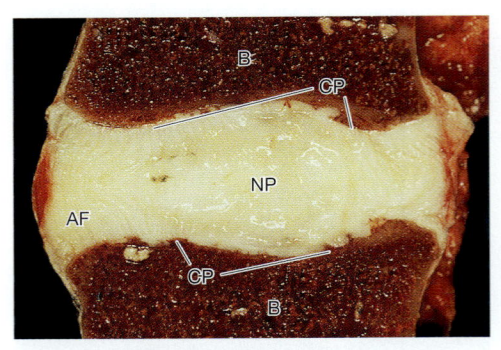

図5-22　腰椎椎間板の矢状断面像
ゲル状の髄核（NP）は，線維輪（AF）と上下椎体（B）
の軟骨終板（CP）に囲まれる.

染色で陽性を示す．水分が豊富で湿重量の70〜
90%を占める．コラーゲンはⅡ型で，乾燥重量の
15〜20%に過ぎない．一方，アグリカンを主体とす
るプロテオグリカンは乾燥重量の約65%を占め，
その高い保水性により髄核に高い内圧を発生させ
る．

　線維輪は，同心円状に配列した層板 lamellae
とよばれるコラーゲン線維層からなる．それぞれ
の層板のコラーゲン線維は一定方向に走行する
が，隣接する層板ごとにその方向は異なる．この
構造が線維輪に力学的強度を与えている．線維輪
の厚さと構造はその部位によって異なる．外層の
層板の線維は椎体の骨に直接結合し，内層の線維
は軟骨板と結合する．生化学的には，線維輪の湿
重量の60〜70%が水分で，乾燥重量の50〜60%
をコラーゲンが占める．外層はⅠ型コラーゲンで，
内層に向かうにつれⅡ型の比率が増加する．

　軟骨終板は厚さ1〜2mmの軟骨層で，椎体隅
角部を除く椎体の上下の皮質骨面を覆っている．
このため髄核の上下面を完全に覆うが，線維輪で
はその内層のみを被覆する．組織学的には椎体側
は硝子軟骨で，椎間板側は線維軟骨である．椎間
板の栄養，特に髄核と線維輪内層の栄養は椎体内
血管から軟骨終板を介して拡散するため，その経
路として重要な役割を果たしている．

●参考文献

1) Bresnihan B, Flanagan AM, Firestein GS：Synovium.
In：Firestein GS, Budd RC, Gabriel SE, et al（eds）：
Kelly's Textbook of Rheumatology, 9th ed. pp20-32,
Elsevier Saunders, Philadelphia, 2009

2) Chubinskaya S, Malfait AM, Wimmer MA：Form
and function of articular cartilage. In：O'Keefe RJ,
Jacobs JJ, Chu CR, et al （eds）：Orthopaedic Basic
Science, 4th ed. pp183-197, AAOS, Rosemont, 2013

3) Doral P：Cell, tissue and system. Functional
anatomy of the musculoskeletal system. In：
Standring S（ed）：Gray's Anatomy, 40th ed. pp81-
124, Churchill Livingstone Elsevier, Edinburgh, 2008

4) Eyre D, Benya P, Buckwalter J, et al：The Interver-
tebral disc；basic science perspectives. In：Frymoy-
er J, Gordon S （eds）：New Perspectives on Low
Back Pain. AAOS, Park Ridge, 1989

5) Freeman MAR（ed）：Adult Articular Cartilage, 2nd
ed. Pitman Medical Pub, London, 1979

6) Gardner DL（ed）：Pathological Basis of the Connec-
tive Tissue Diseases. Lea & Febiger, London, 1992

7) Ghadially FN：Fine Structure of Synovial Joints.
Butterworth-Heinemann, London, 1983

8) Goldring M：Cartilage and chondrocytes. In：
Firestein GS, Budd RC, Gabriel SE, et al （eds）：
Kelly's Textbook of Rheumatology, 9th ed. pp33-60,
Elsevier Saunders, Philadelphia, 2009

9) Gorldring SR, Goldring M：Biology of the normal
joint. In：Firestein GS, Budd RC, Gabriel SE, et al
（eds）：Kelly's Textbook of Rheumatology, 9th ed.
pp1-19, Elsevier Saunders, Philadelphia, 2009

10) Gordon MK, Hahn RA：Collagens. Cell Tissue Res
339：247-257, 2010

11) Heinegård D, Saxne T：The role of the cartilage
matrix in osteoarthritis. Nat Rev Rheumatol 7：50-
56, 2011

12) Iozzo RV, Schaefer L：Proteoglycan form and
function：A comprehensive nomenclature of
proteoglycans. Matrix Biol 42：11-55, 2015

第6章 関節の病態, 病理

関節 joint は可動性と支持性という人体が活動するために重要な機能を受けもつ。関節は関節軟骨, 骨, 滑膜, 滑液, 靱帯, 半月板などによって構成されているが, 変形性関節症やリウマチなどの関節疾患においては, これらの関節を構成する組織が各種の病態メカニズムで傷害され, 関節としての機能が低下する。例えば, 関節軟骨の変性, 破壊は関節の衝撃吸収能力を低下させることと, 滑らかな関節運動の障害となる。また, 滑膜の増殖は貯留する関節液を増加させ, 関節内圧の上昇をきたし疼痛を招く(→84頁参照)。

関節を構成する各種の組織は常に生理的な代謝により, 細胞レベルから発生する各々の代謝異常が, よってその機能が低下していくことが関節疾患の病態である。関節リウマチでは滑膜における炎症性の増殖が関節内に大きな力学的ストレスにさらされる重要な病態である。関節は常に大きな力学的ストレスにさらされており, 関節疾患における病態には力学的因子が深く関与している。力学的ストレスにより関節を構成する組織が細胞レベル, 組織レベルで反応することによって病態が起こる疾患も多い。例えば関節軟骨の変性, 破壊を主たる病態とする変形性関節症は, 肥満者に病態が起こっており, 関節軟骨への力学的ストレスの増大が疾患の誘因となっている。

ゲン, プロテオグリカン, ヒアルロン酸などである。軟骨細胞から産生される。Ⅱ型コラーゲンは軟骨組織に抗張力を与え, プロテオグリカンはその陰性荷電により水分を保持することによって実質節軟骨の粘弾性を維持している。

関節軟骨は衝撃吸収作用を有し, かつ軟骨間の運動はきわめて低摩擦であるが, これらの関節軟骨の機能は軟骨細胞の産生する細胞外基質によって維持されている。軟骨細胞は, 力学的ストレスや炎症刺激を活発に動いているが, 関節疾患のような病的環境では関節軟骨自身が破壊を活発する生物学的反応において中心的役割を演じる。

1 関節軟骨を傷害する因子

関節軟骨の傷害原因には主として機械的因子と生化学的因子がある。機械的因子が傷害原因となる代表例は外傷による軟骨損傷である。関節軟骨は軟骨下骨と一体になって力学的ストレスに耐えられる構造を有しているが, 限界を超えるような外傷が関節に加わった場合には軟骨の機械的損傷が起こる。特に軟骨下骨と一体になって軟骨が剥離した場合を骨軟骨骨折 osteochondral fracture とよぶ。

生化学的因子が直接的な傷害を起こす代表例は化膿性関節炎や結晶誘発性関節炎の急性期である。両疾患ともに関節液中に多数遊走した多核白血球から産生, 放出されたライソゾーム酵素(蛋白分解酵素)が軟骨基質を直接的に融解, 低分子化する。特に化膿性関節炎では, 適切な排膿がなされないと関節内圧の上昇による軟骨組織への血行障害も加わり, 軟骨組織の広範な壊死, 消失を招く。

A 関節疾患における 関節軟骨の生物学的反応

関節軟骨はその湿重量の95%を細胞外基質が, 残る5%を唯一の細胞種である軟骨細胞が構成する組織である。細胞外基質の主成分はⅡ型コラー

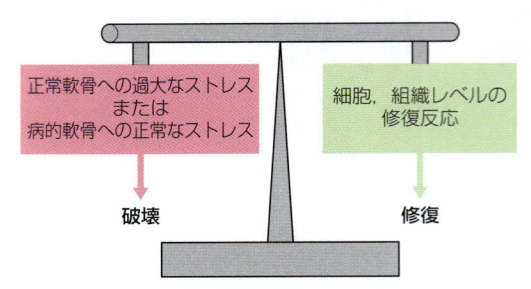

図6-1　変形性関節症における軟骨破壊と修復のバランス
破壊とともに修復の機序が存在することが変形性関節症の特徴である．正常軟骨に過大な力学的ストレスが作用するか，病的軟骨に正常な力学的ストレスが作用し続けると病態は破壊に傾き，傷害に対する修復反応により病態は修復に傾く．

② 関節軟骨の変性，破壊の機序

　関節軟骨は関節の機能維持において最も重要な組織であり，すべての関節疾患において関節軟骨の変性，破壊の防止が治療の最大目標となる．関節軟骨の変性，破壊が最も特徴的に認められるのは変形性関節症である．変形性関節症は全身の諸関節に発症するが，膝，股などの荷重関節に好発する．変形性関節症は加齢を基盤として遺伝，性，力学的ストレスなどの複数の要因を背景に発症する多因子疾患である．修復反応が存在することも変形性関節症の特徴である．正常軟骨に過大な力学的ストレスが作用するか，病的軟骨に正常な力学的ストレスが作用し続けると病態は破壊に傾き，傷害に対する細胞，組織レベルの修復反応が活発となると病態は修復に傾く（**図6-1**）．

　原因となる疾患が特定できない場合を一次性変形性関節症とよび，発育性股関節形成不全や膝靱帯損傷などの明らかな原因疾患が特定できる場合を二次性変形性関節症とよぶが，判別が困難な場合も多い．関節リウマチは滑膜炎を初発病変とし，進行すれば関節軟骨が高度に変性，破壊される．変形性関節症は非炎症性疾患であり，関節リウマチは炎症性疾患であるが，両疾患における関節軟骨の変性，破壊過程には共通する細胞レベル，組織レベルの反応が関与している．

Ⓐ 生化学的な軟骨基質の破壊

　関節疾患における病態で最も重大な事象は関節軟骨の変性とそれに引き続く破壊である．関節疾

患の関節軟骨における病態はある程度共通しており，軟骨の細胞外基質の傷害といえる．疾患の最終過程では関節軟骨の変性，破壊は機械的因子によってではなく，軟骨基質の低分子化という生化学的因子によって起こっている．軟骨基質の恒常性は軟骨細胞からの産生と同じ軟骨細胞による破壊のバランスの上に成り立っている．

　変形性関節症では軟骨基質の傷害メカニズムは産生の障害と破壊の亢進に大きく分けられる．疾患初期には軟骨細胞は加わった力学的ストレスや炎症刺激に対応し，Ⅱ型コラーゲンやプロテオグリカンなどの軟骨基質の産生を増加させ関節軟骨を保護するが，病変が進行すると破壊が産生を上回る結果となり，軟骨に存在する基質の総量は低下する．また，変形性関節症の病変が進行すると軟骨細胞から産生されるコラーゲン種はⅡ型からⅠ型にスイッチされ，もとの硝子軟骨でなく線維軟骨に近い組織になり衝撃吸収などの関節軟骨としての機能が低下していく（**図6-2**）．

1 ● 軟骨基質の破壊能を有する蛋白分解酵素

　関節疾患における軟骨の変性，破壊は基質の分解能を有する種々の蛋白分解酵素によって起こっている．関節疾患では，軟骨組織の環境と同じ中性領域で作用するマトリックスメタロプロテアーゼ matrix metalloproteinase（MMP）およびセリンプロテアーゼが主として軟骨基質の変性，破壊に関与している．これらの蛋白分解酵素は軟骨細胞，滑膜細胞などの関節を構成する細胞や関節組織に遊走，浸潤した各種の炎症性細胞から産生，分泌されているが，ほとんどの関節疾患に共通して軟骨細胞自身から産生される酵素が最も重要である．

　MMP は活性中心に Zn^{2+} を有し，酵素活性発現には二価金属イオンを要する酵素であり，互いに一次構造に高い相同性をもつ，潜在型として産生，分泌され，他の酵素などにより活性化される，共通のインヒビターである tissue inhibitor of metalloproteinases（TIMP）によって阻害される，などの特徴を有する．MMP のうちコラゲナーゼ群は軟骨基質の主成分であるⅡ型コラーゲンをはじめとする間質性コラーゲンを分解,低分子化する．ゼラチナーゼ群はコラーゲンがヘリックス領域の 1/4 と 3/4 の部分で切断された後，体温下で変性して生じるゼラチンを分解する．ストロムライシ

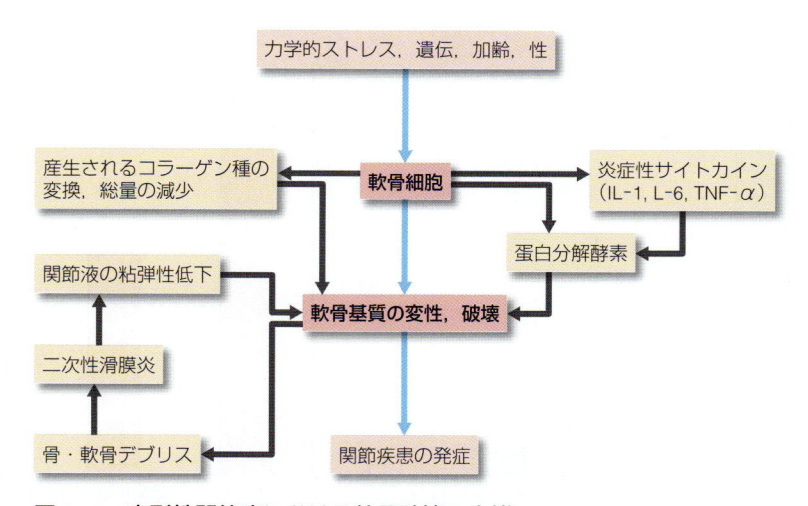

図 6-2　変形性関節症における軟骨破壊の病態
力学的ストレス，遺伝，加齢，性を背景に軟骨細胞から産生されたサイトカイン
が軟骨細胞自身からの蛋白分解酵素の産生を調節している．骨・軟骨デブリスに
よって生じる二次性滑膜炎も関節液の粘弾性低下を通じて関節軟骨の破壊を促進
する．

ン群のうち，MMP-3 は軟骨型プロテオグリカン
であるアグリカンを効率的に分解する．MT-
MMP は C 末端に細胞膜貫通ドメインを有し，細
胞周囲における基質破壊に重要な役割を果たす．

　関節疾患における軟骨基質の変性，破壊は単独の
蛋白分解酵素によって起こるのではなく，複数の酵
素の共同作用の結果と考えられている．軟骨基質の
なかで最も初期に分解を受けやすい基質はプロテオ
グリカンである．プロテオグリカンの分解は従来，
MMP によるものと考えられてきたが，最近の研
究では a disintegrin and metalloproteinase with
thrombospondin motifs-4，-5（ADAMTS-4，-5）
によるものであることが明らかとなった．ADAMTS
は関節疾患における軟骨変性の初期に関与してい
ると考えられている．変形性関節症ではこれらの
蛋白分解酵素の軟骨細胞による産生を調節してい
るのは，同じく軟骨細胞から産生される炎症性サ
イトカイン（IL-1，IL-6，TNF-α など）や成長因子
（TGF-β　bFGF など）である．

2 ● 一酸化窒素の関与

　一酸化窒素 nitric oxide（NO）は心血管系におい
ては恒常性維持に働くが，関節軟骨では細胞障害
的に作用する多元的ガスメディエーターである．
NO は生体内では NO 合成酵素（NOS）によって合
成されるが，IL-1，TNF-α などの炎症性サイト

カインが軟骨細胞で inducible な NOS（iNOS）を
誘導し，軟骨破壊を増幅している．iNOS により
過剰産生された NO は軟骨細胞における基質産生
の抑制，潜在型 MMP の活性化などにより軟骨組
織の破壊を誘導する．

B 軟骨細胞のアポトーシス

　変形性関節症や関節リウマチを含む関節疾患の
病態には軟骨細胞のアポトーシスが関与してい
る．変形性関節症では関節軟骨の表層や cluster
形成部にアポトーシスに陥った細胞が多く認めら
れる．軟骨細胞は力学的ストレスや NO を含む
種々のメディエーターによりアポトーシスを起こ
し，基質産生の低下と分解亢進が惹起される一因
となっている．

C 関節液の変化

　健常人の関節液は滑膜 B 細胞から産生される
ヒアルロン酸の存在により高い粘弾性を有する．
関節液中のヒアルロン酸は健常人では約 400 万の
分子量を有するが，変形性関節症や関節リウマチ
などの関節疾患ではその分子量とともに濃度も低
下しているため関節液の粘弾性が低下している
（図 6-3）．関節液の粘弾性は関節の衝撃吸収とい
う重要な機能を維持するうえで大きな役割を果た
している．生体関節の潤滑には複数の様式がある

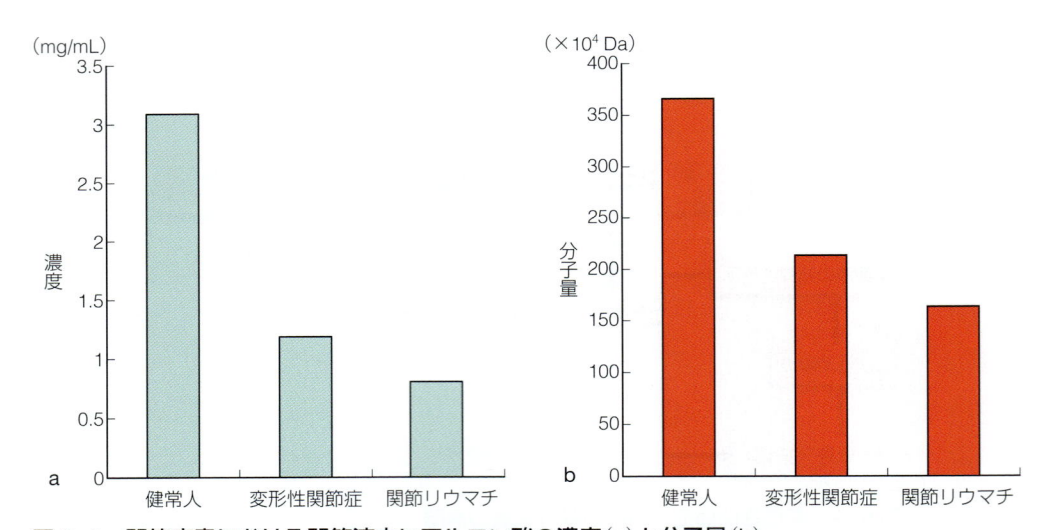

図6-3　関節疾患における関節液中ヒアルロン酸の濃度（a）と分子量（b）
変形性関節症，関節リウマチともに関節液中のヒアルロン酸の濃度と分子量がともに健常人より低下している．
(Yoshida M, Sai S, Marumo K,et al. : Expression analysis of three isoforms of hyaluronan synthase and hyaluronidase in the synovium of knees in osteoarthritis and rheumatoid arthritis by quantitative real-time reverse transcriptase polymerase chain reaction. Arthritis Res Ther 6：514-520, 2004 より改変)

が，その1つである流体潤滑における潤滑能は関節液の性状に依存しており，含有されるヒアルロン酸に影響される．摩擦係数を低下させるヒアルロン酸は境界潤滑でもその潤滑能に寄与している．以上のようにヒアルロン酸によって維持されている関節液の粘弾性は関節軟骨間における衝撃吸収とともに低摩擦性に寄与しており，その低下は変形性関節症における関節軟骨の変性，破壊を助長している．

B 関節疾患における関節軟骨の病理，病態

関節軟骨は血管，神経，リンパを欠く組織であり，関節液によって栄養や酸素の補給を受けている．関節軟骨は均一な組織ではなく軟骨細胞の形態の異なる4層から構成される．関節軟骨に存在する唯一の細胞種は軟骨細胞である．表層の軟骨細胞は扁平で関節表面に平行に配列するが，深層に移行するにつれ，球形で大型となる．関節軟骨の下方は軟骨下骨に連続しているが，軟骨下骨と関節軟骨の間には両者を連絡する血管は存在しない．

1 関節疾患における関節軟骨の病理的変化

関節軟骨に病変が初発する変形性関節症において関節軟骨に最初に認められる所見は，軟骨表面が細かく破断する線維化 fibrillation である．初期の変形性関節症の軟骨表面が光沢を失って見えるのはこの線維化のためである．変性が進行すると線維化より大きく，しばしば軟骨下骨に達する軟骨に垂直な亀裂である fissure が認められる（図6-4a）．fissure の周囲では軟骨細胞が分裂，増殖した結果，cloning が認められる（図6-4b）．cloning した軟骨細胞はしばしば肥大化する．さらに深い亀裂となり，石灰化層まで達するようなものを cracking と称する．

正常関節軟骨の最深層である石灰化層と深層 radial zone の間にはヘマトキシリン好性の波状

> **NOTE　関節の疼痛はどの組織で感じているか**
>
> 関節疾患における臨床症状として最も重要なのは疼痛である．関節軟骨は衝撃吸収や低摩擦性など関節の機能維持において最も重要な組織であるが，関節軟骨自体には侵害受容器が存在しない．関節疾患における疼痛の自覚には関節軟骨は直接に関与せず，滑膜や関節包が疼痛を認知している．

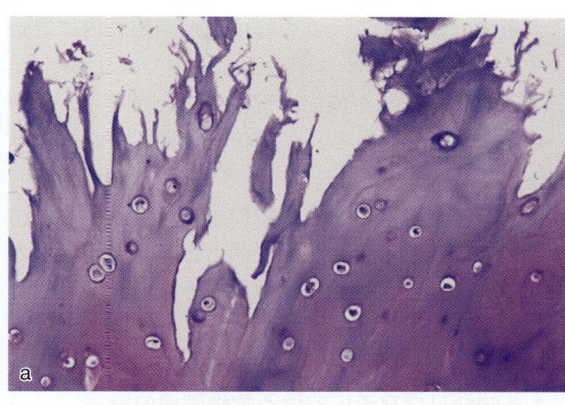
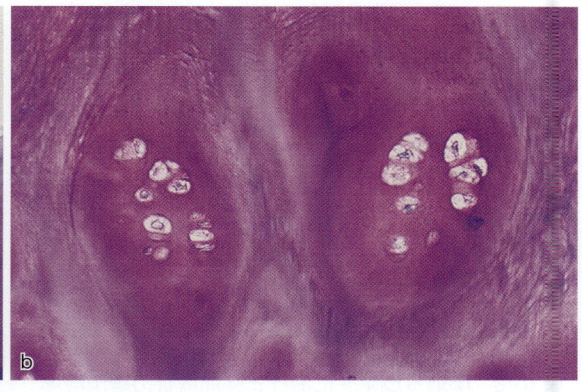

図 6-4　変形性関節症における関節軟骨の病理所見（Ⅰ）
a. fissure（×50），b. 軟骨細胞の cloning（×100）．
変形性関節症の軟骨には fissure とよばれる亀裂が表面に認められる．軟骨細胞が集落を形成する cloning が認められ，軟骨細胞は活発な増殖能を有している．

の線が認められ，これを tidemark とよぶ．変形性関節症では tidemark はしばしば二重，三重となり，radial zone 側へ弯曲して突出する像を呈する（**図 6-5**）．この tidemark の異常は変形性関節症の初期から認められる．進行した変形性関節症では，元の関節軟骨の表層は失われ，残存する深層部分が修復軟骨で覆われる．この修復軟骨は線維性軟骨であり，Ⅱ型コラーゲンでなくⅠ型コラーゲンを多く含有しており，正常軟骨に比較してプロテオグリカンの含有量も少ない．

　変形性関節症はその長い経過の間に起こる骨・軟骨における修復反応の存在を特徴とする疾患である．過大な力学的ストレスに対応し，ストレスを分散するため接触面を増加させるように関節辺縁での軟骨組織が増殖する．この軟骨の修復反応によって軟骨棘が形成される．軟骨棘は後に軟骨内骨化の機序により骨化し，単純 X 線で特徴的な骨棘となる．

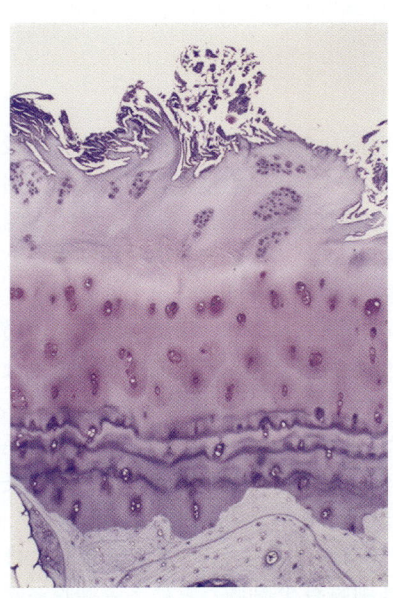

**図 6-5　変形性関節症における関節軟骨の病理所見
（Ⅱ）**
複数線となった tidemark（×50）．変形性関節症では tidemark はしばしば複数となり，radial zone 側へ弯曲して突出する．

2　関節疾患における滑膜の病的反応

　滑膜は関節包の内面に存在し，マクロファージ様の A 細胞と線維芽細胞様の B 細胞からなる 1，2 層の滑膜表層細胞 synovial lining layer で構成されている．滑膜表層細胞と滑膜下層との間には基底膜を欠き，ここで血漿から濾過された成分に B 細胞から分泌されるヒアルロン酸が添加されて関節液が産生される．滑膜は軟骨細胞への栄養や酸素の供給を担当する関節液を産生する重要な組織であるが，リンパ球やマクロファージなどの炎症性細胞の浸潤や間質の浮腫などの結果，滑膜炎という病的反応を起こしやすい組織であり，関節疾患の病態において重要な役割を果たしている．

A 滑膜炎の発症機序

　滑膜炎は関節疾患に広く認められるが，最も典型的に認められるのは関節リウマチ（➡241 頁参照）で

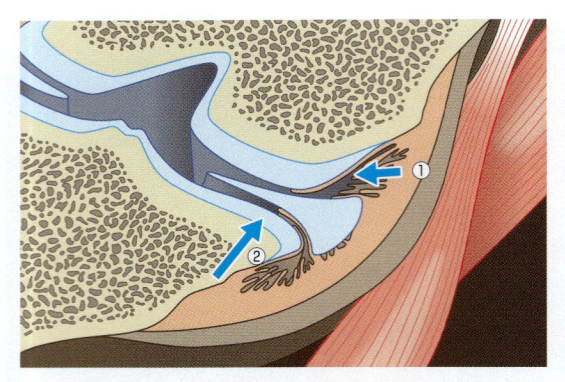

図6-6　関節リウマチにおける関節軟骨の破壊機序
増殖した滑膜がパンヌスとよばれる炎症性肉芽組織となり，軟骨表面を覆うように直接的に浸潤していく機序（①）と，bare area から初発した炎症細胞浸潤が軟骨下骨を経由して骨髄に存在する炎症細胞を刺激することによって産生されたサイトカインや蛋白分解酵素によって表層の関節軟骨が変性，破壊されていく機序（②）の2種類がある．

ある．関節リウマチは，遺伝的素因に複数の環境因子が加わって自己免疫応答が起こり，諸関節に対称的な慢性炎症性病態が惹起される疾患である．関節リウマチは血管，呼吸器病変などの関節外症状を呈する全身性の疾患であるが，主病変は関節内の滑膜で起こり，滑膜が病態形成のうえで最も重要な組織である．関節リウマチでは，関節包付着部で骨と軟骨が移行する部位である bare area で病変が初発する．bare area では毛細血管と未分化な間葉系組織が密接に存在し，炎症性細胞浸潤が起こりやすい．

　関節リウマチの滑膜組織にも初期には HLA/DR 陽性細胞や T 細胞などによる細胞浸潤が認められ，次第に B 細胞や CD4 陽性 T 細胞が浸潤し，リンパ濾胞を形成するようになる．滑膜組織には次第にマクロファージが遊走し，IL-1，IL-6，TNF-α などの炎症性サイトカインが盛んに産生される．これらのサイトカインにより滑膜組織中の各種細胞から蛋白分解酵素やケミカルメディエーターが産生，放出される．サイトカインによって刺激された B 細胞は抗体を産生する．しばしば10層以上にも重層化した滑膜表層細胞は MMP やカテプシンなどの組織破壊作用を有する蛋白分解酵素を盛んに産生する．

　滑膜表層細胞の下方では血管新生が旺盛となり，IL-8 などの走化性物質の刺激により好中球が遊走，浸潤する．この好中球が関節腔内に遊走するため，関節リウマチの関節液中ではリンパ球，マクロファージが優位の滑膜組織と異なり，好中球が多数認められる．関節液中に遊走した好中球からも炎症性サイトカインや蛋白分解酵素が産生，分泌され，さらなる組織破壊を惹起する．滑膜の深層では炎症性細胞浸潤とともに血管新生が起こり，滑膜は次第に肉芽組織となり，腫大していく．

1 ● 関節リウマチにおける軟骨破壊の機序

　関節リウマチでは初期の滑膜炎に引き続き関節軟骨の高度な変性，破壊が起こる．関節リウマチにおける関節軟骨の破壊には2つの機序がある（**図6-6**）．1つは増殖した滑膜がパンヌス pannus とよばれる炎症性肉芽組織となり，軟骨表面を覆うように直接的に浸潤していく機序である．パンヌスや隣接する軟骨からは種々の蛋白分解酵素が産生され，軟骨基質を低分子化することによって関節軟骨の破壊が進行していく．もう1つの機序は bare area から初発した細胞浸潤が軟骨下骨を経由して骨髄に存在する炎症細胞を刺激することによって産生されたサイトカインや蛋白分解酵素によって表層の関節軟骨が変性，破壊されていくものである．蛋白分解酵素以外にも一酸化窒素などのガスメディエーターが軟骨破壊を誘発している．

2 ● 変形性関節症における滑膜炎

　変形性関節症（➡268頁参照）でも関節リウマチほど高度ではないが，滑膜炎が存在する．変形性関節症では，先行するする関節軟骨の破壊により，骨・軟骨の摩耗粉（デブリス debris）が産生され関節腔内に放出される．骨・軟骨デブリスは軽度の二次性滑膜炎を惹起する．二次性滑膜炎の結果，関節液貯留が高度となり，関節内圧が亢進し関節痛が増悪する．二次性滑膜炎は，変形性関節症の発症において軟骨や軟骨下骨の病態ほど重要ではないが，疼痛などの臨床症状発現には一定の役割を果たしている．滑膜炎の持続は滑膜の線維化や血行障害をきたし，軟骨細胞への栄養や酸素の供給障害，老廃物の排泄障害によって軟骨細胞の機能障害，アポトーシスを含む細胞死を招く．

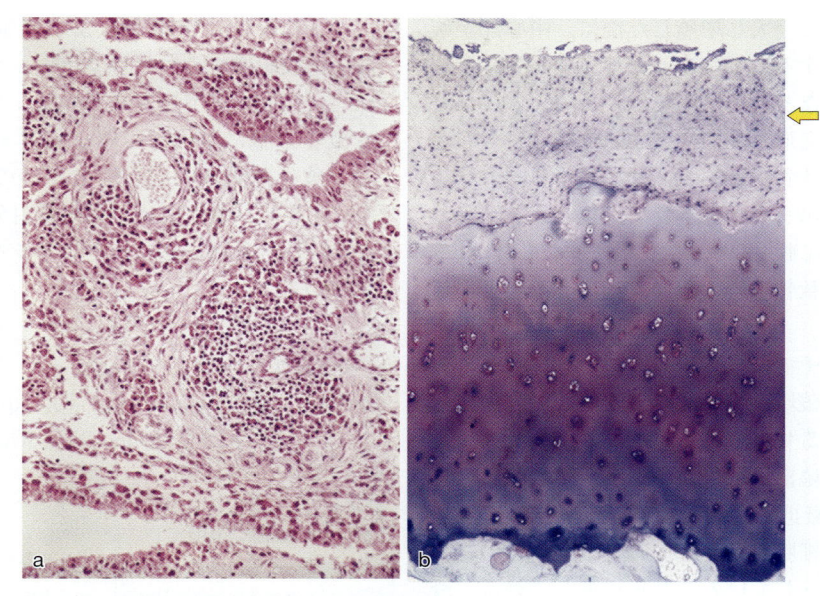

図 6-7　関節リウマチにおける病理所見
a. 重層化した滑膜（×100），b. パンヌスによる軟骨の破壊（×50）．
関節リウマチでは滑膜表層細胞は多層化し絨毛性に増殖し，リンパ濾胞を形成する．増殖した滑膜は炎症性肉芽組織であるパンヌス（b：矢印）を形成し，軟骨を表面から被覆するように破壊していく．

Ⓑ 滑膜炎における病理的変化

　初期の関節リウマチでは，滑膜における血管内皮細胞の腫大，血管腔の閉鎖などの微小血管組織の傷害が認められる．この過程では，組織のうっ血，浮腫，フィブリンの析出，滑膜表層細胞の過形成も認められる．滑膜に存在する A 細胞，B 細胞の両者が過形成に関与する．滑膜表層細胞は多層化し絨毛性に増殖した結果，炎症性肉芽組織であるパンヌスを形成し，骨・軟骨を破壊していく（図 6-7）　関節リウマチでは，滑膜組織の絨毛様増殖とリンパ濾胞形成，滑膜が骨膜に移行する bare area からの炎症性細胞の浸潤と引き続く骨・軟骨の破壊，およびリウマトイド結節の形成が特徴的な病理所見である．滑膜の細胞構成が変化し，滑膜が高度に増殖するが，この滑膜病理所見自体は関節リウマチに特異的なものではない．

　関節リウマチでは，滑膜を中心とした高度の炎症と関節破壊が起こった後に関節内に線維化，瘢痕化が起こり，滑膜炎症が沈静化して燃え尽きたような状態になることがある．滑膜炎が燃え尽きた後の線維化によって関節の可動域が著しく低下し，ほとんど不動となった状態を線維性強直

fibrous ankylosis とよび，関節を構成する両端の骨組織が骨性に癒合して可動域が全く消失した状態を骨性強直 bony ankylosis とよぶ．

Ⓒ 関節疾患における軟骨下骨の反応

　変形性関節症などの関節疾患では関節軟骨破壊の結果，衝撃吸収能が損なわれ軟骨下骨には過大な力学的ストレスが伝達され，軟骨下骨のリモデリングが亢進するとともにしばしば微小骨折 microfracture を生じる．力学的ストレスが刺激となって軟骨下骨における骨形成が促進された結果，軟骨下骨が硬化する．軟骨下骨の硬化はその剛性を高め，表層に位置する関節軟骨の力学的脆弱性を高める結果となり，関節軟骨の破壊がますます進行する．変形性関節症では軟骨下骨の活性を反映する骨シンチグラフィー（→146頁参照）で集積の高度な症例ほど将来の病変の進行が速く，軟骨下骨が関節疾患の病態に深く関与している．変形性関節症では骨嚢胞の形成も認められる．変形性関節症の進行に伴う関節内圧の亢進によって線維

性組織が骨内に侵入し増殖した後に，中心部が壊死し粘液変性することによって骨嚢胞が生じる．骨嚢胞は荷重などの力学的ストレスの大きい部位に好発する．変形性関節症の末期では，軟骨層が完全に消失し軟骨下骨が表面に露出する．力学的ストレスが露出した軟骨下骨に直接かかり，刺激によってさらに軟骨下骨が肥厚し表面が磨かれることによって軟骨下骨の象牙質化を認めるようになる．

　関節リウマチでは滑膜炎によって惹起される骨組織の吸収，破壊が特徴的である．この骨病変は破骨細胞による骨吸収の結果である．パンヌスに隣接する骨破壊部位では破骨細胞が多数認められるほか，酒石酸抵抗性酸フォスファターゼ(TRAP)陽性の単球系細胞が存在し，破骨細胞以外の細胞も骨吸収に関与していることを示唆している．滑膜線維芽細胞は破骨細胞の強力な分化誘導因子である receptor activator of NF-κB ligand(RANKL)を大量に産生し，滑膜中に存在するマクロファージ様細胞を前駆細胞として破骨細胞様細胞を誘導し骨吸収に働く．この滑膜線維芽細胞からの

RANKL 産生は T 細胞によって制御を受けている．滑膜組織中のマクロファージから産生されるIL-1，IL-6 や TNF-α などの炎症性サイトカインは破骨細胞による骨吸収を促進する作用を有する．破骨細胞は細胞周囲に酸性の環境を誘導しMMP などの中性領域で働く蛋白分解酵素のみでなく，酸性領域で働くカテプシンを作用しやすくしている．

●参考文献

1) Poole AR, Guilak F, Abramson SB：Osteoarthritis, 4 th ed. pp 27-72, Lippincott Williams & Wilkins, Philadelphia, 2007
2) 山本一彦：リウマチ病学テキスト．pp90-105，診断と治療社，2010
3) Biswas D, Bible JE, Grauer JN：AAOS Comprehensive Orthopaedic Review. pp53-63, AAOS, Rosemont, 2009
4) Heinegard D, Yngve PL：Osteoarthritic Disorders. pp229-237, AAOS, Rosemont, 1995
5) Goronzy JJ, Weyand CM：Primer on the Rheumatic Diseases, 12 th ed. pp209-217, Arthritis Foundation, Atlanta, 2001

第7章 関節軟骨の修復と再生

関節軟骨 articular cartilage は，各骨格コンポーネントの端を覆い，滑らかな関節運動を担っている．関節軟骨は外傷，関節の不安定性，関節炎，過度の荷重，加齢による変性などによって損傷される一方，軟骨組織自身に治癒能力がほとんどないため，その損傷・変性は進行する．本章では，軟骨の損傷・変性を説明した後，その修復・再生についての現状の取り組みと展望を記載する．

A 軟骨の構造

軟骨 cartilage は，軟骨細胞外マトリックスとその中に散在する軟骨細胞 chondrocyte からな

る（**図7-1a**，➡48頁，第5章参照）．軟骨細胞が軟骨細胞外マトリックスを作り，維持する．軟骨細胞外マトリックスはコラーゲン細線維が三次元的にネットワークを作り，その間隙をプロテオグリカンが充填する構造をとる（**図7-1b**）．荷重に耐えて関節運動を果たすという関節軟骨の物理的な機能は，このマトリックス構造が担っている．軟骨コラーゲン細線維はⅡ型コラーゲンと少量のⅨ型およびⅪ型コラーゲンが会合してできている（**図7-1c**）．一方，皮膚，骨，腱，靱帯，内臓の結合組織などの細胞外マトリックスは主にⅠ型コラーゲンで構成され，これらの組織にはⅡ・Ⅸ・Ⅺ型コラーゲンは存在しない．逆に，軟骨にはⅠ型コラーゲンは存在しない．この点において，軟骨の

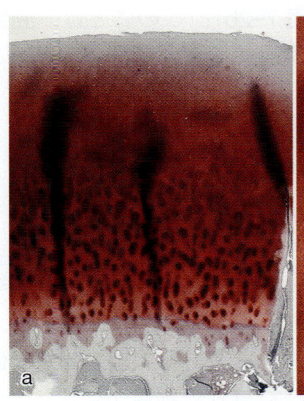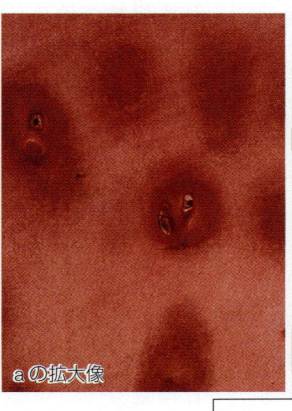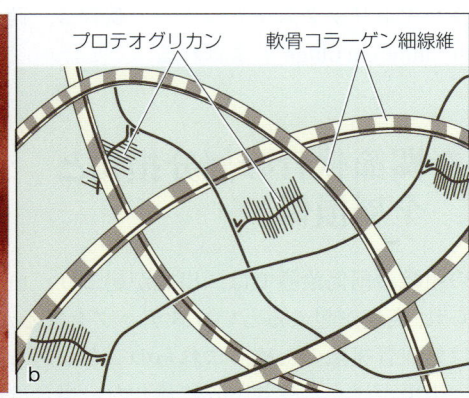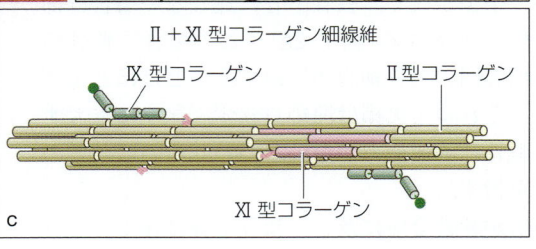

a. 軟骨の組織像（サフラニンO染色）．軟骨細胞は，豊富な細胞外マトリックス中に散在する．軟骨細胞外マトリックスのプロテオグリカンはサフラニンOによって赤色に染まる．
b. 軟骨細胞外マトリックスの構造．コラーゲン細線維とプロテオグリカンからなる．
c. 軟骨コラーゲン細線維は，Ⅱ・Ⅸ・Ⅺ型コラーゲン分子が会合してできる．

図7-1 軟骨の構造

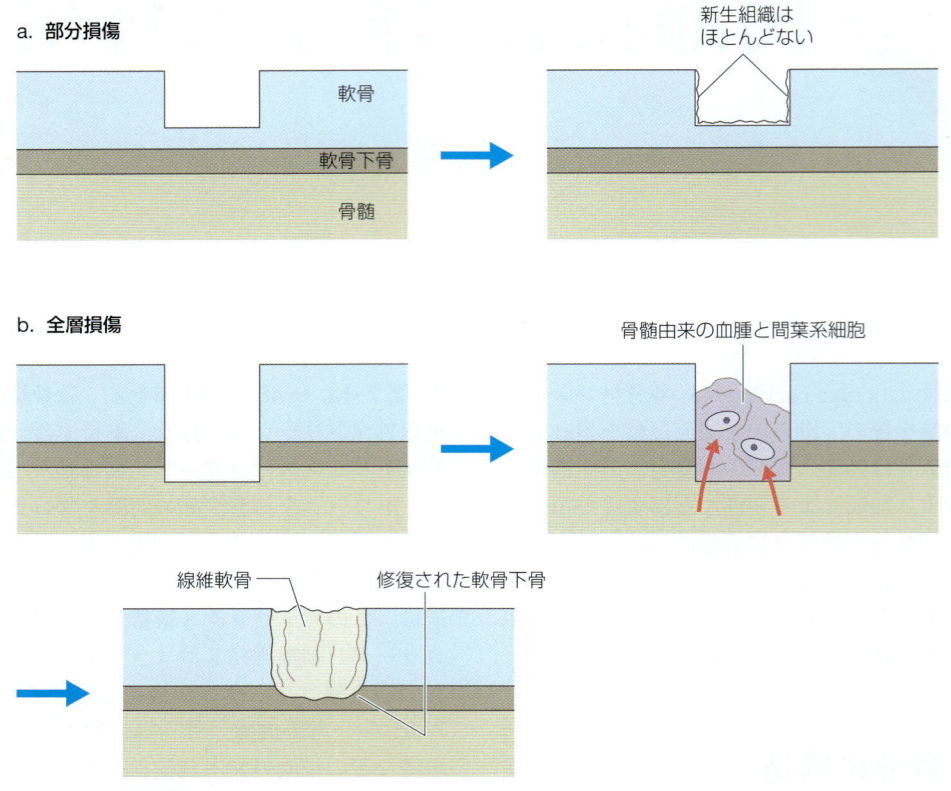

図 7-2 部分損傷と全層損傷
a. 部分損傷は治らない.
b. 全層損傷は骨髄由来の血腫と間葉系細胞により,線維軟骨で治る.

細胞外マトリックスは,高度に特異的である.このようなマトリックスをもつ正常の軟骨は,硝子軟骨 hyaline cartilage とよばれる.

B 関節軟骨の部分損傷と全層損傷

他の組織の創傷治癒では,出血が起こり,血腫が作られ,炎症が起こるというステップを経るが,軟骨は無血管組織のため,これらのことが起こらない.損傷が浅く,軟骨下骨に達しない場合は部分損傷とよばれる(**図 7-2a**).この場合,軟骨の欠損部周囲の軟骨細胞が増殖することはほとんどなく,それゆえ欠損は埋められず,徐々に拡大する.軟骨に治癒能力がないといわれるのは,この状況を指す.

損傷が軟骨全層に及び,軟骨下骨に達すると骨髄からの出血,間葉系細胞の導入,炎症が起こる

が,その場合には線維軟骨 fibrocartilage とよばれる組織で治る(**図 7-2b**).このことは,骨髄からの細胞が自然に軟骨細胞になることはないことを示す.

C 硝子軟骨と線維軟骨

全層損傷した軟骨の欠損部は,骨髄由来の細胞が線維軟骨とよばれる組織を作って充塡する.線維軟骨は瘢痕組織の一種である.線維軟骨では軟骨細胞の代わりに,線維性の細胞が存在し I 型コラーゲンを産生している(**図 7-3**).線維軟骨ではプロテオグリカンや II・IX・XI 型コラーゲンなどで構成される軟骨細胞外マトリックスが失われ,線維性の組織で置き換わっている.

また,明らかな損傷がなくとも,過度の荷重や関節炎により軟骨に負荷がかかると,硝子軟骨が変性して線維軟骨に変わる.この場合は,硝子軟

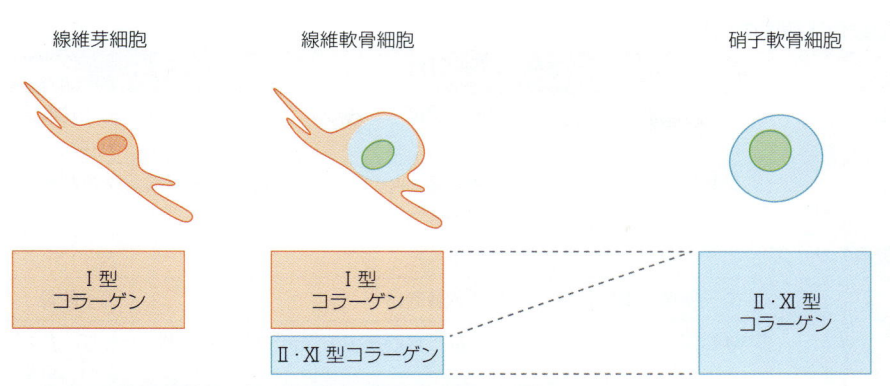

線維芽細胞　　　　　　線維軟骨細胞　　　　　　　　　硝子軟骨細胞

Ⅰ型コラーゲン	Ⅰ型コラーゲン	Ⅱ・Ⅺ型コラーゲン
	Ⅱ・Ⅺ型コラーゲン	

図 7-3　硝子軟骨細胞，線維軟骨細胞，線維芽細胞の比較
軟骨以外の組織を構成する線維芽細胞は主にⅠ型コラーゲンを産生し，Ⅱ・Ⅸ・Ⅺ型コラーゲンは産生しない．それに対して，硝子軟骨細胞はⅡ・Ⅸ・Ⅺ型コラーゲンを産生し，Ⅰ型コラーゲンは作らない．線維軟骨細胞はⅠ型コラーゲンを産生し，できあがる組織は線維性となる．

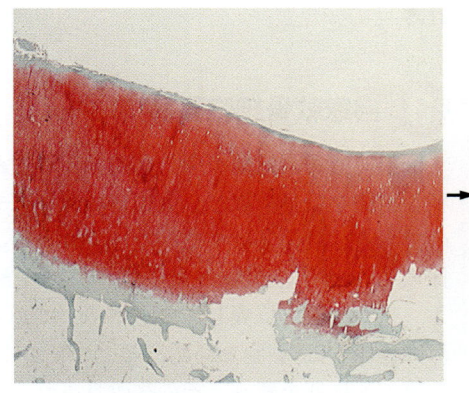
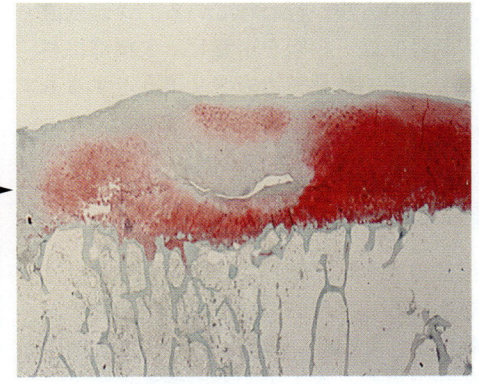

a. ほぼ正常な関節軟骨（硝子軟骨）　　　　　　b. 変性した関節軟骨（線維軟骨）

図 7-4　硝子軟骨と線維軟骨
軟骨の組織切片をサフラニン O 染色で染めたもの．
a. 正常な関節軟骨は硝子軟骨とよばれる．プロテオグリカンを豊富に含み，赤色に染色される．
b. 関節軟骨が変性すると，線維軟骨になる．線維軟骨では，軟骨細胞外マトリックスが失われてサフラニン O の染色性が失われる．そこでは軟骨細胞の代わりに線維芽細胞様の細胞が線維性の組織を作っている．線維軟骨は硝子軟骨に比べて物理的な機能が劣る．

骨細胞が変質して線維芽細胞の性質を持つようになると考えられる．このような線維軟骨は変形性関節症の経過中に認められる（**図 7-4**）．

　線維軟骨は硝子軟骨に比べて，荷重に耐えて関節運動を遂行する機能が劣り，運動障害や疼痛の原因となる．よって，軟骨病変の修復・再生は，硝子軟骨で治すことが目標になる．

D　軟骨の修復・再生

　関節軟骨の病変部は，線維軟骨で埋まっている場合と，欠損している場合がある．線維軟骨で埋まっている場合は，線維軟骨を硝子軟骨に変えることができれば治癒になる．しかし，現状では不可能である．軟骨の修復・再生を行おうとすると，線維軟骨を切除して欠損を作ってから治療する．軟骨欠損部を硝子軟骨で治癒させるためには，欠損部に軟骨細胞を人工的に導入する必要がある．

表7-1　各種軟骨移植術の比較

	モザイクプラスティー	自家軟骨細胞移植	同種軟骨移植*
移植組織の由来	自己の関節	自己の関節	他人の関節軟骨（幼児，小児）
移植組織	骨軟骨柱	培養軟骨細胞，またはそれを足端材料に埋めたもの	関節軟骨片
修復できる欠損のサイズ	小	小〜中	大
軟骨の質	硝子軟骨と線維軟骨	線維軟骨を含む	硝子軟骨
免疫反応	なし	血清など培養液中の物質による抗原性	あり．ただし，軟骨の免疫原性は低いと考えられている
感染の危険性	最小	培養中に汚染する可能性	あり．ドナーの感染症

*海外でのみで行われている.

現状では，以下の方法が行われている．骨髄刺激法を除き，軟骨組織・細胞を用意し，欠損部に移植することで，硝子軟骨で治癒させようとするものである．各方法の比較を**表7-1**にまとめた.

1　骨髄刺激法（図7-5a）

軟骨欠損部の底面に，軟骨下骨を貫いて骨髄に達する孔をあける．原理的には上述した軟骨全層の欠損の状況を作り出し，骨髄からの出血と間葉系細胞を軟骨欠損部へ導入するものである．よって，これにより作られる組織は硝子軟骨ではなく線維軟骨であり，根治的とはいえない．しかし，現実には疼痛などの臨床症状は軽減されることがあり，また手技が比較的簡便という利点がある.

2　モザイクプラスティー（モザイク様形成術）（図7-5b）
mosaic plasty

自己の骨軟骨組織を移植する方法．罹患関節または他の関節の関節面の辺縁部から骨付きの軟骨を円柱状に採取する．軟骨欠損部を形成し，採取した骨軟骨円柱をはめ込む．しばらくするとはめ込んだ骨組織は周囲の骨組織と癒合する．結果，硝子軟骨での修復となる．骨軟骨円柱の隙間は骨髄由来の修復により，線維軟骨で埋まる．限界として，採取できる骨軟骨円柱の量が限られること，採取部周辺の軟骨変性や骨折の危険性が挙げら

れる.

3　自家軟骨細胞移植（図7-5c）

罹患関節または他の関節の関節面の辺縁部から軟骨組織を少量採取し，欠損部の移植に充てるものである．欠損部は常に採取部より大きいため，採取した軟骨の細胞外マトリックスを酵素で除き，軟骨細胞を培養して数を増やしてから，欠損部に移植する．細胞を局所にとどめておくために，骨膜で欠損部を覆う．その後改良され，細胞をコラーゲンゲルなどの足端材料に播種して，それを欠損部に充塡する方法が開発されている.

この治療方法の限界として，軟骨細胞は軟骨マトリックスに囲まれて存在すればその形質は維持されるが，軟骨マトリックスを除去されて培養されると急速に軟骨細胞としての性質を失って変質してしまう（**図7-6**）ことが挙げられる．また細胞数を増やすときに細胞分裂させるので細胞老化が進んでしまう．変質および老化した細胞を移植するため，修復組織は線維軟骨組織を含む.

4　同種軟骨移植

亡くなられた小児の軟骨組織の同種移植が海外では行われている．軟骨は免疫原性が低いと考えられ，HLAミスマッチで免疫抑制薬を使用せずに同種移植が行われている．モザイクプラスティーや自家軟骨細胞移植に比べて，一度の手術

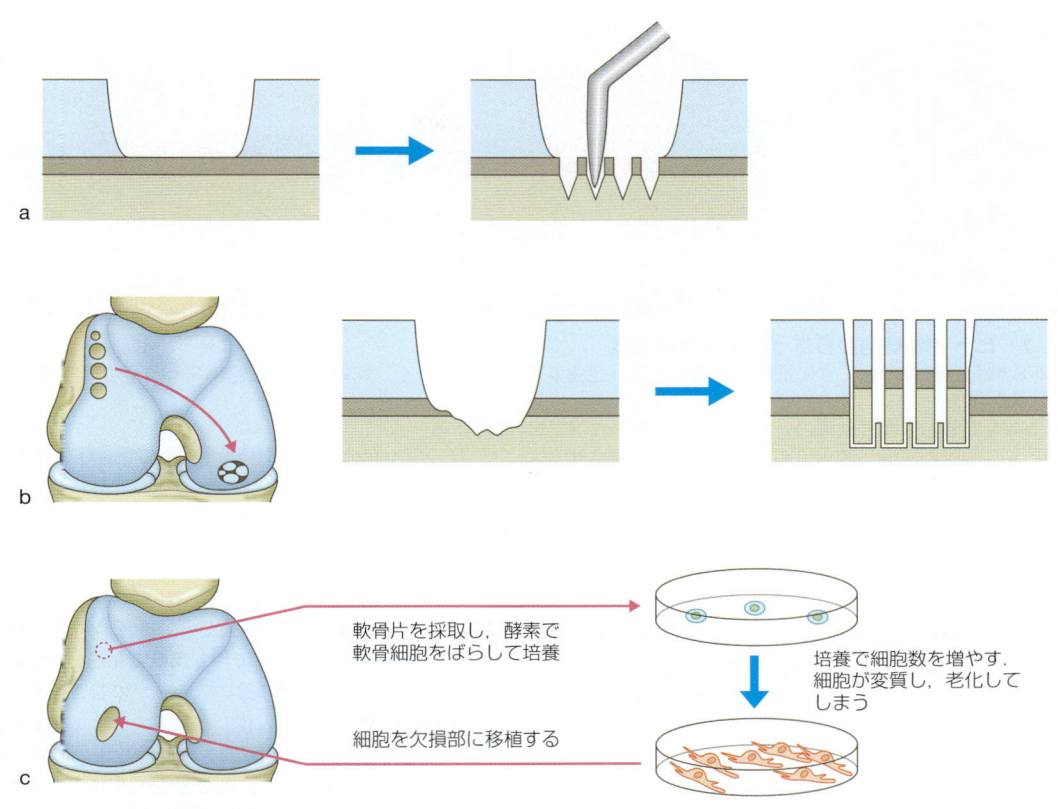

図7-5　軟骨欠損の修復方法
a. 骨髄刺激法，b. モザイクプラスティー，c. 自家軟骨細胞移植.

軟骨片を採取し，酵素で
軟骨細胞をばらして培養

培養で細胞数を増やす．
細胞が変質し，老化して
しまう

細胞を欠損部に移植する

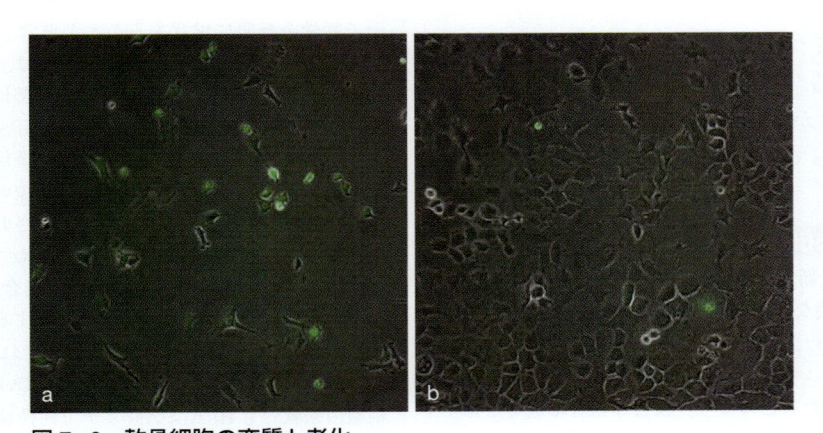

図7-6　軟骨細胞の変質と老化
軟骨細胞の性質をもつ細胞のみが GFP を発現して緑色に光るようにした遺伝子改
変マウスから軟骨細胞を採取し，培養したもの.
a. 培養開始直後．培養開始直後は軟骨の形質をもつため，ほぼすべての細胞が緑
　色に光っている.
b. 培養した後．培養して細胞数を増やすとほとんどの細胞が軟骨の形質を失い，
　緑色に光らなくなる.

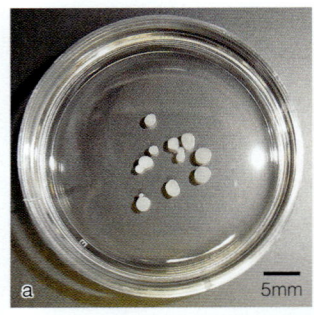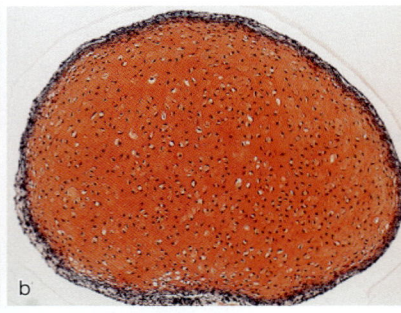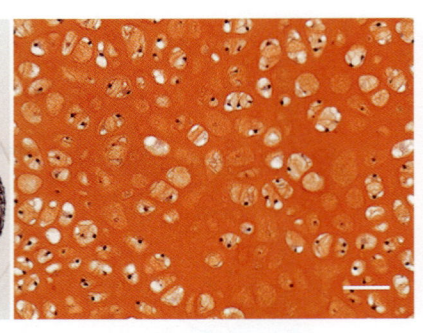

図7-7　ヒトiPS細胞から作った硝子軟骨組織

ヒトiPS細胞を軟骨細胞に分化誘導した後に三次元培養することによって，軟骨細胞に細胞外マトリックスを作らせて硝子軟骨を作る．
a. ヒトiPS細胞由来硝子軟骨の外見．直径1～2mmの軟骨片に見える．
b. ヒトiPS細胞由来硝子軟骨の組織像（左）とその拡大像（右）．サフラニンO染色で赤色に染まる軟骨マトリックス中に軟骨細胞が散在している．

（Yamashita A, Morioka M, Yahara Y, et al：Generation of scaffoldless hyaline cartilaginous tissue from human iPSCs. Stem Cell Reports 4：404-418, 2015 より改変）

で硝子軟骨の移植ができる，大きな欠損にも対応できる，軟骨採取部の不都合がない，などの利点がある．一方，ドナー不足，ドナー間のばらつきが課題として挙げられている．

E　再生医療による治療

　再生医療の1つの目標は細胞のタイプを変えることだと言える．自己の軟骨細胞ではない細胞（例えば皮膚細胞）から軟骨細胞を誘導し，さらには軟骨組織を作って自家移植する研究が行われている．

Advanced Studies

iPS細胞を使った新たな軟骨再生

　軟骨再生で重要なことは，線維軟骨ではなく，硝子軟骨を作ることである．そのためには硝子軟骨を用意して移植することが望ましい．induced pluripotent stem cells（iPS細胞）が開発されたことにより，良質な軟骨細胞を用意するだけでなく，硝子軟骨を作ることが可能になり，研究が進められている．iPS細胞は皮膚細胞や血液細胞に，c-

MYC，KLF4，OCT3/4，SOX2という4つのリプログラミング因子を導入することで作り出せる細胞．iPS細胞は発生過程でいえば受精卵に近いステージの若さをもち，培養で無限に増やせ，かつ人体のすべてのタイプの細胞に分化しうる能力をもつ．iPS細胞を軟骨分化用に特別に調製した培養条件で培養すると，軟骨細胞へと分化誘導でき，さらには軟骨細胞外マトリックスを作らせて硝子軟骨組織を作ることができる（図7-7）．

　iPS細胞はいくらでも増やせるため，そのような移植用硝子軟骨を無限に用意することが理論上は可能である．iPS細胞から作って間もない硝子軟骨は，生体内でいえば幼若な軟骨に相当するため，軟骨欠損部に移植したときにホストの軟骨との癒合が期待できる．iPS細胞由来軟骨を使う再生医療の課題として，安全性の確保があり，慎重に研究が進められている．また，再生医療のコスト低下と安全性を高めるために，厳重に品質管理された同種iPS細胞を使う方向で進められている．そのため，免疫拒絶反応を起こしにくいHLAのタイプがホモ接合型であるボランティアからiPS細胞を作ってストックする事業が始まっている．一方，軟骨は免疫原性が低いとされ，海外ではHLAを合わせずに同種軟骨片移植が行われていることから，iPS細胞由来軟骨もHLAミスマッチで同種移植される可能性も考えられる．

第8章 筋・神経の構造，生理，化学

A 骨格筋の構造と機能

1 骨格筋の機能

　骨格筋 skeletal muscle は，主として骨に付着して関節や脊柱を動かす．皮膚や他の骨格筋に付着するものもある．骨格筋は原則的に随意筋 voluntary muscle である．

　骨格筋の機能として，① 骨格を動かすことのほかに，② 重力に抗して姿勢を保つ，③ 収縮により熱を産生する，④ 内臓を保護することなどが挙げられる．

2 骨格筋のマクロ構造と作用

　骨格筋は1つ以上の関節をまたいで，両端が骨（あるいは筋膜，関節包）に付着する．筋の両端部はコラーゲン線維束からなる腱 tendon となる．腱が膜状に広がるものを腱膜 aponeurosis という．

　骨格筋の付着部のうち，身体の中心に近く動きの少ない方を起始 origin，末端に近く動きの大きい方を停止 insertion という（図8-1）．

　身体の運動において積極的に収縮し，主に力を発揮するものを主動筋 agonist という．その運動を補助するものは協力筋 synergist とよばれる．一方，主動筋と反対の作用をもつものは拮抗筋 antagonist とよばれ，運動の際に弛緩し，また適度な緊張を保つことにより運動の速さ・強さを調節する．重力に抗して緊張して立位姿勢を保つ役割を演じている筋肉（脊柱起立筋，殿筋など）は抗重力筋とよばれる．

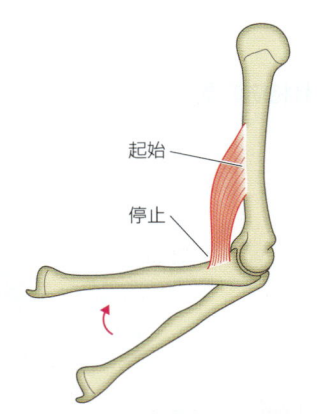

起始
停止

図8-1　骨格筋の起始と停止

3 骨格筋のミクロ構造

A 骨格筋の被膜

　筋線維 muscle fiber は，筋内膜 endomysium という薄い被膜により包まれる．これが十数個集合し，筋線維束 fasciculus を形成する．筋線維束は，筋周膜 perimysium により包まれる．さらに，筋線維束の集合は，筋上膜 epimysium すなわち筋膜 fascia により包まれる（図8-2）．

B 筋線維

　筋線維とは骨格筋細胞のことである．骨格筋細胞は非常に大きく，下肢の筋肉では太さが$100\ \mu m$，長さが$30〜40\ cm$に及ぶものがある．骨格筋細胞は，発生過程で，筋芽細胞 myoblast が融合してできるため多核である．1個の骨格筋細胞に数百個の核がある．骨格筋細胞自身は分裂能を失っている．

　骨格筋細胞の細胞膜である筋線維鞘 sarcolemma は，細胞質である筋形質 sarcoplasm を包む

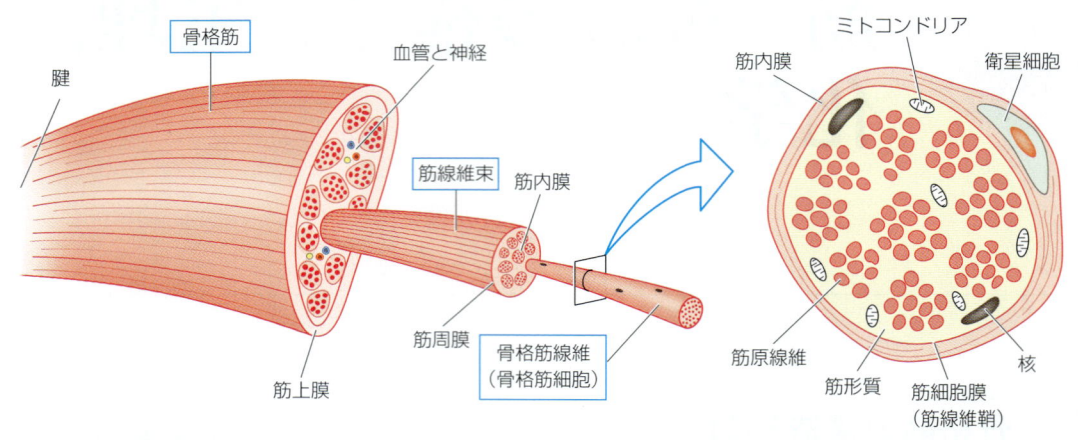

図8-2　骨格筋の構造

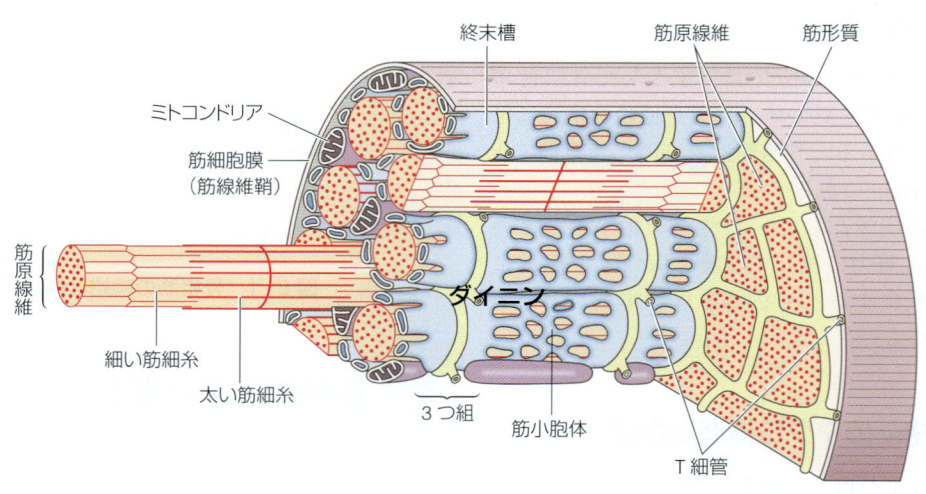

図8-3　筋線維の内部構造

でいる．筋形質内には，筋原線維 myofibril が存在する．筋形質の成分は，一般的な細胞内液と同様に，多量のカリウム，マグネシウム，リン酸塩，蛋白分解酵素からなる．筋形質はミトコンドリア，グリコーゲンを含み，ミトコンドリアでの呼吸により，グリコーゲンから生じたグルコースが分解されることにより筋収縮のエネルギーが供給される．骨格筋細胞の周囲には，単核で紡錘状の衛星細胞 satellite cell が散在する．衛星細胞は，筋の損傷などの刺激によって増殖を開始して，筋の修復を助ける（**図8-2, 3**）．

❸ 筋原線維

　1本の骨格筋細胞には数百〜数千本の筋原線維が含まれている．筋原線維の直径は1〜2 μmで，

長さは細胞の全長に及ぶ．筋原線維は筋細糸（筋フィラメント myofilament）が規則的に配列した束である（**図8-3**）．

　筋細糸には，細いアクチンフィラメント actin filament と太いミオシンフィラメント myosin filament がある．この両者が交互に配列することで，偏光顕微鏡で見える横縞（横紋）が作られる．

　横縞は，明調のⅠ帯と暗調のA帯からなる．Ⅰ帯の中央にZ線がある．Z線からは長さ約1 μmのアクチンフィラメントが両側に突き出し，一部がA帯に入り込んでいる．A帯には長さ約1.5 μmのミオシンフィラメントが並んでいる．A帯の中央部は，アクチンフィラメントが入り込まないために若干明るく見え，H帯とよばれる．H帯の中央に見えるM帯は，ミオシンフィラメントを

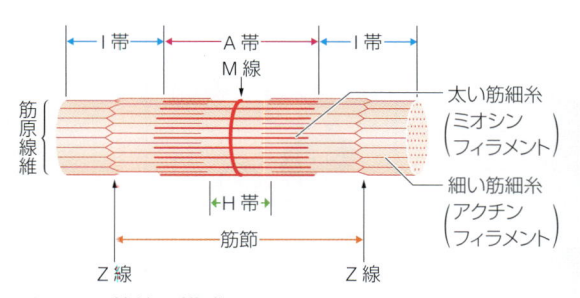

図 8-4 筋節の構成

表 8-1 骨格筋線維の分類

	赤筋		白筋
	Ⅰ型	ⅡA型	ⅡB型
収縮の速さ	遅い	速い	速い
発生張力	小	中	大
毛細血管	多い	多い	少ない
ミトコンドリア	多い	多い	少ない
ミオグロビン	多い	多い	少ない
グリコーゲン	少ない	多い	多い
ATPase 活性	低	高	高
解糖系酵素活性	低	高	高
酸化的酵素活性	高	高	低

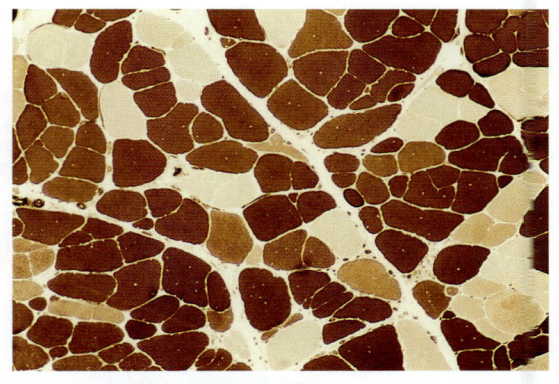

図 8-5 筋線維の組織学的構造
ATP 染色の骨格筋横断面(ALS 症例). 濃染した筋線維はⅠ型(遅筋), 淡染した筋線維はⅡA型(速筋), その中間の濃さの線維はⅡB型(速筋). (札幌医科大学 今井富裕教授提供)

連結する格子状構造である. 隣り合った2つのZ線の間の区画は筋節 sarcomere とよばれ, 筋収縮の基本単位である(図8-4).

Ⓓ T 細管と筋小胞体

筋細胞膜が落ち込んでできた管状構造を T 細管(横細管)transverse tubule とよぶ. T 細管はA 帯とⅠ帯の境界に沿って, 筋原線維を横切るように走る. 電気刺激は筋細胞膜と T 細管によって伝えられ, 筋収縮を引き起こす.

筋小胞体 sarcoplasmic reticulum は, 筋原線維を網目状に取り巻く滑面小胞体の一種であり, 内腔に Ca^{2+} を蓄えている. 筋小胞体の T 細管に接する部分が終末槽 terminal cisterna である. T 細管とその両側の終末槽を合わせて3つ組 triad とよばれ, ここで膜電位の変化に伴う Ca^{2+} 放出が引き起こされ筋収縮の引き金となる(→図8-3).

Ⓔ 骨格筋線維の種類

骨格筋はその色合いによって赤筋 red muscle と白筋 white muscle に分類される. 赤筋はミオグロビン含量が多いため赤く見える. 長時間姿勢を維持する筋(抗重力筋など)に多く遅筋 slow muscle ともよばれる. 白筋は, 瞬発力を要する筋や精巧な動きにかかわる筋(手の筋など)に多くみられ速筋 fast muscle ともよばれる.

筋線維は組織学的に, Ⅰ型, ⅡA型, ⅡB型の3型に分類される. Ⅰ型(赤筋)は主に好気的エネルギーを得ており, 収縮は遅いが疲労しにくい. ⅡB型(白筋)は主に嫌気的にエネルギーを得ており, 速く収縮できるが疲労しやすい. ⅡA型は両者の中間型だが, ヒトではその比率は低い(表8-1, 図8-5).

4 骨格筋の収縮メカニズム

Ⓐ 滑り説

筋収縮のメカニズムは滑り説 sliding filament theory で説明される. すなわち, アクチンとミオシンの分子間の相互作用によって, アクチンフィラメントとミオシンフィラメントが互いに滑り合い, 筋節が短縮する. 収縮の引き金には Ca^{2+} が関与し, 収縮自体には ATP が必要である(図8-6).

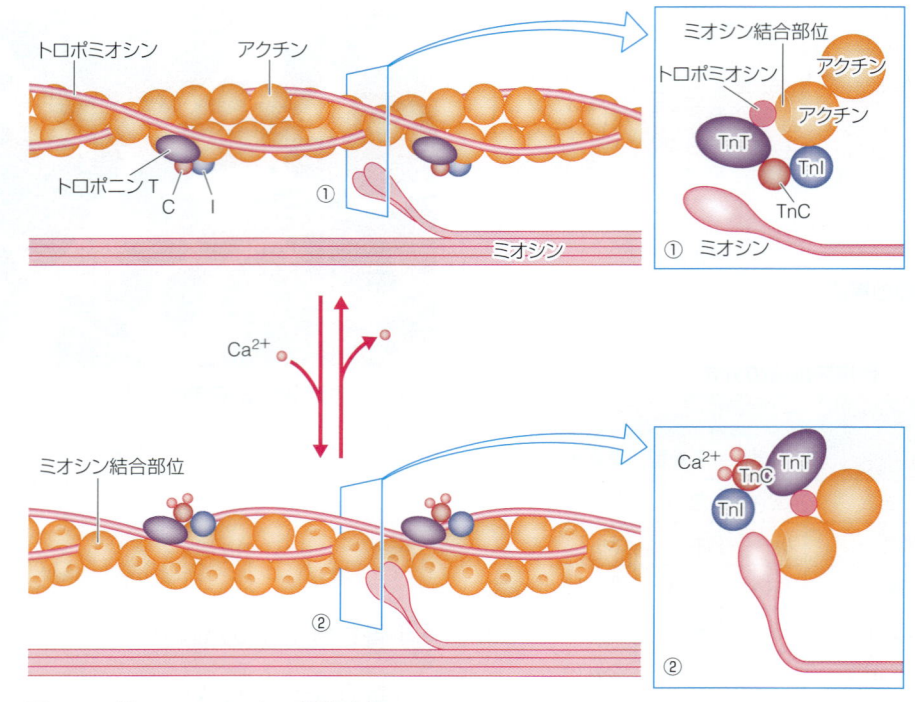

図 8-7　筋フィラメントの構造変化
① Ca^{2+}非存在下では，トロポミオシンはアクチンのミオシン結合部を覆い隠している．
② Ca^{2+}がトロポニン C（TnC）に結合すると，トロポニンの構造変化が起こり，トロポミオシン
　を移動させ，ミオシン結合部が露出する．

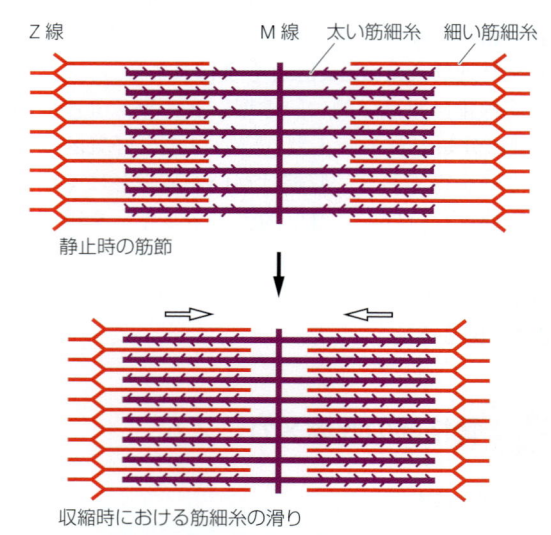

図 8-6　骨格筋の収縮における筋節の変化

B 筋収縮の分子機構

　細胞内 Ca^{2+}濃度の増加により，Ca^{2+}がトロポニン C に結合すると，トロポニンの構造変化が起こり，それまで隠れていたアクチンのミオシン

との結合部が露出する．これにより，ミオシンとアクチンの相互作用が始まる．

　ミオシン分子は，ATP の加水分解によって得た化学エネルギーを機械的エネルギーに変え，アクチン頭部を首振りにより動かすことにより，アクチンフィラメント上を移動する（図 8-7）．ミオシン頭部は，1 本のフィラメントに約 300 個あり，首振りを 1 秒間に 5 回繰り返す．アクチン分子は，1 回の ATP 分解サイクルで 10〜20 nm 移動する．

5 筋収縮のエネルギー源

　筋収縮は大量の ATP を消費する．したがって筋収縮を持続するためには，ATP を以下のようなメカニズムで補充する必要がある．

A クレアチンリン酸（フォスフォクレアチン）

　細胞内に取り込まれたクレアチンは，クレアチンキナーゼ（CK）よってリン酸化され，クレアチンリン酸として蓄えられる．細胞内 ATP が消費

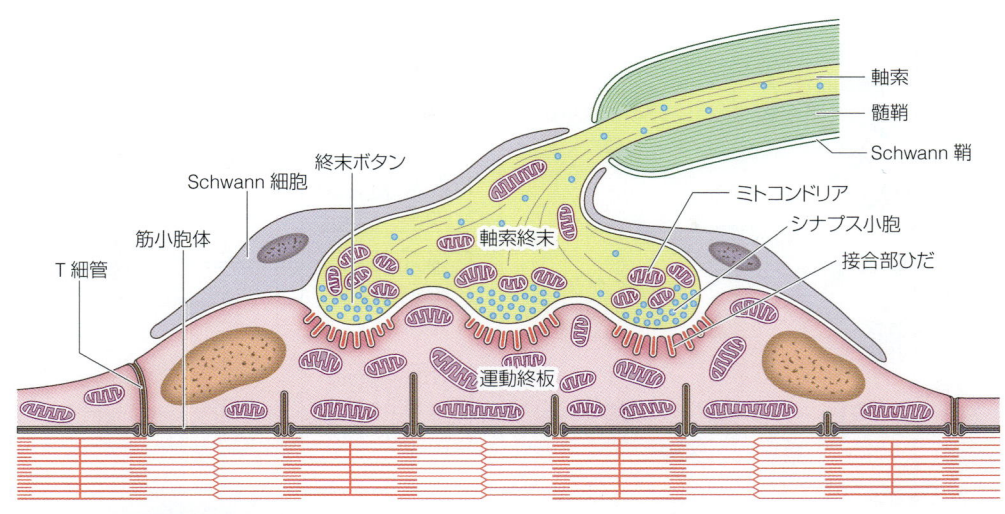

図 8-8 神経筋接合部の構造

され ADP が増加すると，下記の式のように，CK の反応が逆転し，ADP の再リン酸化により ATP を合成して筋収縮を持続させる．

$$\text{クレアチンリン酸＋ADP} \underset{}{\overset{\text{CK}}{\rightleftarrows}} \text{クレアチン＋ATP}$$

B 嫌気的解糖

運動時には交感神経とアドレナリンの作用により，筋内に蓄えられているグリコーゲンの分解が亢進し，グルコースを生じる．グルコースは解糖系によりピルビン酸に分解され，2 分子の ATP が合成される．

6 神経筋伝達メカニズム

A 神経筋接合部の構造

骨格筋に分布する運動神経線維は，筋内膜で多くの枝に分かれ，個々の筋線維との間にシナプスを作る．このシナプスは神経筋接合部 neuromuscular junction とよばれる．1 本の筋線維につき 1 個の神経筋接合部が存在する．

神経筋接合部における運動神経終末は髄鞘を失い，これに対する筋線維の表面は運動終板 motor endplate とよばれる．運動終板は，接合部ひだ junctional fold を有してシナプス後膜の表面積を増大している．シナプス間隙は 50〜60 nm であ

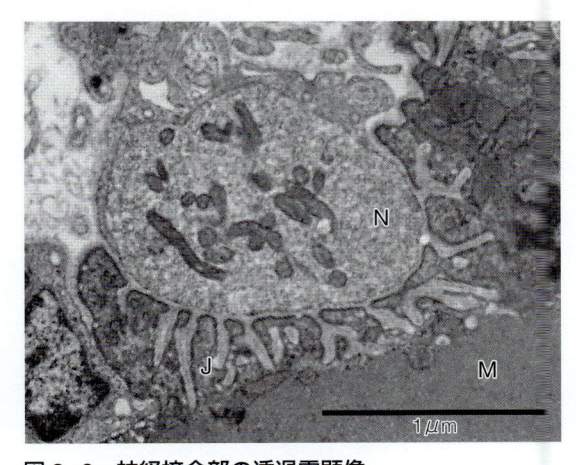

図 8-9 神経接合部の透過電顕像
N：運動神経終末，M：筋線維，J：接合部ひだ
（日本福祉リハビリテーション学院 太田勲博士提供）

る（図 8-8, 9）.

B 神経筋興奮伝達

運動神経終末の内部には，シナプス小胞が多数存在する．シナプス小胞内には 1 万分子ものアセチルコリン acetylcholine（Ach）が入っている．活動電位が運動神経終末に達すると，電位依存性 Ca^{2+} チャネルが開き，神経終末内に Ca^{2+} が流入する．これによりシナプス小胞が開口し Ach がシナプス間隙に放出される．

Ach がシナプス後膜に存在する Ach 受容体と結合すると，Na^+ チャネルが開き，Na^+ が筋細胞

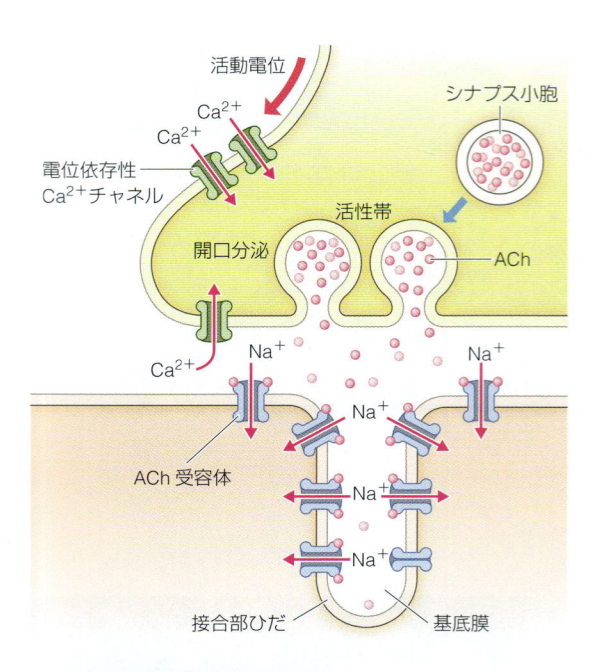

図8-10　神経筋の興奮伝達

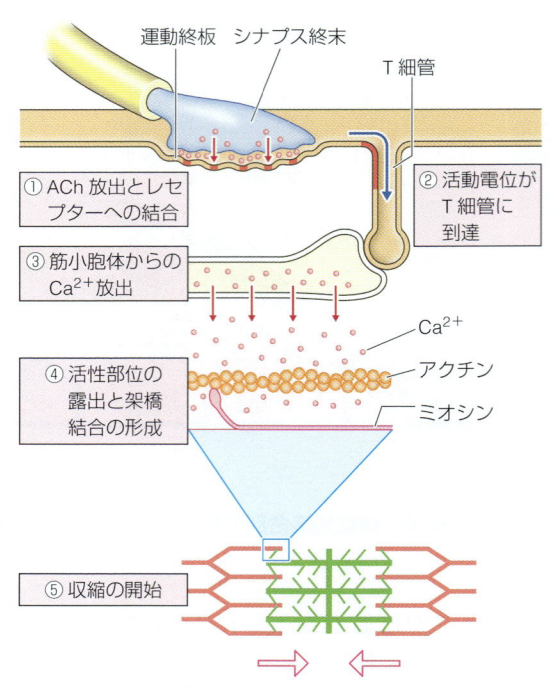

図8-11　興奮収縮連関

内に流入し脱分極が発生する．これを終板電位 endplate potential（EPP）とよぶ．1回の神経インパルスで発生する終板電位は，筋線維の活動電位の閾値を大きく上回るため，神経インパルスの到達により必ず筋線維は収縮する（**図8-10**）．

C 興奮収縮連関

筋細胞の細胞膜に活動電位が生じ，筋の収縮が起こるまでの一連の過程を興奮収縮連関 excitation contraction coupling という（**図8-11**）．筋活動電位は T 細管に沿って広がり，筋小胞体の Ca^{2+} 放出チャネルを開き，筋形質内 Ca^{2+} 濃度を増加させる．Ca^{2+} がトロポニンと結合することにより，筋収縮が始まる（➡78頁，「筋収縮の分子機構」項を参照）．

B 神経組織の構造と機能

1 神経系の構造

神経系 nervous system は，きわめて大量のニューロンとそれを上回る数のグリア細胞からなる．神経系は，脳と脊髄からなる中枢神経系 central nervous system（CNS）と，CNS の外部にある神経組織を含む末梢神経系 peripheral nervous system（PNS）に分けられる．

A 神経細胞

神経細胞（ニューロン neuron）は，細胞体 cell body と突起からなる．細胞体は，核とその周囲の細胞質からなり，細胞質中にはライソゾーム，ミトコンドリア，Golgi 装置といった細胞小器官が存在する．また，ニッスル小体 Nissl bodies とよばれる粗面小胞体の集合体が存在する．

突起には，軸索 axon と樹状突起 dendrite がある．軸索は神経線維 nerve fiber ともよばれ，1つの神経細胞に通常1本存在する．通常，脂質からなる髄鞘 myelin sheath で包まれている．軸索の終末（神経終末）はシナプス synapse を介して他の神経細胞や筋細胞へシグナルを伝える．樹状突起は，1つの神経細胞に多数存在し，興奮を求心性に細胞体に伝える（**図8-12**）．

B 脊髄と脊髄神経

脊髄 spinal cord は中枢神経の一部で，上端は

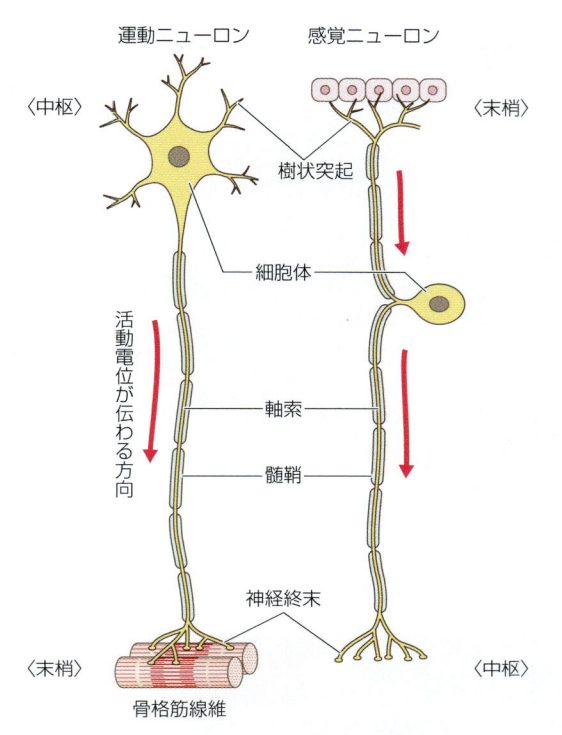

図 8-12　ニューロンの基本形

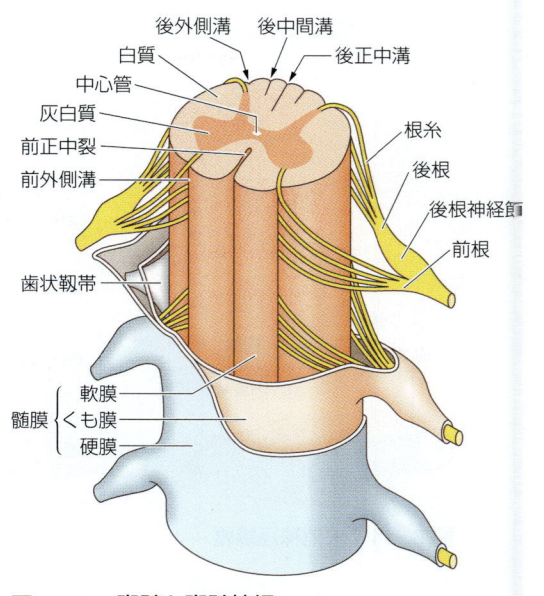

図 8-13　脊髄と脊髄神経

大後頭孔，下端は成人では第1〜2腰椎の高さに一致する．下端部は，円錐形に細くなり脊髄円錐 conus medullaris とよばれ，その尖端は神経細胞を有しない終糸 filum terminale となる．

脊髄は外側から，硬膜，くも膜，軟膜で覆われている．硬膜と椎骨の間は硬膜外腔 epidural space とよばれ，血管や脂肪に富んでいる．くも膜と軟膜の間はくも膜下腔 subarachnoid space で，脳脊髄液が灌流している．

脊髄の横断面では，内側の灰白質 gray matter，外側の白質 white matter に分けられる．灰白質には神経細胞体や樹状突起が存在し，前角・側角・後角がある．白質は主として有髄神経線維からなり，上下行する伝導路（前索，側索，後索）がある（図 8-13）．

脊髄からは31対の脊髄神経 spinal nerve が出る．左右の椎間孔から1本ずつ出る．脊柱の分節に応じて，8対の頚神経 cervical nerve（C），12対の胸神経 thoracic nerve（T），5対の腰神経 lumbar nerve（L），5対の仙骨神経 sacral nerve（S），1対の尾骨神経 coccygeal nerve（Co）がある．腰仙髄から出た脊髄神経は，脊髄円錐のさら

に下方で束となり，馬尾 cauda equina を形成する．

脊髄の前外側溝から出る遠心性線維の集まりが前根 ventral root であり，後外側溝に入る求心性線維の集合が後根 dorsal root となる．後根は外側に後根神経節 dorsal root ganglion を形成し，そのさらに外側で前根と合流して1本の神経幹となる．遠心性の体性運動ニューロンの細胞体は脊髄前角に起始核を形成する．求心性の感覚ニューロンの細胞体は後根神経節に存在する（図 8-13）．

ⓒ 末梢神経

脊髄神経が脊髄硬膜外に出たところから終末の効果器官に達するまでの総称が末梢神経 peripheral nerve である．末梢神経の結合組織は，神経上膜 epineurium，神経周膜 perineurium，神経内膜 endoneurium の3層からなる．脊髄神経の神経上膜は，神経孔部で脊髄硬膜に移行している．神経周膜によって，神経はいくつかの区画に分けられ，そこには神経束 fascicle とよばれる軸索の束が入っている．神経周膜は，内外に基底膜を有する扁平な細胞の層状構造をなす．拡散関門 diffusion barrier として，神経束内血管内皮細胞の血液神経関門 blood-nerve barrier とともに軸索周囲の組織液の恒常性を維持している．神経内膜は，各神経線維を取り巻く繊細な結合組織である．神経上膜からは動・静脈が出入りし，神経

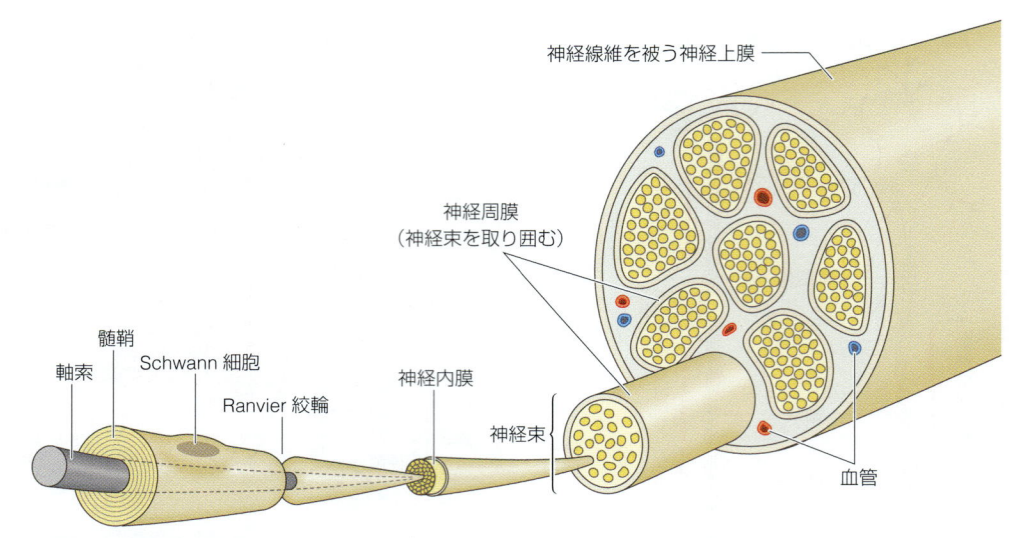

図 8-14　末梢神経線維

表 8-2　神経線維の分類

	髄鞘の有無	直径 (μm)	伝導速度 (m/sec)	機能
Aα（Ⅰ群）	有髄（厚い）	12〜20	70〜120	運動線維（骨格筋） 感覚線維（筋紡錘，腱器官）
Aβ（Ⅱ群）		5〜12	30〜70	感覚線維（触・圧覚）
Aγ		3〜6	15〜30	運動線維（錘内筋）
Aδ（Ⅲ群）		2〜5	12〜30	感覚線維（温・痛覚）
B	有髄（薄い）	1〜3	3〜15	自律神経節前線維
C（Ⅳ群）	無髄	0.5〜2	0.2〜2	自律神経節後線維 感覚線維（痛覚）

周膜内で枝分かれして神経内膜に至る（**図8-14**）.

末梢神経では，軸索は Schwann（シュワン）細胞 Schwann cell によって取り囲まれている．Schwann 細胞の細胞膜は，軸索のまわりを幾重にも取り巻いて円筒状の鞘を作る．これを髄鞘（ミエリン鞘 myelin sheath）という．髄鞘のある神経線維を有髄線維，ないものを無髄線維という．髄鞘は 1〜2 mm の長さの節に分かれている．髄鞘の切れ目は Ranvier（ランビエ）絞輪 node of Ranvier とよばれる.

2　神経系の機能

A　神経線維の種類

末梢神経線維は軸索の直径や髄鞘の有無によっ

て A（α，β，γ，δ），B，C 線維に分類される．感覚神経線維を Ⅰ〜Ⅳ 群線維に分ける分類もある（**表8-2**）.　一般に軸索の直径が大きいほど伝導速度は速くなる．また，有髄線維のほうが無髄神経よりも伝導速度が速い.

B　神経の興奮と伝導

神経細胞内は細胞外に対して負電位（約−60〜−90 mV）になっている．これを静止膜電位 resting membrane potential とよぶ．膜電位は，細胞内外の様々な条件や刺激により変化する．膜電位が通常の静止膜電位よりもプラス方向に変化することを脱分極 depolarization，マイナス方向に変化することを過分極 hyperpolarization とよぶ.

神経細胞では，膜電位の急激な一過性（約 1 msec）の上昇（約 100 mV）が，間欠的に（1 秒間

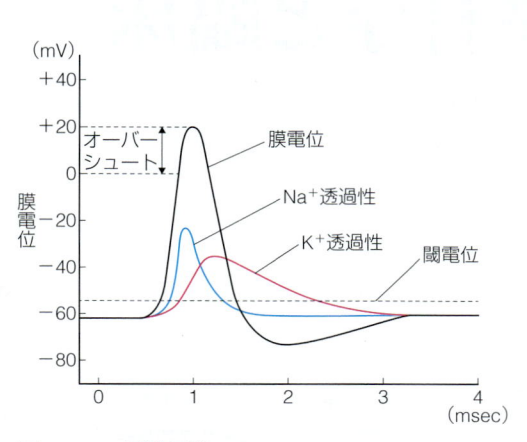

図 8-15　活動電位

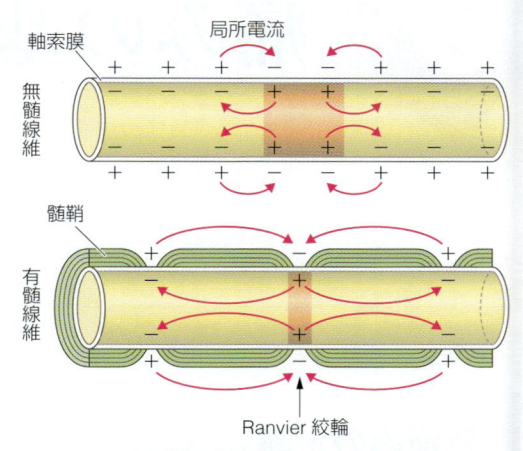

図 8-16　活動電位の伝導

に 1〜100 回）発生する．これを活動電位 action potential とよぶ．活動電位は，Na^+，K^+ の細胞内外への移動によって発生する．神経細胞に脱分極が起きると，電位依存性 Na^+ チャネルが開き，濃度勾配と電位勾配にしたがって細胞外から細胞内に Na^+ が流入する．Na^+ の流入により，脱分極がさらに進行し膜電位が急激に上昇し，ついには細胞内が細胞外に対して正電位になる（オーバーシュート）．その後，開いていた電位依存性 Na^+ チャネルは不活性化していき Na^+ の流入が止まる．Na^+ チャネルより少し遅れて電位依存性 K^+ チャネルが開き，濃度勾配にしたがって細胞内から細胞外へ K^+ が流出する．K^+ の流出により細胞内はしだいに負電位に傾き，一時的にマイナスの電位に下がり（後過分極），その後もとの静止膜電位に戻る（再分極）（図 8-15）．

　活動電位は軸索を伝導し，遠く離れた神経終末まで伝えられる．軸索の隣接部位に次々と活動電位が発生し伝導していく．有髄神経線維の Ranvier 絞輪の軸索膜には豊富な Na^+ チャネルが存在し，一方，髄鞘は絶縁体となる．そのため，脱分極が起こると電流は絞輪間の軸索に沿って素早く流れ，次の Ranvier 絞輪に至る．このように，活動電位の発生があたかも Ranvier 絞輪間を跳躍するかのように伝わっていくことを跳躍伝導 saltatory conduction とよぶ（図 8-16）．したがって有髄線維は無髄線維よりも興奮伝導速度が速い．

C 軸索輸送

　軸索の中には，軸索輸送 axoplasmic transport とよばれる細胞質の流れがある．軸索内には蛋白合成を行う細胞内小器官がないため，軸索の成長などに必要な蛋白や小器官は，細胞体で合成されたのち，軸索流で輸送される（順行性軸索輸送）逆に神経終末で取り込まれた栄養因子や化学物質は逆行性軸索輸送により細胞体へ輸送される．

　順行性輸送のうち，低速輸送（10 mm/day 以下）においては細胞骨格（アクチン，ニューロフィラメント，微小管）が，中間速輸送（60 mm/day）においてはミトコンドリアが，高速輸送（100〜400 mm/day）においてはシナプス小胞が運ばれる．逆行性輸送（100〜200 mm/day）では，ライソゾームなどが運ばれる．

　軸索輸送のレールの役目を微小管が演じ，順行性輸送の動力としてキネシン kinesin などの蛋白が，逆行性の輸送にはダイニン dynein が働く．

● 参考文献

1) 河田光博，稲瀬正彦：第 8 巻　神経系（1）．坂井建雄，河原克雅（総編集）：カラー図解　人体の正常構造と機能．日本医事新報社，2004
2) 坂井建雄，宮本賢一，工藤宏幸：第 10 巻　運動器．坂井建雄，河原克雅（総編集）：カラー図解　人体の正常構造と機能．日本医事新報社，2004
3) Martini FH, Timmons MJ, McKinley MP：井上貴央（監訳）：カラー人体解剖学　構造と機能：ミクロからマクロまで．西村書店，2003

第**9**章 痛みの基礎科学と臨床

A 痛みの定義

痛み pain とは，「実質的または潜在的な組織損傷に結びつく，あるいはこのような損傷を表す言葉を使って述べられる不快な感覚・情動体験」と定義される（国際疼痛学会）．

整形外科領域の疾患の多くは，運動器の外傷・炎症・変性などに起因する痛みを伴う．痛みはきわめて主観的な感覚であり，客観的な評価が困難である．また，神経障害や心理的・社会的要因の関与により，慢性化・難治化するケースも少なくない．

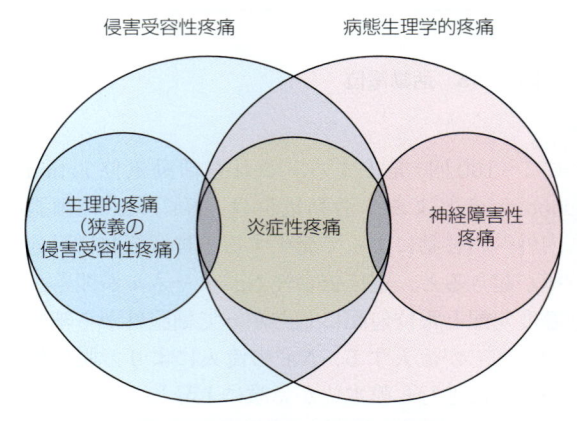

図9-1 痛みのメカニズムに基づく分類

B 痛みの分類

1 痛みのメカニズムに基づく分類

まず侵害受容性疼痛 nociceptive pain と病態生理学的疼痛 pathophysiological pain に大別される．これらはさらに，生理的疼痛 physiological pain，炎症性疼痛 inflammatory pain，神経障害性疼痛 neuropathic pain に分けられる（図9-1）．生理的疼痛とは，狭義の侵害受容性疼痛ともいうべきもので，主として機械的な有害刺激に侵害受容器が反応して生じる痛みである．炎症性疼痛は，組織の損傷・変性・感染などに起因する炎症に伴い放出される内因性発痛物質が侵害受容器を刺激して発生する．神経障害性疼痛とは，神経組織自体の損傷や遷延する侵害刺激により，疼痛伝達にかかわる神経システム自体に異常をきたして生じる痛みであり難治性となる場合がある．これらの痛みのメカニズムは互いにオーバーラップして作用している．このほかに心因性疼痛 psychogenic pain がある．心因性疼痛は，稀に精神医学的疾患として単独で現れることもあるが，多くの場合は，修飾因子として上記のすべての痛みに関与する．

2 病態と持続時間に基づく分類（表9-1）

A 急性痛

侵害刺激や組織損傷に直結して発生し，刺激の消失や損傷の治癒に伴い消退する痛みは急性痛 acute pain とよばれる．

急性痛の病態には，主として侵害受容性メカニズムが関与する．外傷や手術に伴う機械的刺激は，侵害受容器に作用し強い痛みを引き起こす（生理的疼痛）．組織損傷に続発する炎症も急性期の痛みに関与する（炎症性疼痛）．急性痛には，生体組織の防御のための警告信号としての機能がある．

表 9-1 疼痛の分類：急性痛と慢性痛

急性痛 (侵害受容性疼痛)	慢性痛	
	慢性侵害受容性疼痛	神経障害性疼痛
警告信号としての役割 (有用な感覚)		不用な感覚
・組織の障害	・炎症（変性，感染　など） ・脊柱・関節の不安性	・神経組織の傷害 ・神経系の可塑性変化 ・心因性要因の関与
・外傷 ・術後痛　など	・変形性関節症 ・変形性脊椎症 ・関節リウマチ　など	・CRPS ・FBSS* ・脊損後疼痛　など

*FBSS：failed back surgery syndrome

B 慢性痛

　一般に 3～6 カ月以上続く痛みは，慢性痛 chronic pain とよばれる．慢性痛には，侵害刺激が持続的あるいは反復的に作用している病態（慢性侵害受容性疼痛）と，疼痛伝達にかかわる神経システムに異常をきたしている病態（神経障害性疼痛）がある．慢性侵害受容性疼痛をきたす疾患の代表が，変形性関節症・脊椎症や関節リウマチである．一方，運動器に関連する神経障害性疼痛には表 9-2 に示すようなものがある．これらのうち，神経根性疼痛などは比較的予後良好であるが，複合性局所疼痛症候群（CRPS），幻肢痛などにおいては痛みの刺激や発生源が消失してもなお痛みが持続している．この場合痛みは，もはやヒトにとって無用な有害感覚であるといえる．また，慢性痛症例においては，心理的・社会的要因が関与する場合があり，病態を複雑化・難治化する．

C 痛みの生理学

1 運動器の痛みの受容システム

A 侵害受容器

　運動器を構成する各要素，すなわち骨・骨膜や関節包，滑膜，筋・靱帯，脂肪体，半月，血管などの組織には，感覚受容器（感覚神経終末）が存在する．一方，関節軟骨には受容器は同定されていない．運動器に存在する感覚受容器の多くは，機

表 9-2 運動器疾患に伴う主な神経障害性疼痛

1. 末梢性神経障害性疼痛
複合性局所疼痛症候群（CRPS）
幻肢痛
絞扼性末梢神経障害（手根管症候群など）
医原性神経障害（FBSS など）
神経根障害
腕神経叢引き抜き損傷後疼痛
慢性馬尾障害
有痛性神経腫
腫瘍の浸潤による二次性神経障害

2. 中枢性神経障害性疼痛
脊髄損傷後疼痛
脊柱管狭窄による圧迫性脊髄症
脊髄腫瘍に伴う疼痛

械的な刺激を感知するものであり，機械受容器 mechanoreceptor とよばれる．

　機械受容器のうち，自由神経終末 free nerve ending は，侵害刺激に反応し，侵害受容器 nociceptor とよばれる．一方，囊に包まれた球状あるいは錐状の形態をとるもの〔Ruffini（ルフィニ）終末，Pacini（パチニ）小体など〕は，関節の位置や運動速度，靱帯や関節包への張力や圧を感知し，固有感覚受容器 proprioceptor とよばれる（図 9-2）．

　侵害受容器には，機械的侵害刺激のみに反応する高閾値機械受容器と，機械的刺激のほか化学的刺激や熱刺激にも反応するポリモーダル受容器 polymodal receptor がある（図 9-3）．運動器の侵害受容，特に炎症性疼痛のメカニズムにはポリモーダル受容器が重要な役割を演じている．

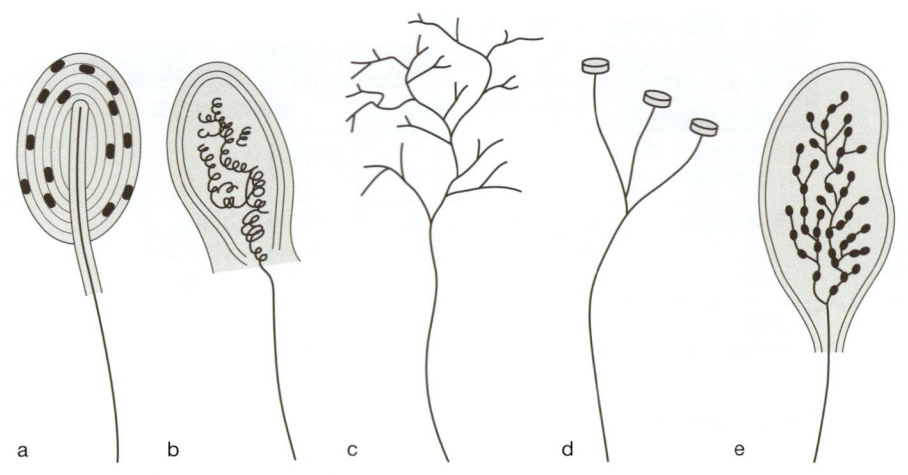

図9-2　運動器に分布する機械受容器
a. Pacini（パチーニ）小体（運動感覚，圧覚）.
b. Meissner（マイスナー）小体（触覚）.
c. 自由神経終末（痛覚）.
d. Merkel（メルケル）終盤（触覚，圧覚）.
e. Ruffini（ルフィーニ）終末（関節角度，圧覚）.

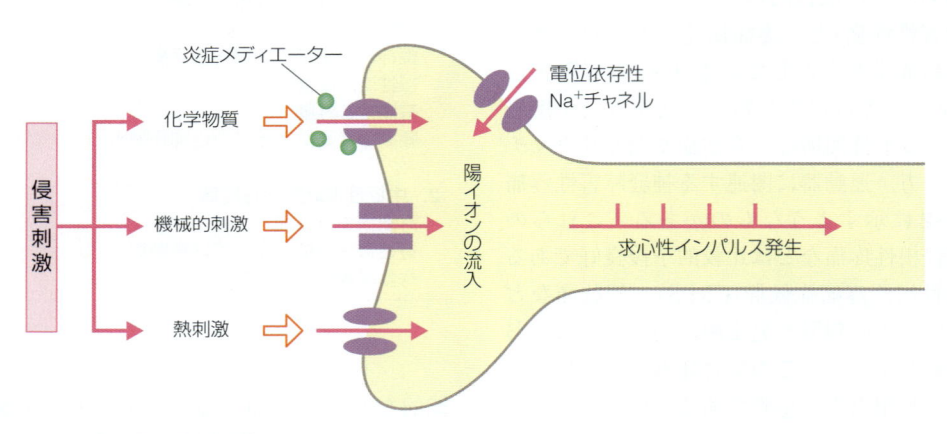

図9-3　ポリモーダル受容器

Ⓑ 侵害受容神経線維

　感覚神経線維は，その伝導速度により，Aα，Aβ，Aδ 線維と，C 線維に分類される（I～IV群に分類する方法もある，➡82頁，表8-2を参照）．痛覚は，小径の有髄線維である Aδ 線維と無髄線維である C 線維により伝達される．機械的侵害刺激のみに反応する高閾値侵害受容器からの信号は，主として Aδ 線維により伝導される．ポリモーダル受容器からの信号は，C 線維により伝達されることが多い．

　針で刺されたときに感じるチクッとする短い鋭い痛み（一次痛 fast pain）は Aδ 線維により伝導される．一方，熱刺激が加えられたときにジーンと感じる遷延性で鈍い痛み（二次痛 slow pain）は C 線維を介して伝達される（**表9-3**）.

❷ 運動器からの痛みの伝達

　一次痛の信号は，一次求心性ニューロンを通り，脊髄後角に伝えられる．後角において一次ニューロンは二次ニューロンとシナプスを形成する．痛み信号の伝達により，一次ニューロン（Aδ 線維，C 線維）末端より神経伝達物質がシナプス間隙に

表9-3 痛みの種類（一次痛と二次痛）

痛みの種類	誘発される刺激	伝達する神経線維	痛みの性質	伝達速度
一次痛 (fast pain)	機械的刺激，熱刺激，化学的刺激	Aδ 線維	鋭い痛み	速い
二次痛 (slow pain)	機械的刺激，熱刺激，化学的刺激，冷刺激	C 線維	鈍い痛み	遅い

放出される．主要な伝達物質としてグルタミン酸とサブスタンス P がある．二次ニューロンの信号は反対側の前外側索（脊髄視床路）を上行し，視床を経由して大脳皮質の体性感覚野に送られ，痛みとして意識に上る．一方，二次痛の信号は，ポリモーダル受容器の活動から始まり，延髄，橋，中脳，視床下部などの脳幹部に入力し，さらに島，前帯状回，扁桃体など大脳辺縁系にも中継される（**図9-4**）．

　一次痛は，主として痛みの識別に関与している．一方，二次痛は痛みの識別のほかに，情動，自律機能，記憶など様々な神経機能にも影響を及ぼす．

③ 痛みの慢性化のメカニズム

Ⓐ 炎症性疼痛

　組織の損傷・変性・感染あるいは関節リウマチなどの疾患により炎症が生じると，組織や細胞からブラジキニン，ATP，サイトカイン，セロトニンなど種々の内因性発痛物質が放出される．これらは，ポリモーダル受容器に対し興奮作用を及ぼし痛みを発生する．また，侵害受容器に存在する TRPV1（transient receptor potential vanilloid subfamily 1）などのイオンチャネルが活性化し，痛みに対する感受性が亢進する．このように，炎症が侵害受容器に対し興奮性作用 excitation と感作作用 sensitization を及ぼすことが，痛みの遷延化・慢性化の原因となる．

Ⓑ 神経障害性疼痛

　神経障害性疼痛は，「体性感覚系に対する障害や疾患の直接的結果として生じている痛み」と定義される（2011年，国際疼痛学会）．一般に慢性・難治性の痛みとなる場合が多いが，神経根性疼痛のように比較的予後良好な痛みも含まれることに

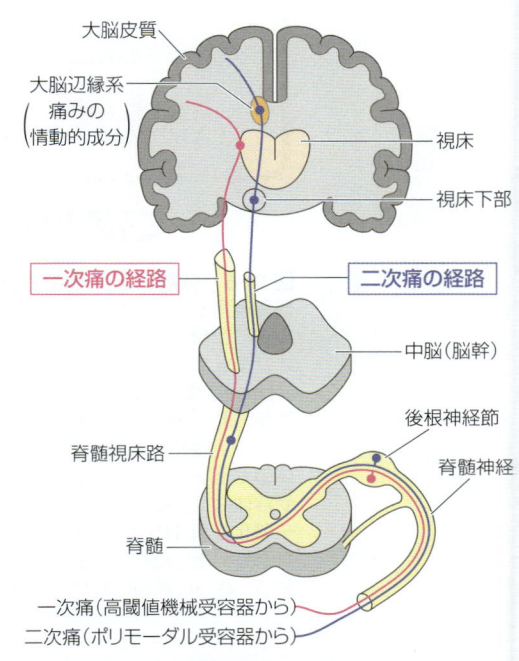

図9-4 痛みの伝導経路（一次痛と二次痛）

留意すべきである．

　神経障害性疼痛の発生メカニズムとしては，末梢性機序として，①神経細胞の Na^+ チャネルの活性化，②交感神経の関与，③侵害受容神経における受容体の感作などが，中枢性機序として，①脊髄後角におけるシナプスの感作（**図9-5**），②グリア細胞の活性化などが挙げられる．これらの機序により，疼痛伝達にかかわる神経システムに可塑性変化が生じることにより，痛みが難治化する．

Ⓓ 痛みの評価法

　痛みはきわめて主観的な感覚であり，客観的な評価法，診断法はまだ確立されるに至っていない．

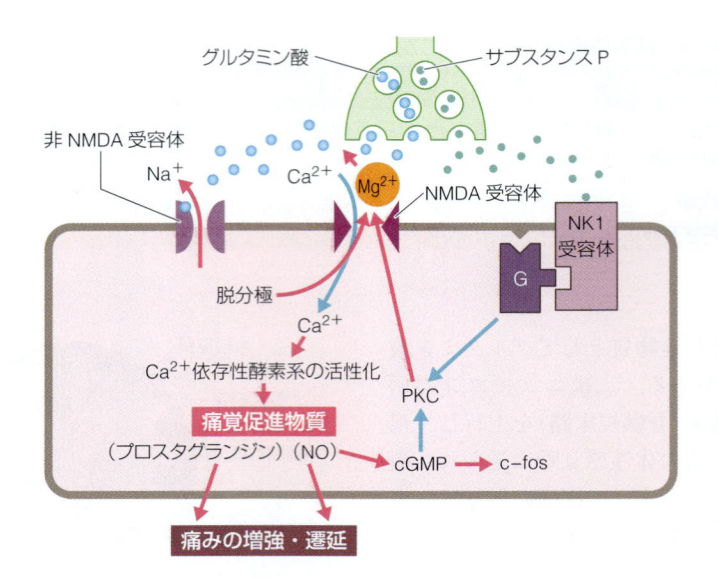

図 9-5　脊髄における中枢性感作
脊髄後角シナプスにおける痛覚伝達物質として，興奮性アミノ酸（グルタミン酸）とサブスタンス P がある．二次ニューロンに存在するイオンチャネル型のグルタミン酸レセプターである NMDA（N-methyl-D-aspartate）受容体は，正常ではあまりシナプス伝達に関与しない．ところが，遷延する侵害刺激による脱分極が持続すると NMDA 受容体チャネルは活性化される．また，サブスタンス P 受容体である NK1 受容体の G 蛋白（G）を介して PKC（protein kinase C）が活性化され，NMDA 受容体はリン酸化を受ける．これらの結果，細胞内 Ca^{2+} 濃度が上昇し，一酸化窒素（NO）やプロスタグランジンなどの痛覚促進物質が産生される．また，細胞内における c-fos などの最初期遺伝子の活性増加が生じ，さらに長期にわたる中枢神経の可塑性変化がもたらされる．

まず，問診・視診，理学的検査（身体所見，神経学的検査），画像検査（X 線撮影，MRI など），血液検査などにより，痛みの背景にある病態の把握に努める．また，患者の心理的側面，社会的背景も考慮することが必要な場合がある．

痛みの強さの評価法としては，一般に数値的評価スケール numerical rating scale（NRS），視覚的アナログスケール visual analogue scale（VAS），フェイススケールなどのスケールが用いられる（**図 9-6**）．質問票形式のものとしては，McGill pain questionnaire（MPQ）などがある．痛みに伴う心理的要因の関与に関する評価法としては，整形外科患者に対する精神医学的問題評価のための簡易質問票 brief scale for psychiatric problems in orthopaedic patients（BS-POP）などがある．

E　運動器の痛みの治療

1　薬物療法

侵害受容性疼痛に対しては，非ステロイド性抗炎症薬（NSAIDs）の処方が基本となる．長期使用に伴う消化管潰瘍などの副作用に注意を要する．NSAIDs 無効例にはオピオイドの使用が考慮される．オピオイドの処方にあたっては，便秘・吐き気・傾眠などの副作用のほか，乱用や依存の発生にも注意すべきである．乱用の繰り返しにより，薬物に対する渇望から依存状態に陥り，薬物探索行動などの問題を引き起こす．服薬指導の守れない患者や薬物・アルコール依存歴のある患者にはオピオイドの処方は控えるべきである（**表 9-4**）．

神経障害性疼痛に対しては，原則的に NSAIDs は無効である（ただし神経根性疼痛などでは有効

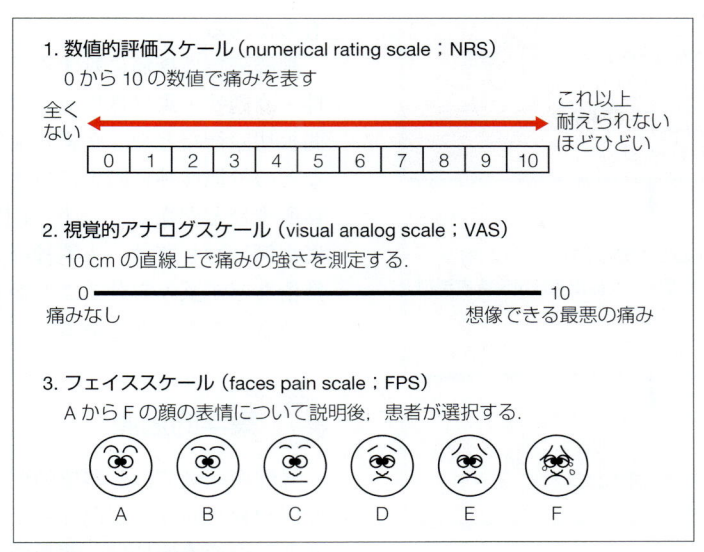

図9-6 痛みの評価法

9
痛みの基礎科学と臨床

表9-4 オピオイドの適応症例，非適応症例

オピオイドの適応症例	・侵害受容性疼痛と診断され，非ステロイド性抗炎症薬(NSAIDs)では十分な除痛が得られない，もしくは，NSAIDsの使用が困難な患者 ・神経障害性疼痛と診断され，他の薬物では十分な除痛が得られない，もしくは他の薬物の使用が困難な患者
オピオイドの非適応症例	**非器質的要因が痛みに影響している可能性が高い** ・治療目標がはっきりしていない患者 ・明らかな心因性[疼]痛を訴えている患者 ・心理的・社会的要因が痛みの訴えに影響している患者 **乱用・依存の危険性が高い** ・医師の指導を守れない患者(薬のアドヒアランス，コンプライアンスが悪い) ・過去に物質あるいはアルコール依存のある患者 ・重篤な精神疾患患者 ・認知機能の低下している患者 **長期的なオピオイド治療に懸念がある** ・他に有効な治療手段がある患者 ・治療目標がはっきりしていない患者 ・定期的な通院が困難な患者(遠方から通院，家族の支援が望めないなど) ・家庭環境が不良な患者

(日本ペインクリニック学会非がん性慢性[疼]痛に対するオピオイド鎮痛薬処方ガイドライン作成ワーキンググループ(編)：非がん性慢性[疼]痛に対するオピオイド鎮痛薬処方ガイドライン．p31，真興交易医書出版部，2012より)

な場合がある)．神経障害性疼痛に対する薬物療法としては，プレガバリン(Ca^{2+}チャネル$\alpha_2\delta$リガンド)や三環系抗うつ薬(保険適用外)などが用いられる．難治性症例にはオピオイドの使用も考慮される(図9-7)．

2 神経ブロック療法

神経根性疼痛に対して，硬膜外ブロック，選択的神経根ブロックが行われる．侵害受容性疼痛に対する神経ブロック療法として，椎間関節ブロック，肩甲上神経ブロック，トリガーポイントブロックなどが行われる．難治性の神経障害性疼痛に対する神経ブロック療法の効果は限定的だとされているが，交感神経ブロックが有効な場合がある．

第一選択薬
（複数の病態に対して有効性が確認されている薬物）

・三環系抗うつ薬（TCA）
　ノルトリプチリン，アミトリプチリン，イミプラミン
・Ca²⁺チャネルα₂δリガンド
　プレガバリン，ガバペンチン

第二選択薬
（1つの病態に対して有効性が確認されている薬物）

・ワクシニアウイルス接種家兎炎症皮膚抽出液含有製剤
　（ノイロトロピン®）
・デュロキセチン
・メキシレチン

第三選択薬

・麻薬性鎮痛薬
　フェンタニル，モルヒネ，オキシコドン，トラマ
　ドール，ブプレノルフィン

図9-7 神経障害性疼痛に対する薬物療法
（日本ペインクリニック学会神経障害性疼痛薬物療法ガイドライン作成ワーキンググループ（編）：神経障害性疼痛薬物療法ガイドライン. p20, 真興交易医書出版部, 2011 より）

③ 理学療法（➡182頁, 910頁参照）

慢性痛症例においては，廃用性障害による身体機能不全が認められることが多い．運動療法による機能回復訓練は，生活の質（QOL）を確保するためにも重要なアプローチである．

運動療法による関節可動域の回復や姿勢の改善は疼痛の軽減に有効だが，それに加えて，運動を継続することによるモチベーションアップが脳内のドーパミンシステムに影響し鎮痛効果をもたらすことが指摘されている．

④ 手術療法（➡186頁参照）

侵害受容性疼痛に対する手術療法としては，人工関節置換術，病巣掻爬術などの発痛組織を除去するもの，椎間固定術などの不安定性を解消する

ものがある．

神経障害性疼痛に対する手術療法には，神経根性・脊髄性・馬尾性疼痛に対する椎弓切除術，椎間板切除術などや，手根管症候群，肘部管症候群などの絞扼性神経障害に対する神経剥離術，神経移所術などがある．一方，CRPSなどの難治性疼痛症例に対しては，末梢神経切除術や人工神経置換術などが試みられることがあるが，その適応には慎重を期すべきである．

⑤ 集学的治療

慢性痛症例では，器質的要因のほかに，心理的要因や社会的要因が関与している場合がしばしばあり，その治療には，複数の診療科や職種が連携した集学的アプローチ multidisciplinary approach が必要である．集学的治療においては，疼痛コントロール，身体機能回復訓練，心理療法が3本柱となる．

●参考文献

1) 熊澤孝朗：痛みの概念の変革とその治療．熊澤孝朗（編）：痛みのケア．慢性痛，がん性疼痛へのアプローチ．pp2-24, 照林社, 2006
2) 厚生労働科学研究：「痛み」に関する教育と情報提供システムの構築に関する研究班：痛みの教育コンテンツ．2012
3) 山下敏彦：運動器からの痛みの受容と伝達．山下敏彦（編）：運動器のペインマネジメント．整形外科臨床パサージュ 8. pp2-8, 中山書店, 2011
4) 日本ペインクリニック学会神経障害性疼痛薬物療法ガイドライン作成ワーキンググループ（編）：神経障害性疼痛薬物療法ガイドライン．真興交易医書出版部, 2011
5) 日本ペインクリニック学会非がん性慢性[疼]痛に対するオピオイド鎮痛薬処方ガイドライン作成ワーキンググループ（編）：非がん性慢性[疼]痛に対するオピオイド鎮痛薬処方ガイドライン．真興交易医書出版部, 2012

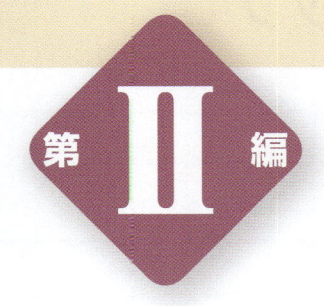

第II編

整形外科診断総論

本編で何を学ぶか

- 整形外科診療に携わるのに必要な心構え，記録の取り方，問診の仕方，観察方法などを学ぶ．
- 主訴や主症状から想定すべき疾患を整理して理解する．
- 整形外科的な現症の基本である体型，姿勢，四肢変形，皮膚の異常などを知る．
- 関節の診断方法を学び，腫脹，熱感，拘縮，強直，弛緩および不安定性などの概念と評価法を理解する．
- 関節可動域，上肢長，下肢長などの測定法を理解する．
- 筋力テストの判定基準を知り，ごまかし運動(trick motion)について理解する．
- 運動器の神経学的評価法を学ぶ．
- "つまむ" "シャツのボタンをかける" "片脚で立つ" などの日常動作と関連した総合的な機能の診かたを学ぶ．
- 関節の症候と病態からの診断プロセスについて理解し，関節穿刺と関節液の検査法を学ぶ．
- 検査計画の原則を知り，画像検査の重要性と画像以外に必要な検査についても知る．
- 単純 X 線診断の手順を知り，骨の X 線像の診かたの基本である外形，輪郭，濃淡などの変化を知り，構造と組織レベルでの異常と関連づけて理解する．
- 運動器領域における MRI，CT，PET などの有用性を理解する．
- 全体を通じて，疾患を診断するには鋭い観察と精密な思考が必要であることを認識する．それらの能力を身に付けるよう努力する心構えを養う．
- 無駄なく早期に診断することの重要性を認識し，そのことが的確で侵襲の少ない治療に結びつくことを理解する．

第Ⅱ編　整形外科診断総論 の構成マップ

10章　診療の基本

診療の心得 ——————— 94頁		問診の仕方 ——————— 95頁
診療記録 ——————— 95頁			

11章　主訴，主症状から想定すべき疾患

診断の実際 ——————— 99頁

- 診察の基本的態度 ——————— 99頁
- 考える手順 ——————— 99頁
  ［病理学的分類，解剖学的部位別あるいは組織別，性・年齢別の頻度］
- 索引の活用 ——————— 100頁

主訴，主症状から想定すべき疾患一覧表 ——————— 100頁

- 頚・肩・腕痛 ——————— 101頁
- 腰痛，下肢のしびれ・痛み，坐骨神経痛 ——————— 102頁
- 頚部・脊柱の変形と運動制限 ——————— 102頁
- 背部痛，胸壁痛 ——————— 103頁
- 脊髄麻痺 ——————— 103頁
- 手指のしびれと麻痺 ——————— 104頁
- 肩の痛みと変形 ——————— 104頁
- 肘の痛みと変形 ——————— 105頁
- 手関節部の痛みと変形 ——————— 105頁
- 手指の痛みと変形 ——————— 106頁
- 股関節部の疼痛と異常歩行 ——————— 107頁
- 膝関節部の疼痛と異常歩行 ——————— 108頁
- 下腿の痛み ——————— 109頁
- 足関節部・踵部の疼痛と異常歩行 ——————— 110頁
- 足・足趾の疼痛 ——————— 111頁
- 病的骨折の原因疾患 ——————— 112頁
- 異常歩行（疼痛なしの場合）——————— 112頁

12章　整形外科的現症の取り方

視診 ——————— 113頁		関節の動きの診察 ——————— 120頁
触診 ——————— 117頁		関節可動域表示ならびに測定法は巻末資料（➡934頁）参照
四肢の計測と筋力評価 ——————— 120頁		四肢長 ——————— 120頁
		周径 ——————— 121頁
		筋力 ——————— 122頁
		関節可動域 ——————— 123頁
整形外科領域の各種検査 ——————— 124頁		主な従手筋力テストは巻末資料（➡942頁）参照
神経学的検査 ——————— 124頁		感覚 ——————— 124頁
		反射 ——————— 127頁
機能評価 ——————— 130頁		クローヌス ——————— 128頁

13章　検査

検査総論 ——————— 131頁

画像検査 ——————— 133頁
- 単純X線検査 ——————— 133頁
- X線透視検査 ——————— 138頁
- 磁気共鳴撮像法（MRI） ——————— 139頁
- コンピュータ断層撮影（CT） - 142頁
- 各種造影法 ——————— 144頁
  - 関節造影法 ——————— 144頁
  - 脊髄造影法（ミエログラフィー） —— 144頁
  - 椎間板造影法，神経根造影法 ——— 145頁
  - 血管造影法 ——————— 146頁
  - リンパ管造影法 ——————— 146頁
  - 瘻孔造影法 ——————— 146頁
- 核医学検査 ——————— 146頁
  - 放射性同位体シンチグラフィー —— 146頁
  - 陽電子放出断層撮影（PET），単光子放出コンピュータ断層撮影（SPECT） —— 147頁
- 超音波検査 ——————— 147頁

検体検査 ——————— 149頁
- 血液・尿生化学検査 ——————— 149頁
- 微生物検査 ——————— 151頁
- 関節液検査 ——————— 154頁
- 脳脊髄液検査 ——————— 155頁

生体検査 ——————— 156頁
- 電気生理学検査 ——————— 156頁
- 関節鏡 ——————— 157頁
- 生検術 ——————— 157頁
- 生体用金属材料による有害事象に対する検査 ——————— 158頁

主要疾患の画像および検査所見による鑑別一覧表 ——— 160頁
- 骨，関節感染症 ——————— 160頁
  ［壊死性筋膜炎，急性化膿性骨髄炎，急性化膿性関節炎，結核性関節炎，ガス壊疽，化膿性脊椎炎，結核性脊椎炎］
- 慢性関節疾患 ——————— 161頁
  ［関節リウマチ，強直性脊椎炎，変形性関節症，痛風，偽痛風，血友病性関節症，色素性絨毛結節性滑膜炎］
- 骨壊死性疾患 ——————— 161頁
  ［離断性骨軟骨炎，特発性骨壊死］
- 代謝性骨疾患 ——————— 162頁
  ［骨粗鬆症，くる病，骨軟化症，原発性副甲状腺（上皮小体）機能亢進症，続発性副甲状腺（上皮小体）機能亢進症，骨Paget病，ビタミンD過剰症］
- 良性骨腫瘍 ——————— 163頁
  ［骨軟骨腫，外骨腫，内軟骨腫，非骨化性線維腫，軟骨芽細胞腫，類骨骨腫，骨巨細胞腫，単発性骨嚢腫，動脈瘤様骨嚢腫，線維性骨異形成症］
- 悪性骨腫瘍 ——————— 164頁
  ［骨肉腫，軟骨肉腫，Ewing肉腫，脊索腫，多発性骨髄腫，癌の骨転移］
- 良性軟部腫瘍 ——————— 165頁
  ［脂肪腫，血管腫，神経鞘腫，腱鞘巨細胞腫，ガングリオン］
- 悪性軟部腫瘍 ——————— 165頁
  ［線維肉腫，悪性線維性組織球腫，平滑筋肉腫，横紋筋肉腫，滑膜肉腫］

第10章 診療の基本

A 診療の心得

　初対面の患者から必要な情報を的確に聞き出し，身体所見，検査結果から診断へと導き，それに対する適切な治療を行う，という一連の行為を診療とよぶ．診療において大切なことは医師と患者の信頼関係をきちんと樹立することである．そのためには，まず患者に接する態度が重要である．医師と患者は対等な関係にあることを念頭に置き，様々な症状に苦しんで医療機関を受診する患者に温かくやさしく接することが大切である．患者が不快感をもったり攻撃的になったりすれば，その後の診療に差し支える可能性がある．患者によっては最初から横柄な態度をとる方もいるが，医師は常に冷静に対応しなければならない．

　言葉づかいや服装も大切である．患者に誤解を与えるような服装は慎むべきであり，きちんとした身だしなみと言葉づかいが求められる．あらゆる年齢層の患者が受診するので，相手に応じて，こどもであればこどもにも理解できる言葉で，また耳の遠い高齢者であれば大きい声でゆっくりと話しかけるなどの配慮が必要である．

　診察が一通り終わって，必要な検査を行う場合，また診断がついて治療に移る場合に，これから行おうとしている医療行為(検査や手術など)を患者にわかりやすく説明 inform したうえで，同意 consent を得ることが必要である．これを説明と同意(インフォームド・コンセント informed consent)とよぶ．説明内容としては，対象となる医療行為の名称・内容，期待される結果，代替治療，副作用，費用，予後などで，言葉だけでは理解しにくい場合には，模型や絵を使って説明したりするとよい．患者と家族は説明を十分に聞き内容を理解したう

えで，承諾書に署名することで承諾したことを意思表示する．医療行為に先立ってこのような説明と同意を得ることは医師の責務(説明義務)であり，これを怠った場合に説明義務違反に問われる．

　最初に医師・患者間の信頼関係がうまく築けないと，その後の診療行為にも様々な支障が生じ，医療訴訟に発展する場合がある．医療訴訟の多くは，その根底に医師・患者間の人間としての信頼関係の欠如があるといわれている．

　医療事故裁判では医師に過失があったかどうかが問われる．過失の有無は，「診療当時の臨床医学の実践における医療水準」に照らして判断される．つまり，過失の有無は，訴訟が行われている時点ではなく，あくまで当該医療行為が行われた時点での医療水準に照らして判断されるべきである．ここでいう医療水準とは，「本来あるべき水準」という規範的な概念であり，平均的な医師が通常行っている水準(医療慣行)と一致するとは限らない．薬剤や器械を新しく使う場合には，その添付文書や取扱説明書をよく読み，それに従った使い方をすることが大切である．

> **NOTE　医療事故**
>
> 　医療事故とは，患者の疾患そのものではなく，医療行為によって患者あるいは医療従事者に傷害が引き起こされた出来事と定義されている．この場合の傷害とは，一過性のものや簡単な処置で治るものは含めず，濃厚な処置や治療を要する高度な傷害(国立大学病院医療安全管理協議会の定めるレベル3b以上のもの)を指す．
>
> 　医療事故は「過失による事故」と「過失のない事故」に分けられ，前者は「医療過誤」「医療ミス」ともよばれる．2001年以降，大学病院や国立病院などで起こった医療事故は厚生労働省に報告するよう義務づけられた．それは医療事故情報を分析，共有することで，今後の医療安全対策に生かすことができるからである．

表 10-1　診療録記載の原則

- 診察と指示，診断・治療などを行った場合には，遅滞なく記載する
- 誰もが読める字で記載し，一般的に通用しない造語や符号などは使用しない
- 外国語またはその略語は，病名・人名および術名などの範囲とし，記述は日本語が推奨される
- 必ず日付を付して事実を正確に記載し，署名する．記載していない医療行為や医学的判断は行われなかったものとみなされる
- 鉛筆による記載は避け，行間や余白を残さない．誤記などにより訂正が必要な場合は，二重線で原記載が読めるように消したうえで追記し，日付を付して署名する
- 医師の私的メモや備忘録，医療に無関係な患者・家族に関する事項，第三者の利益を損なう事項などは記載しない

表 10-2　SOAP 方式

S : subjective	患者の主訴などの主観的情報
O : objective	身体所見や検査所見などの客観的情報
A : assessment	情報に基づく評価，分析，診断
P : plan	治療方針や追加検査の計画

医療裁判になった場合に，診療録を含めた診療記録が重要な証拠として扱われる．もちろんそれが目的ではないが，患者の訴え，身体所見，鑑別診断，診断確定のための検査，最終診断，それに対する治療，その後の経過，という一連の診療行為の流れがわかるように記載されていなければならない．

診療録記載の一般的原則は**表 10-1** のとおりであり，診療録の書き方として，広く使われているのは SOAP 方式である（**表 10-2**）．

予期せぬ出来事が発生した場合は，事実を時系列的に正確に記載する．あくまでも起こった事実，その評価・判断，それに対して行った処置を記載し（SOAP 方式），推測や仮定に基づいた記載，あるいは自己弁護や責任を転嫁するような記載は行わない．事実と異なる記載，恣意的な未記載，記載の改ざん・削除は犯罪行為である．

B　診療記録

医師法第 24 条 1 項に，「医師は，診療をしたときは，遅滞なく診療に関する事項を診療録に記載しなければならない」，同 2 項に「病院又は診療所に勤務する医師のした診療に関するものは，その病院又は診療所の管理者において，その他の診療に関するものは，その医師において，5 年間これを保存しなければならない」と定められている．すなわち，医師は診療内容の記録（診療録）を 5 年間保存することが義務づけられている．診療録以外にも診療に関する諸記録として，処方箋，手術記録，看護記録，検査結果，画像データ，紹介状などがあり，診療録とそれ以外の諸記録を合わせて診療記録とよぶ．日本ではカルテという用語がよく用いられるが，これは診療録を指す場合と診療記録を指す場合とがある．「カルテは 5 年間の保存が義務づけられている」という場合は前者であり，日常診療で用いている「外来カルテ」や「入院カルテ」という場合には医師の記録以外に手術記録や検査結果なども一緒に綴じ込まれており後者の意味で使われる．ちなみにカルテはドイツ語の Karte からきている．近年では電子カルテという用語も使われている．英語ではカルテのことを chart（チャート）あるいは medical record（メディカル・レコード）という．

診療録は，行った医療行為の記録であるため，きわめて重要な意味をもつ．例えば医療事故が起こり，

C　問診の仕方

1　初診時の自己紹介

診察はまず自己紹介から始まる．こちらはすで

NOTE　電子カルテ

電子カルテとは，従来の紙のカルテを，電子情報として一括管理する仕組みのことである．狭義には，医師法で 5 年間の保存が義務づけられた診療録自体の電子化を指すが，広義には検査オーダー，処方，検査結果などのオーダリングシステムも含める．電子カルテは，判読が容易，大量のデータが長期保存可能，端末のある場所なら院内のどこからでもアクセス可能，などの利点がある一方で，カルテ入力が煩雑，システムの導入・維持に高額な費用がかかるなどの欠点がある．2013 年の病院向け電子カルテ普及率は約 31.0% であり，大規模病院（400 床以上）では 69.9%，中規模病院（100〜399 床）では 34.0% である．一方，診療所では 27.0% とまだ低いが，新規開業施設の 70〜80% が電子カルテを導入している．

に診察室に入ってくる患者の情報を得ているが，患者は医師の情報を全く得ていない場合が多い．人と人との対話が自己紹介から始まるように，診察もまず自己紹介から始める．「整形外科医の○○です」「研修医の○○です」のように始めるとよい．自己紹介することで，緊張している患者の気持ちをほぐし，患者自身が落ち着いて症状を説明しやすい環境を作ることができる．

② 問診中の観察

　診察は，患者が診察室に入ってくるときから始まっている．ドアの開け方，歩き方，椅子への腰掛け方などの動作から，どのような運動器症状があって来院したかが推測できる．また，表情，話し方から患者の心理状態も察することができる．時には患者の訴えと動作が食い違うようなこともある．このような隠れた情報は，その後診察を進めていくうえで有用である．また，ドアを開けて入室する動作が困難であればドアを押さえておく，問診中に腰掛けている姿勢がつらそうであれば診察台に休んでもらうなど，情報収集しながらも患者に対する細かい気配りを忘れてはならない．

③ 聞き上手

　問診は患者から情報を聞きだす作業である．患者に自分の症状を説明しやすいような環境を作ることから始める．「今日は雨のなか，大変でしたね」とか「ずいぶんお待たせしました」など簡単な言葉をかけた後で本題に入るのもよい．こちらに必要な情報をできるだけ手際よく聞き出したいのであるが，患者によっては自分の話したいことを要領よく話せない方もいる．その場合には「どこが痛いのですか？」「いつからですか？」と助け舟を出すとよい．逆にとめどもなく話す人では，その話のなかから必要な情報を取捨選択してゆくことになる．患者がこどもの場合には，多くは保護者が症状や病歴を説明するが，保護者が必ずしも的確に症状を把握していない場合もある．保護者の話が正しいかどうかの確認のためにも，ぜひこども本人からも話を聞くようにしたい．

④ 専門用語を用いない

　医師同士，あるいは医師と理学療法士や看護師との間の会話では専門用語を使うが，患者にとっては意味のわからない言葉である．できるだけ患者に理解できるように，噛み砕いて話をする必要がある．これは，わかっているようで意外に難しい．例えば，ふだん何げなく使っている「上肢」，「下肢」という言葉は専門用語なので患者には理解できない．「上肢を挙上できますか？」ではなく「腕を上げられますか？」と聞くべきである．「歩行中に下肢痛が出てきますか？」では理解してもらえないので，「歩いているうちに足の痛みが出てきますか？」のように聞かなければならない．患者が「はい，5分くらい歩くと足が痛くて歩けなくなります」と答えたら，カルテには「5分の間欠跛行あり」と記録する．患者との会話は日常用語を用い，聞き出した情報は専門用語で記録する，という作業に慣れる必要がある．

⑤ 年齢・性別

　疾患によっては好発年齢や性別があるため，知っていると診断を絞り込む手助けになる．股関節痛では6歳男児であればPerthes（ペルテス）病を，30歳女性であれば発育性股関節形成不全をまず疑う．外傷でも小児に多い上腕骨顆上骨折や外顆骨折，高齢女性に多い大腿骨近位部骨折や椎体骨折など，年齢や性別に特色のある疾患や外傷があるので覚えておくとよい（➡101頁〜，主訴，主症状から想定すべき疾患一覧表を参照）．

⑥ 生活環境と家族構成

　患者の生活環境は，疾患の発症や進行にかかわることがある．例えば変形性膝関節症を例にとると，エレベーターのない4階建てアパートの最上階に暮らしている患者は，毎日の階段昇降で膝に大きな負担がかかる．それが一人暮らしであればなおさらである．また，強度の肥満（体格），重量物を運ぶ仕事（職業），舗装道路の長距離走（スポーツ）なども膝にかかる負担を増す要因となる．このような因子が変形性膝関節症の発症，進行に種々の程度に関与してくると考えられる．

治療法選択あるいは治療のゴール設定の際にも，介護してくれる家族の有無(家族構成)を含め生活環境を十分に考慮する必要がある．

7 発症様式，受傷機転

症状がどのように出てきたかを知ることは大切である．発症様式は，①誘因なく徐々に発症，②誘因なく突然発症，③繰り返す外力(スポーツなど)により徐々に発症，④単一の外力により突然発症，の4つに大きく分けられる．これらの発症様式により，それぞれ考えられる疾患，傷害が異なる．また，単一の外力による外傷であっても，外力の大きさ・方向，受傷時の肢位などにより損傷部位・形態が異なってくる(図10-1)．同じ高齢者の転倒でも，前に手をついて転倒すれば橈骨遠位端骨折や上腕骨近位部骨折，後ろに尻もちをつくように転倒すれば椎体骨折，側方に転倒すれば大腿骨近位部骨折を起こしやすい．病態を考えるうえで，発症様式，受傷機転を詳細に聞くことが大切である．

8 疼痛

整形外科を受診する患者の主訴で最も多いものは痛みである．疼痛を感じる部位，その範囲，痛みの性質，どのようなときに痛みが起こるのか，特に痛みが増強する動作などを聞くことで，痛みの生じる機序がある程度推定できる．

A 疼痛の部位

痛みの多くは病態のある部位に一致してみられる．しかし，時には病巣から離れた部位に痛みを感じることがあり，関連痛 referred pain とよばれる．病巣からの痛覚刺激が神経経由で脳に達するが，その神経が分布する他の部位の痛みとして脳が誤認する現象である．日常，よく経験する例として冷たいものを食べたときにこめかみが痛くなるが，これは咽頭神経の刺激を頭痛と誤認することによって起こる．単純性股関節炎やPerthes病は股関節疾患であるが，しばしば膝の痛みを訴える．これは閉鎖神経が関与する関連痛である．また腰椎椎間板ヘルニアでは，障害された神経根の症状として股関節や膝関節の痛みや下肢痛を訴えることがある．これも関連痛であるが，痛みが

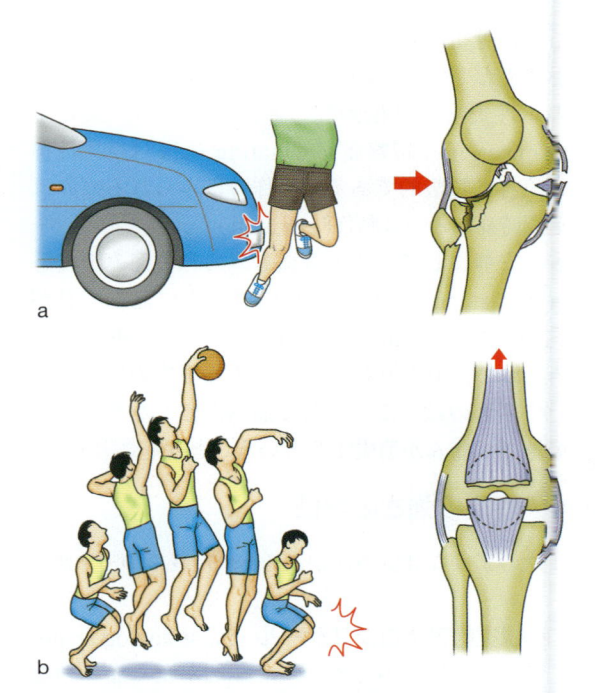

図 10-1 単一の外力による受傷の例
a. 直達外力による受傷：外力(車の衝突)が直接作用する．
b. 介達外力による受傷：筋肉の瞬間的で強力な収縮作用(着地時の大腿四頭筋の収縮)で生じる．

咳や体動時に末梢まで放散することがあり放散痛 radiating pain ともいわれる．放散痛も関連痛の1つである．痛みを訴える患者の診察においては，常に関連痛を念頭に置いて診察にあたる必要がある．

B 疼痛の起こりかた

多くの変性疾患は徐々に痛みが起こってくる数カ月前から立ち上がるときに膝の痛みを感じるようになったが歩行中は痛まない，しかし徐々に痛みが強くなり，歩行中にも痛みを感じるようになってきたなどという経過は典型的な変形性膝関節症の痛みの起こり方である．一方，急に起こる痛みは外傷，感染，血管性病変を疑う．スポーツ中にそれまで痛みのなかった膝が急に痛み出したとすれば，靱帯損傷，半月損傷，あるいは骨折などの外傷を考える．

C 疼痛の性質

痛みにも様々な種類があり，刺すような鋭い痛み，焼けるような痛み，重苦しい痛み，締めつけるような痛み，拍動性の痛みなど様々である．骨

折では骨折部の動きに伴い激痛が生じるため，応急処置として副子固定を行う．化膿性関節炎などの急性炎症では拍動性の痛みを感じる．蟻走感 formication や電撃痛 lancinating pain は絞扼性神経障害に特徴的である．動作時にみられる痛みは運動時痛あるいは動作時痛 motion pain という．一方，安静にしているときにもみられる痛みを安静時痛 rest pain という．夜間就寝中に痛みで目が覚める夜間痛 night pain は，肩関節疾患でよくみられる．脊髄腫瘍で姿勢により腫瘍の位置が変化するものは，ある姿勢で痛みが強くなり，ある姿勢では痛みが消失するということが起こりうる．

D 疼痛の強さの評価

次のような評価方法がある（→89頁，図9-6参照）．

1 ● 視覚的アナログスケール visual analog scale

10 cm の長さの線の上で，左端が全く痛みのない状態，右端がこれ以上の痛みはないという極限の痛み，と仮定し，患者の痛みがその線上のどの部分に相当するのかを患者自身に印をつけてもらう．左端から印までの長さ（mm）で表現する．

2 ● 数値的評価スケール numerical rating scale

痛みの強さを 0〜10 までの 11 段階で評価する方法．

3 ● 口頭式評価スケール verbal rating scale

痛みを表す言葉（痛くない，少し痛い，かなり痛い，耐えられないほど痛いなど）を痛みの程度に応じて点数化し評価する方法．

4 ● フェイススケール faces pain scale

痛みを表している顔の絵（笑顔から泣き顔まで6段階）で選ぶ評価法．小児に適している．

9 身のまわり動作，日常生活動作

患者が自分の身のまわりの動作 self-care activity をどの程度できるのか，日常生活動作（活動） activities of daily living（ADL）をどこまでこなせるのかを患者自身に聞いておく．最近では診察前の待ち時間に患者自身に ADL や生活の質 quality of life（QOL）のアンケートに記入してもらう医療機関も多くなっている．事前にその患者の生活環境や必要としている動作がわかることで，治療目標を立てやすくなるという利点がある．最終的にどのレベルを目標に治療を行うのかを，初診時にある程度明確にしておくことは双方にとって大切なことである．

10 既往歴

既往歴のなかには運動器疾患との関連を示唆するものがある．例えば，糖尿病の既往歴をもつ患者が肩の痛みと可動域制限を訴えて来院した場合には難治性の凍結肩が疑われる．全身性エリテマトーデスで副腎皮質ステロイド治療中の患者が股関節部痛を訴えて来院した場合には，まずステロイド性の大腿骨頭壊死症を疑う．放射線療法中や難治性糖尿病の患者は易感染性宿主 compromised host であるので，感染に対する注意を要する．薬剤に対するアレルギーの有無は必ず確認し，禁止薬剤があればカルテに赤字で明記し，医療チーム全体で情報を共有する．

11 家族歴

運動器疾患のなかには家族性に発症するものがある．例えば，頚椎後縦靱帯骨化症，寛骨臼形成不全症，外反母趾，多発性骨軟骨腫などは家族内発生が知られているので，家族の既往歴についてもよく聞いておく．

12 職業歴と生活歴

患者の職業歴や生活歴を聞くことで，関連のある疾患を想起することができる．農業従事者は，筋，骨格系に大きな負担がかかるため変形性関節症を起こしやすい．重量物運搬に携わる人では腰痛症が，大工など手関節に負担がかかる職業では Kienböck（キーンベック）病（月状骨軟化症）が発生しやすい．潜水士にみられる減圧症候群は潜函病とよばれる．スポーツでよくみられる外傷や障害には，野球肩，テニス肘，ボクサー骨折などスポーツ名がつけられたものが多い．

第11章 主訴, 主症状から想定すべき疾患

A 診断の実際

1 診察の基本的態度

経験豊富な医師は, 患者の性, 年齢と問診だけで, その患者の診断の見通しがつく. その見通しを確認したり, 症状の進行程度を知るために手順よく診察が進められる.

専門家としての修練を積み重ねる間に蓄積された経験から, 即時的に診断の見当がつくようになる. そのエッセンスが第16章以降の冒頭のコラム [診療の手引き] である.

患者に直接触れて診察したり検査をしたりする前に, まず考えることの重要性を強調したい. むやみに多種の検査を行い, 検査結果が出てから考えるという行為は厳に慎まなければならない. 症状の程度, 各種の症状の組み合わせ, 経過の様式などパターンとして認識しなければならないことは医学には多い. 検査機器がいかに発達しても, 医師の判断なしには正しい診断はできない. そのような重要な判断のできる医師となるためには, コミュニケーション力, 観察力, 思考力を養うよう常に努力しなければならない.

2 考える手順

A 病理学的分類に従って該当する疾患を思い出してみる

肩関節痛を主訴とする症例を例にとってみる. まず, 病態に応じてどのような疾患が考えられるかを思い出してみる. 外傷であれば, 上腕骨近位端骨折, 肩鎖関節脱臼, 肩関節脱臼, 鎖骨骨折などがよくみられる. 感染であれば化膿性関節炎炎症性疾患では関節リウマチや石灰性腱炎を考える. 良性腫瘍では, 骨軟骨腫, 単発性骨嚢腫がまた悪性腫瘍では転移性骨腫瘍, 軟骨肉腫などが肩周辺に好発する. 変性疾患では腱板断裂が多い. 肩そのものに病態がなくても, 頚椎疾患で肩に痛みを呈する場合もあるので, 頚椎椎間板ヘルニアなどの頚椎疾患との鑑別は常に念頭に置く必要がある.

B 解剖学的部位別あるいは組織別に該当する疾患を考えてみる

次に, 解剖学的部位あるいは組織別に該当する疾患を考えてみる. 肩であれば, 皮膚, 皮下組織, 三角筋, 肩峰下滑液包, 腱板, 関節包, 軟骨, 骨という順番にどのような疾患が考えられるか挙げてみる. 皮下組織にみられるのは脂肪腫などの軟部腫瘍が多い. 筋肉, 腱では外傷やスポーツによる筋断裂や腱断裂がよくみられる. 肩峰下滑液包は腱板断裂や腱板炎に伴って二次的に炎症を起こし, 肩の疼痛の主病巣となることが多い. 透析患者ではアミロイドが沈着しやすい部位でもある. 腱板は加齢とともに変性に陥り断裂を起こすことがよく知られている. 関節包が肥厚すると関節の可動性が悪くなる. 投球障害肩では後方関節包肥厚による可動域制限がみられ, 凍結肩では関節包全体が肥厚してあらゆる方向に関節可動域が減少する. 軟骨の限局性の損傷は外傷によって起こることが多く, また広範な軟骨変性による変形性関節症は腱板断裂などに続発するものが多い. 骨の疾患としては, 骨折, 骨挫傷, 骨腫瘍, 骨壊死などが挙げられる.

C 性別，年齢別の頻度は実際の診療において非常に重要である

　さらに，患者の性別，年齢から可能性の高い疾患を絞り込むことができる．骨端線閉鎖前の成長期の学童では野球などでの過度の投げ込みによる骨端離開（Little Leaguer's shoulder）が起こりやすく，骨端線閉鎖後であれば，関節唇損傷や腱板損傷が起こりやすくなる．これらの外傷や障害は男性に圧倒的に多い．中高年者では腱板の変性が進行し，男女いずれにおいても加齢とともに腱板断裂の有病率が増す．高齢者，特に女性では骨粗鬆症を基礎疾患として有することが多く，転倒により上腕骨近位端骨折を起こしやすい．このように年齢と性別から頻度の高い疾患をある程度絞り込むことができる．

3 索引の活用

　医学の全領域で要求される知識の絶対量が膨大なものになっている．臨床実習の段階では，前述の考える手順を駆使しても，必要かつ十分な疾患が念頭に浮かばないこともある．教科書やノートを参考にしても該当する疾患をなかなか探し出せない場合，索引を十二分に活用するとよい．

> **NOTE　有訴率と運動器疾患**
>
> 　厚生労働省は 1986 年から毎年，政策の基礎資料にするため国民生活基礎調査を実施している．特に 3 年ごとの大規模調査で健康に関するデータが収集されている．病気やけがなどで自覚症状のある者を有訴者といい，人口 1,000 人当たりの有訴者の比率を有訴率（有訴者率）という．2010 年の国民生活基礎調査によると，全体の有訴率は 322.2 であり，男性 286.8，女性 355.1 で女性が高くなっている．有訴率の上位 3 症状は男性では「腰痛」「肩こり」「鼻がつまる，鼻汁が出る」，女性では「肩こり」「腰痛」「手足の関節が痛む」であり，いずれも腰，関節の痛みやこりなど運動器に関連した愁訴の多いことがわかる．一方，整形外科が運動器疾患を専門に扱う科であることを知らない国民がまだ多いという現実がある．日本整形外科学会は「ロコモティブシンドローム locomotive syndrome（運動器症候群，ロコモ）」という概念を新たに提唱し，運動器疾患の啓発に力を注いでいる（→ 414 頁，第 26 章参照）．厚生労働省も 2013 年 3 月から始まる「健康日本 21（第二次）」のなかで，むこう 10 年間で国民のロコモ認知度を現状の 17.3% から 80% に上げるという目標値を掲げている．2016 年 4 月現在，ロコモ認知度は 47.3% である．

　索引は名詞と数字の羅列であり，読者に話しかけるようなところではない．しかし，教科書の作成にあたって最も苦労をするところであり，活用の仕方によっては最も役に立つところである．次項の「主訴，主症状から想定すべき疾患一覧表」を自分なりに確立していくためにも，本書の読者には索引で関連する語を探すという努力を怠らないでほしい．

B 主訴，主症状から想定すべき疾患一覧表 （→ 101～112 頁参照）

　日常外来でよく遭遇する主訴や主症状について，想定しなければならない疾患の一覧表を示す．しかし，これらはあくまで考えるための一助に過ぎないものであり，以下の 3 点を特に断っておきたい．

1）実際の診療にあたっては，この一覧表に出ていない疾患がたくさんある．第一選択として表に挙げた疾患を考えた後，さらにほかの疾患の可能性があるか否かを考察してほしい．

2）便宜上，好発年齢を棒グラフで示したが，これはしっかりした統計データに拠ったものではない．日常診療からの印象をもとに，理解しやすいように大まかに示したものである．正しい好発年齢は，本文やより詳しい参考書で確かめてほしい．

3）最終診断に到達するまでには，ほかにいくつもの症状，臨床所見，X 線像，各種の検査結果を総合して判断しなければならない．

　この一覧表は部位と症状と年齢という簡単な情報から疾患が想定できるよう構成してある．この表を活用し，その疾患についてのキーワードを 1 つでも 2 つでも知識として増やして記憶に残すようにしてほしい．

主訴，主症状から想定すべき疾患一覧表

1. 頚・肩・腕痛	……………………………………	101
2. 腰痛，下肢のしびれ・痛み，坐骨神経痛	………………	102
3. 頚部・脊柱の変形と運動制限	………………………	102
4. 背部痛，胸壁痛	………………………………………	103
5. 脊髄麻痺	………………………………………………	103
6. 手指のしびれと麻痺	…………………………………	104
7. 肩の痛みと変形	………………………………………	104
8. 肘の痛みと変形	………………………………………	105
9. 手関節部の痛みと変形	………………………………	105
10. 手指の痛みと変形	……………………………………	106
11. 股関節部の疼痛と異常歩行	…………………………	107
12. 膝関節部の疼痛と異常歩行	…………………………	108
13. 下腿の痛み	…………………………………………	109
14. 足関節部・踵部の疼痛と異常歩行	…………………	110
15. 足・足趾の疼痛	………………………………………	111
16. 病的骨折の原因疾患	…………………………………	112
17. 異常歩行（疼痛なしの場合）	………………………	112

[創案] 寺山和雄

■ きわめて頻繁かつ重要な疾患　■ 日常よく遭遇する疾患　■ 稀ではない疾患　■ 稀な疾患

1. 頚・肩・腕痛（肩甲間部痛は頚椎に起因することが多い）

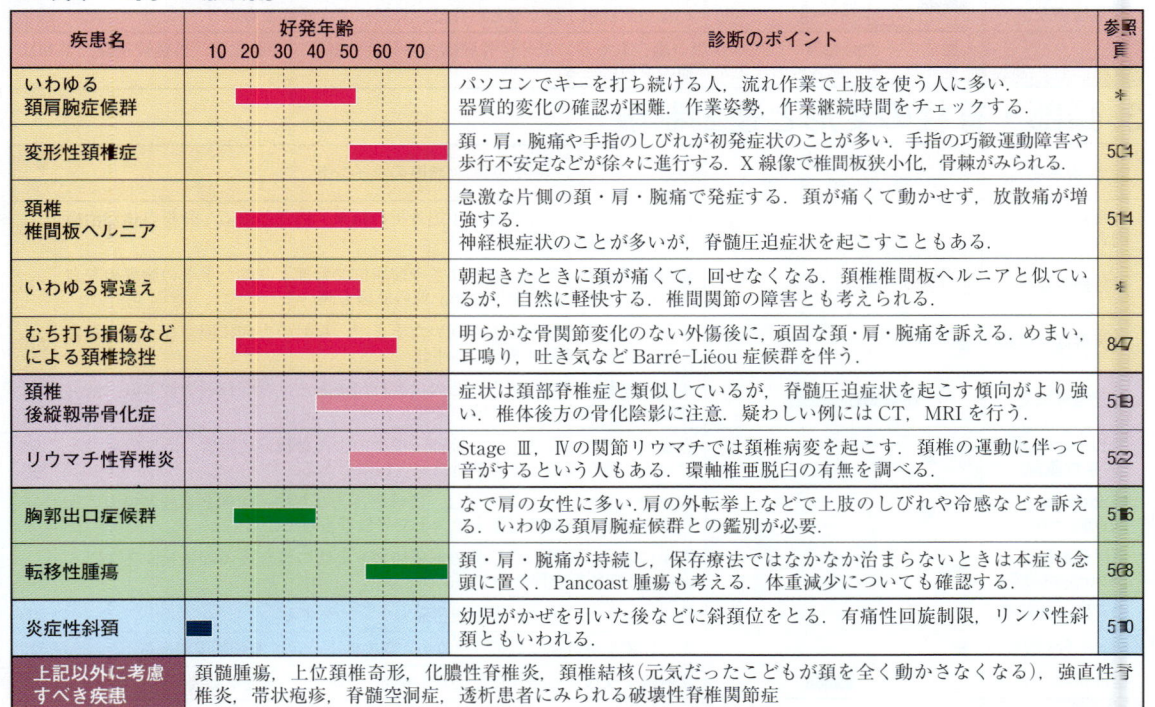

疾患名	好発年齢 10 20 30 40 50 60 70	診断のポイント	参照頁
いわゆる頚肩腕症候群		パソコンでキーを打ち続ける人，流れ作業で上肢を使う人に多い．器質的変化の確認が困難．作業姿勢，作業継続時間をチェックする．	*
変形性頚椎症		頚・肩・腕痛や手指のしびれが初発症状のことが多い．手指の巧緻運動障害や歩行不安定などが徐々に進行する．X線像で椎間板狭小化，骨棘がみられる．	504
頚椎椎間板ヘルニア		急激な片側の頚・肩・腕痛で発症する．頚が痛くて動かせず，放散痛が増強する．神経根症状のことが多いが，脊髄圧迫症状を起こすこともある．	514
いわゆる寝違え		朝起きたときに頚が痛くて，回せなくなる．頚椎椎間板ヘルニアと似ているが，自然に軽快する．椎間関節の障害とも考えられる．	*
むち打ち損傷などによる頚椎捻挫		明らかな骨関節変化のない外傷後に，頑固な頚・肩・腕痛を訴える．めまい，耳鳴り，吐き気など Barré-Liéou 症候群を伴う．	847
頚椎後縦靱帯骨化症		症状は頚部脊椎症と類似しているが，脊髄圧迫症状を起こす傾向がより強い．椎体後方の骨化陰影に注意．疑わしい例には CT，MRI を行う．	519
リウマチ性脊椎炎		Stage Ⅲ，Ⅳの関節リウマチでは頚椎病変を起こす．頚椎の運動に伴って音がするという人もある．環軸椎亜脱臼の有無を調べる．	522
胸郭出口症候群		なで肩の女性に多い．肩の外転挙上などで上肢のしびれや冷感などを訴える．いわゆる頚肩腕症候群との鑑別が必要．	516
転移性腫瘍		頚・肩・腕痛が持続し，保存療法ではなかなか治まらないときは本症も念頭に置く．Pancoast 腫瘍も考える．体重減少についても確認する．	568
炎症性斜頚		幼児がかぜを引いた後などに斜頚位をとる．有痛性回旋制限，リンパ性斜頚ともいわれる．	510
上記以外に考慮すべき疾患		頚髄腫瘍，上位頚椎奇形，化膿性脊椎炎，頚椎結核（元気だったこどもが頚を全く動かさなくなる），強直性脊椎炎，帯状疱疹，脊髄空洞症，透析患者にみられる破壊性脊椎関節症	

■ きわめて頻繁かつ重要な疾患	■ 日常よく遭遇する疾患	■ 稀ではない疾患	■ 稀な疾患

2. 腰痛，下肢のしびれ・痛み，坐骨神経痛

疾患名	好発年齢（10 20 30 40 50 60 70）	診断のポイント	参照頁
いわゆる腰痛症	20〜50	調べても原因がわからない腰痛の一群．慢性の筋疲労，姿勢異常，急性の椎間関節捻挫もぎっくり腰の一種であるが，病変を確認できない．心因背景，内臓疾患，股関節疾患などに注意．	545 549
腰椎椎間板ヘルニア	20〜50	ぎっくり腰の主要原因．最初は腰痛，間もなく片側性の下肢放散痛を訴える．ときに歩行困難．下肢の感覚運動障害．増悪と寛解を繰り返す．	550
変形性脊椎症	40〜70	脊椎加齢変化で，必ずしも病気ではない．椎間板や椎間関節の狭小化，骨棘形成などのX線所見．労作で腰痛が起こる場合は腰部脊柱管狭窄を疑う．	556
腰部脊柱管狭窄	40〜70	高齢者の腰痛・坐骨神経痛の原因．歩行すると，両下肢のしびれが出る．前かがみで小休止すると軽快して歩けるが，しばらく歩くとまたしびれる．	557
骨粗鬆症	40〜70	女性に多発．骨粗鬆症だけでは疼痛がない．ちょっとしたことで脊椎圧迫骨折を起こし寝がえりが困難となる．円背，腰背痛を残す．	318
脊椎分離症，分離すべり症	10〜20	分離症は激しいスポーツを続ける青少年の腰痛の原因で，分離すべり症は分離症に引き続いて起こる．	563
変性脊椎すべり症	40〜70	中高年以後では分離症なしに発生し，腰部脊柱管狭窄症の原因となる．起床時や前屈作業の後に腰痛と下肢痛が出現する．	
転移性腫瘍	40〜70	腰痛が持続的に進行するときは本症を念頭に置く．起き上がりが困難，夜間痛がある．原発巣不明な例もある．他部位の手術既往を確かめる．	568
強直性脊椎骨増殖症	40〜70	前縦靱帯骨化像が特徴．後縦靱帯骨化を伴って神経症状を呈することもある．強直性脊椎炎とは異なり，加齢変化の一型である．	522
化膿性脊椎炎，腸腰筋膿瘍	40〜70	発熱を伴う腰背痛では本症を考える．糖尿病や重症肝障害に合併して発生することが多い．腰椎近傍への鍼や注射の既往にも注意．	231 564
胸・腰椎結核（結核性脊椎炎）	10〜60	腰痛のみならず，脊柱不撓性があれば本症を疑う．結核の既往（家族歴），ツベルクリン反応を調べる．びまん性の骨萎縮と椎間板狭小化．	235 565
強直性脊椎炎	10〜50	初発症状は腰仙部痛．仙腸関節の強直がまず起こり，末期では竹様脊柱という脊柱の強直がみられる．HLA-B27陽性．	262 567
馬尾腫瘍	20〜50	激しい腰痛，下肢痛が進行性である．しばしば椎間板ヘルニアと間違えられる．MRIが有用．	574
潜在性二分脊椎，緊張性終糸	10〜	小児の腰痛や下肢痛を成長痛と片づけてはならない．こどもがじっとしていない，夜尿が続くなどに注意．脊髄係留症候群ともいう．	534 536
上記以外に考慮すべき疾患		腰痛の一次的要因が股関節疾患の場合もある．原発性骨腫瘍，多発性骨髄腫，骨軟化症，外傷後遺症，梨状筋症候群，その他各種の疾患が腰痛の原因になる	

3. 頚部・脊柱の変形と運動制限

疾患名	好発年齢（10 20 30 40 50 60 70）	診断のポイント	参照頁
骨粗鬆症による円背	50〜70	骨粗鬆症による多発性脊椎圧迫骨折の結果，円背となる．骨折自体が治癒すれば痛みを訴えない．	318
脊柱側弯症	10〜20	思春期の女子に多い．肩の高さや前屈位で背部より診たときの胸郭の左右差に注意．多くは特発性だが，他の原因も調べる．	536
先天性筋性斜頚	0	新生児や乳児の顔が片方を向いたままで，反対の方向に回さない．胸鎖乳突筋の腫瘤，対側後頭部の扁平化．	510
強直性脊椎炎	10〜50	頚部の運動制限が主訴となるのは進行例である．全脊柱の骨性強直，胸郭運動制限がある．仙腸関節の変化に注意．	262 567
Scheuermann病（青年性亀背）	10〜20	思春期の円背を主訴とする症例．椎体の二次骨核形成障害．時に背部の重だるさ．残存変形による愁訴は成人例にもある．	286 541
Hüftlenden-strecksteife	10	10歳代の椎間板ヘルニアでは，疼痛の訴えなしに，腰椎と下肢が棒のように硬くなる．下肢伸展挙上テストで骨盤がもち上がる．	*
肩甲骨高位症（Sprengel変形）	0〜10	男児に多い．一側の肩甲骨の形成障害．患側の肩が後頭部に接する．Klippel-Feil症候群を伴いやすい．	432
先天性骨性斜頚	0	特に上位頚椎に注意．脊柱側弯症もチェックする．	509
Klippel-Feil症候群	0	先天性頚椎癒合合併，短頚，髪の生え際の低下，頚椎運動制限がある．	513
痙性斜頚	30〜50	反射的に反復する斜頚位．心理的検査，脳神経の検査が必要．	510
上記以外に考慮すべき疾患		各種の先天性骨系統疾患	

■ きわめて頻繁かつ重要な疾患　■ 日常よく遭遇する疾患　■ 稀ではない疾患　■ 稀な疾患

4. 背部痛，胸壁痛

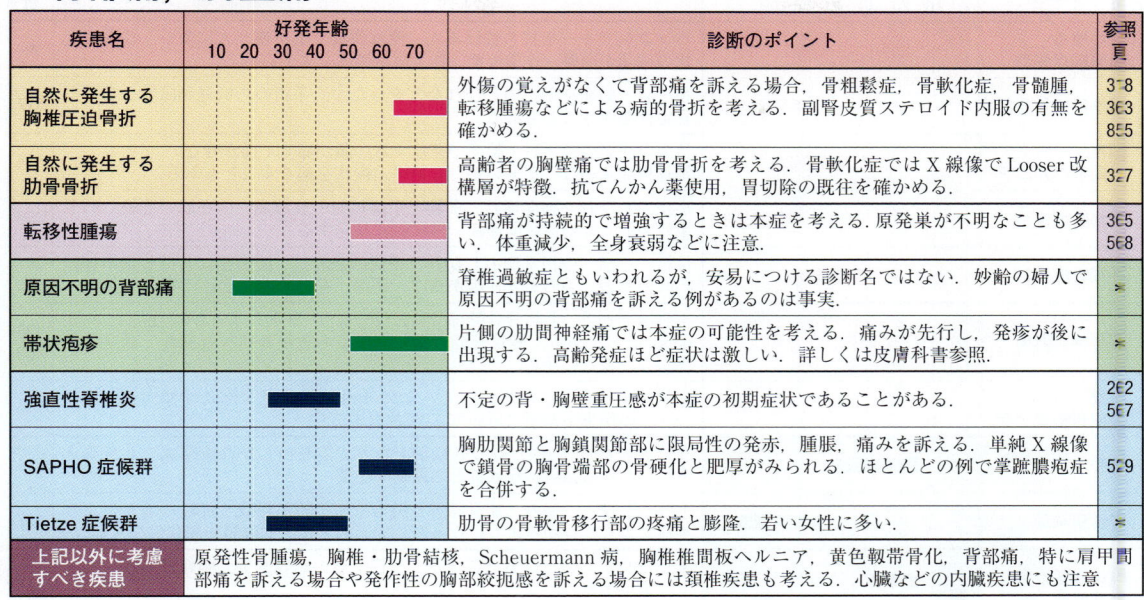

疾患名	好発年齢 10 20 30 40 50 60 70	診断のポイント	参照頁
自然に発生する胸椎圧迫骨折		外傷の覚えがなくて背部痛を訴える場合，骨粗鬆症，骨軟化症，骨髄腫，転移腫瘍などによる病的骨折を考える．副腎皮質ステロイド内服の有無を確かめる．	3-8 3-63 8-55
自然に発生する肋骨骨折		高齢者の胸壁痛では肋骨骨折を考える．骨軟化症では X 線像で Looser 改構層が特徴．抗てんかん薬使用，胃切除の既往を確かめる．	3-7
転移性腫瘍		背部痛が持続的で増強するときは本症を考える．原発巣が不明なことも多い．体重減少，全身衰弱などに注意．	3-65 5-68
原因不明の背部痛		脊椎過敏症ともいわれるが，安易につける診断名ではない．妙齢の婦人で原因不明の背部痛を訴える例があるのは事実．	≈
帯状疱疹		片側の肋間神経痛では本症の可能性を考える．痛みが先行し，発疹が後に出現する．高齢発症ほど症状は激しい．詳しくは皮膚科書参照．	≈
強直性脊椎炎		不定の背・胸壁重圧感が本症の初期症状であることがある．	2-62 5-67
SAPHO 症候群		胸肋関節と胸鎖関節部に限局性の発赤，腫脹，痛みを訴える．単純 X 線像で鎖骨の胸骨端部の骨硬化と肥厚がみられる．ほとんどの例で掌蹠膿疱症を合併する．	5-29
Tietze 症候群		肋骨の骨軟骨移行部の疼痛と膨隆．若い女性に多い．	≈
上記以外に考慮すべき疾患	原発性骨腫瘍，胸椎・肋骨結核，Scheuermann 病，胸椎椎間板ヘルニア，黄色靱帯骨化，背部痛，特に肩甲間部痛を訴える場合や発作性の胸部絞扼感を訴える場合には頚椎疾患も考える．心臓などの内臓疾患にも注意		

5. 脊髄麻痺

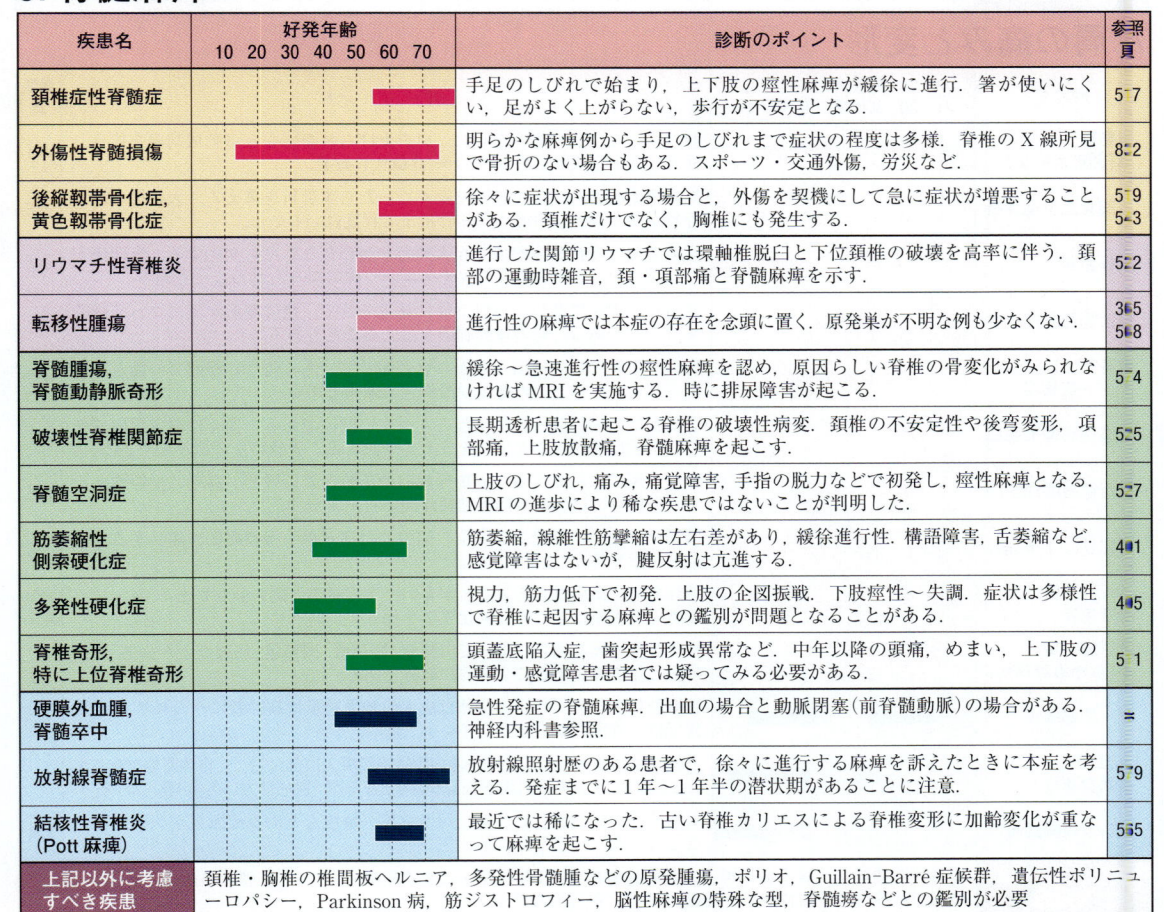

疾患名	好発年齢 10 20 30 40 50 60 70	診断のポイント	参照頁
頚椎症性脊髄症		手足のしびれで始まり，上下肢の痙性麻痺が緩徐に進行．箸が使いにくい，足がよく上がらない，歩行が不安定となる．	5-7
外傷性脊髄損傷		明らかな麻痺例から手足のしびれまで症状の程度は多様．脊椎の X 線所見で骨折のない場合もある．スポーツ・交通外傷，労災など．	8-2
後縦靱帯骨化症，黄色靱帯骨化症		徐々に症状が出現する場合と，外傷を契機にして急に症状が増悪することがある．頚椎だけでなく，胸椎にも発生する．	5-9 5-3
リウマチ性脊椎炎		進行した関節リウマチでは環軸椎脱臼と下位頚椎の破壊を高率に伴う．頚部の運動時雑音，頚・項部痛と脊髄麻痺を示す．	5-2
転移性腫瘍		進行性の麻痺では本症の存在を念頭に置く．原発巣が不明な例も少なくない．	3-65 5-68
脊髄腫瘍，脊髄動静脈奇形		緩徐～急速進行性の痙性麻痺を認め，原因らしい脊椎の骨変化がみられなければ MRI を実施する．時に排尿障害が起こる．	5-4
破壊性脊椎関節症		長期透析患者に起こる脊椎の破壊性病変．頚椎の不安定性や後弯変形，項部痛，上肢放散痛，脊髄麻痺を起こす．	5-25
脊髄空洞症		上肢のしびれ，痛み，痛覚障害，手指の脱力などで初発し，痙性麻痺となる．MRI の進歩により稀な疾患ではないことが判明した．	5-27
筋萎縮性側索硬化症		筋萎縮，線維性筋攣縮は左右差があり，緩徐進行性，構語障害，舌萎縮など．感覚障害はないが，腱反射は亢進する．	4-11
多発性硬化症		視力，筋力低下で初発．上肢の企図振戦．下肢痙性～失調．症状は多様性で脊椎に起因する麻痺との鑑別が問題となることがある．	4-15
脊椎奇形，特に上位脊椎奇形		頭蓋底陥入症，歯突起形成異常など．中年以降の頭痛，めまい，上下肢の運動・感覚障害患者では疑ってみる必要がある．	5-1
硬膜外血腫，脊髄卒中		急性発症の脊髄麻痺．出血の場合と動脈閉塞（前脊髄動脈）の場合がある．神経内科書参照．	≈
放射線脊髄症		放射線照射歴のある患者で，徐々に進行する麻痺を訴えたときに本症を考える．発症までに 1 年～1 年半の潜状期があることに注意．	5-9
結核性脊椎炎（Pott 麻痺）		最近では稀になった．古い脊椎カリエスによる脊椎変形に加齢変化が重なって麻痺を起こす．	5-55
上記以外に考慮すべき疾患	頚椎・胸椎の椎間板ヘルニア，多発性骨髄腫などの原発腫瘍，ポリオ，Guillain-Barré 症候群，遺伝性ポリニューロパシー，Parkinson 病，筋ジストロフィー，脳性麻痺の特殊な型，脊髄癆などとの鑑別が必要		

6. 手指のしびれと麻痺

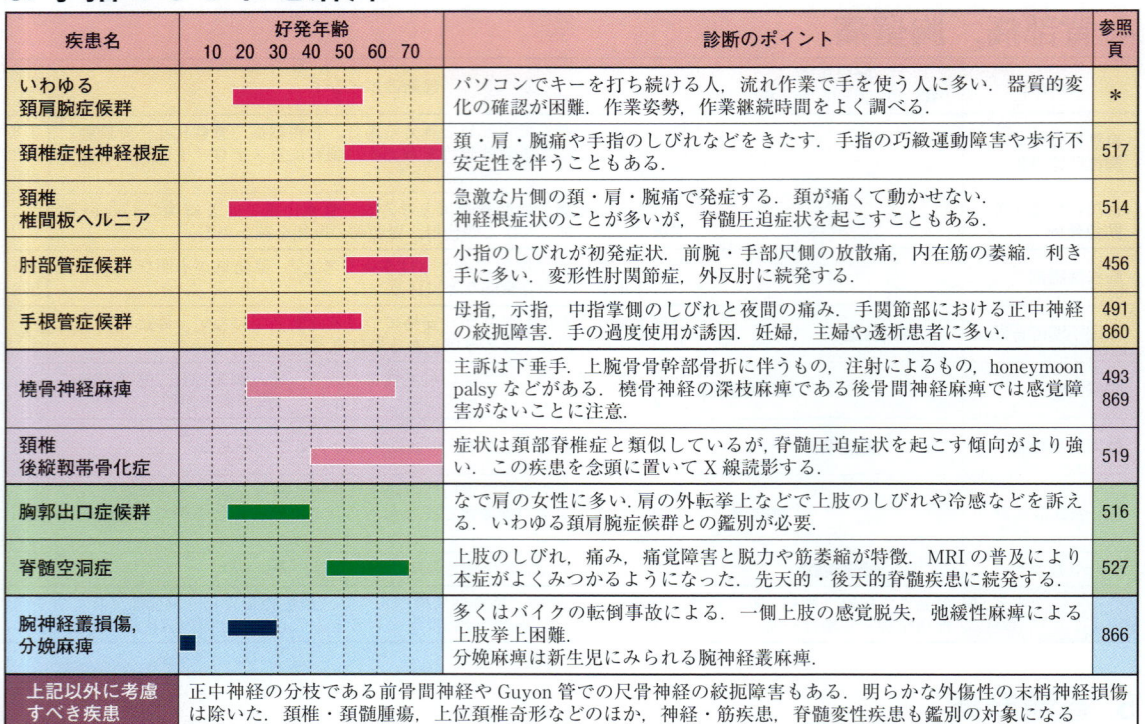

疾患名	好発年齢 10 20 30 40 50 60 70	診断のポイント	参照頁
いわゆる頚肩腕症候群		パソコンでキーを打ち続ける人，流れ作業で手を使う人に多い．器質的変化の確認が困難．作業姿勢，作業継続時間をよく調べる．	*
頚椎症性神経根症		頚・肩・腕痛や手指のしびれなどをきたす．手指の巧緻運動障害や歩行不安定性を伴うこともある．	517
頚椎椎間板ヘルニア		急激な片側の頚・肩・腕痛で発症する．頚が痛くて動かせない．神経根症状のことが多いが，脊髄圧迫症状を起こすこともある．	514
肘部管症候群		小指のしびれが初発症状．前腕・手部尺側の放散痛，内在筋の萎縮．利き手に多い．変形性肘関節症，外反肘に続発する．	456
手根管症候群		母指，示指，中指掌側のしびれと夜間の痛み．手関節部における正中神経の絞扼障害．手の過度使用が誘因．妊婦，主婦や透析患者に多い．	491 860
橈骨神経麻痺		主訴は下垂手．上腕骨骨幹部骨折に伴うもの，注射によるもの，honeymoon palsy などがある．橈骨神経の深枝麻痺である後骨間神経麻痺では感覚障害がないことに注意．	493 869
頚椎後縦靱帯骨化症		症状は頚部脊椎症と類似しているが，脊髄圧迫症状を起こす傾向がより強い．この疾患を念頭に置いて X 線読影する．	519
胸郭出口症候群		なで肩の女性に多い．肩の外転挙上などで上肢のしびれや冷感などを訴える．いわゆる頚肩腕症候群との鑑別が必要．	516
脊髄空洞症		上肢のしびれ，痛み，痛覚障害と脱力や筋萎縮が特徴．MRI の普及により本症がよくみつかるようになった．先天的・後天的脊髄疾患に続発する．	527
腕神経叢損傷，分娩麻痺		多くはバイクの転倒事故による．一側上肢の感覚脱失，弛緩性麻痺による上肢挙上困難．分娩麻痺は新生児にみられる腕神経叢麻痺．	866
上記以外に考慮すべき疾患	正中神経の分枝である前骨間神経や Guyon 管での尺骨神経の絞扼障害もある．明らかな外傷性の末梢神経損傷は除いた．頚椎・頚髄腫瘍，上位頚椎奇形などのほか，神経・筋疾患，脊髄変性疾患も鑑別の対象になる		

7. 肩の痛みと変形

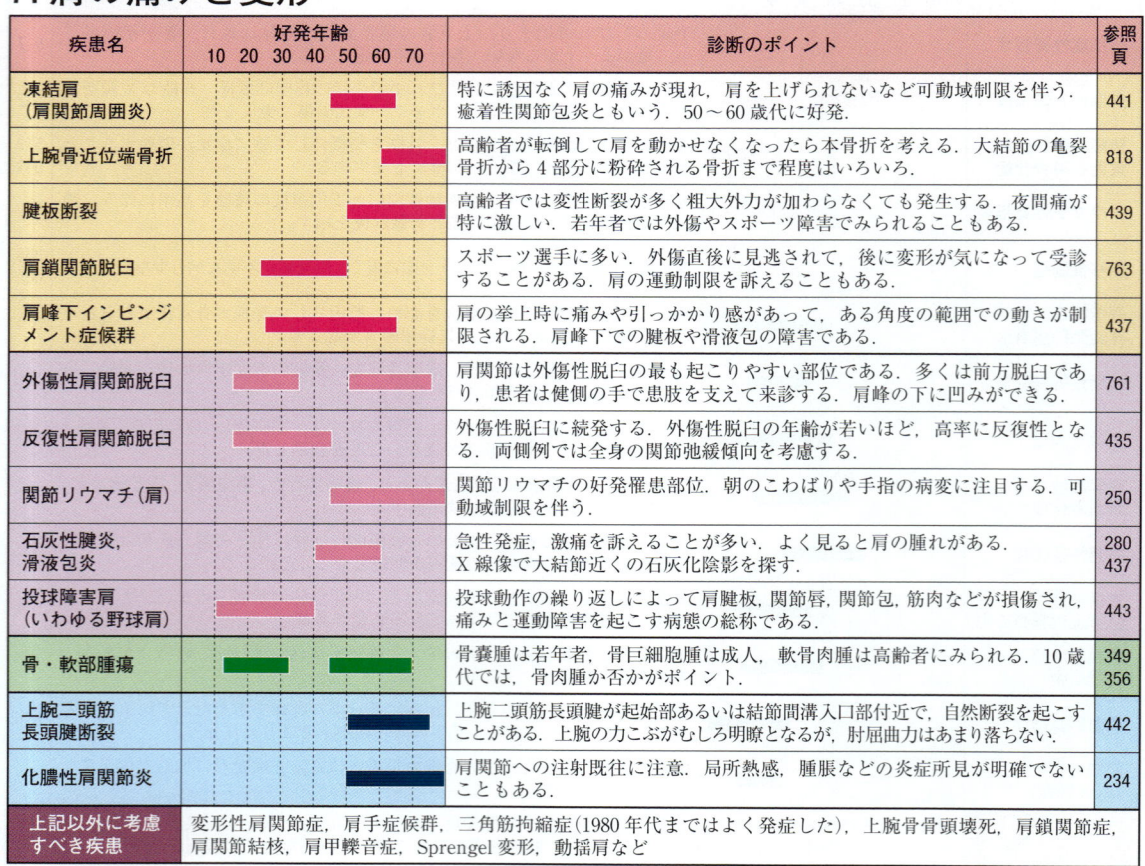

疾患名	好発年齢 10 20 30 40 50 60 70	診断のポイント	参照頁
凍結肩（肩関節周囲炎）		特に誘因なく肩の痛みが現れ，肩を上げられないなど可動域制限を伴う．癒着性関節包炎ともいう．50～60 歳代に好発．	441
上腕骨近位端骨折		高齢者が転倒して肩を動かせなくなったら本骨折を考える．大結節の亀裂骨折から 4 部分に粉砕される骨折まで程度はいろいろ．	818
腱板断裂		高齢者では変性断裂が多く粗大外力が加わらなくても発生する．夜間痛が特に激しい．若年者では外傷やスポーツ障害でみられることもある．	439
肩鎖関節脱臼		スポーツ選手に多い．外傷直後に見逃されて，後に変形が気になって受診することがある．肩の運動制限を訴えることもある．	763
肩峰下インピンジメント症候群		肩の挙上時に痛みや引っかかり感があって，ある角度の範囲での動きが制限される．肩峰下での腱板や滑液包の障害である．	437
外傷性肩関節脱臼		肩関節は外傷性脱臼の最も起こりやすい部位である．多くは前方脱臼であり，患者は健側の手で患肢を支えて来診する．肩峰の下に凹みができる．	761
反復性肩関節脱臼		外傷性脱臼に続発する．外傷性脱臼の年齢が若いほど，高率に反復性となる．両側例では全身の関節弛緩傾向を考慮する．	435
関節リウマチ（肩）		関節リウマチの好発罹患部位．朝のこわばりや手指の病変に注目する．可動域制限を伴う．	250
石灰性腱炎，滑液包炎		急性発症，激痛を訴えることが多い．よく見ると肩の腫れがある．X 線像で大結節近くの石灰化陰影を探す．	280 437
投球障害肩（いわゆる野球肩）		投球動作の繰り返しによって肩腱板，関節唇，関節包，筋肉などが損傷され，痛みと運動障害を起こす病態の総称である．	443
骨・軟部腫瘍		骨囊腫は若年者，骨巨細胞腫は成人，軟骨肉腫は高齢者にみられる．10 歳代では，骨肉腫か否かがポイント．	349 356
上腕二頭筋長頭腱断裂		上腕二頭筋長頭腱が起始部あるいは結節間溝入口部付近で，自然断裂を起こすことがある．上腕の力こぶがむしろ明瞭となるが，肘屈曲力はあまり落ちない．	442
化膿性肩関節炎		肩関節への注射既往に注意．局所熱感，腫脹などの炎症所見が明確でないこともある．	234
上記以外に考慮すべき疾患	変形性肩関節症，肩手症候群，三角筋拘縮症（1980 年代まではよく発症した），上腕骨頭壊死，肩鎖関節症，肩関節結核，肩甲軋音症，Sprengel 変形，動揺肩など		

■ きわめて頻繁かつ重要な疾患　■ 日常よく遭遇する疾患　■ 稀ではない疾患　■ 稀な疾患

8. 肘の痛みと変形

疾患名	好発年齢 10 20 30 40 50 60 70	診断のポイント	参照頁
上腕骨外側上顆炎（テニス肘）		中年の女性に多い．テニスに限らず腕の使いすぎで起こる．タオルしぼり，戸の開閉などで肘の外側から前腕にかけて痛い．	457
変形性肘関節症		肉体労働を続けた高齢の男性に多い．野球肘の末期像でもある．運動時の関節痛と屈曲・伸展が障害される．	455
上腕骨内側上顆炎（野球肘，ゴルフ肘）		野球，ゴルフなど腕の使いすぎによる．肘の内側に痛みが起こる．年少児では上腕骨小頭の骨化核障害も起こる（Little Leaguer's elbow）．	452 884
肘内障		親と手をつないでいたこどもが，手を引っ張られて急に泣き出し，腕を動かさなくなったら本症を考える．慣れた医師は容易に整復可能．	451
関節リウマチ（肘）		関節リウマチの好発部位．朝のこわばり，手指の腫脹，変形に注目．肘頭部にはリウマトイド結節がみられることがある．	459
肘部管症候群		小指のしびれが初発症状．前腕・手部尺側の放散痛，内在筋の萎縮．利き手に多い．変形性肘関節症，外反肘に続発する．	456
離断性骨軟骨炎，肘関節遊離体		スポーツ少年に多い．使いすぎによる上腕骨小頭の骨軟骨損傷で，骨軟骨片が遊離して関節ねずみとなる．運動時痛と引っかかり感．	287 459
上腕骨顆上骨折		5〜10歳のこどもが手をついて転倒して受傷．健側の手で肘を押さえて来院する．局所は強く腫脹．初期治療では Volkmann 拘縮の防止が重要．変形治癒（内反肘）をきたしやすい．	8-9
上腕骨外側顆骨折		2〜4歳のこどもが転倒して起こりやすい骨折．手術して転位骨片を整復する必要がある．整復されないと外反肘となる．	821
肘頭滑液包炎		かつては畳職人など肘頭部をこすりつける仕事の人にみられた．痛風患者や透析患者にもみられる．	460
上記以外に考慮すべき疾患	内反肘，外反肘，肘関節結核，化膿性関節炎，神経病性関節症（脊髄空洞症によるものが多い），Panner 病（上腕骨小頭の骨端症），上腕骨滑車形成不全，骨化性筋炎，橈骨頭脱臼（見逃された Monteggia 骨折）		

9. 手関節部の痛みと変形

疾患名	好発年齢 10 20 30 40 50 60 70	診断のポイント	参照頁
狭窄性腱鞘炎（de Quervain 病）		母指基部から手関節橈側にかけての痛み．母指を内側に入れて手を握り，手関節を尺側に曲げると痛みが増強．中年女性に多い．	446
関節リウマチ（手）		関節リウマチの好発部位．立ち上がるとき手掌をつけない．環・小指の伸筋腱皮下断裂に注意．朝のこわばり，他の関節の腫脹や疼痛．	447
Colles 骨折，その後遺症		高齢女性が手をついて転倒して起こる手首の骨折．反射性交感神経性ジストロフィーを起こし，腫れと疼痛が続くことがある．	7-5
手根管症候群		母指，示指，中指掌側のしびれと夜間の痛み．手関節部における正中神経の絞扼障害．手の過度使用が誘因．妊婦，主婦や透析患者に多い．	491 860
手背ガングリオン		手関節の背側に弾性のある円い腫瘤ができる．それほど痛みはないが，気になる．ゼリーのような粘液がたまったものである．	444
月状骨軟化症（Kienböck 病）		ハンマーを使う職業の人が手関節痛を訴えたら本症を考える．月状骨の無腐性壊死．X 線像で硬化圧潰像がみられる．	440
変形性手関節症		手関節部の外傷や Kienböck 病などに続発する．X 線像で変化があっても疼痛を訴える例は少ない．	439
舟状骨骨折		手を強くついたときに起こる骨折であるが，捻挫や打撲として見逃されていることがある．受傷後，痛みが長く続くときは本症を考える．	7-6
三角線維骨軟骨複合体（TFCC）損傷		手をついて倒れたり，過度に回内されて受傷する．なかなか回復しない手関節尺側部痛の原因として判明されてきた病態．	434
手根不安定症		外傷の既往がある手関節の痛みの原因の1つとして Linscheid らによって唱えられた病態．手根骨相互間の配列異常とされる．	433
尺骨突き上げ症候群		橈骨に対して尺骨の長さが相対的に長いために，尺骨頭が三角線維軟骨や手根骨を突き上げて，手関節痛を訴える．橈骨遠位端骨折後にも起こる．	433 7-5
手関節結核		現在は稀となったが，関節リウマチとの鑑別が必要．	237
上記以外に考慮すべき疾患	Guyon 管における尺骨神経絞扼障害，Preiser 病（手舟状骨の骨端症），Madelung 変形，遠位橈尺関節症，橈骨末端の骨巨細胞腫，手関節背側腱鞘炎，石灰性腱炎，有鉤骨骨折，手根中手こぶ，手根骨嚢腫		

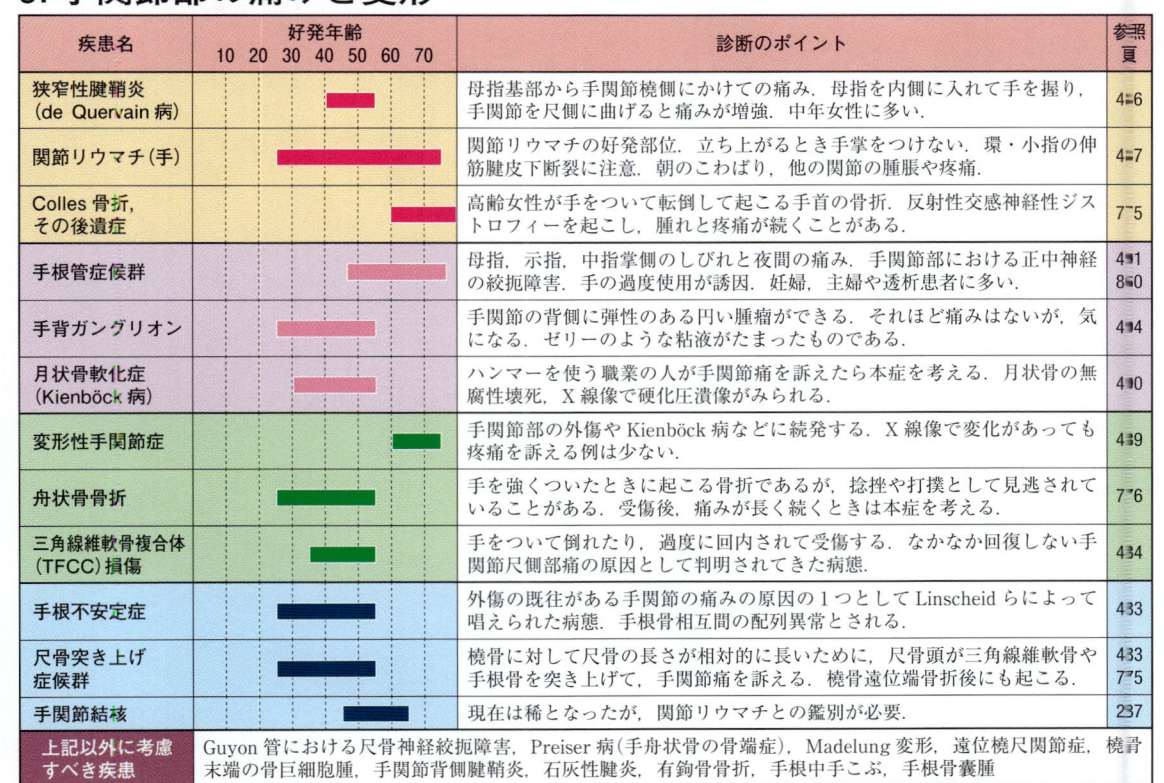

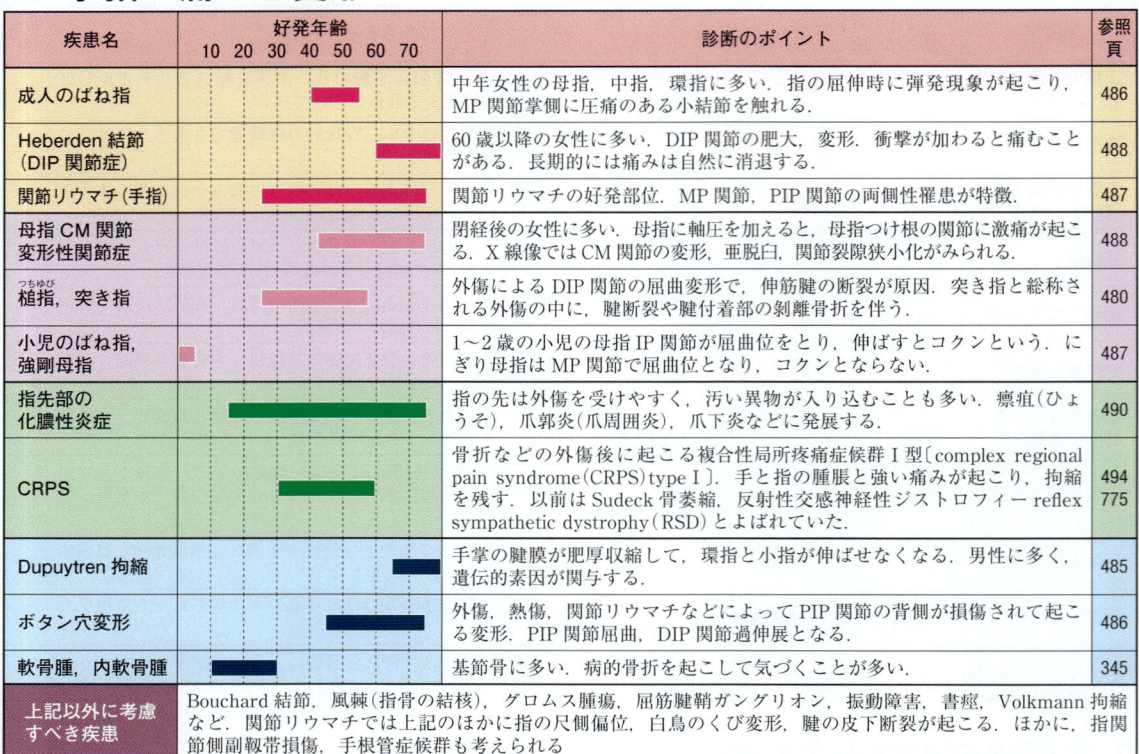

| ■ きわめて頻繁かつ重要な疾患 | ■ 日常よく遭遇する疾患 | ■ 稀ではない疾患 | ■ 稀な疾患 |

10. 手指の痛みと変形

疾患名	好発年齢 10 20 30 40 50 60 70	診断のポイント	参照頁
成人のばね指		中年女性の母指，中指，環指に多い．指の屈伸時に弾発現象が起こり，MP 関節掌側に圧痛のある小結節を触れる．	486
Heberden 結節（DIP 関節症）		60 歳以降の女性に多い．DIP 関節の肥大，変形．衝撃が加わると痛むことがある．長期的には痛みは自然に消退する．	488
関節リウマチ（手指）		関節リウマチの好発部位．MP 関節，PIP 関節の両側性罹患が特徴．	487
母指 CM 関節変形性関節症		閉経後の女性に多い．母指に軸圧を加えると，母指つけ根の関節に激痛が起こる．X 線像では CM 関節の変形，亜脱臼，関節裂隙狭小化がみられる．	488
槌指，突き指		外傷による DIP 関節の屈曲変形で，伸筋腱の断裂が原因．突き指と総称される外傷の中に，腱断裂や腱付着部の剝離骨折を伴う．	480
小児のばね指，強剛母指		1〜2 歳の小児の母指 IP 関節が屈曲位をとり，伸ばすとコクンという．にぎり母指は MP 関節で屈曲位となり，コクンとならない．	487
指先部の化膿性炎症		指の先は外傷を受けやすく，汚い異物が入り込むことも多い．瘭疽（ひょうそ），爪郭炎（爪周囲炎），爪下炎などに発展する．	490
CRPS		骨折などの外傷後に起こる複合性局所疼痛症候群 I 型〔complex regional pain syndrome（CRPS）type I〕．手と指の腫脹と強い痛みが起こり，拘縮を残す．以前は Sudeck 骨萎縮，反射性交感神経性ジストロフィー reflex sympathetic dystrophy（RSD）とよばれていた．	494 775
Dupuytren 拘縮		手掌の腱膜が肥厚収縮して，環指と小指が伸ばせなくなる．男性に多く，遺伝的素因が関与する．	485
ボタン穴変形		外傷，熱傷，関節リウマチなどによって PIP 関節の背側が損傷されて起こる変形．PIP 関節屈曲，DIP 関節過伸展となる．	486
軟骨腫，内軟骨腫		基節骨に多い．病的骨折を起こして気づくことが多い．	345
上記以外に考慮すべき疾患		Bouchard 結節，風棘（指骨の結核），グロムス腫瘍，屈筋腱鞘ガングリオン，振動障害，書痙，Volkmann 拘縮など．関節リウマチでは上記のほかに指の尺側偏位，白鳥のくび変形，腱の皮下断裂が起こる．ほかに，指関節側副靱帯損傷，手根管症候群も考えられる	

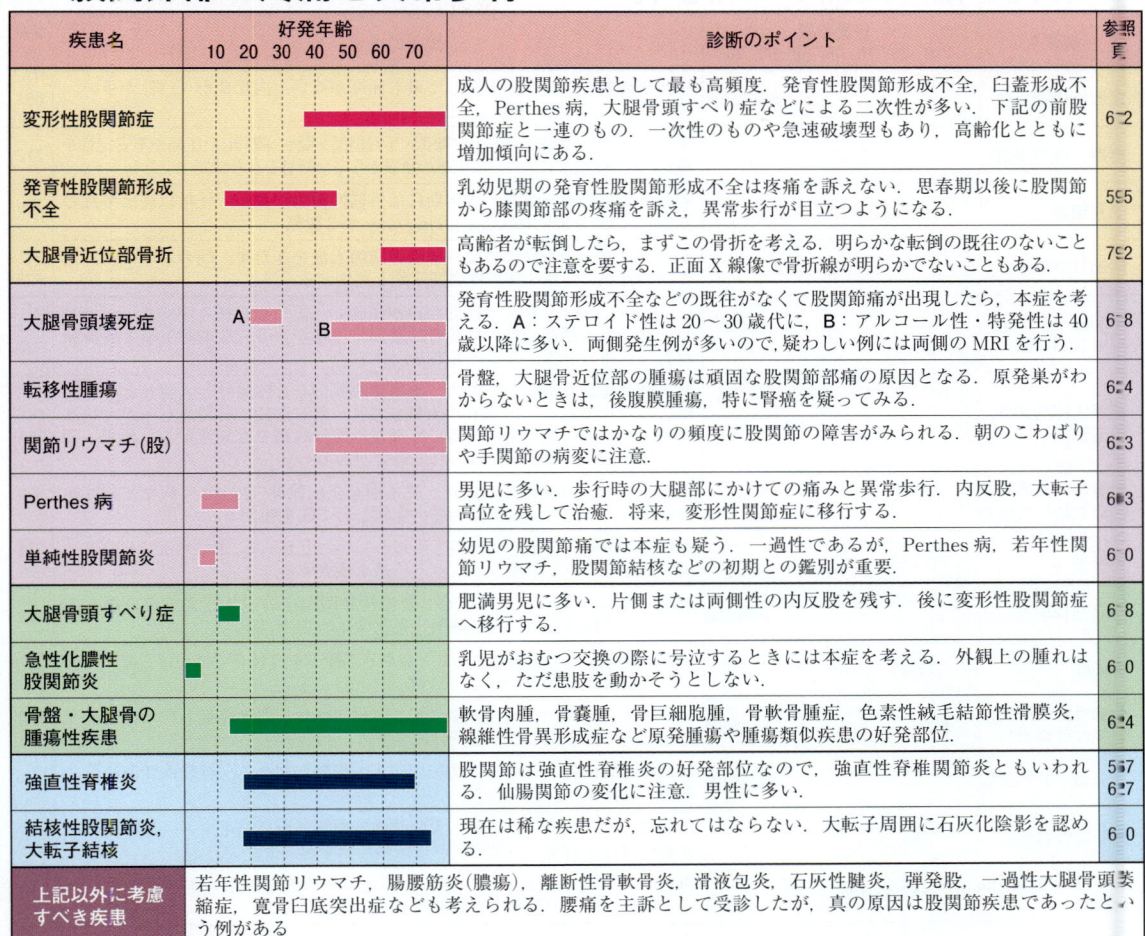

■ きわめて頻繁かつ重要な疾患　　■ 日常よく遭遇する疾患　　■ 稀ではない疾患　　■ 稀な疾患

11. 股関節部の疼痛と異常歩行

疾患名	好発年齢 10 20 30 40 50 60 70	診断のポイント	参照頁
変形性股関節症		成人の股関節疾患として最も高頻度．発育性股関節形成不全，臼蓋形成不全，Perthes 病，大腿骨頭すべり症などによる二次性が多い．下記の前股関節症と一連のもの．一次性のものや急速破壊型もあり，高齢化とともに増加傾向にある．	672
発育性股関節形成不全		乳幼児期の発育性股関節形成不全は疼痛を訴えない．思春期以後に股関節から膝関節部の疼痛を訴え，異常歩行が目立つようになる．	595
大腿骨近位部骨折		高齢者が転倒したら，まずこの骨折を考える．明らかな転倒の既往のないこともあるので注意を要する．正面 X 線像で骨折線が明らかでないこともある．	792
大腿骨頭壊死症	A　B	発育性股関節形成不全などの既往がなくて股関節痛が出現したら，本症を考える．A：ステロイド性は 20〜30 歳代に，B：アルコール性・特発性は 40 歳以降に多い．両側発生例が多いので，疑わしい例には両側の MRI を行う．	678
転移性腫瘍		骨盤，大腿骨近位部の腫瘍は頑固な股関節部痛の原因となる．原発巣がわからないときは，後腹膜腫瘍，特に腎癌を疑ってみる．	684
関節リウマチ（股）		関節リウマチではかなりの頻度に股関節の障害がみられる．朝のこわばりや手関節の病変に注意．	683
Perthes 病		男児に多い．歩行時の大腿部にかけての痛みと異常歩行．内反股，大転子高位を残して治癒．将来，変形性股関節症に移行する．	683
単純性股関節炎		幼児の股関節痛では本症も疑う．一過性であるが，Perthes 病，若年性関節リウマチ，股関節結核などの初期との鑑別が重要．	670
大腿骨頭すべり症		肥満男児に多い．片側または両側性の内反股を残す．後に変形性股関節症へ移行する．	678
急性化膿性股関節炎		乳児がおむつ交換の際に号泣するときには本症を考える．外観上の腫れはなく，ただ患肢を動かそうとしない．	670
骨盤・大腿骨の腫瘍性疾患		軟骨肉腫，骨嚢腫，骨巨細胞腫，骨軟骨腫症，色素性絨毛結節性滑膜炎，線維性骨異形成症など原発腫瘍や腫瘍類似疾患の好発部位．	684
強直性脊椎炎		股関節は強直性脊椎炎の好発部位なので，強直性脊椎関節炎ともいわれる．仙腸関節の変化に注意．男性に多い．	567 627
結核性股関節炎，大転子結核		現在は稀な疾患だが，忘れてはならない．大転子周囲に石灰化陰影を認める．	670
上記以外に考慮すべき疾患	若年性関節リウマチ，腸腰筋炎（膿瘍），離断性骨軟骨炎，滑液包炎，石灰性腱炎，弾発股，一過性大腿骨頭萎縮症，寛骨臼底突出症なども考えられる．腰痛を主訴として受診したが，真の原因は股関節疾患であったという例がある		

■ きわめて頻繁かつ重要な疾患　■ 日常よく遭遇する疾患　■ 稀ではない疾患　■ 稀な疾患

12. 膝関節部の疼痛と異常歩行

疾患名	好発年齢 10 20 30 40 50 60 70	診断のポイント	参照頁
変形性膝関節症		中高年の膝関節痛の原因として最も頻度が高い．内反変形（O脚）が多い．歩行時に膝内側部が痛む．	664
捻挫，靱帯損傷		激しい外力では側副靱帯・十字靱帯・半月損傷を疑う．限局した圧痛や不安定性を確かめる．捻挫は靱帯の一部線維の断裂から完全断裂を含む診断名である．	712
半月損傷		若年者では円板状半月，青年期には外傷性損傷が多い．壮年以後は半月の変性による．click, locking, giving way が3徴候．	642
関節リウマチ		関節リウマチの好発部位で，腫脹と関節水症をきたす．朝のこわばり，他の関節罹患に注意．変形性膝関節症と鑑別する．	241 623
Osgood-Schlatter病→ ジャンパー膝→		Osgood-Schlatter病では脛骨粗面が膨隆し，限局した痛みがある．ジャンパー膝では大腿四頭筋の膝蓋骨付着部に圧痛がある．膝蓋骨下端と膝蓋腱移行部に痛みを訴えることもある．	652 653
膝蓋大腿関節症，膝前部痛		膝蓋骨軟化症，滑膜ひだ障害，膝蓋骨亜脱臼など膝蓋骨と大腿骨との関節障害の総称である．10歳代の女性に多く，特に階段の昇降やしゃがみ込みに膝蓋骨周囲に痛みを訴える．X線像や関節鏡視でも異常がみられず，膝前部痛と症候診断名がつけられる場合がある．	663 664
他覚的所見の確認困難な幼児の膝痛		円板状半月，単純性股関節炎，終糸過緊張症候群，Perthes病などの可能性がある．小児では股関節疾患の症状として膝を痛がる．	603 610
偽痛風		激痛発作の時は化膿性関節炎と紛らわしいことがある．半月石灰化に注意．関節液中のピロリン酸カルシウム結晶を検査する．	274 669
特発性骨壊死		初期に激痛がある例が多いが，変形性膝関節症の症状と大差ない例もある．大腿骨内側顆関節面の陥凹，硬化像に注意．	669
骨肉腫		外傷を契機にして発見されることもある．痛みを自覚せずにかばっているので，大腿四頭筋萎縮が先行している．	352
化膿性膝関節炎，化膿性骨髄炎		高齢者では関節内薬剤注入後に起こる例が多い．急性発症と徐々に発症する例がある．小児では骨髄炎に続発する．	228 234
ステロイド関節症		頻回な副腎皮質ステロイド関節内注入の影響で起こる．神経病性関節症に類似の関節破壊がみられる．	671
離断性骨軟骨炎		活発なスポーツ少年に多い．大腿骨内側顆関節面に発生する．運動後の不快感や疼痛が初発で，進行すれば嵌頓症状を起こす．	650
色素性絨毛結節性滑膜炎		再発を繰り返す関節水症，特に赤褐色の関節液をみたら本症が考えられる．関節血腫後の滑膜炎や滑膜肉腫との鑑別が必要．	673
神経病性関節症		脊髄癆，脊髄空洞症など脊髄・末梢神経麻痺後に起こりうる．無痛なので関節破壊が急速に進行する．	670
上記以外に考慮すべき疾患	膝蓋軟骨軟化症，膝蓋下脂肪体障害，滑膜ひだ障害，習慣性膝蓋骨脱臼，膝関節結核，痛風，骨巨細胞腫，その他の骨腫瘍，滑膜骨軟骨腫症，血友病性関節症など．膝痛を主訴としながら真の病変が股関節にあることもある		

■ きわめて頻繁かつ重要な疾患　■ 日常よく遭遇する疾患　■ 稀ではない疾患　■ 稀な疾患

13. 下腿の痛み

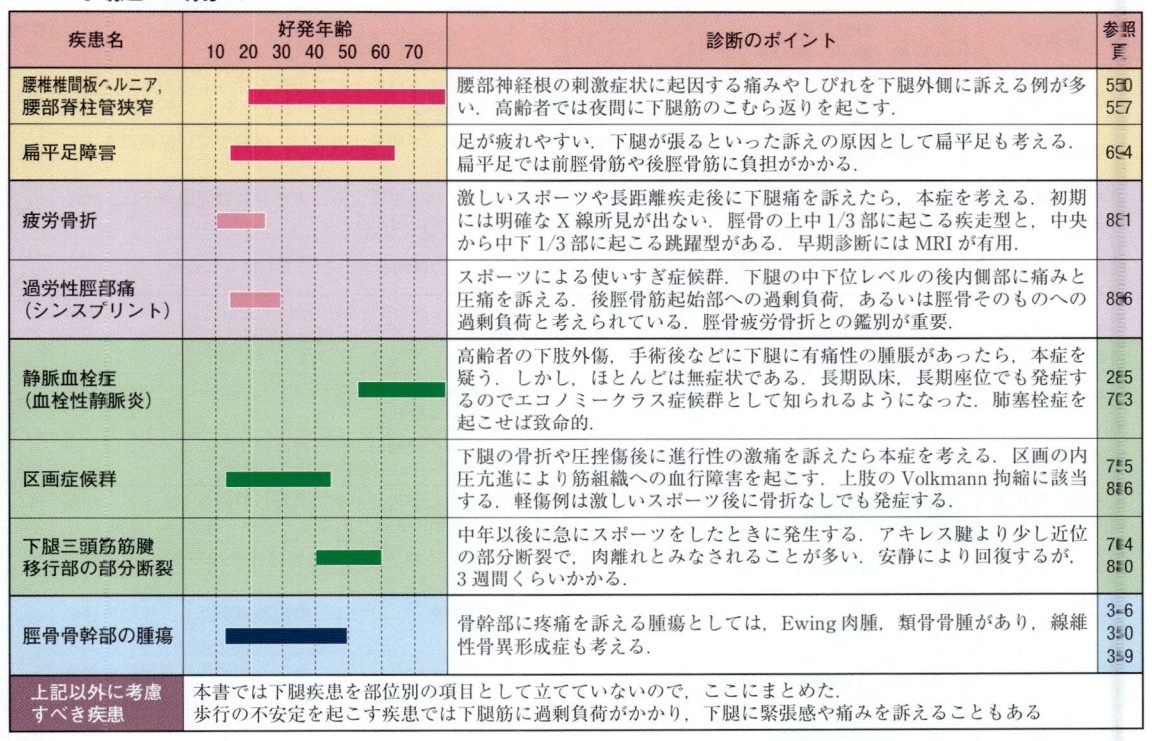

疾患名	好発年齢 10 20 30 40 50 60 70	診断のポイント	参照頁
腰椎椎間板ヘルニア，腰部脊柱管狭窄		腰部神経根の刺激症状に起因する痛みやしびれを下腿外側に訴える例が多い．高齢者では夜間に下腿筋のこむら返りを起こす．	550 557
扁平足障害		足が疲れやすい．下腿が張るといった訴えの原因として扁平足も考える．扁平足では前脛骨筋や後脛骨筋に負担がかかる．	694
疲労骨折		激しいスポーツや長距離疾走後に下腿痛を訴えたら，本症を考える．初期には明確な X 線所見が出ない．脛骨の上中 1/3 部に起こる疾走型と，中央から中下 1/3 部に起こる跳躍型がある．早期診断には MRI が有用．	881
過労性脛部痛（シンスプリント）		スポーツによる使いすぎ症候群．下腿の中下位レベルの後内側部に痛みと圧痛を訴える．後脛骨筋起始部への過剰負荷，あるいは脛骨そのものへの過剰負荷と考えられている．脛骨疲労骨折との鑑別が重要．	886
静脈血栓症（血栓性静脈炎）		高齢者の下肢外傷，手術後などに下腿に有痛性の腫脹があったら，本症を疑う．しかし，ほとんどは無症状である．長期臥床，長期座位でも発症するのでエコノミークラス症候群として知られるようになった．肺塞栓症を起こせば致命的．	285 703
区画症候群		下腿の骨折や圧挫傷後に進行性の激痛を訴えたら本症を考える．区画の内圧亢進により筋組織への血行障害を起こす．上肢の Volkmann 拘縮に該当する．軽傷例は激しいスポーツ後に骨折なしでも発症する．	765 886
下腿三頭筋筋腱移行部の部分断裂		中年以後に急にスポーツをしたときに発生する．アキレス腱より少し近位の部分断裂で，肉離れとみなされることが多い．安静により回復するが，3 週間くらいかかる．	764 880
脛骨骨幹部の腫瘍		骨幹部に疼痛を訴える腫瘍としては，Ewing 肉腫，類骨骨腫があり，線維性骨異形成症も考える．	356 350 359
上記以外に考慮すべき疾患	本書では下腿疾患を部位別の項目として立てていないので，ここにまとめた．歩行の不安定を起こす疾患では下腿筋に過剰負荷がかかり，下腿に緊張感や痛みを訴えることもある		

| ■ きわめて頻繁かつ重要な疾患 | ■ 日常よく遭遇する疾患 | ■ 稀ではない疾患 | ■ 稀な疾患 |

14. 足関節部・踵部の疼痛と異常歩行

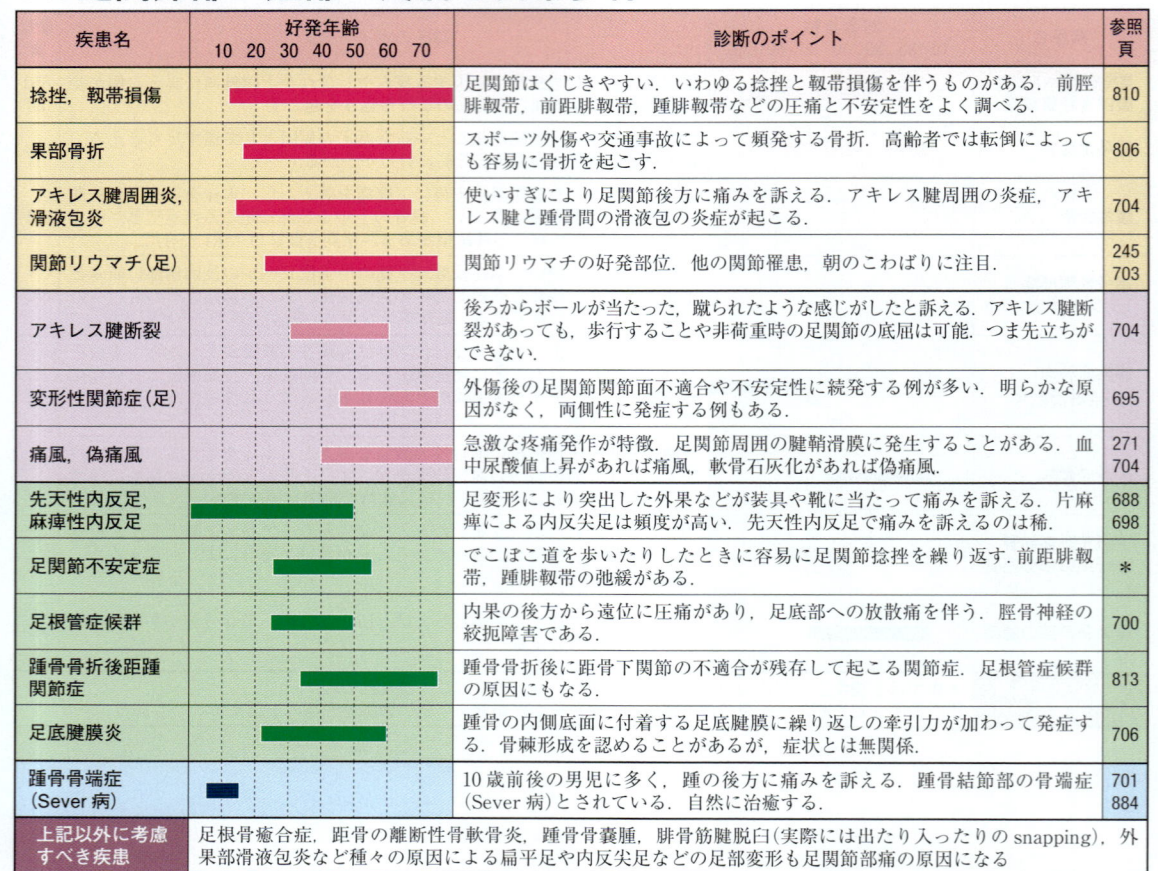

疾患名	好発年齢 10 20 30 40 50 60 70	診断のポイント	参照頁
捻挫，靱帯損傷		足関節はくじきやすい．いわゆる捻挫と靱帯損傷を伴うものがある．前脛腓靱帯，前距腓靱帯，踵腓靱帯などの圧痛と不安定性をよく調べる．	810
果部骨折		スポーツ外傷や交通事故によって頻発する骨折．高齢者では転倒によっても容易に骨折を起こす．	806
アキレス腱周囲炎，滑液包炎		使いすぎにより足関節後方に痛みを訴える．アキレス腱周囲の炎症，アキレス腱と踵骨間の滑液包の炎症が起こる．	704
関節リウマチ（足）		関節リウマチの好発部位．他の関節罹患，朝のこわばりに注目．	245 703
アキレス腱断裂		後ろからボールが当たった，蹴られたような感じがしたと訴える．アキレス腱断裂があっても，歩行することや非荷重時の足関節の底屈は可能．つま先立ちができない．	704
変形性関節症（足）		外傷後の足関節関節面不適合や不安定性に続発する例が多い．明らかな原因がなく，両側性に発症する例もある．	695
痛風，偽痛風		急激な疼痛発作が特徴．足関節周囲の腱鞘滑膜に発生することがある．血中尿酸値上昇があれば痛風，軟骨石灰化があれば偽痛風．	271 704
先天性内反足，麻痺性内反足		足変形により突出した外果などが装具や靴に当たって痛みを訴える．片麻痺による内反尖足は頻度が高い．先天性内反足で痛みを訴えるのは稀．	688 698
足関節不安定症		でこぼこ道を歩いたりしたときに容易に足関節捻挫を繰り返す．前距腓靱帯，踵腓靱帯の弛緩がある．	*
足根管症候群		内果の後方から遠位に圧痛があり，足底部への放散痛を伴う．脛骨神経の絞扼障害である．	700
踵骨骨折後距踵関節症		踵骨骨折後に距骨下関節の不適合が残存して起こる関節症．足根管症候群の原因にもなる．	813
足底腱膜炎		踵骨の内側底面に付着する足底腱膜に繰り返しの牽引力が加わって発症する．骨棘形成を認めることがあるが，症状とは無関係．	706
踵骨骨端症（Sever病）		10歳前後の男児に多く，踵の後方に痛みを訴える．踵骨結節部の骨端症（Sever病）とされている．自然に治癒する．	701 884
上記以外に考慮すべき疾患	足根骨癒合症，距骨の離断性骨軟骨炎，踵骨骨嚢腫，腓骨筋腱脱臼（実際には出たり入ったりのsnapping），外果部滑液包炎など種々の原因による扁平足や内反尖足などの足部変形も足関節部痛の原因になる		

■ きわめて頻繁かつ重要な疾患　■ 日常よく遭遇する疾患　■ 稀ではない疾患　■ 稀な疾患

15. 足・足趾の疼痛

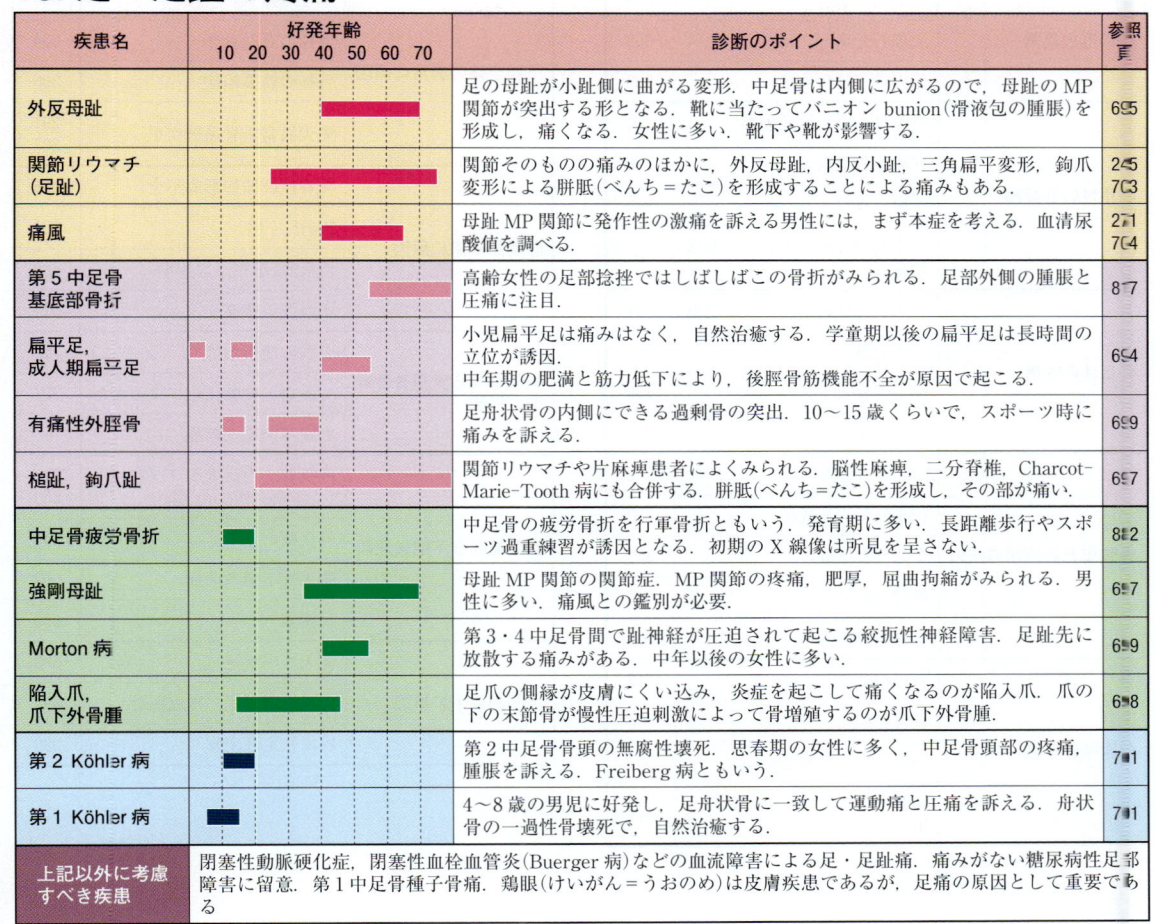

疾患名	好発年齢（10 20 30 40 50 60 70）	診断のポイント	参照頁
外反母趾		足の母趾が小趾側に曲がる変形．中足骨は内側に広がるので，母趾の MP 関節が突出する形となる．靴に当たってバニオン bunion（滑液包の腫脹）を形成し，痛くなる．女性に多い．靴下や靴が影響する．	695
関節リウマチ（足趾）		関節そのものの痛みのほかに，外反母趾，内反小趾，三角扁平変形，鉤爪変形による胼胝（べんち＝たこ）を形成することによる痛みもある．	245 703
痛風		母趾 MP 関節に発作性の激痛を訴える男性には，まず本症を考える．血清尿酸値を調べる．	271 704
第5中足骨基底部骨折		高齢女性の足部捻挫ではしばしばこの骨折がみられる．足部外側の腫脹と圧痛に注目．	877
扁平足，成人期扁平足		小児扁平足は痛みはなく，自然治癒する．学童期以後の扁平足は長時間の立位が誘因．中年期の肥満と筋力低下により，後脛骨筋機能不全が原因で起こる．	694
有痛性外脛骨		足舟状骨の内側にできる過剰骨の突出．10～15歳くらいで，スポーツ時に痛みを訴える．	699
槌趾，鉤爪趾		関節リウマチや片麻痺患者によくみられる．脳性麻痺，二分脊椎，Charcot-Marie-Tooth 病にも合併する．胼胝（べんち＝たこ）を形成し，その部が痛い．	697
中足骨疲労骨折		中足骨の疲労骨折を行軍骨折ともいう．発育期に多い．長距離歩行やスポーツ過重練習が誘因となる．初期の X 線像は所見を呈さない．	882
強剛母趾		母趾 MP 関節の関節症．MP 関節の疼痛，肥厚，屈曲拘縮がみられる．男性に多い．痛風との鑑別が必要．	687
Morton 病		第3・4中足骨間で趾神経が圧迫されて起こる絞扼性神経障害．足趾先に放散する痛みがある．中年以後の女性に多い．	689
陥入爪，爪下外骨腫		足爪の側縁が皮膚にくい込み，炎症を起こして痛くなるのが陥入爪．爪の下の末節骨が慢性圧迫刺激によって骨増殖するのが爪下外骨腫．	688
第2 Köhler 病		第2中足骨骨頭の無腐性壊死．思春期の女性に多く，中足骨頭部の疼痛，腫脹を訴える．Freiberg 病ともいう．	741
第1 Köhler 病		4～8歳の男児に好発し，足舟状骨に一致して運動痛と圧痛を訴える．舟状骨の一過性骨壊死で，自然治癒する．	741
上記以外に考慮すべき疾患	閉塞性動脈硬化症，閉塞性血栓血管炎（Buerger 病）などの血流障害による足・足趾痛．痛みがない糖尿病性足部障害に留意．第1中足骨種子骨．鶏眼（けいがん＝うおのめ）は皮膚疾患であるが，足痛の原因として重要である		

16. 病的骨折の原因疾患

分類	疾患名	参照頁
骨の形成異常	骨形成不全症	300
	大理石骨病	303
	先天性下腿弯曲症	692
廃用性の骨萎縮	外傷後の廃用性骨萎縮	33
	麻痺性骨萎縮	396
	関節リウマチ	241
	人工関節挿入によるストレス遮蔽	*
骨自体の疾患	人工関節摩耗粉による骨溶解	634
	急性骨髄炎	228
	梅毒性骨炎	238
	骨Paget病	334
骨腫瘍と腫瘍類似疾患	単発性骨嚢腫	349
	線維性骨異形成症	350
	多発性骨髄腫	363
	原発性骨腫瘍	344
	転移性骨腫瘍	365
代謝性骨疾患	骨粗鬆症	318
	骨軟化症	327
	副甲状腺機能亢進症	332
	副腎皮質ステロイドの長期連用	671

17. 異常歩行（疼痛なしの場合）

分類	疾患名	参照頁
下肢全体の異常に原因	脳性麻痺	396
	各種の脊髄麻痺	834
	各種の筋萎縮症	396
	先天異常・骨系統疾患	291 307
股関節疾患に原因	発育性股関節形成不全	595
	Perthes病	603
	内反股（小児，思春期）	589
	不良肢位強直	611
転子部から大腿骨骨幹部に原因	骨折の変形治癒	719
	くる病・骨軟化症による変形	327
	大腿四頭筋拘縮症	*
膝関節から下腿に原因	内反膝，内反変形（O脚）（くる病，Blount病）	327 650
	外反膝	644
	先天性下腿弯曲症	692
	反張膝	650
足関節以下に原因	先天性内反足	688
	先天性扁平足，垂直距骨	690
	麻痺性足部変形	698

第12章 整形外科的現症の取り方

患者の訴えから種々の疾患を想定することが大切である（➡99頁参照）．本章では整形外科疾患の病態を把握し，想定される疾患を鑑別するために必要な現症（身体所見）の取り方について述べる．

患者とのコミュニケーションを大切にする．問診，視診，触診を行い，部位ごとに各種診察法を用いる（**図12-1**）．問診から疾患をある程度絞り込むことは可能だが，先入観をもたずに診察する（➡99頁参照）．例えば，膝関節周囲の疼痛を訴える患者では，膝関節疾患のみならず，股関節疾患，脊椎疾患などでも関連痛 referred pain として膝関節周辺に疼痛を訴えることがある．

症状を訴える局所ばかりに目を奪われず，患者の全身状態や置かれている状況にも十分気配りする．外傷患者では，障害の強い部位の症状のみを訴えることが多いため，生命徴候 vital sign（脈拍，呼吸，体温，血圧）の確認に続き，全身をくまなく診察する．小児の恐怖心，異性の羞恥心など，患者感情にも十分配慮する．

身体所見を取り終えたら，画像所見などの各種検査所見と合わせて総合的に病態を把握し，診断を確定して治療方針を決める．しかし，他の疾患や，別の疾患が併存する可能性を常に排除せず，緊急性，重症度にも配慮し，柔軟な姿勢でより適切な診断，治療をめざす．説明と同意（インフォームド・コンセント）に基づくプロセスが大切である．可能な限り複数の視点，意見を参考に診断を確定することが望ましい．症例検討会などを通して，診断，治療結果の検証，そのフィードバックも常に心がける．

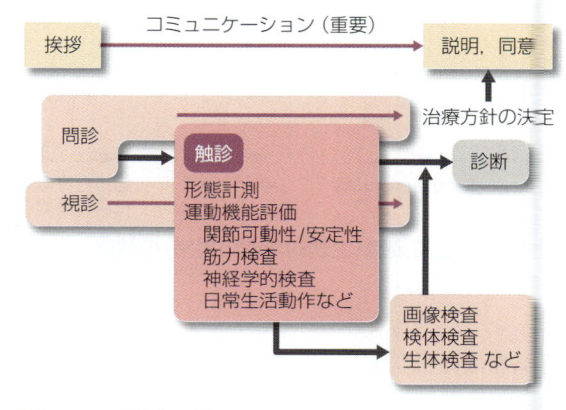

図12-1　診察の流れ

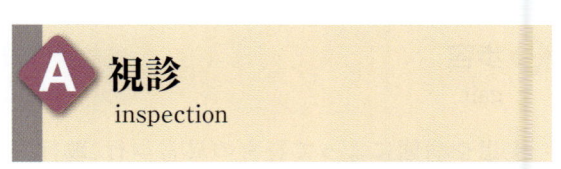

A　視診
inspection

視診は身体所見をとる第一歩である．入室時から，患者の様子をさり気なくうかがう．自己紹介や挨拶を交わしながら，問診に先立っても，表情，体型，姿勢，肢位，歩容などから様々な情報が得られる．また，椅子への腰掛け，ベッド移乗，脱衣や着衣動作などからも，患者の日常生活活動 activities of daily living（ADL➡902頁参照）を把握できる．患者全体の把握から始め，局所の観察に移る基本を大切にする．

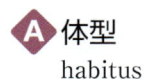 全身・脊椎の視診

A 体型
habitus

体型が疾患と関連することは多い．肥満女性の関節痛では変形性膝関節症，やせ形の高年女性の

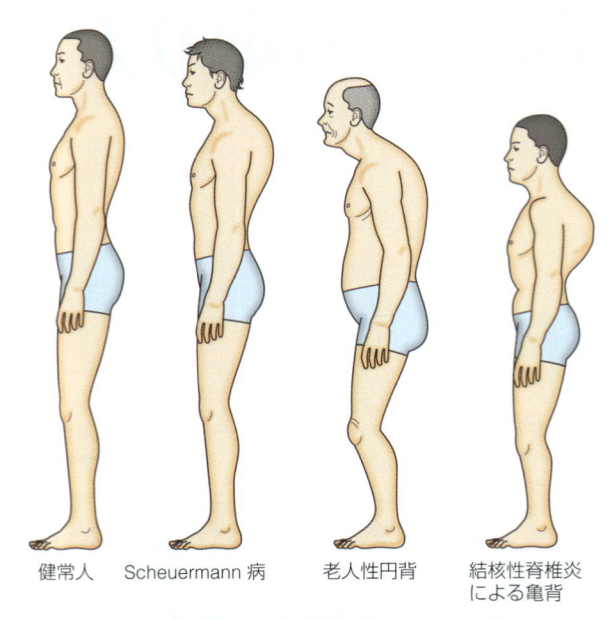

健常人　　Scheuermann 病　　老人性円背　　結核性脊椎炎
による亀背

図 12-2　立位姿勢（生理的弯曲の異常）の観察

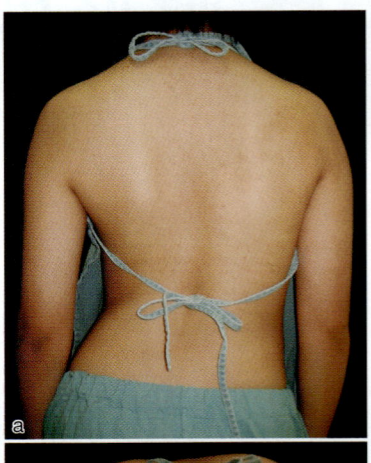
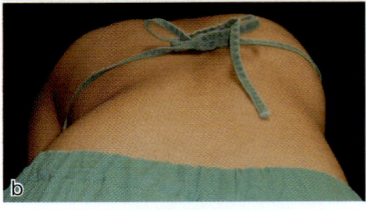

図 12-3　背部の診察
a. 思春期脊柱側弯症の女子．ウエスト
　ラインが左右非対称である．
b. 前屈させると，右肋骨の隆起が左
　より高い．これを肋骨隆起という
　（➡539頁参照）．

背部痛は骨粗鬆症による脊椎の圧迫骨折，肥満の
男児の股関節痛では大腿骨頭すべり症，低身長で
は軟骨形成不全症はじめ骨系統疾患や内分泌異常
症を念頭に置く．

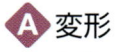 歩容
gait

　疾患や病態によって特有の異常歩行（跛行；
limp）がみられる．入室時から注意深く観察する．
硬性墜下性跛行や軟性墜下性跛行，疼痛回避歩行
（➡588頁，901頁参照），中殿筋歩行〔Trendelenburg
（トレンデレンブルク）歩行〕，殿筋歩行，下垂足
歩行，鶏歩，膝押さえ歩行，尖足歩行，はさみ脚
歩行，片麻痺歩行，失調性歩行，パーキンソン歩
行などがないかを確認する（➡901頁参照）．

ⓒ 姿勢
posture

　脊椎には生理的な頚椎前弯，胸椎後弯，腰椎前
弯が存在する．側面から生理的弯曲に異常がない
か観察する．生理的後弯が増強した胸椎部の円背
round back から，思春期であれば Scheuermann
（ショイエルマン）病を，高齢者であれば胸腰椎の
圧迫骨折や椎間板変性，さらに筋力低下を伴う円
背（老年性脊柱後弯）を考える．著しく角状に突出

した亀背 gibbus では結核性脊椎炎を疑う（図
12-2）．腰背部の棘突起が階段状であれば高度の
脊椎すべり症を想定する．脊椎側弯症では，側弯
のほかにも，体幹の非対称や前屈で肋骨隆起 rib
hump がみられる（図 12-3）．

② 四肢・関節・体幹の視診

Ⓐ 変形
deformity

　四肢長の左右差，四肢のアライメント alignment
異常の有無を観察する．四肢の短縮は，脱臼や変
形など関節に原因がある場合と，長管骨の変形や
短縮による場合がある．
　関節リウマチ（➡241頁参照）では，手指のボタン穴
変形，白鳥のくび変形，尺側偏位（図 12-4），遠位
指節間（DIP）関節に屈曲変形や膨隆がある場合に
は変形性関節症に伴う Heberden（ヘバーデン）結
節（➡488頁参照），新生児で足部の内反変形を認めた

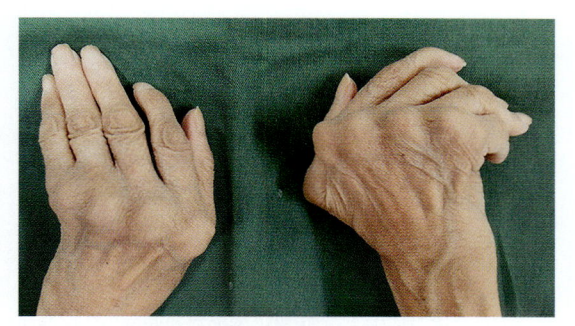

図12-4　関節リウマチ患者の手の変形
手指の尺側偏位，右手指ではMP関節の脱臼，亜脱臼も顕著．

場合には先天性内反足（➡688頁参照）を考える．膝関節部から下腿ではO脚 bowleg，X脚 knockknee，屈曲変形などの有無を観察する（➡644頁参照）．

Ⓑ 筋萎縮
muscle atrophy

長期臥床患者や疼痛が持続する患肢では，廃用性萎縮 disuse atrophy がみられる．脊髄，神経根レベルの神経障害でも筋萎縮を生じる．

Ⓒ 腫脹
swelling

皮下や筋肉の軟部組織，関節に炎症があると腫脹を認める．外傷では，外力が加わった部位に数時間以内に腫脹が起こる．腫脹の広がり，皮膚の色調の観察が大切である．関節の腫脹は関節内部の炎症（関節炎 arthritis）でよくみられ，急性炎症でしばしば発赤を伴う．関節液の貯留は関節水症 hydrarthrosis，血液の貯留は関節血症 hemarthrosis とよばれ，腫脹の原因となる．肩関節や股関節は周囲を筋肉などの軟部組織で囲まれているため腫脹を観察しにくい．

関節痛や関節腫脹を主訴とする患者の診察では，1カ所の関節に限局するのか，多発性か，また多発性なら両側性か対称性か，熱感の有無，皮膚，爪の異常，さらに他臓器に病変がないか，慎重に確認しながら鑑別診断に役立てる（➡267頁参照）．

Ⓓ 腫瘤
tumor

皮膚の膨隆の有無を観察する．脂肪腫 lipoma（➡381頁参照）などの軟部腫瘍やガングリオン ganglion（➡494頁参照）は疼痛を伴わず，腫瘤に気づいて来院することが多い．腫瘤の診察では，急速に増大したのか，縮小傾向なのか聴取する．急速に増大する腫瘤では悪性腫瘍よりも炎症性疾患が考えやすい．骨腫瘍でも腫瘍が増大すると局所は腫瘤状になる．痛風結節 tophus（➡272頁参照）は耳介や第1趾の皮下に認める．リウマトイド結節 rheumatoid nodule（➡246頁参照）も皮下に形成され，肘頭のほか，後頭部や関節周囲にも認める．

Ⓔ 皮膚の異常

疼痛を伴う発赤があれば急性炎症を，チアノーゼや蒼白からは循環障害を考える．皮下組織の急性化膿性炎症では発赤を認めるが，化膿性関節炎でも，腫脹とともに発赤を認めることがある．小児（若年者）の関節痛では皮疹の有無を全身くまなく調べる．多関節炎では若年性特発性関節炎（JIA）（➡265頁参照），自己炎症性関節炎，さらにウイルス性の風疹性関節炎 rubella arthritis などの鑑別を慎重にすすめる．皮疹が鑑別の決め手になることもある．乾癬性関節炎 psoriatic arthritis や掌蹠膿疱症性骨関節炎 pustulotic arthro-osteitis では，皮疹が関節痛に先行する場合がある（➡263，264頁参照）．

カフェオレ斑 café-au-lait spots（図12-5a）とよばれる褐色の色素斑がみられると神経線維腫症 neurofibromatosis や Albright（オールブライト）症候群を，小児期より存在し増大傾向のない赤あざとよばれる暗赤色の皮膚変化（図12-5b）を呈する静脈性血管奇形がみられると Maffucci（マフッチ）症候群を疑う手がかりになる．

1 ● 皮膚の光沢
腫脹があると表面の皮膚は光沢が増し，しわが少なくみえる．末梢神経麻痺があると，麻痺領域の皮膚は萎縮し，発汗が不十分となり乾燥しやすくなる．

2 ● 静脈怒張 venous dilatation
中高年の女性では下腿に静脈瘤 varix を認めることがある．左側（総腸骨動静脈の走行位置による），出産経験者に多い．外傷や骨盤・下肢手術後の静脈弁不全でも静脈瘤を認めることがある下腿静脈瘤は術後の肺血栓塞栓症（➡285頁参照）を起

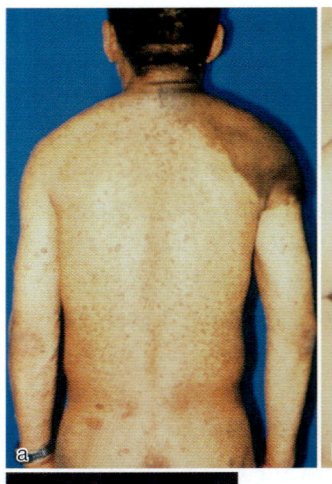
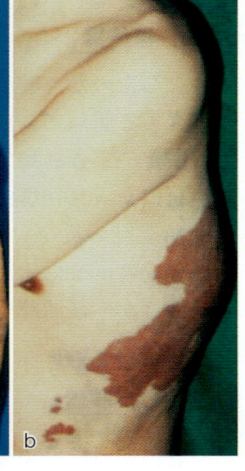
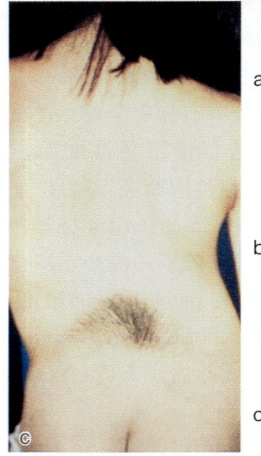

a. 神経線維腫症：多発性のカフェオレ斑と多発性の皮下神経腫. 直径 1.5 cm 以上の色素斑が 6 個以上あれば本症は確定的である. 家族歴にも注意する.
b. 体幹にみる皮膚および皮下の静脈性血管奇形. 内臓諸器官にも存在することがある. 皮膚の静脈性血管奇形に多発性の内軟骨腫が併存するのが Maffucci 症候群である.
c. 異常発毛：二分脊椎（脊椎披裂）の存在を示唆する.

図 12-5　皮膚の異常 (辻 原図)

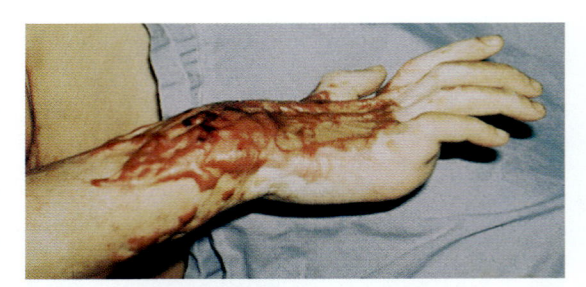

図 12-6　熱傷後の瘢痕 (鳥巣 原図)
瘢痕のため徐々に中手指節（MP）関節が過伸展し，屈曲ができなくなった症例.

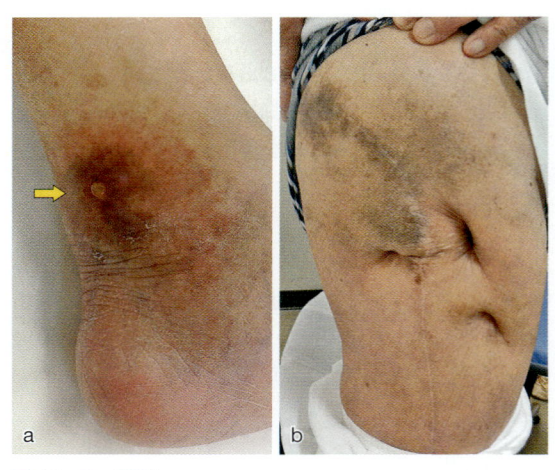

図 12-7　瘻孔
a. 結核性足関節炎に伴って形成された瘻孔（矢印）.
b. 大腿骨骨髄炎による陥凹を伴う陳旧性瘻孔. 皮膚の陥凹を伴う.

こす危険因子の１つである. 変形性膝関節症（➡664頁参照）との関連も指摘されている.

3 ● 異常発毛 hairy patch

本来細く軟らかい体毛が太く濃くなる異常所見である. 腰殿部中央の発毛は二分脊椎（脊椎披裂）を疑う（図 12-5c）.

4 ● 瘢痕 scar

熱傷や外傷後，手術の皮切部，植皮 skin graft 部に認める. 美容問題のほか，瘙痒感を伴うこともある. 関節付近の瘢痕は関節運動を妨げ拘縮や変形の原因となる（図 12-6）.

5 ● 瘻孔 fistula

化膿性関節炎，化膿性骨髄炎，骨・関節結核で

は膿が皮膚を穿破した後，閉鎖せずに深部と連続する病的な管が皮膚に形成される. これを瘻孔という（図 12-7）. 瘻孔は難治性で，漫然と治療されると稀に皮膚癌が発生する.

F 創傷 wound

急激に外力が加わるとその程度に応じて皮膚が損傷し創を生じる. 同時に筋肉や骨関節も傷つくこともある. 創が存在し骨折部が外界と交通するものを開放骨折 open fracture という（➡717頁参照）. 創の観察では，発生時期を把握しながら，周囲の汚染度を評価する. 時間を経たものは分泌物や肉芽組織の有無を確認し，赤みを帯び分泌物の少ない正常な修復過程にある肉芽組織か，壊死物や感染を伴う不良肉芽かを判断する. 局所の臭いは重要な所見で，ガス壊疽 gas gangrene（➡223頁参照）

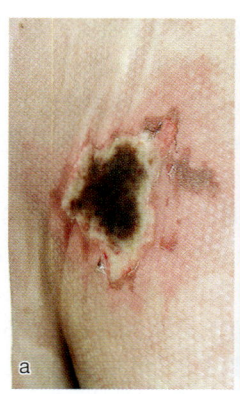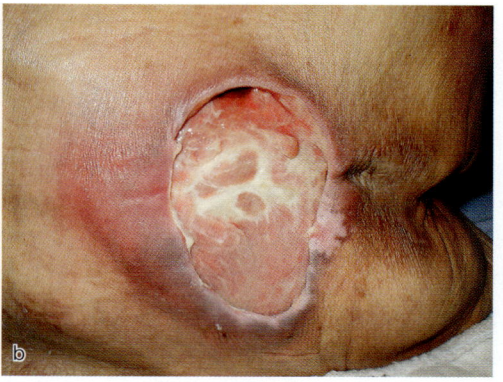

図 12-8　仙骨部の褥瘡
仙骨部の皮膚壊死を伴った褥瘡表面（a），皮膚欠損，ポケットを形成した仙骨部褥瘡（b）．

では悪臭を伴う．意識障害や感覚障害患者の安静臥床では，背部，大転子部，仙骨部，腓骨頭部，足部などに褥瘡 bedsore を生じることがある（図12-8）．局所の持続的な圧迫による血流障害で皮膚や皮下組織が壊死することによる．病態に合わせて，頻回の体位変換，除圧具の利用，栄養管理で発生防止に努める．

B 触診
palpation

視診に続いて触診を行う．健側あるいは疼痛がない部分から始め，後に疼痛部位を触診する．いきなり触れると，不意の痛みのため，その後，十分な診察ができなくなることがある．冷たい手で触れない配慮も必要である．

1 皮膚温

熱感や冷感の有無を調べる．血流増加を伴う炎症があると局所の温度が上昇する．一方，麻痺があると血流が低下し冷たくなる．検者の手掌で交互に，左右，近位と遠位を比較する．

2 筋腱の触知

正常な筋肉を収縮させると弾性硬の筋腹を触知できる．麻痺筋は緊張感がない．肩こり，腰背部痛では筋肉の緊張が高くなる．結合組織炎で筋肉が硬結している状態を筋硬症 myogelosis という．筋肉を収縮させると腱の走行を触知しやすい．腱鞘炎 tenosynovitis（➡443 頁参照）では腱周囲の滑膜が肥厚し圧痛を伴う．腱断裂では腱の緊張が消失する．アキレス腱断裂 Achilles tendon rupture（➡704 頁参照）では断裂部に陥凹を触知する．

3 腫瘤の触診

腫瘤 tumor を触診する際には，大きさ，硬さ，周囲との癒着，圧痛，熱感，色調などを調べる．腫瘤内には液状物が貯留していると波動fluctuation を触知できるが，脂肪組織も波動を触れるように感じる場合があるので留意する．関節を動かすと腫瘤をより明瞭に触れることもある．腫瘤の鑑別では，腫瘍，炎症など，画像検査による鑑別を合わせて慎重にすすめる．

4 圧痛，叩打痛
tenderness, knocking pain

圧痛は局所の異常を示す重要な所見である．骨折の急性期には，骨折線に一致した著明な圧痛がある．これを Malgaigne（マルゲーニュ）圧痛とよぶ．多発外傷患者では，訴えのない部位の圧痛の確認で骨折を発見できることがある．

局所を叩打することによって生じる疼痛を叩打痛という．単純 X 線像で骨折線がはっきりしない骨折が存在する長管骨では，骨折部から離れた部位を叩打すると骨折部位に疼痛を訴える．また，

股関節炎では大転子部を叩打すると疼痛を誘発する．これを介達痛という．

　損傷された末梢神経を遠位より近位に向かって軽く叩いていくと，損傷された部位で，ピリッとした電撃痛，あるいは，その固有感覚領域にチクチク感 tingling や蟻走感 formication を生じる．これを Tinel（ティネル）徴候という（➡ 474 項参照）．絞扼神経障害や腫瘍による圧迫で神経が切断されていない場合にも同様の徴候が観察されることがあり，これを Tinel 様徴候と区別してよぶ場合もあるが，最近では両者を合わせて Tinel 徴候と総称する場合が多い．

⑤ 骨の触診

　弯曲，肥厚，隆起，欠損などの形状変化を調べる．圧痛がある場合は，骨あるいは骨膜に原因があるのか，骨と皮膚の間の筋，腱，軟部組織に原因があるのか，画像検査も合わせながら注意深く診察する．

⑥ 関節の触診

　骨軟骨組織の退行変性過程で生じた砕片の刺激や自己免疫応答による滑膜の増生，肥厚などの炎症性変化が関節に生じると腫脹を触知できる．水腫が加わるとより明らかとなる．関節リウマチ（➡ 241 頁参照）による手指の関節炎では紡錘形の腫脹が特徴で，関節の側方あるいは掌側・背側より圧迫すると圧痛を確認できる．手指，手関節，膝関節，足関節，足趾と比べ，肩関節や股関節は深在性で周囲の軟部組織のため腫脹を触知しにくい．

　関節の腫脹では，滑液包炎，関節周囲リンパ節炎，筋，腱疾患などとの鑑別も重要となる．関節周囲の滑液包炎 bursitis（➡ 280 頁参照）は，関節炎と誤診しやすい．鵞足炎 anserine bursitis（➡ 676 頁参照）は膝関節内側に痛みが出現するため，圧痛部

位の確認が大切である．また，滑液包と関節腔の間に交通が存在する場合がある．膝の半腱膜様筋腱包はその 50% が膝関節腔と交通する．40 歳以下では肩峰下滑液包と肩関節腔の交通はないが，その後，生じる場合がある．

　関節周囲に存在するリンパ節の炎症も念頭に置く．ネコひっかき病 cat scratch disease（➡ 226 頁参照）では肘関節部のリンパ節炎が出現し，下肢の関節や皮下に化膿性炎症があると同側鼠径部のリンパ節腫脹をきたすことがある．

　血清反応陰性脊椎関節炎 seronegative spondylo arthritis（➡ 261 頁参照）では腱や靱帯が骨に付着する部位で炎症が起こり（腱付着部症 enthesopathy），圧痛を認める．時に腫脹も伴う．股関節周囲部では，スポーツ外傷でも下前腸骨棘の大腿直筋起始部や恥骨の内転筋付着部に炎症を生じるので，股関節痛と間違えやすい．触診による部位の確認が大切である．

　手掌の腱鞘滑膜炎 tenosynovitis では手掌側の腱走行に沿った圧痛があるが，背側の関節に圧痛はない．指や手関節の腫脹では浮腫との鑑別も重要である．

　全身性強皮症（全身性硬化症 systemic sclerosis）では初発症状として指や手背の浮腫が出現し，次第に皮膚の硬化が進行する．関節リウマチではリンパ浮腫を合併することもある．

　関節周囲には種々の軟部腫瘤を触知することがある．ガングリオン ganglion，血管腫 hemangioma，骨軟骨腫 osteochondroma，稀だが，サルコイドーシス sarcoidosis，骨肉腫や骨巨細胞腫などの骨腫瘍，さらに軟部肉腫も念頭に置いて診察する．

　膝関節の診察法を例に挙げると，好発年齢，外傷やスポーツ歴を考慮しながら，圧痛部位を確認し，疼痛が関節内・外のどちらに由来するか確認

> **NOTE　血清反応陰性脊椎関節炎と脊椎関節炎（SpA）**
>
> 　血清反応陰性脊椎関節炎はリウマトイド因子や抗 CCP 抗体が陰性で，脊椎，仙腸関節や末梢関節を侵す炎症性疾患群である．脊椎関節炎 spondyloartheritis（SpA）ともよばれる（➡ 566 頁参照）．

> **NOTE　多発性関節炎 polyarthritis**
>
> 　リウマチ性疾患，ウイルス性疾患，白血病では多発性の関節痛や関節腫脹を認めることがある．炎症性関節炎では関節の腫脹，疼痛のほか，熱感，発赤を認めたり，全身的には発熱，皮疹などの関節外症状を伴うことがある．易感染性宿主 compromised host に生じる血行性化膿性関節炎では複数の関節が同時に侵されることがある．関節炎を惹起する疾患は多岐にわたるので慎重に鑑別をすすめる．

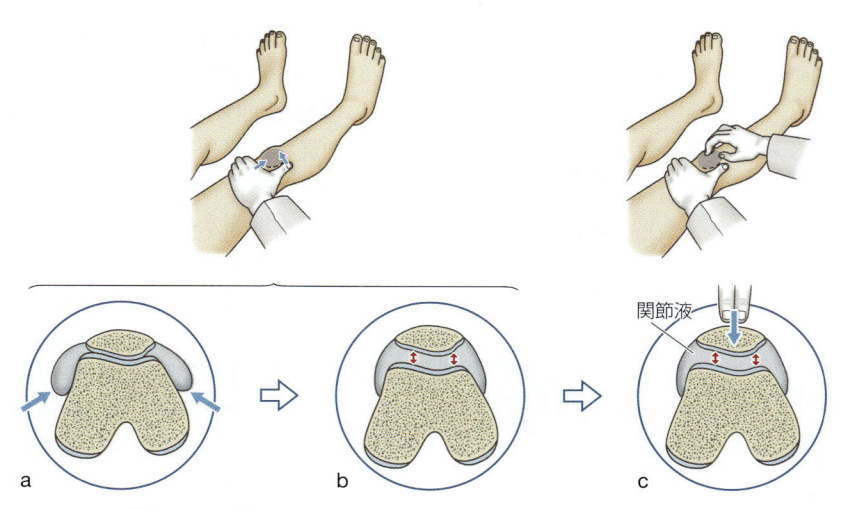

図 12-9 膝関節液貯留の診察法
手掌と指で膝蓋上嚢に貯留した関節液を遠位に圧迫移動させると，受け手側に貯留液の移動を感じる（a → b）．同時に側方からも圧迫を加えると膝蓋骨と大腿骨関節面の間に関節貯留液が入り込み膝蓋骨が浮き上がる（b）．この状態で膝蓋骨を大腿骨に押しつけるようにすると膝蓋骨が上下に浮き沈みする現象を指で感じることができる．この現象を膝蓋跳動とよぶ（c）．

する．内側関節裂隙に圧痛があれば，変形性関節症，内側側副靱帯や内側半月の損傷，膝前面では有痛性分裂膝蓋骨，スポーツ選手の膝蓋骨下端部の場合にはジャンパー膝 jumper's knee，若年者の膝蓋腱脛骨粗面付着部では Osgood-Schlatter（オズグッド-シュラッター）病，膝蓋腱内側ではタナ障害 plica syndrome を疑う（→652 頁）．

次に関節液の貯留の有無をチェックする．以下にその診察法を述べる．

Ⓐ patellar tap テスト（図 12-9）

1）患者を仰臥位にして検側の膝をできるだけ伸展させる．
2）膝蓋骨の位置を確認し，膝蓋上嚢に貯留した関節液を一方の手掌と指で遠位に圧迫移動させると，受け手側に貯留液の移動を感じる．
3）同時に側方からも圧迫を加えると膝蓋骨と大腿骨関節面の間に関節貯留液が入り込み膝蓋骨が浮き上がる．
4）次に膝蓋骨を大腿骨に押しつけるようにすると，貯留液が内側あるいは外側の関節腔へと移動が触知され，同時に膝蓋骨の上下の浮き沈みも触知できる．この現象を膝蓋跳動 ballottement of patella とよぶ．

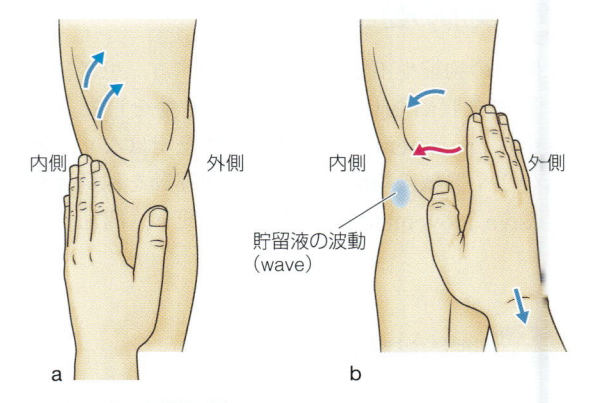

図 12-10 膝関節の wipe テスト
最初に膝蓋上嚢を越えて内側から外側に圧迫を加え（a），次に外側から内側に膝蓋骨の上をこするように圧迫を加える（赤矢印）．膝蓋骨内下方にわずかに貯留していた関節液を触知できる（b）．本法は少量の関節液の診断に適している．

Ⓑ wipe テスト（図 12-10）

関節液が貯留していない場合や，その量がごくわずかで膝蓋跳動を触知できない場合には，wipe test を行う．膝関節内側への貯留液の移動は膨隆サイン bulging sign ともいう．

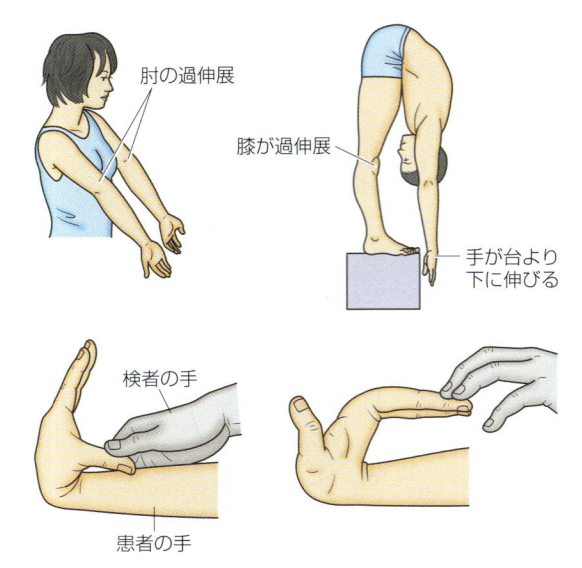

図 12-11　関節弛緩の診かた
関節弛緩は全身性に生じることが多い.

7　関節の動きの診察

関節の拘縮や不安定性などを調べる. 患者自身が筋肉を収縮させて生じる関節運動を自動運動 active movement, 患者自身の随意ではなく, 他者の手や器械の補助で可能な関節運動を他動運動 passive movement という. 筋力低下, 関節拘縮

があると自動運動と他動運動で関節可動域に差を生じるが, 正常でも関節を屈曲する際に, 他動運動の可動域がわずかに大きくなることがある. 関節の伸展で, 他動運動より自動運動の伸展角度が小さいことを自動伸展不全 extension lag という. 筋力低下や関節水症などで自動伸展不全が生じやすい. 本来動かない方向への動きや過度な動きから, 弛緩や動揺性などの不安定性を評価する. その際, 疼痛の誘発の有無も確認する.

関節を動かす際に聞こえる音も診断に役立つため, 注意深く診察する. 関節を動かしたときに, 関節外あるいは関節内に軟部組織などの引っかかりがあるとクリック徴候 click sign を生じる. 股関節の弾発音は多くが関節外で, 腸脛靱帯と大転子との間で生じることが多い（弾発股 snapping hip, ➡625 頁参照）. 膝関節では関節内が原因で, 半月損傷, 円板状半月（円板状メニスクス discoid meniscus, ➡654 頁参照）によるものが多い. 関節軟骨が消失して軟骨下骨同士が触れ合うようになるとゴリゴリと音がする. 関節内に線維性成分の貯留が著しい場合には指頭で圧迫するとギュッギュッという握雪音を生じる. 骨折部で骨片同士が接触すると軋音 crepitation が聞かれる. 手関節背側の腱鞘滑膜炎では, 手関節の屈伸に際しギシギシという音がすることがある. ばね指 snapping finger（➡486 頁参照）では, 指の屈伸でコクン, コキッなどと表現される軋音を伴うことがある.

Ⓒ　四肢の計測と筋力評価

計測を行うことにより, 四肢の長さ, 筋肉の萎縮, 膨脹の程度, 関節可動域などを数値で表し, 視・触診で観察した左右差を客観的に評価できる. 計測には巻き尺や角度計を用いる. 定期的に計測して治療効果の判定に役立てる. 肘関節での肘外偏（反）角 carrying angle（➡448 頁参照）, 肘関節での Q 角（➡662 頁, 図 34-50 参照）など各部位の測定法は各論に譲り, ここでは四肢長, 周囲径, 関節可動域の測定法を記す.

1　四肢長

骨の突出した部分を目安に巻き尺を当てて, 左

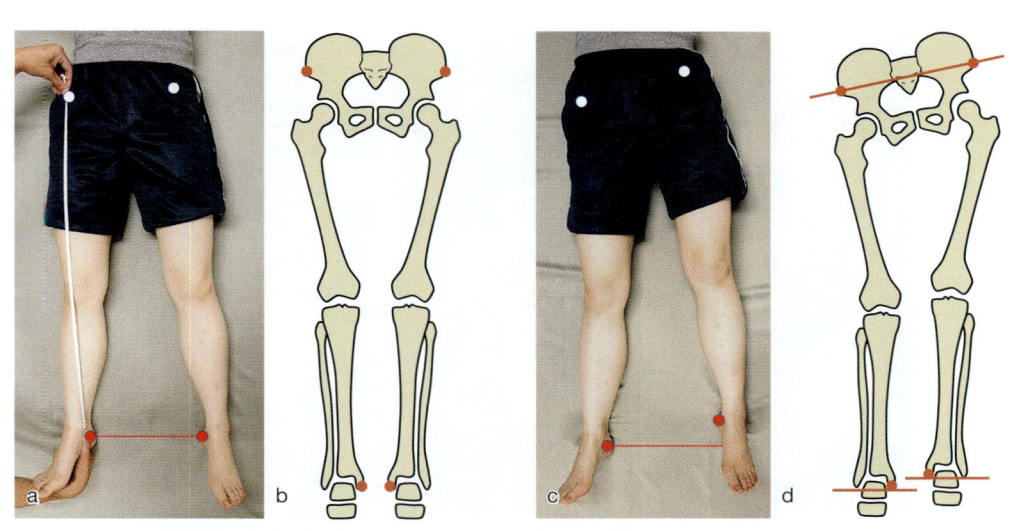

図 12-12　下肢長差の測定（写真内の白丸は上前腸骨棘を示す）
a, b. SMD は上前腸骨棘から内果までの距離である．骨盤に対し両下肢を対称的に置いて測定する.
c, d. 骨盤が側方傾斜した状態で測定すると，両側ともに同じ SMD であっても，見た目には一側下肢が短縮しているように見える.

右ともに同じ部位を基準に計測する.

A 上肢長

肩峰から橈骨茎状突起までの距離をいう．肘関節を完全に伸展し，前腕を回外位とし手掌を前方に向け，上肢が体幹に接した状態で測定する.

B 上腕長

肩峰より上腕骨外側上顆までの距離をいう.

C 前腕長

前腕回外位での上腕骨外側上顆と橈骨茎状突起，または肘頭から尺骨茎状突起までの距離をいう.

D 下肢長

2 種類ある．上前腸骨棘突起から内果までの棘

果間距離 spina malleolar distance（SMD）と，大腿骨の大転子から外果までの距離 trochanter malleolar distance（TMD）を測定する方法がある．骨の突出部を目安に**図 12-12** のように巻き尺を当てて行う．SMD は股関節を含めた下肢長で，TMD は下肢のみの長さである．下肢長の左右差を，脚長差 leg length discrepancy（LLD）という．腰椎に側弯があり骨盤が傾斜していると SMD は正常でも見かけ上の脚短縮があるように見える（**図 12-12**）．また，変形性股関節症などで一側の股関節が脱臼あるいは亜脱臼していると SMD に左右差を生じるが，TMD で差は生じない.

2 周径

肉眼的に左右差が認められなくても，巻き尺を用いて計測すると客観的に評価できる.

上腕周囲径は上腕二頭筋の筋腹，前腕周囲径は肘関節のやや遠位で，それぞれ最も太い部分を測定する．大腿周囲径は通常，膝蓋骨近位端より 10 cm 近位を測定する．小児の場合，10 cm では近位すぎるため，5 cm 近位で測定する．片側の膝蓋骨高位などにより，基準の高さが異なる際は，関節裂隙から 10 cm 近位を測定する．下腿周囲径は下腿が最も太い近位 1/3 の部位で測定する.

> **NOTE　動揺関節と関節不安定性**
>
> 正常では存在しない異常な関節運動が生じている関節を動揺関節 flail joint という．原因により神経性，靱帯性，骨性に分けられる．特に靱帯損傷や骨の形態異常により異常な関節運動がある場合は，関節不安定性 joint instability があるという．関節不安定性の診察では患者に力を抜かせリラックスさせて診察することが大切で，外傷直後で激しい疼痛がある場合には，麻酔下での評価が必要になる.

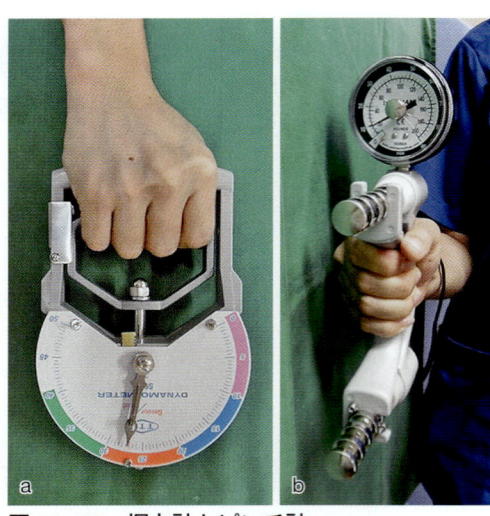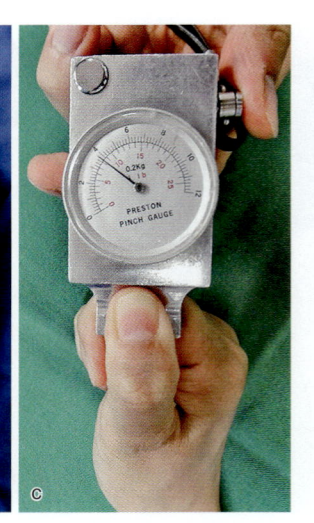

図12-13 握力計とピンチ計
a. Smedley（スメドレー）型握力計，b. Jamar（ジャマー）型握力計，c. ピンチ計.

表12-1 筋力の判定基準

5（normal）	強い抵抗を加えても，重力にうちかって関節を正常可動域いっぱいに動かすことができる筋力がある
4（good）	かなりの抵抗を加えても，重力にうちかって正常な関節可動域いっぱいに動かす筋力がある
3（fair）	抵抗を加えなければ，重力にうちかって正常な関節可動域いっぱいに動かすことができる．しかし，抵抗が加わると関節が全く動かない
2（poor）	重力を除けば正常な関節可動域いっぱいに関節を動かす筋力がある
1（trace）	筋肉の収縮は認められるが，関節運動は全く生じない
0（zero）	筋肉の収縮が全く認められない

左右同じ測定部位で測定し比較することが大切である．

3 筋力

A 徒手筋力テスト
manual muscle testing（MMT）

個々の筋肉で筋力が低下しているかどうかを徒手的に評価する検査法である（巻末資料：➡942頁参照）．

筋力は**表12-1**の判定基準のとおり6段階で評価する．各階段の中間的な筋力と判断すると5−や4＋と表現することもあるが，これらの細部の判定はあくまでも6段階を熟知したうえで使用する．徒手筋力テストは単に筋力を判定するだけでなく，検査する筋の神経支配から，神経障害の高位や程度も把握できるので，筋肉の脊髄神経支配を覚えておくことが大切である．

B 上肢の筋力と握力

上肢の筋力を大まかに観察するためには，肘を伸ばした状態で上肢を十分に挙上できるか否か（バンザイの肢位），握手して握力 grip strength が落ちていないかを調べる．把持機能を評価するには握力計 hand dynamometer を用いる（**図12-13a, b**）．患者の状態に応じて立位，坐位，臥位で測定する．椅子に腰掛けて測定すると下肢に障害があっても測定できる．坐位困難な場合は臥位で評価する．計測した姿勢も記録する．指先で物をつまむピンチ力をみるにはピンチ計 pinch meter が有用である（**図12-13c**）．

C 下肢の筋力

片足で安定した状態で立っていられるか，つま先立ちで歩けるか（爪先歩行 toe gait），踵立ちで歩けるか（踵歩行 heel gait）を調べて，大まかな下肢の筋力を評価する．爪先歩行では，踵の上が

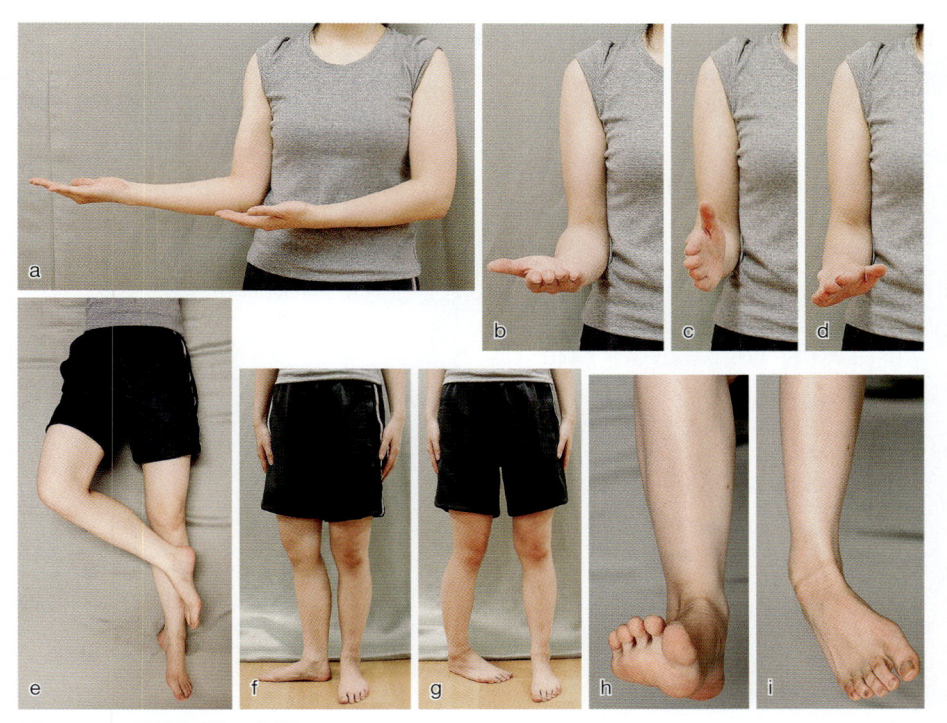

図 12-15　関節運動の表現
a. 肩関節の外旋（右）と内旋（左）、b. 前腕の回外、c. 前腕の回内・回外中間位（基本肢位）、
d. 前腕の回内、e. 右股関節の屈曲・外転・外旋、
f, g. 右股関節の伸展屈曲と内外転中間位での外旋（f）と内旋（g）、h. 足部の外がえし、
i. 内がえし.
外旋 external rotation と内旋 internal rotation：肩関節および股関節では、上腕軸または大腿軸を中心として外方へ回旋する動きが外旋、内方へ回旋する動きが内旋である（a, e, f, g）.
回外 supination と回内 pronation：前腕では、前腕軸を中心に外方に回旋する動き（手掌が上を向く）が回外、内方へ回旋する動き（手掌が下に向く）が回内である（b, d）.
外がえし eversion と内がえし inversion：足部の運動で、足底が外方を向く動き（足部の回内、外転、背屈の複合した運動）が外がえし（h）、足底が内方を向く動き（足部の回外、内転、底屈の複合した運動）が内がえしである（i）.
そのほかは、巻末資料参照（➡933 頁参照）.

り具合を左右比較しながら観察する. もし、一側の踵の上がりが不十分なら、第 1 仙骨神経支配の腓腹筋の筋力低下がある. 踵歩行では足趾および足関節が十分背屈されているか注目する. 背屈が不十分なら、第 5 腰神経支配の足趾の伸筋や前脛骨筋の筋力低下と判定する.

④ 関節可動域

関節が動く範囲を関節可動域 range of motion（ROM）という. 測定には角度計 goniometer を用いる. 膝関節の屈曲変形や外反変形の程度も角度で表現する（**図 12-14**）.

脊柱を含め各関節の正常な動きの範囲は、日本

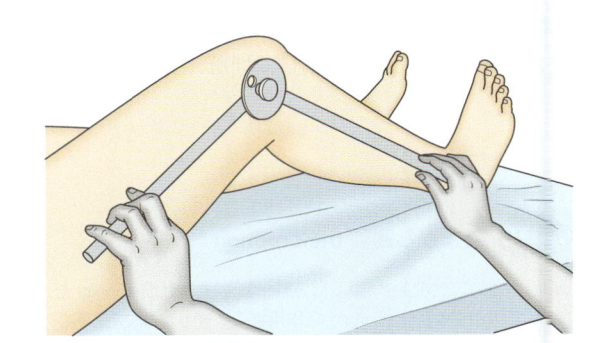

図 12-14　膝屈曲角度の測定

整形外科学会ならびに日本リハビリテーション医学会で定められた関節可動域表示ならびに測定法（巻末資料：➡934 頁参照）がある. 関節運動の理解は必須であり、主なものを**図 12-15** に示す.

表12-2　整形外科領域における代表的な各種検査と徴候

肩関節	前方不安感テスト　436（■◀③） Yergason テスト　884 Speed テスト　884 drop arm テスト 有痛弧（painful arc）　429 インピンジメント徴候 　（Neer の手技，Hawkins の手技）　438（■◀①，②） 棘上筋テスト　440 外旋筋力テスト　440 lift-off テスト，belly press テスト　440	**腰椎**	下肢伸展挙上テスト（SLRT）　548（■◀⑩） 大腿神経伸展テスト（FNST）　548（■◀⑪） Hoover テスト Kernig 徴候 Valsalva テスト Gaenslen 徴候　262 骨盤不安定性テスト
肘関節	靱帯支持性テスト Thomsen テスト，chair テスト，中指伸展テスト　458 肘部管 Tinel 徴候　456	**股関節**	Trendelenburg 徴候　588 Patrick テスト　592（■◀⑬） インピンジメント徴候 （FAIR / FADIR test）
手指	Allen テスト　474（■◀⑤） Eichhoff テスト　486（■◀⑥） perfect O 徴候　491 Froment 徴候　473（■◀④） intrinsic plus テスト　466 Phalen テスト　492 teardrop 徴候　492 grind テスト　488	**膝関節**	McMurray テスト　654（■◀⑭） Apley テスト　654 Lachman テスト　658（■◀⑯） 前方引き出し・後方引き出しテスト　658，660 内反・外反動揺性テスト
頚椎	Jackson テスト　506（■◀⑦） Spurling テスト　506（■◀⑧） Adson テスト　516（■◀⑨）	**足関節・足**	Thompson テスト　704（■◀⑱） Homans 徴候　283 足関節背屈テスト 内反・外反テスト　686（■◀⑲）

数字は参照頁を示す．■◀：付録 Web 動画．

D　整形外科領域の各種検査

　全身，局所の診察に続き，各部位ごとに詳しく診察を行う．各部位ごとの代表的な検査名を**表12-2**に示す．各論を参照して理解，習得する．

NOTE　ごまかし運動 trick motion

　1つの目的の動作では，関節を動かす主動筋 agonist だけでなく共動筋 synergist も作用する．そのため主動筋が完全に麻痺しても，共動筋やその近傍の筋群の収縮で見せかけの関節運動が起こることがある．これを，ごまかし運動とよぶ．例えば尺骨神経麻痺で母指内転筋に麻痺がある患者に，母指と示指の間で紙を挟ませ検者がその紙を引き抜こうとすると，患者は低下した母指内転筋の力をカバーしようとして健常な屈筋を収縮させ，母指を屈曲させて挟もうとする〔Froment（フロマン）徴候，➡473頁参照〕．ごまかし運動のために麻痺を見逃さないように注意する．

E　神経学的検査

　診察の目的は，体幹や四肢に生じた感覚障害や運動障害の障害高位を診断することであり，その障害の程度が完全か不完全かを可能な限り把握することにある．例えば，手のしびれを主訴に来院した患者の障害部位が，脊髄なのか末梢神経なのか，感覚，徒手筋力テスト，反射などを調べ総合的に判断する．加齢とともに反射減弱が起こることにも留意する．

1　感覚
sensation

　感覚とは刺激によって瞬時に引き起こされる意識内容である．類似の用語として知覚 perception があるが，これは意識された内容や経験が学習に基づいて解釈されたものを意味し，認知 recogni-

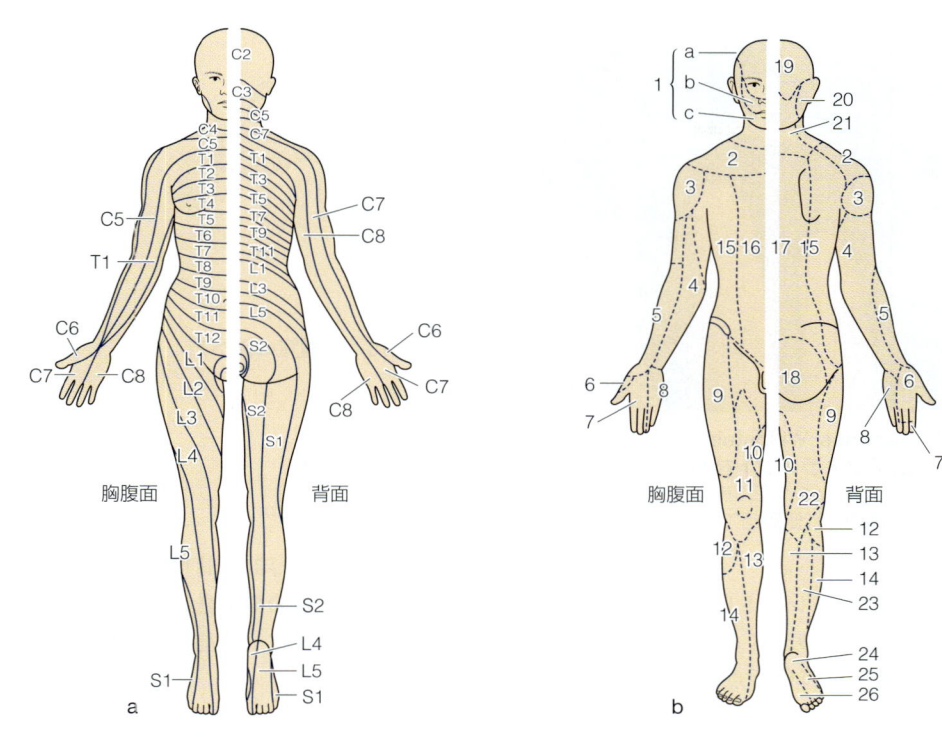

図 12-16　皮膚感覚帯

a. Keegan の皮膚感覚帯：脊髄レベル（神経根）別にみた表在感覚帯である. (Keegan & Garrett, 1948 より改変)

b. 末梢神経幹別にみた支配領域：四肢の神経損傷などの診断には有用である.

　　1. 三叉神経(a. 前頭神経　b. 上顎神経　c. 下顎神経)　2. 鎖骨上神経　3. 腋窩神経　4. 前腕皮神経(橈骨神経の枝)　5. 外側前腕皮神経(筋皮神経の枝)　6. 橈骨神経浅枝　7. 正中神経　8. 尺骨神経　9. 外側大腿皮神経　10. 閉鎖神経　11. 大腿神経前皮枝　12. 総腓骨神経　13. 伏在神経　14. 浅腓骨神経　15. 胸神経外側皮枝　16. 胸神経前皮枝　17. 胸神経内側皮枝　18. 仙骨神経後枝　19. 大後頭神経　20. 大耳介神経　21. 頚部皮神経　22. 後大腿皮神経　23. 腓腹神経　24. 脛骨神経　25. 外側足底神経　26. 内側足底神経

(Chusid JG. McDonald JJ：Correlative Neuroanatomy and Functional Neurology, 18th ed. Lange, Los Atlos, 1982 より一部改変)

tion と同義である. 整形外科では感覚の障害を扱う. 感覚には表在感覚, 深部感覚, 複合感覚がある.

Ⓐ 表在感覚
superficial sensation

　受容器が皮膚にある表在感覚には触覚, 痛覚, 温度覚が含まれ, この3種類を検査する. 検査に先立ち, 表在感覚の髄節支配図の大略を知っておく. Keegan(キーガン)の皮膚感覚帯 dermatome と末梢神経幹別にみた支配領域を**図 12-16** に示す. 表在感覚の検査は, 左右対称に同じ神経支配領域を比較し, さらに異なる神経支配領域も比較する.

1 ● 触覚 sense of touch

　軟らかい毛筆や脱脂綿の小片を用い, なでるように軽く接触させて調べる. こすってはならない. 神経支配領域ごとに常に左右同じ範囲を比較する. 診察結果は感覚鈍麻 hypesthesia, 感覚消失 anesthesia, 感覚過敏 hyperesthesia と表現して記載する.

　触覚の閾値を検査できる Semmes-Weinstein (セメス-ワインシュタイン)モノフィラメント検査も行われる(**図 12-17**).

2 ● 痛覚 pain sensation

　安全ピンや, 裁縫でデザインを写すときに使うルーレット roulette の針先を鋭利にした痛覚刺敏

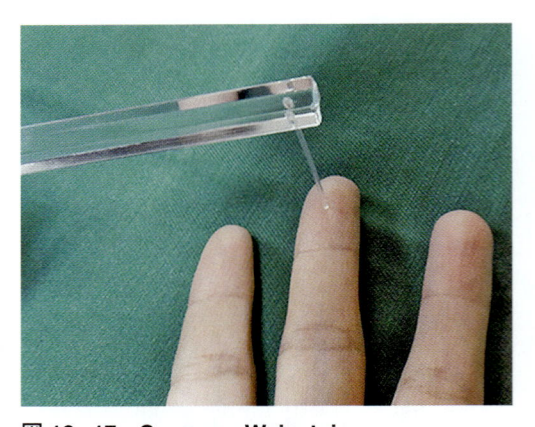

図 12-17　Semmes-Weinstein モノフィラメント検査
フィラメントの太さによって，皮膚にかかる圧力が異なる．触覚の閾値を計測評価できる．

器などを用いる．ルーレット自体の重みで刺激しながら遠位から近位へ転がしてくると，痛覚低下部位から正常部位への移行点が容易に判別できる．皮膚の表在感覚は神経の二重支配があるため，障害部位と健常部位との境界が必ずしも明確でないこともある．診察の結果は，痛覚鈍麻 hypalgesia，痛覚消失 analgesia，痛覚過敏 hyperalgesia と表現して記載する．

3 ● 温度覚 thermesthesia
42℃ 前後の温湯と約 10℃ 程度の冷水を別々の試験管に入れて検査を行う．接触させる時間は 3 秒程度でよい．「感じますか？」と尋ねるよりも，温かいか冷たいかを問うことが大切である．検査結果は，温度覚鈍麻 thermohypesthesia，温度覚消失 thermal anesthesia，温度覚過敏 thermohyperesthesia と表現し記載する．

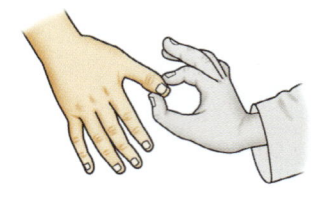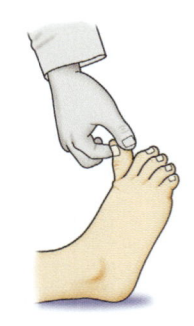

図 12-18　位置覚の調べ方

B ● 深部感覚
deep sensation

深部感覚の受容器は骨格筋，腱，関節包，骨膜に存在する．関節の運動方向や位置などを認知する感覚で，位置覚，深部痛覚，振動覚を視覚を用いずに検査する．

1 ● 位置覚 sense of position
関節がどの肢位にあるのかを調べる．閉眼させて行う．検者は患者の指の側面を親指と示指で挟むことが大切である（**図 12-18**）．頚髄レベルの診察では母指（C6 神経支配），中指（C7 神経支配），小指（C8 神経支配）の 3 カ所を調べる．

2 ● 深部痛覚 deep pain sensation
精巣（睾丸）やアキレス腱を強く握ると強烈な痛みを訴える．脊髄癆では，この感覚が鈍麻もしくは消失する．神経炎では逆に過敏となる．

3 ● 振動覚 pallesthesia
音叉を用いて調べる．解剖学的部位と支配髄節との関係を**表 12-3** に示す．

C ● 複合感覚
combined sensation

皮膚の 2 点を同時に触れて識別できるか（2 点識別覚），皮膚に書いた数字がわかるか（皮膚書字覚），さわった物の品名を当てられるか（立体認知）などで評価する．表在覚が正常で，これらが識別できないときは，視床より上位，特に大脳皮質頭頂葉の障害を疑う．整形外科領域では，二点識別覚 two-point discrimination（2PD，TPD）が重要

表 12-3　音叉での障害部位の判定

鎖骨 ················· C4	腸骨稜 ················· L2
橈骨遠位 ·········· C6	脛骨粗面 ·········· L3, 4
示指 ················· C7	内果 ················· L4
尺骨遠位 ·········· C8	母趾 ················· L5
	腓骨 ················· S1

(Inman & Saunders による)

表 12-4　深部腱反射

反射名	支配髄節	支配神経
下顎反射	脳橋より上位	
上腕二頭筋腱反射	C5～C6	筋皮神経
腕橈骨筋反射	C5～C6	橈骨神経
上腕三頭筋腱反射	C6～C8	橈骨神経
胸筋反射	C5～T1	前胸神経
膝蓋腱反射（PTR）	L3～L4	大腿神経
アキレス腱反射（ATR）	S1～S2	脛骨神経

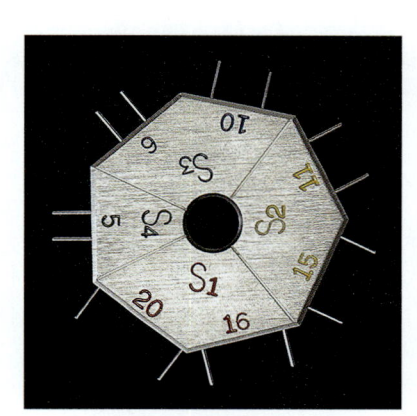

図 12-19　二点識別覚を調べる
テスター

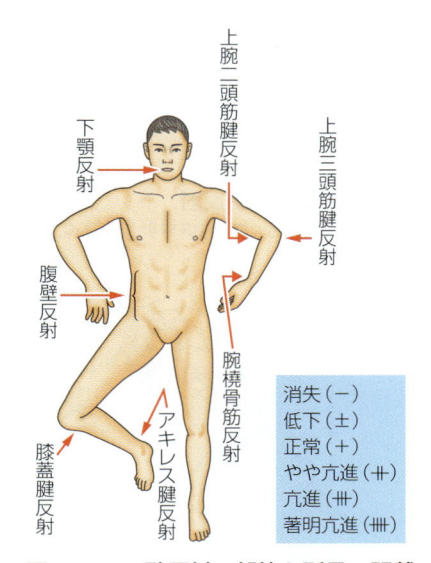

図 12-20　腱反射の部位と所見の記載

消失（−）
低下（±）
正常（＋）
やや亢進（＋＋）
亢進（＋＋＋）
著明亢進（＋＋＋＋）

で，正中神経など末梢神経障害の回復判定に用いる．図 12-19 に示すテスターを用い，皮膚の 2 点を同時に刺激する．閉眼時に識別可能な 2 点の最小距離を測る．健常な指尖で 3～5 mm，手掌で 7～10 mm 程度である．複合感覚は，手が十分に機能するために不可欠である．

2 反射
reflex

反射を調べることで，障害の部位が脊髄にあるのか末梢神経にあるのか，脊髄であればどの高位に病変が存在するかを見きわめる．腱反射，表在反射，病的反射が重要である．

A 腱反射
tendon reflex

筋の緊張をほぐし，検査する筋腱をやや伸展させた状態で行う．腱を急に叩打すると，その刺激が引き金となり筋肉が収縮する現象である．表12-4 に示すような反射を近位から遠位に向けて調べて記載する（図 12-20, 21）．基本的な手技を理解しながら，患者の状態に応じて坐位，臥位，増強法などを用いる．脊髄レベルでの障害では，障害髄節高位の反射は低下し，障害髄節より遠位を中枢とする反射は亢進する．例えば第 5 頸椎（C5）髄節の圧迫病変では，二頭筋反射は低下し，腕橈骨筋以下の腱反射が亢進する．馬尾や末梢神経の障害では，腱反射は消失もしくは減弱する．加齢とともに，特にアキレス腱反射は減弱傾向となることにも留意する．

B 表在反射
superficial reflex

皮膚または粘膜に刺激を与え，筋肉の反射収縮を引き起こさせる．腹壁反射，挙睾反射，肛門反射が重要で，反射の消失は錐体路障害を意味する（表 12-5）．脊髄損傷の完全麻痺では肛門周囲の

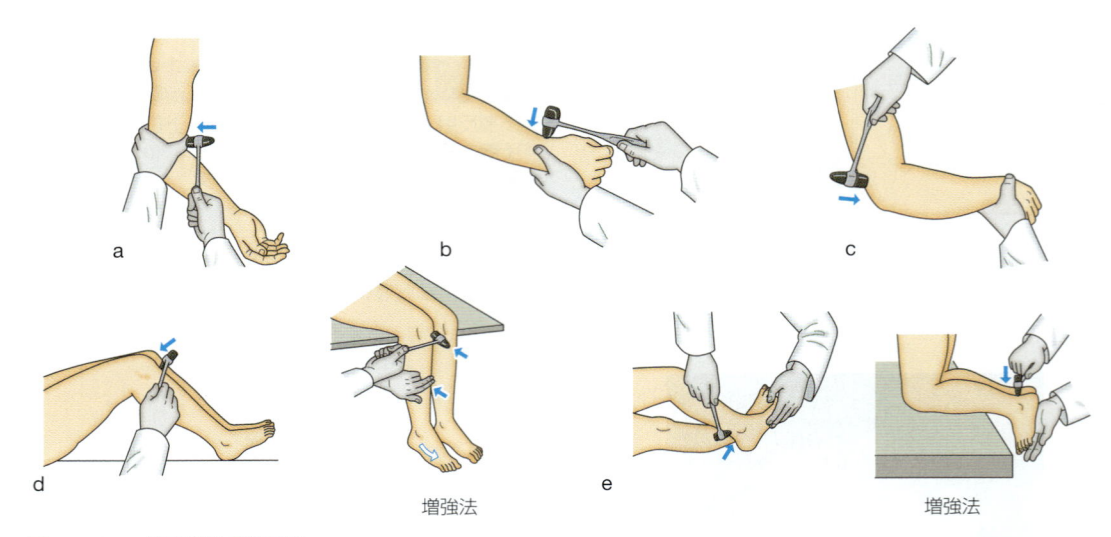

図 12-21　代表的な腱反射
a. 上腕二頭筋腱反射，b. 腕橈骨筋腱反射，c. 上腕三頭筋腱反射，d. 膝蓋腱反射，e. アキレス腱反射.

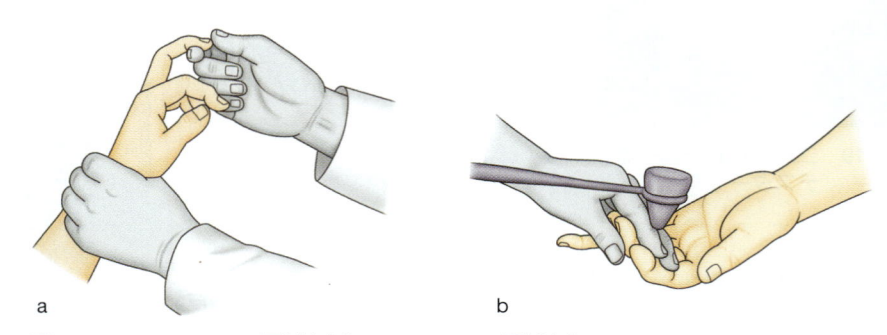

図 12-22　Hoffmann 反射（a）と Wartenberg 反射（b）

表 12-5　表在性皮膚反射

反射名		支配髄節
腹壁反射	上	T7～T9
	下	T11～T12
挙睾反射		T12～L1
肛門反射		S2～S4
足底反射		L5～S2

皮膚粘膜移行部の触覚と痛覚が消失し，肛門反射が消失する.

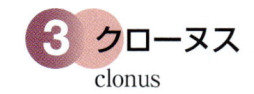 病的反射
pathologic reflex

皮膚表面の刺激で引き起こされる異常な手指や足趾の動きをみる. 病的反射の出現から末梢神経障害ではなく錐体路障害を疑う. 上肢では，中指の爪をはじき母指が屈曲するか否かをみる Hoff-mann（ホフマン）反射（**図 12-22a**），中指先端を背側に強くはじき母指の内転屈曲の有無をみる Trömner（トレムナー）反射，手指の掌側をハンマーで叩き 4 指および母指が屈曲するか否かをみる Wartenberg（ワルテンベルグ）反射（**図 12-22b**）などがある. また，下肢では脛骨外果の後下方をこするときに母趾が背屈する Chaddock（チャドック）反射，足趾に近い足底隆起部を叩打すると全足趾が測定方向へ屈曲する Rossolimo（ロッソリーモ）反射，足底外縁を踵の方から足趾の方向にこするときに母趾が緩徐に背屈する Babinski（バビンスキー）反射などがある.

3 クローヌス
clonus

患者の筋腹を急激に他動伸展させると，律動的

表 12-6　上肢の総合機能

① 手を口まで持っていく	肩関節の挙上と肘関節の屈曲
② 手掌を顔につける	肘関節の屈曲と手関節の背屈
③ 茶碗を手掌で持つ	前腕の回外
④ 握る	指の屈曲. 最大限に努力させて屈曲したときの指先と手掌間の距離（finger palm distance：FPD）を計測すると定量化できる.
⑤ つまむ	母指と示指や小指間のつまみは，様々な関節や神経機能の異常で障害される.
⑥ 箸をつかう	手指の複合機能
⑦ 開眼で机上のコインをつまむ	手指の複合機能
⑧ 閉眼で指を使ってコインを識別する	手指の感覚
⑨ 指の屈伸を繰り返す	できるだけ早く行わせる. 10秒間に何回繰り返せるかを数える（10秒テスト）. 頚髄の障害では，回数が低下し完全伸展ができなくなる.
⑩ 上肢が後頭部に届く（結髪）	肩関節の挙上と外旋
⑪ 上着の袖に腕を通す	肩関節の挙上. 不自由があれば，患側は腕を先に通し，健側を後で通して羽織る.
⑫ シャツの最上のボタンを掛ける	肘関節の屈曲. 口に手が届いても，肘関節の軽度の屈曲制限でこの動作ができないことがある. 動作に時間がかかれば機能障害があると考える.
⑬ 腰の中央に手が届く（結帯）	肘関節の屈曲と肩関節の伸展と内旋
⑭ 椅子を運ぶ	ある程度の重みのものを持ち上げる機能の評価. 肩，肘，手など痛みのために持ち上げられない状態を確認. また，痛みを回避するための動作を見きわめる.
⑮ 手掌をついて身体を支える	上肢支持機能の総合的な評価. 椅子から立ち上がるときに手掌を肘掛けや机に置いて支えるのが普通の動作. 手関節の痛みや背屈制限があると，この動作が困難となる. 握り拳で支えたり，指で机の縁につかまったりして代償する.

表 12-7　下肢の総合機能

① 手の支えなしに椅子から立ち上がる	両側膝関節が110°以上屈曲できないと，反動をつけなければ立ち上がれない. 片側に痛みや筋力低下や可動域制限があれば，健側のみに力を入れて立ち上がる. 片側だけで立ち上がれれば大腿四頭筋は正常とみなせる. 高齢者では統合機能が低下すると痛み，筋力低下や可動域制限がなくても困難になり，時間を要する.
② 片側で立っている（片脚起立）	下肢の痛み，筋力，安定性の評価になる.
③ 片脚爪先立ち，爪先歩行 toe gait	下腿三頭筋力，足関節の安定性. 下腿三頭筋力が正常か否かの検査は立位で行う.
④ 踵歩行 heel gait	前脛骨筋，足趾伸筋力の評価になる.
⑤ しゃがみ込み（蹲踞，うずくまり）squatting	股関節と膝関節の屈曲制限，足関節の背屈制限およびこれらの関節の疼痛があると制限される. しゃがんだときに膝や踵の高さの左右差に注目. 股関節の屈曲制限があれば，膝が床面に近づき，足関節の背屈制限があれば踵が浮く.
⑥ 階段の昇降	股関節，膝関節，足関節の運動制限および下肢筋力の評価になる. 小さい踏み台を診察室に用意すると，実際の動作を観察できる. 股関節や膝関節の痛みがあると，昇るときは健側上段，降りるときは患側下段にして，1段ごとに両脚をそろえて昇降する.
⑦ あぐらをかく	股関節の屈曲と外転制限すなわち開排制限があると困難になる.
⑧ 靴下を履く	股関節，膝関節の屈曲制限があると困難になる.
⑨ 膝頭を対側の肩に近づける	股関節の屈曲，内転が十分できないと困難. 大腿骨頭の変形が起こる Perthes（ベルテス）病，大腿骨頭すべり症，大腿骨頭壊死，変形性股関節症などで制限される.
⑩ 膝伸展位での下肢挙上	ベッド上で検者が患者の下肢を挙上すると（下肢伸展挙上テスト straight leg raising test）腰椎椎間板ヘルニアなどでは Lasègue（ラセーグ）徴候とよばれる疼痛が誘発される（➡548頁参照）. しかし，患者に自動的に行わせると，大腿四頭筋の筋力低下，股関節の疼痛などを反映した下肢の統合機能を知ることができる. 股関節の痛みが強くなると，ベッドへの移動や車に乗るときなどに，自分の脚を持ち上げることができず，手で脚を持ち上げるようになる.

整形外科的現症の取り方 **12**

な筋肉の収縮が連続して生じる．錐体路障害による．膝クローヌスと足クローヌスがある．

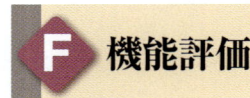

F　機能評価

運動器の機能障害の評価には，前述の各診察項目の所見とともに，日常動作に直結した総合機能の診察が必須である．個別の機能障害が統合されて起こる ADL 低下の改善を目指すには，患者が困っていると想定される ADL に類似した動作などを診察室でできるだけ再現し，その動作に伴う苦痛や動作の異常を記載する．歩容，脱衣や着衣動作，診察室の扉の開閉など注意深く観察するとともに，具体的にどのような日常生活動作が困難であるかを患者に聞き，実際に動作を行ってもらって評価することが肝要である（**表 12-6, 7**）．

脊椎，肩，肘，手関節，股関節，膝関節，足部など，部位別に機能評価や判定基準が用いられる（➡944 頁；巻末資料 3）．基本的な ADL の尺度には，Barthel index（バーテル指数），機能的自立度評価法（functional independence measure；FIM）（➡902 頁）が用いられる．近年では，患者立脚型の評価が重要視されるようになってきている（例：上 肢 disabilities of the arm, shoulder, and hand；DASH，JOACMEQ，JOABPEQ，Shoulder 36, JHEQ, SAFE-Q）（➡905 頁）．健康に関連した生活の質（QOL）の測定尺度には，short form 36（SF 36），疾患特異的な尺度には，変形性膝関節症に対する WOMAC，骨粗鬆症に対する JOQOL（➡324 頁）などがある．

●**参考文献**

1) 岩本幸英（編）：神中整形外科学　第 23 版．南山堂，2013

2) Hoppenfeld S，野島元雄（監訳）：図解四肢と脊椎の診かた．医歯薬出版，1984

3) Cipriano JJ：Photographic manual of regional orthopaedic and neurological tests, 5th ed. Lippincott Williams & Wilkins, Philadelphia, 2010

4) Cleland JA, Koppenhaver S：Netter's Orthopaedic clinical examination：An evidence-based approach, 2nd ed. Saunders, Philadelphia, 2010

5) 田崎義昭，斎藤佳雄（著），坂井文彦（改訂）：ベッドサイドの神経の診かた　第 18 版．南山堂，2016

6) Hoppenfeld S，津山直一（監訳）：整形外科医のための神経学図説．南江堂，1979

7) McRae R：Clinical orthopaedic examination, 6th ed. Churchill Livingstone Elsevier, Edinburgh, 2010

8) Fillit HM：Brocklehurst's Textbook of Geriatric Medicine and Gerotology, 7th ed. Saunders, Philadelphia, 2010

第13章 検査

検査総論

1 検査の目的

　正しい診断に至るための最初のステップは詳細な病歴聴取と的確な身体所見の獲得であることは論をまたないが，検査はさらに診断確定のための有力な情報を与えてくれる．骨関節を対象とする整形外科領域ではX線検査は日常診療において最も簡便，かつ使用頻度の高い検査であるが，近年，CT，MRI，超音波など他の画像診断技術の発達にみられるように，各種検査技術の進歩は著しく，検査のオプションは着実に拡大している．これらを適切に組み合わせて利用すればきわめて有効なツールとなり，診断確定の目的以外にも病態の把握，重症度や予後の判定，治療方針の決定，さらには治療効果の判定などにおいて重要な役割を果たすことが可能となる．

2 検査における心構え

A 検査に関する最新の知識を得る

　ある疾患に関して，どのような検査が存在するのか，現在どのような検査法が主流となっているかを知っておく必要がある．例えば，半月損傷に対する関節造影は過去の検査となりMRIに取って代わられたように，すでに臨床的意義を失った検査法や他の検査に淘汰された検査法も稀ではない．常に最新の動向に留意し，時代の流れに遅れ

を取らないようにすべきである．

　本章では検査の歴史的な意味を知るうえで，使用頻度の低くなった項目もできるだけ記載するように努めたが，現在の臨床的位置づけについても示している．

B 検査の基本原理について理解する

　各検査の基本的な原理について十分理解しておくことが重要である．例えばMRIのT1・T2緩和時間についての知識は，各画像の特徴を理解するうえで役立つし，超音波の周波数モードに関する知識も確実な画像所見の獲得や読影に有用である．

C 無駄のない検査計画を立てる

　当然のことながら無用な検査を実施すべきでない．正しい診断に至るための必要最小限の検査に限定し，漫然と不要な検査を追加しないこと，綿密な検査計画を立てることが重要である．ただし，施設によっては利用できない検査もある．現在，利用できる範囲で最善の結果が得られるような検査計画を立てなければならない．

D スキル向上に努める

　関節鏡，脊髄造影など高い技術が要求される検査では，日々スキルの向上に努めることを忘れてはならない．達人の優れた技術を観察し，それを模倣すること，そして，独自に新たな工夫を加えることが重要である．

E 患者への説明

　患者にとって検査は不安や恐怖をもたらす．できるだけ非侵襲の検査を選択し，検査の意義や合併症のリスクについて十分な説明を行い，患者の

表13-1　検査の2×2表

	疾患（＋）	疾患（－）	計
検査（＋）	a	b	a＋b
検査（－）	c	d	c＋d
計	a＋c	b＋d	a＋b＋c＋d

感度：a／(a＋c)，特異度：d／(b＋d)，
陽性的中率：a／(a＋b)，陰性的中率：d／(c＋d)，
有病率：(a＋c)／(a＋b＋c＋d)

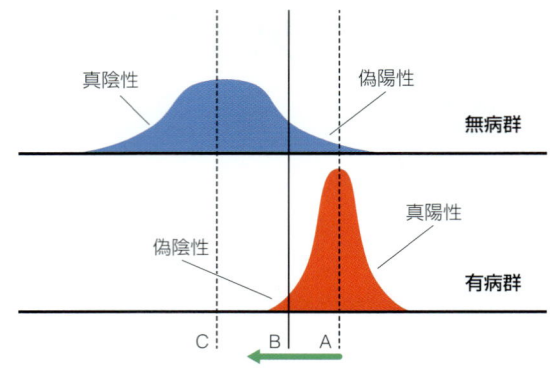

図13-1　有病群，無病群の分布とカットオフ値
カットオフ値をA，B，Cと移動させると，真陽性，偽陰性，偽陽性，真陰性は変化する．

NOTE　特異度と感度

　検査は疾患を検出するため，あるいは疾患を除外する目的で行われる．有病者を正しく陽性と判定することを真陽性 true positive，無病者を誤って陽性と判定することを偽陽性 false positive という．また有病者を誤って陰性と判定することを偽陰性 false negative，無病者を正しく陰性と判定することを真陰性 true negative という．

　感度 sensitivity とは，ある検査について「有病者を正しく陽性と判定する割合」として定義される値である．感度が高い検査では，偽陰性（見逃し）は少なくなるが，逆に通常は偽陽性が増える．すなわち感度が高い検査が陰性ならば，その疾患を除外しやすいといえる．

　特異度 specificity とは，ある検査について「無病者を正しく陰性と判定する割合」として定義される．特異度が高い検査では偽陽性は減るが，通常，偽陰性が増える．すなわち特異度が高い検査が陽性ならば，その疾患の確定診断に有用である．感度・特異度は疾患側からみて，検査そのものの特性を評価するものである．

　なお，陽性的中率とは検査の陽性者のうち有病者の割合，陰性的中率とは検査の陰性者のうち無病者の割合と定義される．これらは検査結果側からみて，ある群における疾患の存在する確率を示しており，有病率の影響を受ける．例えば陽性的中率は，同じ感度，特異度の検査であっても有病率が低いほど低くなる（**表13-1**）．

　理想的な検査とは，感度，特異度ともに100％の検査であるが，そのような検査は存在しない．カットオフ値とはある検査における正常と異常の境界値をさすが，感度と特異度，両方の値をできるだけ高くするよう適切なカットオフ値を設定することが原則である（**図13-1**）．

　横軸に偽陽性率（1－特異度），縦軸に感度をプロットし，カットオフ値をパラメータとして変化させたものが，ROC（receiver operating characteristic）曲線である（**図13-2**）．カットオフ値を大きな値から徐々に小さくしていくと，最初は感度，偽陽性率も0であるが，次第に感度が上昇し，遅れて偽陽性率が上がる．最終的には感度も偽陽性率も100％となる．全く意味のない検査では ROC 曲線は対角線に一致する．有効な検査であればあるほど，対角線から左上に移動し，完璧な検査では ROC 曲線は左辺-上辺に一致する．

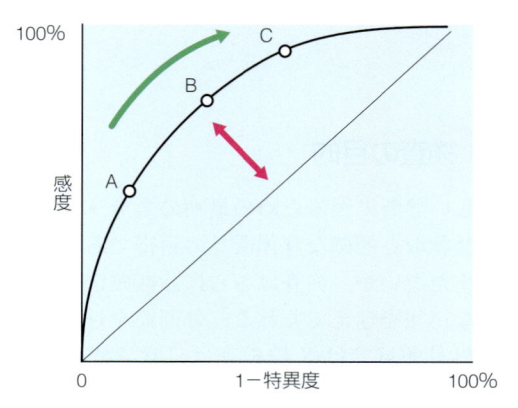

図13-2　ROC曲線
横軸に偽陽性率（1－特異度），縦軸に感度をプロットし，カットオフ値をパラメータとして変化させたものである．

苦痛や恐怖心を軽減するように努めるべきである．必要があれば同意書を取っておく．また，手術時に採取した組織などを安易に他の目的で使用することは厳に慎むべきであり，特に遺伝子検査などを無断で行ってはならない．

❸　検査結果をどうとらえるか

　検査は万能ではない．例えば細菌培養検査の感度（→NOTE「特異度と感度」を参照）は決して高くない．Cockerill らの報告によると，血液培養1セットの感度は65.1％，2セットの感度は80.4％である．これは血液培養1セットの採取では，約35％の菌血症が見過ごされることを意味する．感度を上げるためには，複数検体の採取や繰り返し検査

が必要な場合も少なくない.

X線検査においても撮影方法，撮影時期，画質によって感度は異なってくる．1回の検査結果のみを鵜呑みにせず，他の臨床所見との整合性を慎重に判断することによって総合的な診断能力は高まっていく．そして，その結果を次の診療にフィードバックしていく態度が必要である.

画像検査

A 単純 X 線検査

Ⓐ 整形外科診療における X 線診断の位置づけ

単純 X 線検査は整形外科の診療において根幹をなすものであり，日常診療上必要不可欠である．撮影に際しては問診，診察の手順を踏み，最小の被曝で最大の情報を得るように心がける必要がある．さらに初診時には所見が明らかではないこともしばしばあり，その際は臨床所見，CT，MRIなど他の検査所見とも合わせて経過を追って X 線検査を行うことも必要である.

Ⓑ X 線診断の要点

1 ● 撮影部位，方向

正面像と側面像の 2 方向の撮影を原則とする．部位ごとの正しい正・側面像の解剖学的知識が不可欠である．必要に応じて斜位，機能撮影，ストレス撮影や立位での撮影を追加する.

ストレス撮影は，靱帯損傷や偽関節が疑われる場合に行われ，不安定性の有無を明らかにすることができる．立位での撮影は，臥位では得られない日常生活動作に近い荷重条件下での脊椎や下肢関節の状態を再現することができる．関節の撮影においては，関節裂隙をきちんと描出することが必須であり，各関節の解剖学的特性に応じて接線方向に X 線が入射されるよう工夫する.

2 ● 正常と異常の区別

X 線診断に際しては性別，年齢，部位ごとの正常像の知識が不可欠である．骨端閉鎖前の症例に対しては，骨端核の出現時期，骨の正常な成長過程についての注意深い観察が必要である．また四肢関節の単純 X 線像は，左右の対比がしばしば有効である．一見，異常と思われる陰影でも normal variant の可能性があり，正常と異常を見きわめる読影力が求められる.

3 ● 骨，関節，軟部組織などの観察

単純 X 線像の読影の際はまず全体像に目を向け，骨の外形と輪郭の変化をチェックする．次に細部に目を移し，皮質骨と海綿骨の変化を観察するが，骨陰影の辺縁の鮮明度，連続性，濃淡の有無について注意深く読影する．骨膜反応の有無を確認することも重要である．関節周囲では関節裂隙の幅，骨嚢胞，骨棘など関節疾患特有の変化に留意する．脊椎では椎骨相互の配列に注目する．さらに骨外軟部組織の腫脹や石灰化などの所見も見逃してはならない.

4 ● 放射線被曝

1 回の X 線撮影での被曝量は胸部 0.04 mSv，腹部 1.2 mSv，上部消化管 8.7 mSv，胸部 CT 7.8 mSv，腹部 CT 7.6 mSv である．骨関節での被曝量はさらに低いとされているが，患者のみならず，医療関係者自身も放射線被曝を最小限にとどめるように配慮する.

Ⓒ 成長期における骨の単純 X 線像

乳児の骨の単純 X 線像では骨関節の輪郭の大部分はまだ軟骨組織からなり，外形のすべてが写し出されることはない．出生時にみられる骨化核は一次骨化核 primary ossification center とよばれ，その後，二次骨化核 secondary ossification center が出現する．これらが癒合することで骨が完成する．骨化核の出現時期と癒合時期は骨の成熟度を示し，成長の指標の 1 つとなる．骨化核の数と大きさなどの X 線所見と暦年齢を対比したものを骨年齢 bone age とよぶ（**図 13-3**）.

成長期の四肢長管骨の単純 X 線像では，骨端 epiphysis と骨幹端 metaphysis の間に成長軟骨板 growth plate が存在する．成長軟骨板は成長が

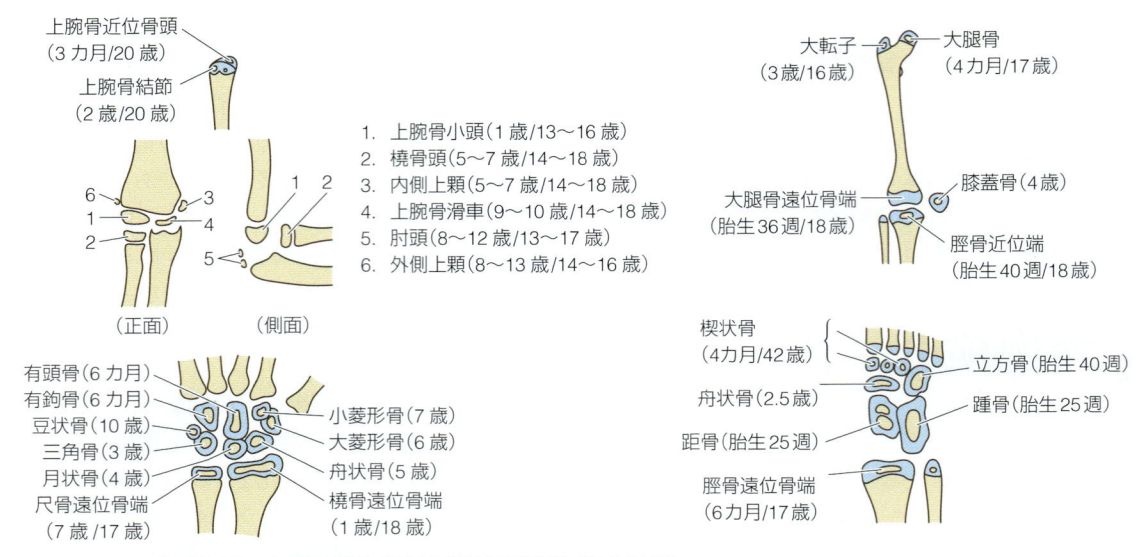

図 13-3　二次骨化核の出現時期と癒合時期（出現時期／癒合時期）

上腕骨近位骨頭
（3 カ月/20 歳）
上腕骨結節
（2 歳/20 歳）

1. 上腕骨小頭（1 歳/13～16 歳）
2. 橈骨頭（5～7 歳/14～18 歳）
3. 内側上顆（5～7 歳/14～18 歳）
4. 上腕骨滑車（9～10 歳/14～18 歳）
5. 肘頭（8～12 歳/13～17 歳）
6. 外側上顆（8～13 歳/14～16 歳）

（正面）　（側面）

有頭骨（6 カ月）
有鉤骨（6 カ月）
豆状骨（10 歳）
三角骨（3 歳）
月状骨（4 歳）
尺骨遠位骨端
（7 歳/17 歳）
小菱形骨（7 歳）
大菱形骨（6 歳）
舟状骨（5 歳）
橈骨遠位骨端
（1 歳/18 歳）

大転子
（3 歳/16 歳）
大腿骨
（4 カ月/17 歳）
大腿骨遠位骨端
（胎生 36 週/18 歳）
膝蓋骨（4 歳）
脛骨近位端
（胎生 40 週/18 歳）

楔状骨
（4 カ月/42 歳）
舟状骨（2.5 歳）
距骨（胎生 25 週）
立方骨（胎生 40 週）
踵骨（胎生 25 週）
脛骨遠位骨端
（6 カ月/17 歳）

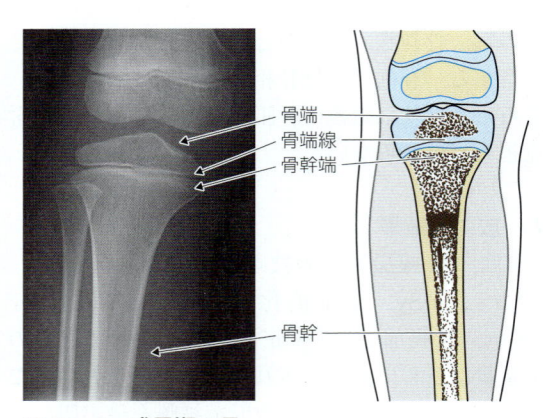

骨端
骨端線
骨幹端

骨幹

図 13-4　成長期の骨

進むにつれて線状となり，骨端線 epiphyseal line とよばれる．成長とともに骨端線は消失し，骨端と骨幹端は癒合して骨髄は連続する（図 13-4）．

Ｄ 病的単純 X 線像

1 ● 骨の変化

a 外形と輪郭の異常

骨は常にリモデリング（➡12 頁参照）されており，その形状は力学的，遺伝的要因のほかに，栄養，代謝，腫瘍，炎症，外傷，加齢など様々な疾患で変化する．原発性あるいは転移性腫瘍により骨の輪郭の不整や構造の変化がしばしばみられる．骨陰影の濃度や骨梁構造に異常を伴わない骨端や骨幹端の変形は遺伝的な骨疾患に多い．変形性脊椎

症，変形性関節症などの変性疾患も骨の外形が変化する．輪郭の不整や陥凹は局所的に骨の構造に異常をきたしていることを示し，悪性腫瘍の転移，炎症，骨折などを示唆する．成長期では年齢に応じた骨化核出現／癒合の有無をチェックする．骨化核の出現が早い疾患の代表例として，McCune-Albright（マッキューン-オールブライト）症候群などの性早熟疾患や甲状腺機能亢進症などがある．骨化核の出現が遅れる疾患にはクレチン病，下垂体機能低下症，くる病，Cushing（クッシング）症候群などの内分泌疾患や代謝障害（➡317 頁参照）がある．

b 皮質骨と海綿骨の陰影

一般に正常な皮質骨の陰影は濃淡の乱れはなく一様である．骨陰影の強弱（濃淡）は，骨組織内カルシウムの分布異常と骨の構造変化を表す．皮質骨では骨陰影の強弱，皮質幅，局所の輪郭が重要である．これらの所見は海綿骨にも同様にみられることもあり，骨梁構造の変化にも留意する．局所的に骨陰影の濃度が低下して骨が抜けて見えるものを骨透亮像 translucency という．

骨透亮像には孤立性のもの，多発性で皮質全体に斑紋状に透明部が広がっているもの，透明部の中に硬化像が混在するものなど様々なパターンがある．骨透亮像を認めたら皮質骨陰影の幅や輪郭をさらに観察する．さらに皮質骨が不規則に薄くなり消失している所見は，骨髄炎や悪性腫瘍の浸

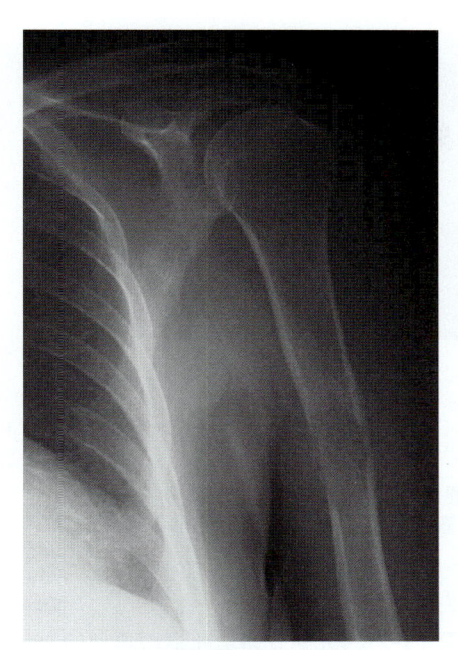

図 13-5　骨透亮像（転移性骨腫瘍）
上腕骨骨幹部に透亮像と皮質骨の菲薄化，連続性の消失を認める．

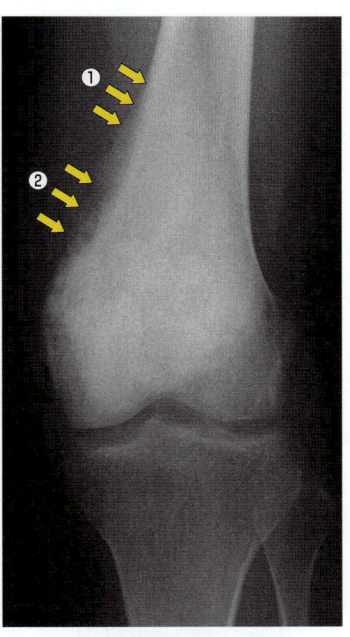

図 13-6　骨膜反応
Codman 三角（①）や太陽光線様の針状骨膜陰影 spicula appearance（②）が認められ，骨の輪郭の不整や構造の変化が観察される．

13
検査

潤を示唆する（**図 13-5**）．

　一方，骨粗鬆症，骨軟化症，関節リウマチなどでは全身的あるいは局所的に骨陰影の濃度が減少し，皮質骨が菲薄化する．この状態を骨萎縮 bone atrophy という．全身的に骨陰影が減少し骨皮質が菲薄化している場合には，海綿骨の骨梁構造の陰影濃度も低下している．これらの所見は骨粗鬆症，骨軟化症，副甲状腺（上皮小体）機能亢進症，骨形成不全症などにみられる．白血病や骨髄腫など骨髄細胞がびまん性に増殖する腫瘍性疾患でも皮質骨が菲薄化する．局所的に皮質骨が菲薄化する疾患に Sudeck（ズーデック）骨萎縮〔複合性局所疼痛症候群タイプ I complex regional pain syndrome（CRPS）Type I〕がある．骨折，靱帯損傷などの外傷後に急激に骨萎縮を生じ激しい疼痛を訴える．

　逆に皮質や骨梁が増加することにより，骨陰影の増強所見として観察される状態を骨硬化 sclerosis という．局所的な骨硬化像は悪性腫瘍，特に前立腺癌の骨転移，骨髄炎，疲労骨折 fatigue fracture，類骨骨腫 osteoid osteoma，骨 Paget（パジェット）病などでみられる．全身的に骨硬化性

陰影を呈するものには大理石骨病 osteopetrosis がある．

c 骨膜反応

　骨膜は関節部以外の骨皮質を覆っており，通常は単純X線像には写らない．単純X線像での骨膜陰影の出現は病的状態を意味し，骨膜反応 periosteal reaction とよばれる．骨膜反応は疲労骨折，化膿性骨髄炎などでもみられるが，悪性腫瘍には特に注意を要する．骨膜反応には Codman（コッドマン）三角，太陽光線様の針状骨膜陰影 sunray appearance，肥厚 thickening，玉ねぎ様骨膜反応 onion-peel appearance などがある（**図 13-6**）．

2 ● 関節の変化

　関節の読影に際しては関節の位置関係，関節裂隙の狭小・拡大，関節内の石灰化，遊離体の存在，関節近傍の骨陰影の変化などに注意する．

　脱臼や亜脱臼では関節を構成する骨の位置関係に異常をきたす．変形性関節症，関節リウマチ，化膿性関節炎など多くの関節疾患で関節軟骨が消失し関節裂隙が狭小化する．変形性関節症では関節裂隙の狭小化とともに骨は反応性に増殖し，骨

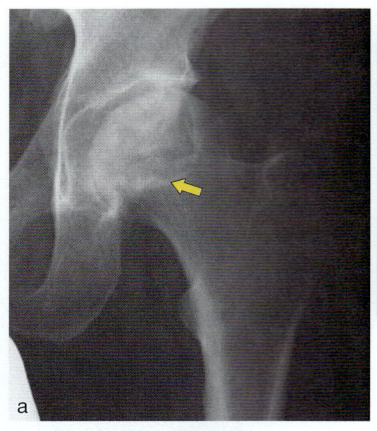
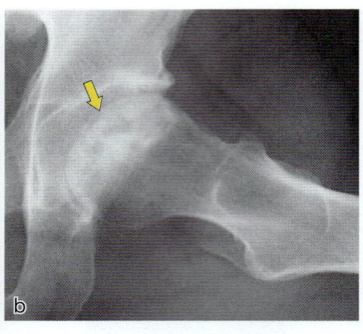

図 13-8　大腿骨頭壊死
単純X線正面像（a）にて左大腿骨頭内に帯状硬化像が認められる（矢印）．単純X線側面像（b）にて，大腿骨頭の軟骨下線に線状の三日月形をした透過陰影 crescent sign が認められる（矢印）．

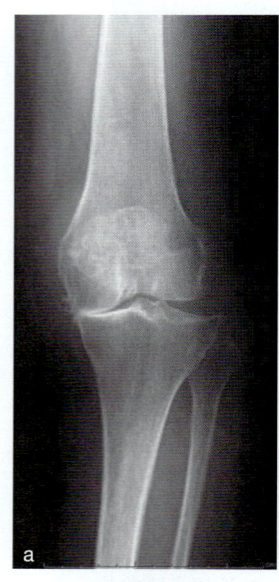
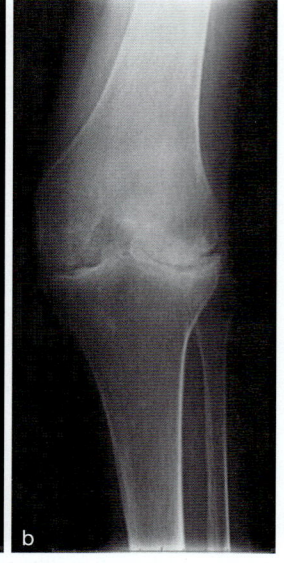

図 13-7　膝関節疾患
変形性膝関節症（a）では内側関節裂隙の狭小化，骨棘形成がみられ，内反変形を呈している．関節リウマチ（b）でも関節裂隙の狭小化はみられるが，骨棘形成や軟骨下骨硬化などの増殖性変化は乏しい．また，関節リウマチでは外反変形を認めることが多い．

棘 osteophyte 形成や軟骨下骨の硬化 subchondral sclerosis が観察される．さらに進行すると軟骨下層に骨嚢胞 subchondral bone cyst が形成される．関節リウマチでも関節裂隙の狭小化がみられるが，骨棘形成や軟骨下骨硬化などの増殖性変化は乏しい．膝関節の変形性関節症では内反変形を，関節リウマチでは外反変形を示すことが多

い（図 13-7）．大腿骨頭壊死症の典型的な単純X線像では関節裂隙の狭小化はないが，骨頭圧潰に陥った部分の軟骨下骨に線状の三日月形をした透過陰影 crescent sign が認められる（図 13-8）．関節腔内の石灰化像は偽痛風などを疑い，また，関節内遊離体の存在は，離断性骨軟骨炎や滑膜性骨軟骨腫症，あるいは骨軟骨骨折などの可能性がある（図 13-9）．神経病性関節症〔Charcot（シャルコー）関節〕では感覚神経の障害により著明な関節破壊像が観察されるが，関節障害に比して疼痛の程度は少ない．

　荷重やストレスをかけた状態で撮影は病態把握において重要である．膝関節などで関節軟骨が部分的に消失している場合には，荷重負荷（立位）状態で撮影すると関節裂隙の消失が明瞭となる（図 13-10）．また，関節リウマチ患者における環軸関節不安定症（図 13-11）や変性すべり症における腰椎不安定性（図 13-12）が疑われる症例では立位での伸展・屈曲位での側面像の比較によりその評価ができる．X線検査が MRI や CT に比べて有用な点は容易に動的な病態解析ができることである．

3 ● 軟部組織の変化

　軟部組織とは皮膚，皮下組織，筋肉，血管，神経など骨以外の組織・器官をさす．関節滑膜の増殖に伴い関節の腫脹が認められるが，単純X線像でも軟部陰影の腫脹として観察できる．また，これらに石灰沈着や骨化（異所性骨化）を起こすと単純

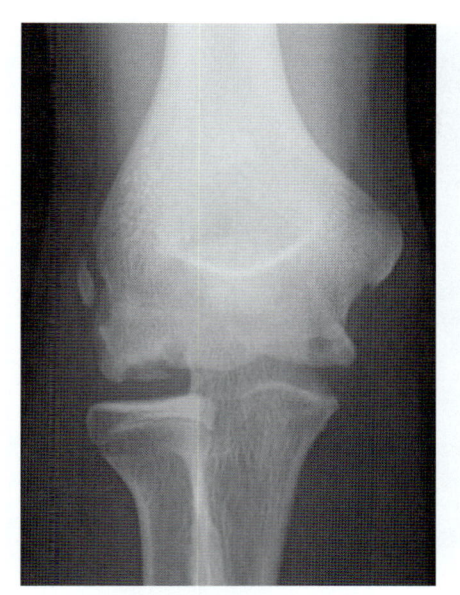

図 13-9　離断性骨軟骨炎
上腕骨小頭関節面に骨軟骨片を認める.

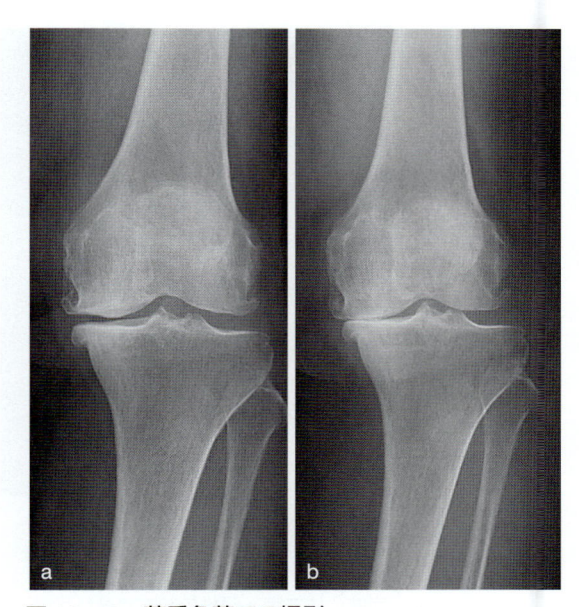

図 13-10　荷重負荷での撮影
a. 非荷重時，b. 荷重時.
通常は臥位で撮影されるが（a），立位での撮影で荷重負荷
状態での観察ができる（b）. すなわち，変形性膝関節症な
どの関節疾患では立位により内反変形は増強し，関節裂隙
はさらに狭小化あるいは消失する.

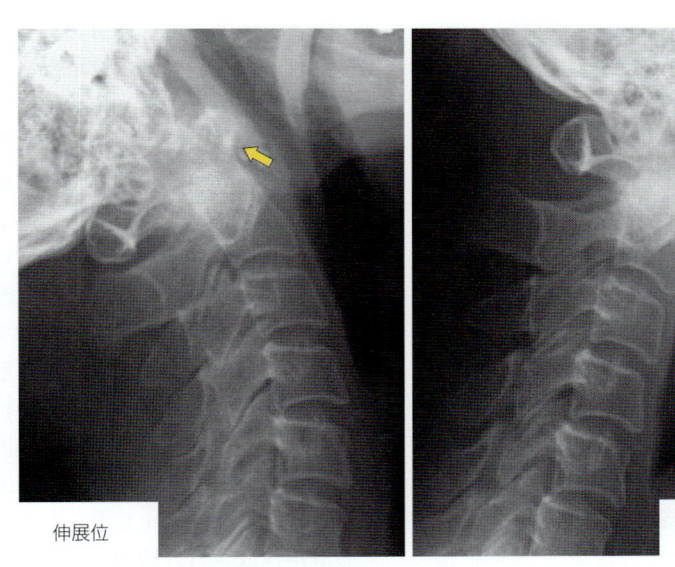

伸展位　　　　　　　　　　　　　　　　　屈曲位

図 13-11　環軸関節不安定症（関節リウマチ）
屈曲位にて環軸関節亜脱臼を認めるが，伸展位にて整復されている（矢印）.

X線像に写るようになる.

　軟部組織の石灰化陰影には，① カルシウムの
沈着，② 異所性骨化 heterotopic ossification,
③ 結石などがある.

a カルシウムの沈着

　変性や壊死に陥った骨髄，結核病巣や冷膿瘍な
どにカルシウム沈着が起こることを異栄養性石灰
化 dystrophic calcification という. 肩腱板内の慢
性炎症に伴う石灰化は激烈な疼痛を伴う（石灰性

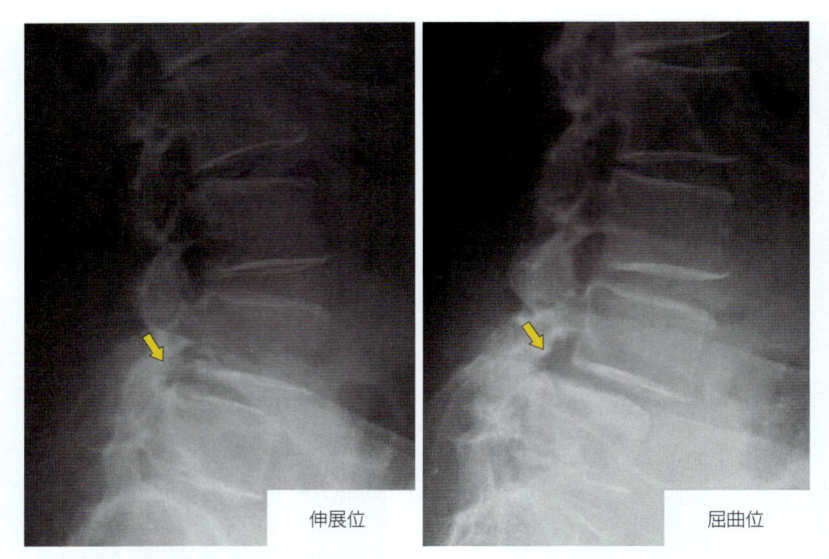

図13-12　腰椎不安定性
屈曲位にて第4腰椎の前方すべりが増強する(矢印).

腱炎 tendinitis calcarea). 強皮症などの膠原病では皮下組織から始まり結合組織に沿って石灰化が進展し, 筋組織内の中隔に及ぶことがあり, 石灰沈着症 calcinosis の所見がみられる. 慢性腎不全, 副甲状腺(上皮小体)機能亢進症, ビタミンD中毒など全身性疾患によって細胞外液中のカルシウム, リンが上昇した結果, 末梢動脈壁や粘液嚢胞などに生じる石灰沈着は異所性石灰化 ectopic calcification という. そのほか高齢者では動脈硬化症に伴う大動脈壁の石灰化がしばしばみられ, Mönckeberg(メンケベルク)症候群として知られる.

b 異所性骨化 heterotopic ossification

腱の骨付着部に好発する. 脊髄損傷患者の膝関節, 股関節周囲の軟部組織に異常骨化を生じる. 外傷や手術後の局所の組織内に異所性骨化を生じることがある. 全身の筋組織で異所性骨化を生じる疾患としては, 進行性骨化性線維異形成症 fibrodysplasia ossificans progressiva が有名である. 脊椎では前縦靱帯や後縦靱帯に骨化が生じやすくしばしば多発する.

c 結石

肝・胆道系(総胆管, 胆嚢), 尿路系(腎, 尿管, 膀胱), 血管系(静脈, リンパ管)に好発する. 特に肝・胆道系や尿路系の結石は, 脊椎疾患との鑑別を要することが稀ではない.

B X線透視検査

リアルタイムで関節や骨の動きが観察できるので動揺性,不安定性などの機能評価に適している. また, 造影剤の使用により関節, 脊髄腔などの評価が可能である. 固定式のX線透視装置と移動式のものがあり, それぞれ目的に応じて使い分ける. 特に移動式のX線透視装置は手術室での位置確認や整復状態の評価に優れている.

偽関節が疑われる場合はX線透視下に外反, 内反などの負荷(ストレス)をかけて観察すると不安定性が証明できることがある. 脱臼・骨折の徒手整復術, 術中ピンニングの際の位置や固定性の確認など, 治療においても応用範囲は広い. 近年ではコンピュータ支援手術 computer assisted surgery と組み合わせて用いられることもあり, その有用性はさらに増加している.

ただし, 連続して撮影するため放射線照射時間が長くなる傾向があるので, 放射線被曝を最小限にとどめる配慮が必要である.

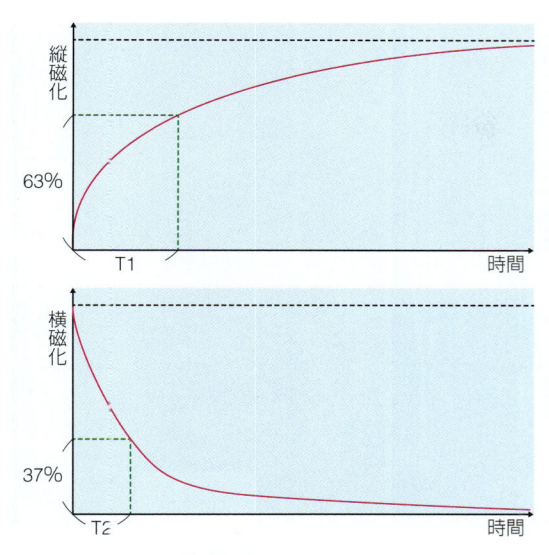

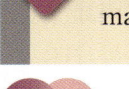

図 13-13　T1 緩和時間と T2 緩和時間
T1(上図)は元の縦磁化の値の 63% に回復した時間,
T2(下図)は横磁化が元の値の 37% に減少した時間と
定義される.

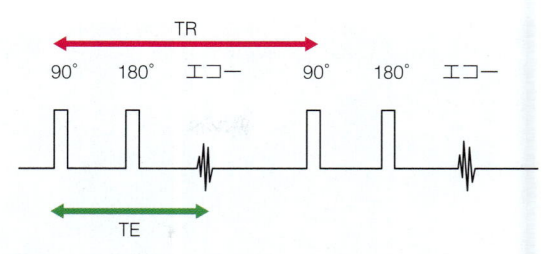

図 13-14　TR と TE
RF パルスを一定の時間ごとに繰り返して送るときの時間
を繰り返し時間(TR),90° パルスからスピンエコーまで
の時間をエコー時間(TE)とよぶ.

T1 緩和曲線と T2 緩和曲線を組み合わせること
で,ある組織からどのくらいの画像コントラスト
を得られるかを知ることができる.

　RF パルスを一定の時間ごとに繰り返して送る
ときの時間を繰り返し時間 time to repetition(TR)
という.TR を長くすると縦磁化は完全に回復す
るので組織間の差が出にくく,短くすると縦磁化
の回復に差がみられ,画像にコントラストができ,
TR は T1 強調像のパラメータの 1 つとなる.ま
た,spin echo 法では,通常 90° と 180° の 2 つの
RF パルスを用いており,180° パルスはばらばら
になっていた陽子を再び集め,スピンエコーとい
う強い信号を発生させる.90° パルスからスピン
エコーまでの時間をエコー時間 time to echo(TE)
といい,TE 時間を長くしてコントラストがつく
信号を得るのが T2 強調像である(図 13-14).

　現在,一般には spin echo 法,fast spin echo 法,
gradient echo 法の 3 種が使用されている.spin
echo 法は高画質であるが,撮像時間が長いとい
う欠点がある.TR の間に複数のエコーを取得し,
時間短縮が図られたのが fast spin echo 法であ
る.gradient echo 法ではさらに短時間で T2 強
調像に近い T2*(T2 スター)強調像を撮像するこ
とができる.また,脂肪抑制法は撮像範囲内の脂

C 磁気共鳴撮像法(MRI)
magnetic resonance imaging

1 原理

　生体に変動磁場を作用させ,生体組織を構成する
物質の水素原子核(プロトン)の共鳴状態から画像を
構成するものである.任意の断層方向での優れた解
像度を有し,かつ低侵襲性であることから整形外科
疾患に対する画像診断法として広く用いられている.

　患者が MRI 装置の磁石の中に入ると,患者自
身に固有の磁場が生じる.この外部磁場に沿った
縦方向の磁化を縦磁化という.しかし,外部磁場
と同じ方向の磁化は測定できないので,ラジオ波
(RF パルス)を送ることで横磁化を作り出し,RF
パルスにより縦磁化は減少する.その後 RF パル
スを切ると,すべてのシステムが元の定常状態に
戻ろうとする.つまり,新たにできた横磁化は時
間とともに減少し(T2 緩和),縦磁化は回復して
いく(T1 緩和).

　T1 は元の縦磁化の値の 63% に回復した時間,
T2 は横磁化が元の値の 37% に減少した時間と定
義されている(図 13-13).通常,T1 は約 300～
2,000 msec,T2 は約 30～150 msec 程度である.

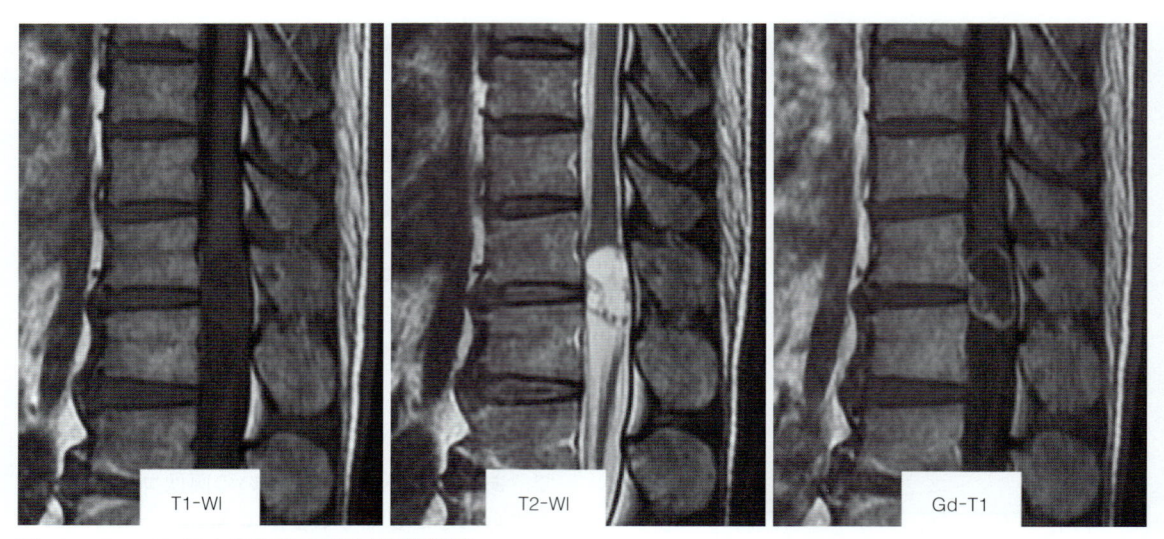

| T1-WI | T2-WI | Gd-T1 |

図 13-16　MRI による病変の描出（胸髄腫瘍）
胸腰椎移行部の硬膜内髄外腫瘍を認める．病理組織学的には神経鞘腫であった．T1 強調画像で低信号であり，T2 強調画像では高信号を呈しているが，一部に信号強度の異なる部分が混在している．Gd で腫瘍の辺縁と腫瘍内部の一部分が造影されている．典型的な神経鞘腫の像である．

T2 ＼ T1	低信号	中等度	高信号
低信号	石灰化軟組織 腱・靱帯 骨皮質 椎間板（線維輪） 半月，軟骨円板		
中等度	脊髄　　筋肉	骨髄（赤色髄）	
			骨髄（黄色髄）
高信号	椎間板（髄核）　硝子軟骨 脳脊髄液 関節液 水		脂肪

図 13-15　整形外科で扱う正常組織の MRI 信号強度

肪成分が低信号として描出され，同部位が脂肪であることの確認や，脂肪組織と接する組織の描出向上が期待できる．

　脊椎・脊髄疾患において，MRI は単純 X 線検査の次に選択すべき検査である．骨髄，軟骨，腱，靱帯，脂肪なども描出されるので，骨壊死，関節炎，軟骨・靱帯損傷，腱断裂，骨・軟部腫瘍など広範な疾患の診断にきわめて有用である．装置が高価で単純 X 線撮影に比べて撮像時間が長く，検査料も高いことが欠点といえるが，放射線被曝の心配は皆無である．軟部組織の観察には積極的に利用してよい検査である．

　ただし，心臓のペースメーカ，人工内耳，人工中耳などの刺激電極を身につけている場合は，誤作動を起こす可能性があり，適応外である．人工関節，骨折の内固定材料，脊椎インストゥルメント，脳血管クリップなど体内に使用されている磁性体は，負荷された変動磁場により発熱，振動する可能性がありよい適応とはなりにくいが，近年は低磁性体であるチタン製品も増えており，主治医や放射線科医と相談してから実施すべきである．

② 正常組織と異常時の信号強度

　正常なヒトの MRI では骨髄，脂肪組織は T1・T2 ともに高信号で白く描出され，骨皮質，靱帯，腱，関節包，線維軟骨は低信号で黒く描出される．筋組織は中間ないし低信号である．T1 強調像で低信号，T2 強調像で高信号を示すのは，硝子軟骨，関節液，脳脊髄液，水腫，炎症および腫瘍性病変などである（**図 13-15**）．腫瘍，炎症などではガドリニウム（Gd）含有造影剤を静注することにより，コントラストが強調される（**図 13-16**）．

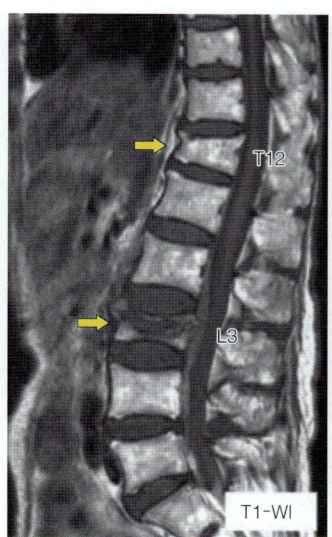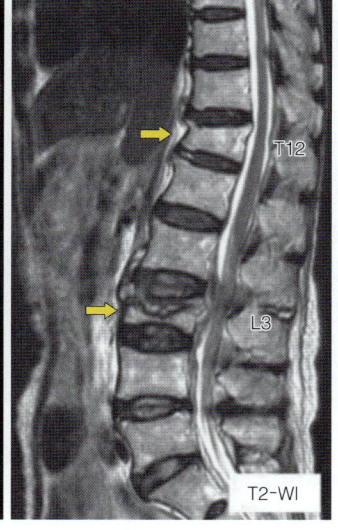

図 13-17　脊椎圧迫骨折
第 3 腰椎は新鮮骨折であり，T1 強調像で低信号のラインを認める（下
矢印）．第 12 胸椎は陳旧性の骨折である（上矢印）．

Ⓐ 脊椎・脊髄

　脊椎・脊髄の静的な状態を把握するのに MRI は最も適している．椎体や椎間板とともに脊髄や神経が描出されることによって，骨棘や椎間板と神経組織の位置関係がよく描出される．椎体は骨と骨髄液，脂肪の混合体であり，通常 T1・T2 強調像ともに中等度の信号であるが，骨硬化が起こると T1・T2 強調像ともに低信号になり，圧迫骨折では椎体に水平に T1 強調低信号のライン（圧潰では椎体上半分が T1 強調低信号になるなど）が描出される（**図 13-17**）．感染症などの炎症では，T1 強調低信号，T2 強調高信号となり，腸腰筋内の膿瘍形成（T1 強調低信号，T2 強調高信号の液体貯留）がみられることもある．

　脳脊髄液は T1 強調低信号，T2 強調高信号で，神経組織は T2 強調像で相対的に低信号の組織として描出される．正常な椎間板は中心部が水分を多く含み，T2 強調像で高信号を示すが，変性が進むとともに水分が減少し，低信号になっていく．

　椎間板ヘルニアの多くは，椎体間の椎間板と連続する椎間板と同じ輝度の組織の脊柱管内突出であり，比較的容易に診断されるが，遊離型ではしばしば腫瘍と紛らわしいことがある．また，MRI で描出される椎間板ヘルニアは無症候性のものも多く，症状との因果関係については慎重に判断さ

れるべきである．そのほか，MRI は脊髄腫瘍の描出にも優れているが，血腫や嚢腫との鑑別に造影剤（Gd）の併用が有用である．

Ⓑ 骨・関節

　骨腫瘍や骨髄炎の広がりを知るのに MRI 画像の価値は大きい．多くの腫瘍性病変は T1 強調像では低信号，T2 強調像では高信号である．しかし腫瘍内部で骨が形成されている場合には，その部分は信号強度が低下し，変性するとその部分は信号強度が変化する．また，非骨化性線維腫 nonossifying fibroma，類腱腫 desmoid など水分含量の少ない腫瘍では，T1・T2 強調像とも低信

> **NOTE　MRI の最近の知見**
>
> 　MRI による軟骨の撮像方法には，軟骨の厚みや表面の平整などの形態を評価する目的の撮像法と，軟骨器質の変性変化を信号強度の変化として表す目的の撮像法とがある．前者は，MRI による軟骨の評価において，関節軟骨と周囲組織とのコントラストを高めた方法が開発され，大規模な臨床研究においても使われている．後者については，関節軟骨の水分含量やコラーゲン配列の乱れを評価する方法として T2 マッピング（**図 13-18**）があり，グリコサミノグリカンの含有量を評価する方法として遅延層軟骨造影 MRI（dGEMRIC，**図 13-19**）と T1ρ マッピング（**図 13-20**）があり，軟骨の形態変化が現れる前の初期の変化をとらえる方法として注目されている．

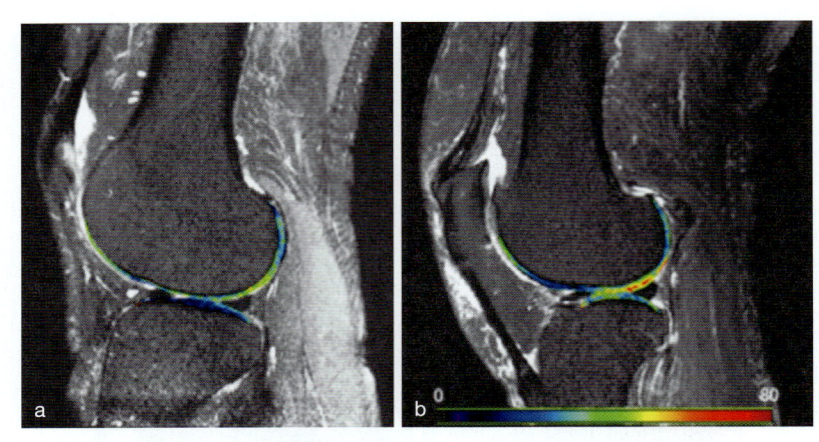

図13-18　T2マッピング画像
a. 健常膝（38歳男性），b. 内側型変形性膝関節症の外側コンパートメント（68歳女性）.
大腿骨側軟骨にT2値の上昇が認められる.
〔岡崎 賢：最新の軟骨画像評価技術. MB Orthop 25(6)：7-13, 2012〕

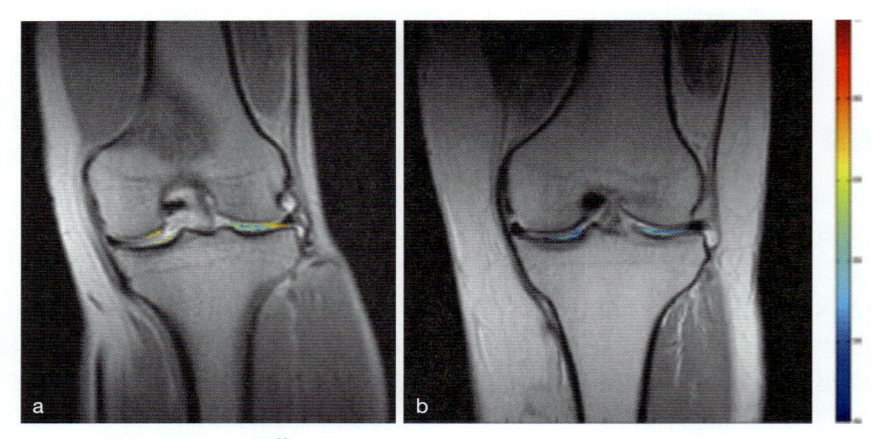

図13-19　dGEMRIC画像
a. 健常膝（28歳男性），b. 関節リウマチ（29歳女性）.
単純X線像にて関節裂隙の狭小化はないが，T1値の低下が認められる.
〔岡崎 賢：最新の軟骨画像評価技術. MB Orthop 25(6)：7-13, 2012〕

号である.

　骨髄組織が壊死に陥ると信号強度は低下する.
したがって，大腿骨頭壊死症，Perthes（ペルテス）
病（➡603頁参照），Kienböck（キーンベック）病（➡490
頁参照）などでは，骨の構造変化が生じる前に骨
髄の虚血性病変を描出でき，早期診断に役立つ.
しかし，骨髄の虚血性病変の存在と骨構造の破壊
とは必ずしも一致しない．常に単純X線像と合わ
せて診断することが必要である．膝十字靱帯損傷，
半月損傷（図13-21），肩腱板断裂などの診断にも
MRIは役立つ．しかし，病理組織学的な異常を
生じている部分だけでなく，周囲の反応性浮腫組

織もT1強調像で低信号，T2強調像で高信号を
呈しやすい．したがって，MRIで異常信号のみ
られる範囲のすべてが必ずしも病変ではない.

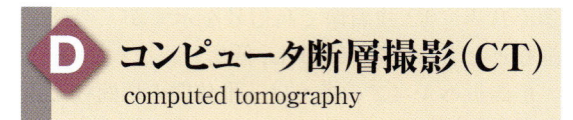

D コンピュータ断層撮影（CT）
computed tomography

　X線ビームを走査（スキャン）しコンピュータ
処理により断層像を得る方法である．単純X線
検査の補助的な役割を担う検査として，靱帯や軟
部組織の描出に優れているのはMRIであるが，

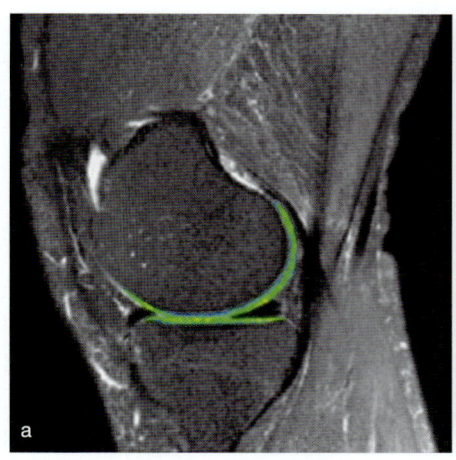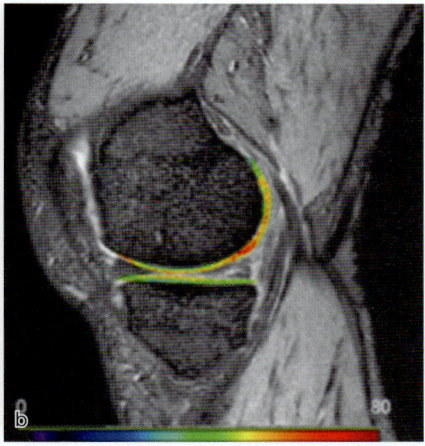

図 13-20　T1ρ マッピング画像
a. 健常膝（46 歳男性），b. 内側半月板変性断裂（55 歳男性）.
単純 X 線像で OA 変化を認めず，単純 MRI 像においても軟骨厚の変化や表面不整は認められ
なかったが，大腿骨内顆後方に T1ρ 値の上昇を認める.
〔岡崎 賢：最新の軟骨画像評価技術. MB Orthop 25(6)：7-13，2012〕

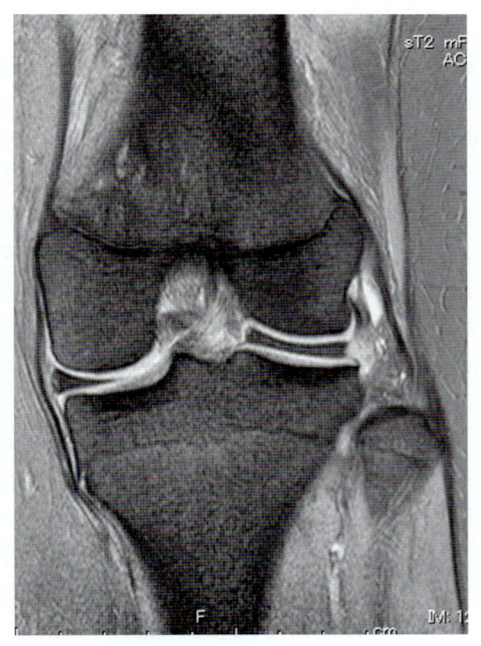

図 13-21　円板状半月
関節中央部付近まで伸びる外側半月を認める.
実質部はやや高信号を示し，水平断裂が疑われる.

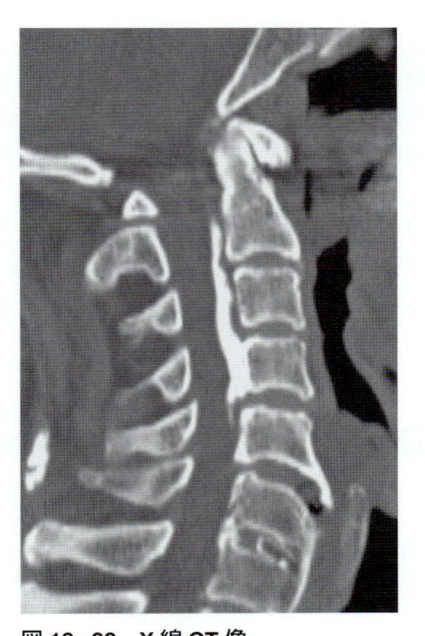

図 13-22　X 線 CT 像
第 2〜4 頚椎に連続型の後縦靱帯骨化を
認める.

MRI では描出できない骨病変の立体的な構造変化を観察することに有用な検査である. 脊椎疾患（図 13-22），骨関節外傷，腫瘍性疾患などの術前診断や手術計画に威力を発揮する.

近年，螺旋状に走査するヘリカルスキャン CT，さらにはマルチスライススキャン CT（多列検出器型 CT）が多くの施設に導入され，分解能が 0.2 mm 幅の断層撮影が可能な機種もある. また，従来の X 線 CT では体軸に直交する冠状断層面しか得られなかったものが，より広範囲における多断面再構成 multiplanar reconstruction（MPR）像や三次元像の高分解能画像の作成が可能となっ

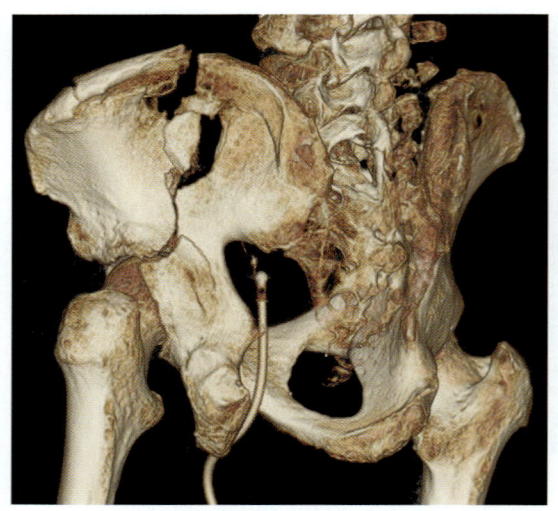

図 13-23　ヘリカル CT による三次元画像
骨盤骨折の部位や骨片の転位の立体的な位置関係が明瞭となる.

ている. 三次元表示は, 複雑な形態をもつ骨折型の把握に特に有用で, 視点を変えて骨片の形状や転位を観察できる（**図 13-23**）. また骨の内部は多断層再構成を併用して骨折線の走行の確認が可能である.

X 線 CT では, ヨード造影剤を静注すると腫瘍内の血管密度や全貌が容易に観察可能となり CT angiography（CTA）とよばれる. 水溶性非イオン

NOTE　ヘリカルスキャン CT の撮影方法について

ノンヘリカルスキャン（コンベンショナルスキャン）とは, 1 スライスごとに寝台の移動と停止を逐次繰り返しながら行う撮影構造で, 撮影時間が長くなるがアーチファクトが少なくなる利点を活かし, 微妙な濃度差を検出する必要のある脳のルーチン撮影では, 現在でもノンヘリカルスキャンが一般的に行われている.

ヘリカルスキャンとは, X 線管が被検体の周囲を螺旋状に連続回転運動しながら X 線を連続照射し, 投影データを収集する CT 撮影方式でスパイラル（螺旋）スキャンとも言われる. ノンヘリカルスキャンに比べて走査時間を短縮でき, 一度の息止めで体幹部全体を撮像することも可能である.

また, マルチスライススキャンは元来 1 列であった対側の検出器自体を細分割して多列化した CT であり, 1 回の線源の回転でより多くの範囲の撮影が可能で, 2004 年頃からは 64 列の検出器を備えた CT が開発され, 広く普及し, 現在では最大 320 列の検出器を備えた CT 装置が稼働している.

性造影剤を脊髄腔内に注入した後に CT を撮影すると, 脊髄内にコントラストがついて脊髄や馬尾の圧迫や走行がよくわかる〔CT myelography（CTM）〕.

E　各種造影法

単純 X 線像では, 関節腔, 脊髄腔, 椎間板, 血管, 死腔などは, X 線透過度の差が少なく十分な画像が得られない場合がある. 各部位に適した造影剤を注入して X 線撮影を行うことにより, 関節や脊椎においては動的な変化を知ることもできる. しかし, これらの造影法は侵襲的で感染の危険もあるため, 必要な例にのみ行う検査である.

1　関節造影法
arthrography

関節内に造影剤を注入し, 関節外への造影剤の漏れや広がりを調べることにより, 関節内構成体の軟部組織である靱帯・腱・半月・関節唇・滑膜の増殖, 関節面の不整などを知ることができる. これまでは膝を中心に多くの関節でよく行われていたが, MRI の普及とその解像度の向上により施行頻度は低くなっている. しかし, 肩関節の腱板断裂や臼蓋縁の骨欠損の描出, 手関節痛の原因検索や発育性股関節形成不全の整復障害因子の検索には現在も広く用いられている.

その種類としては, 空気のみを注入する空気造影, 造影剤を関節腔に充満して注入する陽性造影, 空気と造影剤を混在して注入する二重造影がある.

関節造影の一般的な注意点として, 感染を避けるために無菌的操作を遵守すること, 陽性造影剤を使用する際にはヨード過敏症に対する問診を実施することがある.

2　脊髄造影法（ミエログラフィー）
myelography

通常非イオン性の水溶性造影剤〔オムニパーク®（イオヘキソール）, イソビスト®（イオトロラン）〕を 5〜10 mL, L3/4 あるいは L4/5 椎弓間から穿刺, 注入する. 穿刺に際しては, 感染に注意し, 十分な消毒と清潔操作を心掛けるべきである.

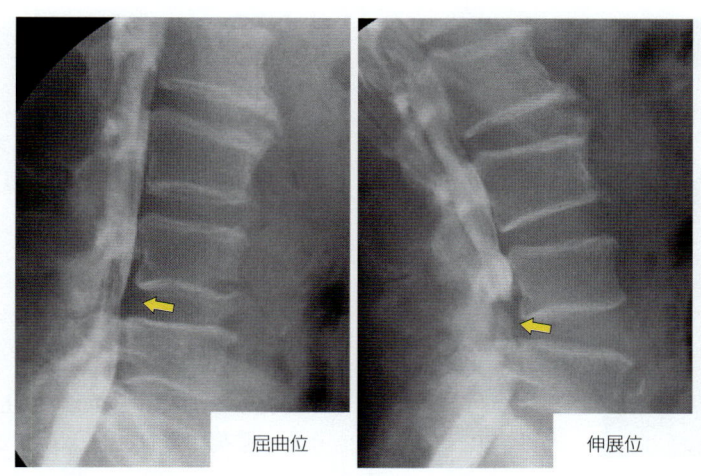

屈曲位　　　　　　　伸展位

図 13-24　造影剤注入下での機能写
腰椎側面で伸展位のみで造影剤の途絶が観察される（矢印）.

脊髄造影検査は MRI の登場により，その必要性がやや低下している．腰椎椎間板ヘルニア診療ガイドラインでは，脊髄造影は腰椎椎間板ヘルニアの診断に必須の検査ではないとされている．しかし腰部脊柱管狭窄症では動的な要素で神経圧迫が生じることから，造影剤注入下での機能写（側面での屈曲，伸展など）で腰椎伸展時のみに造影剤の途絶が観察されることもある（**図 13-24**）．したがって，手術に際して必要十分な除圧範囲の決定に脊髄造影は有用である．また，腰椎分離症で伸展時に分離した椎弓が脊柱管内に嵌頓し，神経圧迫が生じることもある．頚椎レベルの検査を行う場合には，頚部側面や後頭窩から穿刺する技術もあるが，リスクを伴うので腰椎から注入した造影剤を体位で頚部まで上行させる方法が一般的である．

脊椎外科領域での MRI の適応はますます広まっていくと考えられるが，ペースメーカ挿入などの理由で MRI 検査ができない患者では脊髄造影は

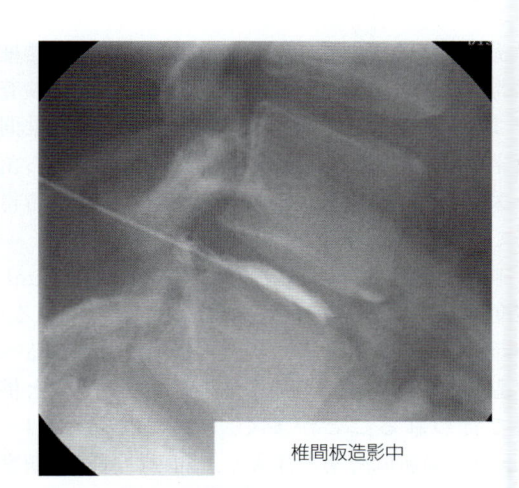

椎間板造影中

図 13-25　椎間板造影
髄核の変性と後方への漏出を認める.

重要であり，この検査技術の維持は必要である

③ 椎間板造影法，神経根造影法
discography, radiculography

椎間板造影は，主に腰椎椎間板ヘルニアの際に行われ，脊髄造影と同じ非イオン性水溶性造影剤を 1～2 mL 注入する（**図 13-25**）．通常ヘルニア門を指出するため，ヘルニアの反対側の後側方から針を刺入する．造影後 CT を撮り，髄核の変性，線維輪の変性や亀裂（ヘルニア門）を描出する（**図 13-26**）．造影剤を注入する際にヘルニアの圧が上がり，圧迫されている神経に強い痛みが再現されることが疼痛

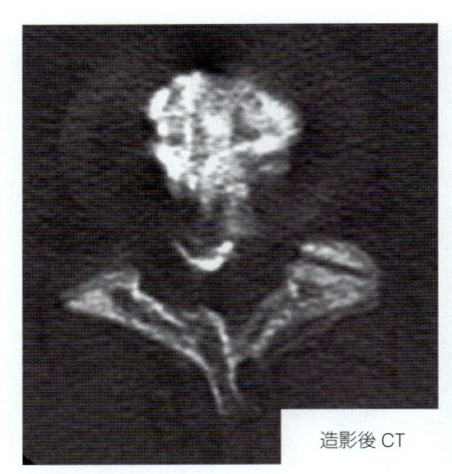

造影後 CT

図 13-26　造影後 CT
造影剤の脊柱管内への漏出とヘルニア門の確認ができる.

の誘発による部位診断として有用であるが，腰椎椎間板ヘルニア診療ガイドラインでは必須の検査ではないとされている．しかし，この手技（椎間板穿刺）は化膿性椎間板炎の際に椎間板腔から菌を採取する際にも有用なので，整形外科医が習得しておくべき手技の1つである．

神経根造影は神経根の硬膜外に造影剤を1mL程度注入して，神経の走行を観察する検査である．神経根の圧迫があると，神経根に沿って流れるべき造影剤が途絶する．通常は神経根ブロックと併用で行われることが多く，造影後に少量（1〜2mL）の局所麻酔薬を注入し，痛みの軽減を観察する．この検査も，近年MRIの技術の進化により，神経根の描出が容易になり，必ずしも必須の検査ではなくなってきている．

4 血管造影法
angiography

動脈造影 arteriography は，近年では悪性腫瘍に対する抗腫瘍薬の選択的注入や腫瘍血管塞栓術などに用いられている．静脈造影 venography は，術後の下肢深部静脈血栓症（DVT ➡285頁参照）の検索に用いられている．以前は整形外科自身で血管造影を行っていたが，近年，技術の専門化に伴い放射線科に依頼することが多くなった．

5 リンパ管造影法
lymphangiography

頻度は低いが，関節リウマチなどではリンパ浮腫が突発的に生じることがあり，DVTとの鑑別に利用されることがある．

6 瘻孔造影法
sinography

瘻孔からヨード造影剤を注入しX線撮影を行うと，膿瘍の範囲を写し出すことができる．

F 核医学検査

1 放射性同位体シンチグラフィー
RI scintigraphy

シンチグラフィーは放射線同位体（RI）を用いた検査方法で，RIで標識された化合物の生体内の局在を画像化することで，全身性の骨代謝疾患，骨髄炎，腫瘍の拡がり，骨転移の有無などを調べることができる．骨シンチグラフィー bone scan ではビスフォスフォネート系を担体とする ^{99m}Tc-methylene-diphosphonate（^{99m}Tc-MDP）と ^{99m}Tc-hydroxymethylene-diphosphonate（^{99m}Tc-HMDP）が用いられている．これらの放射性物質は骨代謝が亢進している骨表面のハイドロキシアパタイト hydroxyapatite に集積する．特に転移性骨腫瘍のスクリーニングに優れ，単純X線検査で診断できない時期にも骨シンチグラフィーでは集積像を認めることができる．壊死に陥った骨は集積が減弱する．骨端線や萎縮性の骨変化や骨棘などの反応性骨形成にも集積する．最近では癌の骨転移のスクリーニングに関しては後述のPET-CTを用いることが多くなっている．

そのほかのシンチグラフィーとしては塩化タリウム（^{201}Tl-chrolide）が用いられる．^{201}Tlはカリウムと類似の性質をもつ陽イオンで，能動系イオン交換輸送に依存して細胞内に取り込まれる．集積する因子としては血流と腫瘍細胞密度が重要であり，早期像と後期像での集積程度で良性と悪性を推定したり，化学療法の効果判定に用いられてい

たりする(**図 13-27**).

クエン酸ガリウム(⁶⁷Ga-citrate)シンチグラフィーは骨軟部腫瘍に対して以前用いられていたが,最近は用いられることが少なくなってきている.

2 陽電子放出断層撮影,単光子放出コンピュータ断層撮影

positron emission tomography(PET)
single-photon emission computed tomography(SPECT)

糖,アミノ酸,ヌクレオチドなどを炭素,窒素,酸素,フッ素などの陽電子 positron を放出する核種で標識して体内に投与し電子線を測定することで代謝や血流量を測定する.ブドウ糖代謝の指標となる ¹⁸F-fluorodeoxy glucose(¹⁸F-FDG)を用いた FDG-PET が一般的で,脳血流量や酸素代謝量の測定には,トレーサーとして,¹⁵O でラベルした H_2O,CO_2,O_2 などを用いる.増殖中の腫瘍細胞はブドウ糖代謝が亢進しているため腫瘍に対する感受性が高く,集積が腫瘍の増殖を反映している.PET 検査は,通常癌や炎症の病巣を調べたり,腫瘍の大きさや場所の特定,良・悪性の区別,転移状況や治療効果の判定,再発の診断などに利用されている.CT と組み合わせることで PET-CT(**図 13-28**)として立体的に病変が評価でき,骨シンチグラフィーや ²⁰¹Tl シンチグラフィーに取って代わってきている.単光子放出コンピュータ断層撮影(SPECT)は単光子線(γ線)を放出する核種を用いてコンピュータ断層画像を構築する検査で,心筋機能や脳機能の検査として用いられることが多く整形外科領域では腫瘍の検索のために行われるが,PET に比べて感度が悪く,画像が不鮮明になる傾向がある.

G 超音波検査
ultrasonography

超音波で組織の断層像を得る方法である.近年の超音波機器の進歩により,得られる画質が飛躍的に向上し,単純 X 線像では観察できない軟骨,筋,腱,靱帯,神経,軟部腫瘍の評価が可能になった(**図 13-29, 30**).またカラー Doppler(ドプラ)

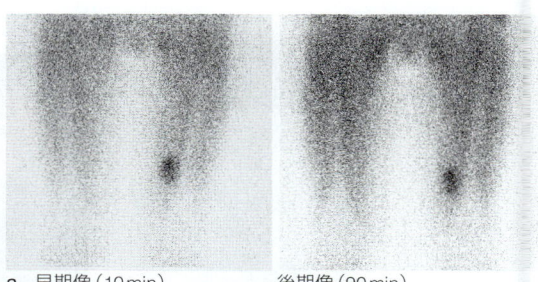
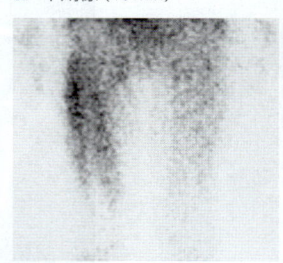
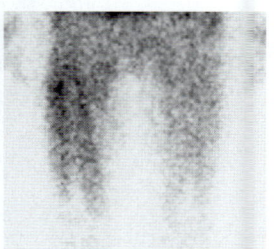

a. 早期像(10 min)　　　後期像(90 min)

b. 早期像(10 min)　　　後期像(90 min)

図 13-27 ²⁰¹Tl シンチグラフィー
60 歳女性,左大腿多形型脂肪肉腫.
a. 化学療法前.早期像(左)および後期像(右)で病変に一致して集積を認める.
b. 化学療法 3 クール施行後.集積は認めず化学療法の効果判定ができる.

を組み合わせることで血管の評価も可能で,整形外科分野では特に DVT のスクリーニングに有用である(**図 13-31**).一方,骨や石灰化巣では照射した超音波の大部分が反射されるので,骨の内部や石灰化組織で囲まれた部分の変化は描出できない.また前十字靱帯など体表から離れた組織も鮮明に描出できない.したがって,従来の X 線や MRI に取って代わる検査ではなく,それらと組み合わせて行うものである.

超音波検査の利点は,非侵襲的に,繰り返しかつリアルタイムに病変を観察できるところにある.プローブの当て方によって,得られる画像が大きく変化するため,目的とする組織のエコー正常像および立体解剖を熟知しておく必要がある.プローブの種類は各種あるが,超音波は周波数が高くなるに従い解像度がよくなる反面,体内での減衰が著しくなるので,目的組織の場所に応じてプローブの種類を選ぶ.通常体表に近い場所では 7～10 MHz,深部では 5～7 MHz の周波数が適している.近年,超音波装置が小型軽量化され,院外に持ち運ぶことも可能となり,特にスポーツ医学の検診現場で活用されている(**図 13-32**).

13
検査

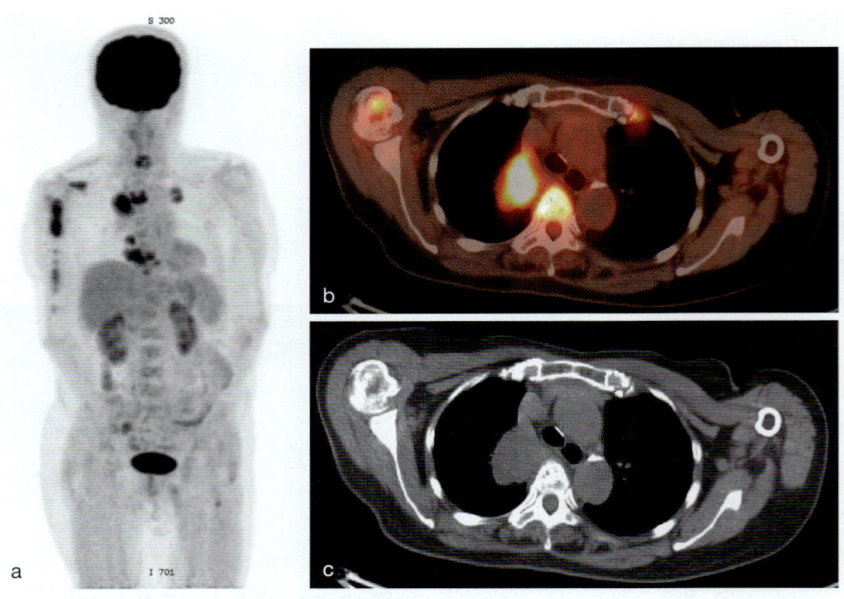

図 13-28　PET-CT による病巣および転移巣の評価
74 歳女性，肺癌・転移性骨腫瘍.
a. PET で左肺に原発巣である肺癌と右上腕骨および脊椎に多発骨転移を認める.
b. PET-CT にて左肺野と胸椎と右上腕骨に集積を認める.
c. 胸部 CT で左肺野に腫瘤を認める.

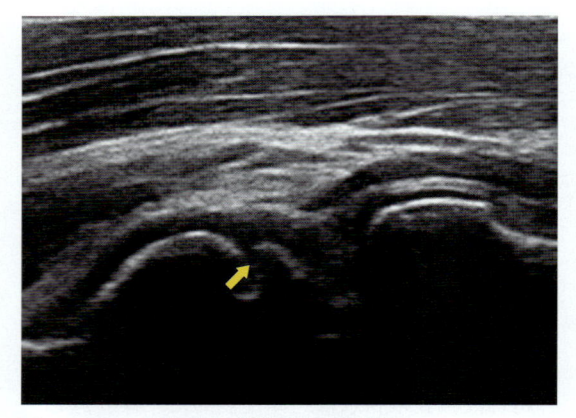

図 13-29　上腕骨小頭離断性骨軟骨炎
上腕骨小頭軟骨下骨の途絶像を認める（矢印）.

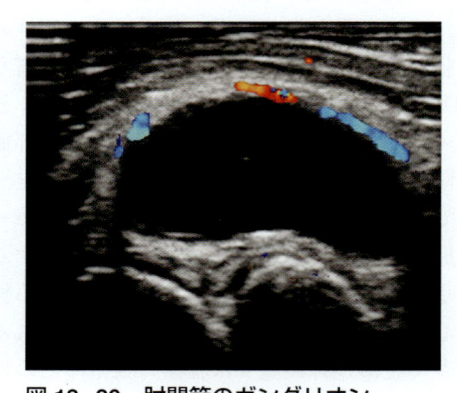

図 13-30　肘関節のガングリオン
ガングリオンに一致して低エコーの領域を認める.

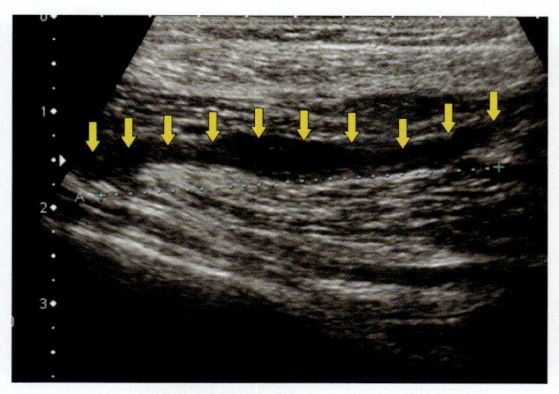

図 13-31　大腿静脈内血栓
血栓の存在により圧迫を加えても血管の虚脱を認めない（矢印）.

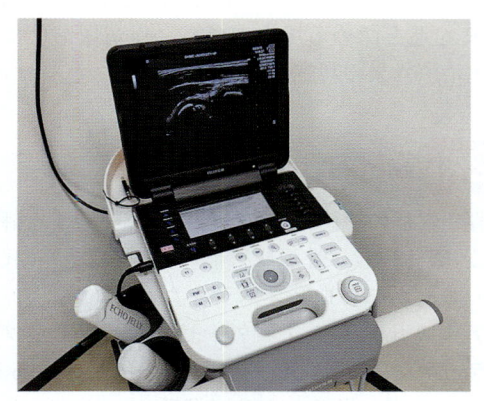

図 13-32　小型超音波装置
小型化，高機能化が進んでいる.

検体検査

A　血液・尿生化学検査

1　炎症性疾患

　炎症性疾患を評価する場合，C反応性蛋白（CRP），赤血球沈降速度（血沈），白血球数は必須である．CRPは急性炎症時にインターロイキン-6（IL-6）などの炎症性サイトカインによって肝臓から産生される急性相反応物質の1つである．CRPは血

表 13-2　炎症性疾患における検査

項目	意義
白血球（白血球分類）	細菌感染症，血液疾患など
	炎症などで核の左方移動を評価
CRP	炎症時に肝臓から産生される急性相反応物質
ハプトグロビン	炎症時に肝臓から産生される急性相反応物質
シアル酸	ほぼすべての炎症疾患で増加
プロカルシトニン	細菌性感染症に特異度の高い炎症マーカー
	甲状腺から分泌されるカルシトニンの前駆物質

　沈に比べ炎症状態に対する反応が鋭敏であり，CRPが正常化しても血沈値の正常化は2〜4週間程度遅れる．CRPのほかに，ハプトグロビン，シアル酸などがあり，CRPはいくつかの急性炎症疾患でも明らかな高値を認めないことがあるが，シアル酸はほぼすべての炎症疾患で増加する．炎症性疾患の鑑別は重要であり，感染症を疑う場合おいては，その病因，特に病原体を検出することが感染の確定診断となる．しかし，検査以前に抗菌薬を投与されている場合など，菌検出が困難なこともあり，陰性所見から感染なしと判定することは危険である．

　骨・関節の感染症ではCRP亢進を認めないこともあり，局所所見と合わせた診断が要求される．細菌性感染症が疑われる場合は白血球分類検査を行う．この場合には自動計数機による白血球分類ではなく，塗抹標本の目視による分類を行う．自動計数機では，好中球を桿状核球と分葉核球とに区別できないため核の左方移動が判断できないなどの理由がある．

　近年，細菌性感染症に特異度の高い炎症マーカーとして，甲状腺から分泌されるカルシトニンの前駆物質であるプロカルシトニンが注目されている（**表 13-2**）.

　antistreptolysin O（ASLO，ASO）は溶血性連鎖球菌感染の経過観察に有用である．クラミジアは寒天培地では培養できないので，抗原検出もしくは抗体検出によって診断をつける．結核が疑われる場合には，塗抹・PCR・培養検査，ツベルク

表13-4　骨代謝マーカー

	マーカー	略語	検体
骨形成マーカー	オステオカルシン	OC	血清
	骨型アルカリフォスファターゼ	BAP	血清
	Ⅰ型プロコラーゲン-N-プロペプチド	P1 NP	血清
骨吸収マーカー	ピリジノリン	PYD	尿
	デオキシピリジノリン	DPD	尿
	Ⅰ型コラーゲン架橋 N-テロペプチド	NTX	血清，尿
	Ⅰ型コラーゲン架橋 C-テロペプチド	CTX	血清，血漿，尿
	骨型酒石酸抵抗性酸フォスファターゼ-5 b	TRACP-5 b	血清，血漿，尿

表13-3　感染症における検査

疾患	検査
溶連菌感染症	antistreptolysin O（ASLO，ASO）
クラミジア	クラミジア抗原，抗体検出
結核	ツベルクリン反応，塗抹・PCR・培養検査，血中クォンティフェロン（QFT）
真菌	カンジテック®，カンジダ抗原，β-D-グルカン

ン反応（ツ反）が行われる．血中クォンティフェロン（QFT）は，結核菌感染者のリンパ球ではインターフェロンγが放出されるが，非感染者では放出されないことを利用して結核感染の有無を評価するものである．BCGの影響は受けないが，結核既感染者では陽性となり，30～49歳においてはきわめて精度の高い検査である．真菌症の診断ではカンジテック®やβ-D-グルカンの測定が有用である（表13-3）．

　関節リウマチ（RA）が疑われる場合は，RAテストをリウマチ因子の検出の目的で行う．RAテストは感度は高いが，特異度は低く陽性であっても直ちに関節リウマチと診断することはできない．近年，cyclic citrullinated peptide（CCP）がRAの滑膜に抗原として存在していることが判明し，その抗原は抗CCP抗体のみによって認識できる．抗CCP抗体はRAに対し高感度，高特異度の自己抗体で，RA発症早期から陽性となる検査である．膠原病の診断には抗核抗体，補体検査が必要であり，そのほかにも多くの特殊抗体，抗原抗体複合体の検出，T細胞のサブセットなどの

検査が発展しつつある．痛風や偽痛風では顕著なCRP亢進を認める場合が多く，血清尿酸値は診断・治療効果の判定に必要である．

❷ 代謝・内分泌疾患

　骨粗鬆症の評価では各種骨代謝マーカーを評価する（表13-4）．骨形成機能の指標となる骨代謝マーカーとして血清オステオカルシン（OC），骨型アルカリフォスファターゼ（BAP），Ⅰ型プロコラーゲン-N-プロペプチド（P1 NP）などがある．骨吸収機能の指標となる骨代謝マーカーとしては，尿中ピリジノリン（PYD），尿中デオキシピリジノリン（DPD），血清・尿中Ⅰ型コラーゲン架橋 N-テロペプチド（NTX），血清・血漿・尿中Ⅰ型コラーゲン架橋 C-テロペプチド（CTX）や破骨細胞内酵素として知られている酒石酸抵抗性酸フォスファターゼのアイソザイムである骨型酒石酸抵抗性酸フォスファターゼ-5 b（TRACP-5 b）を検査する．これらの骨吸収マーカーは癌の骨転移や高齢女性に広く起こる閉経後骨粗鬆症でも上昇する．

　代謝性骨疾患が疑われる場合には，血清カルシウム，リン，アルカリフォスファターゼは必須の検査である．副甲状腺（上皮小体）疾患では血清カルシウムの評価が重要である（表13-5）．原発性副甲状腺機能亢進症，悪性腫瘍の骨転移，甲状腺機能亢進症などでは血清カルシウム値が増加する．長期臥床などによる廃用性骨萎縮では尿中カルシウムの排泄が亢進する．一方，副甲状腺機能低下症や腎不全，くる病，骨軟化症では血清カル

表 13-5　副甲状腺（上皮小体）疾患および類似疾患の鑑別

		Ca ↑	Ca →	Ca ↓
PTH ↑		原発性副甲状腺機能亢進症 腫瘍の PTH 関連蛋白分泌 アルミニウム骨症	—	偽性副甲状腺機能低下症 続発性副甲状腺機能亢進症
PTH →		—	偽性偽性副甲状腺機能低下症	—
PTH ↓		PTH 産生腫瘍以外の悪性腫瘍（myeloma, ALT, 他） 肉芽腫症 長期臥床 薬剤性（ビタミン D，サイアザイド系利尿薬）	—	副甲状腺機能低下症

シウム値は低下しやすい．血清リン値は一般に腎不全で上昇し，副甲状腺機能亢進症，くる病，骨軟化症では低下するが，食事の影響を受けやすい．痛風や Lesch-Nyhan（レッシュ-ナイハン）症候群において血清尿酸値が増加することはよく知られているが，悪性腫瘍や溶血性貧血など細胞の増殖・破壊が亢進する病態でも高尿酸血症を示す．また，サイアザイド系の血圧降下薬の使用や腎不全でも血清尿酸値は増加することがある．血清クレアチニンは筋の挫滅や壊死などで増加し，血清 CK 値は筋ジストロフィー，多発性筋炎，皮膚筋炎などの筋原性疾患で上昇する．骨の発育・成長および代謝異常を評価する際には，甲状腺ホルモン，成長ホルモン，インスリン様成長因子 I 型（IGF-I），エストロゲン，アンドロゲン，副腎皮質ホルモン，ACTH，副甲状腺（上皮小体）ホルモン，$1,25(OH)_2$-ビタミン D などを検査する．

3　腫瘍性疾患

　原発性悪性骨腫瘍や癌の骨転移では，アルカリフォスファターゼ alkaline phosphatase（ALP）が高値となる．血清乳酸脱水素酵素 lactate dehydrogenase（LDH）は悪性腫瘍において高値になることがある．CRP の上昇や白血球増多など炎症反応が悪性線維性組織球腫や Ewing（ユーイング）肉腫や好酸球性肉芽腫で認められることがある．これらの検査は感度は高いが特異度が低いのが問題である．前立腺癌の骨転移では酸フォスファターゼ acid phosphatase（ACP）や前立腺酸フォスファターゼ prostatic acid phosphatase（PAP）や前立腺特異抗原 prostatic specific antigen（PSA）の値が上昇するのが特異的である．

多発性骨髄腫では総蛋白量やグロブリンが上昇し尿中の Bence Jones（ベンス-ジョーンズ）蛋白の出現は特異性が高い．小児の神経芽細胞腫では尿中バニリルマンデル酸 vanillylmandelic acid（VMA）が上昇する．悪性リンパ腫では可溶性インターロイキン 2 受容体（sIL-2R）が上昇することが多く，診断の補助や病勢のマーカーとして用いられているが，リンパ節腫脹を認める種々の疾患で上昇することが知られており特異的ではない．

4　静脈血栓塞栓症

　日常診療において静脈血栓塞栓症 venous thromboembolism（VTE）が問題となることがあり，予防の指標として線溶系マーカーのうち D-ダイマーがスクリーニングに有用との報告がある．D-ダイマーは感度が高いが，特異度はそれほど高くないので，除外診断には有用であるが，確定診断をすることはできない．

*

　整形外科疾患の診断に必要な臨床検査項目のうち代表的なものの数値を表 13-6 に示す．

B　微生物検査

　感染性疾患（→220 頁参照）を疑う症例において，病原体の検出と抗菌薬感受性検査は，感染の確定診断と治療計画を立てるうえで必要不可欠である．そのため，分泌物，膿性貯留液，穿刺液（関節液，脳脊髄液など）の細菌培養検査が行われる．

　菌検出が困難な場合もあるため，培養検査が陰性であったから感染なしと判断することは危険で

表 13-6　知っておくべき血液・尿生化学検査値（基準値）と整形外科的疾患

	基準値	異常値となる整形外科学的疾患
血清		
総蛋白質	6.5〜8.0 g/dL	
アルブミン	3.7〜5.2 g/dL	
グロブリン	2.5〜3.8 g/dL	多発性骨髄腫↑
アルブミン/グロブリン（A/G）	1.1〜1.7	
蛋白分画 　アルブミン 　α₁-グロブリン 　α₂-グロブリン 　β-グロブリン 　γ-グロブリン	 49.0〜59.0% 2.4〜5.2% 6.1〜10.1% 8.9〜12.3% 18.2〜24.6%	 多発性骨髄腫↑ 多発性骨髄腫↑
免疫グロブリン 　IgG 　IgM	 700〜1,500 mg/dL 60〜170 mg/dL	多発性骨髄腫↑
尿酸　男性 　　　女性	4.0〜6.8 mg/dL 3.2〜5.0 mg/dL	痛風↑
CK　　男性 　　　女性	55〜200 IU/L 30〜180 IU/L	進行性筋ジストロフィー↑
LDH	200〜400 IU/L	各種悪性腫瘍↑
フォスファターゼ 　ACP 　PAP 　ALP	 4.0 IU/L/37℃ 以下 3 ng/mL 以下 80〜260 IU/L	 前立腺癌の骨転移↑ 筋原性疾患, 骨肉腫, 上皮小体機能亢進, くる病, 骨折↑
PSA	4.0 ng/mL 以下	前立腺癌↑
D-ダイマー	400 ng/mL 以下 （ELISA）	深部静脈血栓症, 肺血栓塞栓症↑
トランスアミナーゼ 　AST（GOT） 　ALT（GPT）	 11〜40 IU/L/37℃ 6〜43 IU/L/37℃	
電解質 　Na⁺ 　K⁺ 　Ca⁺⁺ 　Cl⁻ 　IP（無機リン）　小児 　　　　　　　　　成人	 137〜147 mEq/L 4.0〜5.0 mEq/L 8.5〜10.5 mg/dL （4.2〜5.2 mEq/L） 100〜106 mEq/L 4〜6 mg/dL 2.5〜4.0 mg/dL	 上皮小体機能亢進症↑, 腎性くる病↓ 上皮小体機能亢進↑, 慢性腎不全↑ ビタミンD中毒↑, 骨転移癌末期↑, くる病↓
尿		
Bence Jones 蛋白	早朝尿陰性	多発性骨髄腫で陽性
VMA	1.3〜5.1 mg/day	神経芽細胞腫↑

ある．また，培養検査以前に抗菌薬が投与されていると陰性所見を得ることがあり，臨床症状やそのほかの検査結果も総合して判定を下すべきである．

今日問題となっている感染症起因菌の主たるものは，黄色ブドウ球菌や表皮ブドウ球菌などのグラム陽性球菌である．まず，一般細菌の分離培養・同定，薬剤感受性検査が行われる．しかし抗菌薬の多様化により，多剤耐性菌の発生頻度が増加し混合感染が多数存在することが治療を難渋させている．抗菌薬に反応しない症例や慢性化した症例では，MRSA やグラム陰性桿菌，真菌，結核菌感染の存在を疑って検査することが大切である（**表 13-7**）．

表 13-7　微生物検体の採取方法と注意点

検体の採取時期	抗菌薬投与前に採取する 抗菌薬投与中の場合，投与を 24 時間中止して採取する 抗菌薬投与を中止できない場合は，抗菌薬の血中濃度が最も低い時期に採取する
検体の採取方法	採取部位の清拭・消毒を行い，常在菌の混入をさける 開放性膿の場合，皮膚や潰瘍部を洗浄・清拭し，病巣部分の表層の膿や分泌物，壊死組織を除去した後，新鮮な膿や滲出液を採取する 開放創の採取では，創部の表面を洗浄清拭し，傷口の深部から採取する
検体量	検体はできるだけ多量に採取する 検体が少ない場合，保存培地がついた容器か，液体培地が入った試験管を使用し，乾燥による菌の死滅をさける 嫌気性菌を疑う（閉鎖性病巣，悪臭のある検体）場合，検体をできるだけ多量に採取して，容器内の死腔を少なくする
検体の保存	検体の保存は冷蔵保存（4℃）が原則である 冷蔵保存された検体は，24 時間以内（最大 48 時間）に検査を開始する 長時間の室温放置は菌が増殖するので原則禁止である 室温保存された検体は，2 時間以内に検査室へ提出する
検体の輸送	専用の輸送培地に採取して，冷蔵して輸送する

13
検査

1　好気性細菌による感染

　代表的な起因菌として，黄色ブドウ球菌（MSSA，MRSA），表皮ブドウ球菌（MSSE，MRSE），緑膿菌などが挙げられる．菌のグラム染色において菌体がその場で証明されれば診断は容易である．分離培養・同定検査では，分泌物，膿性貯留液，穿刺液培養で起因菌が確認できない場合でも，手術などで得られる生検組織の培養が陽性となるケースもある．また，38℃ 以上の発熱がある症例は，敗血症が疑われるので血液培養検査も有用である．

2　嫌気性菌による感染

　破傷風（→224 頁参照）やガス壊疽（→223 頁参照）などを引き起こす嫌気性菌にも注意は常に必要である．代表的な嫌気性菌として，ガス壊疽を引き起こすクロストリジウム属菌とバクテロイデス属などの非クロストリジウム属菌，破傷風を引き起こす *Clostridium tetani* などがある．嫌気性菌の診断には，滲出液や膿などのグラム染色標本観察が必要である．分離培養・同定検査も必要であるが，その際には好気性・嫌気性菌の 2 つの培養検査が必要である．

3　真菌による感染

　真菌性関節炎や骨髄炎は，免疫不全状態に伴う日和見感染症を生じることが多い．代表的な真菌症として，カンジダ症，クリプトコッカス症（ハトの糞との接触），アスペルギルス症，スポロトリクス症（園芸歴）などがある．真菌症の診断には，抗原・抗体の免疫血清学的診断が有効である．確定診断には，真菌用培地におけるコロニー形成の観察やスライドカルチャーによる顕微鏡的観察が行われる．

4　結核菌による感染

　結核は，ヒト型結核菌による呼吸器感染であり，年間 4 万人の新しい患者が生じている．整形外科関連では，骨関節結核として脊椎や股関節・膝関節に発生する．また，病理組織像が結核に類似する非結核性抗酸菌症（魚の棘や釣り針による受傷歴）の存在にも注意を要する．診断には，ツベルクリン反応や病理組織検査が有効である．迅速で簡便な結核菌検出法として，膿や関節液の塗抹標本を抗酸菌染色し検鏡が行われる．結核菌分離培養・同定検査も有効であるが，結果が出るまで 4〜8 週間が必要であり，また結核菌の陽性率は 60〜70% でしかない．現在では，結核菌を DNA

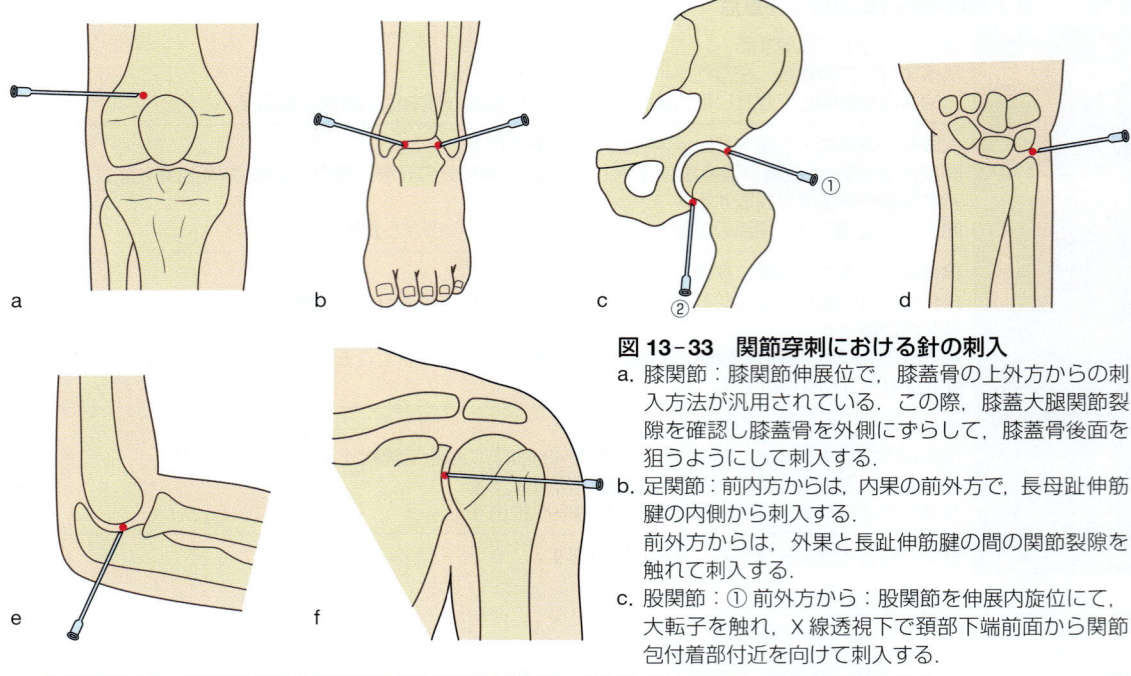

図 13-33　関節穿刺における針の刺入

a. 膝関節：膝関節伸展位で，膝蓋骨の上外方からの刺入方法が汎用されている．この際，膝蓋大腿関節裂隙を確認し膝蓋骨を外側にずらして，膝蓋骨後面を狙うようにして刺入する．

b. 足関節：前内方からは，内果の前外方で，長母趾伸筋腱の内側から刺入する．
前外方からは，外果と長趾伸筋腱の間の関節裂隙を触れて刺入する．

c. 股関節：① 前外方から：股関節を伸展内旋位にて，大転子を触れ，X線透視下で頸部下端前面から関節包付着部付近を向けて刺入する．

② 下内方から：股関節を開排位で内転筋の起始部の下方から刺入する方法で，乳幼児で行われる．

d. 手関節：枕を手関節の掌側におき，軽度掌屈させ，X線透視下で尺側から関節裂隙に向けて刺入する．

e. 肘関節：肘を軽度屈曲させ，上腕骨小頭・肘頭・橈骨頭に囲まれた関節裂隙より刺入する．

f. 肩関節：前方から烏口突起直下で骨頭内側部から関節裂隙に向けて刺入する．

レベルで証明する PCR 法（ポリメラーゼ連鎖反応法）が可能で，数時間で結果が得られる．しかし，薬剤感受性の確認のためにも結核菌分離培養・同定検査は必要であり，PCR 法とともに並行して行われるべきである．

また，患者が結核患者であると診断した医師は，24 時間以内に「結核発生届」を所定の書式に従い，最寄りの保健所長に提出する義務がある．

C　関節液検査

関節穿刺を行うことにより関節液を採取し，その外観・性状を調べ，細菌検査，白血球数や偏光顕微鏡による検査などを追加する．簡便でありながら，関節疾患の鑑別診断における重要な情報源となり，治療方針の決定に有用である．

1 関節穿刺
joint puncture, arthrocentesis

関節穿刺を行う際には，無菌的に行うことが必須である．穿刺部位を中心に少なくとも 10 cm 四方の皮膚をポビドンヨード（イソジン®）などで十分に消毒する．アルコール綿での消毒は，筋肉注射や静脈注射に使用されるが，関節内の感染を完全に予防するには十分でないため，アルコール綿による消毒を行った後にクロルヘキシジンアルコールによる消毒を行うことが多い．必要に応じ刺入部の皮膚・皮下組織に 1～2 mL の塩酸リドカインによる局所麻酔を行い，穿刺時の痛みを軽減する．

関節穿刺における針の刺入部位と方法を**図 13-33** に示す．

2 関節液の性状と成分（表 13-8, 図 13-34）

正常関節液は，無色・透明かつ粘稠度が高く，膝関節の場合，数 mL の採取が可能である．非炎

表 13-8　関節液の鑑別診断

	正常	非炎症性		炎症性	感染性
透明度	透明	透明	不透明	半～不透明	不透明
色調	無～麦黄色	黄色ときに軟骨細片あり	血性・褐色調	黄色	混濁
粘稠性	高い	高い	様々	低い	様々
白血球数/μL	200 以下	200 以下	様々	5,000 以上	50,000 以上
培養	陰性	陰性	陰性	陰性	しばしば陽性
疑われる疾患		変形性関節症 (図 13-34a)	半月板損傷 靱帯損傷 関節内骨折 特発性関節血症 色素性絨毛結節性滑膜炎 神経病性関節症 (図 13-34b)	結晶性関節炎 (痛風または偽痛風) 関節リウマチ 結合組織病 (図 13-34c)	細菌感染 化膿性関節炎 真菌感染 免疫不全による (図 13-34d)

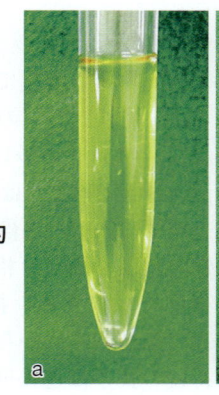
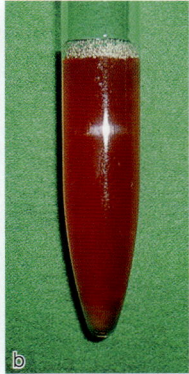
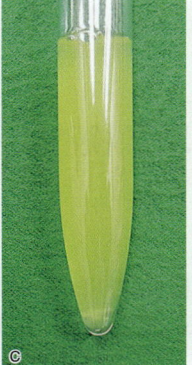
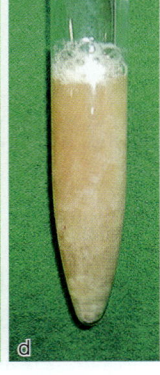

図 13-34　関節液の肉眼的所見
a. 非炎症性・変形性関節症.
b. 非炎症性・靱帯損傷.
c. 炎症性・偽痛風.
d. 感染性・化膿性関節炎.

症性のうち黄色・透明で時に軟骨細片がみられるものは変形性関節症が考えられ，均一に血性の場合は関節内出血で，脂肪滴を含むと関節内骨折の存在を示す．また，褐色調であれば色素性絨毛結節性滑膜炎 pigmented villonodular synovitis (PVS) を疑う．炎症性では，黄色調で半～不透明で，痛風では偏光顕微鏡にて棒状の尿酸結晶(強い負の複屈折性)が観察されるが，偽痛風はピロリン酸カルシウム calcium pyrophosphate dihydrate (CPPD) 沈着であり，複屈折性を示さないことが多い．関節リウマチでは，半透明で粘稠度は低く，正常より白血球が増加し，顆粒状の封入体を有する RA 細胞が約 60% の症例で認められる．関節リウマチや変形性関節症では，関節軟骨の損傷・変性により II 型プロコラーゲン C 末端プロペプチド(コンドロカルシン)が増加する．

D　脳脊髄液検査

脳脊髄液検査は患者を側臥位，腰部前屈位を取らせ，通常 L4/5 椎間よりスパイナル針(21～23 G)を用いて行う．髄液の色調が黄色を呈するキサントクロミーは脊柱管の長期の脳脊髄液の途絶が疑われ，採取した脳脊髄液は蛋白，糖，細胞などの検査が行われる．髄液検査が診断上必要とされる疾患としては，髄膜炎(糖の低下，菌の同定，PCR，抗原・抗体の同定など)，癌性髄膜炎(腫瘍細胞の証明)，HTLV-I associated myelopathy (HAM) で抗 HTLV-I 抗体の測定などである．そのほか，髄液中のオリゴクローナルバンドやミエリン塩基性蛋白(MBP)の出現が多発性硬化症などの疾患でみられるが，疾患に特異的な所見ではない．

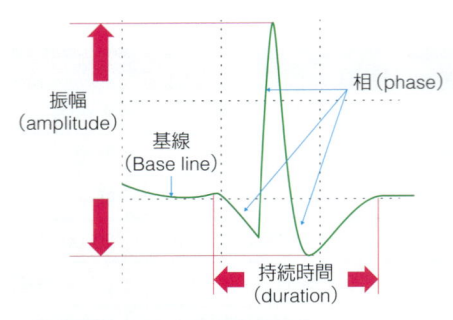

図 13-35　MUP のパラメータ

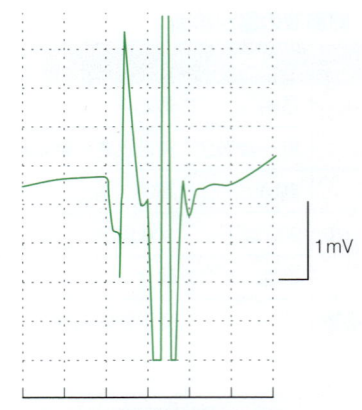

図 13-36　神経原性多相性 MUP
持続時間の延長, 振幅の増加, さらに波形の
複雑化あるいは多相化を認める.

生体検査

A　電気生理学検査

1　筋電図

筋電図検査とは針電極を用いて運動単位の状態を調べる検査である. ここでいう運動単位とは脊髄前角細胞から軸索そして神経終末を経て終板といわれる神経筋接合部を介し筋線維に至る部分を指す. 骨格筋線維鞘の内側と外側の間には透過性の異なるイオン濃度比に由来する電位差(静止膜電位)が存在しており, 安静時の膜電位は内側が陰性で $-70 \sim -90\,mV$ で分極とよばれる状態にある. ここに運動神経のインパルスが終板を介して筋線維に達すると, Na^+ が筋線維内に流入し膜電位の極性が一時的に逆転する. これが骨格筋線維の活動電位 action potential である. この興奮が引き金となって筋小胞体から Ca^{2+} が放出され筋原線維に収縮力が発生する. 筋電図はこの骨格筋線維活動電位を, 筋線維を取り巻く媒体を通し細胞外から導出したものである.

1つの運動ニューロン細胞が興奮すると, その支配筋線維すべてにほとんど同時期に興奮を起こす. この筋線維活動電位を加重したものが運動単位電位 motor unit potential(MUP)とよばれる. MUP の基本要素は, 波形, 持続, 振幅の 3 つのパラメータで表される(**図 13-35**). 波形には, 相

wave form とノッチ notch がある. 相とは基線を超える電位変化で, 超えないものがノッチである. 5 相以上のものを多相性 polyphasic MUP とよび, ノッチの多いものは偽多相性 pseudopolyphasic MUP または鋸歯状活動電位とよばれる.

波形は MUP を構成する筋線維活動電位の同期性の程度を表し, 相とノッチの多さは非同期性の程度を反映する. 持続時間 duration は, 基線からの最初のずれから元に戻るまでの時間で表す. 持続の長さは運動単位領域の大きさを反映する. 振幅 amplitude は, MUP の最下点と最上点の間, 頂点間で計測する. 記録電極から半径 0.5 mm 以内の範囲における運動単位の筋線維密度の指標となる.

運動単位の主な病的状態には神経原性変化と筋原性変化がある. 神経原性変化では, α-運動ニューロンが脱落することで残存する運動ニューロンによる脱神経筋線維の再支配が生じる. これにより神経支配比が増大し運動単位領域の拡大と筋線維密度の増大が生じ, MUP では持続時間の延長, 振幅の増加, さらに波形は複雑化あるいは多相化することとなる(**図 13-36**). また神経原性変化を生じた骨格筋の最大収縮時に認める干渉波の特徴としては, 干渉不十分で, 高振幅(5 mV 以上)さらに持続の長いスパイクが目立つ波形となる. 筋原性変化では, 運動単位を構成する筋線維が脱落することで, 一部には筋線維の再生や神経再支配の機序も加わり, MUP の持続時間は短縮, 振幅は低下する. また, 神経再支配の機序か

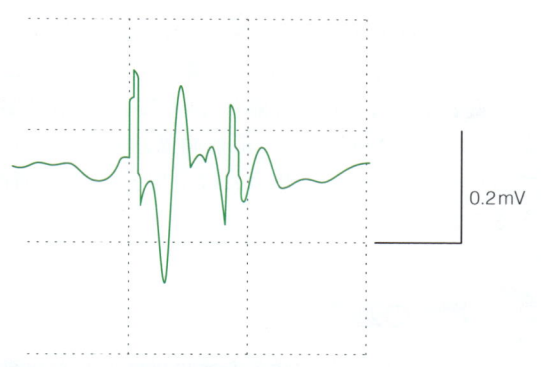

図 13-37　筋原性多相性 MUP
多相化傾向を示すが, 持続時間は短縮, 振幅は低下する.

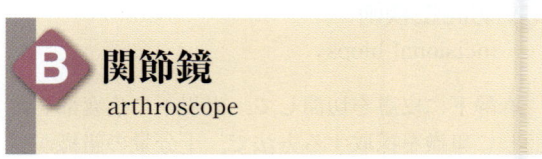

図 13-38　神経伝導速度の測定
手根管症候群における終末潜時を測定している.

ら波形は多相化傾向を示すこととなる（**図 13-37**）.
筋原性変化を生じた骨格筋の最大収縮時に認める
干渉波の特徴として, 運動単位数は変わらないた
め完全干渉波型を示すが MUP の短い持続, 低い
振幅, 多相化傾向を反映して低振幅（1 mV 以下）
で持続の短いスパイクからなる干渉型となる.

② 神経伝導速度検査

　神経伝導速度検査とは, 末梢神経を電気刺激し
てインパルスを発生させ, それに伴う誘発電位,
すなわち運動神経の場合には複合筋活動電位であ
る M 波を, 感覚神経の場合には神経自体の活動
電位を記録し, それらの伝導時間と伝導距離から
速度を計算するものである. 運動神経伝導速度は
motor nerve conduction velocity（MNCV）, 感覚
神経伝導速度は sensory nerve conduction veloci-
ty（SNCV）とよばれる.

　MNCV の測定は運動神経を近位と遠位の 2 カ
所で経皮的に電気刺激を行うが, 刺激開始から
M 波の立ち上がりまでの時間を潜時 latency とよ
び, 近位点と遠位点の刺激間距離を近位刺激の潜
時と遠位刺激の潜時の差で除したものが MNCV
である. 特に遠位刺激で誘発された M 波の潜時
は, 終末潜時 terminal latency とよばれる. 臨床
上, 神経伝導速度検査は, 手根管症候群における
終末潜時の測定（正常値 3.2±0.42 ms, **図 13-38**）
や肘部管症候群に対するインチング法により伝導
ブロックの部位を決定するために用いられること
が多い.

B 関節鏡
arthroscope

　様々な関節に臨床使用されており, 現在は初回
関節鏡を検査のみの目的で行うことは少なく, ほ
とんどの場合に鏡視下手術として, あるいは術後
再鏡視を目的として行われる. 関節腔内に硬性鏡
である関節鏡 arthroscope を挿入して, 関節内構
成体を観察する. 関節鏡をカメラヘッドに接続し,
テレビモニター上に映し出す. 直視鏡や斜視鏡を
使い分け, より広い範囲で関節内の軟骨, 滑膜
靱帯, 半月, 遊離体などの観察を行う. 関節内の
みならず手根管など関節腔外を鏡視下で手術を行
うこともある.

C 生検術
biopsy

① 目的

　診断の確定と治療方法の決定のために病変部か
ら組織を採取して病理組織診断を行う. 骨軟部腫
瘍, 代謝性骨疾患, 神経疾患, 代謝性および先天
性ミオパシー, 筋炎などの疾患で診断のために行
われる.

2 方法

A 針生検術
needle biopsy

外来にて施行可能であり，早期に診断結果を得ることができるが，採取できる組織が少量であるために確定診断に至らない場合もある．施行前にMRIなどの画像診断で病変部位の解剖学的位置を確認しておくことが重要であり，超音波画像やCTをガイドとして針生検を行うこともある．

B 切開生検術
incisional biopsy

麻酔下に皮膚を切開して，直視下に病変部を確認して組織を採取する方法で，十分量の組織が採取できる．原則として手術室で行う．腫瘍の生検の場合には小さな皮膚切開で行い，生検ルートは広範切除を考えて最短距離で進入し，筋間や重要な血管神経を避けて腫瘍を展開する．できれば迅速病理検査で腫瘍が採取できていることを確認し，生検後は止血を十分に確認することが重要である．多発性筋炎，ミオパシーなどで生検を行う場合には筋電図などで病的な活動電位が得られる部位から採取を行う．中等度に侵された筋肉を選択することが重要で，病変が進行した筋肉では脂肪変性のために診断がつかないことがある．神経変性疾患の診断のために末梢神経の生検が必要な場合がある．通常は腓腹神経を用いることが多く，神経束生検もしくは神経幹生検を行う．

C 切除生検術
excisional biopsy

腫瘤または腫瘍全体を切除し病理組織診断を行

う方法で，病変の大きさが針または切開生検を行うには小さいこと（2～3cm未満），皮下にあること，重要な血管・神経と離れていて剥離する必要がないこと，MRIなどの術前画像診断が行われており，悪性であった場合には追加広範切除が行えることが条件となる．

3 標本の処理

病理組織診断を確定するためには採取した組織をできるだけ早くホルマリン固定し，パラフィン包埋後切片を染色して診断を行う．染色法としてはヘマトキシリン・エオジン染色（HE染色）が一般的であり，診断目的に応じて特殊染色（PAS染色など）や免疫組織学染色を行う．

滑膜肉腫や骨外性Ewing肉腫などの一部の悪性腫瘍では腫瘍特異的な染色体転座とそれに伴う融合遺伝子が存在することが知られており，悪性を疑う場合には生検時に凍結標本を保存しておくことが望ましい．

4 病理組織診断

一般的な疾患の病理組織所見を知っておくことは，治療方法を決定するうえで非常に重要である．詳細は各疾患の病理の項を参照されたい．

D 生体用金属材料による有害事象に対する検査

整形外科領域で使用する生体用金属材料には，十分な力学特性とともに安全性に対する十分な考慮がなされなくてはならない．特に，金属の耐食性（金属イオンの溶出）・耐摩耗性（微小摩耗粉の人体への影響）や金属元素の細胞毒性などに対する配慮が重要である．以前から金属接合部における腐食corrosionや金属インプラント同士が擦れ合い金属粉が生じるmetallosisなどの問題が存在していた．最近では，金属アレルギーやmetal-on-metal人工股関節における血中金属イオン濃度の上昇などが注目されている．

金属アレルギーとは，金属から溶出した金属イオンをハプテンとするIV型アレルギー反応のこ

NOTE　悪性腫瘍の生検

悪性腫瘍の生検では針生検，切開生検ともに操作によって腫瘍の播種や転移を促進する可能性がある．進入ルートにも，①皮膚切開は長軸に沿うこと，②重要な血管・神経は避けること，③筋間ではなく筋内に設定することなど注意点が多いため，悪性腫瘍を強く疑う場合には安易に生検を行わず，骨軟部腫瘍専門医にコンサルトすることが重要である．

とである．金属アレルギーを起こす頻度が高い金属は，ニッケル，コバルト，クロム，水銀などである．整形外科領域で使用頻度が高い金属素材は，ステンレス鋼(鉄，クロム，ニッケルの合金)，コバルトクロム合金，チタン合金などであり，これまでに，ニッケルを多く含むステンレス鋼に対するニッケルアレルギーの報告が散見される．一方，チタンおよびチタン合金は金属アレルギーを起こしにくい金属として報告されているが，チタン合金の中にはアルミニウム，バナジウムなど生体毒性が強い元素が少量含まれており，少数ではあるがアレルギーの報告がある．

Ⅳ型アレルギーである金属アレルギーが疑われる場合には，原因物質を推定しパッチテストを行う必要がある．しかし，パッチテストの感度・特異度は70〜80%とされており，偽陽性，偽陰性が多くなる可能性がある．現在のところ，人工関節手術前に行うスクリーニングとしてのパッチテストの意義は不十分といわざるを得ない．最近では，患者の末梢血リンパ球を採取して金属抗原を添加し リンパ球幼若化反応をみるリンパ球刺激試験 lymphocyte stimulation test(LST)の有用性が報告されている．

また，metal-on-metal 人工股関節における偽腫瘍 pseudotumor 形成や adverse reactions to metal debris(ARMD)が注目されている．術後早期から，血中・尿中の金属イオン濃度の上昇が認められ，早期に再置換を要する症例の報告がなされている．原因として，金属アレルギーや金属摩耗粉による細胞毒性などが考えられており，術後3カ月以降の血中のコバルト濃度もしくはクロム濃度の計測が必要である．最近では，MRI による偽腫瘍検出(fluid collection 含む)が診断に有用であるとの報告がなされている．

●参考文献

1) Cockerill FR, Wilson JW, Vetter EA, et al：Optimal testing parameters for blood cultures. Clin Infect Dis 38：1724-1730, 2004
2) Keats TE, Anderson MW：Atlas of normal roentgen variants that may simulate disease. 9 th ed. Saunders, Philadelphia, 2006
3) 日本整形外科学会(監修)：腰椎椎間板ヘルニア診療ガイドライン　改訂第2版. 南江堂, 2011
4) 廣瀬和彦：筋電図判読テキスト　第2版. 文光堂 2007
5) 日本整形外科学会(監修)：軟部腫瘍診療ガイドライン 2012. 南江堂, 2012
6) 日本整形外科学会　骨・軟部腫瘍委員会(編)：悪性軟部腫瘍取扱い規約　第3版. 金原出版, 2002
7) 日本整形外科学会　骨・軟部腫瘍委員会(編)：悪性骨腫瘍取扱い規約　第4版. 金原出版, 2015

13

検査

主要疾患の画像および検査所見による鑑別一覧表

1 骨，関節感染症

疾患名	単純X線所見	その他の画像所見	検査の進め方	その他
壊死性筋膜炎 ➡222頁	血行性である場合は正常	〈MRI〉筋膜周囲炎症像あり（筋組織は侵されない）	血液検査 MRI 血液培養	境界不明瞭な発赤・腫脹 皮膚の緊満と水疱形成 脂肪組織や筋組織の壊死の出現
急性化膿性骨髄炎 ➡228頁	1週間以内の早期診断は無効 その後，骨破壊像，骨吸収像，骨膜反応が出現	〈MRI〉骨髄内病変の広がり，膿瘍の描出 〈Tcシンチ〉病変部の集積	単純X線撮影 血液検査 MRI Tcシンチ 血液培養	赤沈値亢進 白血球増多 CRP高値
急性化膿性関節炎 ➡234頁	早期：軟部組織腫脹 発症8〜10日：骨萎縮 進行期：関節裂隙狭小化，軟骨下骨の骨融解像	〈In-Oxineシンチ〉集積 〈MRI〉骨髄内の浮腫，滑膜の増生，関節液貯留	単純X線撮影 血液検査 MRI 関節液検査 細菌検査	関節の疼痛，腫脹，熱感，発赤 赤沈値亢進 白血球増多 CRP高値 混濁した関節液
結核性関節炎 ➡237頁	早期：関節周囲の骨萎縮，軟部組織腫脹 進行期：関節裂隙の狭小化，関節破壊像	〈MRI〉膿瘍の存在確認，骨髄内肉芽の進展，滑膜の増生，関節液貯留 〈造影MRI〉病巣周辺の造影効果	単純X線撮影 血液検査 ツベルクリン反応 MRI，造影MRI 喀痰検査 関節液検査	赤沈値亢進 ツ反強陽性 塗抹染色検査 結核菌培養 PCR法
ガス壊疽 ➡223頁	皮下に広がる異常ガス像 筋肉内のガス像	〈CT〉ガス像	単純X線撮影 CT 血液検査 血液培養	腫脹，浮腫，境界明瞭なピンク色の発赤 強い腐敗臭をもつ滲出液 軟部組織の握雪感
化膿性脊椎炎 （椎間板炎） ➡231頁	椎間板腔の狭小化 罹患椎間板に面した終盤の破壊像 慢性で骨硬化像	〈MRI〉T1低信号，T2高信号の膿瘍が椎間板腔や腸腰筋内にみられる． 炎症が広がっている椎体はT1低信号，T2高信号となる	単純X線撮影 血液検査 血液培養 CT，MRI 椎間板穿刺培養	CRP上昇 白血球増加 分画でリンパ球低下 プロカルシトニン増加
結核性脊椎炎 ➡235頁	椎体破壊（椎間板ではなく椎体中心） 一部に骨硬化像 腸腰筋内に膿瘍陰影	〈CT〉骨破壊と増殖の混じった像や腸腰筋内の膿瘍 〈MRI〉椎体中心のT1低信号，T2高信号の変化，Gd造影で膿瘍の周辺が描出される	単純X線撮影 胸部X線撮影 喀痰検査（塗抹および培養） 血液検査（クオンティフェロン） CT MRI 病変部の穿刺・培養・PCR	クオンティフェロンが有用 病変部位の穿刺液をPCR検査

2 慢性関節疾患

疾患名	単純 X 線所見	その他の画像所見	検査の進め方	その他
関節リウマチ ➡241 頁	関節周囲の骨萎縮 関節裂隙狭小化 関節軟骨変性，破壊像		単純 X 線撮影， 血液検査 ↓ 関節鏡検査	血液：赤沈値亢進 炎症性貧血 リウマトイド因子（RF）陽性 関節液：淡黄色混濁，低粘度，IgG リウマトイド複合体陽性 ACR 診断基準を照合
強直性脊椎炎 ➡262, 567 頁	竹様脊柱 仙腸関節骨びらん 椎体方形化		単純 X 線撮影，血液検査	HLA-B27 陽性 RF 陰性 貧血傾向
変形性関節症 ➡268, 612, 664 頁	骨棘形成，関節裂隙の狭小化，軟骨下骨の骨硬化，骨嚢胞の形成，亜脱臼		単純 X 線撮影	血液検査，尿検査では特に異常なし 膝関節では内反膝変形をとることが多い
痛風 ➡271 頁	骨打ち抜き像（母趾 MP 関節に好発）		血液検査，単純 X 線撮影	特徴的な病歴 高尿酸血症
偽痛風 ➡274 頁	関節軟骨石灰化像		関節液検査	関節液中にピロリン酸カルシウム結晶をみる
血友病性関節症 ➡276, 674 頁	骨破壊と骨硬化の混在	関節穿刺により血性関節液（易出血性のため穿刺は慎重に）	血液検査	血液：血友病 A では Ⅷ 因子活性低下 血友病 B では Ⅸ 因子活性低下 家族歴，既往歴に注意
色素性絨毛結節性滑膜炎 ➡673 頁	初期には異常は認められない 進行例では関節周囲に透亮像，骨破壊像	〈MRI〉滑膜の表面は結節状で多彩な信号，T2 ヘモジデリンの多い部分は低信号，関節液貯留では高信号	単純 X 線撮影 ↓ MRI，関節鏡検査	関節液：赤褐色混濁 滑膜組織：コレステロール結晶を含んだ泡沫細胞を認める

3 骨壊死性疾患

疾患名	単純 X 線所見	その他の画像所見	検査の進め方	その他
離断性骨軟骨炎 ➡650 頁	離断母床の透明巣 関節内に遊離した小骨片（関節ねずみ）	〈MRI〉T1 低信号，T2 低信号	単純 X 線撮影 → 超音波検査 → MRI → CT → 関節鏡検査	青少年期 野球肘
特発性骨壊死 ➡37 286, 618 頁	初期：壊死骨周辺部の帯状硬化像，関節面不整，関節裂隙はほぼ正常 進行期：陥没破壊（大腿骨頭），亜脱臼 末期：関節の変形	〈MRI〉T1 帯状（バンド状）低信号域，T2 高信号，低信号の混在 〈^{99m}Tc シンチ〉cold in hot 像	単純 X 線撮影 ↓ MRI ↓ ^{99m}Tc シンチ ↓ 静脈造影	副腎皮質ステロイド薬服用歴 多量・長期の飲酒歴

13
検査

4 代謝性骨疾患

疾患名	単純X線所見	その他の画像所見	検査の進め方	その他
骨粗鬆症 →318頁	骨皮質の菲薄化，骨陰影の低下，縦の骨梁の相対的な鮮明化，楔状椎，扁平椎，円背	—	単純X線撮影 ↓ 血液・尿検査 ↓ 骨量測定	骨代謝マーカー
くる病，骨軟化症 →327頁	成長期：骨陰影の低下，骨幹端の横径拡大，杯状陥凹(cupping)，下肢長管骨の弯曲 成人：骨陰影低下，Looserの骨改構層 魚椎様椎体変形が多発	—	単純X線撮影 ↓ 血液検査 ↓ 腸骨生検	血液：ALP上昇，Ca正常〜低下，P低下 Ca×P低下 血清：25(OH)D低下，PTH上昇
原発性副甲状腺(上皮小体)機能亢進症 →332頁	骨膜下骨吸収像，頭蓋骨斑状脱灰(salt&pepper appearance)，歯槽硬線消失，骨嚢胞(褐色腫瘍 brown tumor)	〈頚部エコー〉腺腫描出 〈99mTcシンチ〉骨格全体に集積↑	単純X線撮影 ↓ 血液検査 ↓ 超音波検査 ↓ 99mTcシンチ	血液：ALP上昇，Ca上昇，P低下，PTH上昇 血清：25(OH)D上昇，オステオカルシン上昇 尿：Ca上昇，P低下，%TRP低下，cAMP上昇
続発性副甲状腺(上皮小体)機能亢進症 →333頁	骨吸収，脱灰(salt & pepper appearance)，歯槽硬線消失，異所性石灰沈着	—	単純X線撮影 ↓ 血液検査	慢性腎不全によるものが多い． 血液：ALP上昇，Ca低下，P上昇，PTH上昇
骨 Paget 病 →334頁	骨吸収と骨形成の亢進により，骨透亮像と骨硬化像がモザイク状に混在	〈99mTcシンチ〉骨溶解期と骨形成期で集積像	単純X線撮影 ↓ 血液検査 ↓ 99mTcシンチ，骨生検	血液：ALP著明に上昇，Ca正常〜やや上昇，P正常〜やや上昇
ビタミンD過剰症 →331頁	異所性石灰化(腎，血管壁，大脳鎌状膜など)	—	単純X線撮影 ↓ 血液検査	血液：ALP上昇，Ca上昇，P正常〜やや上昇 血清：25(OH)D上昇

5 良性骨腫瘍

疾患名	単純 X 線所見	その他の画像所見	検査の進め方	その他
骨軟骨腫　外骨腫 →344 頁	四肢骨の骨幹端に有茎性または広基性に突出	〈MRI〉軟骨帽が T1 低信号，T2 高信号 〈CT〉骨突出、正常骨髄と連続		
内軟骨腫 →345 頁	手指や足趾の骨膨隆，骨皮質の菲薄化，骨透亮像	〈MRI〉T1 低信号，T2 高信号		
非骨化性線維腫 →348 頁	骨皮質に辺縁硬化像を伴う骨透亮像	〈MRI〉T1・T2 低信号 〈CT〉骨皮質の陥凹像		
軟骨芽細胞腫 →348 頁	骨端に好発し硬化像を伴う類円形の骨透亮像	〈MRI〉T1 低信号，T2 等信号・高信号が混在		
類骨骨腫 →346 頁	骨透亮像の中心に骨硬化像．周辺の皮質の反応性骨硬化像	〈MRI〉nidus が T1 低信号，T2 高信号 〈CT〉nidus を確認できる 〈骨シンチ〉nidus と周囲に強い集積	単純 X 線撮影 ↓ MRI ↓ CT ↓ 骨シンチ ↓ 病理組織検査	
骨巨細胞腫 →346 頁	骨幹端から骨端にかけての骨溶解像．辺縁硬化像は少ない．泡沫状陰影（soap-bubble appearance）を呈することがある	〈MRI〉T1 低信号，T2 高信号，不均一 〈CT〉薄くなった骨皮質が病変を取り囲み，皮質が破れていることもある		
単発性骨嚢腫 →349 頁	骨皮質の膨隆，菲薄化を伴う骨透亮像	〈MRI〉液体貯留に伴う T1 低信号，T2 高信号		
動脈瘤様骨嚢腫 →351 頁	骨皮質の膨隆，菲薄化を伴う骨透亮像．泡沫状陰影もみられる	〈MRI〉液体貯留に伴う T1 低信号，T2 高信号		
線維性骨異形成症 →350 頁	すりガラス様陰影，骨硬化像と溶解像が混在．羊飼いの杖変形（shepherd's crook deformity）	〈MRI〉T1・T2 低信号（硬化部）と T1 低信号・T2 高信号（溶解部）の混在 〈骨シンチ〉集積増強		

6　悪性骨腫瘍

疾患名	単純 X 線所見	その他の画像所見	検査の進め方	その他
骨肉腫　→352 頁	長管骨骨端部に皮質骨の破壊を伴う辺縁不明瞭な像，軟部組織への浸潤，綿花様骨硬化像，Codman 三角，spicula 形成，玉ねぎ様骨膜反応	〈MRI〉T1 低信号，T2 低信号から高信号〈CT〉骨破壊像〈血管造影〉腫瘍濃染像〈骨シンチ〉集積増強	↑	血液：ALP 上昇，LDH 上昇
軟骨肉腫　→356 頁	境界不明瞭な透亮像，膨隆性骨破壊像，ポップコーン状・斑紋状石灰化像	〈MRI〉T1 低信号と高信号が混在，T2 硝子様軟骨が高信号〈CT〉石灰化像〈血管造影〉腫瘍濃染像〈骨シンチ〉集積増強	単純X線撮影↓血液検査↓MRI↓CT（転移巣の検査も）↓骨シンチもしくは PET-CT タリウムシンチ↓生検，病理組織検査	
Ewing 肉腫　→359 頁	長管骨の骨幹から骨幹端に虫食い像，浸潤性骨破壊像，玉ねぎ様骨膜反応	〈MRI〉T1 低信号，T2 高信号		
脊索腫　→362 頁	骨破壊を伴う巨大腫瘤（仙骨が多い）	〈MRI〉T1 低信号，T2 高信号		
多発性骨髄腫　→363 頁	全身性骨萎縮，頭蓋骨の打ち抜き像，椎体圧迫骨折	〈MRI〉T1 低信号，T2 高信号		血液：貧血,赤血球連銭形成,Ca 上昇，免疫電気泳動にて M-bow 形成尿：Bence Jones 蛋白質
癌の骨転移　→365 頁	造骨型・溶骨型・混合型に分けられる，椎体圧迫骨折，四肢骨の病的骨折	〈MRI〉腫瘍の広がり〈CT〉病的骨折の評価〈骨シンチ〉集積増強	↓	血液：ALP 上昇，Ca 上昇，腫瘍マーカーの上昇

7 良性軟部腫瘍

疾患名	単純X線所見	その他の画像所見	検査の進め方	その他
脂肪腫 →381頁	境界明瞭な脂肪透亮性陰影，時に石灰化像	〈MRI〉T1・T2 高信号〈CT〉低濃度〈超音波〉境界明瞭な高エコー	単純X線撮影，超音波検査 ↓ MRI ↓ CT ↓ 病理組織検査	
血管腫 →382頁	石灰化，静脈石	〈MRI〉T1 等信号，T2 高信号〈CT〉造影剤で不規則に造影される〈超音波〉嚢胞性・充実性エコーの混在		病理組織 第Ⅷ因子関連抗原
神経鞘腫 →383頁		〈MRI〉神経との連続性を認める．split-fat sign，target sign〈超音波〉神経との連続性を認める		
腱鞘巨細胞腫 →384頁		〈MRI〉T1・T2 低信号〈超音波〉低エコー		手指の関節近傍に発生
ガングリオン →148頁		〈MRI〉T1・T2 高信号〈超音波〉無～低エコー	穿刺・吸引	ゼリー状内容物

8 悪性軟部腫瘍

疾患名	単純X線所見	その他の画像所見	検査の進め方	その他
線維肉腫 →386頁		〈MRI〉T1・T2 低信号	単純X線撮影，超音波検査 ↓ 血液検査 ↓ MRI ↓ CT（転移巣の検査も） ↓ PET-CT タリウムシンチ ↓ 生検，病理組織検査	
未分化多形肉腫 →386頁		〈MRI〉T1 低信号，T2 線維成分は低信号，粘液成分は高信号〈超音波〉低エコー		血液：α_1 アンチトリプシン陽性
脂肪肉腫 →387頁		〈MRI〉高分化型は T1 高信号，T2 高信号 粘液型は T1 低信号，T2 高信号		病理組織：S-100 蛋白質陽性
平滑筋肉腫 →388頁				病理組織：アクチン，デスミン陽性
横紋筋肉腫 →389頁				病理組織：アクチン，デスミン，ミオグロビン陽性
滑膜肉腫 →391頁	石灰化像，骨化像を認めることがある	〈MRI〉T1 等信号，T2 高信号		

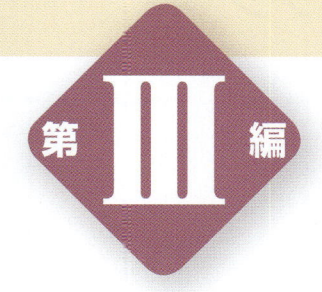

整形外科治療総論

本編で何を学ぶか

- 治療計画を立てるに当たっては，患者の社会的・経済的背景，家庭環境，職業を含めた生活の質を十分に考慮する必要がある．
- 「インフォームド・コンセントとは何か」について十分に理解していること，患者の診断・治療について熟知していることは当然であり，さらに鑑別診断，種々の治療法について熟知している必要がある．
- 患者・家族には可能な限り平易な言葉を用いて説明を行い，どのようなことでも（医師側からの説明および患者側からの質問など）必ず，カルテへの記載ができるよう心がける．
- 保存療法の重要性を理解し，1つの疾患における手術療法との長所・短所の比較を十分に説明できるようにする．
- 保存療法の1つに安静があるが，その効果を説明する際には，特に高齢者において生じやすい日常活動性の低下，認知症の発症・進行について患者および家族に十分に説明できるようにする．
- 1つの疾患に対して現在行われている種々の手術法を説明し，そのなかから何故今回の手術法を選択したのか，また周術期，術後にどのような合併症が生じ得るかをできるだけわかりやすく，詳しく説明できるようにする．
- 整形外科の手術療法のなかには人工関節手術のように既存の症状をほぼ完全に治すことが可能な手術と，各種骨切り手術のように症状をゼロにすることはできなくとも将来的に症状の進行・増悪を防ぐ効果がある手術があることを十分に理解する．
- 近年，人工膝（股）関節手術で用いられる小皮切，最小侵襲手術法について患者にその長所・短所を十分に説明し，患者が納得したうえで手術法を決定する．
- リハビリテーションは手術後可能な限り早期に開始することが重要であること，疾患によっては術前のリハビリテーション（可動域改善・筋力訓練など）が重要なことを患者・家族に理解してもらえるよう知識を深める．

第 Ⅲ 編　整形外科治療総論 の構成マップ

14 章　保存療法

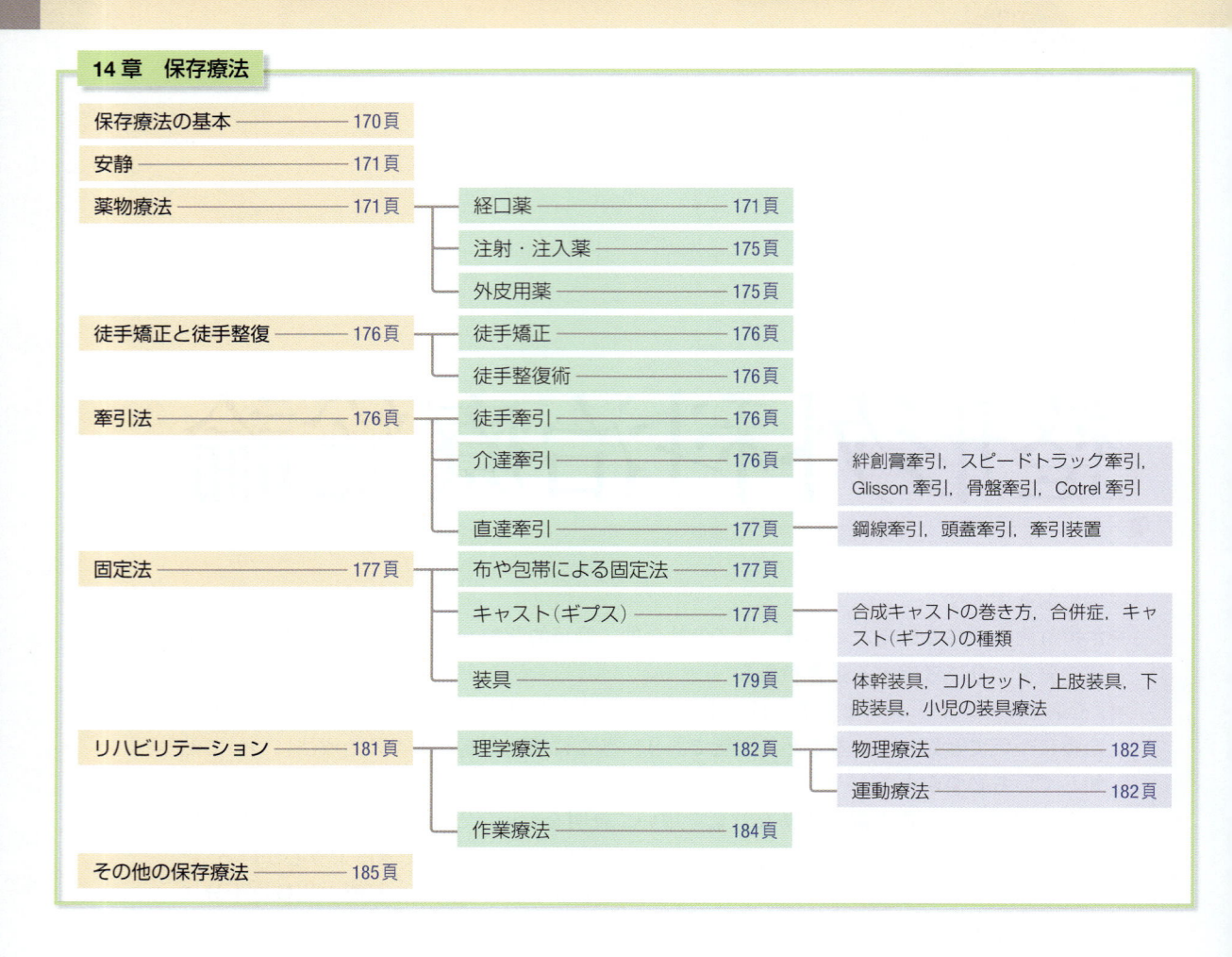

保存療法の基本 ──── 170頁

安静 ──── 171頁

薬物療法 ──── 171頁
- 経口薬 ──── 171頁
- 注射・注入薬 ──── 175頁
- 外皮用薬 ──── 175頁

徒手矯正と徒手整復 ──── 176頁
- 徒手矯正 ──── 176頁
- 徒手整復術 ──── 176頁

牽引法 ──── 176頁
- 徒手牽引 ──── 176頁
- 介達牽引 ──── 176頁　　絆創膏牽引，スピードトラック牽引，Glisson 牽引，骨盤牽引，Cotrel 牽引
- 直達牽引 ──── 177頁　　鋼線牽引，頭蓋牽引，牽引装置

固定法 ──── 177頁
- 布や包帯による固定法 ──── 177頁
- キャスト(ギプス) ──── 177頁　　合成キャストの巻き方，合併症，キャスト(ギプス)の種類
- 装具 ──── 179頁　　体幹装具，コルセット，上肢装具，下肢装具，小児の装具療法

リハビリテーション ──── 181頁
- 理学療法 ──── 182頁　　物理療法 ──── 182頁　　運動療法 ──── 182頁
- 作業療法 ──── 184頁

その他の保存療法 ──── 185頁

15章　手術療法

周術期の管理 ——————— 186頁
- 術前準備・計画 ——————— 186頁
- 術後管理 ——————— 187頁

基本手術器具の構造と使い方 — 188頁
- 筋鉤と開創器，骨切りのみと槌（ハンマー），骨鉗子，剥離子，鋭匙，骨鋸，エアトーム，Kirschner鋼線とドリル，駆血帯，ドレーン，縫合糸，術中X線透視装置 ——————— 188頁〜193頁

基本的手術法 ——————— 194頁
- 皮膚の手術 ——————— 194頁
- 筋・腱の手術 ——————— 194頁
  - 腱切り術，腱延長術，腱縫合術，腱移植術，腱移行術
- 末梢神経の手術 ——————— 195頁
  - 神経剥離術，神経縫合術，神経移植，神経移行術
- 脊柱・脊髄の手術 ——————— 195頁
  - 除圧術（椎弓切除術，椎弓形成術，ヘルニア摘出術），脊椎固定術・脊椎矯正固定術
- 骨の手術 ——————— 196頁
  - 骨接合術，骨切り術，骨移植，骨穿孔術，肢延長術
- 関節の手術 ——————— 197頁
  - 滑膜切除術，関節デブリドマン，関節固定術，関節形成術，人工関節置換術，関節軟骨修復術，関節授動術
- 切断 ——————— 198頁
  - 概要，一般的事項，切断レベルと注意点

生体材料を使用した手術法 —— 200頁
- 骨補塡材 ——————— 200頁
- 骨折の治療に用いる内固定材 — 200頁
- 脊椎インストゥルメンテーション — 201頁
- 人工関節置換術 ——————— 202頁
- その他の人工材料 ——————— 203頁
- 最小侵襲手術 ——————— 203頁
- ナビゲーション手術 ——————— 204頁

関節鏡，内視鏡 ——————— 205頁

マイクロサージャリー ——————— 207頁
- マイクロサージャリーに必要な器具［手術用双眼ルーペ（拡大鏡），手術用顕微鏡，手術器具］——————— 208頁
- マイクロサージャリーの技術 — 208頁
- 切断肢・指再接着術 ——————— 209頁
- マイクロサージャリーを用いた再建術・遊離組織移植術 ——————— 212頁

保存療法の基本

1 保存療法とは

治療は大きく，基礎療法，保存療法 conservative therapy，手術療法 operation に分けられる．基礎療法とは，患者が病気やけがの正しい知識に基づいた日常生活を送ることで得られる治療法であり，すべての治療法の土台となる．また医療者が最適な治療を提供するためには，保存療法中であっても手術適応である絶好の機会が出現した際には，手術療法を選択するなどの判断が求められる．

保存療法には，安静や薬物療法，リハビリテーション，ケアなどがある．薬物療法には経口薬や貼付薬，坐薬，注射薬などがあり，リハビリテーションには理学療法や作業療法，言語聴覚療法，心理学的療法がある．歴史的には，小児の変形に対する徒手矯正や骨折に対する徒手整復とギプス固定，脳性麻痺児に対する運動療法と装具療法に代表されるように，保存療法が整形外科治療の中心であった．

2 EBM と NBM

ガイドラインが汎用されるようになり，evidence based medicine（EBM）に基づいた治療が重要視されるようになった．しかし，EBM だけでは不十分である．対話を通して患者が現在の症状を構成する心理的・社会的因子を認識し，医師との信頼関係を樹立させていく narrative based medicine（NBM）も必須である．特に，初診時の医療面接（問診）は重要で，このときの対応が治療に影響を与えることもある．

基礎療法を通して，患者はそれまで漠然とした不安のなか他力本願で被害者的・受動的にしかとらえられていなかった症状を，主体的に自分の問題としてとらえ直し，治療に前向きになる．例えば慢性の腰痛や膝痛でも，腹背筋や大腿四頭筋のエクササイズを指導され，筋力測定などによって自分の努力が客観的・肯定的に評価されることにより痛みに対する恐怖感が克服され，自分で治療できるのだということを実感することができるようになる．

3 生体の自己治癒力の活性化

保存療法の本質は，生体の自己治癒力を活性化させることにあり，患者自身が主体となれるように治療動機を高めることが何より大事である．そのため保存療法は画一的な手術療法とは異なり，多様性をもったオーダーメイドでなければならない．こういった心理的な理解と治療手段は，後述する様々な治療手段の根底を流れる治療理念であり，新しい「保存療法」の土台である．

保存療法は一般的に手間と時間がかかるが，患者を害するリスクは低く，医師も手術療法によるリスクを負うことはない．治療の主体は患者であり，医師は様々な治療法の利点や欠点を説明し，インフォームド・デシジョン informed decision が本来の姿であることを忘れてはならない．

本章では，運動器の疾患に関する基本的な保存療法について述べる．

保存療法各論

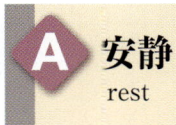

A 安静
rest

　生体のもつ自然治癒力を高めるためにも，安静は重要かつ基本的な治療法である．安静には，局所ならびに全身の安静がある．感染症や多発外傷など，全身に悪影響を及ぼす状態にある場合は，全身の安静が必要である．疾患の主座に対する局所の安静は必須であり，原因となった動作の禁止，包帯，副子，ギプスや装具による固定などがある．

　患者への説明に際し，注意すべきことは局所の安静であり，動かしても問題のない四肢・体幹には，廃用の予防や疾患が治癒した後，早期に復帰できるよう運動療法を勧める．例えば野球肘で投げたらいけないとだけ説明すると，患児は他の運動もできないと勘違いしてしまう．つまり，早期復帰のために今は「局所に限った安静」が必要であり，そのほかの部位に関する指導を含め十分説明することが重要である．

　また，ギプスをしている部位の等尺性訓練は，筋萎縮防止や血栓予防のためにも必須である．特に高齢者の場合は，安静臥床は必要最小限にとどめ，早期離床を図ることで廃用症候群のみでなく，呼吸器・尿路系の感染症，褥瘡や精神疾患の合併症を防止する必要がある．

B 薬物療法
drug therapy

1 経口薬
oral administration

A 消炎鎮痛薬

1 ● 非オピオイド鎮痛薬

a NSAIDs（表14-1）

　NSAIDs（nonsteroidal anti-inflammatory drugs，非ステロイド性抗炎症薬）は，抗炎症作用，鎮痛作用や解熱作用があるため，運動器疾患の治療に最も汎用されている薬剤である．効果が高い反面，副作用もあるので，患者の合併症を考慮のうえ安易な長期投与は避け，効果的な処方を行う．

　NSAIDs は，シクロオキシゲナーゼ cyclooxygenase-1（COX-1 構成型酵素）と cyclooxygenase-2（COX-2，アラキドン酸に作用しプロスタグランジンを産生させる誘導型酵素）の働きを阻害し，プロスタグランジン prostaglandin（PG）とトロンボキサン thromboxane の産生を抑制することで効果を発揮する．COX-2 を抑制することで抗炎症作用を発揮するが，COX-1 を抑制することで生体の恒常性維持を阻害するため，消化管障害，腎機能障害や抗凝固作用が生じる．したがって COX-2 を選択的に阻害する NSAIDs が登場した．化学構造から酸性と塩基性薬剤に大きく分類され，酸性の NSAIDs が主に用いられている．

b アセトアミノフェン

　薬理作用のすべては解明されていないが，視床下部の体温中枢に作用し，熱放散を増大させ解熱作用を，中枢でのプロスタグランジン合成阻害により解熱・鎮痛作用を発揮する．侵害受容性疼痛に対して有効とされている．末梢でのプロスタグランジン合成阻害作用はほとんどないため，抗炎症作用はない．胃粘膜障害，喘息発作誘発や血小板凝集抑制作用が少ないため，大量投与による肝障害を除けば，比較的安全性の高い薬剤として解熱・鎮痛目的に用いられる．

2 ● その他

　慢性疼痛に対する治療は，侵害受容性疼痛，神

表 14-1　NSAIDs の種類

	系統名		作用・特徴	一般名（代表的商品名）	副作用
酸性	カルボン酸	サリチル酸	少量で抗血小板作用	アスピリン	耳鳴り，難聴，喘息，出血傾向
		フェナム酸	比較的強い鎮痛作用	メフェナム酸（ポンタール®） フルフェナム酸アルミニウム（オパイリン®）	溶血性貧血
	プロピオン酸	プロピオン酸	消炎・鎮痛・解熱作用 常用量では抗炎症作用少ない 消化管・腎障害の副作用が比較的少ない フルルビプロフェンアキセチル：プロドラッグでリポ化注射製剤，鎮痛効果早い ナプロキセン：鎮痛効果比較的早い ロキソプロフェン：プロドラッグ	イブプロフェン（ブルフェン®） フルルビプロフェンアキセチル（ロピオン®） フルルビプロフェン（フロベン®） ナプロキセン（ナイキサン®） ロキソプロフェンナトリウム（ロキソニン®） ケトプロフェン（メナミン®）	髄膜炎 貼付剤：光線過敏症
	アリール酢酸	フェニール酢酸	効果発現は比較的早い 持続時間は短い フェニール酢酸，インドール酢酸：鎮痛作用は強い，副作用多い	ジクロフェナクナトリウム（ボルタレン®） フェルビナク（ナパゲルン®，セルタッチ®）	消化器系の副作用多い 高齢者・小児での血圧低下
		インドール酢酸	 スリンダク：プロドラッグであり，腎機能障害も少ない COX-2 選択的阻害	インドメタシン（インテバン®，インダシン®） インドメタシンファルネシル（インフリー®） スリンダク（クリノリル®） プログルメタシンマレイン酸塩（ミリダシン®）	眩暈,頭痛,パーキンソン症状悪化
		ピラノ酢酸　ほか	エトドラグ：COX-2 選択性高い	エトドラク（ハイペン®）	消化管障害
	エノール酸	オキシカム	持続時間が長い 腎毒性が強い 持続時間が長いので高齢者や肝・腎機能障害患者の投与には注意 胃腸障害比較的少ない	メロキシカム（モービック®） ピロキシカム（フェルデン®，バキソ®） アンピロキシカム（フルカム®）	
	コキシブ		COX-2 選択的阻害	セレコキシブ（セレコックス®）	腎障害，心血管障害
塩基性			プロスタグランジン系に作用しない 鎮痛効果弱い 副作用少ない	チアラミド塩酸塩（ソランタール®）	

共通の副作用：妊娠中は禁忌，過敏症，痙攣（特に抗菌薬と併用時）.

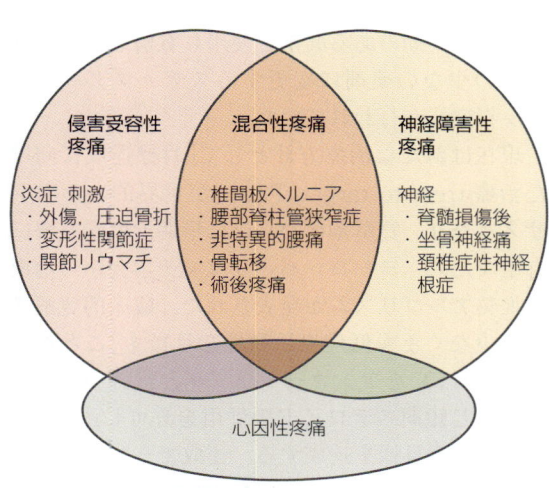

図 14-1　慢性疼痛の分類
心因性疼痛(psychogenic pain)は，WHO による国際疾病分類では身体的表現性障害に分類され，米国精神医学会のDSM-5 では身体症状性障害とされる.

経障害性疼痛，混合性疼痛など原因に即した薬剤が用いられている(**図 14-1**). 一般的には，NSAIDs とアセトアミノフェンが基本的な鎮痛薬であり，効果不十分な場合には弱オピオイド鎮痛薬や鎮痛補助薬(抗てんかん薬，抗うつ薬など)を併用する. 神経障害性疼痛に関する国際疼痛学会の指針によれば，第1選択肢として抗うつ薬〔第2級アミン三環系抗うつ薬，SNRI(serotonin-norepinephrine reuptake inhibitors)，SSRI(selective serotonin reuptake inhibitors)〕，抗痙攣薬〔α2-δカルシウムチャネルリガンド(ガバペンチン，プレガバリン)〕，リドカイン外用薬と限定的にオピオイドが挙げられ，併用療法も容認している. 代表的薬剤を以下に示す.

a 弱オピオイド
【トラマドール塩酸塩】
　疼痛伝達に関与する下降性疼痛抑制系において，セロトニン・ノルアドレナリンなどのモノアミンの再取り込みを抑制し，その濃度を上昇させることと肝臓での代謝産物 O-desmethyltramadol(M1)がμ-オピオイド受容体に作用し，鎮痛作用を発揮する. 非オピオイド鎮痛薬で治療困難な，慢性疼痛や癌性疼痛に適応がある. 弱オピオイドに分類され，適切に使用されれば薬物乱用・依存の発現頻度は10万人当たり1人以下で安全性が高いとされ，麻薬，向精神薬，習慣性医薬品には指定されていない. オピオイド特有の副作用

である悪心・嘔吐，便秘や傾眠に注意する. 副作用に対し制吐薬や緩下薬を適宜使用する.

【トラマドール塩酸塩/アセトアミノフェン配合錠】
　2011 年から，わが国でもトラマドール塩酸塩とアセトアミノフェンの配合錠が使用可能になった. 合剤のため両薬剤の効果を相乗させることができ，副作用も軽減できる.

b 抗痙攣薬
【プレガバリン】
　カルシウムチャネルのα2-δサブユニットと結合し，神経の興奮を抑制することで効果を発揮する. 抗痙攣薬のガバペンチンの改良薬である. 神経障害性疼痛と線維筋痛症に使用され，副作用はめまい，ふらつき，眠気などである.

c 抗不安薬
【エチゾラム(ベンゾジアゼピン系)】
　心因性疼痛に対し，抗不安や筋緊張緩和作用のあるエチゾラムが使用される.

d 中枢性筋弛緩薬
【バクロフェン】
　GABAB 受容体作動薬であり，三叉神経痛，筋痙縮，筋痙性疼痛などに使用される.

【エペリゾン塩酸塩】
　主に脊髄レベルに作用し，脊髄反射を抑制することで骨格筋緊張緩和作用を発揮する.

e ビタミン B₁₂ 製剤
【メコバラミン】
　末梢性神経損傷・障害に対して使用される補酵素型ビタミン B_{12} 製剤で，神経組織を修復する.

B 抗菌薬

　抗菌薬使用の原則は，起炎菌を同定し薬剤感受性を確認後に選択することである. 起炎菌として，整形外科領域ではグラム陽性球菌(黄色ブドウ球菌，表皮ブドウ球菌など)が多いが，免疫能が低下している場合，グラム陰性桿菌も起炎菌となる.

　また，不適切な抗菌薬の使用や，免疫機能が低下している場合に多く検出されるメチシリン耐性黄色ブドウ球菌(MRSA)は大きな問題である. 使用にあたっては，至適血中濃度を維持することが，十分な効果発現と耐性菌の出現を抑制するうえで重要である.

　抗 MRSA 薬として，バンコマイシン vancomycin(VCM)，テイコプラニン teicoplanin(TEIC)，

アルベカシン arbekacin（ABK），リネゾリド line-zolid（LZD），ダプトマイシン daptomycin（DAP）が用いられる．また，スルファメトキサゾール／トリメトプリム sulfamethoxazole／trimethoprim（ST合剤），リファンピシン rifampicin（RFP）のMRSAの感受性は良好である．またRFP，クリンダマイシン clindamycin（CLDM），ミノサイクリン minocycline（MINO）は骨への移行性が良好なため，抗MRSA薬とこれらの抗菌薬との併用も推奨されている．MRSAに対し多くの薬剤が使用可能となったが，それぞれの薬剤の特徴や副作用を考慮のうえ，適切な薬剤を選択することが重要である．

手術部位感染 surgical site infection（SSI）の予防には，第一世代および第二世代セフェム系薬とペニシリン系薬が推奨されている．清潔手術の場合，術直前投与が重要であり，術後は48時間以内に投与を終了すべきである．

C 骨粗鬆症・骨代謝改善薬

骨折の原因である転倒ならびに骨強度の低下防止は大切であり，そのためにも骨粗鬆症に対する予防・治療は重要である．

予防の基本は，食生活，運動や日光浴などの生活習慣である．治療は，カルシウム，ビタミンD・Kを基本として，骨吸収や骨形成の状態を把握し，骨吸収抑制薬や骨形成促進薬を選択する．エビデンスのある骨吸収抑制薬として，ビスフォスフォネート製剤や選択的エストロゲン受容体モジュレーターが主に使用され，2013年から抗RANKLモノクローナル抗体製剤が使用可能となった．また骨形成促進薬として副甲状腺ホルモンが使用され，効果を上げている．鎮痛効果を期待して，カルシトニンや副甲状腺ホルモンが用いられる．

薬剤の副作用を考慮するのは当然であるが，ビスフォスフォネート製剤の長期投与などにより，顎骨壊死や非定型骨折など稀ではあるが重篤な副作用も報告されており，注意する必要がある．

D 関節リウマチの治療薬

関節リウマチに対する基本的薬物療法は，従来は副作用の少ない薬剤から使用するピラミッド療法が原則であったが，その後メトトレキサート methotrexate（MTX）や副腎皮質ステロイドなど，より薬効のある薬剤を使用し寛解を得て，副作用の少ない薬剤に変更するステップダウンブリッジ療法が行われていた．

現在は新たな治療方針として「目標達成に向けた治療 treat to target（T2T）」が世界的コンセンサスとなり，寛解基準ならびに早期治療が寛解に有用なため，ヨーロッパ・リウマチ学会から治療の推奨アルゴリズムが発表された．「臨床的寛解または少なくとも低疾患活動性を目指す」ことを目標に，MTXをアンカードラッグと位置づけ，病勢に応じ短期ステロイドの併用を許可し，6カ月以内に治療目標を達成する．達成できていない場合，生物学的製剤やスルファサラジン sulfasalazine，疾患修飾性抗リウマチ薬 disease-modifying antirheumatic drugs（DMARDs）などを使用する．MTXなどのDMARDsや生物学的製剤は，滑膜炎や骨破壊を抑制するなど有用であるが，感染症や肺障害などの重大な副作用や高い費用など課題も多い．

E 抗悪性腫瘍薬（➡343, 380頁）

悪性腫瘍に対する多剤併用化学療法は，切除範囲の縮小化による患肢温存手術や肺転移の予防に大きな効果をあげ，化学療法や放射線療法などを組み合わせた集学的治療の発展から5年生存率が飛躍的に向上している．主な薬剤としてアドリアマイシン（ADR），ビンクリスチン（VCR），メトトレキサート（MTX），シスプラチン（CDDP），ドキソルビシン（DXR），イホスファミド（IFO），シクロホスファミド（CPA）などがある．

使用にあたっては重大な副作用を生じる可能性もあり，患者の状態を十分把握したうえで使用する．破骨細胞が骨転移発症に関与していることからビスフォスフォネート製剤であるパミドロネート pamidronate，ゾレドロネート zoledronate が使用されている．分子標的治療薬としては抗RANKLモノクローナル抗体製剤のデノスマブ denosumab が転移性骨病変や骨巨細胞腫に使用されている．悪性軟部肉腫に対しては主に血管内皮増殖因子受容体（VEGFR）に作用し，腫瘍の成長を抑制するパゾパニブ pazopanib が使用されている．

2 注射・注入薬
injection

A 鎮痛薬

運動器領域の鎮痛目的として，局所麻酔薬を関節や腱鞘，滑液包，硬膜外腔，末梢神経などへ注入する．適用に応じ副腎皮質ステロイドを併用することがある．有効性が高い反面，重大な副作用もあるため安易な頻回投与は慎むべきである．特に，感染や関節内注射による軟骨破壊，骨壊死ならびに腱鞘内投与による腱鞘損傷などに注意を要する．

神経性疼痛に対する神経ブロックには，多くの手技がある．血管・神経症状に対しては，星状神経節や腹部交感神経節ブロックが用いられる．腰痛，下肢痛・しびれに対しては，腰部・仙骨硬膜外ブロックが実施される．

注射療法は疼痛寛解に即効性を示すが，アナフィラキシーショックや血腫，感染など重篤な副作用があり，頻回の注射により薬物依存症と同様の症状に陥ることもあるので，注射の乱用は避けるべきである．

その他の鎮痛薬として，下行性疼痛抑制系神経の活性化により効果を発揮するノイロトロピンやジブカイン塩酸塩，サリチル酸ナトリウム，臭化カルシウム配合薬（ネオビタカイン®）が使用される．

B 関節機能改善薬

変形性膝関節症や関節リウマチ，肩関節周囲炎に対して，軟骨保護・抗炎症・関節内神経保護などを目的としてヒアルロン酸ナトリウムが用いられる．高分子量のものは関節の弾力性回復作用がある．分子量の差により3剤が使用可能である．

C 抗炎症薬

非感染性の炎症を抑制する目的で，副腎皮質ステロイドが使用される．投与経路により静脈内，筋肉内，経口，経皮のほか整形外科特有なものとして関節内，硬膜外や神経周囲などがある．主な副作用に感染症や糖尿病，脂質異常症，満月様顔貌，白内障などがある．局所投与は全身合併症の軽減が可能である．関節内投与などは前述の鎮痛薬を参照．

D その他

脳性麻痺や脳卒中の症状である痙縮は，運動器の特徴的症状の1つである．上位運動ニューロンが障害され，腱反射亢進を伴う緊張性伸長反射の速度依存性を特徴とする．経口筋弛緩薬やリハビリテーションが治療の中心であるが，制御できない場合は痙性コントロール手術や脊髄後根切断術，バクロフェン髄中療法が行われていた．痙性のある筋肉に注射するボツリヌス毒素療法が可能になり，治療体系に大きな影響を与えた．

3 外皮用薬
ointment

運動器疾患の治療として用いられる外皮用薬は，塗布剤と貼付剤に分けられる．塗布剤には軟膏やクリーム，液体，ゲル，ローション，チック剤などがある．

貼付剤には，主にパップ剤，テープ剤，パッチ剤がある．含有される薬剤は，消炎鎮痛薬であるインドメタシン，ケトプロフェン，ジクロフェナク，フェルビナク，フルルビプロフェン，ロキソプロフェンなどがある．また，ヘパリン類似物質を含んだ軟膏は打撲や外傷後の血腫，ケロイド瘢痕や拘縮による疼痛などに用いられる．

外皮用薬の適応は製品により異なるが，腰痛症，脊椎症，筋・筋膜炎，関節リウマチ，関節症，関

NOTE 保健機能食品と健康食品

「食品」や「医薬品」は食品衛生法と薬事法により定義され，食品は「医薬品及び医薬部外品以外の飲食物」とされている．「健康食品」という用語は，法令上定義されておらず，医薬品でもないので疾病の治療・予防や身体の構造や機能に影響を及ぼすなどの効能効果は表示不可能である．しかし「保健機能食品」は，"お腹の調子を整える"など機能性表示が可能である．

保健機能食品には「栄養機能食品」と「特定保健用食品」がある．栄養機能食品は，主に，ビタミン，ミネラルといった人間の生命活動に不可欠な栄養素を含む食品である．特定保健用食品，いわゆる「トクホ」は，一定の科学的根拠を有する食品である．それ以外のいわゆる健康食品には，例えば「健康食品」「健康・栄養補助食品」「健康飲料」「サプリメント」などがあり，健康食品とは健康の保持増進に資する食品全般で，サプリメントは特定成分が凝縮された錠剤などの製品とされている．

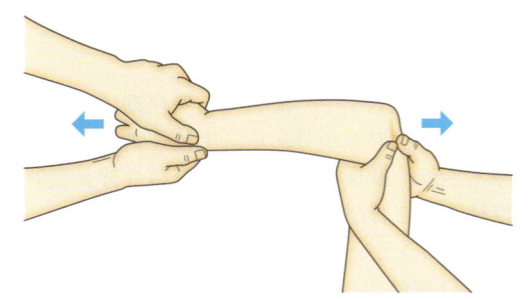

図14-2 骨折の整復操作（橈骨遠位端骨折例）
二人で整復する場合，助手が上腕部を把持し反対牽引を行い，整復者が骨折部の矯正を愛護的に行う．

節周囲炎，腱鞘炎，外傷後の腫脹・疼痛などきわめて広く，重篤な副作用も少ない．貼付剤の副作用としては接触性皮膚炎が最も多い．また，慢性・持続性疼痛，非オピオイド鎮痛薬などで治療困難な疼痛に対し，ブプレノルフィン含有のテープ剤やフェンタニル含有のパッチ剤も使用可能となったが，内服薬と同様副作用に留意して使用する．

C 徒手矯正と徒手整復

1 徒手矯正
manual correction

徒手矯正は，他動運動により関節可動域の改善や変形を矯正する手技である．

代表的な適応例として，骨折後や術後，凍結肩の拘縮ならびに先天性内反足に対する変形矯正術などがある．重要なことは，時間をかけて粗暴に実施しないことである．骨折，筋腱断裂，血管神経損傷などを生じる危険性があるからである．また膝や肘など，特に若年者の場合は骨化性筋炎が発症しないように注意する必要がある．

2 徒手整復術
manipulation

骨折や脱臼を非観血・徒手的に解剖学的正常位に戻す手技である．暴力的に行わず，整復が困難な場合は麻酔などを用い，鎮痛および筋の弛緩性を確保して実施することが骨折，神経・血管損傷などの二次損傷防止のためにも重要である．実施

前に，神経・血管損傷の評価を行い記録しておくことが医療安全の観点からも必要である．また，軟部組織や骨片などが介在し整復阻害因子になっている可能性がある場合は，観血的整復を選択する．

D 牽引法
traction

牽引治療の目的は，骨折や脱臼の愛護的な整復と整復位の保持，安静による筋緊張や炎症の鎮静化，術前の関節拘縮の除去，椎間板や関節の内圧低下による疼痛の緩和などである．安静を強いる長期的牽引の場合，筋萎縮や拘縮をきたすことがあるので注意を要する．方法と種類は以下のとおりである．

1 徒手牽引
manual traction

骨折，脱臼の整復に際して行われる．愛護的牽引と反対牽引 countertraction が重要である（**図14-2**）．手指の脱臼や骨折には麻酔が不要の場合もあるが，牽引により合併症が発症する可能性や除痛と筋弛緩を得るためにも，麻酔下での徒手牽引が望ましい．また，骨折や脱臼の鎮痛と無麻酔整復を目的として，次項で述べる介達牽引，直達牽引を行うこともある．

2 介達牽引
skin traction

皮膚・軟部組織を介して牽引する方法である．

A 絆創膏牽引，スピードトラック牽引

絆創膏やスポンジバンド（スピードトラック）を四肢の皮膚に当てて，弾性包帯で圧迫固定し牽引する（**図14-3**）．牽引力から新生児・乳児股関節脱臼の整復や小児の四肢や上腕の骨折に用いられる．皮膚の発赤や水疱形成，神経・血管の圧迫に注意する．

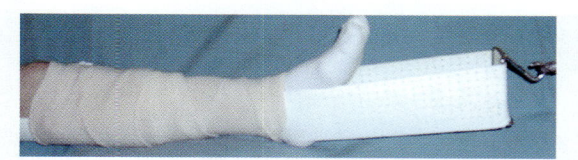

図14-3　スピードトラック牽引

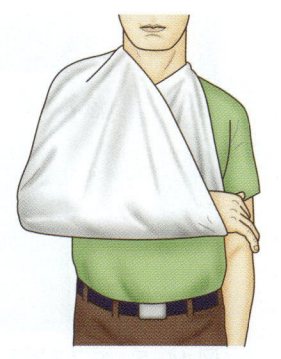

図14-4　三角巾固定

Ⓑ Glisson（グリソン）牽引，骨盤牽引
（➡912頁，図43-9参照）

Glisson 頚椎牽引は，Glisson 係蹄を下顎と後頭骨にかけ　頚椎を前屈 10～30° で頭方向に牽引する．骨盤牽引 pelvic traction は下腹部から骨盤に軟性コルセットを装着し，股関節と膝関節を屈曲し，腰椎前弯を減少（ファーラー肢位）させ大腿の長軸方向に牽引する．牽引力を設定でき持続・間歇牽引可能な機器が汎用されている．脊椎介達牽引は，急性期を除いた椎間板障害や変形性脊椎症など適応は広いが，不安定性の著しい頚椎病変や著明な骨粗鬆症などでは禁忌である．

Ⓒ Cotrel（コトレル，コートレル）牽引

側弯症の保存療法や術前牽引として，側弯矯正や柔軟性の獲得を目的に行う．

❸ 直達牽引
skeletal traction

Ⓐ 鋼線牽引 wire traction

長管骨に Kirschner（キルシュナー）鋼線を刺入し，締結器に取りつけ重錘で牽引する．下肢の骨折，股関節脱臼や上腕骨顆上骨折などに用いられる．

Ⓑ 頭蓋牽引 skull traction

頭蓋骨にピンを刺入し牽引する．頚椎脱臼・骨折に用いられる．Crutchfield（クラッチフィールド）牽引や Barton（バートン）牽引などがある．頭蓋輪牽引（halo 牽引）の場合，頚椎の脱臼整復後や手術後に halo-vest〔ヘイロー（ハロー）ベスト〕外固定に移行できる（➡511頁，図30-14参照）．

Ⓒ 牽引装置

日常生活をしながら牽引治療ができるよう様々な装置がある．骨延長や骨関節の変形矯正に使用する創外固定〔単支柱式，環状式，Ilizarov（イリザロフ）式〕などがある．

Ⓔ 固定法
immobilization

保存療法の基本は患部の安静による治癒促進である．固定にあたっては，固定による循環・神経系の合併症確認のため，患部の末梢の手指や足趾が見えるようにする．

❶ 布や包帯による固定法

布，バンド，紐を利用した三角巾固定 triangle bandage（**図14-4**），アームスリング arm sling，Velpeau（ヴェルポー）包帯固定が，上肢の局所安静に用いられ，簡便であり実用性の高い固定法の代表である．また，鎖骨骨折に対する8字包帯 figure-of-eight bandage 固定，鎖骨バンド clavicle band や肋骨骨折に対する胸部固定帯（バストバンド，rib brace など）がある．

❷ キャスト（ギプス）
英：cast, 独：Gips

キャスト（ギプス）固定は，局所の安静固定の目的に最も用いられ，キャスト材として石膏，水硬

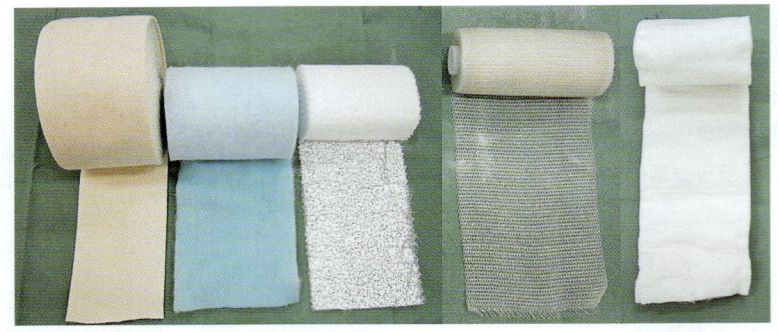

図 14-5　ギプス固定の材料
左から弾力性のあるメリヤス筒，下巻き，石膏包帯，水硬性樹脂（プラスチック）
包帯，水硬性樹脂副子．

性樹脂（プラスチック），熱可塑性樹脂（プラスチック）があり，それぞれの特徴にあった製材を用いることが重要である（**図 14-5**）．ギプスとはもともと石膏（硫酸カルシウム粉末）のことであり，石膏を塗布したギプス包帯をぬるま湯（約 30℃）に浸して巻き，硬化させたものである．硬化に時間がかかることや水に濡れると壊れること，また X 線を通しにくい，などの欠点から樹脂製材が汎用されるようになった．

　現在でも石膏ギプスは，細かな部位にもフィットしやすいことから小児疾患（骨折や内反足など）に用いられているが，一般的には合成樹脂（合成キャスト）が用いられる．合成キャスト synthetic cast は，常温の水で軟化し数分で硬化する．X 線透過性も良好で，水に強く濡れても壊れず軽量である．しかし，前述のように細かな形態に合わせにくく辺縁が鋭である欠点がある．一般に骨折の場合の固定範囲は，上下 2 関節を含めることで筋肉の起始と停止部を固定することができ，整復位を保持することができる．

Ⓐ 合成キャストの巻き方

　まず，メリヤス筒（ストッキネットなど）で患肢を包み，その上に綿包帯をしっかりと巻く．特に骨性突起部は圧迫防止のため十分に巻く．キャストは締めつけないように巻き，手掌や母指球全体でモールドする．圧迫が強すぎる，綿包帯が薄すぎる，樹脂が突出しているなど適切な処置がなされていない場合，血管・神経損傷や褥瘡の原因となるので注意する．

Ⓑ 合併症

　ギプス装着後に患部が浮腫や出血で腫脹すると，筋内圧が上昇し，循環障害〔区画（コンパートメント）症候群（➡755 頁参照）〕をきたす．ギプス装着後 24 時間は，数時間ごとに循環と運動機能をチェックする必要がある．疼痛やしびれが増強する場合は循環障害を疑い，速やかにギプスの長軸方向に割を入れ，その全長を開大させる．その際に下巻きの綿包帯など圧迫の原因となるものは切離する．ギプスを開大しても疼痛やしびれが軽減しない場合は，コンパートメント症候群を疑い緊急の筋膜切開術が必要である．

　また，外傷の重症度とは関係なく，ギプス内で四肢を不動状態におくことで，深部静脈血栓症（DVT ➡737 頁参照）や複合性局所疼痛症候群（CRPS）I 型，反射性交感神経性ジストロフィー（RSD ➡494 頁参照）を発症することがあるので予防が必須である．予防にはギプス中でも実施可能な等尺性運動を実施することが，廃用予防の観点からも重要である．

Ⓒ キャスト（ギプス）の種類

　キャスト（ギプス）には，目的や形状によって以下のようなものがある．

1 ● 有窓ギプス windowed cast
　外傷，開放創や手術創に一致する部位を開窓し，創の治療を行う．

2 ● 架橋ギプス bridging cast

創傷が広範囲でかつ全周にあるときなど，創の開放のためにギプスを上下に分離し，支柱により架橋し一体化させたギプスである．現在このような開放創では創外固定器を用いることが多い．

3 ● 歩行ギプス walking cast

ギプスにゴム製のヒールや下駄型の足底部をつけたギプスで，装着したまま歩行が可能である．荷重は，骨折や筋腱損傷（アキレス腱断裂など）などの状況に応じて考慮する．

4 ● 免荷ギプス non-weight-bearing（NWB）cast

患部に直接荷重がかからないようにしたギプス．下腿骨折に対する膝蓋腱支持ギプス patellar tendon bearing cast（PTB cast），膝関節骨折などで免荷歩行するため，坐骨結節で荷重を支える長下肢ギプス long leg cast などがある．

5 ● ギプス副子（ギプススプリント）plaster splint

外傷や手術後など腫脹が強い場合に，神経血管障害予防のためギプス包帯，合成樹脂などを必要な長さと幅に折り返し帯状とした副子（添え木）のことをギプスシーネ plaster slab という．各種幅があり切断して使用できる市販の水硬性樹脂副子が汎用される（**図 14-5**）．

全周性にギプス包帯や合成キャストなどを巻き，硬化した後に半切し，半分のみ使用するギプスをギプスシャーレ plaster shell という．

6 ● ギプスベッド plaster bed

脊椎感染症などで体幹の絶対安静を必要とするときなどに作製する．患者を腹臥位とし，ギプス副子と同様，固定しようとする脊椎の弯曲に応じた適当な幅と厚さで作製する．治療効果に比べ患者の負担も大きく使用頻度は低い．

7 ● 矯正ギプス（矯正キャスト）corrective cast

新生児の内反足や垂直距骨など，重症の足病変や内反手などの矯正後の保持に用いられる．

8 ● その他

骨幹部骨折などの初期治療後にギプスを装着し，整復状態を単純 X 線で確認したとき整復不十分な場合に，ギプスを変形部で楔状に切除しこれを閉じる形で変形を矯正することがある．

3 装具
orthosis, brace

装具療法の目的は，安静，固定，支持，免荷，矯正や動作の補助である．上肢，体幹，下肢装具があり，医師の処方に応じ義肢装具士が作製する．また，汎用性を考慮した市販性装具とオーダーメイドの装具がある．装具の処方，作製や装着の指示・改良などは，基本的には治療目的に応じ，医師（整形外科医，リハビリテーション医）と義肢装具士が患者の意見を考慮し決定する．

装具の使用は，疾患が治癒するまでの一時的使用，疾患の進行防止のための予防的使用，ADL 自立のための常時使用などがある．例えば腓骨神経麻痺に対する短下肢装具は，神経が回復するまで一時的に使用したり，麻痺が改善しない場合は ADL 自立のために常時使用したりする．スポーツ実践時のサポーターなどは，不安定性や疼痛の軽減および疾患の進行予防に用いる．

A 体幹装具，コルセット（図 14-6）
back brace / spinal orthosis, corset

体幹装具（脊椎装具）の目的は支持，制御（制動），矯正である．頚椎外傷や術後の固定用装具として，頚椎カラーや頭蓋胸郭型装具がある．肋骨骨折にはバストバンドがよく用いられる．

汎用される腰仙椎装具 lumbosacral orthosis（**図 14-6c**），腰椎装具 lumbar orthosis（ダーメンコルセット，独：Damenkorsett）は，腰椎を固定することで筋緊張を改善して除痛を獲得することと，腰椎不安定性に起因する症状を改善するために支持性を与えることを目的としている．

装具は，縦・横方向に剛性の支柱があり，片方向のみの場合にはコルセットと分類している．また，材質の性状から軟性 soft，半硬性 semi-rigid，硬性 rigid に分類される．腰部の筋緊張を軽減させて局所の安静の獲得を目的とする場合には軟性装具が使用され，腰椎不安定性に起因する腰椎疾患，骨折や術後など局所の支持・固定が必要な場合には半硬性や硬性装具が使用される．Williams（ウィリアムス）型腰仙椎装具（**図 14-6d**）は腰椎

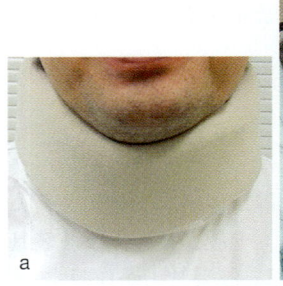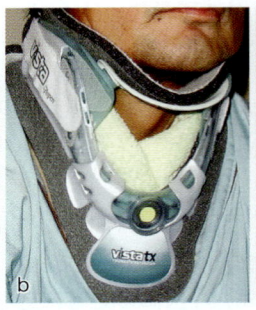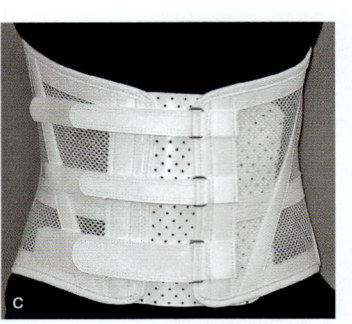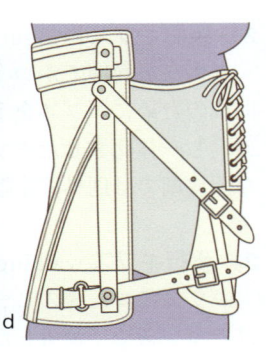

図 14-6　頚椎装具と体幹装具
a. 頚椎ソフトカラー，b. 頚椎装具，c. 腰仙椎装具，d. Williams 型腰仙椎装具．

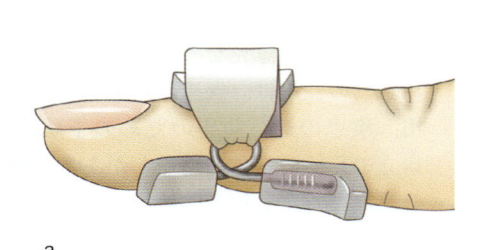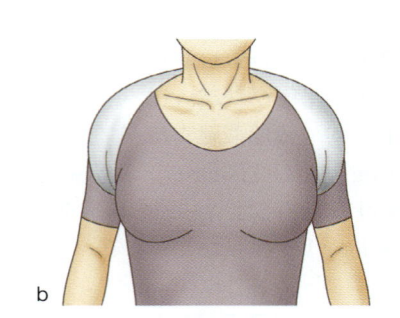

図 14-7　上肢装具
a. 手指 DIP 関節伸展装具．槌指などに用いる．
b. クラビクルバンド．鎖骨骨折に用いる．

の伸展防止装具であり，体幹の前屈で症状が軽快する腰部脊柱管狭窄症症例に有効である．

B 上肢装具
upper extremity orthosis

　肩や肘，手，指などの関節用に，目的に応じ局所の安静，固定，矯正に加え機能用装具として用いられる．肩関節では，手術後に肩関節を内旋位や外転位などに保持する腕つり装具が汎用される．

　そのほか橈骨神経麻痺に対する手背屈装具，正中神経麻痺に対する母指対立装具，把持装具，MP 関節拘縮に対するナックルベンダ knuckle bender，槌指に対する指装具などが汎用される．鎖骨骨折は保存療法が原則であり，クラビクルバンド clavicle band が汎用される（**図 14-7**）．

C 下肢装具（図 14-8）
lower extremity orthosis, leg brace

　固定，安静，矯正のほか，重要な機能として立位や歩行時の荷重と支持があり，免荷が必要とさ

れる場合や下肢長の補正のための補高装具がある．

　股関節脱臼（寛骨臼形成不全症）に対するリーメンビューゲル装具 Pavlic harness〔Riemenbügel（RB）装具〕（➡599 頁参照）や股外転装具や Perthes（ペルテス）病に対する坐骨支持装具 ischial weight-bearing orthosis，股関節の不安定性改善（大腿頚部骨折や股関節症術後）や痙性対麻痺のはさみ足歩行の改善に装具が用いられる．

　大腿部から足部までの固定や膝関節と足関節の動きを制御する目的で，長下肢装具 knee ankle foot orthosis（KAFO）が用いられる．

　膝の外傷や変形性膝関節症，膝の不安定性に対し，膝装具 knee orthosis（KO）が用いられる．

　下腿から足部までの固定や足関節の動きを制御する目的で，短下肢装具 ankle foot orthosis（AFO）が用いられる．足関節の継手として Klenzak（クレンザック）継手が汎用され，脛骨骨折などに膝蓋腱支持 patellar tendon bearing（PTB）装具も汎用される．

　外反母趾や扁平足，足部術後，変形性膝関節症

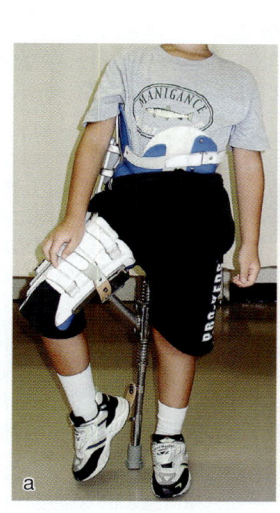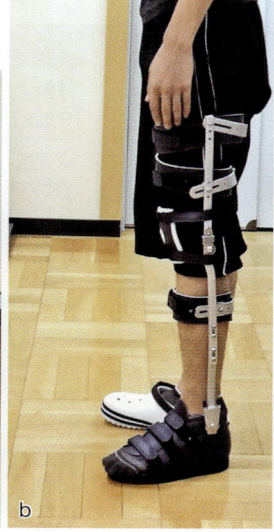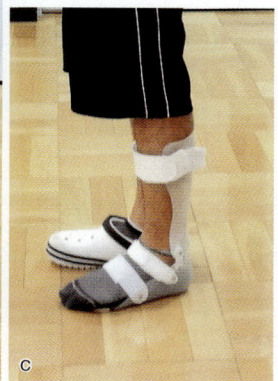

図 14-8　下肢装具
a. 坐骨支持免荷装具．Perthes 病に用いる．
b. 長下肢装具（KAFO）．
c. 短下肢装具（AFO）．

に対する足装具 foot orthosis（FO）として，整形靴 orthopaedic shoes や足底挿板 insole，先天性内反足対する Denis Browne（デニスブラウン）装具がある．

D その他

機能装具 functional brace は，上腕骨骨幹部骨折に対しよく用いられる．骨幹部骨折に対し，近傍の関節の動きによる筋肉の緊張を利用して整復位を保つことを目的とする．

E 小児の装具療法

小児疾患に対し用いられる装具療法は，小児の自家矯正・修復力を助長するために用い手術を回避できる可能性が高いことを保護者に説明し，インフォームド・コンセントを得ることが治療効果を高める（➡599 頁参照）．

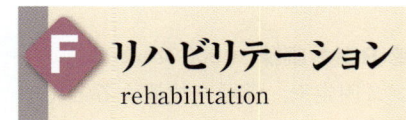

F リハビリテーション
rehabilitation

（➡898 頁，「第 43 章　運動器疾患のリハビリテーション」参照）

rehabilitation という言葉は，re（再び）と habilitare（能力）からきている．リハビリテーション医学は，物理医学 physical medicine とリハビリテーションという 2 つの医学分野が統合されたものであり，米国では，Physical Medicine and Rehabilitation（PM&R）とよばれている．

運動器疾患のリハビリテーション（以下，リハビリ）では，生活環境までを包括したアプローチが重要である．具体的には，理学療法，作業療法，義肢装具療法などを実施する．個々の身体・社会・精神的要因を考慮して，運動機能，ADL の評価を行い，必要に応じ家庭環境整備などを行う．リハビリの目標は，四肢・体幹の疼痛軽減や機能維持・改善を行うことで，食事，移動などの日常生活動作のみならず生活の質（QOL）の改善・向上である．

リハビリ処方や実施にあたっては，患者の基礎疾患を把握し，例えば循環器系，呼吸器系や骨粗鬆に伴う骨折などの合併症に注意する．治療開始当初やその患者にとって負荷の大きい訓練に際しては医師が常駐し，緊急の医学的対応が可能な環境でしか行ってはならない．

表 14-2　医療施設で用いられる温熱療法

種類	方法	特徴・注意点
ホットパック (hot pack)	専用のパックを約 80℃ に温めて乾布に包み，10〜20 分患部に当てる	頻繁に用いられるが，熱傷に注意を要し，急性炎症や感覚低下のある部位には禁忌である
極超短波透熱療法 (microwave diathermy)	熱以外のエネルギーである極超短波を熱エネルギーに変換して局所を温める	深達度が深く，筋深層での発熱が大である．衣服の上から照射することができ簡便であるが，電磁波であるため，発汗が多いと体表面の水分を加熱し熱傷を生じる危険がある．また，体内に埋め込まれたプレートや鍼などの金属を加熱する危険もある．生殖器や成長期の骨端，眼球への照射なども禁忌とされている
超音波療法 (ultrasonic therapy)	毎秒 0.8〜1.5 MHz の振動を与え，5 cm 程度の深部に熱を発生させる	深部に金属があっても使用できる．慢性関節炎，筋・筋膜痛などに適応がある．また組織修復を促す効果も報告されており，骨芽細胞を活性化し骨折の治癒促進効果もあるので骨折治療専用の機器も普及している
赤外線療法 (infrared therapy)	赤外線（短波 0.7〜12μm）を発生させる装置を用いる	赤外線の温熱効果は強い．深達度が数 mm と浅いので，深部に金属があっても使用できる

1 理学療法
physical therapy

理学療法は，物理療法や運動療法などの手段を利用して行う．

A 物理療法（→ 910 頁も参照）
physical therapy, physiotherapy

運動療法の補助的手段として，温熱療法，電気刺激療法，牽引法などの物理療法が適用される．温熱療法として，ホットパック，パラフィン浴，赤外線，水治療などの表在性温熱や，極超短波（マイクロ波），超音波などの深達性温熱がある（表14-2, 3）．

温熱の一般的作用として，筋のリラクゼーションと疼痛に対する閾値の上昇があるため，脊椎介達牽引前や運動療法と併用して，拘縮治療における関節可動域訓練前に併用することも多い．温熱使用の一般的禁忌としては，急性炎症，熱傷の危険のある知覚障害，循環障害などが挙げられ，特に高齢者では閉塞性動脈硬化症（ASO）により，循環障害や知覚なども低下していることがあるため注意を要する．

ホットパック（図 14-9a）は，約 20 分程度で疼痛の緩和が可能で適応は広い．一方マイクロ波は，高齢者に多い人工関節などの生体内金属，ペース

メーカを使用中の患者には禁忌である．超音波は，非温熱的効果として，抗炎症作用，創傷の早期治癒などが期待できる．低周波による治療的電気刺激は，可逆性の末梢神経障害における筋の線維化防止に用いられる．経皮的電気刺激療法は，急性痛から慢性痛まで外傷後の疼痛や，変形性関節症，関節リウマチなどの疼痛に有効であり適応は広い．超音波と電気刺激療法の併用療法の実施可能な機器もある（図 14-9b）．

B 運動療法
therapeutic exercise

個々の身体・社会・精神的要因を考慮して，運動機能，ADL の評価を行い，関節可動域（ROM）訓練，筋力増強訓練 muscle strengthening exercise，持久力訓練，バランス訓練 balance training，日常生活活動（ADL）訓練，体操療法などの運動療法を施行する．歩行が困難な患者には，評価を通して安全に歩行できる方法を指導・訓練し，必要に応じて装具や適切な杖を選択する．

1 ● 関節可動域（ROM）訓練（→ 900 頁も参照）

長期間のギプス固定や，浮腫を放置すると拘縮を生じ，ROM の制限が生じる．麻痺，関節症，関節リウマチなどの炎症性疾患による関節運動の低下などが原因となり，早期からの ROM 訓練が

表 14-3　医療施設で用いられる電気治療法

種類	方法	特徴・注意点
疼痛の軽減を目的とするもの		
低出力レーザー	生体透過性の高い波長の半導体レーザーで 100 kw 以下の低出力のものを，神経や筋膜上の発痛点に照射する	光生物学的活性化作用により疼痛寛解を得る. 最近，頚部痛に対する有効性もメタアナリシスで証明された. 創傷治癒効果も有しているようである
コロナ放電	430 kHz の電磁波を用い，放電電極でプラズマを発生させ発痛点に照射する	発生する活性種によるとされる疼痛軽減が報告されている
経皮的電気神経刺激法（TENS）	疼痛部位に電極を配置し，30 Hz 以下の低周波や 70〜100 Hz の高周波で刺激する	神経原性の慢性疼痛の寛解方法として使用される. 鎮痛機序については脊髄での疼痛刺激の抑制，疼痛に対する閾値の上昇，疼痛減少物質の産生などが考えられている
麻痺の回復を目的とするもの		
低周波療法	廃用性筋萎縮の防止を目的に，周波数 10 kHz 以下の交流あるいは直流を治療に応用したもの	末梢神経麻痺に適応があり運動点に刺激を加える. ペースメーカ使用者，妊婦の腹部，悪性腫瘍の病巣，出血性疾患などには禁忌である
筋電図バイオフィードバック療法	筋電図を利用して，麻痺筋の活動電位を音で聞こえる，あるいは目で見えるようにし，障害された筋肉への入力を促進させようとする手段	成人の痙性斜頚の場合は逆に筋活動を抑制する訓練に利用する
機能的電気刺激療法	上位運動ニューロンの損傷のために損なわれた四肢運動機能を，末梢神経を刺激することにより再建する目的で行われる	脳卒中片麻痺，脊髄損傷などにおける麻痺筋に対して約 30 Hz のパルス波を加えて，歩行や把持など○機能的動作の補助力を得ようとするものである

重要である. 浮腫のある場合には，患肢挙上やマッサージなどを行い拘縮の予防が必要である. ROM 訓練には，自動運動 active exercise，他動運動 passive exercise，自動介助運動 active assistive exercise がある. 自動運動は徒手筋力テスト 3 以上，他動運動や自動介助運動は徒手筋力テスト 2 以下や疼痛などのために自動運動が困難な場合に行われる.

　ROM 訓練は，反動をつけずに緩徐に各方向に行い，過伸張による組織の損傷に十分注意し，疼痛が持続する場合は局所の変化の観察が必要になる. 特に高齢者や脳性麻痺などの小児では，骨粗鬆や骨萎縮があるため，ROM 訓練中の骨折に注意する. 術後に使用する continuous passive motion（CPM）は，特に可動域（ROM）の改善効果を上げるのに有用である（**図 14-10**）.

2 ● 筋力増強・維持訓練

　筋力訓練には，等尺性訓練 isometric exercise，等張性訓練 isotonic exercise，等運動性訓

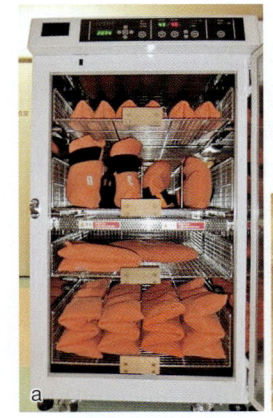
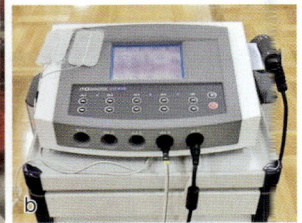

図 14-9　物理療法器
a. ホットパック.
b. 複合型治療器. 電流刺激と超音波の組み合わせ使用が可能.

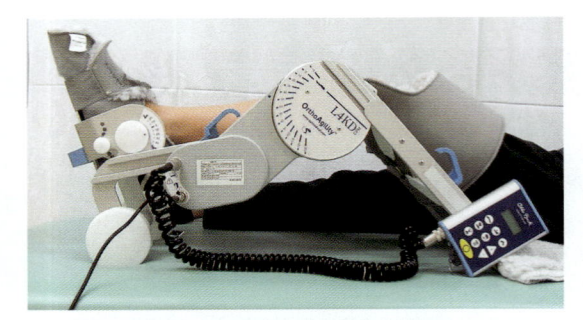

図 14-10　CPM 装置（持続他動運動装置）

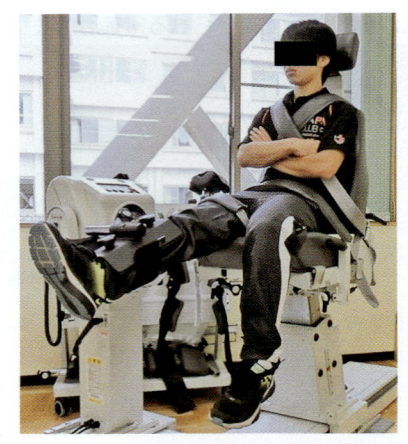

図 14-11　多用途筋機能評価運動装置

練 isokinetic exercise がある．筋萎縮や筋力低下の予防や改善のため筋力増強訓練は必須である．

筋力増強訓練において，等尺性訓練は，心疾患や高血圧のある場合は注意を要するが，術後の固定中や炎症性疾患などには有用である．高齢者に多い変形性膝関節症では，主に大腿四頭筋，股関節外転筋の筋力増強訓練を行う．全可動域での等角速度運動が可能な運動負荷装置は，筋力強化や筋力評価として利用できる（図 14-11）．

3 ● バランス訓練，移乗・移動（立ち上がり・歩行）訓練

病後の訓練は，坐位・立位の保持など静的な訓練から開始し，動的バランスを必要とする歩行訓練へと進める．立ち上がり・歩行障害のある場合は，必要に応じて杖，歩行器などの補助手段を用いながら下肢の支持性を高め，歩行の安定性，持久力の改善を行う．歩行は ADL の重要な部分であり，麻痺などある場合は，歩行能力の向上を図るため体幹を懸垂し，体重支持と姿勢制御能力を補い，トレッドミル上を歩く部分免荷トレッドミル歩行トレーニングが歩行訓練に活用される．また，高齢者は運動器不安定症 musculoskeletal ambulation disability symptom complex（MADS，→414 頁参照）という転倒しやすい状態にあり，その予防としての片脚立ち訓練は有用である（→414 頁参照）．

近年，歩行障害を有する患者へのリハビリとしてロボット技術を用いた動作支援機器が臨床で運用され始めている．国内にて開発，運用されている歩行支援を目的としたロボット機器のなかに，生体電位信号を皮膚表面で検出し，下肢動作や歩行をアシストするロボットスーツ HAL（hybrid assistive limb）があり，臨床研究が行われている．

2 作業療法
occupational therapy

作業療法の基本は，ADL への復帰支援と QOL の向上である．ROM 制限，筋力低下，感覚障害，手指巧緻障害などで生じた ADL 障害や上肢機能障害に対する福祉用具の選定・適合訓練，利き手交換などのように，障害があっても代償的な動作や環境を獲得させることも特徴的である．木工な

NOTE　徒手筋力テスト manual muscle testing（MMT）

徒手筋力テストは，特別な機器や道具を必要としないので臨床の現場で最も用いられる．しかし，主観的要素が加わるので正確な測定法のマスターや熟練が必要である（徒手筋力テストの判定基準については→122 頁，表 12-1 を参照）．

NOTE　ケア care

これまで医師の使命は，疾患の治療（キュア）cure と疾患の予防 prevention にその中心が置かれていたが，リハビリテーション医学の特殊性から全人的復権が求められるようになり，医療はキュアからケアへといわれるようになった．一般にケアは，介助，介護や看護など包括的意味で用いられ，特に介助は行政用語，介護は福祉行政で用いられている．基本的にはケアの概念は，全人的に患者を診るために医師中心の医療から，多職種連携によるチームアプローチによる行為である．

どを用いての筋力増強，籐細工などによる手指巧緻運動障害の改善，ゲームを立位で行うことでバランス改善を図るなど多くのアプローチがあり，作業活動を行っていること自体で全身持久力の改善を期待できる．

また作業活動を治療的に用いて心身の機能維持・回復に働きかけることができる．例えば，関節リウマチでは，指先や手関節への過度の負荷や，長時間歩行などは変形，関節摩耗を助長するため，適切な自助具の導入や関節保護テクニックの指導が行われる．病院の作業療法室にある住環境設備を利用して ADL 訓練を行い，社会復帰へつなげる．

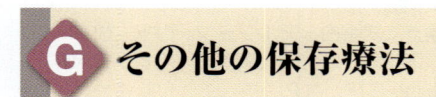

G その他の保存療法

難治性の足底腱膜炎に対し体外衝撃波治療が認可された．また痙性斜頚，上肢痙縮や下肢痙縮に対し，ボツリヌス毒素注射が適応になった．

●参考文献
1) 薬と検査 2015. 薬局 66(増刊)，2015
2) 土屋弘行，紺野愼一，田中康仁，他(編)：今日の整形外科治療指針　第 7 版，医学書院，2016
3) 日本整形外科学会，日本リハビリテーション医学会(監修)：義肢装具のチェックポイント　第 8 版．医学書院，2014
4) 伊藤利之，江藤文夫，木村彰男(編)：今日のリハビリテーション指針．医学書院，2013
5) 糸満盛憲，佐藤啓二，髙橋和久，他(編)：TEXT 整形外科学　第 4 版．南山堂，2012
6) 星野雄一，吉川秀樹，齋藤知行(編)：NEW エッセンシャル整形外科学．医歯薬出版，2012

14
保存療法

手術療法

整形外科領域における手術の特徴

整形外科の手術は四肢や体幹と広い範囲に及び，骨・関節・靱帯・筋肉・血管・神経・その他の軟部組織を対象とする．そのため手術に際して，整形外科医には広範で詳細な解剖学的知識が要求される．同時に運動器の再建においては生体力学的な知識も重要で，手術部位の運動時における十分な耐久性や関節可動域を達成できるように，綿密な手術計画を立てることが必要とされる．さらに，近年の整形外科手術では金属・合成樹脂・人工骨などの生体材料を使用することも多く，それらを使いこなす技術を習得することも要求される．

A 周術期の管理

1 術前準備・計画

手術を受ける患者にとって手術方法，入院期間，リハビリテーションなどは重大な関心事項である．治療に対する不安に対処し十分な説明を行い，同意を得るインフォームド・コンセントが重要である．合併症を有する患者では，他科の専門医と相談して治療計画を立てる必要性がある．

A 術前検査（表 15-1）

麻酔方法，手術侵襲を考慮して検査項目を決定する．術前血液検査では一般的な血清生化学検査，血液型，空腹時血糖，D-ダイマーを含めた線溶，

表 15-1 術前検査項目

身長，体重，BMI
血圧，脈拍数，呼吸状態
血液検査：末梢血一般
血清生化学検査：総蛋白，アルブミン，CPK，CRP
肝機能検査：総ビリルビン，直接ビリルビン，AST，
　ALT，LDH，γ-GTP，ALP
腎機能検査：BUN，クレアチニン，GFR
電解質：Na^+，K^+，Cl^-
血糖値，総コレステロール，TG
感染症検査：梅毒反応，HBs 抗原，HCV 抗体
凝固機能検査：PT，APTT
血液型，不規則抗体
尿検査：尿量，pH，蛋白，糖，潜血，ウロビリノーゲン
呼吸機能検査：スパイロメトリー，胸部 X 線
心機能評価：心電図

凝固系因子，梅毒やウイルス性肝炎の検査を行う．心電図で異常がある場合には心エコー検査を行う必要がある．糖尿病がある場合には，周術期の血糖コントロールについて他科の専門医と相談して計画を立てる．高齢者の増加とともに抗凝固療法中の患者が増えてきており，周術期の抗凝固薬継続の必要性についても検討しなければならない．

B 麻酔法の選択

疾患，手術手技，手術侵襲，患者の状態に応じて全身麻酔，領域麻酔，全身麻酔＋領域麻酔のいずれかを選択する．

1 全身麻酔

すべての手術で適応となる．確実な気道確保と術中の無意識，呼吸循環系への緊急対応のしやすさが利点である．出血量を抑えるために薬剤を用いて末梢血管の抵抗を減弱させ，低血圧状態を維持する低血圧麻酔も用いられる．

2 ● 領域麻酔

脊椎麻酔，硬膜外麻酔，末梢神経ブロック，局所麻酔などが用いられる．麻酔手技に伴う神経損傷や急性中毒などに注意が必要である．

C 輸血

1 ● 輸血

輸血には十分なインフォームド・コンセントが必要である．輸血を行う場合はもちろん，アルブミン製剤やフィブリン糊などにも同意書が必要なことに留意する．宗教上の理由で輸血拒否患者であるかどうかを確認することも重要である．待機手術での同種血輸血の合併症を避けるために，術中の出血量を減少させ，自己血輸血を積極的に計画することが推奨される．

2 ● 同種血輸血

全血輸血をできるだけ避けて，成分輸血を行う．赤血球濃厚液，新鮮凍結血漿，血小板を目的に応じて輸血する．同種血輸血の安全性は飛躍的に向上したが，ウイルス感染や移植片対宿主病 graft versus host disease（GVHD）などの合併症が生じる可能性がある．

3 ● 自己血輸血

術前に貯血をしておく貯血式自己血輸血，術中術後に出血を無菌的に回収して輸血する回収式自己血輸血，全身麻酔後に自己血を採血して希釈する希釈式自己血輸血がある．貯血式自己血輸血が最も普及しており，約6週間保存可能である．

4 ● 感染症対策

手術部位感染 surgical site infection（SSI）は整形外科医として最も避けたい合併症の1つであり，感染防止の手段をすべての患者に行う必要がある（表15-2）．

5 ● 手術室での消毒と滅菌

入室時には専用衣服に着替えて，頭髪やひげを覆い，マスクをつけて体毛などの術野への落下を防ぐ．「骨・関節術後感染予防ガイドライン 2015」によると術者の適切な手洗い方法について信頼できる基準の報告はなく，一般的な手術手洗い方法に準じて考えるべきである．

表 15-2 骨・関節術後感染予防ガイドライン 2015 改訂第2版（一部改変）

- 抗菌薬の予防投与は皮切が入るときまでに有効血中濃度に達することが重要で，執刀 60 分前から執刀直前にかけての適切な時期に静脈内投与する必要がある（Grade A）
- 整形外科領域の清潔手術において SSI 発生予防のために適した抗菌薬として，第一および第二世代セフェム系が推奨できる（Grade B）
- 抗菌薬の予防投与は人工関節置換術の SSI 発生率を低下させる（Grade A）
- 人工関節置換術では，SSI 発生予防のための抗菌薬の投与期間は術後 48 時間以内が適切である（Grade A）
- 剃毛しないと骨関節 SSI の発生頻度が高くなるという信頼できる基準の報告はない（Grade I）
- 皮膚を損傷する可能性の高いカミソリによる剃毛は，行わないことが勧められている（Grade D）
- 術野の直前のブラッシングは，足趾の爪郭領域に限っては検出細菌数を有意に下げるが（Grade B），他の部位では有用性を示した報告はない（Grade I）
- 骨・関節手術において，術野に使用する消毒液（ポビドンヨード，アルコール添加 0.5% クロルヘキシジン，クロルヘキシジングルコン酸塩）の SSI 発生率に差があった報告はない（Grade I）
- ポビドンヨード非含有ドレープで SSI の発生が減少するというエビデンスはないが（Grade I），ポビドンヨード含有ドレープでは減少する可能性がある（Grade C）

Grade A：行うように強く推奨する
Grade B：行うよう推奨する
Grade C：行うことを考慮してもよい
Grade D：推奨しない
Grade I：委員会の審査基準を満たすエビデンスがない

術野の準備としては可能な限り剃毛は行わない．ブラッシングで皮膚を傷つけない，消毒には適切な消毒薬（表 15-3）を使用し，濃度，温度，時間を守ることが推奨されている．

また，人工関節置換術後の SSI 発生率と手術室を空気汚染する細菌個数が相関するとされており，バイオクリーンルームの使用とサージカルヘルメット付きガウンを使用することが多くなっている．

2 術後管理

術直後は血圧，尿量，脈拍数，体温などのバイタルサインと心電図，酸素飽和度の確認を行う．必要があれば胸部 X 線撮影，一般採血を行う．

術後急性期の輸液は細胞外液に類似している乳酸加リンゲル液を主として用い，術前の絶飲食の時間も含めた不感蒸泄量，出血量，尿量，血圧，

表15-3　消毒薬の適応とスペクトル

消毒薬	皮膚	粘膜	創傷部位	グラム陽性菌			グラム陰性菌				ウイルス	
				一般細菌	MRSA	芽胞	一般細菌	緑膿菌	結核菌	真菌	一般ウイルス	HIV
ポビドンヨード	○	○	○	○	○	×	○	○	○	○	○	○
クロルヘキシジングルコン酸塩	○	×	○	○	○	×	○	○	×	△	△	△
エタノール	○	×	×	○	○	×	○	○	○	○	○	○

ポビドンヨード（製品名：イソジン®，ベタダイン®），クロルヘキシジングルコン酸塩（製品名：ヒビテン®）

脈拍数などを経時的に評価して輸液量を決定する．術後急性期から回復後経口摂取が不能，不十分な場合には維持輸液を行う．

A 術後感染症対策

術後の抗菌薬の予防投与の期間については，ガイドラインで人工関節置換術において24〜48時間は投与する必要があるとされている．耐性菌の出現を減少させる目的からも予防投与はできる限り短期間とし，術後の創部の状態，CRP値などを参考にして決定すべきである．

B 疼痛管理

手術侵襲の大きさで術後の疼痛の強さはある程度予想できることであり，患者が痛みを感じる前から鎮痛処置を行うことが重要である．非ステロイド性抗炎症薬（NSAIDs）の点滴や坐薬が用いられることが多いが，疼痛の強い症例ではオピオイド製剤が用いられる．以前は持続硬膜外麻酔による術後鎮痛が一般的であったが，局所麻酔や末梢神経ブロック，患者自身がポンプを押すことで自己投与が可能な自己調節鎮痛 patient controlled analgesia（PCA）も行われるようになってきている．

C 合併症管理

1 ● 基礎疾患のある例

心疾患のある患者では心筋梗塞，不整脈に注意を要する．術前の内服薬をできるだけ早期に再開する．糖尿病のある患者では術後にインスリンの必要量が増加するため，血糖コントロールに注意を要する．術前から内科専門医にコンサルトを行い，早期に対応することが重要である．

2 ● 深部静脈血栓症

致死的な肺血栓を生じるため，下肢深部静脈血栓の発生には常に注意して，血液検査，超音波検査，CT検査を行う（→149頁参照）．

3 ● 神経麻痺

四肢の自動運動，感覚障害に注意を払い，経過を観察する．術後の肢位や血腫によって麻痺を生じることがあり注意を要する．外固定を併用した場合には，圧迫がないか常に確認が必要である．

4 ● 血腫

ドレーンを留置している場合は排液量をチェックし，排液がない場合には閉塞の有無やガーゼへの出血をチェックする．脊椎手術後の硬膜外血腫が疑われる場合は，緊急手術の適応である．

B 基本手術器具の構造と使い方

1 筋鈎と開創器

筋鈎 soft tissue retractor は創部を覆う組織，筋肉などを広げるために用いる器具である（図

> **NOTE クリニカルパス clinical path**
>
> クリニカルパスは患者状態と診療行為の目標，および評価，記録を含む標準診療計画であり，標準からの偏位を分析することで医療の質を改善する手法とされている．医療費の軽減や在院日数の短縮に役立つうえに，標準的な医療の提供，インフォームド・コンセントの充実，チーム医療の連携強化，患者の治療意欲の向上，新人教育のツールとして用いることができる．

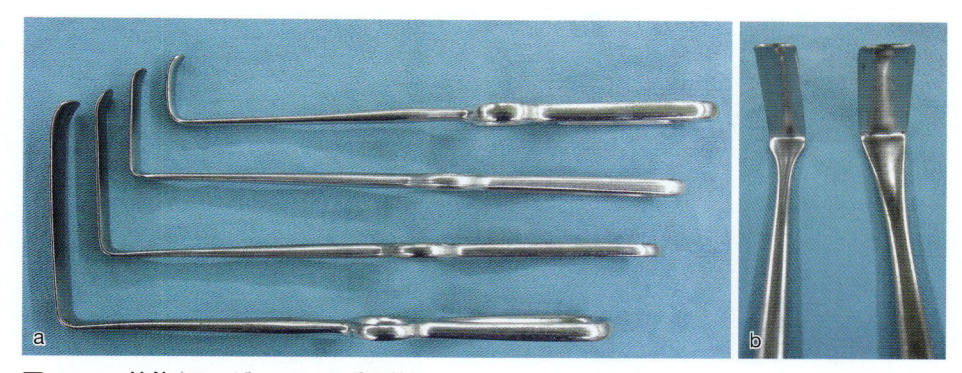

図 15-1　筋鉤（ランゲンベック扁平鉤）
a. 筋鉤の長さの種類，b. 筋鉤の幅の種類．

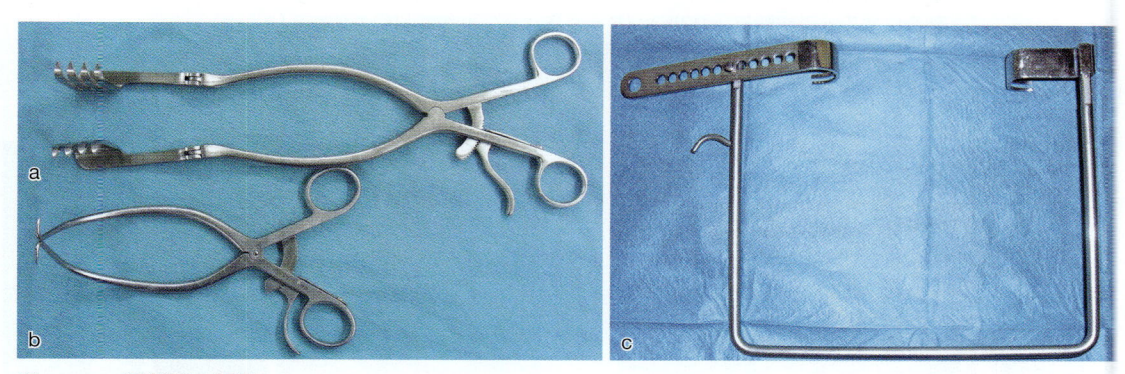

図 15-2　開創器の種類
a. アドソン開創器，b. ゲルピー開創器，c. チャンレー型開創器．

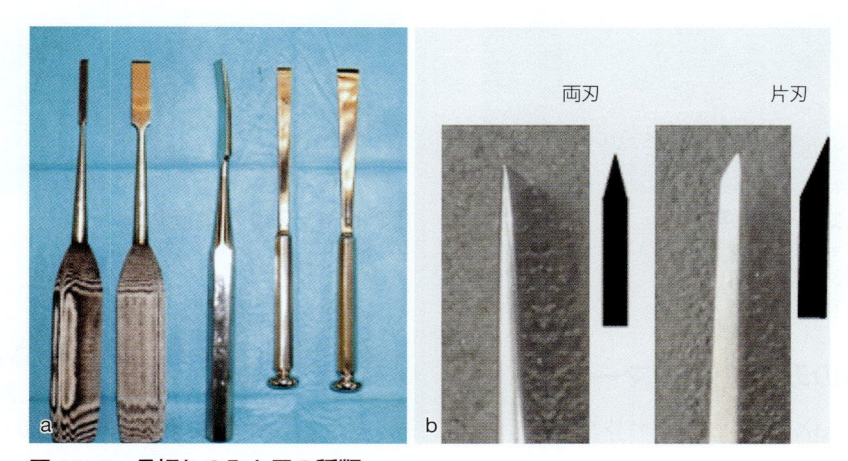

図 15-3　骨切りのみと刃の種類
a. 骨切りのみ各種，b. 両刃（左）と片刃（右）．

15-1）．一般的な筋鉤〔Langenbeck（ランゲンベック）扁平鉤〕には様々な長さや幅のものがある．

　開創器 retractor には Jansen（ヤンゼン）開創器，Adson（アドソン）開創器など先端が鈍なものや，Gelpi（ゲルピー）開創器など先端が鋭のものなど種々あり（**図 15-2**），手術部位の深さや大きさに応じて使用される．ほかにも股関節手術の際には，Charnley（チャンレー）型開創器などが用いられる．

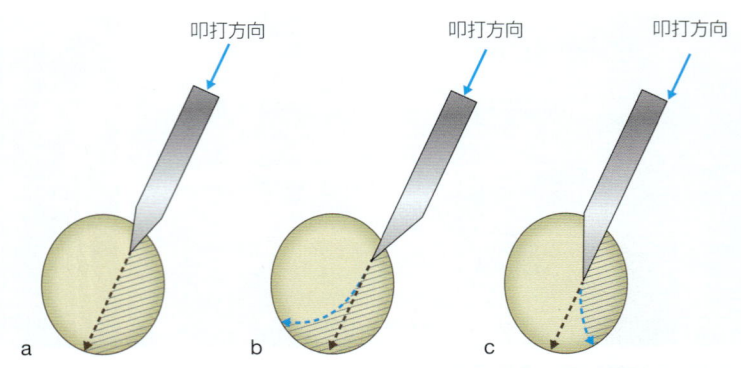

図 15-4 オステオトーム（両刃）とチゼル（片刃）の進行方向の違い
a. オステオトーム, b. チゼル（裏面が骨切り面側）, c. チゼル（刃面が骨切り面側）.
両刃のみは叩打方向に進んでいくが（a）, 片刃のみは裏面（刃のない面）を骨切り
面側にすると骨切除部（斜線部）が多くなるように曲線を描いて切れていく（b）.
逆に刃面を骨切り面側にすると骨切除部は少なくなる（c）.

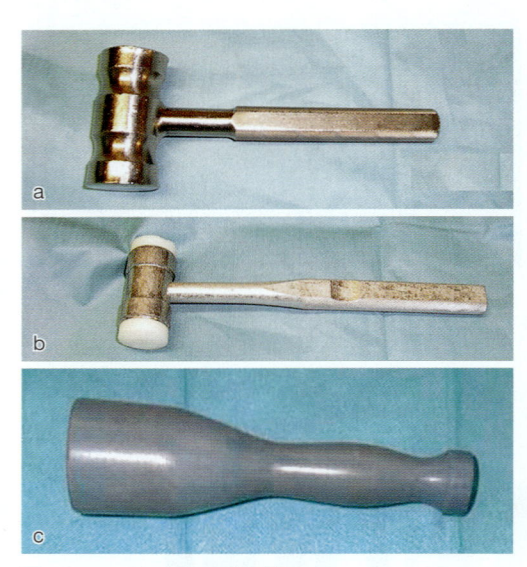

図 15-5 ハンマーの種類
a. 金属ハンマー, b. T型ナイロンハンマー,
c. 杵型ナイロンハンマー.

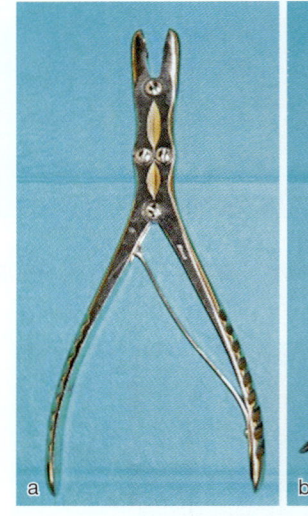

図 15-6 骨鉗子の種類
a. リュウエル, b. レクセル.

2 骨切りのみと槌（ハンマー）

骨切りのみ osteotome は形状で分類すると平のみ, 丸のみ, 曲のみなどに分かれる（**図 15-3**）. 平のみには両刃（オステオトーム）と片刃（チゼル）があり, 両方の特徴の違いを理解することが骨切りのみを使用する際には重要である（**図 15-4**）.

片刃のみは骨切除にある程度の弯曲をもたせたいときや神経組織などを回避する方向に刃先を進めたいときに有用であり, 刃の面を表裏置き換えることで切断方向の調整が可能である. したがって, 片刃

を使用する際には必ず表裏を確認する必要がある.

ハンマーにも材質（金属, プラスチックなど）や形状（T型, 杵型）にバリエーションがあり, 骨切りする際の部位, 目的により使い分ける（**図 15-5**）.

3 骨鉗子

骨鉗子 bone clamp は基本的に骨組織の切除, 骨棘などの切除形成するために用いるが, 軟部組織の把持にも用いられる. 骨鉗子には左右対称の

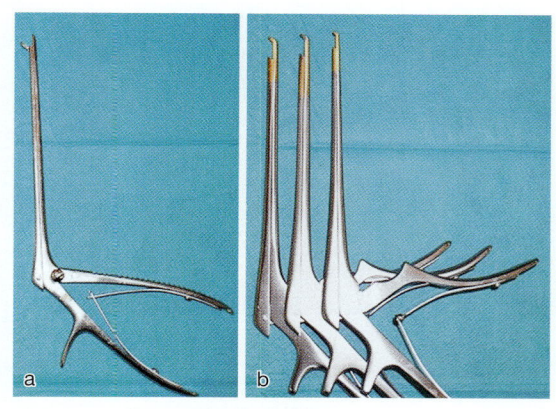

図 15-7　小型の骨鉗子の種類
a. 丸のみ鉗子，b. ケリソン鉗子.

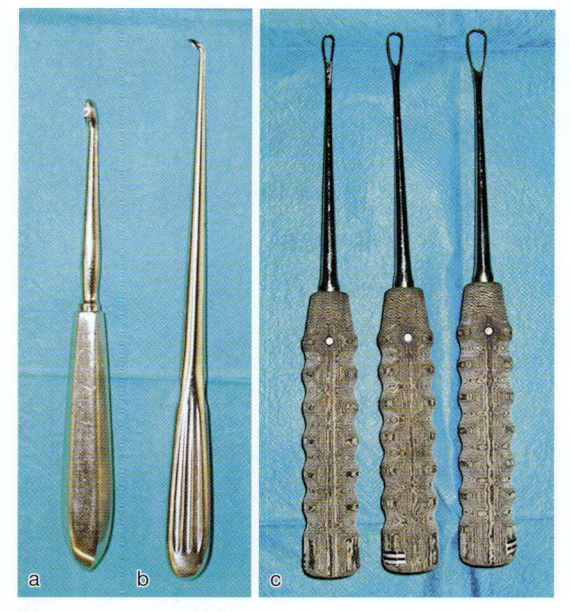

図 15-9　鋭匙の種類
a. ストレート型, b. 曲り型, c. 円形型(リングキュレット).

把持部をもつ Luer(リュウエル)や，曲った先端と先端とは逆曲りの把持部があるレクセルなどがある(**図 15-6**). また脊椎手術など神経・血管組織が操作部の近傍にある場合には，大きいリュウエルなどは用いず，丸のみ鉗子や Kerrison(ケリソン)鉗子を主に用いる(**図 15-7**).

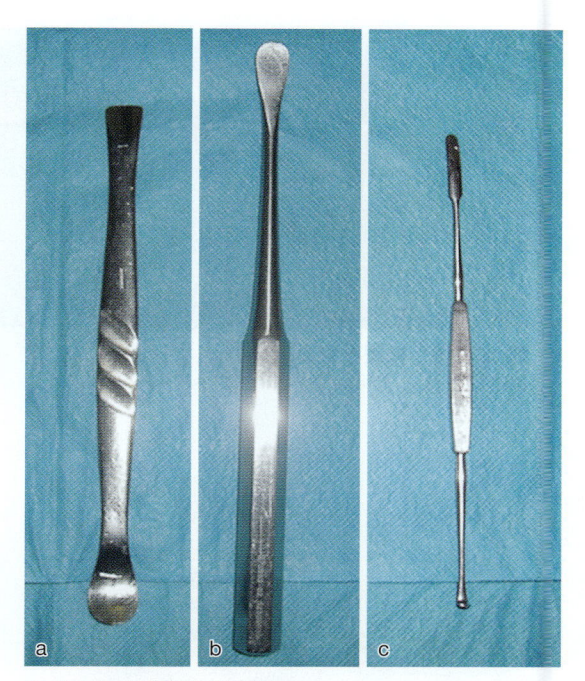

図 15-8　剥離子の種類
a. 骨膜剥離子，b. コブ剥離子，c. 粘膜剥離子.

Cobb(コブ)剥離子，神経組織周辺の剥離には粘膜剥離子などを用いる. 先端の形態，大きさ，構造上の強さなど様々なものがある(**図 15-8**).

⑤ 鋭匙

　鋭匙 curette は，骨折部周辺の新鮮化，軟部組織の郭清，脊椎手術における黄色靱帯郭清，腸骨採取など軟部組織，骨組織の郭清，切除に用いる. 先端の形ではストレート型，曲り型，円形型(リングキュレット)など様々なものがある(**図 15-9**).

⑥ 骨鋸, エアトーム(マイクロドリル, ハイスピードバー)

　骨鋸には駆動方向の違いで往復骨鋸 reciprocating saw と振動骨鋸 oscillating bone saw がある. 骨鋸の刃にも様々なものがあり，特徴をよく知っておく必要がある(**図 15-10**). 骨鋸を使用する際には，周辺の軟部組織を損傷しないように筋鈎などで保護する. 使用中に骨と骨鋸の刃の間で熱が発生し，骨組織を損傷する可能性があるため，生理食塩水などを滴下しながら温度上昇を抑える

④ 剥離子

　骨膜，軟部組織間の剥離に用いる. 骨膜剥離の際には骨膜剥離子，脊椎手術における展開には

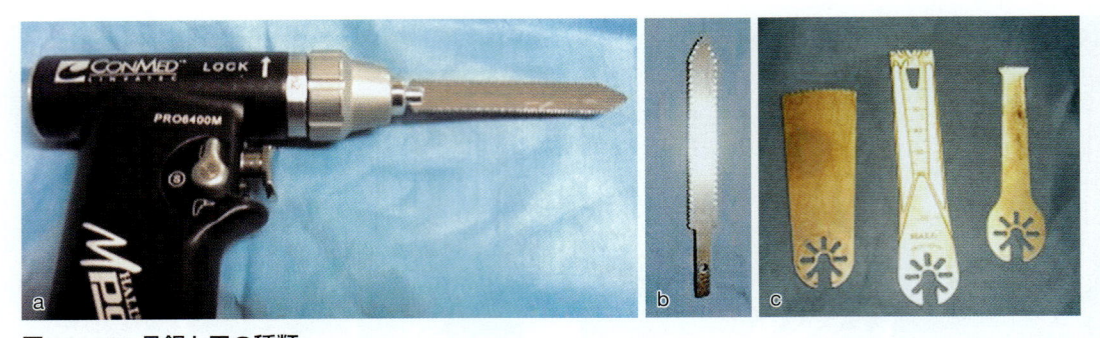

図 15-10　骨鋸と刃の種類
a. 骨鋸，b. reciprocating saw，c. oscililating saw.

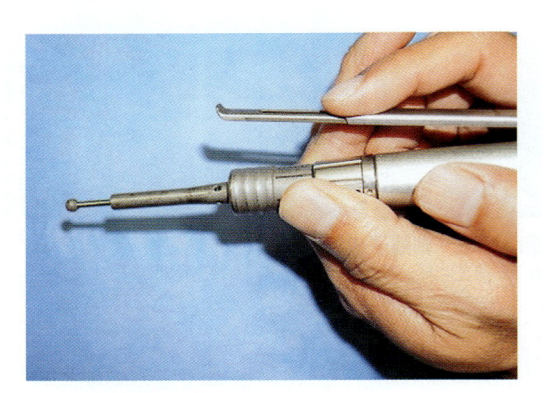

図 15-11　エアトーム

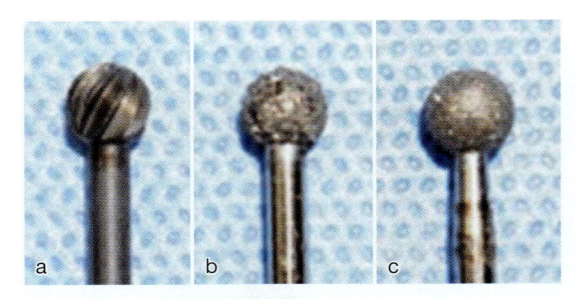

図 15-12　バー先端の種類
a. スチールバー，b. ヘビーグリットダイヤモンドバー，
c. ダイヤモンドバー.

などの配慮が必要である.

　エアトーム（マイクロドリル，ハイスピードバー）は骨を削る機械であり，脊椎外科をはじめ関節外科でも多用される（**図 15-11**）. 骨鋸と同様に削る際には熱が発生するため，生理食塩水などを滴下するといった配慮が必要となる. バー先端にはスチールバーやダイヤモンドバーがある（**図 15-12**）. スチールバーは目が粗いため骨の掘削量が多いが，バー先端で軟部組織を損傷する危険性がある. 一方，ダイヤモンドバーは目が細かいため掘削量が少ないが，軟部組織を損傷する危険性がスチールバーより少ない.

7 Kirschner鋼線とドリル

　Kirschner（キルシュナー）鋼線 Kirschner wire（K-wire）は，骨折の内固定や骨折部の整復をするための直達牽引を行う際に，骨内に刺入する鋼線である. 径は0.7～4.0 mmのものがある. 通常，電動の Kirschner 把持器に装着し（**図 15-13**），イ

メージ下で骨内に挿入し，骨折の内固定や整復を行う. また，骨切りや骨開窓の際，のみなどを入れる前に K-wire で骨孔をあけることで，骨切り部のひび割れの危険性を軽減する目的で使用することもある.

　ドリルは，ねじなどを骨内に刺入する際に骨孔を開ける目的で使用される（**図 15-14**）. 骨孔を開ける際，硬い骨皮質表面は丸く，ドリルの刃先はすべりやすいため，骨表面にのみや K-wire で刻みをつけるか，ドリルを骨表面に直角にあて少し進めてから角度を変えるなどの工夫が必要である.

8 駆血帯

　四肢を手術する際，駆血帯 tourniquet を使用することで無血視野での手術野を確保し，手術を円滑に進めるとともに出血量を減少させることができる（**図 15-15**）. 通常，上肢の手術では収縮期血圧＋100 mmHg，下肢の手術では収縮期血圧＋150 mmHg での加圧を行う. 連続加圧時間は

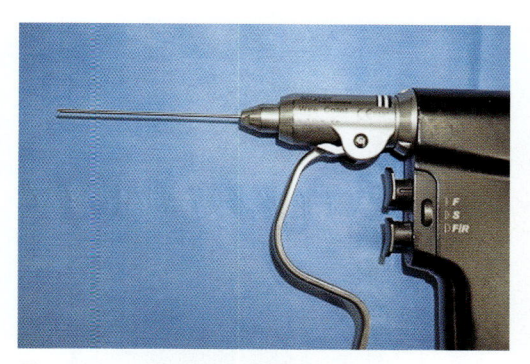

図 15-13 Kirschner 鋼線（K-wire）

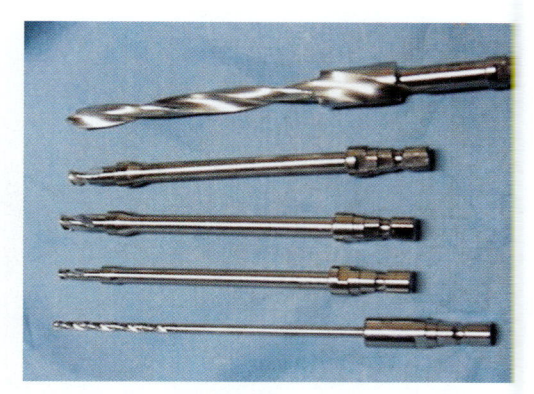

図 15-14 ドリルの種類

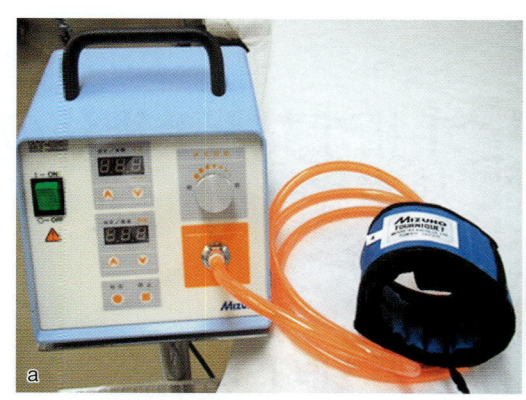

図 15-15 駆血帯（右上腕近位部）

15
手術療法

90〜120 分を超えないようにする．術前の抗菌薬は少なくとも駆血 15〜20 分前までに投与しておく．

閉塞性動脈硬化症，高度の動脈硬化，人工血管使用，透析シャントの患者には駆血帯の使用は望ましくない．駆血後ターニケット麻痺（しびれ，痛み）を生じる可能性があることは，留意しておく必要がある．

9 ドレーン

血液や滲出液を，創部より排出するために用いる．閉鎖式と開放式があり，出血量が多い手術や関節内，脊椎の手術では吸引装置のついた閉鎖式ドレーン drain が用いられることが多い．一方，手や足などで創が小さく，浅い層の手術の場合では，開放性ドレーンが用いられることが多い．ドレーンチューブは誤って抜去されないように縫合糸を使ってしっかりと皮膚に固定する（**図 15-16**）．

10 縫合糸

縫合糸 suture には様々なものがあり，素材，形状，生体内での変化などで分けられる．素材では絹糸に代表される天然素材，ナイロンなどに代表される合成素材がある．天然素材は組織反応が比較的強く，感染源になりやすいため注意を要する．合成素材は組織反応が比較的少ない．形状ではモノフィラメント，編み糸（フレイド）に分けられる．モノフィラメントは細菌が付着しにくいなどの利点があり，編み糸は結びやすく，ほどけにくいなどの利点がある．吸収性糸は生体内で吸収される素材であり，皮下などに用いられる．

11 術中 X 線透視装置

骨折手術，骨切り術，人工関節再手術，脊椎インストゥルメンテーション手術 instrumentation などの手術では，術中 X 線透視装置は必須である

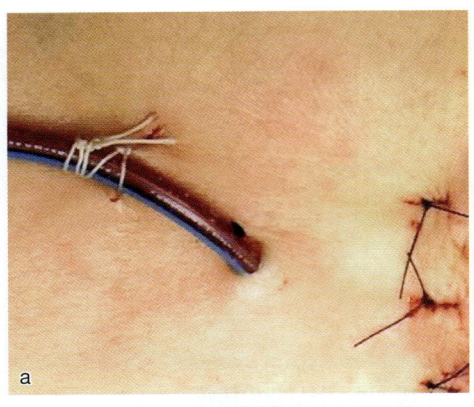
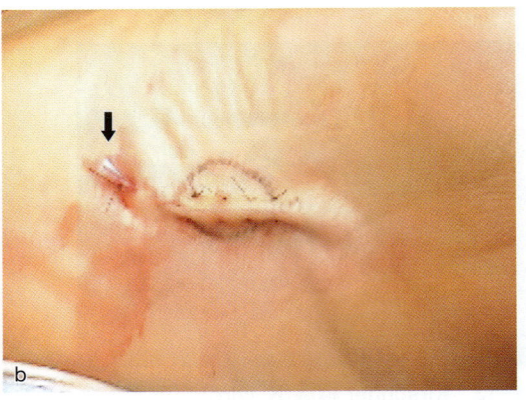

図 15-16　ドレーンの縫合糸による固定
a. 閉鎖式ドレーンチューブ，b. 開放性ドレーン（矢印はドレーン先端）.

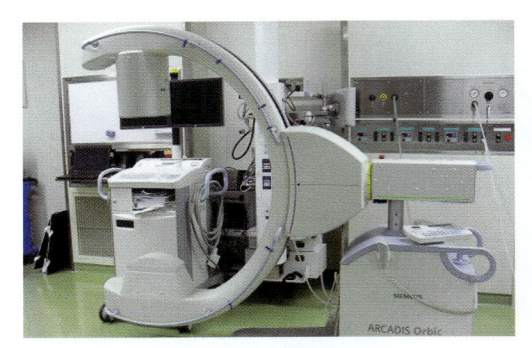

図 15-17　Cアーム型 X 線透視装置

る．主にCアーム型X線透視装置が用いられる（図 15-17）．手術を安全に遂行するためにはある程度の透視装置使用はやむを得ないが，放射線被曝を考慮に入れなければならない．

手術手技と手術法の基本

A 基本的手術法

1 皮膚の手術

皮膚の処置としては手術の際の創縫合，汚染した創のデブリドマン（➡733 頁参照），欠損部への皮膚移植（➡748 頁参照）などである．手術の際の創縫合では創面を正確に合わせ，皮下縫合（真皮縫合）をしっかりと行った後に表皮の縫合を行うが，最近は表皮縫合にステープルを使う施設も増えた．

2 筋・腱の手術（➡482, 865 頁参照）

A 腱切り術，腱延長術
tenotomy, tendon lengthening

外傷や先天性疾患，痙性麻痺などによる筋の拘縮で関節の運動制限をきたしている場合には，腱を切除，あるいは延長する手術が行われる．麻痺性尖足におけるアキレス腱，内反足における後脛骨筋，筋性斜頚における胸鎖乳突筋が，切除術・延長術の対象となる代表である（アキレス腱 Z 状延長術など個々の手術法は各論の項目を参照）.

NOTE　医療従事者の術中被曝

骨折手術，骨切り術，脊椎インストゥルメンテーション手術などの整形外科手術では，Cアーム型X線透視装置使用は必須と考えられるが，術者，麻酔科医，看護師に対する放射線被曝の影響が懸念される．放射線防護の三原則は遮蔽，時間，距離であり，医療従事者に対する放射線被曝を低減する方法としては，鉛入りエプロンの着用はもちろんのこと，透視時間をできるだけ短くすることが重要である．また，放射線被曝量は線管からの距離が長くなれば被曝量は減るが，放射線照射時には，同室にいる医療従事者は作業が不必要な時は部屋の外に出る，作業が必要な場合は術者や助手の後方で作業する，などの配慮をすることで放射線被曝を減少させることができる．

Ⓑ 腱縫合術，腱移植，腱移行術
tenorrhaphy, tendon graft,
tendon transfer

腱の断裂による機能障害に対して，新鮮な断裂であれば腱を縫合するが，陳旧性の断裂では直接の縫合が困難であり，遊離腱移植術が行われる．手指の腱移植ではドナーとしては長掌筋などが選択されるが，膝関節前十字靱帯断裂の再建には，膝蓋腱や半腱様筋腱などによる腱移植が用いられる．また，機能不全になった腱に隣接する腱を切離・縫合することにより機能改善を図る腱移行術は，手指や肩関節の障害に対して用いられる．

❸ 末梢神経の手術 (➡ 863頁)

Ⓐ 神経剥離術
neurolysis

神経組織が瘢痕・血腫・骨片などの周囲組織により圧迫，絞扼され，運動麻痺や疼痛が生じている場合には，癒着組織を神経から剥離する手術が行われる．神経上膜外の組織を除去し神経を易動性にする神経外剥離術 external neurolysis と，神経上膜内の瘢痕に対して神経上膜を切開あるいは切除し，神経線維間の癒着を除去する神経内剥離術 internal neurolysis がある．

Ⓑ 神経縫合術
neurorrhaphy

断裂した神経を端々で縫合する術式である．縫合するのは神経周膜・神経外膜であり，軸索断面の形状を見ながら，できるだけ索 funiculus を合わせて軸索の再生を期待する．

Ⓒ 神経移植
nerve graft

神経の欠損が大きく，神経断端の縫合が困難な場合，他部位の神経を摘出し神経欠損部に移植する．感覚神経である腓腹神経を使用することが多い．

Ⓓ 神経移行術
nerve transfer

断裂した神経の縫合が不可能な場合には，他の運動神経を末梢で切断・剥離し，麻痺した筋肉の支配神経の断端に縫合する．

❹ 脊柱・脊髄の手術

Ⓐ 除圧術—椎弓切除術，椎弓形成術，ヘルニア摘出術
laminectomy, laminoplasty, herniotomy

脊椎手術の多くは神経組織を圧迫している組織を除去し，神経を除圧することにより麻痺の改善や除痛を図る除圧術である．後方から進入し，傍脊柱筋を骨組織から剥離し，椎弓や椎間関節内側部を部分的に切除するのが椎弓切除術であり，椎弓を切除するのではなく形成し，脊柱管を拡大する方法を椎弓形成術と称する．頸椎においては後方からの片開き式，両開き式の形成術がよく行われ，腰椎では切除した椎弓を還納して固定する方法や，棘突起を縦割し脊柱管を広げた後に修復操作を行う方法などがある．

ヘルニア摘出には後方から進入して椎弓を部分切除し，ヘルニアを摘出する後方椎間板切除術が一般的であるが，近年では内視鏡を用いた小侵襲の内視鏡下椎間板切除術 microendoscopic discectomy（MED）や，さらに経皮的にヘルニアを切除する経皮的内視鏡下椎間板切除術 percutaneous endoscopic discectomy（PED）などの術式も行われている．ヘルニアを前方から摘出する方法としては，頸椎・腰椎では前方進入，胸椎では開胸による進入方法がある．

Ⓑ 脊椎固定術・脊椎矯正固定術
spinal fusion

脊椎の不安定性に基づく症状や，広範な除圧のために不安定性をきたした場合には，固定術が必要である．骨盤からの移植骨を脊柱の後側方に設置し，外固定を行うことにより骨癒合を図る方法が以前はスタンダードであった．しかし，椎弓根スクリューやフックなどの強固な内固定技術の発展により，最近はインストゥルメンテーションが

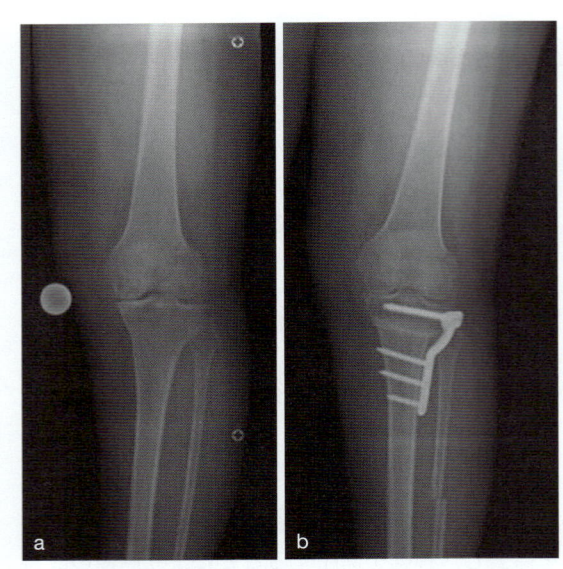

図15-18 高位脛骨骨切り術の術前(a)と術後(b)

固定の主役となってきている．さらに脊柱のすべりや後側弯の矯正のためにはインストゥルメンテーションは欠かせない技術となっている．

5 骨の手術

A 骨接合術
osteosynthesis

骨折に対する修復術であり，転位した骨組織を解剖学的に整復し内固定を行う．内固定材料にはネジやプレートのほか，髄内釘，K-wire などが用いられる．また外傷などで創の汚染が懸念される場合には，創外固定を行うこともある．

B 骨切り術
osteotomy

骨変形や関節不適合，アライメント異常，体幹バランスの不良を改善する目的で骨組織を切離し，目的にあったアライメントで再接合する方法である．内反肘に対する上腕骨顆部骨切り術や，変形性膝関節症に対する高位脛骨骨切り術 high tibial osteotomy（**図15-18**），変形性股関節症に対する内反・外反骨切り術などがある．

C 骨移植
bone graft

骨の欠損部の補塡や骨癒合を促進するため，また関節固定術や脊椎固定術の補助として自家骨や同種骨あるいは人工骨を，骨癒合を期待する局所に設置する方法である．

D 骨穿孔術
drilling of the bone

骨にドリルや K-wire を用いて孔を作成することにより骨形成を誘導する．骨折の遷延治癒に対して行われることがある．

E 肢延長術
limb lengthening

下肢の長さに左右差がある場合や，軟骨無形成症などで四肢の短縮がある場合などに行われる．仮骨延長術 callus distraction は延長部で骨膜を温存して骨切りし，骨切り部の中枢と末梢部に創外固定器を取りつける（**図15-19**）．仮骨形成が始まると，それを破断しない程度のスピードで創外固定器を用いて仮骨を延長していく．大腿骨で延長1 cm 当たり平均36日を必要とする．治療に時間を要するので，その間の創外固定器の刺入部に感染が起こらないように厳密な管理が要求される．

> **NOTE 自家骨移植と同種骨移植**
>
> 　骨移植には自家骨移植と同種骨移植がある．整形外科領域で行われる骨移植の大部分は自家骨の遊離骨移植であり，腸骨や脛骨，腓骨などから採取した骨組織をそのまま移植する場合が多いが，栄養血管をつけたまま採取し，顕微鏡視下にレシピエント部の血管とつなぐ血管柄付き遊離骨移植が行われることもある．また，レシピエント近傍の骨組織を血管・筋肉・靱帯などを付着させたまま骨欠損部に移植させる有柄骨移植という方法もある．同種骨移植は他人から採取した骨を移植ドナーとして使用する方法であり，自家骨では補えない大きな骨欠損に対応できることがメリットである．人工股関節置換時に摘出された骨頭などを-80℃ で凍結保管し，解凍して使用することにより細胞成分が破壊され，免疫反応が低い状態で使用できる．各医療施設で bone bank の設置が進んでいる．

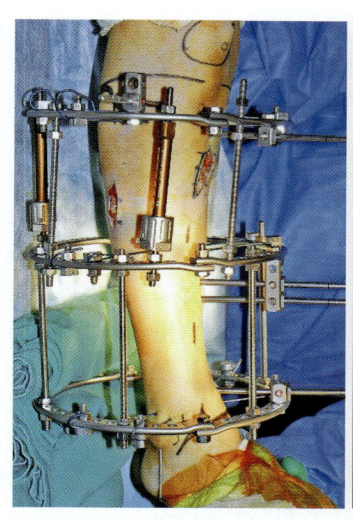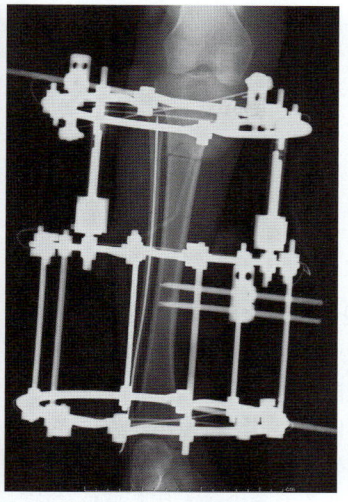

図 15-19　Ilizarov(イリザロフ)創外固定器による骨延長術

6 関節の手術

A 滑膜切除術
synovectomy

　関節炎などで関節内に異常に増殖した滑膜を切除し，炎症の鎮静を図る方法である．関節リウマチにおける関節鏡視下滑膜切除術などがある．

B 関節デブリドマン
joint débridement

　関節内に存在する遊離体や壊死物質を除去する方法である．関節鏡視下手術として行われることが多いが，関節を切開して滑膜や骨棘などを合わせて切除することもある．

C 関節固定術
arthrodesis

　関節を構成する2つ以上の骨に，骨性の強直を人工的に起こさせる方法である．関節の可動性は失われるが除痛と安定性が獲得される．固定に際しては，ADL上最も有用になる肢位を選ぶことが重要である．

D 関節形成術
arthroplasty

　広義では荷重能力を含む関節機能を再建する全ての手技を含む．人工関節置換術を除くと上記の骨切り術以外に，股関節臼蓋側の寛骨臼回転骨切り術や Chiari(キアリ)骨切り術，動揺性肩関節に対する関節窩形成術 glenoplasty などが挙げられる．

E 人工関節置換術
arthroplasty

　高度の変性などにより破綻した関節機能を人工関節に置換することにより再建する方法であり膝関節・股関節についてはすでに確立した整形外科における代表的な手術になっている．そのほか肘関節，肩関節，足関節などの人工関節が使用されている．

F 関節軟骨修復術

　損傷した関節軟骨の修復を期待して軟骨表面から軟骨下骨までドリリングする方法や，非荷重面の軟骨を軟骨下骨とともに採取し，荷重部の軟骨欠損部に移植するモザイク様形成術 mosaicplasty などがある．近年は軟骨細胞をコラーゲン内で培養し，軟骨欠損部に移植するなど組織工学 tissue engineering 技術の進歩も著しい．

G 関節授動術

　関節包の拘縮などにより可動域が制限されている場合に，麻酔下に徒手的にあるいは観血的に，関節包を伸展・切離し，関節可動域を拡大させる方法である．関節鏡視下の関節包剝離・切離と並

用されることもある．代表的なものは凍結肩に対する授動術であり，そのほか肘関節・膝関節などに行われることがある．

7 切断

A 概要

切断 amputation とは四肢の一部分が切離，除去された場合をさし，そのなかで関節部で切断された場合には関節離断術 disarticulation とよんでいる．切断術を行うにあたっては原因疾患に応じた適切な切断レベルの選択，周術期管理，また切断端の管理が必要である．その後も切断部位に応じた拘縮の予防や義肢・装具の選択と調整，リハビリテーション，最終的に社会生活に復帰するまでのトータルマネジメントが必要であり，医師，看護師，理学療法士，作業療法士，義肢装具士，医療ソーシャルワーカーなどの協力が不可欠である．

切断に至る原因としては末梢循環障害，外傷，感染，腫瘍などが挙げられ，上肢切断者では外傷による切断が多くを占める．一方，下肢切断者では以前は外傷による切断が多かったが，近年は閉塞性動脈硬化症や末梢循環障害による切断が増加している．この要因としては末梢循環障害の危険因子となる糖尿病，高血圧，脂質代謝異常症などの増加が挙げられる．これに対し，悪性腫瘍患者の患肢温存率の向上や労働安全管理の改善などにより，腫瘍や外傷による切断は減少している．

B 一般的事項

皮膚切開は，魚口状切開術 fishmouth incision が用いられることが多い．末梢循環障害による切断では，後方に皮膚弁を延長する方法なども用いられる．

骨は筋断端より 5 cm 程度近位で切断するのが一般的である．骨断端は骨ヤスリを用いて断端を平滑にしておく．筋断端の処理の代表的な方法に，筋断端同士を縫合する筋形成術 myoplasty や，骨断端部に骨孔を作成して筋断端を縫着する筋固定術 myodesis がある．筋断端は生理的な緊張を保つことにより義肢のソケットの適合性を高めることができ，また，拮抗筋と良好なバランスをと

ることにより残存肢の機能を最大限に生かすことができる．

術後感染の予防や良好な創治癒のため，血腫形成を最小限に抑えることが大切であり，止血は確実に行う．血管原性切断の場合には，確実な創治癒のため断端部の軟部組織に血流が残存していることを確認しておくことも重要である．

神経切断部には神経腫が形成されることが多いが，これが疼痛の原因となるため愛護的に神経を引き出して鋭利に切断することにより，断端を近位に後退，埋没させるようにする．

術後の切断端の血腫，浮腫の予防には断端の被覆方法が重要である．その方法として，弾性包帯を用いて遠位から近位にかけて一定の圧力がかかるように巻き上げる弾性包帯固定法（soft dressing 法），術直後よりギプス包帯を用いて断端肢の全体に接触するように固定するギプス固定法（rigid dressing 法），また弾力性のある材料や透明なエアバッグで断端を包み込む（semi-rigid dressing 法）などがある．

創が治癒し，義肢訓練も進んで社会に復帰した後も，長期的には義肢の適合チェックや断端の循環障害や褥瘡の予防，義肢装着部は接触性皮膚炎，白癬などが生じやすいため清潔保持，衛生管理が必要である．また，幻肢痛 phantom pain は上肢に多く，義肢の装着が日常的になると消失していくことが多いが，疼痛が著しい場合にはこれに対する薬物療法や心理療法が必要となる．

C 切断レベルと注意点

1 ● 上肢切断（図 15-20）

肩甲胸郭間切断 forequarter amputation や肩関節離断 shoulder disarticulation では，義肢の機能は低い．上腕切断 transhumeral(above elbow) amputation の場合，長く残すことによって義手の操作性は向上する．前腕切断 transradial(below elbow) amputation では前腕の回内外運動が断端長に影響され，機能上も比較的優れているが，軟部組織が乏しい部位であるため，断端の感染や循環障害には注意が必要である．また前腕切断の1つに，橈尺骨間を分離し両骨間で開閉を行わせ，感覚のある人工指として機能が獲得できる Krukenberg（クリュケンベルグ）切断がある．視覚障害のため義手が使用不可能な例や細かい作業

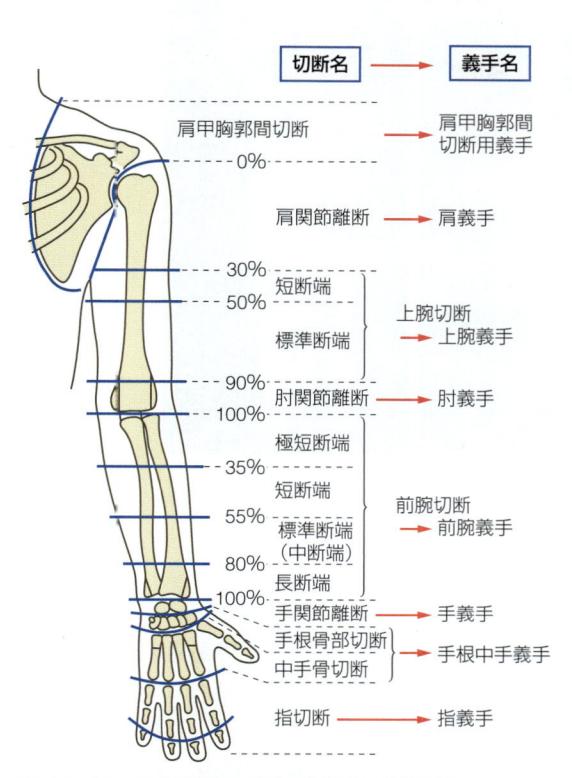

切断名 → 義手名

肩甲胸郭間切断 → 肩甲胸郭間切断用義手

0%

肩関節離断 → 肩義手

30%
50%
短断端
標準断端 上腕切断 → 上腕義手

90%
100%
肘関節離断 → 肘義手

35%
極短断端
短断端
55%
標準断端（中断端） 前腕切断 → 前腕義手
80%
長断端
100%
手関節離断 → 手義手
手根骨部切断 → 手根中手義手
中手骨切断
指切断 → 指義手

図 15-20　上肢切断の部位別名称と義手名

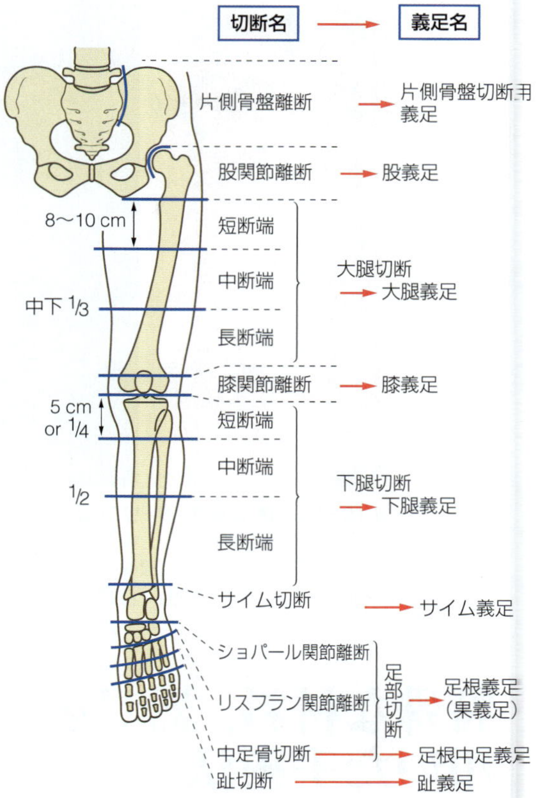

切断名 → 義足名

片側骨盤離断 → 片側骨盤切断用義足

股関節離断 → 股義足

8〜10 cm
短断端
中下 1/3 中断端 大腿切断 → 大腿義足
長断端

膝関節離断 → 膝義足

5 cm or 1/4
短断端
1/2 中断端 下腿切断 → 下腿義足
長断端

サイム切断 → サイム義足

ショパール関節離断
リスフラン関節離断 足部切断 → 足根義足（果義足）
中足骨切断 → 足根中足義足
趾切断 → 趾義足

図 15-21　下肢切断の部位別名称と義足名

を要する例では有用であるが，美容上の問題から適応には慎重を要する．

　手指の切断についてはできるだけ長い断端が望ましいが，示指の基節骨レベルでの切断は母指と中指によるつまみ動作の妨げになり，小指では美容的に不良であるため中手骨レベルでの切断を選択することがある．また，手指機能に重大な障害をきたすため可能な限り母指切断は避けることが望ましい　肘関節離断 elbow disarticulation の際には内外側上顆の突出を，手関節離断 wrist disarticulation では橈尺骨の茎状突起を一部切除することにより，義肢のソケットの適合性が向上する．

2 ● 下肢切断（図 15-21）

　片側骨盤離断 hemipelvectomy, hindquarter amputation，股関節離断 hip disarticulation，坐骨結節レベルでの大腿切断 transfemoral（above knee）amputation では，義足を用いてもその実用

性は乏しいが，大腿切断，下腿切断 transtibial（below knee）amputation では切除後の義足の機能性はよく汎用性も高い．大腿切断では股関節の屈曲拘縮，短断端では加えて外転拘縮を，また下腿切断では膝関節の屈曲拘縮をきたしやすい．これらは下肢自重の消失，短断端の大腿切断では内転筋付着部が切離されること，下腿切断では断端被覆のため下腿三頭筋が遠位に牽引され緊張が高まることなどが原因といわれており，術後早期からの拘縮予防が重要となる．

　足関節より遠位の切断では，Syme（サイム）切断は機能的には良好であるが，外観が不良であるために女性には不適当である．Chopart（ショパール）切断では内反尖足変形，Lisfranc（リスフラン）切断では尖足変形をきたしやすいため注意が必要である．

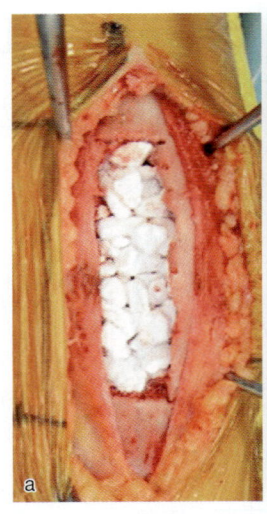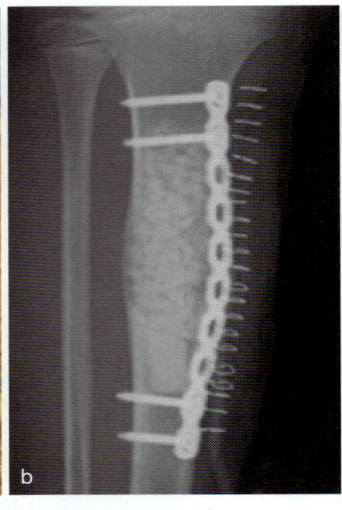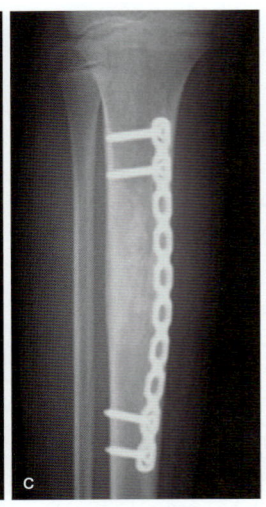

図15-22　骨補塡材（β-リン酸三カルシウム）
a. 術中写真．骨開窓し人工骨（β-TCP）を移植した．
b. 人工骨充塡後の単純X線像．
c. 術後2年の単純X線像．自家骨組織に置換されている．

特殊な材料，器具を用いた手術法

A　生体材料を使用した手術法

1　骨補塡材
bone substitute

　骨は再生能力に優れた組織であるが，骨折や骨腫瘍の掻爬・切除などによって生じた大きな骨欠損部に対しては，骨補塡が必要となる．骨補塡の方法としては，自家骨や同種骨移植，人工骨などがある．移植片そのものに骨形性能が備わり強度も有する自家骨移植が多く用いられているが，自家骨採取のみでは骨採取の大きさや形状に限りがあり，採取部位に痛みや骨折などの合併症の危険性が伴うなどの問題もある．わが国では同種骨の使用が比較的困難であることなどから，人工骨の開発が進められてきた．

　人工骨に求められる特性は，骨性支持体としての十分な強度，骨組織との高い親和性，生体内における分解と吸収性，骨形成を促進する活性，手術時の取り扱いやすさ，などである．主に用いられる材料はリン酸カルシウムであり，ブロックや顆粒ではハイドロキシアパタイト（HA），β-リン酸三カルシウム（β-TCP）がある．また硬化型のペーストタイプでは，α-リン酸三カルシウム（α-TCP），リン酸四カルシウム（TTCP），リン酸水素カルシウム（DCPA）などが用いられている．これらは骨との親和性が高く骨組織と直接結合するため，骨移植材料に適している（**図15-22**）

2　骨折の治療に用いる内固定材

　整形外科分野で使用される金属材料には，骨折内固定に使用されるもの，人工関節に使用されるものなどがある．現在使用されている金属材料としては，ステンレス鋼，コバルトクロム合金，チタン合金の3種類がある．そのうち骨折に対する骨接合術に用いる内固定材は，ステンレス鋼とチタン合金である．使用にあたっては，生体内における金属腐食の問題と，骨組織との生体適合性の問題を理解して使用しなければならない．

　生体内には高濃度の塩化物イオン（Cl^-）が存在し，金属にとっては過酷な腐食環境である．ステンレス鋼においては，生体における耐食性は十分ではなく，長期間体内に埋入していると金属腐食を引き起こすことがある．そのため一定期間生体

表 15-4　各種材料の主な特性の比較

	強度	耐摩耗性	塑性加工性	磁性	耐食性	骨結合 osseointegration	コスト	比重
ステンレス鋼	◎	○	◎	△	△	△	◎	重い
コバルトクロム合金	◎	◎	○	○	○	△	△	重い
チタン合金	○	△	○	◎	◎	◎	△	軽い

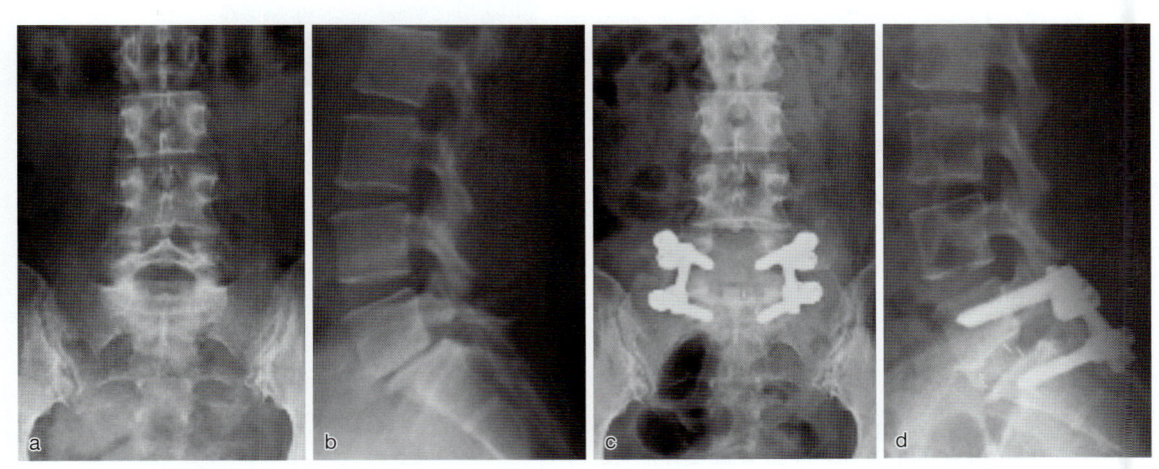

図 15-23　腰椎分離すべり症に対する矯正固定術
a. 術前正面像，b. 術前側面像，c. 術後正面像，d. 術後側面像.

内に存在し，その役目が終われば抜去する骨折や骨切り術におけるプレート，スクリュー，ワイヤーといった内固定材として利用されている．一方，チタン合金は耐食性に優れ，生体安全性にも優れている金属である．通常の生体内環境では問題が生じることは少なく，多くの内固定材として用いられている．しかし，耐摩耗性は劣っており，人工関節の摺動面における使用には適さない（**表 15-4**）．

ポリ-L-乳酸（PLLA）は生体内吸収性材料として，抜去する必要のないピン，スクリューなどに応用されているが，力学的強度は低く，荷重部での使用は制限される．最近では，強度を高めた HA と PLLA の複合体からなる生体内吸収性骨接合材料も使用されている．

③ 脊椎インストゥルメンテーション

脊椎インストゥルメンテーションは，金属製のスクリューやフック，ロッドなどを用いて脊椎を固定，もしくは矯正固定する術式である．主にチ

表 15-5　脊椎インストゥルメンテーションの目的

1. 脊椎骨折・脱臼整復後の固定
2. 不安定性のある脊椎の固定
3. 除圧などのため広範な骨切除が必要であった場合の補強
4. 骨癒合を促進するための強固な固定
5. 変形矯正と矯正位の保持

タン合金やコバルトクロム合金が材質として使用される．その目的を**表 15-5** に示す．

椎体や椎弓根に強固に刺入したスクリュー，もしくは椎弓にかけたフックにロッドなどを締結し，いくつかの椎骨を一体化する．脱臼や変形・すべりがある場合は整復・矯正し，その位置を保持（固定）する（**図 15-23**）．インストゥルメンテーションによる固定は，特別な場合（後に抜去して椎間の可動性を再建したい，など）を除いて骨移植を併用する．椎体間を強固に固定することにより，骨癒合率は飛躍的に上昇する．椎体間で骨癒合が得られない場合は，スクリューの弛みやロッドの折損が起こる可能性が高くなり，その場合は

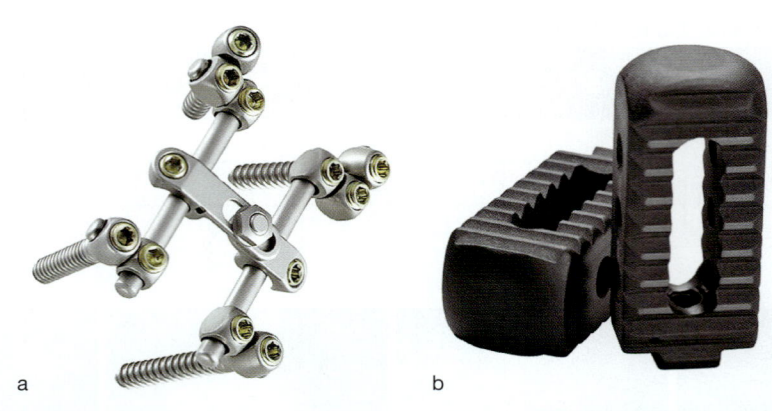

図15-24　**Pedicle screw,** コネクター, ロッド, **transverse connector** を組み合わせたシステム(a, **KAPSS**), **Carbon fiber** 製のケージ(b, **CFR PEEK CAGE CALIBER**)（ロバート・リード商会）

再固定が必要となる.

　インストゥルメンテーションに用いられる器具には様々なものがある（**図15-24**）. 椎弓根スクリュー・フックのほかに, 椎間関節を貫いて刺入固定する transarticular screw や, 骨盤と脊椎を強固に連結するための腸骨スクリューなどがある. また, 椎弓の脊柱管側を通したワイヤーやテープをロッドに締結する固定方法もある. 後方からのスクリュー・ロッドによる固定だけでは強度が不十分と考えられる場合は, 椎体間スペーサーを挿入して前方支柱の支持を強化する（後方進入椎体間固定術）. 椎体間スペーサーの材質は, チタン合金・カーボン・セラミック・PEEK材などがある.

　近年, 側方から小皮切で進入し, 後腹膜経由で椎体間スペーサーを挿入する方法(lateral interbody fusion)や, イメージ・ナビゲーションを使用して経皮的にスクリューの刺入・ロッドの固定を行う小侵襲手術も行われるようになってきた. また, 外傷や腫瘍で椎体の支持機能が失われた場合は, 金属製の人工椎体に置換し, 再建することもある. 上位頚椎の病変で頚椎から後頭骨までの固定を要するときは, 後頭骨プレートを頚椎のスクリュー固定と併用することもある.

　インストゥルメンテーション手術は, スクリュー設置不良による神経・血管損傷や不十分な固定による骨癒合不全などが問題となることがあり, 正確な解剖学的知識とある程度の手技の習熟は不可欠である. その上で, 術前プランニングを

しっかり行い, 術中はイメージなどを用いてスクリュー逸脱の防止に努めなければならない. また, 術後感染症が起こると治療に難渋するため, 感染対策は十分に行うべきである.

④ 人工関節置換術
arthroplasty

　現在わが国をはじめとする先進諸国においては高齢化が進み, それに伴い増加する変形性関節症や骨粗鬆症などの運動器変性疾患はQOLの低下とともに健康寿命を著しく損なう. 近年, この運動器の健康維持あるいは推進することを目的とした予防医学の発展や, 変性した運動器の再建を目指した人工関節置換術の開発は, 国民の健康寿命の延伸に大きく寄与している. 人工関節置換術は20世紀後半から急速に開発が進み, 現在, 世界各国で肩, 肘, 手, 指などの上肢から, 股, 膝, 足などの下肢関節まで多岐にわたり施行されている. このうち肩関節や肘関節などの上肢の再建は把持機能などADLの向上という点において, 荷重関節である股関節や膝関節など下肢関節の再建は歩行, 移動能力の改善という点において, 非常に重要な意味をもつ.

　下肢の変形性膝関節症に行われる人工膝関節置換術の数は, 2014年の時点で国内で年間8万件を超え, 今後もさらなる増加が予測されている. 現在多くの機種が国内で販売され使用可能であるが, 基本的なデザインのカテゴリーとしては後十

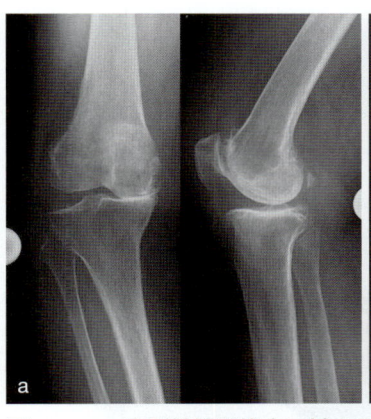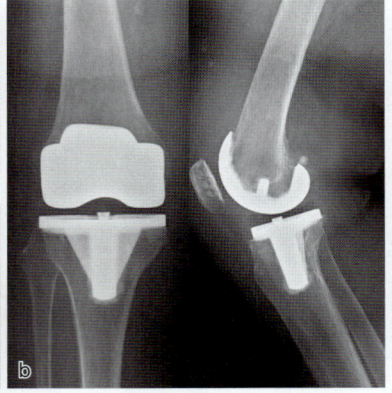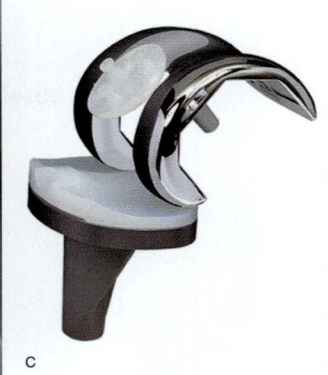

図 15-25　変形性膝関節症に対する人工膝関節置換術
a. 術前の単純 X 線像（65 歳女性）.
b. 人工膝関節置換術後の単純 X 線像.
c. 膝関節コンポーネント〔Mera Quest Knee System〔泉工医科工業〕〕.

字靭帯を温存する CR（cruciate retaining）型と後十字靭帯を切除する PS（posterior stabilized）型に分かれる．ともに日本人の生活習慣の特徴である正座，横座りなど深屈曲に対応するように開発が進んでいる．人工膝関節に使用するインプラントは大腿骨側，脛骨側ともコバルトクロム合金あるいはセラミックを使用することが多く，摺動面には高度架橋ポリエチレンを組み合わせることが主流である．人工膝関節置換術の再置換を終点とした 15 年以上の生存率は 90% を超えるとされ，多くの良好な臨床成績が報告されている（**図 15-25**）．

人工股関節置換術は，1960 年代の Charnley（チャンリー）による low friction arthroplasty の報告以降，その良好な臨床成績は広く知られている．現在その摺動面における進歩は目覚ましく，高度架橋ポリエチレンを用いることで摺動面から発生する摩耗粉の低減が図られている．寛骨臼や大腿骨に挿入するインプラントは，セメント固定する方法からチタン合金にポーラスコーティングをする方法や HA をコーティングする方法が用いられるようになってきた．人工関節の表面加工により骨との生物学的固着が得られ，これまでのセメント固定と変わらない良好な長期成績が報告されている（**図 15-26**）．

5　その他の人工材料

生体で使用される人工材用としては，ポリグリコール酸で作られた縫合糸（吸収糸）や，骨接合の補強や脊椎側弯症の矯正などに使用される超高分子量ポリエチレン製ケーブル（ネスプロンケーブル®）などがある．

6　最小侵襲手術
minimally invasive surgery（MIS）

手術に伴う身体への侵襲を低減することによって早期機能回復を目指す目的で，整形外科領域の各分野で MIS が実践されている．MIS による手術の多くは皮膚切開，筋肉切離を最小とし，術野の確保には特殊な開創器や内視鏡が用いられる．

A　人工関節置換術

通常の人工股関節置換術では 15〜20 cm の皮膚切開を加えるが，MIS では 5〜10 cm 程度の皮膚切開で行う．限られた視野で行うため，術中操作の妨げとならないように大きく弯曲した特殊な開創器などを使用して人工関節を挿入する．後方アプローチでは殿筋や外旋筋への侵襲は不可避であるため，MIS では前方の筋間から股関節に進入する方法が，より筋への侵襲が少ない．

B　経皮的椎弓根スクリュー
percutaneous pedicle screw（PPS）

脊椎固定における椎弓根スクリュー設置において，イメージ下に小皮切で経皮的に刺入する方法

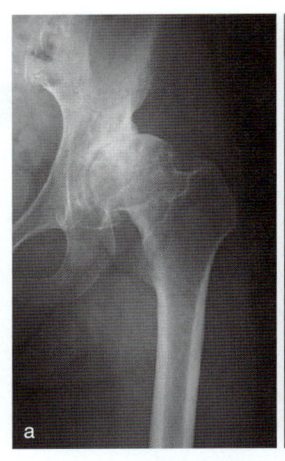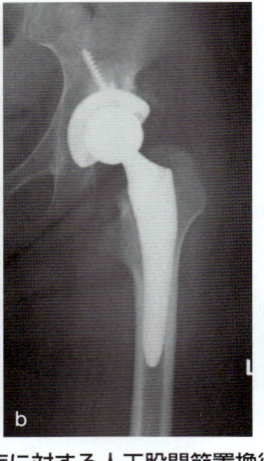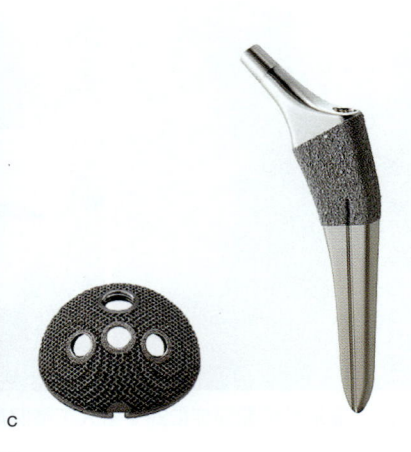

図 15-26　変形性股関節症に対する人工股関節置換術
a. 術前の単純 X 線像(51 歳女性).
b. 人工股関節置換術後の単純 X 線像.
c. 股関節コンポーネント〔SQRUM ソケットと J-Taper ステム(京セラメディカル)〕.

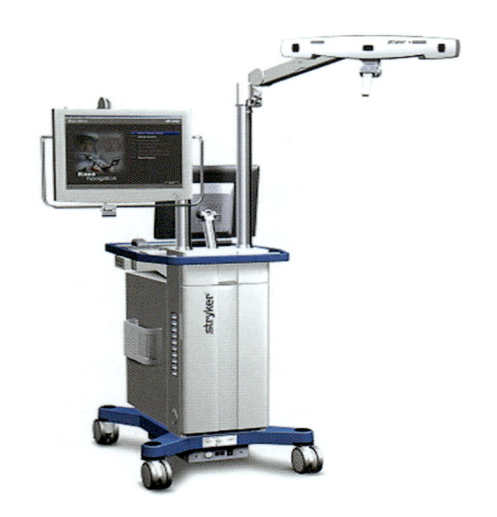

図 15-27　光学式ナビゲーションシステム
(Stryker®)

である.利点は,皮切が小さく,刺入角度を自由に調節できることである.欠点は,除圧を行う際に別皮切が必要になることや,誤刺入が多い傾向にあることである.

骨折に対する最小侵襲プレート固定
minimally invasive plate osteosynthesis
(MIPO)

近年,骨折に対する内固定材料としてロッキングプレート locking plate が登場した.MIPO は骨折部を展開せず,離れた近位や遠位の主骨片部分に小切開を加え,プレートを挿入して固定する,骨折プレート固定の選択肢の 1 つとして普及している.

7 ナビゲーション手術

人工関節置換術において,インプラント設置位置は術後の臨床成績に影響する重要な因子である.しかし,従来の骨切りガイドを用いた方法では,正確にインプラントを設置することは容易ではない.これらの問題を克服すべく 1990 年代後半に開発されたのがコンピュータ支援ナビゲーションシステムであり,原理は術前の CT 画像や術中のイメージ画像,位置センサーなどの情報からコンピュータ上の仮想空間に三次元骨格を構築し,その情報をもとに術者が骨切りを行うシステムである.光学式と磁場式があるが,精度より現在は光学式が主流となっている(図 15-27).

現在,市販されているナビゲーションシステムは,患者の CT 画像を用いる CT based navigation と CT を用いず術中に得られる解剖学的ランドマークを用いて下肢アライメントを算出し,三次元骨格を構築する image-free navigation の 2 つに大別される.従来の骨切り方法に比べ,ナビゲーションシステムを用いた方法は骨切り精度の点で優れていると多くの論文で論じられている.

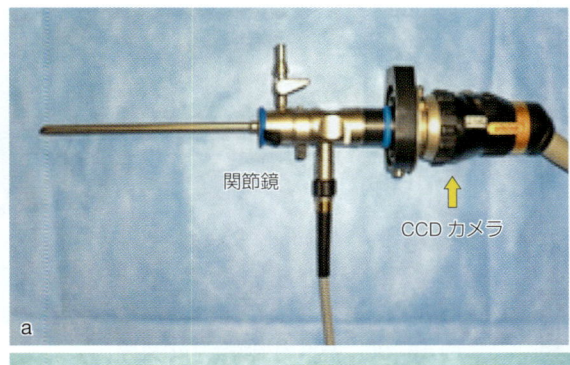
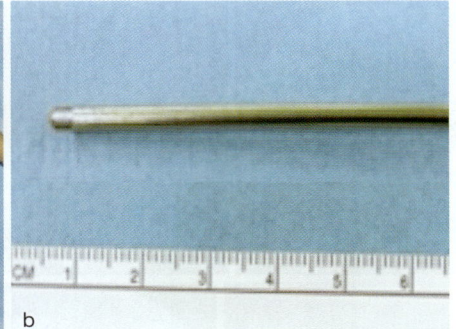

関節鏡

CCD カメラ

a

b

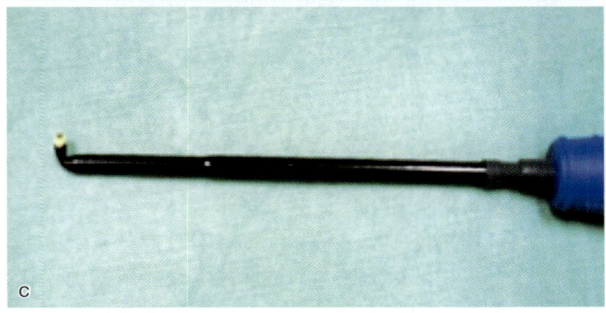

c

図 15-28 関節鏡器具
a. 関節鏡と CCD カメラ.
b. シェーバー.
c. 蒸散器具.

15

手術療法

最近ではナビゲーションシステムの機能や汎用性が向上し，人工関節領域のみならず，脊椎手術，骨折手術，骨切り術，靭帯再建術など多様な場面で用いられるようになりつつある．また術前診断，手術計画，手術シミュレーション，術後評価などの様々な整形外科領域において，コンピュータ支援技術が実用化されつつある．

B 関節鏡，内視鏡

1 関節鏡手術の歴史と特徴

関節鏡は 1920 年に世界に先駆けて東京帝国大学の高木憲次博士が開発し，屍体膝関節の内部を観察した．続いて 1959 年に渡辺正毅博士が渡辺式 21 号関節鏡を開発し，臨床応用の実用化した[6]．1962 年には東京逓信病院にて世界初の関節鏡視下手術による半月板切除術が実施された．

その後，関節鏡器具の改良が重ねられ，壊れにくく広い視野となり，小型の機種も製作された．テレビモニターシステムの普及により操作性が大いに向上し，膝関節をはじめ様々な関節で有用な検査となった．さらに，鏡視下手術用の鉗子やシェーバー，蒸散・焼灼器具の改良により，鏡視

下手術が盛んに行われるようになり，現在では整形外科医にとって欠かすことのできない診断・治療手段となっている．鏡視下手術の長所は，数カ所，1 cm 程度の皮膚切開ですみ，周辺の組織を傷めないことである．関節切開によるものに比べ格段に侵襲が軽減でき，入院期間の短縮や早期の社会復帰に貢献している．

1 ● 関節鏡器具

鏡視管は，直視鏡と斜視鏡（30°，45°，70°）があり，斜視鏡では鏡視管を回転させることにより視野が広がり，直視鏡よりも使用されることが多い．テレビモニターシステムへの接続により，写真やビデオ動画の撮影が行われ，そのデータを記録することができる（図 15-28a）．

2 ● プローブと鉗子

関節内構成体の硬さや，靭帯や半月板など軟部組織の損傷の広がり，その程度を調べるためにプローブを使用する．鉗子はその形状により，遊離体の摘出や半月などの軟部組織の切除に使用する．

3 ● シェーバーと焼灼器具

電動によるシェーバー（図 15-28b）は，鏡視を妨げる脂肪体の切除，滑膜増殖に対しての切除や

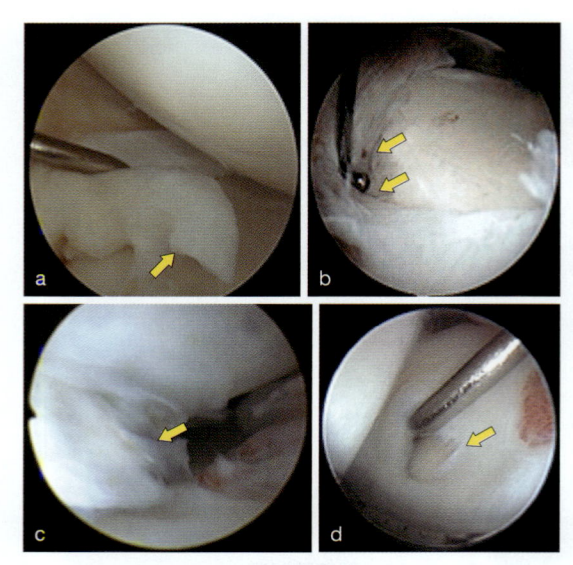

図 15-29　様々な部位の関節鏡視像
a. 膝関節鏡で観察された内側半月断裂.
b. 肩関節鏡で観察された関節唇断裂.
c. 肘関節鏡で観察された上腕骨小頭の離断性骨軟骨炎（軟骨片の剥離）.
d. 手関節鏡で観察された TFCC 断裂.

損傷軟骨のデブリドマンに使用する. 蒸散・焼灼器具（図 15-28c）は, 滑膜などの毛細血管が豊富な部位の切除に使用する.

❷ 様々な関節の鏡視と鏡視下手術

膝関節では最も汎用性が高く, 半月板縫合・切除や前・後十字靱帯再建, 滑膜切除, 遊離体摘出, 骨軟骨片固定など, 多くの膝疾患で関節鏡と鏡視下手術を実施するようになっている（図 15-29a）.

肩関節では腱板断裂に対する縫合, スポーツなどによる関節唇損傷に対する縫合やデブリドマン, 肩インピンジメント症候群に対する肩峰下除圧術, 関節リウマチなどの滑膜増殖に対する滑膜切除など, 鏡視下手術の適応範囲は広がっている（図 15-29b）

肘関節ではスポーツなどによる離断性骨軟骨炎に対するデブリドマンや遊離体摘出, 関節リウマチに対する滑膜切除などが行われている（図 15-29c）.

手関節では, 尺骨突き上げ症候群などにおける関節軟骨や三角線維軟骨複合体 triangular fibrocartilage complex（TFCC）の観察やシェービング

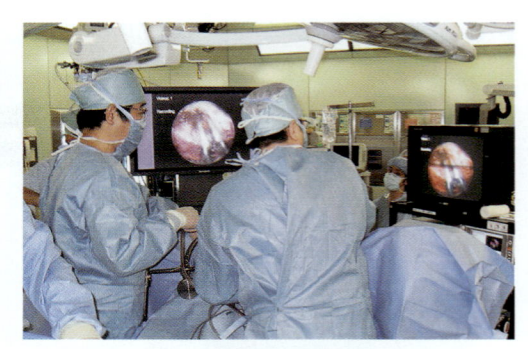

図 15-30　脊椎内視鏡手術の実際

などが行われている（図 15-29d）.

股関節は球状形態でこれまで鏡視下手術が難しいとされていたが, 近年では手技の改良により関節唇に対する切除や縫合が行われている.

足関節では変形性関節症や離断性骨軟骨炎に対する観察と, ドリリングや遊離体摘出などが行われている.

❸ 脊椎内視鏡手術

1997 年に, 内視鏡を脊椎の手術に応用した MED 法が報告された. MED の利点として, 従来の手術法と比べ, 皮切が小さい, 筋肉への侵襲が小さい, 出血が少ない, 痛みが少ない, 早期社会復帰可能などが報告されている. 最近では, ハイビジョン CCD カメラの開発や手術器具の進歩もあり, わが国でも内視鏡手術が盛んに行われている（図 15-30）. 導入当初は, 主に腰椎椎間板ヘルニアに対して行われていたが, 手技の進歩により最近では腰部脊柱管狭窄症の除圧術, 頚椎神経根症に対する後方除圧術などにも適応が広がっている. また胸腔鏡では側方からの進入で, 胸椎椎間板ヘルニアなどに対して前方からの除圧術や, 椎体腫瘍切除などが行われている.

内視鏡手術で気をつけるべき点として, 手術部位に近い場所に設置してある CCD カメラの映像を映し出した TV モニターを見ながらの手術になるため, 奥行きなどの遠近感や色調が肉眼像と全く同じではなく, 安全に手術を行うには習熟が必要である（図 15-31）. 最近では, さらに小さな皮切で, 後側方から内視鏡を挿入し, ヘルニアを切除する PED 法も行われるようになってきている.

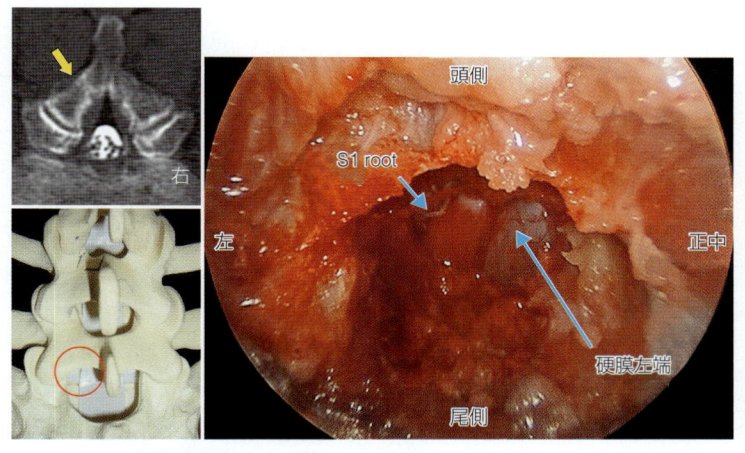

図 15-31　脊椎内視鏡でのモニター画面

C マイクロサージャリー
microsurgery

1 マイクロサージャリーとは

　マイクロサージャリーとは手術用双眼ルーペ（拡大鏡，2～6倍）または手術用顕微鏡を用いて行う微小手術である（図 15-32）．切断肢再接着は肉眼では不可能であり，整形外科医を含む外科医にとってその成功は永年にわたる夢であった．1960 年に Jacobson（ヤコブソン）と Suarez（スアーレス）によってマイクロサージャリーが初めて紹介され，1962 年に Malt（モールト）と McKhann（マックハン）が初めて右上腕再接着術に成功した．わが国でもマイクロサージャリーの研究は発展し 1968 年，玉井進が世界で初めて母指完全切断の再接着術に成功した．以来，マイクロサージャリーは発展を続け，指尖損傷の再接着術ばかりでなく，遊離自家組織移植による身体欠損部の再建も可能になった．

　マイクコサージャリーは主に血管や神経の微小剥離 microdissection と，血管吻合や神経縫合に用いられる．

A 微小血管外科
microvascular surgery（図 15-33）

　肉眼では吻合が不可能な 1.0 mm 以下の血管吻合も手術用顕微鏡を用いて 20 倍以上に拡大すれ

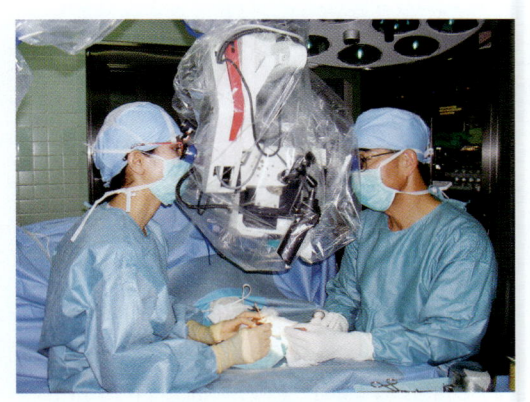

図 15-32　マイクロサージャリー手術風景
中央にあるのが手術用顕微鏡．

ば高い成功率（鋭利切断では 90% 以上）が得られる．2.0～3.0 mm の血管は肉眼でも吻合可能であるが，顕微鏡やルーペを用いたほうが成功率が高い．

B 微小神経外科
microneural surgery

　末梢神経の剥離，縫合や神経移植にもマイクロサージャリーは有用であり，顕微鏡を用いた微小剥離により神経束縫合術 funicular suture（➡ 863 頁参照）も可能になった．

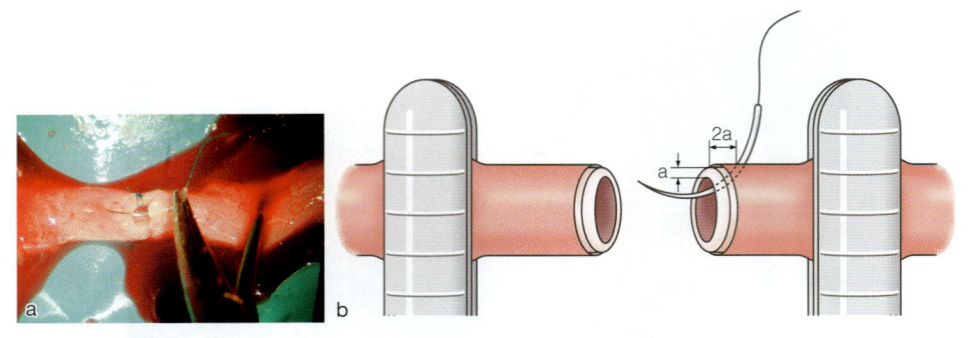

図 15-33　微小血管外科
a. 1.0 mm の血管を 10-0 ナイロン糸（針 60 μm，糸 25 μm）で吻合．後壁を縫合し，前壁に糸をかけ
　ているところ．
b. 血管吻合のシェーマ：針のバイト（創縁から針の刺入部位までの距離）は血管壁の 2 倍，径 1 mm の
　血管で 6 針を目安とする（1 mm × 3.14/6 ≒ 0.5 mm 間隔）．

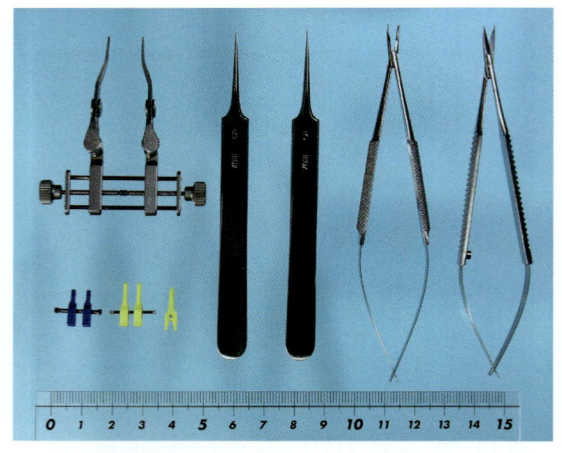

図 15-34　マイクロサージャリー器具
左から，血管クリップ（生田式，玉井式），摂子，持針器，鋏．

ⓒ 手術器具
microsurgical instruments

マイクロサージャリーに特有の主な手術器具を**表 15-6** に挙げる．

❸ マイクロサージャリーの技術

マイクロサージャリーは整形外科医にとって必須の技術であるが，技術の習得には最低でも連続して 1 日 5 時間，5〜6 日のトレーニングが必要である．手袋や練習用の人工血管，そして骨付き鶏肉の血管で練習してからラットの頸動脈（径

❷ マイクロサージャリーに必要な器具
（図 15-32, 34）

Ⓐ 手術用双眼ルーペ（拡大鏡）
magnifying loupes

2〜6 倍の固定倍率型のものが一般的であり，助手であれば 2〜3 倍，術者は 3〜5 倍が使いやすい．

Ⓑ 手術用顕微鏡
operation microscope

径 1.0 mm の血管吻合には倍率 10〜20 倍の手術用顕微鏡が必要である．近年，わが国で倍率 50 倍以上の顕微鏡も開発されている．

> **NOTE　止血**
>
> major amputation が運び込まれたら，最初に行わなければならないのは出血性（低容量性）ショックの評価と止血である（➡ **724 頁参照**）．止血には，直接止血と間接止血がある．
>
> **直接止血**：出血点を直接圧迫または鉗子・結紮を用いて止血する方法である．視野を確保できずに出血点を鉗子で挟むことは困難なばかりでなく，併走している神経（上腕動脈-正中神経，尺骨動脈-尺骨神経，指動脈-指神経）を損傷する危険性がある．止血の原則は手袋をしてガーゼで出血点を抑えることであり，上腕動脈や膝窩動脈以遠であれば止血可能である．
>
> **間接止血**：直接圧迫で止血できない場合には緊縛またはターニケットを用いる間接止血を考えるが，動脈性出血を止めるためには上肢で収縮期圧の 1.5〜2 倍，下肢で 2〜3 倍の圧を要する．間接止血を行う際は，300 mmHg 以上の圧迫は強い痛みを伴うこと，圧が低いと動脈は閉塞せず静脈のみが閉塞してかえって出血が増えること，緊縛部以遠が阻血になることを念頭に置く．

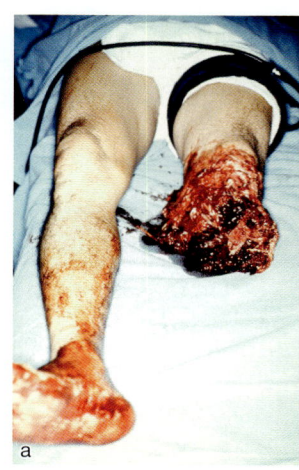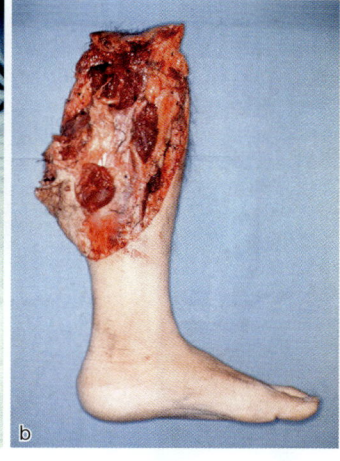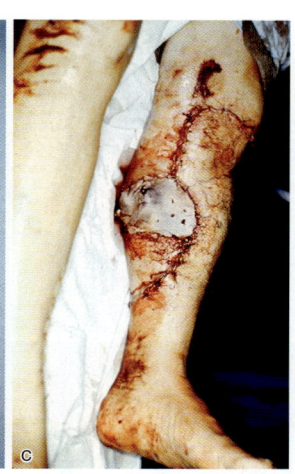

図 15-35　major replantation
a. 42 歳男性．下腿切断（挫滅切断），4 時間の温阻血.
b. 切断肢.
c. 再接着術直後.

表 15-6　マイクロサージャリーで用いる手術器具

マイクロ摂子 forceps（2 本以上）
マイクロ剪刀 scissors（直，曲各 1 本）
マイクロ持針器 needle holder
血管吻合用クリップ vascular clamp＊
　＊血管径に応じたダブルおよびシングルクリップ
糸付き縫合針 atraumatic needle＊＊
＊＊針の弯曲は 3/8 が使いやすい．糸の太さの目安を
　以下に示す.
　手関節部（橈骨・尺骨動脈）：6-0 か 7-0 ナイロン糸
　手掌部：8-0 か 9-0 ナイロン糸
　MP〜PIP 関節：9-0 か 10-0 ナイロン糸
　DIP 関節以遠：10-0〜12-0 ナイロン糸

1.5 mm）や大腿動脈（径 1.0 mm）吻合を行う．吻合したラットの血管の開存を指導医に確認してもらってから，再接着術を行うべきである.

④ 切断肢・指再接着術

　上肢では手関節，下肢では足関節より近位の切断肢を major［limb］amputation，その再接着術を major［limb］replantation（**図 15-35**）とよび，遠位の切断を minor［limb］amputation，その再接着術を minor［limb］replantation（**図 15-36**）とよぶ．切断指は骨，腱，関節，神経，血管を含む複合組織であり，切断肢はこれに筋が加わる．再接着肢の機能的回復にはそれぞれの組織の治癒が必要である．上肢の切断肢再接着の場合，前腕遠位〜

手関節では優れた機能的回復が得られる．一方切断部位が近位になるにつれて，神経再生に必要な距離が長くなるため感覚や運動の回復は劣りさらに阻血に弱い筋肉が増えることから機能的回復も劣る.

Ⓐ 切断肢・指の分類

1 ● 断裁切断 guillotine amputation
　カッターやナイフによる切断．再接着成功率は 90〜95％ と最も成績良好である.

2 ● 挫滅切断 crush amputation
　切断端の挫滅を伴っているためデブリドマンを要する．再接着術を行うためには骨短縮，あるいは静脈移植が必要になる.

3 ● 引き抜き切断 avulsion amputation
　引き抜き（➡ 867 頁参照）による切断であり，動脈神経は広範囲に損傷されている．再接着術の成功率が最も低いばかりでなく，術後の機能的回復も劣る.

Ⓑ 切断肢・指再接着術の適応

　挫滅や汚染が高度な切断肢・指や，長時間の温阻血で再接着中毒症（後述）を起こす可能性が高い切断肢は再接着術の対象にならない．一方，マイクロサージャリーの進歩に伴い，指尖損傷を含む

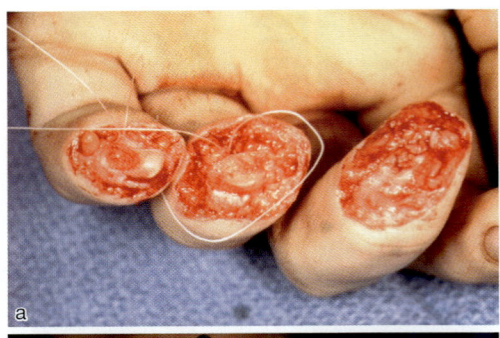
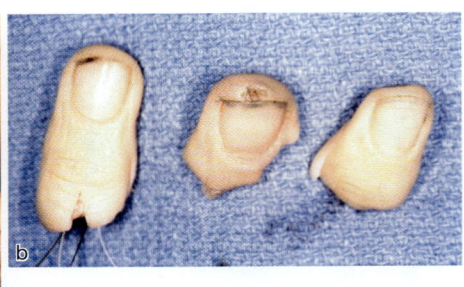
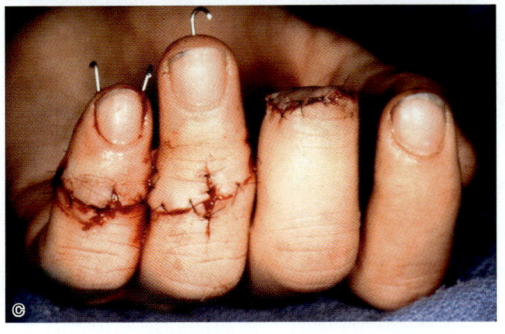

図 15-36　minor replantation
a. 36歳男性. 右中・環・小指切断(鋭利切断).
b. 切断指.
c. 環・小指再接着術後. 中指の動脈は径
　0.3 mm以下で再接着を断念した.

表 15-7　再接着術の絶対的適応(上肢)

1. major amputation(特に手関節～前腕遠位部)
2. 手掌切断
3. 母指切断
4. 多数指切断
5. 患者が小児, 女性の場合

て, 再接着可能な切断肢・指はすべて再接着術の相対的適応である.

上肢における再接着術の適応を**表 15-7**に示す.

C 再接着肢・指の保存方法

切断肢・指の汚れを落とす. この際, 血管内膜を損傷するので消毒薬, 特にアルコールで断端を消毒することは禁忌である.

切断肢・指は乾燥を防ぐため固く絞った生理食塩水ガーゼにくるみ, ビニール袋または手袋に入れ密封する. 血管内膜が膨化するので直接, 水に浸けてはいけない.

氷の入った容器(ビニール袋など)に切断肢・指趾を入れ密封したビニール袋を入れて直ちに搬送する(**図 15-37**). 低温損傷を避けるため直接, 氷に浸けない. 手術を待つ間であれば密封したビニール袋を通常の冷蔵庫(4℃)に入れておくとよい.

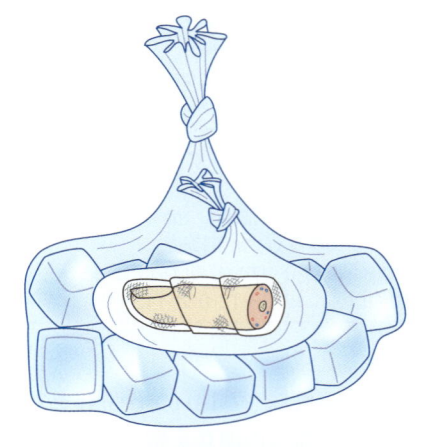

図 15-37　切断指保存方法

D 再接着可能時間

切断肢・指は複合組織であり, 筋が最も阻血に弱い. 筋を含まない切断指は室温で12時間, 4℃で24時間保存可能である. 筋を含む切断肢は室温で6時間, 4℃で12時間保存可能であるが, 実際には切断肢を深部まで冷却することは困難なため, 可能な限り速やかに再接着可能な医療機関に搬送する.

表 15-8 手関節，指の再接着術における修復すべき組織と順序

a. 手関節部切断（最小限の修復）
1. 橈骨（できれば尺骨も）
2. 屈筋腱（深指屈筋腱，長母指屈筋腱，尺側または橈側手根屈筋腱）
3. 伸筋腱（指伸筋腱，長・短母指伸筋腱，母指外転筋腱，短橈側手根伸筋腱）
4. 正中神経および尺骨神経
5. 橈骨または尺骨動脈（できれば両方）
6. 手背静脈　1本（できれば2本）
阻血時間が長い場合は神経縫合の前に血管吻合を行う場合もある．

b. 指切断（最小限の修復）
1. 指節骨
2. 深指屈筋腱・指伸筋腱　各1本
3. 橈側または尺側指動脈　1本（できれば両方）
4. 指神経　1本（できれば両方）　橈側指神経（示指〜環指），尺側指神経（母指，小指）
5. 指背指静脈　1本（できれば2本）
動脈（掌側深部），神経（掌側中間部），静脈（背側表層部）の順に修復することが多いが，鋭利切断では静脈 → 動脈 → 神経の順に修復することもある．

E 再接着中毒症〔➡ 757 頁の挫滅（圧挫）症候群も参照〕
replantation toxemia

　長時間（6時間以上）の温阻血におかれた切断肢を再接着した場合，壊死筋からの代謝産物が体循環に入り，ショックを含む全身状態への悪影響を生じる．これが再接着中毒症であり，具体的には再接着術直後の高カリウム血症による心停止，乳酸などの代謝産物による代謝性アシドーシス，ミオグロビン血症による腎不全などを生じる．major replantation で生じ，近位切断ほど筋量が多いので重症になりやすい．

F 再接着の際に修復すべき組織と順序
（表 15-8）

　解剖学的修復が原則であるが，阻血時間が長い場合や手術時間が制限される場合は必要最小限の修復を行う．原則として深層から浅層に向けて修復し，マイクロサージャリーは骨接合後に行う．major replantation で阻血時間に余裕がない場合は，最初に動脈を吻合し血流を再開させる場合もある．

G 再接着術の術前計画

　鋭利切断では損傷組織の解剖学的修復を目指せばよいが，挫滅切断では術前に骨短縮量や静脈採取部位の目安をつけておく．引き抜き切断では近位に吻合できる血管断端がない場合が多く，血管移植術および血管移行術の計画を立てておく．多

表 15-9 マイクロサージャリーの術後管理

a. 水分補給：2,000 mL / day を目安とし，そのうち 500 mL は低分子デキストラン製剤を用いる．
b. 再接着指，皮弁の血流チェック：再接着指の血流を手術当日は2時間ごと，術後1日目は3時間ごと，術後2〜3日目は4時間ごとに観察する．皮膚温 32℃ 以下または 2℃ 以上の低下があれば血行障害を疑い，ヘパリン投与や再血管縫合を考慮する．
c. 愛護的な創処置と保温：疼痛や機械的刺激，寒冷刺激により吻合血管の攣縮を生じやすい．切断指再接着では感染などの徴候がなければ 5〜7 日目に清潔操作で包交を行う．
d. 術後禁煙，カフェイン摂取の禁止
e. 血栓溶解薬：ウロキナーゼ 24 万単位/ day の点滴静注
f. 血管拡張薬プロスタグランジン 120 μg / day の静注
g. ヘパリン投与（5,000〜10,000 単位/ day）

数指切断の際には，切断指をより機能的な位置に再接着する一期的機能再建術 primary reconstruction を術前に考慮しておく．

H 再接着術の術後管理

　マイクロサージャリーの成功率に最も関与するのは吻合技術であるが，血管吻合の成功率を上げるために有効な術後管理として**表 15-9** の a〜c は必ず遵守する．d〜f は引き抜き切断，45 歳以上，喫煙者，糖尿病合併などリスクの高い症例に行う．ヘパリンは少量（5,000 単位/ day）であれば出血傾向を生じず，比較的安全に処方できる．

15
手術療法

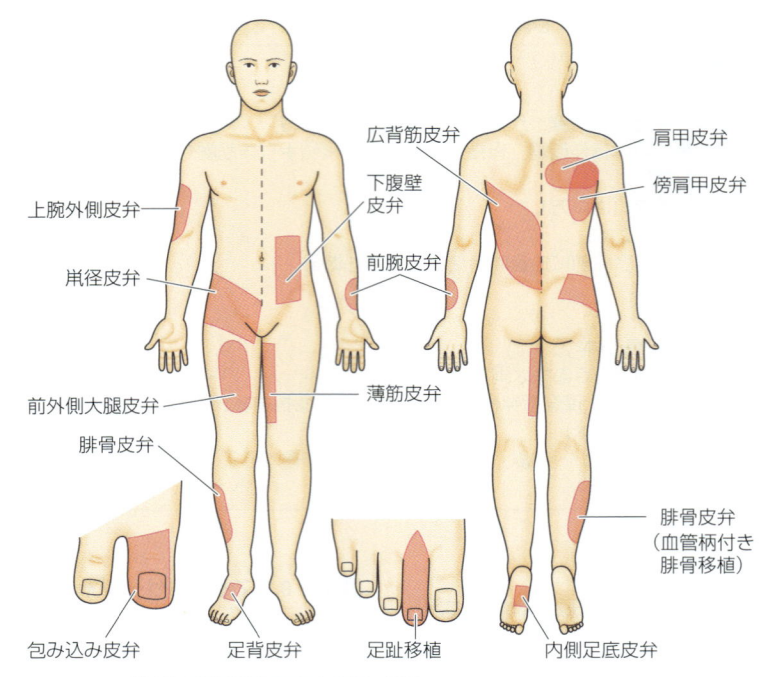

図 15-38　遊離組織移植の皮弁採取部位

図中ラベル：広背筋皮弁、下腹壁皮弁、前腕皮弁、肩甲皮弁、傍肩甲皮弁、上腕外側皮弁、鼠径皮弁、前外側大腿皮弁、薄筋皮弁、腓骨皮弁、腓骨皮弁（血管柄付き腓骨移植）、包み込み皮弁、足背皮弁、足趾移植、内側足底皮弁

⑤ マイクロサージャリーを用いた再建術・遊離組織移植術 (図 15-38)

　近年, 新しい皮弁 (穿通枝皮弁など：➡215 頁の NOTE 参照) が開発されている. 整形外科医としてすべての皮弁に習熟する必要はなく, 各種皮弁の特徴を知り数種類の皮弁に精通すれば十分である. 整形外科医に重要な各種組織移植を**表 15-10** に列挙する. なお, 皮弁・筋皮弁の大きさは, 大は幅 10 cm 以上, 中は幅 5〜10 cm を目安としている.

Ⓐ 術前計画

　遊離組織移植の成功には緻密な術前計画が必須である.

1 ● 移植組織 (ドナー) の検討

　どの組織を用いるか, 組織の大きさは適当か, 血管茎の長さは十分か, 手術の体位はどうするか, を検討する.

2 ● 血管吻合の検討

　遊離移植組織の血管 (ドナー) と受容部の血管 (レシピエント) を組織が損傷されていない部位で吻合する. 必要であれば静脈移植を行う. 血管吻合は端々吻合か, 端側吻合か検討する (下腿の血管が 1 本しかない例では端側吻合または flow-through flap を行う).

3 ● 動脈硬化の検討

　動脈硬化は上肢より下肢に強く, 血管吻合を困難にする. 高齢者や糖尿病合併例は動脈硬化が強いため, 上肢・体幹の皮弁を選択する.

Ⓑ 遊離血管柄付き組織移植術

　主な組織移植の特徴, 大きさ, 血管茎と長さを挙げる.

1 ● 血管柄付き皮弁移植術 (図 15-39)
a 鼠径皮弁

　遊離皮弁ばかりでなく有茎皮弁として上肢の被覆に用いられる. 利点は薄く大きな皮弁 (20×10 cm) が採取可能, 採皮部が目立たず一期的に閉鎖可能なことであり, 欠点は血管径が細く, 解剖学的変異が多いことである. 血管茎は浅腸骨回旋動静脈 (径 0.8〜1.5 mm, 長さ 10 cm) である.

b 上腕外側皮弁

　上腕から採取できる中等度の大きさの筋膜皮弁 (15×7 cm) であり, 利点は手の外傷や再建時に

表 15-10　整形外科に重要な各種組織移植

遊離皮弁 free flap
　1. 鼡径皮弁（大，血管茎細く変異が多い）
　2. 前外側大腿皮弁（大，血管茎細く変異が多い，要植皮）
　3. 肩甲皮弁（大，背臥位・側臥位で採取）
　4. 上腕外側皮弁（中，血管変異が少ない）
　5. 前腕皮弁（中，橈骨動脈が犠牲になる，要植皮）
　6. 内側足底皮弁（中，土踏まずの皮弁，荷重部の皮膚欠損に適応）
遊離筋皮弁 free musculocutaneous flap
　1. 広背筋皮弁（大，側臥位で採取）
　2. 薄筋皮弁（中，運動神経を縫合して機能的筋移植として使用）
遊離血管柄付き骨移植 free vascularized bone graft
　1. 腓骨（25〜30 cm の真っすぐな管状骨，腓骨皮弁との合併可）
　2. 肩甲骨（10 cm の皮質・海綿骨，肩甲皮弁との合併可）
　3. 腸骨（弯曲した大きな皮質・海綿骨）
遊離足趾移植 free toe transfer：足趾からの移植（爪があり感覚がよいことから指欠損の治療に適応）
　1. 足趾移植（第 2 趾を手指の再建に用いる）
　2. 包み込み皮弁（wrap around flap：骨移植で再建した母指を母趾皮弁で覆う）
　3. 血管柄付き関節移植（趾関節で手指関節を再建）

15
手術療法

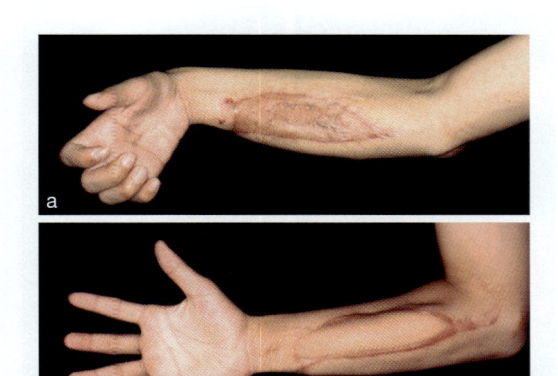

図 15-39　血管柄付き皮弁移植術
上腕外側皮弁：18 歳男性．パワーショベルで右前腕挫創（皮膚および FDS 欠損）．
a. 他院にて植皮，手関節 80°屈曲拘縮，正中・尺骨神経麻痺をきたし来院した．
b. 術後 3 カ月．手指，手関節の運動制限なく，正中・尺骨神経麻痺を認めない．

同一肢から採取可能なことである．血管茎は深上腕動静脈（径 1.5〜2 mm，長さ 12 cm）である．

c 内側足底皮弁
利点は荷重に耐えられる無毛皮膚であり，欠点は採皮部の閉鎖に植皮を要すること，血管径が細いことである．血管茎は内側足底動静脈（径 2〜3 mm，長さ約 5 cm）である．

2 ● 筋皮弁移植術（図 15-40）
a 広背筋皮弁
側臥位で採取する．最も使いやすく安全な筋皮弁である．利点は大きな筋皮弁（筋体 40×40 cm，皮弁 30×20 cm）を採取できることであり，解剖学的変異も少ない．血管茎は胸背動静脈（径 2〜3 mm，長さ 10〜12 cm）である．

b 薄筋皮弁
筋の活動距離が長く（12〜15 cm），腱も長いことから運動神経を縫合して機能的筋移植として肘，手，手指機能の再建に用いられる．血管茎は内側大腿回旋動静脈（径 1.0〜2.0 mm，長さ 6 cm）である．

3 ● 血管柄付き骨移植術
a 腓骨移植（図 15-41，42）
25〜30 cm の真っすぐな管状骨を採取でき，四肢骨の再建に最もよく用いられる．足関節の動揺性を防ぐため原則として遠位を 7 cm 以上残す．腓骨皮弁（20×10 cm）も同時に採取できる．血管茎は腓骨動静脈（径 1.5〜2 mm，長さ 5〜10 cm）である．小児では負荷により横径が増大する（Wolff の法則→12 頁参照）．

b 肩甲骨移植
腹臥位・側臥位で採取する．皮質骨が薄く比較的海綿骨に富み直線で約 10 cm の骨が採取可能

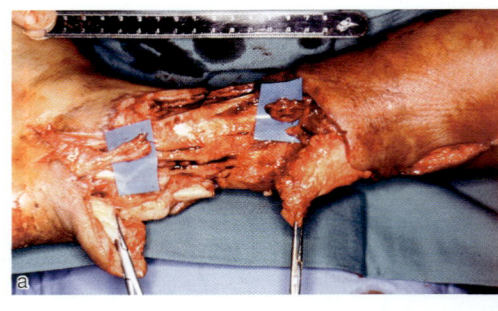
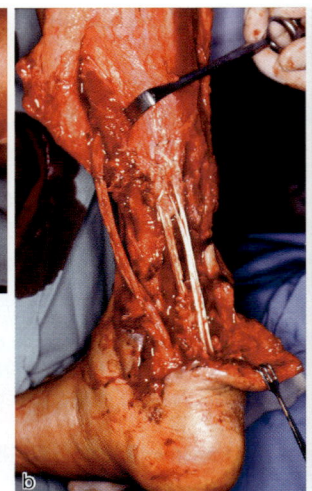
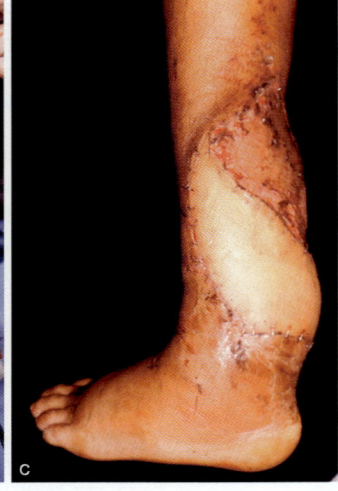

a. 皮膚欠損（30×15 cm），アキレス腱欠損（10 cm），
　後脛骨動脈欠損（10 cm），脛骨神経欠損（8 cm）．
b. 腱移植（5 本）によるアキレス腱再建，神経移植
　（ケーブル移植 5 本）．
c. 広背筋皮弁（33×8.5 cm）と植皮（20×7.5 cm）に
　より創被覆．

図 15-40　筋皮弁移植術
31 歳男性．大型バスに右下腿後面を轢かれて他院にて初期治療を受けたが，感染を併発し紹介受診した．下肢は前脛骨動脈のみ開存していた．

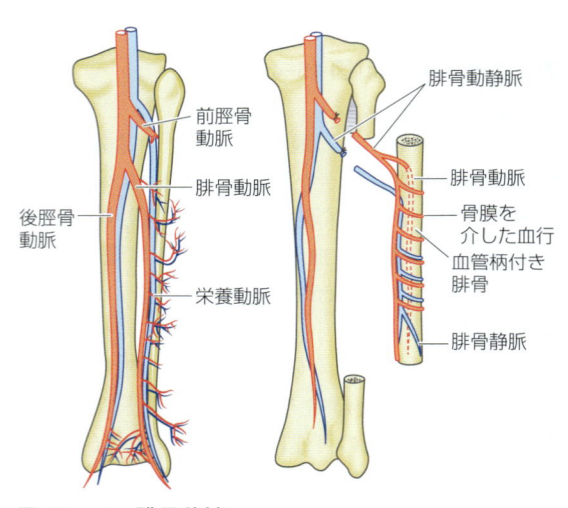

図 15-41　腓骨移植

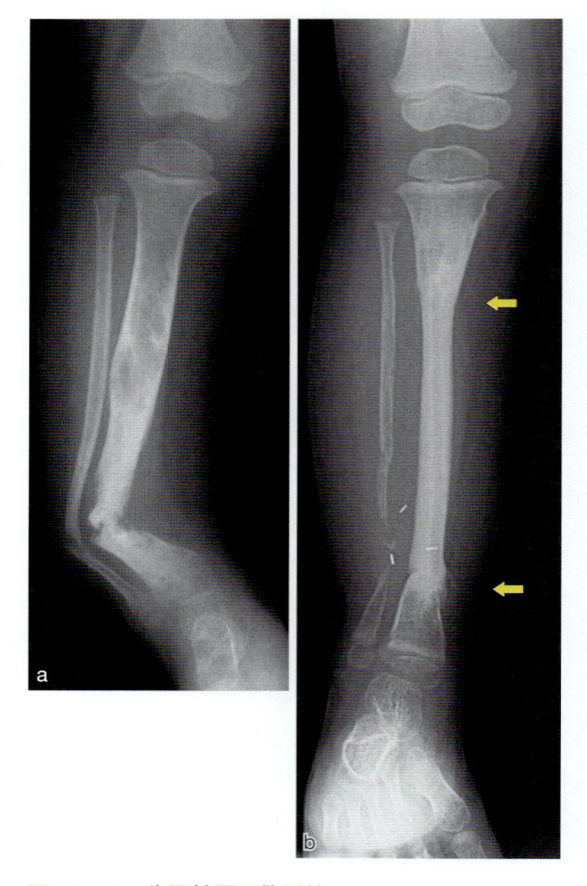

図 15-42　先天性脛骨偽関節
a. 術前（2 歳 7 カ月）．
b. 術後 4 カ月．血管柄付き腓骨を矢印で示す（対側から）．

である．肩甲皮弁も同時に採取することができる．
血管茎は肩甲回旋動静脈（径 1.5～2 mm，長さ 5～
10 cm）である．

4 ● 趾からの移植術（図 15-43）

a 足趾移植

　母指の MP 関節より近位の切断と示指～小指
の切断指の再建に用いる．採取しても機能障害が
少ないことから通常第 2 趾が用いられる．血管茎
は足背動脈（径 1.5～2 mm，長さ 10 cm），背側ま
たは底側中足動脈（径 1～1.5 mm，長さ 5 cm），趾

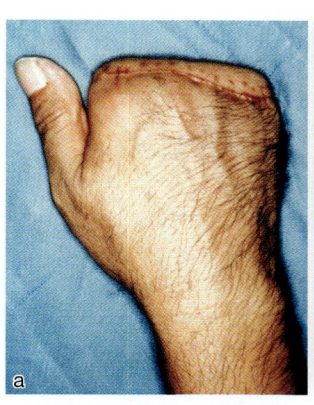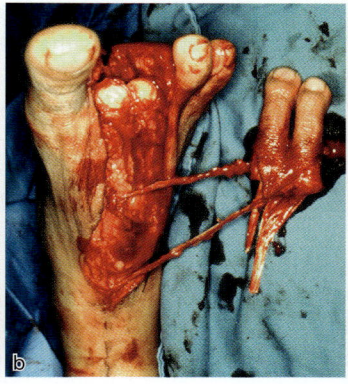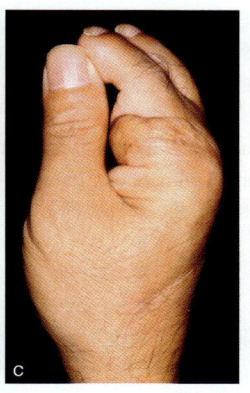

図 15-43　趾からの移植術
49 歳男性．プレス機による右示・中・環・小指切断．
a. 術前．
b. 右第 2・3 趾を移植するために採取した．
c. 術後 6 カ月．ピンチ（つまみ動作）可能．

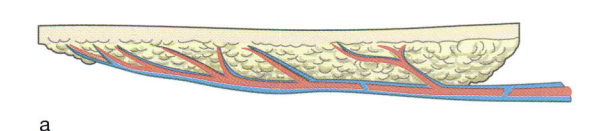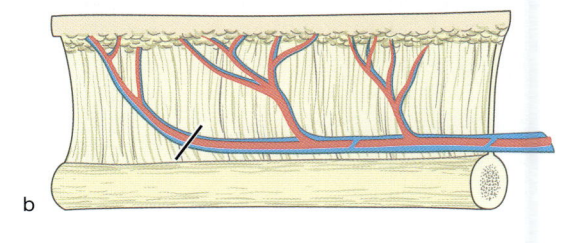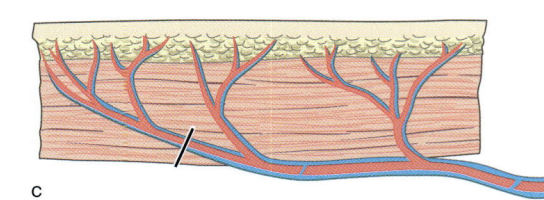

a. 血管軸皮弁 axial pattern flap：鼡径皮弁，肩甲皮弁．
b. 中隔皮弁 septocutaneous flap：外側上腕皮弁，腓骨皮弁．
c. 筋皮弁 musculocutaneous flap：広背筋皮弁，腹直筋皮弁．

図 15-44　皮弁の種類
穿通枝皮弁 perforator flap は中隔皮弁（b），筋皮弁（c）の皮膚に向かう穿通枝（黒線より遠位）を血管茎とする皮弁．前外側大腿皮弁，腹直筋穿通枝皮弁がある．

動脈（径 1 mm，長さ 1～2 cm）である．

b wrap around flap

母指欠損を母趾で再建すると大きすぎ，第 2 趾では小さいため，MP 関節以遠であれば骨移植を行い，健側母指を基にデザインした母趾皮弁で包み込む術式であり整容的に優れている．血管茎は足趾移植と同じである．

> **NOTE　皮弁の分類**
>
> 　皮弁の微小循環が研究されるにつれて皮弁の分類も変化しつつあり，現在はまだ統一されていない．本項では遊離血管柄付き皮弁を血管軸皮弁，中隔皮弁，筋皮弁に分けて記載する（図 15-44）．中隔皮弁または筋皮弁の穿通枝を用いた支弁を穿通枝皮弁 perforator flap とよぶ．穿通枝皮弁は筋をつけないので採取による機能障害は少ないが，血管茎が細く短いため十分な術前計画と超微小血管外科の技術を要する．

●参考文献
1）岩本幸英（編）：神中整形外科学　第 23 版．南山堂，2013
2）日本整形外科学会診療ガイドライン委員会（編）：骨・関節術後感染予防ガイドライン 2015 改訂第 2 版．南江堂，2015
3）尾家重治（監修）：消毒剤マニュアル　第 5 版．健栄製薬，2012
4）名井 陽：人工骨の歴史と最新デザインコンセプト．

15
手術療法

人工臓器 40：76-80，2011

5）吉川秀樹，中野貴由，松岡厚子，他（編）未来型人工関節を目指して—歴史から将来展望まで．日本医学館，2013

6）Watanabe M, Takeda S, Ikeuchi H：Atlas of Arthroscopy. Igaku-Shoin, 1969

7）生田義和，土井一輝，吉村光生：微小外科 第2版．南江堂，1993

8）稲川喜一，光嶋　勲，森口隆彦：前外側大腿皮弁の挙上方法．マイクロサージャリー 10：37-43，1997

9）金谷文則：手外科領域のマイクロサージャリー．斎藤英彦，吉津孝衛，牧　裕，他（編），手外科診療ハンドブック　改訂第2版．pp217-229，南江堂，2014

10）黒川高秀（編）：整形外科手術手技 I．手術器械，手術手技．中山書店，1996

11）別府諸兄（編）：整形外科医のためのマイクロサージャリー基本テクニック．メジカルビュー社，2000

12）玉井　進：Microsurgery の基礎と臨床．日整会誌 51：1311-1323，1997

13）中島英雄，今西宣晶：最近15年間の新しい皮弁の概念と改訂した私たちの皮弁分類法．形成外科 43：215-228，2000

14）平瀬雄一：やさしいマイクロサージャリー．pp35-48，克誠堂，2004

15）別府諸兄（編）：整形外科医のための新マイクロサージャリー．メジカルビュー社，2008

16）Askari M, Fisher K, Weniger FG, et al：Anticoagulation therapy in microsurgery：a review. J Hand Surg 31：836-846, 2006

17）Chew WY, Tsai TM：Major upper limb replantation. Hand Clin 17：395-410, 2001

18）Crenshaw AH：Surgical techniques and approaches. In：Canale ST（ed）：Campbell's Operative Orthopaedics. vol 1. 10th ed. pp3-122, Mosby, St. Louis, 2003

19）平瀬雄一：やさしい皮弁．克誠堂出版，2013

整形外科疾患総論

本編で何を学ぶか

- 軟部組織・骨・関節に発生する感染症の病因や病態の総論を理解し，四肢・脊椎の感染症の治療について学ぶ．外傷後や人工関節後に発生する感染症の治療を学ぶ．
- 全身疾患でもある関節リウマチとその類縁疾患を，自己免疫疾患，病因・病態のいまだ明らかではない炎症性疾患，という立場から全体像や治療法を学ぶ．
- 慢性の関節疾患には代謝性や変形性のものに加えて，血友病や代謝産物の沈着による関節症などがあることを理解し，その治療法を学ぶ．
- 外傷に関連して発生する四肢の血流障害や阻血性疾患を，コンパートメント症候群や阻血性拘縮を代表とする病態として理解し，あわせて血流障害性骨壊死や閉塞性の動静脈炎などの重要疾患を学ぶ．
- 先天性の骨系統疾患や四肢発生・発育異常の病態では，コラーゲン代謝や軟骨，骨形成異常が遺伝子異常などによることを理解し，幅広い先天異常症候群の病態を学ぶ．
- 代謝性の問題では，骨粗鬆症や Ca・P 代謝異常，上皮小体，甲状腺，成長ホルモンなどの代謝異常の病態と治療法を学ぶ．
- 脊椎を含めた骨・軟部組織に発生する良性腫瘍や悪性腫瘍の特徴や，画像所見，治療法を学ぶ．
- 中枢神経や末梢神経に発生する多様な病態を理解し，あわせて筋肉の炎症性，先天性疾患を学ぶ．
- 急激に増加している高齢者の運動器疾患の特徴と健康寿命を阻害する因子を理解する．

第Ⅳ編　整形外科疾患総論 の構成マップ

16章　軟部組織・骨・関節の感染症

軟部組織感染症 —————————— 221頁
[壊死性筋膜炎，ガス壊疽，破傷風，化膿性腱鞘滑膜炎，結核性腱鞘滑膜炎，腸腰筋膿瘍，ネコひっかき病]

骨髄炎 —————————————— 228頁
[急性化膿性骨髄炎，慢性骨髄炎，Brodie 膿瘍，化膿性脊椎炎]

感染性関節炎 —————————— 234頁
[化膿性関節炎]

特殊な骨関節感染症 ——————— 235頁
[結核性骨関節炎，非結核性抗酸菌症，人工関節置換術，脊椎インストゥルメンテーション手術後の感染，薬剤耐性菌感染症（MRSA 感染症，VRE 感染症，多剤耐性緑膿菌感染症）]

17章　関節リウマチとその類縁疾患

関節リウマチ —————————— 241頁

悪性関節リウマチ ———————— 260頁

リウマチ性多発筋痛 ——————— 260頁

RS3PE 症候群 ————————— 261頁

回帰性リウマチ ————————— 261頁

脊椎関節炎 —————————— 261頁
[強直性脊椎炎，乾癬性関節炎，掌蹠膿疱症性骨関節炎]

線維筋痛症 —————————— 264頁

成人発症 Still 病 ———————— 265頁

若年性特発性関節炎 ——————— 265頁

18章　慢性関節疾患（遅行性，代謝性）

変形性関節症 —————————— 268頁

結晶誘発性関節炎 ———————— 271頁
[痛風，高尿酸血症，偽痛風，CPPD 結晶沈着症，塩基性リン酸カルシウムおよびその他の結晶による関節疾患]

神経病性関節症（Charcot 関節）— 275頁

血友病性関節症 ————————— 276頁

蓄積性および沈着性関節疾患 ——— 277頁
[血液透析と骨・関節症，アルカプトン尿性関節症，ヘモクロマトーシス，Wilson 病]

肺性肥厚性骨関節症 ——————— 280頁

関連する関節周囲疾患 —————— 280頁
[滑液包炎，異所性骨化，骨化性筋炎]

19章　四肢循環障害と阻血壊死性疾患

四肢循環障害の診察・診断 ———— 282頁

四肢循環障害をきたす疾患 ———— 284頁
[閉塞性血栓血管炎，閉塞性動脈硬化症，静脈血栓塞栓症，静脈瘤，Raynaud 現象]

外傷後血管障害 ————————— 286頁

骨壊死 ———————————— 286頁
[骨端症（離断性骨軟骨炎），特発性骨壊死（特発性大腿骨頭壊死症，膝関節特発性骨壊死），症候性大腿骨頭壊死症（外傷，放射線による二次性），塞栓に起因する骨壊死，一過性骨髄浮腫症候群]

20章　先天性骨系統疾患

先天性骨系統疾患総論 —————— 292頁

軟骨無形成症 —————————— 295頁

先天性脊椎骨端異形成症 ————— 297頁

骨幹端異形成症 ————————— 298頁

多発性骨端異形成症 ——————— 298頁

Larsen 症候群 ————————— 299頁

骨形成不全症 —————————— 300頁

低リン血症性くる病 ——————— 301頁

大理石骨病 —————————— 303頁

ムコ多糖症 —————————— 303頁

多発性軟骨性外骨腫症 —————— 306頁

21章　先天異常症候群

先天異常症候群総論 ——————— 307頁

Marfan 症候群 ————————— 308頁

Marfan 症候群の関連疾患 ———— 308頁
[先天性拘縮性くも状指症，ホモシスチン尿症，Stickler 症候群]

Ehlers-Danlos 症候群 —————— 310頁

神経線維腫症 1 型 ——————— 310頁

先天性多発性関節拘縮症 ————— 311頁

絞扼輪症候群 —————————— 312頁

上肢形成不全を呈する先天異常症候群 —— 314頁
[Poland 症候群，Holt-Oram 症候群，橈骨無形成・血小板減少症候群（TAR 症候群），VATER 連合]

片側四肢の肥大を示す先天異常症候群 —— 314頁
[Klippel-Trenaunay-Weber 症候群，Beckwith-Wiedemann 症候群]

染色体異常症 —————————— 315頁
[Down 症候群，Turner 症候群]

22章　代謝性骨疾患

骨粗鬆症 ——————————————— 318頁

くる病，骨軟化症 ——————————— 327頁

腎性骨ジストロフィー ——————————— 331頁

高（低）カルシウム血症をきたす要因と，上皮小体
（副甲状腺）機能異常 ————————————— 332頁

甲状腺機能異常 ——————————————— 334頁

成長ホルモン異常 ————————————— 334頁
［先端巨大症，巨人症，Cushing 症候群］

骨 Paget 病 ——————————————— 334頁

24章　軟部腫瘍

軟部腫瘍の定義，分類，疫学 ——————— 371頁

軟部腫瘍の診断 ——————————————— 373頁

軟部腫瘍の治療 ——————————————— 379頁

軟部肉腫の転移 ——————————————— 380頁

軟部肉腫の予後 ——————————————— 380頁

良性軟部腫瘍 ——————————————— 381頁
［脂肪腫，血管腫，神経鞘腫，色素性絨毛結節性滑膜炎，
腱鞘巨細胞腫，デスモイド型線維腫症］

悪性軟部腫瘍（良悪性中間型を含む） —————— 386頁
［線維肉腫，未分化多形肉腫，脂肪肉腫，平滑筋肉腫，
横紋筋肉腫　血管肉腫，滑膜肉腫，悪性末梢神経鞘腫瘍，
胞巣状軟部肉腫，類上皮肉腫，明細胞肉腫］

第26章　ロコモティブシンドローム

背景，定義，概念 ——————————————— 414頁

評価法 ——————————————————— 415頁

　├── ロコチェック ——————————————— 415頁

　└── ロコモ度テスト ——————————————— 415頁
　　　　［立ち上がりテスト，2 ステップテスト，ロコモ 25，
　　　　臨床判断値］

対策 ——————————————————— 417頁

23章　骨腫瘍

骨腫瘍の分類と疫学 ——————————— 338頁

骨腫瘍の診断 ——————————————— 338頁

骨腫瘍の治療 ——————————————— 342頁

予後 ——————————————————— 343頁

原発性良性骨腫瘍 ————————————— 344頁
［骨軟骨腫，軟骨腫，内軟骨腫，類骨骨腫，骨巨細胞腫］

骨腫瘍類似疾患 ——————————————— 349頁
［単発性骨嚢腫，線維性骨異形成症，Langerhans 細胞組織球
症，好酸球性骨肉芽腫］

原発性悪性骨腫瘍 ————————————— 352頁
［骨肉腫，軟骨肉腫，Ewing 肉腫，悪性リンパ腫，脊索腫，
骨髄腫］

続発性悪性骨腫瘍 ————————————— 365頁
［前駆病変からの続発性悪性骨腫瘍，転移性悪性骨腫瘍］

25章　神経疾患，筋疾患

中枢神経疾患 ——————————— 396頁

　├── 脳性麻痺 ——————————————— 396頁

　├── 脳血管疾患 ——————————————— 398頁

　├── 運動ニューロン疾患 —————————— 401頁
　│　　［筋萎縮性側索硬化症，脊髄性進行性筋萎縮症］

　├── 神経変性疾患 —————————————— 403頁
　│　　［Parkinson 病，脊髄小脳変性症］

　└── 脱髄疾患 ——————————————— 405頁
　　　　［多発性硬化症，急性散在性脳脊髄炎］

末梢神経障害 ——————————— 406頁

　├── 単神経障害 ——————————————— 406頁
　│　　［絞扼性神経障害］

　├── 多発性単神経障害 ——————————— 407頁

　└── 多発性神経障害 ——————————— 407頁
　　　　［遺伝性ポリニューロパシー，Guillain-Barré 症候群，
　　　　慢性炎症性脱髄性多発根ニューロパシー］

筋疾患 ——————————— 409頁

　├── 炎症性筋疾患 —————————————— 410頁
　│　　［多発筋炎/皮膚筋炎，封入体筋炎］

　└── 先天性筋疾患 —————————————— 411頁
　　　　［進行性筋ジストロフィー］

診療の手引き

☐ **1.** 運動器の急性感染症は機能障害をきたすだけでなく患肢や生命までも脅かす可能性があるため，診断と治療に急を要する救急疾患の1つと考えるべきである．

☐ **2.** 適切な病態把握と治療のためには，発赤，熱感，腫脹，疼痛という炎症徴候を的確に評価することが臨床の現場ではきわめて重要である．

☐ **3.** 感染症の動向は時と場所で大きく異なり，耐性菌も増加しているため，治療にあたっては積極的に感染症専門医に相談する．

☐ **4.** 急に疼痛を訴えて来院した患者では，感染性疾患を念頭に置いて診察を進める．疼痛の部位を訴えることのできない乳幼児では，全身をくまなく診察する．

☐ **5.** 急性感染性疾患では，触れたり動かしたりすると激烈な疼痛がある．疼痛を訴える部位の発赤と腫脹の有無を確かめる．次に，触診して局所熱感と圧痛の範囲を診る．

☐ **6.** 診察の後，直ちに臨床検査と単純X線撮影を行う．臨床検査では，バイタルサイン，CRP，赤沈，白血球数を調べる．

☐ **7.** 炎症初期の単純X線像は正常像と区別がつきにくいため，軟部組織の腫れも注意して観察する．骨の初期変化は骨萎縮と骨溶解である．早期診断にはMRIが有用である．

☐ **8.** 細菌培養は好気性菌だけでなく，嫌気性菌，真菌も想定して行う．

☐ **9.** 臭気がある創傷感染では，ガス壊疽を疑う．

☐ **10.** 壊死性筋膜炎と蜂巣炎(蜂窩織炎)との鑑別は，前者では皮膚に水疱や壊死が生じる点である．

☐ **11.** 感染性関節炎の診断には関節穿刺が最も有用である．関節液の混濁は白血球に由来するため，混濁と炎症の程度は比例する．

☐ **12.** 穿刺液は1滴あれば光学顕微鏡で検査が可能で，偽痛風や痛風との鑑別もできる．白血球数算定と細菌培養を行う．

☐ **13.** 慢性化した難治性の疾患では結核との鑑別が必要である．結核の初期単純X線像は，びまん性の骨萎縮である．最近は結核の感染診断と結核菌の証明に遺伝子検査が導入されている．

☐ **14.** 易感染性宿主の化膿性脊椎炎が増加している．強い腰背部痛のある場合にはまず化膿性脊椎炎を想起する．MRIが早期診断に有用である．

☐ **15.** 人工関節手術を受けた患者が急にその部の違和感や疼痛を訴えた場合には感染を疑う．混濁した関節液，CRPと赤沈の高値があれば，その疑いが濃厚となる．

軟部組織・骨・関節の感染症は日常診療のなかでしばしばみられるが，そのなかには患部そのものの温存だけでなく，生命までをも危機にさらす感染症が存在する．感染症治療は細菌学やウイルス学の進歩，抗菌薬やワクチンの開発，公衆衛生知識の普及や栄養状態の改善などにより，以前に比べると飛躍的に進歩し，わが国では結核や梅毒，淋病などのように減少している感染症がある．し

表 16-1　壊死性軟部組織感染症分類

ガス壊疽	クロストリジウム性ガス壊疽	
	非クロストリジウム性ガス壊疽	
壊死性筋膜炎	通常の壊死性筋膜炎	
	特殊な壊死性筋膜炎	劇症型 A 群 β 溶血性連鎖球菌感染症
		ビブリオ壊死性筋膜炎

かし，抗悪性腫瘍薬，免疫抑制薬，副腎皮質ステロイドなどの薬物療法，放射線療法，血液透析を受けている患者の増加や，糖尿病，末梢血管障害性疾患などを合併している患者の増加により，易感染性宿主 compromised host となっている患者が増え，その結果，日和見感染が増加してきている．また，抗菌薬の汎用に伴い，メチシリン耐性黄色ブドウ球菌 methicillin-resistant *Staphylococcus aureus*（MRSA）を代表とする抗菌薬耐性細菌も増加し，院内感染や手術後の創感染，人工材料への感染の主要な起炎菌となっている．

　病原性微生物の感染に対して生体組織は炎症 inflammation という反応様式を示す．炎症の主徴は発赤，熱感，腫脹，疼痛そして機能障害であるが，これらの徴候はすべての感染症に一律に出現するわけではなく，微生物の種類や宿主の抵抗性，感染部位，病期など多くの因子に左右される．発赤と熱感は局所の血流増加と血管の拡張によって引き起こされ，腫脹は血管透過性の亢進による滲出液によって発生する．疼痛は組織の内圧の上昇によって引き起こされ，骨髄や関節腔などの閉鎖空間ではその内圧上昇が著しいため，急性化膿性骨髄炎(➡228頁参照)や急性化膿性関節炎(➡234頁参照)ではきわめて疼痛が強くなることが多い．機能障害は，初期には疼痛によって発生するため可逆的であるが，骨や関節および関節軟骨などの破壊，線維化による拘縮などに至れば，不可逆的な機能障害が発生する．

　炎症徴候の理学的な評価は病態把握と治療法の選択に多大な情報をもたらすため，臨床の現場ではきわめて重要である．治療のわずかな遅れが重篤な結果をもたらす可能性があり，炎症の徴候を的確にとらえて早期に診断を行い，適切な治療を行うことが大切である．運動器の感染症は疼痛や機能障害をきたすだけでなく患肢や生命までも脅

かすため，的確な診断と治療を要する救急疾患の1つと考えるべきである．

A 軟部組織感染症
soft tissue infection

　日常診療における軟部組織感染症は，外傷に起因する局所の開放創，易感染性宿主などに発生しやすい血行性感染に伴う蜂巣炎（蜂窩織炎ともいう），褥瘡などに合併してみられる．また，その軟部組織感染症のなかでも壊死性筋膜炎やガス壊疽，破傷風は頻度こそ高くないが，致死性で救急治療を必要とするため重要である．

　壊死性軟部組織感染症は**表 16-1**のごとく分類され，健常人の外傷でも発生するクロストリジウム性ガス壊疽や劇症型 A 群 β 溶血性連鎖球菌感染症，糖尿病や動脈硬化症，血液透析患者にみられる非クロストリジウム性ガス壊疽，肝疾患やアルコール依存患者などにみられるビブリオ壊死性筋膜炎がある．

NOTE　**毒素性ショック症候群**
toxic shock syndrome（TSS）

　黄色ブドウ球菌感染で認められる，高熱，紅斑，ショック症状，血小板減少，腎障害，肝障害などの重篤な多臓器障害を伴う症候群である．黄色ブドウ球菌の産生毒素である toxic shock syndrome toxin（TSST）-1 やエンテロトキシンが関与している．A 群溶血性連鎖球菌感染でも類似の症候群が発生するが，この場合は毒素性ショック様症候群（TSLS）あるいは劇症型 A 群溶血性連鎖球菌感染として区別する．

表 16-2　医師が届け出を行う感染症（太字は整形外科診療でかかわり深いもの）

1　全数把握の対象

1 類感染症（略）

2 類感染症（略）

3 類感染症（略）

4 類感染症

（1）E 型肝炎，（2）ウエストナイル熱，（3）A 型肝炎，（4）エキノコックス症，（5）黄熱，（6）オウム病，（7）オムスク出血熱，（8）回帰熱，（9）キャサヌル森林病，（10）Q 熱，（11）狂犬病，（12）コクシジオイデス症，（13）サル痘，（14）ジカウイルス感染症，（15）重症熱性血小板減少症候群（病原体がフレボウイルス属 SFTS ウイルスであるものに限る），（16）腎症候性出血熱，（17）西部ウマ脳炎，（18）ダニ媒介脳炎，（19）炭疽，（20）チクングニア熱，（21）つつが虫病，（22）デング熱，（23）東部ウマ脳炎，（24）鳥インフルエンザ（H5N1 および H7N9 を除く），（25）ニパウイルス感染症，（26）日本紅斑熱，（27）日本脳炎，（28）ハンタウイルス肺症候群，（29）B ウイルス病，（30）鼻疽，（31）ブルセラ症，（32）ベネズエラウマ脳炎，（33）ヘンドラウイルス感染症，（34）発疹チフス，（35）ボツリヌス症，（36）マラリア，（37）野兎病，（38）ライム病，（39）リッサウイルス感染症，（40）リフトバレー熱，（41）類鼻疽，（42）レジオネラ症，（43）レプトスピラ症，（44）ロッキー山紅斑熱

5 類感染症の一部：侵襲性髄膜炎菌感染症および麻疹は直ちに，その他の感染症は 7 日以内に（風疹はできるだけ早く）届出をお願いします

（1）アメーバ赤痢，（2）ウイルス性肝炎（E 型肝炎および A 型肝炎を除く），（3）カルバペネム耐性腸内細菌科細菌感染症，（4）急性脳炎（ウエストナイル脳炎，西部ウマ脳炎，ダニ媒介脳炎，東部ウマ脳炎，日本脳炎，ベネズエラウマ脳炎およびリフトバレー熱を除く），（5）クリプトスポリジウム症，（6）クロイツフェルト・ヤコブ病，**（7）劇症型溶血性連鎖球菌感染症**，（8）後天性免疫不全症候群，（9）ジアルジア症，（10）侵襲性インフルエンザ菌感染症，（11）侵襲性髄膜炎菌感染症，（12）侵襲性肺炎球菌感染症，（13）水痘（入院例に限る），（14）先天性風疹症候群，（15）梅毒，（16）播種性クリプトコックス症，**（17）破傷風**，**（18）バンコマイシン耐性黄色ブドウ球菌感染症**，**（19）バンコマイシン耐性腸球菌感染症**，（20）風疹，（21）麻疹，（22）薬剤耐性アシネトバクター感染症

指定感染症
　該当なし

2　定点把握の対象

5 類感染症の一部（基幹定点医療機関が届出するもののみ記載）
インフルエンザ定点医療機関，及び基幹定点医療機関が届出するもの
＜週単位（月～日）で届出するもの＞
　（1）インフルエンザ（鳥インフルエンザ及び新型インフルエンザ等感染症を除く）

基幹定点医療機関が届出するもの
＜週単位（月～日）で届出するもの＞
　（1）感染性胃腸炎（病原体がロタウイルスであるものに限る），（2）クラミジア肺炎（オウム病を除く），（3）細菌性髄膜炎（髄膜炎菌，肺炎球菌，インフルエンザ菌を原因として同定された場合を除く），（4）マイコプラズマ肺炎，（5）無菌性髄膜炎
＜月単位で届出するもの＞
　（1）ペニシリン耐性肺炎球菌感染症，**（2）メチシリン耐性黄色ブドウ球菌感染症**，**（3）薬剤耐性緑膿菌感染症**

（厚生労働省ホームページより）

1　壊死性筋膜炎
necrotizing fasciitis

　壊死性筋膜炎は筋膜と皮下脂肪組織の感染症で，筋膜に沿って急速に拡大し，広範な壊死と毒素性ショックによって重篤な全身症状を引き起こす．致死率は 30～40% とも報告され，予後不良で，四肢，特に下肢に多い．易感染性宿主に発生しやすいが，基礎疾患が特になくても発生しうる．起炎菌は通常の壊死性筋膜炎として A 群溶血性連鎖球菌，嫌気性溶血性連鎖球菌，黄色ブドウ球菌，バクテロイデス属菌などがあり，混合感染のこともある．劇症型溶血性連鎖球菌感染症は感染症法において 5 類感染症（全数把握の感染症）に指定されており，診断後 7 日以内に保健所へ届け出ることが義務づけられている（**表 16-2**）．

症状，診断

　臨床像は蜂巣炎（蜂窩織炎）に類似し，局所には境界不鮮明な発赤や腫脹，著明な圧痛がみられ，3～5 日で皮膚に水疱が発生する．水疱内の液は

濃ピンクもしくは紫色を示す．進行すると，局所は神経障害のために無痛となり，皮膚や皮下組織の壊死をきたす．ガス壊疽と異なり壊死性筋膜炎では通常，筋組織は侵されない．本症を疑った場合には，局所試験切開を行い筋膜の性状を観察しなければならない．筋膜に変性所見があり，ゾンデが抵抗なく刺入可能な場合には，本症と診断して差し支えない．

一方，劇症型A群β溶血性連鎖球菌感染による壊死性筋膜炎は突発的に発症する四肢の疼痛，急速に多臓器不全に進行する敗血症性ショック病態が合併することが特徴であり，初期症状として皮膚腫脹，水疱，発赤が認められる．発熱や中毒様症状を示すこともある．予後はきわめて不良である．連鎖球菌のなかで，血液寒天培地の中で完全に溶血するものをβ溶血性連鎖球菌とよぶ．また群抗原によりA〜G群が存在し，突発的に発症する起炎菌がA群β溶血性連鎖球菌で，化膿性連鎖球菌ともよばれているが，近年ではA群のみならず，B・C・G群による劇症型溶血性連鎖球菌感染症も報告されている．血液や胸水，腹水，脊髄などから溶血性連鎖球菌が検出されれば確定診断の根拠となる．

ビブリオ壊死性筋膜炎(**図 16-1**)は健常者に発生することは稀で，易感染性宿主に発生する．致死率は50〜70%と非常に高い．起炎菌は*Vibrio vulnificus*で，温かい海水中の魚介類表面で増殖するため，日本では，夏場に魚介類を食したりすることで発症する．細菌が血液中に侵入して数時間〜数日の経過で，皮膚・皮下病変に及び，敗血症症状を呈する．嫌気性の環境で細菌は増殖し，皮膚壊死が皮下組織の血栓形成の結果として生じる．

治療

感染または壊死した領域のデブリドマン débridement(➡747頁参照)，感受性のある抗菌薬の全身的投与を行う．救命のために切断を要することもある．局所試験切開時の細菌培養による起炎菌同定には数日を要するため，グラム染色を行い起炎菌の形態を観察することが重要である．グラム染色で連鎖球菌が認められたならば，抗菌薬としてはペニシリン系抗菌薬が第一選択薬である．また，極端な敗血症に陥った状態では細胞内移行性の高いクリンダマイシンが推奨されている．A

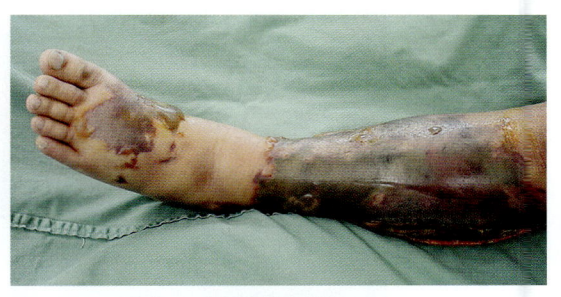

図 16-1　ビブリオ壊死性筋膜炎
左足，左下腿に腫脹，発赤，水疱，皮膚壊死が認められる．局所試験切開が行われている．起炎菌は *Vibrio vulnificus* であった．患者はアルコール性肝硬変の既往があり，夏場に発症した．

群連鎖球菌迅速診断キットの有用性も報告されており，早期診断の一助になりうる．

また，ビブリオ壊死性筋膜炎においては第三世代セフェム系，テトラサイクリン系抗菌薬の大量投与とデブリドマンが重要であり，早期に治療を開始しなければ致死率は高くなる．

2 ガス壊疽
gas gangrene

一般にガス壊疽とはクロストリジウム属菌による筋など軟部組織の壊死性感染症で20〜40%の死亡率が報告されている重篤な疾患である．クロストリジウム属は嫌気性のグラム陽性桿菌で，起炎菌の大半は土壌中に存在する *Clostridium perfringens* であり，創傷からの感染が一般的である．稀に外傷のない例に発症することがあり，*Clostridium septicum* がしばしば認められ，大腸癌，腸管梗塞，好中球減少性腸炎などの消化管疾患を有していることが多い．またガス産生菌による軟部組織感染症の総称として用いられることも多く，起炎菌によりクロストリジウム属以外のものを非クロストリジウム性ガス壊疽(**図 16-2a**)とよび，連鎖球菌や大腸菌，クレブシエラなどによって引き起こされる．

症状，診断

典型例では数時間〜数日の潜伏期間の後に皮膚の変色，腐敗臭を伴った滲出液を認め，広範かつ急速に伸展する腫脹と早期からの激痛がある．またデブリドマンによる筋収縮や出血が認められないことも特徴の1つである．病態の進行により，

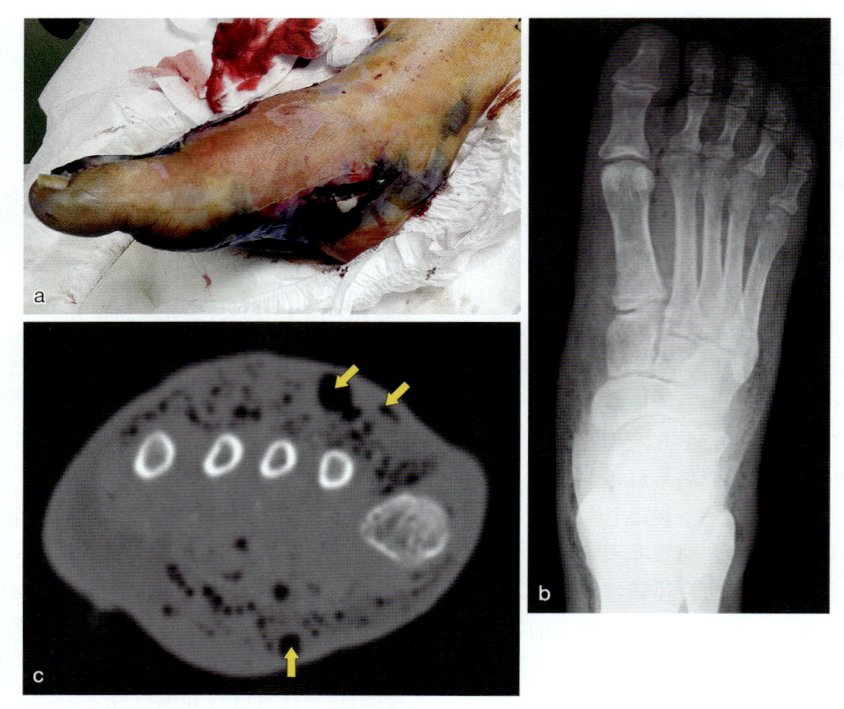

図16-2 非クロストリジウム性ガス壊疽
a. 糖尿病患者に発症. 起炎菌は *Streptococcus intermedius* であった.
b. 単純X線像にて軟部組織中に多数のガス像を認める.
c. CT. 右足は著しく腫脹し, 軟部組織中に多数のガス像(矢印)を認める.

皮膚は浮腫状で水疱形成を伴って黒色化(bronze color と称される)する. 皮下のガス形成のため握雪感が触知され, 筋膜や筋間も壊死するため, 単純X線像やCT像にて羽毛状にガス像の広がりを認める(図16-2b, c). 血液検査では白血球増加と溶血性貧血の所見が認められる. 最終的に広範な筋壊死や毒素の広がりにより, 腎不全, 肝不全に陥り, 多臓器不全や播種性血管内凝固症候群(DIC)により死亡する.

治療

血液・画像検査にてガス壊疽を疑った場合, 外科的処置を躊躇してはならない. 壊死組織の十分なデブリドマン, 感染を疑う筋膜, 筋肉を十分に切除し, 開放創として洗浄や郭清を行う. 外科的デブリドマンは繰り返して行う必要があることも

説明しておき, 感染組織を徹底的に切除する. 抗菌薬はペニシリンGを大量に使用し, クリンダマイシンも併用する. また高圧酸素療法(➡NOTE参照)は白血球の殺菌作用力の増加, 毒素産生の抑制, クロストリジウムの増殖抑制が示されており, 有用である. しかし, 実施可能な施設が限られることが欠点である.

③ 破傷風
tetanus

破傷風菌 *Clostridium tetani* により産生された神経毒(テタノバスミン)が原因の致命的な疾患である. わが国では, 定期予防接種(3種混合:百日咳, ジフテリア, 破傷風)が施行されてから激減しており, 実際に遭遇することは稀である. しかし, 現在もその報告例はあり, また感染による致命率も高く(成人で20~50%, 新生児で80~90%), 依然として注意を要する疾患である. 破傷風菌は世界中の土壌中やほ乳類の糞便に芽胞として存在するグラム陽性桿菌で, 泥土による創傷

> **NOTE** 高圧酸素療法 hyperbaric oxygenation
>
> ガス壊疽の治療に用いられて以来, 嫌気性菌感染症の治療に主に用いられている. 最近では好気性菌による重症・難治性の運動器感染症治療に併用されることもある.

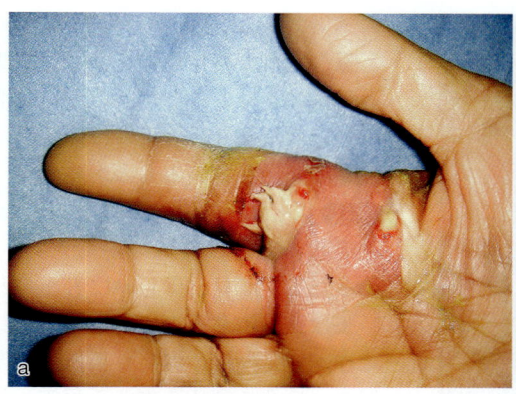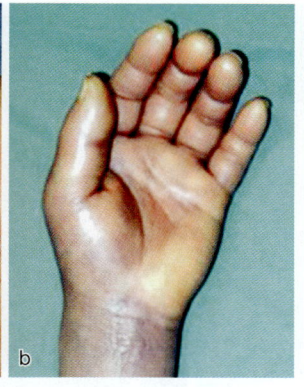

図 16-3　化膿性腱鞘滑膜炎
a. 79 歳女性．右示指化膿性腱鞘滑膜炎．掌側に皮膚潰瘍を形成し，深指屈筋腱，浅
　指屈筋腱は断裂している．
b. 馬蹄状膿瘍(糖尿病例)．母指の刺創から感染が波及し，尺側滑液腔まで腫脹を認める．

部の汚染で感染する危険性がある．本疾患は五類感染症全数把握疾患に定められており，診断した医師は 7 日以内に最寄りの保健所に届け出なければならない．

症状，診断

切除標本や局所の膿などの細菌学的検査で菌が検出されることは少なく，臨床症状から診断することがほとんどである．感染後 3〜21 日の潜伏期があり，肩こりや開口障害から始まる．次に開口障害の増悪と表情筋痙攣のため，苦笑いをしているように見える痙笑を認める．その後，頸部や背部の筋緊張に発展し，発作的な強直性痙攣，重篤なものでは呼吸筋麻痺にて死亡することもある．

治療

臨床症状から本疾患を疑った場合，直ちに治療を開始する必要がある．治療は破傷風毒素に対する特異的治療薬である抗破傷風ヒト免疫グロブリンの投与が最も重要で，局所の洗浄・デブリドマン，抗菌薬投与も行う．さらに対症的に抗痙攣薬の投与，呼吸や血圧といった全身管理も要する．整形外科医は四肢末梢の擦過傷など感染部位の初期治療にあたることが多く，破傷風は覚えておくべき疾患である．また泥土による汚染が強いものや家畜業の作業中における受傷において，予防接種が未施行や最終施行後 10 年以上の場合は予防的に破傷風トキソイドの投与を行うことを検討する．

④ 化膿性腱鞘滑膜炎
pyogenic tenosynovitis

一般に手における屈筋腱腱鞘の感染であり，起炎菌は黄色ブドウ球菌が多い．本病態を理解するには屈筋腱腱鞘の解剖が重要である(➡ 468 頁，図 29-11 参照)．示指から環指の屈筋腱腱鞘は MP 関節近位，すなわち手掌部中央のやや遠位から DIP 関節レベルまで広がっており，それぞれが独立した滑膜性腱鞘である．また母指と小指の屈筋腱腱鞘は手掌から手関節レベルに存在する橈側骨液鞘 radial bursa と尺側滑液鞘 ulnar bursa に各々連続しており，さらに橈側滑液鞘と尺側滑液鞘は前腕遠位の Parona 腔とよばれる大前腕腔 Parona space で交通している．

症状，診断

本疾患の原因は，作業中の釘や調理中の刃物による刺し傷，あるいは咬傷など，ほとんどが刺傷である．受傷直後に受診したものでは化膿性腱鞘炎の危険性を説明しておくのもよい．重要な診察所見として Kanavel の 4 主徴 Kanavel's 4 cardinal symptoms があり，① 罹患指の屈筋腱腱鞘に沿った圧痛，② 罹患指全体の腫脹，③ 罹患指が軽度屈曲位を呈する，④ 罹患指の強制伸展による激痛である．この 4 主徴は，すべてが存在しないこともあることを念頭に置き，本疾患を疑えば治療を開始することが重要である．また前述した屈筋腱腱鞘の解剖学的特性から示指から環指では各々の指での感染にとどまる(**図 16-3a**)が，母指

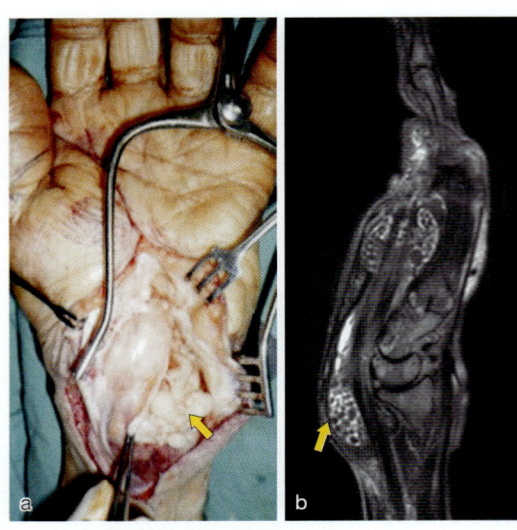

図 16-4　結核性腱鞘滑膜炎
a. 術中所見，b. MRI.
屈筋腱腱鞘滑膜の腫脹と滑膜内に多数の米粒体（矢印）を認める.

と小指では感染の拡大により，橈側滑液腔・尺側滑液腔から Parona 腔へと炎症が波及し，馬蹄状膿瘍 horseshoe abscess をきたすことがある（図 16-3b）.

治療

　化膿性腱鞘滑膜炎の状態を放置すると，屈筋腱への感染の波及から壊死といった重篤な状態となる. そのため早期の治療が重要で，上記に述べた臨床像からの早期診断がきわめて重要である. 治療は発症から 1～2 日以内の早期のものでは，患部の固定を含めた安静と抗菌薬の投与を行う. しかし翌日までに治療に反応しないものや，発症から時間が経過しているものでは観血的治療が必要である. 手術は DIP 関節レベルと MP 関節レベルに部分切開を加えて, 腱鞘内にチュービングし，洗浄・ドレナージを行う閉鎖式灌流法と，観血的に腱鞘滑膜切除を行うものがある. 予後不良因子としては，糖尿病，診断治療の遅れ，複数の起炎菌などが報告されている.

⑤ 結核性腱鞘滑膜炎
tuberculous tenosynovitis

　整形外科が扱う運動器への結核菌感染のうち，約 10 % が手に認められ，そのほとんどが腱鞘への感染である. 男性の利き手に認めることが多いと報告されており，伸側よりも屈側に，橈側よりも尺側に認めることが多い. 腱鞘滑膜病変は慢性の経過をたどり，診察時には腫脹に気づいてから長期間経過しているものが多い.

症状

　症状の進行は緩徐であるため，発赤や熱感といった炎症所見に乏しいにもかかわらず，局所の腫脹は強い例が大半である. しかし実際の臨床像は様々で，軽度の疼痛や手指の動作不良を訴える例や，瘻孔を認める例，手根管症候群〔Parona 腔（➡225 頁）への炎症の波及〕を伴う例もある（図 16-4）. 診断は結核性骨関節炎の項を参照（➡235 頁）.

治療

　化学療法（結核性骨関節炎の項を参照 ➡235 頁）を行うとともに，病巣の生検術，滑膜切除，排膿や手根管開放術などが行われる.

⑥ その他の軟部組織感染症

Advanced Studies

A. 腸腰筋膿瘍 iliopsoas abscess

　化膿性脊椎炎や虫垂炎など隣接の炎症が波及して膿瘍が形成されることが多い. 結核性脊椎炎は減少しているが，近年，易感染性宿主の化膿性脊椎炎は増加傾向にあり，それに伴う腸腰筋膿瘍が増えている. 膿瘍は筋線維に沿って大腿部や殿部に拡がることもある. 起炎菌は黄色ブドウ球菌が最も多い.

症状，診断

　発熱，下腹部や殿部の疼痛，股関節の屈曲拘縮（腸腰筋肢位 iliopsoas position），有痛性腫瘤の触知などである. 膿瘍を証明できれば診断は確定する. X 線学的には前後像で腸腰筋陰影の膨隆または消失，ガス像や石灰化陰影などが認められる. 診断上，より有用な検査は CT と MRI（図 16-5）で，いずれの画像検査でも膿瘍の部位や大きさが容易に判断できる.

治療

　原因となった一次感染病巣に対する処置を行う. 抗菌薬投与を行い，膿瘍に対しては CT または超音波ガイド下に穿刺排膿を行う（図 16-6）.

B. ネコひっかき病 cat scratch disease

　限局性リンパ腺炎でリケッチアに属するグラム陰性菌の *Bartonella henselae* が起炎菌となる人獣共通感染症である. *Bartonella henselae* はネコノミの体内で増殖し，排泄されることでネコの歯や爪に付着して，そのネコに咬まれたり，ひっかかれたりすることでヒトに感染する. わが国ではネコの 9～15 % が菌を保有しており，若い個体に保菌

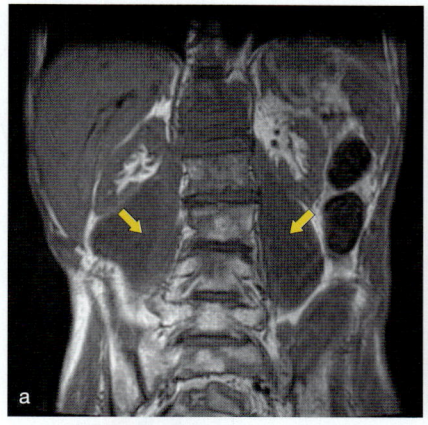
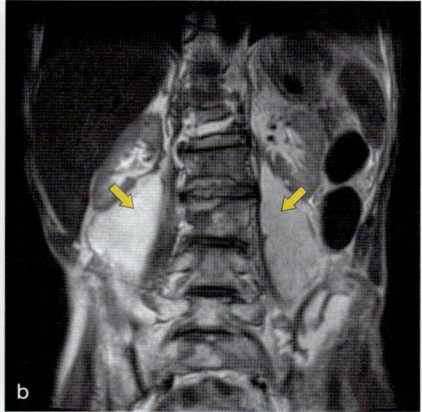

図 16-5　腸腰筋膿瘍（第 1 腰椎発症例）
腰椎の前額断画像：MRI T1 強調像（a）にて両側の腸腰筋部に筋肉よりやや低信号，MRI T2 強調像（b）にて高信号の膿瘍（矢印）を認める．CT ガイド下穿刺にて確定診断し，持続ドレナージと抗菌薬投与を行った．

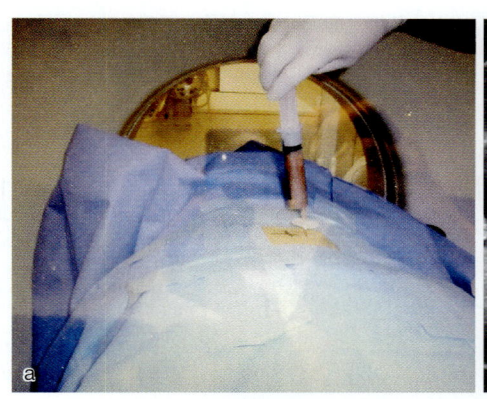
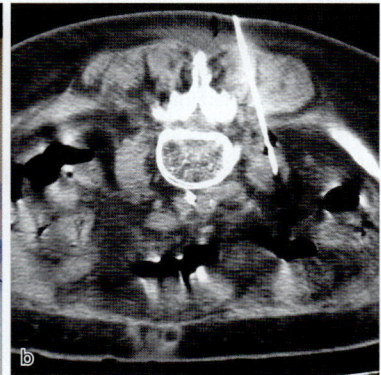

図 16-6　CT ガイド下腸腰筋膿瘍穿刺（69 歳女性）
a. 腹臥位とし，正中から側方へ約 2 cm の部位から CT ガイド下に腸腰筋まで硬膜外針を進め，15 mL の膿を吸引した．起炎菌は大腸菌であった．
b. 膿瘍内に針先が刺入されている．

率が高いという報告がある．イヌなど他の動物からの感染も報告されている．

症状，診断

　一般に小児に認められることが多く，大半が片側性のリンパ節腫大にて受診する．リンパ節腫大はネコとの接触から 1〜2 週間で認められ，肘関節部や腋窩部など上肢に認めることが最も多く，頚部や鼡径部にも認める．倦怠感，発熱，食思不振といった全身症状を訴えるものもある．このようにリンパ節腫大を認める疾患を鑑別する必要があり，黄色ブドウ球菌など一般細菌による化膿性リンパ節炎や Epstein-Barr ウイルス感染による伝染性単核球症，また非感染性疾患として悪性リンパ腫などが重要である．細菌培養は困難であるため，IFA 法や ELISA 法による血清学的検査が最も有用である．しかし，*Bartonella henselae* への感染既往やネコをペットとしているものなどの偽陽性

がみられ，特異性に劣る．一方，PCR 法を用いる遺伝子検査では特異度は高いものの感度が低い．したがって，臨床像やネコとの接触歴などから総合的に診断する必要がある．

治療

　大半のものでは数週〜数カ月でリンパ節腫大は軽減し，抗菌薬投与は不要であることが多い．アジスロマイシンの投与により早期にリンパ節腫大が軽快したことから推奨する報告もある．

16

軟部組織・骨・関節の感染症

B 骨髄炎
osteomyelitis

骨と骨髄の感染症である．先行する感染病巣からの血行性感染，隣接する感染病巣からの直接的な波及，開放骨折や手術による直接感染の3つの経路で発生する．激しい疼痛をきたすことと，血中に比べて骨組織の抗菌薬の濃度は低いため難治性という特徴をもつ．易感染性宿主の増加に伴い，小児以外での発症も増えつつある．Cierny-Mader（チルニー–メイダー）の分類が広く知られており，骨組織の感染の部位や範囲，また患者の compromised な要因から分けられている．

1 急性化膿性骨髄炎
acute pyogenic osteomyelitis

運動器の最も重篤な炎症性疾患の1つである．血行性感染での骨髄炎は，成長期での発生が特徴的で，長管骨骨幹端部の血管系の解剖学的特異性に起因する．女児より男児に多く，好発部位は大腿骨，脛骨，上腕骨の長管骨骨幹端部である．それに対し，成人では脊椎が最も多く，そのほか長管骨，骨盤，鎖骨にも発生する．

起炎菌

感染した創や皮膚病変，上気道の感染症などが一次感染病巣となっていることが多い．黄色ブドウ球菌が最も一般的な起炎菌である．

病態，病理

感染初期には，細菌性炎症によるうっ血と浮腫が起こる．やがて膿瘍が形成され，膿瘍はハバース管 haversian canal や Volkmann（フォルクマン）管を通って皮質骨を貫き，骨膜下に達する．

成長期では，骨幹端部の類洞 sinusoid で血管は径を増し，方向を 180° 変えるため，血流は遅くなる．このため，細菌はこの骨幹端部で停留し塞栓を形成して，感染が発症する（**図 16-7**）．成長期の骨膜は骨との結合が弛いため，剥離されて骨から持ち上がり骨膜下膿瘍 subperiosteal abscess が形成される（**図 16-8**）．通常はこの状態に至る前に治療が行われ，感染は終息する．

治療が遅れた場合には，骨髄内や皮質骨の血液循環系は障害され，骨壊死が生じる．感染した壊

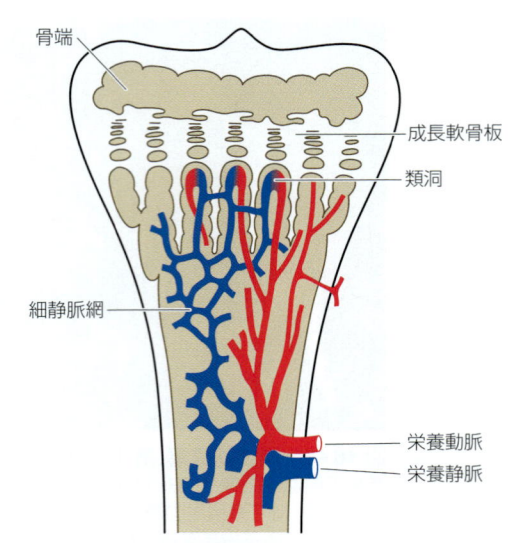

図 16-7　成長期長管骨の骨髄内の血行
骨幹端部の類洞では血管は径を増し，方向を 180° 変えるため，血流は遅くなる．このため，細菌はこの部で停留しやすい．
（Hobo T：Acta Scholae Medicinalis 6：1-35, 1921 より改変）

死骨を腐骨 sequestrum とよぶ（**図 16-9**）．腐骨の周辺の生きている骨や持ち上がった骨膜から反応性の骨形成が起こり，腐骨を囲む．これを骨柩 involucrum とよぶ．腐骨と骨柩の間は汚溝 cloaca とよばれ，膿や炎症性肉芽で満たされている．

小児の骨幹端は基本的に関節外なので，血行性骨髄炎が化膿性関節炎になることはない．しかし，骨幹端部が関節包内にある大腿骨近位端（全体）や上腕骨近位端（一部）では，骨膜がないために膿瘍は容易に関節腔内に侵入し，化膿性関節炎 pyogenic arthritis へと進展する（**図 16-10**）．

症状，診断

小児での症状は発熱，局所の疼痛，不機嫌，活動性の低下，患肢の不動などがみられる．成人でも疼痛，発熱を認める．感染が骨外に及ぶと軟部の腫脹や発赤，熱感を認め，敗血症に至れば，倦怠感や食欲不振，発熱などの全身症状も認める．

基本的に白血球増多，CRP 高値，赤沈の亢進がみられる．血液培養ではこの疾患の基礎に菌血症があるにもかかわらず，全例で陽性とはならない．X 線学的には，少なくとも発症後1週間以内では骨の異常所見はみられない．その後，骨破壊や骨膜性骨新生の像が出現する（**図 16-11**）．したがって早期診断に単純 X 線検査は無効で，MRI

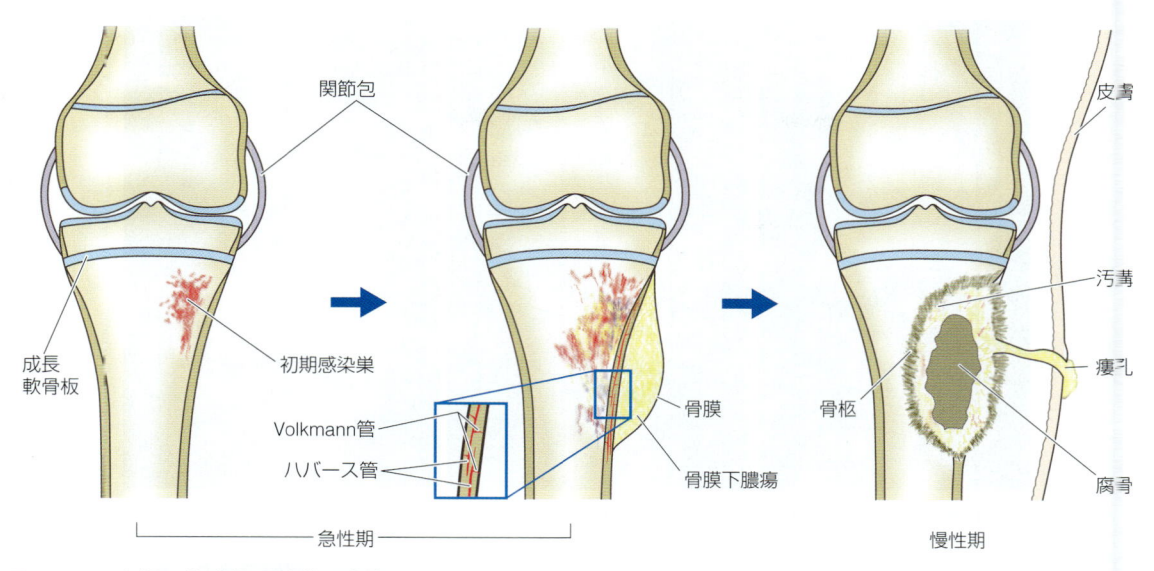

図 16-8　小児の化膿性骨髄炎の病態と経過

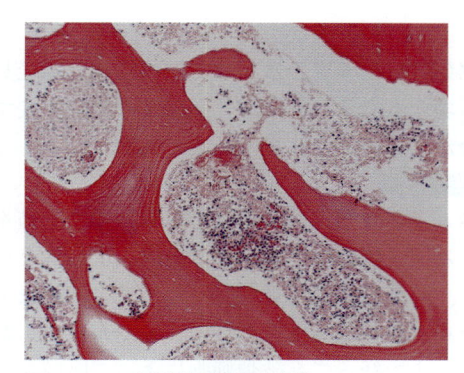

図 16-9　急性化膿性骨髄炎
壊死骨とその周囲に好中球を中心とした炎症
細胞浸潤がみられる(HE 染色，弱拡大).

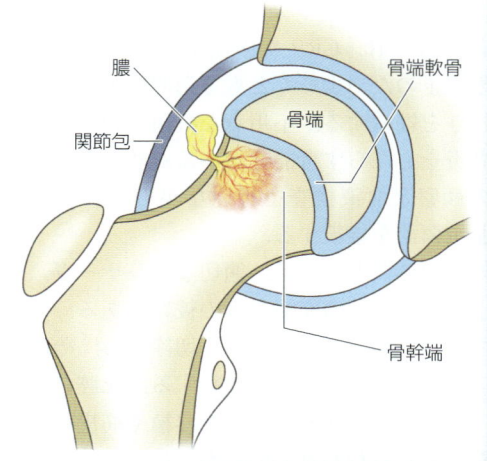

**図 16-10　小児の股関節での急性化膿性骨
髄炎の広がり方**(鳥巣 原図)
骨幹端が関節包内にある部位では，直ちに化膿
性関節炎へと進展する．代表的な部位は股関節
である．関節内に化膿性炎症が波及すると，関
節内圧が著しく上昇する．その結果，大腿骨頭
骨端は血流障害を起こして阻血性壊死に陥る．
したがって，直ちに関節包を切開し排膿により
内圧を下げなくてはならない．これが急性化膿
性股関節炎の初期治療の基本である．

が有用である．MRI は骨髄内の病巣の広がりや
膿瘍の描出に優れている．骨破壊の状態の把握に
は CT が有用である．

　初期にはリウマチ熱や蜂巣炎(蜂窩織炎)，軟部
組織や骨の外傷などとの鑑別をはじめとして，小
児の場合は，骨肉腫や Ewing(ユーイング)肉腫，
好酸球性肉芽腫など，成人の場合は骨肉腫を含め
た原発性骨腫瘍や転移性骨腫瘍などの腫瘍性疾患
の可能性も念頭に入れて鑑別診断を進めなければ
ならない．

治療

　起炎菌は，骨組織，軟部組織，血液，関節液な
どからの培養などで同定され，抗菌薬は，培養結

果での感受性の高い薬剤を選択すべきである．培
養結果が出るまでは広域スペクトラムの抗菌薬が
使用されるが，採取した検体のグラム染色は短時
間で結果が出るうえ，菌種を絞れるため，抗菌薬
の選択に役立つことがある．解熱や局所の臨床的

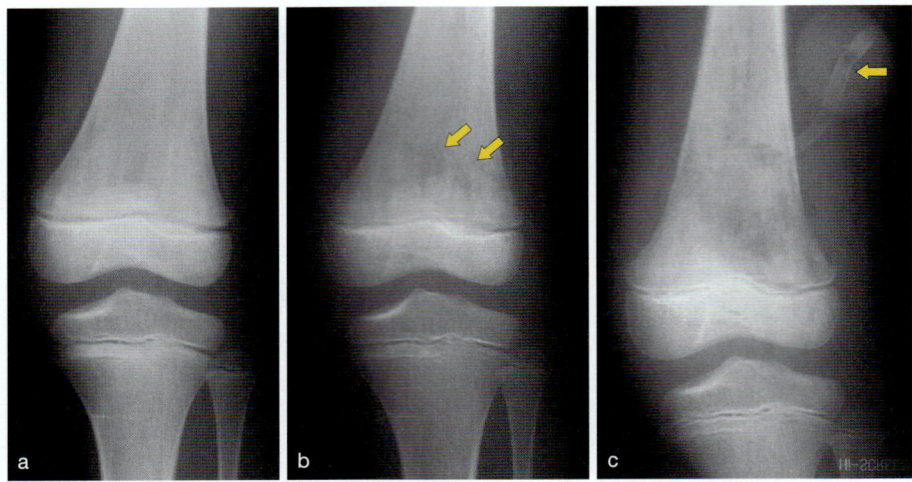

図 16-11　小児の急性化膿性骨髄炎（9 歳男児）
a. 発症時，b. 発症後 1 週，c. 骨の開窓と排膿.
発症時には X 線学的な異常はみられない．発症後 1 週の時点で，骨幹端部の骨破壊像（b：矢印）
と軟部の腫脹がみられる．左大腿骨遠位骨幹端を開窓し，排膿をした後に，骨髄内に潅流用ドレー
ン（c：矢印）を留置した．

改善が得られ，CRP や赤沈が正常化した後も，再燃防止のため少なくとも 2 週間は抗菌薬の静脈内投与を継続する．不用意な抗菌薬の中断は慢性骨髄炎をもたらす可能性があるため，その後も局所の観察と血液検査を行いながら，6〜8 週間は内服抗菌薬を継続する．

外科的処置としては，適切なドレナージ，デブリドマン，死腔の充填，創の被覆である．デブリドマンは，壊死組織をすべて切除する．その後には広範な骨欠損（死腔）が残存する．死腔の充填には，血行のよい血管柄付き骨移植や筋皮弁での充填が古くから行われているが，最近は抗菌薬入りハイドロキシアパタイトが充填に用いられる場合もある．

易感染性宿主の場合，基礎疾患の治療を行う必要がある．栄養状態，喫煙の有無，血糖コントロール，血行状態や使用薬剤などに注意し，患者の状態を改善するよう努める．しかし，標準治療が生命の危険を招く場合は，姑息的治療や切断などを選択せざるを得ない場合もある．

2　慢性骨髄炎
chronic pyogenic osteomyelitis

急性化膿性骨髄炎の診断の遅れや不適切な治療によって，腐骨が残った場合に慢性骨髄炎となる．

易感染性宿主の場合は，すでに慢性化して発見される場合もある．また，骨腫瘍との鑑別を要する場合があるので，注意が必要である．

病態，病理

最も重要な病理学的変化であり，自然治癒を阻害する因子は腐骨である．無菌性の壊死骨とは異なり，感染した壊死骨（腐骨）は汚溝に囲まれているため，血行は再開されない．したがって，腐骨はいつまで経っても破骨細胞によって吸収されない．そのため腐骨内の細菌はハバース管や Volkmann 管の中で生存し，感染源として残存する．

症状，診断

過労や体調不良時に感染が再燃し，急性に局所の発赤や腫脹，疼痛が発現する．瘻孔 sinus のある場合もある．血液検査で白血球や CRP 値が異常値を示さないときもあるので，注意を要する．単純 X 線や CT，MRI が診断に有用である（図 16-12）．しかし，原発性や転移性骨腫瘍との鑑別が困難な場合は，生検による培養，病理検査が有用である．瘻孔がある場合，瘻孔造影 sinography は感染源の局在を確かめるのに有用なこともある．

治療

腐骨が残っている限り慢性骨髄炎は完治しない．外科的に腐骨摘出術 sequestrectomy と病巣掻爬を行う．術後，骨髄内にチューブを留置し，生理食塩水や抗菌薬の持続潅流を行うこともあ

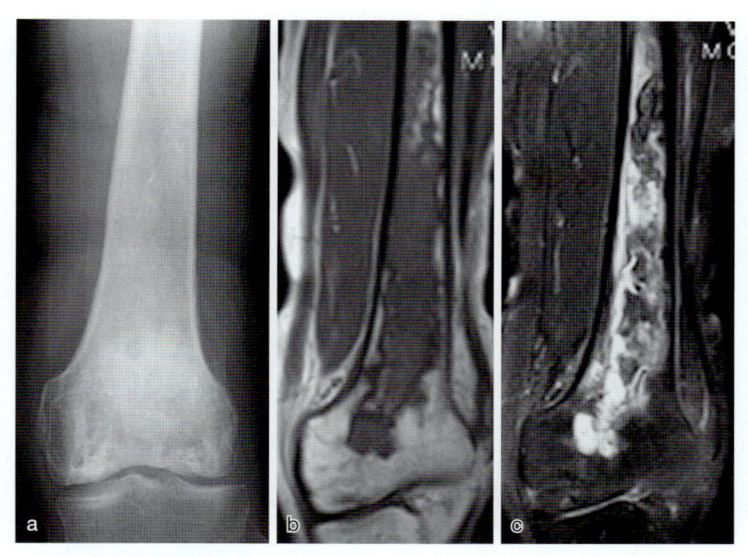

図 16-12　慢性骨髄炎
a. 単純 X 線像. 大腿骨骨幹から遠位骨幹端にかけて軽度の骨透亮像を認める.
b. MRI T1 強調像. 同部位は低信号を呈する.
c. MRI 脂肪抑制 T2 強調像. 同部位は不規則な低〜高信号を呈する.

る. 骨や皮膚の欠損のある場合には，骨移植や創外固定器を用いた骨延長法，皮膚移植などの再建術が必要である.

合併症

骨幹端部のうっ血によって成長軟骨板の細胞分裂が刺激され過成長が起こったり，逆に成長軟骨板が損傷され成長抑制が起こったりすることがある. 長期間の局所の安静によって関節を動かさないため関節拘縮が発生する. 感染の骨破壊による局所性の骨脆弱性が起こり，軽微な外力でも病的骨折を起こすことがある. 長年にわたって瘻孔があった場合，稀に瘻孔部に扁平上皮癌が発生することがある.

3 Brodie（ブローディ）膿瘍
Brodie abscess

急性期症状を欠く慢性骨髄炎である. 血行性に発生する急性化膿性骨髄炎が何らかの原因で骨幹端部の初期病巣の段階で停止し，進行しなかったものと考えられている. 好発部位は急性化膿性骨髄炎と同様に大腿骨や脛骨などの長管骨骨幹端部で，起炎菌も黄色ブドウ球菌が多く，小児期や青年期に好発する.

症状，診断

軽度の炎症症状を繰り返す例や急性炎症症状を呈する例など様々である. 無症状で偶然に単純 X 線像によって発見されることもある. 炎症症状に応じて白血球数や CRP，赤沈に異常を認める. 単純 X 線像は特徴的で，辺縁の骨硬化を伴う，円形ないし楕円形の骨透明巣を呈する（図 16-13）. 内容物は膿や炎症性肉芽である. 骨腫瘍との鑑別が難渋することもあるので，注意を要する.

治療

抗菌薬の全身投与で症状や臨床所見は改善するが，再燃を繰り返すため，病巣掻爬と骨移植術を要することが多い.

Advanced Studies

Garré（ガレー）硬化性骨髄炎 Garré sclerosing osteomyelitis

Brodie 膿瘍と同様，急性期症状を欠く慢性骨髄炎である. きわめて稀で，膿瘍や腐骨の形成はみられない. 下顎骨に多い. 単純 X 線像は骨硬化像が特徴的で，皮質骨の骨肥厚による骨の紡錘状の膨隆がみられる.

4 化膿性脊椎炎
pyogenic spondylitis

高齢者や易感染性宿主の増加により，化膿性脊椎炎は増えている. 近年，脊椎インストゥルメン

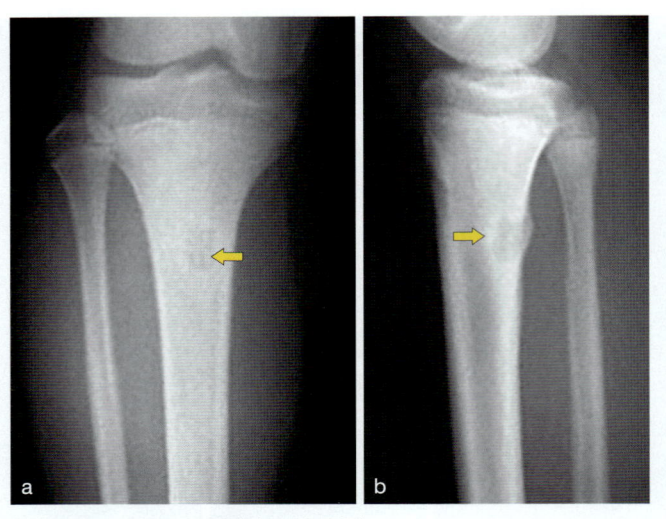

図 16-13　Brodie 膿瘍（12 歳男児）
a. 単純 X 線正面像. 右脛骨近位に境界明瞭な楕円形の骨透明巣（矢印）を認める.
b. 単純 X 線側面像. 辺縁の骨硬化像を認める（矢印）.

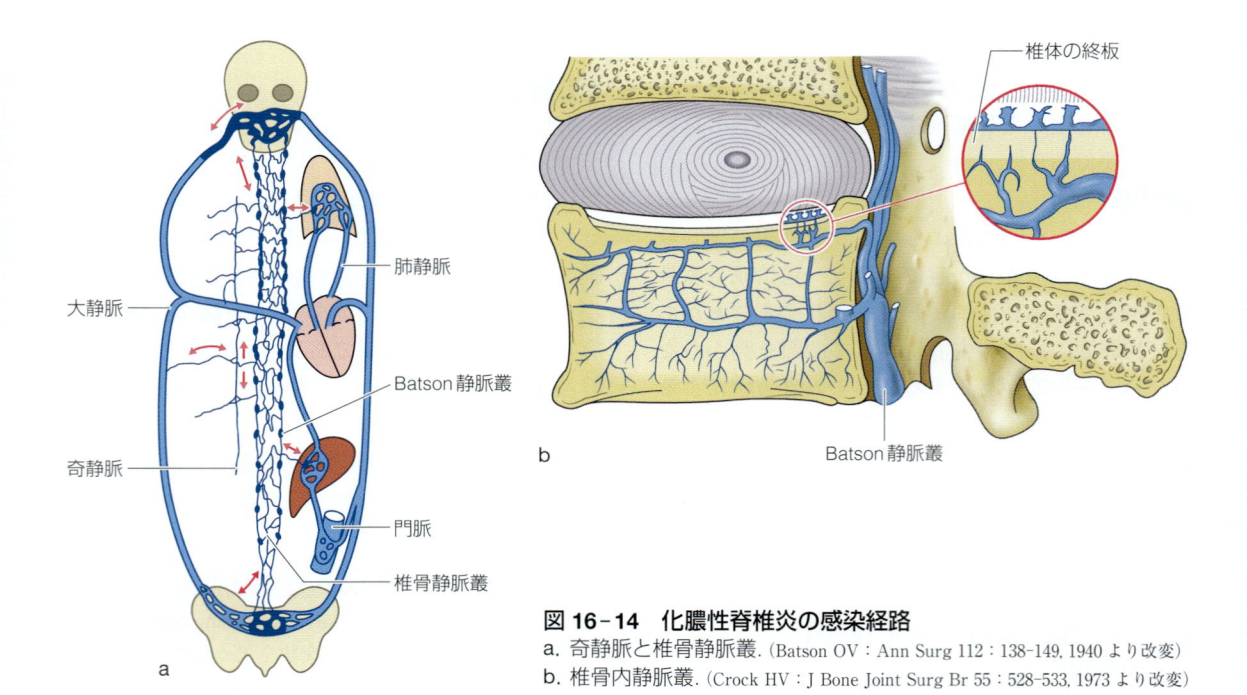

図 16-14　化膿性脊椎炎の感染経路
a. 奇静脈と椎骨静脈叢.（Batson OV：Ann Surg 112：138-149, 1940 より改変）
b. 椎骨内静脈叢.（Crock HV：J Bone Joint Surg Br 55：528-533, 1973 より改変）

テーションの術後感染が増加してきている. 頚椎と胸椎には少なく, 腰椎発生例が最も多い. 骨盤や腹部の感染病巣の細菌が椎骨静脈叢〔Batson（バトソン）静脈叢〕を通じて, 椎体終板に達し感染すると考えられている（**図 16-14**）.

■**症状, 診断**

発症形式から急性型, 亜急性型, 慢性型に分類される. 急性型は罹患椎体部の疼痛と発熱で発症する. 疼痛は激しい自発痛と体動時痛で, 臥床時にも持続するのが特徴である. 亜急性型と慢性型の場合には, 疼痛はさほど激しくないこともある. 腰背部, 頚部の痛みを訴え, 発熱を伴うときには, 血液検査と画像検査を行う必要がある. 白血球増多, CRP 高値と赤沈の亢進が認められる. 初期

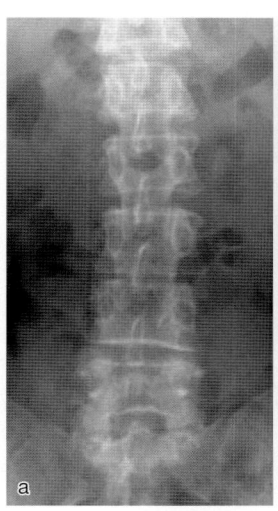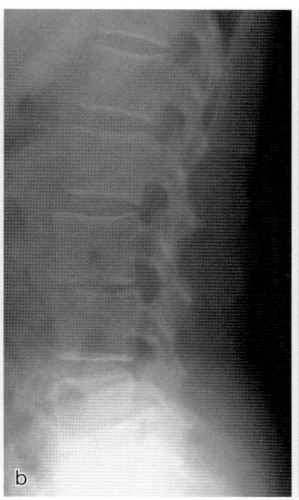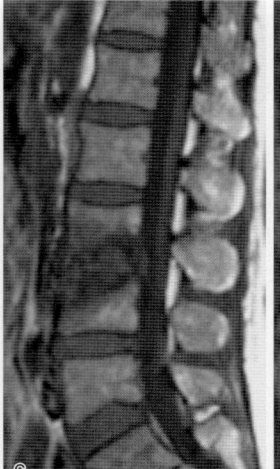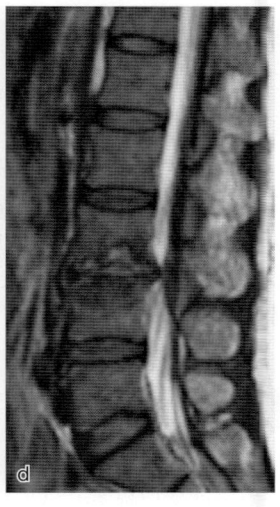

図 16-15　化膿性脊椎炎（58 歳女性．第 3・4 腰椎発症例）
a. 単純 X 線正面像，b. 単純 X 線側面像．椎間板腔の狭小化と椎体終板の不整像を認める．
c. MRI T1 強調像，d. MRI T2 強調像．T1 強調像で病巣部は椎体を含めて低信号，T2 強調像で病巣部（膿）は高信号を呈する．

には単純 X 線像での変化はみられない．発症後
2〜3 週を過ぎると，椎間板腔狭小化や椎体終板
の骨破壊が出現する（図 16-15a, b）．同時に骨形
成像も認められる．早期診断には MRI が最も有
用で，本疾患を疑う場合には可能な限り早期に行
う．炎症のある椎体は T1 強調像で低信号，T2
強調像で高信号を呈する（図 16-15c, d）．椎体周
囲に膿瘍を形成することもあり，脊柱管壁と脊髄
硬膜の間に形成された場合，硬膜外膿瘍とよぶ（図
16-16）．頚椎と胸椎の罹患では脊髄麻痺を合併し
やすいが，腰椎の罹患では少ない．

　鑑別すべき疾患は，結核性脊椎炎と癌の脊椎転
移である．確定診断には X 線透視下または CT
ガイド下に病巣組織を採取し，細菌学的検査と病
理組織検査を行う．

治療

　病巣組織の培養検査，血液培養検査によって起
炎菌を同定し，感受性のある抗菌薬を投与するこ
と，局所の安静を保つことが重要である．発熱の
ため抗菌薬がすでに使用されていることも多いた
め，起炎菌の検出率は 40％ 程度と低い．抗菌薬
が使われている場合は，3 日間その使用を中止し
て組織を採取することが推奨されている．起炎菌
は黄色ブドウ球菌や大腸菌などが多い．易感染性
宿主では黄色ブドウ球菌のなかでも MRSA や，
そのほかの弱毒菌や真菌による発症が増えてい

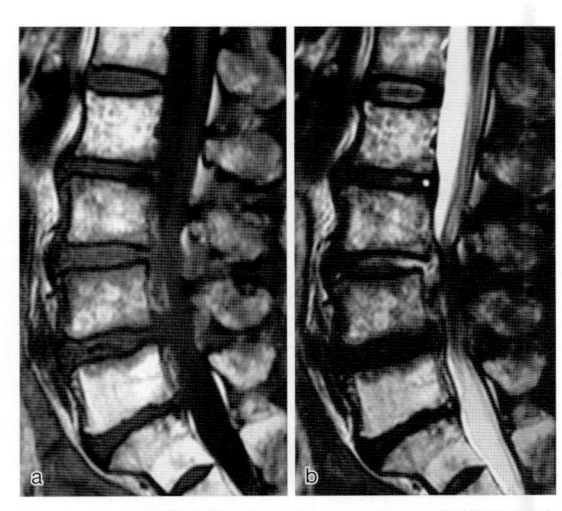

図 16-16　硬膜外膿瘍（52 歳女性，第 3・4 腰椎発症列）
MRI T1 強調像（a）で低信号，MRI T2 強調像（b）で高信号を
呈する膿瘍を脊柱管内に認める．起炎菌は *Streptococcus
agalactiae* であった．

る．保存療法が原則である．保存療法で鎮静化が
得られない場合や椎体破壊によって不安定性が生
じた例，麻痺発生例には手術を選択する．近年，
早期離床，骨癒合率の向上を目的とした脊椎イン
ストゥルメンテーションの有用性が報告されている．

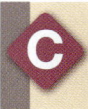

C 感染性関節炎
infectious arthritis

　種々の病原性微生物が関節内に侵入し，発症する関節炎である．侵入経路には，① 血行性，② 周囲の軟部組織や骨からの感染の波及，③ 開放骨折や手術，関節内注射などによる直接侵入の3つがある．

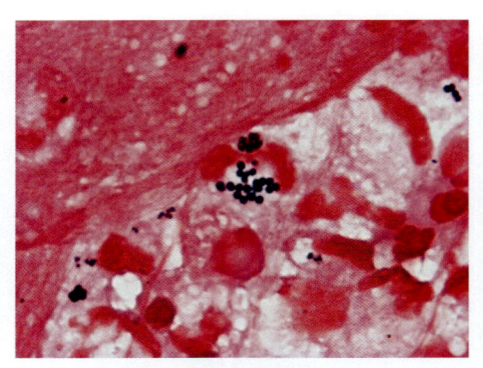

図 16-17　膿のグラム染色
白血球に貪食された濃紫色のグラム陽性球菌が確認される（強拡大）．

1 化膿性関節炎
pyogenic arthritis

　滑膜関節に細菌が侵入した場合に起こる．小児期には，上記 ② の様式で股関節の急性化膿性骨髄炎から波及することが多い．そのほか，肩関節や肘関節（橈骨近位端の骨髄炎）にも起こる．成人では，① と ③ の経路での感染が大半であるため，いずれの関節にも起こりうる．表皮ブドウ球菌，グラム陰性桿菌，連鎖球菌，肺炎球菌なども起炎菌になりうるが，最も多い起炎菌は，年齢を問わず黄色ブドウ球菌である．副腎皮質ステロイドや免疫抑制薬などによる長期の薬物療法，糖尿病などが危険因子である．

病態，病理

　感染は進行性で，その速度は急である．滑膜炎が発生し，関節腔内の大量の細菌と遊走した多形核白血球由来の蛋白分解酵素によって関節軟骨基質の破壊が急速に進行するため，適切な治療が行われなければ重篤な関節破壊をもたらす．関節破壊の速度は，関節リウマチや結核性関節炎に比べきわめて速い．関節腔内は膿や，充血し増殖した滑膜で満たされ，関節包は伸張されるため，病的脱臼が発生する．股関節においては，膿によって増大した関節内圧のため骨への血流が遮断され，大腿骨頭壊死が発生することもある．不適切な治療は長期的には変形性関節症や線維性強直，時に骨性強直をもたらす．

症状，診断

　乳幼児期で特徴的な所見は，患肢を動かすことを嫌がって，まるで麻痺しているかのように見えることである．これを偽性麻痺 pseudoparalysis とよぶ．関節部を押さえたり，他動運動を行うと泣き叫ぶ．化膿性関節炎を疑った場合には，直ちに穿刺を行う．濁った外観であれば白血球数算定やグラム染色（図 16-17），細菌培養を行う．本症であれば白血球数は 100,000/μL 以上である．X線学的には，初期には変化はみられない．股関節では病的脱臼（大腿骨頭の外側偏位）がみられる（図 16-18）．年長児や成人では，強い関節の痛みや運動時痛を訴える．膝や肘関節などの体表面に近い関節では，関節の腫脹や発赤，熱感がみられる（図 16-19）．全身の発熱をみることもある．白血球増多，CRP 高値と赤沈の亢進がみられる．X線学的には，早期には軟部腫脹のみで，進行すれば関節裂隙狭小化や軟骨下骨の骨溶解像がみられる．

治療

　関節機能を温存するため，早期からの強力な治療を必要とする．関節軟骨の破壊は急速であるため，直ちに関節切開術や関節鏡視下に関節腔の洗浄を行う．すでに滑膜炎の所見があれば，滑膜切除術も追加する．通常，その後に関節腔にチューブを留置し，生理食塩水で持続灌流を行う．灌流の排液の細菌培養で3回連続して菌が検出されなければチューブを抜去する．術後の患肢の安静は必要であるが，持続的他動運動装置（CPM）を用いて，関節強直や拘縮を防止する．検体として関節液を採取した後で，抗菌薬の静脈内投与を行う．

　不適切な治療によって広範な関節軟骨の破壊や軟骨下骨の骨溶解が遺残した場合には，関節の除痛と支持性獲得のため関節固定術が広く行われていたが，近年では炎症が完全に治まったと判断された場合には人工関節置換術なども行われる．

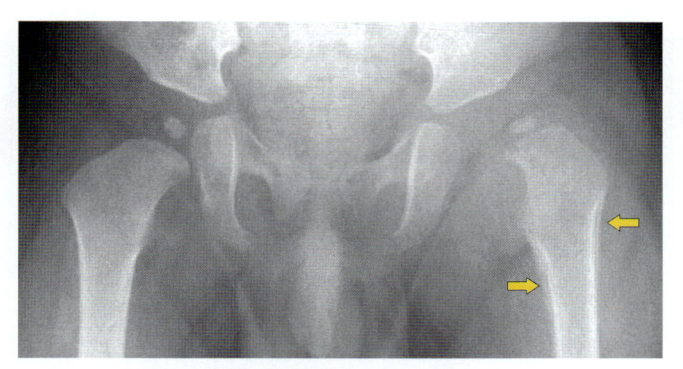

図 16-18　乳児化膿性股関節炎（7 カ月男児）
発症後 5 週. MRSA が検出された. 左股関節の病的脱臼および左大
腿骨に骨膜反応を認める（矢印）.

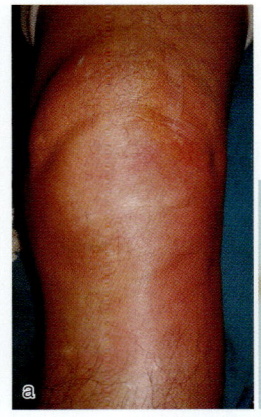
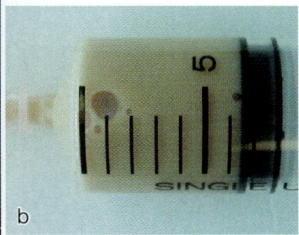

図 16-19　成人の急性化膿性膝関節炎
a. 発赤と関節包に一致した腫脹が著明である.
b. 関節液は混濁している.

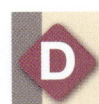 **合併症**

　早期合併症は敗血症による死亡, 関節破壊, 病
的脱臼, 大腿骨頭壊死などである. 晩期合併症は
変形性関節症, 関節強直・拘縮である.

D　特殊な骨関節感染症

1　結核性骨関節炎
tuberculosis of bone and joint

Advanced Studies

　結核菌 *Mycobacterium tuberculosis* による骨関節感染症
である. 小児から高齢者まであらゆる年齢に発症するが,

高齢者の割合が高くなっている. 結核は二類感染症であり,
診断後直ちに保健所へ届け出ることが義務づけられてい
る. 全身症状は倦怠感や微熱である.

診断

　結核既往の有無を問診し, 胸部単純 X 線撮影, ツベル
クリン反応, CRP や赤沈, 喀痰検査〔抗酸菌培養, poly-
merase chain reaction（PCR）法による抗酸菌遺伝子検査〕
を行う. ツベルクリン反応は BCG ワクチン接種者におい
ても陽性となるため, 感染診断の特異度は低く, この問題
を解決するため全血インターフェロンγ応答測定法クォン
ティフェロン第二世代（QuantiFERON TB-2G）が診断に用い
られている. 確定診断は, 病変部を生検し, 抗酸菌培養,
病理組織学的検査〔Ziehl-Neelsen（チール-ネルゼン）染
色〕, または遺伝子検査を行う.

治療

　肺結核に準じた化学療法が一般的であり, イソニアシド
（INH）, リファンピシン（RFP）, ストレプトマイシン（SM）,
エタンブトール（EB）, ピラジナミド（PZA）を第一選択薬
とし, INH を必ず含む 3 剤あるいは 4 剤併用を推奨する報
告が多い. 副作用と多剤耐性結核菌への対応に気をつける.

A.　結核性脊椎炎 tuberculous spondylitis

　上位腰椎と下位胸椎に多い. 肺結核や尿路結核に続発し,
椎骨静脈叢〔Batson（バトソン）静脈叢〕の血行を介して感
染する.

症状

　初期には体動時痛や脊柱の不撓性 stiffness, 棘突起の叩
打痛を認め, 進行すれば Pott（ポット）の 3 徴候といわれる,
亀背（後弯変形）gibbus, 冷膿瘍 cold abscess, 脊髄麻痺
（Pott 麻痺）spinal palsy が認められる. 進行は緩徐である
ことが特徴である.

診断

　単純 X 線像では, 初期には椎体の骨萎縮が現れ, 続い
て椎体終板が不鮮明となり, やがて椎間板腔の狭小化と椎
体前方の骨破壊像が出現する（図 16-20, 21a）. さらに進

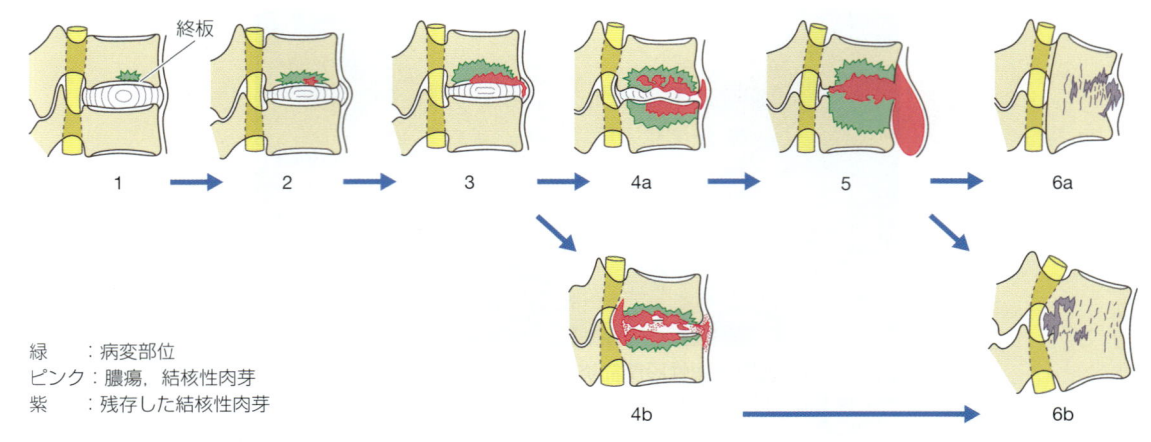

終板
緑　　：病変部位
ピンク：膿瘍，結核性肉芽
紫　　：残存した結核性肉芽

図 16-20　結核性脊椎炎の進展と合併症(辻 原図)
1 ：初期病変は軟骨終板に近い椎体海綿骨に発生する．
2 ：結核性肉芽は乾酪壊死を起こし，単純 X 線像上骨萎縮像を呈する．
3 ：結核性肉芽や膿は椎体前方の薄い皮質骨を破って前縦靱帯の下面に広がる．
4a：病変は隣接椎にも及び，軟骨終板の一部も侵され椎間板は高さを減じ始める．
4b：病変が椎体後方に広がれば，結核性肉芽や膿，腐骨などが脊髄を圧迫し，圧迫性脊髄麻痺(Pott 麻痺)を引き起こす．
5 ：炎症が続くと，椎体と椎間板の破壊は進行し，傍脊柱膿瘍が形成される．
6a：椎体前方が圧潰して，亀背を形成し，塊椎を作り，治癒する．
6b：治癒期でも，椎体前方の圧潰による椎体後方の突出や結核性肉芽によって圧迫性脊髄麻痺(Pott 麻痺)が発生する．

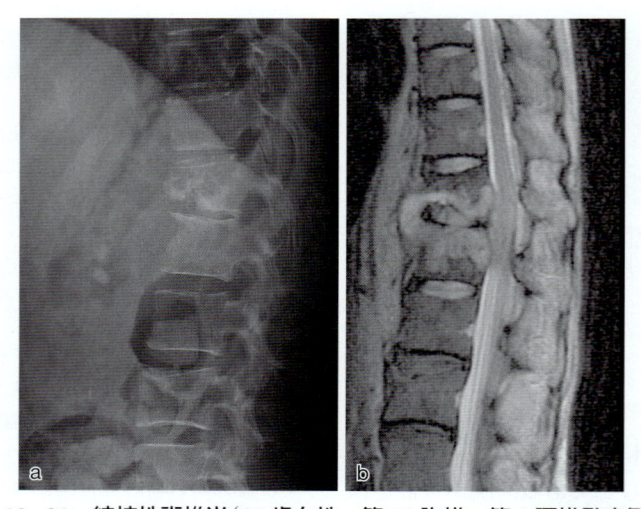

図 16-21　結核性脊椎炎(52 歳女性．第 12 胸椎・第 1 腰椎発症例)
a. 単純 X 線側面像．椎間板腔の狭小化と，第 12 胸椎・第 1 腰椎椎体前方
　 の骨破壊像を認める．
b. MRI T2 強調像．病巣は第 12 胸椎および第 1 腰椎椎体内で高信号を示し，
　 椎体前方で連続している．脊柱管内にも病巣の進展を認める．

行すると椎体は楔状に圧潰し，亀背となる．胸椎罹患では椎体の両側に膨隆する傍脊柱膿瘍 paravertebral abscess の陰影がみられ，腰椎罹患では膿瘍が腰筋に沿って沈下し，流注膿瘍 gravitation abscess を生じ，腰筋陰影が非対称性に膨隆してみえる．治癒期には罹患椎体は癒合して塊椎 block vertebra を形成する．

　鑑別診断として最も重要な疾患は化膿性脊椎炎である．

単純 X 線像では鑑別が困難であるため，MRI 検査が必要である．MRI では，病変部は T1 強調像で低信号，T2 強調像では高信号(**図 16-21b**)，造影では膿瘍周囲に辺縁増強 rim enhancement を呈する．

治療

　化学療法，安静とコルセットによる固定を行う．麻痺発生例や椎体の高度破壊例，保存療法の無効な場合は手術の

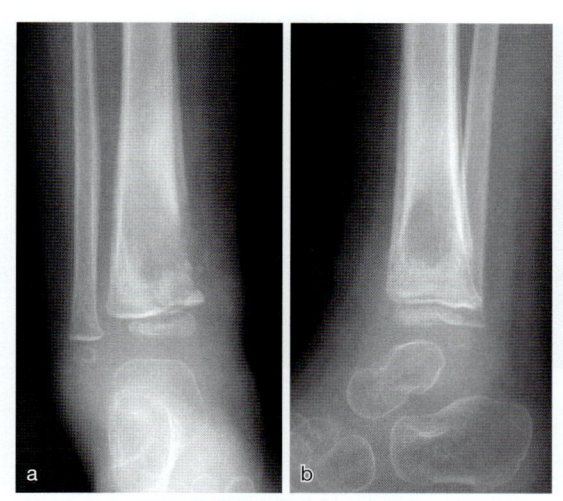

図 16-22　脛骨結核性骨髄炎（2 歳女児）
a. 単純 X 線正面像，b. 単純 X 線側面像.
脛骨遠位骨幹端部に骨破壊像を認める．PCR 陽性であった．

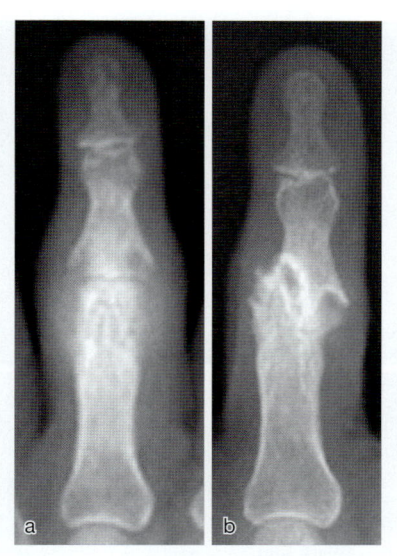

図 16-23　中指 PIP 結核性関節炎（76 歳女性）
a. 初診時：PIP 関節包の腫大による軟部陰影の増大，関節裂隙の狭小化，関節面の虫食い像，骨萎縮を認める．
b. 病巣掻爬術後 2 年：関節は高度に破壊されている．

適応で，病巣掻爬や前方固定術などの手術が行われる．近年，脊椎インストゥルメンテーションを用いて脊柱再建を行う治療が多く報告されている．化学療法は少なくとも 1 年は続ける必要がある．

B. 結核性関節炎 tuberculous arthritis

　血行性に結核菌が骨端の軟骨下骨に感染し結核性骨髄炎（図 16-22）を形成した後，これが関節腔内に波及して発症する（骨型）．滑膜に感染して発症すること（滑膜型）もあるが，骨型の頻度が高い．股関節と膝関節に好発する．

症状

　関節は腫脹し，慢性的な関節の違和感や疼痛，関節拘縮が発現する．下肢関節の罹患例では明らかな異常歩行（跛行）を呈する．小児では，周囲が注意をすると正常歩行に戻るが，しばらくすると再び異常となる．随意性跛行 voluntary limping が認められる．早期からの筋萎縮も特徴である．

診断

　早期の単純 X 線像は骨萎縮（図 16-24a）と関節周囲の軟部腫脹である（図 16-23a）．晩期には骨端の骨溶解が明らかとなり，関節裂隙の狭小化や骨破壊が認められる（図 16-23b，24b，c）．診断と治療が遅れると関節包外に冷膿瘍や瘻孔を作ることもある．

治療

　化学療法を行うとともに，早期で感染が主に滑膜に限られている場合には滑膜切除術によって軟骨や骨の損傷を防ぎ，関節の機能を温存できることもある．関節軟骨が破壊された場合には，除痛と関節支持性の獲得のため関節固定術が広く行われていたが，近年では炎症が完全に治まったと判断された場合には人工関節置換術なども行われる．

2　非結核性抗酸菌症

non-tuberculous mycobacteriosis infection

　抗酸菌のなかで結核菌と癩菌以外を非結核性抗酸菌といい，近年多くの亜種が報告されている．脊椎や関節，手の屈筋腱腱鞘に認められる．

　臨床像は結核菌感染症に似ており，炎症所見はほとんど認めず，緩徐な進行を示し，長期間経過しているものが多い．診断に関しても結核菌感染症と同様であるが，赤沈値の亢進を認めないものが大半で，結核との鑑別に有用である．診断を確定するためには抗酸菌培養検査と PCR 法による遺伝子検査を行う．また手の感染では *Mycobacterium marinum* の報告が比較的多く，魚による咬傷やヒレでの創傷により発症しうるため，職業（漁業関係など）に関する問診は診断の助けとなる．

　結核感染と同様で抗結核薬による化学療法が主体である．外科的切除も補助的に行われるが，診断確定のための生検術を目的とすることがほとんどである．

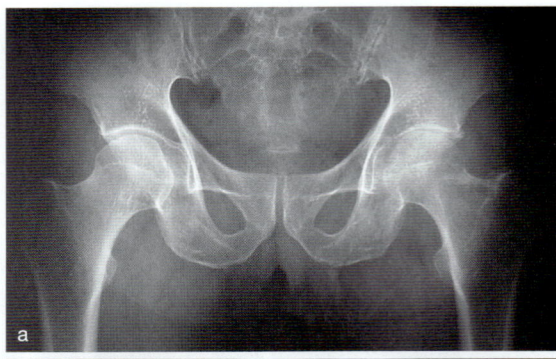
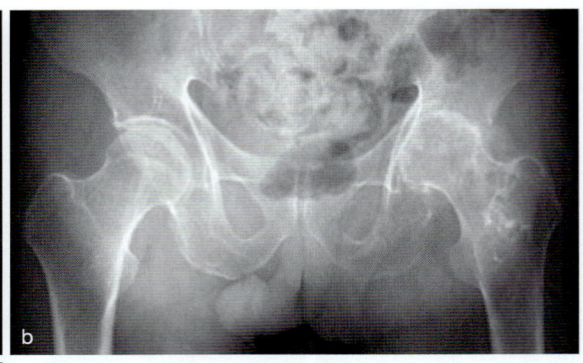
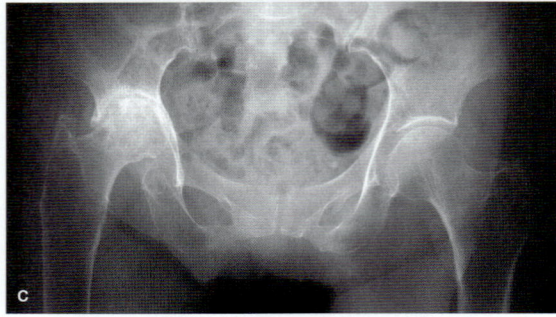

図 16-24 結核性股関節炎
a. 66歳男性発症時. 左大腿骨頭の骨萎縮, 荷重部関節裂隙の狭小化を認め, 同時に左大腿骨頚部から転子部にかけて囊腫様透明巣を認める.
b. aの病巣掻爬術後13年. 関節裂隙はほぼ消失し, 転子間部に石灰化像を認める.
c. 75歳女性. 発症後1年8カ月. 右大腿骨頭および寛骨臼に著明な骨破壊が認められる.

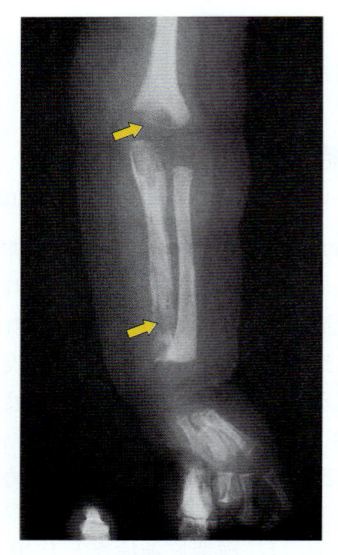

図 16-25 先天梅毒乳児の骨関節炎
軟骨内骨化障害による, 上腕骨や尺骨の骨幹端部の骨化不整像(矢印)がみられる.

発症する. 単純X線像では軟骨内骨化障害に基づく成長軟骨板の拡大と隣接の骨幹端部の横走する線状の透明帯が認められる(**図 16-25**). 骨端離開が起これば疼痛と腫脹によって患児は患肢を動かさず, 麻痺が起こったかのように見える. これをParrot(パロー)偽性麻痺とよぶ. 関節梅毒は骨軟骨炎の後遺症として小児期に発症する.

梅毒の感染は, 平均3週間の潜伏期を経た後, 硬性下疳chancreが出現する第一期と, 痒みのない発疹が出現する第二期, 内臓障害などが明らかになる第三期があるが, 後天梅毒では第二期の終わりに, 局所の夜間痛や腫脹, 圧痛が出現する. 脛骨や頭蓋骨に多く, 単純X線像で骨吸収と骨増殖性の変化を伴う骨膜炎が認められる. 第三期に関節軟骨や骨に形成されたゴム腫によって, 無痛性の関節水腫を主徴とする関節炎(ゴム腫性関節炎 gummatous arthritis)が発症する.

培養による細菌検出は困難で, 梅毒トレポネーマ感作赤血球凝集試験(TPHA)などの免疫学的検査法が用いられる.

治療はペニシリン系抗菌薬を主とした駆梅療法を行う

骨関節の梅毒 syphilis of bone and joint

梅毒は, *Treponema Pallidum* という細菌によって起こされる性感染症 sexually transmitted disease(STD)である. 稀であるが, 母体から胎児への垂直感染により, 先天梅毒が発生しうる. 先天梅毒の骨病変は骨端軟骨部の骨軟骨炎で, 生後3カ月までに肩や膝, 手関節などに両側性に

③ 人工関節置換術, 脊椎インストゥルメンテーション手術後の感染

手術部位感染 surgical site infection(SSI)は, 切開部の皮膚・皮下組織までの表層SSIと深部軟部組織や骨, 関節に至る深部SSIに分けられる. また, 発生時期によって早期感染と晩期感染に分けられる. 人工関節置換術 arthroplasty や脊椎

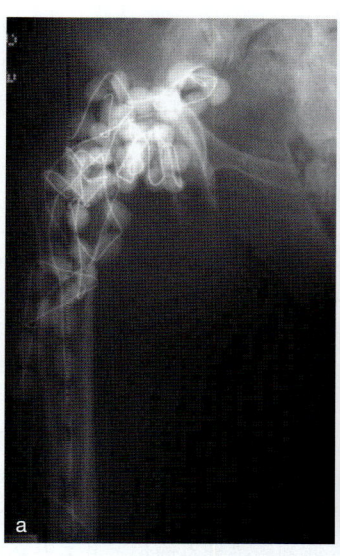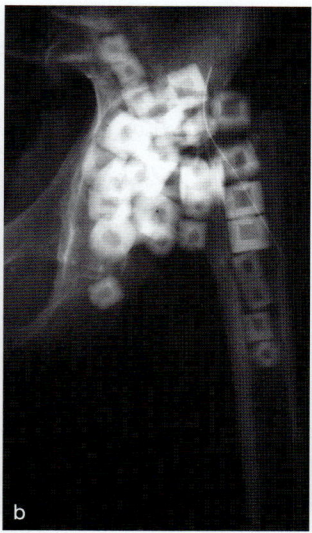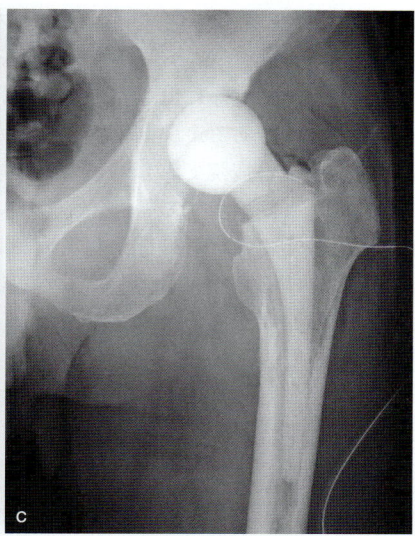

図 16-26　人工股関節置換術後感染
a. 抗菌薬混入セメントビーズが留置されている.
b. 抗菌薬充填ハイドロキシアパタイトブロックが留置されている.
c. 抗菌薬混入セメントスペーサーが留置されている.

16

軟部組織・骨・関節の感染症

インストゥルメンテーション手術 spinal instrumentation では金属や超高分子ポリエチレンなどの人工材料が体内に留置される. 人工材料には血行がないため, ひとたび深部 SSI が発生するときわめて難治となる.

発生頻度

人工関節置換術後の深部 SSI 発生率は初回置換術で 0.2〜2.9%, 再置換術で 0.5〜17.3% 程度である. 人工股関節置換術より人工膝関節置換術で, 原疾患が変形性関節症より関節リウマチで頻度は高い. 脊椎手術でもインストゥルメンテーションを使用していない手術に比べて使用した手術で, SSI の発生頻度の高いことが報告されている.

起炎菌と感染経路

起炎菌は黄色ブドウ球菌と表皮ブドウ球菌が多い. 最近では MRSA が増えている. 感染経路は, 術中, 術後の細菌の創部への侵入と, 術後経過中の他の感染病巣からの血行性感染が考えられる. 早期感染は前者, 晩期感染は後者の経路によるものと考えられている.

症状, 診断

発熱, 局所の発赤や熱感, 腫脹, 疼痛が認められる. 白血球増多, CRP 高値や赤沈の亢進がみられる. 穿刺液が得られれば, 白血球数算定やグラム染色, 細菌培養を行う. X 線学的には, 早期感染では変化はみられない. 晩期感染では人工材料の弛みや骨溶解, 骨萎縮の像がみられることもあるが, 感染に特異的な変化はない.

治療

抗菌薬投与のみで鎮静化することは困難な場合が多い. 発症期であれば, 人工材料を抜去することなく, 創部の洗浄, 外科的デブリドマン, 持続灌流で鎮静化できることもある. 人工関節に弛みのある場合や脊椎インストゥルメンテーションの周囲に骨溶解像がある場合には, 人工材料を抜去して創部の洗浄, 外科的デブリドマンを行う. 人工関節を抜去したあとは, 起炎菌の種類などを考慮して, 抜去と同時に再置換を行う一期的再置換術や, 抗菌薬を混入したセメントビーズ（図 16-26a）やハイドロキシアパタイト（図 16-26b）, あるいは脚長の短縮を防ぎ関節機能を維持するため人工関節と同型のセメントスペーサー（図 16-26c）を一時的に留置した後に再置換を行う二期的再置換術が選択される.

④ 薬剤耐性菌感染症

Ⓐ MRSA 感染症

抗菌薬メチシリンに対する耐性を獲得した黄

色ブドウ球菌をメチシリン耐性黄色ブドウ球菌 methicillin-resistant *Staphylococcus aureus*(MRSA)とよぶ。実際には多くの抗菌薬に耐性を示す多剤耐性菌である。薬剤耐性菌であるため、抗菌薬の使用が多い病院でみられることが多く、抗菌薬の乱用により出現することもいわれているが、近年は病院外での健常者の感染起炎菌としてもつかることがあるため、日常診療での起炎菌としても留意する必要がある。

症状

院内感染症として入院中の患者に発症することが多いが、発症するとほとんどの抗菌薬は効かないため、骨髄炎や感染性心内膜炎、臓器膿瘍などは難治化し、高齢者や易感染性宿主では死に至ることもある。他の細菌感染症同様、発赤、発熱、膿瘍形成、敗血症など、感染部位により、多彩な臨床症状を呈する。

治療

整形外科領域におけるMRSA感染症に対しては、感染創部の徹底的な洗浄、外科的なデブリドマンと抗MRSA薬の投与を行う。現在、わが国で保険適用上認められている抗MRSA薬は、アルベカシン、ダプトマイシン、テイコプラニン、バンコマイシン、リネゾリドの5剤である。菌種によっては、ミノサイクリン、クリンダマイシン、レボフロキサシンやST合剤(スルファメトキサゾール・トリメトプリム合剤)などが有効なこともあり、耐性菌であっても薬剤感受性試験を行うことが重要である。院内で感染が判明した場合、MRSA感染症に対する治療も重要であるが、MRSA感染は、医療従事者を介し接触感染であるため、80%エタノール消毒や手指衛生の励行や個人防護具(手袋、マスク、ゴーグル、エプロンなど)の使用などの接触感染予防策を講じることが重要である。

B VRE感染症

MRSAの治療に用いられるバンコマイシンに対して耐性をもった腸球菌 vancomycin-resistant enterococci(VRE)は1986年に英国で初めて報告され、1990年代に欧米に急速に感染が拡大した。MRSAと同様に多剤耐性菌である。有効な薬剤

としてリネゾリド、キヌプリスチン・ダルホプリスチンがあるが、すでに耐性も報告されており、院内感染などで最も注意しなければならない感染症の1つである。

C 多剤耐性緑膿菌感染症

多剤耐性緑膿菌 multiple-drug-resistant *Pseudomonas aeruginosa*(MDRP)という用語は、緑膿菌に対し強い抗菌薬活性が期待できるニューキノロキサシンやレボフロキサシンなどのフルオロキノロン系とイミペネムなどのカルバペネム系、アミカシンなどの抗緑膿菌用アミノ配糖体の3系統の抗菌薬に耐性を獲得した株に対し使用される。治療としては外科的処置や薬剤耐性化のパターンを解析し、薬剤感受性を回復させるために、抗菌薬を中止することも必要で、不必要な抗菌薬の投与を中止し、緑膿菌感染症に限定した薬剤耐性菌の選択、増殖を許さない短期強力型の抗菌薬治療計画が重要となる。

● 参考文献

1) 川鳥眞人、田村裕昭、佐々木誠人、他：整形外科領域における感染症について。日整会誌 79：221-227、2005
2) 川辺芳子：クォンティフェロン第二世代の結核対策への応用と課題。結核 82：61-66、2007
3) 結核予防会(編)：結核の統計 2010。結核予防会、2010
4) 土田芳彦：集中治療を要する整形外科感染症：破傷風、壊死性軟部組織感染症。日整会誌 78：400-410、2004
5) 富田勝郎、仲 克己：骨・関節結核の診断と治療のポイント。別冊整形外科 15：222-225、1989
6) 鳥巣岳彦：化膿性関節炎の病態。日整会誌 65：1238-1244、1991
7) 日本感染症学会、日本化学療法学会(編)：抗菌薬使用のガイドライン。協和企画、2005
8) 日本整形外科学会診療ガイドライン委員会、骨・関節術後感染予防ガイドライン策定委員会(編)：骨・関節術後感染予防ガイドライン。南江堂、2006
9) 野原 裕、植山和正、川原範夫、他：日本脊椎脊髄病学会脊椎手術調査報告。日脊会誌 15：546-553、2004
10) McCarty DJ, Koopman WJ：Arthritis and Allied Conditions：A Textbook of Rheumatology, 12th ed. pp1975-2100, Lea & Febiger, Philadelphia, 1993
11) Salter RB：Textbook of Disorders and Injuries of the Musculoskeletal System, 3rd ed. pp207-231, Williams & Wilkins, Baltimore, 1999

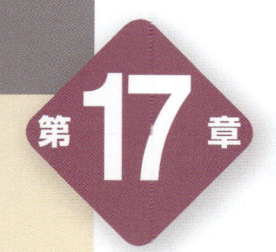

第17章 関節リウマチとその類縁疾患

診療の手引き

- [ ] **1.** 外傷の既往なしに関節の痛みや腫脹を訴える場合は，関節炎を念頭に置いて診察をすすめる．
- [ ] **2.** 痛みや腫脹のある関節が1カ所か数カ所か，片側性か両側性かを問診する．特に複数の小関節に腫脹があれば関節リウマチ(RA)をまず疑う．遠位指節間(DIP)関節の腫脹では，Heberden結節や乾癬性関節炎を疑う．
- [ ] **3.** 疼痛の程度や性状をよく問診する．急激に発症した疼痛であれば化膿性関節炎，結晶性関節炎，痛風発作などをまず考える．手の"朝のこわばり"はRAでよく認められる．60歳以上で頚部や両側肩甲部の筋肉痛を訴える場合は，リウマチ性多発筋痛症も念頭に置く．
- [ ] **4.** 比較的若年者で，両側性の殿部痛がある場合は強直性脊椎炎も考える．
- [ ] **5.** 問診に続き，発熱，皮疹，リウマトイド結節の有無などを診察する．RAでは37℃台の微熱は稀ではないが，38℃を超える発熱は少ない．若年性特発性関節炎や成人発症Still病では，弛張熱と発疹が特徴的である．乾癬があれば乾癬性関節炎を，掌蹠膿疱症があれば掌蹠膿疱症性骨関節炎を考える．リウマトイド結節はRAに特徴的で，肘の伸側，後頭部，手指などに生じる．
- [ ] **6.** 痛みを訴える関節の腫脹や発赤を視診により確認する．股関節や足趾は，衣服や靴下に覆われるため正しい診断が遅れがちとなるので注意する．
- [ ] **7.** 検者の手掌全体で，痛みのある部位と反対側を交互に触り，局所の温度差を確かめ，局所熱感を診断する．
- [ ] **8.** 痛みのない周辺部から触診をすすめ，圧痛や腫脹の程度と範囲を確認する．膝における膝蓋跳動や，波動の有無により関節液貯留を診断する．
- [ ] **9.** 自動および他動の関節可動域を愛護的に調べる．
- [ ] **10.** X線検査を行い，軟部組織腫脹，傍関節性骨萎縮，骨びらん，関節裂隙の狭小化，アライメント異常の有無を調べる．
- [ ] **11.** 臨床検査として，一般血液検査，生化学検査，赤沈，CRP，リウマトイド因子および検尿を実施する．
- [ ] **12.** 明らかな関節液の貯留がある場合は関節穿刺を行う．関節液の外観や粘稠度を観察し，必要に応じて結晶成分の鏡検，細胞数測定，あるいは糖値測定，細菌培養などを行う．

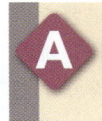

A 関節リウマチ
rheumatoid arthritis(RA)

概要

関節リウマチは，多発性の関節炎を主症状とする原因不明の全身性疾患である．病変は関節の滑膜炎で始まり，当初は手足あるいは膝などに限局した疼痛と腫脹が主体であり，次第に全身の関節が侵され，関節の変形，疼痛，動揺性が生じて機能障害をきたす．関節外の症状として，リウマトイド結節，肺線維症，アミロイドーシス，多発性

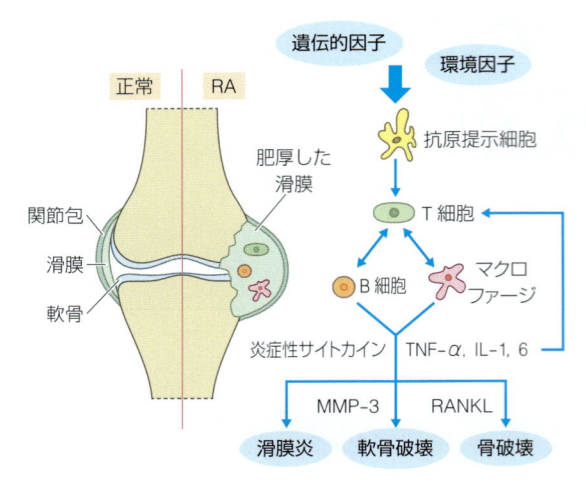

図 17-1　RA の病態

単神経炎などがみられる．Sjögren（シェーグレン）症候群など他の自己免疫性疾患の合併も少なくない．

頻度

有病率は約 0.2～1.2% と考えられている．わが国の疫学調査では，全国の RA 患者は約 70～80 万人と推定されている．20～50 歳代に好発するが，高齢で発症する場合もある．女性の罹患率は男性の約 3～4 倍である．

病因

RA の病因はいまだ解明されていないが，遺伝的因子に環境因子が加わって発症するものと考えられている．家族内発症がみられることや，一卵性双生児での発症一致率が 15～34% と高いことなどは遺伝的因子のかかわりを示すものである．RA の原因となる遺伝的因子は複数あると考えられるが，その 1 つとして主要組織適合抗原であるヒト白血球抗原 human leucocyte antigen（HLA）クラスⅡ分子がある．そのなかで RA の発症に特に関連のあるものに HLA-DR4 と DR1 があり，これらは共通認識部位 shared epitope とよばれる特有のペプチド配列をもつ．これらのクラスⅡ分子が，関節炎を惹起する自己抗原を CD4 陽性 T 細胞へ提示すると考えられている．HLA-DR4 の陽性者は陰性者と比べ RA の発症率が相対的に高く，また HLA-DR4 のサブタイプ DRB10405 陽性 RA 患者は陰性患者に比して重症化しやすい．

環境因子として，細菌あるいはウイルス感染の関与が研究されている．細菌感染としてはマイコプラズマ属やマイコバクテリウム属，ウイルス感染としては Epstein-Barr（エプスタイン-バー）ウイルス（EBV），ヒト T 細胞白血病ウイルス（HTLV-I），風疹ウイルス，パルボウイルスなどの関与が報告されているが，証明されるには至っていない．また，喫煙と歯周病は発症率が増加する危険因子として重要である．

病理，病態

RA は関節に生じる滑膜炎と，それに伴う軟骨破壊および骨破壊を特徴とする．正常滑膜は 1～2 層の滑膜表層細胞と血管を含む疎な結合組織から構成される．滑膜表層細胞はマクロファージ様の滑膜 A 細胞と線維芽細胞様の滑膜 B 細胞からなる．RA ではこれらが増殖，重層化し，絨毛状を呈する．表層下の間質では小血管が増生し，リンパ球，形質細胞，マクロファージ，好中球などの炎症細胞の浸潤を認める．滑膜に浸潤する T 細胞の多くはヘルパー T 細胞である．B 細胞は増生した小血管周囲にリンパ濾胞を形成する．滑膜表層にはフィブリンまたはフィブリノイド物質が沈着する．

滑膜炎は，浸潤した活性化マクロファージが腫瘍壊死因子 tumor necrosis factor（TNF-α）や IL-1・6 などの炎症性サイトカインを産生し，さらに T 細胞，滑膜線維芽細胞あるいは血管内皮細胞などを活性化させ，これらの細胞の相互作用によって慢性化すると考えられている．また，炎症性サイトカインは，滑膜細胞や炎症細胞のアポトーシス apoptosis を抑制することも知られており，アポトーシス機構の破綻が滑膜組織の異常増殖の一因とも考えられる．

軟骨破壊は，マクロファージや好中球から分泌されるセリンプロテアーゼや，IL-1 などの刺激により滑膜表層細胞から分泌されるマトリックスメタロプロテアーゼ matrix metalloproteinase（MMP）などが軟骨の細胞外基質を分解することによって生じる．炎症で誘導される一酸化窒素や活性酸素が軟骨細胞にアポトーシスを誘導し，軟骨破壊を進展させる機序も考えられている．

骨破壊は，破骨細胞分化誘導因子 receptor activator of NF-κB ligand（RANKL）が重要な役割を担っている．炎症性サイトカインが骨芽細胞や滑膜線維芽細胞に RANKL の発現を誘導することによって，破骨細胞が活性化され，骨の吸収と破壊が進行する（**図 17-1**）．

パンヌス pannus は炎症性細胞や新生血管を含

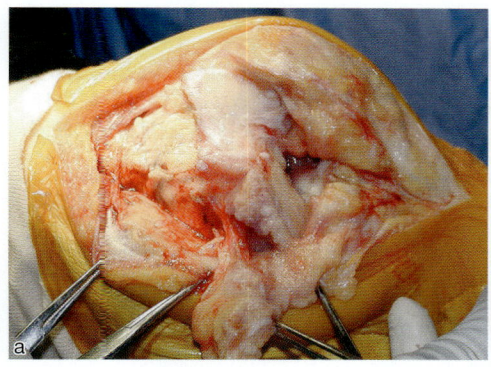
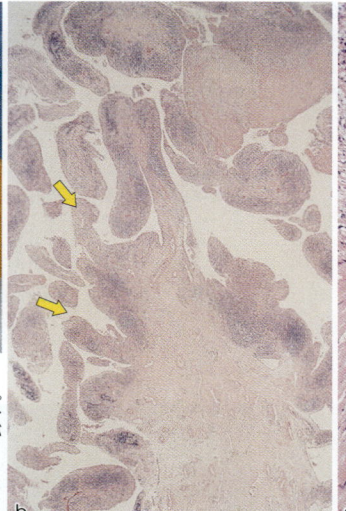
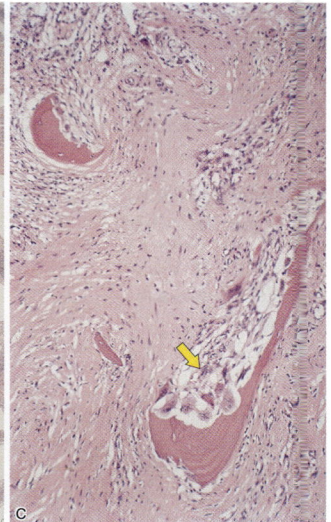

a. 膝関節の肉眼像.
b. 滑膜の絨毛状増生, 滑膜表層細胞の増殖, リンパ球を中心とする炎症細胞浸潤, リンパ濾胞形成が認められる.
c. 肉芽内における破骨細胞(矢印)による骨梁の吸収像.

図 17-2　関節リウマチの肉眼所見と病理組織像(b, c：鳥巣 原図)

む増殖した滑膜であり, 前述の機序で軟骨辺縁の骨性部分から骨内に浸潤し, 骨組織を破壊する(**図17-2a**). この肉芽組織内のマクロファージ系多核巨細胞は破骨細胞様の機能をもつ. 進行すると同じく滑膜組織が存在する滑液包や腱鞘にも炎症は波及し, 腱の弛緩や断裂が起こることがある.

　関節外症状の1つであるリウマトイド結節はRAに比較的特異的であり, 特徴的な病理組織像を呈する. 典型的な組織像は中央部にフィブリノイド壊死巣, その周囲を取り囲む柵状・放射状配列の細胞群, さらにこれを取り囲むリンパ球や形質細胞からなる肉芽組織から構成されている(**図17-2**).

1 関節症状

　RA は手指の近位指節間(PIP)関節, 中手指節(MP)関節, 手関節, 足趾, 膝関節に初発することが多い. 手指の遠位指節間(DIP)関節に初発することは稀である.

A 朝のこわばり
morning stiffness

　起床時に関節がこわばり, 指が動かしにくい症状を"朝のこわばり"という. 体を動かし始めると多くは消退し, その持続時間がRAの活動性の指標の1つとなる.

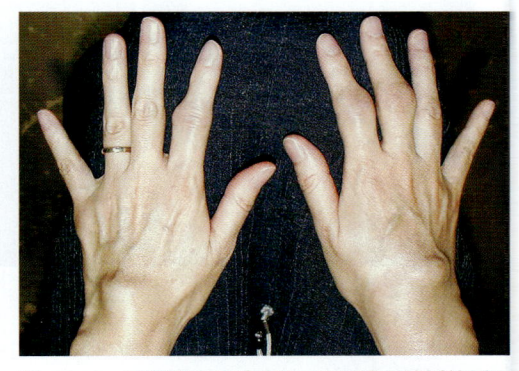

図 17-3　手関節および手指 PIP 関節の紡錘状腫脹

B 疼痛
pain

　関節の自発痛, 圧痛, 運動時痛を訴える. 疼痛は天候の影響を受ける場合がある. 疼痛の訴えは個人差が大きく, 必ずしも関節の変形やX線所見と合致しない.

C 腫脹
swelling

　炎症性の滑膜肥厚, 関節包の肥厚および関節液の貯留による腫脹を認める. 手指のPIP関節では, 特徴的な紡錘状の腫脹をきたす(**図17-3**). 手指や肘関節, 膝関節では腫脹は触診で容易に判定できるが, 股関節の触診による腫脹の判定は困難で

17

関節リウマチとその類縁疾患

表 17-1　RA 病型分類（越智分類）

	頻度（%）	破壊関節数	臨床的特徴
少関節破壊型（LES）less erosive subset	65〜70	20 以下	罹病 5 年ぐらいまでは徐々に破壊関節数が増すが，罹病 10 年以後は不変．手足の末梢小関節破壊が中心．日常生活の制限は少ない
多関節破壊型（MES）more erosive subset	30	20〜40	末梢関節に加えて，股関節，膝関節などの大関節も関節破壊が進行する
ムチランス型（MUD）mutilating disease subset	5	40 以上	罹患早期から急速に関節破壊が進行する．心筋壊死や諸臓器のアミロイド変性など全身合併症を併発する．車椅子や寝たきりとなる可能性がある

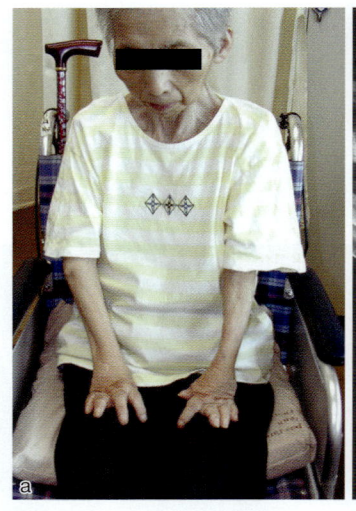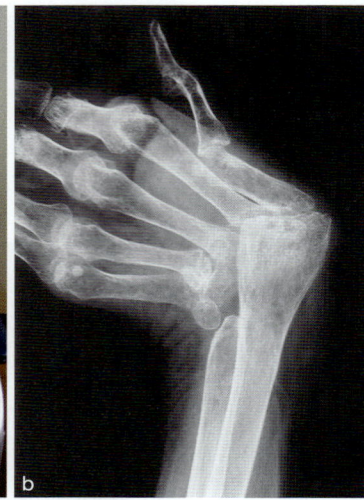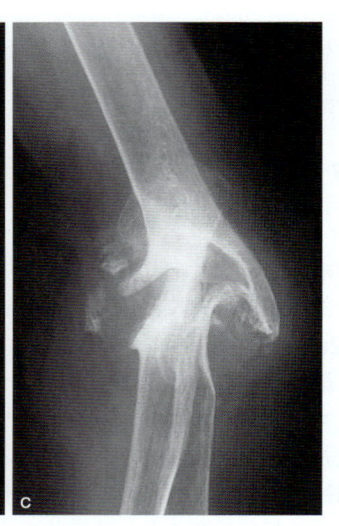

図 17-4　ムチランス型 RA
a. 肉眼的所見．
b. 手関節の単純 X 線像．手根骨と橈骨・尺骨遠位の骨吸収が著しい．
c. 肘関節の単純 X 線像．上腕骨遠位および橈骨・尺骨近位の著明な骨吸収がみられる．

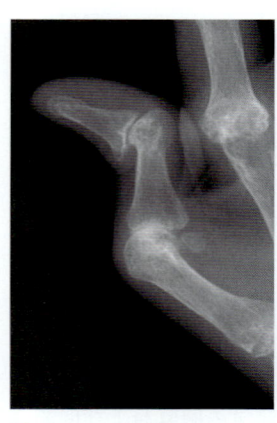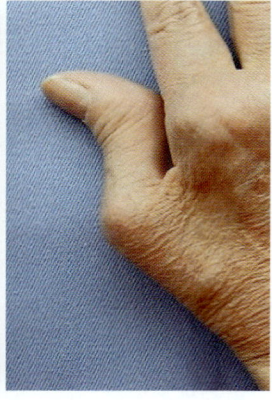

図 17-5　母指変形

ある．膝窩部の滑液包炎では，膝窩嚢胞 popliteal cyst を生じることがある．

D 動揺性

　関節周囲の支持組織の弛緩および関節破壊が進行すると，関節動揺性が生じる．関節端が著しく吸収され，骨欠損を伴っている RA をムチランス型とよび，多くは関節外症状を合併し予後は不良である（表 17-1，図 17-4）．

E 可動域制限

　疼痛による反応性の可動域制限と，関節面の破壊および関節周囲の軟部組織の拘縮による可動域制限がある．手関節では関節拘縮が進行して強直をきたすことも多い．

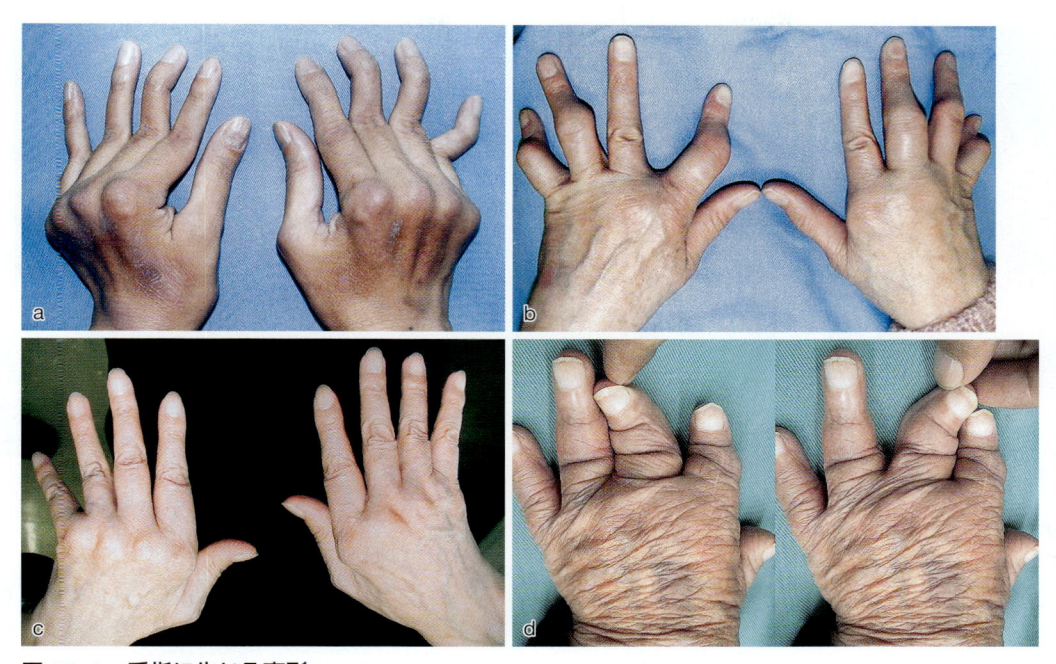

図 17-6　手指に生じる変形
a. 白鳥のくび変形，b. ボタン穴変形，c. 尺側偏位，d. オペラグラス手.

F 手指に生じる変形

1 ● 母指変形 thumb deformity

　母指はつまみ動作など日常生活において重要な手指機能の柱である．RA では母指の変形は高頻度に生じ　機能障害を生じる（**図 17-5**）．

2 ● 白鳥のくび変形 swan-neck deformity

　PIP 関節が過伸展し，DIP 関節が屈曲する変形である．PIP 関節の屈曲が障害され，ピンチ動作が制限される（**図 17-6a**）．

3 ● ボタン穴変形 buttonhole deformity

　PIP 関節が屈曲し，DIP 関節が過伸展する変形である．基節骨頭が側索の間からボタン穴に入るように突出する（**図 17-6b**）．

4 ● 尺側偏位 ulnar drift

　MP 関節の弛緩と伸筋腱の尺側脱臼により関節に亜脱臼が生じ，尺側に偏位する．疼痛は比較的少なく，機能障害も軽度であるが，変形が高度になると把持動作が著しく制限される（**図 17-6c**）．

5 ● オペラグラス手 opera-glass hand

　ムチランス型 RA の変形で，手指が支持性を失い，長軸方向に短縮する．橈尺側の不安定性からオペラグラスに例えられる．通常，疼痛は軽度である（**図 17-6d**）．

G 足趾に生じる変形（→ 703 頁参照）

　外反母趾 hallux valgus，第 2〜5 趾で PIP 関節が屈曲し，中足趾節（MTP）関節が伸展した鉤爪趾 claw toe，開張足 spread foot，前足扁平三角状変形 avant pied plat triangulaire など足趾の変形は高頻度に生じる．MTP 関節の背側脱臼に伴う中足骨頭の突出により足底の有痛性胼胝を認めることが多い（**図 17-7**）．

H 膝関節に生じる変形

　変形性膝関節症では膝関節の内反変形を生じることが多いが，RA では内反変形のみならず，外反変形や屈曲拘縮を生じることが多い．

I 握力低下

　関節の疼痛，拘縮，筋力低下に伴い，握力が低下する．RA では通常の握力計による測定が困難

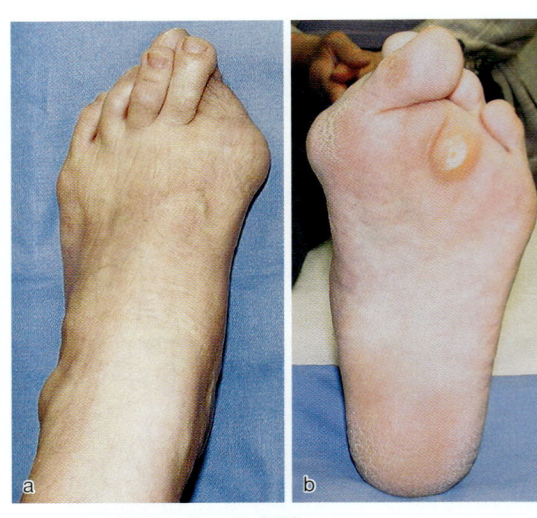

図 17-7　足趾に生じる変形
a. 扁平三角状変形，b. 足底の有痛性胼胝.

なことがあり，水銀血圧計を改造した握力計を用
いる．

❷ 関節外症候

Ⓐ 全身症状

　全身倦怠感，微熱，体重減少などを生じること
がある．38℃を超える発熱の場合には，感染症
の併発，成人発症 Still（スティル）病を考える．

Ⓑ 皮膚症状

　リウマトイド結節 rheumatoid nodule が肘の伸
側，後頭部，手指に好発する．疼痛はなく，通常
は切除術の適応とならない（図 17-8）．

Ⓒ 眼症状

　上強膜炎は急性に発症するが，多くは数日～10
日以内に治癒する．強膜炎は予後不良である．
Sjögren（シェーグレン）症候群では乾燥性角結膜
炎がよくみられる．濾紙を用いて涙液分泌機能を
調べる Schirmer（シルマー）テストが診断に有用
である．

Ⓓ 血液障害

1 ● 貧血

　貧血は活動性の高い RA で高頻度に合併する．

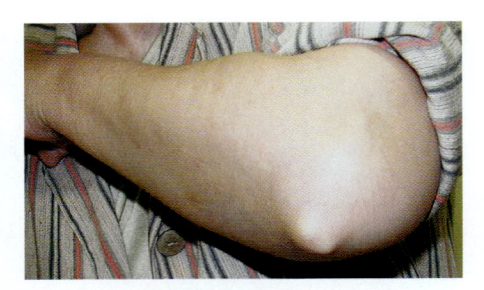

図 17-8　リウマトイド結節

小球性低色素性貧血で，鉄結合能は正常～低値で
ある．経過中に急速な貧血の進行を認めた際には，
消化管出血を疑う．

2 ● 白血球数減少

　脾腫に白血球数減少（2,000/μL 以下）を伴う
RA の一亜型を Felty（フェルティ）症候群という．
疾患修飾性抗リウマチ薬 disease-modifying anti-
rheumatic drugs（DMARDs）の投与中に急激な白
血球減少をみたときは，薬剤性の骨髄抑制を疑う．

Ⓔ アミロイドーシス
amyloidosis

　ネフローゼや下痢をきたす症例では，アミロイ
ドーシスの合併を疑う．腸管生検で確定診断が得
られるが，難治性である．関節内にアミロイドが
沈着する場合もある．

Ⓕ 腎障害

　RA では糸球体病変は稀である．蛋白尿の出現
は，続発性アミロイドーシスによる場合と，薬剤
性腎障害による場合が多い．

Ⓖ 呼吸器症状

　RA では間質性肺炎を合併することが多く，リ
ウマチ肺ともよばれる．間質性肺炎は，下肺野に
好発し，通常無症候性である（図 17-9）．メトト
レキサートなどの使用中に薬剤性の急性間質性肺
炎を生じる場合があり，この場合は休薬と大量の
副腎皮質ステロイド療法が必要になる．

Ⓗ 心・血管障害―リンパ浮腫

　RA に伴うリンパ管炎により，しばしば一側ま
たは両側性に難治性の浮腫が生じる．蜂巣炎（蜂

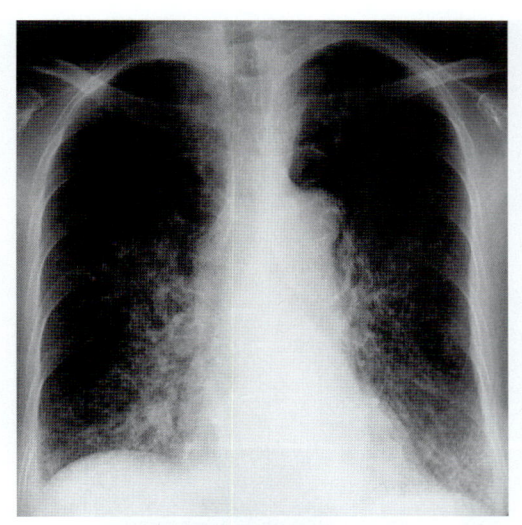

図 17-9　関節リウマチに合併した間質性肺炎
両側の下肺野に不規則な線状・網状陰影を認める.

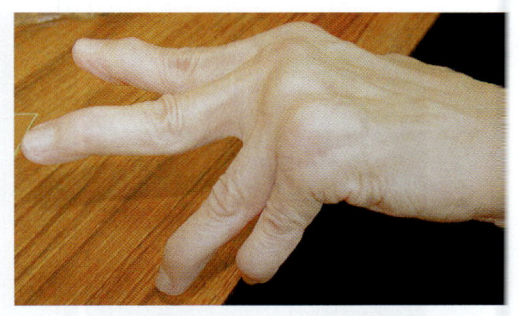

図 17-10　環指および小指の伸筋腱皮下断裂

窩織炎)を併発し，難治性となることもある.

I 神経症状

環軸関節亜脱臼(➡523 頁参照)が生じるとしばしば項部痛や脊髄症状が出現する．また，屈筋腱周囲の腱鞘滑膜の炎症と肥厚により正中神経が圧迫されて手根管症候群(➡491 頁参照)をきたすこともある.

J 骨粗鬆症
osteoporosis

RA の初期には局所的な傍関節性骨粗鬆症を生じる．加齢，閉経，運動量低下，副腎皮質ステロイドなどの影響で全身性の骨粗鬆症が進行すると，脆弱性骨折 insufficiency fracture が生じることもある.

K 腱鞘滑膜炎
tenosynovitis

手指，手関節，足関節部では腱鞘滑膜炎を生じることがある．手関節では，伸筋腱周囲の腱鞘滑膜炎に遠位橈尺関節の不安定性が加わり，特に環・小指伸筋腱の皮下断裂を生じることがある(**図 17-10**).

3 検査所見

A 単純 X 線像

軟部組織の腫脹による X 線透過性の低下，関節周囲の骨萎縮(傍関節性骨粗鬆症)，関節辺縁のびらん erosion，骨洞 geode，関節裂隙狭小化，関節面の破壊，関節亜脱臼・脱臼を認める(**図 17-11**).

1 ● Larsen(ラーセン)分類
関節破壊の程度をスタンダードフィルムを参考として grade 分類するもので，広く用いられている(**図 17-12**，**表 17-2**).

2 ● Sharp(シャープ)スコア
手および手関節の関節裂隙狭小化とびらんのスコアを算出して関節の破壊の程度を評価する方法で，現在では足も対象に加えた modified Sharp スコアがよく用いられる(**表 17-3**，**図 17-13**).薬剤の効果判定などに適している.

B その他の画像

1 ● CT
関節面の破壊を診断するためには，CT が有用である．三次元 CT(3D-CT)を用いると，アライメントの変化を視覚的に理解しやすい.

2 ● MRI
MRI を用いると，触診や単純 X 線像では診断の困難な滑膜，骨髄，関節軟骨，靱帯，腱などの描出が可能である．炎症性滑膜の描出にはガドリニウム gadolinium-diethylene-triamine penta-ce-

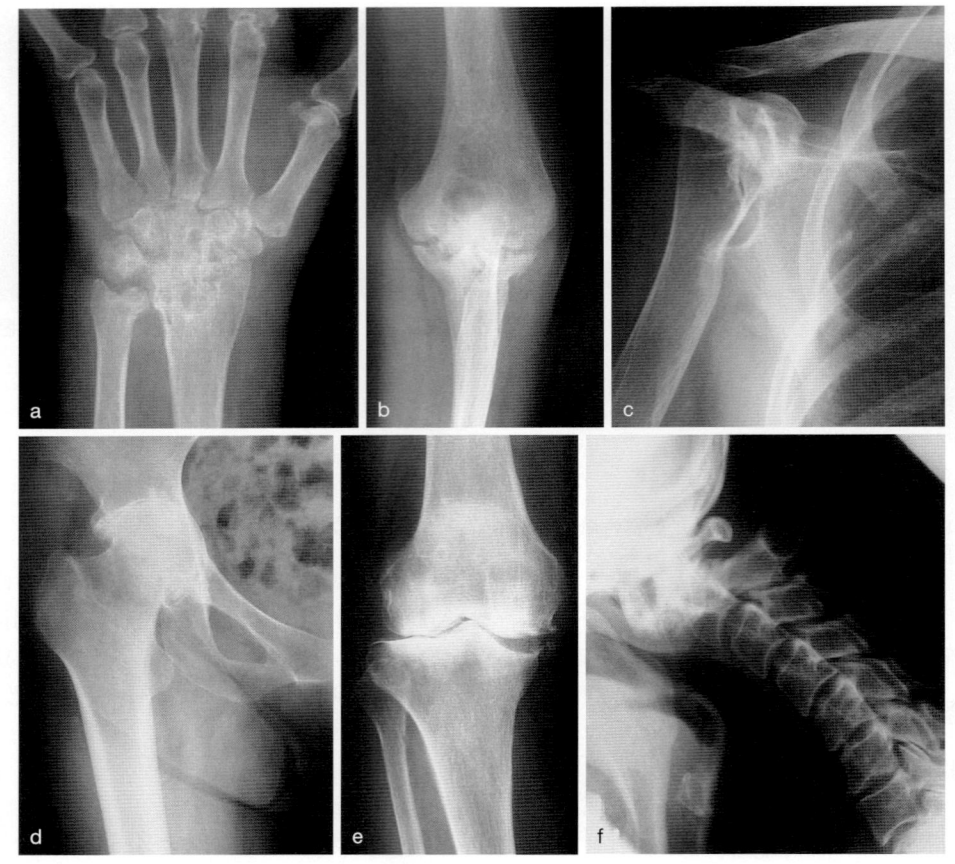

図 17-11　関節リウマチの単純 X 線像
a. 手関節，b. 肘関節，c. 肩関節，d. 股関節，e. 膝関節，f. 頚椎.
関節裂隙の狭小化，関節面の著しい破壊，関節の亜脱臼などの所見がみられる.

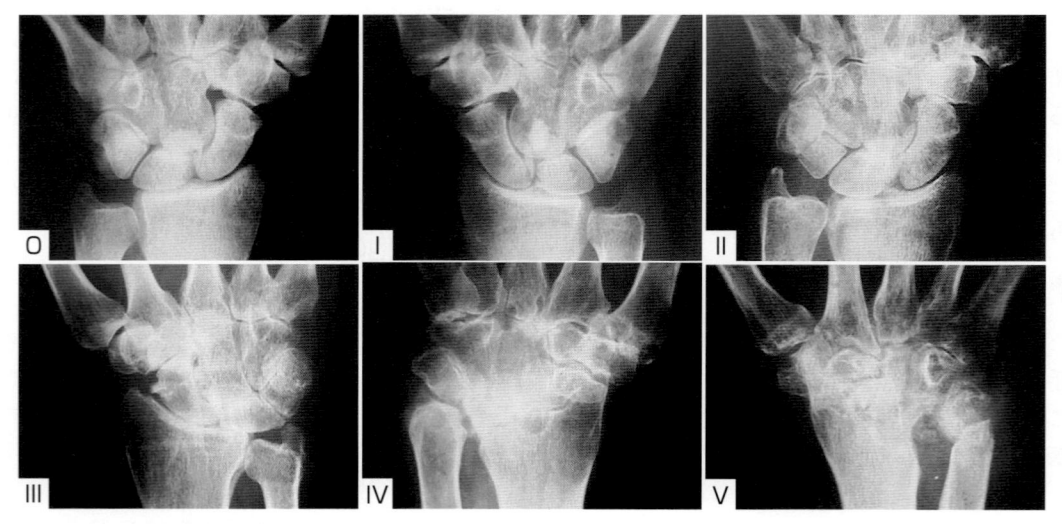

図 17-12　Larsen 分類（手関節）

表 17-2　X 線像の Larsen 分類（➡ 図 17-12 参照）

grade 0	正常. 変化はあっても関節炎とは関係ないもの
grade I	軽度の異常. 関節周囲の軟部腫脹, 傍骨性骨粗鬆症, 軽度の関節裂隙狭小化のうち 1 つ以上が存在する
grade II	初期変化. びらんと関節裂隙狭小化. びらんは非荷重関節では必須
grade III	中等度の破壊. びらんと関節裂隙狭小化. びらんは荷重関節でも必須
grade IV	高度の破壊. びらんと関節裂隙狭小化. 荷重関節では骨変形
grade V	ムチランス変形. 関節端が原形をとどめないもの

（Larsen A, Dale K, Eek M：Radiographic evaluation of rheumatoid arthritis and related conditions by standard reference films. Acta Radiol Diagn 18：481-491, 1977 より）

表 17-3　modified Sharp スコア（➡ 図 17-13 参照）

関節裂隙狭小化スコア
スコア 0：異常なし
スコア 1：局所的または疑い
スコア 2：全般的（50% 以上残存）
スコア 3：全般的（50% 以下残存）または亜脱臼
スコア 4：骨性強直または完全脱臼

びらんスコア
スコア 0：異常なし
スコア 1：個々に存在する場合
スコア 2：関節面の 1/2 に達しない骨びらん
スコア 3：関節面の 1/2 に達する骨びらん
スコア 5：完全に圧潰

（van der Heijde DM：Plain X-rays in rheumatoid arthritis：overview of scoring methods, their reliability and applicability. Baillieres Clin Rheumatol 10：435-453, 1996 より）

（手指・手関節：15 部位）　　　（足趾：6 部位）

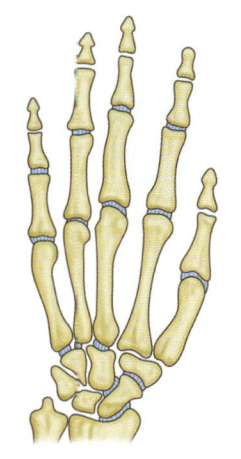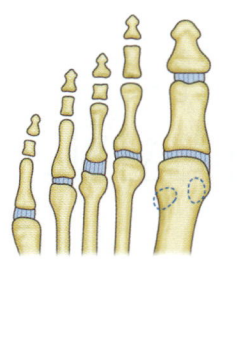

（手指・手関節：16 部位）　　　（足趾：12 部位）

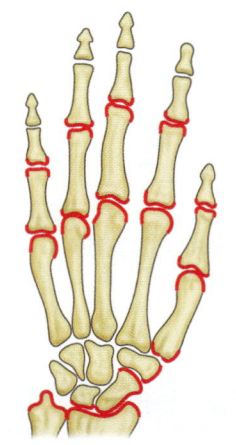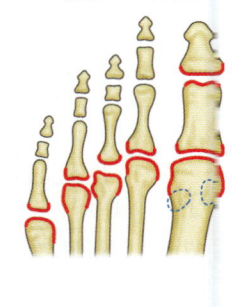

a　　　　　　　　　　　　　　　　　　b

図 17-13　modified Sharp スコアの対象となる部位
a. 関節裂隙狭小化スコア. 手指・手関節では 15 部位, 足趾では 6 部位のスコアを合計する（水色部分）. 最大スコアは両側の手指・手関節の 15 部位すべてスコア 4 とすると 120 となり, 足趾では 48 となる.
b. びらんスコア. 手指・手関節では 16 部位, 足趾では 6 関節の遠位・近位の両側で 12 部位を対象とする（赤色部分）. 最大スコアはそれぞれ 160 と 120 である.

tic acid（Gd-DTPA）を用いた造影 MRI が有用である. 炎症滑膜は T1 強調像で低信号, T2 強調像で中程度の信号の領域として描出され, 関節液や骨洞の内容物などとの判別が難しい. 造影後 T1 強調像では炎症滑膜は明瞭な高信号領域として描出され, 周囲との識別が容易である（図 17-14）. 滑膜炎の早期鑑別診断や治療効果判定に有用である.

3 ● 超音波検査

近年の RA における診断と治療の劇的な変化に伴って, 画像検査にもより早期の診断と正確な評価が求められるようになった. 関節超音波検査は, 外来やベッドサイドで簡便に繰り返し行える検査として急速に普及した. 低侵襲で空間分解能も高く, 動的な評価も可能で, 滑膜の描出はもちろん, 骨びらんや腱, 靱帯, 神経などの評価に優れている. B モード法（グレースケール）による滑膜腫脹など形態評価とパワードプラ法による滑膜の血流

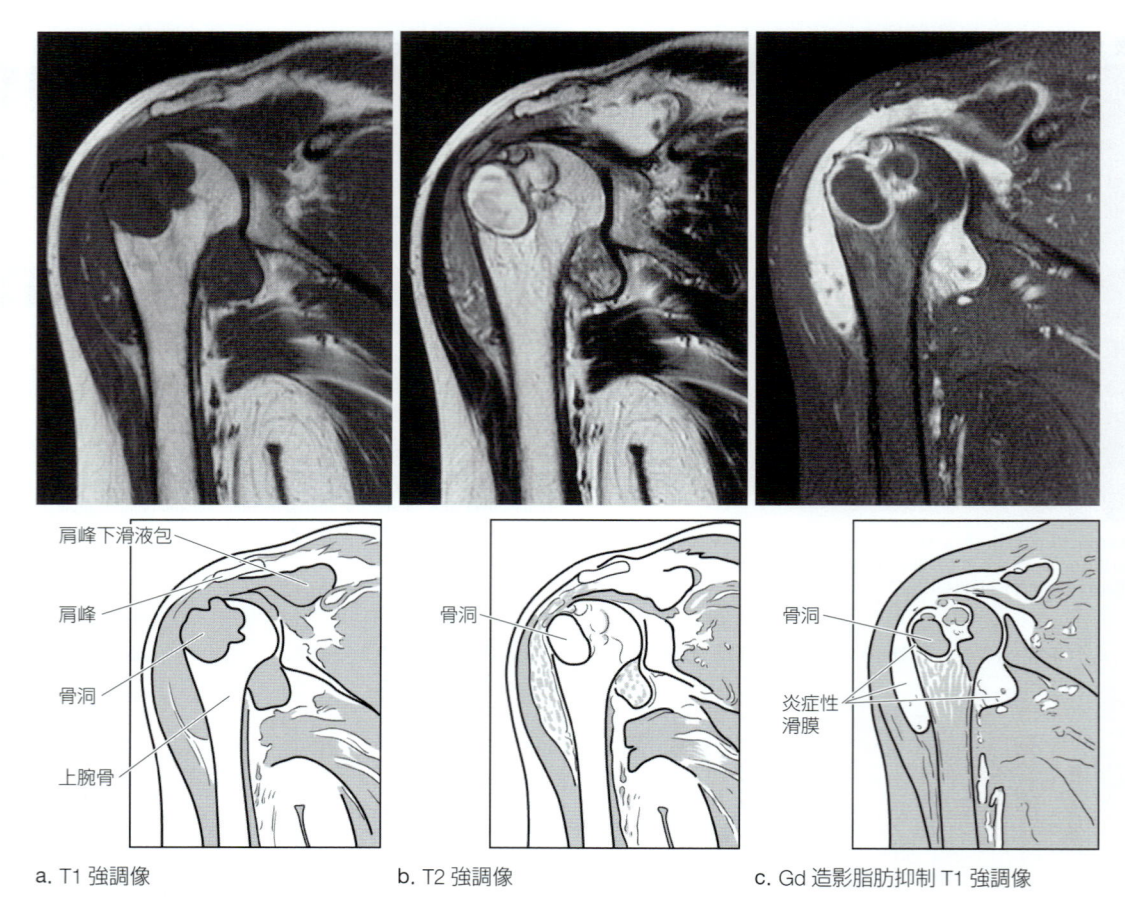

a. T1 強調像 b. T2 強調像 c. Gd 造影脂肪抑制 T1 強調像

図 17-14 関節リウマチの MRI（右肩関節）
T1・T2 強調像に Gd 造影 T1 強調像を加えることで，炎症滑膜がよく判別できる．

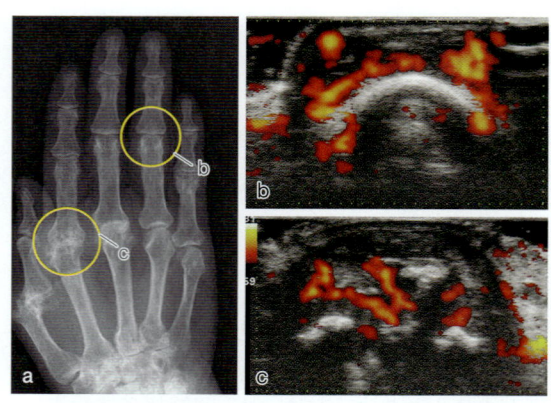

図 17-15 パワードプラ法による滑膜炎の評価
a. 単純 X 線像，b. 環指 PIP 関節，c. 示指 MP 関節．

描出を行うことにより，局所と全身の病勢評価を
行う（**図 17-15**）．

ⓒ 血液・関節液の検査所見

　赤沈値が亢進し，CRP 値が上昇する．白血球
数は正常あるいは軽度増加する．血小板や好酸球
の増加を認めることもある．

　リウマトイド因子 rheumatoid factor（RF）は
70〜90% で陽性となる．RF は，ヒトあるいは異
種動物の IgG（Fc 部分）と特異的に反応する自己
抗体で，それ自身は IgM に属する．健常ヒト血
清でも 1〜5% で陽性で，他の炎症性疾患でも陽
性となることがある．さらに肝疾患患者や高齢者
では陽性率が高くなるため，診断に際しては注意
が必要である．IgM-RF の力価は活動性と相関せ
ず，予後判定にも有用でない．抗環状シトルリン
ペプチド anti-cyclic citrullinated peptide（CCP）
抗体は，RA の有用な血清マーカーとして 2007
年に保険収載され，一般診療において使用されて

いる．このほか，免疫グロブリン値の上昇や血小板増多を認めることがある．全身性エリテマトーデス（SLE）と異なり血清補体価は低下しない．経過中に著明な低補体血症を認めたときは，悪性関節リウマチ（MRA）を疑う．

関節液は淡黄緑色のことが多く，混濁し，滑膜の細片の浮遊を認めることもある．粘稠度は低下している（➡155頁，表13-8参照）．

4 診断

近年の薬物療法の進歩に伴い，より早期の診断が求められている．RAをできるだけ早期に診断し，持続的関節炎や骨びらんをきたす可能性の高い症例の薬物療法を開始し，関節破壊を阻止することを目的として，2010年に米国リウマチ学会（American College of Rheumatology；ACR）とヨーロッパ・リウマチ学会（European League Against Rheumatism；EULAR）の合同によるRAの新分類基準が作成された（**表17-4**）．少なくとも1関節以上の腫脹があり，他の疾患では説明できない場合に，関節病変，血清学的検査，急性期反応物質，症状持続期間の4項目を点数化して10点満点中，合計6点以上を満たした場合にRAと分類される．一方，ACRの分類基準（1987年改訂）は，発症後6カ月以上経過した「確立されたリウマチestablished RA」の診断などに用いる（**表17-5**）．

5 疾患活動性と機能障害の評価

RA病変の進行の程度をSteinbrockerのstage分類（**表17-6**）で，機能障害の程度をACR改訂のclass分類（**表17-7**）で表す．さらに，治療を選択するための指標として，様々な臨床評価がある．

A 視覚的アナログスケール
visual analog scale（VAS）

疼痛あるいは疾患活動性を患者自身が10 cmの線上に印をつけ，左端からの距離でその程度を表現する方法である（➡89頁参照）．

表17-4 新RA分類基準（ヨーロッパ・リウマチ学会, 2010年）

腫脹または圧痛関節数（0〜5点）	
1個の中〜大関節**	0
2〜10個の中〜大関節**	1
1〜3個の小関節*	2
4〜10個の小関節*	3
11関節以上（少なくとも1つは小関節*）	5

* ：MCP，PIP，MTP2-5，1stIP，手首を含む
** ：肩，肘，膝，股関節，足首を含む
*** ：DIP，1stCMC，1stMTPは除外

血清学的検査（0〜3点）	
RFも抗CCP抗体も陰性	0
RFか抗CCP抗体のいずれかが低値の陽性	2
RFか抗CCP抗体のいずれかが高値の陽性	3

低値の陽性：基準値上限より大きく上限の3倍以内の値
高値の陽性：基準値の3倍より大きい値

滑膜炎の期間（0〜1点）	
6週間未満	0
6週間以上	1

急性期反応（0〜1点）	
CRPも赤沈も正常値	0
CRP，赤沈のいずれかが異常値	1

⇒スコア6点以上ならばRAと分類される．

B HAQ
health assessment questionnaire

20項目の質問から構成され，RA患者の日常生活活動（ADL）の障害度を点数化して判定する方法である（**表17-8**）．これを簡略化したmodified HAQ（mHAQ）も用いられる．

C ACRコアセット

ACRが提唱する治療法の有効性を評価する指標で，広く用いられている（**表17-9**）．7項目からなり，治療前後に1，2がともに20%以上改善し，かつ，3〜7の5項目のうち3項目以上が20%以上改善した場合，その治療法はACR 20で有効と判定される．同様に，改善度に応じてACR 50，ACR 70という基準が用いられる．

17
関節リウマチとその類縁疾患

表 17-5　関節リウマチの分類基準〔米国リウマチ協会（現 米国リウマチ学会），1987〕

項目	定義
1. 朝のこわばり	朝のこわばりは少なくとも 1 時間以上持続すること
2. 3 関節領域以上の関節炎	少なくとも 3 つの関節領域で，軟部組織の腫脹または関節液の貯留を医師が確認すること．判定すべき関節領域は左右の PIP 関節，MCP 関節，手関節，肘関節，膝関節，足関節，MTP 関節の 14 カ所である
3. 手の関節炎	手関節，MCP 関節または PIP 関節の，少なくとも 1 カ所の関節領域に腫脹があること
4. 対称性の関節炎	対称性に関節炎が同時に認められること．PIP・MCP・MTP 関節領域では完全に左右対称でなくともよい
5. リウマトイド結節	骨が突出した部分または関節周囲の伸側にみられる皮下結節を医師が確認すること
6. 血清リウマトイド因子	いずれの方法でもよいが，正常対照群が 5% 以下の陽性率を示す方法で異常値を示すこと
7. X 線像の変化	手関節または指の X 線前後像で関節リウマチに典型的な変化を示すこと．すなわち，関節もしくはその周囲にびらんまたは限局性の骨萎縮が認められること（変形性関節症様の変化のみでは不十分）

以上のうち少なくとも 4 項目を満たす症例を RA とする．なお項目 1～4 までは少なくとも 6 週間持続していること．

表 17-6　関節リウマチの stage 分類

stage Ⅰ：初期
- *1. X 線像に骨破壊はない
- 2. X 線像の所見として骨粗鬆症はあってもよい

stage Ⅱ：中期
- *1. X 線像で軽度の軟骨下骨の破壊を伴う，あるいは伴わない骨粗鬆症がある．軽度の軟骨破壊はあってもよい
- *2. 関節運動は制限されていてもよいが，関節変形はない
- 3. 関節周囲の筋萎縮がある
- 4. 結節および腱鞘炎のような関節外軟部組織の病変はあってもよい

stage Ⅲ：高度進行期
- *1. 骨粗鬆症に加え，X 線像で軟骨および骨の破壊がある
- *2. 亜脱臼，尺側偏位，あるいは過伸展のような関節変形がある．線維性または骨性強直を伴わない
- 3. 強度の筋萎縮がある
- 4. 結節および腱鞘炎のような関節外軟部組織の病変はあってもよい

stage Ⅳ：末期
- *1. 線維性あるいは骨性強直がある
- 2. それ以外は stage Ⅲ の基準を満たす

*印のついている基準項目は，特にその病期，あるいは進行度に患者を分類するために必ずなければならない項目である．
（Steinbrocker O, Traeger CH, Batterman RC：Therapeutic criteria in rheumatoid arthritis. JAMA 140：659-662, 1949 より）

表 17-7　関節リウマチの機能分類のための改訂基準（米国リウマチ学会，1991）

class Ⅰ	日常生活活動を完全にこなせる（日常の自分の身のまわりの世話，職場での機能性，趣味，スポーツなどの活動性）
class Ⅱ	日常の自分の身のまわりの世話および職場での機能性は果たせるが，趣味・スポーツなどの活動性は限定されている
class Ⅲ	日常の自分の身のまわりの世話はできるが，職場での機能性および趣味・スポーツなどの活動性は限定される
class Ⅳ	日常の自分の世話，職場での機能性，趣味・スポーツなどの活動性が限定される

*「日常の自分の身のまわりの世話」は，衣類の着脱，食事，入浴，身支度，用便などの動作を含む．「趣味・スポーツなどの活動性」は，レクリエーションおよび/またはレジャーに関する活動，「職場での機能性」は職場，学校，家事に関する活動が患者の希望どおり，ならびに年齢・性別に相応していることを意味する．

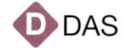

D DAS

disease activity score

EULAR が推奨する疾患活動性の評価法であ る．オリジナルの DAS は，① Ritchie 関節指数，② 腫脹関節，③ 患者による全般的健康状態 VAS，④ 赤沈（または CRP）の 4 項目を測定して公式を用いて算出するが，これを簡略化し，評価

表 17-8　HAQ（health assessment questionnaire）

各項目の日常生活活動について，この1週間のあなたの状態を平均して右の4つから1つ選んで✓印をつけてください	何の困難もない（0点）	いくらか困難である（1点）	かなり困難である（2点）	できない（3点）
[1] 衣類着脱および身支度				
A．靴ひもを結び，ボタンかけも含め自分で身支度できますか	☐	☐	☐	☐
B．自分で洗髪できますか	☐	☐	☐	☐
[2] 起床				
C．肘掛けのない垂直な椅子から立ち上がれますか	☐	☐	☐	☐
D．就寝，起床の動作ができますか	☐	☐	☐	☐
[3] 食事				
E．皿の肉を切ることができますか	☐	☐	☐	☐
F．いっぱいに水が入っている茶碗やコップを口元まで運べますか	☐	☐	☐	☐
G．新しい牛乳のパックの口を開けられますか	☐	☐	☐	☐
[4] 歩行				
H．戸外で平坦な地面を歩けますか	☐	☐	☐	☐
I．階段を5段登れますか	☐	☐	☐	☐
[5] 衛生				
J．身体全体を洗い，タオルで拭くことができますか	☐	☐	☐	☐
K．浴槽につかることができますか	☐	☐	☐	☐
L．トイレに座ったり立ったりできますか	☐	☐	☐	☐
[6] 伸展				
M．頭上にある5ポンドのもの（約2.3 kgの砂糖袋など）に手を伸ばして，つかんで下に降ろせますか	☐	☐	☐	☐
N．腰を曲げ床にある衣類を拾い上げられますか	☐	☐	☐	☐
[7] 握力				
O．自動車のドアを開けられますか	☐	☐	☐	☐
P．広口のビンの蓋を開けられますか（既に口が切ってあるもの）	☐	☐	☐	☐
Q．蛇口の開閉ができますか	☐	☐	☐	☐
[8] 活動				
R．用事や，買い物で出かけることができますか	☐	☐	☐	☐
S．車の乗り降りができますか	☐	☐	☐	☐
T．掃除機をかけたり，庭掃除などの家事ができますか	☐	☐	☐	☐

[1]～[8]の各カテゴリー中の最高点をその点数とし，"最高点総和/回答したカテゴリー数"を求める．

(Fries JF, et al：Arthritis Rheum 23：137-145, 1980 より)

表 17-9　ACR コアセット

1. 圧痛関節数
2. 腫脹関節数
3. 患者による疾患の評価（VAS）
4. 患者による疾患活動性の全般的評価（VAS）
5. 医師による疾患活動性の全般的評価（VAS）
6. 患者による身体機能評価（HAQ）
7. 急性期反応物質（赤沈あるいはCRP）

する関節を28関節として，圧痛をその有無だけに絞ったDAS28がよく用いられている．DAS28の値によって疾患活動性の基準が決められている．

Ⓔ SDAI/CDAI
simple/clinical disease activity index

DASのような複雑な計算式を用いず，各評価項目を足して算出する．SDAIは，①圧痛関節数，②腫脹関節数，③患者による全般的評価，④評価者による全般的評価，⑤CRPの5項目，CDAIはSDAIのCRPを省いた4項目の和で表す．簡便で，感覚的な評価が可能である点が特徴である．

DAS28と同様に，SDAI/CDAIの値によって疾患活動性の基準が決められている（**表17-10**）．

表 17-10　疾患活動性評価法

	寛解	低疾患活動性	中程度疾患活動性	高疾患活動性
DAS28（赤沈）	<2.6	2.6〜<3.2	3.2〜5.1	> 5.1
DAS28（CRP）	<2.3	2.3〜<2.7	2.7〜4.1	> 4.1
SDAI	≦3.3	>3.3〜11	>11〜26	>26
CDAI	≦2.8	>2.8〜10	>10〜22	>22

表 17-11　疾患修飾性抗リウマチ薬

一般名	ガイドラインにおける推奨度の強さ	主な副作用
メトトレキサート	強い	口内炎, 肝障害 間質性肺炎, 骨髄障害
金チオリンゴ酸ナトリウム	弱い	皮疹, 間質性肺炎
ブシラミン	弱い	ネフローゼ症候群 間質性肺炎
サラゾスルファピリジン	強い	皮疹, 骨髄障害
レフルノミド	弱い	間質性肺炎, 肝障害
タクロリムス	弱い	腎障害, 耐糖能障害
イグラチモド	弱い	肝機能異常, 出血, 間質性肺炎

6 関節リウマチの治療

　診断法と薬物療法の進歩によって，発症早期から積極的治療による疾患コントロールが可能になった．2002 年の ACR ガイドラインでは，RAの治療目標を，関節破壊の阻止もしくはコントロール，機能障害の阻止，疼痛の緩和と設定している．

　2007 年の EULAR 早期関節炎ガイドラインでは，RA の骨びらんは発症早期に生じ，80% 以上の症例で発症 2 年以内に関節破壊に至るとされている．数カ月の抗リウマチ薬による治療の遅れが，関節破壊の進行や機能障害を引き起こし，就労能力にも影響することが指摘されている．また抗リウマチ薬を開始するまでの期間が，治療反応性を規定する最大の因子とされ，この点でも早期の治療介入が必要とされている．これらのことから，

発症早期の RA に対する "window of opportunity（治療の機会）" の概念が多くの研究で支持され，ガイドラインの recommendation として抗リウマチ薬の早期導入が挙げられている．また，2008年の ACR recommendation では，罹病期間，疾患活動性，予後不良因子の 3 項目をもとに，従来の疾患修飾性抗リウマチ薬（DMARDs）および生物学的製剤を使用するためのアルゴリズムが作成された．

　2010 年には，ACR と EULAR が共同で作成した RA 新分類基準および臨床的寛解に治療目標をおいて行う "treat to target strategy（T2T 戦略）"が提唱され，より早期の診断とより早期からの積極的薬物療法を行うことが推奨されている．

A 患者指導

　まず RA の経過と治療について十分に説明し，患者の将来への不安を軽減させることが治療の第一歩となる．RA は全身性，進行性の場合が多いため，患者の QOL を改善するためには，家族や医療従事者が病状について十分に理解し，支援することが必要である．自己免疫疾患であり，十分な睡眠，適度な体操，鉄分やカルシウムなどが豊富でバランスがとれた食事が大切である．関節の腫脹や疼痛が強いときには，局所安静と保温に努め，軽減しているときには関節可動域訓練やADL 向上訓練を積極的に行うよう指導する．

B 薬物療法

　薬物療法には，非ステロイド性抗炎症薬（NSAIDs），DMARDs（**表 17-11**）および副腎皮質ステロイドが使用される．DMARDs の 1 つである生物学的製剤（**表 17-12**）は，わが国では2003 年に承認され，施設にもよるが約 10〜30%の患者に対して使用されている．

表17-12　生物学的製剤の比較〔文献9）より改変〕

	承認						
	2003年	**2005年**	**2008年**	**2008年**	**2010年**	**2011年**	**2013年**
一般名	インフリキシマブ	エタネルセプト	トシリズマブ	アダリムマブ	アバタセプト	ゴリムマブ	セルトリズマブペゴル
標的分子	TNF-α	TNF-α/β	IL-6	TNF-α	T細胞	TNF-α	TNF-α
投与方法	点滴	皮下注	点滴・皮下注	皮下注	点滴・皮下注	皮下注	皮下注
効果発現	1〜2週	2〜4週	4〜8週	2〜4週	4〜8週	4週	2〜4週
半減期	8〜9.5日	3〜4日	12〜14日	14〜15日	10日	12〜13日	9〜13日

1 ● 非ステロイド性抗炎症薬 nonsteroidal anti-inflammatory drugs（NSAIDs）

　関節の腫脹や疼痛を軽減させる目的で投与される．NSAIDsには多くの種類があり，それぞれの特徴を理解して使用する必要がある．頻度の高い副作用として胃・十二指腸潰瘍があり，高齢者や潰瘍の既往がある患者への投与時や，副腎皮質ステロイド投与中および複数のNSAIDsの投与時には注意が必要である．これらの副作用を軽減することを目的として，NSAIDsの主な作用点であるシクロオキシゲナーゼ cyclooxygenase（COX）のうち，COX-2を選択的に阻害する薬剤が開発され，消化器系の副作用は減少傾向にある．

2 ● 疾患修飾性抗リウマチ薬 disease-modifying antirheumatic drugs（DMARDs）

　薬物療法の中心となる炎症の沈静化と関節破壊の抑制を目的とした薬剤である．RAと診断後の可及的早期から投与を開始することが推奨されている．生物学的製剤の登場により，conventional synthetic DMARDs（csDMARDs）ともよばれるようになった．効果が得られない場合には，別のDMARDsに変更か追加併用を行うが，効果が発現するまで早いものでも1カ月要するため，慎重な判断を必要とする．

a メトトレキサート methotrexate（MTX）

　MTXは葉酸代謝拮抗を作用機序とする，高い有効性を示す薬剤である．感染症や間質性肺炎，肝機能障害，骨髄抑制，血球減少症などの副作用に注意する必要があるが，生物学的製剤との併用でより高い効果が得られることから，治療の中心的薬剤（アンカードラッグ）と位置づけられている．2011年に第一選択薬として使用可能になり，

8mg/週までであった投与上限も16mg/週まで増量が可能になった．60%を超える患者に使用されるようになり，多くの患者において疾患活動性コントロールの改善が得られるようになったが，同時に注意すべき副作用なども明らかになってきている．

　メトトレキサート関連リンパ増殖性疾患 methotrexate-associated lymphoproliferative disorder（MTX-LPD）は，MTX投与中に出現する悪性リンパ腫で，病理組織型はB細胞リンパ腫が多い．発症機序は不明であるがEpstein-Barr ウイルス（EBV）の関与も示唆されている．MTXの投与を中止すると改善する症例もあるが，化学療法を必要とすることもある．B型肝炎ウイルス再活性化は，MTXだけではなく生物学的製剤などの免疫抑制を行う治療のすべてで起こりうる病態である．投与開始前に，B型肝炎ウイルス関連の抗原・抗体の検査を行い，必要に応じて肝臓専門医への紹介を行う．結核の発症は重要な問題であり，投与開始前に問診や胸部単純X線による検索だけでなく，胸部CTやツベルクリン反応，インターフェロンγ遊離試験などを行う必要がある．結核菌の既感染が疑われる場合には，抗結核薬の予防投与を行う．

b サラゾスルファピリジン，ブシラミン

　中等度疾患活動性の症例を中心として使用される薬剤である．サラゾスルファピリジンは，皮膚障害や肝機能異常，汎血球減少症に，ブシラミンはネフローゼ症候群や間質性肺炎に，それぞれ注意が必要である．

c 注射金剤

　最も古くから使用されているDMARDsであり，現在は金チオリンゴ酸ナトリウムが使用され

ている．効果発現は使用後約 3 カ月以降と遅く，近年の使用頻度は減少している．副作用は皮疹が最も多く約 80% であり，稀に骨髄障害や間質性肺炎がみられる．

d レフルノミド

2003 年に承認されたピリミジン代謝の抑制を作用機序とする薬剤である．MTX と同等の効果をもつ有効な薬剤であるが，血漿中半減期が約 2 週間と非常に長く血漿中濃度が高くなると間質性肺炎などの呼吸器合併症が増加するため，投与量に注意が必要である．

e その他

ミゾリビンは，臓器移植でも使用されている薬剤で，高尿酸血症や肝機能異常に注意が必要である．

タクロリムスは，以前から臓器移植の分野で用いられてきた免疫抑制薬であり，2005 年に RA にも承認された薬剤である．糖尿病や高血圧，腎機能障害に注意して使用する必要がある．

イグラチモドは，2012 年に承認された DMARDs である．MTX との併用が有効であるとのエビデンスがある．ワルファリンとの併用時に出血に伴う合併症が報告され，ワルファリンとの併用は禁忌になっている．

3 ● 生物学的製剤 biological agent

生物学的製剤（**表 17-12**）とは，生物が産生した蛋白質を利用し，遺伝子工学を用いて開発された薬剤のことを指す．現在 7 種類の生物学的製剤が使用可能であるが，すべての薬剤が強い免疫抑制作用をもつため，MTX の使用開始前と同様に，B 型肝炎ウイルスや結核の検索を行うことが必須である．また，効果が認められない症例（一次無効）や，使用中に効果減弱や無効になる症例（二次無効）が存在し，薬剤の変更が必要になる場合もある．

a TNF-α 阻害薬

インフリキシマブ（キメラ型抗 TNF-α モノクローナル抗体），エタネルセプト（可溶性 TNF レセプター融合蛋白），アダリムマブ（ヒト型抗 TNF-α モノクローナル抗体），ゴリムマブ（完全ヒト型抗 TNF-α 抗体），セルトリズマブペゴル（PEG 化ヒト化抗 TNF-α 抗体）は，いずれも強い抗炎症作用と関節破壊抑制効果をもつ．活動性結核やうっ血性心不全，悪性腫瘍，脱髄疾患では投与禁忌である．

b IL-6 阻害薬

トシリズマブ（ヒト化抗 IL-6 受容体抗体）は，他の生物学的製剤と比較して，MTX との併用がない場合でも有効性が高いことが特徴的である．IL-6 を抑制すると肝臓から CRP が産生されなくなるため，感染症を起こした際に発見が遅れる可能性があり，注意が必要がある．

c T 細胞活性化阻害薬

アバタセプトは，T 細胞表面分子の CTLA-4 と免疫グロブリンの Fc 部分の融合蛋白であり，CD80／86 と結合して T 細胞への抗原提示を阻害する．トシリズマブと同じくアジア人で帯状疱疹が多いことが報告されている．作用機序が異なるため，TNF-α 阻害薬不応例に対しても有効なことがある．

4 ● 細胞内シグナル伝達阻害薬

生物学的製剤の標的分子である炎症性サイトカインは，細胞表面の受容体に結合しシグナル伝達が開始される．Janus キナーゼ（JAK）はシグナル伝達の最上流にあり，RA 治療の標的の 1 つである．トファシチニブは 2013 年に承認された JAK 阻害薬であり，経口薬であることが特徴である．生物学的製剤と同等の効果をもつとされるが，他の製剤と同様に慎重な投与が必要である．

5 ● 副腎皮質ステロイド glucocorticoids

低用量の経口副腎皮質ステロイドの投与は，強い抗炎症効果があり，愁訴の改善に高い有効性をもつ．全身の炎症所見が強い場合，関節外症状を有する場合，多関節炎で ADL が著しく制限されている場合および DMARDs の効果が得にくい場合などに使用される．関節内や腱鞘内に注射投与する方法も有効である．副作用としては，易感染性，ステロイド性骨粗鬆症，耐糖能障害，高血圧，体重増加，浮腫，脂質異常症，白内障など多岐にわたる．特に問題になるのは，ステロイド性骨粗鬆症であり，副腎皮質ステロイドの継続投与を行っている患者では，骨密度の定期的評価が必要である．

C 手術療法

RA に対する手術療法は，疾患活動性や関節破壊の程度により様々な術式が行われている．滑膜炎をコントロールする目的で行われる滑膜切除

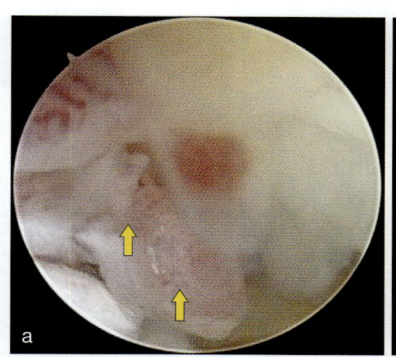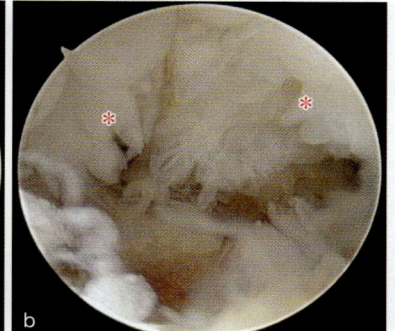

図 17-16　関節鏡視下の滑膜所見
a. 充血した滑膜組織（矢印）.
b. ひだ状に増生した滑膜（＊）.

術，疼痛や不安定性による機能障害の改善を目的とした機能再建手術などがある．薬物療法の進歩に伴い，術後の滑膜炎再発や変形の進行する症例が減少し，可能な限り関節を温存する術式を選択するようになってきている．RA は多関節疾患であるため，常に治療対象の関節だけでなく，隣接関節や体幹などを含めて全身の状態を考慮に入れて計画を立てる必要がある．

1 ● 滑膜切除術 synovectomy

全身の炎症が良好にコントロールされていても，滑膜炎が残存する関節に対して行われる．関節破壊が進行する前に膝関節，手関節，肘関節などに対して，関節鏡を使用して低侵襲に行うことも可能である（**図 17-16**）．薬物療法の進化により手術数は著しく減少した．

2 ● 関節形成術 arthroplasty

著しい変形や脱臼などにより，不可逆的な機能障害のある関節に対する手術である．手指における変形の矯正術や，足趾における外反母趾矯正術，中足骨短縮術などがある．

また変形が高度な場合には，関節切除により可動部位を作成する切除関節形成術を行う．足趾に対する中足骨頭切除術や，遠位橈尺関節障害に対する尺骨遠位端切除術などが代表的であるが，関節の支持性が低下する．

3 ● 人工関節置換術 arthroplasty

機能再建を目的とした手術で，以前から股関節に対する人工股関節全置換術 total hip arthro-

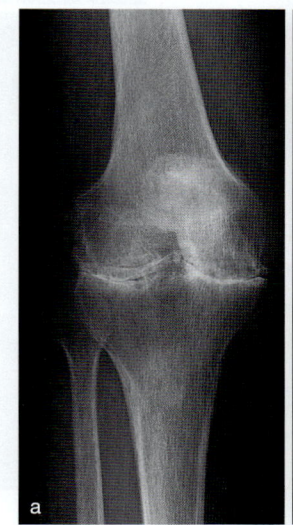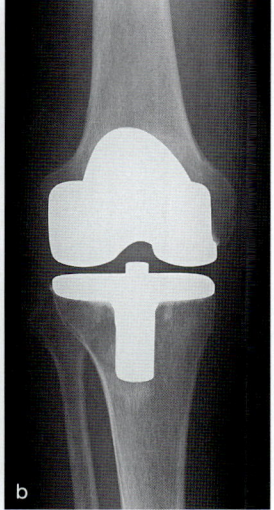

図 17-17　人工膝関節全置換術の単純 X 線像
a. 術前，b. 術後.

plasty や膝関節に対する人工膝関節全置換術 total knee arthroplasty（**図 17-17**）が行われていたが，薬物療法の進歩により減少傾向にある．近年は肩関節や肘関節，手指の MP 関節や PIP 関節，足関節に対する人工関節置換術が増加してきている．

4 ● 関節固定術 arthrodesis

変形や不安定性が著しい関節に対して行われる．手関節，手指，足関節などが対象となり，関節の可動性は失われるが安定性の獲得と除痛効果に優れている．

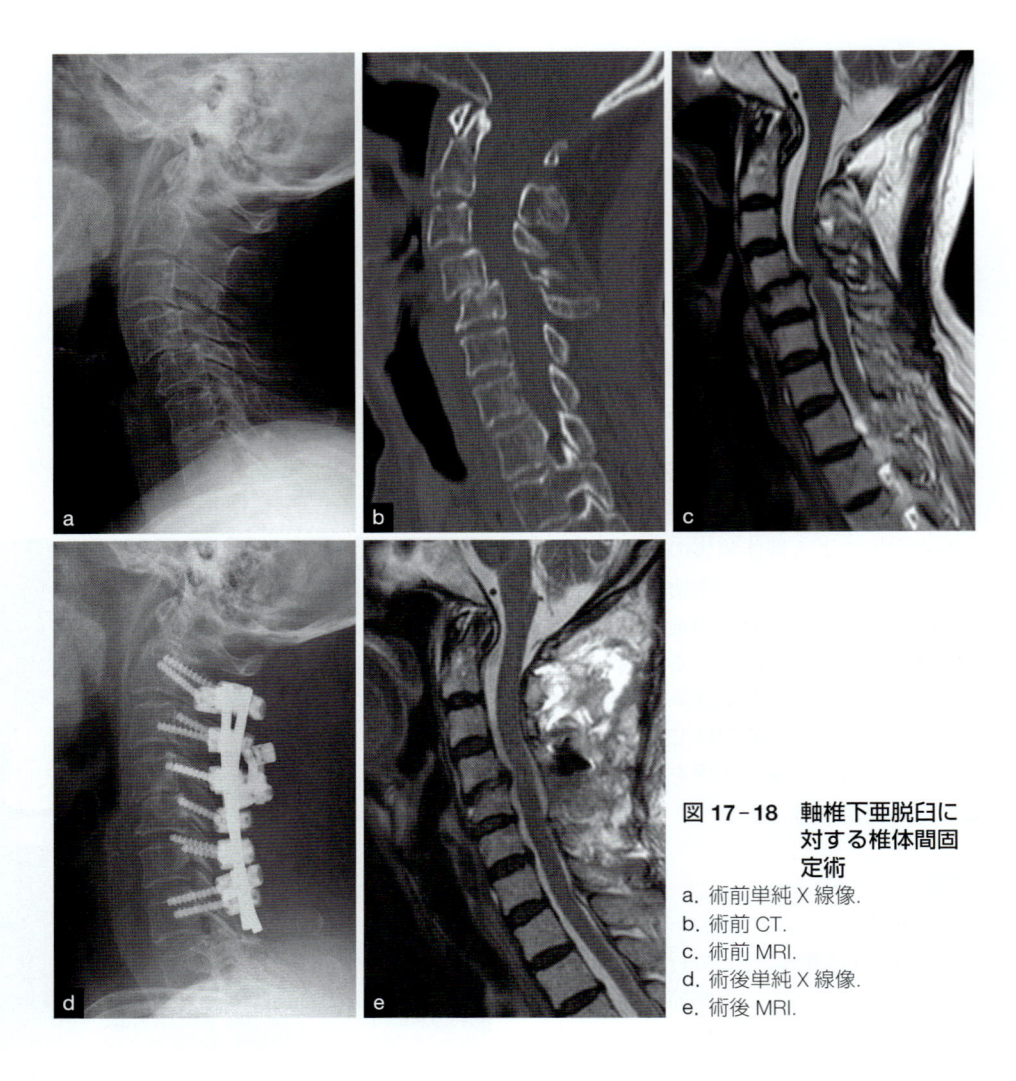

図 17-18　軸椎下亜脱臼に対する椎体間固定術
a. 術前単純 X 線像.
b. 術前 CT.
c. 術前 MRI.
d. 術後単純 X 線像.
e. 術後 MRI.

5 ● 腱移行術，腱移植術

tendon transfer, tendon graft

　関節の変形や腱の変性により，腱の断裂を生じることがある．手関節や足関節に多く，固有示指伸筋腱や長趾屈筋腱を用いた腱移行術，長掌筋腱や足底筋腱を用いた腱移植術が行われる．手指変形に対する軟部組織再建として，腱延長術や腱固定術なども行われる．

6 ● 脊椎に対する手術

　RA では，変形性脊椎症などと比べて骨脆弱性に注意して手術を行う必要がある．脊髄や神経根の圧迫に対しては除圧術が，亜脱臼など不安定性の治療には固定術を選択する．環軸関節亜脱臼 atlantoaxial subluxation（AAS），環軸垂直亜脱臼 vertical subluxation（VS）あるいは軸椎下亜脱臼 subaxial subluxation（SS）による重度の障害では，環軸関節の関節固定術や脊椎固定術が適応となる（図 17-18）．

D リハビリテーション

　RA は，長期にわたる疼痛を主症状とする疾患であるため，身体的苦痛とともに精神的苦痛が大きいこと，日常生活での活動制限を生じることが特徴である．リハビリテーションは，患者の QOL を維持するために，RA の治療において薬物療法，手術療法とともに重要な位置を占める．医師がリハビリテーションの重要性を十分認識し，患者の実生活を念頭に置いて理学療法士，作業療法士，義肢装具士らと連携して治療にあたる必要がある．

1 ● リハビリテーションの目的

　目的によりいくつかのアプローチ方法がある．予防的アプローチは，発症初期の患者に対する関節の拘縮や変形の予防など関節保護と，体力の維持を目的としている．回復的アプローチは炎症緩解期における軟部組織の伸張性の改善や筋力の増強を目的としており，整形外科手術後には，術前より高い機能の獲得を目指して集中的に行われる．代償的アプローチは非可逆的な関節破壊や変形に対し，負担の軽減と残された機能や道具を用いて機能を代償することを目的としており，補装具などを利用する方法がある．環境変容アプローチは，高度の機能障害により生活制限が拡大し，患者自身の能力改善が期待できないときに行われる．福祉制度などを利用して患者を取り巻く環境を変えることにより，自立度を維持する．

2 ● リハビリテーションの内容

　リハビリテーションは主に，理学療法，作業療法，装具療法がある．

　理学療法には運動療法と物理療法があり，運動療法では可動域訓練，筋力訓練，歩行訓練が行われ，それらの補助としてホットパック，渦流浴，超短波などの温熱療法や低周波治療といった物理療法が行われる．プール内の水治療法は，荷重関節への負荷の軽減に有効で，抵抗運動による筋力トレーニングに効果がある．

　作業療法は，上肢の機能障害に対するアプローチが主となる．排泄，整容，食事，家事一般などの日常生活活動に対し，障害の程度に応じて行われる．ボタン掛け，靴下の着脱，食事動作，爪切りは重要な生活動作であり，自助具が有用である．

　装具療法は，局所の安静や疼痛の緩和，変形の矯正や防止，支持性の獲得などを目的に行う．低下した ADL を改善するための種々の自助具の処方も含まれ，患者に合わせてテーラーメイドで作製することも大切である．

3 ● 病期によるリハビリテーション

　多関節障害であること，患者の状態が常に変化すること，骨粗鬆症や呼吸障害，腎機能障害などのリハビリテーション障害因子が発生すること，長期間の罹患に伴い精神面のケアも必要となることなどが RA に特殊な点であり，病状や病期に合

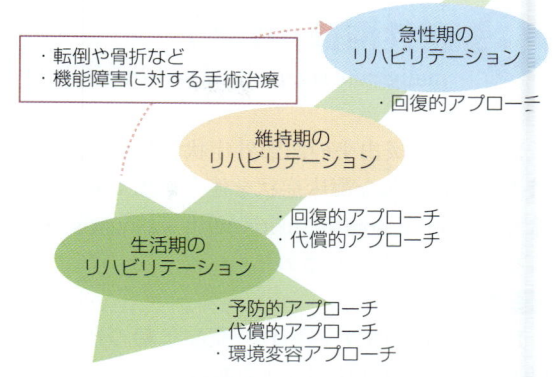

図 17-19　RA に対するリハビリテーションのアプローチ

わせた対応が必要になる．

a 急性期のリハビリテーション

　発症早期や再燃時の，滑膜炎が強い時期に行われる．積極的な運動を行うと関節破壊を助長するため，運動強度に配慮しながら愛護的な可動域訓練を行う．過度な負担をかけずに可動域訓練が可能な，リウマチ体操が有用である．日常生活での関節の負担を可能な限り軽減するよう，日常生活動作指導を行う．整形外科手術後のリハビリテーションも含まれ，状況に合わせた内容と強度の設定が必要である．

b 維持期のリハビリテーション

　炎症が鎮静化した時期に行われる．急性期に失われた筋力および持久力の再獲得と，新たな障害を起こさないことを目標とする．急性期より大きな負荷での抵抗運動やエルゴメータを用いた持久力訓練を行う．患者自身が自分の生活の中に運動習慣を取り入れることが重要である．

c 生活期のリハビリテーション

　機能障害が軽度であれば，日常生活の中で必要な機能回復が得られることがあるが，長期罹患患者では高度の ADL 障害があり，代償が必要となる．できるだけ高い QOL が得られるように，室内移動のための手すり設置や段差の排除，ドアノブや蛇口の変更，トイレや浴室の改造など家屋の改造もリハビリテーションの一環として重要である．障害をもった患者ができるだけ自立した生活ができるように支援する（図 17-19）．

17
関節リウマチとその類縁疾患

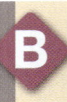

B 悪性関節リウマチ
malignant rheumatoid arthritis(MRA)

RA に血管炎由来の関節外症状が加わり，難治性もしくは重篤な臨床症状を伴う疾患である．欧米では rheumatoid arthritis with vasculitis（血管炎を伴う RA）と表現される．

疫学

RA の 0.6〜1% にみられ，発症年齢のピークは 60 歳代で，男女比は 1：2 である．

症状

MRA の血管炎由来の症状は，全身性動脈炎型と末梢動脈炎型の 2 型に分けられる．全身性動脈炎型では，発熱，体重減少，多発性神経炎，皮下結節，上強膜炎，胸膜炎，間質性肺炎，消化管出血などの全身の血管炎に基づく症状が急速に出現する．末梢動脈炎型では，皮膚の潰瘍，梗塞，四肢先端の壊死や壊疽を主症状とし経過は緩徐である．

検査

リウマトイド因子が高値を示す．低補体値は血管炎の活動性が高い時期にみられる．通常の RA よりも赤沈や CRP が高値を呈し，白血球数も増加する．

診断

厚生労働省特定疾患研究班の診断基準（**表 17-13**）を用いる．

治療

RA に対する治療に加えて，血管炎症状には副腎皮質ステロイドおよび免疫抑制剤投与，血漿交換などが行われる．臓器虚血や梗塞に対しては抗凝固療法，皮膚潰瘍や指趾壊疽に対しては血管拡張薬を併用する．

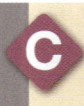

C リウマチ性多発筋痛
polymyalgia rheumatica(PMR)

肩や股関節周囲など近位筋の疼痛と朝のこわばりで急性発症する．高齢者が多く，CRP や赤沈の上昇を伴った炎症性疾患である．滑膜炎もしくは滑液包炎が原因であり，CK などの筋酵素は上昇せず，筋電図や筋生検でも異常を認めない．関

表 17-13 悪性関節リウマチの診断基準
(厚生労働省研究班, 1998)

基準項目
A　臨床症状，検査所見
1. 多発性神経炎 　知覚障害，運動障害いずれを伴ってもよい
2. 皮膚潰瘍または梗塞または指趾壊疽 　感染や外傷によるものは含まない
3. 皮下結節 　骨突起部，伸側表面もしくは関節近傍にみられる皮下結節
4. 上強膜炎または虹彩炎 　眼科的に確認され，他の原因によるものは含まない
5. 滲出性胸膜炎または心嚢炎 　感染症など，他の原因によるものは含まない．癒着のみの所見は陽性にとらない
6. 心筋炎 　臨床所見，炎症反応，筋原性酵素，心電図，心エコーなどにより診断されたものを陽性とする
7. 間質性肺炎または肺線維症 　理学的所見，胸部 X 線，肺機能検査により確認されたものとし，病変の広がりは問わない
8. 臓器梗塞 　血管炎による虚血，壊死に起因した腸管，心筋，肺などの臓器梗塞
9. リウマトイド因子高値 　2 回以上の検査で RAHA テスト 2,560 倍以上の高値を示すこと
10. 血清低補体価または血中免疫複合体陽性 　2 回以上の検査で，C3，C4 などの血清補体成分の低下または CH50 による補体活性化の低下をみること．または，2 回以上の検査で血中免疫複合体陽性(C1q 結合能を基準とする)をみること(ただし，医療保険が適用されていないので検査のできる施設に限る)
B　組織所見
皮膚，筋，神経，その他の臓器の生検により小ないし中動脈に壊死性血管炎，肉芽腫性血管炎ないしは閉塞性内膜炎を認めること
判定
RA の分類基準を満たし，上記の項目のなかで，①Aの 3 項目以上を満たすもの，または ②A の 1 項目以上と B の項目があるもの，を MRA と診断する
鑑別疾患
感染症，アミロイドーシス，Felty（フェルティ）症候群，全身性エリテマトーデス，多発性筋炎，MCTD など

節炎を認めることもあり，発熱や体重減少，全身倦怠感を伴うことが多い．RFや抗核抗体は通常陰性である．

近年，超音波やMRIによる肩や股関節の滑液包炎所見を診断に利用することが提唱されている．PMRと高齢発症のRAやRS3PE症候群との鑑別が難しいことがあり，オーバーラップも考慮しなければならない．悪性腫瘍に伴う傍腫瘍性症候群，皮膚筋炎などの膠原病，感染症との鑑別が必要である．側頭動脈炎を合併することがあり，失明の原因になるため注意する．副腎皮質ステロイドの投与により速やかに症状が改善し，予後は良好であるが，減量に伴い再燃することがある．

 D RS3PE 症候群
remitting seronegative symmetrical synovitis with pitting edema

高齢者に急性発症する手足の痛みと浮腫を主症状とする疾患で，予後良好 remitting，リウマチ因子陰性 seronegative，対称性 symmetrical，圧痕浮腫を伴う滑膜炎 synovitis with pitting edema の頭文字をとって疾患名がつけられている．手指の浮腫により屈曲障害を認め，発熱，易疲労感，体重減少を認めることがある．RFや抗核抗体は陰性で，CRP上昇や赤沈亢進がみられる．単純X線像では骨びらんなどは認めず，MRIや超音波検査で腱鞘滑膜炎の所見がみられる．

RAやPMRとの鑑別が難しいことがあり，オーバーラップも考慮する．心不全，腎疾患，強皮症などの膠原病との鑑別のほか，悪性腫瘍に伴うRS3PEがあり，全身の悪性腫瘍検索を行う必要がある．副腎皮質ステロイドの投与により速やかに症状が改善し，予後は良好であるが，悪性腫瘍が合併している場合は治療反応性が悪く，注意が必要である．

E 回帰性リウマチ
palindromic rheumatism

腫脹を伴った関節炎が発作性に生じた後，自然軽快する．発作の間隔は数日〜数カ月で，間欠期には無症状である．発作時はCRPや赤沈の亢進を認めるが，間欠期には正常化する．単純X線像では異常を認めない．回帰性リウマチの状態が続く症例が多いが，RFは30%程度の患者で陽性であり，抗CCP抗体陽性例も存在し，これらの症例はRAに移行する可能性が高い．一方で，寛解が持続することもある．治療は発作時に対症的にNSAIDsの投与を行う．

F 脊椎関節炎
spondyloarthritis（SpA）

脊椎関節炎は脊椎炎，仙腸関節炎，関節炎，付着部炎などの症状を伴う疾患群であり，全身の多発性付着部炎が病態に関与している．強直性脊椎炎，乾癬性関節炎，掌蹠膿疱症性骨関節炎，SAPHO（synovitis, acne, pustulosis, hyperostosis, osteitis）症候群，反応性関節炎，腸炎関連関節炎，ぶどう膜炎関連関節炎，未分化型脊椎関節炎が含まれている．基本的にはRF陰性で，血清反応陰性脊椎関節症ともよばれる．

疫学
欧米ではRAと同等の有病率が報告されている一方で，わが国での有病率はその1/100以下とされてきた．また，家族内発生が高率に認められ，HLA-B27などの遺伝的背景が関与する．

症状
炎症性腰背部痛を主症状とする場合と，関節炎を主症状とする場合がある．炎症性腰背部痛の発症初期は潜行性であり，朝に体幹がこわばる，同一姿勢を続けると疼痛が増強する，軽い運動で疼痛が軽減するなどの特徴がある．付着部炎，皮膚症状，消化器症状，泌尿器症状など疾患特異的な症状や，発熱，疲労感，体重減少などの非特異的な症状を呈することがある．

検査
RFは陰性で，CRP上昇や赤沈亢進は必ずしも認めない．MMP-3は高値を示すことがある．わが国ではHLA-B27陽性率は低いが，陽性であった場合，診断に非常に有用である．単純X線所見は仙腸関節で骨びらんや硬化像，強直などが認められる（図17-20）．

仙腸関節炎の早期診断にはMRIが有用である

17
関節リウマチとその類縁疾患

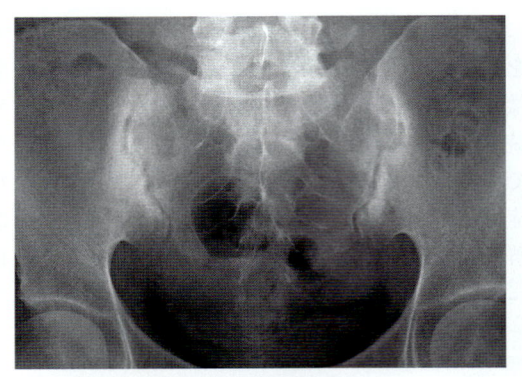

図 17-20　仙腸関節炎の単純 X 線像
仙腸関節に骨びらん，骨硬化像を認める．

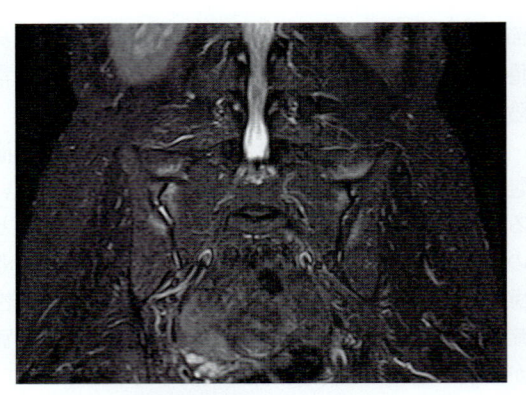

図 17-21　仙腸関節炎の MRI 所見
T2 強調像で両仙腸関節に炎症所見を認める．

表 17-14　ヨーロッパ脊椎関節炎研究グループの分類基準

A	1. 炎症性脊椎痛：少なくとも以下の 5 つの要素のうち，4 つを伴った現在または過去における脊椎痛（頸部，上部，中央部，下部）の症状 ① 少なくとも 3 カ月以上持続 ② 45 歳以前に発症 ③ 潜行性の発症 ④ 運動によって改善する ⑤ 朝の脊椎のこわばり 2. 滑膜炎：非対称の関節炎，または下肢に優位な関節炎の存在または既往
B	1. 家族歴：第 2 度近親以内に強直性脊椎炎，乾癬，急性虹彩炎，反応性関節炎または炎症性腸疾患の患者がいる 2. 乾癬 3. 炎症性腸疾患 4. 左右交互の殿部痛 5. 付着部炎 6. 下痢 7. 尿道炎 8. 仙腸関節炎

脊椎関節炎は A の「1. 炎症性脊椎痛」または「2. 滑膜炎」があり，B が 1 つ以上あれば診断される．(Dougados M, 1991)

診断

　SpA の診断にはヨーロッパ脊椎関節炎研究グループの分類基準（**表 17-14**）や Amor の分類基準を用いる．

治療

　脊椎症状，関節症状にはまず NSAIDs を使用し，さらに運動療法を行う．NSAIDs で十分な効果が得られない関節症状に対しては DMARDs を併用する．難治性の脊椎症状，関節症状，付着部炎に対して TNF-α 阻害薬を使用する．これらに加え

て疾患特異的な治療を行うことがある．

1　強直性脊椎炎
ankylosing spondylitis（AS）

　脊椎炎および仙腸関節炎といった軸性症状を主症状とする SpA の代表疾患である．男性に多く，好発年齢は 10 歳代後半～20 歳代である．SpA の中で HLA-B27 陽性率が最も高い．

症状

　初発症状は腰背部痛であり，脊椎の骨化が進行すると脊椎の可動性が制限される．仙腸関節炎の症状は同部位に自発痛と圧痛を認め，Gaenslen（ゲンスレン）テストや Patrick（パトリック）テストなどの誘発テストが陽性となることがある．症状が進行すると姿勢異常を生じ，可動性の制限が胸郭部にまで及んで胸郭拡張制限を認めるようになる．また，股関節の強直をきたすことがある．

画像

　早期は仙腸関節に異常所見が認められることが多く，診断には MRI や CT が有用である（**図 17-21**）．

　通常両側性で，滑膜炎および骨化により，骨びらんや関節裂隙の拡大，骨硬化が生じる．単純 X 線像の進行度は，改訂ニューヨーク基準で grade 0～4 に分類されている（**表 17-15**）．脊椎における初期像は，前縦靱帯の椎体付着部からの骨化，すなわち靱帯骨棘形成 syndesmophyte と，側面像で椎体の方形化 squaring である．進行すると椎体は互いに竹節状となり強直する（**図 17-22**）．脊椎の靱帯骨棘形成を認める疾患として強直性脊

表 17-15　改訂ニューヨーク診断基準

<table>
<tr><td colspan="2">

1. 臨床基準
a)運動により改善し，安静によって改善しない，3カ月以上持続する腰痛
b)矢状面，前頭面両方における腰椎可動域制限
c)年齢　性別によって補正した正常値と比較した，胸郭拡張制限

2. X線基準
両側の grade 2 以上の仙腸関節炎，あるいは一側の grade 3〜4 の仙腸関節炎
　　grade 0：正常
　　grade 1：疑わしい変化
　　grade 2：軽度の変化（びらんあるいは骨硬化像が小さく限局して部分的にみられるが関節裂隙は不変）
　　grade 3：明らかな変化（中等度のびらん，硬化像がみられ，関節裂隙の拡大，あるいは部分的癒合もみられる）
　　grade 4：著しい変化（強直）

診断
AS（確定）
　臨床基準の 1 つ以上と X 線基準があてはまる
AS（疑い）（以下の a または b）
　a)臨床基準がすべてあてはまる
　b)X 線基準を満足するが，臨床基準が 1 つもあてはまらない
</td></tr>
</table>

（van den Linden S, 1984）

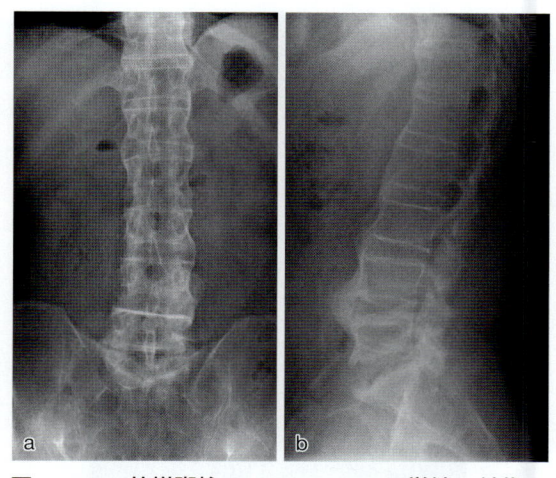

図 17-22　竹様脊柱 bamboo spine の単純 X 線像
a. 正面像，b. 側面像.

椎骨増殖症 ankylosing spinal hyperostosis〔Forestier（フォレスティエ）病〕があり，鑑別を要する.

このほか，坐骨結節や踵骨部に腱（靱帯）付着部症 enthesopathy を伴う. 骨シンチグラフィーでは仙腸関節炎，脊椎炎，末梢関節炎，付着部炎の全身の病変を確認することができる.

診断

診断には改訂ニューヨーク診断基準を用いる. この基準で重要なのは仙腸関節の単純 X 線像である. しかし，発症から仙腸関節の単純 X 線像が出現するまでには数年を要するため，X 線学的変化のない時期の診断として non-radiographic axial SpA が提唱されている. MRI を用いた仙腸関節炎の早期診断が重要になってきている.

評価

疾患活動性の評価には bath ankylosing spondylitis disease activity index（BASDAI）を用いる.
身体機能障害の評価には bath ankylosing spondylitis functional index（BASFI）が，脊椎・股関節の可動性と肢位の評価として bath ankylosing spondylitis metrology index（BASMI）が用いられる.

治療

薬物療法は脊椎関節炎の項を参照のこと（➡261頁）. このほか日常生活指導および運動療法が強直の予防や進行抑制に重要である. TNF-α 阻害薬は AS の疾患活動性を改善するが，骨化を抑制する効果については議論がある. 股関節の強直をきたした場合，人工股関節全置換術が行われる.

2　乾癬性関節炎
psoriatic arthritis（PsA）

乾癬に関節炎を合併した疾患で，乾癬患者の 10〜30% に認める. 多くは皮膚症状が先行するので診断が容易であるが，関節症状が先行する場合は診断に難渋することがある.

症状

1973 年の Moll & Wright 分類では，① DIP 関節型，②非対称性・少関節炎型，③ムチランス関節炎型，④対称性・多関節型，⑤脊椎関節炎型の 5 つに分類されている. 症状は多彩で，脊椎関節炎の症状に加えて PsA に特徴的な症状を有する. 伸筋腱から連続した線維性組織は爪母と連続しているため，爪母や爪床に炎症が生じて爪病変および DIP 関節炎を生じる. 指趾炎は腱鞘炎の結果として生じる.

画像

関節裂隙狭小化や骨びらんとともに骨新生の所

17
関節リウマチとその類縁疾患

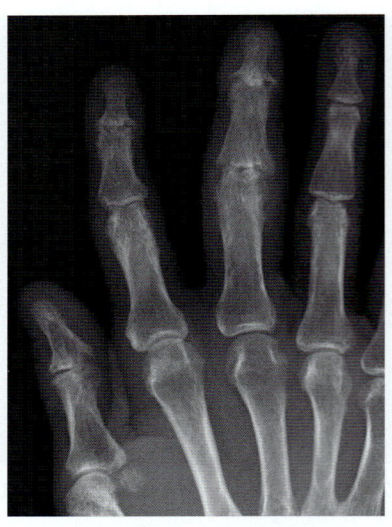

図 17-23　乾癬性関節炎の単純 X 線像
示指，中指の DIP・PIP 関節に関節裂隙，狭小化，骨びらん，骨新生を認める.

表 17-16　CASPAR 分類基準

炎症性関節症状（関節，脊椎，付着部）を有し，以下の 5 項目で 3 点以上を満たすものを乾癬性関節炎とみなす.

1. 乾癬（現時点→ 2 点，既往歴ないし第 2 度近親内の家族歴→ 1 点）	2 or 1 点
2. 乾癬性爪病変	1 点
3. RF 陰性	1 点
4. 指趾炎（現在または既往）	1 点
5. 手足 X 線で関節近傍の骨新生	1 点

(Taylor W, 2006)

見を認めるのが特徴である（**図 17-23**）．進行例では末節骨近位部が盃状に増殖し，先細り状になった中節骨を覆う変形（pencil-in-cup deformity）を認める.

（診断）

classification criteria for psoriatic arthritis（CASPAR）を用いて診断を行う（**表 17-16**）.

（治療）

脊椎関節症状に対する薬物療法は，脊椎関節炎の項を参照のこと（➡ 261 頁）．皮膚症状に対する局所療法として，活性型ビタミン D_3 製剤などが用いられる．TNF-α 阻害薬は皮膚症状にも有効である.

③ 掌蹠膿疱症性骨関節炎

palmoplantar pustulotic arthro-osteitis（PAO）

1981 年に Sonozaki らが掌蹠膿疱症に関節炎を合併した疾患を掌蹠膿疱症性骨関節炎（PAO）と報告した．胸肋鎖骨部の骨化や骨びらんを伴った炎症所見が特徴である（胸肋鎖骨肥厚症 sternocostoclavicular hyperostosis）．1987 年に Chamot らが滑膜炎 synovitis，ざ瘡 acne，膿疱症 pustulosis，骨増殖症 hyperostosis，骨炎 osteitis の 5 徴を有する SAPHO 症候群という概念を提唱し，PAO を SAPHO 症候群の一疾患とした．病因と

して病巣感染説，内分泌異常説，耐糖能異常説，免疫異常説，金属アレルギー説などがある.

（症状）

皮膚症状，胸肋鎖骨肥厚症だけでなく脊椎炎や末梢関節炎も認め，それらの症状は，皮膚症状の増悪，軽快にほぼ相関し，掌蹠膿疱症が治癒すると関節炎も消失する場合が多い.

（検査）

血液検査では，赤沈値，CRP などの上昇を認め，RF や HLA-B27 との関連はない．単純 X 線像では胸肋鎖骨関節の変形や骨化を認めるが，初期では所見に乏しい.

（治療）

掌蹠膿疱症に対しては，レチノイド，ビオチン，紫外線療法，外用ステロイドが使用される．脊椎関節症状に対する薬物療法は脊椎関節炎の治療に準じるが，低用量のシクロスポリン，テトラサイクリンなどの有用性が報告されている．扁桃炎などの病巣感染に対する治療が著効する場合がある.

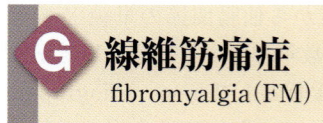

Ｇ　線維筋痛症

fibromyalgia（FM）

全身の疼痛を主症状とし，不眠，うつ病などの精神神経症状，過敏性腸症候群，過活動性膀胱，乾燥症状などの身体症状を伴う疾患である．疼痛は，腱付着部や筋肉，関節などに生じ，四肢から身体全体に広がる．RA や脊椎関節炎との鑑別が必要である．疼痛の発症には痛みを伴う疾患や外傷，ウイルス感染，生活環境などのストレスが関与することがあり，疼痛発症機序の 1 つとして，

下行性痛覚制御経路の障害が挙げられている.

診断

1990 年の米国リウマチ学会の診断基準が用いられている. 広範囲にわたる疼痛が 3 カ月以上続き, 全身 18 カ所の圧痛点のうち 11 カ所以上の圧痛点で陽性である場合に診断される. 本疾患に特異的な血液生化学およびその他の検査所見は見いだされていない.

治療

痛みに対して抗痙攣薬であるプレガバリンやガバペンチン, 抗うつ薬で神経伝達物質ノルアドレナリンとセロトニンの再取り込み阻害薬ミルナシプランなどの有効性が報告されている. 薬物療法に加えてカウンセリングや運動療法を併用する.

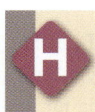

H 成人発症 Still 病
adult onset Still disease

不明熱の代表疾患の 1 つであり, マクロファージが中心となって高サイトカイン血症の状態を呈していると考えられている. 若年性特発性関節炎の全身型〔Still（スティル）病〕と同様の病態が成人に発症したと考えられている. 若年成人に多く, 発熱, 皮疹, 関節炎が 3 主徴である.

症状

発熱は急性に生じ, 夕方〜夜間にかけて 39℃ 以上に達する弛張熱を呈する. 皮疹はサーモンピンク色と表現される丘疹状紅斑で, リウマトイド疹とよばれる. 発熱とともに一過性に出現する. 関節炎に膝関節, 手関節, 足関節などの大中関節に多関節炎を認め, RA 様の関節破壊を生じることがある.

検査

白血球増多, 赤沈値亢進, CRP 上昇などの炎症症状に加えて, 比較的特異的な所見として血性フェリチン値が上昇する. また, 肝機能障害が出現することがある. RF や抗核抗体は通常陰性である. 感染症や悪性腫瘍, 血管炎などとの鑑別が重要となる.

治療

副腎皮質ステロイドが中心となるが, 効果不十分な場合は, MTX などの免疫抑制薬や生物学的製剤として抗 IL-6 を使用する. 血球貪食症候群

や DIC などを併発すると予後不良である.

I 若年性特発性関節炎
juvenile idiopathic arthritis（JIA）

16 歳未満の小児に発生する原因不明の関節炎であり, ① 全身型, ② 少関節型, ③ 多関節型（リウマトイド因子陽性）, ④ 多関節型（リウマトイド因子陰性）, ⑤ 乾癬関連関節炎, ⑥ 付着部炎関連関節炎, ⑦ 分類不能の 7 つの病型に分類される（**表 17-17**）.

成人疾患との対比では, ① は成人発症 Still 病に, ②〜④ は RA に, ⑤ は乾癬性関節炎に, ⑥ は脊椎関節炎に相当する.

症状

・全身型

発熱と関節炎に加えて, 関節外症状として皮疹, リンパ節腫脹, 肝脾腫, 心膜炎, 胸膜炎を合併する. 検査所見では RF, 抗核抗体の陽性率は低く, 強い炎症所見に加えて, 高サイトカイン血症を反映して血性フェリチン値の著明な上昇を認める. マクロファージ活性化症候群や DIC など, 重篤な合併症に注意が必要である. 関節炎は寛解することが多いが, 遷延化することもある.

・多関節型

成人の RA に類似し, 6 カ月以内に 5 カ所以上の関節炎を認める病型である. RF 陽性型と陰性型があり, 関節炎の予後については陰性型は良好であるが, 陽性型は不良である.

・少関節型

関節炎が発症 6 カ月以内に 4 関節以下に限局する病型である. 関節炎は通常非対称性で, 単関節炎の場合もあり, 膝や足関節などに多い. 合併症としてぶどう膜炎があり, 失明することがある. 抗核抗体の陽性率が高い.

治療

全身型では全身性炎症病態に対して NSAIDs で改善する場合もあるが, 通常は副腎皮質ステロイド投与が必要である. 難治例では IL-6 阻害薬トシリズマブが使用される. 関節炎型では NSAIDs で改善しない場合は, MTX および副腎皮質ステロイドを使用する. MTX が効果不十分の場合は, TNF-α 阻害薬や IL-6 阻害薬を用いる.

表 17-17　若年性特発関節炎の分類基準

（国際リウマチ学会，2001）

分類	定義
全身型	1 関節以上の関節炎と 2 週間以上続く発熱（うち 3 日間は連続する）を伴い，以下の徴候を 1 つ以上伴う関節炎 　1）暫時の紅斑 　2）全身のリンパ節腫脹 　3）肝腫大または脾腫大 　4）漿膜炎
少関節型	発症 6 カ月以内の炎症関節が 1～4 カ所に限局する関節炎．以下の 2 つの型を区別する 　（a）持続型：全経過を通して 4 関節以下の関節炎 　（b）進展型：発症 6 カ月以降に 5 関節以上に関節炎がみられる
RF 陰性 多関節炎	発症 6 カ月以内に 5 カ所以上に関節炎が及ぶ型で，リウマトイド因子が陰性
RF 陽性 多関節炎	発症 6 カ月以内に 5 カ所以上に関節炎が及ぶ型で，リウマトイド因子が 3 カ月以上の間隔で測定して 2 回以上陽性
乾癬性関節炎	以下のいずれか 　1）乾癬を伴った関節炎 　2）少なくとも次の 2 項目以上を伴う例 　　（a）指趾炎 　　（b）爪の変形（点状凹窩，爪甲剥離など） 　　（c）両親や同胞に乾癬患者
付着部炎 関連関節炎	以下のいずれか 　1）関節炎と付着部炎 　2）関節炎あるいは付着部炎を認め，少なくとも以下の 2 項目以上を伴う例 　　（a）現在または過去の仙腸関節の圧痛±炎症性の腰仙関節痛 　　（b）HLA-B27 陽性 　　（c）両親や同胞に AS，付着部炎関連関節炎，炎症性腸疾患に伴う仙腸関節炎，Reiter 症候群または急性前部ぶどう膜炎のいずれかの罹患歴がある 　　（d）しばしば眼痛，発赤，羞明を伴う前部ぶどう膜炎 　　（e）6 歳以上で関節炎を発症した男児
分類不能 関節炎	6 週間以上持続する小児期の原因不明の関節炎で，上記の分類基準を満たさないか，または複数の基準に重複するもの

●参考文献

1）van der Linden S, Valkenburg HA, Cats A：Evaluation of diagnostic criteria for ankylosing spondylitis. A proposal for modification of the New York criteria. Arthritis Rheum 27：361-368, 1984

2）Wolfe F, Smythe HA, Yunus MB, et al：The American College of Rheumatology 1990 Criteria for the Classification of Fibromyalgia. Report of the Multicenter Criteria Committee. Arthritis Rheum 33：160-172, 1990

3）Dougados M, van der Linden S, Juhlin R, et al：The European Spondylarthropathy Study Group preliminary criteria for the classification of spondylarthropathy. Arthritis Rheum 34：1218-1227, 1991

4）Taylor W, Gladman D, Helliwell P, et al：Classification criteria for psoriatic arthritis：development of new criteria from a large international study. Arthritis Rheum 54：2665-2673, 2006

5）Rudwaleit M, Landewe R, van der Heijde D, et al：The development of Assessment of SpondyloArthritis international Society classification criteria for axial spondyloarthritis（part I）：classification of paper patients by expert opinion including uncertainty appraisal. Ann Rheum Dis 68：770-776, 2009

6）Smolen JS, Aletaha D, Bijlsma JW, et al：Treating rheumatoid arthritis to target：recommendations of an international task force. Ann Rheum Dis 69：631-637, 2010

7）Yamamoto T：Pustulotic arthro-osteitis associated with palmoplantar pustulosis. J Dermatol 40：857-863, 2013

8）日本リウマチ財団教育研修委員会・日本リウマチ学会生涯教育委員会：リウマチ病学テキスト．2016

9）久保俊一（編）：股関節学．金芳堂，2014

10）岩本幸英：神中整形外科学　改訂 23 版．南山堂，2013

11）日本リウマチ学会 関節リウマチ超音波標準化委員会（編）：リウマチ診療のための—関節エコー撮像法ガイドライン．羊土社，2011

12）横田俊平：小児リウマチ性疾患—病態解明と治療の新展開—若年性特発性関節炎の病態と治療．炎症と免疫 22：100-104，2014

13）日本リウマチ学会（編）：関節リウマチ診療ガイドライン 2014．メディカルレビュー社，2014

14）日本肝臓学会肝炎診療ガイドライン作成委員会：B 型肝炎治療ガイドライン　第 2.1 版．2015

15）久保俊一：イラストと写真でわかる実践装具療法—装具の選択と疾患別使用例．金芳堂，2015

第18章 慢性関節疾患（退行性，代謝性）

診療の手引き

- [ ] 1. 関節痛などの関節症状を訴えて来院する患者は非常に多い．症状は様々な関節・関節周囲疾患に起因する．
- [ ] 2. 関節疾患の診療には，症状の部位に加え，関節痛が安静時にもあるか運動時のみか，急性発症か徐々に発症したか，単関節か多関節か，一過性か持続性か，関節外の症状があるかどうかなど，病歴からのアプローチが重要である．
- [ ] 3. 診察の際は，関節痛のみならず腫脹（関節液貯留，滑膜肥厚，および骨性腫脹），発赤・熱感の有無，1関節に限局しているか否か，圧痛部位は関節のどこか，可動域制限の有無，発熱などの全身症状を伴うか否かに留意する．
- [ ] 4. ほとんどの関節は触診可能であり，股関節を除けば関節腫脹も診察できる．
- [ ] 5. 関節疾患として変形性関節症が最も多く，なかでも変形性膝関節症は中壮年期以降に高頻度に認められる．変形性股関節症，あるいは手指の関節症である Heberden（ヘバーデン）結節も頻度が高い．
- [ ] 6. 痛風や偽痛風などの結晶誘発性関節炎では，発作性に発症することが多い．時に慢性に移行する．
- [ ] 7. 頻度は少ないが，全身代謝性疾患や内分泌疾患などに伴う種々の関節疾患，あるいは神経病性関節症などもあり，関節疾患を適切に診断するためにはこれらの知識も不可欠である．
- [ ] 8. 一般に，1関節に限局した症状で炎症所見が明らかな場合には，迅速な治療が必要となることが多いので注意する．
- [ ] 9. 画像診断では単純2方向X線撮影が基本である．可能であれば荷重関節では荷重位での撮影，左右関節の撮影が有用である．
- [ ] 10. 炎症性関節疾患の疑いがある場合には，血液検査でCRP値，赤沈値，白血球数，尿酸値，リウマトイド因子あるいは抗CCP抗体などを調べる．
- [ ] 11. 関節液貯留を認める場合には，関節穿刺により採取した関節液の色調，粘稠度，混濁度，さらに細菌学的検査，結晶の確認が鑑別診断上有用である．

　関節痛 arthralgia をはじめとする，関節および関節周囲の症状を訴えて来院する患者は非常に多い．その原因疾患には頻度が高い変形性関節症を筆頭に多数の疾患が含まれるが，なかには比較的頻度の低いものもある．診断のためには，年齢，性別などとともに，詳細な病歴聴取，外傷歴，職業歴，既往歴などが多くの情報を与えてくれるので，病歴からのアプローチが重要である．さらに関節の理学的所見と X 線撮影などの画像検査必要に応じた血液検査で診断が可能な場合が多い．同時に比較的頻度の低い疾患についての知識も必要である．

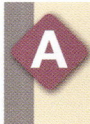

A 変形性関節症
osteoarthritis, osteoarthrosis（OA）

概念

　関節軟骨をはじめとする関節構成体の退行性疾患であり，中高年の多くが罹患する common disease（ありふれた疾患）である．基本的には関節軟骨の変性・破壊と，それに続く変化としての関節辺縁や軟骨下骨における骨の増殖性変化があり，さらに二次的な滑膜炎のみられる疾患である．それらに伴う症状として関節痛や関節水腫，可動域制限，変形などが現れる．

　OA は多因子疾患であり，その発症と疾患の進展には，全身的要因や局所的要因など多種の要因がかかわっている．何らかの疾患に続発して発症するものを二次性（続発性）変形性関節症 secondary osteoarthritis，原因となる疾患を見いだせないのを一次性（特発性）変形性関節症 primary osteoarthritis に分類する．OA は膝，股関節などの四肢荷重関節，手指関節，脊椎（変形性脊椎症）によくみられる．

頻度

　変形性膝関節症の有病率は，X 線像上の変形性膝関節症が 7～71％，有症性の変形性膝関節症が 5～24％ と様々に報告されている．これは OA の定義が一定しないことによる．さらに X 線像で変化を認める人が，必ずしも症状を呈するわけではない．しかし，変形性膝関節症が加齢とともに高頻度で認められることは間違いなく，わが国では 50 歳以上男性の 45％，女性の 67％ に X 線上の変化がみられ，その 1/3 程度が有症性と推定されている．その多くが一次性の変形性膝関節症である．

　変形性膝関節症に比べて変形性股関節症の頻度はあまり高くなく，50 歳以上でも X 線像上で数％以下とされるが，機能障害が強いために受診患者は多い．わが国では原因疾患が明らかでない一次性股関節症は少なく，発育性股関節形成不全や寛骨臼形成不全に続発する場合が多い．変形性肘関節症は外傷，スポーツや職業による過度使用で好発する．

成因

　OA の発症には多種の要因がかかわっている

が，一般に全身的要因として加齢，肥満，性別，遺伝的素因などが挙げられ，また局所的要因として関節の不安定性，関節外傷，関節への過度の力学的ストレスなどがある．

　OA の分類および原因疾患の例を**表 18-1** に挙げる．

表 18-1　変形性関節症の分類

一次性（特発性）変形性関節症	
末梢小関節	指節間関節〔Heberden 結節（DIP 関節），Bouchard 結節（PIP 関節）など〕
他の末梢関節	母指 CM 関節など
大関節	膝関節，股関節など
脊椎	椎間関節，椎体間
その他	全身性［変形性］関節症（GOA），びまん性特発性骨増殖症（DISH）
二次性（続発性）変形性関節症	
外傷	急性，慢性（スポーツ，職業関連）
基礎関節疾患　局所性	骨折，感染，骨壊死，股関節脱臼，臼蓋形成不全，Perthes 病，骨頭すべり症，半月板切除後など
全身性	関節リウマチ，関節弛緩，出血性素因
結晶誘発性（沈着性）疾患	尿酸ナトリウム（痛風），ピロリン酸カルシウム（偽痛風）など
全身性代謝疾患・蓄積性疾患	破壊性脊椎関節症，アルカプトン尿症，ヘモクロマトーシス，Wilson 病など
内分泌疾患	末端肥大症，副甲状腺（上皮小体）機能亢進症
神経病性関節症（Charcot 関節）	脊髄癆，糖尿病など
家族性変形性関節症	多発性骨端異形成症や脊椎骨端異形成症などの骨系統疾患に伴うもの
その他	

Advanced Studies

関節軟骨の軟骨病理学的変化および生化学的変化

　初期変化として，関節軟骨では水分含有量が増加し軟化がみられる．続いて関節軟骨基質（マトリックス）破壊の進行に伴って，表層の不整がみられ，さらに細線維化 fibrillation や亀裂 fissures（clefts）が認められるようになる（➡64 頁参照）．軟骨は次第に厚さを減じ，さらに広範な軟骨消失が起こって骨が露出し，荷重部では骨露出と骨硬化を伴って象牙質化 eburnation する．軟骨細胞では代謝変化が生じる．部位によって軟骨細胞が局所的に増殖し集落

を形成する（cloning）. また軟骨細胞の一部は病的に肥大化を起こす. 関節辺縁では軟骨細胞の増殖と軟骨棘形成, さらに次第に骨化して骨棘 osteophyte の形成が起こる. 荷重部では骨硬化と tidemark の乱れを生じ, 血管結合組織が侵入し骨嚢胞 cyst が形成される.

滑膜では OA の進行とともに二次性の滑膜炎が生じる. 滑膜表層細胞には軽度の増生がみられ, 軽微な血管増生と炎症性細胞浸潤も散在するが, 通常は比較的軽度の非特異的な滑膜炎所見である.

関節軟骨破壊は生化学的には軟骨基質の破壊・分解であり, 基質の構成成分であるプロテオグリカン proteoglycan やコラーゲン collagen の分解が認められる. この基質分解には, 軟骨細胞や滑膜で産生される酵素である MMP や ADAMTS が関与している（➡53 頁参照）.

症候, 診断

典型的な OA の発症は中高年に緩徐に起こり, 関節の軽い痛みから始まる. 重い感じやこわばり感として現れることも多い. 通常は運動時の軽微な痛みであって, 関節の使用や負荷により生じ, 安静により軽減消失する. また初期には運動開始時に痛みが出現し, 動き始めると次第に軽快することが多い. 疾患の進行とともに次第に運動時や荷重時痛の増大, 関節の軋轢音, 運動後もしばらく続く疼痛, 関節液の貯留に伴う関節腫脹を認めるようになる. さらに進むと関節の変形や拘縮を呈するようになる.

変形性膝関節症では, 立ち上がり時や階段を降りる際の疼痛や不安定感を訴えるようになる. 変形性股関節症では鼠径部や大腿部の運動・荷重時痛, 手指の OA では遠位指節間（DIP）関節や手根中手（CM）関節の骨腫大と運動時痛がみられる. 頚椎と腰椎では加齢に伴う椎間板および椎間関節の変性が起こり, 慢性の頚部痛や腰痛を呈する. このような関節症状の程度と X 線上の変化の程度とは必ずしも一致しないが, 一般に荷重関節では早期から症状が現れやすい.

・疼痛

運動開始時の痛み（starting pain）と, 安静で軽快する疼痛が一般的である. 関節軟骨には神経の分布がないものの, 他の関節構成体である滑膜, 関節包, 靱帯, 軟骨下骨, 骨膜には神経支配があることから, 疼痛の発現機序は以下のように考えられる.

1）罹患関節の軟骨下の骨髄内静脈のうっ血
2）関節の変形や拘縮に伴う関節周囲の腱・靱帯の異常緊張, 筋腱付着部炎
3）骨棘など変形突出した骨軟骨表面と滑膜・関節包の摩擦, 関節包の異常緊張, 二次的滑膜炎
4）痛みに対する反応性筋緊張による疼痛の惹起

・腫脹

非炎症性疾患である OA では, 関節液の貯留や骨増殖に伴う腫脹を認めるが, 熱感や発赤はほとんどない. もし関節の熱感や発赤があって腫脹も著しい場合には, 化膿性関節炎, 関節リウマチ, 結晶誘発性関節炎などの炎症性疾患を考える必要がある. 深部にある股関節を除いて, 主要関節のほとんどは検者の手で体外から触れることができ, 腫脹の有無を診察することが可能である.

・運動制限

初期には反応性の筋緊張, 二次的炎症による関節包の肥厚・線維化による軟部組織の拘縮が主体である. さらに関節面の変形や不適合が加わり運動制限が進行する.

・変形

初期の関節軟骨の摩耗による関節面の変化, 軟骨下骨変化, さらに加齢に伴う骨形状変化も加わり, 関節の外観が変化する. また拘縮による肢位異常も伴う. 膝関節症で認められる内反膝変形がその例である.

画像診断

・単純 X 線検査

単純 X 線像は OA の画像診断には必須である（図 18-1）. 簡便性のうえでも単純 X 線検査は最初に行われるべき画像検査である. OA の X 線変化として, まず関節軟骨の摩耗にしたがって関節裂隙の狭小化を認める. さらに進行すれば関節裂隙は消失する. 骨変化として, 関節辺縁の骨棘形成, 軟骨下骨の硬化像が出現する. 時には骨嚢胞像や関節内の遊離体が出現する. 関節裂隙の狭小化は荷重位で明らかになることが多いので, 荷重関節では立位での X 線撮影が有用である. 亜脱臼やアライメントの異常も起こる. 傍関節性の骨萎縮像, 軟骨下骨の著明な骨びらんなどは出現しない.

・CT 検査

単純 CT により骨・関節の詳細な検討が可能であり, また 3D-CT を用いれば複雑な骨関節形態の把握が容易となる. 診断上というより, 手術方針の決定や評価に有用である.

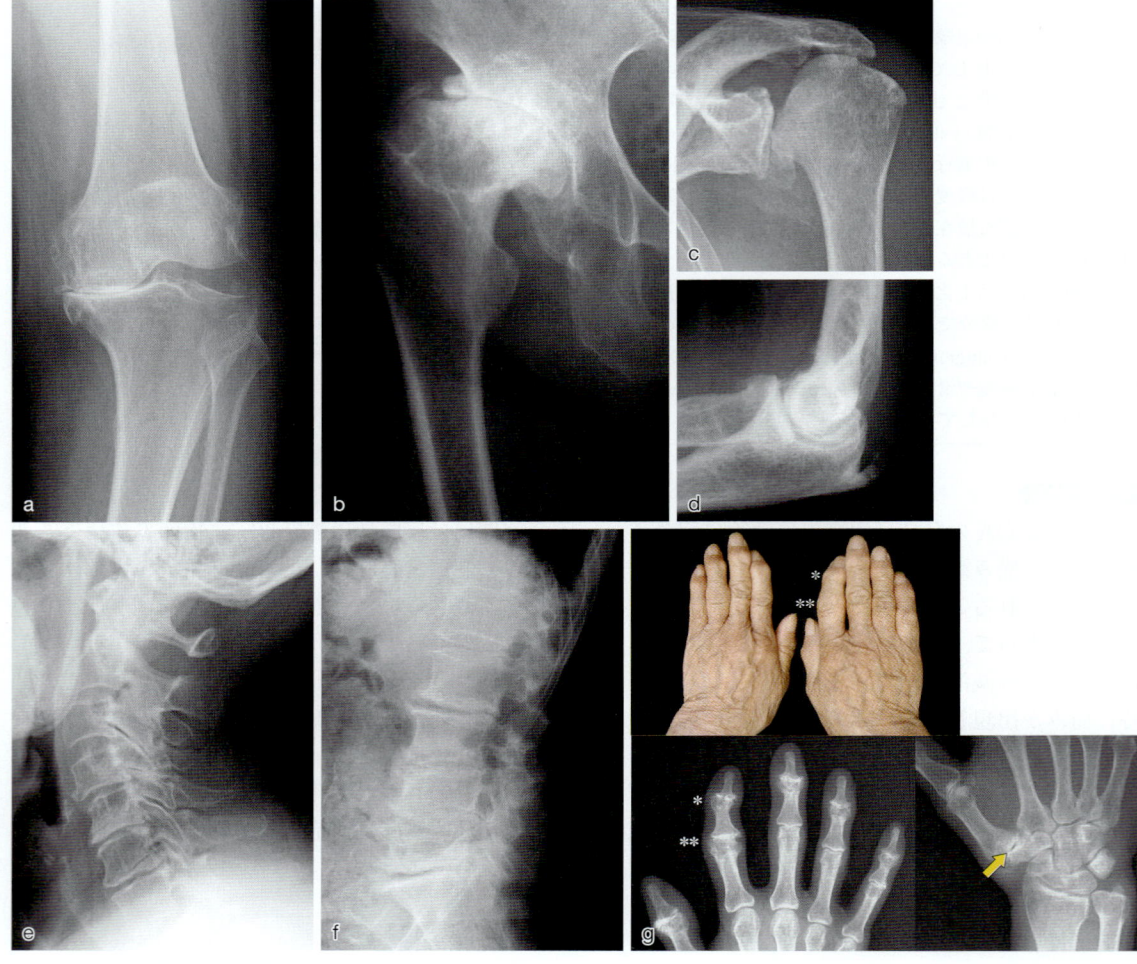

図18-1　主な変形性関節症

a. 変形性膝関節症：関節裂隙の消失と骨棘形成，内反変形 ➡664頁
b. 変形性股関節症：関節裂隙の消失と骨棘，嚢胞形成 ➡612頁
c. 変形性肩関節症：骨棘形成を認める．一次性の肩関節症は頻度が低い．
d. 変形性肘関節症：関節裂隙の狭小化と骨棘 ➡455頁
e. 頚椎の変形性関節症（頚椎症）：椎間間隙の狭小化，前方・後方骨棘 ➡517頁
f. 腰椎の変形性関節症：椎間間隙の狭小化，前方・後方骨棘 ➡556頁
g. 手指の変形性関節症（*Heberden 結節，**Bouchard 結節，矢印：母指 CM 関節症）➡487頁

・MRI 検査

　MRI により，関節内病変（関節水腫，骨軟骨病変，滑膜変化など）の描出，病変の範囲と程度の判定が可能である．また軟骨の厚さや質的変化についても，詳細な評価ができるようになってきている．

検査所見

　血液検査では，CRP 値，赤沈値などは正常であり，特別な異常値を示すものはない．

　血液，尿，関節液中の種々の骨・軟骨基質成分の断片が，関節マーカーとして診断や病態評価に果たす役割を期待できるが，現時点ではまだ一般的ではない．

　OA の関節液は淡黄色で混濁がなく粘稠度も高い．細胞成分は少なく通常は数百/μL 以下であり，多型核白血球（好中球）の割合も 25% 以下である．結晶成分として少量のピロリン酸カルシウム結晶などを認めることがある．進行して二次性の滑膜炎がやや強い場合には軽度の混濁を認め，また骨軟骨破壊に伴う赤血球の混在を認めること

がある.

診断

病歴聴取と臨床症状, そして X 線所見によって診断する.

治療

治療の原則は, 症状の軽減と関節機能の維持または改善である. 運動療法, 理学療法, 薬物療法, そして手術療法がある. 膝関節, 股関節, 脊椎など各部位の OA の治療は整形外科領域で必須の分野であり, それぞれの項を参照されたい.

Advanced Studies

OA の疾患感受性遺伝子

多因子疾患である OA の発症には種々の遺伝子が関与していると考えられてきた. 手指の OA である Heberden 結節や, Heberden 結節を伴う原発性全身性関節症 generalized osteoarthritis（GOA）での遺伝傾向が古くから知られてきた. 近年, 変形性膝関節症や変形性股関節症の疾患感受性遺伝子が相次いで発見され, OA の発症にかかわる遺伝的要因が少しずつ明らかになっている. すでにアスポリン（*ASPN*）, *GDF5*, *DVWA*, *FRZB* などの遺伝子が OA と関連することが明らかにされており, これらの遺伝子産物が軟骨の分化・形成や基質産生, 代謝などに関与し, OA の発症にかかわることが解明されてきている.

OA の主要病変部位

関節軟骨が OA の主要な病変部位であるが, 軟骨下骨に生じる様々な変化を初期病変とする考えがある. また手指の OA では, 関節軟骨病変の出現前に先立って靱帯や靱帯付着部の異常が存在するとの意見もある. 関節軟骨のみならず, 種々の関節構成体も OA の重要な病変部位である.

B 結晶誘発性関節炎
crystal-induced arthritis

関節内に結晶が析出することにより起こる関節炎の総称である. 炎症の程度には結晶の生化学的組成よりも, 結晶の形態, サイズ, 溶解性, 量などが関与する. 尿酸塩, ピロリン酸カルシウム（CPPD）, 塩基性リン酸カルシウムなどのほかに, 治療目的で関節内注射された懸濁性ステロイドも原因となる.

1 痛風, 高尿酸血症
gout, hyperuricemia

概念

痛風は尿酸の生成・排泄異常による高尿酸血症の結果, 尿酸-1-ナトリウム結晶が組織に析出・沈着し, 急性関節炎発作, 痛風結節・尿路結石の形成, 腎障害など, 多臓器に多彩な臨床症状を引き起こす疾患である. メタボリックシンドローム metabolic syndrome とのかかわりも強く, 高血圧, 脂質異常症, 耐糖能異常, 肥満などと合併することが多い. 遺伝因子も関与し, 家系内に痛風患者を有する場合が多い.

わが国での痛風の有病率は成人男性の 1% 以上で, 高尿酸血症は 30% に達していると推定されている. 痛風は 30〜50 歳代の男性に好発するが, 最近の調査では 30 歳代の発症が最も多い. 閉経前の女性での発症は稀である. 高尿酸血症の存在が常に痛風の発症を意味するものではないが, 血清尿酸値が高いほど痛風発症頻度が増加することがわかっており, 高尿酸血症は痛風の危険因子である.

病理, 発症機序

血中の尿酸は核酸を構成するプリン体（アデニンやグアニンを中心とした, プリン $C_5 N_4 H_4$ を基本構造として持つ物質の総称）の最終代謝産物であり, 主に肝臓で産生される. 細胞崩壊や体内で再合成されたプリン体に由来するものがほとんどであり, 一部が食物に由来する.

体内に存在する尿酸プールは正常では 1,200 mg 程度で, 肝臓, 腎臓などに分布している. 1 日に約 700 mg が体内で合成され, このうち 1 日に約 500 mg が腎から尿へ, 約 200 mg が腸へ排泄され平衡を保っている. 尿酸は体液中で難溶性の物質であり, その溶解度は 37℃ 血清中では 7 mg/dL 程度で, これ以上の濃度では過飽和の状態であり関節内や他の組織に結晶として析出しやすくなる.

痛風における急性関節炎の発症（痛風発作）は, 過飽和で析出した尿酸塩が好中球に貪食されてリソソーム酵素や遊走因子などが放出され, 滑膜細胞やマクロファージからはプロスタグランジンや炎症性サイトカイン, 蛋白分解酵素などが放出されて引き起こされる.

痛風発作は，高尿酸血症が続いた後に血清尿酸値が低下したときにも発症する．尿酸塩結晶が新たに形成されたときだけではなく，過飽和状態下で沈着・蓄積した結晶が，機械的刺激その他により関節腔内に遊離すること(crystal shedding)によっても痛風発作が生じる．

高尿酸血症のほとんどは原因の明らかでない特発性のものであるが，遺伝的要因と環境要因の相互作用によるものが多いと考えられる．薬剤性の高尿酸血症(利尿薬，β遮断薬などによる)があることにも注意を要する．

症状

・急性痛風性関節炎 acute gouty arthritis

痛風の特徴的症状は，急性に発症する関節炎(痛風発作)で，母趾の中足趾節(MTP)関節に初発する場合が多い(約70%)．そのほかに足関節果部，アキレス腱などの関節外，あるいは膝関節など下肢を中心に起こりやすい．定型的にはムズムズする前兆に続いて夜間に突然の疼痛を伴って発症し，疼痛，腫脹，発赤が著しくなり歩行困難となる．発作のほとんどは単関節炎で，24時間以内にピークに達し7〜10日程度で軽快する．次の発作が起こるまでは数カ月〜数年以上にわたって全く無症状であるが，高尿酸血症の治療をせずに放置すると，次第に発作の頻度が増加し，再発を繰り返し慢性関節炎に移行する．関節滑膜，関節包，軟骨，腱に尿酸塩が沈着し関節が破壊されて変形を伴うようになる．

・痛風結節 tophus

痛風発作後の無症状期に血清尿酸値がコントロールされずに長期にわたると，手指や足趾の皮下，耳介などに尿酸塩の沈着を主体とした肉芽組織が形成される．痛風結節は，これらの体温の低い部位に発生しやすい．最近は比較的早期から高尿酸血症に対する治療が行われるので，痛風結節の頻度は低くなっている．

・腎障害，心・血管障害

高尿酸血症は慢性腎臓病(CKD)の発症，進展と密接な関連を有する．また血清尿酸値は，高血圧発症の独立した予測因子であるが，心血管系疾患の独立した危険因子かどうかはいまだ確定していない．

病型分類

高尿酸血症は，腎における排泄障害(尿酸排泄

表18-2　痛風の分類基準(米国リウマチ協会，1977)

> a) 特徴的な尿酸塩結晶が関節液中に存在
> b) 尿酸塩結晶を含む痛風結節の存在を化学的または偏光顕微鏡検査で証明
> c) 以下の12項目の臨床所見，検査所見，X線所見のうち6項目以上の存在
> 　1. 1日以内にピークに達する炎症
> 　2. 2回以上の急性関節炎の既往
> 　3. 単関節炎
> 　4. 関節の発赤
> 　5. 母趾MP関節の疼痛または腫脹
> 　6. 片側の母趾MP関節の発作
> 　7. 片側の足根骨関節の発作
> 　8. 痛風結節の疑い
> 　9. 高尿酸血症
> 　10. X線像上の非対称性腫脹
> 　11. X線像上のびらんのない骨皮質下嚢胞
> 　12. 発作中の関節液の細菌培養陰性

a)もしくはb)，またはc)の6項目以上を満たせば痛風と診断できる．
(注：より簡便な11診断項目が実診療では用いられることがある)

低下型)，尿酸の生合成の過剰(尿酸産生過剰型)，あるいは両者の合併(混合型)に大別されるが，尿中尿酸排泄量(E_{UA})，尿酸クリアランス(C_{UA})，腎機能による補正(クレアチニンクリアランス：C_{cr})を用いて判断する．

X線所見

痛風の初期のX線所見は発作時の軟部組織の腫脹のみで，骨変化を認めない．慢性結節性関節炎になると，関節に骨びらんや打ち抜き像が生じる．骨びらんは一見すると関節リウマチに類似するが，関節裂隙が比較的よく保たれており，また軟骨下骨の骨萎縮を認めない．

診断

特徴的な急性の単関節炎と，以前からの高尿酸血症の存在が確認できれば診断は比較的容易である．関節液中の尿酸塩結晶の同定も重要である．なお，痛風発作中には血清尿酸値は低値を示すことがあり，診断的価値は高くない．診断基準として米国リウマチ協会(現 米国リウマチ学会)の提唱した分類基準(試案)がある(**表18-2**)．

鑑別診断

偽痛風，蜂巣炎(蜂窩織炎)，化膿性関節炎などの急性の炎症性疾患，さらに外反母趾，関節リウマチ，滑液包炎，爪周囲炎による症状などとの鑑別を要する(**表18-3**)．

表 18-3　関節疾患の鑑別診断(寺山)

	関節リウマチ(→241頁)	変形性関節症(→268頁)	痛風(→271頁)	強直性脊椎炎(→262頁)
性, 年齢	20～40歳代の女性に好発	壮老年者	圧倒的に男性に多い	男性に多い. 発症は10～20歳代
発病	一般に徐々に, 時に急性のものあり	過労時の軽い疼痛を繰り返して徐々に	急性発作で発病するものが多い	非常に潜行性
全身状態	ひよわな感じ, 軽い貧血, 微熱	不変	一見異常なし, 進行例では腎障害出現	初期不変, 進行例では不良
罹患部位	多発性, DIP 関節を除く小関節から, 全身の諸関節	単発性あるいは両側性, 膝, 股, 肘関節などが主. DIP 関節には Heberden 結節	手, 足の小関節, 特に母趾 MP 関節. 脊椎, 肩, 股関節にはきわめて稀	仙腸関節, 脊椎, 胸郭のほか股・肩などの大関節
関節症状	滑膜炎が必ず先行し, 骨変化が続く	軟骨, 骨の変化が潜行して機械的炎症を起こす	結晶滑膜炎が発作的に起こる	滑膜炎症状は目立たない. 徐々に関節強直へ進行する
筋萎縮	全身性に次第に増強	罹患関節中枢側のみ	ほとんどなし	全身性に次第に増強
X線所見	びまん性の骨萎縮像(びらんerosion)から, 関節全面にわたる破壊性の変化	変化が応力の集中する部位に偏在. 骨硬化像, 骨嚢腫像の混在, 骨棘形成	びらん, 打ち抜き像, 進行すれば広範な破壊も起こる	仙腸関節のびらん, 脊椎靱帯の骨化, 大関節の関節裂隙狭小化
関節強直	手根部, 足根部などにあり	完全強直にならない	なし	多発性強直
赤沈	亢進	正常	正常	亢進
経過予後	軽快と増悪を繰り返して徐々に進行, コントロールされない場合は高度の機能障害	関節変化は進行性であるが, 全身の高度の機能障害にはならない	発作と発作の間は症状がない. 合併症がなければ予後良好	10～20年にわたって徐々に進行, 重大な機能障害を残す
特異点	リウマチ因子陽性, 関節液は混濁, 粘稠度が低くさらさらしている	各種の治療により関節機能改善傾向あり, 関節液は透明, 粘稠度が高く糸をひく	高尿酸血症, 発作時コルヒチン有効, 痛風結節	HLA-B27

治療

・痛風発作

比較的大量(常用量の2～3倍)の非ステロイド性抗炎症薬(NSAIDs)を短期間に限って用いる(NSAID パルス療法). 症状の軽減に伴って服用量を減じる. コルヒチンは, 痛風発作の前兆期または発症直後に1錠(0.5 mg)のみ用いて発作を頓挫させるが, 発作の著しい時期には投与しない. また痛風発作中の尿酸コントロール薬の投与開始は血清尿酸値を下げるものの, 発作を悪化, 遷延化させるので行ってはならない.

・高尿酸血症

生活習慣指導と薬物治療を行う. 過食, 常習飲酒, 運動不足などの生活習慣を正す指導が必要である.「高尿酸血症・痛風の治療ガイドライン 第2版」(日本痛風・核酸代謝学会)によると, 無症候性高尿酸血症では血清尿酸値 9 mg/dL 以上, 他の生活習慣合併症のある場合には 8 mg/dL 以上, すでに痛風発作や痛風結節がある場合には 7 mg/dL を目安に, 状況に応じて薬物療法を考慮する. いずれの場合にも血清尿酸値を 6 mg/dL 以下に, 3～6 カ月かけてコントロールすることが望ましい(図 18-2).

投薬は, 尿酸産生過剰型に尿酸生成抑制薬(フェブキソスタット, アロプリノール), 尿酸排出低

NOTE　痛風の原因

ヒトは尿酸代謝酵素ウリカーゼを進化の段階で欠損したため, 他の動物に比べて尿酸値が高い. この尿酸の有する抗酸化作用は, ヒトの生存に有利に働いているとの説もある. 疾患としての高尿酸血症や痛風は, 遺伝的要因と環境要因により発症し, ほとんどの痛風患者は病因を特定できない一次性特発性痛風である. 特殊な例として, プリン体代謝経路の酵素の遺伝子異常で hypoxanthine-guanine phosphoribosyl transferase(HPRT)の欠損による Lesch-Nyhan(レッシュ-ナイハン)症候群がある. 本症は男児に発症し, 幼児期以後に始まる錐体外路性の不随意運動, 高尿酸血症(腎結石), 知能遅滞, 自傷行為などを呈する. ほかにも尿酸の過剰産生に phosphoribosyl pyrophosphate synthetase(PRPS)などの異常の関与が, また尿酸の排泄障害には尿酸トランスポーター遺伝子 ABCG2 の異常が関与することが知られている.

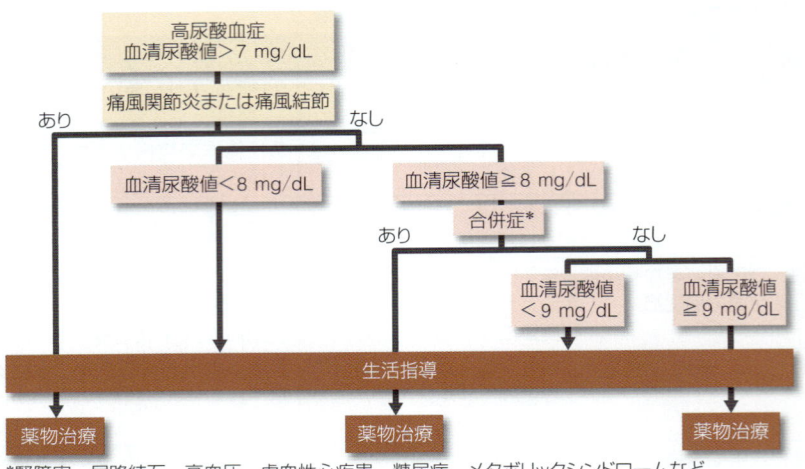

図18-2　高尿酸血症の治療方針
〔日本痛風・核酸代謝学会ガイドライン改訂委員会（編）：高尿酸血症・痛風の治療ガイドライン　第2版［2012年追補版〕．p81，メディカルレビュー社，2012より〕

下型に尿酸排泄促進薬（プロベネシド，ベンズブロマロンほか）を選択することを基本原則とする．中等度以上の腎機能障害や尿路結石がある場合は，尿酸生成抑制薬を選択し慎重に投与する．アロプリノールは腎障害の程度に合わせた投与量の調整が推奨される．

2 偽痛風，CPPD結晶沈着症
pseudogout, CPPD deposition disease

概念

偽痛風はピロリン酸カルシウム二水化物（$Ca_2P_2O_7 \cdot 2H_2O$, calcium pyrophosphate dihydrate；CPPD）が原因となって痛風に類似した急性関節炎を起こす病態である．病因からCPPD結晶沈着症，X線所見からは軟骨石灰化症chondrocalcinosisとよばれる．CPPD結晶沈着症，軟骨石灰化症の一部が偽痛風発作を起こす．軟骨石灰化は膝関節に最も多く，手関節の線維軟骨，恥骨結合，関節唇，椎間板線維輪にも認められやすい．稀に脊椎の黄色靱帯石灰化を伴うこともある．軟骨石灰化は加齢とともに増加し，80歳代までには約半数の人に認められるようになる．

症状

偽痛風は多くの場合は1〜数カ所までの急性関節炎である．圧倒的に高齢者に多い．男女差はあまりないとされる．発症する関節は膝関節が多く

約半数を占め，続いて足関節などの大関節の場合が多い．関節炎は数時間〜1日程度の間にピークに達し，数日〜2週程度持続して軽快する．関節炎の程度は軽度から著明な場合まであり，全身症状を伴って発熱，白血球数増多，CRP値の上昇，赤沈値の亢進がみられることもある．また関節液は好中球の増加により混濁しており，化膿性関節炎と間違われやすい．

診断

関節炎所見とともに，単純X線像で膝関節半月などの石灰化像があれば本症が疑われる．多くの例でOA所見も認める．

確定診断には関節液中や病変部のCPPD結晶を証明する（図18-3）．採取された関節液は2,000 rpm程度で5分間遠心して沈渣を鏡検する．CPPD結晶は単斜晶または三斜晶であり，方形〜棒状に見える．偏光顕微鏡下で弱い正の複屈折性を示す．小さな結晶は好中球に貪食されている場合が多い．

治療

ピロリン酸カルシウム濃度をコントロールできる原因療法はなく，偽痛風の関節炎に対する対症療法が中心となる．

急性期の関節炎には，関節液の穿刺排液，局所の安静，NSAIDsの経口投与を行う．関節炎症状の強いときには，副腎皮質ステロイドの経口投与または関節内投与，関節洗浄も有効である．慢性

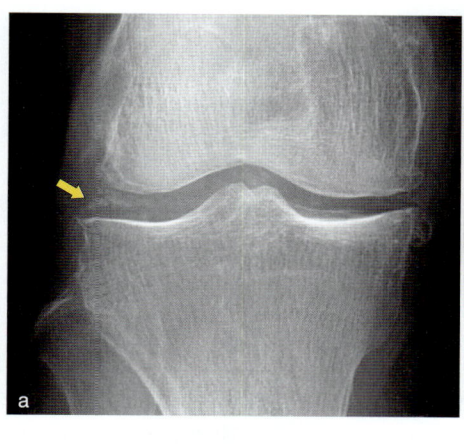
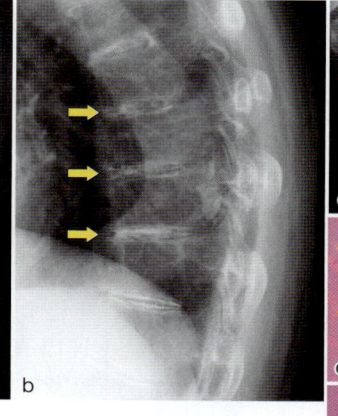
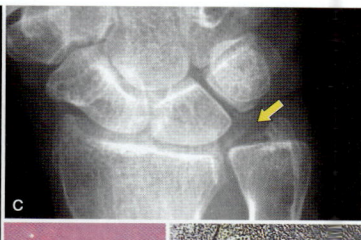
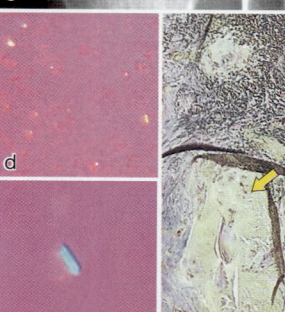

a. 膝半月石灰化像．　b. 線維輪石灰化像．
c. 手関節三角線維軟骨複合体（TFCC）石灰化像．矢印は石灰化部分を示す．
d. CPPD 結晶の偏光顕微鏡像．　e. その強拡大像．正の複屈折性を示す．
f. 黄色靱帯の組織像．矢印は石灰化部分を示す（EV 染色）．

図 18-3　偽痛風と CPPD 結晶沈着

期で OA 症状が中心となった場合は，OA に対する治療を行う．

❸ 塩基性リン酸カルシウムおよびその他の結晶による関節疾患

　関節および関節周囲組織には，ハイドロキシアパタイトなどの塩基性リン酸カルシウム basic calcium phosphate（BCP）結晶，シュウ酸カルシウム結晶など，多種多様な結晶が沈着することがある．BCP の凝集体はアリザリンレッド S 染色で検出されるが，BCP 結晶そのものは小さく光学顕微鏡では検出困難で，X 線結晶構造解析や Raman（ラマン）顕微鏡などの特殊な方法が必要である．OA の関節液中にはしばしば BCP 結晶が存在するが，OA の成因に関与しているかどうかは不明である．BCP は大関節破壊性関節症〔Milwaukee（ミルウォーキー）肩症候群など〕にも関連するといわれる．BCP は関節周囲で腱にも沈着し，石灰性腱炎を引き起こす．

Ⓒ 神経病性関節症〔Charcot（シャルコー）関節〕
neuropathic arthropathy, Charcot joint

概念

　感覚神経障害の結果として生じる関節の退行性疾患であり，関節には不規則な破壊と骨増殖を生じる．1860 年代に Charcot により脊髄癆と運動失調に伴う破壊性関節疾患として報告された．

　痛覚，深部感覚などの関節の体性感覚障害により，関節は生理機能を障害されて過度の負荷や外傷を受けやすくなる．その結果，関節軟骨の変性と骨破壊とともに，不規則な反応性の骨増殖を生じる．本症を呈する代表的な原疾患として，脊髄癆のほかに糖尿病，脊髄空洞症，脊髄髄膜瘤，癒着性くも膜炎，脊髄損傷，多発性末梢神経炎，先天性痛覚異常症などがある．膝関節に多いが，糖尿病によるものは足部に多い．

症状

　感覚神経障害と，関節の腫脹，疼痛，不安定感がある．関節水症は多量であることが多く，頑固に持続する．明白な関節動揺性を伴うことが多い．他覚的所見や単純 X 線像における顕著な関節破壊がみられるにもかかわらず疼痛が軽いことが特徴である．単純 X 線像では骨破壊と関節面の不

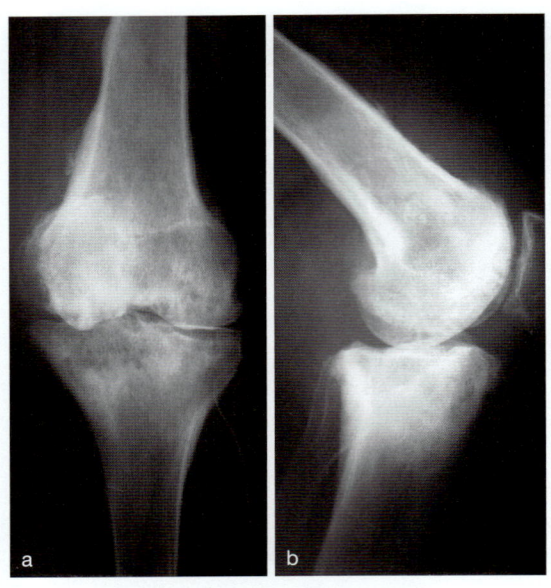

図 18-4　神経病性関節症（Charcot 関節）
a. 正面像，b. 側面像．
関節の不規則で広範な破壊像と骨硬化像が混在する.

規則な硬化像，骨形成像が混在し，不整な関節内遊離体や亜脱臼所見も出現する（**図 18-4**）.

診断

高度の関節腫脹，変形，関節動揺性を示すが炎症所見に乏しいこと，また原因不明の高度の関節水症が頑固に続き，局所所見と画像所見に比べて軽微な疼痛を訴える場合には本症を疑う．感覚神経障害を引き起こす基礎疾患についての神経学的診断も必要である.

脊髄空洞症の診断には MRI が有用である．脊髄癆の場合には，Argyll Robertson（アーガイルロバートソン）徴候や，血液あるいは脳脊髄液の梅毒反応試験が陽性である.

鑑別を要する疾患として，OA，結晶誘発性関節炎，ステロイド関節症などがある.

治療

基礎疾患治療が必要である．本症の関節破壊に対しては，保存療法として免荷装具や固定装具などにより動揺関節の保護を行う.

手術療法として関節固定術が行われることがある．本症に対する人工関節置換術は弛みのため中長期成績が不良である．ただ膝関節破壊例に対してやむなく人工膝関節置換術が行われる場合もある．早期に再置換が必要となる頻度も高いことから，慎重な適応が必要である.

D　血友病性関節症
hemophilic arthropathy

概念

先天性の血液凝固因子の欠乏により，急性の関節内出血およびその反復の結果，滑膜の増殖肥厚，続いて関節軟骨の破壊・変性が生じ，関節症変化を起すものである．血友病は第Ⅷ因子または第Ⅸ因子の欠損あるいは活性低下による血液凝固障害であり，X 染色体に存在するこれらの遺伝子異常による伴性劣性遺伝の疾患である．第Ⅷ因子の欠損・活性低下を血友病 A，第Ⅸ因子の欠損・活性低下を血友病 B とよび，血友病 A が約80％ を占める．血液凝固因子活性が 1％ 未満が重症，1〜5％ が中等症，5％ 以上が軽症とされる．関節内出血は主に重症-中等症の血友病患者で起こり，乳児期でなく歩行開始後に明らかになることが多い.

特に誘因なく，あるいは打撲や過負荷などの軽微な外傷後に関節内出血を引き起こす．足関節，膝関節，肘関節の順に出血頻度が高い．小関節での出血は比較的少ない．いったん生じた関節内出血は容易には凝固せずに残存し，ヘモジデリンが滑膜に沈着し，滑膜の絨毛増殖とリンパ球浸潤をもたらす．また関節軟骨細胞のアポトーシスも進行する．関節内出血が繰り返されると，滑膜の慢性増殖と軟骨変性，関節周囲組織の線維化が進行し，高度の関節破壊に至ると考えられているが，まだ不明な点が多い.

症状

関節内出血をきたした急性期には，疼痛，腫脹，熱感が出現し，関節運動が制限される．関節内出血を反復すると，関節可動域の低下，変形，関節周囲筋萎縮がみられるようになる.

診断，治療

X 線所見では，小児では骨端部の過成長や不整がみられる．進行すると骨萎縮，関節裂隙の狭小化，軟骨下骨の嚢胞形成などの関節症変化を認める（**図 18-5**）．また骨膜下や骨髄内に出血を繰り返しながら軟部組織へ波及し骨破壊も伴って，血友病性偽嚢腫を形成することもある（**図 18-6**）．血友病の診断には，血液学的に凝固因子の異常を確認することが必要である．関節内出血を初めて

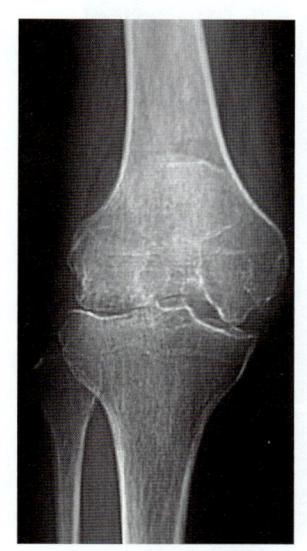

図 18-5 血友病性関節症
大腿骨骨端幅の軽度拡大，軟骨下
骨の不整と囊胞を認める．

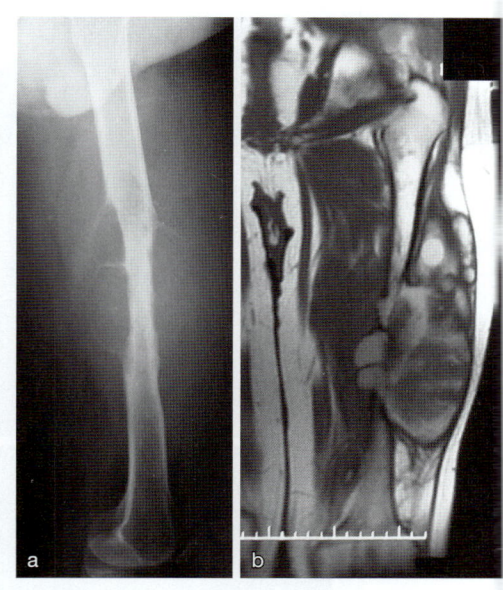

図 18-6 血友病性偽囊腫
a. 単純 X 線像．大腿骨の骨破壊・骨融解を示す．
b. MRI．左大腿の巨大腫瘤形成を認める．
（東京大学医科学研究所附属病院　竹谷英之氏より提供）

きたした時点では，いまだ血友病の診断がついていないことも多いので注意が必要である．

　関節内出血に対する治療の原則は，迅速な止血治療，すなわち凝固因子（血液製剤）の補充療法である．出血の程度や部位により凝固管理がやや異なるので，血液内科などの協力を得て投与する．局所の安静と冷却を行い，必要に応じた副子や包帯固定を行う．関節内出血に対する関節穿刺と洗浄も行ってもよい．

　反復する関節内出血に伴う肥厚性の滑膜炎に対して，関節鏡視下滑膜切除術が行われる場合がある．末期の血友病性関節症で日常生活動作に障害がある場合には，人工関節置換術が行われる．若年患者の場合には適応を十分に検討する必要がある．ヒト免疫不全ウイルス（HIV）や C 型肝炎ウイルス（HCV）などウイルス感染症がある場合には，それらの対応が必要である．一方，血友病性関節症は複数の隣接関節罹患の場合もあり，関節固定術の適応は少ない．足関節では保存療法の自然経過で関節強直となる場合もある．近年は凝固因子の定期補充療法が推奨されて関節内出血をきたす場合が減少してきており，関節障害の重症例は減少してきている．

E 蓄積性および沈着性関節疾患

1 血液透析と骨・関節症

　慢性腎不全と長期血液透析により，様々な骨・関節障害が引き起こされる．

　慢性腎不全に伴って骨障害をきたした状態を**腎性骨ジストロフィー** renal osteodystrophy（ROD）とよぶ．線維性骨炎，骨軟化症，あるいは異所性石灰化などをきたす（➡331 頁）．

　一方，長期血液透析に伴って，β_2-ミクログロブリン（β_2m）由来のアミロイド蛋白である Aβ_2m が，靱帯，腱，滑膜，関節包，骨，線維輪や軟骨終板などに沈着する．特に長期透析後には高頻度に透析アミロイドーシスが生じ，骨・神経・関節障害を引き起こす．透析アミロイドーシスには，手根管症候群，破壊性脊椎関節症（DSA，➡525 頁），アミロイド関節症や骨囊腫形成がある．

　アミロイド関節症 amyloid arthropathy は股関節，膝関節，肩関節，手関節に発症しやすい．しばしば両側性に罹患する．関節および関節近傍のアミロイド沈着は長期にわたり無症状であるが，

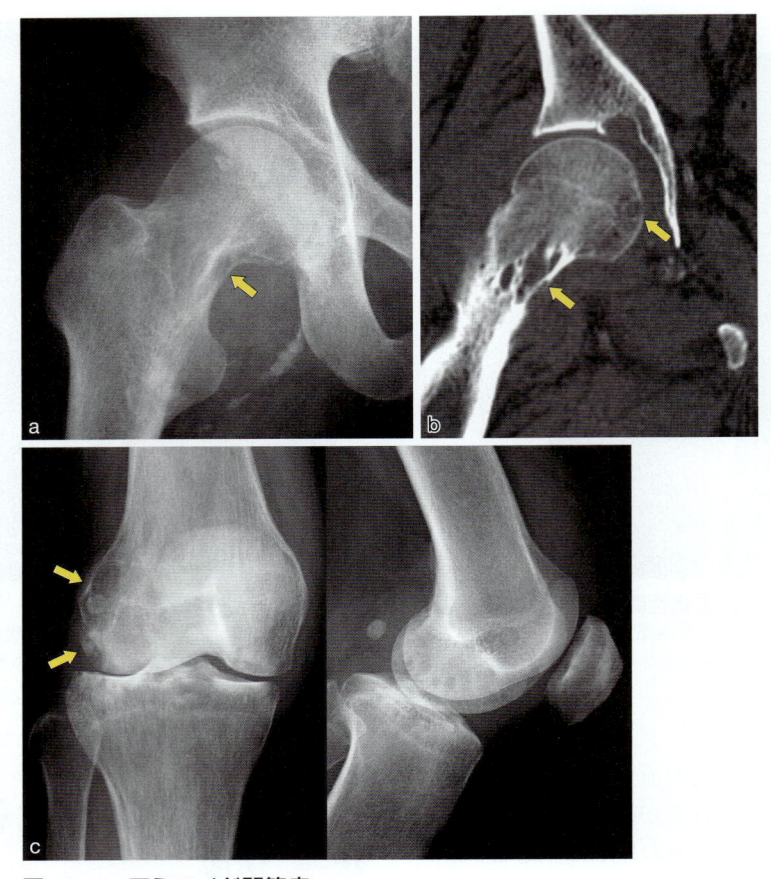

図 18-7　アミロイド関節症
大腿骨頚部にスキャロップがあり（a），CT 像では囊胞を認める（b）．膝関節に
も囊胞が認められ，軽度の関節裂隙狭小化がある（c）．

やがて疼痛と腫脹，水腫，こわばりをきたすよう
になる．単純 X 線像では軟骨下および傍関節性
の骨囊腫やスキャロップ（scallop，ホタテ貝様陥
凹），骨萎縮を伴うが，関節裂隙は比較的保たれ
ている．上腕骨や大腿骨近位部には骨変化が起こ
りやすく，股関節では大腿骨頚部の病的骨折を引
き起こすことも多い（図 18-7）．

❷ アルカプトン尿性関節症
alcaptonuric arthropathy

アルカプトン尿症（alcaptonuria）は，チロシン
の代謝経路にあるホモゲンチジン酸酸化酵素の先
天的異常により，ホモゲンチジン酸が体内に蓄積
する常染色体性劣性遺伝疾患である．ホモゲンチ
ジン酸を含む尿が放置されると，酸化により黒褐
色化する（図 18-8a）ので，おむつや下着の黒褐色

化で乳幼児期に発見されることも多い．体内の結
合組織，ことにコラーゲン線維に蓄積したホモゲ
ンチジン酸は酸化により黒褐色に変色し，20〜
30 歳代になると強膜や耳介などに黒褐色変化が
現れる〔組織褐変症（オクロノーシス，ochronosis）
（図 18-8b）〕．

ホモゲンチジン酸が沈着した結合組織は脆弱化
し，特に関節や脊椎では関節症変化をきたす．脊
椎では椎間板の石灰化症から強直に至る．関節症
状の発症は 40〜50 歳代に多く，膝，股，肩関節
などの大関節に関節症をきたす．小関節にはほと
んど変化を生じない．臨床症状は通常の OA と
同様である．X 線所見（図 18-8c〜e）も OA 変化
であるが，時に軟骨石灰化や傍関節の石灰沈着像
をみる．

診断は組織褐変症の存在を知っていれば，尿の
黒褐色化の有無の問診や脊椎の典型的 X 線像な

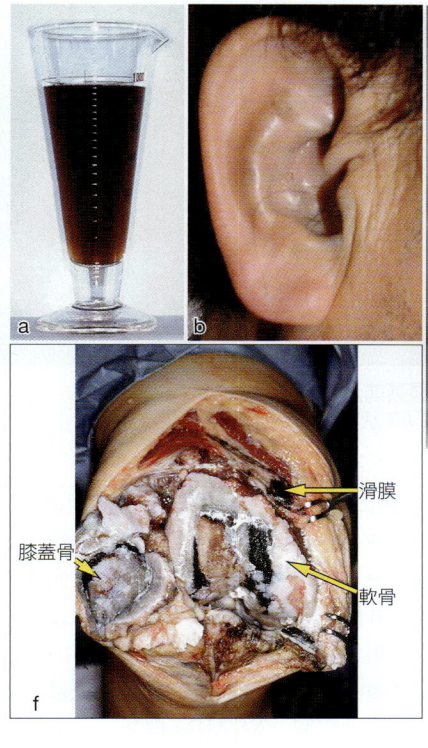
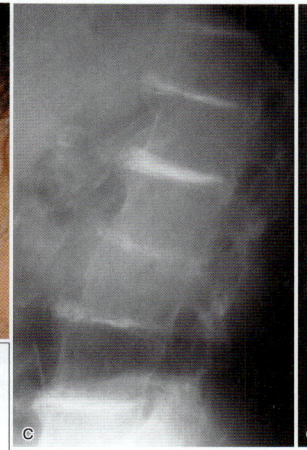
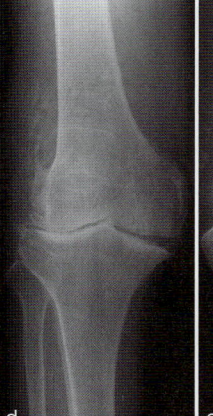
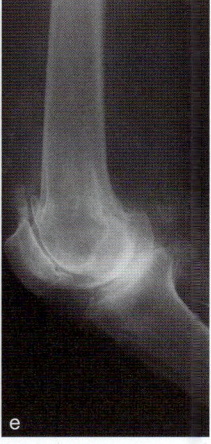

滑膜
膝蓋骨
軟骨
f

図 18-8　アルカプトン尿症（内田 原図）

a. 空気中 24 時間放置後の尿.
b. 耳介の黒褐色変化.
c. 腰椎側面単純 X 線像. 椎間の狭小化と骨硬化像を認める.
d, e. 右膝単純 X 線像. 軽度の侵食像を伴う骨硬化と骨棘形成.
f. 術中所見.

どで容易である. 関節破壊が進行した場合は，人工関節置換術などが適応となる（**図 18-8f**）.

3 ヘモクロマトーシス
hemochromatosis

　種々の原因による組織内鉄沈着の増加はヘモジデローシス hemosiderosis とよばれるが，過剰な鉄沈着により組織傷害をきたす場合にはヘモクロマトーシスとよばれる. 原発性（遺伝性）ヘモクロマトーシスでみられる鉄過剰症は，主としてヘモクロマトーシス遺伝子（HFE）の変異による. 中年以降に症状が発症し，肝細胞機能障害と肝硬変，青銅様皮膚色素沈着，糖尿病，心不全，不整脈，下垂体機能不全などが出現する. 関節では，MP 関節や PIP 関節に疼痛や運動制限をきたすことが多いが，膝，股，肩関節などの大関節が侵される場合もある. 慢性に進行し OA 様の X 線所見を呈する. 関節症状が他の症状に先立ってみられることもある. 治療は瀉血療法と各々の臓器障害に対する対応である.

4 Wilson（ウィルソン）病
Wilson disease

　Wilson 病は肝レンズ核変性症ともよばれる銅の膜輸送機能の障害による遺伝性銅代謝異常症であり，摂取された銅が正常に肝臓から胆汁中に排泄されず，肝臓や脳などに多量に蓄積し，肝炎，肝硬変，神経・精神症状，眼症状を引き起こす. 3〜15 歳の間に，肝障害にて発見されることが多い. 関節障害は，手指 MP 関節，手関節，膝関節あるいは脊椎に早期 OA 変化として認められる. 関節症発症の病態は明らかではない.

F　その他の慢性関節疾患

　色素性絨毛結節性滑膜炎は→673 頁を，先端巨大症に伴う OA は→334 頁を参照.

18
慢性関節疾患（退行性，代謝性）

1 肺性肥厚性骨関節症
hypertrophic pulmonary osteoarthropathy

　肥厚性骨関節症は，ばち状指と長管骨の骨膜性肥厚，四肢の関節痛・腫脹を呈する症候群である．原発性肺癌などの肺疾患に伴ってみられる(肺性肥厚性骨関節症)が，そのほかに縦隔疾患，心疾患，肝疾患などにも随伴する．発症原因については不明であるが，血小板と血管内皮の活性化などの関与が指摘されている．関節症状は足関節，手関節および膝関節に多い．時に関節痛と少量の関節液貯留を認めるが，増殖性の滑膜炎はない．有痛性骨関節症にはNSAIDsが有効である．原疾患の治療により，症状が速やかに改善する．

G 関連する関節周囲疾患

　強直性脊椎骨増殖症 ankylosing spinal hyperostosis(ASH)，びまん性特発性骨増殖症 diffuse idiopathic skeletal hyperostosis(DISH)は➡522頁を参照．

1 滑液包炎
bursitis

　滑液包は，骨と皮膚，筋，腱，靱帯などの間の摩擦を受ける部位に存在し，滑膜様細胞に裏打ちされ少量の滑液を含む平らな袋状の組織である．全身には生理的に多数の滑液包が存在する．この滑液包が種々の原因で炎症を起こし滑液が増大した状態が滑液包炎である．

　滑液包炎には，外傷性，化膿性，石灰沈着性，関節リウマチなど関節炎に伴うものなどがあるが，原因はしばしば不明である．発症しやすい部位として，足関節前外方，肘頭，膝蓋前部，膝窩部，鵞足部，アキレス腱周囲，さらに肩，股がある(図18-9)．膝窩の腓腹筋半膜様筋滑液包に滲出液が貯留したものはBaker(ベイカー)嚢胞(膝窩嚢胞 popliteal cyst)とよぶ．また外反母趾に合併するものをバニオン bunion とよぶ．好発部位で波動を伴う弾性軟の腫瘤を触れれば，滑液包炎を疑う．

　急性の滑液包炎は突然に発症して圧痛と運動時

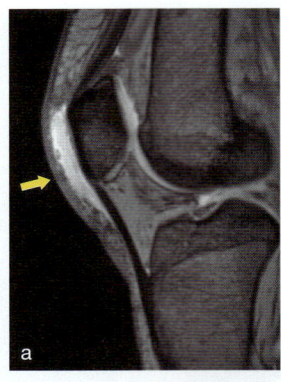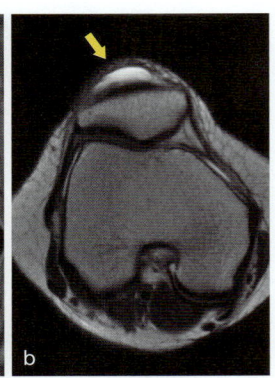

図18-9　膝蓋前滑液包炎
a. MRI T2 強調矢状断像，b. MRI T2 強調水平断像.

痛を呈し，皮膚に近い滑液包炎では腫脹を認める．特に石灰沈着性や感染性の急性滑液包炎は痛みが激しく，発赤や熱感が認められる．一方，慢性の滑液包炎は，外傷や過剰な摩擦の繰り返しによって起こることが多く，滑液包壁は肥厚している．

　外傷性などの非感染性の急性の滑液包炎は，安静・固定，滑液の穿刺，NSAIDs投与などの保存的治療によく反応する．また石灰沈着性の場合には，穿刺などで石灰沈着が軽減されると症状が軽減する．感染が否定できる場合には，滑液穿刺後の副腎皮質ステロイドの滑液包内注射も有効である．化膿性滑液包炎では，急性例であれば穿刺(必要に応じて滑液包内洗浄)と抗菌薬投与により軽快することが多い．

　慢性滑液包炎でも同様の治療が行われるが，部位によっては，関節機能の維持のための筋力強化，理学療法が重要である．保存療法が無効の場合や再発を繰り返す場合には，滑液包切除も行われる．

2 異所性骨化，骨化性筋炎
heterotopic ossification, myositis ossificans

　異所性骨化は，骨・関節周囲の軟部組織，すなわち筋，筋膜，関節包，靱帯などに起こる異常骨化であり，石灰沈着とは異なって骨梁構造が認められる．発症機序についてはいまだ議論が多い．外傷による刺激(打撲，骨折，脱臼，粗暴な徒手整復など)によって起こることが多く，これは外傷性異所性骨化(限局性骨化性筋炎)とよばれる(図18-10)．脊髄損傷，頭部外傷，熱傷，人工関節置換術後などにも続発する．

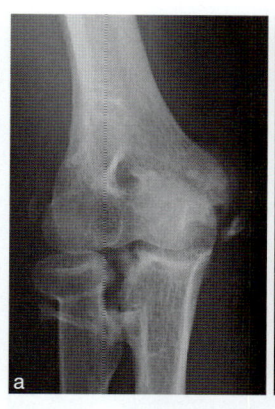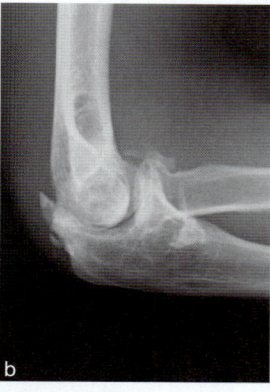

図 18-10　肘関節脱臼後の異所性骨化
a. 単純 X 線正面像，b. 単純 X 線側面像.

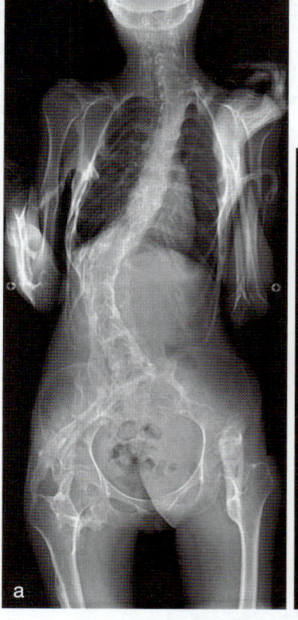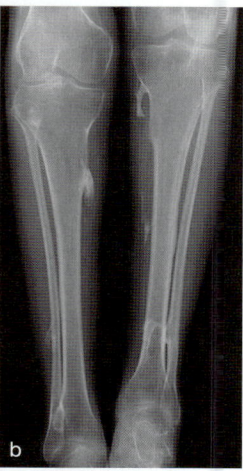

図 18-11　進行性骨化性線維異形成症
（都立小児総合医療センター　西村玄氏，Dept of Radiology, Ajou University，Dr. Ok Kim より提供）

　症状は関節周囲の疼痛と軽度の腫脹，熱感に伴って，次第に関節可動域が減少する．血清アルカリフォスファターゼ（ALP）値の上昇がみられ，CRP 値も軽度上昇することがある．X 線所見では，初期には関節周囲の淡い石灰化様陰影として認められ，1〜数カ月で線状あるいは塊状の骨陰影となる．初期には非特異的な炎症所見のため，血栓性静脈炎や骨形成性腫瘍，術後感染などとの鑑別が必要となることがある．

　外傷性異所性骨化に対しては，急性期には局所への刺激を避けて安静を保ち，NSAIDs の投与，さらにエチドロネートの投与を行って骨化の沈静化を待つ．非外傷性の異所性骨化には愛護的な可動域訓練も行い，可動域の維持に努めることも必要である．慢性期には可動域改善のために骨化の摘出を行うことがあるが，炎症所見や ALP 値が正常化し，X 線上で骨成熟が完成してから行う．原疾患によるが，発症から 6〜12 カ月以上経過してから施行する．

　進行性骨化性線維異形成症 fibrodysplasia ossificans progressiva（FOP）は，全身の骨格筋を中心に腱や靱帯などに進行性の骨化が生じる疾患である（**図 18-11，➡23 頁も参照**）．200 万人に 1 人程度に発症する稀な疾患であるが，難治性疾患克服研究事業対象疾患（いわゆる難病）として認定されており，BMP の受容体である ACVR1（別名 ALK2）の遺伝子変異が原因である．異所性骨化は乳児〜学童期に初めて気づくことが多く，痛み

を伴う腫瘤や硬結を伴いながら進行し，次第に四肢・体幹の可動域制限や変形がみられるようになる．FOP では，外傷や打撲などによる筋損傷に続いて急激な骨化が進行しやすい．また，筋肉内注射や生検，あるいは骨組織切除などによって骨化が増悪する．現時点では確立した治療法はない．

●参考文献

1) Stone JH, Crofford LJ, White PH（eds）：Primer on the Rheumatic Diseases, 13th ed. Arthritis Foundation：Springer, 2008
2) 住田孝之（編）：EXPERT 膠原病・リウマチ　改訂第 3 版. 診断と治療社，2013
3) 越智隆弘（編）：最新整形外科学大系 19 巻—関節リウマチと類縁疾患. 中山書店，2007
4) Firestein GS, Budd RC, Harris Jr ED（eds）：Kelley's Textbook of Rheumatology, 9th ed. Saunders, Philadelphia, 2012
5) Moskowitz RW, Altman RD, Hochberg MC, et al（eds）：Osteoarthritis. Diagnosis and Medical／Surgical Management, 4 th ed. Lippincott Williams & Wilkins, Philadelphia, 2007

18

慢性関節疾患（退行性・代謝性）

第19章

四肢循環障害と阻血壊死性疾患

診療の手引き

- [ ] **1.** 循環障害は急性発症(外傷など)と慢性発症に分けて考える.
- [ ] **2.** 循環障害は早期診断と迅速な対応がきわめて重要である.
- [ ] **3.** 急性循環障害(動脈閉塞や損傷)の示す5P's徴候は疼痛 pain,錯感覚 paresthesia,麻痺 paralysis,動脈拍動の消失 pulselessness,蒼白 pallor である.
- [ ] **4.** 間欠性跛行では一定の時間を歩くと下肢痛,下肢のしびれを感じ,歩けなくなり休息を必要とし,休息後は再び,歩行可能となる.下肢血行障害以外に,腰部脊柱管狭窄症でも同様の症状を呈する.
- [ ] **5.** 外傷による急性血流障害は区画症候群および Volkmann(フォルクマン)拘縮をもたらす.
- [ ] **6.** 骨端症は成長期の長管骨骨端核,筋付着部骨端核,手・足根骨にみられる阻血性骨壊死で,疼痛を生じ,辺縁に骨硬化を伴う骨欠損を呈する.
- [ ] **7.** 離断性骨軟骨炎は骨端核が癒合完成する思春期から青年期にみられる.軟骨下に起こる特殊な骨壊死で,骨軟骨が離断する.
- [ ] **8.** 壊死性疾患の診断には MRI T1 強調像が有用である.予後推定にも用いられる.

A 四肢循環障害の診察・診断

四肢の動脈あるいは静脈が障害されると,循環障害をきたす.病態として狭窄,閉塞,炎症などがあり,急性発症(外傷など)と慢性の経過の後に発症するものがある.早期診断と迅速な対応がきわめて重要である.急性循環障害(動脈閉塞や損傷)の症状として5P's徴候(疼痛 pain,錯感覚 paresthesia,麻痺 paralysis,動脈拍動の消失 pulselessness,蒼白 pallor)に注目する(➡753頁).

1 症状と身体所見

A 疼痛

疼痛は動脈性血流障害例でよくみられ,姿勢の変化,運動負荷で増悪し,安静により軽減する.血流障害が高度な阻血状態では安静時にも持続した疼痛を訴える.静脈性還流障害ではうっ血をきたすとともに鈍痛,だるさを訴える.

B 感覚異常,冷感

しびれ感,冷感を訴える.他の感覚異常をきたす疾患や病態(脊髄症,糖尿病,脊柱管狭窄症など)と鑑別する.高齢者では複数の病態を合併していることも多い.

C 皮膚温，色調

循環障害における皮膚の色調は蒼白 pallor，チアノーゼ cyanosis を示す．慢性の静脈血行障害では色素沈着をきたす．

皮膚温の低下の有無は触診で確認する．四肢では患者の左右を比較する．周囲環境の温度に影響されていることもあるので注意する．検者の手の温度にも注意して評価する．

D 皮膚潰瘍，壊死

外傷による急性・高度の循環障害では皮膚壊死を生じる．慢性に循環障害があると皮膚潰瘍，壊死をきたす．糖尿病では末梢循環障害と神経障害により，皮膚障害（壊疽）をきたす．慢性腎不全患者では薄く乾燥した皮膚に血流障害による潰瘍・壊死をきたすことがある．膠原病，先天性動静脈瘻でも潰瘍や壊疽がみられる．

E 脈拍

動脈拍動の触診は重要である．拍動の有無，拍動の強さ，左右の差異を診察する．

下肢では足背動脈，上肢では橈骨，尺骨動脈を触診する．次いで近位の動脈（下肢：後脛骨動脈，膝窩動脈，大腿動脈，上肢：鎖骨下動脈）の触診を行う．

F 腫脹，浮腫

静脈閉塞ではうっ血し，腫脹をきたし，高度では罹患肢全体の浮腫を呈する．静脈循環障害では表在静脈の怒張，蛇行がみられる．静脈瘤でも同様な所見を呈するので鑑別を要する．

高度で疼痛を伴う例は区画症候群（→755頁参照）の可能性も考える．

G 間欠性跛行

一定の時間，連続して歩くと下肢痛，下肢のしびれやだるさを感じ，休息を要し，休息後再び歩行可能となるのが間欠性跛行 intermittent clandication の特徴である．血行障害〔末梢動脈疾患 peripheral arterial disease（PAD）〕や腰部脊柱管狭窄症において同様の症状がみられる．一般に動脈閉塞（PAD）による血管性間欠性跛行では立ち止まって休息するだけで症状は改善する．一方，

腰部脊柱管狭窄症では脊柱の前屈姿勢をとることで改善する．このように休息時の姿勢なども評価して鑑別することが重要である（→547頁）．

2 徒手検査

A Allen（アレン）テスト（→474頁も参照，🎬 🔊）

橈骨動脈あるいは尺骨動脈の閉塞が疑われる場合の検査である．

患者に「手指を握る，開く」を数回，できるだけ早く行い，その後に手をきつく握るように指示する．次いで検者は検者の母指，示指を患者の橈骨，尺骨動脈上に置き，圧迫する．または検者の両手の母指を患者の橈骨，尺骨動脈の血管上に置き，それ以外の指は前腕後面に置き固定性を高め，血管を圧迫する．検者は血管を圧迫したままで，患者に手を開くように指示すると手指は蒼白になっている．検査する血管（橈骨あるいは尺骨動脈の一方）への圧迫を緩め，指への血行が再開され色調が赤色になるかを確認する．蒼白のままであれば，その血管（橈骨あるいは尺骨）の血流障害を疑わせる．また橈骨あるいは尺骨動脈のどちらが主に手指への血液を供給しているかを確認できる．橈骨，尺骨動脈を個別に，さらに比較のため両手について行う．

B 爪圧迫テスト

爪床を5秒間圧迫し，解除後色調が回復の有無，回復の速度を確認する（capillary refilling time：毛細管再充満時間）．手指，足趾の循環障害があるかを評価できる．

C Homans（ホーマンズ）徴候

膝関節伸展位で足関節の背屈を他動的に強制する．腓腹部に疼痛を訴える場合（Homans 徴候陽性）には，下腿の深部静脈血栓症（DVT，→285頁）の可能性を示唆する．皮膚の色調や腫脹，足背動脈触知減弱の有無を合わせて診察する．

D 下肢挙上下垂テスト

背臥位で両下肢を挙上する．両足関節の自動運動を行い，足部の色調変化（蒼白），腓腹部の疼痛の有無を確認する．次いで椅子に腰掛け，下肢を

下垂する．足の赤色への色調変化までの時間を調べ，血行障害を評価する．

③ 画像，生理検査

Ⓐ 単純 X 線検査（➡ 133 頁参照）

動脈硬化に伴う石灰沈着（石灰化像）を確認できる．

Ⓑ 血管（動・静脈）およびリンパ管造影（➡ 146 頁参照）

血流障害の部位，程度を確認するうえで有用であるが，造影剤を用いる点で侵襲性である．動脈造影では外傷に伴う血管損傷の有無や，慢性期血行障害の診断および治療法の選択・決定に重要な情報が得られる．

Ⓒ MR angiography（MRA）（➡ 393 頁参照）

MRA により血管を描出する手法で，非侵襲的である．

Ⓓ 血圧測定

閉塞部位診断のために上肢，下肢の血圧を測定し，両血圧の差異を評価する．

ABI（ankle brachial index）は足関節部での最高収縮期圧を上腕部での最高収縮期圧で割った値．正常は 0.95〜1.2．腰部脊柱管狭窄症と末梢動脈疾患（PAD）との鑑別に有用で，0.9 以下で閉塞性病変（PAD）が疑われる．

Ⓔ 指尖容積脈波

指尖部の小動脈に流入する血液によって起こる容積変化を電気的変動としてとらえるもので，四肢末梢の血流障害の評価に有用である．

Ⓕ 超音波検査（エコー検査）

非侵襲的で簡便である．心血管系を画像として評価できる．

Ⓖ 血流測定

超音波血流計〔超音波 Doppler（ドプラ）血流計〕で，血管内の血流速度を測定・評価できる．

Ⓗ 皮膚温測定（➡ 862 頁参照）

皮膚表面温度は局所血流を反映しており，サーモグラフィーにより測定・評価できる．

Ⓘ 造影 CT

造影剤を用いる点で侵襲的ではあるが，骨盤外傷などの血管損傷の診断に有用である．

Ⓑ 四肢循環障害をきたす疾患

① 閉塞性血栓血管炎
thromboangiitis obliterans（TAO）

Buerger（バージャー，ビュルガー）病ともいう．

30〜40 歳代の青壮年男性に多く，女性では稀（男性：女性＝ 9：1）である．患者の 90％ 以上に喫煙習慣があり，本症との関連があるとされる．四肢の主幹動脈の閉塞性の全層性血管炎をきたす．下肢動脈に多く，虚血症状として間欠性跛行，安静時痛，虚血性皮膚潰瘍，壊死を伴う．

［病因］

遺伝性素因に何らかの刺激が加わり，発症すると推測されている．喫煙による血管攣縮が誘因となる．

［症状，検査所見］

末梢が虚血状態となる．虚血が軽度の場合は冷感，しびれ感，寒冷時の Raynaud（レイノー）現象がみられる．高度虚血では間欠跛行，安静時痛，さらには指趾の潰瘍，壊死をきたす．潰瘍は難治性である．閉塞性動脈硬化症（ASO），糖尿病性壊疽，大動脈炎症候群（高安動脈炎，脈なし病），膠原病と鑑別する．

血管（動脈）造影では血行の途絶状，先細り状閉塞が多発性にみられる．側副血行としてブリッジ状あるいはコイル状血行路がみられる．

［治療］

禁煙を厳守させる．皮膚潰瘍，損傷を防ぐために保温，保護，清潔維持などの生活指導を徹底する．症例の重症度に応じて局所療法（潰瘍治療，保護），薬物療法（抗血小板製剤，プロスタグランジン製剤），交感神経節ブロック・切除術，血行再建術を選択する．生命予後は悪くないが，完治

は難しい．血行不良の四肢では切断を要する例も
ある．

2 閉塞性動脈硬化症
arteriosclerosis obliterans（ASO）

中等大の動脈に粥状硬化による内腔狭窄，閉塞
をきたし，虚血症状を呈する．下肢に多く，上肢
は稀である．高血圧，糖尿病は危険因子である．
男性に多い．PAD ともよばれる．

症状，検査所見

Fontaine 虚血重症度分類がある．Ⅰ度：無症
状・冷感・しびれ感（軽度虚血），Ⅱ度：間欠性跛
行（中等度虚血），Ⅲ度：安静時疼痛（高度虚血），
Ⅳ度：潰瘍，壊死期．

軽症では無症状．Ⅰ度，Ⅱ度と進むと虚血症状
として足趾・足部の冷感，しびれ感を訴える．さ
らに進行例では間欠性跛行を示し，脊柱管狭窄症
による間欠跛行との鑑別が重要である．広範囲閉
塞，高度閉塞では安静時痛，皮膚潰瘍をきたすこ
ともある．

単純X線で血管の石灰化（石灰沈着）を認める．
動脈造影で動脈の閉塞，動脈壁の虫喰い像を認め
る．

治療，予後

保温，皮膚の保護および食事面での生活指導を
行う．薬物療法では抗血小板薬，血管拡張薬を用
いる．手術的には血行再建術（バイパス術など）を
行う．

3 静脈血栓塞栓症（→737頁）
venous thromboembolism（VTE）

血栓性静脈炎 thrombophlebitis，深部静脈血栓
症 deep venous thrombosis（DVT）ともいう．体
内の静脈，特に下肢深部静脈に生じた血栓により，
下肢の疼痛，腫脹をきたし，遊離血栓が肺血栓塞
栓症 pulmonary thromboembolism（PTE）をきた
すことがある．PTE の 90％ は下肢 DVT を発生
源としており，発症すると 30％ が死に至る．整
形外科領域では VTE の発症をきたすリスクの高
い患者（基礎疾患を有する患者，高齢患者）を手術
の対象とすることも多く，また骨を操作する手術
内容であることから周術期，外傷患者治療におい

て，発症予防は重要で不可欠である．体表面の手
術に比して脊椎手術は約 4 倍，股関節や四肢は約
4.8 倍リスクが高いと報告されている．

症状

下肢の緊満感を自覚する．身体所見としては腫
脹，皮膚の色調変化（暗赤色化），自発痛，運動時
痛，Homans 徴候陽性などがみられる（→283頁）．

診断

症状および身体所見および超音波検査，CT（造
影）などによる血栓の描出が有用である．静脈造
影で静脈陰影の欠損，途絶を確認することは有用
であるが，侵襲的であるので適応をよく検討すべ
きである．

治療，予防

予防として周術期には弾性ストッキング，間欠
空気圧迫法，静脈フットポンプなどを用いる．早
期離床と積極的な運動が勧められる．

予防的抗凝固療法も有効である．その際，出血
に注意する必要がある．抗凝固療法として用いる
薬剤にはワルファリン，ヘパリンなどがある．そ
のほかに血栓溶解療法，血栓摘除術が行われるこ
ともある．血栓のリスクの高い例，あるいは血栓
溶解を行う際に，肺塞栓防止のために下大静脈に
フィルターを設置することもある．

4 静脈瘤
varix

静脈弁不全による．下肢に多く，下肢の痛み，
不快感，だるさなどを訴える．表在のものは小さ
な傷ができて，出血を繰り返す例もある．

圧迫包帯，弾性ストッキングなどを用いて対処
する．また重症では手術（剥離 stripping）を行う
こともある．

5 Raynaud（レイノー）現象
Raynaud phenomenon

寒冷曝露，精神的要因で末梢動脈，特に小動脈
の発作性収縮を起こし，手指・足趾先端の蒼白な
どの色調変化をきたす現象である．女性に多い．

基礎疾患が明らかでない一次性 Raynaud 病と，
膠原病，外傷，振動工具使用などによる二次性
Raynaud 症候群とに分けられる．

表 19−1 骨端症の障害部位と第一報告者名

	障害部位	報告者名	特徴	参照頁
長管骨骨端部	第 2・3 手指基節骨骨頭（近位骨端）	Thiemann（ティーマン）	稀	—
	大腿骨頭	Legg-Calvé-Perthes（レッグ-カルヴェ-ペルテス）	4〜7 歳の男児に多い	603 頁
	第 2 中足骨骨頭部，第 3 中足骨頭	Freiberg-Köhler（フライバーグ-ケーラー）	第 2 Köhler 病．13 歳以降の女児に多い	701 頁
	膝蓋骨（下極）	Sinding Larsen-Johansson（シンディングラーセン-ヨハンソン）	10〜15 歳に多い	654 頁
	上腕骨小頭	Panner（パンナー）	10 歳以下の男児に多い．離断性骨軟骨炎との鑑別が重要	—
短骨一次骨核	足舟状骨	Köhler（ケーラー）	3〜7 歳の男児に多い	701 頁
	月状骨	Kienböck（キーンベック）	20〜30 歳代，男性，手作業従事者に多い	490 頁
	手舟状骨	Preiser（プライザー）	非常に稀	491 頁
骨突起部	脛骨粗面	Osgood-Schlatter（オズグッド-シュラッター）	10〜14 歳の男児に多い	652, 883 頁
	第 5 中足骨結節部	Iselin（イセリン）	10〜15 歳に多い	—
	踵骨	Sever（シーヴァー）	7〜12 歳に多い	701 頁
	恥・坐骨結合	van Neck（ヴァン・ネック）	（正常所見）	—
	恥骨結合	Pierson（ピアソン）	—	—
その他の部位	踵骨	Haglund（ハグルント）	—	—
	離断性骨軟骨炎（大腿顆部）	König（ケーニッヒ）	—	—
	脊椎椎骨	Scheuermann（ショイエルマン）	学童〜少年期，思春期	114 頁
	脊椎椎骨	Calvé（カルヴェ）	外傷，炎症，無腐性壊死，好酸球性肉芽腫	572 頁
	脛骨近位内側骨	Blount（ブラント）	—	287, 650 頁

診断

病歴，身体所見および二次性をきたす可能性のある基礎疾患の有無を調べ，病態を把握することが重要である．

治療

精神的要因に対しては不安を除く対応をする．保温に努め，寒冷曝露を避けるなどの生活指導を行う．

C 外傷後血管障害

外傷による急性血流障害は重篤な合併症をもたらす．特に区画症候群（➡755 頁）および Volkmann（フォルクマン）拘縮（➡484, 738 頁）に注意する．

D 骨壊死

骨の細胞（骨細胞，骨髄細胞）を含む骨組織の壊死をきたした状態である．骨壊死は骨への血流障害，すなわち動脈性阻血と静脈性還流障害により発生する．原因としては血栓，脂肪塞栓，血管炎，血管攣縮などが推測されている．

なお，骨壊死 osteonecrosis という語は骨，骨髄細胞の壊死を表している．骨幹，骨幹端の壊死

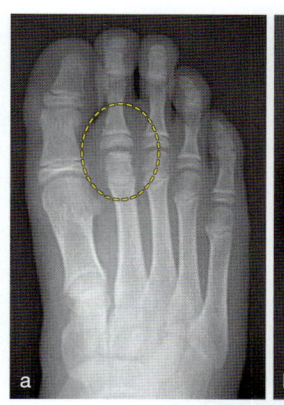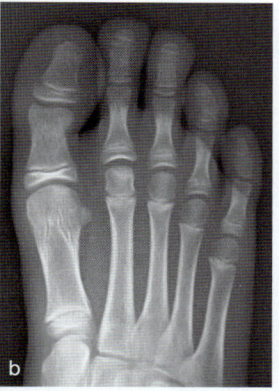

図 19-1　Freiberg 病（11 歳男児）
第 2 中足骨頭部の壊死（a）と，修復が進んだ像（b）．

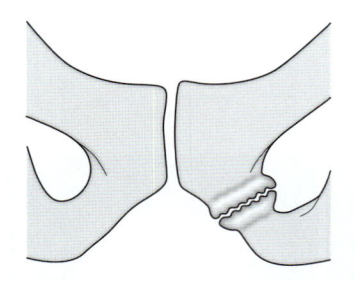

図 19-2　van Neck 病（ischiopubic synchondrosis）のシェーマ
不整な骨化像があるが正常範囲内の所見である．骨折などとの鑑別を要する．

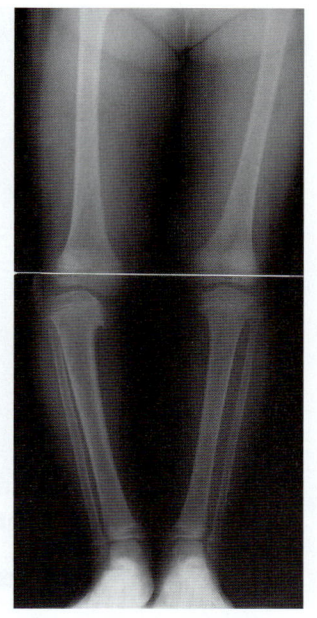

図 19-3　Blount 病
脛骨近位部の骨化障害により，膝内反変形をきたす．

には骨梗塞 bone infarction が用いられる．

　骨壊死は全身いずれの骨にも発生するが，大腿骨頭，上腕骨頭などによくみられる．

　骨壊死（広義）には骨端症，特発性骨壊死，続発性骨壊死がある．発育・成長期にみられる骨壊死は骨端症として総称され，血管の狭窄，閉塞などの動脈性阻血，静脈性還流障害さらに外傷が加わった病態と考えられる．続発性骨壊死，特発性骨壊死は成人期にみられる壊死である．続発性骨壊死は原因別に外傷性，放射線照射，減圧症，Gaucher（ゴーシュ）病，鎌状赤血球症などに分けられる．特発性骨壊死は原因不明であるが，ステロイド使用，飲酒（アルコール多飲）が有意な危険因子である．

1 骨端症（→883 頁も参照）
apophyseopathy, apophysitis, epiphyseopathy, epiphysitis, osteochondrosis

　成長期の長管骨骨端核は epiphyseal center，筋付着部骨端核は apophysis とよばれる．手・足根骨にみられる阻血性骨壊死 osteonecrosis で，骨変化と疼痛を伴う（**表 19-1**，**図 19-1～3**）．

　原因は血管の狭窄・閉塞による血流障害，微小な繰り返し外力など様々である．遺伝性疾患，内分泌性疾患による骨化障害もある．

A 離断性骨軟骨炎（図 19-4, 5）
osteochondritis dissecans

　骨端核が癒合完成する思春期から青年期にみられる．軟骨下に起こる特殊な骨壊死で骨軟骨が離断する．外傷，虚血，骨端骨化障害などが原因と考えられている．膝（大腿骨内側顆の外側など→650頁参照），足（距骨内側など），肘関節（上腕骨小頭→452 頁参照）によくみられる．

　初期には単純 X 線像では病的所見を確認できないが，進行すると軟骨下骨の透亮像，嚢腫状変化，骨硬化を伴う骨欠損を認める．MRI は X 線最

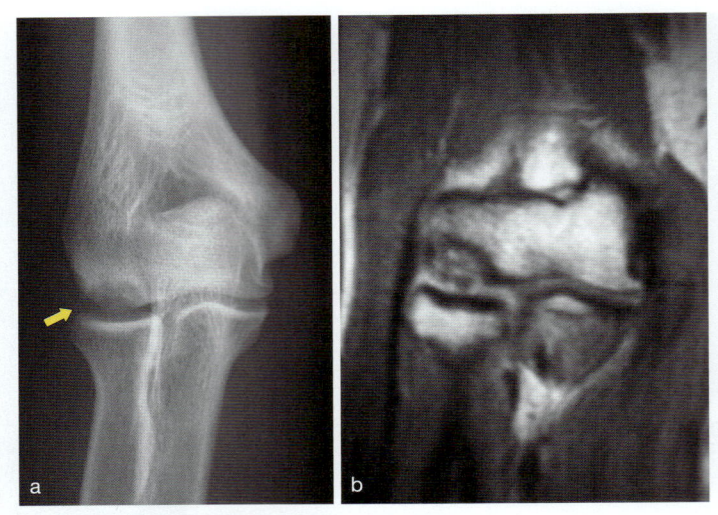

図 19-4　肘関節離断性骨軟骨炎（15 歳男児）
a. 単純 X 線正面像，b. MRI T2 強調像．
上腕骨小頭に透明像（骨透亮像）を認める．

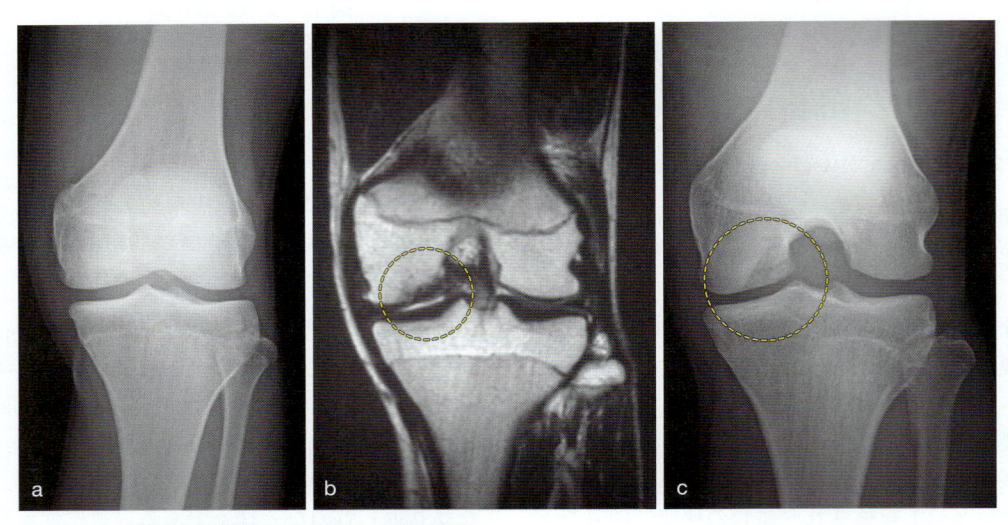

図 19-5　膝関節離断性骨軟骨炎（15 歳男児）
a. 単純 X 線正面像，b. MRI，c. 顆間窩撮影像．
大腿骨内側顆の顆間寄りの部分に病巣を認める（b，c）．

影よりも早期に異常所見をとらえることができる．

2　特発性骨壊死
idiopathic osteonecrosis

　循環障害による阻血壊死である．原因は特定できない．特発性大腿骨頭壊死症などがある．

病態，症状

　骨壊死が発生しても必ずしも疼痛などを伴うわけではない．壊死部が圧潰して初めて症状（疼痛）を発症し，顕在化する．壊死の部位や大きさがその後の圧潰あるいは無症状に経過するかを左右する．

画像所見

・単純 X 線像（図 19-6〜8）

　壊死発生後，数か月を経て初めて単純 X 線像上の変化が確認される．軟骨下骨の弧状透亮像crescent sign，帯状硬化像が特徴的である．

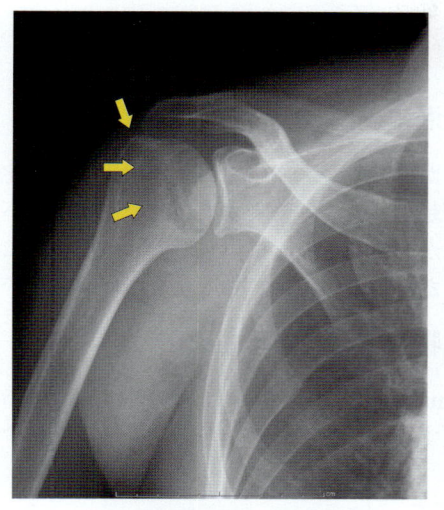

図 19-6　上腕骨頭壊死（50 歳男性）
血液疾患にて副腎皮質ステロイドを服用していた.

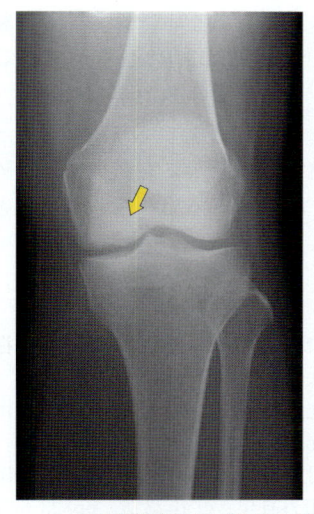

図 19-8　左膝関節部（大腿骨内側顆）壊死（40 歳女性）
副腎皮質ステロイド治療歴あり.

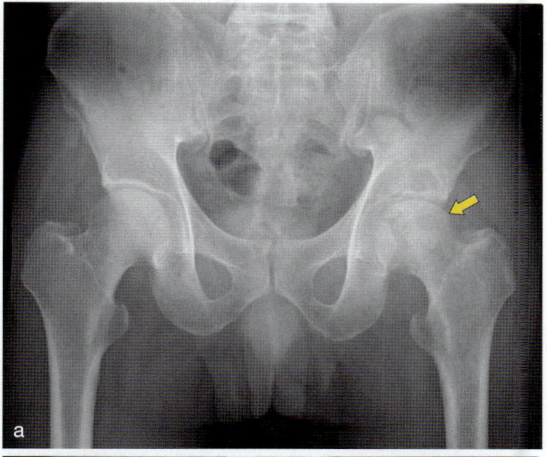

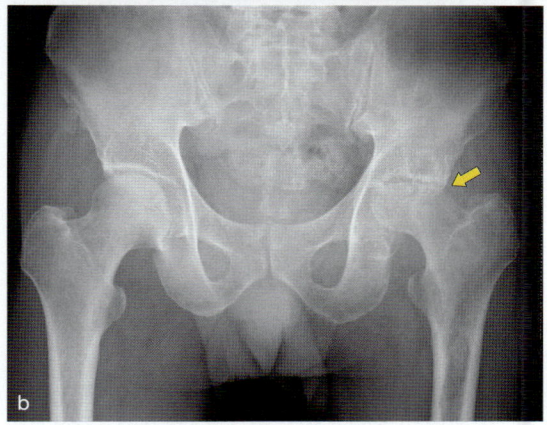

図 19-7　大腿骨頭壊死（50 歳男性）
副腎皮質ステロイド服用例. 左大腿骨頭に壊死を認める（a）. 骨萎縮が高度で骨頭圧潰, 短期間で変形に至った（b）.

- **MRI**

T1 強調像で壊死の有無の診断可能である. 予後推定にも用いられる

- **骨シンチグラフィー**

以前は壊死の早期診断目的に行われていたが, 現在は MRI で早期診断が行われる. 全身の病変把握には有用である.

骨組織・病理所見

壊死層, 虚血層, 反応層, 正常層に分けられる.

虚血による壊死部の周囲には反応性変化（血管拡張, 滲出液, 炎症性細胞浸潤）がみられる.

Ⓐ 特発性大腿骨頭壊死症（→ 618 頁も参照）

骨頭壊死の要因は明らかではない. 病歴や背景として副腎皮質ステロイド使用や長期間のアルコール飲用歴と, 壊死との関連が明らかにされている. そのためステロイド性大腿骨頭壊死, アルコール性大腿骨頭壊死症と称することもある.

若年〜壮年の男性に多い. 男女比は 1.2：1 で男性が多い. 副腎皮質ステロイド使用, アルコール飲用者, それ以外がそれぞれおよそ 1/3 ずつを占める. 副腎皮質ステロイド使用開始から 1 年以内の発生が多い. MRI による診断感度, 特異度はともにきわめて高く, 早期診断に有用である. 特発性大腿骨頭壊死に関する調査研究班による病

期分類(stage 1，2，3 A，3 B，4)，病型分類(A，B，C-1，C-2)がある．治療方法の選択のためには壊死範囲の評価が必要不可欠である．

B 膝関節特発性骨壊死(➡669 頁も参照)

中年から高齢女性に好発する．大腿骨内顆の関節下骨に起こる骨粗鬆症を基盤とした軟骨下脆弱性骨折に起因すると推測されている．

症状としては比較的急性発生の疼痛，夜間痛がみられる．X 線所見としては軟骨下骨の骨吸収像，関節面の圧潰変形，MRI では限局した異常信号域，関節軟骨の亀裂・欠損を認める．

副腎皮質ステロイドによる壊死，離断性骨軟骨炎との鑑別が必要である．

3 症候性大腿骨頭壊死症(外傷，放射線による二次性)

骨壊死の原因が特定でき，その原因に続発する骨壊死の総称である．

A 外傷性，骨折に続発する壊死

大腿骨頚部(以前の呼称では内側)骨折後，外傷性股関節脱臼後の大腿骨頭壊死(➡618，789 頁参照)や距骨骨折後の距骨骨壊死，舟状骨骨折後の近位骨片の壊死などがある．

大腿骨頭では大腿骨頚部骨折や股関節脱臼により，深大腿動脈回旋枝からの血流障害などが起こり壊死が生じる．壊死は外傷後数カ月～1 年以上経過してから出現し圧潰へと進展することもある．外傷後からの経過観察と患者への壊死発生の危険性についての説明が必要である．

MRI，骨シンチグラフィーが早期診断に有用である．

B 放射線照射によるもの

腫瘍などへの放射線療法に伴ってみられる．骨盤部への照射による大腿骨近位部に壊死を生じ，その後圧潰変形へ至る．

放射線照射の有無，部位・範囲を確認して治療方針を立てる．

4 塞栓に起因する骨壊死

A 潜水病，減圧症によるもの

潜函作業や潜水作業において環境の圧変化が急激に起こった際，窒素ガスなどの生体内の不活化ガスが過飽和となり気泡を形成し，血管内に塞栓をきたす．その結果，骨壊死を発症する．

B 特殊疾患によるもの

Gaucher(ゴーシェ)病は骨髄の細胞に糖脂質が蓄積することにより，骨変形や骨壊死を呈する．

5 一過性骨髄浮腫症候群
transient bone edema syndrome

原因不明の骨髄浮腫で，単純 X 線像では明らかな所見はない，あるいは骨萎縮・骨粗鬆症などを認める．診断には MRI が有用である．骨シンチグラフィーでは集積亢進がみられる．

経過としては一過性であり，数カ月～1 年程度で症状は改善し画像所見も回復する．外傷，骨壊死，感染とはこの点で異なる．骨壊死との鑑別が必要である．

●参考文献
1) 難病対策研究会(編)：難病の診断と治療指針 第 3 版．東京六法出版，2005
2) 鳥畠康充，富士武史(編)：整形外科診療における肺血栓塞栓症．ライフサイエンス出版，2009
3) 野口康男：四肢血管系の整形外科．杉岡洋一(監修)：神中整形外科学 改訂 23 版．pp823-845，南山堂，2013
4) 福田国彦，杉本栄治，上谷雅孝，他(編)：関節の MRI．メディカル・サイエンス・インターナショナル，2007
5) 辻 陽雄，高橋栄明(編)：整形外科診断学 改訂第 3 版．金原出版，1999
6) Magee DJ：Orthopedic Physical Assessment, 4 th ed. Saunders, Philadelphia, 2002
7) 指定難病，厚生労働省ホームページ．http://www.mhlw.go.jp/stf/seisakunitsuite/bunya/0000084783.html

第20章 先天性骨系統疾患

診療の手引き

- [ ] **1.** 骨系統疾患の患者は低身長や骨変形を主訴とすることが多く，必ずしも疼痛や機能障害を訴えない場合がある．診断や遺伝相談を目的に受診する場合も少なくない．診察にあたっては，特徴的な顔貌や体型に対して奇異な目で接してはならない．

- [ ] **2.** 問診を行う際には患者の人格を傷つけない配慮が必要である．家族歴をとる際にも遺伝性の有無などで家庭内に不和が生じないよう配慮する．

- [ ] **3.** 患者の同意を得てできるだけ裸になってもらい全身をよく観察する．低身長の場合は身長と指端距離を比較し，四肢短縮型か体幹短縮型か，または均整型かなど，四肢・体幹のプロポーションをまず把握する．これだけでかなり診断を絞れる．

- [ ] **4.** 身体的特徴をチェックする．
  頭蓋：頭蓋周径，大・小泉門，毛髪
  顔面：両眼開離，近視，前額突出，鼻根部陥凹，鞍鼻，口蓋裂，高口蓋，副耳，難聴
  体幹：胸郭変形，脊柱の側弯・後弯，股関節脱臼，外性器異常
  四肢：O脚，X脚，内反足，外反足，関節拘縮・弛緩，多合指，爪変形
  皮膚：母斑，カフェオレ斑，皮下腫瘍，皮膚陥凹
  精神・運動発達：知能低下，運動麻痺，視聴覚の異常

- [ ] **5.** X線検査は臨床診断の鍵を握るが，被曝を最小限にとどめる配慮が必要である．骨系統疾患か否かのスクリーニングには，頭蓋骨側面，脊柱2方向，骨盤・股関節，膝関節，手正面の撮影で十分である．他院より紹介の場合は過去の単純X線像を持参させる．

- [ ] **6.** 単純X線像において病態の主座が骨端にあるか(epiphyseal dysplasia)，骨幹端にあるか(metaphyseal dysplasia)，または両方にあるか(epi-metaphyseal dysplasia)を調べる．これと椎体変形のパターンでおよそのX線診断がつく．骨密度の低下や増加についても調べる．

- [ ] **7.** 遺伝子解析を行う場合は，患者・家族の同意を得て，必要に応じ文書でインフォームド・コンセントをとったうえで行う．遺伝相談は専門家の意見をよく聞いて慎重に行う．

- [ ] **8.** 変形矯正骨切り術や四肢延長術などの治療を行う場合は，整容面だけでなく患者の生活上の不自由，社会的不利益などを考慮したうえで慎重に適応を考える．外観を改善することにより機能障害を残してはならない．

A 先天性骨系統疾患総論

1 骨系統疾患の概念と分類

骨系統疾患 skeletal dysplasia とは，骨・軟骨の発生・成長の異常により骨格の形態や構造に系統的な異常をきたす疾患の総称である．全身の骨格に病変がある骨軟骨異形成症 osteochondro-dysplasia と，一部の骨のみに病変が限られる異骨症 dysostosis とに分けられるが，この区別は明確でなく，さらに骨病変を示す先天性代謝異常などを含める考え方もある．またこれらの疾患は必ずしも出生時から症状を示すとは限らない．

骨系統疾患は種類が非常に多い．このため International Skeletal Dysplasia Society（ISDS）による国際分類が数年ごとに更新されている．これは，遺伝性骨格系疾患 genetic skeletal disorders を包括する分類で，2010 年度版の分類では 456 疾患が 40 グループに分類されている（**表 20-1**）．

表 20-1　骨系統疾患国際分類（2010）のグループと代表的な疾患

1. FGFR3 軟骨異形成症グループ （軟骨無形成症，軟骨低形成症，タナトフォリック骨異形成症） 2. 2 型コラーゲングループおよび類似疾患 （先天性脊椎骨端異形成症，Kniest 骨異形成症，Stickler 症候群 1 型） 3. 11 型コラーゲングループ （耳脊椎巨大骨端異形成症，Stickler 症候群 2 型） 4. 硫酸化障害グループ （捻曲性骨異形成症） 5. Perlecan グループ 6. Aggrecan グループ 7. Filamin グループと関連疾患 （Larsen 症候群） 8. TRPV4 グループ （変容性骨異形成症，脊椎骨端異形成症 Kozlowski 型） 9. 短肋骨異形成症（多指症を伴う／伴わない）グループ （軟骨外胚葉性異形成症（Ellis-van Creveld），短肋骨多指症候群） 10. 多発性骨端異形成症および偽性軟骨無形成症グループ （多発性骨端異形成症，偽性軟骨無形成症） 11. 骨幹端異形成症 （骨幹端異形成症 Schmid 型，軟骨・毛髪低形成症） 12. 脊椎骨幹端異形成症 （脊椎骨幹端異形成症 Sutcliffe／corner fracture 型） 13. 脊椎・骨端（・骨幹端）異形成症 （Dyggve-Melchior-Clausen 骨異形成症） 14. 重症脊椎異形成症 15. 遠位肢異形成症 （毛髪鼻指節異形成症） 16. 遠位中間肢異形成症 （遠位中間肢異形成症 Maroteaux 型） 17. 中間肢・近位肢中間肢異形成症 （異軟骨症，中間肢異形成症） 18. 弯曲骨異形成症 （屈曲肢異形成症，後弯肢異形成症） 19. 狭細骨異形成症グループ 20. 多発性脱臼を伴う骨異形成症 （Desbuquois 骨異形成症）	21. 点状軟骨異形成症グループ （点状軟骨異形成症） 22. 新生児骨硬化性異形成症 （Caffey 病） 23. 骨変形を伴わない骨硬化性疾患グループ （大理石骨病，濃化異骨症，メロレオストーシス） 24. 骨幹端・骨幹罹患を伴う骨硬化性疾患グループ （頭蓋骨幹端異形成症） 25. 骨形成不全症と骨密度低下を示すグループ （骨形成不全症，特発性若年性骨粗鬆症） 26. 異常骨石灰化グループ （低フォスファターゼ症，低リン血症性くる病） 27. 骨変化を伴うリソソーム蓄積症 （ムコ多糖症，ムコ脂質症） 28. 骨溶解症グループ 29. 骨格成分の発生異常グループ （多発性軟骨性外骨腫症，進行性骨化性線維異形成症，内軟骨腫症） 30. 骨格罹患を示す過成長症候群 （Sotos 症候群，Marfan 症候群） 31. 遺伝性炎症性／リウマチ様骨関節症 （進行性偽性リウマチ様骨異形成症） 32. 鎖骨頭蓋異形成症および単独頭蓋骨骨化障害グループ （<u>鎖骨頭蓋異形成症</u>） 33. 頭蓋骨癒合症候群 （Apert 症候群，Crouzon 症候群） 34. 頭蓋顔面骨罹患を主とする異骨症 35. 脊椎罹患（肋骨異常を伴う／伴わない）を主とする異骨症 （脊椎肋骨異骨症） 36. 膝蓋骨異骨症 （爪・膝蓋骨症候群） 37. 短指症（骨外形態異常を伴う／伴わない） （短指症，Albright 遺伝性骨異栄養症） 38. 四肢低形成・欠失グループ （Holt-Oram 症候群，欠指・外胚葉異形成・口蓋裂症候群） 39. 多指・合指・母指三指節症グループ （多合指症） 40. 関節形成不全・骨癒合症 （多発性骨癒合症候群，近位指節癒合症）

（カッコ内は各グループ内の代表的な疾患を示す）

（Warman ML, et al：Nosology and classification of genetic skeletal disorders：2010 revision. Am J Med Genet A 155 A：943-968, 2011 より引用改変）

また，最新版である 2015 年度版では，436 疾患が 42 グループに分類されている（英文版を資料➡962 頁に記載）．1980 年代から骨系統疾患の原因遺伝子が次々に明らかになり，国際分類も原因遺伝子に基づいたグループ分けが行われるようになっている．わが国で症例数が多いのは，骨形成不全症や軟骨無形成症などであり（表 20-2），これは海外と同様である．

2 病因と病態

骨の発生・成長，すなわち骨化には軟骨内骨化 enchondral ossification と膜性骨化 intramembranous ossification の 2 種類の様式がある（➡21 頁参照）．軟骨内骨化は軟骨が分化・成長し石灰化を生じたところに血管が進入して骨梁を形成する様式で，管状骨の海綿骨部，後頭部，頭蓋底，椎骨・扁平骨の大部分で生じる．膜性骨化は未分化間葉系細胞が骨芽細胞に分化し直接骨が発生する様式で，管状骨皮質骨部，後頭部以外の頭蓋冠，顔面骨の大部分，下顎骨の大部分，鎖骨の大部分，椎骨・扁平骨の一部で生じる．

骨系統疾患は，骨・軟骨の発生と骨化・成長に異常をきたしたために生じると考えられ，これには遺伝子の変異に伴う蛋白の異常が関与している．この結果として，軟骨内骨化，膜性骨化のいずれか，あるいは両者に異常を生じることが骨系統疾患の病態と考えられる．骨系統疾患のほとんどは単一遺伝子の変異を示すと考えられておりメンデル遺伝に従う遺伝性を示すものが多い．原因となる遺伝子には，骨・軟骨の細胞分化や成長にかかわる因子，細胞外基質の構成因子などが含まれる．

3 臨床症状と診断

骨系統疾患患者の主訴の多くは，低身長，四肢・体幹の変形，関節機能の異常，易骨折性である．近年は胎児の超音波画像検査などで，四肢骨の短縮や変形などを指摘され受診することも多くなっている．病歴聴取に際して，家族歴と既往歴は重要である．前者は遺伝性の確認，後者は合併症の確認を通じて診断に役立つことがある．また現病歴では，臨床症状の発現時期とその程度の変化が重要である．

低身長 short stature に関しては，どのようなプロポーションを示すかが診断につながることが多い．低身長は，四肢と体幹のバランスがとれている均衡型 proportionate ととれていない非均衡型 disproportionate に分かれ，非均衡型はさらに体幹短縮型 short trunk と四肢短縮型 short limb に分かれる．四肢短縮型は，① 近位肢節すなわち上腕部と大腿部，② 中間肢節すなわち前腕部と下腿部，③ 遠位肢節すなわち手部と足部の短縮が目立つ型に細分類される．体幹短縮，四肢短縮の判断には，指端距離（指極長）arm span を計測する．これは両肩関節を 90° 外転した（両上肢を横に広げた）状態で左右の中指先端を結んだ長さで，通常は身長にほぼ等しい．また，上節長と下節長の関係をみる方法も用いられる．下節長 lower segment とは立位における恥骨結合上縁から床面までの距離で，これを身長から引いた長さを上節長 upper segment とよぶ．成人の上節長と下節長はほぼ等しい．

四肢の変形や関節可動域の異常を示す主要な疾患を表 20-3 に示す．疾患により全身性に起こる場合と局在に特徴のある場合がある．例えば軟骨無形成症（➡295 頁参照）や偽性軟骨無形成症では肘に屈曲拘縮が，膝に O 脚または X 脚を生じる．また，ムコ多糖症（➡303 頁参照）の 4 型〔Morquio（モ

表 20-2　患者数の多い骨系統疾患

	疾患名	登録数
1	骨形成不全症	681
2	軟骨無形成症	593
3	多発性軟骨性外骨腫症	291
4	多発性骨端異形成症	137
5	低リン血症性くる病	122
6	先天性脊椎骨端異形成症	107
7	骨幹端異形成症	87
8	ムコ多糖症	85
8	線維性骨異形成症	85
10	内軟骨腫症	83

日本整形外科学会の骨系統疾患全国登録に 1990〜2010 年に登録された 4,525 例のうち登録数が多いものを示す．

表20-3　四肢の変形・非対称や関節可動域異常を示す主な骨系統疾患

1. 四肢長管骨の弯曲
   屈曲肢異形成症, 後弯肢異形成症, 骨形成不全症, 内軟骨腫症, 多骨性線維性骨異形成症
2. 関節変形・拘縮
   軟骨無形成症, 変容性骨異形成症, Kniest 骨異形成症, 先天性脊椎骨端異形成症, 偽性軟骨無形成症, ムコ多糖症, 点状軟骨異形成症 Conradi-Hünermann 型, 骨幹端異形成症, 異軟骨骨症, 進行性骨化性線維異形成症, 低リン血症性くる病
3. 関節弛緩性
   Stickler 骨異形成症, 偽性軟骨無形成症, ムコ多糖症(4型), 骨形成不全症
4. 関節脱臼
   異軟骨骨症(肘・手関節), Larsen 症候群
5. 四肢の非対称
   点状軟骨異形成症 Conradi-Hünermann 型, 片肢性骨端異形成症, 内軟骨腫症

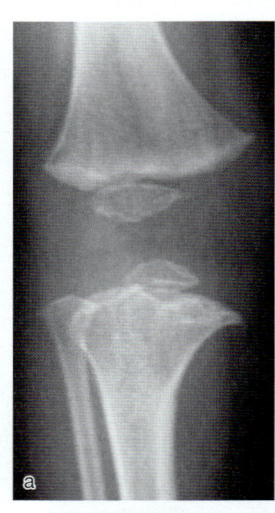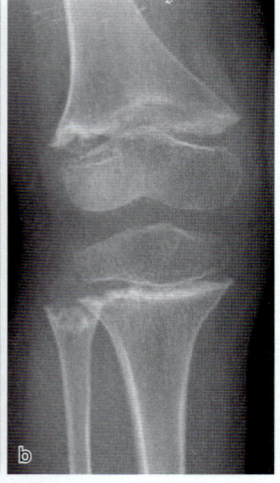

図20-1　管状骨単純X線像の特徴
a. 骨端部の異常(骨端核が小さく変形している：先天性脊椎骨端異形成症).
b. 骨幹端部の異常(骨端線の不整：骨幹端異形成症).

ルキオ)病〕では関節弛緩性が, 4型以外では関節拘縮が特徴であるが, ムコ多糖症4型でも股関節など一部の関節には拘縮を認める.

　脊柱の変形は側弯や後側弯の形で現れることが多く, 脊椎異形成を示す多くの疾患に伴う. これらの疾患では歯突起の形成不全や頚椎の不安定性を示し, 麻痺を生じることもあるので注意が必要である. 軟骨無形成症やムコ多糖症では胸腰椎移行部の後弯を示し, 腰椎の前弯が増強する.

④ 画像診断ほか

　骨系統疾患の診断に至るための画像検査の基本は, 単純X線検査である. 骨系統疾患を疑う場合には全身の骨X線撮影 bone survey を行うが, 最低限必要な検査として頭蓋骨2方向, 下位胸椎〜腰椎2方向, 骨盤正面, 下腿骨(膝・足関節を含む)正面, 左手前後像の撮影を行い, 必要に応じ他部位を追加するのがよい. また乳幼児では, 腰椎の代わりに全脊椎2方向, 骨盤・下腿骨の代わりに全下肢(骨盤を含む)正面を撮影する.

　管状骨の単純X線像は, 骨端部, 骨幹端部, 骨幹部に分けて観察する. 骨端部の異常は骨端異形成とよばれ, 骨端核(二次骨化中心)の出現遅延, 扁平化, 辺縁不整(図20-1a)などの形態異常を示す. これは骨端核の軟骨内骨化の異常により生じる. 代表的な骨端核の出現は(➡134頁参照), 大腿骨近位が生後4カ月, 大腿骨遠位が胎生36週, 脛骨近位が胎生40週頃であり, 満期産児で出生後に大腿骨遠位の骨端核が出現していない場合には, 骨端異形成を考える必要がある. 骨幹端部の異常には盃状変形 cupping, 不整像(図20-1b), splaying や flaring とよばれる横径の拡大などがある. 骨幹部の横径成長には膜性骨化が関与するため, これが過剰である場合には骨幹部が太くなり, 膜性骨化が妨げられる場合は細くなる.

　脊椎の単純X線像では, 側面像における椎体の形態に注目する. 軟骨内骨化の障害では扁平椎 platyspondyly を示し, さらに修飾を受け特徴的な形態を示すことがある(図20-2).

　管状骨, 脊椎以外にも, 頭蓋骨, 骨盤骨などで疾患により特徴的な所見を示すことがある. またX線所見からおよその診断をつけたら, 疾患により血液や尿の検査を行う. 代謝性骨疾患では血清カルシウム・リンのほか各種ホルモンや骨代謝マーカーを調べる. ムコ多糖症などを疑う場合は,

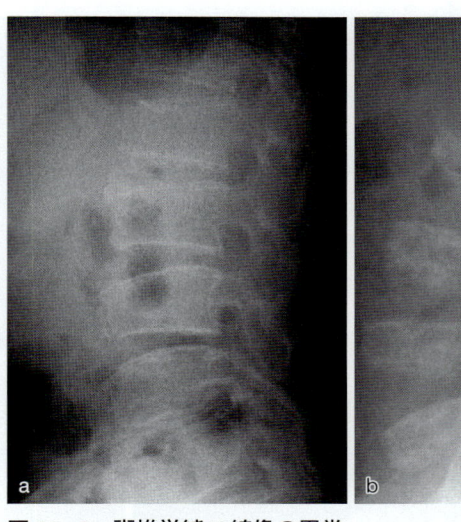
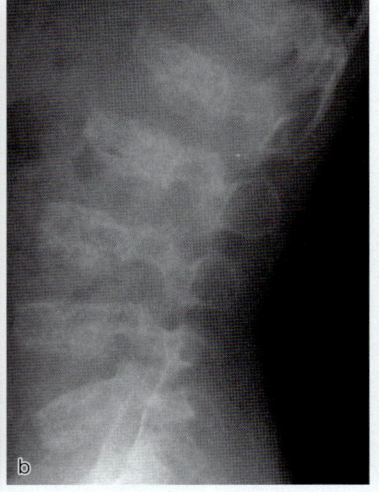

図 20-2　脊椎単純 X 線像の異常
a. 扁平椎と椎間板腔の狭小化（進行性偽性リウマチ様骨異形成症）．
b. 扁平で舌状の椎体（変容性骨異形成症）．

酵素分析を行う．原因遺伝子の判明している疾患では，遺伝子解析を行うことにより診断を確定できる．

B　先天性骨系統疾患各論

1　軟骨無形成症
achondroplasia

「FGFR3 軟骨異形成症グループ」に含まれる疾患で，四肢短縮型低身長を示す骨系統疾患の代表である（**図 20-3a**）．FGFR3 は線維芽細胞増殖因子受容体 3 型 fibroblast growth factor receptor-3 のことであり，細胞膜貫通型の受容体である．これは FGF（線維芽細胞増殖因子）のシグナルに抑制的に働くと考えられており，FGFR3 の遺伝子変異により FGF 抑制シグナルが常に働き，軟骨内骨化の障害が起こる．同じ FGFR3 軟骨異形成症グループには，より軽症の表現型を示す軟骨低形成症，重症の表現型を示すタナトフォリック骨異形成症が含まれている（**図 20-3 b, c**）．

軟骨無形成症の発生頻度は 10 万出生当たり 5 人前後と考えられる．遺伝形式は常染色体優性であるが，罹患者の 80〜90% が新突然変異である．この場合，父親の年齢が高いことが知られている．本症のホモ接合は重症で致死性である．

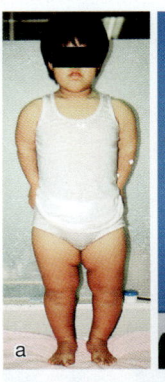
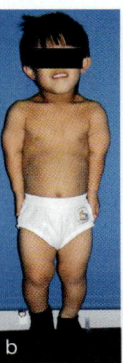
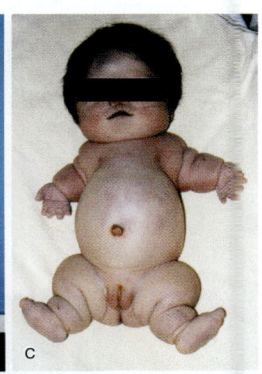

図 20-3　FGFR3 軟骨異形成症グループの疾患
a. 軟骨無形成症（四肢短縮型低身長を示す，顔貌異常を伴う）．
b. 軟骨低形成症（低身長，四肢短縮の程度が軽い，顔貌は正常）．
c. タナトフォリック骨異形成症（低身長，四肢短縮の程度が強い）．

治療を受けていない日本人の軟骨無形成症患者では，17 歳時の平均身長は男性 130 cm，女性 124 cm と推定されている．本症の四肢短縮は特に近位肢節に著しいとされているが，X 線計測では必ずしも近位肢節短縮を示さない．顔貌は特徴的で，頭部は大きく，前顎部，下顎は突出している．鼻根部は陥凹し，顔面中央部低形成を示す．上肢では肘関節の伸展制限を示すことが多い．手指は太く短く，三尖手 trident hand を示す．下肢では膝から下腿が内反位をとる．体幹では胸腰

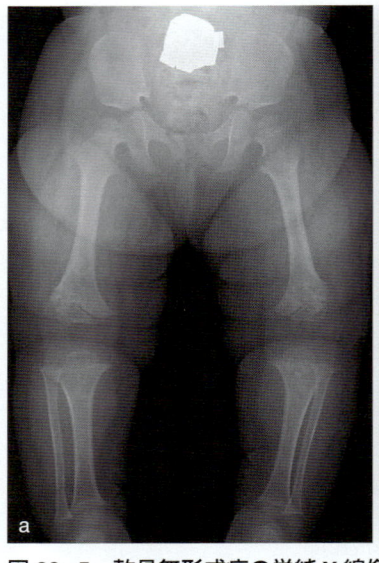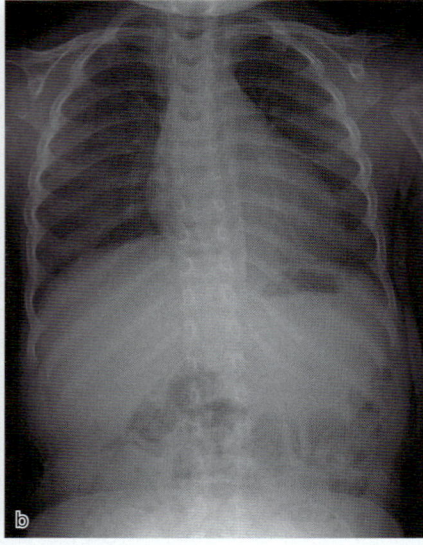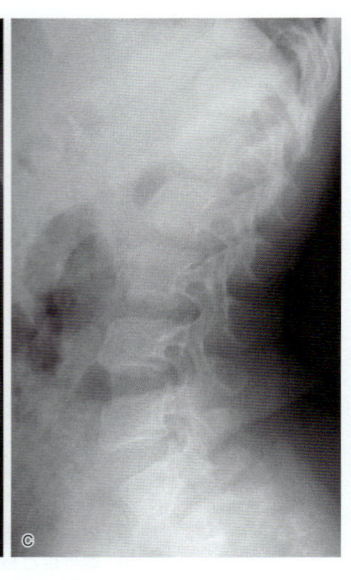

図 20-5　軟骨無形成症の単純 X 線像（2 歳女児）
a. 下肢管状骨は太く短い．骨端核は小さく，骨幹端部は盃状変形 cupping を示す．腓骨が脛骨より相対的に長く，足関節は内反している．骨盤では，腸骨翼は方形で坐骨切痕が小さい．寛骨臼は水平である．
b. 腰椎正面像で椎弓根間距離が頭側から尾側に向かうに従い狭くなる（interpediculate narrowing）．
c. 側面像では椎体後縁は後方凹となっている（posterior scalloping）．

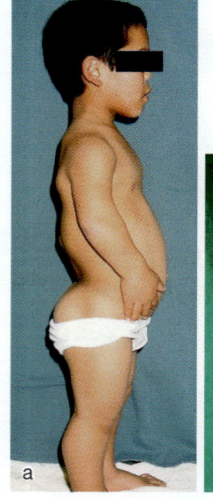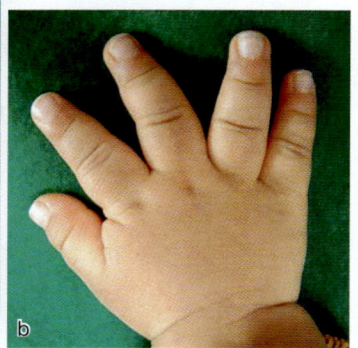

図 20-4　軟骨無形成症の臨床像
a. 四肢短縮，顔貌異常，肘の屈曲拘縮，腰椎前弯の増強がみられる（10 歳男児）．
b. 中指と環指の間が広く，三尖手を示す（3 歳女児）．

椎移行部は後弯し，腰椎前弯は増強する（**図20-4**）．知能発達，生命予後は正常である．

　軟骨無形成症の X 線所見では，管状骨は太く短い．骨端核は小さく，骨幹端部は盃状変形を示す．腓骨が脛骨より相対的に長く，足関節は内反

する．脊椎では，腰椎正面像では椎弓根間距離が頭側から尾側に向かうに従い狭くなり（interpediculate narrowing），側面像では椎体後縁は後方凹となる（posterior scalloping）．骨盤では，腸骨翼は方形で，腸骨遠位側は短縮し坐骨切痕が小さくなる．また寛骨臼は水平である（**図20-5**）．

　軟骨無形成症では，四肢短縮および低身長に対する治療として，脚延長手術と成長ホルモンの投与が行われている．脚延長は創外固定器を利用した仮骨延長術が行われており（**図20-6**），下肢骨のほか上腕骨の延長も行われている．成長ホルモンは，分泌不全を伴わない症例でも投与が認められている．本症に伴う下腿内反変形は装具療法に反応せず，程度が強い場合には手術を行うこともある．本症では脊椎の成長障害により脊柱管狭窄症が若年で発症することがある．特に胸腰椎移行部の後弯変形が強い場合には発症のリスクが高いとされ，後弯変形を予防するため幼児期に体幹装具を装着することもある．

　整形外科領域以外で本疾患に合併するものとして，大後頭孔狭窄による水頭症，睡眠時無呼吸，中耳炎などがある．小児科，脳神経外科，耳鼻咽喉科などと協力して診療にあたる必要がある．

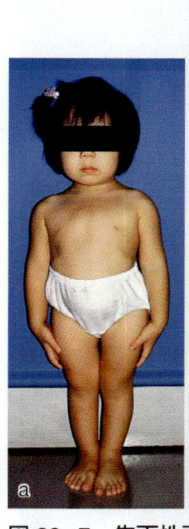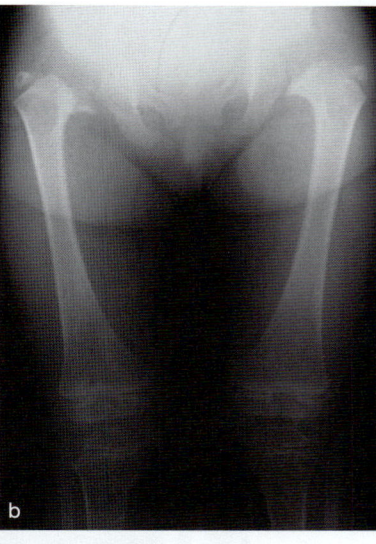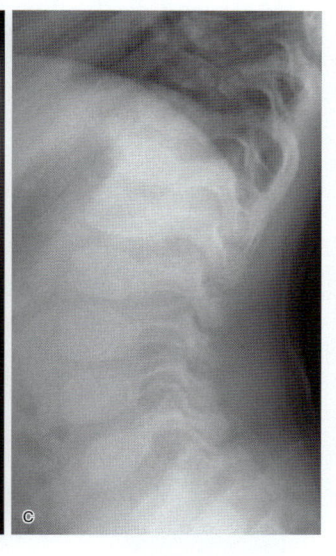

図 20-7　先天性脊椎骨端異形成症（4 歳女児）
a. 体幹短縮，樽状胸郭，顔面中央部の軽度低形成を認める．
b. 下肢単純 X 線像では，大腿骨近位の骨端核出現が遅れ内反股を示す．大腿骨遠位・脛骨近位
　の骨端核は扁平で不整である．
c. 腰椎単純 X 線側面像で，西洋梨型の椎体を認める．

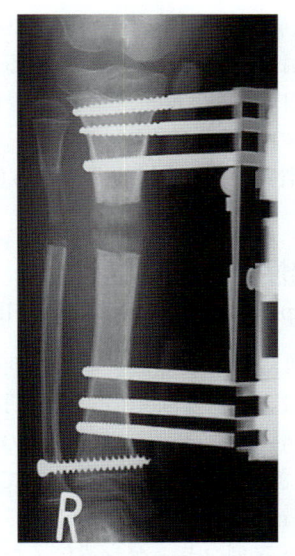

**図 20-6　軟骨無形成症の下腿骨に
　　　　　対する延長手術**

② 先天性脊椎骨端異形成症

spondyloepiphyseal dysplasia congenita（SEDC）

「2 型コラーゲングループおよび類似疾患」に含まれる疾患で，Ⅱ型コラーゲン遺伝子（*COL2A1*）の変異を認め，体幹短縮型低身長を示す骨系統疾患の代表である．Ⅱ型コラーゲン分子は 3 つの α 1（Ⅱ）鎖で構成され，軟骨基質の主成分である．また軟骨以外にも脊索，硝子体に分布する．同じ *COL2A1* の遺伝子変異を認める骨系統疾患には軟骨無発生症 2 型，軟骨低発生症，脊椎骨端骨幹端異形成症 Strudwick（ストラドウィック）型，Kniest（ニースト）骨異形成症，Stickler（スティックラー）症候群 1 型などがあり，いずれも遺伝形式は常染色体優性であり，脊椎や管状骨骨端部の異形成を示す．

　先天性脊椎骨端異形成症は出生時から体幹短縮の目立つ低身長を示し，成人の身長は 85〜145 cm である．手足の大きさは正常である．内反足，内反膝，外反膝を合併することがある．胸郭は樽状で，腰椎の前弯が目立つ．側弯変形を伴うことがある．顔面中央部は低形成である（図 20-7）．

　X 線所見で特徴的なのは長管骨骨端部の骨化障害であり，出生時に大腿骨遠位，脛骨近位の骨化はみられない．成長しても骨端部は扁平で，若年性の変形性関節症に至る．大腿骨近位の骨端核の骨化も著しく遅れ，内反股を合併する．脊椎では乳幼児期の腰椎が特徴的である．すなわち単純 X 線側面像で辺縁が丸く，椎体高は前方より後方

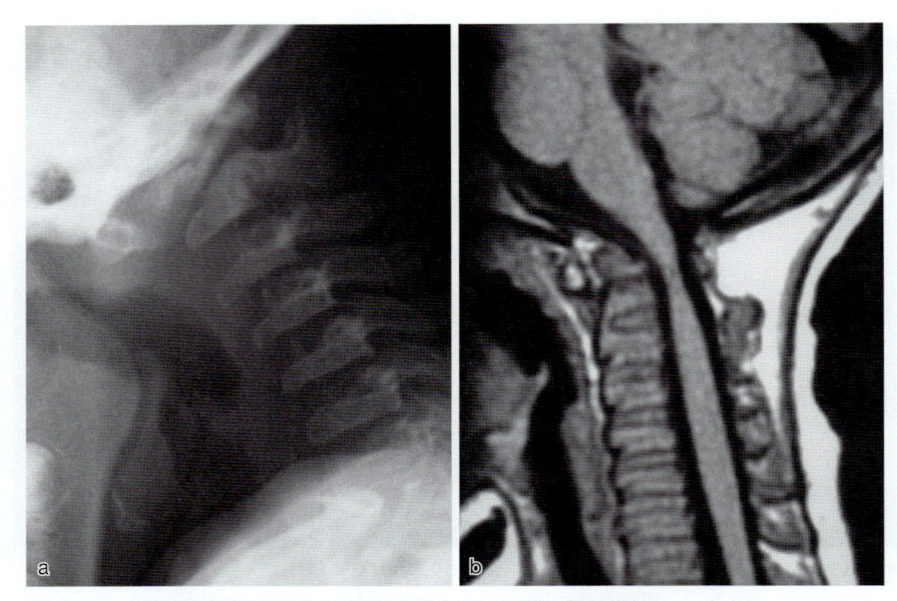

図20-8　先天性脊椎骨端異形成症(9歳女児)の環軸椎亜脱臼
a. 前屈位単純X線側面像で，歯突起の形成不全と環軸椎前方亜脱臼を認める.
b. MRIでは，環軸椎の高位で脊髄の圧迫を認める.

が低く，西洋梨型とよばれる(図20-7c). 頚椎では軸椎歯突起の低形成があり，環軸椎脱臼の原因となることがある(図20-8).

本症に対する根本的な治療法はなく，低身長に対する成長ホルモン投与は効果が少ないとされている. 内反膝や外反膝などの関節変形，内反股に対して，若年性の変形性関節症の発症をできるだけ遅らせるという考えで手術が行われることがある. 脊柱変形に対して手術が行われることは少ないが，環軸椎の病変では不可逆的な脊髄症を生じないように手術が行われることがある.

整形外科領域以外で本症に合併するものとして，眼科的異常と口蓋裂の頻度が高い. 眼科的異常では近視の合併率が高く，時に網膜剥離を合併することがあり注意を要する.

③　骨幹端異形成症
metaphyseal dysplasia

Schmid(シュミット)型，McKusick(マクージック)型(軟骨・毛髪低形成症)，Jansen(ヤンセン)型などがあり，管状骨骨幹端の異形成とそれに伴う関節近傍の変形や四肢短縮型低身長を示す.

このなかでSchmid型は最も頻度が高く，成長

軟骨の肥大軟骨に発現するX型コラーゲン遺伝子(*COL10A1*)の遺伝子変異を認める. 四肢短縮型低身長，内反膝を示す. 単純X線像では管状骨骨幹端部の異形成があり，内反股，内反膝を示す. 管状骨骨端部，脊椎は正常である(図20-9).

④　多発性骨端異形成症
multiple epiphyseal dysplasia(MED)

「多発性骨端異形成症および偽性軟骨無形成症グループ」に含まれる疾患で，成長期に管状骨の骨端部に異形成が多発し，四肢関節の形態異常と機能障害をきたす. 原因遺伝子として，cartilage oligomeric matrix protein(*COMP*)，matrilin 3(*MATN3*)，Ⅸ型コラーゲン遺伝子などが知られている. 遺伝形式は一部を除き常染色体優性遺伝である. *COMP*は，軟骨無形成症に類似した四肢短縮型低身長を示すが顔貌が正常な偽性軟骨無形成症の原因遺伝子でもある.

症状は主に四肢大関節の可動域制限，変形，疼痛で，成人後に早発性の変形性関節症で診断がつくこともある. 手指の短縮や軽度の低身長を示すこともある. 顔貌，知能は正常である.

単純X線像では，長管骨の骨端核は出現が遅

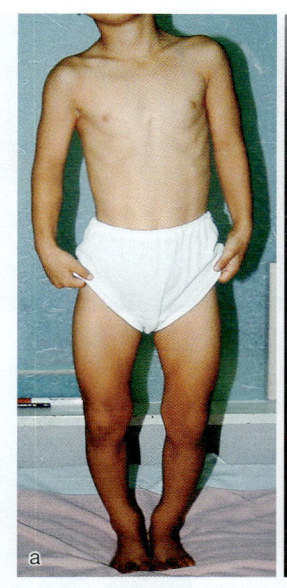
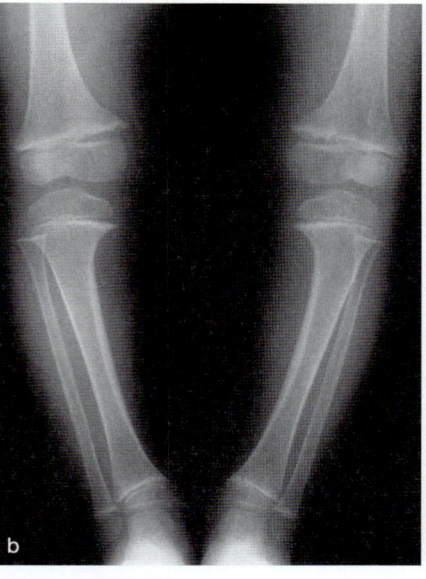

図 20-9　骨幹端異形成症 Schmid 型（女児）
a. 四肢短縮型低身長と内反膝変形を認める（6 歳時）.
b. 下肢単純 X 線像では骨幹端部の異形成があり, 関節近傍に変形を認める（3 歳時）.

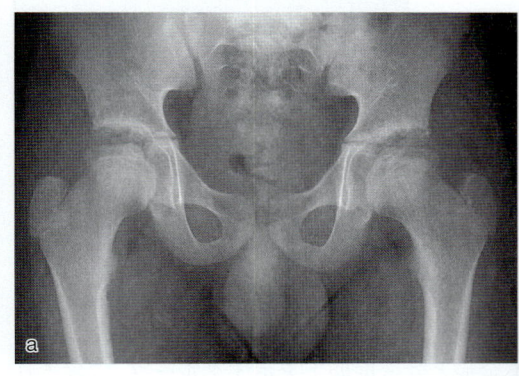
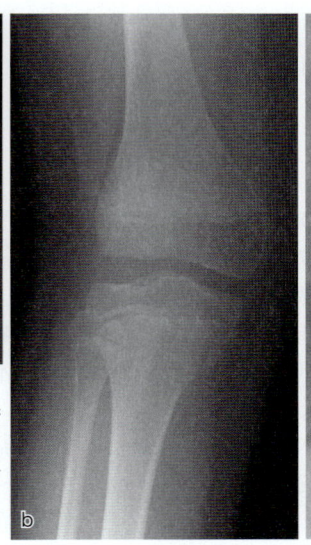
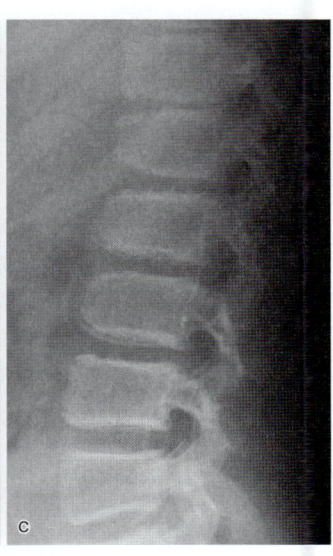

a. 股関節では, 両大腿骨近位骨端核が扁平, 不整である.
b. 膝関節も骨端部が変形で, この症例では外反膝を呈している.
c. 脊椎では胸腰椎移行部を中心に終板の不整がある.

図 20-10　多発性骨端異形成症（10 歳男児）

20
先天性骨系統疾患

延し, 出現後も分節化, 辺縁不整, 扁平化といった所見を示し, 骨幹端部にも軽度の変化を示すことがある. 脊椎は正常だが, 胸腰椎移行部の椎体終板に軽度の不整をみることがある（図 20-10）.
　治療としては, 下肢変形に対して骨切り術を行うことがある. 変形性関節症に至った場合, 年齢や多関節罹患であることを考慮し, 保存療法, 骨切り術や人工関節置換術を選択する.

5 Larsen（ラーセン）症候群
Larsen syndrome

　先天的に多発関節脱臼を示す骨系統疾患の代表であり, 「Filamin グループと関連疾患」に含まれ

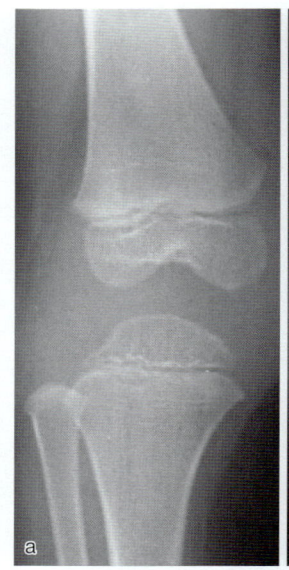
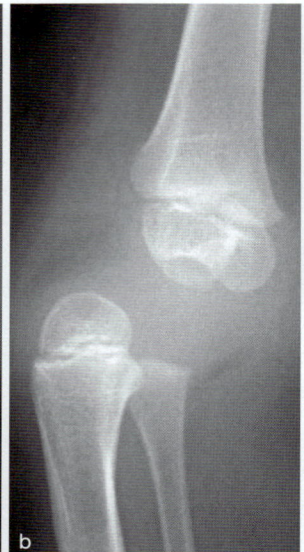
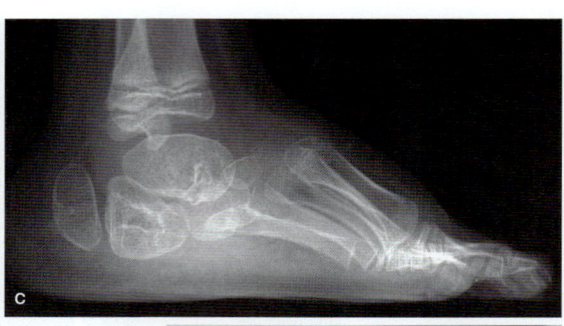
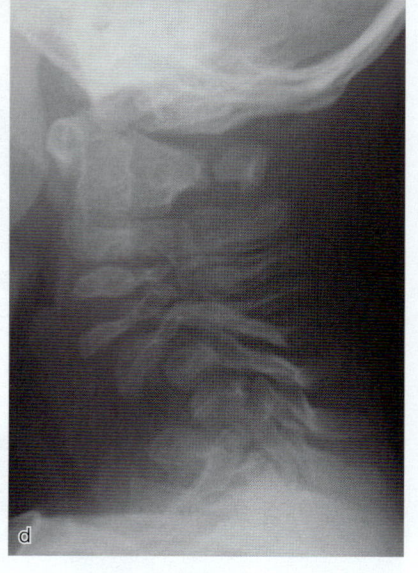

図 20−11　Larsen 症候群
a, b. 膝関節脱臼に骨端部の変形を伴う（2 歳男児）.
c. 踵骨の二重骨化（8 歳男児）.
d. 頚椎の形成不全を伴う後弯変形（4 歳男児）.

ている．Filamin B（*FLNB*）の遺伝子変異が判明
しており，常染色体優性遺伝の遺伝形式を示す．

　関節脱臼は大関節，特に股関節，膝関節，肘関
節に多い．膝関節脱臼は出生時には反張膝を示す
ことが多い．足部は内反尖足や外反足を示すこと
がある．手の母指は，「へら状母指」とよばれ，末
端部が太い．顔貌は平坦で，dish face と表現さ
れる．気管・喉頭軟化症による呼吸障害を合併す
ることがある．

　単純 X 線像では，大関節の脱臼のほか，骨端
部の変形を認める．骨端核の過剰が特徴的で，特
に踵骨の二重骨化は特徴的である．頚椎の形成不
全に後弯変形を伴い，脊髄障害を呈することがある
（図 20−11）.

　治療は対症的に行うが，関節脱臼，足部変形，
頚椎変形のいずれも難治性である．

6　骨形成不全症
osteogenesis imperfecta

　易骨折性を示す骨系統疾患の代表であり，「骨形
成不全症と骨密度低下を示すグループ」に含まれ
る．発生頻度は 2〜3 万出生当たり 1 例である．
本症の分類法として Sillence（シレンス）による
Ⅰ〜Ⅳ型の分類が有名であり（**表 20-4**），さらに
現在までにⅪ型までが追加されている．Sillence
分類のⅠ〜Ⅳ型ではⅠ型コラーゲン遺伝子
（*COL1A1*，*COL1A2*）の変異が判明している．
遺伝子変異によるⅠ型コラーゲンの量的・質的異
常は，骨の細胞外基質内の正常Ⅰ型コラーゲンが
低下を通じて基質の石灰化に影響を与え，骨強度
が低下すると考えられている．

　骨脆弱性は易骨折性や四肢・脊柱・胸郭の変形
につながる．骨脆弱性の程度は幅広く，出生時に
多発骨折を認める症例から，生涯を通じて数回以
内しか骨折しない症例まである．Sillence のⅠ型，

表 20-4　Sillence による骨形成不全症の分類

分類	特徴	亜分類	遺伝形式	遺伝子変異
Ⅰ型	様々な程度の骨脆弱性 青色強膜，成人期難聴	A：歯牙正常 B：歯牙形成不全	AD	COL1A1
Ⅱ型	周産期致死性 最重度の骨脆弱性	A：幅広い長管骨，ビーズ状肋骨 B：幅広い長管骨，正常肋骨 C：細い長管骨，細いビーズ状肋骨	AD	COL1A1, COL1A2
Ⅲ型	重度骨脆弱性 青色→正常強膜		AD	COL1A1 COL1A2
Ⅳ型	中等度骨脆弱性 正常強膜	A：歯牙正常 B：歯牙形成不全	AD	COL1A1 COL1A2

AD：常染色体優性遺伝

（Sillence DO：Osteogenesis imperfecta nosology and genetics. Ann NY Acad Sci 543：1-15, 1988. より引用改変）

Ⅲ型では青色強膜を示す．Ⅰ型とⅣ型の一部では歯牙形成不全を伴う（**図 20-12**）．

　骨形成不全症では膜性骨化が障害される．したがって単純 X 線像では，長管骨は骨幹部・骨幹端部が狭小化する．頭蓋骨は膜性骨化障害による Worm（ワーム）骨を示し，脊椎では椎体高が低くなり，魚椎変形などを示す（**図 20-13**）．

　骨形成不全症に対する治療の基本は，骨折の予防と変形の矯正である．長管骨骨折の骨癒合は通常は良好であり，特に乳幼児期には介達牽引やギプス固定などの保存療法を原則とする．弯曲変形を残さずに骨癒合を得ることが再骨折の予防に重要である．特定の長管骨に骨折を繰り返す場合や変形が著しい場合は，矯正骨切りと髄内釘固定を行う．年齢などにより伸長可能な髄内釘を使用する（**図 20-13b**）．本症に伴う脊柱変形の治療は困難であるが，近年は積極的に手術も行われる．薬物治療としてビスフォスフォネートにより，骨折頻度や骨痛の減少，骨密度や運動機能の上昇が報告されている．

　Ⅰ型コラーゲンは骨のほかに，靱帯，腱，血管などに存在するため，関節弛緩性，腱の断裂，心大血管の異常を合併することがある．加齢とともに難聴の頻度が高くなる．

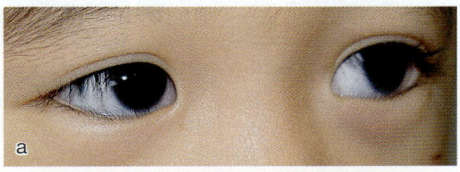
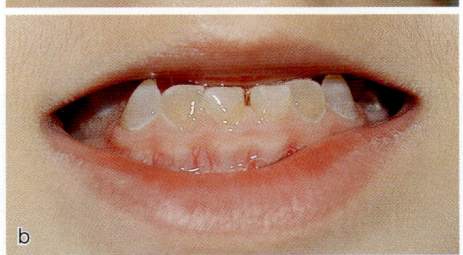

図 20-12　骨形成不全症の臨床像（4 歳男児）
a. 青色強膜，b. 歯牙形成不全．

⑦ 低リン血症性くる病
hypophosphatemic rickets

　「異常骨石灰化グループ」に含まれる疾患で，ビタミン D 欠乏性くる病とは異なる遺伝性のくる病である．原因遺伝子により 6 型に分類されており，遺伝形式も常染色体優性・劣性，X 染色体優性・劣性と様々である．いずれもビタミン D 代謝の異常を通じて，低リン血症を示す．

　臨床症状としては，歩行開始遅延，O 脚などの下肢変形，低身長，齲歯などがあり，成人では脊柱管狭窄症や変形性関節症が問題となる．

　単純 X 線像では，管状骨骨端核の出現遅延，骨幹端部の拡大，毛羽立ち様変化，中央部の陥凹（cupping），骨端線の拡大を示し，長管骨は変形する（**図 20-14**）．小児期の骨濃度は軽度減少している．成長終了後には骨軟化症 osteomalacia 性の変化を示し，腱・靱帯付着部の骨増殖が生じる（**図 20-15**）．

　検査所見は低リン血症を主体とし，アルカリフォスファターゼは高値，血清カルシウムは正常

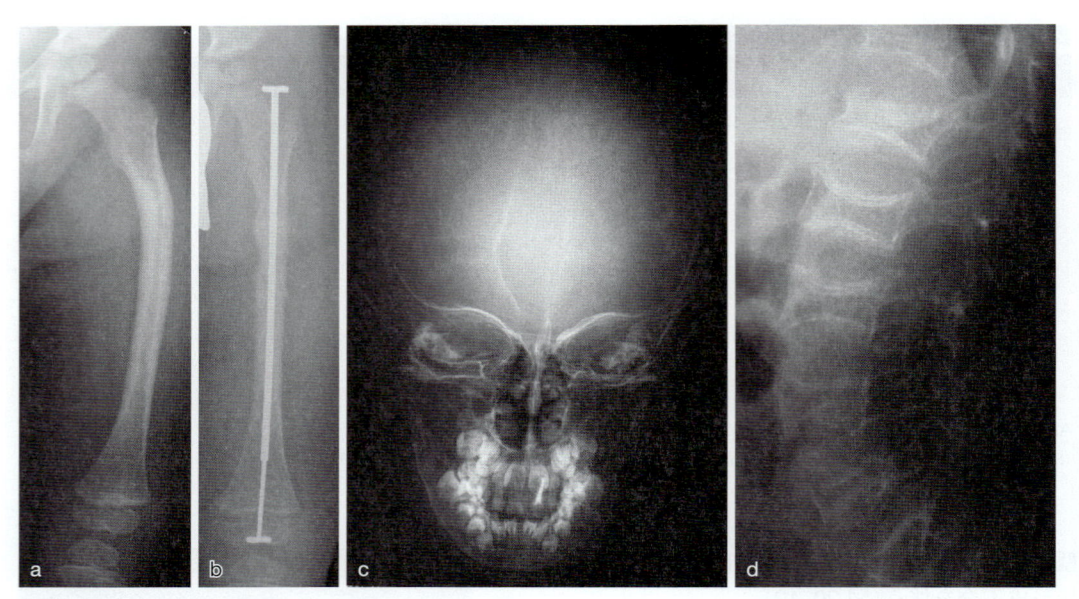

図 20-13　骨形成不全症
a. 大腿骨の変形と骨幹部・骨幹端部の狭小化（3 歳男児）.
b. 大腿骨変形に対する，成長とともに伸長する髄内釘を用いた手術（3 歳男児）.
c. 頭蓋骨の Worm 骨（頭蓋冠がモザイク状に見える）（5 歳男児）.
d. 腰椎椎体の魚椎変形（5 歳男児）.

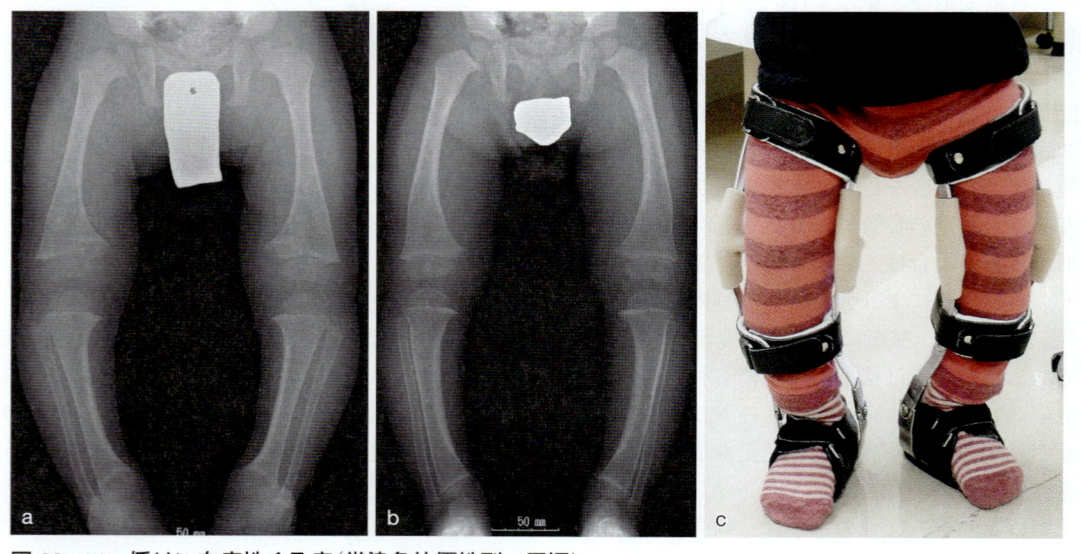

図 20-14　低リン血症性くる病（常染色体優性型，男児）
a. 1 歳 8 カ月の初診時：骨幹端部の拡大，中央部の陥凹（脛骨遠位に顕著）があり，O 脚変形を示す.
b. 薬物治療を継続中の 2 歳 5 カ月時：骨幹端中央部の陥凹は改善し，O 脚変形も改善傾向にある.
c. O 脚変形に対する装具療法.

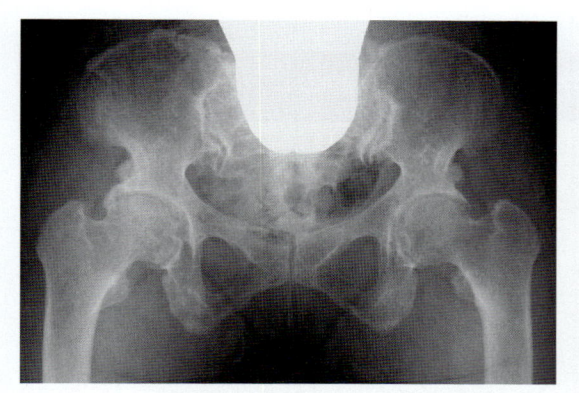

図 20-15　低リン血症性くる病の成人例(46 歳女性)
腱・靱帯付着部の骨増殖性変化，変形性股関節症の所見を認める.

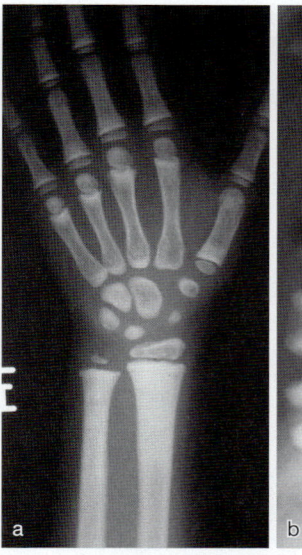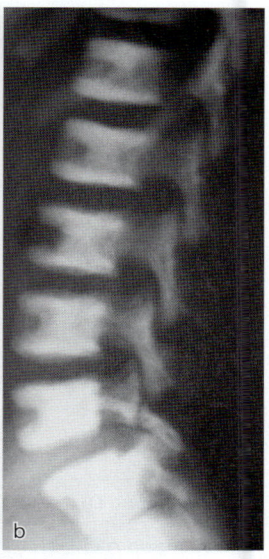

図 20-16　大理石骨病(7 歳男児)
a. 全体に骨硬化が強く，長管骨骨幹端部は棍棒状である.
b. サンドイッチ様椎体.

値を示す. 血中 PTH は正常上限からやや高値を呈することが多い. ビタミン D 欠乏性くる病と異なり 25(OH)D は正常である.

　治療の基本は薬物療法である. 活性型ビタミン D 単独あるいは中性リン製剤との併用療法を行う. 下肢の変形は薬物療法で改善することがあるが, 改善が不十分な場合は装具療法や骨切り術を行う(図 20-14).

8 大理石骨病
osteopetrosis

　「骨変形を伴わない骨硬化性疾患グループ」に含まれる疾患で, 破骨細胞の機能不全のため全身の骨の硬化を示す. 重症新生児・乳児型, 中間型, 遅発型, 腎尿細管アシドーシスを伴う型に大別される. 遺伝形式は遅発型が常染色体優性遺伝, そのほかは常染色体劣性遺伝である.

　臨床的には易骨折性, 骨髄機能不全, 脳神経症状を生じる. 本症では破骨細胞による骨吸収の障害のため, 未熟骨から成熟骨へのリモデリングが損なわれ, 骨の大部分が未熟骨で占められる. 未熟骨は成熟骨に比べ脆弱であるために易骨折性を生じる. 未熟骨の残存により骨髄腔は形成されないため, 骨髄機能不全を生じる. 臨床症状としては, 貧血, 出血傾向, 易感染性(下顎骨骨髄炎が多い), 髄外造血による肝脾腫である. 脳神経症状は, 頭蓋底の骨肥厚による神経孔狭窄から生じる. 乳児型ではこれらの症状が著しく, 骨髄機能不全により乳幼児期に死亡することが多い.

　X 線所見では全身骨の硬化を認め, 長管骨は骨幹端部で棍棒状変形を示す. 脊椎は特徴的なサンドイッチ様椎体を示す(図 20-16). 骨硬化のため関節への負荷が過大となり, 変形性関節症を生じることがある.

　根本的治療法はないが, 骨髄移植の報告がある. 骨折や骨髄炎に対しては整形外科的治療を行う.

9 ムコ多糖症
mucopolysaccharidosis

　細胞基質の構成成分であるムコ多糖類に対する加水分解酵素の欠損により, デルマタン硫酸, ヘパラン硫酸, ケラタン硫酸, コンドロイチン硫酸の逐次的な分解反応が阻害され, 分解途中のムコ多糖が全身組織の細胞内リソソームに蓄積し, また尿中に過剰排泄される疾患群である. 臨床所見, 変異遺伝子と欠損酵素から I ～ IX 型(V・VIII 型は欠番), 計 16 疾患に分類されている. 疾患により尿中に排泄されるムコ多糖の種類は異なる(表 20-5).

　いずれの疾患も程度の差はあるが, ムコ多糖の蓄積に伴う共通の症状を示す. 顔貌は特徴的で「疎な顔貌(coarse face)」とよばれ, 大頭, 前額部突出, 短頚, 眼間開離, 膨らんだ頬, 平坦で幅広

表20-5 ムコ多糖症の分類

疾患名	遺伝形式	染色体座位	変異遺伝子	欠損酵素	尿中に排泄されるムコ多糖
ⅠH（Hurler）	AR	4p16.3	*IDUA*	α-L-iduronidase	DS, HS
ⅠH／S（Hurler／Scheie）	AR	同上	同上	同上	DS, HS
ⅠS（Scheie）	AR	同上	同上	同上	DS, HS
ⅡA（Hunter 重症型）	XR	Xq28	*IDS*	iduronate-2-sulfatase	DS, HS
ⅡB（Hunter 軽症型）	XR	同上	同上	同上	DS, HS
ⅢA（Sanfilippo A）	AR	17q25.3	*SGSH*	heparin N-sulfatase	HS
ⅢB（Sanfilippo B）	AR	17q21.2	*NAGLU*	α-N-acetylglucosaminidase	HS
ⅢC（Sanfilippo C）	AR	8p11.21	*HGSNAT*	acetyl-CoA：α-glucosaminide N-acetyltransferase	HS
ⅢD（Sanfilippo D）	AR	12q14.3	*GNS*	N-acetylglucosamine-6-sulfatase	HS
ⅣA（Morquio A 重症型）	AR	16q24.3	*GALNS*	N-acetylgalactosamine-6-sulfatase	KS-CS
ⅣA（Morquio A 軽症型）	AR	同上	同上	同上	KS-CS
ⅣB（Morquio B）	AR	3p22.3	*GLB1*	β-galactosidase	KS-CS
Ⅴ（欠番）					
Ⅵ（Maroteaux-Lamy 重症型）	AR	5q14.1	*ARSB*	N-acetylgalactosamine-4-sulfatase	DS
Ⅵ（Maroteaux-Lamy 軽症型）	AR	同上	同上	同上	DS
Ⅶ（Sly）	AR	7q11.21	*GUSB*	β-glucuronidase	DS, CS
Ⅷ（欠番）					
Ⅸ（Hyaluronidase deficiency）	AR	3p21.31	*HYAL1*	hyaluronidase	HA

AR：常染色体劣性遺伝，XR：X染色体劣性遺伝
DS：デルマタン硫酸，HS：ヘパラン硫酸，KS-CS：ケラタン硫酸-コンドロイチン硫酸複合体，HA：ヒアルロン酸
〔祐川（早坂）和子，折居忠夫：遺伝性ムコ多糖症．小児内科 35 巻増刊号：小児疾患診療のための病態生理2 第3版，p484，2003 より一部改変〕

い鼻，開いた人中，薄い唇，巨舌，小さく間隔のあいた歯，歯肉腫脹を示す．体毛は濃く，皮膚は厚く硬い．低身長，胸腰椎移行部の後弯，四肢の多発関節拘縮（Ⅳ型では関節はむしろ弛緩）がある（図20-17）．精神運動発達遅滞を認めることがある．合併症として，鼠径ヘルニア，臍ヘルニア，肝脾腫，心臓弁の肥厚，冠動脈の異常，角膜混濁，緑内障，水頭症，難聴などがある．

ムコ多糖症のX線所見は，多発性異骨症 dysostosis multiplex とよばれる共通の像を示す．頭蓋骨は大きく肥厚するが，顔面骨は低形成であり，前頭部は突出する．トルコ鞍は拡大しJ型になる．鎖骨は近位部が太く遠位部が細い．肋骨は前方が太く後方が細いため，オール状とよばれる．脊椎椎体は側面像で前方凹となり前下縁が舌状に突出し，後縁も凹となる．胸腰椎移行部で著しい後弯

変形を示すことがあり，側弯変形を示すこともある．骨盤では腸骨遠位部が狭小化し，相対的に腸骨翼は横径が広く見える．大腿骨は外反股を示し，骨頭骨端核の不整を示すことがある．指節骨は短く，中節骨・基節骨の遠位は狭小化し，小弾丸様とよばれる．中手骨は短く，近位に向かい細くなる（図20-18）．

臨床検査としては，尿中のムコ多糖排泄増加をスクリーニングとして検査する．確定診断は酵素活性分析や遺伝子検査による．

内科的治療としては，骨髄移植と酵素補充療法が一部のムコ多糖症に対して行われている．整形外科的には，四肢の関節拘縮に対して関節可動域訓練が行われる．脊柱の異常では，軸椎歯突起形成不全に伴う環軸椎脱臼や胸腰椎移行部での後弯変形が問題となり，神経学的症候を示す場合には手

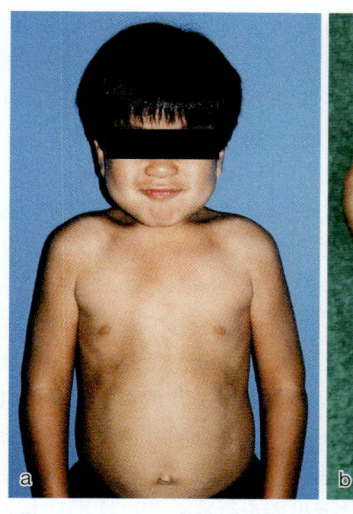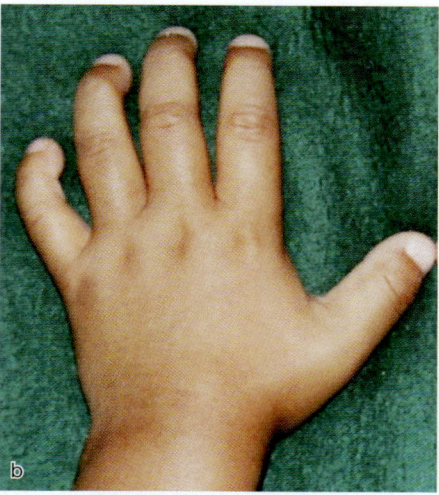

図 20-17　ムコ多糖症の臨床像(5 歳男児，Ⅱ型：Hunter)
a. 特徴的な「疎な顔貌」.
b. 手指の短縮と拘縮.

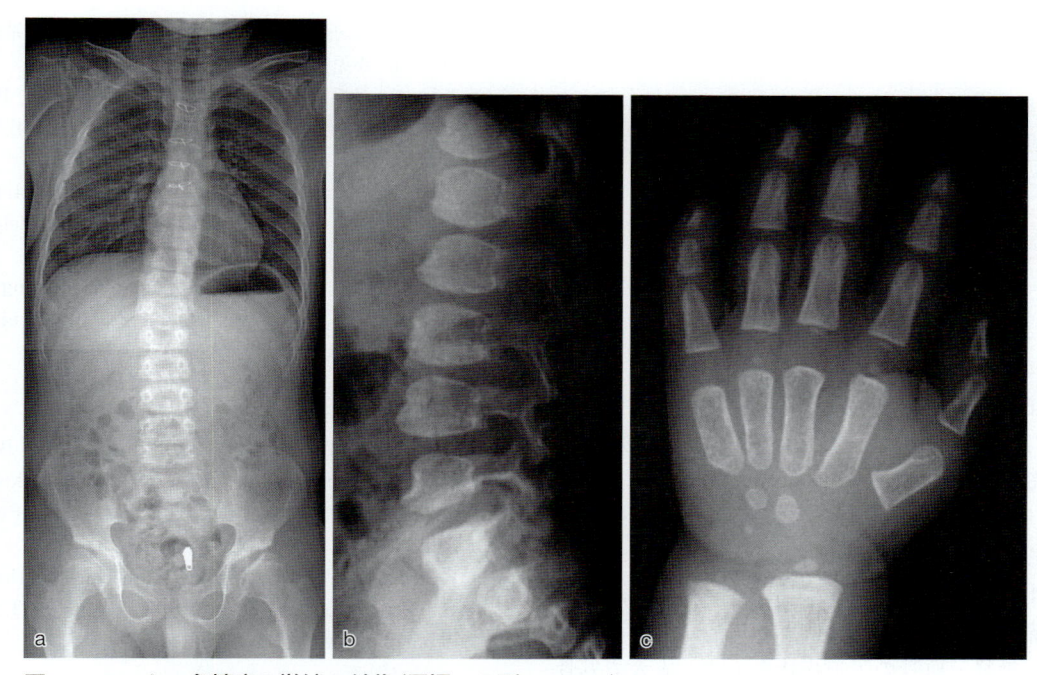

図 20-18　ムコ多糖症の単純 X 線像(男児，Ⅰ型：Hurler)
a. 近位部が太く遠位部が細い鎖骨，オール状の肋骨，脊柱側弯変形，腸骨遠位部の狭小化，寛骨臼形成不全を伴う骨頭変形を認める(13 歳時).
b. 椎体は前方凹で前下縁が舌状に突出し後縁も凹である(3 歳時).
c. 小弾丸様の中節骨・基節骨，近位に向かい細くなる中手骨を認める(3 歳時).

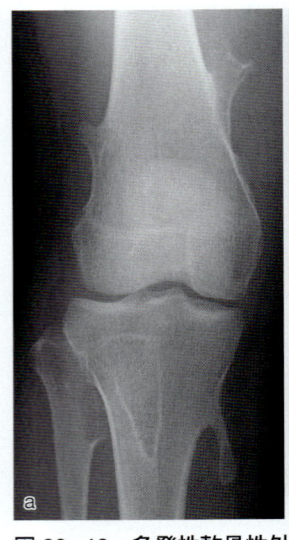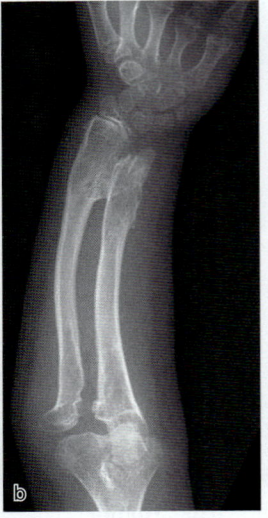

図20-19　多発性軟骨性外骨腫症
a. 骨幹端部より骨幹部方向に向かう外骨腫が多発している（16歳女子）.
b. 尺骨の成長障害に伴う前腕の変形（12歳男児）.

術療法が行われる. 手根管症候群やばね指を発症した場合には通常の整形外科的治療が行われる.

⑩ 多発性軟骨性外骨腫症
multiple cartilaginous exostoses

「骨格成分の発生異常グループ」に含まれる疾患で, 文字どおり外骨腫（骨軟骨腫）が全身に多発する疾患である. 遺伝形式は常染色体優性遺伝で, *EXT1*, *EXT2*の2種類の遺伝子変異が知られている.

症状は幼児期に発見される骨性腫瘍で, 骨成熟に至るまで増大する. 外骨腫は主に長管骨骨幹端部に生じるが, 短骨や扁平骨にも生じうる. 通常は無痛性だが, 発生部位により疼痛, 関節可動域制限, 神経・血管の圧迫症状を示す. 成人で外骨腫が増大する場合は軟骨肉腫への悪性化を疑う必要がある. 悪性化は体幹や四肢近位の外骨腫に多く, 頻度は2〜20%と報告により異なる. 軽度の低身長を認めることがある. 顔貌, 知能は正常である.

X線所見では, 管状骨の骨幹端部より骨幹部方向に向かう骨性突出を認める. 基部は広いか茎状である. 外骨腫基部の外殻は母床の骨皮質に連続し, 骨梁も連続している. 二次的な関節変形を認めることがあり, 特に前腕・下腿では2つの骨の成長の差異により変形を生じる（図20-19）.

無症状の外骨腫は治療を必要としない. 疼痛, 関節可動域制限, 神経・血管の圧迫症状に対しては摘出術を行う. 強い変形に対しては腫瘍の摘出と変形矯正術を行う.

● 参考文献

1) 「小児内科」「小児外科」編集委員会：目でみる骨系統疾患2004. 小児内科36（増刊号）, 2004
2) 西村 玄：骨系統疾患X線アトラス. 医学書院, 1993
3) 日本整形外科学会小児整形外科委員会：骨系統疾患マニュアル 第2版. 南江堂, 2007
4) Jones KL：Smith's Recognizable Patterns of Human Malformation. 6 th ed. Elsevier Saunders, Philadelphia, 2006
5) Lachman RS：Taybi and Lachman's Radiology of Syndromes, Metabolic Disorders, and Skeletal Dysplasias, 5 th ed. Mosby, St. Louis, 2007
6) Online Mendelian Inheritance in Man（OMIM）. http://www.ncbi.nlm.nih.gov/omim
7) Spranger JW, Brill PW, Poznanski AK：Bone dysplasias：an atlas of genetic disorders of skeletal development, 2 nd ed. Oxford University Press, Oxford, 2002
8) Warman ML, et al：Nosology and classification of genetic skeletal disorders：2010 revision. Am J Med Genet A 155A：943-968, 2011

第21章 先天異常症候群

診療の手引き

- [ ] **1.** 先天異常により受診する患者の多くが乳幼児であるため，両親から病歴を聞くことになる．切迫流産，骨盤位分娩，家系内での同じ病気あるいは類似の病気の有無を尋ねる．
- [ ] **2.** 患児を自由にさせておいて全身を観察する．服を脱いでもらう前に，運動能力や，毛髪，爪，顔貌，頚部などの外表を観察する．
- [ ] **3.** 患児を泣かさないようにして，肩関節，肘関節，手指の機能，起立，歩行能力を大まかに判定する．その後に，触診を行う．
- [ ] **4.** 手足では，爪の状態，指趾の短縮，欠損，偏位，関節の腫脹と可動域を観察する．
- [ ] **5.** 先天異常症候群の診断では各部位の先天異常の組み合わせをパターンとして認識し，診断する．部位ごとに正常か異常かの判断をすることが必要である．
- [ ] **6.** 診断が即座にできない場合には，四肢，脊柱，頭蓋，顔貌，その他の臓器の合併症，X線像の特徴を整理し，診断に有用と思われる症状を抜き出して専門書や論文を調べる．
- [ ] **7.** 染色体検査や遺伝子検査を行う場合は，その意味と必要性を十分説明し，承諾を得る必要がある．病院や施設の倫理委員会の了解を得ることが必要な場合もある．
- [ ] **8.** 「奇形」という用語は，当事者が使ってほしくないという理由からなるべく用いない．「先天異常」あるいは「先天性疾患」などという用語を用いる．

A 先天異常症候群総論

1 先天異常と先天異常症候群

先天異常 congenital anomaly とは原因が胎生期にある疾患の総称で，形態の異常を伴うものが多い．形態に異常を生じる機序は，以下の4つに分類される．

1) 形態異常 malformation：器官の形成過程における発生・分化の異常によるもの．
2) 変形 deformation：いったん正常に形成された器官が物理的圧迫などにより変形したもの．
3) 破壊・離断 disruption：正常に形成されてきた組織・器官が血流障害などにより壊死に陥ったもの．
4) 異形成 dysplasia：組織を構成する細胞の異常な形成によるもの．

形態の異常が一定の原因に基づいて複数の器官に認められるものを先天異常症候群 congenital anomaly syndrome とよぶ．本章では整形外科で扱う四肢・体幹の形態の異常を示す先天異常症候群を取り上げる．このうち一部は第20章「骨系統疾患の概念と分類」で説明した2010年度版の国際分類(→292頁)に含まれているが，狭義の骨系統疾患である骨軟骨異形成症とは異なるため本章で取り上げる．

2 先天異常症候群の診断

　患者の病歴や所見を正しく記録することが最も重要である．妊娠・分娩経過を含む既往歴は疾患の原因や合併症の特定につながる．正確な家族歴は遺伝形式の決定に役立つ．現症では四肢・体幹だけでなく全身を診ることが大切で，顔貌，皮膚・毛髪・爪の状態，筋緊張，内臓奇形などにも注目する．

　得られた所見をもとに診断を絞り込む．これには，症状による検索が可能な文献やデータベースが役に立つ．

3 先天異常症候群のマネジメント

　先天異常症候群の症候のなかには，治療可能なものと不可能なものとがある．また治療不可能な症候でも，薬物治療，リハビリテーションなどにより悪化を防ぐことができる可能性もある．成書などに基づいて，年齢や重症度に応じた適切なマネジメントを行う必要がある．

　先天異常では遺伝相談が必要となる場合も多い．正確な診断，遺伝形式の決定が前提条件となり，成書などを参考に対応することになるが，中途半端な知識に基づく説明は避けるべきである．わが国では，日本遺伝カウンセリング学会と日本人類遺伝学会が共同認定する認定遺伝カウンセラーという資格がある．

B 先天異常症候群各論

1 Marfan（マルファン）症候群

概念，病態

　結合組織の異常により全身の骨格の異常，眼症状，心・大血管の異常を示す代表的な疾患であり，発生頻度は 10,000 出生当たり 1〜2 例の割合と考えられる．細胞外マトリックスの構造蛋白である fibrillin-1 をコードする *FBN1* 遺伝子の変異が明らかになっており，常染色体優性の遺伝形式をとる．fibrillin-1 は皮膚，血管，軟骨，腱，筋肉，角膜，毛様小帯などに広く分布するため，その構造異常は全身に多彩な臨床症状をもたらす．

臨床所見

　やせ型で身長が高い．四肢は細くて長く，指極長（arm span）が身長より長い．手指も細長く，くも状指とよばれ，thumb sign（母指を中にして手を握った際に手の尺側から母指の爪全体が出る），wrist sign（母指と小指で反対側の手関節を握ると母指の先端が小指の末節部を越える）が陽性である．側弯などの脊柱変形，漏斗胸などの胸郭変形を伴うことが多い．全身の関節弛緩性があり，足部は外反扁平足を示す（図 21-1a〜e）．

　眼症状としては水晶体（亜）脱臼の頻度が高く，50〜80% といわれている．心・大血管では，大動脈の拡張，大動脈弁逆流，解離性大動脈瘤，僧帽弁逸脱や逆流などがある．

X 線所見

　側弯症はダブルカーブ，トリプルカーブが多い（図 21-1f）．手の単純 X 線像で短管骨が細長い．第 2〜4 中手骨の長さを，その中央部の幅で割った値の平均値を metacarpal index（図 21-1g）とよび，8.4 以上はくも状指と判断するが，Marfan 症候群の診断にあまり有用でないとの報告もある．

臨床経過，治療

　小児科，整形外科，循環器科，眼科など多くの科が協力して診療にあたる必要がある．Marfan 症候群患者の健康管理に関しては，米国小児科学会のガイドラインが参考になる．

　死亡原因の多くは心血管系合併症であるが，適切な管理を受けることで寿命は正常になるとの報告もある．眼合併症の管理も重要である．整形外科的には側弯症の管理が重要であり，装具療法を行うが，必要な場合は心血管系合併症に注意したうえで手術を行う．外反扁平足に対して装具療法を行うことがある．

2 Marfan 症候群の関連疾患

　Marfan 症候群に類似した臨床所見を示す疾患がある．以下に挙げるほか，Loeys-Dietz（ロイス-ディーツ）症候群や Shprintzen-Goldberg（シュプリンツェン-ゴールドバーグ）症候群，なども鑑別診断に挙げられる．

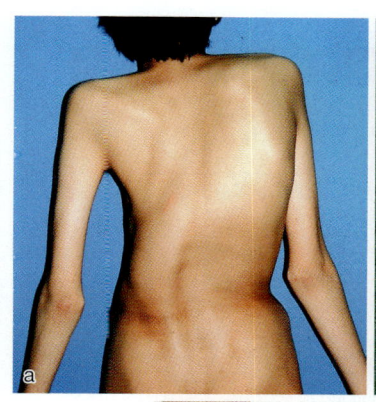
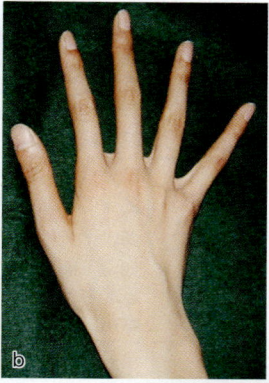
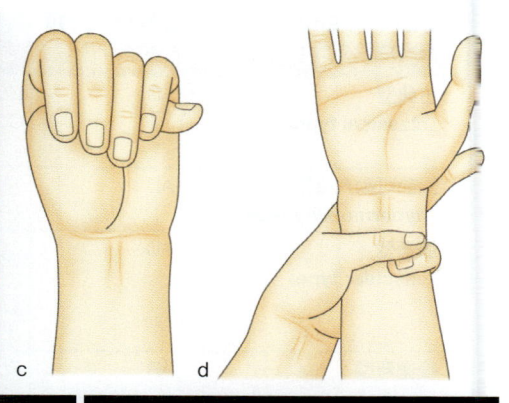
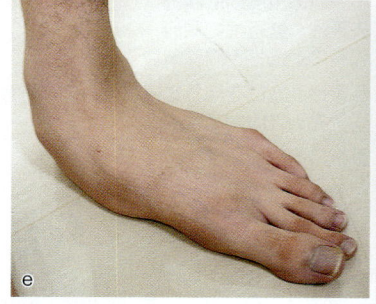
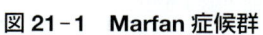
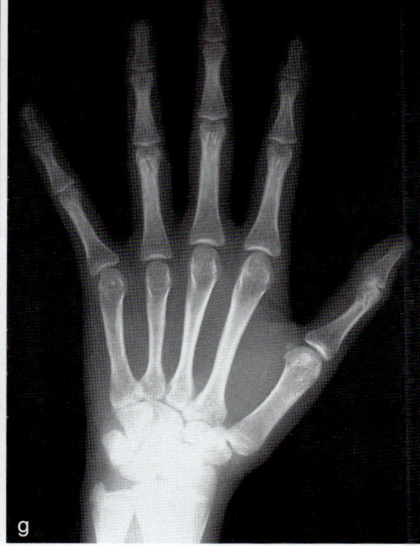

図 21-1　Marfan 症候群

a. 高身長，細長い上肢，側弯変形（15 歳女児）.
b. くも状の手指（15 歳女児）.
c. thumb sign：母指を曲げて他の指で握ったときに手の尺側から母指の爪全体が出れば陽性と判定する.
d. wrist sign：母指と小指で反対側の手首を握ったときに母指の先端が小指の末節骨を越えれば陽性と判定する.
e. 外反扁平足.
f. 脊柱単純 X 線像. ダブルカーブの側弯変形（12 歳女児）.
g. 手の単純 X 線像. metacarpal index＝9.0（12 歳女児）.

Ⓐ 先天性拘縮性くも状指症
congenital contractural arachnodactyly

　多発性関節拘縮，くも状指，耳介変形を主徴とする疾患で，Beals 症候群ともよばれる. fibrillin-2 をコードする *FBN2* 遺伝子の変異があり，常染色体優性の遺伝形式をとる. 細長い四肢，側弯症や足部変形を示すことはあるが，眼病変，心・大血管系の病変の合併はMarfan 症候群より少ない.

Ⓑ ホモシスチン尿症
homocystinuria

　Marfan 症候群に臨床徴候は類似するが，知能障害，骨粗鬆症，血栓塞栓症の合併がある. 新生児マススクリーニングでチェックされる.

Ⓒ Stickler（スティックラー）症候群

　Stickler 症候群は骨端異形成を示す骨系統疾患である. 眼症状を示しⅡ型コラーゲンα1 鎖遺伝子（*COL2A1*）の変異による 1 型，Ⅺ型コラーゲンα1 鎖遺伝子（*COL11A1*）の変異による 2 型，眼症状を示さずⅪ型コラーゲンα2 鎖遺伝子（*COL11A2*）の変異による 3 型に分類される. いずれも年長児は四肢が細く，くも状指，関節弛緩性も示すが，身長は正常で四肢も長くはない. 若年性の変形性関節症を生じる.

表 21-1 Ehlers-Danlos 症候群の分類

病型	遺伝形式	原因遺伝子	診断基準（大基準のみ）
古典型 （classical type）	AD	COL5A1 COL5A2	皮膚過伸展 萎縮性皮膚瘢痕 関節過動
関節可動亢進型 （hypermobility type）	AD	TNXB*1 （一部のみ）	皮膚病変（過伸展またはベルベット様） 全身の関節過動
血管型 （vascular type）	AD	COL3A1	薄い透過性のある皮膚 血管・腸管・子宮の脆弱性・破裂 広範な皮下出血 特徴的な顔貌
後側弯型 （kyphoscoliosis type）	AR	PLOD*2	全身の関節弛緩性 出生時の重度筋低緊張 先天性・進行性の側弯 強膜の脆弱性と眼球破裂
多発関節弛緩型 （arthrochalasia type）	AD	COL1A1 COL1A2	反復性亜脱臼を伴う重度の全身関節過動 両側先天性股関節脱臼
皮膚脆弱型 （dermatosparaxis type）	AR	ADAMTS2*3	重度の皮膚脆弱性 弛んだ余剰な皮膚

*1 TNXB：tenascin XB
*2 PLOD：procollagen-lysine, 2-oxyglutarate 5-dioxygenase
*3 ADAMTS2：a disintegrin-like and metalloproteinase with thrombospondin type 1 motif

（Beighton P, et al：Ehlers-Danlos syndrome：Revised nosology, Villefranche, 1997. Am J Med Genet 77：31, 1998 より引用改変）

③ Ehlers-Danlos（エーレルス-ダンロス）症候群

概念，病態

皮膚の過伸展，関節弛緩性など結合組織の脆弱性をもつ疾患群であり，全体としての頻度は5,000人に1人程度とされている．① 古典型 classical type，② 関節可動亢進型 hypermobility type，③ 血管型 vascular type，④ 後側弯型 kyphoscoliosis type，⑤ 多発関節弛緩型 arthrochalasia type，⑥ 皮膚脆弱型 dermatosparaxis type の6型に分類され，古典型，関節可動亢進型，血管型の頻度が比較的高い．遺伝形式は，後側弯型と皮膚脆弱型は常染色体劣性遺伝，そのほかは常染色体優性遺伝である．Ⅰ・Ⅲ・Ⅴ型コラーゲン遺伝子などの変異が判明している（表 21-1）．

臨床所見

結合組織の脆弱性に基づく皮膚や関節の症状を中心とするが，病型により特徴が異なる．皮膚は伸びやすく，また損傷しやすい．古典型では損傷した皮膚は，広がった萎縮性の皮膚瘢痕として治癒する（図 21-2）．関節の症状は過動性 hypermobility や弛緩性 laxity とよばれ，痛みを伴ったり，

脱臼・亜脱臼に至ったりすることもある．外反扁平足や脊柱変形を示す症例もある．

臨床経過，治療

一般に生命予後は良好であるが，血管型では動脈破裂などに注意を要する．損傷した皮膚の治療には注意を要し，手術創の抜糸は遅らせる必要がある．関節過動による障害は治療が困難であるが，必要に応じ手術療法や装具療法などを行う必要がある．

④ 神経線維腫症1型
neurofibromatosis type 1

概念，病態

神経線維腫症1型は，かつて von Recklinghausen（フォンレックリングハウゼン）病ともよばれていた疾患で，カフェオレ斑，神経線維腫を主徴とし，骨病変，眼病変，神経腫瘍，そのほか多彩な症候を呈する全身性母斑症である．neurofibromin をコードする NF1 遺伝子の変異が判明しており，遺伝形式は常染色体性優性である．発生頻度は3,000出生当たり1例程度である．

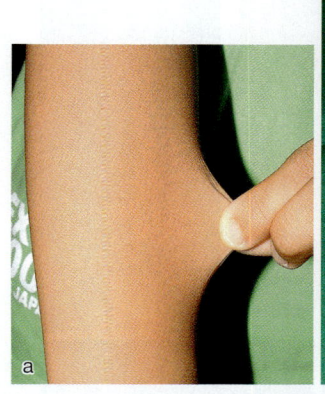
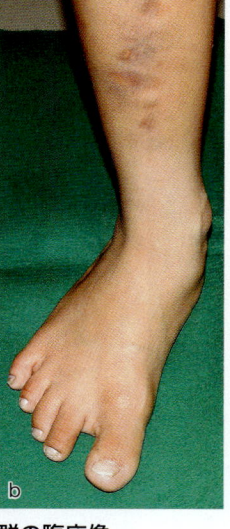

図 21-2　Ehlers-Danlos 症候群の臨床像
　　　　　（古典型，男児）
a. 皮膚の過伸展.
b. 外反扁平足と下腿前面皮膚の萎縮性瘢痕.

表 21-2　神経線維腫症 1 型の診断基準

以下の 7 項目中 2 項目以上で診断
1) 6 個以上のカフェオレ斑（思春期後で直径 1.5 cm 以上，思春期前は 0.5 cm 以上）
2) 2 個以上の神経線維腫または 1 つ以上の叢状神経線維腫
3) 腋窩あるいは鼠径部の雀卵斑様色素斑（freckling）
4) 視神経膠腫
5) 2 個以上の虹彩小結節（Lisch nodule）
6) 特徴的な骨病変（蝶形骨異形成，長管骨骨皮質の菲薄化）
7) 第一度近親に同疾患

（National Institute of Health Consensus Development Conference：Neurofibromatosis：Conference statement. Arch Neurol 45：575-78, 1988 より引用）

症の治療は困難をきわめる．乳幼児期には装具を装着し，骨折の発生を予防する．骨折に対する保存療法は無効であり，偽関節に対しては創外固定器を用いた手術か血管柄付き骨移植が行われている．non-dystrophic form の側弯症では保存療法が効果的なこともあるが，dystrophic form では早期手術を行って進行を予防することが奨励されている．神経線維腫などからの悪性腫瘍の発生には注意が必要である．平均寿命は 61.1 歳との報告がある．

⑤ 先天性多発性関節拘縮症
arthrogryposis multiplex congenita

概念，病態

　先天性多発性関節拘縮症は，生まれつき四肢の複数の関節に拘縮や変形を認める疾患の総称である．筋肉の低形成を伴い遺伝性を示さない amyoplasia（古典型ともよばれる），四肢遠位の拘縮が主体であり常染色体優性遺伝を示す遠位型関節拘縮症 distal arthrogryposis，中枢神経の異常や神経疾患に伴うもの，の 3 つに大きく分類される．遠位型関節拘縮症はさらに 10 以上に分類される．遠位型関節拘縮症 2A 型は Freeman-Sheldon（フリーマン-シェルドン）症候群ともよばれ，口をすぼめて笛を吹くような顔貌（whistling face）が特徴的である．

臨床所見

　四肢の拘縮には一定の特徴がある．上肢では，肩関節は内旋し，肘関節は屈曲している場合と伸展・回内している場合がある．手関節は屈曲・尺屈し，母指は内転し手指は握った状態で開きに

臨床所見

　表 21-2 に診断基準を示す．皮膚のカフェオレ斑は，個々の形状は不規則だが辺縁は比較的整である（図 21-3a）．診断基準に含まれていない症状として，精神発達遅滞，痙攣発作などを示す場合がある．骨病変は多様であり，整形外科領域では先天性下腿偽関節症，側弯症が特に問題となる．末梢神経などの神経鞘腫も稀ではない（図 21-3d）．

X 線所見

　先天性下腿偽関節症（図 21-3b, c）は，前外側凸の変形を伴う．骨折するまでは髄腔の狭小化を伴う変形のみのことも多い．側弯症には，脊椎や肋骨の病変（脊椎椎体後面の scalloping，椎間孔の拡大，椎体の楔状変形，肋骨の狭細化）を伴う dystrophic form（図 21-3e）とこれらを伴わない non-dystrophic form があり，前者は進行が速く治療が困難である．

臨床経過，治療

　小児科，整形外科，皮膚科，眼科，神経内科など多くの科が協力して診療に当たる必要がある．神経線維腫症 1 型患者の健康管理に関しては，米国小児科学会のガイドラインが参考になる．

　先天性下腿偽関節症とこれにつながる下腿弯曲

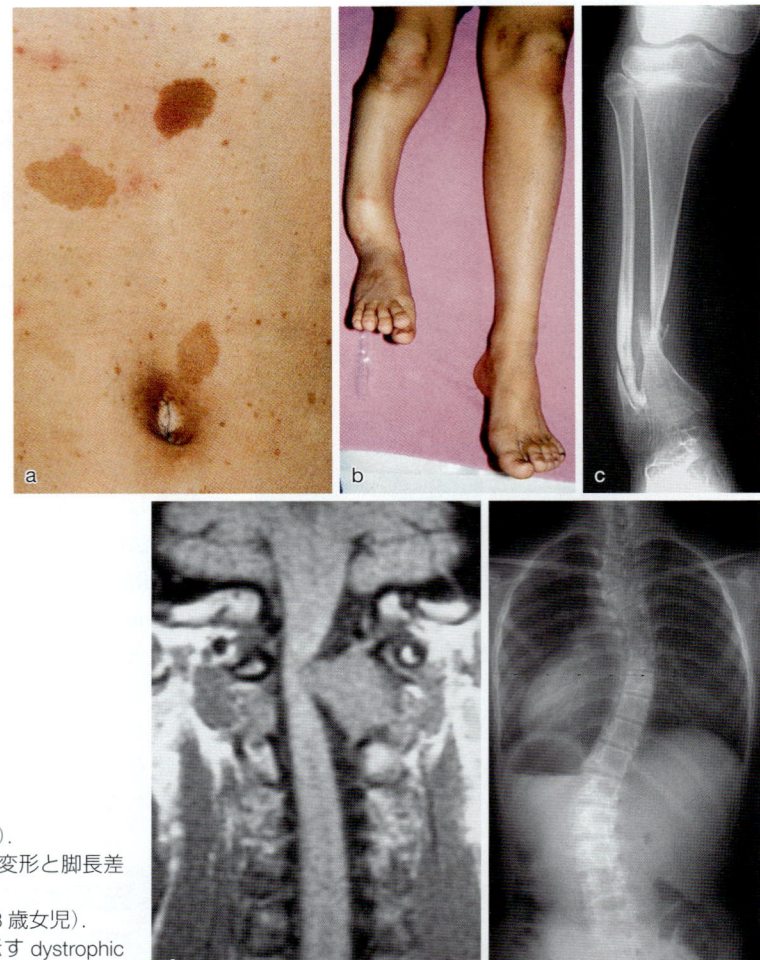

図 21-3　神経線維腫症 1 型
a. 腹部のカフェオレ斑（7 歳女児）.
b, c. 先天性下腿偽関節症による変形と脚長差
　　（12 歳男児）.
d. 神経鞘腫による頸髄の圧迫（13 歳女児）.
e. 上位胸椎椎体の楔状変形を示す dystrophic
　　form の側弯症（15 歳女児）.

い．下肢では，股関節は屈曲し脱臼しているか，外転外旋している．膝関節も屈曲拘縮の場合と伸展拘縮（過伸展を含む）の場合がある．足部は内反足や舟底足変形を示すことが多い．遠位型関節拘縮症では，拘縮・変形は手関節・足関節から遠位が主体となる（**図 21-4**）．四肢の自発運動は低下しており，筋力が弱い．脊柱変形の合併も多い．

体格は小さく運動発達も遅れることが多い．一部の中枢神経の異常を伴う場合を除き，知能は正常である．

X線所見

骨形態は基本的に正常であるが，股関節・膝関節などの脱臼がある場合，二次的な関節変形を示す.

臨床経過，治療

運動機能の予後は，疾患の重症度に依存する．多くは知能が正常であり，関節拘縮に対する積極的な治療は効果が期待できる．可能であれば新生児期から徒手的な変形矯正やギプス固定やスプリントなどによる保持を行う．乳児期以降も必要に応じてリハビリテーションに装具や手術療法を組み合わせ，運動機能の向上を目指す．筋力の低下も装具を使用して支持することにより補うことができる．

6　絞扼輪症候群
annular constriction band syndrome

概念，病態

絞扼輪とは四肢の皮膚がリング状に絞扼されたように見える状態を示し，これが多発するものを絞扼輪症候群とよんでいる．絞扼輪より遠位の部分は成長障害，変形，浮腫を示すことがある．また，

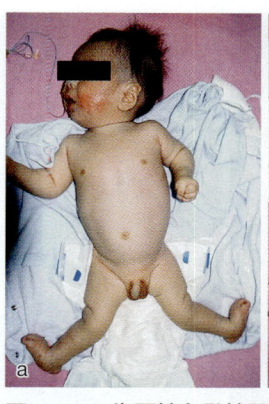
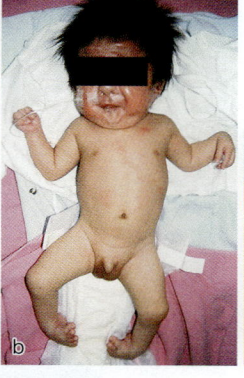
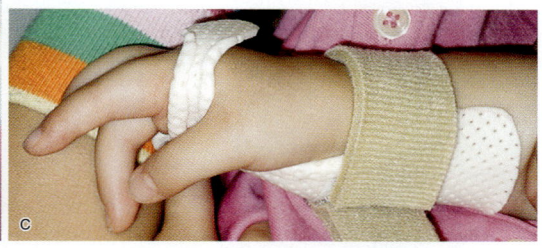

図 21-4　先天性多発性関節拘縮症
a. amyoplasia（古典型）の 0 歳男児.
b. 遠位型関節拘縮症 2A 型（Freeman-Sheldon 症候群）の 0 歳男児.
c. 手関節屈曲, 母指内転変形に対するスプリント治療（1 歳女児）.

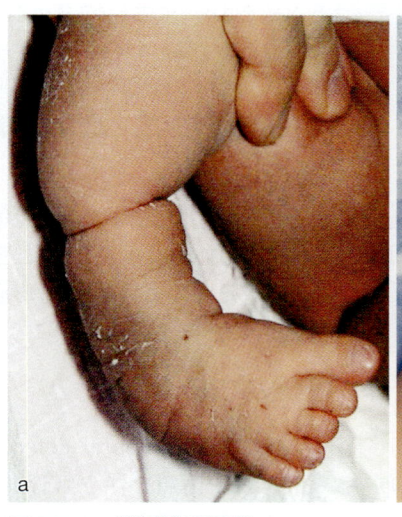
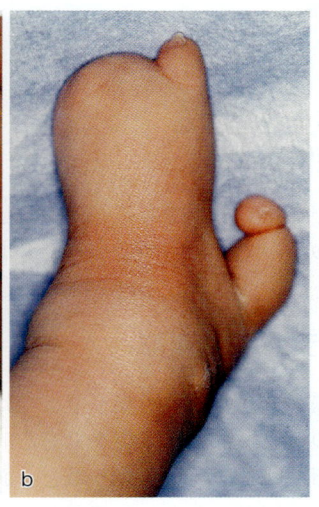

図 21-5　絞扼輪症候群
a. 下腿の全周性の絞扼輪と内反足変形（0 歳男児）.
b. 絞扼輪症候群に伴う足趾の絞扼輪と先天性切断（0 歳女児）.

先端合指症, 先天性切断を示す場合もあり, 形態異常を生じる機序のうち破壊・離断に相当する.

多発する絞扼輪は羊膜破裂シークエンス amnion rupture sequence の一症状の場合がある. 羊膜破裂シークエンスは, 胎生早期の羊膜破裂と引き続く羊水過少と索状物形成により, 頭蓋・顔面, 四肢その他に破壊性病変をきたすものをいう. 四肢以外では, 口蓋裂・顔面裂, 眼瞼裂欠損, 胸壁・腹壁破裂, 側弯などを生じる.

臨床所見

絞扼輪の深さは様々で, 絞扼輪部の皮膚が骨膜に癒着している場合もある. 下肢では絞扼輪の遠位に内反足を認めることが多い. 先端合指症とは, 指尖部が癒合しその近位部が分離しているものである（図 21-5）.

臨床経過, 治療

絞扼輪は, 深部の瘢痕を含めて切除するが, 全周性の絞扼輪では半分ずつ 2 回に分けた手術が安全との考えもある. 先端合指症に対しては形成術を行い, 内反足の治療は通常の先天性内反足に準じる. 先天性切断では義肢を処方することがある.

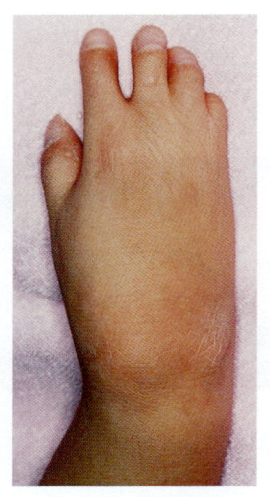

図 21-6　Poland 症候群
右大胸筋欠損に短指を伴
う 6 歳男児.

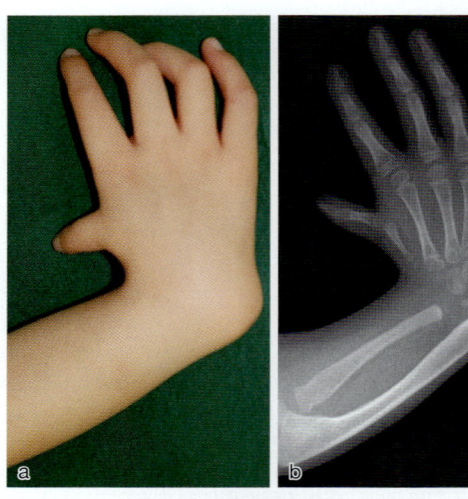

図 21-7　Holt-Oram 症候群 (8 歳男児)
a. 内反手と母指形成不全.
b. X 線では橈骨形成不全を認める.

7 上肢形成不全を呈する先天異常症候群

上肢の形成不全が症状の 1 つである先天異常症候群は数多い. このなかで比較的頻度が高い, あるいは重要な疾患をいくつか取り上げる.

A Poland (ポーランド) 症候群

片側の胸筋 (大胸筋・小胸筋) の形成不全または欠損に, 同側の手の形成不全を伴う疾患である. 胸筋欠損には, 乳頭や肋骨の欠損を伴うこともある. 手の形成不全は, 短指, 合指, 欠損など様々である (**図 21-6**).

Poland 症候群, Klippel-Feil (クリッペル-ファイル) 症候群 (頚椎の先天性癒合, 後毛髪線低位を示す), Möbius 症候群 (先天性顔面神経麻痺, 外転神経麻痺, 四肢異常を示す) はいずれも鎖骨下動脈の血流障害により生じる, という考えがある.

B Holt-Oram (ホルト-オラム) 症候群

上肢の形成不全に先天性心疾患を伴う疾患である. 上肢形成不全の程度は様々である (**図 21-7**). 先天性心疾患は, 心房中隔欠損, 心室中隔欠損が多い. 鎖骨や肩甲骨の低形成を伴うことがある.

C 橈骨無形成・血小板減少症候群 (TAR 症候群)

両側の橈骨形成不全に血小板減少を伴う疾患である. 汎血球減少を示すこともあり, 幼児期に 40% が死亡する. 橈骨列形成不全には, 尺骨や上腕骨の形成不全を伴うことがある.

D VATER 連合

脊椎異常 (vertebral defects), 鎖肛 (anal atresia), 食道閉鎖を伴う気管食道瘻 (tracheoesophageal fistula with esophageal atresia), 橈骨および腎の異形成 (radial and renal dysplasia) を合併する疾患であり, それぞれの頭文字を取って VATER または VATERR 連合とよばれる. 本疾患には先天性心疾患, 単一臍動脈, 子宮内発育遅延の合併も多い. 橈骨は欠損または低形成で, 母指の欠損・低形成を伴う.

8 片側四肢の肥大を示す先天異常症候群

先天異常症候群のなかには, 四肢の肥大を示す疾患があり, 特に片側四肢の肥大を示す場合, 下肢長不などによる歩行障害が問題になる.

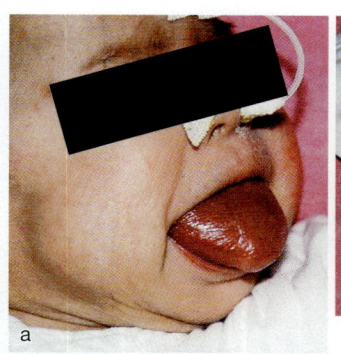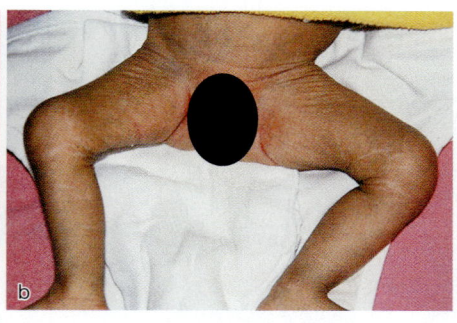

図 21-8　Beckwith-Wiedemann 症候群
a. 巨舌，b. 左下肢の肥大．

Ⓐ Klippel-Trenaunay-Weber（クリッペル-トレノーニー-ウェーバー）症候群

　主に片側下肢の脈管系の異常と，その肢の骨・軟部組織の肥大を示す疾患である．脈管系の異常は海綿状血管腫，単純性血管腫，リンパ管腫などであり，静脈瘤を伴うこともある．また血管腫は四肢だけでなく内臓に認められることもあり，時に内臓の肥大を伴う．巨指（趾），進行性の関節拘縮を合併することがある．類似した症状を示す疾患に Proteus（プロテウス）症候群がある．Proteus 症候群では指趾の肥大が目立ち，足底に母斑を伴い，悪性腫瘍発生のリスクが高い．いずれの疾患も家族内発生は稀である．

Ⓑ Beckwith-Wiedemann（ベックウィズ-ウィードマン）症候群

　臍ヘルニア，巨舌，巨人症を主徴とする疾患で，片側肥大を伴うことがある．腎臓，膵臓，肝臓など内臓器の肥大も伴う．Wilms（ウィルムス）腫瘍などの悪性腫瘍の合併がある（**図 21-8**）．

❾ 染色体異常症

　染色体は遺伝子の担体であり，1本の染色体に数百～数千の遺伝子が存在する．したがって遺伝子の異常は多彩な症状を呈し，そのなかには運動器の障害も含まれる．

Ⓐ Down（ダウン）症候群

　Down 症候群は最も頻度の高い染色体異常症であり，知的障害，特徴的な顔貌，多発奇形，その

表 21-3　Down 症候群の骨格系の特徴と合併症

1. ほぼ全例にみられるもの	2. 一部の症例にみられるもの
関節弛緩性 太く短い指 小指内弯 第 1・2 趾間の開大 外反扁平足	環軸椎不安定性 側弯 股関節脱臼 膝蓋骨脱臼 合趾

他の合併症を伴う疾患である．知的障害の程度には幅があり，IQ の平均は 45～48 で最高は 70 程度とされている．成長障害の程度にも幅があり身長は平均の −2～−4 SD 程度となる．筋低緊張は年齢とともに徐々に軽快するが，運動発達には正常の2倍程度かかるとされる．Down 症候群の95% は 21 トリソミーであり，4% が 21 番染色体を含む転座，1% はモザイクであるとされる．モザイクでは，21 トリソミーや転座と比較して軽症である．

　Down 症候群における骨格系の特徴や合併症は多彩であり（**表 21-3**），合併症の多くは関節弛緩性に基づくものである．外反扁平足は頻度の高い合併症で，第 1・2 趾間の開大，開張足を伴う．自然軽快は少なく，足底挿板などの治療が行われる．膝蓋骨脱臼は，先天性の恒久性脱臼，後天性の反復性脱臼などがみられる．歩行障害につながる場合は手術が行われる．環軸椎不安定性は多い合併症ではないが，脱臼・亜脱臼により脊髄障害を生じることがあり，注意を要する．不安定性の強い例，脊髄障害を生じている例では手術が行われる（**図 21-9**）．

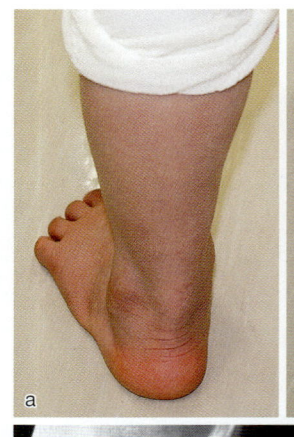
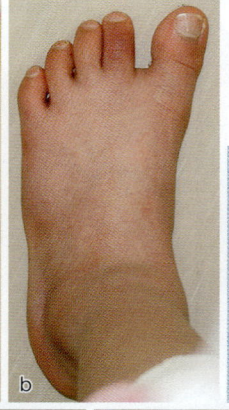
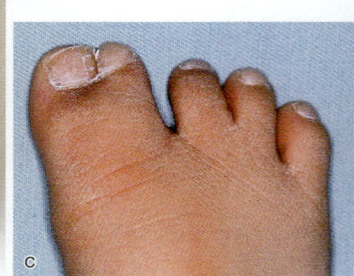
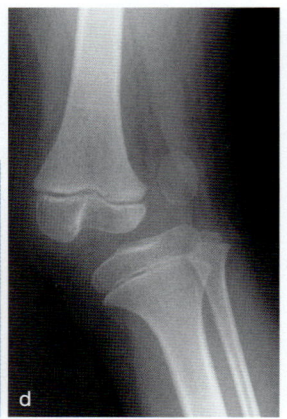
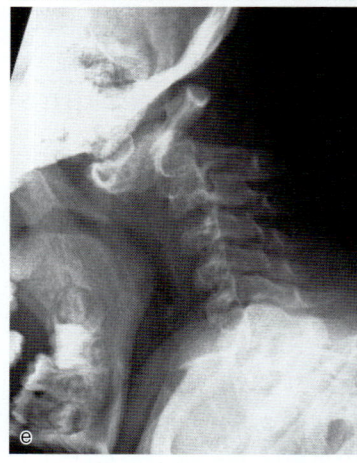
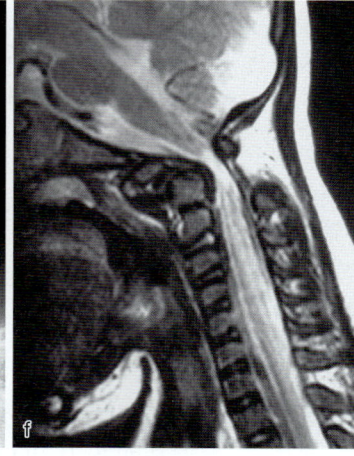

図 21-9　Down 症候群

a, b. 外反扁平足と第 1・2 趾間の開大（4 歳女児）.

c. 第 1・2 趾合趾症（4 歳男児）.

d. 恒久性膝蓋骨脱臼の単純 X 線像（8 歳女児）.

e, f. 四肢麻痺に至った環軸椎脱臼の単純 X 線像と MRI（5 歳女児）.

Ⓑ Turner（ターナー）症候群

　Turner 症候群は X 染色体のモノソミーにより低身長，二次性徴発現不全，特徴的身体症状を示す疾患である．特徴的身体症状には，翼状頚，外反肘，第 4 中手骨短縮，大動脈縮窄などの先天性心疾患などがあり，知能は正常である．側弯症や股関節脱臼を合併することがあり，整形外科治療の対象となる．

●参考文献

1) 井村裕夫, 福井次矢, 辻 省次：症候群ハンドブック. 中山書店, 2011

2) 梶井 正, 新川詔夫, 黒木良和, 他：新先天奇形症候群アトラス. 南江堂, 1998

3) American Academy of Pediatrics：Health supervision for children with Marfan syndrome. Pediatrics 98：978-982, 1996

4) Cassidy SB, Allanson JE：Management of Genetic Syndromes. Wiley, New Jersey, 2005

5) Chen H：Atlas of Genetic Diagnosis and Counseling. Humana Press, New York, 2006

6) Hersh JH, American Academy of Pediatrics：Health supervision for children with neurofibromatosis. Pediatrics 121：633-642, 2008

7) Jones KL：Smith's Recognizable Patterns of Human Malformation. 6 th ed. Elsevier Saunders, Philadelphia, 2006

8) Lachman RS：Taybi and Lachman's Radiology of Syndromes, Metabolic Disorders, and Skeletal Dysplasias, 5 th ed. Mosby, St. Louis, 2007

9) Online Mendelian Inheritance in Man（OMIM）. http://www.ncbi.nlm.nih.gov/omim

10) POSSUM web. http://www.possum.net.au

第22章 代謝性骨疾患

診療の手引き

- **1.** 代謝性骨疾患とは骨の代謝の異常により，全身的あるいは局所的に骨組織の成長や構造に障害をきたすものである．
- **2.** 病態を考えるうえで骨の動態(リモデリング：再造形)，すなわち骨の吸収や骨の形成がどのように障害されているかを基に考えると理解しやすい．
- **3.** 早期診断が治療上，重要である．身長，体重，上肢長・下肢長，四肢と体幹(躯幹)とのバランス，脊柱変形の有無に関する所見は重要である．
- **4.** 病歴・職歴を含めた生活状況，家族歴では同様な身体所見，症状を有している近親者の存在を調べる．
- **5.** 画像検査はX線検査が基本である．小児では骨年齢の評価を行う．
- **6.** 骨粗鬆症診断に骨密度測定，X線は重要な検査である．骨密度値の評価においては測定部位，測定機器別に基準値が異なることに注意する．
- **7.** カルシウムは体内には体重の1.5%(成人では約1 kg)あり，そのうちの99%は骨に，1%は血液，体液にある．血清カルシウム濃度は厳密にコントロールされている．
- **8.** くる病・骨軟化症は骨石灰化障害であり，未石灰化骨(類骨：石灰化していない骨)が増加する．
- **9.** 骨組織生検所見は骨の動態，代謝回転を組織レベルで評価できる(組織学的骨形態計測)．
- **10.** 骨Paget病(変形性骨炎)ではアルカリフォスファターゼ(ALP)は高値～高度高値となる．悪性腫瘍など(癌の骨髄転移)との鑑別が重要である．

骨組織は細胞(骨芽細胞，骨細胞，破骨細胞，前駆細胞など)と基質からなる組織である．代謝性骨疾患とは骨の代謝の異常により，全身的あるいは局所的に骨組織の成長や構造に障害をきたすものである．

代謝性骨疾患の原因はホルモン，ビタミンの代謝異常による．例えば，上皮小体(副甲状腺)ホルモン parathyroid hormone(PTH)の異常として上皮小体(副甲状腺)機能亢進症，低下症があり，ほかにも甲状腺ホルモン，女性・男性ホルモン，ビタミンD，グルココルチコイドの異常などが原因となる．原因が特定できていない疾患もある．

病態を考えるうえで細胞や組織レベルでの骨の動態(リモデリング：再造形 remodeling → 12頁参照)，すなわち骨の吸収や骨の形成がどのように障害されているかを基に考えると理解しやすい．

早期診断が治療上，重要である．診察において身長，体重，上肢長・下肢長，四肢と体幹(躯幹)とのバランス，脊柱変形についての所見および病歴・職歴を含めた生活状況，家族歴は重要で，同様な身体所見，症状を有している近親者の存在を調べることは診断上有用である．

身体的特徴は発現時期により，異なることもある．成長ホルモン growth hormone(GH)過剰を例にとると成長完了以前では巨人症，成長完了以後では先端巨大症を呈する．

画像検査は X 線検査が基本である．病変が局所に限定されているか，全身骨に及んでいるか，骨のサイズ（長径，横径）や形状変化の有無，成長軟骨板の変化（拡大，不整など），骨陰影の程度（濃淡，骨梁の変化），小児では骨年齢の評価を行う．

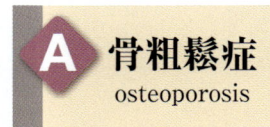

A 骨粗鬆症
osteoporosis

1 概念

骨粗鬆症は自立が障害される運動器疾患である．骨粗鬆症および骨粗鬆症を基盤とする骨折により，移動，活動などの基本的な日常生活動作（活動）activities of daily living（ADL）が不自由となり，生活の質 quality of life（QOL）が低下する．超高齢社会のわが国では「寝たきりにならない状態，心身ともに自立した生活・活動期間である健康寿命の延伸」が望まれている．健康寿命を阻害する要因として骨粗鬆症とそれを基盤とする骨折が大きな割合を占めていることから，骨粗鬆症は「運動器の脆弱化状態で ADL，QOL を障害し，健康寿命を障害する重篤な疾患」ととらえることができる．

原発性骨粗鬆症のほかに，薬剤，内分泌異常などによる続発性骨粗鬆症がある．

2 定義，経過

骨粗鬆症は，「骨折リスクを増すような骨強度上の問題をすでにもっている人に起こる骨格の疾患」と定義されている〔NIH（米国国立衛生研究所）コンセンサス会議，2000 年〕．骨粗鬆症は骨強度（＝骨密度＋骨質）の低下により骨が脆弱化し，骨折をきたしやすくなった病態である．軽微な外力で骨折を生じるが，高度な骨粗鬆症では外傷がはっきりしない例や，寝たきり高齢者のおむつ交換時に骨折をきたす例もある．

骨粗鬆症でみられる骨折は，脊椎椎体骨折（➡ 322 頁参照）が最も多く，次いで大腿骨近位部骨折（➡ 792 頁参照）である．そのほか橈骨遠位骨折，上腕骨頚部骨折，骨脆弱が高度では骨盤（恥骨，坐骨，仙骨）やその他の部位の骨折がみられる．骨粗鬆症によ

る骨折直後は，疼痛と活動制限が生じる．脊椎椎体骨折では骨折治癒後も椎体の変形が残存し，脊柱後弯変形となる．高度な後弯は胸郭の腹部への圧迫，逆流性食道炎 gastroesophageal reflux disease（GERD）を併発し，身体的に生活機能を障害する．さらに，心理面でも転倒や再骨折への不安をもたらす．QOL が低下する．生命予後の面では大腿骨近位部骨折，脊椎椎体骨折いずれも不良である．

3 疫学

骨粗鬆症と診断される方は男性 300 万人，女性 980 万人，計 1,280 万人と推定されている．また，大腿骨近位部骨折は日本全体で 15 万骨折/年（厚労省研究班報告，2007 年）と推定されている．経年的推移では新潟県全県調査で 1985〜2010 年の 25 年間で約 5 倍に増加しており，他の国内の研究においても増加が続いているとの報告が多い．

4 成因，病理

遺伝的要因および加齢，閉経後エストロゲンの減少など多因子による．生活習慣，ライフスタイルとも密接に関連している．

骨強度の低下は骨密度と骨質に規定されている．

健常状態では成長完了後，リモデリングにより骨吸収と骨形成の均衡が保たれており，骨量もほぼ一定に維持される．一方，骨粗鬆症では海綿骨骨梁の細小，途絶，皮質骨の菲薄など骨構造の変化がみられる．これはリモデリングの異常によるもので，骨吸収が骨形成を上回り，結果として骨量の減少に至る．代謝回転からみると骨吸収，骨形成ともに亢進した「高回転型」と，骨吸収，骨形成ともに低下した「低回転型」がある．

5 診断および診断手順

診断は日本骨代謝学会の原発性骨粗鬆症診断基準（2012 年度改訂版）による（表 22-1）に基づき，診断手順に従って行う（図 22-1，2）．

A 医療面接と身体診察

続発性骨粗鬆症をきたす疾患や既往歴の有無，

表 22-1 原発性骨粗鬆症の診断基準(2012 年度改訂版)

低骨量をきたす骨粗鬆症以外の疾患または続発性骨粗鬆症を認めず,骨評価の結果が下記の条件を満たす場合,原発性骨粗鬆症と診断する.

Ⅰ. 脆弱性骨折[注1]あり

1. 椎体骨折[注2]または大腿骨近位部骨折あり
2. その他の脆弱性骨折[注3]があり,骨密度[注4]が YAM の 80% 未満

Ⅱ. 脆弱性骨折なし

骨密度[注4]が YAM の 70% 以下または−2.5 SD 以下

YAM:若年成人平均値(腰椎では 20〜44 歳,大腿骨近位部では 20〜29 歳)

注1 軽微な外力によって発生した非外傷性骨折.軽微な外力とは,立った姿勢からの転倒か,それ以下の外力をさす.

注2 形態椎体骨折のうち,2/3 は無症候性であることに留意するとともに,鑑別診断の観点からも脊椎 X 線像を確認することが望ましい.

注3 その他の脆弱性骨折:軽微な外力によって発生した非外傷性骨折で,骨折部位は肋骨,骨盤(恥骨,坐骨,仙骨を含む),上腕骨近位部,橈骨遠位端,下腿骨.

注4 骨密度は原則として腰椎または大腿骨近位部骨密度とする.また,複数部位で測定した場合にはより低い% 値または SD 値を採用することとする.腰椎においては L1〜L4 または L2〜L4 を基準値とする.ただし,高齢者において,脊椎変形などのために腰椎骨密度の測定が困難な場合には大腿骨近位部骨密度とする.大腿骨近位部骨密度には頚部または total hip(total proximal femur)を用いる.これらの測定が困難な場合は橈骨,第 2 中手骨の骨密度とするが,この場合は% のみ使用する.

付記

骨量減少(骨減少)〔low bone mass(osteopenia)〕:骨密度が−2.5 SD より大きく−1.0 SD 未満の場合を骨量減少とする.

〔宗圓聰,福永仁夫,杉本利嗣,他;日本骨代謝学会,日本骨粗鬆症学会合同原発性骨粗鬆症診断基準改訂検討委員会:原発性骨粗鬆症の診断基準(2012 年度改訂版). J Bone Miner Metab 31:247-257, 2013, Osteoporosis Jpn 21:9-21, 2013 より〕

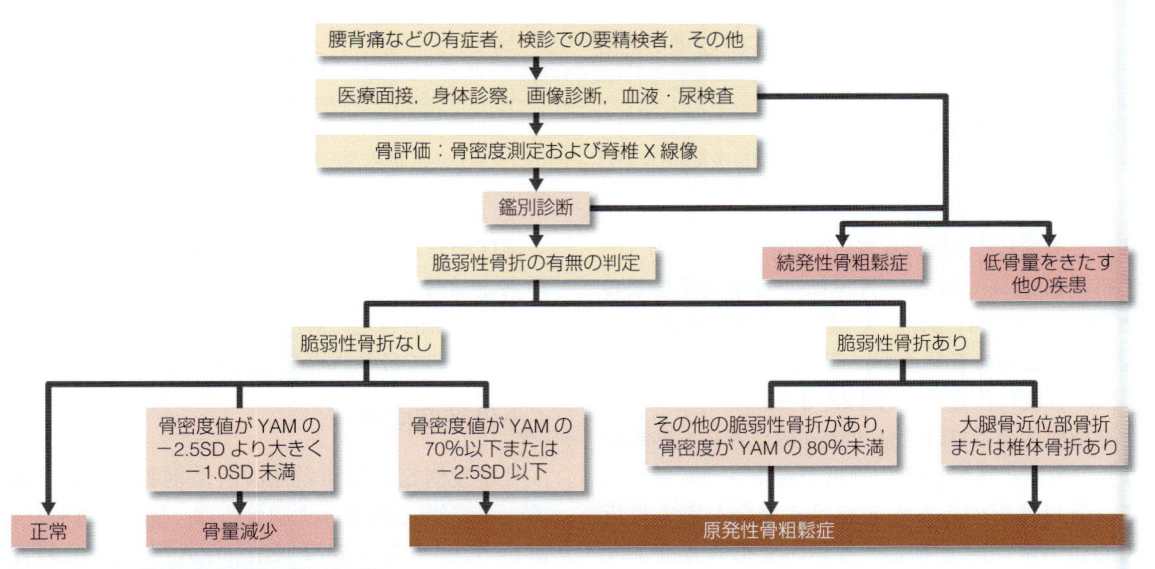

図 22-1 原発性骨粗鬆症の診断手順

〔骨粗鬆症の予防と治療ガイドライン作成委員会(編):骨粗鬆症の予防と治療ガイドライン 2015 年版. p18, ライフサイエンス出版, 2015 より〕

骨折危険因子の有無(特に喫煙,過度のアルコール摂取,運動習慣,カルシウム摂取状況など)について聴取する.家族歴(両親の大腿骨近位部骨折歴,骨粗鬆症罹患など),女性では月経(初潮時期,閉経時期など)について確認する.

身長および身長短縮の有無と程度,体重,脊柱変形(後弯,円背),腰部・背部痛の有無を調べる.特に 25 歳時の身長より 4 cm 以上の身長の短縮や高度の後弯では骨粗鬆症の精査が推奨される.

Ⓑ X 線検査

胸椎,腰椎 2 方向(前後,左右),股関節正面を

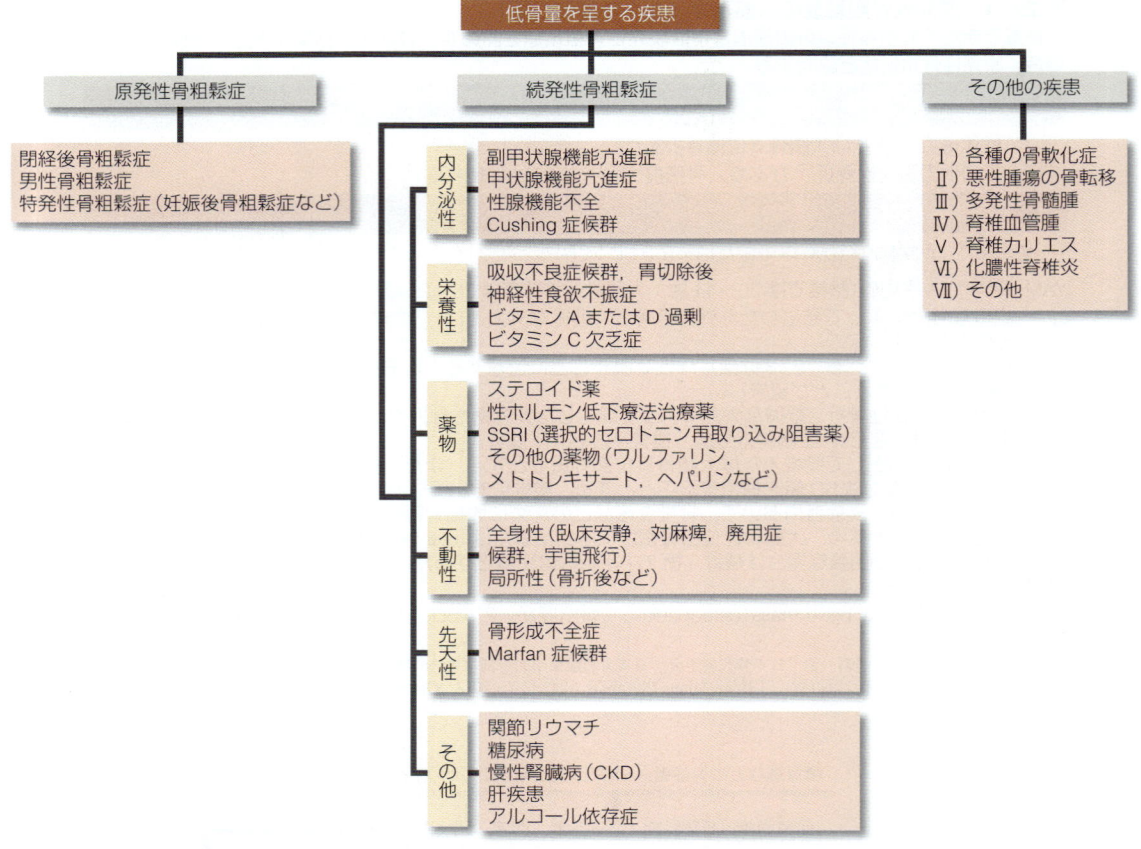

図22-2　低骨量を呈する疾患
〔骨粗鬆症の予防と治療ガイドライン作成委員会(編)：骨粗鬆症の予防と治療ガイドライン2015年版．ライフサイエンス出版，2015より〕

基本に撮影し，骨折の有無，骨粗鬆化を診断する．骨折の診断はQM法，目視による半定量的(SQ法)評価が行われるが，X線撮影条件，X線の入射方向，患者の脊柱変形，変形性関節症，骨棘の有無，程度に注意する(図22-3〜5)．

　脊椎椎体骨折では疼痛を伴う例以外に，疼痛もなく，X線撮影で初めて骨折が確認される例もある．新規骨折のうち疼痛を伴う場合を臨床骨折 clinical fracture と称し，椎体の変形の程度より(圧潰変形などで，変形性脊椎症にみられる変形のことではない)判定する形態骨折 morphometric fracture がある．

　また骨折には骨折が認められる時期により既存骨折 prevalent fracture(ある特定の一時点におけるX線検査で椎体の変形の程度により判定される)と新規骨折 incident fracture(2つの時点におけるX線像を比較し，椎体の形態変化の程度より新たに判定される)がある(図22-3，4)．

　高度の骨粗鬆症症例ではX線での骨折の新旧の判定は難しい例もあり，その場合，MRI所見が骨折の新旧判定に有用である．明らかな痛みを伴わない例では骨折の発生時期の特定は難しい．

● 骨密度検査

　骨密度測定は骨粗鬆症診断に重要な検査である．測定部位(腰椎，大腿骨頸部，橈骨，踵骨)，測定方法〔二重X線吸収法(DXA)，定量的超音波(QUS)，定量的CT測定法(QCT)，microdensitometry(MD)法など〕，測定機器別に基準値が異なることに注意する．骨密度測定は骨粗鬆症骨折リスクを予知するのに役立つ．大動脈硬化・石灰化例では腰椎前後方向の骨密度値に影響するので，評価に注意を要する．骨粗鬆症診断には腰椎骨密度測定を原則とするが，腰椎圧迫骨折例，高齢で変形性脊椎症，脊椎変形の所見が高度(高齢の男性に多い)では大腿骨頸部の測定が有用であ

骨粗鬆症治療で重要な形態骨折（変形）と骨折治療が必要になる臨床的な骨折がある.

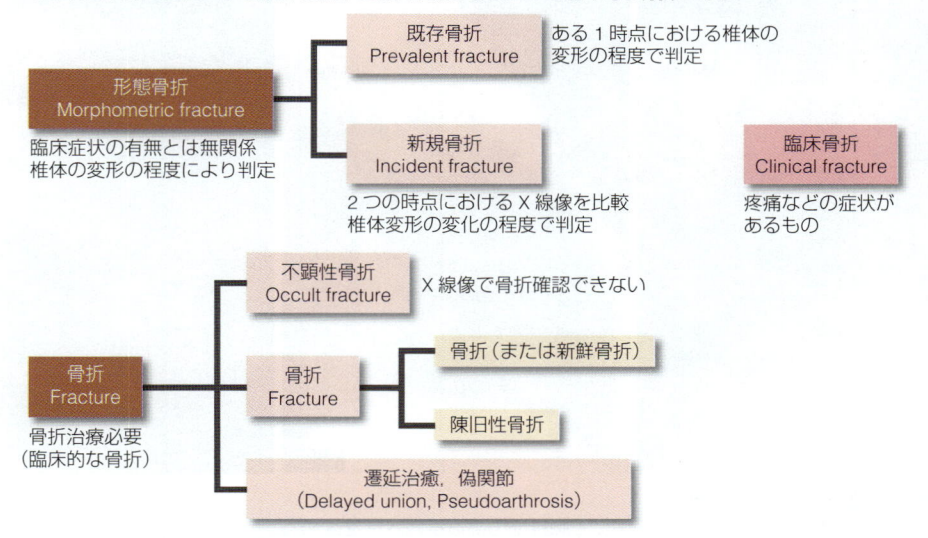

図 22-3　椎体骨折の分類
〔日本骨形態計測学会・日本骨代謝学会・日本骨粗鬆症学会・日本医学放射線学会・日本整形外科学会・日本脊椎脊髄病学会・
日本骨折治療学会・椎体骨折評価委員会（委員長：森 論史）：椎体骨折評価基準（2012 年度改訂版）. Osteoporosis Jpn
21：25-32, 2013 より〕

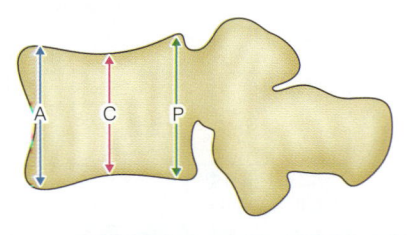

図 22-4　脊椎椎体骨折の X 線での定量的な判断基準
　　　　（QM：Quantitative Measurement 法）
A, C, P を計測し, 各々の比を算出. C/A, C/P が 0.8 未
満, A/P が 0.75 未満では骨折と判定できる.
（日本骨代謝学会骨粗鬆症診断基準検討委員会：日本骨代謝学会雑誌
18：76-82, 2001）

る. 症例によって椎体と大腿骨近位部両者の測定
が望ましい.

　低骨密度は骨折リスクであり, また同じ骨密度
値では高齢ほど骨折発生率は高い. 骨密度値の評
価は young adult mean（YAM：腰椎では 20〜44
歳, 大腿骨近位部では 20〜29 歳, 若年成人平均値）
を基準にして判定する.

Ⓓ 血液・尿検査

　骨粗鬆症として特異的な血液・尿所見はない.
血清カルシウム, リン, アルカリフォスファター
ゼ（ALP）は診断上, 最低限必要な検査項目であ

り, 血清カルシウム, リンは基準範囲内であるが,
ALP は基準範囲内あるいはやや高値（基準値の 1.5
倍以内）を示す. 低骨量を呈する疾患, 二次性に
骨粗鬆症をきたす疾患, 病態との鑑別が重要であ
る. ALP 高値では骨軟化症, 上皮小体（副甲状腺）
機能亢進症, 甲状腺機能亢進症, 骨髄腫, 腫瘍の
骨転移, 骨 Paget（パジェット）病との鑑別, 高カ
ルシウム血症では上皮小体（副甲状腺）機能亢進
症, ビタミン D 中毒との鑑別, 低リン血症では
骨軟化症との鑑別, 低カルシウム血症ではビタミ
ン D 作用不全, 腎不全との鑑別が重要で, 必要
に応じて追加検査を行う.

　また身体的特徴は鑑別に有用である. 例えば
「青色強膜の有無」「多数回の骨折の既往」「難聴」を

> **NOTE　ステロイド性骨粗鬆症**
>
> 　副腎皮質ステロイドの副作用として骨粗鬆症が生じる
> ことが知られている. 原発性骨粗鬆症に比して比較的高い
> 骨密度値でも骨折をきたすことから, その管理と治療を適
> 切に行うことが重要である.「ステロイド性骨粗鬆症の管理
> と治療のガイドライン」（図 22-6）によれば, 副腎皮質ステ
> ロイド投与〔プレドニゾロン（PSL）換算で 1 日 5 mg, 3 カ
> 月以上〕あるいは投与が予定される患者には, 投与早期か
> ら注意深い観察と治療が必要である.

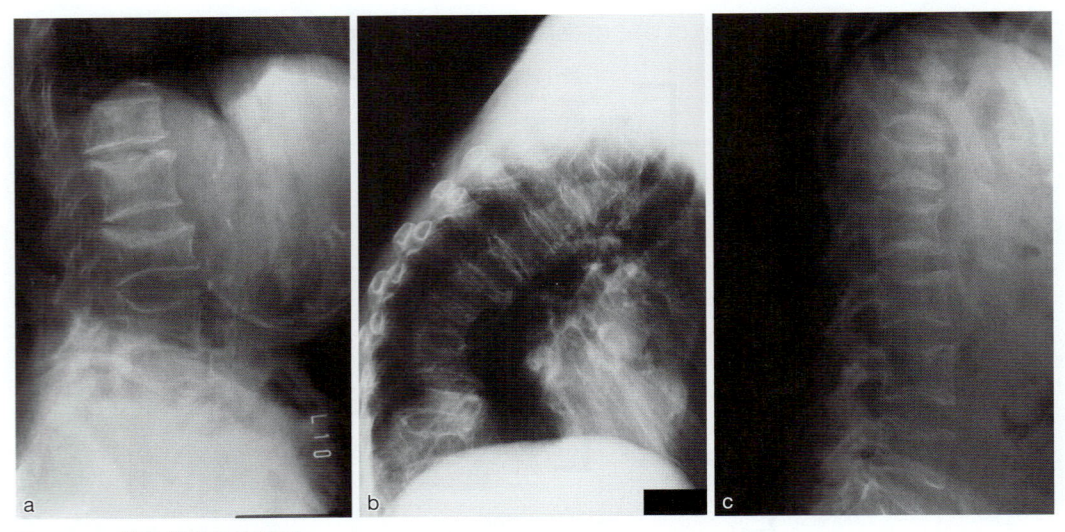

図 22-5　脊椎椎体圧迫骨折
a, b. 原発性骨粗鬆症. 腰椎, 胸椎側面にて胸椎部の高度後弯変形を認める.
c. ステロイド性骨粗鬆症. 腰椎側面像. 多発性の脊椎椎体骨折を認める.

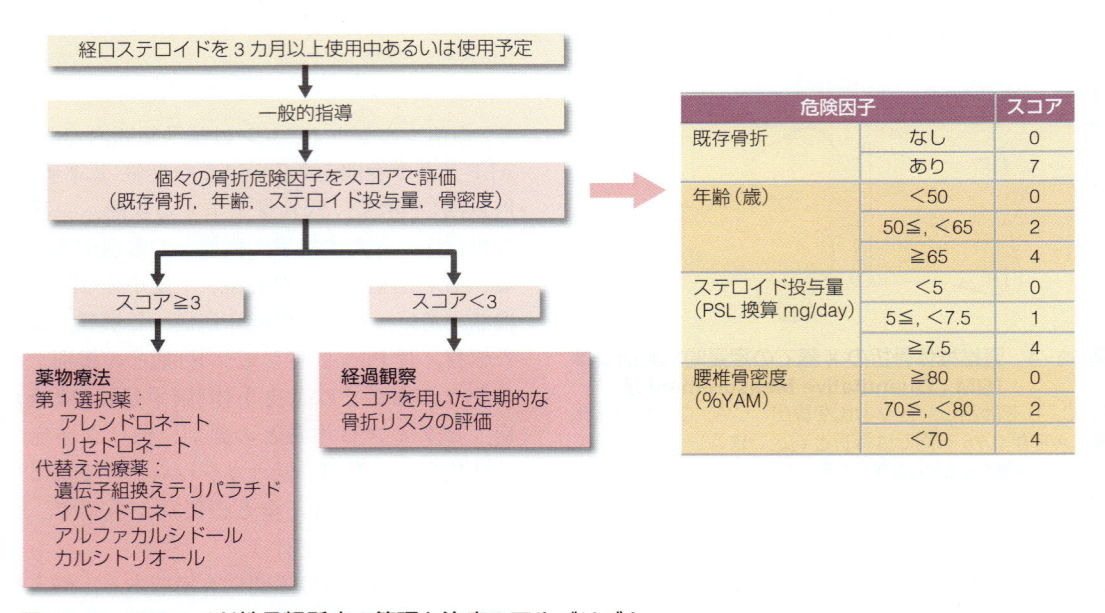

図 22-6　ステロイド性骨粗鬆症の管理と治療のアルゴリズム
〔Suzuki Y, et al：J Bone Miner Metab 32：337-350, 2014 より引用〕

確認することは骨形成不全症による続発性骨粗鬆症との鑑別に役立つ.

E 骨代謝マーカー

骨代謝マーカーは骨粗鬆症の病態解明, 治療方針を決定, 治療効果を評価するうえで有用な臨床指標である（**表 22-2**）. 骨代謝マーカーには骨吸収マーカーと骨形成マーカーがあり, 骨吸収マー

カー高値は骨吸収亢進状態を示唆し, 脊椎圧迫骨折, 大腿骨頚部・転子部骨折のリスクが高いことが知られている.

骨吸収マーカーとしてはコラーゲンのヒドロキシピリジニウム架橋であるデオキシピリジノリン（DPD, 尿中）, I型コラーゲン架橋テロペプチド〔N-テロペプチド（NTX）, C-テロペプチド（CTX）：それぞれ尿, 血清測定〕, TRACP-5b

表 22-2 骨代謝マーカーの用語と略語

骨形成マーカー	略語	コメント
オステオカルシン	OC	
アルカリフォスフォターゼ	ALP	
骨型アルカリフォスフォターゼ	BAP	
Ⅰ型プロコラーゲン-N-プロペプチド	P1NP	1 はワンとよぶ
Ⅰ型プロコラーゲン-C-プロペプチド	P1CP	1 はワンとよぶ
骨吸収マーカー	**略語**	**コメント**
ヒドロキシプロリン	HYP	
ピリジノリン	PYD	
デオキシピリジノリン	DPD	
Ⅰ型コラーゲン架橋 N-テロペプチド	NTX	X は大文字とする
Ⅰ型コラーゲン架橋 C-テロペプチド	CTX	X は大文字とする
Ⅰ型コラーゲン-C-テロペプチド	1CTP	1 はワンとよぶ
酸フォスファターゼ	ACP	C は大文字とする
酒石酸抵抗性酸フォスファターゼ	TRACP	
酒石酸抵抗性酸フォスファターゼ-5b	TRACP-5b	
骨マトリックス関連マーカー	**略語**	**コメント**
低カルボキシル化オステオカルシン	ucOC	
ペントシジン*	—	現段階では用いない
ホモシステイン	HCY	

*骨量減少は骨折リスクとなるエビデンスがさらに集積されれば，期待される骨質マーカー.
（日本骨粗鬆症学会骨代謝マーカー検討委員会：骨粗鬆症診療における骨代謝マーカーの適正使用ガイドライン 2012 年版. Osteoporosis Jpn 20：38, 55, 2012）

がある．骨吸収マーカー値は骨量低下のリスク，将来の骨折リスクの判断指標として有用である．

骨形成マーカーとしては骨型アルカリフォスファターゼ（BAP），オステオカルシン（OC）などがある．

骨代謝マーカーは運動量（クレアチニン），骨折，食事，性周期，日内変動が影響するため，検体の採取時刻，時間帯を一定にする必要がある．尿は通常，早朝第 1 あるいは第 2 尿とし，クレアチニン補正値を用いる．NTX 値は新規骨折後 3～6 カ月間影響を受け，高値を示すことから測定前 3 カ月間程度の骨折既往を確認し，骨代謝マーカー測定値を評価する．

F 骨折連鎖

骨折の臨床的危険因子として既存骨折が注目される．脊椎骨折や大腿骨近位部骨折を起こすと，

NOTE　糖尿病と骨粗鬆症

大腿骨頸部骨折リスクは非糖尿病と比して糖尿病 1 型では約 6.9 倍，2 型では約 1.4 倍高いと報告されている．骨量が比較的維持されているものの，高血糖による終末糖化産物（AGE）産生が骨芽細胞機能を低下させ，骨質の劣化を起こすと考えられている．

NOTE　生活習慣病と骨粗鬆症

生活習慣病と骨粗鬆症はいずれも加齢と関連しており，さらにこの 2 者はお互いに深く関連している．

糖尿病，高血圧，慢性腎臓病（CKD）では骨粗鬆症をきたし，酸化ストレス，AGEs（advanced glycation end-products）が病因とも示唆されている．特に骨質に影響することから，骨密度の低下がなくても骨脆弱により骨折をきたすことがある．

表22-3　骨粗鬆症患者 QOL 評価質問表(2000 年度改訂版)
現状表と評価表からなる．評価表を以下に示す．

Ⅰ．痛み：先週の状態についての質問 　　1．先週何日くらい，背中や腰に痛みがあったか 　　2．痛みは日中どのくらい続いたか 　　3．じっとしているとき，痛みはどの程度であったか 　　4．身体を動かすとき，どの程度でしたか 　　5．痛みのために眠れないことがあったか Ⅱ．日常生活動作：現在の状態に関する質問 　A．身の周りのこと 　　6．服の着替えは1人でできるか 　　7．トイレで1人で用を足せるか 　　8．和式あるいは洋式トイレを使えるか 　　9．お風呂に1人で入れるか 　B．家事 　　10．自分で食事の支度ができるか 　　11．掃除ができるか 　　12．棚へ手を伸ばせるか 　　13．買い物を1人でできるか 　　14．5 kg を10 m 運べるか 　C．移動 　　15．椅子から立ち上がれるか 　　16．畳から立ち上がれるか 　　17．前屈して手が床に届くか 　　18．50 m 連続して歩行できるか 　　19．杖を使うか 　　20．階段昇降を1人でできるか 　　21．バス，電車を利用できるか	Ⅲ．娯楽・社会的活動 　　22．先週の外出日の回数 　　23．過去1年間，友人，親戚を訪問したか 　　24．過去1年間，お祭り，集会などへ参加しているか 　　25．過去1年間，旅行，行楽などへ参加しているか 　　26．過去1年間，庭仕事，園芸活動などをしているか Ⅳ．総合的健康度：現在に関する質問 　　27．健康状態はよいか 　　28．1年前と比較してよいか 　　29．1年前に比較して生活に満足しているか Ⅴ．姿勢・体型：現在について聞く 　　30．10 年前と比較して身長は低下したか 　　31．10 年前と比較して背中が丸くなったか 　　32．体型変化についての感想 　　33．背中が丸くなったことで出た症状 Ⅵ．転倒・心理的要素：2週間のことを聞く 　　34．転倒するのではないかとの不安があったか 　　35．やりたいことをあきらめたか 　　36．目覚めたとき，さわやかと感じたか 　　37．悩んだことがあったか 　　38．他人に頼るのではないかと心配か Ⅶ．総括

(高橋栄明，他：日本骨代謝学会雑誌 18：83-101, 2001 より改変)

次に大腿骨近位部骨折を起こすリスクが高く，これを「骨折連鎖」とよぶ．また，両親の大腿骨近位部骨折歴は骨折リスクであり，薬剤治療開始基準の1つの指標として考慮される．

近年，骨折危険因子としてビタミンD不足も注目されている．

Ⓖ 骨組織生検(組織学的骨形態計測)

骨生検は骨の動態，代謝回転を組織レベルで評価できる．骨形成および骨吸収の状態を静的および動的な指標により，時間的要素を加えた評価が

可能である．また類骨の所見は，組織的に骨軟化症(➡327 頁参照)の診断に有用である．

Ⓗ QOL 評価

骨粗鬆症では QOL が低下する．患者の視点での評価であり，日常生活面，心理面を含めて骨粗鬆症や骨折が患者にどの程度影響を及ぼしているかを知ることができる．代表的なものに日本骨代謝学会骨粗鬆症患者 QOL 評価質問表(JOQOL)がある(表 22-3)．

Ⓘ 総合的，包括的評価

骨粗鬆症を有する高齢者の多くが，内科的疾患，認知症，嚥下障害などを合併している．特に糖尿病，腎不全，肝疾患，消化器疾患は，骨障害をきたす．骨粗鬆症患者の評価は骨のみにとどまらず，内科的疾患の有無，栄養，認知機能，動揺性(転倒しやすさ)，筋力(運動機能)を含めて包括的に行うことが重要である．

> **NOTE　ビタミン K，ucOC と骨**
>
> 　骨基質にある骨グラ蛋白(BGP)〔オステオカルシン(OC)ともいう〕はビタミン K 依存性蛋白質であり，骨の代謝に関連している．ビタミン K 不足は骨脆弱化をきたすと考えられる．血液中の非グラ化オステオカルシン(ucOC)中濃度はビタミン K の充足度を示しており，ucOC が高い群では新規大腿骨頚部骨折の発生率が高いことが報告されている．

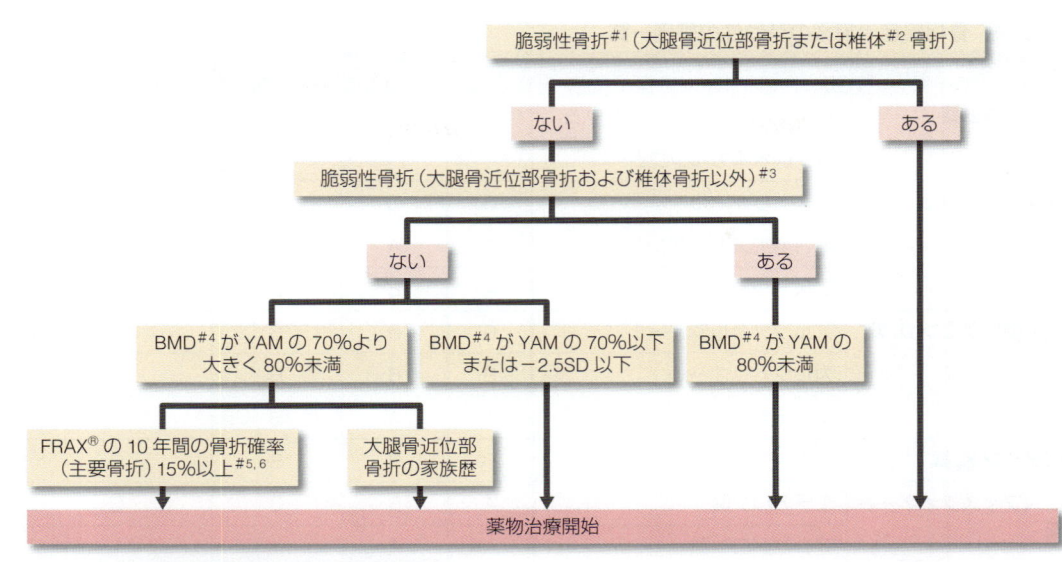

図 22-7　原発性骨粗鬆症の薬物治療開始基準
#1 軽微な外力によって発生した非外傷性骨折．軽微な外力とは，立った姿勢からの転倒か，それ以下の外力をさす．
#2 形態椎体骨折のうち，2/3 は無症候性であることに留意するとともに，鑑別診断の観点からも脊椎 X 線像を確認することが望ましい．
#3 その他の脆弱性骨折：軽微な外力によって発生した非外傷性骨折で，骨折部位は肋骨，骨盤（恥骨，坐骨，仙骨を含む），上腕骨近位部，橈骨遠位端，下腿骨．
#4 骨密度は原則として腰椎または大腿骨近位部骨密度とする．また，複数部位で測定した場合にはより低い％値またはSD 値を採用することとする．腰椎においては L1～L4 または L2～L4 を基準値とする．ただし，高齢者において，脊椎変形などのために腰椎骨密度の測定が困難な場合には大腿骨近位部骨密度とする．大腿骨近位部骨密度には頚部またはtotal hip（total proximal femur）を用いる．これらの測定が困難な場合は橈骨，第 2 中手骨の骨密度とするが，この場合は％のみ使用する．
#5 75 歳未満で適用する．また，50 歳代を中心とする世代においては，より低いカットオフ値を用いた場合でも，現行の診断基準に基づいて薬物治療が推奨される集団を部分的にしかカバーしないなどの限界も明らかになっている．
#6 この薬物治療開始基準は原発性骨粗鬆症に関するものであるため，FRAX® の項目のうち糖質コルチコイド，関節リウマチ，続発性骨粗鬆症にあてはまる者には適用されない．すなわち，これらの項目がすべて「なし」である症例に限って適用される．
〔骨粗鬆症の予防と治療ガイドライン作成委員会（編）：骨粗鬆症の予防と治療ガイドライン 2015 年版．p63，ライフサイエンス出版，2015〕

6　治療

「骨粗鬆症の予防と治療ガイドライン 2015 年版」によると，骨粗鬆症の治療と予防の目的は骨折の予防で，骨折危険性を低減し，QOL の維持・向上を図ることである．

食事ではカルシウム，ビタミン D，ビタミン類を十分に摂取する．高齢者では蛋白質の不足例も多く，適切な摂取が望ましい．骨粗鬆症治療のためのカルシウム摂取目標量として 800 mg 以上が推奨される．

運動としては，散歩がよいとされる．高齢者では，背筋訓練は椎体骨折の予防効果がある．また開眼片足立ち訓練は転倒防止効果がある．

A 薬物治療開始基準と薬剤選択

骨折危険因子（低骨密度，既存骨折，年齢，過度のアルコール摂取，現在の喫煙，大腿骨頚部骨折の家族歴）を考慮して薬物療法の開始を決定する．脆弱性骨折予防のための薬物開始基準を**図22-7** に，各薬剤の特徴とエビデンスを**表 22-4**に示す．

B 大腿骨近位部骨折とクリティカルパス

クリティカルパス critical path（クリニカルパスclinical path ともいう）は医療を標準化し，診療計画，診療結果を共有できる．2006（平成 18）年度診療報酬改定で「大腿骨頚部骨折地域連携クリティカルパスに関する地域連携診療計画管理料，

表22-4　骨粗鬆症治療薬の有効性の評価一覧

分類	薬物名	骨密度	椎体骨折	非椎体骨折	大腿骨近位部骨折
カルシウム薬	L-アスパラギン酸カルシウム	B	B	B	C
	リン酸水素カルシウム				
女性ホルモン薬	エストリオール	C	C	C	C
	結合型エストロゲン[#1]	A	A	A	A
	エストラジオール	A	B	B	C
活性型ビタミンD₃薬	アルファカルシドール	B	B	B	C
	カルシトリオール	B	B	B	C
	エルデカルシトール	A	A	B	C
ビタミンK₂薬	メナテトレノン	B	B	B	C
ビスフォスフォネート薬	エチドロン酸	A	B	C	C
	アレンドロン酸	A	A	A	A
	リセドロン酸	A	A	A	A
	ミノドロン酸	A	A	C	C
	イバンドロン酸	A	A	B	C
SERM	ラロキシフェン	A	A	B	C
	バゼドキシフェン	A	A	B	C
カルシトニン薬[#2]	エルカトニン	B	B	C	C
	サケカルシトニン	B	B	C	C
副甲状腺ホルモン薬	テリパラチド（遺伝子組換え）	A	A	A	C
	テリパラチド酢酸塩	A	A	C	C
抗RANKL抗体薬	デノスマブ	A	A	A	A
その他	イプリフラボン	C	C	C	C
	ナンドロロン	C	C	C	C

[#1] 骨粗鬆症は保険適用外.
[#2] 疼痛に関して鎮痛作用を有し，疼痛を改善する（グレードA）.

薬剤に関する「有効性の評価（A，B，C）」

骨密度上昇効果	骨折発生抑制効果（椎体，非椎体，大腿骨近位部それぞれについて）
A：上昇効果がある	A：抑制する
B：上昇するとの報告がある	B：抑制するとの報告がある
C：上昇するとの報告はない	C：抑制するとの報告はない

〔骨粗鬆症の予防と治療ガイドライン作成委員会（編）：骨粗鬆症の予防と治療ガイドライン2015年版. p158, ライフサイエンス出版, 2015〕

地域連携診療計画退院時指導料」が設けられ，各地で運用されている．パスを通じて医療スタッフが協力し，急性期病院と回復期病院の連携，機能分担が図られている．2016（平成28）年度の改定での地域連携と退院支援が勧められた．

◖C◗ 多職種連携とリエゾンサービス

　骨粗鬆症治療を継続して行い，次なる骨折を予防することが重要でそのために多職種連携による取り組みやリエゾンサービスが進められつつある．

ビスフォスフォネート（BP）は破骨細胞に作用し，骨吸収を阻害する．骨粗鬆症，悪性腫瘍の骨転移の治療として広く使われ，有用である．近年，BP 投与を受けている患者が抜歯などの侵襲的歯科治療を受けた後に顎骨壊死をきたす例が報告されている．顎骨壊死の発症機序は不明であるが，予防には口腔内の衛生管理を十分に行うことが重要とされている．整形外科医はビスフォスフォネート処方医として患者の情報を歯科医と共有し，対応することが必要である．

大腿骨転子下・骨幹部に非定型な所見を伴う骨折が稀に生じることがある．骨折前に大腿部痛や違和感を訴える方もいる．骨組織では著明な代謝回転抑制（SSBT）を認め，ビスフォスフォネート服用（副腎皮質ステロイドを併用している例では特に）との関連が示唆されたが，日本整形外科学会の調査では非定型骨折者の 30〜50％ にビスフォスフォネート使用歴があり，非使用例にも本骨折例がみられた．

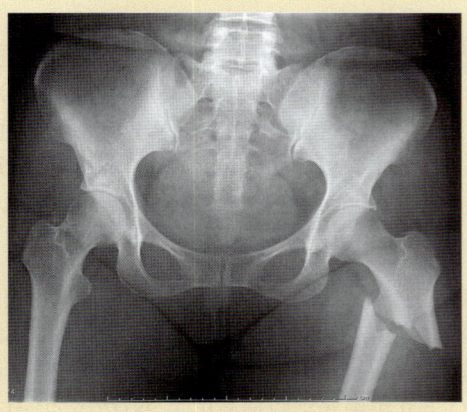

関節リウマチでビスフォスフォネートと副腎皮質ステロイド服用中であった女性．左に続いて右も同様の骨折が生じた．
（オルソタイムズ．2013．新潟大学 近藤直樹先生提供）

WHO が開発したもので，骨粗鬆症患者の骨折リスクを評価し，個人レベルにおける 10 年間の骨折確率を推計し，これを基に治療開始基準とすることを提案している．FRAX® で使われている骨折危険因子は年齢，性，大腿骨頚部骨密度〔骨密度がない例では体容積指数 body mass index（BMI）〕，既存骨折，両親の大腿骨近位部骨折歴，喫煙，飲酒，ステロイド使用，関節リウマチ，続発性骨粗鬆症である．

診療をサポートするツールである．2011 年版のガイドラインにおいて薬物治療開始基準の 1 つの指標として組み入れられている．

B くる病，骨軟化症
rickets, osteomalacia

1 概念

くる病・骨軟化症は骨石灰化障害である．骨は骨基質の形成（matrix formation）後に，ミネラル（カルシウム，リン）の沈着・石灰化 mineralization / calcification が起こるが，くる病・骨軟化症ではビタミン D 作用不全や低リン血症により，骨石灰化が障害され，未石灰化骨（類骨 osteoid：石灰化していない骨）が増加する（→21, 33 頁参照）．

組織学的には類骨過剰状態を呈し，骨形成の障害と骨脆弱性の亢進がみられる．成長期では成長軟骨板での骨化が障害され，軟骨細胞の不規則配列や不整，成長軟骨板の横径拡大がみられる．X 線で骨端線の拡大，不整がみられる（→8, 10 頁参照）．

骨端線閉鎖以前ではくる病 rickets，骨端線閉鎖完了後の成人では骨軟化症 osteomalacia とよばれる．

2 成因

原因としてはビタミン D 欠乏や作用不全，リン欠乏，アシドーシス，消化管の吸収障害，肝腎臓の機能障害，薬剤などがある．

3 分類

ビタミン D 作用不全，リン欠乏（低リン血性），アシドーシス，その他に分けられる（表 22-5）．

A ビタミン D 欠乏性くる病・骨軟化症
vitamin D deficiency rickets/osteomalacia

ビタミン D，カルシウム摂取不足，吸収不良などによる．生活習慣，職業による紫外線（日光）暴露不足があり，小児で食物アレルギーによりビタミン D を摂取できない例や成人で過度なダイエットなどによる摂食制限，偏食例にみられる．また胃切除後，消化管疾患による吸収障害（post-gastrectomy osteomalacia），肝・胆道疾患などでみられる．

過度の菜食主義，自然食主義で肉，魚，卵など

表22-5　くる病，骨軟化症の分類

1. ビタミンD作用不全 ［ビタミンDの欠乏，作用障害，活性化障害］	・ビタミンD欠乏性くる病・骨軟化症 ・ビタミンD依存性くる病・骨軟化症1型（VDDR-1） ・ビタミンD依存性くる病・骨軟化症2型（VDDR-2） ・腎性骨ジストロフィー renal osteodystrophy（ROD）
2. リン欠乏（低リン血症） ［リン吸収障害や腎尿細管におけるリン再吸収障害］*	・家族性低リン血症性くる病・骨軟化症 　X連鎖性低リン血症性くる病・骨軟化症（XLH） ・腫瘍性骨軟化症（TIO）
3. アシドーシス（低リン血症）	・尿細管性アシドーシス ・腎尿細管性アシドーシス ・Fanconi（ファンコーニ）症候群 ・アルミニウム中毒，カドミウム中毒，鉛中毒
4. その他	・低フォスファターゼ症 ・薬剤性くる病・骨軟化症

*FGF23関連低リン血症.

を摂取しない家庭でみられることもある.

　血清カルシウム値は正常あるいは低値．ALP高値．血清25（OH）Dは低値である.

Ⓑ ビタミンD依存性くる病・骨軟化症
vitamin D dependent rickets／osteomalacia（VDDR-1・2）

　ビタミンD-1α-水酸化酵素遺伝子異常により活性化が障害されている1型と，ビタミンD受容体（VDR）異常の2型がある．1型は稀で，生後早期から2歳頃までに成長障害，骨変形を呈する．血中1,25（OH）$_2$D$_3$は低値を示す．治療として通常量の活性型ビタミンDを要する．2型は出生時に異常は認めず，生後6カ月以降にくる病を発症する例が多い．テタニー，骨折，歩行障害のほかに，脱毛症alopeciaを50％に伴う．血中カルシウム低値，1,25（OH）$_2$D$_3$高値，PTH高値を呈する．治療として大量のビタミンD投与を要する.

Ⓒ ビタミンD抵抗性くる病・骨軟化症（低リン血症性くる病・骨軟化症，X連鎖性低リン血症性くる病・骨軟化症）
vitamin D resistant rickets／osteomalacia（hypophosphamic rickets／osteomalacia X-linked hypophosphatemic rickets）

　伴性優性遺伝で家族性である．phosphate-regulating gene with homologies to endopeptidase on the X chromosome（*PHEX*）遺伝子の異常により線維芽細胞増殖因子23（FGF23）が分解されず，FGF23が産生過剰となり，腎からのリン利尿が亢進し，低リン血症，石灰化障害を呈する（図22-8）．出生直後から低リン血症，過リン酸尿，低身長を呈する．成人での発症例もある．治療はビタミンDに加え，中性リン製剤を必要とすることが多い.

　上記以外の遺伝性低リン血症疾患として常染色体優性遺伝性低リン血症性くる病・骨軟化症 autosomal dominant hypophosphatemic rickets／osteomalacia（ADHR）（*FGF23*遺伝子の異常）がある.

NOTE　カルシウム代謝異常

　カルシウムは体内には体重の1.5%≒1kgあり，そのうちの99%は骨に，1%は血液，体液にある．血清カルシウム濃度は厳密にコントロールされている．異常値を示した場合には精査し，病態解明に努める.

NOTE　fibroblast growth factor 23（FGF 23）

　腎近位尿細管に働き，Na-P交換輸送を阻害することにより1,25（OH）$_2$D$_3$の産生低下⇒血清リンを下げる作用を示す．FGF23関連低リン血症を引き起こす.

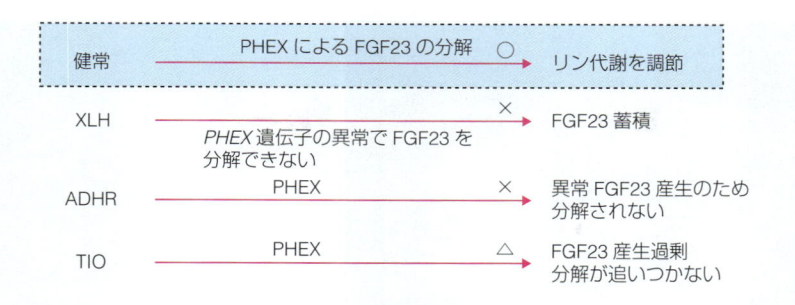

健常	PHEX による FGF23 の分解	○	リン代謝を調節
XLH	*PHEX* 遺伝子の異常で FGF23 を分解できない	×	FGF23 蓄積
ADHR	PHEX	×	異常 FGF23 産生のため分解されない
TIO	PHEX	△	FGF23 産生過剰分解が追いつかない

図 22-8　低リン血症をきたす疾患別病態における FGF23

D 腫瘍性骨軟化症
tumor-induced osteomalacia（TIO）

腫瘍が産生する液性因子がリンの再吸収を抑制し低リン血症をきたすことにより，骨軟化症を呈するものである．このリン利尿因子として FGF23 などがあり，TIO 腫瘍では高発現している．TIO をきたす腫瘍として良性間葉系腫瘍が多い．腫瘍は 1 cm 程度の小さなものも多く，局在診断が難しいため，長期に経過する例も多い．腫瘍摘出により，骨軟化症は改善する．悪性腫瘍に伴う例もある．

E 尿細管性アシドーシス
renal tubular acidosis（RTA）

尿細管障害により，酸塩基バランスの異常，リン喪失をきたし，骨の石灰化障害を呈する．多飲，脱水，腎の石灰化，低カリウム血症を示す．

F Fanconi（ファンコーニ）症候群

近位尿細管におけるリン，アミノ酸などの再吸収が障害され，尿の酸性化が障害される．尿からのカルシウム排出増加，リン酸尿，腎性糖尿を示し，血液では低リン血症を呈する．低リン血症と代謝性アシドーシスにより，くる病・骨軟化症をきたす．

二次性 Fanconi 症候群の原因として後天性疾患（多発性骨髄腫，リンパ腫など）や，薬物（アルミニウム，カドミウム，鉛中毒）がある．

G 薬剤性のくる病・骨軟化症

抗痙攣薬（フェノバルビタール，ジフェニルヒダントインなど）の長期服用により，肝でのビタミン D 活性化障害が起こり，くる病・骨軟化症

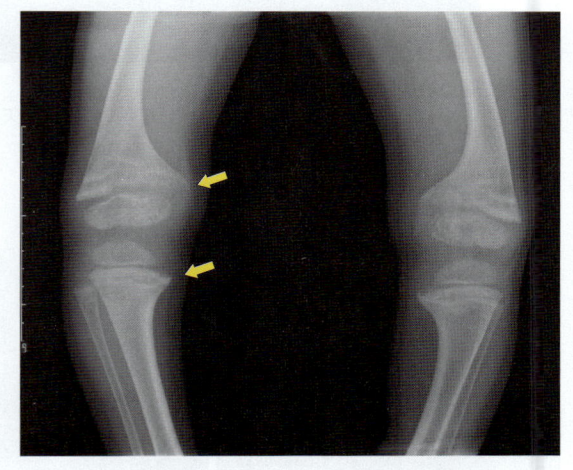

図 22-9　くる病（ビタミン D 欠乏）（3 歳男児）
骨端線の拡大・乱れ・不整に注目（矢印）．

に至ることもある．

4 症状と臨床所見

低身長，下肢変形（長管骨の弯曲，O 脚），あひる歩行 goose gait（動揺歩行 waddling gait）がみられる．小児，乳児ではくる病数珠 rachitic rosary，横隔膜付着部の陥凹〔Harrison（ハリソン）溝〕などの胸郭変形，頭蓋軟化 craniotabes，下肢変形がみられ，成人では筋力低下，筋肉痛，骨萎縮（脆弱性の亢進），骨折，骨痛・圧痛を呈する．

5 X 線所見（図 22-9～12）

石灰化障害と骨萎縮により，骨陰影濃度は低下している．長管骨は弯曲し，骨端線閉鎖以前では骨端線には拡大・不整がみられ，骨幹端には不規

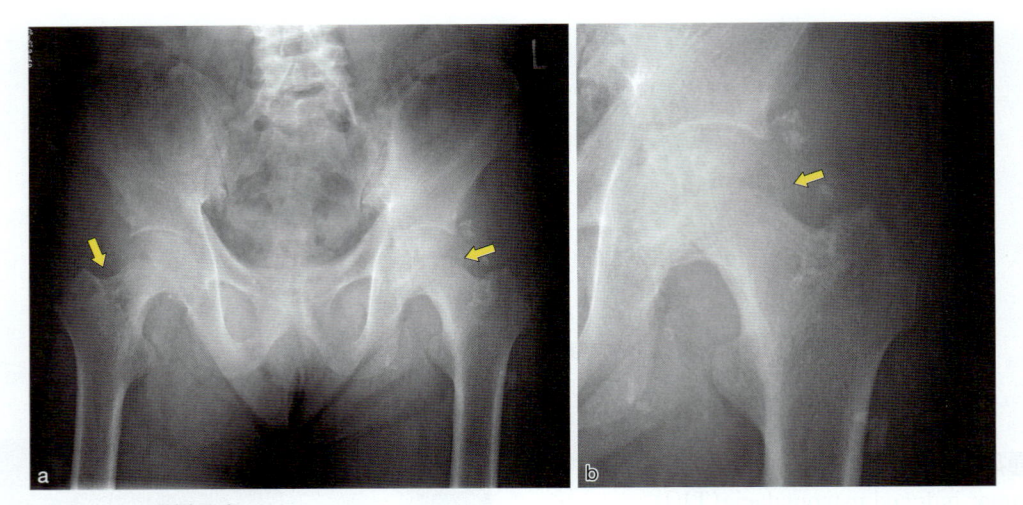

図 22-10　透析骨症
透析30年以上．大腿骨骨頭〜頚部に骨嚢腫形成（矢印），骨全体に骨萎縮を認める．b は拡大像．

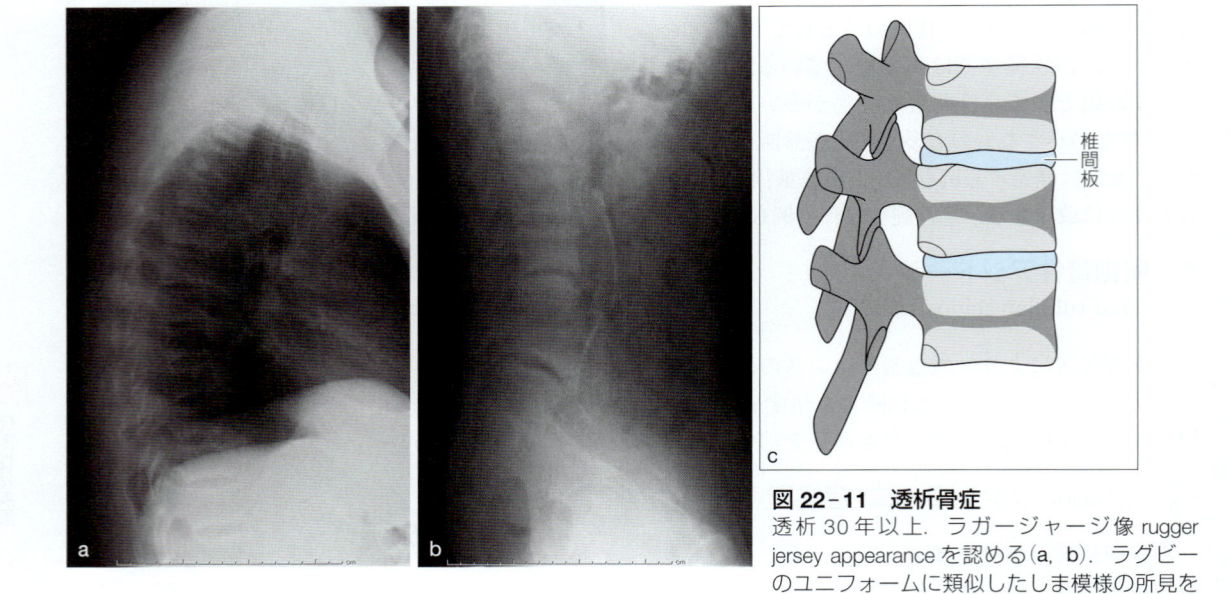

図 22-11　透析骨症
透析30年以上．ラガージャージ像 rugger jersey appearance を認める（a, b）．ラグビーのユニフォームに類似したしま模様の所見を示す（c）．

則な透亮像で杯状変化（cupping），横径拡大（fraying），辺縁不整（flaring）が認められる．

　骨軟化症が高度の場合は，X 線で Looser 改構層 Looser zone，偽骨折 pseudofracture がみられる．これは骨皮質長軸にほぼ垂直に入る亀裂状の透明帯であり，石灰化障害のある骨に負荷が加わり生じるもので長管骨皮質部，骨盤（坐骨，恥骨），大腿骨頚部，肋骨，肩甲骨などにみられる．

　成人低リン血症骨軟化症では靱帯の骨化（後縦靱帯骨化など）を合併し，あたかも強直性脊椎炎

類似の画像所見を呈する例もある．

6 血液生化学的検査所見

　アルカリフォスファターゼ（ALP）はいずれの病態のくる病・骨軟化症でも著明高値である．血清リン値はビタミン D 欠乏性，低リン血症くる病・骨軟化症では低値である．他の検査値，PTH，25-OH-D，$1,25(OH)_2D_3$ レベルは病態ごとに異なる．

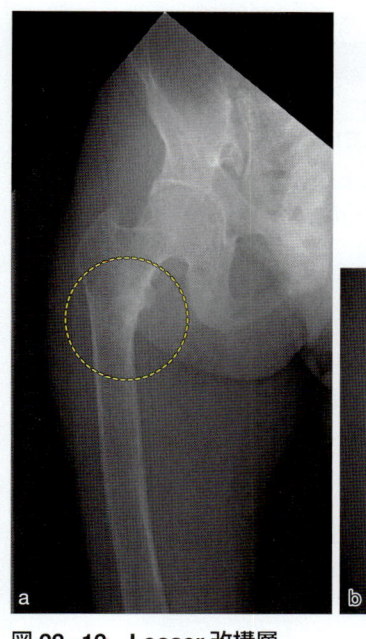
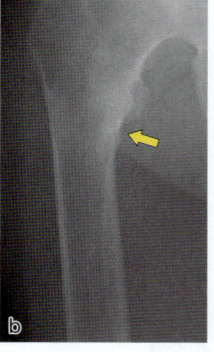
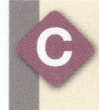

図 22-12　Looser 改構層
低リン血症性骨軟化症．骨軸に直交するようにし，横走する．亀裂像が認められる（矢印）．b は拡大像．

ALP 高値を示す上皮小体（副甲状腺）機能亢進症，甲状腺機能亢進症，転移などの骨破壊性病変，骨 Paget 病と鑑別する必要がある．

❼ 診断

くる病の診断は X 線所見，血液検査所見および身体所見による．食事，日光曝露などの生活習慣，食物アレルギー，肝・消化器疾患の有無，家族歴などは有用な情報となる．

成人で骨軟化症を疑う例では，小児期のくる病の既往を聴取する．また成人後に発症する骨軟化症もあり，精査を要する．

Looser 改構層が認められない例では確定診断のために骨組織生検が有用である．石灰化障害である類骨過剰状態や石灰化の遅延が認められれば，診断は確定する．

❽ 治療

ビタミン D 不足，作用不全によるものはビタミン D 補充により改善する．低リン血症性では尿中へのリン漏出の程度が高度なほど骨変化も著明であり，リン補充も必要である．腫瘍性骨軟化症では腫瘍摘出により改善が期待できる．

薬物療法として，小児では骨成長障害，骨端線の著明な拡大の所見を認める例にはビタミン D 製剤〔1α(OH)D$_3$，1,25(OH)$_2$D$_3$〕の単独あるいは中性リン製剤の併用療法を行う．定期的に血液あるいは尿検査を行い，高カルシウム血症に注意する．原則として薬物療法は成長完了まで続ける．

成長完了以後の薬物治療の要否については一定の指針はないものの，骨痛，Looser 改構層，骨折を認める例では，ビタミン D 投与の継続が必要と思われる．

手術療法については，下肢変形高度では下肢骨の矯正骨切り術が考慮される．

C　腎性骨ジストロフィー
renal osteodystrophy（ROD）

概念

腎機能低下に伴う骨，カルシウム，リン代謝異常を呈する骨病変の総称．腎性骨症 renal bone disease，透析骨症 uremic bone などとよぶこともある．

慢性腎臓病 chronic kidney disease（CKD）の患者は健常者に比して骨折リスクが高い．腎機能低下に伴い，骨質，骨量に影響を与えるものと考えられている．さらに CKD によるミネラル異常は骨病変，血管病変をきたすことから骨ミネラル代謝異常（CKD-MBD）としてとらえられている．

病態

リンの貯留やビタミン D の活性化障害により PTH ホルモン過剰状態となり，骨吸収亢進〔二次性上皮小体（副甲状腺）機能亢進〕，高カルシウム血症，骨減少をきたす．腎不全では骨の PTH 抵抗性を示す．骨組織では線維骨炎型，骨軟化型，混合型，軽度変化型，無形成型がある．

長期透析例ではアミロイド（β$_2$-ミクログロブリン）が骨，関節に沈着し，骨破壊，骨萎縮，骨嚢腫をきたし，疼痛，神経障害を呈することもある．脊椎では破壊性脊椎関節症 destructive spondyloarthropathy（DSA）を呈する（➡525 頁参照）．

22
代謝性骨疾患

表22-6　原発性上皮小体（副甲状腺）機能亢進症の分類

	カルシウム（Ca）値	特徴
生化学型	10〜11 mg/dL	臨床症状なし，あるいは軽度の全身倦怠感のみ
腎結石型	11〜12 mg/dL	腎結石などがみられる〔注：繰り返す結石症例では上皮小体（副甲状腺）機能の精査を考慮する〕
骨病変型	12〜13 mg/dL	全身倦怠感，易疲労感，筋脱力感，集中力低下，多尿，口渇，多飲がみられるガストリン分泌亢進による消化管潰瘍をみる

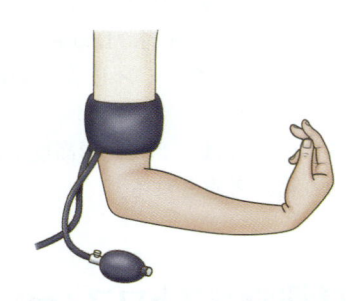

図22-13　Trousseau 徴候
上腕に巻いたマンシェットで前腕への血流を止めると筋収縮が誘発され，特異的な肢位（助産師の手）となる．

D 高（低）カルシウム血症をきたす要因と，上皮小体（副甲状腺）機能異常

　高カルシウム血症をきたす要因，病態には悪性腫瘍，Basedow（バセドウ）病，サルコイドーシス，消化管からの吸収亢進：ビタミンD中毒，尿細管からのカルシウム再吸収亢進，腫瘍〔悪性腫瘍随伴高カルシウム血症 malignancy-associated hypercalcemia（MAH）：副甲状腺関連ペプチド（PTHrP）の産生〕，長期臥床，上皮小体（副甲状腺）機能亢進症などがある．血液中カルシウム値高値では第1に上皮小体（副甲状腺）機能亢進症を考える．

　低カルシウム血症をきたす疾患，病態は稀である．上皮小体（副甲状腺）機能低下症などがあり，低カルシウム血症の症状にはテタニー，しびれ，びりびり感，痙攣がある．また Chvostek（クボステック）徴候（耳の前方で顔面神経を刺激すると口角などの筋収縮が誘発される），Trousseau（トルソー）徴候（図22-13）がみられる．

　上皮小体（副甲状腺）ホルモン parathyroid hormone（PTH）は上皮小体（副甲状腺）で産生・分泌される．低カルシウム血症では PTH 分泌が亢進し，腎，骨，消化管に作用し，血清カルシウム上昇，リン排泄へ作用する．

1 原発性上皮小体（副甲状腺）機能亢進症
primary hyperparathyroidism

概念

　PTH 産生過剰により高カルシウム血症，高カルシウム尿症，低リン血症を呈する．上皮小体（副甲状腺）の単発性腺腫が多い．癌は稀である．

分類

　血清カルシウム値により3つの型に分けられる（表22-6）．

X線所見

　皮質骨優位の骨量減少を認める．骨吸収亢進は特に手指，手根骨，頭蓋，脊椎でみられ，破骨細胞性骨吸収で骨膜側から吸収される（periosteal bone resorption）．骨量低下は海綿骨よりも皮質骨で著明である．線維性囊胞性骨炎 ostitis fibrosa cystica，褐色腫 brown tumor などがみられる．頭蓋骨では脱灰像 salt and pepper skull，下顎，歯では歯硬線の消失がみられる．高度の例では脊椎ラガージャージ像（→303頁の図20-16b，330頁の図22-11 など参照）を呈する．

検査

　血液検査でカルシウム高値，リン低値，ALP高値を認める．尿中カルシウム排泄増加，リン再吸収率（%TRP）は低値となる．

　高カルシウム血症の程度や持続期間によるが，基本的に骨吸収亢進により骨量減少（骨密度低値）をきたす．

診断

　医療面接で結石の既往，多尿，多飲，潰瘍，体重減少について聴取する．X線，血液検査結果よ

り診断できる．悪性腫瘍による高カルシウム血症との鑑別が重要である．

治療

・保存療法

脱水，不動を避け，定期的血液検査を行う．ビスフォスフォネート製剤などを用いる．

・手術療法

CT，超音波で局在，腫大した上皮小体(副甲状腺)を同定する．シンチグラフィーにて ^{99m}Tc-MIBI の取り込みを確認し，手術にて腫大した上皮小体(副甲状腺)を摘出する．

2 続発性上皮小体(副甲状腺)機能亢進症
secondary hyperparathyroidism

低カルシウム血症をきたす疾患に続発する機能亢進状態となり，PTH が過剰に分泌される．上皮小体(副甲状腺)は過形成となる．その原因として慢性腎不全，くる病・骨軟化症がある．

検査

血清カルシウム低値，リン高値，ALP 高値を呈する．

治療

① 高カルシウム血症，高リン血症の治療と異所性石灰化の手術を行う．② 上皮小体摘出術，PEIT(エタノール注入)．

3 三次性上皮小体(副甲状腺)機能亢進症
tertiary hyperparathyroidism

続発性上皮小体(副甲状腺)機能亢進症の経過が持続し，その経過で上皮小体(副甲状腺)が腺腫状となり，PTH を過剰に産生する．

検査

血清カルシウム高値を認める．

治療

① 高カルシウム血症，高リン血症の治療と異所性石灰化の手術を行う．② 上皮小体摘出術，PEIT(エタノール注入)．

4 特発性上皮小体(副甲状腺)機能低下症
idiopathic hypoparathyroidism

概念

PTH 分泌低下による低カルシウム血症，高リン血症を示し，テタニー痙攣などの徴候を呈する．PTH は低値．*PTH* 遺伝子異常あるいは，カルシウム感知受容体遺伝子異常による．

症状

テタニー，全身痙攣，便秘，知能低下，うつ，白内障，モリニア症(カンジダ症：皮膚，粘膜，爪)．

検査

X 線検査では歯槽硬線肥厚．血液・尿検査では血清カルシウム低値，リン高値，$1,25(OH)_2D_3$ 低値．心電図にて QT 延長を示す．

治療

① PTH 補充．② 活性型ビタミン D 投与．血清カルシウムを正常下限に維持する．

5 続発性上皮小体(副甲状腺)機能低下症
secondary hypoparathyroidism

甲状腺や上皮小体(副甲状腺)の手術後，低マグネシウム血症，ヘモクロマトーシス hemochromatosis，Wilson(ウィルソン)病などが原因で続発性に PTH 低下をきたす．

治療

① PTH 補充．② 活性型ビタミン D 投与．血清カルシウムを正常下限に維持する．

6 偽性上皮小体(副甲状腺)機能低下症
pseudohypoparathyroidism

標的組織における PTH 受容体異常により，PTH の作用不全をきたしている．低カルシウム血症だが，血中 PTH は高値である．

この患者の多くが，低身長，肥満，円形顔貌，中手骨・中足骨の短縮を特徴とするオールブライト遺伝子骨形成異常症 Albright hereditary osteodystrophy(AHO)を合併している．

7 偽性偽性上皮小体（副甲状腺）機能低下症

pseudopseudohypoparathyroidism

偽性上皮小体（副甲状腺）機能低下症に類似している身体的特徴（AHO など），臨床徴候を示すが，血液生化学検査値に異常は認めない．

E 甲状腺機能異常

1 甲状腺機能亢進症

hyperthyroidism

甲状腺機能亢進症では骨吸収，骨形成ともに亢進した高回転型骨代謝となり骨粗鬆症を示す．治療として副腎皮質ステロイドを用いることがあるが，骨への影響を考えるうえで副腎皮質ステロイドの量，期間に注意が必要である．

検査所見として血清 ALP 高値を示す．血中カルシウム，リン値は基準値内である．甲状腺ホルモン thyroid hormone（T3，T4）高値となる．

治療

甲状腺機能亢進症の治療をまず行う．

2 甲状腺機能低下症

hypothyroidism

低回転型骨代謝を示す．小児では骨格の成長障害，第二次性徴障害，精神発達遅延，クレチン症 cretinism を呈する．T4 低値，TSH 高値．

治療

甲状腺機能低下症の治療を行う．骨所見・代謝状態に合わせた治療を行う．

F 成長ホルモン異常

1 先端巨大症と巨人症

acromegaly, gigantism（giantism）

概念

成長ホルモン過剰による．骨端線閉鎖以前では下垂体性巨人症，閉鎖以後では先端肥大を呈する．

身体的特徴として巨人症では高身長，先端巨大症では顔貌の変化，下顎突出，声の低音変化，手足のサイズの変化などがみられる．

検査所見

単純 X 線像では巨大骨，手指末節骨のカリフラワー状変形，足底軟部組織の肥厚，変形性関節症がみられる．

骨変化として骨量増加あるいは減少がみられる．成長ホルモンは細胞レベルでは骨形成に作用する．

実際の臨床例では成長ホルモン過剰による影響のほか，下垂体腺腫による下垂体機能障害，下垂体手術後のホルモン異常，骨・関節障害による活動性低下などが影響し，症例ごとに様々な病態（骨形成亢進，骨形成低下，骨吸収の亢進と低下）を呈する．骨所見に応じた薬剤治療を行う．

2 Cushing（クッシング）症候群

副腎・下垂体腫瘍などにより，コルチゾールが過剰に分泌される病態である．糖尿病，脂質異常症，中心性肥満を示す．骨粗鬆症を合併する例が多い．若年者で外傷既往のない多発性脊椎圧迫骨折から診断がつく例もある．Cushing 症候群の治療を行い，骨所見に応じた薬物治療を行う．

G 骨 Paget（パジェット）病

Paget disease of bone

概念

James Paget が 1877 年に変形性骨炎 osteitis deformans として発表した．白人に多く，アジア系では稀である．局所において亢進した骨吸収と骨形成が不規則に交じり合ったモザイク状の組織を呈し，巨大破骨細胞 pagetic osteoclast を伴う．骨は変形し，肥大・肥厚を伴う．脊椎，骨盤，頭蓋に多くみられる．

原因は不明であるが，パラミクソウイルス感染の関連が報告されている．

臨床徴候

中年〜高齢者に多く，初期には無症状だが，後に疼痛，骨の肥厚，変形，病的骨折，難聴，神経圧迫症状を示す．

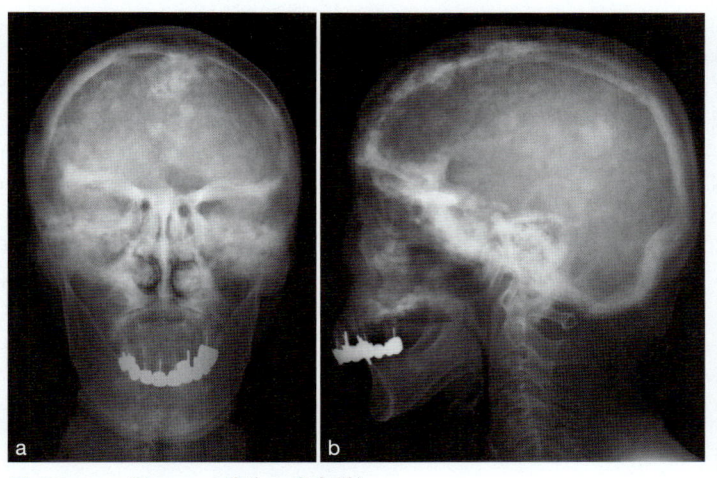

図 22-14　骨 Paget 病（70 歳女性）
a. 単純 X 線前後像，b. 単純 X 線側面像.
頭蓋骨全体に骨透亮像と骨硬化像の混在（綿花様陰影 cotton-wool appearance）を認める〔文献 6）を参照〕.

検査

単純 X 線像では骨透亮像と骨硬化像の混在，骨皮質の肥厚を認める（**図 22-14, 15**）．骨シンチグラフィーでは異常集積をみることがある．骨代謝マーカーは高値を示す．ALP 高値～高度高値である.

診断

ALP 高値で偶然みつかる例もある．特徴的な X 線所見，検査値から診断可能である．悪性腫瘍など（癌の骨髄転移）との鑑別が重要である．また，骨 Paget 病の悪性変化の報告もある（→365 頁）.

治療

疼痛には鎮痛薬で対処する．骨吸収が亢進していることから，ビスフォスフォネートが有効である．成人の場合，リセドロン酸ナトリウム 17.5 mg を 1 日 1 回，8 週間連日経口服用する〔文献 7）を参照〕.

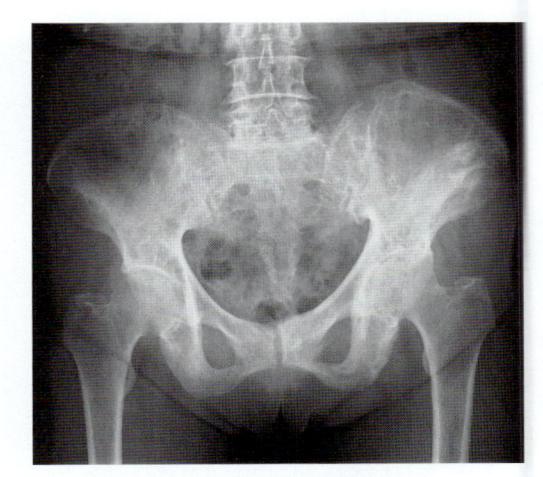

図 22-15　骨 Paget 病（65 歳女性）
骨形成（骨硬化像）と骨吸収（骨透亮像）が混在している.

●参考文献

1) 日本骨代謝学会，日本骨粗鬆症学会合同骨粗鬆症診断基準改訂検討委員会：原発性骨粗鬆症の診断基準（2012 年度改訂版）．Osteoporosis Japan 21：9-21, 2013

2) 日本骨形態計測学会，日本骨代謝学会，日本骨粗鬆症学会，日本医学放射線学会，日本整形外科学会，日本脊椎脊髄病学会，日本骨折治療学会，椎体骨折評価委員会：椎体骨折評価基準（2012 年度改訂版）．Osteoporosis Japan 21：25-32, 2013

3) 骨粗鬆症の治療（薬物治療）に関するガイドライン作成ワーキンググループ：骨粗鬆症の治療（薬物療法）に関するガイドライン 2002 年度改訂版．Osteoporosis Japan 10：637-709, 2002

4) 日本骨粗鬆症学会骨粗鬆症診療における骨代謝マーカーの適正使用に関する指針検討委員会：骨粗鬆症診療における骨代謝マーカーの適正使用ガイドライン（2004 年度版）．Osteoporosis Japan 12：191-238, 2004

5) 遠藤直人，高橋栄明：組織学的骨形態計測法．辻 陽雄，高橋栄明（編）：整形外科診断学　改訂第 3 版．pp745-757, 金原出版，1999

6) 遠藤直人：骨軟化症．下条文武，斉藤 康（監修）：ダイナミックメディシン．pp26, 90-91, 西村書店，2003

7) Takata S, Hashimoto J, Nakatsuka K, et al：Guidelines

for diagnosis and management of Paget's disease of bone in Japan. J Bone Miner Metab 24：359-367, 2006

8) 骨粗鬆症の予防と治療ガイドライン作成委員会（代表 折茂 肇）：骨粗鬆症の予防と治療ガイドライン2015 年版. ライフサイエンス社, 2015

9) Hagino H, Endo N, Yamamoto N, et al：Nationalwide one-decade survey of hip fractures in Japan. J Orthop Sci 15：737-745, 2010

10) Sakuma M, Endo N, Hagino H, et al：Serum 25-hydroxy vitamin D status in hip and spine –fracture patients in Japan. J Orthop Sci 16：418-423, 2011

11) Sakamoto K, Endo N, Harada A, et al：Why not use your own body weight to prevent falls？ A random-ized, controlled trial of balance therapy to prevent falls and fractures for elderly people who can stand on one leg for ≤15 s. J Orthop Sci 18：110-120, 2013

12) McLellan AR, Wolowacz SE, Zimovetz EA, et al：Fracture liaison services for the evaluation and management of patients with osteoporotic fracture：a cost-effectiveness evaluation based on data collected over 8 years of service provision. Osteoporos Int 22：2083-2098, 2011

13) 指定難病：厚生労働省ホームページ. http://www.mhlw.go.jp/stf/seisakunitsuite/bunya/0000084783.html

第23章 骨腫瘍

診療の手引き

1. 骨腫瘍患者は疼痛，腫脹を主訴として来院することが大半であり，その性状を正確に把握する必要がある．類骨骨腫では "NSAIDs で軽快する夜間痛" を訴える．骨肉腫は 10 歳代の膝関節痛を訴える患者に多く，全く外傷の既往がない場合には，骨腫瘍を念頭に置いて診療を進める．

2. 骨腫瘍には好発年齢，性差，好発部位があることを認識しておく．

3. 好発年齢は，骨肉腫は 10〜17 歳，骨巨細胞腫は骨端線閉鎖後の 17〜30 歳，転移性骨腫瘍は 40 歳以降である．

4. 性差があり，多くの骨腫瘍は男性のほうが発生頻度が高い．

5. 好発部位は，内軟骨腫は手指骨，骨肉腫は大腿骨遠位・脛骨近位，軟骨肉腫は大腿骨近位・上腕骨近位・骨盤である．長管骨内の好発部位は，骨巨細胞腫や軟骨芽細胞腫は骨端，骨肉腫は骨幹端に多い．

6. 40 歳以降の患者の X 線像で骨破壊像があれば，転移性腫瘍の可能性を考慮して種々の検査を行う．

7. 単純 X 線検査では，症状のある部位と腫瘍の存在部位が異なることがあるので撮影部位に注意する．例えば，股関節腫瘍の患者が大腿部・膝関節痛を訴えることがある．

8. 単純 X 線像では，骨破壊の形態，周囲の骨反応の有無と程度を読む．骨膜反応の種類で良性・悪性の判断ができる．

9. 単純 X 線である程度の診断をつけ，さらに CT，MRI，骨シンチグラフィーを行って，腫瘍の性状，浸潤範囲，転移の有無を確定する．

10. 貧血の有無およびその程度，ALP 値，LDH 値，CRP の検査を行う．

11. 画像検査で確定診断がつかない場合には，生検を行う．

12. 病理組織標本の提出に際しては，すべての臨床情報を病理医に伝える．病理診断依頼書に書ききれない場合には，直接病理医に会って情報を伝える．そして病理診断に際してはできるだけ病理医と顕微鏡を囲んで討議する．

骨腫瘍総論

A 骨腫瘍の分類と疫学

骨腫瘍は，原発性骨腫瘍 primary bone tumor，骨腫瘍類似疾患 tumorous condition of bone，続発性骨腫瘍 secondary bone tumor に分類される．原発性骨腫瘍は，良性骨腫瘍と悪性骨腫瘍（肉腫）に分類される．続発性骨腫瘍は，転移性骨腫瘍と浸潤性骨腫瘍に分類される．わが国で病理診断に用いられている骨腫瘍分類は，世界保健機関（WHO）の分類をベースに行われている．2013年版 WHO 分類（巻末資料4参照）の主な変更点は，骨 MFH が骨未分化高悪性度多形肉腫 undifferentiated high grade pleomorphic sarcoma の名称になり，その他の悪性腫瘍に分類されている．また，軟骨肉腫では，grade Ⅱ・Ⅲのみが悪性となった．従来の骨巨細胞腫は osteoclastic giant cell rich tumors という大項目に入り，悪性度に関しては中間（局所侵襲性，稀に転移性）の範疇に分類された．

発生頻度

骨腫瘍は，肺癌・乳癌・胃癌・肝癌・大腸癌（五大癌）と比べきわめて稀な腫瘍である．悪性骨腫瘍で最も頻度の高い骨肉腫でさえ，わが国で年間200例以下の発生数である（**表 23-1**）．一方，近年の癌治療の進歩により，癌患者の生存率が向上し，転移性骨腫瘍（癌の骨転移）の頻度が増加している．良性骨腫瘍では，骨軟骨腫や内軟骨腫の頻度が高く，次いで，骨巨細胞腫，類骨骨腫が多い．悪性骨腫瘍では，骨肉腫が最も頻度が高く，次いで，軟骨肉腫，悪性リンパ腫，骨髄腫が多い．腫瘍類似疾患では，単発性骨嚢腫，非骨化性線維腫，線維性骨異形成症の頻度が高い．

好発年齢

原発性骨腫瘍，骨腫瘍類似疾患の多くは10歳代，20歳代に発生し，骨肉腫や Ewing（ユーイング）肉腫 Ewing sarcoma などもこのなかに含まれる．骨巨細胞腫は20歳代以降，軟骨肉腫や悪性線維性組織球腫は30歳代以降，癌の骨転移や脊索腫は50歳代以降に好発する．

好発部位

骨肉腫や多くの良性骨腫瘍，腫瘍類似疾患は，長管骨の骨幹端が最も多い．Ewing 肉腫は長管骨の骨幹や骨盤に好発する．骨巨細胞腫や軟骨芽細胞腫は骨端に発生しやすい．軟骨肉腫は骨盤，脊索腫は仙骨に好発する．

B 骨腫瘍の診断

1 診察

日常診療における骨腫瘍の診断には，年齢，性，既往歴，家族歴，発生部位，経過，局所所見（疼痛，腫脹，熱感，発赤など）の臨床所見が重要である．良性骨腫瘍では，安静時痛のないことが多く，骨折が切迫（切迫骨折）すれば疼痛を生じる．運動時の突然の激痛は，病的骨折の合併を考える．類骨骨腫では，夜間痛や非ステロイド性抗炎症薬（NSAIDs）が著効するなど，特徴的な症状を訴える．悪性骨腫瘍では，数週～数カ月，持続あるいは増悪する疼痛を認める．疼痛が持続した後に病的骨折で発症することもしばしばである．悪性では，局所の腫脹，熱感，発赤の進行がみられる．

2 血液検査

骨肉腫では，血清アルカリフォスファターゼ（ALP）値の上昇を認めることが多い．骨巨細胞腫では，血清酸フォスファターゼ（ACP）値の上昇を認めることが多い．Ewing 肉腫や悪性リンパ腫では血清乳酸脱水素酵素（LDH）値上昇やC反応性蛋白（CRP）高値などの炎症所見を呈することがあるが，特異性は低い．悪性リンパ腫では，可溶性インターーロイキン-2（IL-2）受容体が高値を示すことがある．転移性骨腫瘍では，原発癌の各腫瘍マーカーが高値となる．

3 画像診断

A 単純 X 線

骨腫瘍の画像診断では，単純 X 線により得ら

表23-1　わが国における骨腫瘍の発生頻度（2006～2012）

表23-1a

	症例数
総数	24,069
原発性骨腫瘍	11,406
良性骨腫瘍	7,650
悪性骨腫瘍	3.659
その他	97
続発性骨腫瘍	6,690
骨腫瘍類似疾患	5,237
その他	736

表23-1b

原発性良性骨腫瘍	症例数	全例に対する%
総数	7,650	
骨軟骨腫	2,450	32
内軟骨腫	2,236	29.2
骨巨細胞腫	1,039	13.6
類骨骨腫	445	5.8
血管腫	312	4.1
脂肪腫	244	3.2
軟骨芽細胞腫	234	3.1
骨膜軟骨腫	215	2.8
その他	475	6.2

表23-1c

原発性悪性骨腫瘍	症例数	全例に対する%
総数	3,659	
骨肉腫	1,252	34.2
軟骨肉腫	719	19.7
骨髄腫	407	11.2
悪性リンパ腫	392	10.7
ユーイング肉腫	214	5.8
脊索腫	194	5.3
悪性線維性組織球腫	155	4.2
その他	326	8.9

表23-1d

続発性骨腫瘍	症例数	全例に対する%
総数	6,690	
肺	1,595	23.8
乳房	931	13.9
腎臓	674	10.1
前立腺	470	7
肝臓	411	6.1
大腸	358	5.4
甲状腺	292	4.4
胃	244	3.6
食道	157	2.3
その他	996	14.9
肉腫の転移	197	2.9
原発不明	365	5.5

表23-1e

骨腫瘍類似疾患	症例数	全例に対する%
総数	5,237	
単発性骨囊腫	1,428	27.3
非骨化性線維腫	1,293	24.7
線維性骨異形成	1,218	23.3
動脈瘤様骨囊腫	291	5.6
骨線維性異形成	223	4.3
好酸球性肉芽腫	213	4.2
骨内ガングリオン	188	3.6
その他	383	7.3

〔日本整形外科学会骨軟部腫瘍委員会（編）：全国骨腫瘍登録一覧表（平成24年度）．国立がん研究センター，pp28-31，2012より集計〕

れる情報が最も多い．骨皮質の破壊，骨膜反応，腫瘍内の石灰化・骨化の描出に優れ，早期発見や悪性/良性の鑑別などに有用である．

1 ● 骨腫瘍の骨破壊パターン

地図状，虫食い状，侵蝕状の3つに分類される（図23-1）．

a geographic（地図状）パターン

最も増殖の緩徐な骨破壊パターンで，均一な骨

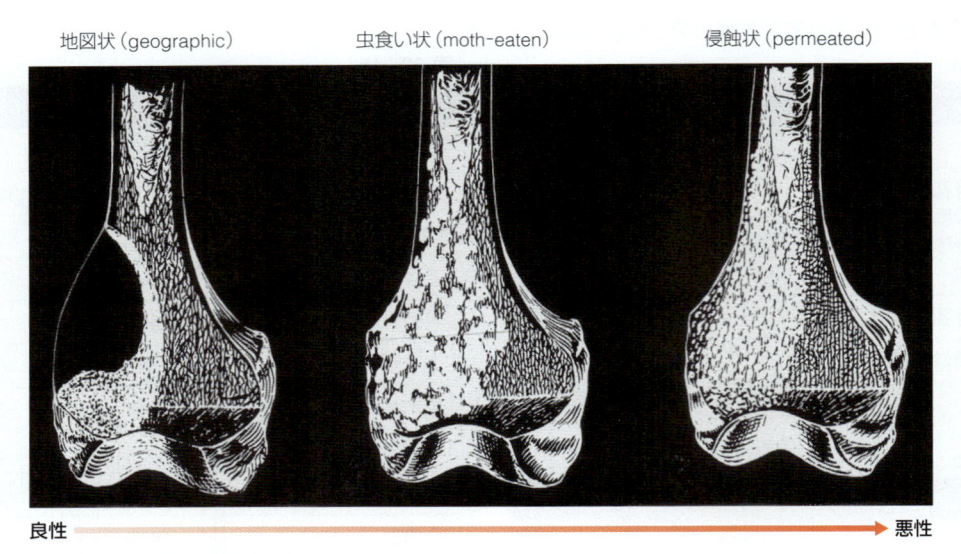

地図状（geographic）　　　虫食い状（moth-eaten）　　　侵蝕状（permeated）

良性 ⟶ 悪性

図23-1　骨腫瘍の骨破壊パターン
（Mirra JM：Bone Tumor. p79, Lea & Febiger, Philadelphia, 1989 より改変）

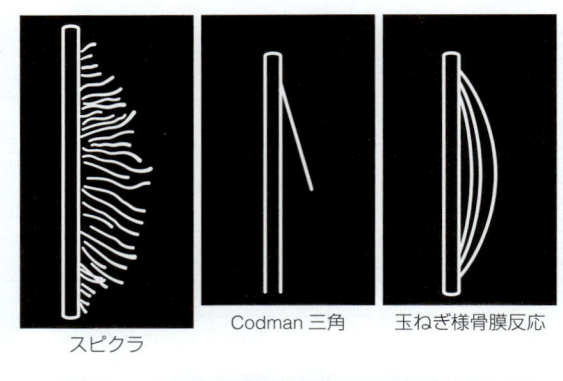

スピクラ　　　Codman三角　　　玉ねぎ様骨膜反応

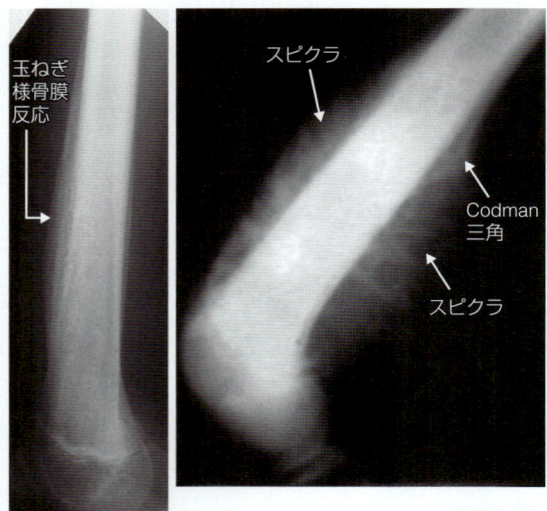

玉ねぎ様骨膜反応

スピクラ

Codman三角

スピクラ

図23-2　骨膜反応

溶解像，骨皮質の菲薄化・膨隆，辺縁骨硬化像などを呈する．時に，内部に隔壁構造 trabeculation や soap bubble appearance を認めることがあるが，これも良性所見である．骨嚢腫，動脈瘤様骨嚢腫，非骨化性線維腫，骨巨細胞腫など大部分の良性骨腫瘍にみられる所見である．

b moth-eaten（虫食い状）パターン

増殖のある程度速い，典型的な悪性骨腫瘍の骨破壊パターンで，多くの骨肉腫，未分化多形肉腫 undifferentiated pleomorphic sarcoma（UPS）などにみられる所見である．腫瘍の増殖が速いため，骨梁を一部残して進展し，虫食い状を呈する．骨皮質の破壊をしばしば認める．

c permeated（侵蝕状）パターン

最も増殖の速い悪性腫瘍の骨破壊パターンで，侵蝕状を呈する．海綿骨梁の間隙を腫瘍細胞が増殖・進展するため，骨梁が大部分残るため，単純X線では，最も見逃しやすいパターンである．Ewing 肉腫や悪性リンパ腫にしばしば見られる所見で，わずかでも骨変化を認めた場合は，MRIなどの精査が必要である．

2 ● 骨膜反応 periosteal reaction（図23-2）

骨髄内の病変が骨皮質を破壊し，骨膜に進展すると，骨膜に存在する骨芽細胞が反応し，骨形成を惹起する．骨肉腫，Ewing 肉腫などの悪性骨

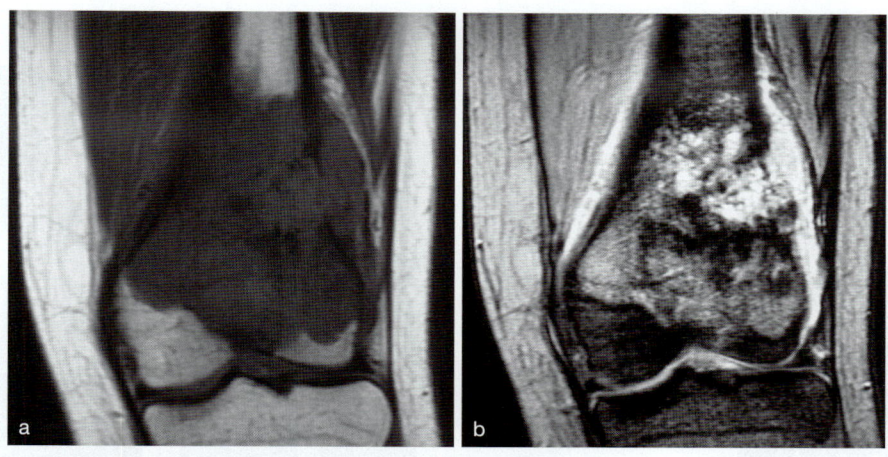

図 23-3　骨肉腫の MRI（16 歳女子，左大腿骨骨肉腫）
a. MRI T1 強調像，b. MRI T2 強調像.

腫瘍では，Codman（コッドマン）三角 Codman triangle，スピクラ spicula, sunray appearance, sunburst appearance，玉ねぎ様骨膜反応 onion-peel appearance, onion skinning などの骨膜反応が現われることがあるので，悪性骨腫瘍としての診断的意義は大きい.

B CT

骨腫瘍の範囲，骨皮質の破壊，骨膜反応，腫瘍内の石灰化・骨化の描出に有用である．単純 X 線での描出が困難な，脊椎や骨盤などで有用である．点状石灰化は，内軟骨腫や軟骨芽細胞腫などの軟骨性腫瘍を示唆する.

C MRI

腫瘍構成成分の評価が可能であり，骨腫瘍の鑑別診断に有用である．骨髄内での長軸方向への進展，骨外への進展，血管束への浸潤，関節内浸潤などの評価が可能であり，手術計画に有用な情報が得られる（**図 23-3**）．軟骨性腫瘍では，T1 低〜中信号，T2 高信号を示し，囊腫様病変では T1 低信号，T2 高信号を示し，時に液面形成 fluid-fluid level が観察される.

D シンチグラフィー

骨シンチグラフィーは，骨形成や石灰化の部位にテクネチウム ^{99m}Tc-MDP が集積することにより異常部位を検出する画像診断である（**図 23-4**）．全身の撮影が可能であることから，骨転移の検索

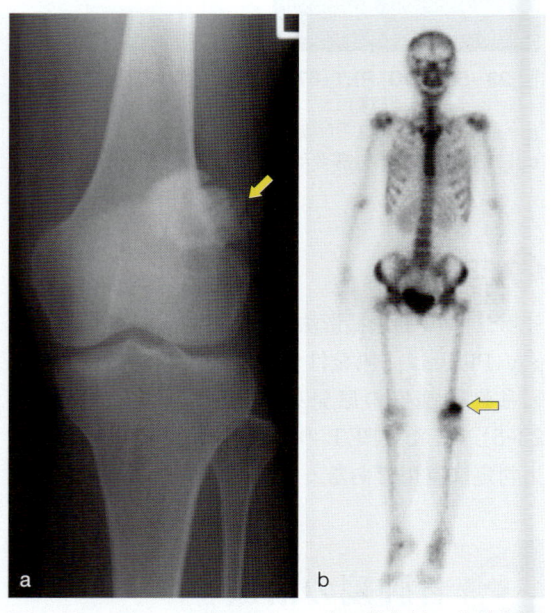

図 23-4　骨シンチグラフィー（32 歳女性，左大腿骨傍骨性骨肉腫）
a. 単純 X 線像．石灰化陰影を認める（矢印）.
b. 骨シンチグラフィー．病変部に強い集積を認める（矢印）.

や類骨骨腫の発見に有用である．骨肉腫では，集積がきわめて高い．タリウムシンチグラフィー（^{201}Tl）やガリウムシンチグラフィー（^{67}Ga）は，悪性腫瘍に集積するため，良・悪性の鑑別診断や化学療法の効果判定に有用である.

23
骨腫瘍

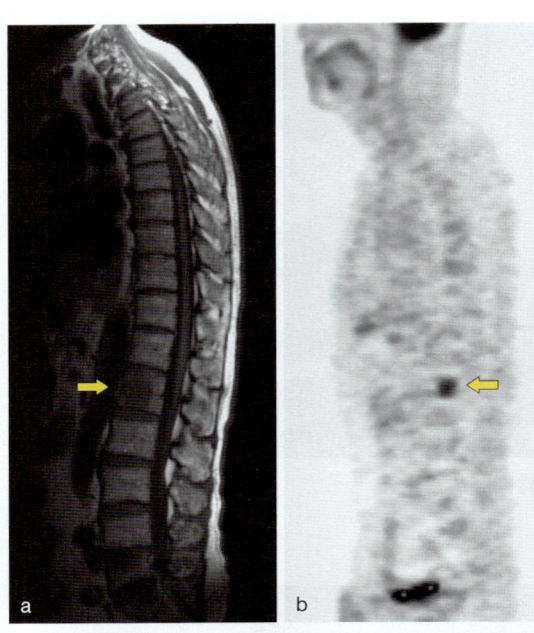

図 23-5　FDG-PET（67 歳男性，肺小細胞癌の脊椎 L1 転移）
a. MRI T1 強調像（矢印：病変部）.
b. FDG-PET（矢印：病変部）.

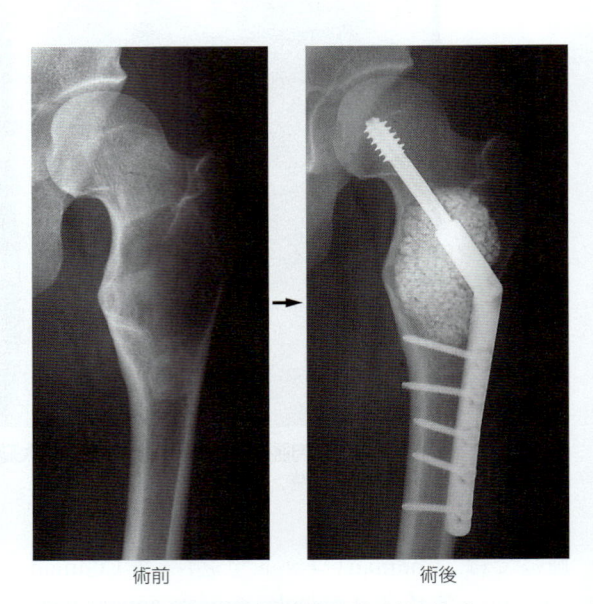

術前　　　　　　　　　術後

図 23-6　良性骨腫瘍（腫瘍類似疾患）の治療
18 歳女子，線維性骨異形成症. 病巣を掻爬し，プレート固定後，人工骨を充填した.

E FDG-PET

　ポジトロン断層撮影法 positron emission tomography（PET）は，原発性骨腫瘍の転移巣の検索や，転移性骨腫瘍の原発巣の検索に有用である（**図 23-5**）. また，PET の SUV 値は，化学療法の効果判定に有用である.

C 骨腫瘍の治療

1 手術療法

A 良性骨腫瘍

　骨軟骨腫，内軟骨腫，非骨化性線維腫，線維性骨異形成症などの良性骨腫瘍や腫瘍類似疾患のなかには，経過観察のみで積極的な治療を必要としない症例も存在する. 再建を必要としない肋骨や腓骨の骨腫瘍では，切除術のみを行う. 骨軟骨腫は，軟骨帽を含め，本来の骨皮質のレベルまで，腫瘍を切除する. 小児期の手指内軟骨腫，好酸球性肉芽腫，類骨骨腫などは，掻爬術のみで治癒す

ることが多い. 骨欠損の大きい症例では，掻爬術に人工骨移植や自家骨移植を追加する. 病巣部の骨皮質を開窓し，腫瘍を十分に掻爬する. 掻爬後，顆粒状あるいはブロック状のハイドロキシアパタイトやリン酸三カルシウムなどの移植を行う. 病的骨折を生じた症例や，大腿骨，脛骨などの荷重骨に骨溶解性の骨腫瘍がある場合，術後の病的骨折のリスクが高いと考えられる症例では，病巣掻爬後，プレート，Ender（エンダー）釘，Küntscher（キュンチャー）釘，ヒップ・スクリューなどで内固定術を追加する（**図 23-6**）.

B 悪性骨腫瘍

　骨肉腫を中心とする悪性骨腫瘍に対しては，1980 年頃までは，切断術や離断術が行われていた. 1980 年代に入り，強力な術前化学療法の導入に伴い，良好な局所コントロールが達成でき，患肢温存手術が可能となってきた. さらに CT や MRI などの画像診断の進歩により，腫瘍の進展や神経，血管，骨への浸潤の有無などの正確な術前の画像評価が可能となった. これらの飛躍的な進歩により，現在では患肢温存手術が標準的外科治療法となっている. 腫瘍用人工関節置換術は，

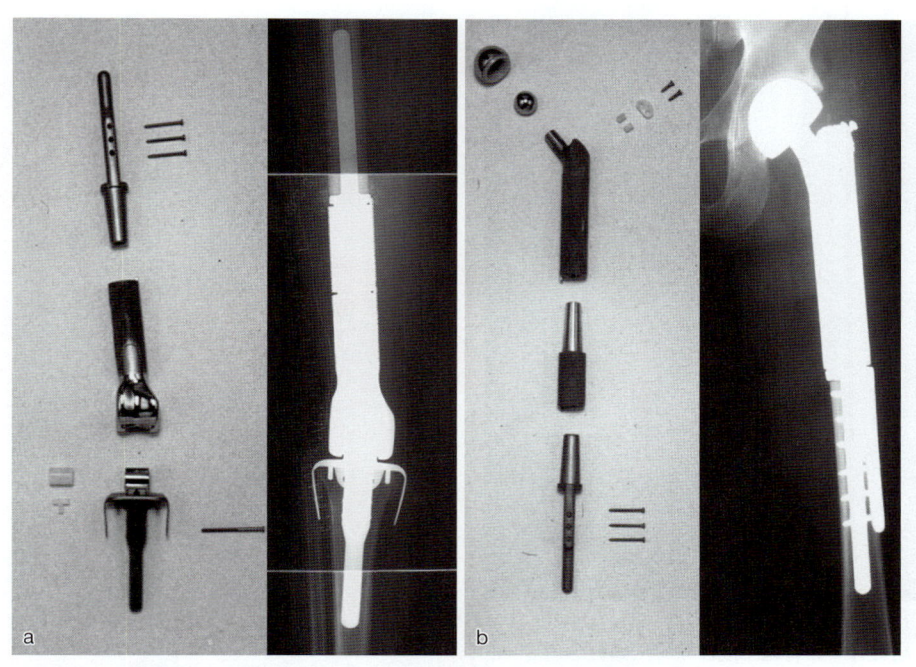

図 23-7　腫瘍用人工関節（Howmedica Modular Resection System）
a. 大腿骨遠位型，　b. 大腿骨近位型.

四肢の悪性骨腫瘍切除術後の広範な骨・関節欠損部に対し，欠損部の補填，関節機能の温存，早期の歩行機能の獲得を達成できる最も確実な再建方法である．特に膝関節部や大腿骨近位部の悪性腫瘍では，現在のところ標準的な患肢温存術式と考えられる（**図 23-7**）.

2 薬物療法，化学療法

良性骨腫瘍では，骨嚢腫や好酸球性肉芽腫などに対して副腎皮質ステロイドの局所注射や経口投与が有効な症例がある．骨巨細胞腫の再発例，切除不能例に対して，抗 RANKL 抗体（デノスマブ）が有効である．骨肉腫や Ewing 肉腫に対しては，多剤併用の系統的化学療法が必須であり，著明な予後改善が示されている．アドリアマイシン，シスプラチン，メトトレキサート，イホスファミドなどの抗癌薬を，術前・術後に使用する．通常は 10～12 カ月施行する（➡ 352 頁，「原発性悪性骨腫瘍」項参照）.

3 放射線療法

Ewing 肉腫は放射線感受性が高く，局所治療として使用されることがある．骨肉腫は感受性が低いので放射線療法は施行しない．近年，骨盤，脊椎などの根治的手術が困難な部位の悪性骨腫瘍に対して，重粒子線治療の有効性が報告されつつある.

D 予後

一般に，良性骨腫瘍，骨腫瘍類似疾患の手術後の経過は良好で，機能的にも術前とほぼ同様のレベルに回復する．良性であっても，単発性骨嚢腫，骨巨細胞腫は再発率が高く，注意深い経過観察が必要である．疼痛などの症状が出た場合は再発を疑う．骨巨細胞腫は良性腫瘍であるが，病巣掻爬後，約 1% の頻度で肺に病巣が出現することがあるので，注意を要する.

一方，悪性骨腫瘍の予後は，多剤併用の系統的化学療法の進歩により，飛躍的に改善した．初診時，転移のない症例では，骨肉腫で 70～80%，Ewing 肉腫で 50～60% の 5 年生存率を達成でき

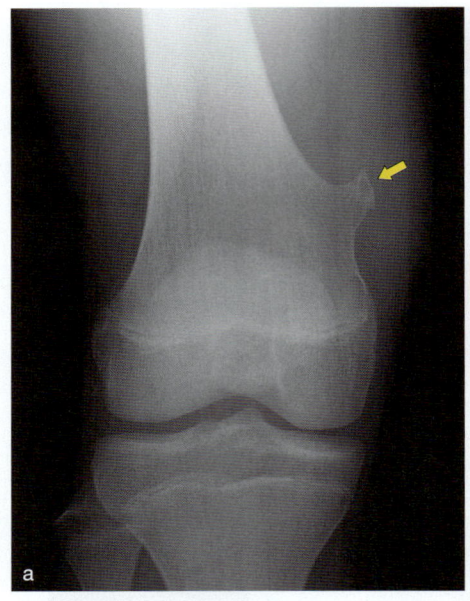

a. 単純X線像.
b. 組織像. 軟骨帽：成長軟骨に類似の病変（HE染色，×40）.
c. 組織像. 軟骨内骨化を示す柱状構造. 増殖軟骨層，肥大軟骨層，骨化層を認める（HE染色，×200）.

図23-8　骨軟骨腫（15歳男子）

ている（**→**352頁,「原発性悪性骨腫瘍」項参照）.

骨腫瘍各論

A 原発性良性骨腫瘍

1 骨軟骨腫

osteochondroma, osteocartilaginous exostosis

概念

　主として10歳代の長管骨の骨幹端部に好発する良性骨腫瘍で，軟骨内骨化により成長する．患者の成長が完了すると腫瘍の発育も停止する．有茎性に膨隆した骨性の腫瘍で，表面は軟骨帽 cartilage cap をかぶっている．骨腫瘍総数の約20％を占め，癌の骨転移に次いで第2位の出現頻度である．単発性と多発性がある．特に多発性の家族発生例は常染色体優性遺伝のことが多く，骨系統疾患の範疇に入れられる．

発生年齢

　約半数が，10歳代に発生するが，10歳以下や20歳代にもみられる．

発生部位

　好発部位は大腿骨遠位，脛骨近位，および上腕骨近位の骨幹端部である．肩甲骨や骨盤にも稀に発生する．

症状

　腫瘍が小さい場合には無症状のことが多い．成長に伴い増大する腫瘍による周囲軟部組織，血管神経系の圧迫症状，および罹患骨と隣接骨の変形などが生じる．

X線像, 病理

　単純X線像では，骨幹端の骨皮質表面より茸状，台地状の骨性隆起を呈する．腫瘍の骨髄腔（海綿骨梁）と罹患骨の骨髄腔が連続していることが特徴である．骨性の腫瘍の頭部には軟骨帽とよばれる軟骨組織が存在する．腫瘍の全体は外骨膜に

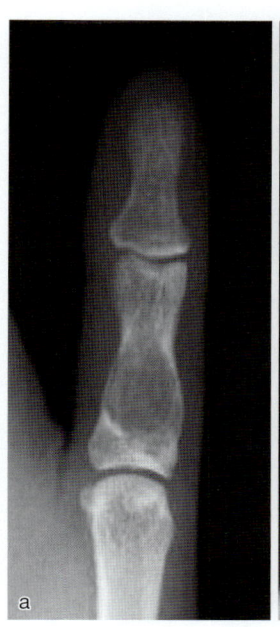
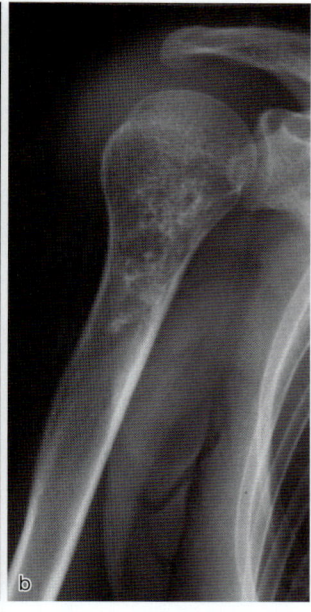
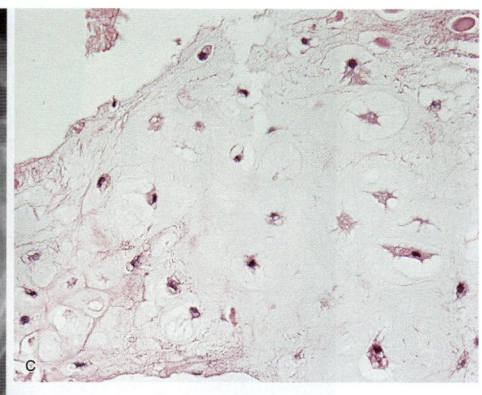

図 23-9　内軟骨腫
a. 単純 X 線像. 骨溶解像と骨皮質の菲薄化，膨隆を認める（35 歳女性，右手小指中節骨）.
b. 単純 X 線像. 骨溶解像と斑点状の石灰化を認める（54 歳女性，右上腕骨）.
c. 硝子軟骨様の軟骨基質と異型性のない腫瘍細胞を認める（HE 染色，×200）.

覆われている．軟骨帽は成長軟骨板と類似の組織構造を示し，腫瘍は軟骨内骨化で発育する（**図 23-8**）.

治療，予後

症状があるもの，美容的問題があるものに対して，腫瘍の軟骨帽を含めて腫瘍を切除する．軟骨帽を取り残すと腫瘍が再発することがある．骨成長の完了後に疼痛を伴い増大する場合は，軟骨肉腫への悪性化が疑われる．多発性のもの（多発性遺伝性外骨腫）に悪性化の傾向が多く，その頻度は 5〜25% である．

2　軟骨腫，内軟骨腫
chondroma, enchondroma

概念

骨軟骨腫に次いで多い良性骨腫瘍で，原発性骨腫瘍の約 20% を占める．単発性と多発性がある．片側半身の多発性内軟骨腫を伴うものを Ollier（オリエ）病，多発性の内軟骨腫に軟部組織の血管腫を伴うものを Maffucci（マフッチ）症候群とよぶ．

発生年齢

約半数は 10〜20 歳代である．長管骨に偶然発見されるものは，中高年に多い．

発生部位

40% 以上が手の指節骨と中手骨，足の趾骨に発生する．次いで上腕骨近位や大腿骨遠位に発生する．肩甲骨や骨盤などにも発生するが，頻度は低い．

症状

手足の指趾を打撲し，病的骨折によって発見されることが多い．長管骨では無症状で，X 線検査により偶然発見されることが多い．

X 線像，病理

指趾骨の単純 X 線像では，骨幹端部から骨幹部に骨皮質の菲薄化と膨隆を伴った境界明瞭な骨透明巣として認められる．腫瘍内に種々の程度の石灰化巣を認める．上腕骨近位や大腿骨遠位などの長管骨では，点状石灰化のみで，骨溶解像が明らかでないことも多い．組織学的には成熟した硝子軟骨が分葉状に増殖する（**図 23-9**）.

治療，予後

病巣掻爬（人工）骨移植術が一般的な治療法である．指趾骨では，掻爬術のみでも治癒が得られることがある．長管骨に点状石灰化を示す症例で，症状のないものは，経過観察でよいが，疼痛を伴う例や骨溶解像が増大する症例では軟骨肉腫が疑われる．Ollier 病（**図 23-10**），Maffucci 症候群では，軟骨肉腫への悪性化の頻度が高い．

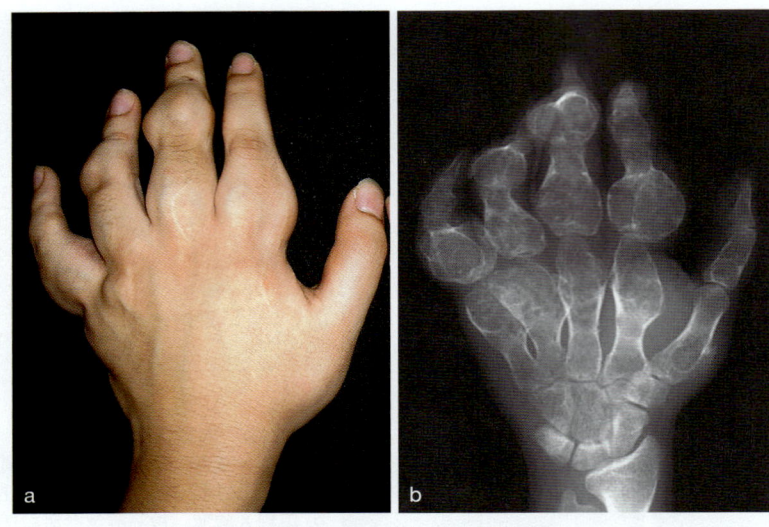

図 23-10　多発性内軟骨腫症（Ollier 病）（23 歳男性）

3 類骨骨腫
osteoid osteoma

概念

大きさ 1 cm 以下の骨形成性の骨腫瘍である．主として長管骨の骨皮質内や骨髄内に発生する．病巣（nidus）の増大傾向は認めないが，周辺の骨硬化は進行する．

発生年齢

10〜20 歳代が大半を占める．

発生部位

70% 以上は下肢骨（大腿骨，脛骨など）の骨幹部に発生する．稀に，手足の骨にも発生する．

症状

長期に及ぶ夜間痛や，ロキソプロフェン，ジクロフェナクなどの NSAIDs による鎮痛効果があれば，本腫瘍を疑う．

X 線像，病理

単純 X 線像で，骨硬化像に囲まれた小円形骨透明巣 nidus を認める（**図 23-11**）．内部に石灰化を認めることもある．周辺の骨硬化が著明ではなく，骨透明像だけが認められることもある．診断には CT や骨シンチグラフィーが有用である．組織学的には，骨芽細胞に囲まれた類骨と血管増生に富む線維性の間質よりなる．

治療，予後

病巣の十分な掻爬で，疼痛は直後から消失し治癒する．周囲の硬化性骨組織を切除する必要はない．近年，先進医療によるラジオ波焼灼術による低侵襲手術が普及しつつある．

4 骨巨細胞腫
giant cell tumor of bone

概念

組織起源は明らかでないが，間質腫瘍細胞と多数の多核巨細胞の 2 種類の細胞成分よりなる骨腫瘍である．発生頻度は比較的高く，原発性骨腫瘍の 9.1%，第 4 位の頻度である．

発生年齢

骨成長完了後（成長軟骨板閉鎖後）の 20〜30 歳代に好発する．

発生部位

長管骨では骨端〜骨幹端に発生する．過半数が大腿骨遠位骨端か脛骨近位骨端である．次いで，骨盤，上腕骨近位，大腿骨近位，橈骨遠位，腓骨近位に発生する．

症状

発育は緩慢であるが，疼痛，腫脹，関節運動制限がある．しばしば病的骨折を起こす．

X 線像，病理

長管骨の骨端〜骨幹端部に偏在性で嚢胞状の骨透明巣として認められる（**図 23-12**）．骨皮質は菲薄化，膨隆するが，骨外に進展したり骨膜反応を

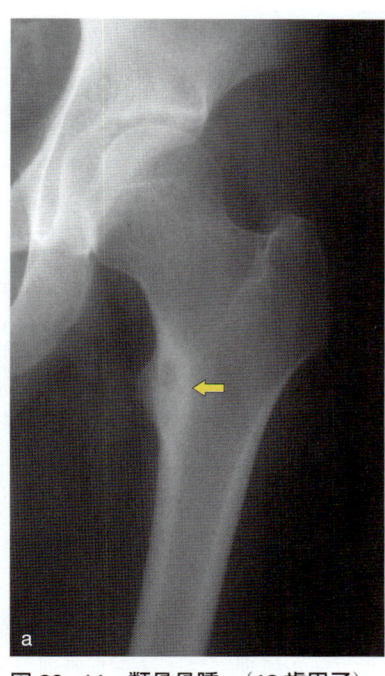
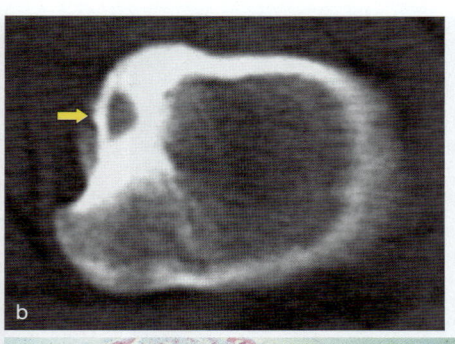
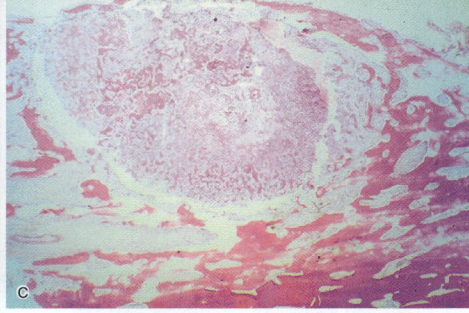

図 23-11　類骨骨腫　（18 歳男子）
a. 単純 X 線像．骨硬化に囲まれた骨溶解像を認める（矢印：nidus）．
b. CT．骨硬化に囲まれた骨溶解像を認める（矢印：nidus）．
c. 組織像．骨硬化に囲まれた病巣 nidus（HE 染色，×40）．

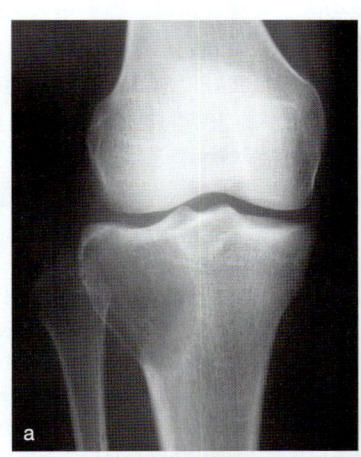
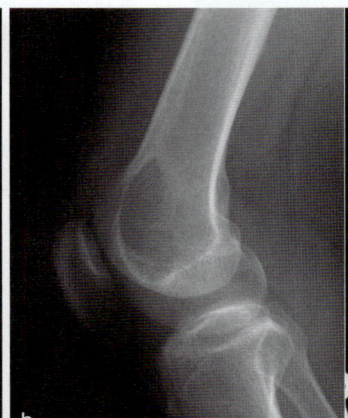
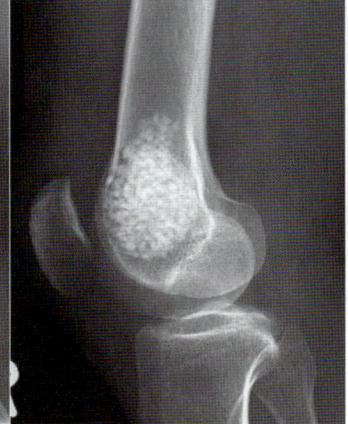
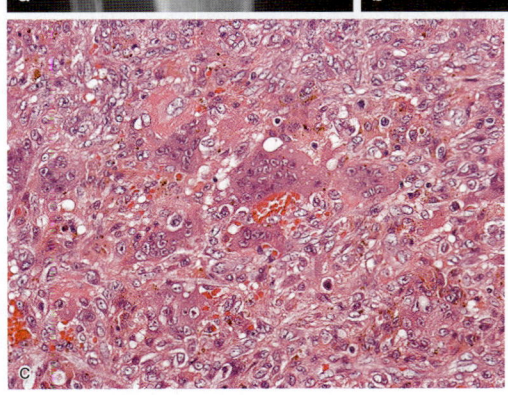

図 23-12　骨巨細胞腫
a. 単純 X 線像．骨皮質の菲薄化，膨隆を認める（25 歳
　女性）．
b. 人工骨移植術．術前（左），術後（右）の単純 X 線像（37
　歳男性）．
c. 組織像．破骨細胞に類似した多核巨細胞が散在し，
　単核の間質細胞の増殖がみられる（HE 染色，×200
　倍）．

23
骨腫瘍

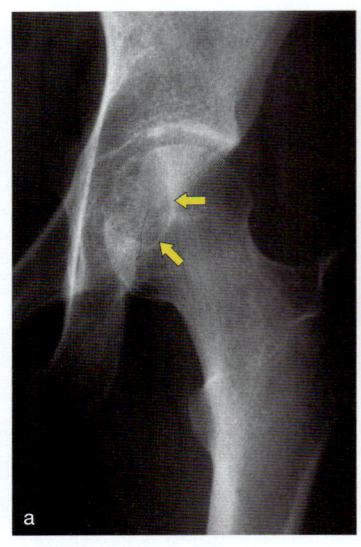

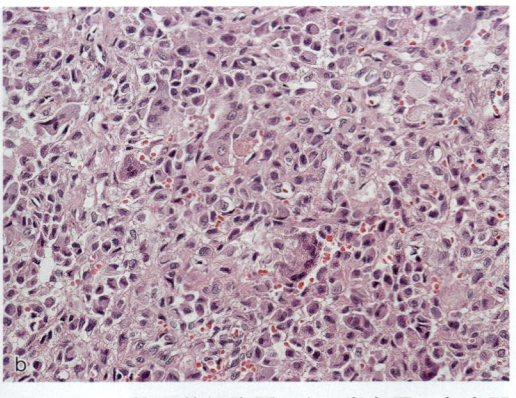

図 23-14　軟骨芽細胞腫（15 歳女子，左大腿骨頭）
a. 単純 X 線像．大腿骨頭に骨透亮像を認める．
b. 組織像．円形の腫瘍細胞および，破骨細胞に類似した多核巨細胞が散在する（HE 染色，×200）．

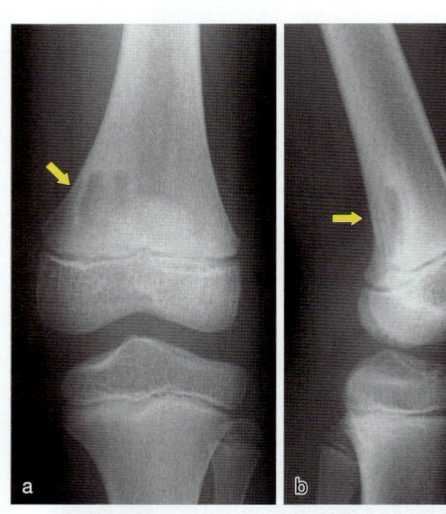

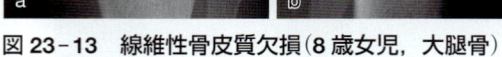

図 23-13　線維性骨皮質欠損（8 歳女児，大腿骨）

示したりすることは少ない．骨溶解像の内部には隔壁構造 trabeculation や石鹸泡状陰影 soap bubble appearance を認めることがある．MRI で内部に囊胞形成や液面形成を伴うことがある．病理では，間質腫瘍細胞と多数の破骨細胞型巨細胞の 2 種類の細胞成分を示す．従来，異型細胞や核分裂像を多く含むものを悪性骨巨細胞腫と診断していたが，現在は，巨細胞型骨肉腫あるいは UPS と診断される傾向にある．

治療，予後

　単なる腫瘍内掻爬，骨移植術を行った場合の再発率は 40〜50% と高率である．再発率を低下さ

せるために掻爬後の内壁に対し，液体窒素処理，アルコール処理，フェノール処理などが併用される．腫瘍切除後には，人工骨移植，自家骨移植，セメント充填などが行われる．再発を完全に防ぐためには腫瘍広範切除術が必要となる．また関節を含めて広範切除した場合には，腫瘍用人工関節置換術を併用する．腫瘍の完全な摘出がなされれば，再発はなく予後は良好である．病巣掻爬後の肺への転移（移植）が約 1% 生じるので，胸部 X 線フォローが必要である．

Advanced Studies

・線維性骨皮質欠損，非骨化性線維腫 fibrous cortical defect, nonossifying fibroma（図 23-13）

　発育期の大腿骨遠位および脛骨近位骨幹端に好発する線維性骨腫瘍で，両者は組織学的には同一である．単純 X 線では，線維性骨皮質欠損は，骨皮質に辺縁硬化像を有する小透明巣として認められる．一方，非骨化性線維腫は多房性に骨髄腔内に進展する．腫瘍周囲には骨硬化像が認められる．多くは無症状で，偶然にあるいは病的骨折をきたして発見される．自発痛や病巣の拡大があり，病的骨折の危険性がある場合に手術適応となる．通常は経過観察により自然治癒する．

・軟骨芽細胞腫 chondroblastoma（図 23-14）

　比較的稀な軟骨起源の良性腫瘍である．成長軟骨板閉鎖前の若年者（10 歳代）の脛骨，大腿骨，上腕骨などの骨端部に好発する．単純 X 線像では，骨端に境界明瞭な円〜楕円形の骨透明巣として認められる．病巣内には斑点状の石灰化陰影が存在することがある．組織学的には，異型性の少ない円形の軟骨芽細胞の増殖と類軟骨 chondroid の産生が主体である．これに巨細胞や類骨形成が混在する．軟

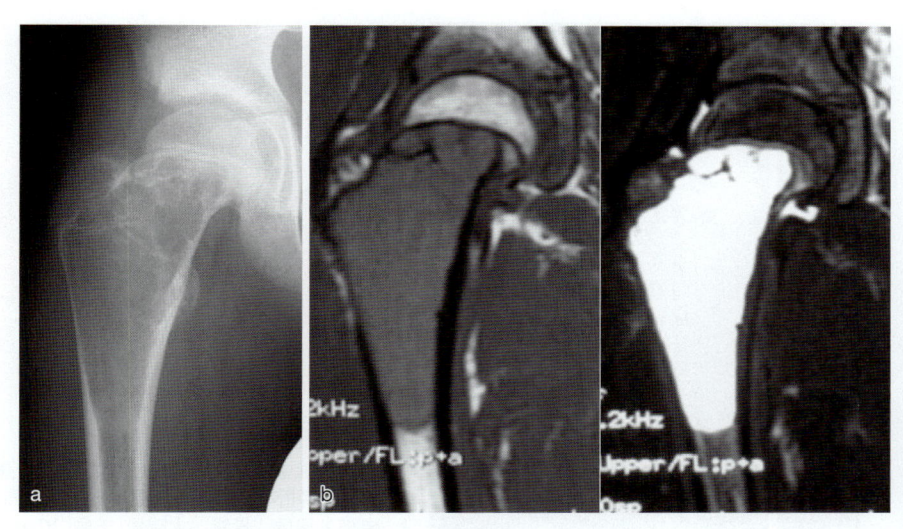

図 23-15　単発性骨嚢腫（12 歳女児，右大腿骨）
a. 単純 X 線像. 右大腿骨に境界明瞭な骨溶解像を認める.
b. MRI T1 強調像（左），T2 強調脂肪抑制像（右）. 液体成分を示唆する.

骨芽細胞周囲の輪状石灰化 chicken-wire calcification の存在が診断の決め手になる. 十分な病巣内切除と骨移植で予後は良好である. 再発率は低い.

・良性骨芽細胞腫 benign osteoblastoma

類骨骨腫と類似の病理像を示す骨形成性腫瘍である. 病巣は類骨骨腫より大きい（通常 2 cm 以上）. 10〜20 歳代の若年者の脊椎後方要素（椎弓など）や骨盤, 肩甲骨などの扁平骨に好発する. 単純 X 線像では, 周辺に反応性骨硬化像を伴わない限局性の骨溶解像として認められる. 腫瘍内に種々の程度の腫瘍性骨化像を認める. 夜間痛や NSAIDs による鎮痛効果がないことで類骨骨腫と区別される. 通常は掻爬術で治癒するが再発を繰り返す場合は, 臨床的に aggressive osteoblastoma と称される.

・軟骨粘液線維腫 chondromyxoid fibroma

長管骨の骨幹端部（脛骨近位, 大腿骨遠位など）に, 境界明瞭な偏在性, 多房性の骨透明巣として認められる. 10〜20 歳代に好発する, きわめて稀な腫瘍である. 組織像は, 粘液線維腫の像であり, 疎な紡錘形細胞が分葉状に増生する. 部分的に類軟骨 chondroid の産生をみる. 硝子軟骨を認めた場合には軟骨肉腫の可能性が高いので注意を要する.

・骨腫 osteoma

若年者の頭蓋, 顔面骨などに発生する稀な腫瘍である. 単純 X 線像は半球状の限局性骨形成像を示す. 組織像は成熟した層状骨の増生が主体である. 真の腫瘍というより, 過誤腫の一種と考えられる. 通常外観上（美容上）の問題がある場合にのみ外科的切除が行われる.

B　骨腫瘍類似疾患

1　単発性骨嚢腫
solitary bone cyst（図 23-15）

概念

原因は不明であるが, 骨髄内に漿液性の内容液を貯留し, 徐々に拡大する腫瘍類似疾患である. 発生頻度は比較的高く, 全骨腫瘍の 8.4% を占める.

発生年齢

10 歳未満と 10〜20 歳代で 80% 以上を占める. 男性が女性より多く発生する.

発生部位

上腕骨近位, 大腿骨近位, 踵骨の発生が 70% 以上を占める. その他の四肢長管骨, 骨盤などにも発生する.

症状

通常は無痛性であるが, 切迫骨折では運動時などに疼痛を生じる. 上腕骨, 大腿骨では, 病的骨折を生じ激痛により受診することが多い.

X 線像，病理

長管骨の骨幹端部に骨端軟骨線に接する中心性の単房性骨透明巣として認められる. 境界は明瞭である. 骨皮質は菲薄化し軽度膨隆するが, 骨膜反応は生じない. 嚢腫が骨端軟骨線に接するもの

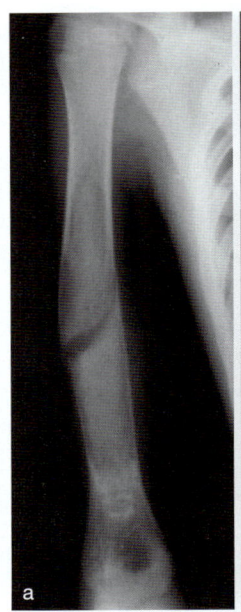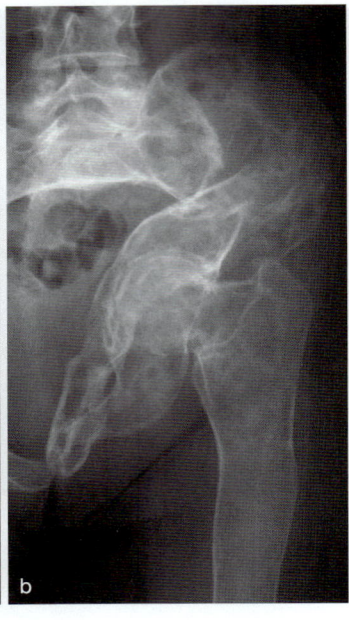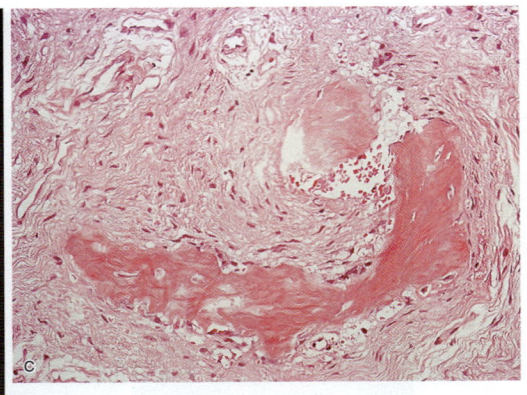

図 23-16　線維性骨異形成症
a. 単純 X 線像．右上腕骨にすりガラス様骨変化および病的骨折を認める（4 歳男児，右上腕骨）．
b. 単純 X 線像．骨盤，大腿骨（羊飼いの杖変形）に多骨性の病変を認める（39 歳女性，多骨性）．
c. 組織像．線維性組織の増殖の中に線維性骨の骨梁が散在する（HE 染色，×200）．

を active phase，骨幹に移動したものを latent phase とよぶ．病的骨折を起こすと，囊腫内に小骨片が落下するのが特徴的な単純 X 線像である（fallen fragment sign）．囊腫内には漿液性の液体が充満しているが，病的骨折があると血性となる．薄い疎な線維性結合組織の膜が囊腫内壁を覆っている．

治療，予後

菲薄化した骨皮質を開窓して内壁の結合組織性膜を掻爬し骨移植を行う．若年者の active phase では再発率が高い．一般には，菲薄化した骨皮質を開窓して内容液を吸引し，内壁を掻爬し人工骨移植を行う．再発率は 10～20% 前後である．副腎皮質ステロイド局所注射やピンニングによる持続排液なども試みられている．

② 線維性骨異形成症
fibrous dysplasia（図 23-16）

概念

骨形成障害の一種であり，骨が線維性組織で置換されている腫瘍類似疾患である．全骨腫瘍の約 5% を占め，日常比較的多く遭遇する．単発性 monostotic と多発性 polyostotic がある．多発性のタイプは全身の骨に発生するが，一側性に現れることが多い．① 多発性で，② 皮膚色素沈着（カ

フェオレ斑），③ 思春期早発症を伴う内分泌障害を有する疾患は Albright（オールブライト）症候群とよばれる．

発生年齢

半数以上は 10 歳未満と 10 歳代に発生する．

発生部位

大腿骨近位が最も多い．半数以上は大腿骨および脛骨である．長管骨発生例では骨幹端から骨幹にかけて進展する．そのほか骨盤，肋骨にも発生する．

症状

通常は疼痛を伴わず，偶然発見されることが多い．切迫骨折に伴う疼痛や病的骨折で受診することもある．大腿骨近位が侵されると，わずかの外力で骨折を繰り返し，変形することがある．

X 線像，病理

単純 X 線像では，すりガラス様 ground glass appearance とよばれる単胞あるいは多胞性の半透明巣を呈する．骨皮質は内方より腫瘍に置換されて，菲薄化膨隆し，横径は拡大し変形する．時に不全骨折も認められる．大腿骨近位部に発生すると特徴的な羊飼いの杖変形 shepherd's crook deformity とよばれる内反股を呈する．病理像は，線維性結合組織と未分化な線維性骨 woven bone からなる骨梁が種々の割合で混在する．これらの骨梁の周囲に骨芽細胞の lining のないこと，骨梁

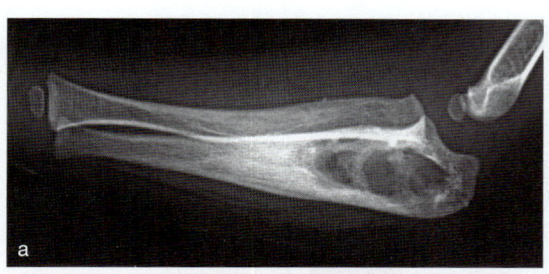

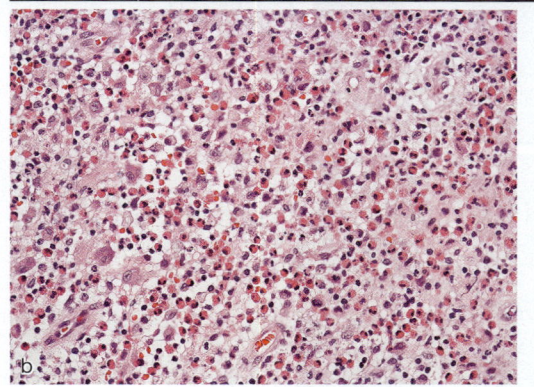

図 23-17　好酸球性骨肉芽腫（3 歳女児，右尺骨）
a. 単純 X 線像. 右尺骨に多房性の骨溶解像, 周辺の反応性骨硬化像を認める.
b. 組織像. 組織球様細胞である Langerhans 細胞とリンパ球や好酸球を混在する肉芽腫像を示す（HE 染色, ×200）.

が特徴的な形（アルファベットの C-shape 様）をとることが特徴である. 時に囊腫状の変性をきたすことがある.

治療, 予後

疼痛を伴わない場合は, 経過観察が原則である. 大きな病巣や多発例に対しては, 病的骨折と変形の予防に治療の主眼が置かれる. 切迫骨折や, 囊腫様変化を起こした場合は, 病巣掻爬, （人工）骨移植術, 内固定術を行う. 成人になると腫瘍の発

NOTE　Hand-Schüller-Christian（ハンド-シューラー-クリスチャン）病

大多数は 10 歳未満に発生する. 地図状頭蓋, 眼球突出, 尿崩症が 3 主徴である. また脾腫, 肝腫や貧血をみる. 治療で延命は期待できるが, 完治は困難である.

NOTE　Letterer-Siwe（レテレル-ジーヴェ）病

乳幼児に多い. 肝腫, 脾腫, 表在性リンパ節腫大, 発熱, 貧血, 紫斑病様の発疹をみる. あらゆる治療に抵抗し, 数カ月以内に死亡するものが多い.

育は停止する. 大腿骨近位部では変形, 骨折が生じやすく, 治療に難渋することが多い.

③ Langerhans（ランゲルハンス）細胞組織球症, 好酸球性骨肉芽腫

Langerhans cell histiocytosis, eosinophilic granuloma（図 23-17）

概念

細網細胞, 組織球の増殖を主体とする疾患であり, 腫瘍類似疾患に分類される. 多発性に発生することもある. Langerhans 細胞組織球症は, 好酸球性肉芽腫, Hand-Schüller-Christian 病および Letterer-Siwe 病の総称である（➡ NOTE 参照）. ここでは, 好酸球性骨肉芽腫について述べる.

発生年齢

10 歳未満に好発する. 次いで 10 歳代に発生する.

発生部位

長管骨, 頭蓋骨, 骨盤, 肩甲骨, 椎体などに発生する. 長管骨では骨幹に発生しやすい.

症状

疼痛が主な症状であり, 時に発熱, 腫脹を伴う. 病的骨折は稀である.

X 線像, 病理

単純 X 線像は多彩である. 通常, 長管骨, 頭蓋骨, 肩甲骨などに類円形の骨透明巣として認められる. 種々の程度の骨膜反応を伴う. 時に, 著しい骨膜反応や骨外腫瘤を伴い, 悪性骨腫瘍（Ewing 肉腫など）との鑑別が困難である. 脊椎発生例では椎体は圧潰, 扁平化し, Calvé 扁平椎とよばれる. 病理像では, 比較的大型の組織球様細胞（Langerhans 細胞）と, リンパ球や好酸球が混在する肉芽腫を呈する.

治療, 予後

病巣の小さいものは掻爬術で治癒する. 経口ステロイドやビスフォスフォネート製剤も有効である. 小児における骨病変のみの例では自然治癒も多く存在するため, 病的骨折のおそれさえなければ経過観察で十分である.

Advanced Studies

・**動脈瘤様骨囊腫** aneurysmal bone cyst（ABC）

10～20 歳代の長管骨の骨幹端部に好発する. 内部に拍動性の血液を貯留する骨囊腫である. 好発部位は大腿骨, 上腕骨, 脛骨などである. 他の原発性腫瘍（骨巨細胞腫,

23
骨腫瘍

表23-2　骨肉腫の亜型分類

骨内骨肉腫 central（medullary）osteosarcoma
　通常型骨肉腫 conventional central osteosarcoma
　　軟骨芽細胞型 chondroblastic osteosarcoma
　　線維芽細胞型 fibroblastic osteosarcoma
　　骨芽細胞型 osteoblastic osteosarcoma
　血管拡張型骨肉腫 telangiectatic osteosarcoma
　低悪性度中心性骨肉腫 low-grade central osteosarcoma
　小細胞型骨肉腫 small cell osteosarcoma
表在性骨肉腫 surface osteosarcoma
　傍骨性骨肉腫 parosteal osteosarcoma
　骨膜性骨肉腫 periosteal osteosarcoma
　表在性高悪性度骨肉腫 high grade surface osteosarcoma

軟骨芽細胞腫など）の二次変化として発現することが大半で，骨皮質の膨隆を伴った偏在性骨透明巣として認められる．嚢腫壁は血管および疎な線維性結合組織よりなる．嚢腫内には血液が満たされる．嚢腫壁を詳細に検索し，他の原発性骨腫瘍の組織が認められるかどうかを検索することが重要である．掻爬術と人工骨移植術で再発は少なく予後良好である．

C 原発性悪性骨腫瘍

　2013年版WHOの分類（→巻末資料4）では約26種類の原発性悪性骨腫瘍が表記されているが，多くはきわめて稀なものであり，骨肉腫，軟骨肉腫，そしてEwing肉腫が大部分を占める．

1 骨肉腫
osteosarcoma

概念

　骨組織に発生し，腫瘍細胞が直接類骨あるいは骨組織を形成する腫瘍と定義される．人口100万人当たり2〜3人の発生率であり整形外科医が取り扱う骨に原発する悪性腫瘍のなかでは最も多い（→表23-1c）．発生部位および病理組織像からいくつかの亜型に分類される（表23-2）．

発生年齢

　第二次性徴期の15歳前後に好発し，1972〜2003年の全国骨腫瘍登録では10〜29歳が約73%で，40歳以降は13.3%であった．しかし2006年〜2013年の同登録では，10〜29歳が54.5%と減少し，40歳以降の割合が31.7%と増加している．

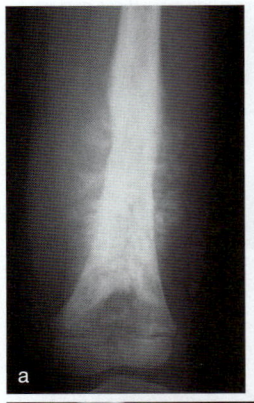
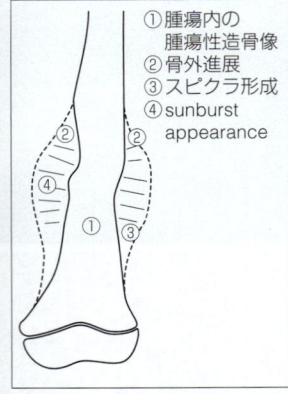

①腫瘍内の
　腫瘍性造骨像
②骨外進展
③スピクラ形成
④sunburst
　appearance

⑤髄内の
　境界不明瞭な
　骨破壊
⑥Codman三角

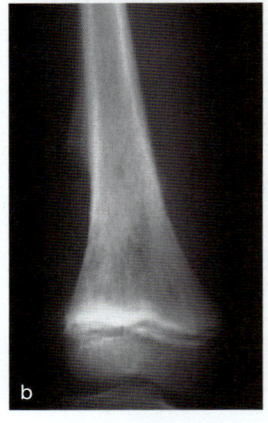
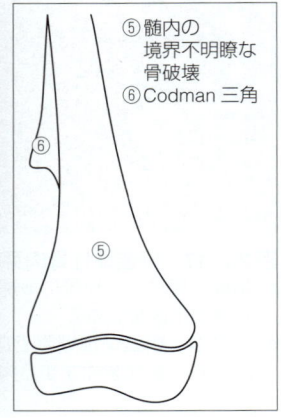

図23-18　通常型骨肉腫
a. 8歳男子，b. 9歳男子．
大腿骨遠位骨幹端に骨硬化像を伴った境界不明瞭な骨破壊像を認め，sunburst appearance やCodman三角などの骨膜反応を認める．

欧米では骨Paget（パジェット）病から二次性に発生する骨肉腫が多いため，中高年にもう1つのピークがある．

発生部位

　膝関節周囲，すなわち大腿骨遠位と脛骨近位の骨幹端からの発生例が全体の約60%を占め，次に腸骨，上腕骨の順に多い．近年，体幹部発生例の割合が増加しており，1972〜2003年の登録では，7.9%であったものが2006〜2013年の登録では16.6%へと増加している．

症状

　無症状で外傷を契機として診断される場合もあるが，多くは運動時痛で初発し，自発痛，そして局所の腫脹と続く．血液検査所見としては血清アルカリフォスファターゼと乳酸脱水素酵素が高値を示すことがある．

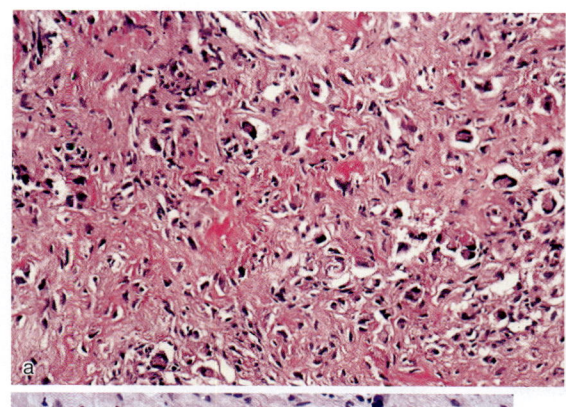
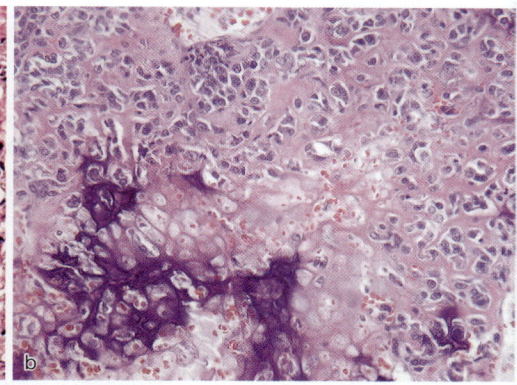
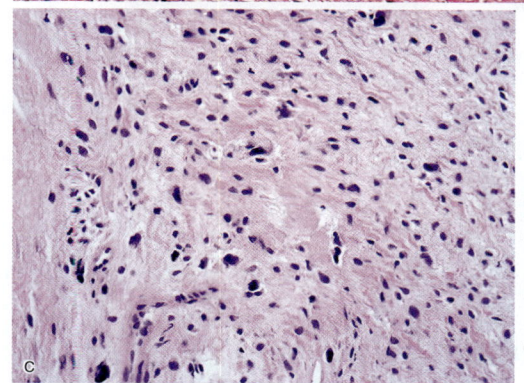

図 23-19　通常型骨肉腫の病理組織像（HE 像，×200）
a. 骨芽細胞型（骨形成型）：異型の強い大小不同の腫瘍細胞が，未熟な腫瘍性類骨を形成している．
b. 軟骨芽細胞型（軟骨形成型）：軟骨様組織に連続して腫瘍性類骨が認められる．
c. 線維芽細胞型（線維形成型）：紡錘形細胞の間にわずかながら基質産生傾向が認められる．

X 線像

　境界不明瞭な虫喰い状および浸蝕状の骨溶解像と種々の程度の腫瘍性骨新生像（境界不鮮明の淡い綿花様あるいは綿球様の硬化像）が混在した画像が認められる（図 23-18）．病期によるが，多くの場合，何らかの骨膜反応が認められ，典型的なものとしては腫瘍の骨外進展による sunburst appearance（sunray spicula，図 23-18a）や Codman（コッドマン）三角（図 23-18b）などがある．

病理

　優勢を示す組織像より，骨芽細胞（骨形成）型 osteoblastic type（図 23-19a），軟骨芽細胞（軟骨形成）型 chondroblastic type（図 23-19b），線維芽細胞（線維形成型）fibroblastic type（図 23-19c）の 3 つのタイプに分類されるが，異型性の強い紡錘形・多形細胞が，種々の程度の類骨および骨を形成する像が認められることが，診断に必須の所見である．

治療

　骨肉腫の治療の要点は，迅速な診断に続いて，原発巣に対する局所制御治療と，診断時 80～90%

の患者において存在しているとされる微小肺転移巣に対する治療を，確立されたプロトコールに基づいて遅延なく遂行することである．

・治療方針

　生検により診断が確定すれば，まず各種画像診断法（CT，MRI，骨シンチグラフィー，PET など）を用いて，局所における腫瘍の進展範囲および遠隔転移の有無を把握する．そして術前補助化学療法 neoadjuvant chemotherapy を行った後，局所に対する手術を行い，その後さらに術後補助化学療法 adjuvant chemotherapy を行う．肺転移巣が存在する場合でも基本的に同様な治療が行われ，さらに転移巣に対する手術が加わる．

・化学療法

　多剤併用療法とよばれる複数の薬剤を用いたプロトコールが用いられる．様々な内容のプロトコールが用いられてきたが，現在では多施設共同研究により，科学的なエビデンスが示されているものに集約されつつあり，わが国では NECO95 J（図 23-20）がその代表である．使用される薬剤はアドリアマイシン（ADM），メトトレキサート（MTX），シスプラチン（CDDP）およびイホスフ

23
骨腫瘍

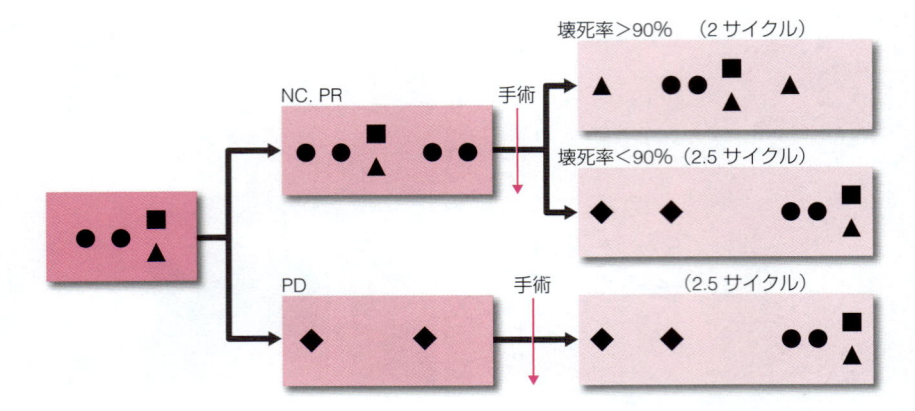

NC：No change, PR：Partial Response, PD：Progressive Disease
● : HD-MTX（8〜12 g/m²） ■ : CDDP（120 mg/m²） ▲ : ADM（60 mg/m²） ◆ : IFM（16 g/m²）

図23-20 骨肉腫に対するNECO95Jプロトコール
まずHD-MTX，CDDPおよびADMを投与し，画像評価および切除組織での壊死率により
IFMを用いる治療に変更する．

ミド（IFM）の4種類が中心である．これらは骨髄
抑制，心筋障害，腎障害など，重篤な副作用が発
生する可能性のある薬剤であり，その投与は経験
のある医師の指示のもとで注意深く行わなくては
ならない．

Advanced Studies

　局所に対する補助療法として，持続動脈内注入法（根治
手術を行う前に腫瘍の主要栄養動脈内にカテーテルを挿入
し，輸血ポンプを用いて高濃度の抗癌剤を局所の腫瘍組織
に作用させる），局所灌流法（腫瘍動脈と静脈にカテーテル
を入れ，患肢の体外循環を行い，高濃度薬剤を作用させる）
などが行われることがある．

・手術療法

　治療開始前の画像診断に加えて，術前補助化学
療法後に，骨内における腫瘍の範囲，skip
metastasisの有無，腫瘍の軟部組織，特に主要血
管，神経束への浸潤の程度に関して再度画像評価
を施行し，腫瘍周辺の正常組織も合併切除する広
範切除術を計画する．広範切除術が不可能な場合
は，切断・離断術の適応となるが，現在四肢発生
例では90%以上で患肢温存が可能である．再建
術としては腫瘍用人工関節置換術が主体である
が，そのほかに骨延長術や処理骨を用いた生体組
織による再建術も応用されている．

・放射線療法

　放射線療法抵抗性であり縮小目的には用いられ
ないが，神経血管束周囲に腫瘍組織の残存の可能

性がある場合に術前あるいは術後に部分的に使用
されることがある．

予後

　1970年代までは5年生存率が15〜20%と最も
予後の不良な腫瘍の1つであったが，その後の多
剤併用化学療法の導入により徐々に予後は改善
し，現在では四肢発生で初発時に転移がない症例
の5年生存率が70%以上にまで向上している．
また，各種画像診断法の進歩により病変範囲が正
確に把握できるようになり，再発なく患肢を温存
できることから，機能的予後も改善してきている．

NOTE 処理骨再建法

　近年，特にわが国において人工材料による再建法に加
えて，腫瘍に罹患した骨を体外に取り出した後，何らかの
方法により腫瘍細胞を死滅させて局所再建に用いる方法が
用いられている．処理法としては，大量放射線照射あるい
は液体窒素を用いた凍結融解処理などが用いられている．

NOTE NECO95Jプロトコール

　わが国における骨肉腫に対する標準的治療プロトコー
ル確立のため1993年に多施設共同研究の形でNECO93J
が開始され，さらに若干の修正を加えてNECO95Jがス
タートした．中間解析では5年累積生存率が82.5%と良
好な結果が得られ，現時点でわが国の骨肉腫化学療法標準
的治療の代表的プロトコールである．

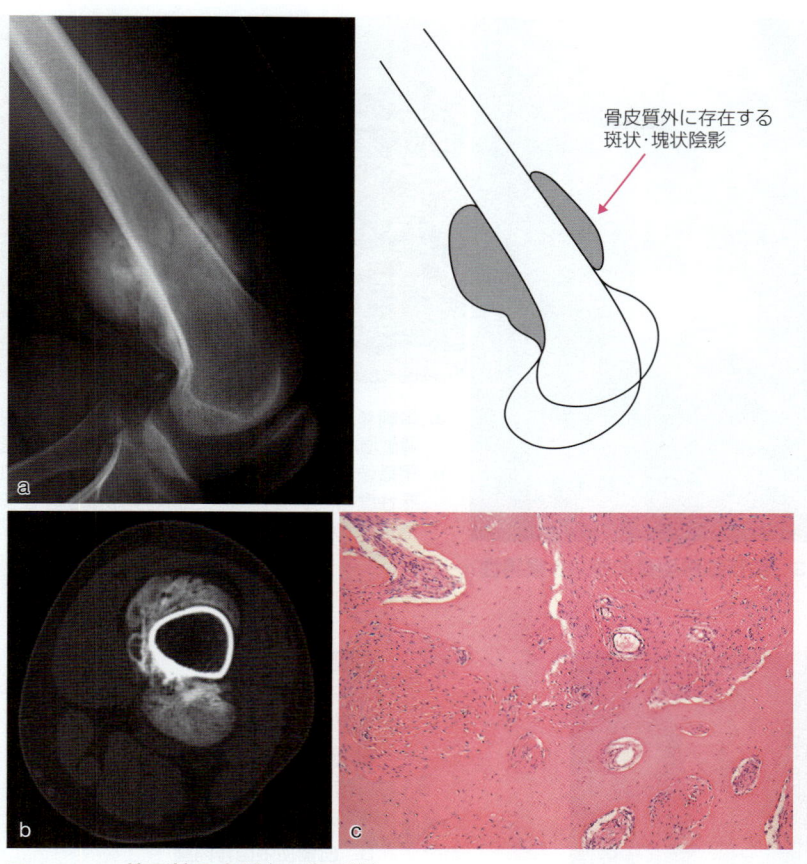

骨皮質外に存在する
斑状・塊状陰影

図 23-21　傍骨性骨肉腫（38 歳男性）
a. 単純 X 線像および模式図.
b. CT 像. 骨皮質と広く付着している.
c. 組織像（HE 染色, ×100）. 比較的異型の乏しい紡錘形細胞が骨梁間に増生している.

Advanced Studies

骨肉腫の亜型分類（→ 表 23-2）

骨肉腫はその発生部位から髄内に発生する中心性骨肉腫 central or medullary osteosarcoma と骨表面に発生する表在性骨肉腫 surface osteosarcoma に大別され, さらに組織像により, いくつかの亜型に分類されている.

A. 傍骨性骨肉腫

表在性骨肉腫の 1 つで, 全骨肉腫の約 4% の稀な腫瘍である. 大腿骨遠位骨幹から骨幹端にかけた後面が好発部位である. 20～30 歳代の若年成人に好発し, 女性に多く発生する傾向がある.

X 線像

骨皮質に接する塊状, 分葉状の境界明瞭な骨硬化性腫瘍像を示す（図 23-21a）. 腫瘍は骨表面（傍骨性）に発生し, 骨表面と広いベースをもって付着する. 骨皮質との境界に透亮像が観察される場合もあるが, 確認できない場合も多い（図 23-21b）. 造骨像は基部で顕著で腫瘍辺縁部では弱く, 異所性骨化の場合と逆の像を示す.

病理

比較的成熟した規則的な骨梁の間に, 軽度の異型性を示す線維芽細胞様の腫瘍細胞が認められる. 約半数の症例で腫瘍の骨髄内浸潤が認められるが, 組織学的には低悪性度であり, 核分裂像は稀である（図 23-21c）.

治療, 予後

補助化学療法は無効で, 広範切除術の適応となる. 予後は 5 年生存率は 90% 以上と良好であるが, 稀に肺転移を生じる例がある.

B. 骨膜性骨肉腫

表在性骨肉腫の 1 つで, 組織像は悪性度の高い軟骨芽細胞型骨肉腫の像を示す. 好発年齢は通常の骨肉腫と同様 10～20 歳代で, 脛骨骨幹部に好発する.

X 線像

長管骨の骨幹部表面に軟骨形成腫瘍様の石灰化を伴う硬化像を認める（図 23-22）. 骨皮質の破壊を伴うが骨内への進展は認めない.

病理

典型的な軟骨形成型骨肉腫の像を示す. 腫瘍性軟骨の増生と腫瘍性類骨形成を認める.

23
骨腫瘍

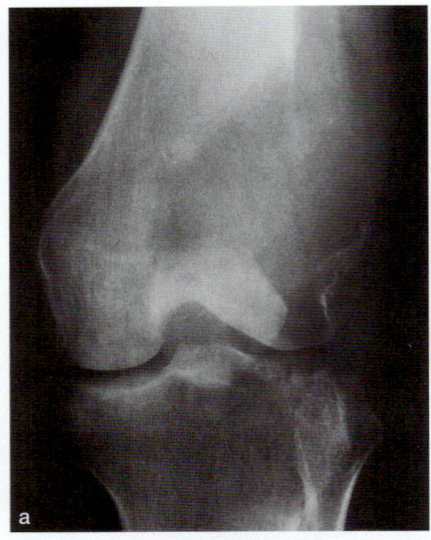
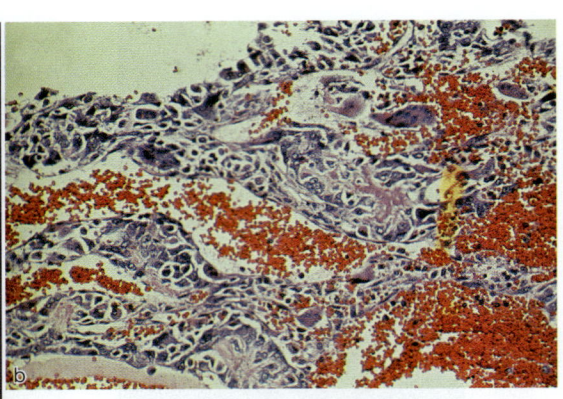

a. 単純X線像. 大腿骨遠位骨幹端から骨端にかけて広範な
   骨破壊が存在するが, 異常石灰化像や骨化像は認めない.
b. 組織像. 拡張した血管腔と嚢腫壁が認められ, 壁内に
   悪性度の高い腫瘍細胞と腫瘍骨形成が存在する（HE染
   色, ×200）.

図23-23　血管拡張型骨肉腫（18歳男性）

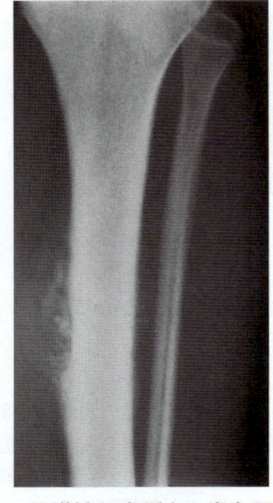

図23-22　骨膜性骨肉腫（15歳女子）
脛骨骨幹表面に石灰化を伴う腫瘍形成を認める.
腫瘍は骨皮質に浸潤するが, 骨髄内浸潤はない.

治療, 予後

　広範切除術の適応となる. 補助化学療法は絶対的適応で
はないが, 使用される場合もあり, 通常の骨肉腫と傍骨性
骨肉腫の中間の予後を示す.

C. 高悪性度表在性骨肉腫

　表在型骨肉腫のなかで, 最も予後不良のもので, 組織学
的には通常型の骨肉腫と同等の悪性度を示す. 発生年齢も
通常型と同様で, 大腿骨骨幹部に好発する.

X線像

　骨皮質に接して不規則な石灰化を伴う像を示し, 骨膜反
応および骨皮質の破壊像を認める.

病理

　高悪性度の線維芽細胞型ないしは骨芽細胞型の骨肉腫の
像を示す.

治療, 予後

　通常の骨肉腫に準じた, 補助化学療法を含む治療が必要
となる. 予後は通常型より不良とされている.

D. 血管拡張型骨肉腫

　単純X線像では腫瘍骨形成を認めない完全な溶骨型で,
肉眼的にも骨形成を全く認めない. 組織学的にはごく一部
にわずかな悪性腫瘍細胞による腫瘍骨形成を認める（図
23-23）. 発生年齢, 発生部位は通常の骨肉腫と変わらない.
動脈瘤様骨嚢腫, 骨巨細胞腫との鑑別が重要である.

治療, 予後

　治療は通常の骨肉腫に準じる. 化学療法に感受性が高く,
予後も通常の骨肉腫とほぼ同じである.

E. 骨内高分化骨肉腫

　傍骨性骨肉腫に類似した低悪性度の分化した組織像を示
す骨肉腫が, 通常の骨肉腫と同様に髄内に発生したもので
ある. 好発年齢は20歳代後半～30歳代で, 女性に多い傾
向を示す. 組織は線維芽細胞型骨肉腫の像を示し, 線維性
異形成との鑑別がしばしば問題となる. 広範切除術による
患肢温存手術の適応であり, 予後は良好である. 化学療法,
放射線療法の適応はない.

2　軟骨肉腫
chondrosarcoma

概念

　骨肉腫に次いで発生頻度が高い原発性悪性骨腫
瘍である. 腫瘍性の硝子軟骨様組織を形成する

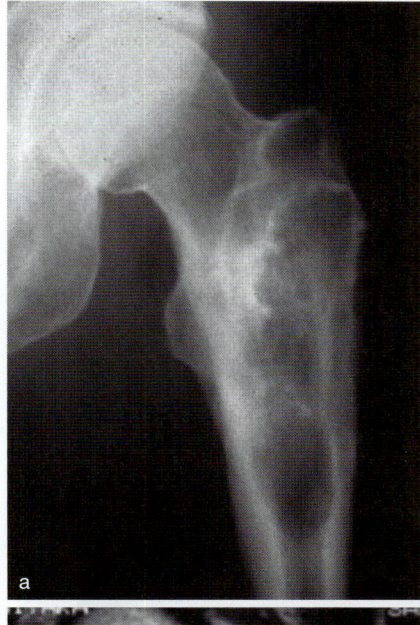

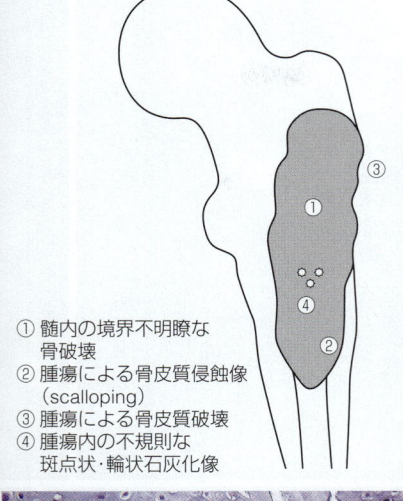

① 髄内の境界不明瞭な
　骨破壊
② 腫瘍による骨皮質侵蝕像
　（scalloping）
③ 腫瘍による骨皮質破壊
④ 腫瘍内の不規則な
　斑点状・輪状石灰化像

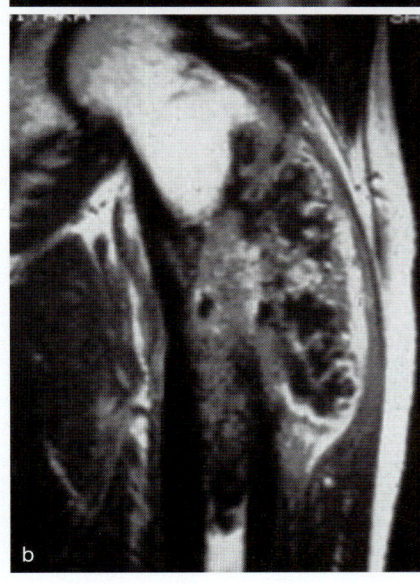

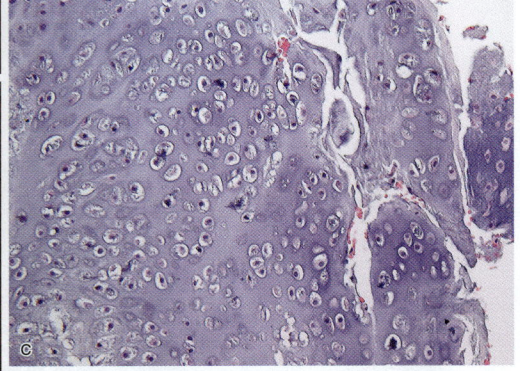

図 23-24　中心型軟骨肉腫（58 歳男性）
a. 単純 X 線像および模式図．大腿骨発生例で内部に
　石灰化像を伴う多房性の骨破壊像を呈し，骨皮質
　も一部破壊されている．
b. MRI T2 強調像．骨皮質が破壊された部分から骨外
　へ進展している．
c. 組織像．大小不同の低悪性度軟骨性腫瘍細胞が増
　生しており，grade 1 の所見である（HE 染色，×
　200）．

腫瘍として定義されており，骨・類骨は形成しな
い．原発性軟骨肉腫と，軟骨腫または骨軟骨腫が
悪性変化した続発性軟骨肉腫に分類される．亜型
として間葉性軟骨肉腫，淡明細胞型軟骨肉腫，脱
分化型軟骨肉腫などがある．

発生年齢

　10〜70 歳代と幅広い年齢分布を示すが，50 歳
以上が半数以上を占める．男女比は 2：1 で男性
に多い．

発生部位

　大腿骨近位，骨盤，肋骨，上腕骨近位が好発部

位であり，全体の約 70% を占める．発生部位よ
り骨髄腔内に発生した中心型軟骨肉腫（図 23-24）
と骨表面から発生した末梢型軟骨肉腫（図 23-25）
に分類される．

症状

　末梢型の場合は無痛性の腫瘤や運動制限を初発
症状とする場合が多く，中心型の場合は骨皮質の
破壊による疼痛を主訴とする場合が多い．続発性
軟骨肉腫は数年ないし数十年にわたって良性腫瘍
（軟骨腫，骨軟骨腫など）として存在し，悪性化す
ると急速に増大する．

23
骨腫瘍

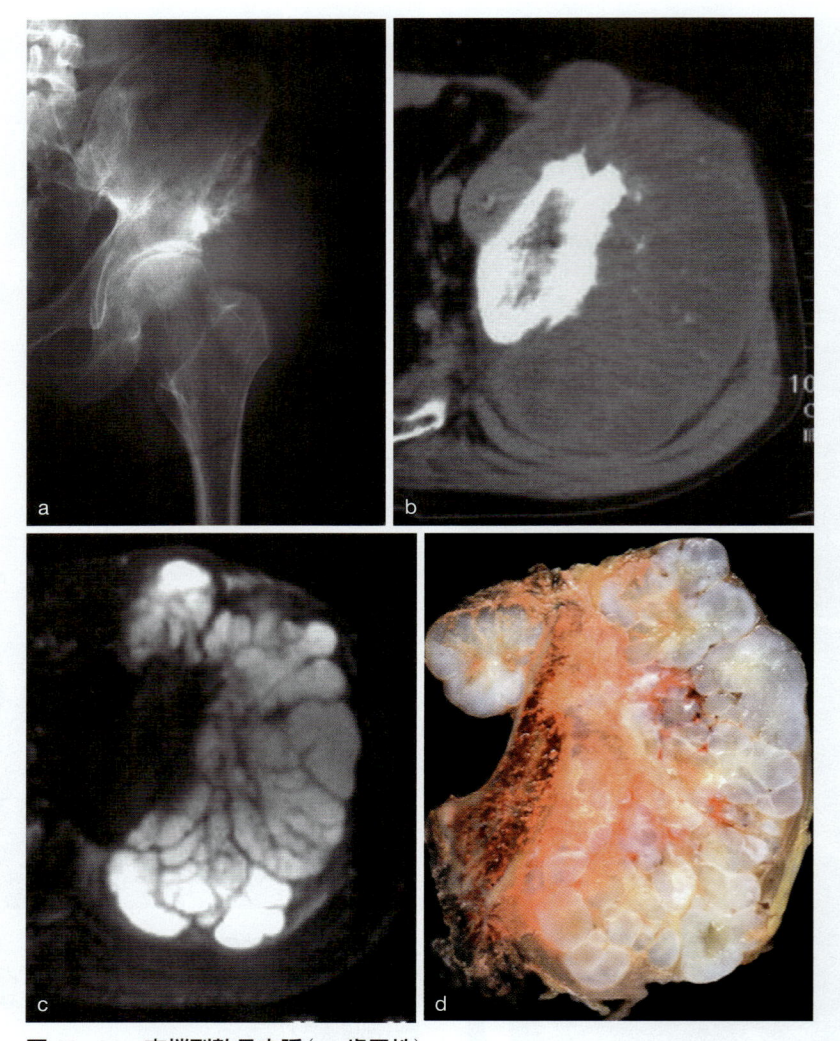

図 23-25　末梢型軟骨肉腫（50 歳男性）
a. 単純 X 線像．腸骨発生例で，骨表面の不整と巨大な骨外腫瘤を認める．
b. CT．病変は骨表面から発生して，内部に石灰化像を認める．
c. MRI T2 強調脂肪抑制像．多房性の病変．
d. 切除組織．割面像で分葉状の軟骨様組織を認める．

　中心型軟骨肉腫では，骨髄腔内に境界不明瞭な多房性の骨溶解像が認められる．腫瘍は骨皮質を内側から波状に侵蝕（endosteal scalloping），時に完全に破壊し軟部へ浸潤する（図 23-24a, b）．腫瘍内に種々の程度の輪状，弓状，ポップコーン状および斑紋状の石灰化像が認められる（図 23-24a）．骨表面から発生した末梢型軟骨肉腫の多くは骨軟骨腫に続発したと考えられるもので，腫瘍の輪郭が不明瞭となり，斑点状，輪状の石灰化像が単純 X 線あるいは CT により検出される（図 23-25）．

病理

　腫瘍細胞が硝子軟骨様組織を形成し，類骨・骨組織を直接形成していないことが診断上重要な点である．悪性度は細胞密度，粘液変性，二核細胞などを基準に 3 段階に分類され，grade 1 の腫瘍は良性腫瘍との鑑別が困難な場合がある．疼痛などの臨床症状や単純 X 線像における骨皮質の破壊などを合わせて総合的に診断する必要がある．

治療

　一般に化学療法および放射線療法は無効で，外

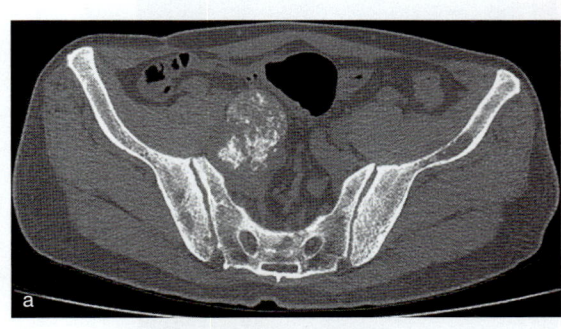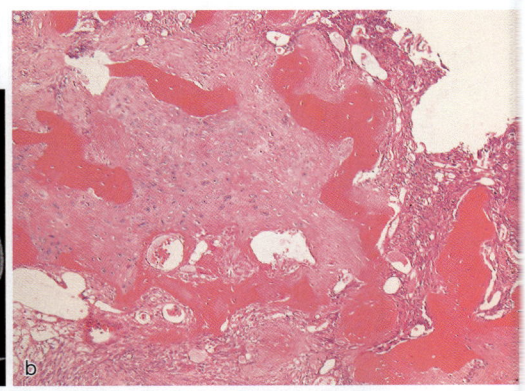

図 23-26　間葉性軟骨肉腫（48 歳男性）
a. CT. 骨盤内に石灰化を伴う軟部腫瘤を認める.
b. 組織像. 分化した軟骨肉腫細胞の間に未分化小円形細胞が増生している（HE 染色，×100）.

科的切除が主体となる. 低悪性度の腫瘍に対しても広範切除術が必要であるかについては意見の分かれるところであるが，原則的には広範切除術を行う. 高悪性度の症例には骨肉腫に準じた化学療法を行う. 頭蓋底や脊椎など広範切除が不可能な場合には，重粒子線治療が考慮される.

予後

広範切除術が可能であれば，予後は組織学的悪性度に相関し，grade 1～2 の症例の 5 年生存率は 70～80％ と良好である. しかし再発を繰り返すと悪性度が亢進し，遠隔転移も発生する. 潜伏期間が長いために骨肉腫より長期間の経過観察が必要である.

Advanced Studies

稀な軟骨肉腫の亜型

A. 間葉性軟骨肉腫 mesenchymal chondrosarcoma

10～30 歳代に好発する未分化小円形細胞と，低悪性度の軟骨腫瘍細胞が共存する稀な腫瘍で，約 1/3 の症例が軟部発生である. 肉眼的に石灰化を伴うことが多い（図 23-26a）. 組織像は島嶼状に存在する高分化軟骨肉腫細胞群の間に未分化小円形細胞が密に増生している二相性の像を呈する（図 23-26b）. 高率に遠隔転移を生じる予後不良な腫瘍である.

B. 淡明細胞型軟骨肉腫 clear cell chondrosarcoma

きわめて稀な軟骨肉腫の亜型で，軟骨肉腫の 2％ 程度である. 20～40 歳代の大腿骨近位骨幹端に好発する. X 線所見は，辺縁に硬化像を伴い，内部に石灰化を認める骨透亮像を示す（図 23-27a）. 組織学的には，明るい胞体を有する円形の腫瘍細胞がシート状に配列し，軟骨基質を産生し，その中に類骨や骨基質が存在することが特徴である（図 23-27c）. 広範切除術が可能であれば，再発・転移の頻度

は低く，予後は比較的良好である.

C. 脱分化型軟骨肉腫 dedifferentiated chondrosarcoma

低悪性度軟骨肉腫（図 23-28a）に隣接して紡錘形細胞肉腫様の軟骨性の特徴を全く示さない高悪性度未分化肉腫（図 23-28c）が存在する病変である. 2 つの病変が移行領域をもたず，突如として切り替わることが特徴である（図 23-28b）. 好発年齢は 40～70 歳代発生部位などは通常型軟骨肉腫と同等である. 化学療法に対して抵抗性で高率に遠隔転移を生じ，予後はきわめて不良である.

❸ Ewing（ユーイング）肉腫
Ewing sarcoma

概念

小円形細胞が密生し，比較的均一な組織像を呈する悪性腫瘍である. 組織学的な起源は不明であるが，組織学的所見ならびに分子遺伝学的特徴から原始神経外胚葉性腫瘍 primitive neuroectodermal tumor（PNET）と同一の起源をもつと推定され，Ewing／PNET family tumor（EFT）と呼称される. 発生頻度は骨肉腫，軟骨肉腫に次ぎ，明らかに人種差があり，コーカソイドに比べモンゴロイドおよびネグロイドでの発生率は低い（図 23-29）.

発生年齢

平均年齢は骨肉腫より低く，80％ は 10 歳代に発生する. 3：2 の比率で男性に多い

発生部位

長管骨発生例が 2/3 を占めるが，腸骨などの扁平骨や肋骨にも発生する. 長管骨においては骨幹

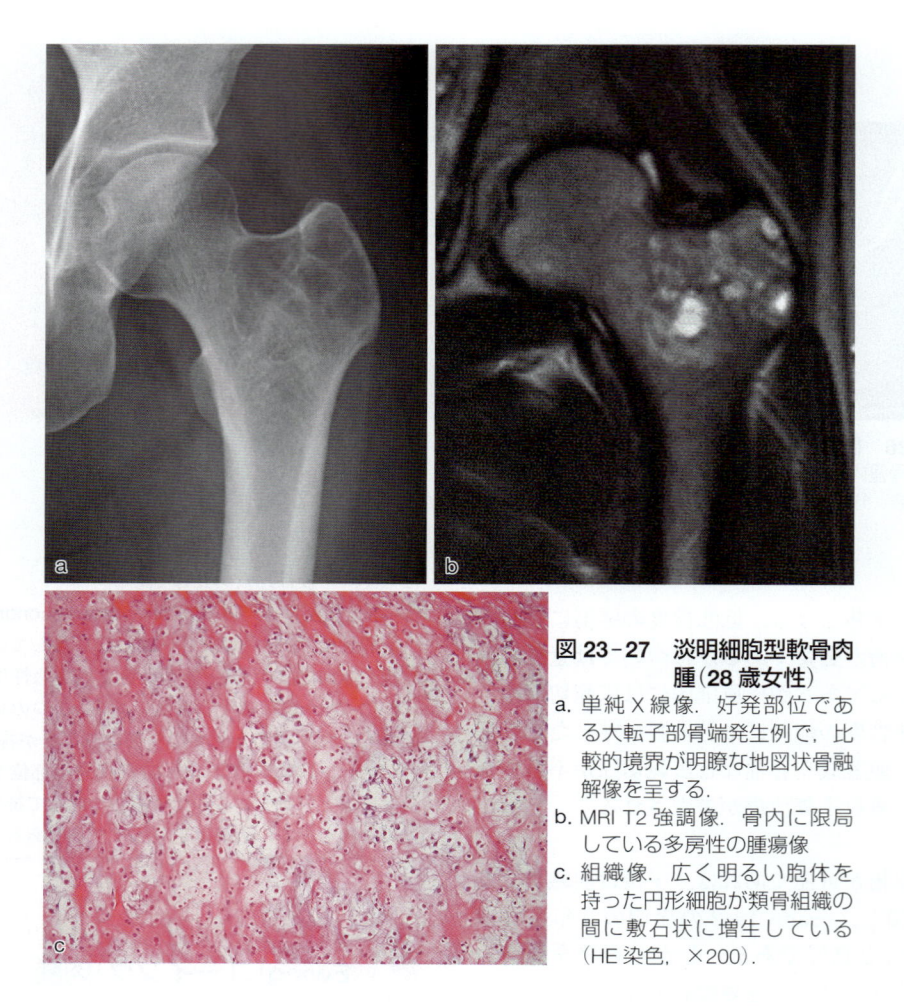

図 23-27　淡明細胞型軟骨肉腫(28歳女性)
a. 単純X線像．好発部位である大転子部骨端発生例で，比較的境界が明瞭な地図状骨融解像を呈する．
b. MRI T2 強調像．骨内に限局している多房性の腫瘍像
c. 組織像．広く明るい胞体を持った円形細胞が類骨組織の間に敷石状に増生している（HE染色，×200）．

に発生することが特徴である．

症状

　初発症状は局所の疼痛，腫脹，熱感で，発熱や白血球増多，CRP 高値などの全身炎症症状を合併するのが特徴であり，骨髄炎との鑑別が重要となる．

X線像

　長管骨発生例では，骨幹から骨幹端にかけて境界不明瞭な虫喰い状あるいは侵蝕状の骨破壊像を示す．しばしば onion-peel appearance や Codman 三角などの骨膜反応が認められる（**図 23-29a**）．腫瘍細胞が骨皮質を破壊せずにハバース管などを経て，軟部組織内に浸潤する場合があり，その場合皮質骨が外部から侵蝕された像（saucerization）を示す．

病理

　線維性隔壁に囲まれて小円形細胞が密に増殖し

た像を示し（**図 23-29c**），細胞は敷石状，巣状あるいは索状に配列する（**図 23-29d**）．壊死像も著明である．神経系への分化傾向が強い PNET ではロゼットの形成を認める．免疫染色では CD99 が高率に検出され，遺伝子解析では染色体相互転座により形成された *EWS-Fli1* あるいは *EWS-ERG* 融合遺伝子が大多数の症例で検出される．

> **NOTE　肉腫における遺伝子診断**
>
> 　近年，いくつかの肉腫において染色体相互転座によって生じる腫瘍特異的な融合遺伝子が報告されており，病理診断の補助として遺伝子診断が使用されてきている．悪性骨腫瘍では Ewing 肉腫における t(11;22)(q24;q12) による *EWS-Fli1* 遺伝子あるいは t(21;22)(q22;q12) による *EWS-ERG* 遺伝子が知られており，そのほかには間葉性軟骨肉腫における 8q 内での欠失により生じる *HEY1-NCOA2* 遺伝子がある．

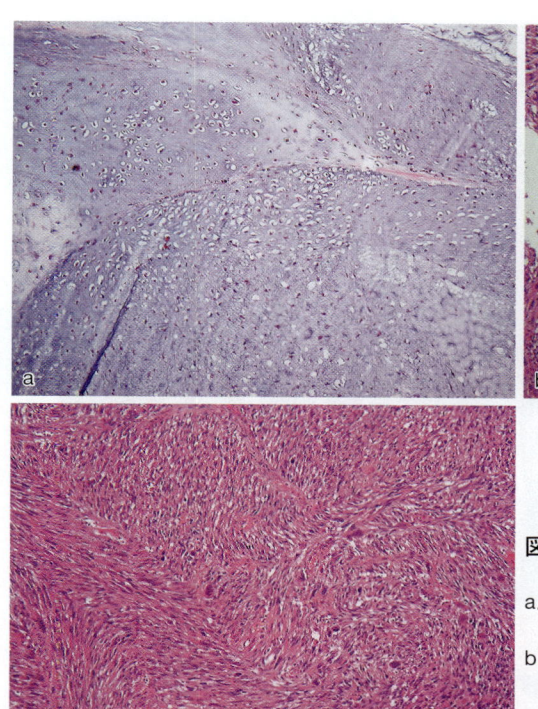
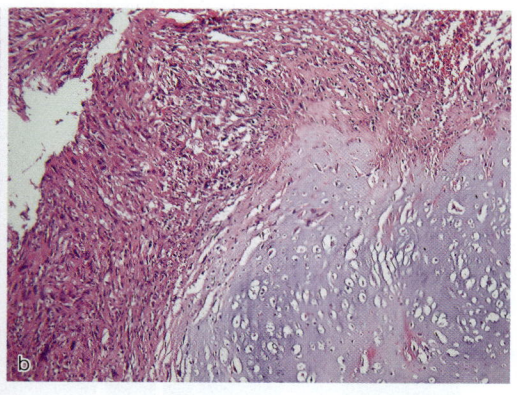

図 23-28　脱分化型軟骨肉腫（75 歳女性）（HE 染色，×100）
a. 低悪性度軟骨肉腫領域：通常の分化度の高い軟骨肉腫の像である．
b. 境界領域：組織学的な移行領域がなく，低悪性度軟骨肉腫が突如として高悪性度未分化肉腫に変わっている．
c. 高悪性度未分化肉腫領域：軟骨肉腫とは全く異なる紡錘形肉腫の像である．

治療

　きわめて悪性度の高い腫瘍であり，高率に遠隔転移を生じることから，術前および術後の化学療法は必須であり，場合によっては造血幹細胞移植も併用される．また比較的放射線感受性であり，広範切除が困難な症例に併用される場合がある．

予後

　近年の多剤併用化学療法を中心とした治療により，わが国の 5 年累積生存率は約 70% と向上している．

4　悪性リンパ腫
malignant lymphoma

概念

　骨髄腫，Ewing 肉腫とともに，骨原発小円形細胞腫瘍の範疇に属する．骨発生の場合，90% 以上が non-Hodgkin リンパ腫である．

発生年齢

　20～40 歳代に発生する．Ewing 肉腫と異なり，20 歳以下の発生例は少ない．

発生部位

　赤色髄が残存する部位に発生するとされ，大腿骨，脛骨の骨幹から骨幹端にかけて好発する．脊椎，骨盤も好発部位である．約 1/3 は多発性である．初診時には骨の単独腫瘍として発見されても，その後の検索によりリンパ節や他の骨外臓器に病変が発見されることもある．

症状

　疼痛と腫脹である．骨以外に発生した場合と異なり，発熱などの全身性症状を呈しないことが特徴である．

　血清乳酸脱水素酵素（LDH）や可溶性インターロイキン-2（IL-2）受容体が高値を示すことがある

X 線像

　長管骨の骨幹に境界不明瞭な侵蝕状骨破壊像を認める場合が多いが（図 23-30），単純 X 線像では異常が検出されない症例もあり，骨皮質を破壊することなく，軟部組織へ浸潤することが特徴である．

病理

　腫瘍細胞は小円形ないし楕円形で，Ewing 肉腫と比較すると多様で，細胞辺縁が明瞭，核に切

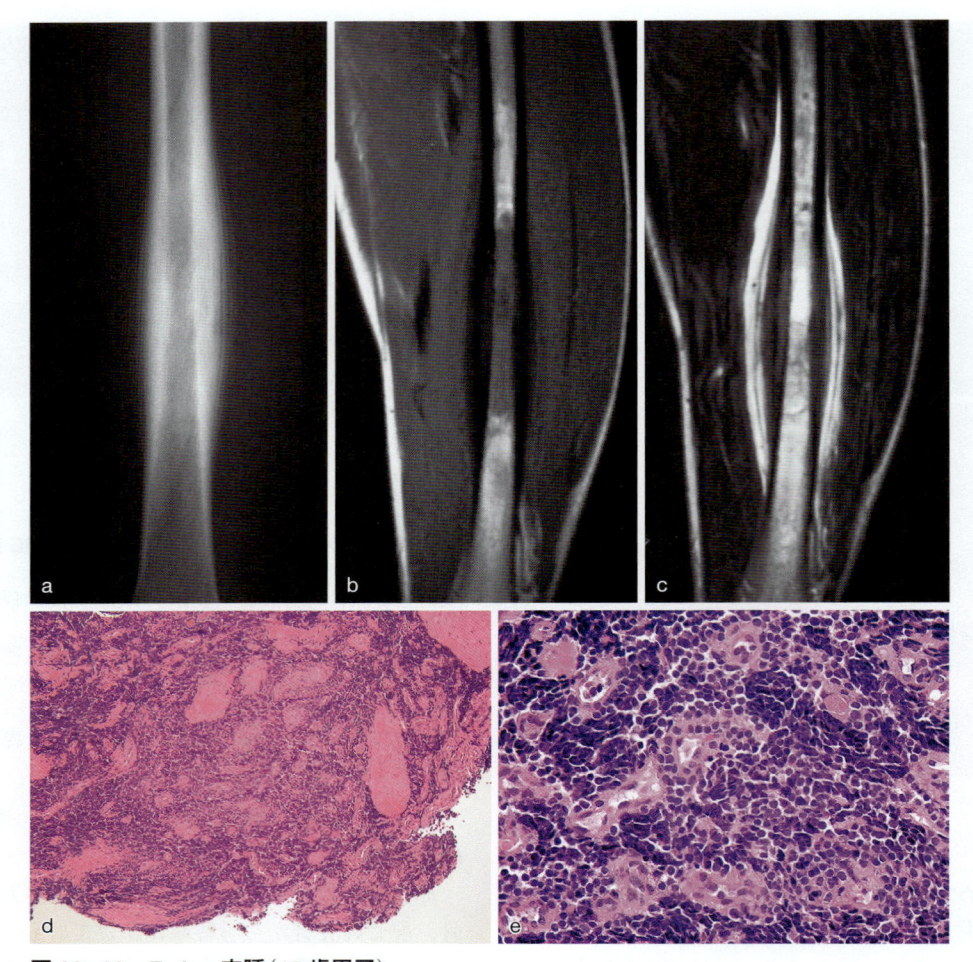

図 23-29　Ewing 肉腫（15 歳男子）
a. 単純 X 線像. 大腿骨骨幹部の病変で, onion-peel appearance を認める.
b. MRI T1 強調像.
c. MRI T2 強調像. 骨膜反応の外側に浮腫を伴う病変が拡大している.
d. 組織像. 線維性隔壁に囲まれて円形細胞が増生している（HE 染色, ×100）.
e. 組織像. 小円形細胞が敷石状, 巣状あるいは索状に配列している（HE 染色, ×200）. （三重大学・松峯昭彦先生よりの提供資料）

れ込みがあるなどの特徴を示す. 腫瘍細胞間に好銀線維が存在することも鑑別点となる.

治療

　放射線感受性が高く, かつ骨以外にも腫瘍が存在している可能性もあることから, 全身的に化学療法を行い, 局所的に放射線でコントロールすることが一般的である. 麻痺あるいは骨折の危険性がある場合以外は手術療法の適応はない.

予後

　5 年累積生存率は約 60% である.

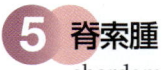 **脊索腫**
chordoma

概念

　胎生期の脊索の遺残組織より発生するとされている. 30〜50 歳代に好発し, 性差はほとんどない. 仙椎発生が約半数で, 頭蓋底の斜台が 35%, 仙椎以外の脊椎発生が 15% である.

症状

　仙骨発生例では腰痛, 坐骨神経痛で発見されるが, すでに巨大な腫瘤を形成して膀胱直腸障害を合併している場合が多い. 頭蓋底発生例では早期

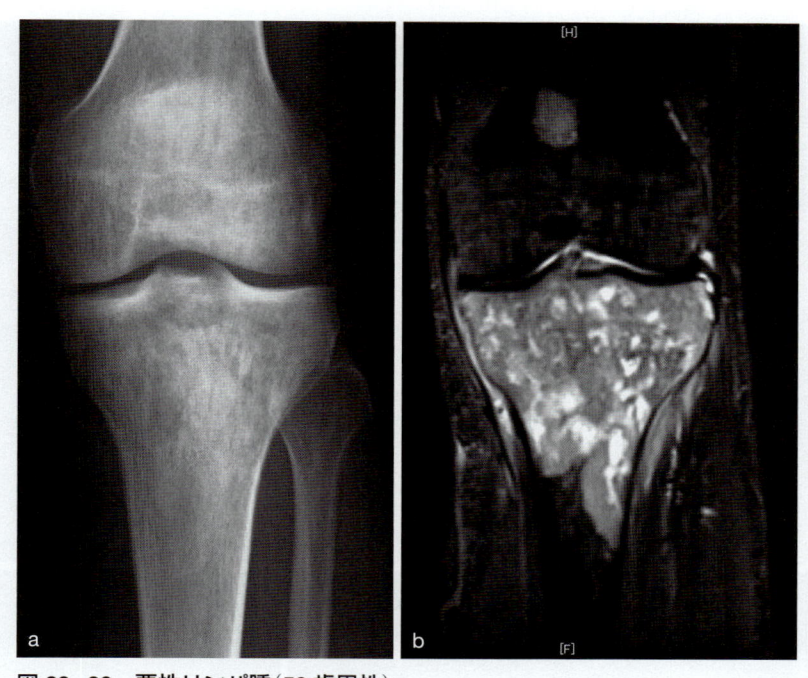

図 23-30 悪性リンパ腫（58 歳男性）
a. 単純 X 線像. 脛骨近位発生例で境界不鮮明な侵蝕状骨破壊像を呈している.
b. MRI T2 強調脂肪抑制画像. 大腿骨に skip metastasis が認められる.

より脳神経の症状が認められる.

X線像

仙椎発生の場合，単純 X 線正面像では骨破壊像が腸管ガスなどにより被覆され見逃されることがあり，側面像での確認が必要である（図 23-31a, b）. MRI により仙骨の破壊と骨盤腔に膨隆する粘液成分を示唆する T2 高輝度の骨外腫瘤が認められる（図 23-31c, d）.

病理

粘液様の組織で腫瘍内に，脂肪細胞のような担空胞細胞を認める.

治療

通常の補助化学療法は無効であり，外科的切除が中心となる. しかし，発生部位が脊髄や馬尾神経に近接しているため，広範切除が不可能な場合が多く，その場合，高率に再発を繰り返す. そのため仙椎発生例では仙骨神経叢を犠牲にして高位仙骨切断術が行われてきた. しかし最近では重粒子線治療の有効性が実証され，機能温存治療が選択される例が増加している.

予後

仙骨手術例の 5 年生存率は約 80% であるが，無病生存率は約 60% と低く，5 年以降にも再発例が多い. 仙骨発生例に対する重粒子線治療の 5 年局所制御率は 88% ときわめて優れた成績であるが，長期の解析が必要である.

6 骨髄腫
myeloma

概念

B リンパ球系細胞である形質細胞が骨髄内で腫瘍性に増殖した疾患であり，通常多発性である. 最も頻度の高い原発性悪性骨腫瘍であり，わが国での発生頻度は 10 万人当たり 2 人とされている.

発生年齢

50〜70 歳代に多く，40 歳以下は稀である. 2: 1 で男性に多い.

発生部位

頭蓋骨，肋骨，脊椎，骨盤など赤色髄を有する扁平骨に多発する. 長管骨では大腿骨，上腕骨の骨幹端に発生する.

症状

多くは徐々に増悪する腰背部痛で発症し，全身

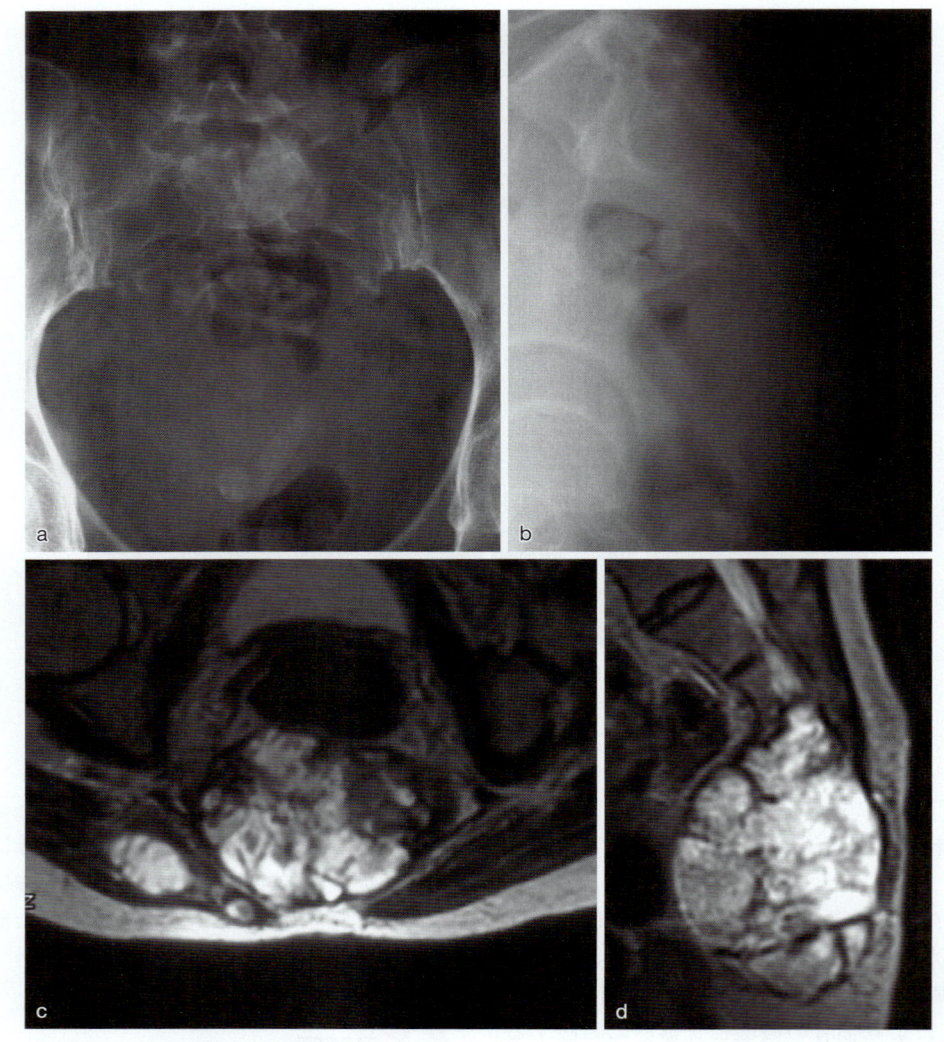

図 23-31　脊索腫（68 歳女性）
a, b. 単純 X 線像.　S2 以下の仙骨が不鮮明となっている.
c, d. MRI T2 強調像. 高輝度の分葉状病変が骨盤腔内に突出しており, 大殿筋内にも広がっている.

倦怠感, 高カルシウム血症による意識障害など全身症状を呈する場合が多いことが骨悪性リンパ腫と異なる. 病状の進行に伴い, 貧血, 腎障害, あるいは圧迫骨折による麻痺が発生する.

X 線像

頭蓋骨や骨盤の扁平骨に打ち抜き像 punched out lesion とよばれる小円形の境界明瞭な骨破壊像が多発する. 脊椎では椎体の圧潰を生じ, 楔状化, 扁平化する. 長管骨では骨幹に不規則で境界不鮮明な骨破壊像として認められる（図 23-32）.

検査所見

症状の進行に伴い, 貧血, 腎障害, あるいは圧

迫骨折による麻痺が発生する. 腫瘍細胞が産生す

> **NOTE**　**骨悪性線維性組織球腫 malignant fibrous histiocytoma（MFH）**
>
> 　MHF は 1980 年代より軟部発生肉腫の筆頭に挙げられてきたが, 近年その疾患概念が見直され, 未分化な横紋筋肉腫, 線維肉腫, 脂肪肉腫などに細分類された結果, 最新の WHO 分類からは削除され, 上記のいずれにも分類できないものが, 未分化多形肉腫 undifferentiated pleomorphic sarcoma（UPS）として区分されるようになった. 軟部 MFH と類似の組織像を呈する腫瘍が, 骨に発生したものが骨 MFH と診断されてきたが, 今後は骨 UPS と診断され, その疾患概念が形成されると考えられる.

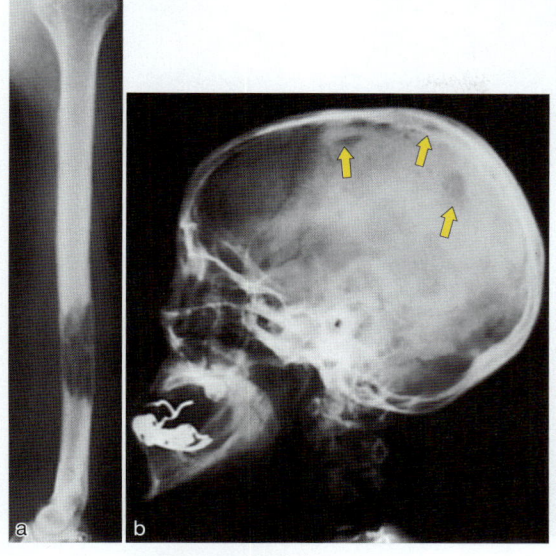

図 23-32　骨髄腫(55 歳男性)（石井 原図）
a. 長管骨の骨吸収像.
b. 頭蓋骨の打ち抜き像.

る異常蛋白質(骨髄腫蛋白, M 蛋白)が尿中に検出されたものが, Bence Jones(ベンスジョーンズ)蛋白であり, 約半数の症例で認められる.

病理

未分化な形質細胞である骨髄腫細胞の増殖を認める.

治療

化学療法が主体であり, 造血幹細胞移植も併用される. 高カルシウム血症や骨病変に対する補助療法としてビスフォスフォネートが併用される. 腫瘍切除を目的とした局所外科治療は適応がなく, 脊椎発生例における麻痺に対する除圧固定術, 病的骨折に対する髄内釘固定術などが行われる.

予後

多発性骨髄腫の予後はいまだ不良であり, 5 年生存率は 25%, 10 年生存率は 10% である. 感染症, 腎障害, 出血などが死因となる.

Advanced Studies

その他の原発性悪性骨腫瘍

骨原発の線維肉腫, 血管肉腫, 脂肪肉腫, 神経肉腫, エナメル上皮腫などがあるがこれらの発生頻度はきわめて低い.

D 続発性悪性骨腫瘍

"続発性"を狭義に解釈すると, 骨軟骨腫, 軟骨腫などの良性骨腫瘍, あるいは線維性異形成, 骨 Paget 病などの腫瘍類似疾患などの, 最初に存在した病変が二次的変化を遂げて悪性化したものを意味するが, 広義の続発性悪性骨腫瘍では, 癌の転移による転移性悪性骨腫瘍も含む.

1 前駆病変からの続発性悪性骨腫瘍

骨軟骨腫, 軟骨腫などの良性軟骨形成腫瘍からの軟骨肉腫が発生する場合があり, 特に多発性の病態(多発性骨軟骨腫, Ollier 病, Maffucci 症候群など)では発生頻度が高いとされている(図 23-33). そのほかに線維性骨異形成症や骨 Paget 病からの骨肉腫の発生が挙げられる.

2 転移性悪性骨腫瘍

かつては対症療法のみであった骨転移巣に対する治療は, 原発巣に対する治療法の進歩や骨転移巣を標的とした薬剤の開発などにより, 症例ごとに異なる治療方針を選択する必要性が生じている.

発生頻度

骨転移と診断された患者の原発巣の種類別頻度では, 原発巣の発生頻度に依存して男性では肺癌が 24.6%, 女性では乳癌が 33.4% で最も多く, 続いて, 男性では腎癌, 前立腺癌, 肝癌, 女性では肺癌, 甲状腺癌, 腎癌と続く(表 23-3). それぞれの癌での骨転移の発生頻度に関しては病期によって異なるため, 正確に把握することは困難である. 例えば肺癌の場合診断時の骨転移の頻度は 15〜20% であるが, 再発乳癌の場合の骨転移発生率は 65〜75%, 前立腺癌の剖検例では 50〜70% と高値である. 骨転移が発生しやすい癌を調べるための前向き調査の結果では, 1 位が腎癌(28.8%)であり, 次いで前立腺癌, 乳癌, 肺癌となる(表 23-4). これら成人の癌に加えて, 小児癌で骨転移をきたすものとして副腎髄質や交感神経節から発生する神経芽細胞腫がある.

発生部位

原発性悪性骨腫瘍と異なり, 肋骨, 脊椎, 骨盤に多く, 大腿骨, 上腕骨が続く. 約半数が多発性

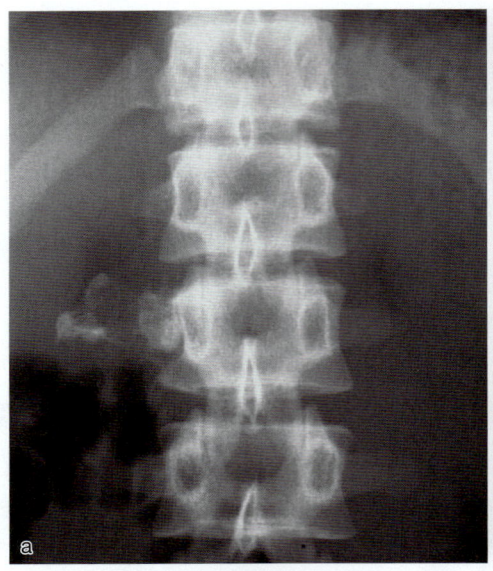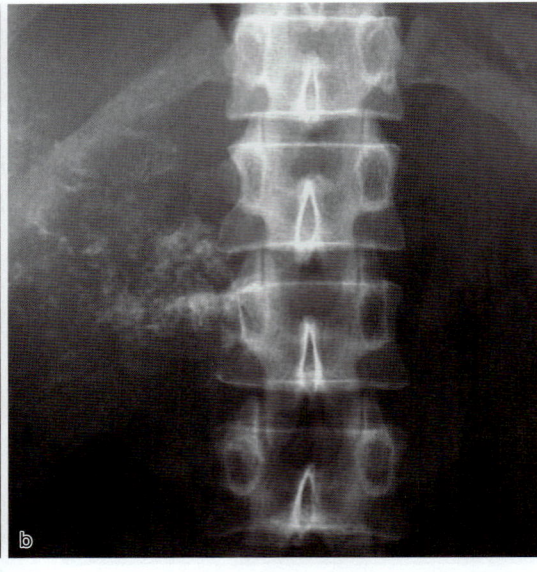

図 23-33　続発性軟骨肉腫（30歳男性）
a. 18歳時に撮像された良性病変．
b. 30歳時の同部位の病変．びまん性の石灰化を伴う病変が増大している．

表 23-3　骨転移癌の原発巣別頻度（2006～2012年）

原発巣	総数（%）	男性（%）	女性（%）
肺	1,595（24.6）	1,027（27.5）	568（20.6）
乳房	931（14.3）	10（0.3）	921（33.4）
腎臓	674（10.4）	520（13.9）	154（5.6）
前立腺	470（7.2）	468（12.5）	2（0.07）
肝臓	411（6.3）	332（8.9）	79（2.9）
大腸	358（5.5）	212（5.7）	146（5.3）
甲状腺	292（4.5）	96（2.6）	196（7.1）
胃	244（3.8）	144（3.9）	100（3.6）
食道	157（2.4）	136（3.6）	21（0.8）
子宮	114（1.8）	1（0.03）	113（4.1）
膵臓	115（1.8）	67（1.8）	48（1.7）
膀胱	109（1.7）	88（2.4）	21（0.8）
原発不明	365（5.6）	239（6.4）	126（4.6）
総数	6,493	3,738	2,755

〔日本整形外科学会骨軟部腫瘍委員会（編）：全国骨腫瘍登録一覧表（平成24年度）．国立がん研究センター，pp36-39，2012より〕

表23-4 X線画像読影からみた原発巣ごとの骨転移率

原発巣	骨転移症例数	原発登録症例数	骨転移率(%)
腎臓	34	118	28.8
前立腺	32	125	25.6
乳房	172	844	20.4
肺	212	1,143	18.5
甲状腺	18	112	16.1
肝臓	33	272	12.1
膵臓	13	193	6.7
膀胱	12	188	6.4
子宮	22	464	4.7
大腸	40	918	4.4
食道	11	260	4.2
胃	35	1,591	2.2

〔がんの骨転移に対する予後予測方法の確立と集学的治療法の開発班(編):骨転移治療ハンドブック. p6, 金原出版, 2004 より作成〕

である.

症状

多くは局所の疼痛で発症するが，脊椎転移の場合は下肢脱力などの麻痺症状で発症する場合もある．30～40% の症例では，転移巣が検出された時点で原発巣が不明である．多発骨転移の場合，アルカリフォスファターゼ値の上昇や高カルシウム血症となることもあり，前立腺癌での前立腺特異抗原(PSA)，肝癌での AFP などの腫瘍マーカーが高値となる場合もある．神経芽細胞腫の場合は尿中にバニリルマンデル酸が陽性となる．

X線像

転移巣の単純 X 線像は原発腫瘍により異なり，腎癌，甲状腺癌では溶骨性変化がほとんどで，骨破壊が著しく，軟部への進展も認められる場合が多い(図 23-34a, b)．一方，前立腺癌や治療中の乳癌などでは造骨性変化が主体で(象牙様椎骨ivory vertebra)，骨内に限局しており，他の多くの癌では両者の変化が混在している(図 23-34c, d)．肺癌は侵蝕状の骨破壊像を示し容易に骨折する，いわゆる切迫骨折の状態のものが多い．脊椎では圧迫骨折がしばしば認められる(図 23-34e)．

治療

治療にあたっては，まず予後の把握が最も重要であり，片桐の予後予測表などを用いて評価する．一般的に予後が 6 カ月以内と予測される場合は保存療法が選択され，逆に 2 年以上が期待されるような場合は，将来の QOL が悪化することのないように，積極的な手術療法の適応となる．保存療法としては，原発腫瘍別の治療(ホルモン療法など)に加えて，近年では抗骨転移巣薬として破骨細胞に作用するゾレドロン酸(ビスフォスフォネート)やデノスマブ(RANKL 阻害薬)が広く用いられており，乳癌，前立腺癌，肺癌，腎癌などにおいて有効性が示されている．放射線療法は主として除痛および脊椎転移に対する麻痺予防のために用いられる．そのほかにアイソトープ治療としてストロンチウム 89(Sr[89]) が用いられることがある．手術療法における術式の選択には，やはり予後予測が重要となる．四肢骨の転移性病変の場合，予後不良であれば除痛，骨折予防のための髄内定固定が選択されるが(図 23-35a)，長期の予後が期待できる場合は，腫瘍用人工骨幹(図

NOTE　片桐の予後予測表

原発巣，ADL，内臓転移，過去の化学療法，骨転移の多発から合計 10 点満点でスコアをつけるもので，生存率と相関し予後の評価に有用である．

23 骨腫瘍

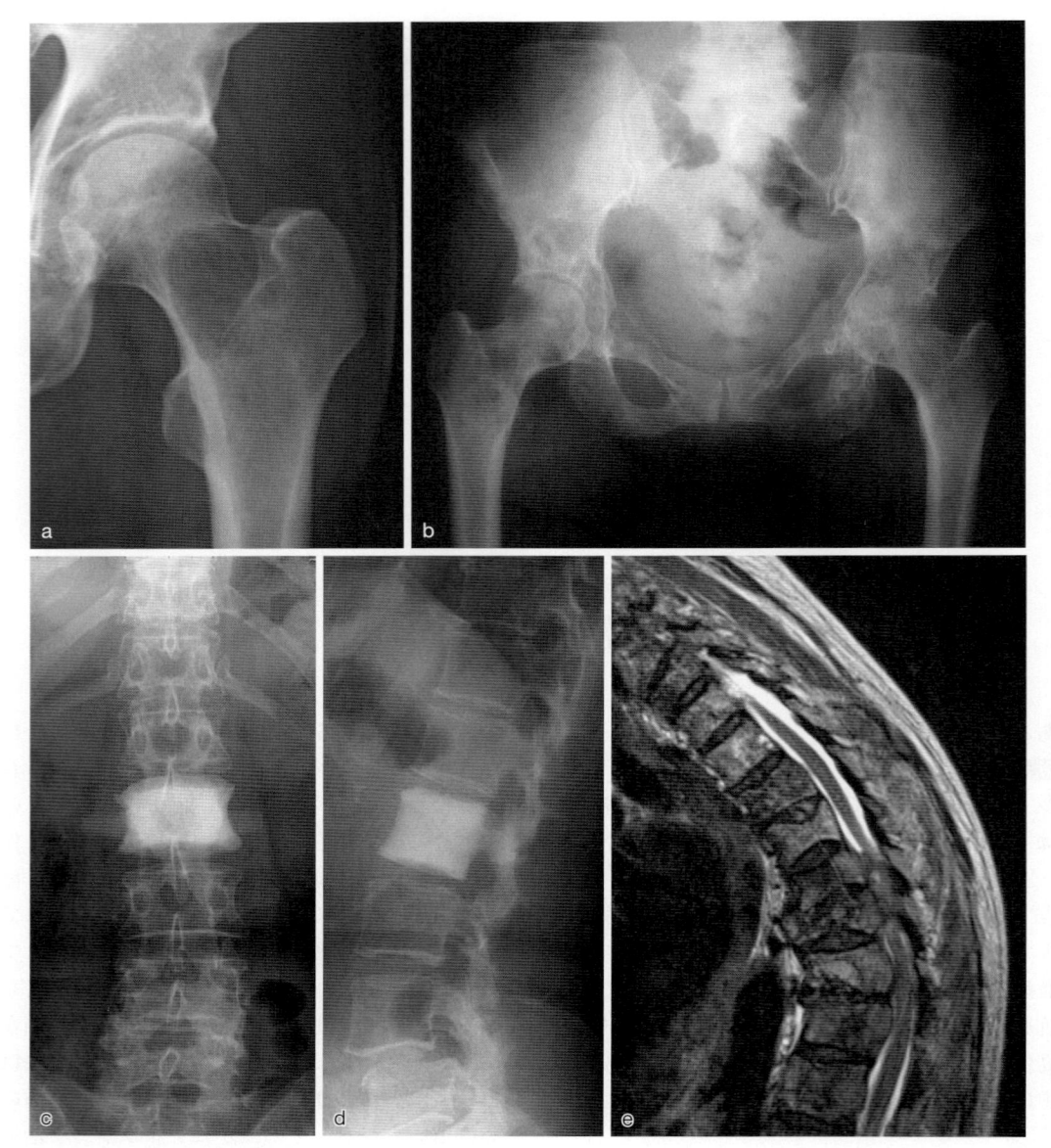

図 23-34 癌の骨転移
a. 腎癌：大腿骨近位部の溶骨性病変（単純 X 線像）.
b. 乳癌：骨盤骨から大腿骨にかけての広範な溶骨性病変（単純 X 線像）.
c, d. 前立腺癌：第 2 腰椎に限局した造骨性病変（ivory vertebra，単純 X 線像）.
e. 乳癌：多発性脊椎転移で第 10 胸椎レベルで脊髄圧迫所見を認める（MRI T2 強調像）.

23-35b）や人工骨頭（**図 23-35c**）による置換術により局所病変の制御を目指すべきである.

● **参考文献**

1) 内田淳正：必見！ 悪性腫瘍を見逃さないための X 線診断. 金原出版，2002
2) 江原 茂：骨・関節の X 線診断. 金原出版，1995
3) 厚生労働省がん研究助成金　がんの骨転移に対する予後予測方法の確立と集学的治療の開発班（編）：骨転移治療ハンドブック. 金原出版，2004
4) 土屋弘行，紺野愼一，田中康仁，他（編）：今日の整形外科治療指針　第 7 版. 医学書院，pp172-207，2016
5) 富田勝郎（編）：新図説臨床整形外科講座第 13 巻, 骨・軟部腫瘍及び類似疾患. メジカルビュー社，1995
6) 日本整形外科学会骨・軟部腫瘍委員会（編）：整形外科・病理　悪性腫瘍取扱規約　第 3 版. 金原出版，2000

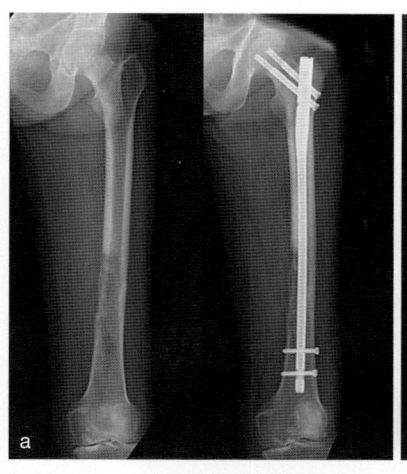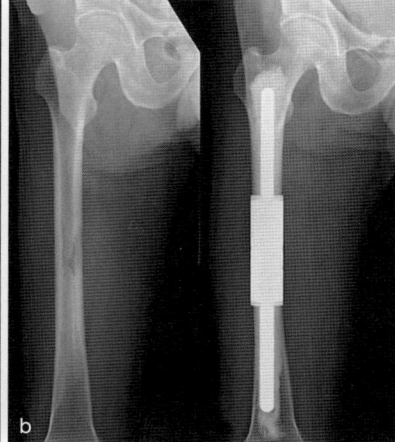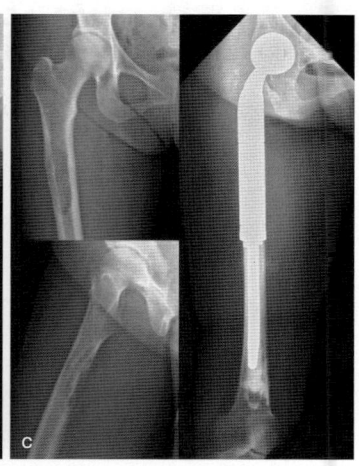

図 23-35　四肢骨転移巣の手術療法
a. 68 歳女性. 乳癌多発性骨転移症例に対する髄内定固定（単純 X 線像）.
b. 59 歳男性. 腎細胞癌症例に対する人工骨幹置換（単純 X 線像）.
c. 63 歳女性. 腎細胞癌症例に対する人工骨頭置換（単純 X 線像）.

7）日本整形外科学会骨・軟部腫瘍委員会（編）：骨・軟部肉腫切除縁評価法. 金原出版, 1989

8）日本整形外科学会骨軟部腫瘍委員会, 国立がん研究センター（編）：全国骨腫瘍患者登録一覧表（平成 22 年度）. 2010

9）平澤泰介, 楠崎克之（編）：わかりやすい骨腫瘍の診断と治療. 南江堂, 2000

10）町並陸生, 牛込新一郎（編）：取扱い規約に沿った腫瘍鑑別診断アトラス『骨』. 文光堂, 1992

11）吉川秀樹（専門編集）：最新整形外科大系第 20 巻骨・軟部腫瘍および関連疾患. 中山書店, 2007

12）Fletcher CDM, Unni KK, Mertens F（eds）：Pathology and genetics of tumours of soft tissue and bone（World Health Organization Classification of Tumours）. IARCP press, Lyon, 2002

13）Malawer MM, Sugarbaker PH（eds）：Musculo-skeletal Cancer Surgery. Treatment of Sarcomas and Allied diseases. Kluwer Academic Publishers, Dordrecht, 2001

14）Mirra JM：Bone Tumors：Clinical, Radiological and Pathologic Correlations. Lea and Febiger, Philadelphia, 1989

15）Schajowicz F：Tumors and Tumorlike Lesions on Bone, 2 nd ed. Springer-Verlag, Berlin, 1994

16）Simon MA, Springfield DS（eds）：Surgery for bone and soft-tissue tumors. Lippincott Williams & Wilkins, Baltimore, 1998

17）Unni KK, Inward CY：Dahlin's bone tumors. General aspects and data on 10,165 cases, 6 th ed. Lippincott Williams & Wilkins, Baltimore, 2010

23
骨腫瘍

第**24**章 軟部腫瘍

診療の手引き

☐ **1.** 年齢，性別，発生部位，腫瘍の大きさ・広がり，腫瘍の深達度などが診断に重要である．

☐ **2.** 腫瘍の広がりは，単純 X 線像のみでは診断が困難であり，CT や MRI による診断が必須である．

☐ **3.** 造影 CT，造影 MRI，脂肪抑制 MRI などの画像診断を活用することが重要である．

☐ **4.** 5 cm 以上の腫瘍は悪性であることが多い．しかし，表在性で小さい悪性腫瘍が存在することも認識しなければならない．

☐ **5.** 1 カ月以内に急に発生，増大する腫瘤は炎症性であることが多い．

☐ **6.** 完全に「良性」の診断がつかない限り，いかに小さな腫瘤（腫瘍）であっても軟部腫瘍の診断・治療の経験が乏しい整形外科医が気軽に生検や切除術を行ったりすべきではない．

☐ **7.** 悪性腫瘍を疑えば，胸部 X 線撮影や CT，MRI，あるいは PET-CT で所属リンパ節転移，肺転移の有無を確認する．

☐ **8.** 治療を行う前には整形外科医，放射線診断医，病理診断医がそろって十分な討議を行い，治療方針を決定する必要がある．

☐ **9.** 画像検査で診断がつかない場合には生検を行う．

☐ **10.** 生検は骨・軟部腫瘍診断・治療の経験が豊富な医師が行う．

☐ **11.** 針生検では超音波ガイド下あるいは CT 下における生検が有用である．

☐ **12.** 切開生検においては，その後の腫瘍切除術を考慮に入れて，常に長軸に平行に皮切を加える．

☐ **13.** 病理組織標本の提出においては，画像診断情報を含めたすべての情報を病理医に伝える．病理診断依頼書に書ききれない場合には病理医に直接会って情報を伝える．

☐ **14.** 病理標本を提出すれば診断がつくと思ってはならない．臨床診断が紛らわしいものは組織診断も典型的でない．病理医と緊密な連絡を取り合い，できるだけ病理医と顕微鏡を囲んで討議する．

☐ **15.** 脂肪肉腫，横紋筋肉腫などは亜型により治療法，予後が異なることを認識すべきである．

☐ **16.** 多くの悪性軟部腫瘍は悪性骨腫瘍と異なり，化学療法や放射線療法の効果が少ないため，手術においては的確な[治癒的]広範切除術を行う必要がある．

軟部腫瘍総論

A 軟部腫瘍の定義, 分類, 疫学

1 定義

軟部腫瘍 soft tissue tumor とは, 筋肉・脂肪といった軟部組織から発生した腫瘍の総称である. この場合の軟部組織とは, 筋肉, 脂肪, 血管, 末梢神経, 腱や靱帯などの非上皮性組織をさし, 骨, 網内系, グリア, および実質臓器の支持組織は含まないと定義されている. ほとんどが中胚葉由来であるが, 例外として外胚葉由来の末梢神経腫瘍が含まれている. また軟部腫瘍のなかで悪性のものを軟部肉腫とよんでいる.

2 分類

軟部腫瘍の分類は, 発生した組織に基づいて分類する組織分類, その悪性度から分類する悪性度分類, 悪性度分類に臨床情報を加えた病期分類がある.

A 組織分類

組織分類の代表的なものに Enzinger & Weiss 分類と WHO 分類がある. しかし, これらの分類は非常に詳細に記されており, 発生頻度が稀なものも含めて100種類以上に分類されていて, 実際の臨床診断にはあまり有用ではない. そこで発生頻度の高い主なものだけを取り上げた軟部腫瘍診療ガイドラインによる分類が日本整形外科学会より作成されている(**表 24-1**).

B 悪性度分類

組織学的に悪性度(Grade)を判定したもので, 転移発生などの臨床経過の予測や治療方針の決定

表 24-1 軟部腫瘍診療ガイドラインによる分類

	良性	良悪性中間	悪性
線維組織由来腫瘍	線維腫, 結節性筋膜炎, 弾性線維腫など	腹壁外デスモイド, 孤立性線維性腫瘍	線維肉腫
線維性組織球由来腫瘍	黄色腫など	隆起性皮膚線維肉腫	隆起性皮膚線維肉腫, 未分化多形肉腫(悪性線維性組織球腫)
脂肪組織由来腫瘍	脂肪腫, 脂肪芽細胞腫, 血管脂肪腫など	異型脂肪腫様腫瘍	脂肪肉腫(粘液型, 円形細胞型, 多形型, 脱分化型)
平滑筋組織由来腫瘍	平滑筋腫, 血管平滑筋腫など		平滑筋肉腫
横紋筋組織由来腫瘍	横紋筋腫		横紋筋肉腫(胎児型, 紡錘細胞型, 胞巣型, 多形型)
血管・リンパ管組織由来腫瘍	血管腫, リンパ管腫, グロムス腫瘍, 血管周皮腫など		血管内皮腫, 血管肉腫など
滑膜組織由来腫瘍	腱鞘巨細胞腫, 色素性絨毛結節性滑膜炎など		悪性腱鞘巨細胞腫
末梢神経組織由来腫瘍	神経鞘腫, 神経線維腫, 顆粒細胞腫		悪性末梢神経鞘腫, 淡明細胞肉腫
骨・軟骨組織由来腫瘍	骨化性筋炎, 骨外性軟骨腫, 骨外性骨軟骨腫		骨外性骨肉腫, 骨外性軟骨肉腫, 間葉性軟骨肉腫
組織由来不明腫瘍	粘液腫など		滑膜肉腫, 胞巣状軟部肉腫など

表24-2 AJCC分類（7th ed）[1]

病期	腫瘍のサイズと発生深度[2]	リンパ節転移	遠隔転移	組織学的悪性度
ⅠA	T1a, T1b	N0	M0	Grade 1
ⅠB	T2a, T2b	N0	M0	Grade 1
ⅡA	T1a, T1b	N0	M0	Grade 2, 3
ⅡB	T2a, T2b	N0	M0	Grade 2
Ⅲ	T2a, T2b	N0	M0	Grade 3
	Any T	N1	M0	Any Grade
Ⅳ	Any T	Any N	M1	Any Grade

[1] デスモイド，先天性線維肉腫は除く．
[2] T1：5cm以下，T2：5cmより大きい，a：浅在性，b：深在性
（Edge SB, Byrd DR, Compton CC, et al：AJCC Cancer Staging Manual, 7 th ed.：Springer, New York, 2010）

表24-3 Enneking分類 Surgical Staging System

病期 Stage	組織学的悪性度 Grade	腫瘍の局在 Tumor location	転移 Metastasis
ⅠA	低悪性度	コンパートメント内	−
ⅠB	低悪性度	コンパートメント外	−
ⅡA	高悪性度	コンパートメント内	−
ⅡB	高悪性度	コンパートメント外	−
Ⅲ	Any	Any	＋

に役立つ．悪性度を評価する指標として，腫瘍の分化度・核分裂像・腫瘍内壊死の程度をスコアリングして評価するFNCLCC（Fédération Nationale des Centres de Lutte Contre le Cancer）grading systemがあり，Grade 1〜3まで3段階で評価している．ほかにも2段階（低悪性度，高悪性度）で評価するものや4段階で評価する分類もある．

C 病期分類

組織学的悪性度に加えて，腫瘍のサイズや広がり，転移の有無など臨床情報を加えた分類である．軟部腫瘍は組織型が多彩であり，組織型のみで臨床経過を予測し治療方針を立てることが困難である．病期分類は組織型にとらわれることなく患者の予後を予測し治療方針を決定できるため，治療の観点からは重要な分類である．

軟部肉腫の病期分類には一般的に，AJCC（American Joint Committee on Cancer of Soft tissue sarcomas）分類（**表24-2**）とEnneking分類 Surgical Staging System（**表24-3**）が用いられる．

いずれも組織学的悪性度，腫瘍の大きさ，深達度，転移の有無を加味した分類である．

3 発生頻度

良性軟部腫瘍の発生頻度は，人口10万人当たり年間300人程度といわれている．しかし，一般的に無治療であることも多く詳細な頻度は不明である．組織型としては脂肪腫の割合が最も多く約1/3といわれており，ほかには神経鞘腫や血管腫などの頻度が高い．

悪性軟部腫瘍（軟部肉腫）の発生頻度は人口10万人当たり年間3人程度であり，良性軟部腫瘍と比較すると1/100程度である．全悪性腫瘍のなかでも1%以下であり，非常に稀である．軟部肉腫のなかで発生頻度が高いものは脂肪肉腫，悪性線維性組織球腫，平滑筋肉腫，粘液線維肉腫，滑膜肉腫，悪性末梢神経鞘腫瘍である（**表24-4**）．また軟部肉腫はいかなる年齢・部位にも発生しうるが，四肢，特に大腿部に発生することが多く，ま

表24-4 わが国における悪性軟部腫瘍の発生頻度（2006〜2012年）

組織診断	総数	全悪性軟部腫瘍に対する%
脂肪肉腫	2,999	34.4
悪性線維性組織球腫	1,701	19.5
平滑筋肉腫	585	6.7
粘液線維肉腫	519	6.0
滑膜肉腫	477	5.5
悪性末梢神経鞘腫瘍	374	4.3
横紋筋肉腫	211	2.4
線維肉腫	165	1.9
骨外 Ewing 肉腫	161	1.8
骨外性軟骨肉腫	128	1.5
類上皮肉腫	121	1.4
低悪性度線維粘液性肉腫	112	1.3
血管肉腫	94	1.1
胞巣状軟部肉腫	93	1.1
明細胞肉腫	81	0.9
骨外性骨肉腫	64	0.7
悪性血管周皮腫	37	0.4
その他	796	9.1
合計	8,718	

〔日本整形外科学会骨軟部腫瘍委員会（編）：全国軟部腫瘍登録一覧表（平成24年度）. 国立がん研究センター. pp28-31, 2012 より〕

表24-5 悪性軟部腫瘍の好発年齢と好発部位

腫瘍	好発年齢	好発部位
脂肪肉腫	50〜70	大腿, 下腿, 上腕, 肩, 胸背部, 殿部
未分化多形肉腫（悪性線維性組織球腫）	60〜80	大腿, 下腿, 上腕, 前腕, 背部, 殿部, 後腹膜
滑膜肉腫	20〜50	大腿, 膝部, 下腿, 前腕, 肩, 腹部
平滑筋肉腫	50〜80	大腿, 下腿, 後腹膜
横紋筋肉腫	0〜20	大腿, 下腿, 後腹膜
悪性末梢神経鞘腫瘍	20〜70	大腿, 下腿, 上腕, 頚部, 背部, 後腹膜

1 問診, 診察

腫瘍の種類により好発年齢・部位・性別があるため, まずこれらの情報を聴取することが重要である. 次に疼痛の有無や腫瘍の増大傾向の有無・スピード, また外傷の既往などがあるかどうかについても問診を行う. 多発性の神経線維腫と関連の深い神経線維腫症1型（von Recklinghausen病）など遺伝性の疾患もあるため, 家族歴の聴取も必須である.

次に視診と触診で, 腫瘤の局在（表在性か深在

た中高年者に好発する. その組織型によっても好発年齢・好発部位に特徴があり, これらは診断をするうえでの大きな手がかりとなる（**表24-5**）.

B 軟部腫瘍の診断

四肢・体幹部に発生した腫瘤性病変を診察する際, 腫瘍なのか炎症性の腫瘤なのか, また腫瘍であれば良性なのか悪性なのかということを常に念頭に置く必要がある. 軟部腫瘍診療ガイドラインに示されている診断手順を**図24-1**に示す.

軟部腫瘍の診断に際しては, 各検査所見が非特異的なことが多いため, 様々な所見を統合して診断を下す必要があり, そのためには整形外科医, 放射線科医, 病理医が協力・連携しながら診断を進めていくことが重要である.

NOTE 不適切切除 unplanned excision

手足にできる腫瘤（いわゆるコブ）は日常診療でよく目にするが, 重症感がないため安易に診断, 治療されがちである. 実際, 皮膚の下にすぐ触れる腫瘤は, 粉瘤（アテローマ, 類表皮嚢腫）やガングリオン（関節近傍の硬い嚢腫）などの非腫瘍疾患が多く, そのまま摘出しても問題になることは少ない. しかし, なかには神経鞘腫のような神経由来腫瘍があり, 安易な切除により神経障害が残ることがある. 摘出前に神経鞘腫を鑑別に挙げて手術計画をしていれば, 神経を残した核出術を行い, 神経障害がでないようにすることが可能である. さらに, 低い頻度ながら, 手足の腫瘤にも悪性腫瘍があり, これを不用意に切除してしまうことを**不適切切除**という. その後の治療に難渋したり, 生命予後に関わったりすることもあるため, 安易な手術は絶対にさけるべきである. 本来, 悪性軟部腫瘍は広範切除術が原則であるため, 単純な切除では取り残しとなっていることが多く, 専門施設で追加切除を行う. 初回手術で腫瘍汚染が拡大されていると, 血管・神経を合併切除しなければならず, 最悪の場合, 四肢切断術が必要となる. 適切な治療をなされた場合に比較して, 予後不良になるという報告も多い. これを避けるため, MRIや生検などの検査をきちんと行うことや, 判断に迷う症例は骨軟部腫瘍の専門医に紹介することが望ましい.

24 軟部腫瘍

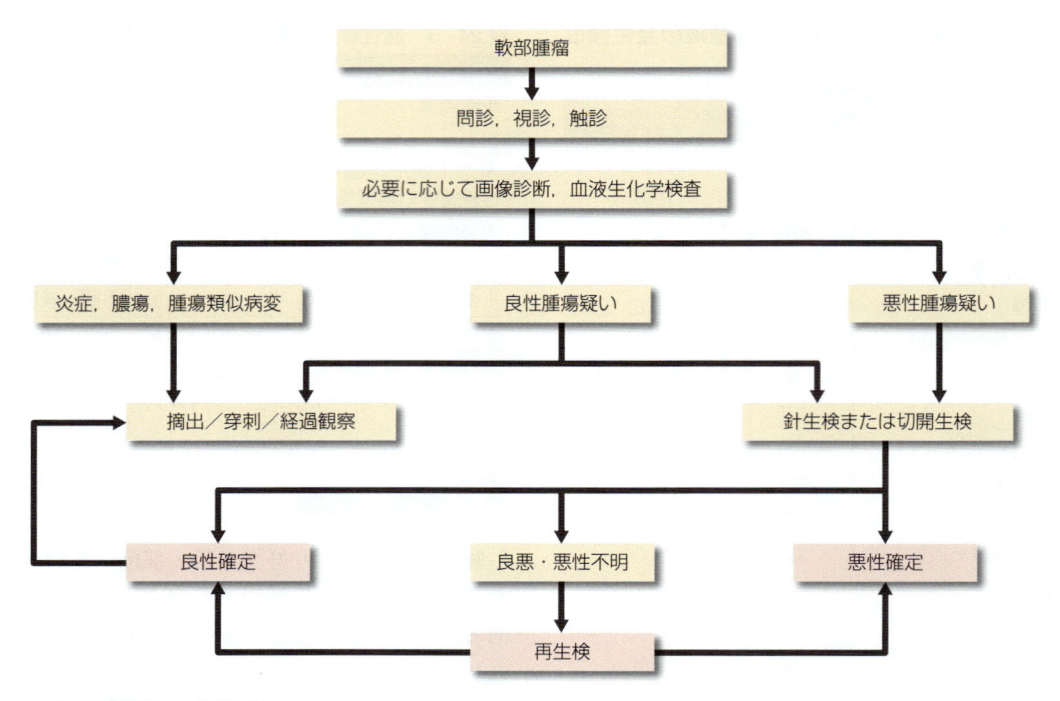

図24-1　軟部腫瘍の診断手順〔日本整形外科学会(監)：軟部腫瘍診療ガイドライン 2012. p4, 南江堂, 2012 より〕

表24-6　軟部腫瘍の身体所見とその意義

腫瘍の局在	深部発生の腫瘍の場合は悪性を考慮する
腫瘍の大きさ・増殖速度	大きさが5cmを超える場合は悪性を考慮する．また急速な増大傾向を示すものは悪性や炎症性腫瘤を考慮する
圧痛，局所熱感	圧痛や局所熱感を伴う場合は炎症性腫瘤や悪性を考慮する．また良性軟部腫瘍のなかでも血管性腫瘍(血管腫やグロムス腫瘍)は疼痛を生じることがある
可動性	周辺組織との癒着をみる．可動性が良好で辺縁の滑らかなものは良性と考えられ，可動性が不良で周囲との癒着が強いものは悪性も考慮すべきである
神経に沿った関連痛	神経鞘腫で特徴的な所見である．また腫瘤が神経束に接している場合も生じることがある．
腫瘍の硬さ	皮下脂肪のような軟らかいものは脂肪腫が考えやすい．悪性腫瘍は充実性で，弾性硬(硬いが押せばやや変形する)のことが多い
単発性か多発性か	多発性に発生する腫瘍としては神経線維腫1型，多発性神経鞘腫，多発性脂肪腫症などの限られた疾患である
リンパ節の腫脹	炎症性疾患の場合はリンパ節の腫脹を伴うことが多い．また一部の軟部肉腫(横紋筋肉腫，淡明細胞肉腫，類上皮肉腫など)では，時にリンパ節転移を生じることがある

性か)，大きさ(5cm以上あるか)，圧痛の有無，局所熱感や発赤の有無，腫瘍の硬さ(充実性か囊胞性か)，単発性か多発性か，神経に沿った関連痛の有無，リンパ節の腫脹の有無などを調べる．これらは，その腫瘤が炎症性腫瘤か，または良性腫瘍か悪性腫瘍かの鑑別に役立つ情報である(**表24-6**)．ただし，これらの特徴に一致しない病変

もあるため，臨床所見だけで診断することは難しい．これらの臨床情報をもとに鑑別診断を考えながら，以下に記す検査を進めていく．

② 血液検査所見

　炎症性腫瘤(膿瘍など)ではCRP上昇などの炎

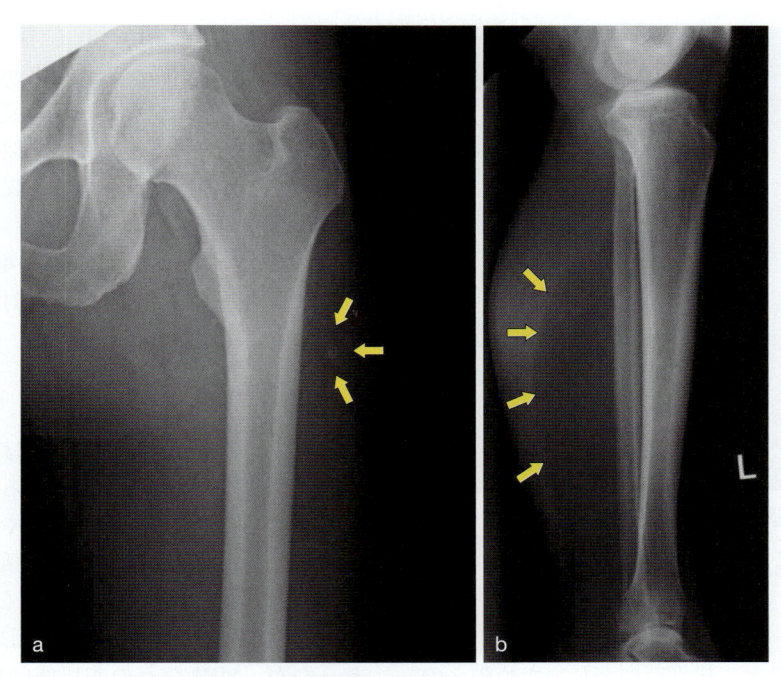

図 24-2　単純 X 線による軟部腫瘍の評価
a. 滑膜肉腫の石灰化.
b. 異型脂肪腫様腫瘍における軟部陰影の透過像.

症所見を認めることが多い．また軟部肉腫の一部でも CRP や白血球数の上昇を認めることがある．しかし一般的に，軟部腫瘍に特異的な腫瘍マーカーや血液検査所見はないため，診断に有用となることは少ない．

3 画像所見

A 単純 X 線検査

骨腫瘍に比べると軟部腫瘍においては単純 X 線検査の診断的価値は低い．しかし，血管腫や滑膜肉腫のような石灰化を伴う軟部腫瘍を診断するためには有用なスクリーニング検査である（**図 24-2a**）．また脂肪腫や異型脂肪腫様腫瘍では正常脂肪と同程度に軟部陰影の透過性が亢進する（**図 24-2b**）．ほかにも骨との境界にできた軟部腫瘍の場合は，軟部腫瘍による圧排で生じた骨の saucerization（盃状陰影，➡360 頁参照）や，腫瘍の骨内への浸潤に伴う骨破壊像（➡339 頁参照）を認めることがある．

B MRI

MRI は優れたコントラスト分解能を有し，病変の範囲・他の構造物との位置関係を把握するために非常に有用である．また腫瘍の内部の性状（脂肪性成分，液体成分，出血，細胞密度など）も判断できるため，軟部腫瘍においては最も診断能力の高い検査である．

一般的に軟部腫瘍は T1 強調像で低～等信号，T2 強調像で高信号を示すことが多く，内部に出血や壊死・変性を生じると不均一な信号となる．また T1・T2 強調像ともに高信号を示す場合は脂肪性腫瘍を，ともに低信号を示す場合は線維性の腫瘍やヘモジデリン沈着を生じる腫瘍を考える．また軟部腫瘍の検査で，MRI を撮影するときは可能な限り造影剤を用いたほうが得られる情報量が多くなる．造影効果は腫瘍内部の血流や細胞の密度をよく反映するため，高悪性の腫瘍の場合は強い造影効果を示すことが多く，また嚢胞性病変の場合は隔壁だけが造影され内部は造影されないことが多い．

MRI の欠点としては，骨破壊や石灰化などの

24

軟部腫瘍

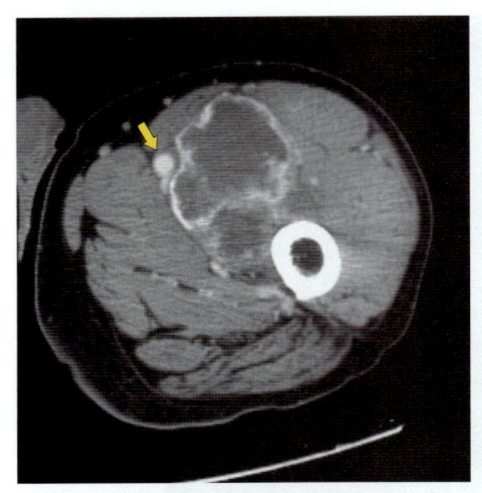

図 24-3　大腿部軟部肉腫の造影 CT
矢印で示すのが大腿動脈．腫瘍が血管・骨と隣
接し，また腫瘍の周囲が強く造影されている．

描出に適さないこと，撮像時間が長いため動きの
ある胸郭周囲では画像が不鮮明になること，人工
関節などの金属周囲でのアーチファクトが強いこ
となどが挙げられる．

ⓒ CT

腫瘍内部の石灰化や骨化病変の描出に優れてお
り，また腫瘍に隣接した骨の変化の描出にも優れ
ている．また造影剤を用いることで，腫瘍への血
流や周囲の血管との位置関係を正確に知ることが
できる（図 24-3）．しかし，軟部腫瘤の診断にお
いてはMRIと比較すると得られる情報は少ない．
軟部腫瘤の質的診断の目的以外には，CT ガイド
下で針生検を行ったり，悪性軟部腫瘍の場合は肺
転移の検出に胸部 CT を施行したりする．

ⓓ 超音波検査

近年，整形外科領域でも超音波検査の有用性が
注目を集めている．質的診断は他の検査より劣る
が，外来で簡便にできるのが利点である．内部が
充実性か囊胞性かの鑑別，また MRI では検出が
難しいような小さな腫瘤性病変の検出に有用であ
る．他にも針生検の際，正確に検体を採取するた
めに針先の位置を確認する目的でも使用される．

ⓔ シンチグラフィー

^{201}Tl（タリウム）シンチグラフィーは軟部腫瘍の

良・悪性の鑑別に用いられる（図 24-4a）．高悪性
度の腫瘍は強い集積を示すことが多く診断の助け
になるが，神経鞘腫など一部の良性腫瘍でも集積
を認めることがあるため注意を要する．近年では
FDG-PET が悪性軟部腫瘍にも保険適用となり，
軟部腫瘍の良・悪性の鑑別や転移巣の検出に用い
られるようになってきた（図 24-4b）．またこれら
の核医学検査を悪性軟部腫瘍に対する化学療法の
効果判定に用いることもある．

ⓕ 血管造影

高悪性度の軟部肉腫においては，その豊富な血
流を象徴して腫瘍濃染像を認めることがあり，ま
た腫瘍周囲に発達した新生血管や栄養動脈なども
描出される．胞巣状軟部肉腫や腫瘍類似疾患であ
る動静脈奇形においては特徴的な像を図 24-5 に
示す．以前は良悪性の鑑別に用いられることも
あったが，MRI などの非侵襲的検査の質の向上
に伴い，血管造影の適応は限られたものとなりつ
つある．

４　生検術

軟部腫瘍における最終的な診断は病理診断で決
定する．軟部腫瘍は骨腫瘍と異なり典型的な画像
所見を示さないことが多く，生検術は良・悪性の
鑑別を含め診断・治療方針の決定に不可欠な検査
といえる．また生検材料を提出する際には，詳細
な臨床情報・画像情報を病理医に伝えることも正
確な診断を得るために重要である．

ⓐ 吸引細胞診

簡便に行うことができるという利点があるが，
硬い腫瘍では組織の採取が困難であり，また偽陰
性も多いことから，その適応は慎重に選ぶべきで
ある．

ⓑ 針生検術（図 24-6）

比較的低侵襲で，かつ外来で局所麻酔下に行う
ことができる．画像所見を参考にし，壊死部や囊
胞部ではなく腫瘍の実質部を採取するように心が
ける．また触知することができない深部の軟部腫
瘤や，神経血管が隣接している場合，また後腹膜
腔の軟部腫瘍などでは，超音波ガイド下もしくは

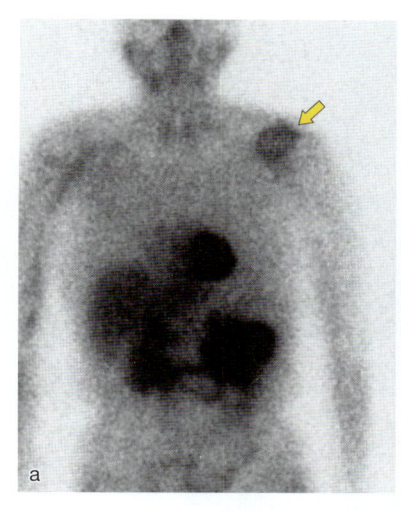
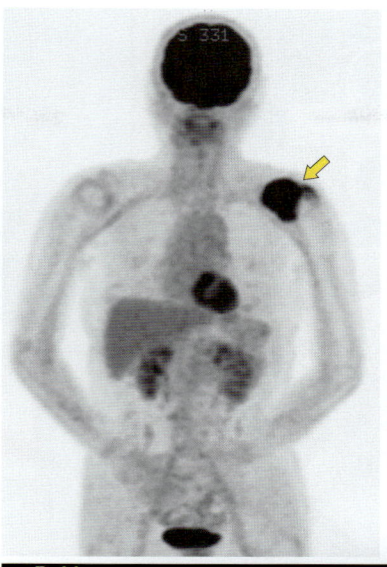
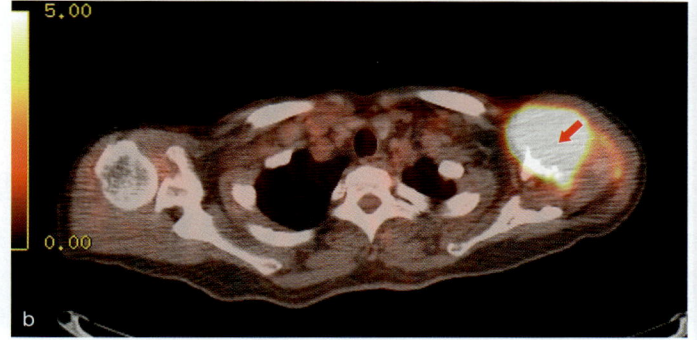

図 24-4　シンチグラフィー
a. 左肩 MFH 症例の Tl スキャン：左肩に異常集積を認める（矢印）.
b. 左肩 MFH 症例の PET-CT：a と同一症例. 異常集積がより鮮明である（矢印）.

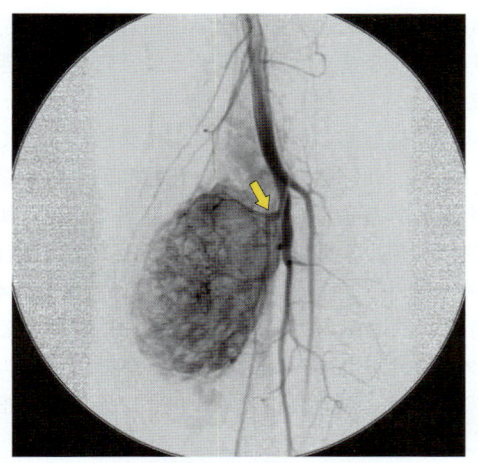

図 24-5　胞巣状軟部肉腫の血管造影
腫瘍濃染像や流入動脈（矢印）が確認できる.

CT ガイド下での生検術を行うことが望ましい.

　注意点として画像上や臨床所見から神経原性腫瘍を疑うときは，盲目的に生検を行うと神経損傷を引き起こす可能性があるため禁忌である. 採取される検体量が少なく腫瘍の全体像をみることができないため，切除標本での最終診断とは異なった診断となる可能性があることを念頭に置かなければならない. また血流の豊富な軟部肉腫を疑うときは，生検部からの出血によって皮下血腫を形成し腫瘍が播種してしまう可能性があるため，生検後には十分な圧迫止血操作を行うべきである. 刺入経路は神経血管束を避ける. 悪性腫瘍と診断され摘出術を行う際には，針生検の創も腫瘍汚染されているので切除する.

◉ 切開生検術

　針生検で診断がつかない場合や，針生検をすることが困難な部位に腫瘍がある場合は切開生検を

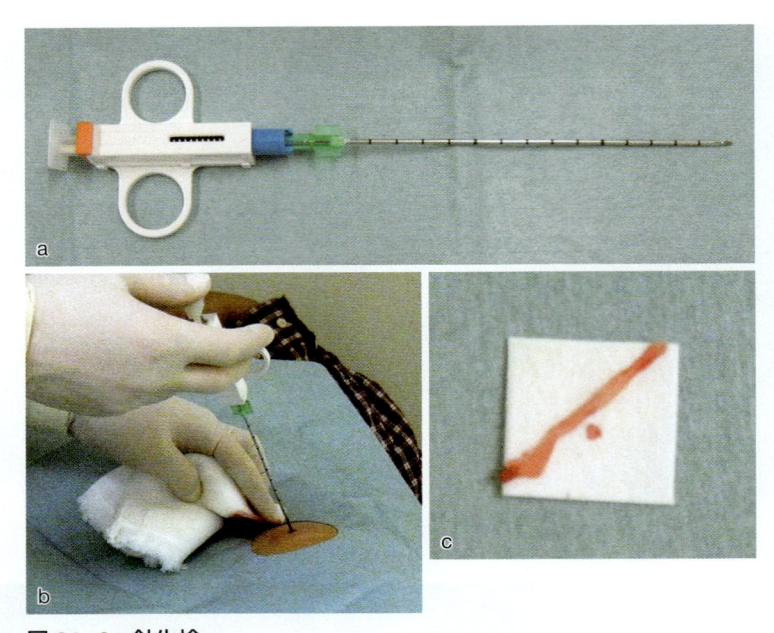

図 24-6　針生検
a. 生検針，b. 生検は清潔操作で行う，c. 採取した標本.

行う．全身麻酔もしくは腰椎麻酔が必要となり，また侵襲もやや大きくなるという欠点もあるが，確実に的確な場所から検体を採取でき，また腫瘍の性状を肉眼でも確認できるため，針生検と比較すると情報量が多い．また術中迅速診断を併用することで，しっかりと検体が採取できているかを確認できるとともに，良・悪性の鑑別もある程度は術中に診断可能である．

注意点として，その後行われる腫瘍の切除のことを考慮して長軸方向に皮切部位をデザインすること，また悪性であったことを想定して腫瘍の播種を防ぐため，筋間ではなく筋肉を割いて腫瘍に到達すること，止血操作を十分に行い腫瘍からの血腫を生じさせないことなどが挙げられる．

Ｄ 切除生検術

術前の画像診断や身体所見，経過などから良性腫瘍であると確信できるときは，診断を兼ねて一期的に腫瘍を切除する切除生検を行うことがある．また腫瘍径が小さく皮下に限局している場合などにも行われる．ガングリオン，神経鞘腫，脂肪腫などに対して行われることが多い．この場合も，万が一に悪性である可能性を念頭に置き，追加広範切除が行えるように皮切は長軸方向とし，止血には十分注意を払うべきである．

⑤ 病理診断

最終的な病理診断は治療方針を決めるうえで，きわめて重要な役割を果たしている．しかし，軟部腫瘍は症例数が少ないにもかかわらず分類が多岐にわたり，病理診断が困難な症例も多く存在する．正確な診断が治療成績に直結していくため，整形外科医と病理医がお互いに情報を共有し，連携して正確な病理診断を下せるようにするべきである．

病理組織診断は原則として HE 染色によって行われるが，軟部腫瘍はその分化傾向によって組織型を決め診断することが多く，近年では免疫組織染色が必須な検査となっている．よく使用される各種抗原とその特徴，陽性となる腫瘍を**表 24-7**に示す．また細胞増殖関連抗原 Ki-67 に対するモノクローナル抗体 MIB-1 の陽性率を用いて，腫瘍の増殖能・核分裂能を定量化し，悪性度の指標としている．

また近年，分子生物学の進歩によって軟部腫瘍においても特定の融合遺伝子もしくは遺伝子の増幅が発見され，診断の補助もしくは診断確定の鍵となることがある．滑膜肉腫における *SYT-SSX* 融合遺伝子や Ewing 肉腫における *EWS-FLI1* 融合遺伝子がその代表例である．軟部腫瘍におけ

表24-7　軟部腫瘍の免疫染色でよく使用される抗原

抗原	特徴	陽性となる軟部腫瘍
Cytokeratin EMA（Epithelial membrane antigen）	上皮系マーカー	滑膜肉腫，類上皮肉腫，中皮腫，一部の血管肉腫・平滑筋肉腫，悪性線維性組織球腫
vimentin	間葉系マーカー	ほとんどの軟部腫瘍，メラノーマ
desmin	筋原性マーカー	平滑筋肉腫，横紋筋肉腫
SMA（smooth muscle actin）	筋原性マーカー	平滑筋肉腫，横紋筋肉腫，筋線維芽細胞性腫瘍，グロムス腫瘍
S-100	神経系マーカー 軟骨系マーカー	末梢神経腫瘍，骨外性軟骨肉腫，明細胞肉腫，脂肪組織腫瘍
CD31 第Ⅷ因子関連抗原	血管系マーカー	血管系腫瘍
CD34		孤立性線維腫，隆起性皮膚線維肉腫，一部の血管系腫瘍・類上皮肉腫
CD99		Ewing肉腫，一部の横紋筋肉腫・滑膜肉腫，間葉系軟骨肉腫

表24-8　軟部腫瘍における染色体異常・遺伝子異常

組織型	染色体転座	遺伝子異常
胞巣型横紋筋肉腫	t(2；13)(q35；q14) t(1；13)(p36；q14)	PAX3-FKHR fusion（65%） PAX7-FKHR fusion（15%）
胞巣型軟部肉腫	t(X；17)(p11；q25)	ASPL-TFE3 fusion（＞95%）
明細胞肉腫	t(12；22)(q13；q12) t(2；22)(q33；q12)	EWS-ATF1 fusion（＞90%） EWS-CREB 1 fusion（unknown）
隆起性皮膚線維肉腫	t(17；22)(q21；q13)	COL 1 A 1-PDGFB fusion（＞90%）
骨外性粘液型軟骨肉腫	t(9；22)(q22-q3；q12) t(9；17)(q22；q11)	EWS-NR4 A3 fusion（75%） TAF15-NR4 A3 fusion（25%）
Ewing肉腫	t(11；22)(q24；q12) t(21；22)(q22；q12)	EWS-FLI1 fusion（90%） EWS-ERG fusion（5%）
低悪性度線維粘液肉腫	t(7；16)(q33；p11.2) t(11；16)(p13；p11.2)	FUS-CREB3L2 fusion（＞95%） FUS-CREB3L1 fusion（＜5%）
高分化型/脱分化型脂肪肉腫	—	MDM2 amplification（＞95%） CDK4 amplification（＞90%）
粘液型/円形脂肪肉腫	t(12；16)(q13；p11) t(12；22)(q13；q11)	FUS-CHOP fusion（＞95%） EWS-CHOP fusion（＞5%）
滑膜肉腫	t(X；18)(p11.2；q11.2)	SYT-SSX fusion（＞90%） SYT-SSX1 fusion（65%） SYT-SSX2 fusion（35%） SYT-SSX4 fusion（＜1%）

24
軟部腫瘍

る主な染色体異常・遺伝子異常を**表24-8**に示す．遺伝子異常の検出には RT-PCR（reverse transcription polymerase chain reaction）やFISH（fluorescent *in situ* hybridization）が用いられる．

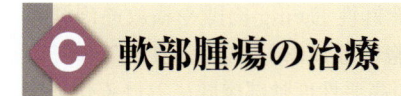

C　軟部腫瘍の治療

それぞれの組織学的診断に応じた治療が行われ

る．手術療法としては，腫瘍内切除，被膜部で一塊として摘出する腫瘍辺縁切除，腫瘍周囲の正常組織をつけて腫瘍を露出しないようにする腫瘍広範切除がある．また悪性軟部腫瘍に対しては化学療法，放射線療法も行われる．

1 良性軟部腫瘍

良性軟部腫瘍の場合，疾患自体が生命予後に直接関与する可能性は低いため，腫瘍の存在そのものが治療の適応とはならない．疼痛や運動障害などの症状を有する場合や，増大傾向を示す場合，また美容上の問題がある場合は治療の対象となるが，それ以外は診断がつけば経過観察でもよい．治療は腫瘍辺縁切除を行うことがほとんどであるが，神経鞘腫では核出術，デスモイド型線維腫症のような再発率の高い腫瘍や筋肉内血管腫のようなびまん性の病変に対しては良性腫瘍でも広範切除術が行われる．悪性軟部腫瘍とは異なり，治療方針の決定には機能を保つことに重点を置くべきである．

2 悪性軟部腫瘍

悪性軟部腫瘍の治療は他の固形癌と同じく手術療法，化学療法，放射線療法を組み合わせて行う．

低悪性度の軟部肉腫の場合，一般的に遠隔転移する可能性は低く，治療の中心は手術療法である．局所再発の可能性を最小限にするために広範切除が原則であるが，血管・神経と隣接しており十分な切除縁が確保できない場合は，放射線などの補助療法を併用することがある．

高悪性度の軟部肉腫の場合，化学療法・手術療法・放射線療法を含めた集学的治療が必要となるが，治療の中心は手術療法であり広範切除を行う．低悪性度の場合と同様に十分な切除縁が確保できない場合は，放射線などの補助療法を併用し，状況によっては切断術が選択される．また体幹発生の切除不能例などには，近年重粒子線療法なども行われるようになってきた．

化学療法は骨外性 Ewing 肉腫や横紋筋肉腫などの小円形細胞肉腫においては必須とされている．そのほかの高悪性度軟部肉腫における化学療法の有効性・必要性はいまだに意見の分かれるところであるが，化学療法によって遠隔転移を防ぎ生存率の向上につながるという報告が多い．また術前に化学療法や放射線療法を行い腫瘍を縮小させることで，切除する正常組織を縮小でき，さらに腫瘍が血管・神経に隣接する場合は血管・神経を温存できるチャンスも生まれる．

軟部肉腫に対する分子標的治療薬はパゾパニブが承認されており，今後はほかにも増えてくると考えられる．パゾパニブは血管内皮細胞増殖因子受容体(VEGFR)，血小板由来増殖因子受容体(PDGFR)，幹細胞因子受容体(c-Kit)に対して阻害作用を有するマルチキナーゼ阻害薬である．

放射線療法に関しては，一般的に抵抗性であることが多いため，放射線単独で治療されることはほとんどなく，補助療法や姑息的治療として位置づけられている．

D 軟部肉腫の転移

軟部肉腫の遠隔転移は主に肺転移である．上皮系の癌と異なりリンパ節転移は一般的には生じにくいとされているが，Ewing 肉腫や横紋筋肉腫などの小円形細胞型肉腫，類上皮肉腫，明細胞肉腫では時々リンパ節転移を生じる．転移巣の切除に関しては以前は消極的な意見が多かったが，転移巣の切除が生命予後を改善することがわかってきており，切除可能な症例では可能な限り根治的な切除を行う．遠隔転移を有する軟部肉腫の生命予後は一般的に不良であるが，転移巣が根治的に切除できる場合や化学療法が奏効する場合は治癒する可能性が十分にある．

E 軟部肉腫の予後

軟部肉腫患者の予後はその組織型と病期によって大きく異なるが，その5年生存率はおおよそ50%程度とされている．肺転移の有無が大きく生命予後に関連し，いったん肺転移を発症すると，その5年生存率は20〜30%程度になるといわれている．

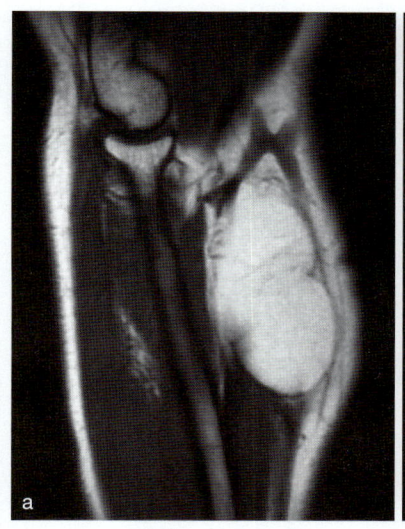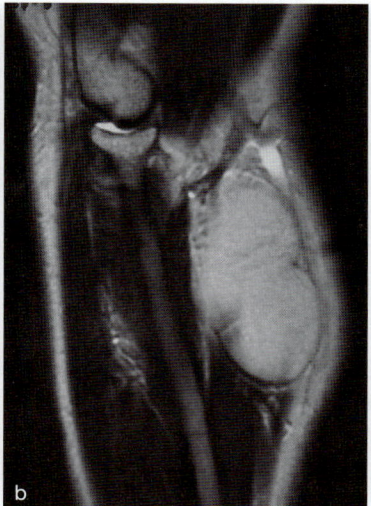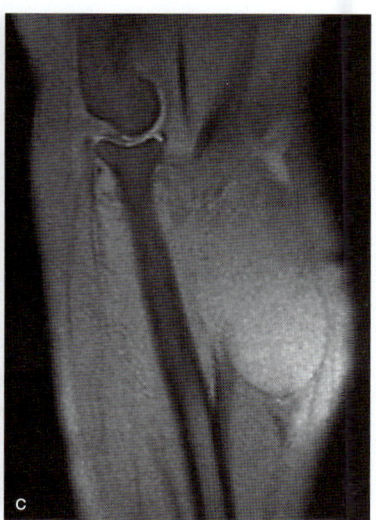

図 24-7 脂肪腫
a. MRI T1 強調像，b. MRI T2 強調像，c. MRI T1 脂肪抑制像.
内部の構造が均一で，隔壁構造なども認めない.

軟部腫瘍各論

 A 良性軟部腫瘍

　良性軟部腫瘍だけでも組織学的に 50 以上に分類される. ここでは，発生頻度の高い良性軟部腫瘍を紹介する.

1 脂肪腫
lipoma

疾患概念

　最も頻度の高い良性軟部腫瘍である. 血管脂肪腫 angiolipoma や紡錘形細胞脂肪腫 spindle cell lipoma，多形性脂肪腫 pleomorphic lipoma などの亜型も存在するが，ここでは通常の脂肪腫について述べる. 無痛性の弾性軟の腫瘤であり，深部発生例などではかなりの大きさになるまで見つからないことが多い. 通常，5 cm を超える軟部腫瘤は悪性の可能性が高いが，脂肪腫に関しては 5 cm を超える大きな腫瘍にもよく遭遇する. 中高年に好発し，若年者には少ない傾向がある. 好発部位は頚部・背部や四肢近位部に多く，四肢の遠位部に発生することは稀である. 通常は皮下発生の表在性の場合が多いが，筋肉内や筋間などの深部に発生することもある. 特に筋肉内に発生したものは浸潤性の発育をするため筋肉内脂肪腫 intramuscular lipoma（浸潤性脂肪腫 infiltrating lipoma）とよばれる.

画像所見

　単純 X 線像にて脂肪透過性陰影を認め，CT では皮下脂肪と同等の低吸収域，MRI では T1・T2 強調像ともに高信号を呈し，脂肪抑制像で均一に抑制される（**図 24-7**）. 血流は少ないため造影効果はみられず，また周囲の浮腫・炎症所見も認めない. 異型脂肪腫様腫瘍と画像上鑑別が難しいことがあるが，内部に隔壁構造などがなく全体に均一な構造・信号であることが脂肪腫の特徴である.

病理所見

　肉眼的には黄色もしくは淡黄色を示し，周囲に薄い被膜を有することが多い. 組織学的には成熟した脂肪細胞が一様に増殖している. 分子生物学的には，一部の脂肪腫では 12 番染色体に存在する *HGMA* 遺伝子に異常があると報告されている.

治療

　小さいものや，美容上・機能上の問題がなければ治療の必要はない. ただし，増大傾向にあるものやサイズの大きいものでは生検術を行い異型脂

24
軟部腫瘍

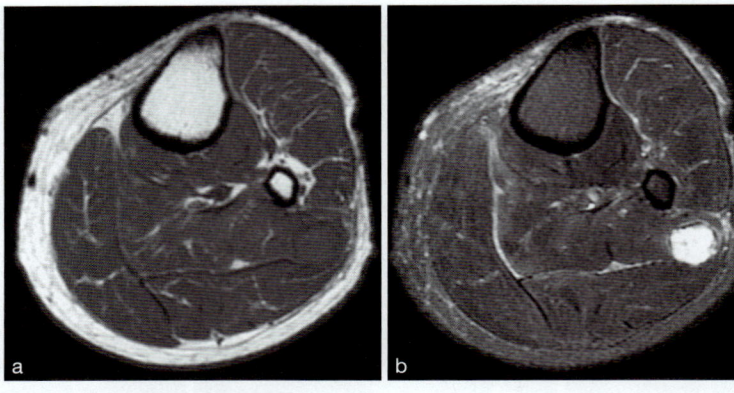

図 24-8　下腿筋肉内血管腫
MRI T1 強調像（**a**）で低信号，MRI T2 強調像（**b**）で flow void が確認できる．

肪腫様腫瘍と鑑別を行うべきである．手術を行う場合は辺縁切除術を行うのが一般的である．

2 血管腫
hemangioma

疾患概念

発生頻度の高い軟部腫瘍の1つであるが，真の腫瘍性病変というよりは過誤腫 hamartoma として扱われる．発生部位によっても分類され，皮膚に発生する浅在型血管腫 superficial hemangioma，筋肉内に発生する筋肉内血管腫 intramuscular hemangioma，関節滑膜下脂肪組織に発生する滑膜性血管腫 synovial hemangioma，多発する血管腫症がある．最も多いのは浅在型血管腫であり，好発年齢は小児期で頭頸部・四肢に好発する．ただし整形外科で治療されることは少ない．

筋肉内血管腫は若年成人の下肢の筋肉内に好発し，血管腫のなかでは1%程度と発生頻度は低いものの整形外科で治療されることが多い．筋肉内を異常血管が浸潤性に増殖し，また不定期に出血を起こし疼痛を生じ，サイズに変化が生じることもある．

関節内滑膜血管腫も稀な血管腫である．関節内に限局したものや，周囲の筋肉・皮膚まで浸潤・増殖するものもある．関節内で出血を繰り返すことで関節症性変化を生じることもある．

血管腫症は幼少期に発症し，片側下肢に多発することが多い．多発血管腫に多発軟骨腫が合併したものを Maffucci（マフッチ）症候群，巨大血管腫によって血小板が減少し紫斑病を合併したものを Kasabach-Merritt（カサバッハ-メリット）症候群とよぶ．

画像所見

単純 X 線像では血栓の器質化に伴う小円形石灰化像（静脈石）を認め，腫瘍内部に多発する傾向がある．MRI では T1 強調像で低〜等信号，T2 強調像で高信号となるが，内部に血流を反映した T2 低信号の flow void が多数存在する（**図 24-8**）．

病理所見

組織学的に毛細血管腫 capillary hemangioma，海綿状血管腫 cavernous hemangioma，静脈型血管腫 venous hemangioma，動静脈型血管腫 arteriovenous hemangioma に分類される．浅在型は毛細血管腫が多く，また筋肉内血管腫ではあらゆる組織像をとりうる．

治療

無症状のものは治療対象とならず経過観察を行い，疼痛などの症状を訴える場合は手術を考慮する．浅在型で皮下に腫瘍が限局する場合は単純切除可能であるが，筋膜を越えて筋間に浸潤する場合や筋肉内血管腫の場合は，境界が不明瞭なことが多く筋肉も合わせて切除する必要がある．時に筋肉内血管腫は罹患筋の全摘出が必要となることがあるため，その後の機能障害なども考慮し手術適応は慎重に決定すべきである．

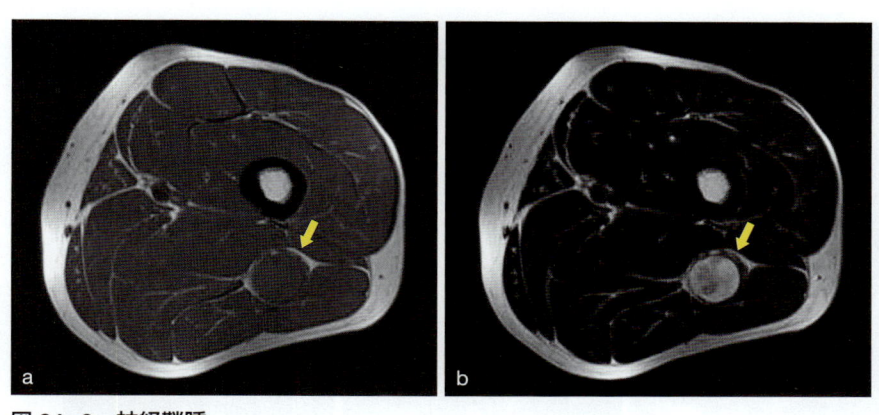

図 24-9　神経鞘腫
a. MRI T1 強調像，b. MRI T2 強調像.
T2 強調像で辺縁高信号，中心部等信号の target sign を認める.

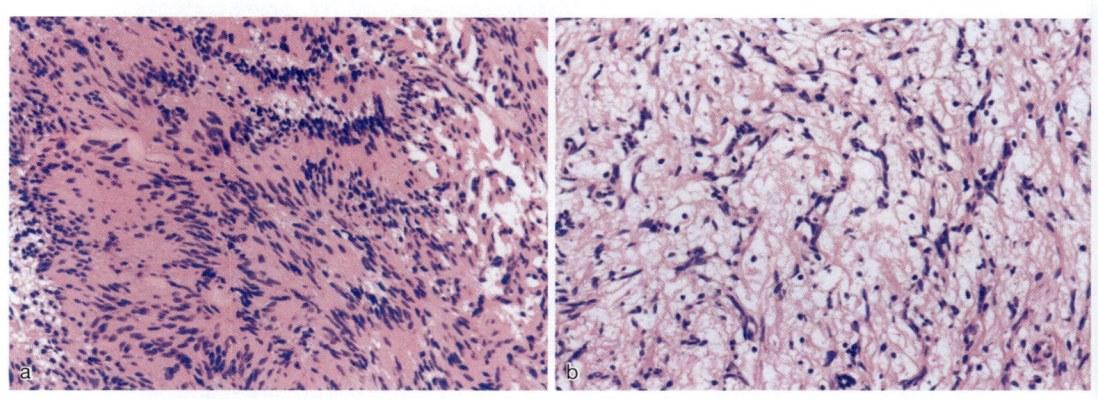

図 24-10　神経鞘腫の病理組織像（HE 染色）
a. Antoni A 型，b. Antoni B 型.

③ 神経鞘腫
neurilemoma

疾患概念

　末梢神経の Schwann（シュワン）鞘から発生する腫瘍で，罹患神経と連続性を有している. しっかりとした被膜を有しており，ほとんどが単発性の腫瘤であるが，多発する場合が稀にある. 四肢・頭頸部以外にも後腹膜や脊髄神経根などにも好発する. ほとんどは無痛性の腫瘤であるが，発生神経の支配領域に痺れや感覚低下を生じることがある. また，腫瘍を叩打すると末梢側に関連痛が走ることがあり，これを Tinel-like sign（ティネル様徴候）とよぶ.

画像所見

　MRI が診断に有用であり，T1 強調像で等信号，

T2 強調像で等信号と高信号が混在し，約半数の症例で中央が等信号，辺縁が高信号の target sign を認める（図 24-9）. 腫瘍周囲は脂肪組織で取り囲まれ，これを split-fat sign とよぶ. また，長軸方向に罹患神経と腫瘍が連続する所見を確認できることもある.

病理所見

　MRI で T2 強調像等信号の部分は Antoni A 型とよばれ，充実性に紡錘形細胞が増殖している. T2 強調像で高信号の部分は Antoni B 型とよばれ，細胞密度が疎で粘液腫状である（図 24-10）.

治療

　疼痛や神経症状がなければ経過観察でもよい. 手術は，核出術が基本である. 腫瘍被膜を切開し腫瘍が発生した神経束を同定できるまで剥離を行う. 神経束が腫瘍を貫通し腫瘍より剥がれない場

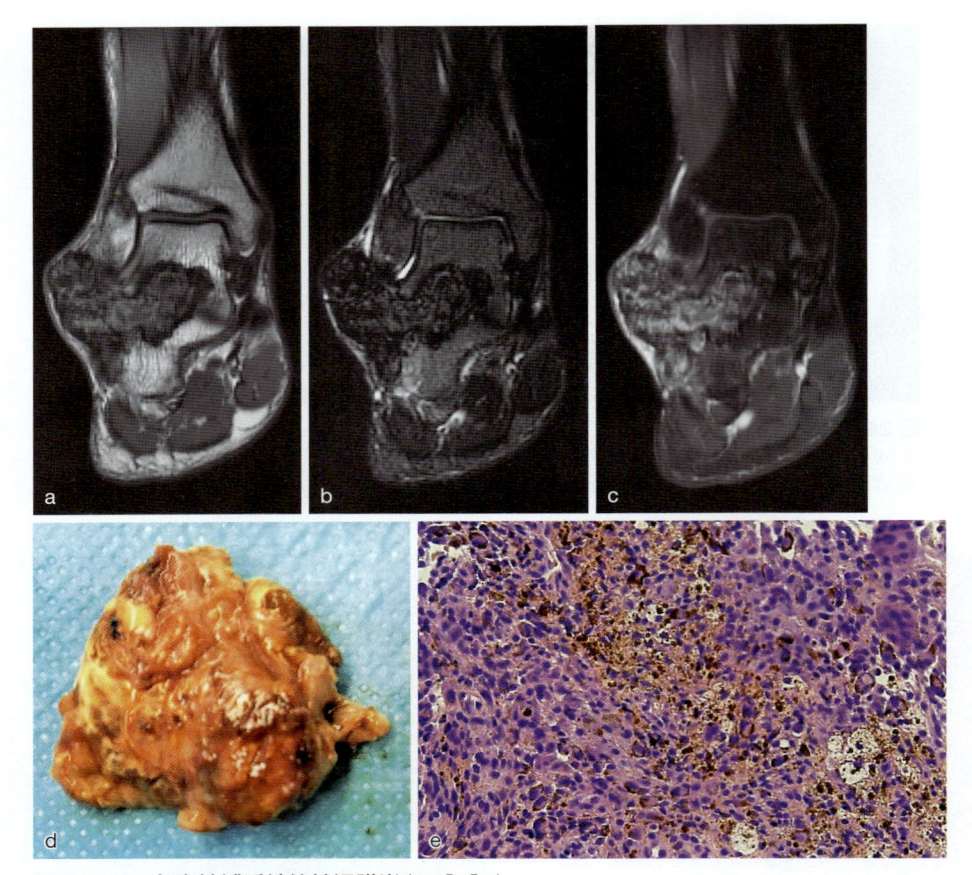

図 24-11　色素性絨毛結節性滑膜炎（PV［N］S）
足関節内 PV［N］S.
MRI T1 強調像（a）・T2 強調像（b）ともに低信号を示し，ガドリニウムで造影効果を示す（c）.
d. PV［N］S の肉眼所見.　黄色から褐色調である.
e. PV［N］S の病理所見.　多核巨細胞とヘモジデリンの沈着を認める（HE 染色）.

合は，神経刺激装置などで運動神経でないこと確認してから神経束ごと腫瘍を切離する．神経脱落症状が出る可能性を術前に十分にインフォームド・コンセントしておくことが必要である．

4　色素性絨毛結節性滑膜炎，腱鞘巨細胞腫

pigmented villonodular synovitis（PV［N］S），
giant cell tumor of tendon sheath

［疾患概念］

　この両者はいわゆる線維組織球性腫瘍に分類され，病理学的には同一の疾患とみなされる．腱鞘や関節包に隣接して限局性に発生したものを腱鞘巨細胞腫，関節内に発生しびまん性に増殖したものを色素性絨毛結節性滑膜炎とよぶ．腱鞘巨細胞腫は 30～50 歳代の女性に多くみられ，発生部位はほとんどが手指である．無痛性の結節性腫瘤として発見されることが多く徐々に増大する傾向にある．色素性絨毛結節性滑膜炎は 40 歳以下の若年女性に多く発生し，好発部位は膝関節が最も多く 70～80％ を占める．そのほかには股関節や肘関節などの大関節に好発する．関節内で出血を起こし，関節の腫脹・血腫で発症することが多い．

［画像所見］

　MRIにて腫瘍は T1 強調像で低信号（**図 24-11a**），T2 強調像でも低～等信号を示すことが特徴である（**図 24-11b**）．これは腫瘍内のヘモジデリン沈着を反映する所見である．またガドリニウムによる著明な造影効果を **図 24-11c** に示す．腱鞘巨細胞腫で骨に隣接している場合は骨皮質の saucerization を，PVS では関節軟骨や骨の破壊像を認めることもある．

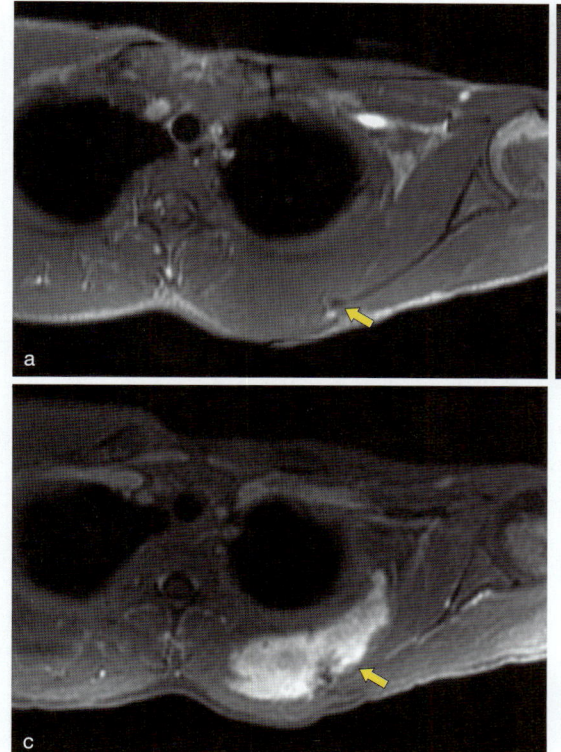
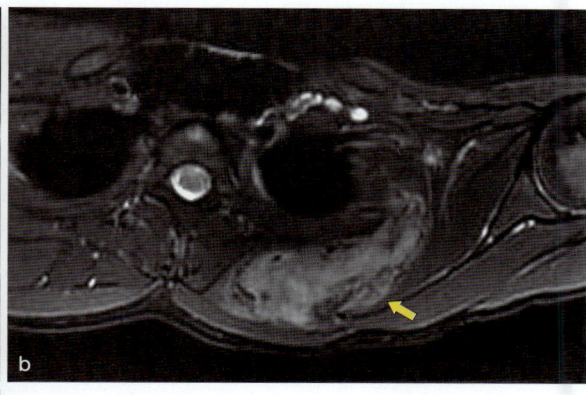

図 24-12　デスモイド型線維腫症
MRI T1 強調像（a）で低信号，MRI T2 強調像（b）で高信号を示し，ガドリニウムで強く造影される（c）腫瘍である．

病理所見

肉眼的には黄褐色の結節状腫瘤であり，この色調が腫瘍の1つの特徴である（**図 24-11d**）．組織学的には組織球様の単核細胞が腫瘍様に増殖し，他に多核巨細胞の増生やヘモジデリンの沈着も認める（**図 24-11e**）．

治療

長期間放置すると関節破壊が進行し，また腱や神経・血管を巻き込んで増殖することがあるため，早い段階で摘出することが望ましい．限局性の場合は病変が被膜で覆われ辺縁切除術が可能であるが，関節内などにびまん性に増殖している場合は piece by piece に切除せざるを得ないことがある．浸潤性が強いため可能な限り切除を行っても再発することが多い．

5　デスモイド型線維腫症
desmoid type fibromatosis

疾患概念

デスモイド型線維腫症は深部に発生し，非常に局所浸潤性の強い腫瘍である．良性腫瘍ではなく中間群の腫瘍として分類されるが，転移を起こすことはない．腹壁内デスモイド，腹壁デスモイド，腹壁外デスモイドに分類されるが，整形外科で治療されるのは主に腹壁外デスモイドであり，頭頸部や体幹・大腿部に好発する．無痛性で可動性に乏しい硬い腫瘤を触知し，徐々に増大していく．関節近傍や神経周囲に生じると機能障害をきたすことがある．

画像所見

MRI では T1 強調像で低〜等信号，T2 強調像で高信号を示し，ガドリニウムで強い造影効果を示す．ただし，線維増生の強い部分では T1・T2 強調像ともに低信号となる．辺縁不整で周囲の筋肉内へ浸潤を認めることもある（**図 24-12**）．

病理所見

豊富なコラーゲン線維の中に線維芽細胞や筋線維芽細胞が増殖している．細胞異型や核分裂像は通常認めない．辺縁部では周囲の脂肪や筋肉組織内へ浸潤していく像を認める．

治療

治療は手術での摘出が原則であるが，非常に浸潤性が強い腫瘍であり再発を起こしやすく，可能

な限り広範切除を行うことが望ましい．近年COX-2阻害薬やトラニラストの内服が腫瘍の増殖を抑えるとの報告もあり，症状がない場合や神経・血管に隣接ししっかりとした切除縁が確保できない場合は，それらの内服で経過観察を行う場合もある．

B 悪性軟部腫瘍（良悪性中間型を含む）

1 線維肉腫
fibrosarcoma

線維肉腫は分類上，線維芽細胞/筋線維芽細胞腫瘍のカテゴリーに属する．線維芽細胞fibroblast，筋線維芽細胞myofibroblastに由来し，間質のコラーゲン産生の豊富な悪性腫瘍である．良悪性中間型の乳児型線維肉腫 infantile fibrosarcoma や成人型線維肉腫 adult fibrosarcoma，さらに特殊な亜型分類がある．粘液線維肉腫 myxofibrosarcoma は悪性線維性組織球腫の粘液型に分類されていたが，2002年のWHO分類以降は線維芽細胞性/筋線維芽細胞性腫瘍の悪性腫瘍のカテゴリー中に分類されている．

臨床所見
乳児型は大半が先天性あるいは生後1年以内に発生する．成人型線維肉腫の好発年齢は40〜55歳で，好発部位は下肢（特に大腿部）で，上肢，体幹にも発生する．四肢深部の筋肉内あるいは筋間に弾性硬の腫瘤として触知することが多いが，疼痛を伴うことは少ない．粘液線維肉腫は，中高年の四肢に好発し，線維芽細胞/筋線維芽細胞悪性腫瘍のなかでは最も頻度が高い．

病理所見
典型的な成人型線維肉腫は均一な紡錘形細胞が交錯する細胞束を形成し，間質のコラーゲン産生

NOTE　線維肉腫の鑑別
従来，線維肉腫と診断されていたいわゆる「紡錘形細胞肉腫」は，近年の免疫組織化学染色や遺伝子診断の進歩により，その大半が平滑筋肉腫，滑膜肉腫，悪性末梢神経鞘腫瘍と診断されている．

と腫瘍細胞によるいわゆる「杉綾模様，魚骨様形態 herringbone pattern」が特徴とされる．粘液線維肉腫は，豊富な粘液性の間質を背景に異型核を有する紡錘形細胞が増殖する．

鑑別診断としては，悪性軟部腫瘍のなかでは平滑筋肉腫，滑膜肉腫，悪性末梢神経鞘腫瘍，未分化肉腫などのいわゆる紡錘形細胞肉腫に属する腫瘍が挙げられる．

治療
腫瘍の広範囲切除が原則である．化学療法や放射線療法が行われることもある．

2 未分化多形肉腫
undifferentiated pleomorphic sarcoma（UPS）

1970年代に Enzinger と Weiss によって悪性線維性組織球腫 malignant fibrous histiocytoma（MFH）が分類されて以来，悪性軟部腫瘍のなかで最も頻度の高い腫瘍とされてきた．MFH には花むしろ多形型，粘液型，巨細胞型，炎症型，類血管腫型の5亜型があったが，類血管腫型は1994年のWHO分類では悪性から中間型腫瘍に変更された．粘液型 myxoid MFH は，2002年のWHO分類より線維芽細胞性/筋線維芽細胞性腫瘍 fibroblastic/myofibroblastic tumor のなかに，粘液線維肉腫 myxofibrosarcoma として分類されている（→「線維肉腫」項参照）．2013年の WHO 分類では，分化の方向が不明な肉腫で，組織学的に円形細胞，紡錘形細胞のほかに，多形性細胞や類上皮性細胞からなる腫瘍が未分化/分類不能肉腫（undifferentiated/unclassified sarcoma）と定義される．そのなかで細胞の形態が多形性を示すものが未分化多形肉腫で従来の MFH に相当する．

臨床所見
好発年齢は50〜70歳代で，好発部位は下肢（大腿部），殿部などで筋肉内あるいは皮下に弾性硬の腫瘤として触知される．周囲組織への浸潤が強く，ときに炎症症状（局所の熱感など）を伴う．

画像所見（図24-13）
UPS に特徴的な所見はないが，T1強調像で筋肉に近い低信号，T2強調像で不均一な高信号を呈することが多い．

病理所見（図24-14）
組織像は，異型が高度な紡錘形細胞の増殖，組

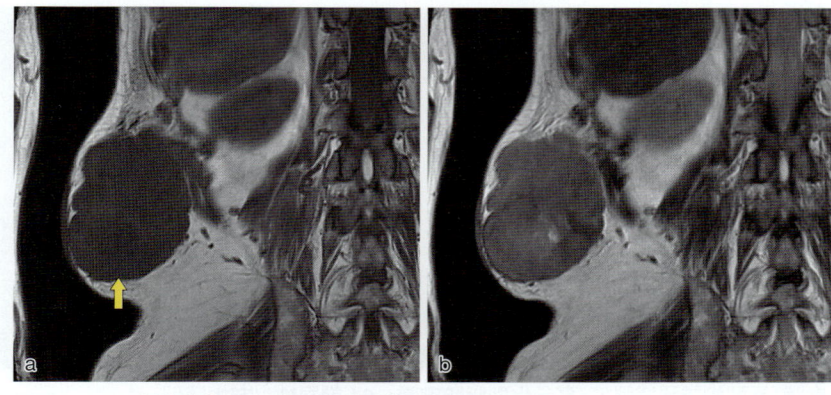

図 24-13　未分化多形肉腫（70 歳男性，左腹壁）
a. MRI T1 強調像．左腹壁脂肪内に低信号の腫瘍が存在する（矢印）．
b. MRI T2 強調像．筋肉より高信号を中心とした不均一な腫瘍像．

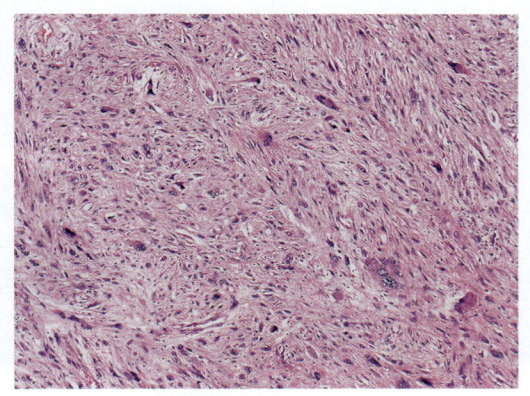

図 24-14　未分化多形肉腫
核の多形性を示す細胞が増殖しており，一部に花むし
ろ状パターンを呈する（HE 染色）．

織球様細胞の増殖，異型多核巨細胞の出現，いわ
ゆる「花むしろ模様 storiform pattern」が特徴と
される．

治療

腫瘍の広範切除術が原則とされる．化学療法や
放射線療法が行われることもある．

予後

5 年生存率は 50～60％ とされる．

❸ 脂肪肉腫
liposarcoma

近年，悪性軟部腫瘍のなかで最も頻度の高い腫
瘍である．組織学的に高分化型，脱分化型 dedif-
ferentiated，粘液型 myxoid，多形型 pleomor-

phic に分類されていたが，高分化型脂肪肉腫は
2013 年の WHO 分類では脂肪組織由来腫瘍の良悪
性中間グループのなかに異型脂肪腫様腫瘍/高分
化型脂肪肉腫（atypical lipomatous tumor / well-
differentiated liposarcoma）として分類されてい
る．

臨床所見

好発年齢は 50 歳代である．好発部位は大腿部
深部，後腹膜である．腫瘍は弾性軟，無痛性で発
育は緩徐であり，時に巨大化して発見されること
もある．

画像所見（図 24-15）

異型脂肪腫様腫瘍/高分化型脂肪肉腫では CT
値は低く，MRI では T1・T2 強調像ともに脂肪
と同信号を示し脂肪腫と同様の所見を呈する場合
や，内部がやや不均一になることもある．粘液型
では MRI では T1 で低～中等度の信号，T2 で高
信号を示し，脂肪抑制像でも抑制されないことが

> **NOTE　悪性軟部腫瘍に対する化学療法について**
>
> 横紋筋肉腫や骨外性 Ewing 肉腫などの組織学的に小円
> 形の肉腫細胞からなる円形細胞肉腫に対しては，化学療法
> の有効性は確立している．一方，紡錘形や多形性の細胞か
> らなる平滑筋肉腫，未分化多形肉腫，滑膜肉腫，悪性末梢
> 神経鞘腫瘍などの高悪性度非円形細胞肉腫に対する化学療
> 法の有効性は確立していないが，切除可能な stage Ⅲ
> （AJCC, 6th ed）非円形細胞肉腫の四肢発生例に対してはド
> キソルビシンおよびイホスファミドを中心とした補助化学
> 療法の実施を考慮すべきである（軟部腫瘍診療ガイドライ
> ンより）．

24
軟部腫瘍

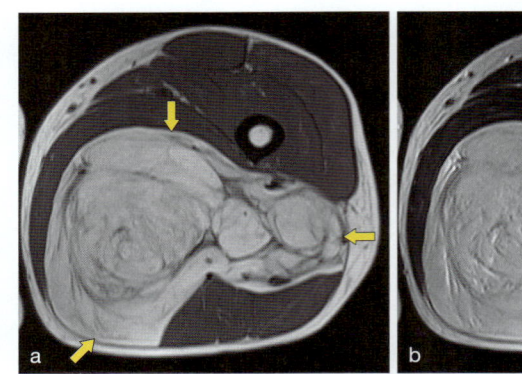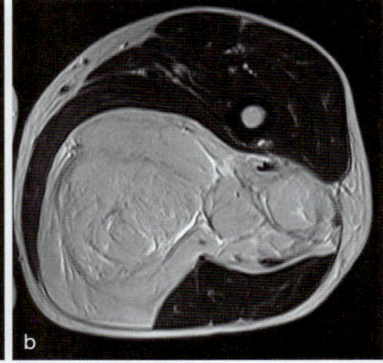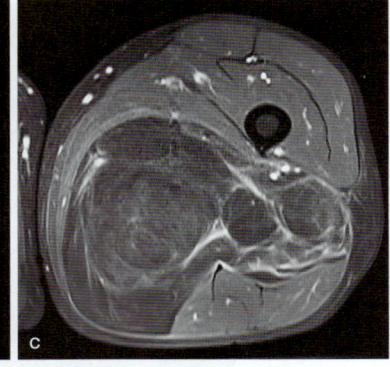

図 24-15　脂肪肉腫（異型脂肪腫様腫瘍/高分化型脂肪肉腫，61 歳男性，左大腿部）
a. MRI T1 強調像．左大腿部に分葉構造と低信号の隔壁構造を伴った脂肪と同様な高信号の腫瘍を認める（矢印）．
b. MRI T2 強調像．左大腿部に分葉構造と隔壁構造を伴った脂肪と同様な高信号の腫瘍を認める．
c. 造影後脂肪抑制 MRI T1 強調像．腫瘍信号は抑制されているが，隔壁構造と腫瘍が部分的に造影されている．

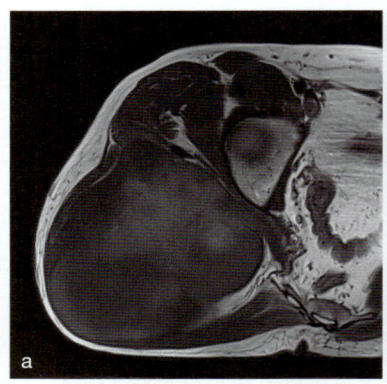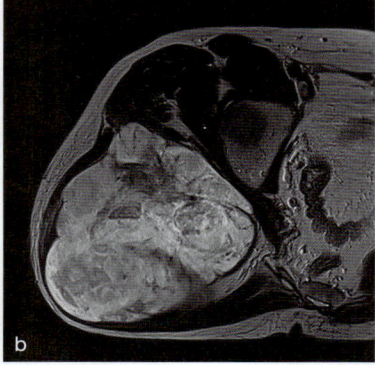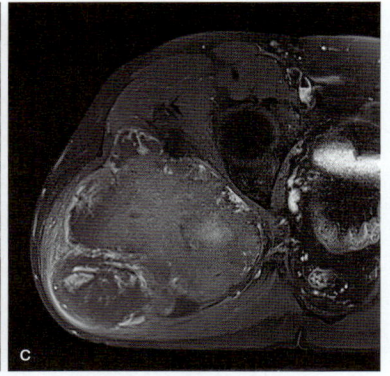

図 24-16　粘液型脂肪肉腫（65 歳男性，右殿部）
a. MRI T1 強調像．広い低信号領域と部分的に中〜高信号の領域が混在する．
b. MRI T2 強調像．不均一な高信号を示す．
c. 造影後脂肪抑制 MRI T1 強調像．腫瘍の辺縁部を中心に造影効果を認め，腫瘍内部も部分的に不均一に造影効果を認める．

多い（**図 24-16**）．

病理所見（**図 24-17**）

　異型脂肪腫様腫瘍/高分化型脂肪肉腫は成熟脂肪細胞からなり，正常脂肪細胞あるいは良性の脂肪腫との鑑別が困難なことがある．そのほか脱分化型，粘液型，多形型などそれぞれ特徴的な組織像を示す．いずれのタイプにおいても異型を伴う脂肪芽細胞 lipoblast の出現が診断に有用である．遺伝子解析で異型脂肪腫様腫瘍/高分化型脂肪肉腫では 12q14-15 の増幅が存在し，*MDM2・CDK4* 遺伝子の過剰発現を検出することが良性の脂肪腫との鑑別に役立つ．従来独立していた円形細胞型脂肪肉腫は粘液型脂肪肉腫と共通した融合遺伝子 *FUS-CHOP (DDIT3)* や *EWS(EWSR1)-*

CHOP(DDIT3) をもつことが多いため，合わせて粘液型脂肪肉腫と分類されている．

治療

　腫瘍の広範切除が原則である．化学療法，放射線療法を併用することもある．

4 平滑筋肉腫
leiomyosarcoma

　平滑筋への分化を示す悪性腫瘍である．発生部位で後腹膜発生例が最も多く，次いで四肢深部組織，皮膚発生例が多く中・小の静脈壁から派生するとされる．下大静脈や深部の大静脈壁からも発生する．

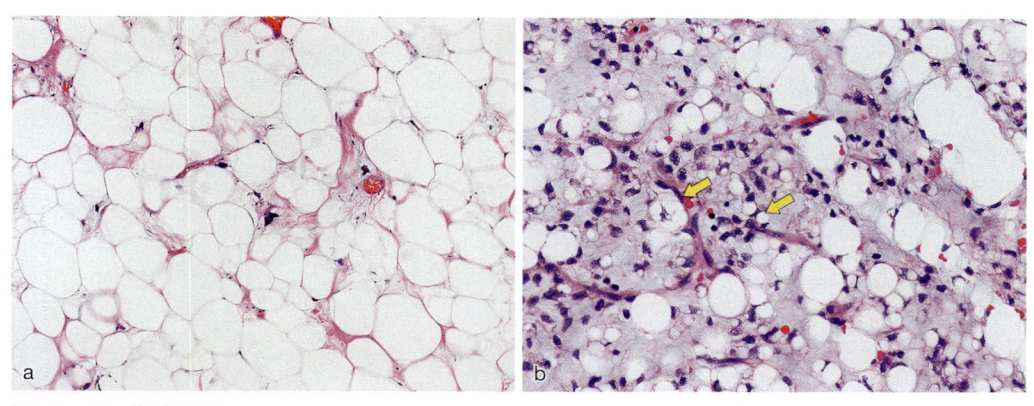

図 24-17　脂肪肉腫
a. 異型脂肪腫様腫瘍/高分化型脂肪肉腫：成熟脂肪細胞様の細胞が増殖している．一部の細胞に核腫大や核の濃染がみられる（HE 染色）．
b. 粘液性脂肪肉腫：粘液性背景の中に毛細血管の増生を伴って腫瘍細胞が増殖している，一部の細胞は脂肪芽細胞の形態を示す（矢印，HE 染色）．

臨床所見

40 歳以降の成人に発生する．四肢では大腿部に好発する．通常無痛性の腫瘤として触知され，サイズが小さい場合には良性腫瘍と誤診されるので注意を要する．

画像所見

CT および MRI で本腫瘍に特徴的な所見はない．

病理所見（図 24-18）

紡錘形細胞が束状に錯走する．腫瘍細胞の核は両端が鈍のいわゆる「葉巻状あるいは両切りたばこ様」と称される．柵状配列（観兵状配列）をとることがある．鑑別診断を要する腫瘍として線維肉腫，滑膜肉腫，悪性末梢神経鞘腫瘍，UPS などのいわゆる紡錘形細胞肉腫が挙げられる．確定診断には免疫組織化学染色によるデスミン，筋アクチン，α平滑筋アクチンなどの筋原性マーカーが有用である．また電子顕微鏡による筋フィラメントの証明も診断価値がある．

治療

広範切除術が必要である．後腹膜や深部大血管壁発生例で広範切除が不可能な症例などでは局所再発が多く，予後不良である．化学療法や放射線療法が行われることがある．

5 横紋筋肉腫
rhabdomyosarcoma

横紋筋への分化を示す悪性腫瘍で，小児（乳幼児）

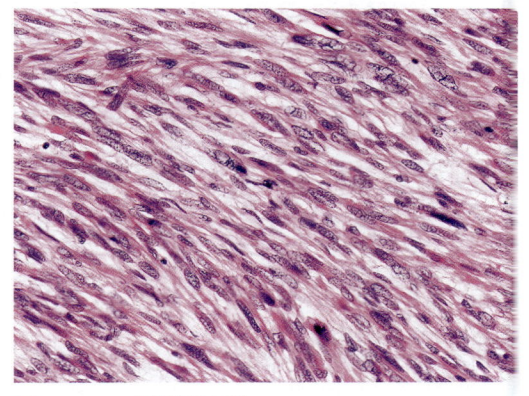

図 24-18　平滑筋肉腫
好酸性細胞質をもつ紡錘形細胞の束状増殖がみられる（HE 染色）．

において最も発生頻度の高い悪性軟部腫瘍である．組織学的に胎児型 embryonal，胞巣型 alveolar，多形型 pleomorphic などの亜型に分類される．

臨床所見

胎児型は約半数が 5 歳以下に発生し，好発部位は頭頸部および泌尿生殖器である．胞巣型は 10～20 歳代に好発し，四肢および傍脊椎発生例が多い．多形型は 50 歳代の男性に多く発生し，部位は四肢，特に下肢の筋肉内発生が多い．

画像所見

腫瘍の局在診断には CT や MRI が有用であるが，特徴的な所見はない．

病理所見（図 24-19）

胎児型は小円形細胞の増生からなり，腫瘍細胞

24
軟部腫瘍

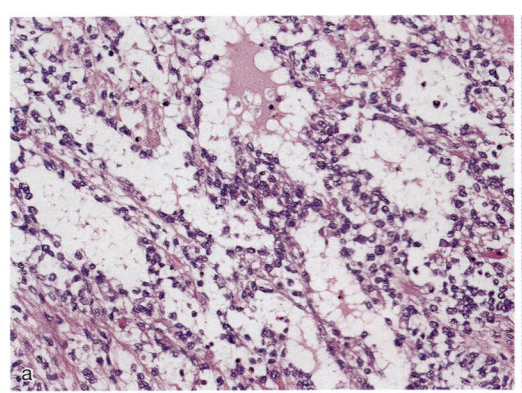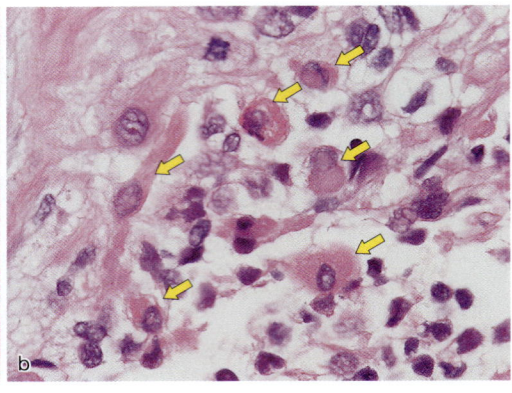

図 24-19　横紋筋肉腫
a. 胞巣状横紋筋肉腫：主に細胞質に乏しい円形細胞が胞巣状パターンを呈して増殖している（HE 染色）.
b. 胞巣状横紋筋肉腫：一部の細胞は好酸性細胞質に富んでいる（矢印, HE 染色）.

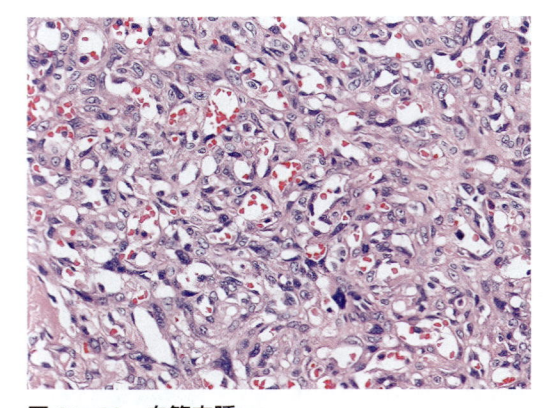

図 24-20　血管肉腫
核の腫大した異型細胞が赤血球を含む血管腔を形成しつつ増殖している（HE 染色）.

は好酸性の胞体を有する. 種々の段階の横紋筋への分化が存在する. 胞巣型も胎児型と同様の小円形細胞の増生に加えて, 結合組織の隔壁による胞巣状構造を呈する. これらの隔壁に腫瘍細胞がぶら下がるように並ぶ構造は「つるし柿構造」などと称される. 免疫組織化学的にデスミン, ミオグロビンなどの筋原性マーカーが陽性となる. また特徴的な染色体異常としてキメラ遺伝子 *PAX3-FKHR*（*FOXO1* ともいわれる）や *PAX7-FKHR*（*FOXO1*）が 80% の症例で検出される. 多形型では好酸性の胞体を有する多形性, 異型の著明な腫瘍細胞の増生が認められる. オタマジャクシ状, ラケット状の大型の腫瘍細胞が存在し, 時に胞体内に横紋構造が存在する.

治療

多剤併用の化学療法が有用で, 腫瘍の広範切除

術および放射線療法を併用した集学的治療が行われる. 系統的化学療法の発達で病期 Stage の早い症例では, 以前と比較して生存率は向上している. 亜型のなかでは胎児型の予後が良く, 多形型の予後は不良である. また本腫瘍では, 肺転移のほかにリンパ節転移の多いことが特徴的である.

6 血管肉腫
angiosarcoma

血管内皮の性格をもつ細胞が増殖する悪性腫瘍である. WHO 分類（2013 年）で本腫瘍は類上皮型血管内皮腫 epithelioid hemangioendothelioma と軟部血管肉腫 angiosarcoma of soft tissue に分類される. 高悪性度の血管性腫瘍を血管肉腫と考えることが妥当と思われる. そのほかリンパ浮腫に続発する血管肉腫〔Stewart-Treves（スチュワート-トリーブス）症候群〕, 放射線照射後の血管肉腫や人工血管移植後など体内異物周囲の発生例などが知られている.

臨床所見

頭頸部, 顔面に好発する. 大半は皮膚発生例で, 50 歳以降の男性に多く発生する. 軟部に発生する例は比較的稀で, 四肢発生例では下肢筋肉内に深在性に発生することが多い.

画像所見

CT, MRI で血管肉腫に特徴的な所見はない.

病理所見（図 24-20）

単層～多層の異型を有する血管内皮様細胞が, 不規則な血管網を形成して血管壁から間質に増殖

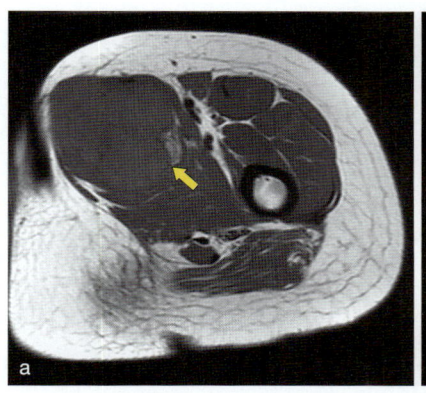
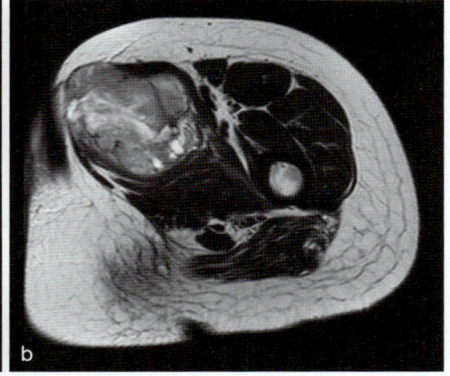

図 24-21　滑膜肉腫（23 歳女性，左鼡径部）
a. MRI T1 強調像．左大腿部内転筋内に境界不明瞭な低信号腫瘤を認める（矢印）．
b. MRI T2 強調像．内転筋内に不均一な高信号の腫瘤の存在がわかる．

する．未分化な増生を示す部分では，異型の強い紡錘形腫瘍細胞が密に増殖する．免疫組織化学染色では，血管内皮細胞のマーカーである CD31，CD34 および第Ⅷ因子関連抗原で染色される．

治療

広範切除術が行われる．放射線療法や化学療法の効果は不明である．予後は不良であり，5 年生存率は 10% 前後である．

7 滑膜肉腫
synovial sarcoma

その発生起源はいまだ不明であるが，その組織発生起源は悪性末梢神経鞘腫瘍（後述）に近いとされている．紡錘形腫瘍細胞の増生と種々の程度の上皮様分化を示す．

臨床所見

好発年齢は 15〜40 歳で比較的若年で発症する傾向がある．好発部位は四肢，特に膝関節周囲の軟部組織に深在性に発生する．病理組織像が一見滑膜細胞に類似していることから「滑膜肉腫」と命名されているが，実際に関節腔内に発生することはきわめて稀である．疼痛を伴う腫瘤を主訴とすることが多い．

画像所見（図 24-21）

単純 X 線像で石灰化，骨化を伴うことがあり，CT で描出されやすい．MRI で本腫瘍に特徴的な所見はない．

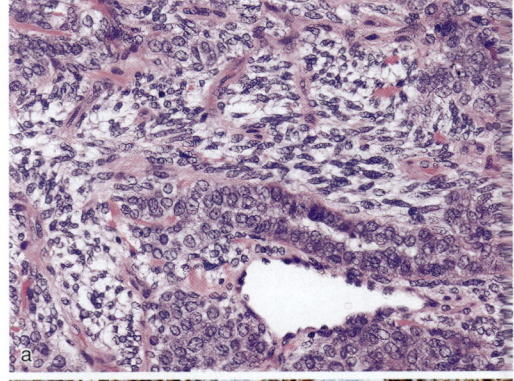
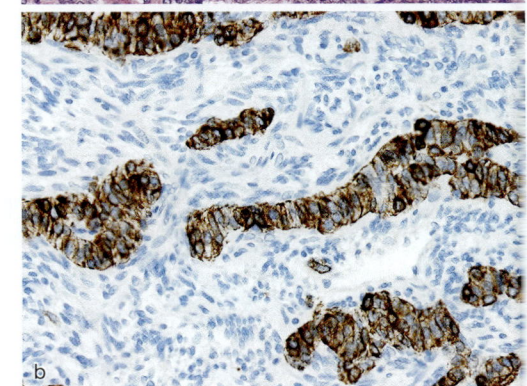

図 24-22　滑膜肉腫（二相性 biphasic）
a. 腫瘍は腺管状構造を示す上皮様成分と紡錘形細胞の増殖を示す成分が混在している（HE 染色）．
b. 上皮様細胞はサイトケラチン陽性である（免疫組織化学染色）．

病理所見（図 24-22）

腫瘍は単相性 monophasic と二相性 biphasic に分けられる．単相性タイプでは紡錘形腫瘍細胞がシート状に増生する．二相性タイプでは腺構造や

24
軟部腫瘍

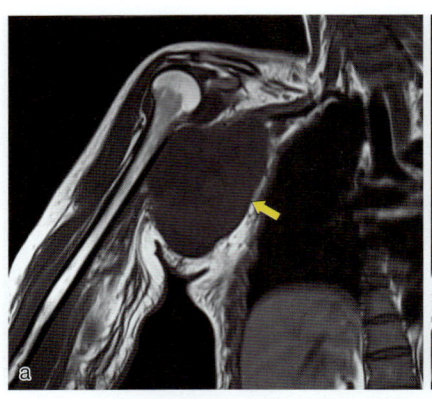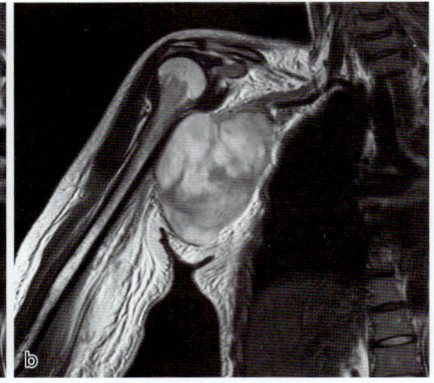

図 24-23　悪性末梢神経鞘腫瘍（30 歳男性，右腋窩部）
a. MRI T1 強調像．右腋窩部に筋肉組織と同信号の楕円形の腫瘤性病変が存在する（矢印）．
b. MRI T2 強調像．右腋窩部に高信号の不均一な腫瘤を認める．

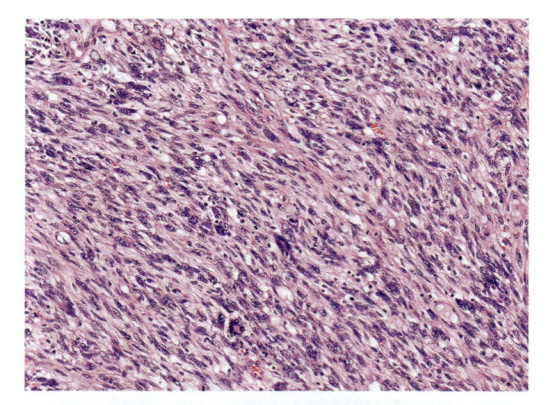

図 24-24　悪性末梢神経鞘腫瘍（MPNST）
核の多形性を示す紡錘形細胞が束状に増殖している（HE 染色）．

乳頭状構造を有する上皮様成分と，線維肉腫様の紡錘形細胞成分からなる．線維肉腫，悪性末梢神経鞘腫瘍などの鑑別が重要である．免疫組織化学染色で上皮様細胞はサイトケラチン陽性である．分子生物学的に本腫瘍の 90％ 以上に X 染色体と 18 番染色体の一部の相互転座 t（X；18）（p11.2；q11.2）が存在し，融合遺伝子〔*SYT-SSX*（*SS18-SSX*）〕が検出され，滑膜肉腫の診断に有用である．

治療

広範切除術が行われる．ドキソルビシンやイホスファミドを用いた補助化学療法により予後の改善が期待される．放射線療法も併用されることがある．腫瘍のサイズが 5 cm 以下の小さな症例は予後が良好であるが，それ以外のものは悪性度が高く，5 年生存率は 50～60％ である．肺転移のほかに骨転移やリンパ節転移も多い．

8　悪性末梢神経鞘腫瘍

malignant peripheral nerve sheath
tumors（MPNST）

末梢神経から発生するか，Schwann 細胞あるいは神経周囲の線維芽細胞など Schwann 細胞への分化を示す細胞よりなる悪性腫瘍を，すべて悪性末梢神経鞘腫瘍（MPNST）として一括して考えられている．組織亜型として，MPNST の一般的な紡錘形の腫瘍細胞間に，好酸性の細胞質を有する横紋筋芽細胞が混在する悪性 Triton（トリトン）腫瘍がある．

臨床所見

約半数が神経線維腫症 1 型（NF1, von Recklinghausen 病）が悪性化したものである．好発年齢は 20～50 歳である．NF1 に合併して発生するタイプは若干若年者に発生する傾向にあり，男性発生例が多い．好発部位は四肢近位部および体幹部であり，有痛性腫瘤として発見されることが多い．

画像所見（図 24-23）

特に本腫瘍に特徴的な画像所見はないが，CT，MRI で坐骨神経や腕神経叢などの神経幹内や神経に接するように発生している腫瘍をみたら，本腫瘍を疑う必要がある．

病理所見（図 24-24）

紡錘型腫瘍細胞の増殖からなり，腫瘍細胞は Schwann 細胞の特徴像を示す．腫瘍細胞の配列でいわゆる「渦巻き状配列 whorled structure」や触覚小体 tactoid body 様配列が特徴的である．免疫組織化学染色で S-100 蛋白，Leu-7，p53 が

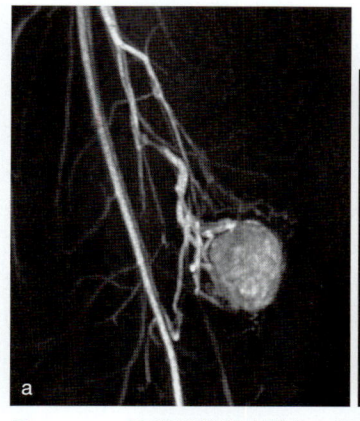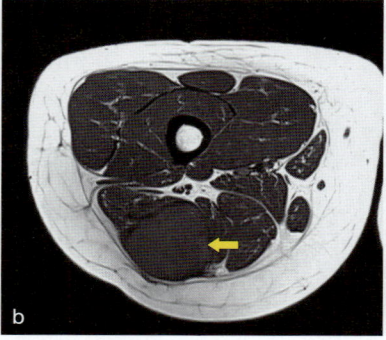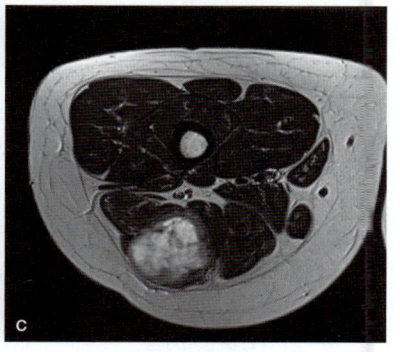

図 24-25　胞巣状軟部肉腫（21 歳女性，右大腿部）
a. MR angiography（左大腿動脈）．腫瘤に栄養血管増生が著明で濃染されている．本腫瘍に特徴的な所見である．
b. MRI T1 強調像．大腿四頭筋内に周囲筋肉よりやや高信号の境界不明瞭な腫瘤が存在する（矢印）．
c. MRI T2 強調像．不均一な高信号を呈する腫瘤を認める．

半数以上の症例で陽性となる．線維肉腫や平滑筋肉腫など，他の紡錘形細胞肉腫との鑑別が必要となる．

治療

　広範切除術の適応となる．腫瘍は神経幹内を長軸方向に進展する傾向が強いので，切除に当たっては断端における腫瘍の取り残しのないように術中迅速診断で切除断端部における腫瘍残存の確認を行う必要がある．化学療法は行われることもあり，術後放射線療法は切除後の残存腫瘍の治療に有効である．5 年生存率は 40～50% である．

⑨ 胞巣状軟部肉腫
alveolar soft part sarcoma（ASPS）

　WHO 分類で発生起源不明腫瘍 tumours of uncertain differentiation に分類されている．筋原性マーカーが陽性になる場合があることから，横紋筋由来と考える説がある．

臨床所見

　好発年齢は 15～35 歳で，女性に多くみられる．殿部，大腿部の筋肉内に無痛性腫瘤として発生することが多い．

画像所見（図 24-25）

　非常に血管に富む腫瘍であるので，MRI T1・T2 強調像ともに不均一な高信号を示す．血管造影で特徴的な腫瘍濃染像が認められる．

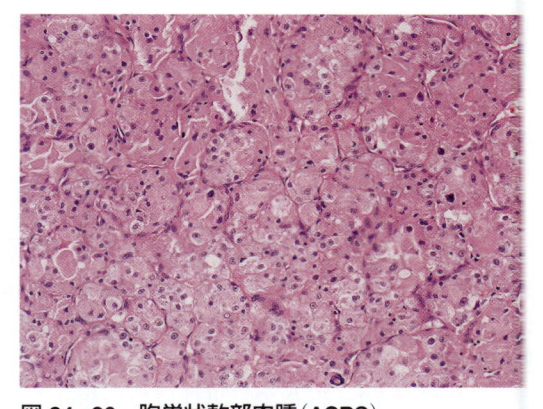

図 24-26　胞巣状軟部肉腫（ASPS）
好酸性顆粒状細胞質に富む細胞が毛細血管を含む間質によって分画される胞巣状構造を示して増殖する（HE 染色）．

病理所見（図 24-26）

　大型・円形で明るい胞体を有する腫瘍細胞が胞巣状に増殖する．腫瘍細胞内には好酸性顆粒体が認められる．免疫組織化学染色で TFE3 が陽性に染まる．時に腎癌（clear cell carcinoma）の転移との鑑別を要する．特徴的な染色体転座 t（X；17）（p11.2；q25）を認め，*ASPL（ASPSCR1）-TFE3* というキメラ遺伝子を生じる．

治療

　広範囲切除術の適応となる．放射線療法や化学療法の有効性は不明である．報告例における 5 年生存率は 60% 以上であるが，経過とともに 10 年生存率は約 40%，20 年生存率は 20% 以下となり，

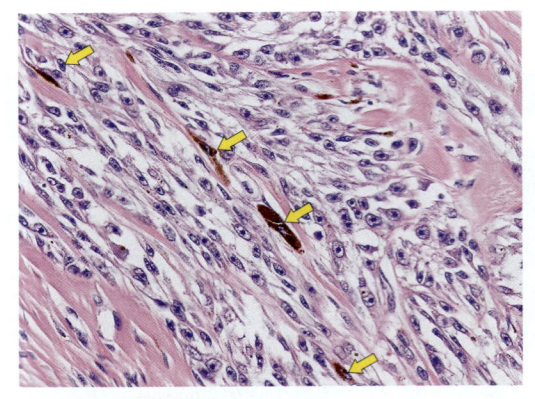

図 24-27　明細胞肉腫
膠原線維の中を分け入るように，明るい細胞質をもつ紡錘形細胞が増殖している．腫瘍細胞は大型核小体をもち，一部の腫瘍細胞の細胞質には褐色のメラニンがみられる（矢印，HE 染色）．

決して予後がよい腫瘍とはいえない．肺・脳・骨転移の報告がある．

10 類上皮肉腫
epithelioid sarcoma

本腫瘍細胞の組織起源は不明であり，WHO 分類でも発生起源不明腫瘍 tumours of uncertain differentiation に分類されている稀な腫瘍である．

臨床所見
好発年齢は 10〜35 歳で，男性に多い傾向を示す．手，前腕，下腿に好発し，皮下発生例は筋膜，腱，骨など周囲組織へ浸潤する傾向がある．皮下発生例は潰瘍形成を伴うことがあり，良性腫瘍や炎症疾患と誤診されることがあるので，注意を要する．

画像所見
本腫瘍に特徴的な画像所見はないが，病変の局在確認には MRI が有用である．MRI で病巣部に T2 強調像で高信号の強い炎症所見を呈することがある．

病理所見
腫瘍細胞は好酸性の豊富な胞体を有し，結節状に増殖する．結節中央部に出血，壊死が存在することがある．免疫組織化学染色で上皮細胞マーカー epithelial membrane antigen（EMA）やサイトケラチンなどが陽性となる．

治療
広範切除術の適応である．スキップ転移や小腫瘤の多発が多く，切除縁の決定に苦慮することが多い．症例によっては治癒的広範切除術あるいは切断術も考慮する必要がある．所属リンパ節転移も多い．初回手術で腫瘍を取り残すと再発・転移をきたし予後不良であるため，初回手術による完全な腫瘍切除とリンパ郭清術を行うことが重要である．初期（病理組織）診断および初期治療が適切であった例では，予後は比較的良好である．

11 明細胞肉腫
clear cell sarcoma

きわめて稀な腫瘍で，WHO 分類では発生起源不明腫瘍 tumours of uncertain differentiation に分類されている．腫瘍細胞は明るい胞体を有し，免疫組織化学染色でメラノーマ関連抗原（HMB-45，melan-A など）や S-100 蛋白が陽性となることから，軟部発生の悪性黒色腫 malignant melanoma of soft parts と称されるが，臨床経過などは悪性黒色腫とは全く異なる（**図 24-27**）．20〜40 歳に多く発生し，好発部位は手足の腱，腱膜である．分子生物学的に融合遺伝子 *EWS*（*EWSR1*）-*ATF1* を 3/4 以上の症例で認め，本腫瘍の診断に有用とされる．

広範切除術の適応で，リンパ節転移が多いことからリンパ節郭清術が必要となる．化学療法や放射線療法の効果に関しては一定の見解が得られていない．5 年生存率は約 50% である．

● 参考文献

1) 江原　茂：骨・関節の X 線診断．金原出版，1995
2) 小田義直：2013 年軟部腫瘍の新 WHO 分類．日整会誌 89：399-404，2015
3) 日本整形外科学会骨・軟部腫瘍委員会（編）：整形外科・病理　悪性軟部腫瘍取扱い規約　第 3 版．金原出版，2002
4) 日本整形外科学会骨軟部腫瘍委員会：全国軟部腫瘍患者登録一覧表（平成 24 年度）．国立がん研究センター，2012
5) 日本整形外科学会診療ガイドライン委員会，軟部腫瘍診療ガイドライン策定委員会軟部腫瘍診療ガイドライン（編）：軟部腫瘍診療ガイドライン 2012．南江堂，2012

6）森岡秀夫：骨・軟部腫瘍および骨系統・代謝性疾患：整形外科専門医になるための診療スタンダード4．羊土社，2009

7）吉川秀樹（専門編集）：最新整形外科学大系20：骨・軟部腫瘍および関連疾患．中山書店，2007

8）Fletcher CDM, Bridge JA, Hogendoorn PCW, et al：WHO Classification of Tumours of Soft Tissue and Bone. IARC Press, Lyon, 2013

9）Kempson RL, Fletcher CD, Evans HL, et al：Tumours of The Soft Tissues, Atlas of Tumours Pathology, 3rd ed(Series, Fascicle 30). AFIP, Washington DC, 1998

10）Kransdorf MJ, Murphy MD：Imaging of Soft Tissue Tumors, 2nd ed. Lippincott Williams & Wilkins, Philadelphia, 2006

11）Schwartz HS(ed)：Musculoskeletal Tumors, 2nd ed. Orthopaedic Knowledge Update, AAOS, Rosemont, 2011

12）Weiss SW, Goldblum JR：Enzinger & Weiss's Soft Tissue Tumors, 5th ed. Mosby, St. Louis, 2008

24
軟部腫瘍

第25章 神経疾患, 筋疾患

診療の手引き

- **1.** 急性・進行性の四肢麻痺や, 意識障害を伴う例に対しては緊急の対応が必要である.
- **2.** 問診は疾患の絞り込みに有用である. 既往症, 家族歴, 嗜好歴以外にも, 先行感染の有無や主訴とする症状の発症時期と経過は, 緊急を要する疾患か, 先天性か, 後天性かの判断の参考になる.
- **3.** 症状の発現部位にとらわれず, 全身を診察する.
- **4.** 下垂手(橈骨神経麻痺), 猿手(正中神経麻痺), 環指・小指の鉤爪変形(尺骨神経麻痺), Wernicke-Mann 肢位(脳血管障害), 内反尖足・槌趾(Charcot-Marie-Tooth 病), 鶏歩(下垂足), 分回し歩行(脳血管障害, 片麻痺)などの特徴的な肢位や症状は, 診断の参考になる.
- **5.** 神経疾患が疑われる場合, 系統的な神経学的診療を行う.
- **6.** 先天性疾患が疑われる場合, 発育歴や発症時期をはじめ, 症状の進行性の有無, 家族内に同じ症状をもつ人がいるかどうかを尋ねる.
- **7.** 新生児期からの運動, 発語, 社会性, 生活習慣などの発達過程を聞く.
- **8.** 麻痺性骨萎縮による大腿骨頚部, 転子部骨折と内反尖足変形は, 整形外科の治療の対象として特に重要である.
- **9.** 問診, 診察から適切な専門科を考慮し, 迅速に相談する. 神経内科, 小児科, 脳神経外科, リハビリテーション科, 遺伝診療科などとのチーム医療が必要である.

A 中枢神経疾患
central nervous system disease

1 脳性麻痺
cerebral palsy (CP)

概念

脳性麻痺は, 受胎から新生児期の間に生じた脳の非進行性病変に基づく, 永続的であるが変化しうる運動・姿勢の異常で, その症状は2歳頃までに発現する. 発生頻度は, 1,000 出生当たり 2.0 前後である.

原因

従来は出生児仮死, 重症黄疸が挙げられていたが, 近年は早産, 低出生体重児の低酸素性虚血脳病変による脳室周囲白質軟化症が多くなっている. 危険因子は多胎妊娠, 極低出生体重児, 新生児期の中枢神経症状, 痙攣発作, 生後3カ月までの哺乳力不良などである.

症状

年齢, 発達により変化する. 生後数カ月で, 視線が合わない, 追視が少ない, 首がすわらない, 驚きやすい, 体幹を反り返りやすい, 身体が固い, 手の動きに左右差がある, 手指を握ったままで開かない, 哺乳力が弱い, よく吐くなどの症状を訴えて来院する. 異常姿勢(後弓反張, 下肢交叉),

396

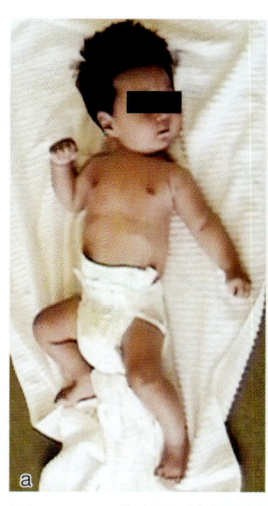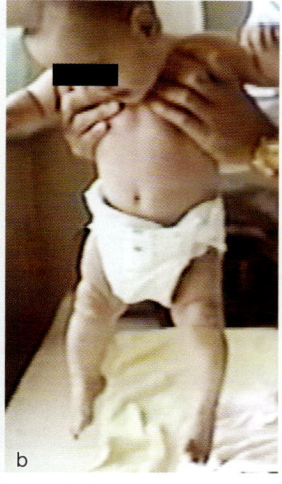

図 25-1　非対称性緊張性頚反射（ATNR）と筋トーヌスの異常

a. 顔を一方に向けると顔面側上下肢が伸展し，後頭側上下肢が屈曲する.

b. 下肢伸筋群筋緊張亢進. 急に抱き上げると下肢は伸展し尖足位を呈する.

（信濃医療福祉センター所長　朝貝芳美氏より提供）

原始反射の残存〔非対称性緊張性頚反射 asymmetrical tonic neck reflex（ATNR, **図 25-1a**），Moro（モロー）反射，手の把握反射，交叉性伸展反射〕，立ち直り反応の出現の遅れ，運動発達の遅れ，筋トーヌスの異常（**図 25-1b**）から総合的に判断される. 新生児から乳児期にかけてはフロッピーインファント（floppy infant：筋緊張低下児），筋緊張異常，精神運動発達遅滞などの症状を呈する. 乳児期後半から幼児期にかけて四肢麻痺，片麻痺などの中枢性麻痺症状が明らかとなり，運動発達が遅れる. 合併症は精神発達遅滞（約 70％），言語障害（約 60％），痙攣（約 50％），聴力・視力障害，斜視，摂食障害などである.

病型

麻痺のタイプから，**表 25-1** に示すように分類される.

診断

新生児や乳児期に診断することは困難な例もある. 体格，栄養状態，形態異常（奇形）の有無，視覚（視線が合うか，追視ができるか），聴覚（音に反応するか），笑顔がみられるか，運動発達の遅れはないか，筋緊張に異常はないか，原始反射の残存，立ち直り反応の出現の遅れはないかなどをチェックする. 首すわり，寝返り，坐位，四つ這

表 25-1　脳性麻痺の分類

障害部位による分類	片麻痺　hemiplegia 両片麻痺　double hemiplegia 四肢麻痺　quadriplegia 両麻痺　diplegia 対麻痺　paraplegia 単麻痺　monoplegia 三肢麻痺　triplegia
病型分類	痙直型　spastic type アテトーゼ型　athetosis type 失調型　ataxic type 弛緩（低緊張）型　flaccid（hypotonic）type 混合型　mixed type

い，歩行などの運動や社会性発達の遅れがあり Moro 反射，ATNR などの原始反射の残存，上肢の屈筋や体幹下肢の伸筋の筋緊張亢進などがみられれば，脳性麻痺となる危険性が高いと判断して療育を開始する.

・痙直型

脳の広範囲な障害によって生じる. 四肢麻痺や，上肢より下肢の麻痺が強い両麻痺が多い. 動筋と拮抗筋が同時に過剰収縮を起こすために筋緊張は亢進し，立位や歩行に必要な立ち直り反応，平衡反応が障害され，動作は緩慢でぎこちない.

上肢では肩甲帯伸展，肩関節内転内旋，肘関節屈曲，前腕回内，手関節掌屈，手指屈曲の肢位をとりやすい（**図 25-2a**）.

下肢は抗重力筋（股関節内転筋，大腿四頭筋，下腿三頭筋などの体重の支持に働く筋群）の短縮から股関節屈曲内転，膝関節屈曲の肢位をとりやすく，立位姿勢，歩行が不安定となる（**図 25-2b**）. 重症児ではこの肢位は痙性股関節脱臼を引き起こ

> **NOTE　運動発達**
>
> 健常児の運動行動は中枢神経系の発達に伴って，首すわり（頭や目の定位調節機能：生後 2～3 カ月），寝返り（3～5 カ月），支えなしでの坐位保持（6～7 カ月），立位（10 カ月），歩行（15 カ月）の順に発達する. 四肢の巧みな運動は幼児期に発達する. 運動発達過程においては，Galant（ガラント）反射，Moro 反射，手の把握反射，ATNR，対称性緊張性頚反射など様々な反射・反応が出生時からみられ，一定の時期に消失する. 下肢伸展反射，バランス反応は生後に出現して生涯続く. 脳性麻痺ではこれらの反射・反応の出現や消失が遅れ，運動発達遅延の原因となる.

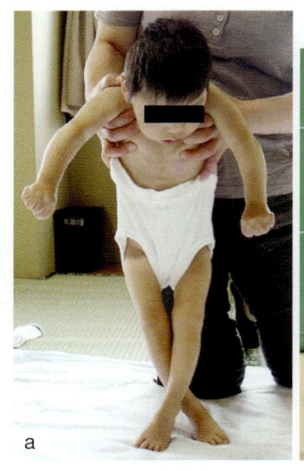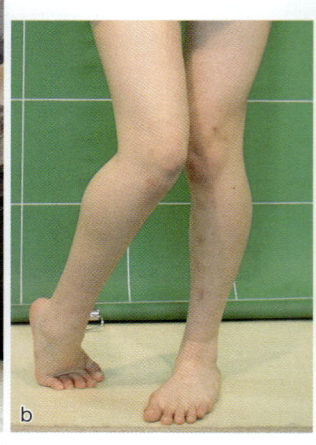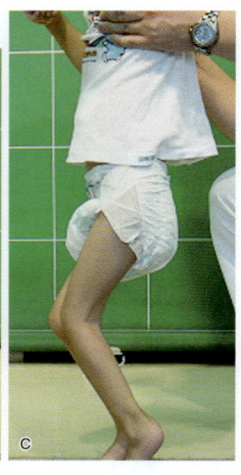

図 25-2　脳性麻痺（痙直型）
a. 上肢は肩関節内転内旋，前腕回内，手関節掌屈，手指屈曲となり，下肢は交叉し，尖
　足を呈する．
b. 麻痺が強い右下肢は股関節屈曲内転，膝関節が屈曲した異常姿勢を呈する．
c. 屈曲姿勢：股関節屈曲内転，膝関節屈曲の肢位を呈する．
（信濃医療福祉センター所長　朝貝芳美氏より提供）

しやすく，おむつの交換が困難となり坐位も不安定となる（**図25-2c**）．痙攣，知能低下を伴うことが多い．

・アテトーゼ型

高ビリルビン血症により大脳基底核，視床，脳幹などが障害されて生じる．アテトーゼ athetosis とよばれる精神的緊張，運動により増強される不随意運動のために，姿勢保持と上下肢の運動が障害される．知的障害は運動機能障害と比較して軽度なことが多い．

治療

脳性麻痺児のもっている能力を最大限発揮させることにより，身体的・精神的・社会的・職業的自立を図る．自立困難な重症例は社会の支援を受け，人間らしい生活を送ることを目標とする．

・年齢別リハビリテーション

新生児・乳児期においては保護者は病名の告知を受け混乱する時期であるが，発達期にある脳に対するリハビリテーションの重要性を説明し，障害児を家族の一員として認識し育てるために適切な日常の育児法を指導する．

幼児期では坐位困難例に適切な保持をして立位をとらせることにより体幹の支持性が向上する．3歳頃までに坐位が可能となったら，支持歩行を目標として集中訓練プログラムを遂行する．10歳を過ぎると身長の伸び，体重の増加により下肢の変形拘縮が増悪し，能力が低下することが多い．一定期間の入院集中訓練・治療を実施することで立位歩行能力が向上する場合もある．

・痙縮の治療

従来，痙縮の治療として理学療法やギプス固定などによる痙性筋のストレッチや，薬物療法，低出力レーザーなどによる物理療法，フェノールブロック，整形外科手術が行われている．近年，選択的脊髄後根切断術，ボツリヌス毒素注射，バクロフェン髄腔内投与なども実施されている．

② 脳血管疾患
cerebrovascular disease（CVD）

概念

頭蓋内の血管障害（血行不全，出血など）による疾患の総称である．一過性脳虚血発作 transient ischemic attack（TIA），脳梗塞（ラクナ梗塞，アテローム血栓性脳梗塞，心原性塞栓症），脳出血，くも膜下出血などに分類される．脳梗塞は脳血管の閉塞または血流障害により脳組織の一部が壊死に陥ったもので，中大脳動脈，脳底動脈などの主幹動脈の粥状硬化による狭窄や，そこから末梢へ栓子が剥がれて塞栓をきたすアテローム血栓性梗

塞と，穿通枝領域の動脈硬化によって生じる 1.5 cm 未満の小梗塞（ラクナ梗塞）に分類される．脳塞栓症は，多くは非弁膜性心房細動に伴う心腔内血栓が脳血管へ飛散して完成する病態をさし，大梗塞をきたしうるとともに出血性梗塞に発展することが多い．脳出血は高血圧に起因することが多く，被殻，視床，小脳，脳幹に好発する．くも膜下出血は，ほとんどが脳動脈瘤に起因する．

症状

・運動麻痺

大脳皮質運動野から内包，大脳脚を経て延髄で反対側へ乗り換え下行する皮質脊髄路が障害されることにより片麻痺をきたす．錐体交叉より中枢側の脳幹部の障害は病巣と同側の脳神経麻痺と反対側の片麻痺または四肢麻痺をきたす．視床，小脳ならびに中脳から延髄にかけての深部感覚系，前庭神経系の障害は運動失調をきたす．運動麻痺は急性期には弛緩性であるが，次第に筋緊張が回復して深部腱反射が亢進し，上肢の屈筋群，下肢の伸筋群に痙縮が現れ，麻痺肢の随意的運動が可能となる．慢性期には特有の Wernicke-Mann（ウェルニッケ-マン）肢位を呈する．回復過程は Brunnstrom（ブルンストローム）の回復ステージ（表 25-2）として段階づけされており，診療の際には上肢，下肢，手それぞれのステージを評価する．

神経機能の回復がプラトーに達した後にも体力の回復，合併症治療，動作訓練などにより発症後2 年頃までは運動能力の回復が期待できる．

・高次脳機能障害

優位半球（右利きでは左大脳）の障害では，失語，失読，観念失行，観念運動失行などが，劣位半球の障害では半側空間無視，着衣失行などがみられる．代表的な失語としては左大脳下前頭回後部（Broca 領野）の障害による運動性失語，左大脳上側頭回後部（Wernicke 領野）の障害による感覚性失語がある．前頭葉障害の特徴として意識や情動の障害，情報の組織化障害，運動開始困難など，後頭葉障害では，視覚失認，相貌失認などが挙げられる．劣位半球障害は優位半球障害と比べ，利き手の機能が残存し言語が保たれているにもかかわらず，半側空間無視や着衣失行，病態失認などによって生活に支障をきたすことが多い．

表 25-2　Brunnstrom の回復ステージ

stage 1	随意運動なし．筋は弛緩
stage 2	随意的または連合運動として，屈曲または伸展共同運動あるいはその一部の運動が出現．筋には軽度の痙縮が出現
stage 3	共同運動により四肢の近位から遠位にわたって関節を動かすことができる．痙縮が顕著
stage 4	四肢遠位の関節を共同運動から分離して動かすことが可能となる．痙縮は減少傾向
stage 5	近位関節と遠位関節を共同運動から独立して動かすことが可能となる．痙縮は減少
stage 6	協調性のある分離運動が可能となる．ほぼ正常に近い状態．痙縮はごく軽度

・その他の障害

深部感覚障害，視床痛，視野狭窄，嚥下障害，神経因性膀胱など．

・二次性障害

発症後に関節拘縮，肩手症候群，肩関節亜脱臼，骨粗鬆症，骨折，褥瘡，肺炎，尿路感染症，精神心理的荒廃などの廃用症候群が発生する．

診断

脳血管障害が疑われれば可及的早期に CT 検査を行い，梗塞と出血を鑑別する．発症後6～24時間経過すると梗塞では低吸収，出血では高吸収の病変が確認できる．一方，MRI 拡散強調像は発症早期から病巣が検出でき，ラクナ梗塞など小さい病変の検出に優れている（図 25-3）．

リハビリテーション

日常生活活動（ADL）の自立度を各患者に可能な最高のレベルまで効率的に到達させ，その能力に応じた社会生活を取り戻すことを目標に行われる．

急性期にはポジショニング，体位変換，関節可動域訓練により二次障害を予防し，意識状態と全身状態が回復したら離床のために坐位保持，車椅子移乗訓練を開始する．嚥下障害の診断，評価，排尿訓練も早期に行う．30 分程度の坐位保持が可能となったら，訓練室にてマット上で寝返り，起き上がり，四つ這い，立ち上がりなどの基本動作訓練，さらに食事，排泄，洗面などの動作訓練も取り入れる．起立性低血圧が改善されれば，早期に立位・歩行訓練を開始する．その場合，下垂足例では短下肢装具（AFO）を処方し，大殿筋や大腿四頭筋力の低下によって膝くずれを生じる例

25

神経疾患・筋疾患

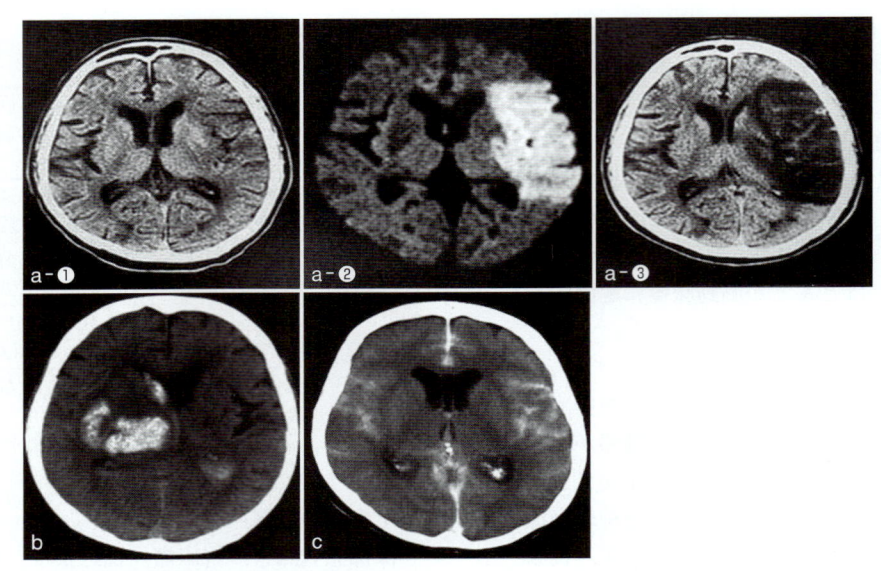

図 25-3　脳血管障害の頭部画像

a. ① 脳梗塞発症 3 時間後の CT：左大脳皮質における脳溝の狭小化，皮髄境界の不明瞭化を
　　認めるが，病巣は顕著ではない．
　② 同症例の同時期（発症 3 時間後）に撮影した MRI（拡散強調像）：左中大脳動脈支配領域
　　の梗塞巣が明らかに判別できる．
　③ 同症例の発症 5 日後の CT：② と同じ所見を確認することができる．
b. 脳出血の CT：側脳室へ穿破した脳出血が認められる．
c. くも膜下出血の CT：脳全体の浮腫とくも膜下腔における広範な出血が認められる．

では長下肢装具（KAFO）を処方する（➡916 頁参照）．
歩行障害には麻痺の重症度，変形拘縮，心肺フィッ
トネス・深部感覚の低下，認知機能障害のほか下
肢関節の変形性関節症も関与する．内反尖足変形
には痙性麻痺による共同運動パターンと関節拘縮
が関連して生じる．遊脚相において足部を完全に
離床することができないため，また立脚相におい
ては足底接地を不安定にするために歩行障害の原
因となる．AFO や杖により歩行の安定化を図る．
　下肢に比べ上肢機能障害の回復は不良な場合が
多く，食事動作障害には利き手交換，自助具の利
用が図られることが多い．食事，排泄，整容，更
衣，移乗，移動などの動作の指導を行うとともに，
介助をできるだけ減らし自立を促す．健側肢の代
償運動や能力向上，装具や機械の導入により日常
生活の自立を図る．社会に再定住するためには家
族の介助力の強化，自宅改造などの環境整備を行
い，身体障害者手帳，介護サービスなどを活用す
ることで社会的不利の軽減に役立てる．

手術療法

　手術療法の適応は，発症後 6 カ月以上リハビリ

テーションを行って最大限の上肢・下肢の機能を
獲得した後に検討する．術前に上肢・下肢の機能
障害の評価に加えて，感覚，失行・失認などの高
次脳機能，認知機能などの障害も評価して手術適
応を決定する．下肢装具は自力の着脱が面倒であ
り，日本の家屋内では使用しづらく，手術により
装具なしで生活できるようになる利点も考慮す
る．また変形や拘縮は衛生管理や ADL の向上や
介助の障害となり，廃用肢であっても手術を行う
適応がある．術式の選択に際しては，痙性，不随
意運動，失調の程度を考慮し，Brunnstrom の回
復ステージや，連合反応，共同運動，分離運動を
評価する（表 25-3, 4, 図 25-4〜6）．腱移行の力
源には分離運動が十分に可能な筋を用いる．共同
運動が十分にできる筋は，共同運動を利用して腱
移行が可能である．腱延長にはスライド延長や分
節状（fractional）延長を選択して過延長にならな
いよう注意する．
　痙性麻痺手の変形の主な原因は，手関節，指の
屈筋群および手の内在筋の強い痙性と手関節，指
の伸筋群の筋力が弱いことである．痙性麻痺足の

表 25-3　上肢痙性麻痺に対する手術法

Brunnstrom stage 1～3	浅指屈筋の深指屈筋への腱移行 手関節・手指・母指屈筋群の腱延長 母指球筋の解離
Brunnstrom stage 3～6	手指・母指伸筋群の腱固定，母指MP関節固定 尺側手根屈筋・腕橈骨筋・長掌筋の手関節・母指・手指伸筋への腱固定
内在筋プラス拘縮	尺骨神経運動枝の切離
肘関節屈曲拘縮	上腕二頭筋・上腕筋，腕橈骨筋の切離
肩関節内転内旋拘縮	大胸筋・肩甲下筋・大円筋・広背筋の切離

表 25-4　下肢痙性麻痺に対する手術法

Brunnstrom stage 1～3	下腿三頭筋・後脛骨筋・長母趾屈筋・長趾屈筋の腱延長 前脛骨筋・長腓骨筋腱のアキレス腱への固定
Brunnstrom stage 3～6	長母趾屈筋・長趾屈筋の前方移行 前脛骨筋の外側移行，足部三関節固定
膝関節屈曲拘縮	膝屈筋群の腱延長
股関節内転内旋拘縮	内転切離，腸腰筋の腱延長または切離 閉鎖神経の運動枝の切離

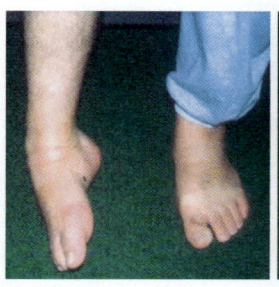
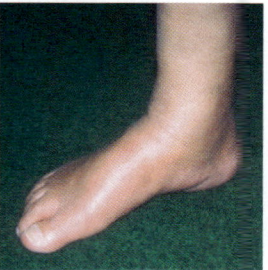

a. 術前　　　　　　　　　b. 術後

図 25-5　Brunnstrom stage 4 の痙性麻痺足に対する再建術
アキレス腱・後脛骨筋，長母趾屈筋・長趾屈筋の腱延長，前脛骨筋の外側移行を行った.
（元東京都老人医療センターリハビリテーション部長　飛松治基氏より提供）

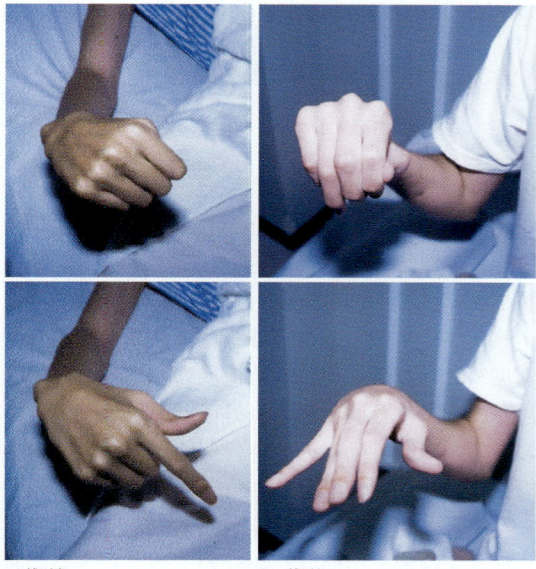

a. 術前　　　　　　　　　b. 術後

図 25-4　Brunnstrom stage 4 の痙性麻痺手に対する再建術
長掌筋腱を短母指伸筋腱へ腱移行，尺側手根屈筋を総指伸筋へ腱移行，橈側手根屈筋腱・浅指屈筋腱・深指屈筋腱の延長，母指球筋の解離を行った.
（元東京都老人医療センターリハビリテーション部長　飛松治基氏より提供）

変形の主な原因は下腿三頭筋，後脛骨筋，長趾屈筋，長母趾屈筋の強い痙性と，前脛骨筋，長趾伸筋，長母趾伸筋，腓骨筋群が弱いためである．関節の拘縮に対しては筋，腱の切離術を行う.

③ 運動ニューロン疾患
motor neuron disease

上位および下位運動ニューロンのいずれか一方，あるいは両方が選択的に侵され，神経細胞の脱落をきたす進行性疾患である.

Ａ 筋萎縮性側索硬化症
amyotrophic lateral sclerosis（ALS）

概念

脊髄前角細胞（下位運動ニューロン）の著明な脱落と錐体路変性（上位運動ニューロン）を特徴とする疾患で，大部分は孤発型であるが Cu/Zn superoxide dismutase（*SOD1*）遺伝子における突然変異などによる家族性 ALS が知られている．脊髄前角の大型細胞が脱落するため前角の萎縮をきたす．残存した前角細胞には Bunina（ブニナ）小体やユビキチン化封入体がみられる.

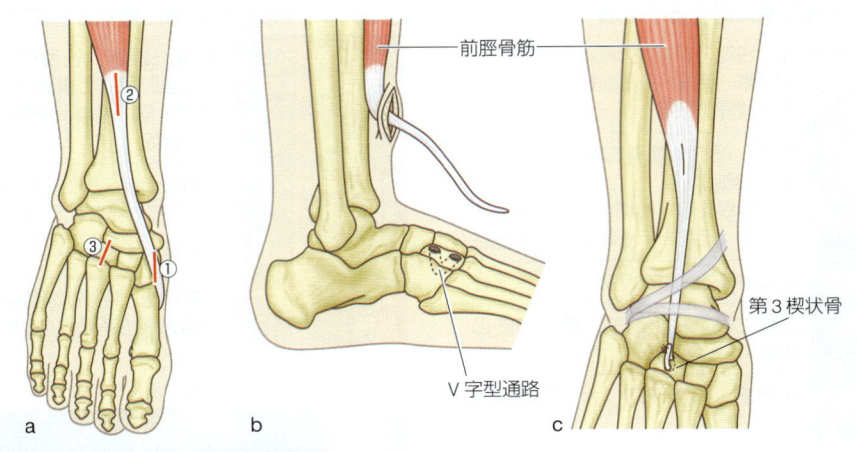

前脛骨筋

V字型通路

第3楔状骨

a　　　　b　　　　c

図 25-6　前脛骨筋の外側移行術
a. 赤線は皮切の位置を示す．
b. 皮切 ① の部位で切離した前脛骨筋腱を，皮切 ② からいったん引き出す．皮切 ③ を加えて，第三楔状骨に V 字型の骨孔を作成する．
c. 前脛骨筋腱を皮切 B から皮下の伸筋支帯の深層をくぐらせ，第三楔状骨に作成した骨孔に移行腱を通して同骨に理没させる．

症状

　中年以降で発症する．四肢の筋力低下や構音障害が初発症状であることが多い．一側上肢の手内在筋または肩甲帯の筋萎縮，筋力低下から始まり，次第に反対側の上肢，両下肢に筋力低下，筋萎縮が進行し，呼吸筋麻痺，球麻痺症状を伴う．深部腱反射 deep tendon reflex（DTR）は亢進，Babinski（バビンスキー）反射は陽性のことが多い．筋萎縮が体幹に出現した場合には首下がり症状や傍脊柱筋の筋力低下をきたす．感覚障害，外眼筋麻痺，膀胱直腸障害，褥瘡は末期まで生じない．線維束性収縮 fasciculation を四肢，体幹，顔面，舌などの随意筋に認める．症状は常に進行性で，胃瘻による栄養・吸収の管理や，非侵襲的陽圧換気あるいは気管切開による人工呼吸器装着を行わない場合は，3〜5 年で死亡する例が多い．

診断

　下位運動ニューロン症状（筋力低下，球麻痺，筋萎縮，線維束性収縮）と上位運動ニューロン症状（病的反射陽性，深部腱反射亢進，仮性球麻痺，痙縮 spasticity）が徐々に進行する臨床所見とともに，電気生理学的，神経画像的に他の疾患が否定されることで確定する．本疾患は筋電図で神経原性変化を舌を含む全身性に認めるのが特徴である．筋病理では特徴的な所見が知られている（図 25-7）．

治療

　決定的なものはない．ただし，神経細胞に対する興奮毒性を有すると推定されるグルタミン酸遊離を抑制するリルゾールや，病態を修飾するフリーラジカルからの神経細胞保護を期待するラジカルスカベンジャーは病勢進展の抑制効果が示されている．また薬物治療以外にも廃用性筋力低下の予防，関節可動域の維持に努め，身体障害者手帳を申請し，障害に応じて自助具や装具，車椅子を入手して ADL 遂行能力の維持を図る．さらに，パソコン練習を手助けし発症が予想される発語障害に対して準備をする．末期では，身体のわずかな動きを利用して電化製品やパソコンのコントロールが可能となる環境制御装置や意思伝達装置などを導入する．

> **NOTE　筋萎縮性側索硬化症（ALS）の鑑別**
>
> 　頚椎症性脊髄症との鑑別診断として本症は重要である．顔面，舌の線維束性収縮，構音障害などがあれば ALS の存在が疑われる．頚椎症性脊髄症では筋力低下や感覚障害が上肢に症状が限局し，脳神経障害は伴わないことなどが鑑別の参考になる．

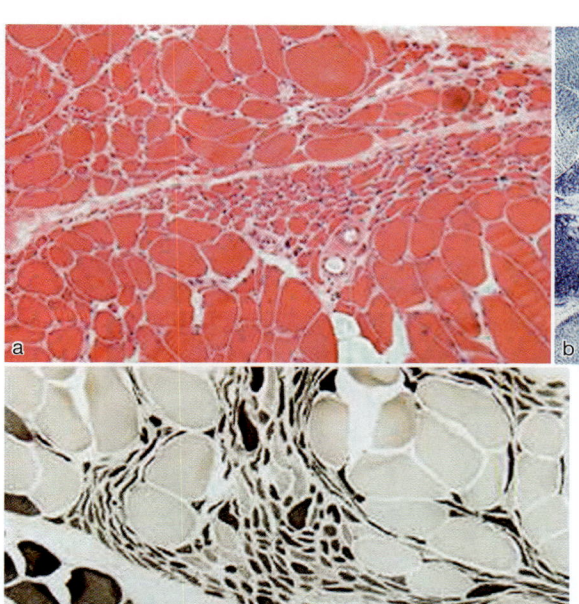

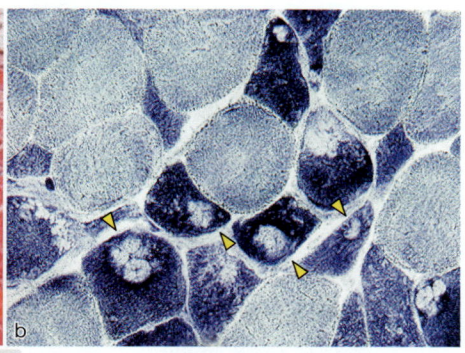

図 25-7　筋萎縮性側索硬化症の筋生検所見
a. 小群萎縮（small group atrophy，HE 染色，×100）.
b. 細胞内構築異常〔targetoid 線維（矢頭），NADH-TR 染色，×200〕.
c. 筋線維タイプ群化（fiber type grouping，ATPase 染色，×200）.

B 脊髄性進行性筋萎縮症
spinal progressive muscular atrophy(SPMA)

概念

脊髄前角細胞の変性により随意筋が左右対称に萎縮，筋力低下を示す常染色体劣性遺伝性の疾患である．発症時期と症状の程度により，新生児期に発症するⅠ型〔Werdnig-Hoffmann（ヴェルドニッヒ-ホフマン）病〕，乳児期に発症するⅡ型（中間型），幼児期から思春期に発症するⅢ型〔Kugelberg-Welander（クーゲルベルク-ヴェランデル）病〕に分類されている．第5染色体長腕（5q11.2-13.3領域）に存在する2つの原因候補遺伝子（SMN，NAIP）が同定された．

症状

Ⅰ型は最も重症である．新生児期にフロッピーインファントの症状で発症し，摂食障害，呼吸障害が強く，坐位が獲得できずに10歳までに90%以上が死亡する．

Ⅱ型は生後6カ月以後に発症し，坐位保持は可能で思春期以降まで生存する．

Ⅲ型は幼児期から青年期に近位筋の萎縮，筋力低下で発症し，遠位筋に症状が拡大する．歩行障害は緩徐に進行する．肢帯型筋ジストロフィーと

の鑑別が必要である．

治療

呼吸管理，経管栄養など全身管理のもとに積極的に発達を促し，変形拘縮への治療，車椅子などのリハビリテーション機器の導入を図ると社会生活が可能である．

4 神経変性疾患
nerve degenerative disease

神経細胞が系統的に変性・障害され，脱落する進行性疾患である．前項の運動ニューロン疾患も広義には，本項と同じ神経変性疾患に含まれるが，運動ニューロン選択性の特徴から本章では独立して記載した．

A Parkinson（パーキンソン）病

概念

黒質・線条体における神経細胞（ドーパミン作動性ニューロン）の機能異常と脱落による錐体外路徴候が主症状の疾患である．中高年で発症し，一側上肢の4〜7 Hzの規則的リズムをもつ安静時振戦（resting tremor）や歩行障害を特徴とする．振戦，無動，固縮，姿勢保持反射障害が代表

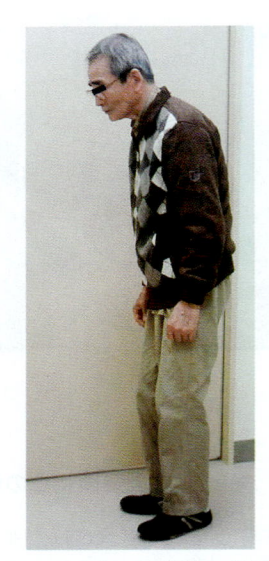

図25-8　Parkinson 病に特徴的な前傾姿勢
背部から頚部にかけての前傾と肘・膝の軽度屈曲が特徴的な姿勢である.

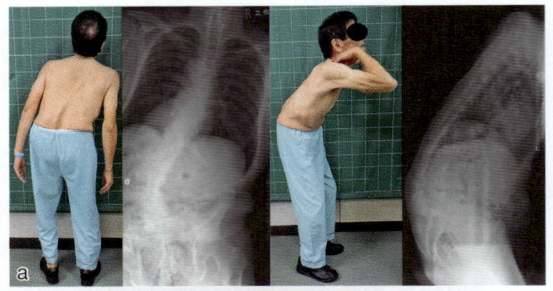
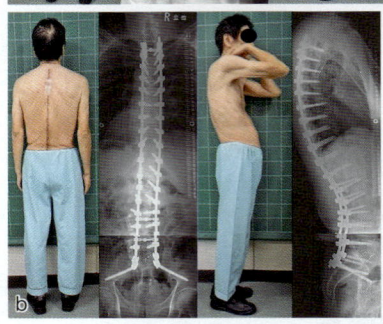

図25-9　Parkinson 病による高度な脊柱後側弯変形に対する矯正術
a. 立位保持と歩行は独力では困難である.
b. 1回目の手術で第2・3腰椎間, 第3・4腰椎間, 第4・5腰椎間の斜側方椎体間固定術を行い, 二期的手術で Ponte 骨切り術と後方進入椎体間固定術を併用した第3胸椎から腸骨までの後方矯正固定術を施行した. これらにより立位バランスと歩行機能は改善している.

的な症状である. 脳血管障害やフェノチアジン系の抗精神病薬服用などによる二次性パーキンソニズムとの鑑別が重要であり, 問診時は内服薬歴の聴取が重要である.

症状

日常生活で無表情となり（仮面様顔貌）, 動作が遅く乏しくなる. 安静時振戦, 筋固縮, 前傾前屈姿勢となり, 立ち直り反射やバランス反応が障害される. 歩行は歩幅が狭く, 速度が遅く, すくみ足や突進現象などにより不安定となり, 転倒しやすくなる（**図25-8**）. 起立性低血圧, 末梢循環障害, 便秘, 頻尿, 排尿開始時間の遅延などの自律神経症状ならびに抑うつ, 精神や思考の緩慢などの精神症状も伴う. 重症度評価には Hoehn-Yahr（ホーン-ヤール）の分類が, 精神や運動, ADL, 治療の合併症などの多面的機能評価には unified Parkinson disease rating scale（UPDRS）が用いられる.

治療

ドーパミン前駆体（L-ドーパ）, アセチルコリン受容体遮断薬, ドーパミン放出促進薬（アマンタジン塩酸塩）, ドーパミン受容体刺激薬, ノルアドレナリン前駆体, モノアミン酸化酵素阻害薬（MAO-B）, カテコール-O-メチル基転移酵素阻害薬（COMT-B）などの薬物療法が主体である. 長期にわたる薬物療法により治療抵抗性やオン・

オフ症状を示す例, あるいはジスキネジアが目立つ例では, 定位脳手術による脳深部刺激療法が行われることがある. また, 歩行障害に対する運動訓練や音楽療法などのリハビリテーションが行われる. なお, 不眠, うつ症状, 認知障害や幻覚などの精神症状や便秘, 血圧変動などの自律神経症状に対しても薬物療法や支持的作業療法が試みられる.

本症では胸椎から腰椎にかけての後側弯変形による姿勢異常がみられることがある. コルセットを装用しても腰痛が耐えがたい場合, あるいは歩行器や杖なしでは歩けない場合は, 脊柱変形矯正術が考慮される. 上位胸椎から骨盤までの長い後方固定により冠状面および矢状面の脊柱バランスを矯正する. 手術により, 立位姿勢の改善, 杖なしでの独力歩行, 逆流性食道炎の症状改善などが得られる（**図25-9**）.

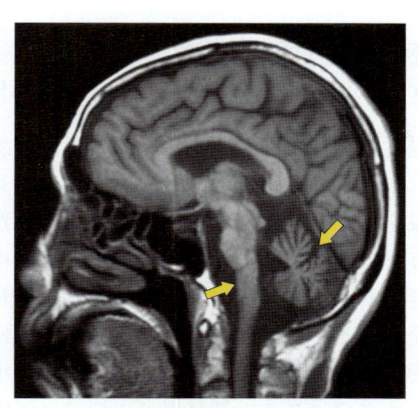

図 25-10　脊髄小脳変性症の MRI T1 強調矢状断像
脳幹および小脳半球の萎縮(矢印)を認める.

B 脊髄小脳変性症
spinocerebellar degeneration(SCD)

概念

　小脳への入出力線維が系統的に変性し,脳幹や小脳の萎縮(図 25-10)をきたす疾患群の総称である.進行は緩徐で,運動失調や構音障害が進行するとともに,自律神経症状(発汗異常,起立性低血圧,膀胱直腸障害)を伴う.症例によっては痙性対麻痺や錐体路,錐体外路症状を伴う.孤発例と遺伝性の例があり,遺伝性のいくつかについては原因遺伝子が同定され,そのなかで優性遺伝形式をとる脊髄小脳変性症は SCA1〜17 や DRPLA(歯状核赤核淡蒼球ルイ体萎縮症)に分類される.わが国では SCA3〔Machado-Joseph(マチャド-ジョセフ)病〕や SCA6, DRPLA の発生頻度が高い.

症状

　各疾患に共通する運動失調徴候は,四肢の測定異常 dysmetria,共同運動障害 dyssynergia,変換運動困難 diadochokinesis,運動の分解 de-

> **NOTE　末梢神経障害をきたす疾患について**
>
> 　本文に記載した以外にも血管炎に伴う神経障害, IgM gammopathy や Sjögren(シェーグレン)症候群に伴う神経障害,アルコール性あるいは代謝性神経障害(ビタミン B₁ 欠乏),アミロイドーシスに伴う末梢神経障害,薬剤性末梢神経障害などが挙げられる.しびれ以外にも易疲労感や原因不明の振戦を主訴とする場合は,末梢神経障害の可能性を念頭に置くことが重要である.

composition,筋緊張低下 hypotonia である.失調性の歩行障害(酩酊歩行),構音障害(断綴性言語),書字の能力低下,嚥下障害,膀胱直腸障害は徐々に進行し,日常生活における歩行,入浴,排泄などの動作障害は早期から現れる.予後に症状により様々であるが,平均 10 年の経過で心不全,呼吸不全,感染症などにより死亡する.

治療

　根本的な治療法はない.甲状腺刺激ホルモン放出ホルモン(TRH)が失調性歩行障害の軽減に有効とされる.日常生活動作を維持するためのリハビリテーションや膀胱直腸障害に対する治療も併用される.症状が進行すると四肢は屈曲拘縮して経口摂取が困難となるため胃瘻造設が必要になることがある.起立性低血圧に対しては,昇圧薬の投与と下半身への弾性包帯,サポーターが用いられる.重錘負荷による固有感覚入力強化,サポーターのような緊縛帯を上肢または下肢に装着することにより動作は安定する.協調性トレーニング,等尺性筋力増強訓練,心肺フィットネス向上を目指す有酸素運動などが行われる.

5 脱髄疾患
demyelinating disease

　中枢神経系の髄鞘が一次性に障害される疾患で,多発性硬化症が最も頻度が高い.

A 多発性硬化症
multiple sclerosis(MS)

概念

　脳,脊髄,視神経などの中枢神経に多巣性の脱髄巣(プラーク)が生じ(空間的多発),それに伴う神経症状が寛解と再発を繰り返す(時間的多発)自己免疫性疾患である(図 25-11).発症は中年女性に多い.重度の視神経炎と脊髄の長い範囲に及ぶ脱髄病変を特徴とする型は Devic(デビック)病とされていたが,この疾患の特異的マーカーとしてアクアポリン 4 抗体の存在が判明した.そのため Devic 病は neuromyelitis optica(NMO)として,本症とは別の病態機序による疾患として認識されており,治療方針も異なっている.

症状

　眼球運動障害,運動麻痺,腱反射亢進,感覚異

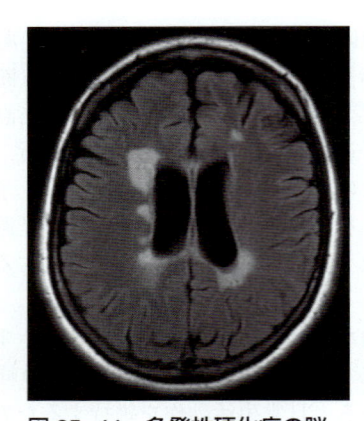

図25-11　多発性硬化症の脳 MRI FLAIR像
側脳室周囲に散在する脱髄巣（プラーク）がみられる．

常，運動失調，膀胱直腸障害，精神症状などプラークをきたした部位により様々な臨床像を呈する．運動障害は一肢または複数肢の麻痺で対麻痺が多い．頚髄病変の場合，頚椎前屈による下行性の電撃痛〔Lhermitte（レルミット）徴候〕や有痛性強直性痙攣 painful tonic seizure がみられる．

診断

国際的には2010年に改訂されたMcDonald（マクドナルド）の診断基準が用いられている．これは臨床症状，MRI，髄液所見（オリゴクローナルバンド，IgGインデックス）による基準である．造影MRIによる活動性プラークの検出により過去のプラークの存在と合わせて臨床的再発を待たずに診断が可能である．

自然経過は，再発寛解を繰り返す再発寛解型，発症当初から慢性進行性の経過をたどる一次性進行型に大別される．再発寛解型の約半数は発症後15〜20年の経過で再発がなくても次第に障害が進行するようになり二次性進行型となる．

治療

急性増悪期には副腎皮質ステロイドが有効である．最近は再発予防にインターフェロンやフィンゴリモド塩酸塩による治療が行われる．歩行能力は筋力低下，痙性，失調により低下する．脊髄損傷患者のリハビリテーションプログラムに準じた運動療法が行われるが，易疲労性（特に高温環境で疲労が著しい）があるので注意が必要である．

B 急性散在性脳脊髄炎
acute disseminated encephalomyelitis（ADEM）

多発性硬化症と同じく中枢神経の脱髄疾患であるが，単相性の経過をとり多発性硬化症より広範な病巣を呈する．遅延型アレルギーの機序が病態に関与するとされる．小児のワクチン接種やウイルス感染の3〜14日後に急性に頭痛，発熱，嘔吐で発症する．意識障害，項部硬直，対麻痺，四肢麻痺，膀胱直腸障害などの脊髄障害に，小脳失調，ミオクローヌス，神経根，末梢神経障害を伴う．嗜眠状態や昏睡状態に陥る場合は予後不良である．治療には副腎皮質ステロイドが使用される．

B　末梢神経障害
peripheral neuropathy

末梢神経あるいは神経根に病変を有する疾患の総称である．発症様式（急性，亜急性，慢性），主症状（運動麻痺，感覚障害，自律神経障害），病因（遺伝性，感染性，中毒性，代謝性，機械的）により分類される．病理学的に軸索変性型，節性脱髄型，神経細胞障害型，間質性，血管障害性に分類される．障害の分布により単神経障害，多発性単神経障害，多発性神経障害に分類される．

1 単神経障害
mononeuropathy

1本の末梢神経のみ障害され，その支配領域の

NOTE　糖尿病に伴う末梢神経障害

糖尿病では様々な障害分布をとる末梢神経障害を呈する．動眼神経・顔面神経麻痺，手根管症候群などが多発する多発性単神経障害タイプや，手袋・靴下状の異常感覚を示すタイプ，深部感覚の低下による失調性歩行がみられるタイプ，自律神経障害が主体のタイプなどがある．そのなかでも感覚優位の多発性神経障害は頻度が高い．これは小血管の動脈硬化性病変に起因する虚血性の軸索障害が特徴である．発症初期からアキレス腱反射は消失し，遠位部優位，左右対称性の感覚障害を緩徐進行性に認める．運動障害は進行期に出現する．治療は血糖コントロールが重要である．また痛みに対する対症治療，患部を外傷から保護することも大切である．

表 25-5　Charcot-Marie-Tooth（CMT）病の分類

	遺伝形式	臨床像	神経伝導速度	神経生検の病理像	変異遺伝子
CMT1	常染色体優性	典型的な CMT の臨床像（逆シャンペンボトル型筋萎縮，鶏歩）	遅延	高度の onion bulb，脱髄	PMP22 重複（CMT1A） MPZ（CMT1B） PMP22 点変異 EGR2 SIMPLE／LITAF NEFL
CMT2	常染色体優性または劣性	臨床像は CMT1 に類似	軽度遅延	軸索変性	MFN2 MPZ NEFL HSPB1 HSPB8 など
CMTX	伴性劣性または優性	CMTX1 は男性のみ発症	軽度遅延	軸索の脱落と脱髄，onion bulb	GJB1／Cx32（CMTX1） PRPS1

PMP22：peripheral protein myelin 22，MPZ：myelin protein zero

筋力低下，感覚鈍麻による症状が現れる．末梢神経に対する機械的圧迫（絞扼），外傷，感染，膠原病に伴う血管炎，血栓症，中毒，代謝性疾患などでみられる．糖尿病性眼筋麻痺もこれに含まれる．

A 絞扼性神経障害
entrapment neuropathy

特定の末梢神経が関節部を通過する際には，靱帯あるいは筋起始部の膜性構造物により形成された線維性あるいは骨性のトンネルを通過する．この部で何らかの原因により神経に慢性の異常刺激が加わった場合に起こる単神経障害を絞扼性神経障害とよぶ（→699 頁も参照）．

保存療法が無効な場合は，手術により絞扼部を開放することで神経麻痺は軽快する．

2 多発性単神経障害
mononeuropathy multiplex

複数の個別の神経に単神経障害が生じたものである．血管炎，サルコイドーシス，糖尿病，動脈硬化などにより発症する．

3 多発性神経障害
polyneuropathy

末梢神経の支配領域に限局しない障害分布を示す神経障害を総称したものである．多くは四肢の左右対称性の分布で，遠位優位に障害を示す．遺伝性，中毒性，代謝性，免疫性のほか傍腫瘍症候群などの全身性疾患に合併する．

A 遺伝性ポリニューロパシー
hereditary polyneuropathy

遺伝的に末梢神経障害をきたす疾患群で，遺伝性運動感覚性障害と遺伝性感覚および自律神経性神経障害とに大別される．

1 ● 遺伝性運動感覚性神経障害 hereditary motor and sensory neuropathy（HMSN）

従来から Charcot-Marie-Tooth（シャルコーマリートゥース）病（CMT）とよばれており，緩徐に進行する左右対称の下肢遠位筋（特に腓骨筋）の萎縮，四肢深部腱反射の低下，消失を特徴とする遺伝性疾患群である．各種遺伝子異常は主に髄鞘構成蛋白質をコードしており，これらの重複，欠失，変異などにより臨床症状は多彩である．遺伝子異常，遺伝形式，末梢神経の病理所見の違いにより分類される．CMT1 では大腿遠位 1/3 から下腿の筋萎縮（逆シャンペンボトル型筋萎縮）が特徴で，立位でより明らかとなる（**表 25-5**）．神経伝導検査では高度の脱髄を示唆する所見がみられる．神経生検でみられる玉ねぎを輪切りにしたような構造（onion bulb）は PMP22 重複（CMT1A）や MPZ 変異（CMT1B）に伴う CMT1 の特徴的な所見である（**図 25-12**）．

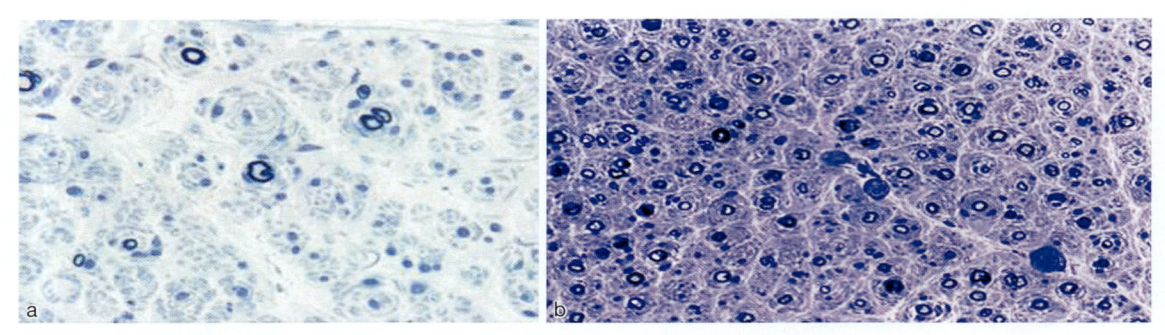

図 25-12　Charcot-Marie-Tooth 病（CMT1A，PMP22 重複）例の神経生検所見
Onion bulb がみられる（a, b ともにエポン包埋トルイジンブルー染色，×400）．

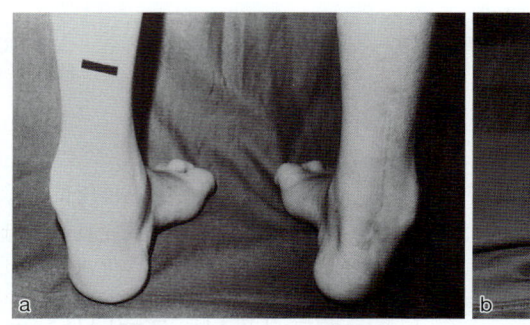 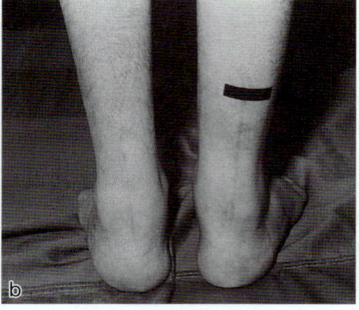

図 25-13　Charcot-Marie-Tooth 病 1 型（CMT1）
a. 術前（11 歳時）：両足内反尖足変形が顕著であった．
b. 術後：三関節固定術，アキレス腱延長術，後脛骨筋腱移行術を施行後 10 年．両足変
　形の矯正が維持され社会復帰している．
（新生病院名誉院長　橋爪長三氏より提供）

治療

　若年者の重度足部変形に対しては，距骨下関節，距舟関節，踵立方関節を固定する三関節固定術の適応がある（図 25-13）．また，上肢の機能障害に対しても多数腱移行術による再建で ADL の改善が得られることがある．

2 ● 遺伝性感覚および自律神経障害 hereditary sensory and autonomic neuropathy（HSAN）

　末梢神経の無髄線維（C 線維）あるいは有髄小径線維（Aδ 線維）が障害され，四肢の感覚・痛覚障害をきたす遺伝性疾患である．骨髄炎，手指や足底の潰瘍，骨折，脊柱変形などで整形外科的治療を要することがある．原因遺伝子により HSAN I～V の 5 型に分類されている．HSAN I のみが常染色体優性遺伝で，そのほかは常染色体劣性遺伝である．多くを占める HSAN I は *SPTLC1* 遺伝子が原因遺伝子であり，初発症状は下肢・足底の潰瘍や熱傷で無痛性である．外傷は蜂巣炎（蜂窩織炎），骨髄炎に移行しやすく，足趾の切断を余儀なくされる．敗血症での死亡例が多い．脊髄後根神経節の高度神経脱落が特徴である．

B Guillain-Barré（ギラン-バレー）症候群

　胃腸炎や感冒症状をはじめとする先行感染後 1～3 週間ほどで発症する筋力低下を特徴とする．進行は急性で，増悪期から極期を経て寛解の経過をとる単相性の経過を示す．四肢および呼吸筋や顔面筋の筋力低下を主徴とする．自己免疫性の病態機序が関与し，急性炎症性脱髄性多発神経障害 acute inflammatory demyelinating polyradiculoneuropathy（AIDP）と acute motor axonal neuropathy（AMAN）に分類される．不整脈や血圧変動などの自律神経障害を伴うこともある．AMAN では *Campylobacter jejuni* をはじめとする先行感染を伴う例では，病原体の膜構成成分と抗原共通

性を共有する末梢神経の糖脂質構造を標的とする自己抗体（抗ガングリオシド抗体）が知られており，これに引き続く補体介在性の病態が推測されている.

症状

多くは上気道炎や下痢などの先行感染後の約1～3週間くらいで筋力低下で発症する．神経症状の発現は急性で，4週間以内に症状が完成する．初期に手指・足先の異常感覚を訴える例が多く，同時に進行性の筋力低下を認める．呼吸筋，顔面筋，嚥下筋が障害されることも多い．手袋・靴下型の表在感覚低下，深部感覚低下が認められることがあるが軽度である．多彩な自律神経障害も伴い，重度の不整脈などで死亡することもある．数週で麻痺はピークに達し，呼吸筋障害で人工呼吸器による管理が必要になる例もあるが，通常は数カ月で回復する．しかし海外の報告では死亡例が約5％あり，15％に歩行障害が残るとされる.

治療

治療には急性期の免疫グロブリン静注（IVIg）療法，血液浄化療法の有効性が確立されている．運動麻痺がみられる間には全身管理，合併症の予防に努め，回復期には関節可動域訓練，筋力増強訓練，動作訓練を行うとともに，装具，自助具を利用して ADL の早期自立を図る．また，遺残した運動麻痺による四肢機能障害や関節変形に対しては腱移行術，関節固定術が有効な場合がある（図25-14）.

C 慢性炎症性脱髄性多発根ニューロパシー
chronic inflammatory demyelinating polyradiculoneuropathy（CIDP）

慢性に進行する運動・感覚障害を呈する脱髄性の多発性神経障害である.

症状

2カ月以上にわたって進行する運動感覚障害が特徴であり，再発寛解型や慢性進行型が半数を占める.

診断

四肢対称性かつ近位遠位筋群の脱力やしびれ感をきたす典型例や，四肢遠位優位の感覚障害をきたす例，非対称性で局所性の障害をきたす例など，様々な臨床像をきたしうる．これらの臨床所見に加えて，末梢神経伝導検査による脱髄所見や，脳

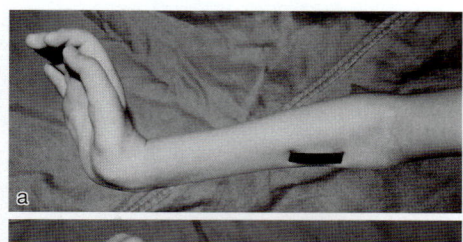
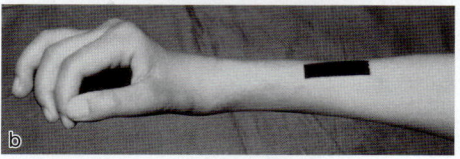

図 25-14　Guillain-Barré 症候群
a. 術前（9歳）：高位正中・尺骨神経麻痺のためつまみ動作が不可能であった.
b. 術後：多数腱移行術によりつまみ動作が可能となっている.

（新生病院名誉院長　橋爪長三氏より提供）

脊髄液における脳脊髄液中に蛋白が増加するが細胞の増加は認めない現象（蛋白細胞解離）が診断の参考になる．診断基準は米国神経学会基準やヨーロッパ神経学会連合・末梢神経学会（EFNS/PNS）基準が用いられる.

治療

Guillain-Barré 症候群で有効とされる IVIg，血液浄化療法以外に副腎皮質ステロイドの有効性が確立している.

C 筋疾患
myopathy

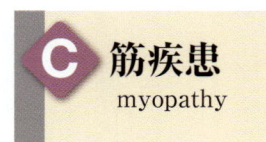

筋疾患（ミオパシー）とは，筋そのものの異常による筋力低下や筋萎縮を生じる疾患の総称である．多くの場合，近位筋優位の筋力低下を示す．筋疾患は筋萎縮，筋力低下，関節拘縮，変形などを生じ，運動障害や発達障害の原因となるため，整形外科手術やリハビリテーション治療を要する場合がある.

診断には筋力低下，筋萎縮などの臨床所見のほかに，筋電図，生化学的検査，筋生検所見などを参考にする．筋疾患の多くは，筋電図において筋原性変化（低振幅 low amplitude，短持続電位 short duration，多相性パターン polyphasic pattern）を示し，生化学的検査で筋逸脱酵素〔クレアチンキナーゼ（CK），アルドラーゼ，乳酸脱

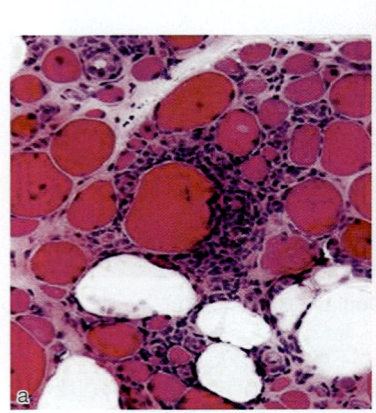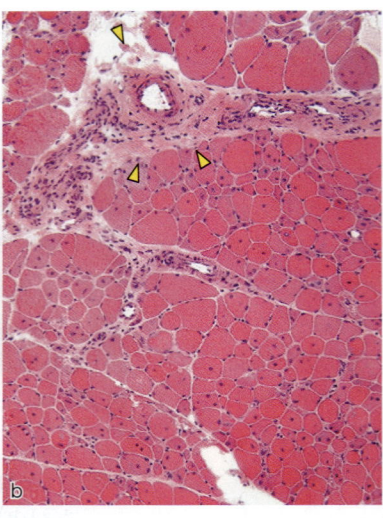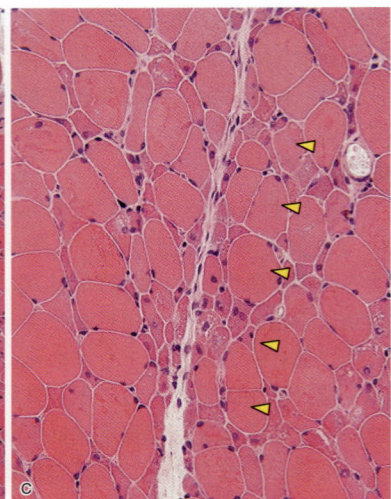

図 25-15　多発筋炎の筋生検所見（HE 染色）
a. 多発筋炎．筋線維間の高度の細胞浸潤がみられる（×400）．
b. 皮膚筋炎．小血管周囲の細胞浸潤がみられる（矢頭，×40）．
c. 皮膚筋炎．筋束周囲の筋線維小径化がみられる（矢頭，×40）．

水素酵素（LDH）など〕が上昇する．筋生検において は，筋線維の大小不同，壊死線維，再生像，細胞浸潤などの所見を認める．筋疾患は多発筋炎/皮膚筋炎，筋ジストロフィー，周期性四肢麻痺，先天性ミオパシー，筋無力症候群，代謝性ミオパシーなどに大別される．

1 炎症性筋疾患

A 多発筋炎/皮膚筋炎
polymyositis / dermatomyositis（PM / DM）

概念

従来は多発筋炎と皮膚筋炎との差異は皮膚症状の有無で区別されてきたが，近年になって臨床症状と筋生検による病理・免疫組織学的な特徴を加味した Dalakas らの診断基準（2003 年）が提言され，厳密には別々の病態背景を有すると考えられている．

症状

多くは中年女性に発症する．四肢近位の筋力低下や筋把握痛が左右対称性に数週～数カ月の単位で進行するとともに，Raynaud（レイノー）現象，関節痛などを伴う．重篤な例では嚥下困難や，肺線維症の合併に伴う呼吸不全を生じる．他の自己免疫疾患（強皮症，全身性エリテマトーデス，関節リウマチ，混合性結合組織病など）や，悪性腫瘍を合併することがある．

皮膚筋炎では上述の症状に加え，皮膚症状である Gottron（ゴットロン）徴候（手・指関節背側の紅斑または丘疹）やヘリオトロープ疹（眼瞼部の浮腫，発赤），四肢伸側の紅斑を伴う．

診断

血清 CK などの筋原性酵素の上昇，CRP，赤沈値が亢進する．抗 Jo-1 抗体は皮膚筋炎に特異性の高い抗体である．針筋電図上で筋原性変化（低振幅，短持続電位，多相性パターンがみられる．悪性腫瘍の合併が病態に関連することから，定期的な全身検索も必要である．筋生検では，散在性の壊死や再生線維や筋線維間の炎症細胞浸潤（多発性筋炎），小血管周囲の細胞浸潤と筋束周囲の筋線維小径化（皮膚筋炎）がみられる（**図 25-15**）．

B 封入体筋炎
inclusion body myositis（IBM）

高齢男性に好発する．筋萎縮や筋力低下は前腕および大腿前面に分布し，緩徐に進行する．血清 CK 値は高値を示すが，多発筋炎/皮膚筋炎に比べると目立たない．発症後 10 年以上の経過で重度の下肢筋力低下と嚥下障害が出現する．

表 25-6　代表的な筋ジストロフィーの遺伝子型

	Duchenne 型（DMD）	Becker 型（BMD）	福山型（FCMD）	肢帯型（LGMD）
遺伝	X 染色体劣性	X 染色体劣性	常染色体劣性	常染色体劣性，常染色体優性
遺伝子座	Xp21.2	Xp21.2	9q31	10 以上あり
遺伝子産物	dystrophin	dystrophin	fukutin	10 以上あり

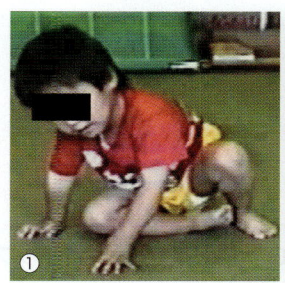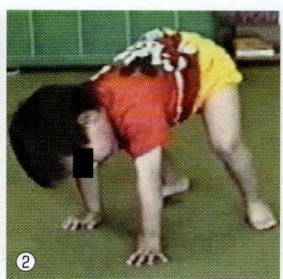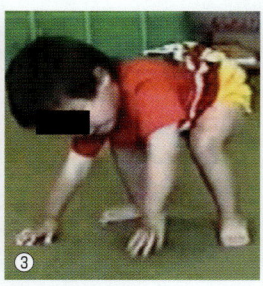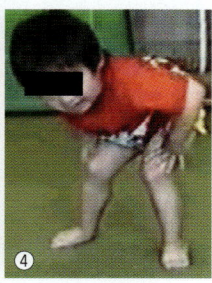

図 25-16　Duchenne 型筋ジストロフィーの Gowers 徴候（登攀性起立）
①〜④ の順に立ち上がる.（信濃医療福祉センター所長　朝貝芳美氏より提供）

2 ● 先天性筋疾患

　全身の萎縮とそれに伴う筋力低下を特徴とし，筋生検で共通のジストロフィー変化（筋線維の大小不同，変性と再生像，結合織や脂肪への置換など）を認める遺伝性疾患である.

　主な筋ジストロフィーを表 25-6 にまとめる.

A 進行性筋ジストロフィー
progressive muscular dystrophy（PMD）

1 ● Duchenne（デュシェンヌ）/Becker（ベッカー）筋ジストロフィー Duchenne/Becker muscular dystrophy（DMD/BMD）

概念

　DMD は筋ジストロフィーのなかでも最も頻度が高い. 男児 3,500 人に 1 人の割合で発症し，有病率は人口 10 万人当たり 2〜3 人である. DMD と BMD はともに筋肉の細胞膜を形成するジストロフィン dystrophin 蛋白質を作るジストロフィン遺伝子の異常によって引き起こされる. Duchenne 型においてジストロフィンは完全に欠損するのに対し，Becker 型は長さと量が変化しても存在するという点が異なる. この遺伝子は X 染色体短腕（Xp21.2）にある. 両者とも X 染色体劣性の遺伝形式をとるが，1/3 は突然変異により発症する. Becker 型の発症率は Duchenne 型の

およそ 1/5 である. 臨床的には DMD と BMD の臨床像，経過，予後は異なっている.

症状

　DMD では乳幼児期の運動発達は遅れる. 処女歩行の遅れ，歩き方が不格好，よく転ぶ，ジャンプができないなどの訴えにより，1 歳半〜3 歳頃までに異常に気づく. 下腿三頭筋の仮性肥大，登攀性起立〔Gowers（ガワーズ）徴候，図 25-16〕動揺歩行 swaying gait（あひる歩行 waddling gait）が特徴的である. 筋力低下は骨盤帯筋，大腿近位の筋より始まり遠位へと進行する. 歩行機能は 4〜5 歳でピークに達し，以後は筋力低下の進行に関節拘縮・変形が加わり，経年的に低下する. 10〜12 歳に歩行困難となり，四つ這い，ずり這い移動の過程を経て移動不能となる. 疾病の進行に伴う運動・動作能力の変化は機能障害度により分類されている（表 25-7）. 股関節，膝関節，足関節の拘縮，脊柱側弯などが生じ運動機能低下を促進させる. 栄養失調，呼吸器感染，肺梗塞などの合併症と心筋障害による心不全，呼吸筋変性，脊柱側弯による呼吸不全などが原因となり，20 歳前後に死亡することが多い. 近年は呼吸不全に対する鼻マスク陽圧換気や，心不全や感染症の対策により平均寿命は延びる傾向にある.

　BMD は DMD より遅く，学童期から成人に発症する. 症状は DMD と類似するが程度は軽く

25
神経疾患，筋疾患

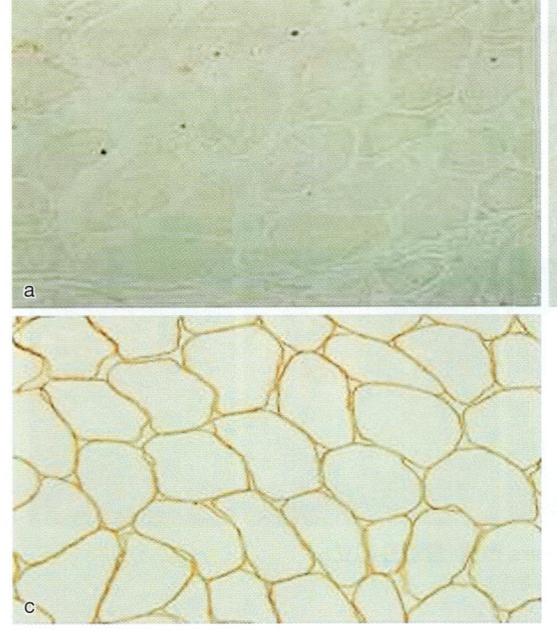

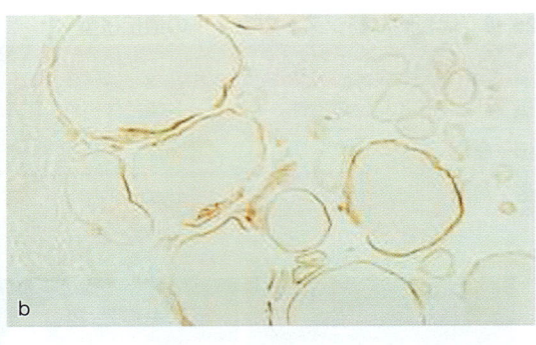

図 25-17　筋ジストロフィーの筋生検所見（ジストロフィン染色）

a. Duchenne 型（×400）.
b. Becker 型（×400）.
c. 正常コントロール（×400）.

表 25-7　Duchenne 型筋ジストロフィーの機能障害度分類（厚生省筋萎縮症研究班）

stage Ⅰ	階段昇降可能	歩行可能
a	手の介助なし	
b	手の膝押さえが必要	
stage Ⅱ	階段昇降可能	
a	片手てすりが必要	
b	片手てすりと膝押さえが必要	
c	両手てすりが必要	
stage Ⅲ	椅子から起立可能	
stage Ⅳ	歩行可能	
a	独歩 5 m 以上可能	
b	独歩できないがものにつかまり 5 m 以上歩行可能	
	i)歩行器，ii)手すり，iii)手びき	
stage Ⅴ	四つ這いは可能	歩行不能
stage Ⅵ	ずり這いは可能	
stage Ⅶ	坐位保持可能	
stage Ⅷ	坐位保持不可能	

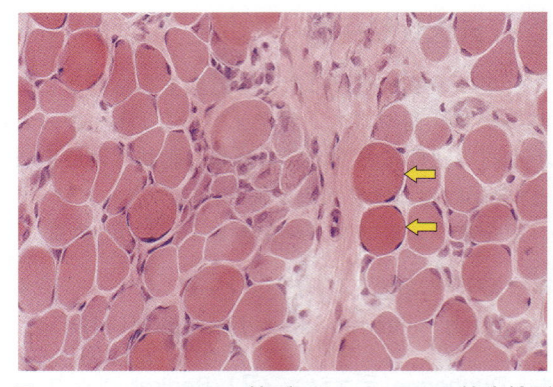

図 25-18　Duchenne 筋ジストロフィーの筋生検所見（HE 染色）（岩谷 原図）

1 歳 2 カ月男児．筋ジストロフィーの特徴である多数の再生線維，中心核，筋線維の大小不同，結合組織の増生がみられる．矢印は opaque fiber（硝子様線維）.

進行も遅い．歩行不能になるのは 20 歳以降であり生命予後は比較的良好である.

診断

　筋線維の変性・壊死を反映する血清 CK，ミオグロブリン，アルドラーゼ，AST，LDH などの中等度～高度上昇，試験紙法による尿潜血の偽陽性（ミオグロビン尿）が特徴である．また針筋電図上では筋原性所見がみられる．筋生検では筋線維の変性・壊死，大小不同像，再生筋線維，結合織や脂肪置換がみられ，抗ジストロフィン抗体による免疫組織化学染色では筋膜が全く染色されない（Duchenne 型），または不連続に染色（Becker 型）される特徴的な所見が認められる（図 25-17，18）．近年はジストロフィンに含まれる 79 エキソンにおける変異を同時に検出する遺伝子検査法

（multiplex ligation-dependent probe amplification；MLPA 法）が開発され，診断に応用されている．

治療

筋変性をコントロールできる根本的治療法はない．長下肢装具（KAFO）による歩行能力の維持，呼吸管理や心筋症をはじめとする心合併症の管理，側弯症への対策，栄養管理（姿勢管理，胃瘻造設）などが重要である．筋力低下，関節拘縮の進行を防ぐためのリハビリテーション，在宅・施設ケア体制も必要となる．

2 ● 福山型先天性筋ジストロフィー Fukuyama-type congenital muscular dystrophy（FCMD）

概念

生後数カ月以内に筋緊張低下，筋力低下，関節拘縮を示す．近位筋が優位に侵され，中枢神経系の形態異常を伴う．わが国の小児期発症の筋ジストロフィーのなかでは Duchenne 型に次いで多いが，欧米ではほとんど報告例がない．α ジストログリカンの糖鎖修飾にかかわるフクチン fukutin の変異が原因である．

症状

新生児期あるいは乳児期より首のすわり，寝返り，坐位保持などの運動発達遅滞の症状で気づかれる．歩行を獲得するものは稀である．平均寿命は 18 歳と短い．全例に知的発達遅滞，てんかんをみる．網膜異形成，網膜剥離などの眼障害もみられる．

診断

第 9 染色体長腕（9q31）のフクチン遺伝子の異常を判別する．

3 ● 顔面肩甲上腕型筋ジストロフィー facioscapulohumeral muscular dystrophy（FSHD）

5〜20 歳で顔面筋，上肢帯，上腕の筋萎縮と筋力低下を示す．進行は緩徐である．

4 ● 肢帯型筋ジストロフィー limb-girdle muscular dystrophy（LGMD）

腰殿部，時に肩甲帯の筋から発症し，筋萎縮は上肢または下肢筋に進行する．発症年齢は小児期から成人まで，症状の進行速度も軽症から歩行不能までと臨床像が症例により異なる．遺伝形式も常染色体優性と常染色体劣性のものとがある．分子遺伝学の進歩により，本症のなかから 10 以上の遺伝子異常が相次いで報告されている．

●参考文献

1) 朝貝芳美：痙直型脳性麻痺に対する整形外科手術とリハビリテーションのあり方．医学のあゆみ 203：795-800，2002

2) 篠原幸人，小川 彰，鈴木則宏，他（編）：脳卒中治療ガイドライン 2009．協和企画，2009

3) 田崎義昭，斉藤佳雄：ベッドサイドの神経の診かた 改訂 17 版．南山堂，2009

4) 飛松治基：痙性麻痺手に対する手術．脳性麻痺と脳血管障害後片麻痺の手術療法．新 OS NOW 16：135-144，2003

5) 飛松治基：痙性麻痺足の手術療法．脳性麻痺と脳血管障害後片麻痺の手術療法．新 OS NOW 16：152-161，2003

6) 橋爪長三，島野晃雄：Charcot-Marie-Tooth 病の臨床像とその経過-整形外科の立場から．末梢神経 4：39-44，1993

7) 水野美邦：神経内科ハンドブック-鑑別診断と治療 第 4 版．医学書院，2010

第26章 ロコモティブシンドローム

A 背景

超高齢社会を迎えたわが国の平均寿命・健康寿命はともに世界のトップクラスであるが、課題の1つに健康寿命の延伸が挙げられる。高齢者の自立した生活を阻害する最も大きな要因に運動器の障害がある。そこで、日本整形外科学会が、運動器の障害に関する新しい言葉として「ロコモティブシンドローム locomotive syndrome（運動器症候群）」を提唱した。また、その他の運動器に関する新しい言葉として、運動器不安定症、フレイルやサルコペニアなどがある。

1 支援・介護が必要となった原因

支援や介護が必要となった主な原因には、要介護では脳疾患が21.7%と最も多く、認知症21.4%、運動器疾患（関節疾患、骨折・転倒、脊髄損傷）19.9%であり、要支援では運動器疾患37.7%と最も多い（**表26-1**）。総数も運動器疾患が25.0%と最も多くなっている。したがって、予防の観点から要介護や要支援を減らすためには

表26-1 介護が必要となった主な原因（%）

	運動器疾患（関節疾患，骨折・転倒，脊髄損傷）	脳疾患	認知症	高齢による衰弱
要支援	37.7	11.5	3.6	15.4
要介護	19.9	21.7	21.4	12.6
総数	25.0	18.5	15.8	13.4

（厚生労働省：平成25年国民生活基礎調査の概要より一部改変）

（特に要支援）、運動器疾患への対策が重要である。

B 定義

運動器の障害のために移動機能の低下をきたした状態を、ロコモティブシンドローム（以下、ロコモ）という。進行すると日常生活活動の自立性を阻害し、介護が必要になるリスクが高くなったり介護が必要となったりする。

C 概念

運動器の主な構成要素である骨、関節軟骨・椎間板や筋肉・神経が、加齢や疾患などにより障害されると疼痛、筋力低下、関節可動域低下やバランス能力低下をきたす。その代表疾患は、骨粗鬆症、変形性関節症、変形性腰痛症（脊柱管狭窄症など）、サルコペニアや神経疾患である。症候群なので、移動機能が低下している共通の病態を呈した未病の状態から、運動器不安定症などの疾患や介護が必要になる状態までを包括している。予備群を含めると国内で4,700万人にロコモの危険

NOTE

運動器不安定症 musculoskeletal ambulation disability symptom complex（MADS）

定義は、高齢化に伴って運動機能低下をきたす運動器疾患により、バランス能力および移動歩行能力の低下が生じ、閉じこもり、転倒リスクが高まった状態である。診断基準は、運動機能低下をきたす疾患の既往があるか、罹患している者で、日常生活自立度：ランクJまたはAに相当、あるいは、運動機能：開眼片脚起立時間が15秒未満または3m timed up and go testが11秒以上の機能評価基準に該当する者である。

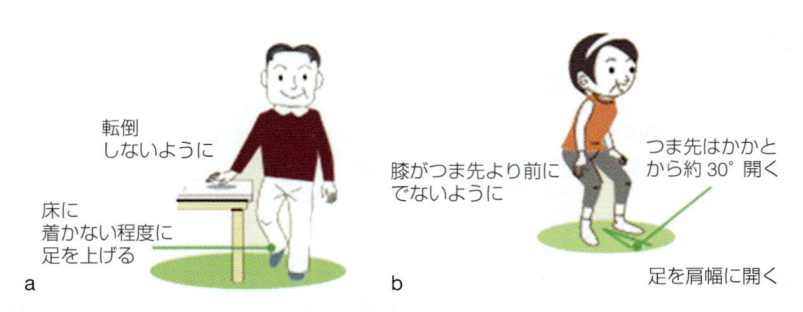

図26-1　ロコモーショントレーニング（ロコトレ）
a. 開眼片脚立ち：開眼のまま片脚立ちを行うことで，筋力やバランス能力が向上する．
b. スクワット：スクワットを行うことで，筋力やバランス能力が向上し，関節痛や背部痛の軽減が期待できる．

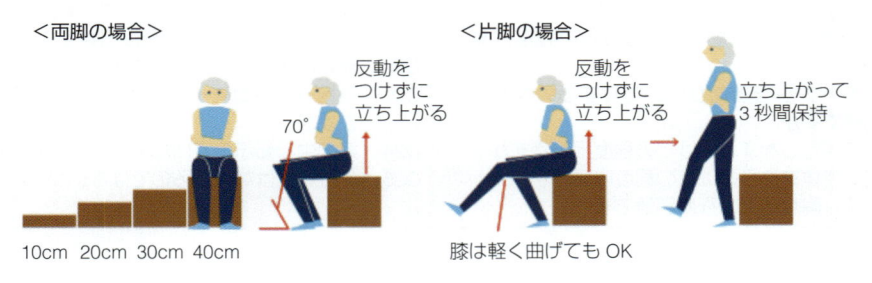

図26-2　立ち上がりテスト

表26-2　ロコチェック Locomotion Check

1) 片脚立ちで靴下がはけない
2) 家の中でつまずいたり滑ったりする
3) 階段を上るのに手すりが必要である
4) 家の中のやや重い仕事（掃除機の使用，布団の上げ下ろしなど）が困難である
5) 2kg程度の買い物（1Lの牛乳パック2個程度）を持ち帰るのが困難である
6) 15分くらい続けて歩けない
7) 横断歩道を青信号で渡りきれない

(2009年10月15日改訂)

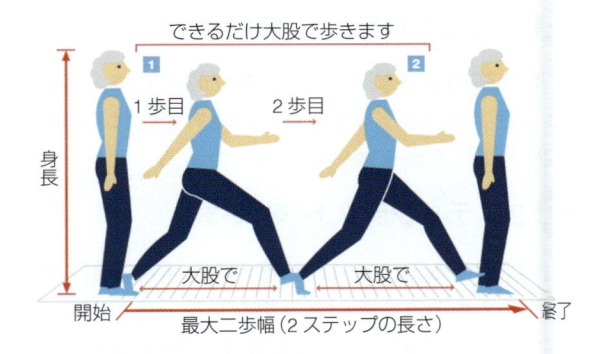

図26-3　2ステップテスト

性があるとされている．

D 評価法

1 ロコチェック（表26-2）

　ロコチェックは，自分でロコモの疑いがあるかを簡単に確認する方法である．表の7つの項目はすべて運動器が衰えているサインであり，1つでも当てはまればロコモの可能性がある．ロコモーショントレーニング（以下，ロコトレ）を指導する

ことで，ロコモを予防し，運動機能の改善を目指す（図26-1）．

2 ロコモ度テスト（図26-2, 3）

　ロコチェックに加え，より広い年齢層でロコモの危険度を評価する方法で，「将来ロコモティブシンドロームになりうる可能性」を判定する方法である（2013年5月発表）．「立ち上がりテスト：下肢筋力判定方法」「2ステップテスト：歩幅判定方法」「ロコモ25：身体状態・生活状況判定方法」の

表 26-3　ロコモ 25

この 1 カ月のからだの痛みなどについてお聞きします.	
Q1	頚・肩・腕・手のどこかに痛み（しびれも含む）がありますか.
Q2	背中・腰・お尻のどこかに痛みがありますか.
Q3	下肢（脚のつけね, 太もも, 膝, ふくらはぎ, すね, 足首, 足）のどこかに痛み（しびれも含む）がありますか.
Q4	ふだんの生活でからだを動かすのはどの程度つらいと感じますか.

この 1 カ月のふだんの生活についてお聞きします.	
Q5	ベッドや寝床から起きたり, 横になったりするのはどの程度困難ですか.
Q6	腰掛けから立ち上がるのはどの程度困難ですか.
Q7	家の中を歩くのはどの程度困難ですか.
Q8	シャツを着たり脱いだりするのはどの程度困難ですか.
Q9	ズボンやパンツを着たり脱いだりするのはどの程度困難ですか.
Q10	トイレで用足しをするのはどの程度困難ですか.
Q11	お風呂で身体を洗うのはどの程度困難ですか.
Q12	階段の昇り降りはどの程度困難ですか.

Q13	急ぎ足で歩くのはどの程度困難ですか.
Q14	外に出かけるとき, 身だしなみを整えるのはどの程度困難ですか.
Q15	休まずにどれくらい歩き続けることができますか（最も近いもの を選んでください）.
Q16	隣・近所に外出するのはどの程度困難ですか.
Q17	2 kg 程度の買い物（1 リットルの牛乳パック 2 個程度）をして持ち帰ることはどの程度困難ですか.
Q18	電車やバスを利用して外出するのはどの程度困難ですか.
Q19	家の軽い仕事（食事の準備や後始末, 簡単なかたづけなど）は, どの程度困難ですか.
Q20	家のやや重い仕事（掃除機の使用, ふとんの上げ下ろしなど）は, どの程度困難ですか.
Q21	スポーツや踊り（ジョギング, 水泳, ゲートボール, ダンスなど）は, どの程度困難ですか.
Q22	親しい人や友人とのおつき合いを控えていますか.
Q23	地域での活動やイベント, 行事への参加を控えていますか.
Q24	家の中で転ぶのではないかと不安ですか.
Q25	先行き歩けなくなるのではないかと不安ですか.

3 つのテストからなる.

Ⓐ 立ち上がりテスト（図 26-2）

下肢筋力を評価することを目的として, 10, 20, 30, 40 cm の高さの台から両脚または片脚で立ち上がれるかを調べるテストである.

Ⓑ 2 ステップテスト（図 26-3）

両脚をそろえて立った状態から, 可能な限りの大股で 2 歩進み, その 2 歩幅を身長で除したものを 2 ステップ値として評価する. 歩行速度や歩行時の歩幅, 下肢筋力と相関があるとされている.

Ⓒ ロコモ 25（表 26-3）

25 項目の質問で日常生活動作の困難さの程度を問う. 運動器障害の早期発見のために作られた調査票である. 各項目を 5 段階の選択肢から回答し, それぞれ 0～4 点までの評点がつく. 25 項目の合計が 0 点で最良の状態, 100 点で最悪の状態と評価される.

Ⓓ 臨床判断値

ロコモ度テストの計測結果から, 各項目における臨床判断値を用い, ロコモの進行状況を「ロコモ度 1」と「ロコモ度 2」と判定する.

ロコモ度 1 は, 移動機能低下が始まっている段階で, ロコモ度 2 は, 生活は自立しているが移動機能の低下が進行している段階と判断する. 程度に応じ, 規則正しい生活習慣を含め, 運動や食事の指導や運動器専門医受診を勧める.

1 ● ロコモ度 1

① 立ち上がりテストでどちらか一側の脚で 40 cm の高さから立つことができない, ② 2 ステップテストの値が 1.3 未満, ③ ロコモ 25 の得点が 7 点以上のうち, どれか 1 つでも該当すれば, ロコモ度 1 と判定する.

2 ● ロコモ度 2

① 立ち上がりテストで両脚で 20 cm の高さから立つことができない, ② 2 ステップテストの値が 1.1 未満, ③ ロコモ 25 の得点が 16 点以上のうち, どれか 1 つでも該当すればロコモ度 2 と判定する.

E 対策

運動器は運動を担う器官であるため，運動器障害・疾患の予防や病期の進行予防・改善がロコモ対策につながる．また，運動器の過度の使用や不規則な生活や習慣により運動器障害が生じることがあるので，ロコモ対策の基本は規則正しい生活習慣を含め，運動や食事の指導である．

1 運動介入

運動介入は，個々の社会背景や身体の特徴にあわせて実施することが重要である．実施に際しては，転倒に注意し関節痛や背部痛が悪化することがないように注意する．また，短期的目標と中長期的目標を設定し，実施することが運動を継続する観点からも必要である．

A ロコモーショントレーニング（→図26-1）

ロコモーショントレーニング（ロコトレ）は，片脚立ちとスクワットが基本である．

B そのほかの運動

基本のロコトレに加え，カーフレイズやフロントランジなどがある．また，腰痛や膝痛など個々の疼痛に応じて強度を調節した体操を指導する．

2 そのほかの対策

ロコモ啓発と予防のための市民公開講座，健康教室，学校などでの講義や講話などがあり，それぞれの地域の特徴に応じ，大学，医療・介護機関，行政，企業や団体・クラブなどと連携し実施することが効果的である．

●参考文献

1) Nakamura K：A "super-aged" society and the "locomotive syndrome". J Orthop Sci 13：1-2, 2008
2) 運動器不安定症の定義と診断基準．日本整形外科学会ホームページ．http://www.joa.or.jp/jp/public/sick/condition/mads.html
3) Yoshimura N, Muraki S, Oka H, et al：Prevalence of knee osteoarthritis, lumbar spondylosis, and osteoporosis in Japanese men and women：the research on osteoarthritis/osteoporosis against disability study. J Bone Miner Metab 27：620-628, 2009
4) ロコモパンフレット．日本整形外科学会ホームページ．http://www.joa.or.jp/jp/public/locomo/
5) ロコモ度テスト．https://locomo-joa.jp/check/test/
6) ロコモ度を判定する「臨床判断値」．日本整形外科学会ホームページ．https://www.joa.or.jp/jp/media/comment/pdf/20150515_locomo_clinical_judgment.pdf
7) Seichi A, Hoshino Y, Doi T, et al：Development of a screening tool for risk of locomotive syndrome in the elderly：the 25-question Geriatric Locomotive Function Scale. J Orthop Sci 17：163-72, 2012

26
ロコモティブシンドローム

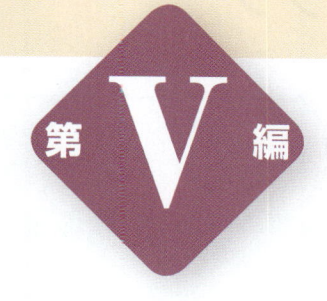

第Ⅴ編

整形外科疾患各論

本編で何を学ぶか

- 各関節，脊椎の各部位に発生する整形外科疾患を学び，部位特異性を理解する．
- それぞれの部位において，正常解剖と機能を学び，各疾患における病態を理解する．
- 各部位の診察法では，身体所見の取り方，代表的な徴候を知り，実践できるようになる．
- 画像診断では，単純 X 線像，CT，MRI，骨シンチグラム，超音波検査など多岐にわたる診断法の特徴と限界を理解する．
- 各種診断法や検査法に関する禁忌事項について理解する．
- 各部位の構造が，どのように画像に描出されるかを知り，正常と病的状態の違いを理解する．
- 各疾患の治療法の学習においては，保存療法と手術療法のそれぞれを理解し，その適応と禁忌，また限界について知る．
- それぞれの治療法の短期・長期成績について知る．特に手術療法では，起こりうる合併症について知識を深め，回避する方策を理解する．
- 本編の学習に当たっては，それに対応する総論も参照することで，理解は深まる．

第Ⅴ編　整形外科疾患各論の構成マップ

27章　肩関節

機能解剖 ——————— 423頁

肩の診察・検査法 ——————— 428頁

肩関節の疾患 ——————— 432頁

- 肩関節の先天異常 ——————— 432頁
  [肩甲骨高位症，Sprengel 変形，鎖骨・上腕骨・肩甲骨・筋の先天異常]
- 肩関節の不安定症 ——————— 434頁
  [反復性肩関節脱臼，動揺性肩関節]
- 肩軟部組織の変性疾患 ——————— 437頁
  [石灰性腱炎，肩峰下インピンジメント症候群，腱板断裂，凍結肩，上腕二頭筋長頭腱断裂，上腕二頭筋長頭腱炎（腱鞘炎）]
- スポーツによる肩の障害 ——————— 443頁
  [投球，水泳による障害]
- その他の肩関節疾患 ——————— 445頁
  [三角筋拘縮症]

28章　肘関節

機能解剖と診察・検査 ——————— 446頁

肘関節の疾患 ——————— 451頁

- 小児に好発する疾患 ——————— 451頁
  [肘内障，野球肘，内反肘，外反肘]
- 成人以降に好発する疾患 ——————— 455頁
  [遅発性尺骨神経麻痺，変形性肘関節症，肘部管症候群，前骨間神経麻痺，後骨間神経麻痺，上腕骨外側上顆炎（テニス肘），肘関節遊離体，関節リウマチ，異所性骨化，骨化性筋炎，Charcot 関節（神経病性関節症），肘頭滑液包炎，肘関節の感染症]
- 肘関節の先天異常 ——————— 461頁

29章　手関節と手

機能解剖と診察・検査 ——————— 462頁

手関節と手の疾患 ——————— 478頁

- 外傷 ——————— 478頁
  [新鮮開放創，腱損傷，手根不安定症，尺骨突き上げ症候群]
- 手の拘縮と変形 ——————— 484頁
- 手の炎症性疾患（変形性関節症を含む）——————— 486頁
  [腱鞘炎（de Quervain 病，屈筋腱腱鞘炎，小児のばね指），石灰性腱炎，関節リウマチ，変形性関節症，手の感染症（化膿性屈筋腱腱鞘炎，瘭疽，爪周囲炎，結核性関節炎）]
- 骨壊死 ——————— 490頁
  [Kienböck 病，Preiser 病]
- 神経麻痺 ——————— 491頁
- 循環障害 ——————— 493頁
  [Raynaud 症候群，Buerger 病，反復性鈍的外傷による血行障害]
- 複合性局所疼痛症候群 ——————— 494頁
- 腫瘍と腫瘍類似疾患 ——————— 494頁
  [腫瘍類似疾患（ガングリオン，類表皮囊胞），良性軟部腫瘍（腱鞘巨細胞腫，血管腫・リンパ管腫，神経腫，脂肪腫，glomus 腫瘍），良性骨腫瘍（内軟骨腫，骨巨細胞腫），悪性腫瘍]
- 先天異常 ——————— 495頁
  [多指症，合指症，縦軸形成障害，横軸形成障害，裂手，先天性絞扼輪症候群，先天性握り母指症，巨指症]

30章　頚椎

脊柱の機能解剖 ——————— 499頁

頚椎の機能解剖 ——————— 502頁

頚椎の診察・検査 ——————— 504頁

頚椎疾患 ——————— 509頁

- 斜頚 ——————— 509頁
  [先天性斜頚（筋性斜頚），後天性斜頚（痙性斜頚，炎症性斜頚）]
- 頚椎先天異常 ——————— 510頁
  [環椎頭蓋癒合症，頭蓋底陥入症，歯突起形成異常，Klippel-Feil 症候群，Chiari 奇形]
- 頚椎変性疾患 ——————— 514頁
  [頚椎椎間板ヘルニア，頚椎症，後縦靱帯骨化症]
- 頚椎炎症性疾患 ——————— 522頁
  [リウマチ性脊椎炎]
- その他 ——————— 525頁
  [破壊性脊椎関節症，環軸関節回旋位固定，脊髄空洞症]

31章　胸郭

機能解剖 ——————— 528頁

胸郭および関連部位の疾患 ——————— 528頁

- 胸郭の変形 ——————— 528頁
  [漏斗胸，鳩胸]
- 膿疱症性関節骨炎 ——————— 529頁
- 肋骨疾患 ——————— 529頁
  [肋骨骨折，肋骨腫瘍]

関節可動域，徒手筋力テスト，治療成績判定基準，機能評価法などは巻末資料（➡933頁）参照

32章 胸椎，腰椎

機能解剖 ———————— 532頁

胸椎・腰椎の疾患 ———————— 533頁

- 先天異常 ———————— 533頁
- 脊柱変形 ———————— 536頁
  [脊柱側弯症，脊柱後弯症]
- 胸椎変性疾患 ———————— 542頁
  [胸椎椎間板ヘルニア，胸椎部の脊柱靱帯骨化症，骨粗鬆症性椎体圧潰]
- 腰椎変性疾患 ———————— 545頁
  [腰痛・下肢痛の診察法，急性腰痛症（いわゆる"ぎっくり腰"），腰椎椎間板ヘルニア，Schmorl結節と椎体辺縁（隅角）分離，変形性脊椎症，腰部脊柱管狭窄症]
- 脊椎分離症と脊椎すべり症 ———————— 561頁
  [脊椎分離症，脊椎すべり症]
- 脊柱の炎症性疾患 ———————— 564頁
  [化膿性脊椎炎，結核性脊椎炎，脊椎関節炎]
- 脊椎腫瘍 ———————— 568頁
  [転移性脊椎腫瘍，原発性良性脊椎腫瘍（骨軟骨腫，類骨骨腫，骨芽細胞腫，血管腫，巨細胞腫，動脈瘤様骨嚢腫，好酸球性骨肉芽腫），原発性悪性脊椎腫瘍（脊索腫）]
- 脊髄腫瘍，馬尾腫瘍 ———————— 574頁
  [硬膜外腫瘍，硬膜内髄外腫瘍（神経鞘腫，髄膜腫），髄内腫瘍（上衣腫，星細胞腫，血管芽腫，脂肪腫），鑑別疾患（多発性硬化症，サルコイドーシス，放射線脊髄症），手術]

33章 股関節

機能解剖とバイオメカニクス — 582頁

股関節の診察・検査 ———————— 589頁

股関節の疾患 ———————— 595頁

- 小児の股関節疾患 ———————— 595頁
  [発育性股関節形成不全，Perthes病，大腿骨頭すべり症，単純性股関節炎，化膿性股関節炎]
- 成人の股関節疾患 ———————— 612頁
  [股関節症（変形性股関節症），大腿骨寛骨臼インピンジメント，股関節唇損傷，大腿骨頭壊死症，急速破壊型股関節症，一過性大腿骨頭萎縮症，大腿骨頭軟骨下脆弱性骨折，関節リウマチ，骨盤輪の疾患（骨盤輪不安定症，恥骨骨炎，硬化性腸骨骨炎，強直性脊椎炎）ほか]

股関節の手術 ———————— 628頁
[人工股関節全置換術，人工関節再置換術，人工骨頭置換術]

34章 膝関節

機能解剖とバイオメカニクス — 639頁

膝の診察・検査 ———————— 643頁

膝関節の疾患 ———————— 650頁

- 発育期の膝関節障害 ———————— 650頁
  [小児の膝変形（先天性反張膝・先天性膝関節脱臼，内反膝），離断性骨軟骨炎，Osgood-Schlatter病，ジャンパー膝，有痛性分裂膝蓋骨，Sinding Larsen-Johansson病]
- 半月（半月板）損傷 ———————— 654頁
- 靱帯損傷 ———————— 656頁
  [内側側副靱帯損傷，前十字靱帯損傷，後十字靱帯損傷，後外側支持機構損傷，複合靱帯損傷]
- 膝蓋大腿関節障害 ———————— 661頁
  [膝蓋大腿関節不安定症，膝蓋大腿関節症，滑膜ひだ障害，膝前部痛]
- 関節症と関連疾患 ———————— 664頁
  [変形性膝関節症，偽痛風，特発性骨壊死，脆弱性骨折，神経病性関節症，ステロイド関節症]
- 膝の炎症性疾患 ———————— 673頁
- 非外傷性関節血症 ———————— 673頁
  [色素性絨毛結節性滑膜炎，血友病性関節症，特発性老人性膝関節血症，滑膜血管腫]
- 腫瘍性疾患 ———————— 675頁
  [滑膜骨軟骨腫症，滑膜肉腫]
- 膝周囲の関節包・滑液包の異常 ———————— 675頁
  [膝窩嚢胞，鵞足滑液包炎，膝蓋上嚢炎，膝蓋前滑液包炎，膝蓋下滑液包炎]

35章 足関節と足

機能解剖 ———————— 679頁

足の診察・検査 ———————— 683頁

足関節と足の疾患 ———————— 688頁

- 小児期足部変形 ———————— 688頁
  [先天性内反足，先天性内転足，先天性扁平足，垂直距骨，先天性外反踵足，小児期扁平足，多趾症，合趾症，巻き趾，巨趾症，絞扼輪症候群，先天性下腿弯曲症と先天性下腿偽関節症，先天性腓骨列形成不全症，先天性脛骨列形成不全症，中足骨短縮症，足根骨癒合症]
- 成人期足部変形 ———————— 694頁
  [成人期扁平足，変形性足関節症，外反母趾，内反小趾，強剛母趾，ハンマートウ，槌趾，陥入爪]
- 麻痺足 ———————— 698頁
- 種子骨および過剰骨障害 ———————— 698頁
  [母趾種子骨障害，外脛骨障害，三角骨障害]
- 絞扼性神経障害 ———————— 699頁
  [Morton病，足根管症候群，前足根管症候群]
- 骨端症および無腐性壊死 ———————— 701頁
  [Köhler病，Freiberg病，Sever病，距骨無腐性壊死]
- 外傷後足部障害 ———————— 702頁
  [腓骨筋腱脱臼，距骨滑車骨軟骨損傷，足根洞症候群]
- 全身性疾患に伴う足部障害 ———————— 703頁
  [リウマチ性足部障害，糖尿病性足部障害，足の血行障害，痛風性関節炎，血友病性関節症]
- 踵部とアキレス腱の疾患 ———————— 704頁
  [アキレス腱断裂，アキレス腱周囲炎，アキレス腱症，アキレス腱滑液包炎，アキレス腱付着部症，足底腱膜炎]

診療の手引き

- [ ] **1.** 肩関節疾患患者の訴えで最も多いのは疼痛である. いつから, どのような誘因で, どこが痛くなったか. それがどのような動作で増悪し, どのような動作で軽快するのか. 安静時の痛みがあるのか, 夜間痛はどうかなど, 痛みについて詳しく聞くことで診断を絞り込んでいくことができる.

- [ ] **2.** 肩の痛みといっても肩関節ではなく, 僧帽筋近傍の痛み(いわゆる肩こりの部位)であることがあり, これは頚椎由来の可能性が高い. また, 肩の筋力低下や上肢のしびれなどを訴える場合にも, 頚椎疾患との鑑別が必要になる. 痛みの部位, しびれや感覚鈍麻の有無, 深部腱反射, 肘や前腕, 手指の筋力など, 神経学的所見もとる必要がある.

- [ ] **3.** 肩の診察は両肩を比較することが大切である. 肩甲骨の高さ, 筋の萎縮, 骨格の変形, 上肢運動時の肩甲骨の動き, 関節の動揺性など健側を基準にして患側の程度を判定する.

- [ ] **4.** 肩が上がらないというときに, 関節拘縮なのか, 痛みのためなのか, 筋力低下なのかを鑑別しなければならない. 他動的に挙上可能であれば拘縮は否定でき, 局所麻酔薬で除痛後に挙上可能であれば疼痛性, それでも挙上不能であれば麻痺性(筋力低下)が考えられる.

- [ ] **5.** MRI や CT などの画像診断技術が進歩するほど, 多くの所見が画像上で見えるようにはなるが, それらの所見が必ずしも責任病変とは限らない. 特に投球障害肩では複数の病変を認めることが多い. 発症様式, 痛みの部位, 疼痛誘発動作, 身体所見, ブロック効果, 画像所見を総合的に判断して診断することが重要である.

- [ ] **6.** 治療法の選択にあたっては, 個々の患者の年齢, 職業, 生活環境などの背景因子や患者自身の希望を十分考慮しなければならない. 同一の疾患でも異なる治療法が選択されることがしばしばあるのはそのためである.

機能解剖

A 骨格（図27-1）

1 鎖骨
clavicle

全体に緩いS字状の彎曲を呈する長骨で，胸骨と肩甲骨を接続する．内側の胸骨端は胸骨との間に胸鎖関節，外側部は扁平化し，肩甲骨との間に肩鎖関節を形成する．

2 肩甲骨
scapula

胸郭の後外側部，第2～8肋骨の高さに存在する扁平な骨で，体部，頚部，関節窩 glenoid，烏口突起 coracoid process，肩甲棘 scapular spine，肩峰 acromion よりなる．肩峰は肩鎖関節を介して鎖骨と連結し，関節窩は上腕骨頭との間に肩甲上腕関節 glenohumeral joint（狭義の肩関節）を形成する．関節窩は浅く縦長で中央がややくびれてお

り，ソラマメのような形状を呈する．

3 上腕骨（図27-2）
humerus

上腕骨頭はほぼ球形を呈し，球の約1/3に相当する大きい関節面を有する．大結節には棘上筋，棘下筋，小円筋が付着し，小結節には肩甲下筋が付着する．大結節と小結節の間の結節間溝を上腕二頭筋長頭腱が走る．上腕骨頭は上腕骨の長軸に対して約45°内方へ傾き，内外側上顆を通る基準線に対して30～40°後捻している．上腕骨頭の血流は前・後回旋動脈の分枝により供給されているため，解剖頚骨折のときに血流障害を起こし骨頭壊死に陥ることがある．

B 関節（図27-1,3）

肩は3つの解剖学的関節（胸鎖関節，肩鎖関節，肩甲上腕関節）と2つの機能的関節（肩峰下関節，肩甲胸郭関節）からなり，肩関節 shoulder joint という言葉はこれらを総称して用いられる場合もあるが，狭義には肩甲上腕関節をさす．

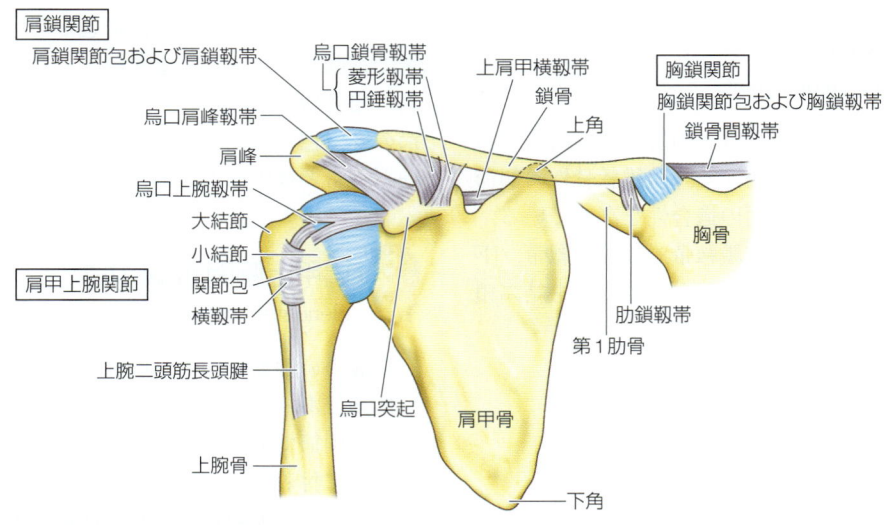

図27-1　肩関節周辺の骨と靱帯

27
肩関節

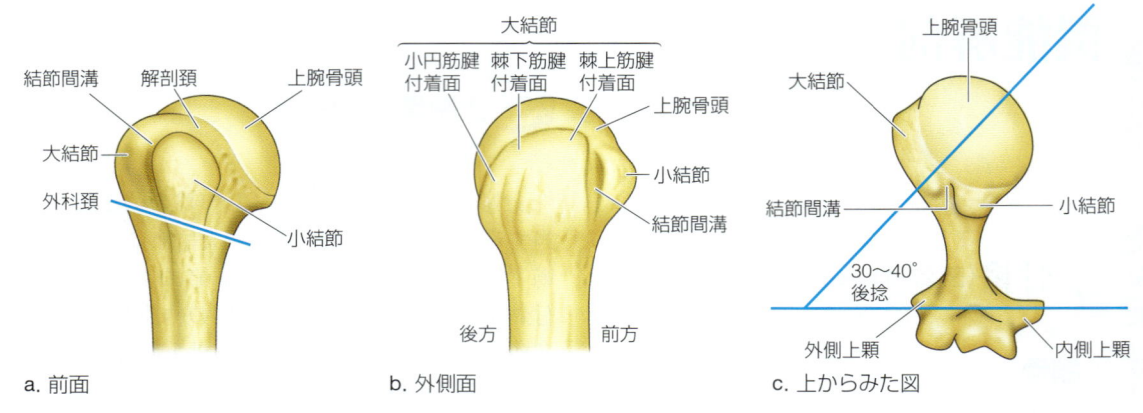

a. 前面　　　b. 外側面　　　c. 上からみた図

図 27-2　上腕骨近位部の形態

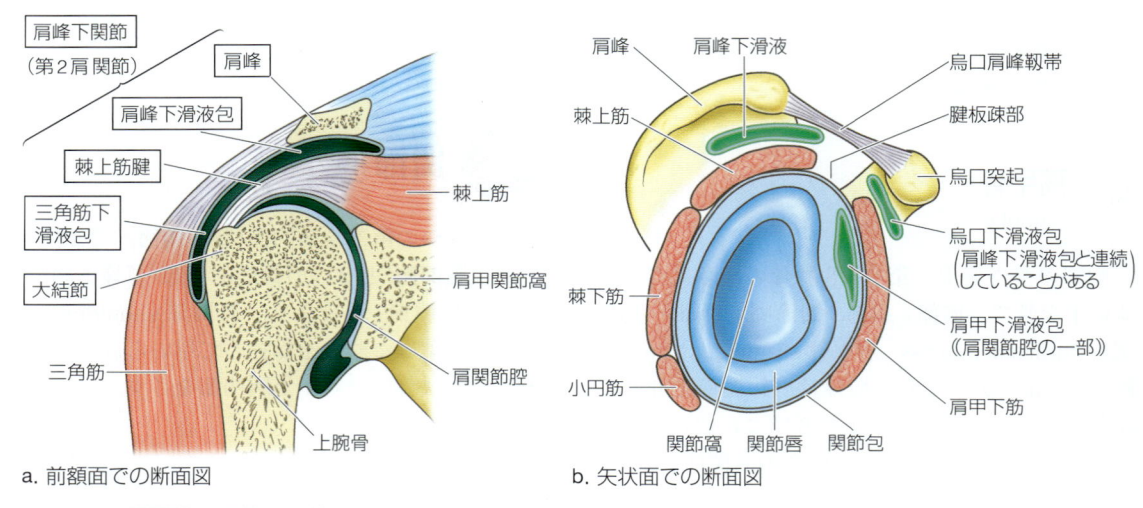

a. 前額面での断面図　　　b. 矢状面での断面図

図 27-3　肩関節と肩峰下関節

1 胸鎖関節
sternoclavicular joint

　上肢帯と体幹をつなぐ唯一の解剖学的関節である．胸骨と鎖骨の間の関節で，線維軟骨性の関節円板が介在し，両関節面の適合性を高めている．また関節の前後には前胸鎖靱帯，後胸鎖靱帯，下方には肋鎖靱帯，上方には左右の鎖骨間を結ぶ鎖骨間靱帯が存在し，関節を補強している．

2 肩鎖関節
acromioclavicular joint

　肩峰と鎖骨外側端の関節面とが作る平面関節であり，中央に関節円板が存在し，これにより関

節腔は二分される．上方は関節包が肥厚した肩鎖靱帯で補強されている．また鎖骨と烏口突起を結ぶ烏口鎖骨靱帯 coracoclavicular ligament がこの関節の安定性に重要である．この靱帯は前外側部の菱形靱帯と後内側部の円錐靱帯からなる．

3 肩甲上腕関節（図 27-3）
glenohumeral joint

　狭義の肩関節であり，関節窩と上腕骨頭が作る球関節である．人体のなかで最も大きな可動性を有する関節である．関節窩は浅い陥凹を有し，その辺縁に付着する関節唇が陥凹を深くすることで安定性を高めている．さらに関節の上方には烏口上腕靱帯 coracohumeral ligament，前上方から

後下方にかけては関節包が肥厚した上，中，下の3本の関節上腕靱帯 glenohumeral ligament（GHL：SGHL，MGHL，IGHL）が存在し，肩関節の静的安定性に寄与している．特に下関節上腕靱帯 inferior glenohumeral ligament（IGHL）は前方脱臼を制動する重要な働きを担う．さらに関節内を走る上腕二頭筋長頭腱と関節外から骨頭をほぼ全周性に覆う腱板 rotator cuff が，動きの大きい肩関節に動的安定性を与えている．

4 肩峰下関節（図 27-3）
subacromial joint

肩峰と腱板との間には肩峰下滑液包 subacromial bursa が存在し，肩関節の動きにとって重要な役割を果たす．上方は肩峰下面，烏口肩峰靱帯，烏口突起が烏口肩峰アーチ coracoacromial arch を形成し，下方は腱板の上面により形成される．解剖学的な関節ではないが，機能的には関節として働くため第2肩関節ともよばれる．挙上動作時に上腕骨大結節が烏口肩峰アーチの下を通過するため，このアーチは骨頭が過度に上方転位することを抑える役割を果たすと考えられる．しかし，反復運動に伴い腱板と烏口肩峰アーチの間の摩擦 friction や衝突 impingement が増すと，滑液包炎や腱板炎，さらには腱板断裂を惹起すると考えられる．

5 肩甲胸郭関節
scapulothoracic joint

肩甲骨は鎖骨を介して胸骨と結合しており，胸鎖関節と肩鎖関節の動きにより肩甲骨は胸郭上を滑るように動くことができる．肩甲骨と胸郭の間も解剖学的な関節ではないが，運動を有することから機能的な関節としてとらえられている．後述する肩甲骨周囲筋により肩甲骨は胸郭上の位置を保持され，またその運動を制御されている．

腱板断裂で有痛弧（➡429頁参照）を有する症例では大結節が烏口肩峰アーチをくぐるときに疼痛を伴うため，上腕下降時にこれを回避すべく肩甲骨が上腕骨とともに強く下方回旋し，後方突出する現象が認められる．また骨軟骨腫による弾発肩甲骨 snapping scapula，前鋸筋麻痺による翼状肩甲骨 winged scapula（➡図 27-7）などがよく知られている．

C 関節の動き

1 胸鎖関節の動き

肩すくめの動作では胸鎖関節において鎖骨が40°外転し，胸を張ったり肩をすぼめたりする動作では前後方向に35°動く．また上肢挙上時には鎖骨は30°外転し，30°後方回旋する．この胸鎖関節の動きが何らかの原因で制限されると上肢挙上に重大な障害をもたらす．胸鎖関節は鎖骨間靱帯，胸鎖靱帯，肋鎖靱帯により補強されている．

2 肩鎖関節の動き

肩鎖関節は20°の内外転可動域と5〜10°の回旋可動域をもっているが，実際の上肢挙上時の肩鎖関節の動きは5〜8°といわれている．肩鎖関節固定術を行っても肩関節の完全な挙上が可能であることから，この関節の動きは肩関節全体の動きのなかではごく小さく，また他の関節により代償可能であると考えられる．肩鎖関節安定性には烏口鎖骨靱帯のなかの円錐靱帯が70%，菱形靱帯が20%寄与しており，さらに肩鎖靱帯が10%寄与している．

3 肩関節（肩甲上腕関節）の動き
（図 27-4）

人体で最も大きい可動域をもつ関節である．運動は矢状面における屈曲-伸展，前額面における外転-内転，水平面における水平内転（屈曲）-水平外転（伸展），上腕骨長軸に沿う回旋運動である内旋-外旋，およびその複合運動が可能である．

広義の肩関節の動き，すなわち体幹に対する上肢の動きは，内外転180°，内外旋150°程度の動きがあるが，狭義の肩関節の動きは内外転120°，内外旋100°である．

上肢挙上に際し，その挙上角度の2/3は肩甲上腕関節の動きであり，残りの1/3は肩甲胸郭関節の動きである．すなわち両関節の運動は連動して

27
肩関節

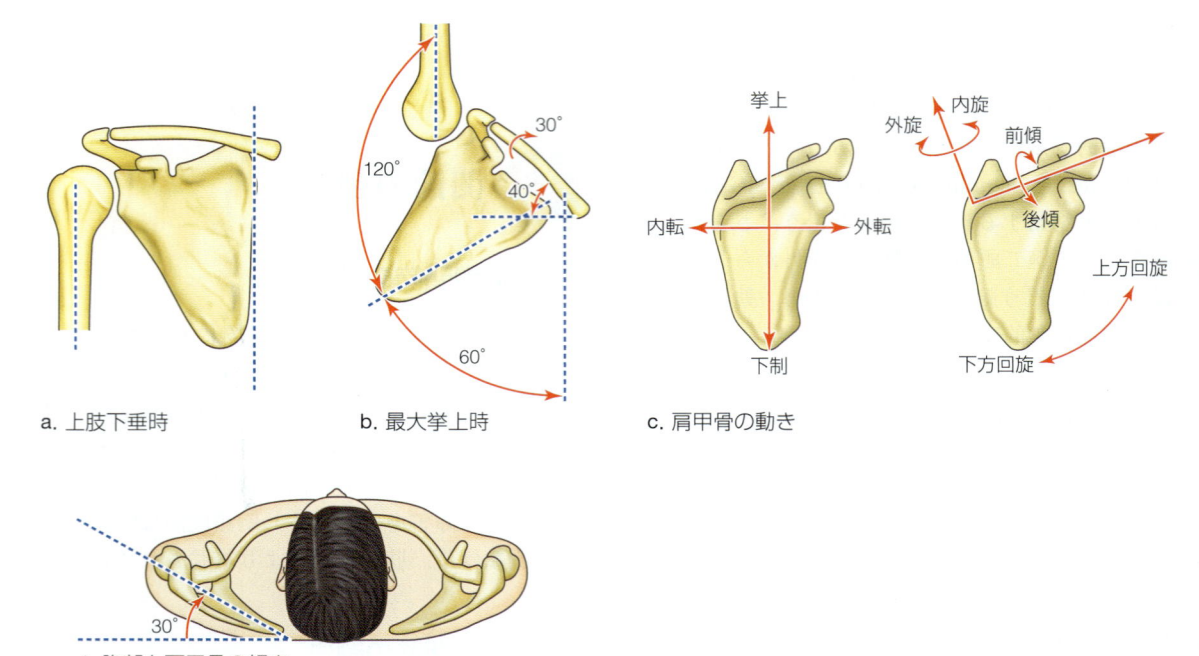

a. 上肢下垂時

b. 最大挙上時

c. 肩甲骨の動き

d. 胸郭と肩甲骨の傾き
　水平面で見ると，肩甲骨は胸部の弯曲に合わ
　せて前額面よりも約30°前方に傾いている．

図 27-4　肩関節の動き

おり，上腕骨と肩甲骨は2：1の一定のリズムで動いている．これを肩甲上腕リズム scapulo-humeral rhythm とよぶ（**図 27-4a, b**）．例えば上肢を180°外転するときには，上腕骨が肩甲骨に対して120°外転し，肩甲骨が体幹に対して60°上方回旋することで180°の外転が得られる．ただし，上腕外転30°までの外転初期には肩甲骨の動きは少ないといわれている．動揺性肩関節では外転動作時の肩甲骨の上方回旋が正常肩よりも少ない．

4 肩甲胸郭関節の動き

　肩甲骨は前述の肩甲上腕リズムに伴う60°の上方回旋運動以外に，腕を前へ突き出す動作では前外方へ（外転），胸を張るような動作では後内方へ（内転），胸郭上を40〜45°水平移動する．また，肩をすくめる動作で上下方向に10〜12 cm 移動し（挙上/下制），それに伴い前傾/後傾も起こる．

D 筋と神経（表 27-1）

1 筋

　肩周囲の筋は，体幹から始まり肩甲帯（肩甲骨と鎖骨）につく筋，体幹から始まり上腕骨につく筋，肩甲帯から始まり上腕骨につく筋の3群に分けられる．それぞれの群に属する筋の名称，支配神経，作用について **表 27-1** にまとめた．

2 神経

　肩周囲筋は副神経と腕神経叢からの分枝により支配される．副神経は胸鎖乳突筋と僧帽筋を支配する．頚部リンパ節生検などの頚部手術時に損傷されることがある．腕神経叢は C5〜T1 の脊髄神経前枝から構成される．腕神経叢は，頚椎と上腕骨近位部では周囲の骨・軟部組織に固定され動きが少ないために，上腕や頚椎の過度の動きに際して過伸展損傷される危険性も高い．腕神経叢の分枝で肩関節において特に重要なのは，肩甲上神経 suprascapular nerve と腋窩神経 axillary

表 27-1　肩の筋と神経

筋	支配神経	作用
体幹から肩甲帯につく筋		
僧帽筋	副神経，C3〜C4	肩甲骨の挙上（上部） 肩甲骨の下方回旋（中部） 肩甲骨の上方回旋（下部）
大・小菱形筋	肩甲背神経	肩甲骨の挙上，内転
肩甲挙筋	頚神経叢，肩甲背神経	肩甲骨の挙上，内転
前鋸筋	長胸神経	肩甲骨の外転
小胸筋	内側・外側胸筋神経	肩甲骨の下方回旋，外転
体幹から上腕骨につく筋		
広背筋	胸背神経	肩の内転，伸展，内旋
大胸筋	内側・外側胸筋神経	肩の内転，内旋
肩甲帯から上腕骨につく筋		
三角筋	腋窩神経	肩の外転，屈曲（前部），伸展（後部）
棘上筋	肩甲上神経	肩の外転
棘下筋	肩甲上神経	肩の外旋
小円筋	腋窩神経	肩の外旋
肩甲下筋	肩甲下神経	肩の内旋
大円筋	肩甲下神経	肩の内転，内旋
烏口腕筋	筋皮神経	肩の屈曲
上腕二頭筋	筋皮神経	肘屈曲，前腕回外 肩屈曲，外転（長頭） 肩屈曲，内転（短頭）
上腕三頭筋	橈骨神経	肘伸展 肩伸展，内転

nerve である．肩甲上神経は肩甲切痕を通過後，棘上窩において棘上筋へ筋枝を出し，さらに肩甲棘の基部を通って棘下窩に至り，棘下筋を支配する．これらの筋枝のほかに，棘上窩では肩鎖関節と肩甲上腕関節の上部へ関節枝を出し，棘下窩では肩甲上腕関節の後面に関節枝を出す．肩甲骨骨折などの外傷や，肩甲切痕部のガングリオンにより麻痺をきたすことがある．腋窩神経は四辺形間隙 quadrilateral space（小円筋，大円筋，上腕三頭筋長頭と上腕骨により作られる四角形の空隙）を通り，後方へ至る（**図27-5**）．ここで前後の二枝に分かれ，後枝は小円筋と三角筋の後ろ1/3を支配し，また肩関節外側部の皮神経である外側上腕皮神経になる．前枝は三角筋の前方2/3を支配する．腋窩神経は四辺形間隙を通過する前後に関節枝を出し，肩甲上腕関節の下方の感覚を司る．外傷や手術時に腋窩神経損傷を起こすことがあり，上腕近位外側の感覚障害と外転障害が起こる．

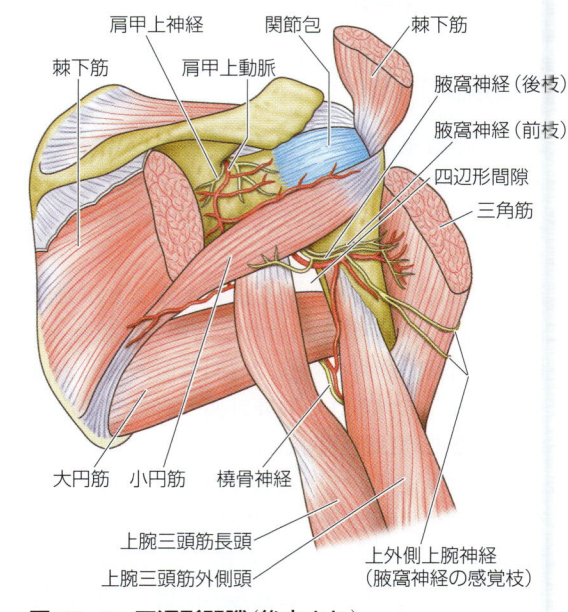

図 27-5　四辺形間隙（後方より）

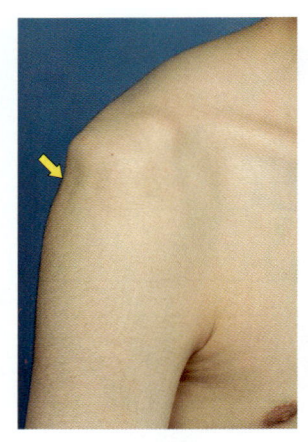

図 27-6 陥凹徴候
sulcus とは溝，陥凹という意味で，骨頭が下方へずれるために肩峰と骨頭の間に陥凹（矢印）が出現することから陥凹徴候とよばれている.

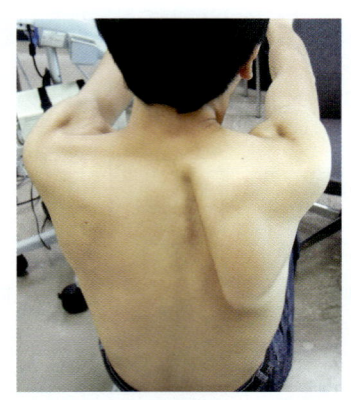

図 27-7 前鋸筋麻痺による翼状肩甲骨

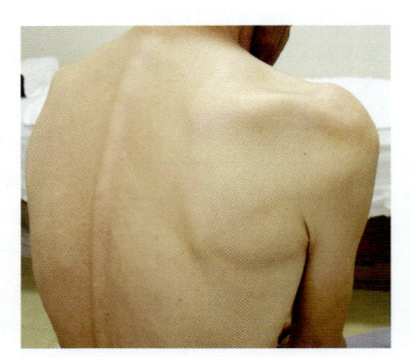

図 27-8 棘上筋，棘下筋の萎縮

肩の診察・検査法

Ⓐ 診察と計測

① 視診

患者が診察室に入ってくるところから観察は始まる．ドアの開閉，椅子に座る動作，手荷物の置き方などで上肢をどのようにかばっているのかがわかる.

肩の診察においては左右を比較することが大切である．片方の肩甲骨が高ければ肩甲骨高位症を，低ければ僧帽筋麻痺を疑う．肩関節前方脱臼時には骨頭によって作られる肩峰外側の肩の丸みが消失する．また動揺性肩関節では下垂位で骨頭が下方へ脱臼，亜脱臼していることがあり，肩峰と上腕骨大結節の距離が増し，陥凹を認める（陥凹徴候 sulcus sign，**図 27-6**）．肩鎖関節や胸鎖関節の変形の有無も調べる．これらの関節の外傷性脱臼では脱臼した方向に鎖骨内側端あるいは外側端が突出して見える.

上肢の挙上に伴い肩甲骨内側縁が胸郭から離れて後方に突出してくる場合（翼状肩甲骨 winged scapula）には僧帽筋麻痺や前鋸筋麻痺を疑う（**図 27-7**）．自動挙上・下降動作に伴って肩甲骨の動きが遅れる場合には，腱板断裂やインピンジメント症候群にみられる肩峰下滑液包炎を併発している可能性がある．また，動揺性肩関節でも上肢挙上時に肩甲骨の上方回旋が遅れ，相対的に肩甲骨がより下方回旋した肢位をとる．筋の萎縮の有無，特に棘下筋の萎縮は後方から観察しやすい（**図 27-8**）.

② 触診（図 27-9）

骨性の指標である肩峰，肩鎖関節，鎖骨，烏口突起，大小結節，結節間溝の位置を確認し，圧痛と変形の有無を調べる．次に患者の背側から僧帽筋，棘上窩，棘下窩，三角筋の触診を，腹側から大胸筋，三角筋，上腕二頭筋の触診を行い，筋緊張の亢進や筋圧痛の有無を確かめる．さらに腱板疎部，四辺形間隙などの圧痛について確認する．腱板断裂があると断裂部を陥凹として触知することができる．特に断裂を起こしやすい棘上筋腱の触診が大切である．棘上筋腱は下垂位では肩峰の下に隠れてしまうが，肩を伸展させると肩峰の前方に棘上筋腱が出てくるので触診しやすい．また，

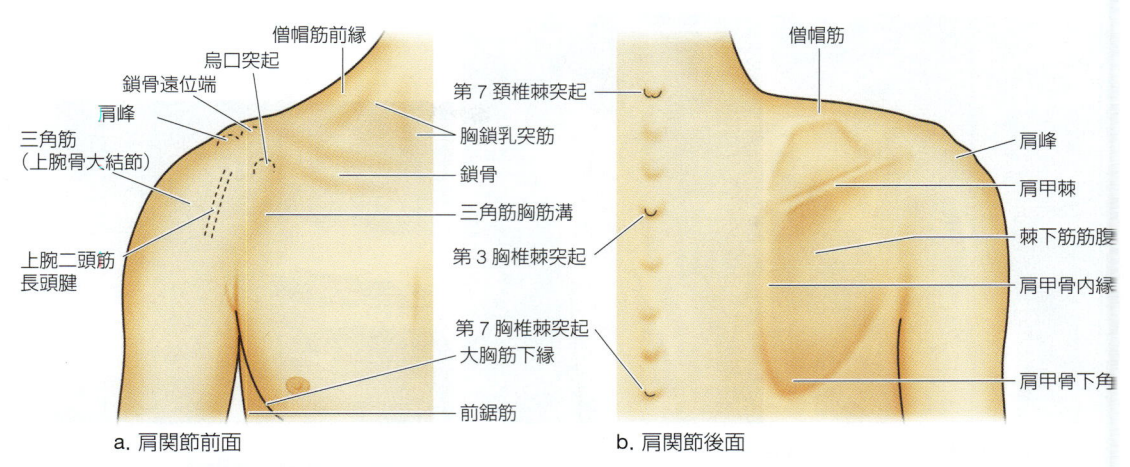

図 27-9　肩関節の診察で観察すべき箇所

図中ラベル（左図 a. 肩関節前面）：僧帽筋前縁／烏口突起／鎖骨遠位端／肩峰／三角筋（上腕骨大結節）／上腕二頭筋長頭腱／第7頚椎棘突起／胸鎖乳突筋／鎖骨／三角筋胸筋溝／第3胸椎棘突起／第7胸椎棘突起／大胸筋下縁／前鋸筋

図中ラベル（右図 b. 肩関節後面）：僧帽筋／肩峰／肩甲棘／棘下筋筋腹／肩甲骨内縁／肩甲骨下角

a. 肩関節前面　　b. 肩関節後面

肩鎖関節脱臼があるときには，上方に変位した鎖骨遠位端を押さえると整復され，離すと元に戻る（piano key sign）．腋窩 axilla は前壁が大胸筋，後壁が広背筋，内壁が胸郭，外壁が上腕骨により形成される陥凹であり，その頂点に肩甲上腕関節が存在する．腋窩の触診では腋窩の神経，血管やリンパ節を触知する．

③ 可動域計測

　肩の動きも左右を比較することが大切である．一般的には自動運動時の屈曲 flexion，外転 abduction，伸展 extension，外旋 external rotation，内旋[*1]，水平屈曲[*2]，水平伸展[*3]，外転位での外旋[*4]，外転位での内旋[*5]の動きを計測する．特に可動域制限がある場合には，その制限が凍結肩などの拘縮のためなのか，腱板断裂などの筋力低下のためなのかを鑑別するために，他動運動の可動域と比較する．他動運動の可動域も制限されていれば関節拘縮が原因であり，他動運動と自動運動の可動域に乖離があれば筋力低下が原因といえる．内旋可動域以外は角度計で角度を計測するが，内旋可動域は背中に回した手の親指が届く脊

関節可動域表示と測定法は巻末資料（➡934頁）参照．
[*1] internal rotation
[*2] horizontal flexion
[*3] horizontal extension
[*4] external rotation in abduction
[*5] internal rotation in abduction

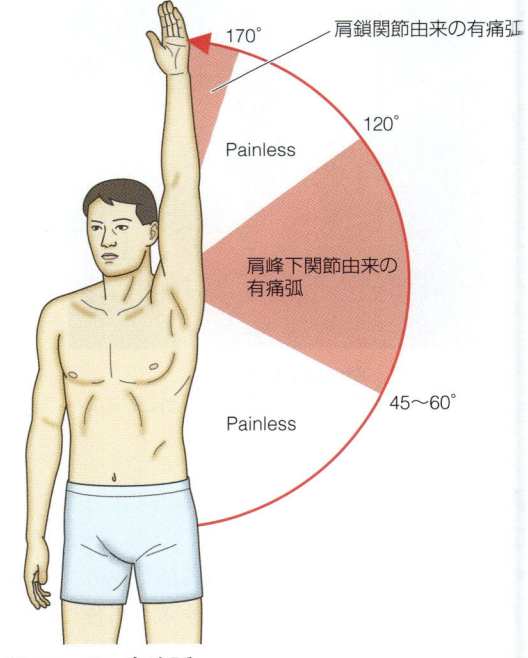

図 27-10　有痛弧

図中ラベル：180°／170°／120°／45〜60°／Painless／Painless／肩鎖関節由来の有痛弧／肩峰下関節由来の有痛弧

椎棘突起の高位で記載する．可動域測定に際しては，動作時痛の有無や礫音の有無についても調べる．特に腱板断裂では外転動作の途中で断裂部が肩峰下を通過する際に痛みや礫音を生じることが多く，この痛みを有する可動範囲を**有痛弧** painful arc（**図 27-10**，➡次頁 NOTE 参照）とよぶ．

27
肩関節

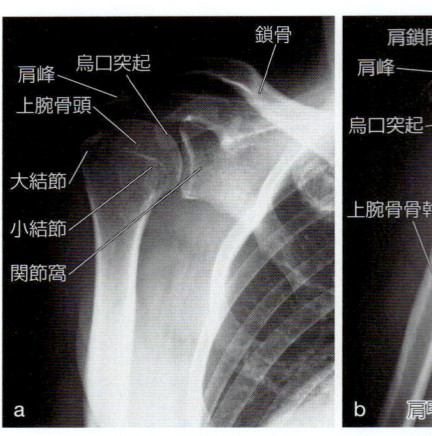
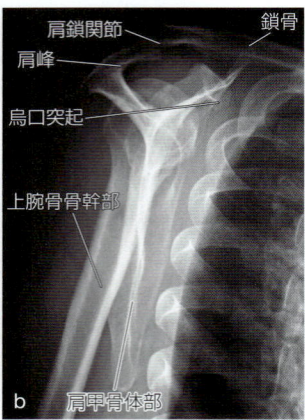
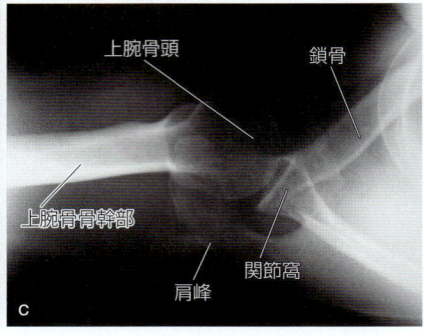

図 27-11　成人肩関節の正常 X 線像
a. 前後方向撮影像，b. 肩甲骨 Y 撮影像，c. 軸射撮影像.

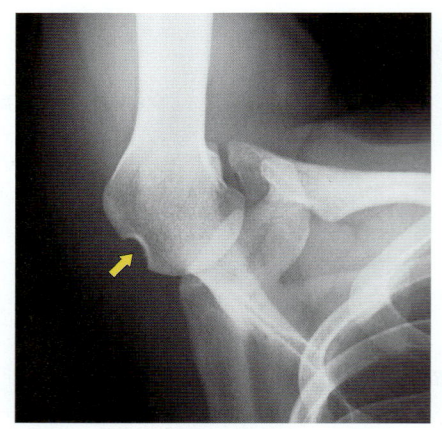

図 27-12　Stryker 撮影
Hill-Sachs 損傷（矢印）が明瞭に描出される.

4 筋力評価

　肩の外転動作は三角筋が主動作筋であり，これに棘上筋，肩甲下筋などが関与する．外旋は棘下

筋と小円筋が主動作筋であり，内旋は肩甲下筋，大胸筋，大円筋，広背筋などが働く．筋力評価は徒手筋力テスト manual muscle testing（MMT）を用いて 5（正常）〜0（筋収縮が全く認められない）まで 6 段階で評価する．腱板断裂における断裂部位診断においてこれらの筋力評価は大切である．頸椎疾患で肩の外転筋力が低下する場合には，肘屈曲筋力も低下するので，肩の筋力低下がみられた場合には肘の筋力も評価することが鑑別上重要である．

B 検査

1 単純 X 線検査

　肩関節の単純 X 線検査は前後方向，肩甲骨 Y 撮影，軸射の 3 方向を基本とする（図 27-11）．疾患によっては，内外旋位での撮影や挙上位での撮影を追加する．特殊な撮影として手首の回りに重錘をつけて下方牽引負荷をかけ，骨頭の下方への動揺性を調べる下方負荷撮影，結節間溝の形態を調べる結節間溝撮影，不安定肩における Hill-Sachs（ヒル-サックス）損傷をみる Stryker（ストライカー）撮影（図 27-12）などがある．

2 超音波検査，MRI，CT

　超音波検査は，外来で手軽に行えること，動態

> **NOTE　有痛弧（図 27-10）**
>
> 　手を自動運動で挙上あるいは下降する途中，ある範囲で肩の痛みが生じる場合がある．下垂位から最大挙上位まで肩を動かすと，手の軌跡が半円の弧を描くため，その弧の中のある範囲で痛みがみられる現象を，痛みのある弧という意味で有痛弧とよぶ．腱板断裂や肩峰下滑液包炎など肩峰下で起こるインピンジメント由来の有痛弧は挙上 90°付近でみられるが，厳密には挙上動作時には 90〜120°付近で，下降動作時には 90〜60°付近でみられることが多い．一方，肩鎖関節由来の有痛弧は 150°から最大挙上位の範囲にみられる．

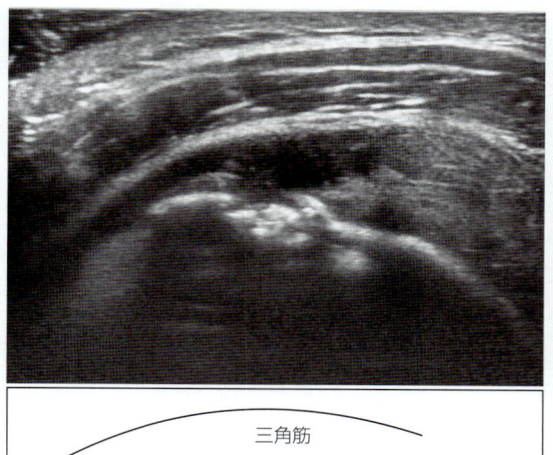

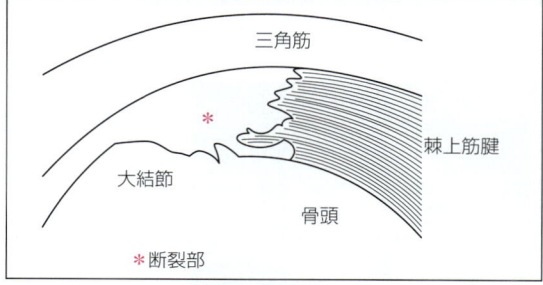

図 27-13　腱板断裂の超音波画像
棘上筋腱と大結節との連続性が断たれ（＊），棘上筋腱の全層断裂と診断できる．

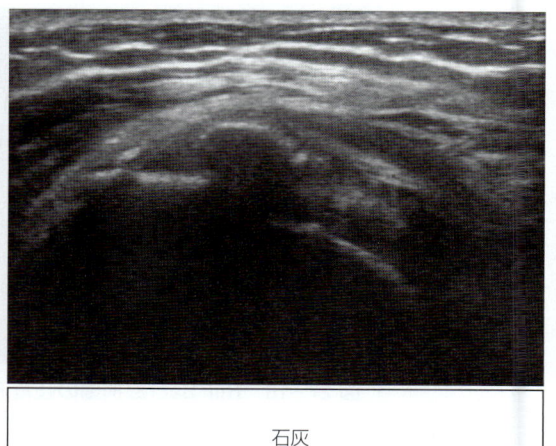

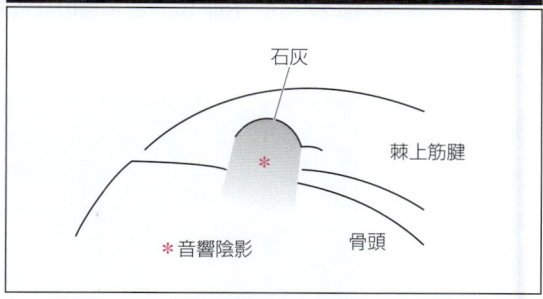

図 27-14　石灰性腱炎の超音波画像
棘上筋腱の停止部付近に石灰沈着を認め，超音波はその表面で反射するため，石灰の下方には音響陰影（acoustic shadow）がみられる（＊）．単純 X 線像は**図 27-24** 参照．

画像をみられること，患者への説明にも便利であること，検査費用が安いことなどから，画像解像度の高い機種が次々に開発されており，近年，整形外科領域でも広く使われるようにようになってきた．超音波診断は特に体表近くに存在する腱板断裂（**図 27-13**），石灰性腱炎（**図 27-14**），肩鎖関節症（**図 27-15**），Hill-Sachs 損傷（**図 27-16**）などの診断に有用である．また，超音波ガイド下に肩峰下滑液包内に注射をしたり，ガングリオンを穿刺したりすることができる．

　MRI は画像解像度が高く，非侵襲性の検査であり，かつ骨組織と軟部組織が同時に評価できる検査として広く普及している（**図 27-17**）．肩領域でも腱板の腱性部分の評価のみならず筋腹の萎縮・脂肪浸潤も評価できる．また，神経の走行，ガングリオンの有無，単純 X 線像では認められない骨損傷（骨挫傷とよばれる）などの診断に役立つ．このような単純 MRI に加えて，関節腔内にガドリニウム（Gd）を含む生理食塩水を注入した後に MRI を撮像する MR 関節造影も行われる．造影剤が関節構成体の隅々にまで入り込むため，損傷があれば詳細に描出することができる．投球

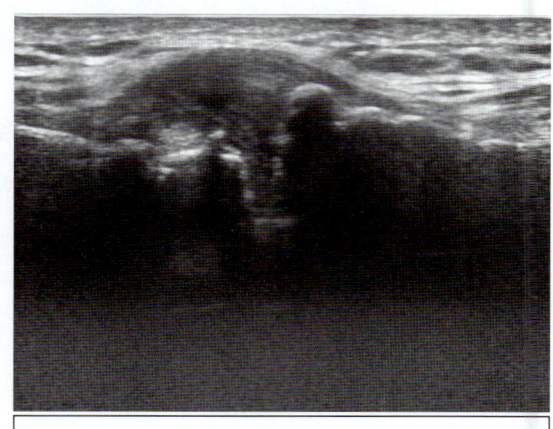

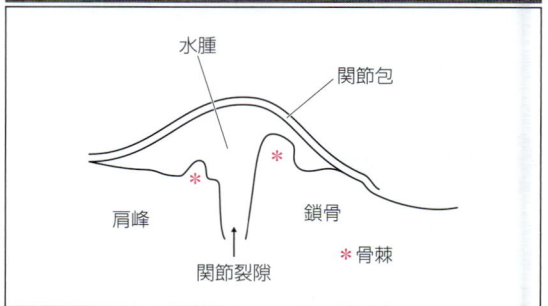

図 27-15　肩鎖関節症の超音波画像
肩峰，鎖骨に骨棘形成（＊）がみられ，関節裂隙は狭小化し，関節腔内には水腫（低信号領域）が多量にみられる．

27
肩関節

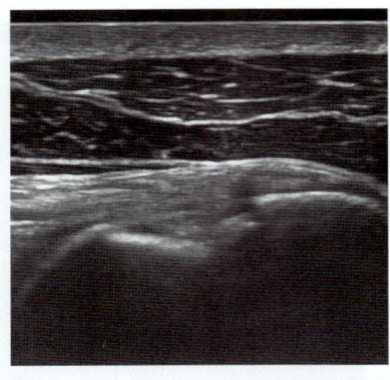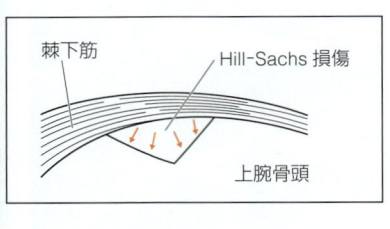

図 27-16　Hill-Sachs 損傷の超音波画像
上腕骨頭の後上方関節面に陥没骨折（Hill-Sachs 損傷，赤矢印）を認める．

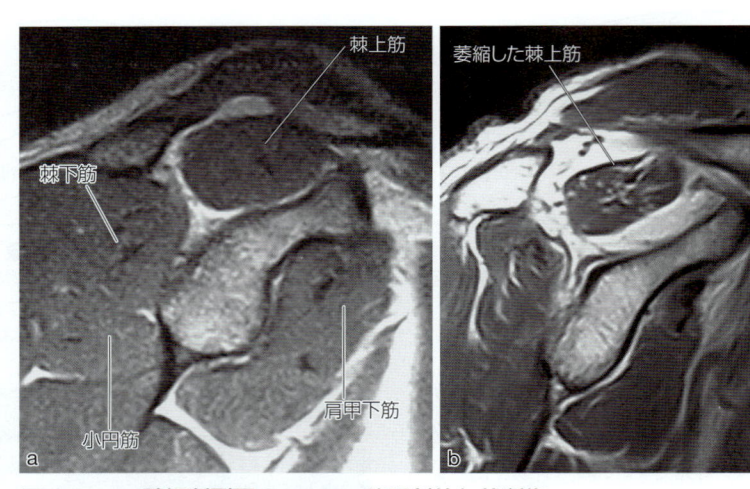

図 27-17　腱板断裂肩の MRI T1 強調斜位矢状断像
a. 正常像.
b. 棘上筋の萎縮と脂肪変性がよくわかる.

障害肩における腱板関節面不全断裂や関節唇損傷の診断に有用である．閉所恐怖症の患者にはオープン型の MRI がよい．

CT は骨組織の診断に役立つ．特に三次元画像を構築することができるようになり，複雑な形態の骨折や骨欠損の大きさの評価などに力を発揮している（図 27-18）．

③ 関節鏡検査

肩の関節鏡は全身麻酔下に行うため検査として単独に行われることは稀で，もっぱら治療目的に使われるが，治療に先立って関節内や肩峰下滑液包内の詳細な観察を行うことで，術前の画像検査では得られなかった情報が得られることがある（図 27-19）．

肩関節の疾患

Ａ 肩関節の先天異常

① 肩甲骨高位症，Sprengel（シュプレンゲル）変形

概念

胎生 3〜5 週に頚椎部に発生した肩甲骨が胎生 7〜8 週から下降するが，その下降が不十分で高位にとどまったもの．

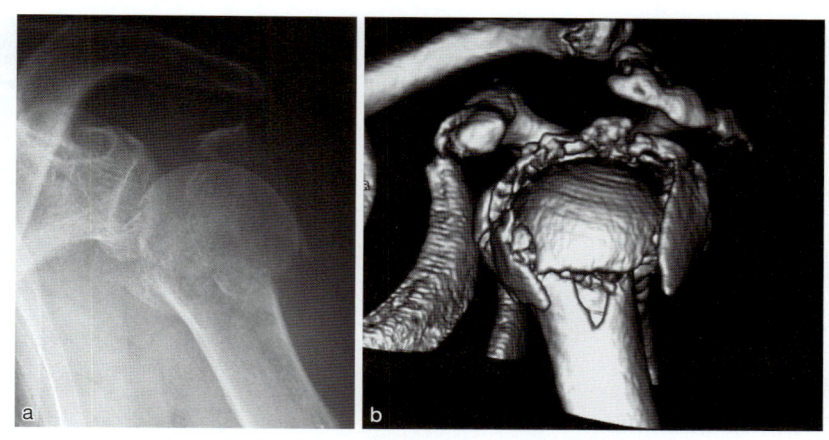

図 27-18　上腕骨近位端 4-パート骨折の単純 X 線像(a)と 3D-CT(b)
単純 X 線像では大結節, 小結節, 骨頭がすべて重なって見えるため, 各骨片の位置関係がわかりにくい. 3D-CT では立体的な画像が構築されるため, 骨折形態が理解しやすくなる.

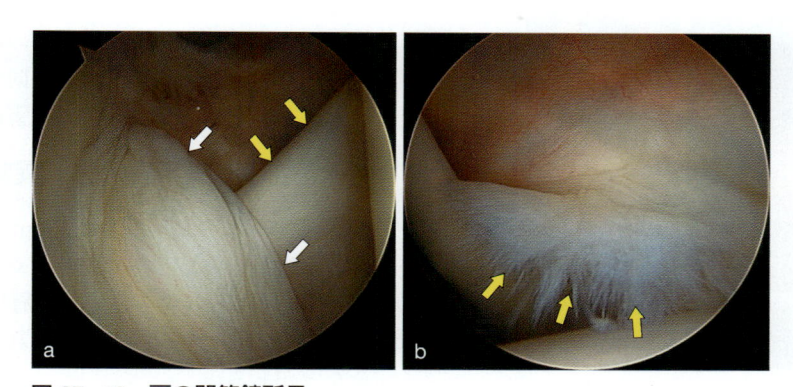

図 27-19　肩の関節鏡所見
a. 中関節上腕靱帯(MGHL)(白矢印)と肩甲下筋腱(黄矢印).
b. 棘上筋腱関節面断裂(黄矢印).

症状, 所見

　肩甲骨が高位にあるため, 患側の肩の高さが高く, 頸部が短く見える(**図 27-20a**). 肩甲骨の高位の程度により 4 段階に分類される〔Cavendish(キャベンディッシュ)分類〕. すなわち, 肩関節の高さが同じで, 着衣では肩甲骨高位が認められないもの(1 度), 肩関節の高さはほぼ同じだが, 着衣でも肩甲骨高位が認められるもの(2 度), 肩関節の高さが 2〜5 cm 違い, 肩甲骨高位が明らかなもの(3 度), 肩甲骨高位が著明で肩甲骨上角が後頭骨に近接するもの(4 度)に分けられる. 肩甲骨と頸椎の間に肩甲脊椎骨 omovertebral bone が介在し, 肩甲骨の下降を阻止している. これが

骨ではなく線維性結合織の例もある. そのため肩甲骨の動きが種々の程度に障害され, 患側上肢の挙上障害がみられる(**図 27-20b**). 単純 X 線像や CT で肩甲脊椎骨を認める(**図 27-20c**).

治療

　Cavendish 分類 3 度以上の変形あるいは機能障害(挙上 100° 以下)のある場合には手術適応となる. Woodward(ウッドワード)法(僧帽筋と菱形筋を脊椎棘突起から切離し, 肩甲脊椎骨を切除して肩甲骨を引き下げた位置で再度棘突起に縫着する術式)などが行われる(**図 27-21**).

肩関節疾患治療成績判定基準は巻末資料(➡946 頁)参照

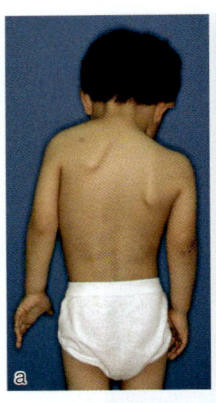
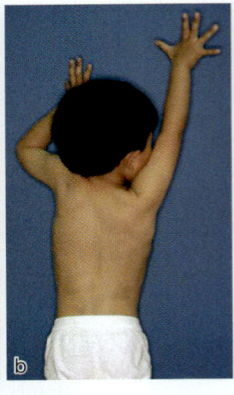
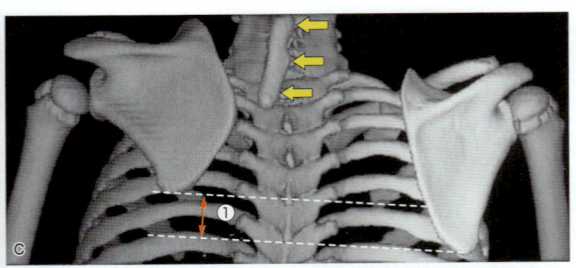

a. 背面からみると，左の肩甲骨が高位にあり，左頚部が短く見える．Cavendish 分類 3 度．
b. 両上肢を挙上させると，患側は 100° 程度しか挙上できない．
c. 3D-CT．肩甲骨高位（①）と肩甲脊椎骨（矢印）が明瞭に描出されている．

図 27-20　肩甲骨高位症（術前）

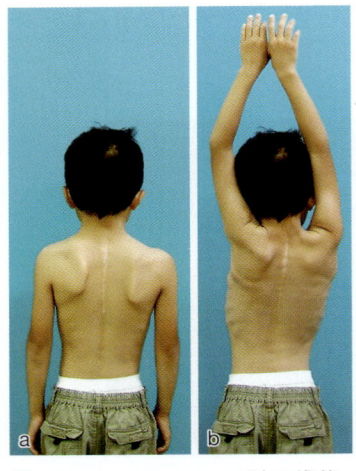

図 27-21　Woodward 法の術後
a. 肩の高さにはほとんど左右差が認められない．
b. 上肢の挙上制限も消失した．

2 ● その他の先天異常

Ⓐ 鎖骨の先天異常

1 ● 鎖骨頭蓋異形成症 cleidocranial dysplasia
　鎖骨，頭蓋骨の形成不全を呈する先天性疾患であり，常染色体優性遺伝である．鎖骨の全欠損あるいは部分欠損があり，頭蓋骨は正中結合部における骨化不全を認める．機能障害は少なく，生命予後も良好である（➡ 292 頁参照）．

2 ● 先天性鎖骨偽関節 congenital pseudoarthrosis of the clavicle
　先天性に鎖骨の中・外 1/3 部に偽関節が生じる．右側に多発し，鎖骨下動脈の波動による骨化核の癒合障害という説がある．同部の骨性膨隆と異常可動性を認めるが，機能障害は少ない．

Ⓑ 上腕骨・肩甲骨の先天異常

　代表的なものは内反上腕 humerus varus である．外傷，感染などの誘因がなく，上腕骨の頚体角が 140° 以下のものをいう．肩甲骨の先天異常としては，動揺性肩関節にみられる関節窩形成不全などがある．

Ⓒ 筋の先天異常

　大胸筋の欠損がよく知られている．同側の指の先天異常や脊椎の異常，肩甲骨高位症などを伴うことがある．

Ⓑ 肩関節の不安定症

　肩関節の不安定症は大きく 2 つに分けられる．1 つは外傷性不安定症とよばれるもので，外傷に起因する肩関節脱臼（➡ 761 頁参照）とそれに続発する反復性肩関節脱臼が代表的なものである．もう 1 つは非外傷性不安定症とよばれるもので，先天的な肩の動揺性を基盤に発症する一群の不安定症がある．代表的なものが動揺性肩関節である．

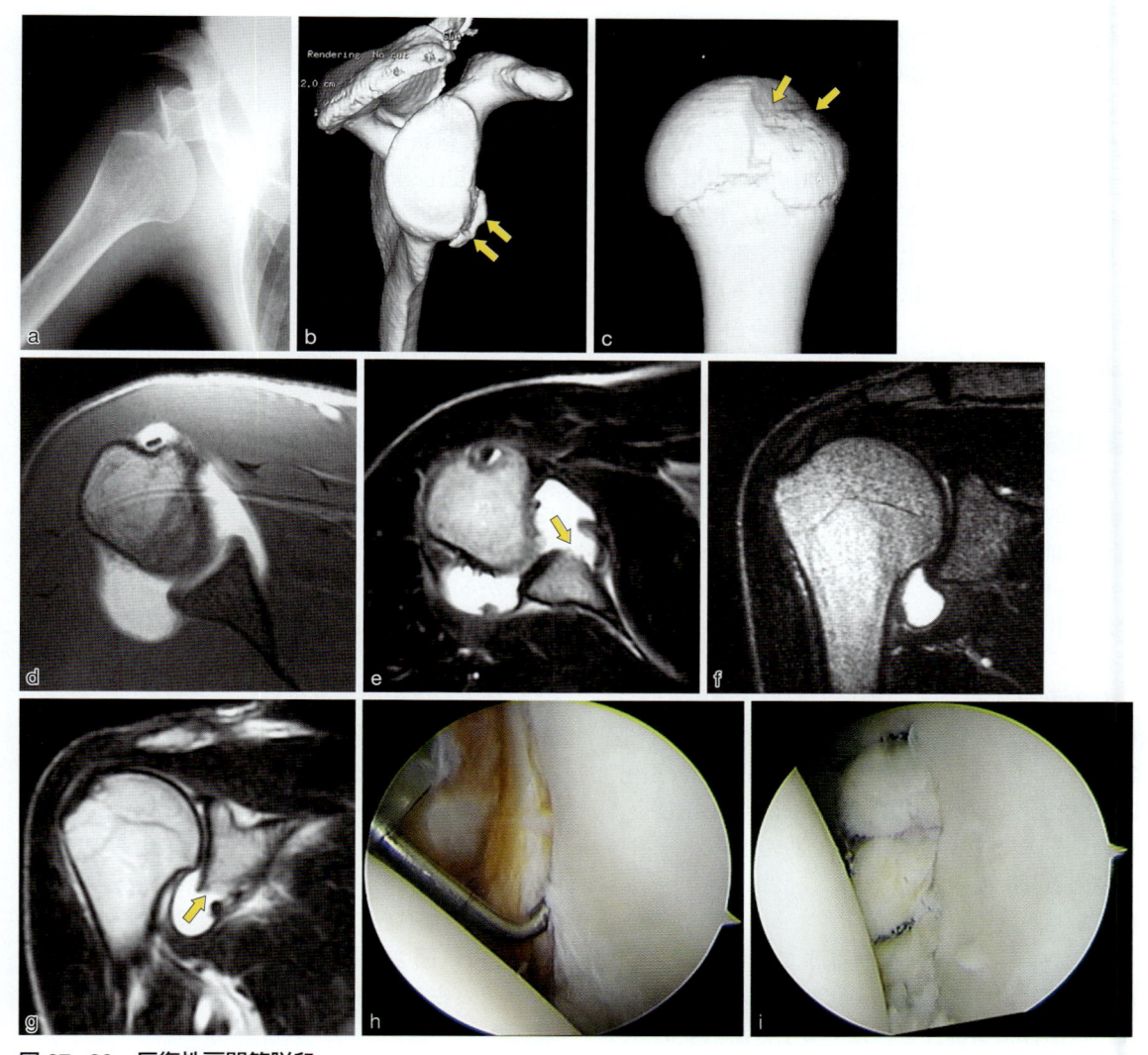

図 27-22　反復性肩関節脱臼

a. 前方脱臼の単純 X 線前後像. 骨頭が前下方へ脱臼し, 関節窩前下縁と Hill-Sachs 損傷がかみ合っている.
b. 3D-CT. 関節窩の前下縁に骨片を認める（骨性 Bankart 損傷）.
c. 3D-CT. 上腕骨頭の後外側に陥没骨折（Hill-Sachs 損傷）を認める.
d. 正常肩の MR 関節造影像.
e. MR 関節造影軸射像. 前方の関節唇・IGHL 複合体が関節窩縁から剥離している（Bankart 損傷：矢印）.
f. 正常肩の MR 関節造影像.
g. MR 関節造影斜位冠状断像. 下方の関節唇・IGHL 複合体が関節窩下縁から剥離している（Bankart 損傷：矢印）.
h. 鏡視所見. 関節唇が関節窩縁から剥離している（Bankart 損傷）.
i. 関節唇・IGHL 複合体が関節窩に糸で固定されている（Bankart 修復術後）.

① 反復性肩関節脱臼
recurrent dislocation of the shoulder

概念

　肩が一度外傷性脱臼を起こした後に, 脱臼を繰り返す病態を反復性脱臼という. 初回脱臼は圧倒的に前方脱臼が多く, その結果として生じる反復性脱臼もほとんどが前方である（**図 27-22a**）. 反復性脱臼は若年者ほど起こりやすく, 20 歳以下で初回脱臼を起こすと 80〜90 % が反復性に移行するといわれる. 初回脱臼により Bankart（バンカート）損傷〔関節唇, 下関節上腕靱帯（IGHL）の関節窩からの剥離損傷〕を起こすことが多いが, 時には, IGHL の実質部断裂（関節包断裂）や

IGHL の上腕骨側での損傷〔humeral avulsion of the glenohumeral ligament（HAGL）損傷〕を起こすこともある．これらの損傷が不完全に治癒するために IGHL の機能不全が生じ，脱臼を繰り返すと考えられている．以前はこの病態を習慣性脱臼 habitual dislocation とよんでいたが，現在，この疾患名はある肢位に上肢をもってくると脱臼が起こり，それ以外の肢位では整復される病態に対して使われる．これは位置性脱臼 positional dislocation ともよばれ，多くは後方に脱臼・亜脱臼が起こり非外傷性不安定症の 1 つに分類される．

症状，所見

前方脱臼を誘発する肢位である外転・外旋肢位を他動的にとると，前方脱臼の不安感が生じる．これを前方不安感テスト anterior apprehension test という（▶③）．反復性脱臼の程度には個人差があり，スポーツをしたときにのみ脱臼するものから，日常生活で上着を着る，寝返りをうつ，くしゃみをするなどの動作で脱臼するものまで様々である．3D-CT にて関節窩骨欠損（図 27-22b），上腕骨頭の陥没骨折（Hill-Sachs 損傷，図 27-22c）を認め，MRI では関節唇・IGHL 複合体の関節窩からの剥離損傷である Bankart 損傷を認める（図 27-22e, g）．

治療

IGHL の機能不全がその本態であり，かつ反復性脱臼では損傷部位が陳旧化しているため，確実な治療法は損傷部位を修復する手術療法である．損傷形態に応じて Bankart 損傷に対しては Bankart 修復術，関節包断裂に対しては関節包修復術が行われる．近年は関節鏡視下手術が一般的に行われるようになってきた．

② 動揺性肩関節
loose shoulder

概念

肩関節の動揺性が大きく，その結果，関節の中間可動域（関節包が弛緩している状態）で骨頭が関節窩から脱臼，亜脱臼を起こす．この状態が繰り返されることで，関節構成体の損傷や筋疲労，筋痙縮を起こし，種々の臨床症状を呈する．病態としては関節包の伸張と関節腔の拡大が基盤にあり，さらに肩甲骨周囲筋の協調運動障害，関節窩形成不全などを伴うこともある．一般に臨床症状を伴わない動揺性はあらゆる方向へ認められるが，臨床症状を伴う不安定性は主に下方である．多方向に症状を呈するものもあり，多方向不安定症 multidirectional instability ともよばれる．随意性に脱臼，亜脱臼を誘発することができる症例もある．

症状，所見

下方への不安定性を訴えることが多い．下垂位で物を持つ動作時の痛み，だるさ，易疲労感などを訴える．肩関節のみならず，上肢全体のだるさ，しびれ，肩甲骨周囲の痛み，肩こり，頚部痛などを訴えることもある．他覚的所見としては，上肢を下方に牽引することで骨頭が下方へ亜脱臼を起こす．このとき肩峰と骨頭の間に間隙が生じ，体表上からも線上の陥凹として認められるため，陥凹徴候とよぶ（➡図 27-6）．重症例では牽引せずとも腕の重さだけで陥凹徴候がみられる．このときに痛みなどの愁訴を認めることが多い．前後方向の動揺性も確認できる．重錘負荷撮影の X 線像では骨頭が下方へ脱臼，亜脱臼していることが証明できる（図 27-23a）．挙上位での単純 X 線像では骨頭が関節窩の表面をすべって後下方へずれているのが認められる（スリッピング現象，図 27-23b）．関節造影や MRI では関節腔の拡張が認められ（図 27-23c），CT では関節窩の形成不全を認めることがある．

治療

保存療法が 80 ％ の症例に有効であり，肩甲骨周囲筋を鍛える立位での壁押し運動や肩の内外旋筋力運動が行われる．また，肩甲骨が相対的に下方内旋位をとり下方への動揺性がより顕著になるため，肩甲骨を上方回旋位に保持する肩甲骨バンドが有用である．これらの保存療法に抵抗する場合には手術療法を考慮する．手術法としては，拡張した関節腔を狭くする関節包縫縮術 capsular plication，肩甲骨を上方回旋位に保持するための大胸筋移行術，関節窩形成不全に対して関節窩をより前向きにし，陥凹を深くする肩甲骨頚部骨切り術などがある．

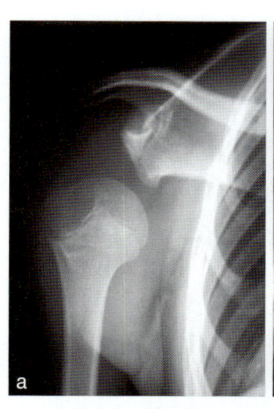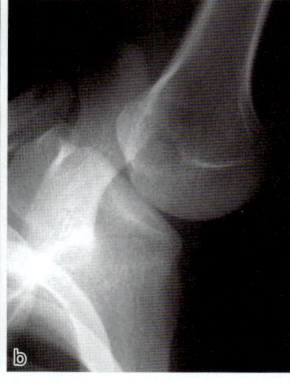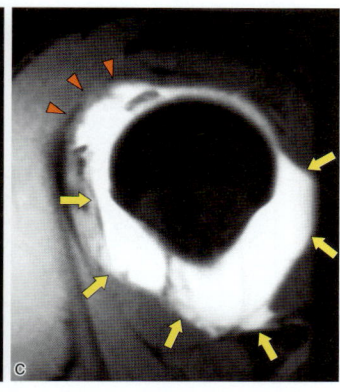

図 27-23 動揺性肩関節
a. 単純X線前後像. 骨頭が下方へ亜脱臼している.
b. 上肢挙上位での単純X線前後像. 上腕骨頭が関節窩面に沿って下外方へすべっている.
c. MR関節造影斜位矢状断像. 関節腔(矢印)が全体に拡張し, 腱板疎部(矢頭)も開大している.

C 肩軟部組織の変性疾患

1 石灰性腱炎
calcific tendinitis

概念

腱板の変性や軟骨化生を基盤にして同部に石灰が沈着する病態を指す. この石灰は炭酸アパタイトといわれており, 形成期には硬く固形であるが, 吸収期には軟らかくペースト状になる.

症状, 所見

沈着した石灰が吸収される過程で炎症反応が惹起され, 腱内圧が亢進するために強い疼痛を生じる. 激烈な症状のため肩の自動運動が全くできず, 救急外来を受診することもある. 肩峰下部に腫脹, 圧痛など急性炎症所見を認める. 痛みのために他動的な運動も著しく制限される. 一方, 慢性期には沈着した石灰のために腱板が肥厚し, 肩峰との間で衝突現象を起こすと, 動作時の痛み(有痛弧)やインピンジメント徴候がみられるようになる. 単純X線像で腱板に相当する部位に石灰沈着像を認める(図27-24).

治療

急性期には注射針で穿刺して石灰を吸引し, その後副腎皮質ステロイドを注入する. 硬くて吸引できない場合は石灰化した部分を何カ所か穿刺することで吸収を促す. 石灰の吸引, 副腎皮質ステロイド注入は劇的な効果をもたらし, 除痛, 可動

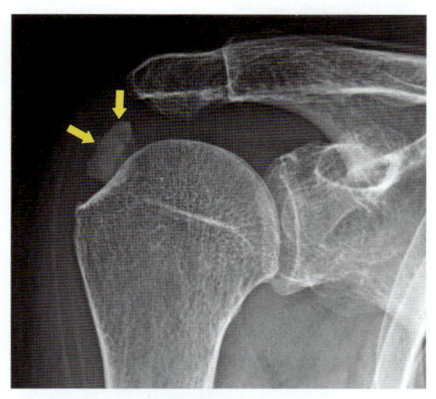

図 27-24 石灰性腱炎
単純X線前後像で棘上筋腱が付着する大結節の近位に石灰沈着を認める(矢印).

域の改善がみられる. シメチジンなどの薬物によって石灰化の吸収が促進されることが知られているが, 保険適用外である. 慢性期に入り, 明らかなインピンジメント徴候を呈する症例には, 前述の保存療法はあまり効果が期待できず, 手術療法(肩峰下除圧術 subacromial decompression, 石灰摘出術)が行われる.

2 肩峰下インピンジメント症候群
subacromial impingement syndrome

概念

腱板, 特に棘上筋腱は肩峰の直下に存在し, 上肢挙上動作, 下降動作のときに, 腱板が肩峰下面すれすれのところを通過する. 肩峰と腱板の間に

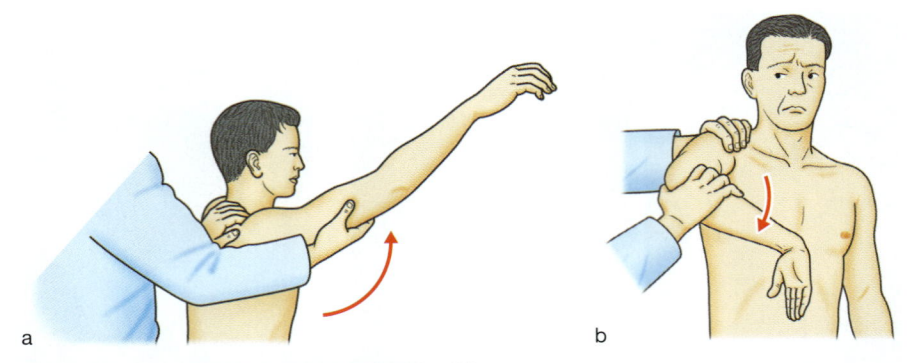

a　　　　　　　　　　　　　　　　　　　　b

図 27-25　インピンジメント徴候（▇◀①, ②）
a. Neer（ニア）の手技．肩甲骨を押さえながら内旋位にした上肢を他動的に屈曲（前方挙上）すると痛みが誘発される．
b. Hawkins（ホーキンス）の手技．90°屈曲（前方挙上）した上肢を他動的に内旋させると痛みが誘発される．

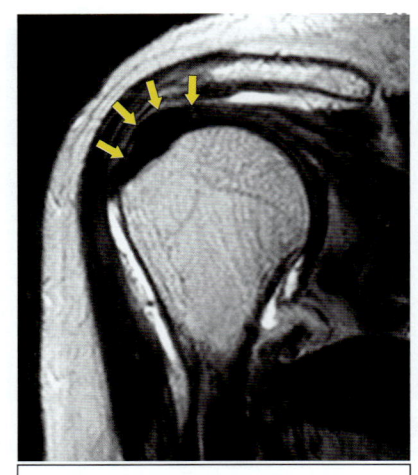

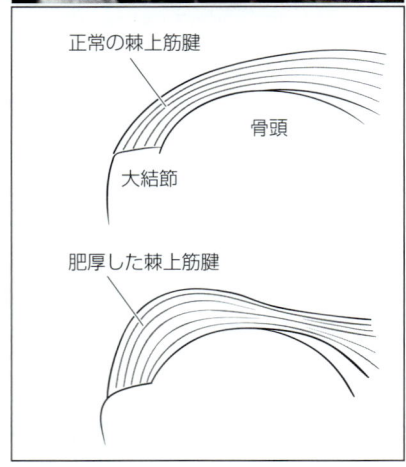

正常の棘上筋腱

骨頭

大結節

肥厚した棘上筋腱

図 27-26　肩峰下インピンジメント症候群
MRI T2 強調斜位冠状断像．腱板が肥厚している（矢印）．

は肩峰下滑液包が存在し，肩峰と腱板との摩擦を和らげているが，頻回の繰り返し動作により腱板や肩峰下滑液包の炎症を起こしたり，さらには腱板断裂を引き起こすこともある．また，正常な形態が破綻した場合（例えば肩峰の骨棘形成や，腱板が付着する大結節の変形治癒など）にも病的な衝突が起こり，炎症や痛みを引き起こす．

症状，所見

　動作時の痛み，特に上肢を挙上する途中，下降する途中の痛みが特徴的で有痛弧（➡430頁参照）とよばれている．有痛弧は肩峰下を腱板が通過するときに生じる痛みであるが，一般に挙上動作時には90°以上でみられ，下降動作時には90°以下でみられることが多い．それは肩甲骨が疼痛回避のため上腕よりやや遅れて動くためである．また，肩峰と腱板との衝突現象を他動的に起こすことで疼痛を誘発するインピンジメント徴候 impingement sign が陽性（**図 27-25**），さらには局所麻酔薬の肩峰下滑液包内注入により，インピンジメント徴候が消失する（インピンジメントテスト impinge-ment test 陽性）．典型的な場合には MRI で棘上筋腱の肥厚を認める（**図 27-26**）．

治療

　副腎皮質ステロイドの肩峰下滑液包内注入を3回程度繰り返してもなお症状が続く場合には，手術的な治療として肩峰下除圧術が行われる．この術式は鏡視下に行われることが多く，その場合には鏡視下肩峰下除圧術とよばれる．

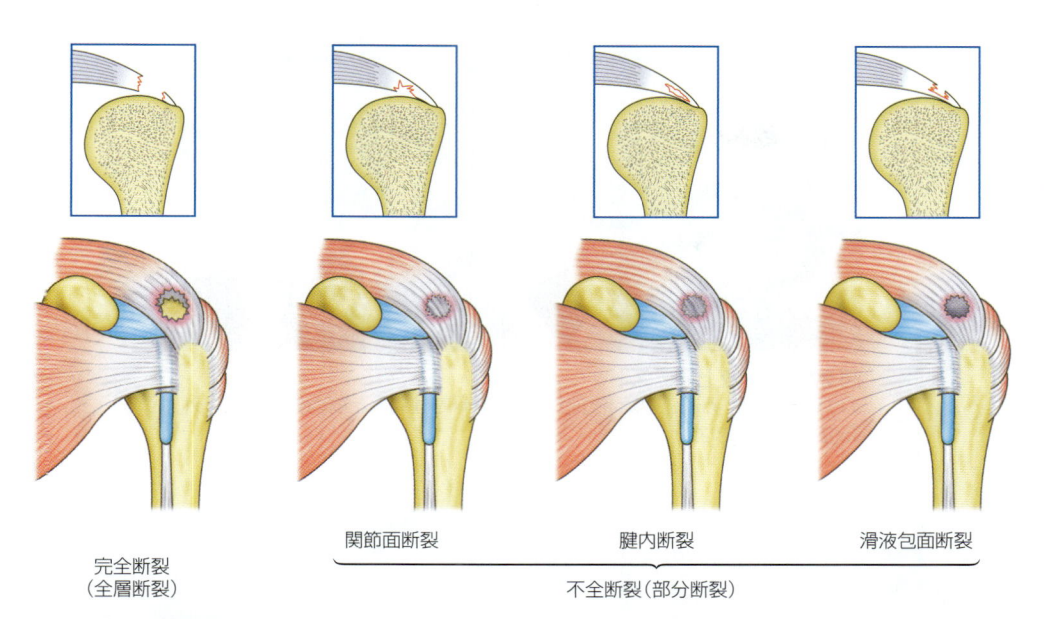

| 完全断裂
（全層断裂） | 関節面断裂 | 腱内断裂 | 滑液包面断裂 |

不全断裂（部分断裂）

図 27-28　腱板断裂の分類

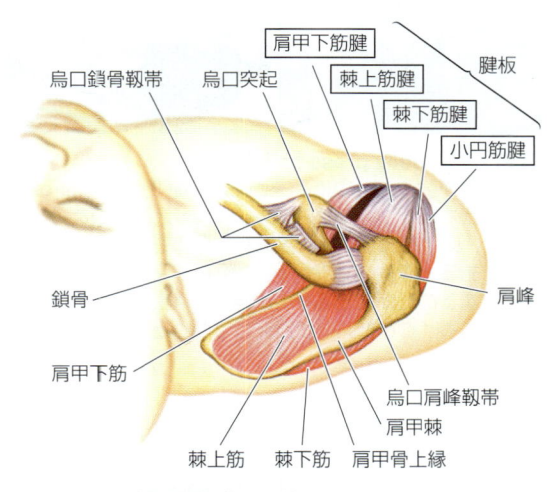

図 27-27　腱板を構成する筋

③ 腱板断裂
rotator cuff tear

概念

　腱板の腱性部分が断裂し，腱線維の連続性が断たれた状態をさす．腱板構成筋は棘上筋，棘下筋，小円筋，肩甲下筋の4つである（**図 27-27**）．そのうち棘上筋腱が最も断裂しやすい．断裂の原因としては，加齢による腱の変性，腱板収縮力による応力集中，肩峰との機械的な衝突，外傷など様々な要因が重なって発症すると考えられている．腱

板断裂の頻度は剖検例では30～60%程度にみられ，住民検診による疫学調査では，50歳代では10人に1人，80歳代では3人に1人の割合で腱板断裂が存在することが明らかになった．ただし，腱板断裂があっても臨床症状を呈さない無症候性断裂が半分以上を占めることもわかってきた．このように加齢とともに増加する腱板断裂は，その基盤に腱の変性が存在すると考えられている．一方，若年者のスポーツに伴ってみられる腱板断裂は，投球動作などの繰り返す外力により発生すると考えられている．

　腱板断裂は断裂の程度により，完全断裂（全層断裂）と不全断裂に分けられ，不全断裂はさらに関節面断裂，腱内断裂，滑液包面断裂に分けられる（**図 27-28**）．また，断裂の大きさにより小断裂，中断裂，大断裂，広範囲断裂に分けられる．

症状，所見

　病状を呈する場合には痛みが最も多く，動作時痛とともに安静時痛，夜間痛を認めることも多い．夜間痛は，夜間就寝後に注意が肩に集中すること，午前2～5時頃の皮膚温が最も低く，疼痛の閾値が低下すること，臥位になることで上腕の下方への牽引が働かなくなり，骨頭が上方化することなどが発症と関連していると考えられている．断裂腱に相当する筋肉の動作筋としての働きが低下するため，棘上筋腱断裂では外転筋力低下，棘下筋

27

肩関節

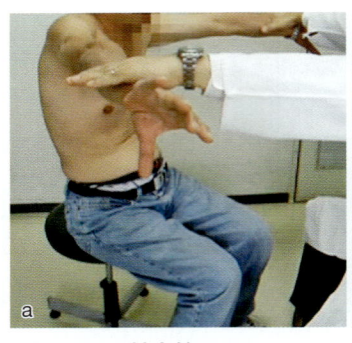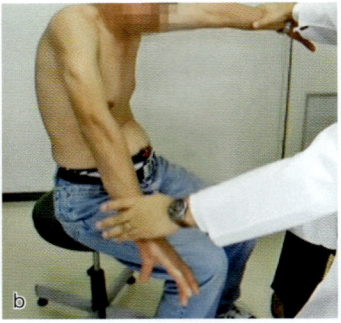

図 27-29 棘上筋テスト
a は負荷をかける前．負荷をかけると断裂肩では痛みと筋力低下のため外転位を保持できない．

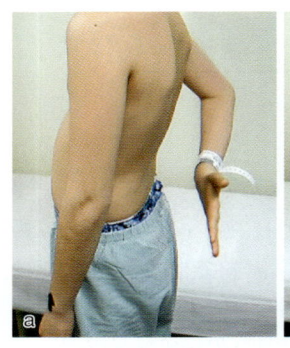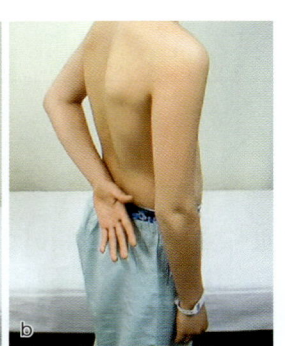

図 27-30 lift-off テスト
手を背中に回して腰のあたりに置く．この位置から手を後ろに持ち上げる動作（lift off）は肩甲下筋が行っている．健側（a）は背部から手を後ろへ持ち上げることができるが，肩甲下筋腱断裂側（b）では不可能である．

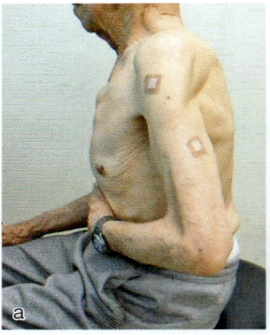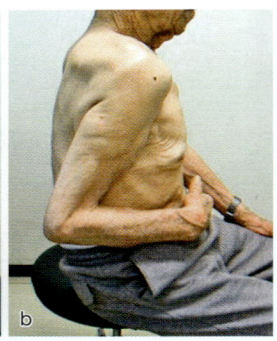

図 27-31 belly press テスト
関節拘縮が強く，背中に手を回せない症例では，lift-off テストに代わるテストとして belly press テストがある．腹部（belly）に手を当てて，腹部を押す動作も肩甲下筋が働く動作である．健側（a）では肘を前額面に保持したまま腹部を圧迫することができるが，肩甲下筋腱断裂側（b）では肘が後ろに逃げてしまい，腹部をしっかりと押すことができない．

腱断裂では外旋筋力低下，肩甲下筋腱断裂では内旋筋力の低下が認められる．また，断裂腱断端が肩峰と衝突することから，インピンジメント症候群と同様，有痛弧やインピンジメント徴候，インピンジメントテストが陽性になる．断裂部位診断として，棘上筋腱断裂を診断する棘上筋テスト（図27-29），棘下筋腱断裂を診断する外旋筋力テスト，肩甲下筋腱断裂を診断する lift-off テスト（図27-30）や belly press テスト（図 27-31）などがある．

　画像所見としては，単純 X 線像では大断裂が長期的に存在すると骨頭上方化が起こるために肩峰骨頭間距離が減少する（図 27-32）．超音波やMRIで断裂腱を描出することができる（図 27-33）．

治療

　変性を基盤とする中高年の腱板断裂にはまず保存療法を行う．保存療法には非ステロイド性抗炎

症薬（NSAIDs）の内服・外用，副腎皮質ステロイドやヒアルロン酸の関節内注入などの薬物療法と，理学療法（温熱，ストレッチ，可動域訓練，筋力強化など）とがある．保存療法を行うと 3〜6カ月くらいの経過でおよそ 70% の患者の症状が軽快し，ADL の支障を感じなくなる．しかし残る 30% は保存療法に抵抗し，疼痛改善がみられないため手術療法が選択される．

　一方，若年者における外傷性断裂やスポーツによる断裂に対しては積極的に手術療法を考える．手術療法としては，肩峰下除圧術（肩峰下面を 3〜5 mm 切除して肩峰下面と腱板との衝突を解除する術式）と腱板修復術（腱板断裂端を，大結節に作製した骨溝に糸やアンカーで結紮固定する術式）が行われるが，修復不能な広範囲断裂では，滑膜

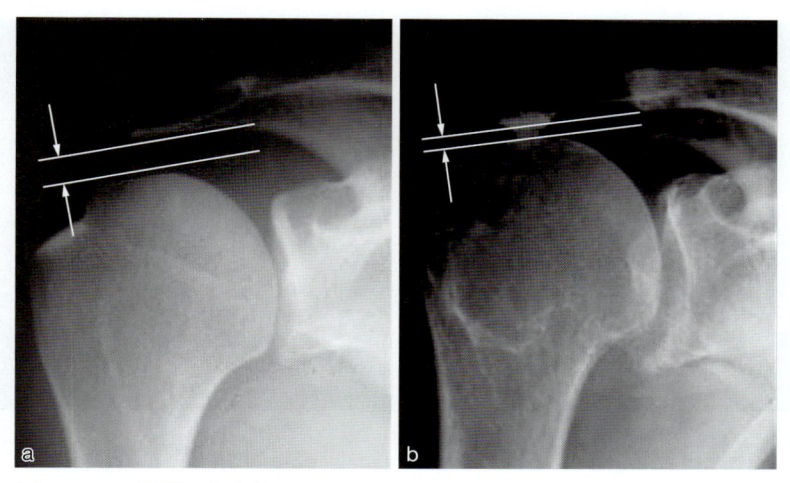

図 27-32　骨頭の上方化
a. は正常肩．b. の腱板断裂肩では肩峰骨頭間距離が減少している．

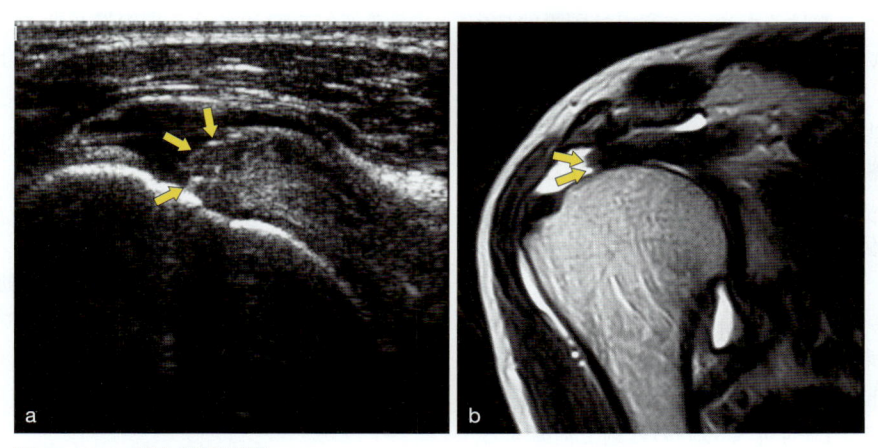

図 27-33　棘上筋腱断裂
a. 超音波長軸像，b. MRI T2 強調斜位冠状断像．
断裂している棘上筋腱の断端（矢印）が明瞭に描出されている．

切除術や大腿筋膜を用いたパッチ法が選択される．以前は肩峰下除圧術も腱板修復術も直視下に行われていたが，1990 年代中頃から肩峰下除圧術を関節鏡視下に行い，腱板修復術を直視下に行うミニ・オープン法が始まり，ほぼ同時期からすべてを鏡視下に行う鏡視下腱板修復術が徐々に行われるようになってきた（**図 27-34**）．術後の再断裂は 17～70% の割合で起こると報告されており，特に広範囲断裂では腱の変性とともに筋肉の伸縮性の低下が顕著で，再断裂の頻度が高い．しかし，再断裂が起こっても症状は術前ほどひどくない場合が多い．高齢者にみられる腱板断裂性関節症に対しては，近年では反転型人工肩関節置換術が行われる．

4 凍結肩
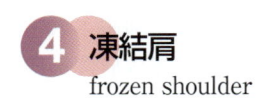
frozen shoulder

概念

　古来，50 歳くらいに好発する肩の痛みを五十肩とよんでいた．一方で，肩の痛みや可動域制限を引き起こす疾患として腱板断裂や石灰性腱炎などの病態が明らかにされてきたため，それらを除外した後に残る疾患群を「狭義の五十肩」「いわゆる五十肩」「五十肩」などと診断するようになった．このように一般用語としての「五十肩」と，診断名

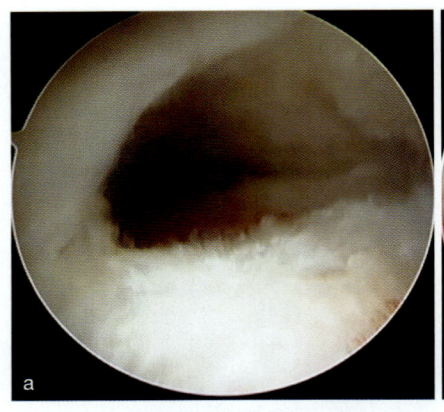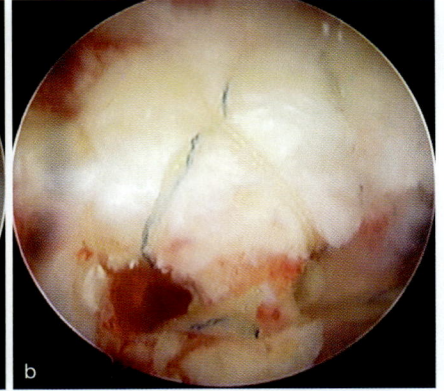

図 27-34　鏡視下腱板修復術の術中所見
a. 腱板断裂部，b. 修復後.

としての「五十肩」の意味が異なるため混乱を招きやすい．混乱を避けるため，本章では国際的に広く使われている frozen shoulder に対応する凍結肩を用いる．凍結肩は，「中高年に発症し，既知の疾患には該当せず，明らかな誘因がなく，肩関節の痛みと拘縮をきたす疾患」と定義される．同義語として，肩関節周囲炎 periarthritis of the shoulder，癒着性関節包炎 adhesive capsulitis がある．

症状，所見

典型的な凍結肩は炎症期 freezing phase，拘縮期 frozen phase，回復期 thawing phase の 3 つの時期を経て，1～4 年くらいの経過で治癒する．疼痛で初発し，動作時痛のため自動運動が制限される．それとともに安静時痛，夜間痛も出現し徐々に拘縮が進行してくる（炎症期）．拘縮期になると拘縮が完成し肩関節の動きはあらゆる方向に制限されるが，疼痛はむしろ軽快してくる．その後，拘縮が徐々にとれて，可動域が元に戻る（回復期）．拘縮期には肩関節の可動域は著しく制限され，ADL の障害が大きい．肩関節造影では肩関節腔の狭小化が，MRI では腋窩嚢の短縮・肥厚が認められる．

治療

保存療法として，疼痛が強い時期には三角巾を使った上肢の安静と消炎鎮痛薬の内服，ヒアルロン酸の関節内注入などが行われる．疼痛が軽減し，むしろ可動域制限が主体の凍結期に入ったら，リハビリテーションを中心に関節可動域の再獲得を図る（**図 27-35**）．疼痛が強い時期には，関節腔内に局所麻酔薬などを注入して癒着・閉塞した肩甲下滑液包を開通させる関節腔拡張術 joint distension が有効である．難治例に対しては，全身麻酔下に徒手整復術 manipulation や鏡視下関節包切離術などが行われる．

❺ 上腕二頭筋長頭腱の障害

上腕二頭筋長頭腱は結節間溝を滑動するため，腱の炎症，変性，断裂などを起こしやすい．次の 2 つが代表的な疾患である．

Ⓐ 上腕二頭筋長頭腱断裂
rupture of the long head of the biceps tendon

概念

上腕二頭筋の長頭腱は関節窩上縁の関節上結節と上方関節唇に起始をもち，骨頭に沿って関節内を横切り，結節間溝から関節外へ出てゆく．外傷，スポーツ，重量物挙上などで，この長頭腱が起始部あるいはその近傍で単独に断裂する場合と，腱板断裂に合併して起こる場合がある．

症状，所見

外傷やスポーツで起こる断裂は前駆症状がなく，断裂が発生すると，断裂音とともに肩前面に疼痛が生じる．同時に筋の張力により断裂腱が結節間溝から遠位に引き抜かれるため長頭の筋腹が弛緩し，同部が局所的に盛り上がって見える（**図 27-36a**）．疼痛は 2～3 週間で軽快することが多い．一方，腱板断裂に合併する断裂は，長頭腱の完全断裂が起こる前段階である不全断裂を呈する

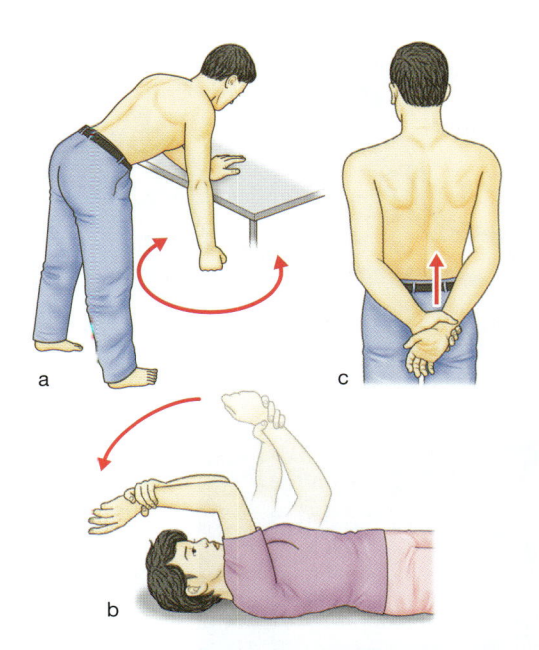

図 27-35　凍結肩に対する可動域訓練の例
a. Codman（コッドマン）体操：前屈位をとり，腕の力を抜いて体幹を揺り動かすことで腕が振り子のように前後・左右・円を描くように動く.
b. 屈曲運動：仰臥位で，健側の手で患側の手首をもち，頭上に伸ばす.
c. 内旋運動：背部で，健側の手で患側の手首をもち，脊柱に沿って引き上げる.

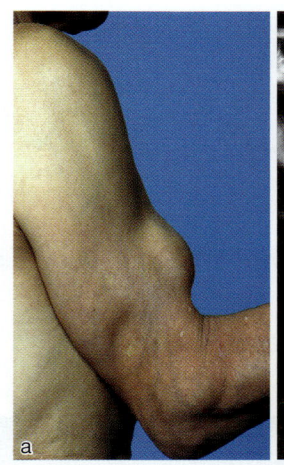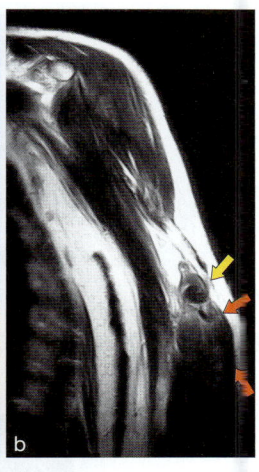

図 27-36　上腕二頭筋長頭腱断裂
a. 上腕腹側の筋腹の膨隆（ポパイ徴候 Popeye sign）
b. MRI にてコイル状になった断裂腱（黄矢印）を認め，筋腹は遠位へ垂れ下がり丸みをおびている（赤矢印）.

期間があり，その間は結節間溝付近の痛みを伴う. 完全断裂になると 2～3 週間で痛みは軽快する. 診断は特有の筋腹の盛り上がりを認めれば容易である. 関節造影では結節間溝から造影剤の流出を認め，MRI では遠位に引き抜かれた断裂腱を認める（**図 27-36b**）. 長頭腱の断裂に伴い，肘屈曲力が 15% 低下，前腕回外力が 10% 低下するといわれている. ねじ回しなどを頻回に使う職業では筋力低下が問題になる可能性があり，その場合には手術療法が勧められる.

治療

急性期の疼痛は対症療法で軽快する. 筋力低下が問題になる場合には，断裂した長頭腱を結節間溝，烏口突起，共同腱などに固定する腱固定術が選択される.

B 上腕二頭筋長頭腱炎（腱鞘炎）
tendinitis（tenosynovitis）of the long head of the biceps

上腕二頭筋長頭腱自体あるいはその周囲を取り巻く腱鞘の炎症性病変である. 長頭腱の部分断裂を伴うこともある. 症状は肩前方の痛みであり，結節間溝に圧痛を認める. Speed（スピード）テスト（肘伸展，前腕回外位で抵抗下に腕を前方挙上させると肩前方に痛みが誘発される），Yergason（ヤーガソン）テスト（肘 90° 屈曲位で前腕を抵抗下に回外させると肩前方に痛みが誘発される）が陽性になる. 治療としては，保存的に抗炎症薬を使用し，抵抗する症例では腱固定術などの手術療法が必要な場合もある.

D スポーツによる肩の障害
（→884 頁も参照）

1 投球による障害

概念

投球動作は，ワインドアップ期 windup phase，コッキング期 cocking phase，加速期 acceleration phase，減速期 deceleration phase，フォロースルー期 follow-through phase の 5 つの相からなる（**図 27-37**）. 投球動作を繰り返すことにより，コッキング期には肩関節内部で腱板関節面と後上方関節唇の衝突が起こり（関節内インピンジメント internal impingement），腱板断裂，関節唇損傷を引き起こす（**図 27-38**）. 上方関節唇損傷が前

27
肩関節

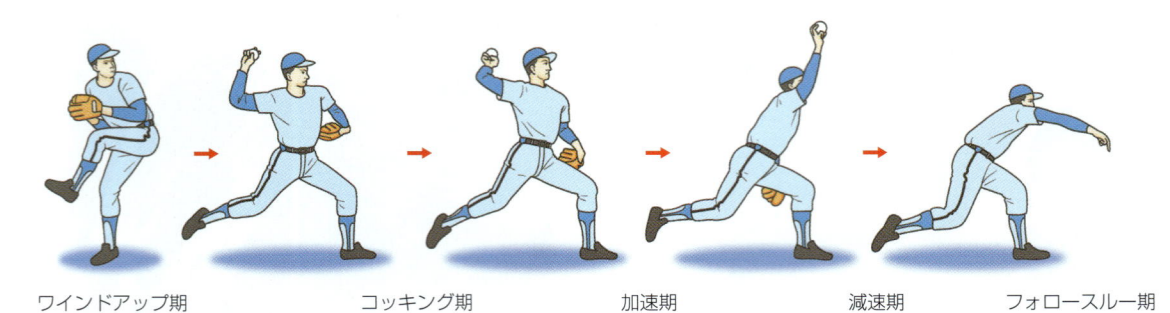

ワインドアップ期　　　　コッキング期　　　　加速期　　　　減速期　　　　フォロースルー期

図 27-37　投球動作の 5 つの相

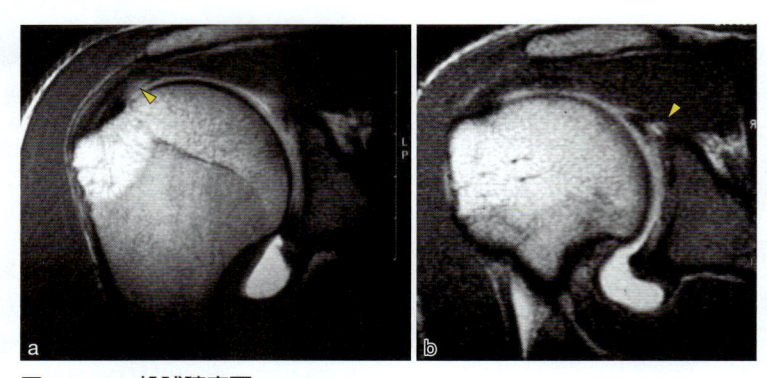

図 27-38　投球障害肩
a. MR 関節造影像．腱板関節面不全断裂を認める（矢頭）．
b. MR 関節造影像．上方関節唇の剥離損傷（SLAP 損傷）を認める（矢頭）．

方から後方にかけて広がっている場合，SLAP（superior labrum anterior and posterior）損傷とよぶ．また，フォロースルー期に後方関節包に強い牽引力がかかるため，後方関節唇損傷や関節窩縁後下方の骨棘形成を認めることがある．これをBennett（ベネット）損傷とよぶ．これらの病態を総称して投球障害肩 throwing shoulder とよぶ．関節内インピンジメントの発症機序として，コッキング期に肩関節が水平伸展，外転外旋を強制され，前方の関節包が徐々に伸張されて骨頭が前方へ押し出されるために発症するという考え方と，繰り返す投球動作により肩後方の筋痙攣，後方関節包拘縮を起こし，発症するという考え方とがある．骨端線閉鎖前の成長期（10〜15 歳）においては，投球による過度のストレスが上腕骨近位端に作用することで力学的に脆弱な成長軟骨板（骨端線）の離開を引き起こす（リトルリーガーズショルダー Little Leaguer's shoulder，**図 27-39**）．

症状，所見
　投球動作で，痛みが誘発される．腱板断裂や上

方関節唇損傷は主にコッキング期に痛みがみられることが多く，Bennett 損傷ではフォロースルー期に痛みがみられることが多い．症状が強くなると，投球動作のみならず，ADL でも疼痛が誘発される．画像では複数の病態を認めることが多く，責任病変と思われる部位に局所麻酔薬を注入した後に投球動作を行い，症状の改善が得られるかどうかを確認する投球テストで病態を絞り込んでいく．

治療
　投球フォームの矯正，上肢のみならず体幹，下肢を含む関節可動域改善，筋のストレッチと筋力強化，などの保存療法で症状が軽快する場合が多い．しかし，保存療法を 3〜6 カ月間行っても症状の改善がみられない場合には，腱板断裂に対しては腱板のデブリドマンや腱板修復術，関節唇損傷に対しては関節唇修復術が行われる．

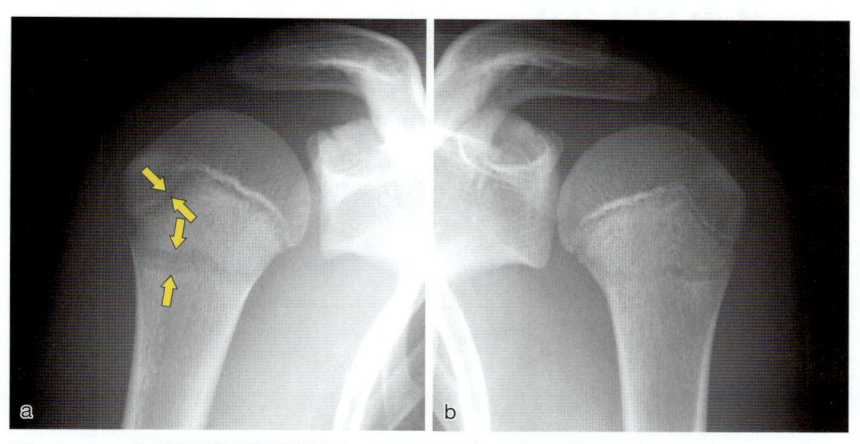

図 27-39　上腕骨近位骨端離開（リトルリーガーズショルダー）
a. 投球側（骨端線が離開している）単純 X 線像，b. 健側単純 X 線像.
上腕骨近位骨端線が閉じる前に過度の投球動作を繰り返すと骨端離開を起こす.

② 水泳による障害

概念

　水泳の腕の動きは特殊な動きである．特にクロールやバタフライで，水中で水をかくプル動作時や，水をかいた腕を水面上で元に戻すリカバリー動作中に，上腕が内旋した状態で大結節が肩峰下を通過するため肩峰下インピンジメントを起こしやすい.

症状，所見

　腕を回す動作で痛みが誘発される．合宿練習などで泳ぐ距離が増えると症状が増悪する．水泳選手ではしばしば多方向に関節動揺性が亢進している場合があり，これが不安定性を引き起こすと，前述の肩峰下インピンジメントを増悪させる.

治療

　急性期には炎症を抑えることが大切であり，痛みの程度に応じて練習量を減らしたり休ませたりする．痛みが強い場合には副腎皮質ステロイドの肩峰下滑液包内への注射を行う．ある程度疼痛が改善したら，筋のストレッチ，筋力強化，フォームの改善などを中心にリハビリテーションを行う.

E　その他の肩関節疾患

　肩関節の感染症としては化膿性肩関節炎がある（→234 頁，化膿性関節炎の項を参照）.

① 三角筋拘縮症

deltoid contracture

　三角筋に筋肉内注射を頻回に行った後に発症することが多い．わが国では，小児に対する筋肉内注射の危険性が指摘されてから，小児例の発生はほとんどみられなくなった.

●参考文献

1) 越智隆弘（総編集），高岸憲二（専門編集）：最新整形外科学大系 13：肩関節・肩甲帯．中山書店，2006
2) 信原克哉：肩—その機能と臨床　第 4 版．医学書院，2012
3) 福田宏明，三笠元彦，伊藤信之（編）：肩診療ハンドブック．医学書院，1998
4) 守屋秀繁，糸満盛憲，内田淳正，他（編）：整形外科診療実践ガイド．文光堂，2006
5) Codman EA：The Shoulder：Rupture of the Supraspinatus Tendon and Other Lesions in or about the Subacromial Bursa. Thomas Todd, Boston, 1934
6) Matsen FA Ⅲ, Lippitt SB, Sidles JA, et al（eds）：Practical Evaluation and Management of the Shoulder. WB Saunders, Philadelphia, 1994
7) Rockwood CA Jr, Matsen FA Ⅲ, Wirth MA, et al：The Shoulder, 4th ed. WB Saunders, Philadelphia, 2009

27
肩関節

診療の手引き

- [ ] **1.** 外傷性であれば受傷機転，職業性では仕事の種類・職歴，スポーツ障害であればスポーツの種類・スポーツ歴を聴取する．
- [ ] **2.** 痛みがどこにあるか(where)：内側，外側，後方，前方など，患者に疼痛部を示させるのも有効である．
- [ ] **3.** 痛みがいつ出るか(when)：安静時，日常生活や労作，またはスポーツのどのような動作，どのようなときに痛みや障害が出るかを聴取する．
- [ ] **4.** 視診：上肢全体のアライメントや腫脹の有無，筋の萎縮の有無などを確認する．肩・肘・手の自動運動を観察し，関節拘縮や運動麻痺の有無を確認する．投球障害(野球肘)であれば，実際の投球動作を観察し，どの相(phase)で疼痛が出現するか確認する．
- [ ] **5.** 触診：関節腫脹，上腕二頭筋腱のレリーフ，尺骨神経亜脱臼を確認する．
- [ ] **6.** 圧痛部の確認，関節動揺性，疼痛誘発テストなど疼痛を誘発する検査を最後に行う．
- [ ] **7.** 機能診：運動動作による疼痛の再現を確認する．
- [ ] **8.** 小児では靱帯損傷は少ない．びまん性の腫脹は骨折，脱臼，骨端線損傷を疑う．
- [ ] **9.** X線検査：正確な2方向撮影が必須である．靱帯断裂ではストレス撮影，野球肘では tangential view を撮影する．
- [ ] **10.** 前腕骨折では必ず肘関節・手関節を含んだ前腕全長2方向撮影を行う．
- [ ] **11.** 小児の肘関節X線像は年齢により出現している骨端核が異なるため読影が困難，必ず両側の2方向撮影を行い，健側と比較する．橈骨頚部軸の延長は正常では上腕骨小頭を通過することに留意する．
- [ ] **12.** 肘・前腕骨骨折で決して見逃してはならず，緊急の処置を要するのは血行障害(5P's 徴候)と Volkmann 拘縮やコンパートメント症候群である．

機能解剖と診察・検査

Ⓐ 肘関節の骨性構造

　肘関節 elbow joint は，上腕骨遠位端と尺骨およ

び橈骨近位端からなる(**図 28-1**)．小児の肘関節では骨端核の出現に個人差があり読影に注意を要する(**図 28-2**)．原則として，両側の肘関節2方向撮影を行い両側を比較したほうがよい．肘関節の正常可動域*は伸展 5°/屈曲 150° であるが，女児では 10° 以上の伸展も稀ではない．

---

*関節可動域表示と測定法，機能評価法は巻末資料参照(➡ 934，947 頁)．

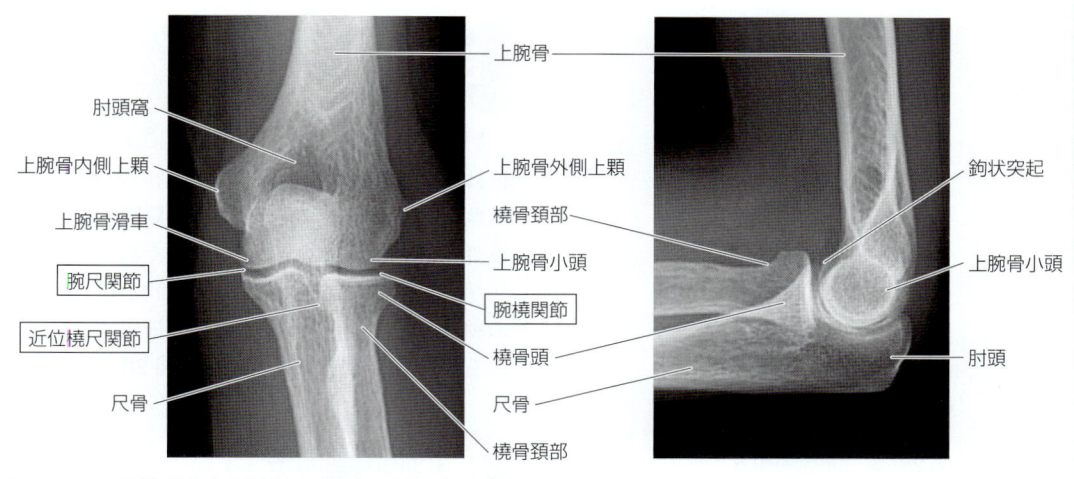

図 28-1　正常成人左肘関節の単純 X 線像（55 歳女性）

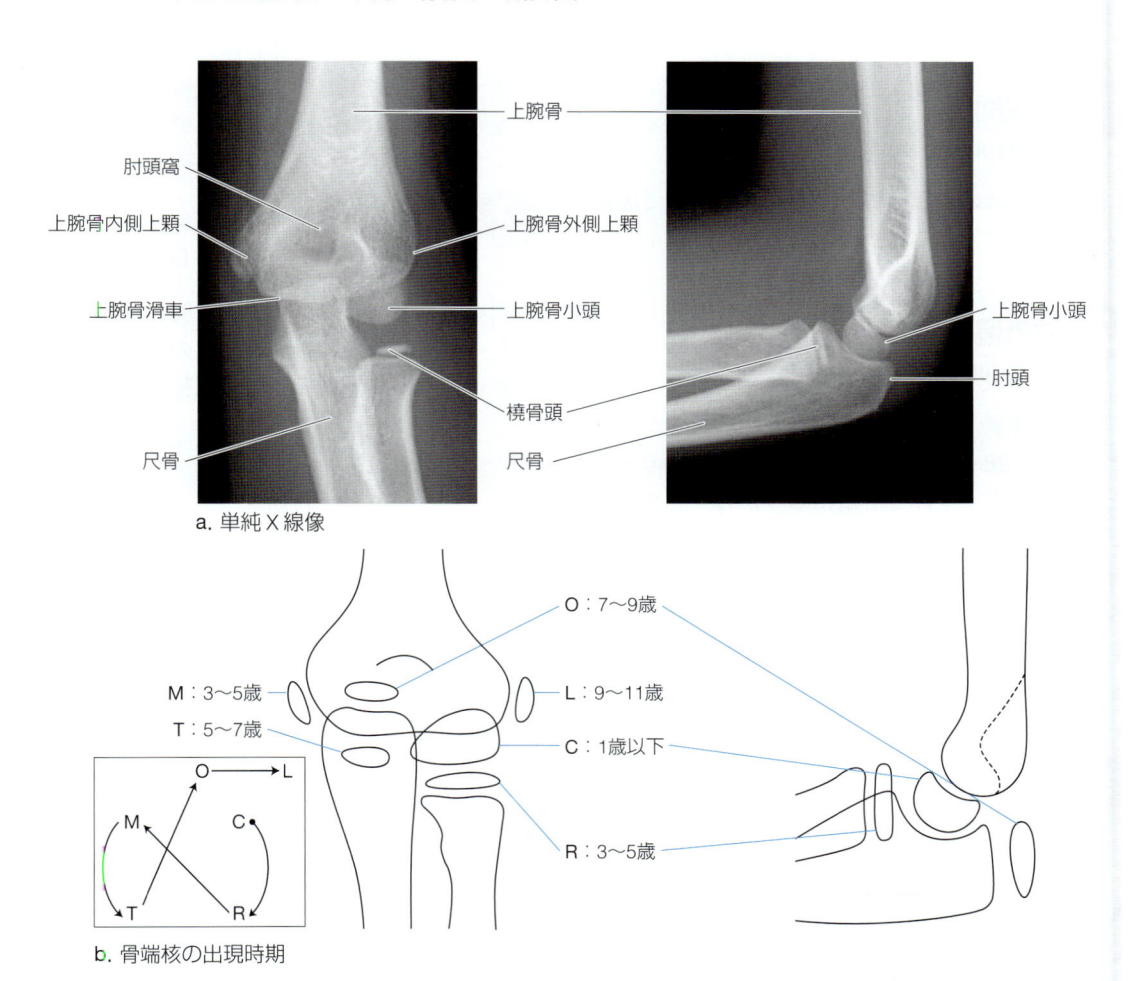

a. 単純 X 線像

b. 骨端核の出現時期

図 28-2　正常小児左肘関節の単純 X 線像（6 歳女児）と骨端核出現時期

C：capitulum（上腕骨小頭）：1 歳以下　　　　　T：trochlea（上腕骨滑車）：5〜7 歳
R：radius head（橈骨頭）：3〜5 歳　　　　　　　O：olecranon（肘頭）：7〜9 歳
M：medial epicondyle（上腕骨内側上顆）：3〜5 歳　L：lateral epicondyle（上腕骨外側上顆）：9〜11 歳

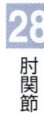

28
肘関節

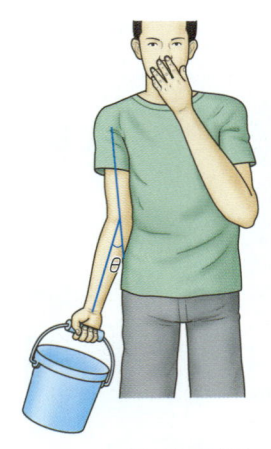

図 28-3　肘外偏角 (θ)

1 腕尺関節
humeroulnar joint

腕尺関節は蝶番関節で，上腕骨軸に対して関節面が 7° 外反，6° 内旋している．

2 肘外偏角
carrying angle

肘関節伸展，前腕回外位で上腕と前腕のなす角である（図 28-3）．肘外偏角があるので水の入ったバケツをぶら下げても足にぶつからず運ぶことができ，肘屈曲時には手が口元に近づく．肘外偏角の基準値は男性 6〜11°，女性 12〜15° である．外反肘の明確な定義はないが，一般的には 20° 以上を外反肘 cubitus valgus，0° より減少していると内反肘 cubitus varus とよぶ．

3 腕橈関節
humeroradial joint

球状関節であり，肘関節が外反を強制されたときの二次的安定装置 secondary stabilizer である．

4 近位橈尺関節
proximal radioulnar joint

車軸関節であり，遠位橈尺関節と協働し前腕の回外 90°／回内 90° を可能にしている．

B　肘関節の靱帯

肘関節は腕尺関節の骨性支持により前方，後方には安定している．靱帯では内側の内側側副靱帯，外側の外側側副靱帯と外側尺側側副靱帯，尺骨と橈骨を連結する輪状靱帯が重要である（図 28-4）．

超音波検査は，近年の解像度向上に伴い肘関節の軟骨や筋・腱・靱帯が明瞭に描出できることから有用な検査法になっている（図 28-5）．

1 内側側副靱帯
medial collateral ligament（MCL）

上腕骨内側上顆と尺骨を連結し外反ストレスに対抗する．前斜走靱帯，後斜走靱帯，横走靱帯からなり，前斜走靱帯が最も重要である．

2 外側側副靱帯
lateral collateral ligament（LCL）

内反ストレスに対抗する．上腕骨外側上顆に起始し，輪状靱帯に停止する狭義の外側側副靱帯と尺骨に停止する外側尺側側副靱帯からなる．

3 輪状靱帯
annular ligament

尺骨に起始・停止をもち，橈骨の関節面を輪状に覆い橈骨頭脱臼を防いでいる．

C　肘関節のバイオメカニクス

肘関節伸展位では手にかかる負荷の 60% は腕橈関節を，40% は腕尺関節を経由して上腕骨に伝達される．肘関節が屈曲すると腕橈関節の負荷は減少し，また前腕の回旋により荷重も変化する．

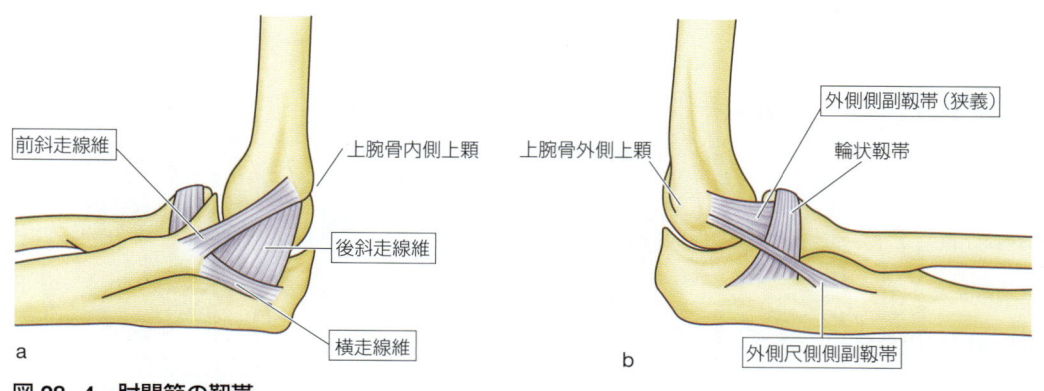

図 28-4　肘関節の靱帯
a. 内側側副靱帯. 右肘関節を内側から見る.
b. 外側側副靱帯. 右肘関節を外側から見る.

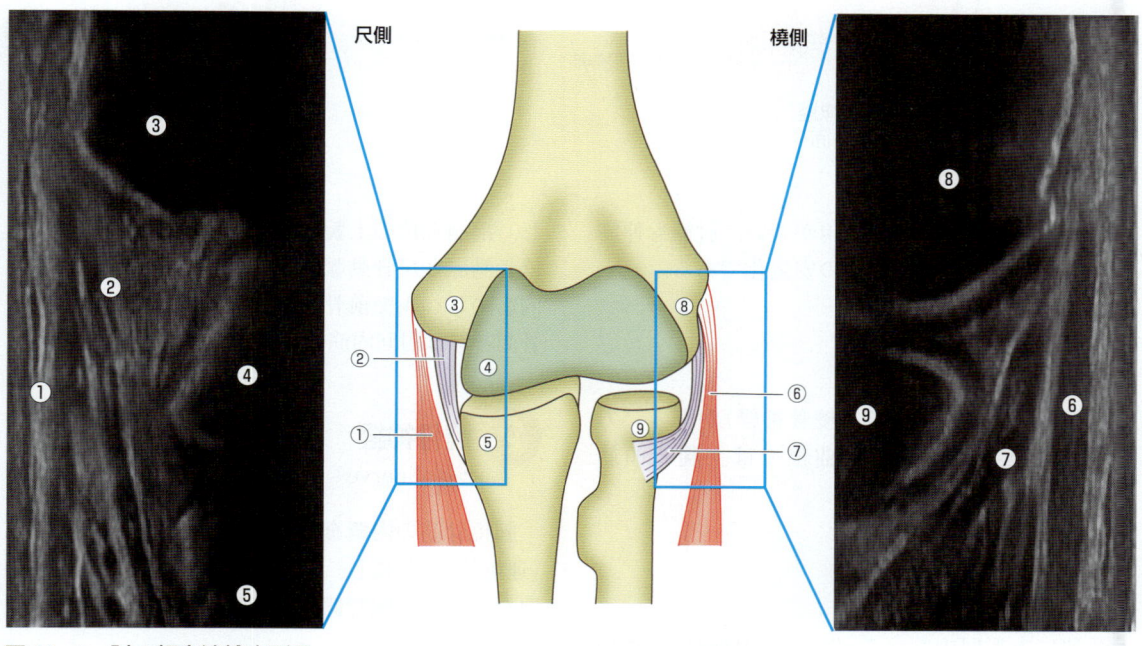

図 28-5　肘の超音波検査所見

① 前腕屈筋群　　　④ 上腕骨滑車　　　⑦ 肘関節外側側副靱帯
② 肘関節内側側副靱帯　⑤ 尺骨　　　　　⑧ 上腕骨外側上顆
③ 上腕骨内側上顆　　⑥ 前腕伸筋群　　　⑨ 橈骨頭

D　肘関節の運動にかかわる筋

（図 28-6）

1　肘屈筋

　主な屈筋は上腕筋（C5〜C6：筋皮神経），上腕二頭筋（C5〜C6：筋皮神経），腕橈骨筋（C6〜C7：橈骨神経）である．上腕筋は尺骨に停止してい␣

いるため前腕回旋位置にかかわらず肘関節を屈曲する．上腕二頭筋（いわゆる力こぶ）は橈骨粗面に停止して強い回外作用をもち，回外位で強力な肘屈曲をもたらす．腕橈骨筋は前腕中間位で強力な肘屈曲をもたらす．

2　肘伸筋

　主な伸筋は上腕三頭筋（C6〜C8：橈骨神経）で

28
肘関節

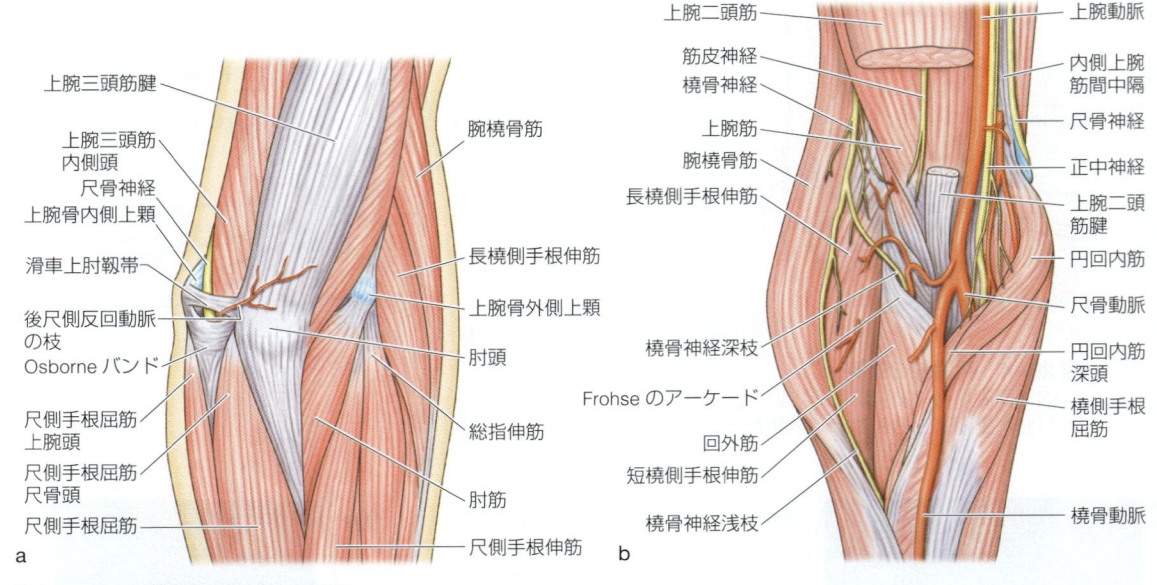

図 28-6 肘関節周囲の筋と神経
a. 右肘関節後面, b. 右肘関節前面.

あり, 特に内側頭の伸展作用が強い. 肘筋も伸筋であるが主な作用は肘関節の安定化である.

3 前腕回外

最初に回外筋(C5〜C7：橈骨神経)が働き, 力を要するときや肘関節屈曲位では上腕二頭筋(C5〜C6：筋皮神経)が働く.

4 前腕回内

最初に方形回内筋(C7〜T1, 正中神経), 次いで円回内筋(C6〜C7：正中神経)が働く.

E 肘関節周囲の神経・血管

肘関節の前面には正中神経と上腕動脈, 内側には尺骨神経, 外側には橈骨神経が比較的表層を走行している.

1 正中神経, 上腕動脈
median nerve, brachial artery

上腕二頭筋の内側を上腕動脈, 正中神経が走行

し, 前腕近位の上腕二頭筋腱膜深層で上腕動脈は橈骨動脈と尺骨動脈に分枝する. 正中神経は円回内筋のレベルで前骨間神経(運動枝)を分枝し, 前骨間神経は円回内筋の浅頭と深頭の間を下行する.

2 橈骨神経
radial nerve

腕橈骨筋の内側を下行し, 浅枝(感覚枝)と深枝(運動枝)に分枝し, 深枝は回外筋の浅層と深層の間を走行し前腕背側に出て後骨間神経になる.

3 尺骨神経
ulnar nerve

上腕尺側で内側筋間中隔と上腕三頭筋の間を下行し, 上腕骨内側上顆後方の尺骨神経溝と尺側手根屈筋の両頭間をつなぐOsborne(オズボーン)バンドの深層を走行する. 肘関節内側の骨・靱帯で形成されるトンネルを肘部管 cubital tunnel といい, 尺骨神経の絞扼性神経障害(肘部管症候群→456頁参照)の好発部位である(図 28-7).

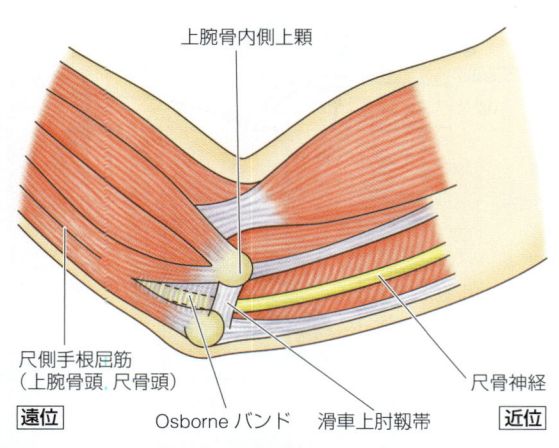

図 28-7　肘部管（右肘関節を内側からみる）

肘関節の疾患

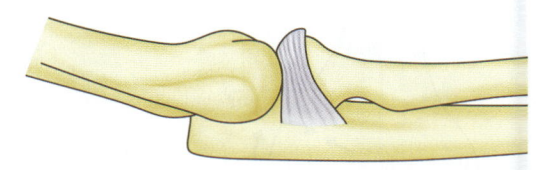

a. 前腕回内・肘伸展

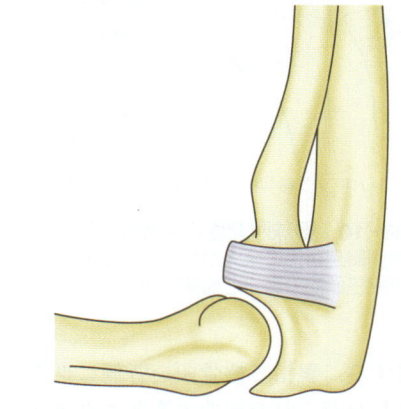

b. 前腕回外・肘屈曲

図 28-8　肘内障の病態（右肘関節を外側からみる）
a. 輪状靱帯の亜脱臼（前腕回内，肘伸展位で肘を動かさない）．
b. 橈骨頭を前方から押しながら，前腕回外・肘屈曲で整復．

A　小児に好発する疾患

1　肘内障
pulled elbow

好発年齢

2～6 歳．

発生機序

急に小児の手を引っぱり，捻ったときに生じる．車道に飛び出そうとしたり，転倒しそうになったこどもの手を親が引っ張って発症することが多い．

病態

橈骨頚部を覆っている輪状靱帯が近位に移動し橈骨頭に部分的に乗りかかった状態である（図28-8）．

症状，所見

肘に腫脹はないが，動かそうとすると疼痛があるため患児は麻痺したように上肢を下垂し，前腕回内位で肘を曲げようとせず，患肢に触れられることを嫌がる．肩の外転も嫌がるため，肩を脱臼したと家族が言うこともある．

診断

手を引っ張られた発症機転（骨折・脱臼はほとんど転倒が原因）と，腫脹がなく単純 X 線像が正

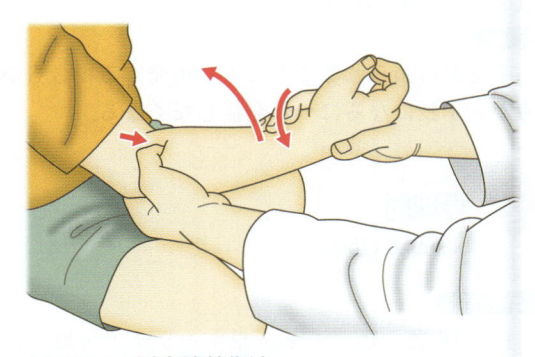

図 28-9　肘内障整復法
患肢を右とすると医師は左親指を橈骨頭の上に置き，右手で前腕をつかむ．親指で橈骨頭を背側に押さえ，前腕を回外しながら肘を屈曲するとコクッとした整復感を触れる．

常であれば本症を疑う．腫脹があれば，肘関節周囲の転位のない骨折や骨端線損傷あるいは上腕骨遠位骨端離開を疑う*．

治療（図28-9）

来院時に自然整復されている場合や X 線撮影時に整復されてしまうこともあるが，通常は徒手

*肘関節部の骨折と脱臼は ➡ 767 頁参照

28
肘関節

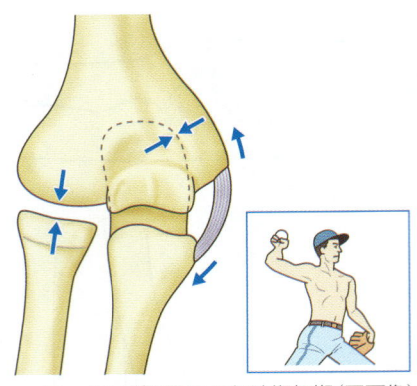 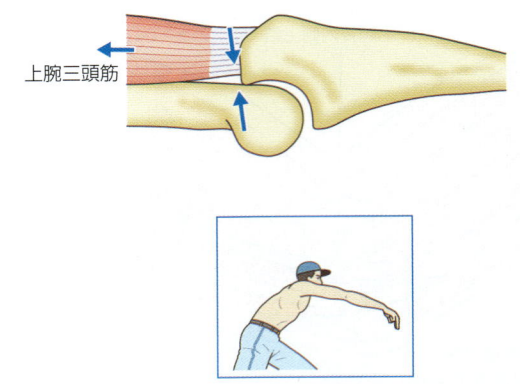

上腕三頭筋

a. コッキング後期から加速期初期（正面像）　　　b. フォロースルー期（側面像）

図 28-10　野球肘発生のメカニズム
a. 内側側副靱帯に張力が加わり，上腕骨小頭と橈骨頭，肘頭尺側と肘頭窩が衝突する．
b. 上腕三頭筋の牽引と肘頭と肘頭窩の衝突する．

整復を要する．親指で橈骨頭を背側に押さえ，前腕を回外しながら肘を屈曲するとコクッとした整復感を触れる．整復感がなければ再度操作を繰り返す．整復操作により患児は泣き出すが，待合室で数分待たせているうちに患肢を動かすようになる．整復感のない場合は，常に転位のない骨折の可能性を念頭に置く．

予後

手を引っ張られることにより再発する場合もあるが，年長になるにつれ発症しなくなる．

❷ 野球肘
baseball elbow

好発年齢

10〜16歳．ピッチャーやキャッチャー歴のある野球少年に多い．

発生機序

投球動作のコッキング後期から加速期初期では肘の外反により肘関節内側に牽引力，外側に圧迫力が加わる．引き続き加速期では肘の伸展内反により，腕尺関節と肘頭外側に圧迫力が加わる．フォロースルー期では肘頭に上腕三頭筋の牽引力が加わり，肘関節の過伸展により肘頭と肘頭窩が衝突する（**図 28-10**）．野球肘は症状の部位により内側型，外側型，後方型に分けられる．

分類

内側型：内側側副靱帯の牽引力による裂離骨折，靱帯損傷．

外側型：上腕骨小頭の**離断性骨軟骨炎**，橈骨頭の肥大，関節内遊離体．
後方型：肘頭骨端線閉鎖遅延，肘頭疲労骨折，骨棘形成．

症状

投球時または投球後の疼痛が主体であり，投球の中止により軽快する．関節遊離体の嵌頓によりロッキング locking を生じることがある．

検査

内側側副靱帯の障害は肘関節25°屈曲位で外反ストレスを加えて正面像を撮影し左右を比較する．離断性骨軟骨炎は肘関節を45°屈曲し前腕をカセットにつけて正面像を撮影する tangential view が有効である．

診断

離断性骨軟骨炎は透亮期，分離期，遊離期に分類される（**図 28-11, 12**）．後方型は小児では肘頭骨端線の閉鎖遅延，成人では骨棘形成を認める．

予防，治療

予防としては投球数の制限および早期発見と，治療期間中の投球禁止が重要である．

・**投球制限**

小学生は1日50球/週200球以下，中学生は1日70球/週350球以下，高校生は1日100球/週500球以下が推奨されている．

・**投球禁止**

炎症と関節腫脹が消退するまで投球を禁止する．その後，筋力増強，ストレッチ，投球フォームの矯正を行う．小学生の野球肘では初期の投球

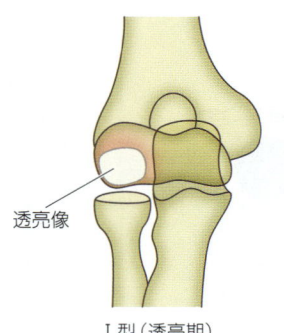
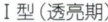
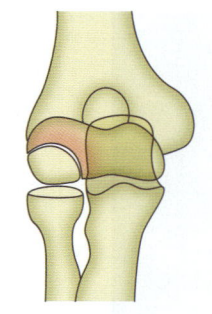
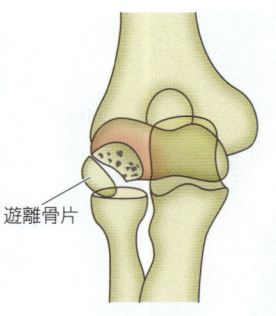

Ⅰ型（透亮期）　　Ⅱ型（分離期）　　Ⅲ型（遊離期）

透亮像　　　　　　　　　　　　　　　　遊離骨片

図 28−11　離断性骨軟骨炎の病期分類（三浪の分類）

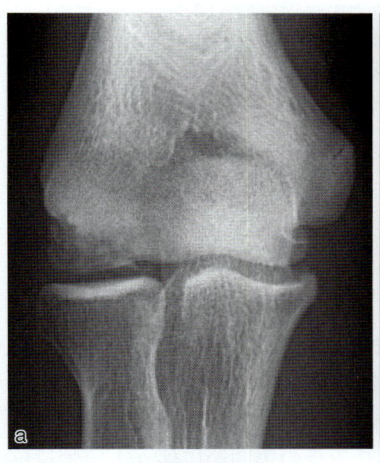
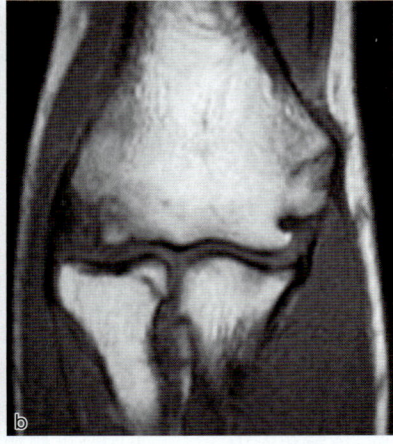
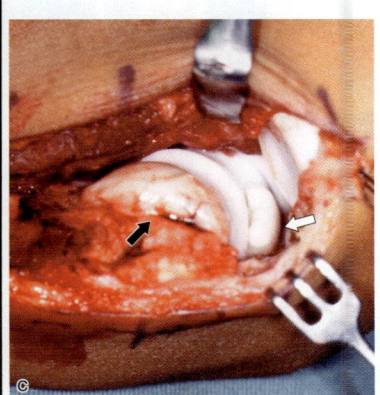

図 28−12　離断性骨軟骨炎
a. 単純 X 線像．上腕骨小頭の透亮像．
b. MRI T1 強調像．上腕骨小頭の輝度低下（無腐性壊死）．
c. 術中所見．分離期の上腕骨小頭（黒矢印：茶色に色調変化）と遊離体（白矢印）．
15 歳男児．7 歳から野球（サード）を行っており，2 年前から投球時に右肘痛，1 年前から日常生活でものを持ち上げるだけでも疼痛が出現するようになり受診した．

禁止により 90% の治癒が報告されている．これに対し，進行期の治癒は 50% である．特に離断性骨軟骨炎の透亮期では投球禁止期間は 6 カ月〜1 年を要することが多い．

> **NOTE　上腕骨離断性骨軟骨炎（野球肘外側型）**
>
> 　野球肘のなかで内側型に比べて頻度は低いが，治療に長期を要し進行すると野球を断念せざるをえない．初期（X 線像でいう透亮期）では 6 カ月〜1 年の投球禁止により治癒することが多いが，1 週間程度の投球禁止で疼痛・腫脹が軽減するため，自己判断または監督・コーチの指示により投球を再開し悪化することが多い．予防が第一であり，投球制限を遵守する必要がある．治療には監督・コーチ・家族の十分な理解が必須である．

・手術

　離断性軟骨炎の分離期ではドリリング，骨釘移植，楔状骨切り術を，遊離期ではモザイク形成術，楔状骨切り術と骨釘移植の併用を行う．骨片が遊離しロッキングをきたした例では骨片摘出を行う．内側側副靱帯の断裂や裂離骨折に対しては靱帯再建術を行う．

予後

　内側型，後方型の予後は良好である．外側型（離断性軟骨炎）で分離期や遊離期に進行すると野球に復帰できる例は少なく，変形性関節症に移行しやすい．早期発見，早期治療が原則である．

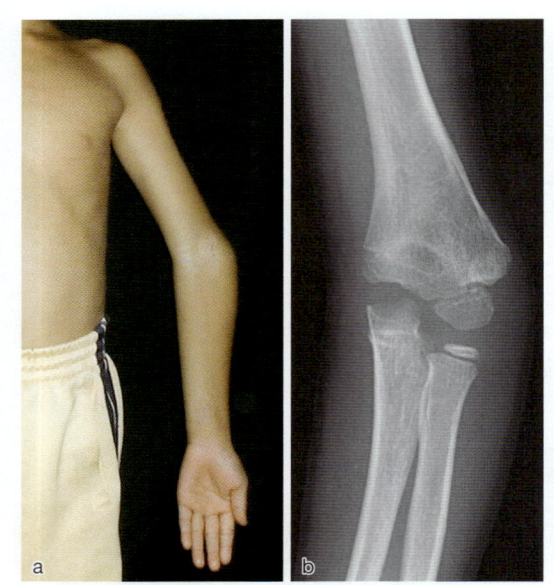

図 28-13　内反肘
a. 体表観察，b. 単純 X 線像．
7 歳男児．3 歳時に木から転落し左上腕骨顆上骨折を受傷，ギプス治療を受けたが内反 38°，内旋 45° の変形が残存している．

3　内反肘

cubitus varus

生理的な肘外偏角が消失し，上腕‐前腕角が内反している状態（肘外偏角 0° より減少）をいう（**図 28-13**）．

原因

上腕骨顆上骨折後の変形治癒（内反，内旋変形の残存）が最も多く，両側例では先天異常を疑う．顆上骨折による内反肘では自家矯正は期待できない．

症状

変形が軽度な場合は機能的障害が少なく治療を要さない例が多い．20° 以上の内反肘では上肢の変形が目立つようになり，上腕骨内反変形に伴い二次的に外側尺側側副靱帯の機能不全をきたし肘関節後外側不安定を生じる場合もある．内旋変形の評価は，CT を用いる方法もあるが上肢を背中に回し，前腕を体幹から離すことができる角度を測定する山元法（**図 28-14**）が簡便である．内反肘に合併した遅発性尺骨神経麻痺も報告されている．

治療

上腕骨遠位で矯正骨切り術を行う．近年ではカスタムメイド骨切りテンプレートを用いた三次元

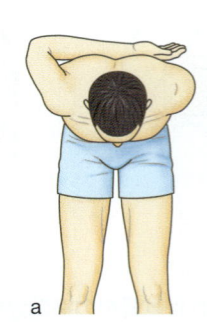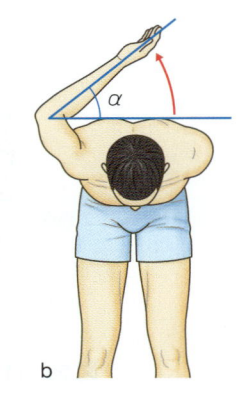

図 28-14　山元法
a. 正常：アームロックの肢位で前腕は背部から離れない．
b. 上腕骨内旋変形：前腕と背部の角度（α）が上腕骨の内旋変形（関節の柔らかい人では左右差を測定）．

矯正骨切りも行われている．

4　外反肘

cubitus valgus

肘外偏角が増大した状態（男性 12° 以上，女性 16° 以上）である．

原因

上腕骨外側顆骨折後の偽関節に伴う上腕骨遠位外側骨端線の発育障害によるものが多い（**図 28-15**）．そのほか，Turner（ターナー）症候群でも外反肘を伴う．

症状

変形による機能障害は少ない．上腕骨外側顆偽関節を伴う例でも中学生頃までは機能障害は少ないが，徐々に偽関節部の疼痛や可動域制限，不安定性を生じる．外反肘が高度になると遅発性尺骨神経麻痺をきたす．

治療

偽関節を合併しない外反肘は障害が少なく治療の対象となることは少ない．外側顆偽関節を合併した外反肘についての方針を以下に列挙する．

NOTE　機能的可動域

肘関節に高度な可動域制限を生じると日常生活動作が大きく制限される．口元に手が届く（feeding），排便の処理ができる（toileting）が必須であり，このためには伸展 −30°／屈曲 120° の可動域が必要である．肘関節拘縮に対して授動術を行う場合は，この可動域の獲得を目指す．

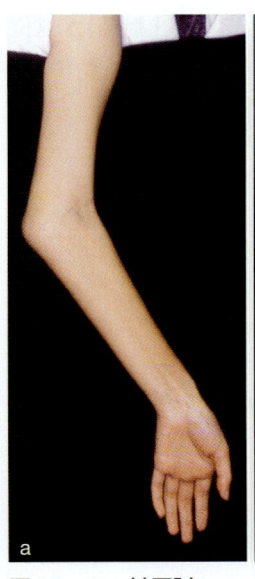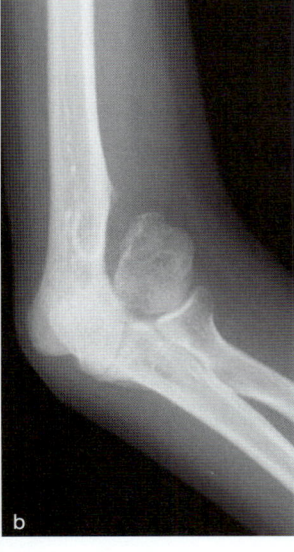

図 28-15　外反肘
a. 体表観察，b. 単純 X 線像.
16 歳女性．5 歳時に机から転落し，左上腕骨外側顆骨折受傷，ギプス固定により偽関節となり外反肘を生じた．外反角 45°で，1 年前から尺骨神経麻痺を発症した.

骨端核が残存している例：変形の進行防止のためにも積極的に骨接合を行う.

20 歳代で関節症を合併せず，外反動揺性が高度な例：骨接合の適応である.

関節症合併例や 40 歳以降例：骨接合を行うと偽関節部での動きがなくなり可動域が低下するため骨接合術の適応例は少ない.

遅発性尺骨神経麻痺合併例：尺骨神経前方移行術を行う.

B 成人以降に好発する疾患

1 遅発性尺骨神経麻痺
tardy ulnar nerve palsy

小児時の骨折による変形に起因し数年～十数年経過後に生じる尺骨神経麻痺をいう．近年は適切な骨折初期治療により遅発性尺骨神経麻痺は減少している.

原因

上腕骨外側顆骨折で偽関節を生じた場合，年齢とともに外反肘が進行し肘部管で尺骨神経に牽引

と摩擦が加わるため発症する．加齢による神経の弾性減少も発症要因である．上腕骨顆上骨折による内反肘でも骨折部でのねじれや上腕三頭筋による後方からの圧迫により遅発性尺骨神経麻痺を生じることもあるが，外側顆骨折偽関節に比べると発生頻度は低い.

症状

上腕骨変形（外反肘，内反肘）に合併した肘部管症候群（後述）の 1 つであり，尺骨神経麻痺（環指尺側 1/2 と小指，手背尺側の感覚障害，母指内転筋・骨間筋の萎縮，環・小指の鉤爪変形➡472 頁，図 29-16d 参照）を呈する.

治療

麻痺は進行性であり，保存療法は無効なため尺骨神経の前方移行術（皮下，筋層下）を行う.

予後

筋萎縮が高度になると回復は不良なため，早期発見・治療が重要である.

2 変形性肘関節症
osteoarthritis of the elbow

原因

肘関節の外傷（肘関節内骨折，脱臼など），関節炎，離断性骨軟骨炎，肘関節に過度の負荷がかかった場合（野球，やり投げ，柔道選手，重量挙げ選手，鉱山労働者，建設作業員，チェーンソーや削岩機の使用者）などに生じる．特発性関節症も少数認めるが，荷重関節である下肢の関節や脊椎に比べれば頻度は低い.

病態

腕尺関節，腕橈関節，近位橈尺関節に関節裂隙の狭小化，骨棘形成，骨硬化がみられる．骨棘形成は上腕骨の肘頭窩と鉤窩，尺骨の肘頭と鉤状突起および内側関節裂隙にみられ，橈骨頭も肥大する（図 28-16）．骨棘形成により関節可動域は制限される．関節包内の関節遊離体，特に肘頭窩や鉤状窩に遊離体がみられ，多くは骨棘が剝がれたものであり，関節運動が突然制限されるロッキング locking の原因になる.

症状

運動や作業後の肘関節痛が特徴的であり，関節可動域制限がみられる．肘が完全に伸びないことを主訴に来院することも多い．肘関節の腫脹は肘

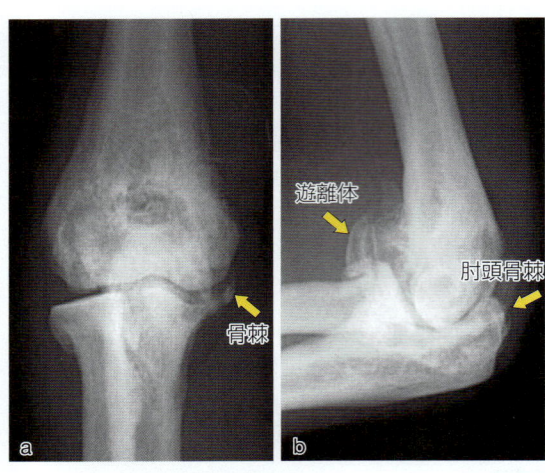

図28-16　変形性肘関節症
a. 単純X線正面像, b. 単純X線側面像.
35歳男性. 変形性肘関節症. 伸展−30°/屈曲80°（骨棘切除後の可動域. 伸展−5°/屈曲120°）

関節外側後方の腕橈関節部で観察しやすい. 関節内遊離体が嵌頓すると肘関節のロッキングを生じる. 肘関節内側の骨棘形成は肘部管を狭くし, 尺骨神経麻痺の原因となる（肘部管症候群）.

治療

まず保存療法を行う. 安静に加えて湿布や消炎鎮痛薬を処方する. 関節炎を伴う例では, 炎症の軽快に伴い疼痛と可動域制限は改善する. 一方, 骨棘形成に伴う可動域制限にはリハビリテーションなどによる改善は期待できない. 腫脹が持続する場合は関節内ステロイド注入も有効である. 関節遊離体によりロッキングを生じた場合は遊離体の切除術, 内側に生じた骨棘により肘部管症候群を生じた場合は尺骨神経前方移動術を行う. 可動域制限が高度で日常生活活動（ADL）が高度に制限される場合は骨棘切除, 関節授動術を行う.

予後

比較的良好で, 膝・股関節などの荷重関節と異なり人工関節が必要になることは少ない.

3　肘部管症候群（➡516頁も参照）
cubital tunnel syndrome（CUTS）

尺骨神経は上腕で内側筋間中隔の背側を遠位に走行し, 肘関節内側で肘部管とよばれる骨と靱帯で形成されるトンネルを通過する. 肘部管は床が上腕骨内側上顆の後方の尺骨神経溝, 屋根が近位では滑車上肘靱帯（破格として滑車上肘筋）, 遠位では尺側手根屈筋の上腕頭と尺骨頭の間を連結する強固な筋膜（Osborneバンド）で形成される. 肘部管では尺骨神経が圧迫されやすく絞扼性神経障害（肘部管症候群）を生じやすい.

原因

肘関節を90°屈曲すると肘部管内圧は約3倍に増加する. 外反肘では尺骨神経の走行が急角度で変化するため圧迫されやすい. 変形性関節症による骨棘形成や, 肘部管内のガングリオンは肘部管内の容積を減らし, 尺骨神経を圧迫する.

症状, 所見

尺骨神経麻痺の症状として, 環指尺側1/2と小指, 手背尺側の感覚障害, 骨間筋の萎縮, 骨間筋麻痺による環・小指の鉤爪変形 claw deformity, Froment（フロマン）徴候（母指と示指で紙をつませて引っ張ると母指内転筋不全を代償するため母指IP関節が屈曲する ➡473頁参照）や指交差テスト crossed finger test が陽性（骨間筋不全のため指交差ができない）になる. 神経圧迫部の局所所見としては肘部管でTinel（ティネル）様徴候（➡474頁参照）が陽性になることが多い. また, 誘発テストとしては肘屈曲テスト elbow flexion test があり, 手関節伸展位・肘関節最大屈曲位を5分間維持させ環・小指の疼痛やしびれが誘発されれば陽性である. Tinel様徴候や肘屈曲テストは肘部管症候群の診断に特異度が高い. 肘部管を挟んで尺骨神経伝導速度を測定し, 伝導速度の遅延（50歳以下なら正常値は50 m/sec以上）を認めれば確実である. 圧迫部位の局在診断には, 1 cm間隔で尺骨神経伝導速度を測定するインチング法が有

> **NOTE　Tinel徴候**
>
> 　断裂した神経を縫合しなかった場合や再生神経が瘢痕などにより遠位への再生を阻害された場合, 神経腫を形成する. 神経腫を叩打するとその神経の感覚支配領域に電撃感を生じこれをTinel徴候とよぶ. 断裂した神経に神経縫合を行うと軸索が遠位に向けて再生する. 修復した神経を遠位から近位に向けて軽く叩いていくと, その神経の支配領域に電撃感を生じる部位があり, これもTinel徴候であり毎週少しずつ（通常の軸索再生は1 mm/day）遠位へと進み, 再生軸索の先端を示す. 絞扼性神経障害では絞扼部の近位に偽性神経腫を作り, 同部の叩打により電撃感を生じ, これをTinel様徴候とよぶ（最近はこれもTinel徴候とよばれることが多い）.

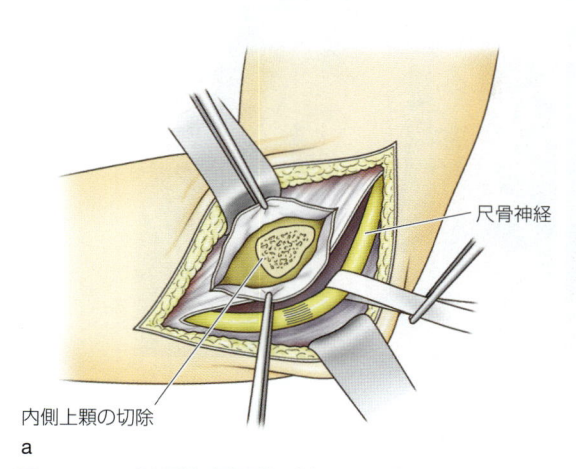

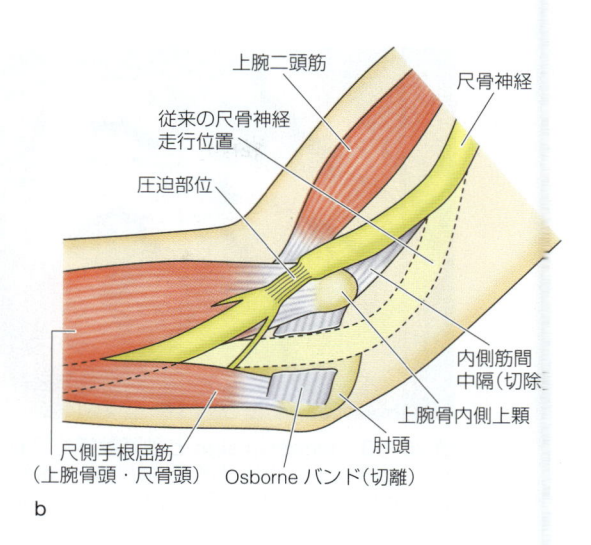

図 28-17　肘部管症候群に対する手術法
a. King 法（内側上顆の部分切除），b. 尺骨神経皮下前方移行術.

用である.

鑑別診断

　骨間筋麻痺と環指（尺側 1/2）・小指の感覚障害があっても環指と小指深指屈筋（FDP）の筋力正常，手背感覚正常であれば Guyon（ギヨン）管症候群，尺骨神経領域の運動・感覚障害に前腕尺側の感覚異常を合併すれば頚椎症性神経根症を疑う.

治療

　肘関節屈曲位で作業をすると症状が出る患者には，肘関節を 90° 以上屈曲しないように職場の椅子を高くするなどの指導とビタミン B₁₂ の処方を行う. 変形性肘関節症，外反肘，ガングリオンを伴うものは進行性であり，運動麻痺，筋萎縮，伝導速度の低下のうち 1 つでも明らかであれば早期に手術を行う. 手術には，滑車上肘靱帯や Osborne バンドの切離による神経の除圧（軽症例），内側上顆の切除〔King（キング）法〕，皮下前方移行法（図 28-17），筋層下前方移行法〔Learmonth（リーモンス）法〕があり，良好な成績が報告されている.

予後

　筋萎縮が高度になると回復は不良になるため，早期発見・治療に努める.

④ 前骨間神経麻痺，後骨間神経麻痺

　前骨間神経は正中神経，後骨間神経は橈骨神経から分岐した運動枝であり，従来特発性といわれ

てきた麻痺の一部は神経束の「砂時計様くびれ」が原因であることがわかってきた.

症状，所見

　最初に疼痛が出現し，疼痛の軽快とともに麻痺の発生に気づくことが多い. 前骨間神経麻痺では長母指屈筋と示指深指屈筋の麻痺により涙滴徴候 teardrop sign が陽性（母指と示指で正円を作ろうとしても両筋の麻痺のため涙痕状）となる（図 28-18a）. 上腕遠位では正中神経は 5～6 本の神経束で構成されているが，そのうち前骨間神経になる神経束に砂時計様くびれを生じていることが多い（図 28-18b）. 後骨間神経麻痺では手指と母指が伸展できず下垂指となる. 橈骨神経も同様に後骨間神経になる神経束に「砂時計様くびれ」を生じていることが多い.

治療

　自然軽快も報告されており，まず保存療法として安静と非ステロイド性抗炎症薬（NSAIDs）やビタミン B₁₂ を試みる. 副腎皮質ステロイド局注の有用性も報告されている. 3～4 カ月経過し，筋電図上も回復がみられない場合は神経剥離術を考慮する.

⑤ 上腕骨外側上顆炎（テニス肘）

lateral epicondylitis of the humerus（tennis elbow）

　上腕骨外側上顆には手関節・手指伸筋が起始し

28
肘関節

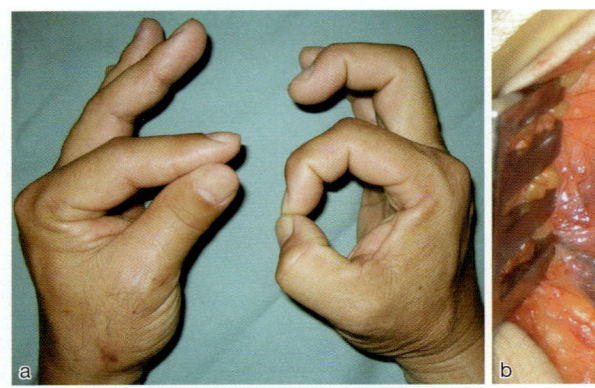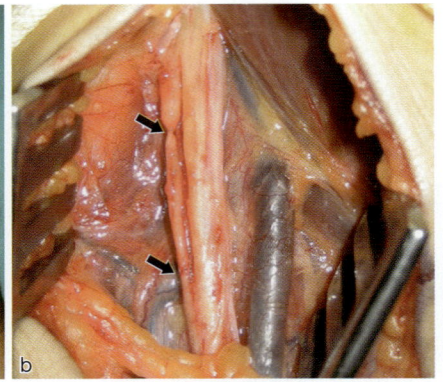

図28-18 teardrop sign と砂時計様くびれ
a. 左 teardrop sign 陽性（前骨間神経麻痺），b. 砂時計様くびれ（矢印）.
48歳男性．左上肢痛に続発する左前骨間神経麻痺があり，3カ月後にも筋電図で回復なく神経剥離術を施行した.

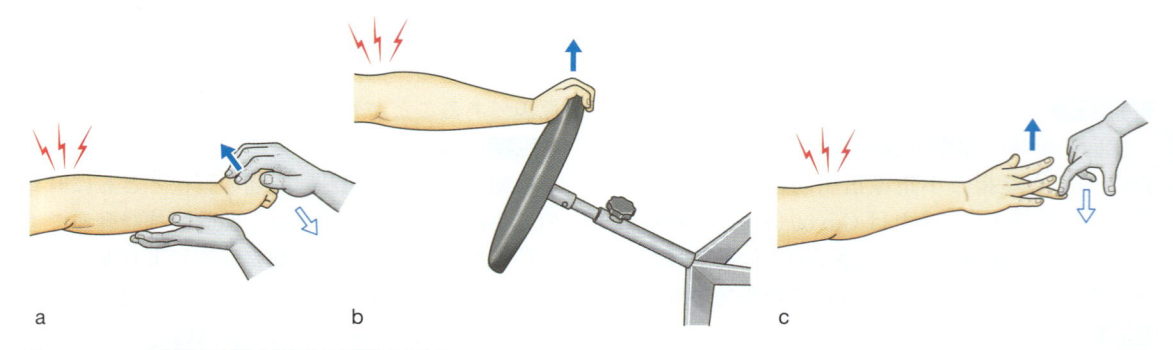

図28-19 上腕骨外側上顆炎の誘発テスト
a. Thomsen（トムセン）テスト（手関節の抵抗下伸展テスト）：手関節伸展・肘関節伸展位で被検者に握り拳を作らせ，検者が第3中手骨を掌屈するように力を加え，上腕骨外側上顆部に痛みを生じれば陽性.
b. chair テスト：肘・手関節伸展・前腕回内位で椅子を持ち上げさせ，上腕骨外側上顆部に痛みを生じれば陽性.
c. 中指伸展テスト：肘・手関節伸展・前腕回内位で伸展した中指に掌屈するように力を加え，上腕骨外側上顆部に痛みを生じれば陽性.

ている．これらの筋群の使いすぎにより腱付着部 enthesis の変性や微小な断裂が生じると運動痛や自発痛をきたす．日常生活の中で発症する場合は30〜50歳代の中年女性に多く，短橈側手根伸筋起始部の変性が原因である．テニスのバックハンドにより発症することが多いのでテニス肘とよばれているが，臨床例では労働による発症が圧倒的に多い．最近，慢性例では関節外病変に加えて，関節内病変（滑膜ひだ，fringe）の関与が証明されている.

症状，所見

手を使ったときに肘ないし前腕の近位橈側に生じる痛みが主症状である．手関節伸筋起始部に最も緊張がかかることから，タオルを絞る，回内位で物を持ち上げる，掃き掃除をするなどの動作で痛みを訴えることが多い．疼痛誘発テストは手関節伸展・肘関節伸展位で行い肘関節外側に痛みが出れば陽性である（図28-19）．MRIにより，腱付着部の炎症・断裂や滑膜ひだが確認できる.

治療

患部の安静が原則である．重量物を持つときは手関節伸筋起始部に負荷がかからないように手のひら（手掌）を上に向けて（前腕回外位）持ち上げること，手・肘関節を同時に伸展する動作を避けることを指導する．また，上腕骨外側顆に負荷をかけないようにデザインされた各種のテニス肘ベルトやサポーターも有用である．そのほか，抗炎症薬を含んだ湿布や短期間の消炎鎮痛薬も有効であ

る. 疼痛が軽快しない場合は短橈側手根伸筋起始部への副腎皮質ステロイド注射も有効であるが, 1週間以上間隔をあけて3回以内にとどめる. 疼痛が軽快したらストレッチングと筋力増強訓練を開始する. ほとんどの症例は保存療法で軽快するが, 改善しない例では腱付着部を新鮮化し再縫着する〔Nirschl（ニルシュ）法〕や肘関節鏡視下の滑膜ひだ切除が行われる. 難治性のテニス肘のなかには橈骨神経深枝の圧迫が含まれている場合があり, 神経剝離が必要である.

6 肘関節遊離体
loose bodies in the elbow joint

単純X線像で関節内の骨片を認めても滑膜に癒着している場合が多く, すべてが遊離体になるわけではない. 骨片または軟骨片が肘関節内に遊離し, ロッキングを生じた場合が治療の対象となる.

症状, 所見

遊離体の関節面への嵌頓により, ロッキングを生じる. 骨化した遊離体は単純X線像で確認可能であるが, 軟骨性の遊離体は関節造影またはMRIで確認する.

治療

ロッキングは整復できても運動により繰り返すため, 鏡視下または小切開で遊離体を摘出する.

7 関節リウマチ（→241頁も参照）
rheumatoid arthritis（RA）

肘関節は関節リウマチの初発関節として10%, 経過中には60%以上に障害が起こる. 同時に手関節, 手指の関節炎を伴うことが多い. 非荷重関節なため破壊が高度になるまでは機能障害が少ない. しかし, 関節破壊が進行し不安定性が高度になると, 摂食, 排便処理が困難になる.

症状, 所見

関節腫脹, 運動痛, 自発痛が主症状である. 関節破壊に伴い動揺性が出現する例と, 可動域が減少する例があり, 前者が多い. また, 肘頭はリウマチ結節の好発部位である. 単純X線像では, 骨量減少, 関節裂隙狭小化, 骨びらんを生じ, 末期には高度な骨破壊または骨性強直になる.

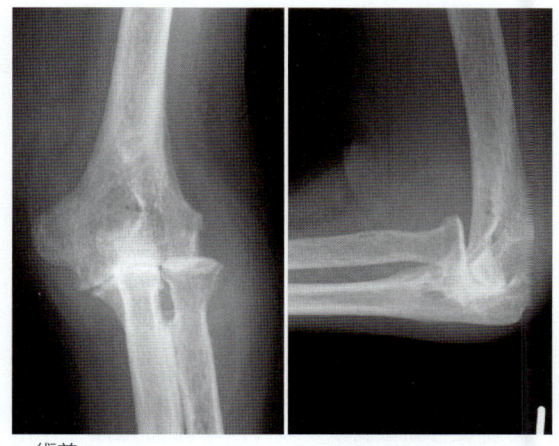

a. 術前

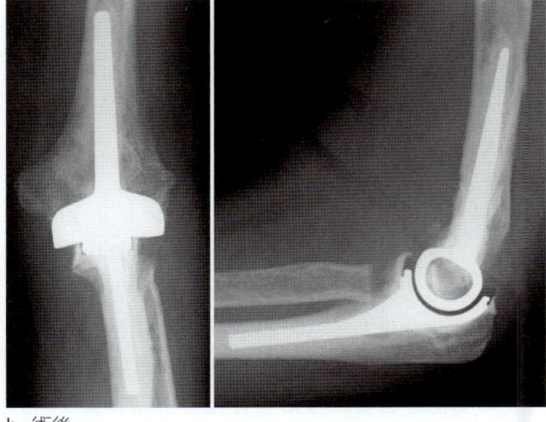

b. 術後

図 28-20 関節リウマチに対する人工肘関節全置換術（TEA）
79歳女性. 6年前から関節リウマチの治療を受けていたが, 疼痛を伴う左肘の動揺性が高度になり, 日常生活にも不自由を生じたためTEAが施行された.

治療

関節リウマチの全身的な治療が基本である（→254頁参照）. 肘関節の関節腫脹に対しては, 関節内副腎皮質ステロイド注入も有効であるが1週間以上間隔をあけて2〜3回にとどめる. 骨破壊の強い肘では重いものを持たないように指導し, 支柱付きサポーターや副子を装着させる. 滑膜切除は関節軟骨が保たれている早期に行えば関節軟骨の破壊を遅らせる効果がある. 関節が破壊され高度の動揺性を示す例は人工肘関節全置換術（TEA）の適応である（図28-20）.

8 異所性骨化，骨化性筋炎 (→280頁も参照)
heterotopic ossification, myositis ossificans

病態

肘周辺の関節包，靱帯，腱，筋に骨の形成が起こることを異所性骨化といい，特に筋に生じた場合を骨化性筋炎とよぶ．機序についてはいまだ議論が多いが，特に肘関節脱臼骨折（橈骨頭骨折合併例では約20%）に多く，ほかに頭部外傷，脊髄損傷，多発外傷，熱傷合併例は発症リスクが高い．

症状

疼痛と可動域制限が多く，単純X線像で骨化を認める．外傷後2〜3週間，腫脹と疼痛が持続し，異所性骨化は当初はみられない．2週以降，淡い石灰化を認め12〜16週後には骨化が明らかになる．血液検査所見は赤沈，CRP，ALPが上昇する．

治療

安静を保つ．NSAIDs（特にインドメタシン25 mg，1日3回）やエチドロネートは骨化を抑制する．暴力的なリハビリテーションは骨化を助長する．骨化を生じても可動域制限は軽度なことが多いが，骨化が大きく可動域制限が著明な場合は骨化の切除が必要になる．骨化の切除および関節授動術を発症から12カ月以内に行うと再発や再拘縮が多い．12カ月以降に炎症所見の消退（赤沈・CRP正常化），ALPの正常化，骨化部の骨シンチグラフィーの取り込み低下を目安に，骨化部の切除と授動術，持続的他動運動 continuous passive motion（CPM）を行う．

9 Charcot（シャルコー）関節（神経病性関節症）(→275頁も参照)
neuropathic arthropathy

肘関節の高度な動揺性と骨破壊を示すが，その割に疼痛が軽度なことが特徴である．深部感覚の脱失が原因と考えられている．一見，神経学的所見が正常にみえても，入念に検査すると深部感覚以外にも異常がみられることが多い．

原因，鑑別診断

上肢では脊髄空洞症（→527頁）に合併するものが多く，25%にCharcot関節を合併し，肩，肘，手関節の順に罹患率が高い．ほかには糖尿病が原因になることが多い．

治療

疼痛は比較的軽度で，関節破壊と不安定性が問題となるため支柱付きサポーターや装具装着を行う．

予後

慢性進行性である．

10 肘頭滑液包炎
olecranon bursitis

原因

肘頭滑液包の炎症で，繰り返す機械的刺激，外傷，感染，痛風などによって起こる．発生機序によりminer's elbow（鉱山労働者が狭い坑道で肘で体重を支えて生じる），student's elbow（頬杖により肘頭が机に長時間当たる）などとよばれ，日本では畳職人に多く，透析患者にも発生する．

症状，所見

反復刺激によるものが最も頻度が高く，無痛性の腫脹を肘頭部の皮下に触れる．穿刺すると内容液は黄色漿液性で，外傷例では血性の場合もある．感染例では自発痛や圧痛のほかに局所炎症所見を伴い，穿刺液は混濁しているか膿様で，培養により起炎菌を確定できる．肘頭は痛風結節，リウマトイド結節の好発部位であることも念頭に置く．

治療

反復刺激が原因の例では肘をついて勉強や作業をしないように指導する．サポーター装着も有用である．軽快しない例では穿刺，排液を行い圧迫包帯で固定する．再発例では感染を合併していないことを確認して，排液後に副腎皮質ステロイド注入を行う（1週間以上間隔を置いて2〜3回まで）．滑液包が肥厚した慢性滑液包炎では手術的に摘出する．この際，皮膚が薄くなっているので血行障害を起こしやすいことに留意する．

予後

皮膚のトラブルを起こさなければ良好である．

11 肘関節の感染症

化膿性肘関節炎は化膿性関節炎→234頁を，結核性肘関節炎は結核性関節炎→237頁を参照．

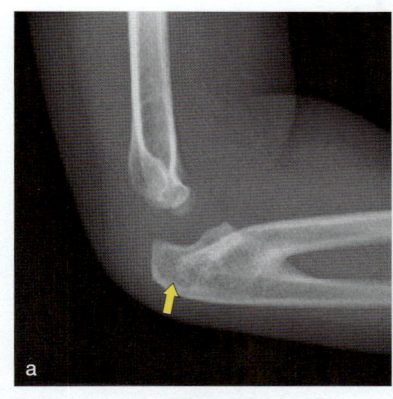 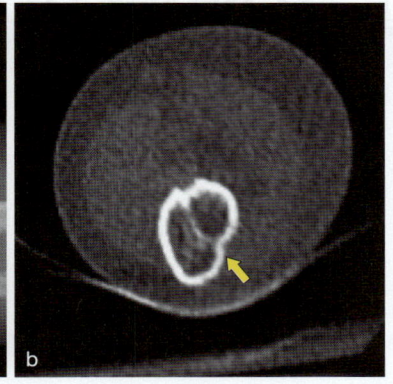

図 28-21 橈尺骨癒合症
a. 単純 X 線像. 橈骨頭後方脱臼.
b. CT. 橈尺骨癒合.

C 肘関節の先天異常

1 多臓器・器官の異常を伴うもの
(→307 頁, 「21 章　先天異常症候群」参照)

2 肘関節単独に発症するもの

A 先天性橈尺骨癒合症(図 28-21)

　0.015〜0.02% の発生率が報告されている. 近位橈尺骨が癒合し, 前腕が中間位から回内位で強直するため, ちょうだいや箸(右手), お椀の把持(左手)ができない. 中間位強直例では ADL 制限は少ないが, 両側例(約 1/3)や回内強直 60° 以上の片側例では ADL が制限される.

治療

　保存療法は無効であり, ADL 障害が著明な例では分離授動術または中間位への回旋骨切り術を行う.

B 先天性橈骨頭脱臼

　受傷機転のはっきりしない橈骨頭脱臼には, 先天性橈骨頭脱臼のほかに尺骨可塑性変形や若木骨折に伴う橈骨頭脱臼陳旧例が含まれる. 両者の鑑別は困難であるが, 両側例では先天性橈骨頭脱臼の可能性が高い.

●参考文献
1) 加藤博之:内反肘と外反肘-その合併症と矯正骨切り術. 越智隆弘, 菊地臣一(編):New Mook 整形外科 11. 肘の外科. pp86-99, 金原出版, 2002
2) 村瀬 剛:3D-カスタムメイドテンプレートを用いた上肢変形治癒骨折の治療. 新 OS Now 27 整形外科最新手術. pp121-126, メジカルビュー社, 2005
3) 日本整形外科学会診療ガイドライン委員会, 他(編):上腕骨外側上顆炎診療ガイドライン. 南江堂, 2006
4) 村上恒二:肘・前腕のスポーツ障害. 越智隆弘, 菊地臣一(編):New Mook 整形外科 3. スポーツ障害 pp212-222, 金原出版, 1998
5) 吉津孝衛:離断性骨軟骨炎に対する手術療法. 越智隆弘, 菊地臣一(編):New Mook 整形外科 11. 肘の外科. pp116-130, 金原出版, 2002
6) Canale ST, Beaty JH, ed:Campbell's Operative Orthopaedics, 11th ed. Mosby, St. Louis, 2008
7) Masada K, Kawai H, Kawabata H, et al:Osteosynthesis for old, established non-union of the lateral condyle of the humerus. J Bone Joint Surg Am 72:32-40, 1990
8) Morrey BF:The Elbow and its Disorders, 3rd ed. WB Saunders, Philadelphia, 2000
9) 伊藤恵康:肘関節の先天異常. 肘関節外科の実際—私のアプローチ. pp375-386, 南江堂, 2011

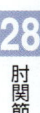
28 肘関節

☐ **1.** 年齢，性別，職業，利き手，スポーツ歴，外傷歴を確認する．現在の手の症状が，日常生活や仕事のうえでどのように障害となっているかを聴取する．

☐ **2.** 手関節，手指の痛みの局在を聞き，腫脹，圧痛，変形を確認する．

☐ **3.** 新鮮外傷では，動脈損傷の有無，神経損傷の有無，腱損傷の有無を確認する．

☐ **4.** 関節に非外傷性の腫脹，熱感や圧痛があり，運動時痛を伴う場合は関節炎を疑う．X線にて画像的診断を行う．場合に応じて血液検査を行い関節リウマチ，痛風などの鑑別および，白血球数，赤沈，CRPの値から炎症の程度を測る．他関節の痛みの有無を確認する．

☐ **5.** 自動および他動での関節可動域を確認する．自動運動の制限がある場合，関節炎や関節拘縮など関節由来の制限のほか，腱鞘炎や腱断裂によるものや神経麻痺によるものも考慮する．

☐ **6.** 感覚障害やしびれを認める場合は神経麻痺を考える．前骨間神経麻痺と後骨間神経麻痺では感覚障害を伴わないので，腱断裂との鑑別を要す．

☐ **7.** 軟部腫瘤を触れた場合は，その大きさ，弾性，増大傾向の有無，痛みやTinel（ティネル）徴候の有無，異物，筋・腱損傷の有無を確認する．MRIが有用である．

機能解剖と診察・検査

A 手の機能解剖

1 手の機能

ヒトは直立歩行することにより手が体重を支える必要がなくなり，いろいろな操作が可能となって文明の発展につながった．手の重要な機能はつまみ pinch（指と指の間での把持）と握り grasp（指と手掌との間の把持）である．指の感覚は人体で最も鋭敏であり，物体を数本の指で把持して立体的に認識する立体認知 stereognosis をもつ．手は鋭敏な感覚により繊細な作業 fine work を可能とし，一方では丈夫な無毛皮膚により重量物の挙上など heavy duty も行うことができる．

2 表面解剖

A 掌側（図 29-1）

手掌，指腹には手指の運動により皮線が発達する．皮線がみられない場合は，関節や腱の先天性低形成・欠損を疑う．皮線は遠位から遠位指節間皮線（DIP関節に一致），近位指節間皮線（PIP関節に一致），手掌指皮線（関節と対応なし），遠位手掌皮線（環指・小指MP関節）と近位手掌皮線

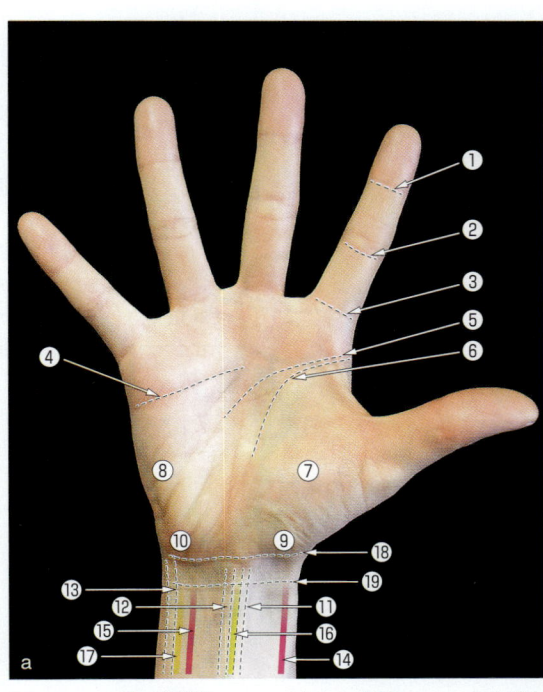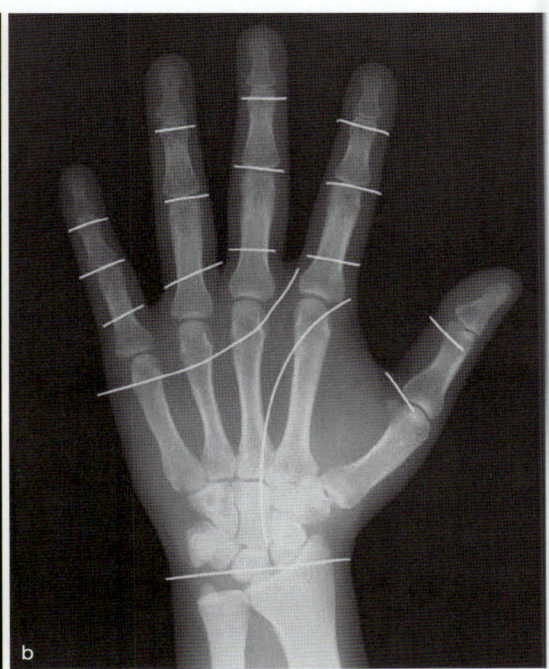

図 29-1　手の掌側シェーマ（a）と皮線にワイヤを置いた単純 X 線像（b）

① 遠位指節間皮線	⑥ 母指球皮線	⑪ 橈側手根屈筋腱（FCR）	⑯ 正中神経
② 近位指節間皮線	⑦ 母指球	⑫ 長掌筋腱（PL）	⑰ 尺骨神経
③ 手掌指皮線	⑧ 小指球	⑬ 尺側手根屈筋腱（FCU）	⑱ 遠位手くび皮線
④ 遠位手掌皮線	⑨ 舟状骨結節	⑭ 橈骨動脈	⑲ 近位手くび皮線
⑤ 近位手掌皮線	⑩ 豆状骨	⑮ 尺骨動脈	

（示指・中指 MP 関節），遠位手くび（首）皮線，近位手くび皮線がある．母指球筋と小指球筋に対応する膨らみがあり，対立運動に対応して母指球皮線，小指球皮線がある．触知可能な骨性ランドマークとして，前腕遠位に橈骨茎状突起と尺骨を触れる．その遠位の舟状骨結節と豆状骨が横手根靱帯（手根管）の近位縁であり，さらに遠位の大菱形骨と有鉤骨鉤が横手根靱帯の遠位縁になる．握り拳を作ると橈側から橈側手根屈筋（FCR），長掌筋腱（PL ただし 5% で欠損），その深層に浅指屈筋腱（FDS），一番尺側に豆状骨に付着する尺側手根屈筋腱（FCU）を触知する．橈骨動脈は FCR の橈側を走行し，尺骨動脈は FCU の橈側を走行し，両者の間に尺骨神経がある．なお，FCR と PL 間の深層を正中神経が走行する．

B 背側（図 29-2）

PIP 関節，DIP 関節に一致する皮線がみられる．骨性ランドマークとして近位から橈骨茎状突起，中央に Lister（リスター）結節，尺側に尺骨茎状突起を触れる．握り拳を作ると中手骨頭が明確にみられ，正常では指を強く伸展すると（総）指伸筋腱（EDC）のレリーフがくっきりみられるが，伸筋腱が断裂するとレリーフは消失する．母指を伸展すると長母指伸筋腱（EPL）と短母指伸筋腱（EPB）が浮き上がり，橈骨茎状突起の遠位に嗅ぎタバコ窩 anatomical snuff box とよばれる凹みができる．この部位に橈骨動脈背側枝を触れ，直下に舟状骨がある．この部位の腫脹と圧痛は舟状骨骨折を示唆する．

3 骨・関節・靱帯

A 遠位橈尺骨

橈骨と尺骨遠位は遠位橈尺関節を形成して，近位橈尺関節とともに前腕回内外運動に関与する．橈骨遠位は手根骨と関節を形成しており，橈・尺骨と手根骨，および各手根骨間は靱帯で結ばれている．手にかかる荷重は橈骨と尺骨に分散して伝

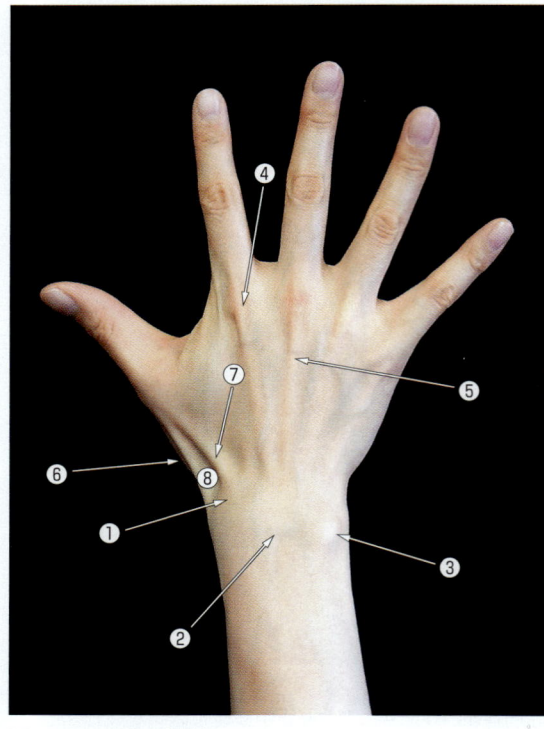

図 29-2 手の背側シェーマ
骨性ランドマークと腱レリーフ
① 橈骨茎状突起　　⑤ 指伸筋腱（EDC）
② Lister 結節　　　⑥ 短母指伸筋腱（EPB）
③ 尺骨茎状突起　　⑦ 長母指伸筋腱（EPL）
④ 中手頭骨頭　　　⑧ 嗅ぎタバコ窩

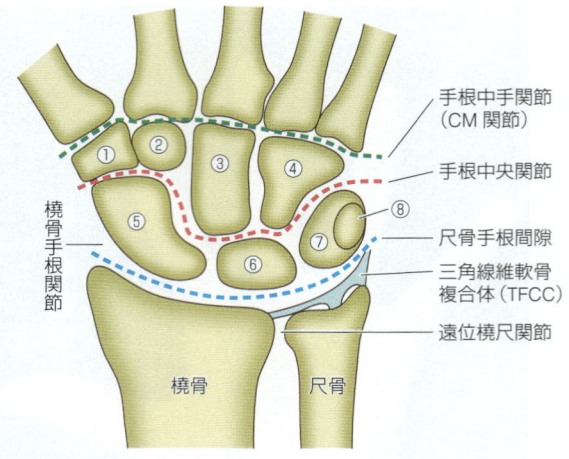

図 29-3 手関節の構造
① 大菱形骨 trapezium　　⑤ 舟状骨 scaphoid
② 小菱形骨 trapezoid　　⑥ 月状骨 lunate
③ 有頭骨 capitate　　　　⑦ 三角骨 triquetrum
④ 有鈎骨 hamate　　　　⑧ 豆状骨 pisiform

達される．橈骨と尺骨の長さの差が 1 mm 以内の
ゼロ変異 zero variant が多い．尺骨が短い尺骨マ
イナス変異 minus variant では Kienböck（キーン
ベック）病を，尺骨が長い尺骨プラス変異 plus
variant では尺骨インピンジメント症候群を発症
しやすいと考えられている．

Ⓑ 手関節

　手関節は橈骨手根関節，手根間関節，豆状三角
骨関節の 3 関節からなる．機能的には橈骨手根関
節と手根間関節で屈曲・伸展，橈屈・尺屈を行っ
ている．尺骨と手根骨間には三角線維軟骨複合体
（TFCC）が介在し関節を形成していない（図
29-3）．

Ⓒ 手根中手（CM）関節

　母指と環指・小指の CM 関節には可動性があ
り，対立運動を可能にしている．

Ⓓ 中手指節（MP）関節

　背側に狭く掌側で広い顆状関節なため伸展位で
はある程度の側屈が可能であるが，屈曲位では側
屈できない．

Ⓔ 指節間関節（図 29-4）

1 ● 近位指節間（PIP）関節

　基節と中節間で手綱靱帯があるため，MP・
DIP 関節と異なり過伸展しない．

2 ● 遠位指節間（DIP）関節

　中節と末節間で 10° 程度過伸展できる．

3 ● 母指指節間（IP）関節

　基節と末節間の関節で過伸展可能である．

Ⓕ 手根管（図 29-5）

　手関節部で手根骨と横手根靱帯により形成され

> **NOTE　手指の関節リウマチ**
>
> 　手指の関節リウマチ（RA）では，MP・PIP 関節炎が多い．
> DIP 関節の RA 罹患はきわめて稀で，腫脹があれば変形性
> 関節症（OA）である Heberden（ヘバーデン）結節や乾癬性関
> 節炎，強皮症を疑う．母指 IP 関節は OA，RA ともに罹患
> する．

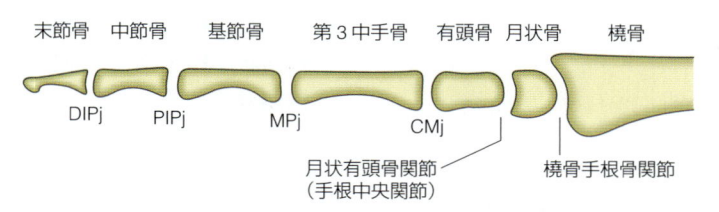

末節骨　中節骨　基節骨　第3中手骨　有頭骨　月状骨　橈骨

DIPj　PIPj　MPj　CMj

月状有頭骨関節
（手根中央関節）

橈骨手根骨関節

図 29-4　指骨と指関節（第 3 指列）

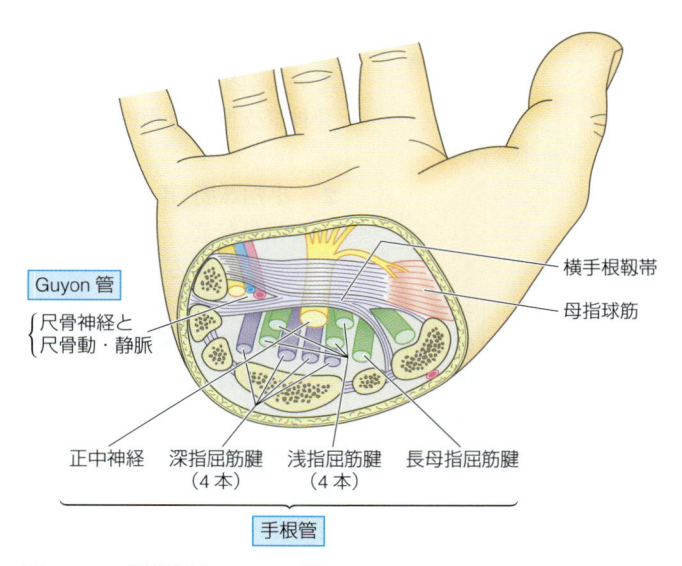

Guyon 管

尺骨神経と
尺骨動・静脈

横手根靱帯

母指球筋

正中神経　深指屈筋腱　浅指屈筋腱　長母指屈筋腱
（4 本）　（4 本）

手根管

図 29-5　手根管と Guyon 管

るトンネルであり，正中神経と 9 本の屈筋腱（浅指屈筋腱 4 本，深指屈筋腱 4 本，長母指屈筋腱）が走行する．この部位での正中神経の絞扼性神経障害が手根管症候群である．

Ⓖ Guyon（ギヨン）管（図 29-5）

手根管の掌尺側に，横手根靱帯を底として豆状骨と掌側手根靱帯で形成される三角形の断面のトンネルであり，尺骨動脈・神経が走行する．この部位での尺骨神経の絞扼性神経障害が Guyon 管症候群である．

④　筋

前腕に起始し手に停止する外在筋 extrinsic muscle と，手内に起始と停止がある内在筋 intrinsic muscle がある．手関節屈筋・伸筋，手指伸筋，長・短母指伸筋，長母指外転筋などは外在筋である．手指屈筋のうち強力な浅指屈筋，深

指屈筋は外在筋であり，繊細な運動を行う母指球筋，小指球筋，骨間筋，虫様筋は内在筋である．以下，筋の一般的な神経支配を正中神経 Ⓜ，尺骨神経 Ⓤ，橈骨神経 Ⓡ で示す．

Ⓐ　外在筋

1 ● 手関節屈筋

3 本あり，握り拳を作ると掌橈側から橈側手根屈筋 Ⓜ，長掌筋 Ⓜ，尺側手根屈筋 Ⓤ の腱がみえる．長掌筋腱は移植腱としてよく用いられる．橈側手根屈筋，尺側手根屈筋は力源として腱移行に用いられる．

2 ● 手関節伸筋

3 本すべて Ⓡ で，橈側から長橈側手根伸筋（停止：第 2 中手骨基部），短橈側手根伸筋（第 3 中手骨基部），尺側手根伸筋（第 5 中手骨基部）である．3 本のうち 2 本は腱移行に使うことができる．テニス肘は短橈側手根伸筋の腱付着部炎であり，手

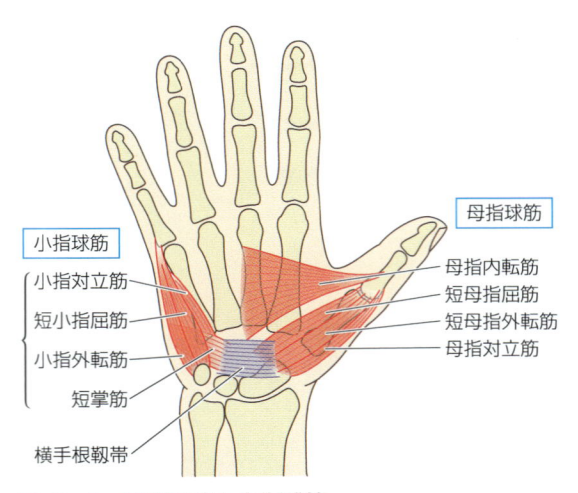

小指球筋
- 小指対立筋
- 短小指屈筋
- 小指外転筋
- 短掌筋
- 横手根靱帯

母指球筋
- 母指内転筋
- 短母指屈筋
- 短母指外転筋
- 母指対立筋

図 29-6　母指球筋と小指球筋

関節伸展テスト〔Thomsen（トムセン）テスト〕の際に第3中手骨を掌側に押すと第2中手骨を押したときより疼痛が強い（➡458頁，図28-19参照）.

3 ● 手指屈筋

a 浅指屈筋（FDS）

すべて Ⓜ で，中節基部に停止する．筋腹が分離しているため，PIP関節を1本ずつ屈曲できる（➡474頁，図29-20参照）.

b 深指屈筋（FDP）

示・中指 Ⓜ，環・小指 Ⓤ で末節基部に停止しDIP・PIP関節を屈曲する．筋は分離していないため，浅指屈筋と異なり指の単独屈曲はできない（示指は単独屈曲可能な人もいる）.

c 長母指屈筋（FPL）Ⓜ

母指末節に停止しIP関節を屈曲させる.

4 ● 手指伸筋

a ［総］指伸筋（EDC），示指伸筋（EIP），小指伸筋（EDM）（すべて Ⓡ）

手指伸筋は主にMP関節を伸展し、MP関節屈曲位ではPIP関節を伸展する．手指伸筋は1筋4腱のため中指と環指は単独伸展できない．示指と小指にはEDCのほかに独立した示指伸筋，小指伸筋があるため単独伸展が可能である．関節リウマチの手指伸筋腱断裂ではEDMが最初に断裂することが多く，早期診断には小指の単独伸展（EDMテスト）が重要である.

b 長母指伸筋（EPL），短母指伸筋（EPB），長母指外転筋（APL）（すべて Ⓡ）

機能はそれぞれ母指IP関節伸展，MP関節伸展，CM関節外転である.

Ⓑ 内在筋

1 ● 母指球筋

短母指外転筋 Ⓜ，母指対立筋 Ⓜ，短母指屈筋（浅頭 Ⓜ，深頭 Ⓤ），母指内転筋 Ⓤ で構成されている（図29-6）．なお，狭義の母指球筋には尺骨神経支配の母指内転筋を含めない.

2 ● 小指球筋（すべて Ⓤ）

小指外転筋，小指対立筋，短小指屈筋，短掌筋の4つが属する.

3 ● 骨間筋（すべて Ⓤ）（図29-7）

骨間筋は4つの背側骨間筋と3つの掌側骨間筋からなり，起始は中手骨で基節骨基部に停止し一部は指背腱膜（側索）を形成する．機能は指外転（背側骨間筋）と内転（掌側骨間筋），MP関節の屈曲とPIP・DIP関節の伸展である.

4 ● 虫様筋（FDPの神経支配と同様で示・中指 Ⓜ，環・小指 Ⓤ）

深指屈筋腱橈側から起始し，骨間筋と合流して指伸筋腱とともに指背腱膜（側索）を形成する．MP関節の屈曲とPIP・DIP関節の伸展を行う.

> **NOTE**
> **内在筋プラス位 intrinsic plus position，内在筋マイナス位 intrinsic minus position（図29-8）**
>
> 内在筋が働いている状態の肢位（MP関節屈曲，PIP・DIP関節伸展）を内在筋プラス位，内在筋が麻痺している肢位（MP関節過伸展，PIP・DIP関節屈曲）を内在筋マイナス位とよぶ．尺骨神経麻痺では環・小指の鉤爪変形（内在筋マイナス位）をきたすが，示・中指は虫様筋が正中神経支配のために鉤爪変形をきたさない．手の外傷・術後には腫脹によりMP関節伸展拘縮，PIP・DIP関節屈曲拘縮をきたしやすいため，高度な腫脹が予測される場合は，内在筋プラス位で固定する.

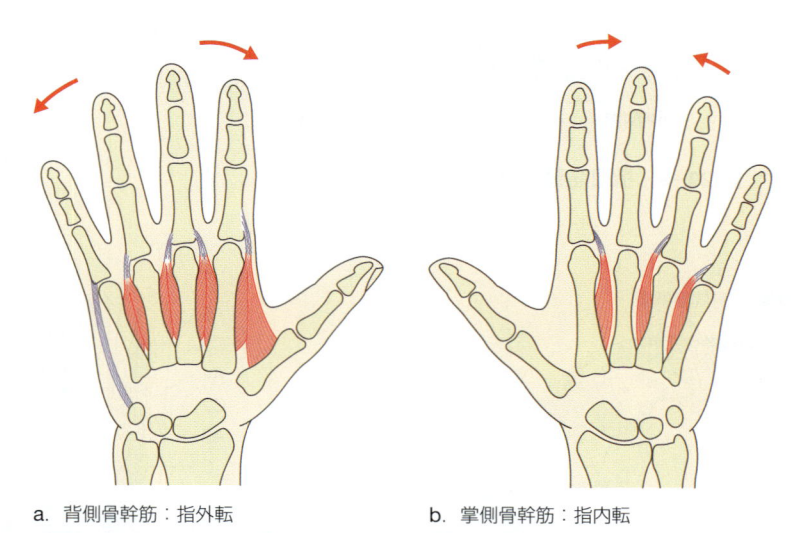

a. 背側骨幹筋：指外転　　　　　b. 掌側骨幹筋：指内転

図 29-7　骨間筋による指の外転（背側骨間筋）と内転（掌側骨間筋）

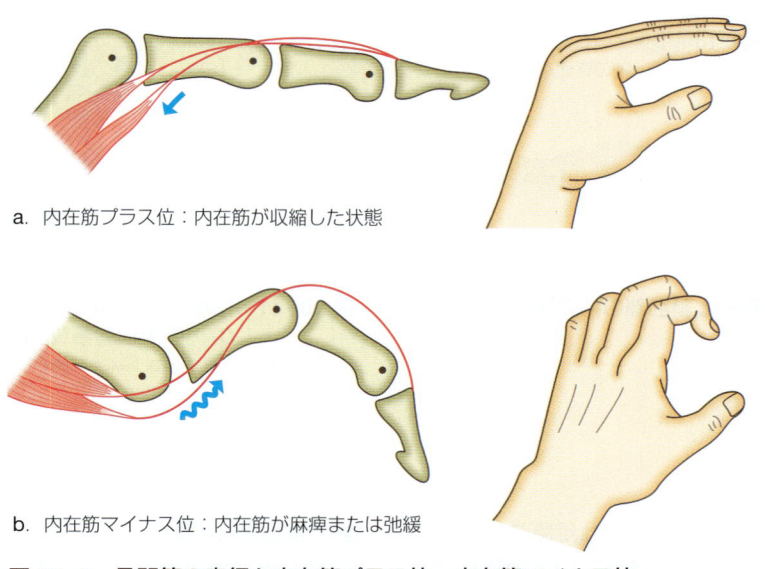

a. 内在筋プラス位：内在筋が収縮した状態

b. 内在筋マイナス位：内在筋が麻痺または弛緩

図 29-8　骨間筋の走行と内在筋プラス位，内在筋マイナス位

⑤ 腱と腱鞘

Ⓐ 指屈筋腱と腱交差（図 29-9）

　手関節以遠では浅指屈筋腱が表層に，深指屈筋腱が深層に位置する．浅指屈筋腱は MP 関節の掌側で二分し中節骨に停止し，この腱の間を深指屈筋が走行する腱交差を作成する．この部位の腱断裂は縫合後に癒着しやすいため no man's land（後述する A1〜A4 の範囲）とよばれている．

Ⓑ 指伸展機構（図 29-10）

　指伸筋腱，骨間筋腱，虫様筋腱は指背で線維が交錯し指背腱膜を形成する．指伸筋は主に MP 関節を伸展し，MP 関節屈曲時には PIP・DIP 関節を伸展させる．骨間筋と虫様筋は MP 関節軸の掌側，PIP・DIP 関節軸の背側を通るため，MP 関節を屈曲し PIP・DIP 関節を伸展させる．指背腱膜は基節背側すべてを覆い，骨との間に軟部組織が乏しいため外傷や手術により癒着を生じ

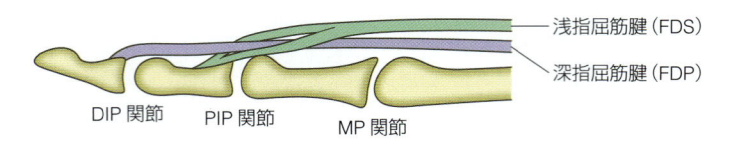

図 29-9　指屈筋腱と腱交差

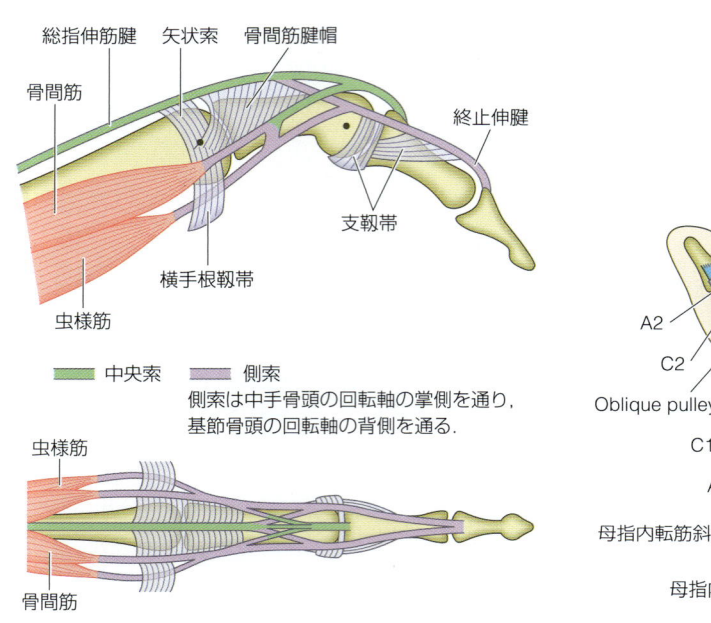

図 29-10　指伸展機構と基節部の横断像

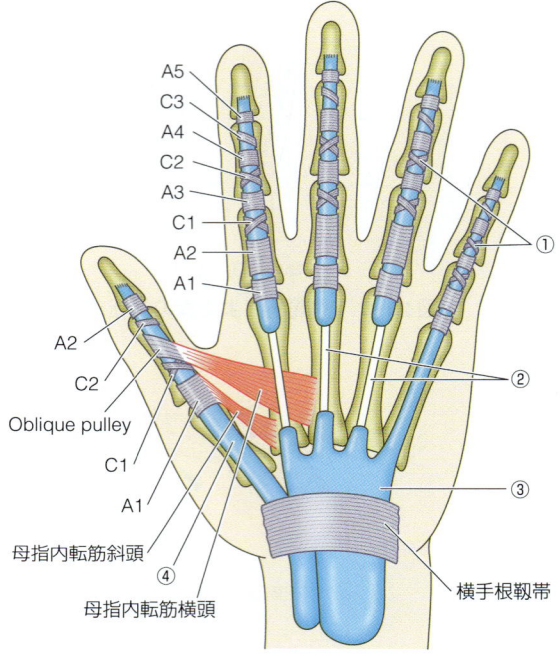

図 29-11　指屈筋腱の滑液性腱鞘と靱帯性腱鞘（A, C）・横手根靱帯（左手掌側）
① 指屈筋腱腱鞘 digital flexor sheath
② 指屈筋腱 flexor tendon
③ 総指屈筋腱腱鞘（尺側滑液鞘 ulnar bursa）
④ 長母指屈筋腱腱鞘（橈側滑液鞘 radial bursa）

やすい.

C● 腱鞘

　腱が骨に接する部位では，腱は滑膜性腱鞘とよばれる滑液包に包まれる．滑液包内の滑液は腱を栄養し，腱運動の抵抗を減じ滑動させる．滑膜性腱鞘の外側には靱帯性腱鞘があり腱の浮き上がりを抑える滑車プーリーの役割をしている．指には輪状滑車（annular pulley：A1〜A5）と十字滑車（cruciform pulley：C1〜C3）があり，機能上は輪状滑車が重要で効果的な指屈曲を可能にしている．滑液鞘と線維鞘を合わせて腱鞘とよぶ.

1● 手の掌側

　手の掌側には総指屈筋腱腱鞘（尺側滑液鞘），長母指屈筋腱腱鞘（橈側滑液鞘）および指腱鞘がある（図 29-11）

2● 指腱鞘（滑車）

　固有指部で屈筋腱は滑液鞘に覆われ，外側を輪状部（A1〜A5）と十字部（C1〜C3）とよばれる靱帯性腱鞘により取り囲まれている．滑膜性腱鞘は指屈曲を滑らかにし，靱帯性腱鞘は屈筋腱の浮き上がりを防ぐ滑車の役割をはたしている.

3● 手関節掌側

　指屈筋腱（9 本：FDS 4 本＋FDP 4 本＋FPL）は滑膜性腱鞘に覆われ，屈筋支帯（横手根靱帯＋掌側手根靱帯）の深部を走行する.

4● 手関節背側

　伸筋腱は滑膜性腱鞘に被われ，伸筋支帯の隔壁

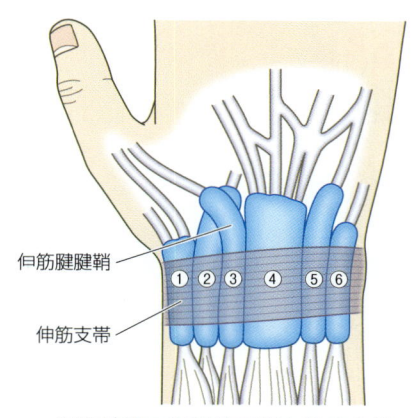

図 29-12　指伸筋腱の滑液性腱鞘と伸筋支帯

① 第 1 区画：長母指外転筋 abductor pollicis longus（APL）と
　　　　　　短母指伸筋 extensor pollicis brevis（EPB）
② 第 2 区画：長橈側手根伸筋 extensor carpi radialis longus
　　　　　　（ECRL）と短橈側手根伸筋 extensor carpi
　　　　　　radialis brevis（ECRB）
③ 第 3 区画：長母指伸筋 extensor pollicis longus（EPL）
④ 第 4 区画：指伸筋 extensor digitorum（ED）と示指伸筋
　　　　　　extensor indicis（EI）
⑤ 第 5 区画：小指伸筋 extensor digiti minimi（EDM）
⑥ 第 6 区画：尺側手根伸筋 extensor carpi ulnaris（ECU）

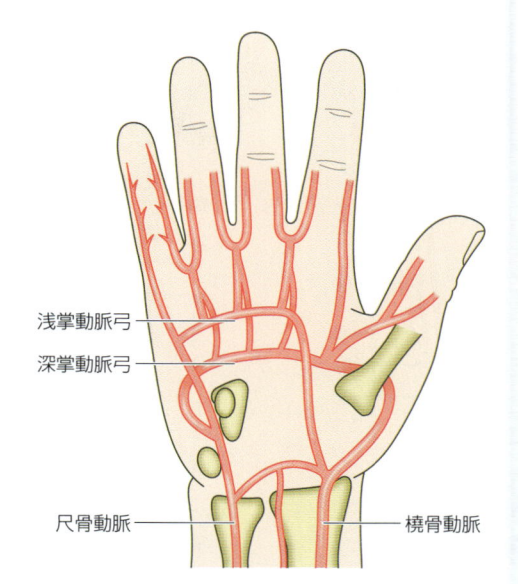

図 29-13　手の動脈
橈骨・尺骨動脈と浅掌・深掌動脈弓.

により形成された 6 つの区画内を走行する（図 29-12）．第一区画（長母指外転筋腱，短母指伸筋腱）の狭窄性腱鞘炎が de Quervain（ドゥケルヴァン）病である．

6　血管（図 29-13）

　上腕動脈は肘の遠位で，橈骨動脈と尺骨動脈に分かれる．尺骨動脈からは前および後骨間動脈が分枝する．手関節部で橈骨動脈は橈側手根屈筋腱の橈側，尺骨動脈は尺側手根屈筋腱の橈側（間に尺骨神経）を走行し，手関節を越えた部位で両動脈とも浅枝と深枝に分かれ，深掌動脈弓，浅掌動脈弓を形成するが解剖学的変異も多い．浅掌動脈弓からは総指動脈が分枝する．総指動脈は MP 関節部で 2 本の固有指動脈に分岐する．主要な動脈には通常 2 本の静脈が伴走する．そのほかに多数の表在静脈がある．

7　神経（図 29-14）

A　正中神経

　肘の前方を走行し，円回内筋を貫通する．円回内筋，橈側手根屈筋と浅指屈筋に枝を出した後前腕近位で前骨間神経と正中神経の本幹の 2 本に分岐する．前骨間神経は骨間膜の掌側を通り，長母指屈筋と示指深指屈筋，方形回内筋の順に枝を出し，手関節掌側の関節包に分布する．本幹は中指の深指屈筋に枝を出した後，手根管内を通り指神経（母指〜環指橈側）と母指球筋（短母指屈筋浅頭，母指対立筋，短母指外転筋）への運動枝に分かれる．

B　尺骨神経

　肘の内側で尺骨神経溝を通り前腕に至る．尺側手根屈筋と環・小指の深指屈筋に分枝し筋層内を遠位に走行する．手関節の近位で手の背尺側の皮膚を支配する手背枝を分枝する．手関節部掌側の Guyon 管を尺骨動脈とともに通過する．その後浅枝と深枝に分かれる．浅枝は指神経として掌側の小指と環指尺側の皮膚に分布する．深枝は小指

29　手関節と手

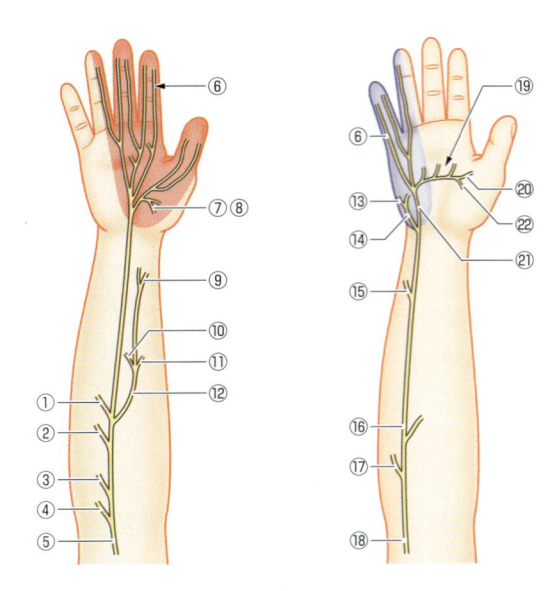

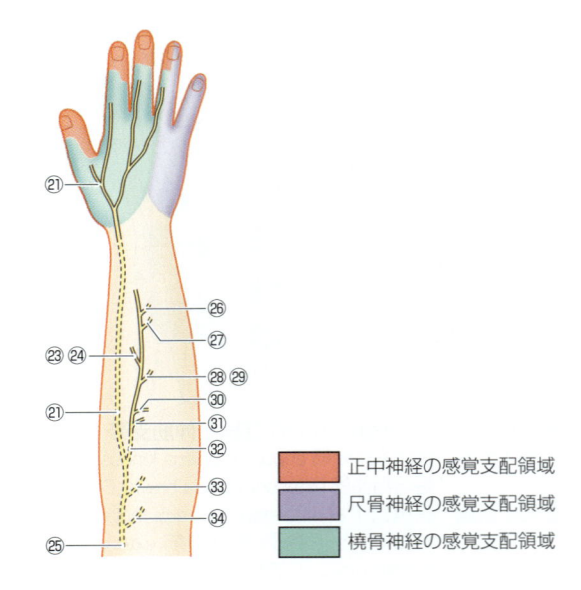

正中神経の感覚支配領域

尺骨神経の感覚支配領域

橈骨神経の感覚支配領域

a. 正中神経の走行と分布　　b. 尺骨神経の走行と分布　　c. 橈骨神経の走行・分布と手背の感覚支配
点線は屈側を走行している部位を示す

図 29-14　手の神経支配

① 深指屈筋（中指）flexor digitorum profundus（FDP）
② 浅指屈筋 flexor digitorum superficialis（FDS）
③ 橈側手根屈筋 flexor carpi radialis（FCR）
④ 円回内筋 pronator teres（PT）
⑤ 正中神経 median nerve
⑥ 指神経（感覚）digital nerve
⑦ 短母指外転筋 abductor pollicis brevis（APB）
⑧ 母指対立筋 opponens pollicis（OP）
⑨ 方形回内筋 pronator quadratus（PQ）
⑩ 深指屈筋（示指）flexor digitorum profundus（FDP）
⑪ 長母指屈筋 flexor pollicis longus（FPL）
⑫ 前骨間神経 anterior interosseous nerve
⑬ 小指球筋への枝 branch to hypothenar muscles
⑭ 尺骨神経深枝 deep branch of ulnar nerve
⑮ 尺骨神経手背枝 dorsal branch of ulnar nerve
⑯ 深指屈筋（環・小指）flexor digitorum profundus（FDP）
⑰ 尺側手根屈筋 flexor carpi ulnaris（FCU）
⑱ 尺骨神経 ulnar nerve

⑲ 骨間筋と虫様筋（環・小指）interosseous muscles and lumbrical muscles
⑳ 母指内転筋 adductor pollicis（ADP）
㉑ 橈骨神経浅枝 superficial branch of radial nerve
㉒ 短母指屈筋 flexor pollicis brevis（FPB）
㉓ 長母指外転筋 abductor pollicis longus（APL）
㉔ 短母指伸筋 extensor pollicis brevis（EPB）
㉕ 橈骨神経 radial nerve
㉖ 示指伸筋 extensor indicis（EI）
㉗ 長母指伸筋 extensor pollicis longus（EPL）
㉘ 指伸筋 extensor digitorum（ED）
㉙ 小指伸筋 extensor digiti minimi（EDM）
㉚ 尺側手根伸筋 extensor carpi ulnaris（ECU）
㉛ 回外筋 supinator
㉜ 橈骨神経深枝 deep branch of radial nerve
㉝ 短橈側手根伸筋 extensor carpi radialis brevis
㉞ 長橈側手根伸筋 extensor carpi radialis longus

球筋へ枝を出した後，すべての骨間筋，環・小指の虫様筋および母指内転筋・短母指屈筋深頭に分枝する．

ⓒ 橈骨神経

　肘外側で腕橈骨筋，長・短橈側手根伸筋に分枝し，肘の前方で感覚神経である浅枝と運動神経である深枝に分かれる．浅枝は腕橈骨筋の尺側を走り，手関節の近位で背側に出て，手背橈側の皮膚に分布する．深枝は回外筋を貫き筋枝を分枝し前腕の背側に至り，後骨間神経とよばれる．後骨間

神経は指伸筋，小指伸筋，尺側手根伸筋への運動枝を出した後，遠位で長母指外転筋，長母指伸筋，示指伸筋に運動枝を分枝する．終枝は手関節背側の関節包に分布する．

Ⓑ 手関節のバイオメカニクス

　手関節の可動域は橈骨手根関節と手根中央関節の可動域の総和である．手関節の伸展では，橈骨手根関節の動きが66.5%，手根中央関節の動きが

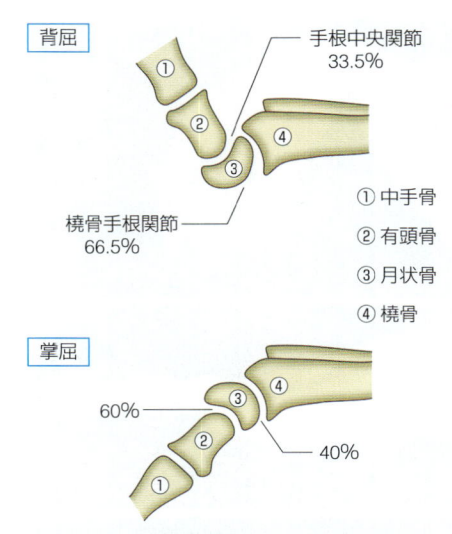

図 29-15　手関節のバイオメカニクス

背屈
- ① 中手骨
- ② 有頭骨
- ③ 月状骨
- ④ 橈骨

手根中央関節 33.5%
橈骨手根関節 66.5%

掌屈
60%
40%

33.5% で，橈骨手根関節の動きが大きい．これに対し手関節の屈曲では橈骨手根関節で 40% 手根中央関節で 60% となり手根中央関節の動きが大きい（図 29-15）．

橈尺骨の長さが同じであった場合，手の長軸方向から加わる負荷の 80% が橈骨手根関節を介して，20% が尺骨手根間隙を介して前腕に分散する．尺骨の長さが橈骨より 2 mm 短いと橈骨の負荷が 95% となり，2.5 mm 長いと 60% となる．8 つの手根骨のうち豆状骨（尺側手根屈筋が停止）以外の手根骨には腱は付着しておらず，安定性は靱帯のみによる．このため，手根骨の偽関節（舟状骨偽関節）や骨壊死（Kienböck 病）のほかに靱帯断裂でも手根骨配列異常（手根不安定症）をきたす．

C　診察・検査

痛みやしびれが，どこにいつ出現するか聴取することが重要であり，左右の対比もわずかな変異を見逃さないために有用である．

1　視診：安静時と動作時を観察する

安静時

腫脹や腫瘤，発赤の有無をみる．皮膚と爪の状態と色調，浮腫の有無を観察する．安静時の肢位

と指の変形の有無について観察する．

Ⓐ 手の異常肢位（図 29-16）

1 ● 神経麻痺に特有な肢位

a 猿手 ape hand

正中神経麻痺に特有の変形であり，母指球筋の萎縮によりサルの手に類似する．母指の対立運動が困難となる．

b 下垂手 drop hand

手関節と指の MP 関節の伸展ができず，手が下垂した状態となる．橈骨神経の高位麻痺（上腕部での障害）で生じ，この場合は腕橈骨筋の麻痺と手背の感覚障害を認める．橈骨神経の分枝である後骨間神経麻痺では感覚障害はなく，長橈側手根伸筋は麻痺しないため手関節は伸展できるが，母指と手指が伸展できない下垂指 drop finger を呈する（➡ 図 29-14c 参照）．

c 鉤爪指 clawfinger，鷲手 clawhand

骨間筋および虫様筋が麻痺し，MP 関節過伸展，PIP 関節屈曲をきたしたものをいう．一般にみられる尺骨神経麻痺では環指と小指が鉤爪指を呈するが，示指と中指の虫様筋は正中神経支配のため鉤爪指をきたさない．全指に鉤爪指がみられる場合は正中・尺骨神経麻痺である．

2 ● 関節リウマチ（RA）に多くみられる変形

尺骨頭背側脱臼，手指の尺側偏位，白鳥のくび変形，ボタン穴変形（➡245 頁参照）．

3 ● 他の変形

槌指（終止伸腱断裂），ボタン穴変形（RA のほかに正中索断裂）．

運動時

握り・つまみ動作が可能か，各指の内転外転運動，母指の対立運動が可能かを観察する．運動時の腱の浮き上がりや緊張を観察する．握り拳を作らせ，中手骨アーチの乱れがないか，交差指（中手骨・基節骨の回旋変形）cross finger がないかを観察する．手関節，各指関節の自動・他動可動域を測定する．

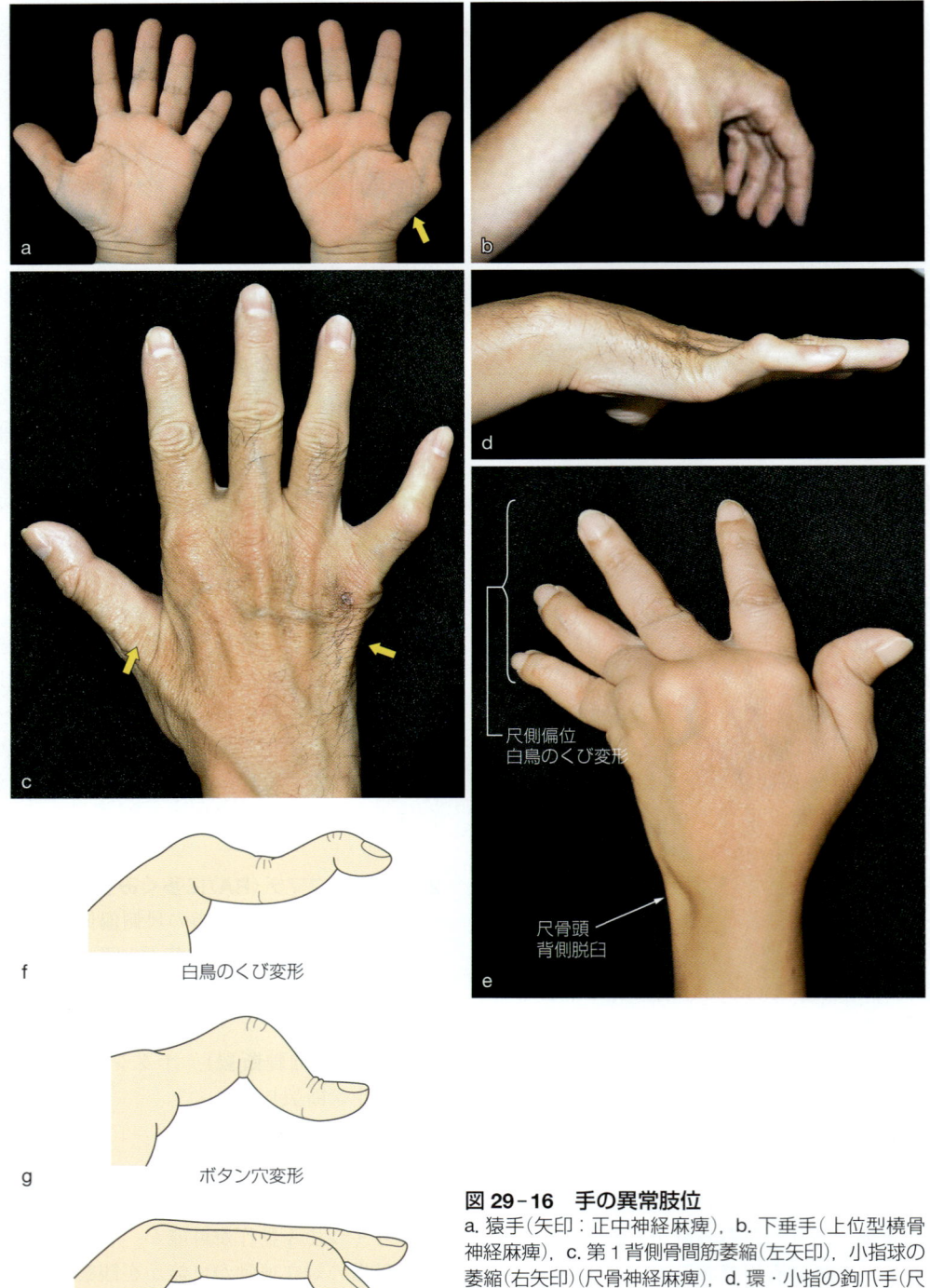

図 29-16　手の異常肢位
a. 猿手（矢印：正中神経麻痺），b. 下垂手（上位型橈骨神経麻痺），c. 第1背側骨間筋萎縮（左矢印），小指球の萎縮（右矢印）（尺骨神経麻痺），d. 環・小指の鉤爪手（尺骨神経麻痺），e. RA 手の変形〔尺骨頭背側脱臼，尺側偏位，白鳥のくび変形（f）〕，g. ボタン穴変形，h. 槌指.

（図中ラベル）尺側偏位　白鳥のくび変形　尺骨頭背側脱臼　f 白鳥のくび変形　g ボタン穴変形　h 槌指

② 触診

　皮膚温や湿潤，乾燥などの皮膚の状態を診察する．舟状骨結節，豆状骨，有鉤骨鉤，尺骨小窩，嗅ぎタバコ窩，関節，腱の付着部に特に注目し圧痛の有無を確認する．また腱に沿った圧痛や硬結がないかも確認する．関節可動域，拘縮の有無を確認する．また関節にストレスを加え，痛みの有

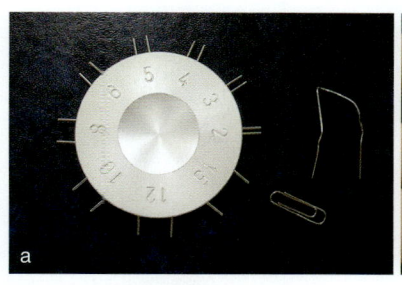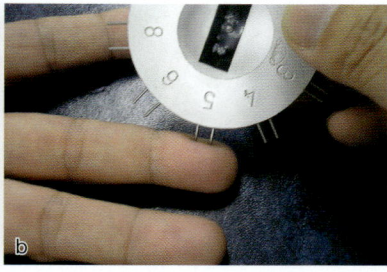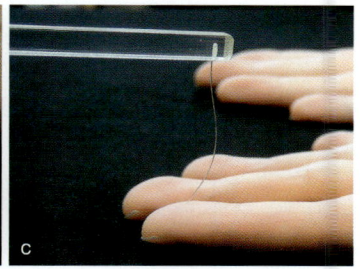

図 29-17　感覚検査
2PD の測定器（a），測定方法（b）と S-W test（c）.

無や不安定性の有無を確認する.

③　感覚検査（図 29-17）

Ⓐ　二点識別覚 two-point discrimination（2PD）

　指長軸に添って識別可能な 2 点間の最小距離を計測する．指尖では 30 歳代で 3～4 mm，40 歳代で 4 mm 以内である．糖尿病などの末梢神経障害を鑑別するため必ず他指も計測する．年齢にかかわらず 6 mm 以上は異常である．外傷性神経損傷の診断に有用である．

Ⓑ　Semmes-Weinstein aesthesiometer による触覚検査（S-W test）

　20 本の太さの異なるナイロンの単フィラメントを検査部に垂直に押し当て，感知可能な最小圧を測定する．測定値によって 4 色に色分けし，手または指の図にマッピングする．絞扼性神経障害や神経縫合後の回復の評価に有用である．

④　筋力検査

　手関節の伸展屈曲，指の伸展屈曲，母指外転，内転，掌側外転，小指の外転，背側骨間筋，掌側骨間筋の筋力〔徒手筋力テスト（MMT）〕を調べる．握力，ピンチ力は両側を比較する．見せかけ運動 trick motion にだまされないように注意する.

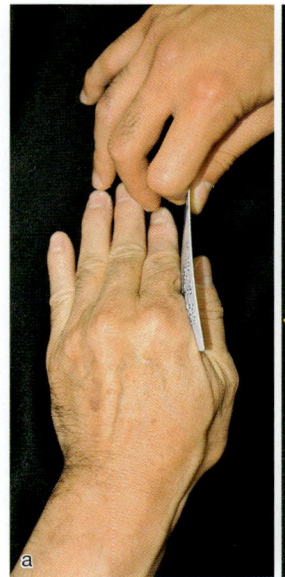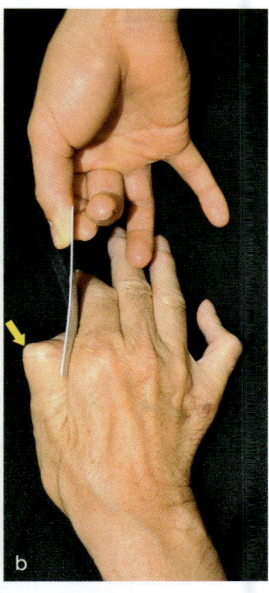

図 29-18　Froment（フロマン）徴候（▶④）
a. 健側，b. 患側.
内転筋麻痺（尺骨神経麻痺）では母指内転を指示すると IP 関節を屈曲（長母指屈筋）して代償する.

> **NOTE　見せかけ（ごまかし）運動 trick motion**
>
> 　補助筋の作用や動的腱固定効果などによって，麻痺筋がいかにも機能しているかのようにみえること．例えば，尺骨神経損傷例の母指内転筋麻痺では長母指屈筋の収縮により内転力を代償しようとする．そのため母指示指間で紙を把持させ，その紙を引き抜こうとすると母指 IP 関節が屈曲する〔Froment（フロマン）徴候，**図 29-18**，▶④〕．また後骨間神経麻痺では総指伸筋および示指・小指伸筋の麻痺により，下垂指 drop finger となるが，手関節を掌屈することで指伸筋へ緊張をかけ MP 関節を伸展（動的腱固定効果）させようとする．診察時には見せかけ効果で麻痺を見落とさないことが重要である．見せかけ運動は患者が麻痺筋を代償しようとして行う動作であり，詐病との鑑別にも重要である.

29
手関節と手

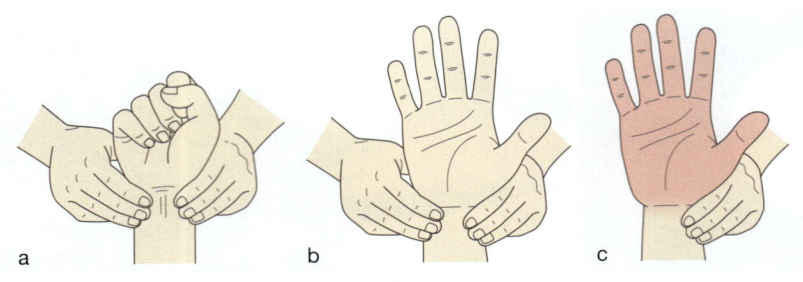

図29-19　Allen（アレン）テスト（🎥⑤）
a. 橈骨動脈と尺骨動脈を圧迫し，握り拳を3回作らせ手の血液を駆出させる．
b. 指を伸展させると蒼白になる．
c. 橈骨動脈または尺骨動脈の圧迫を解除する．尺骨動脈の圧迫を解除し5秒以内に
　　手指が赤くなれば尺骨動脈と動脈弓が開存している．

FDS／FDPテスト

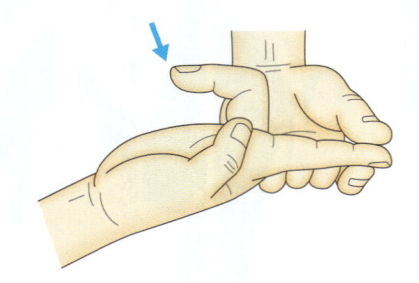

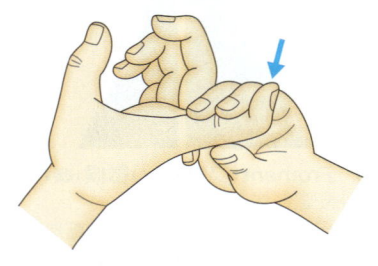

図29-20　FDS／FDPテスト
他指を背屈位に保ち，損傷指が単独屈曲できればFDS（浅指屈筋）腱は機能している．なお，DIP関節が屈曲できればFDP（深指屈筋）腱は機能している．示指FDPは単独屈曲できることがあるが，その際はDIP関節も屈曲する．

⑤ 徒手検査

Ⓐ Allen（アレン）テスト（図29-19, 🎥⑤）

　橈骨・尺骨動脈の閉塞の有無を調べる検査である．患者に固く拳を握らせ，検者は橈骨動脈と尺骨動脈を圧迫する．手を開かせると血液が追い出された手は蒼白となっている．この状態で橈骨動脈の圧迫を解く．母指〜全指が紅潮すれば，尺骨

動脈および動脈弓は開存しており Allen テスト陽性（尺骨動脈開存＝正常）である．尺骨動脈の閉塞がある場合は蒼白部分の紅潮が5秒以上遅れる．逆に尺骨動脈を圧迫したまま橈骨動脈の圧迫を解くと，橈骨動脈および動脈弓の開通または閉塞を知ることができる．同様の検査を指動脈に対して行うことが可能で，指 Allen テストとよばれる．

Ⓑ Tinel（ティネル）徴候，Tinel 様徴候

　神経断端（神経腫）や再生軸索の先端を叩打すると，その神経の支配領域に電気が走るような放散痛を感じる．これを Tinel 徴候とよぶ．絞扼性神経障害部近位の偽神経腫を叩打すると同様の放散痛を生じ，これを Tinel 様徴候として区別する場合もある（➡456頁，NOTE 参照）．

Ⓒ FDS／FDP テスト（図29-20）

　示指から小指の指屈筋腱断裂の有無を確認する検査である．他の指を伸展させた状態で PIP 関節の単独屈曲が可能な場合は，浅指屈筋が断裂していないことを示す（FDS テスト）．DIP 関節が屈曲可能であれば深指屈筋は断裂していない．

Ⓓ Bunnell（バネル）の内在筋テスト（図29-21）

　内在筋（骨間筋）の短縮や拘縮の有無を調べる検査である．骨間筋が拘縮している場合，MP 関節を屈曲位に保持すると PIP 関節と DIP 関節の屈曲が可能であるが，MP 関節を伸展位にすると PIP 関節と DIP 関節の屈曲が制限される．なお，外在筋（指伸筋）による拘縮では逆に MP 関節を

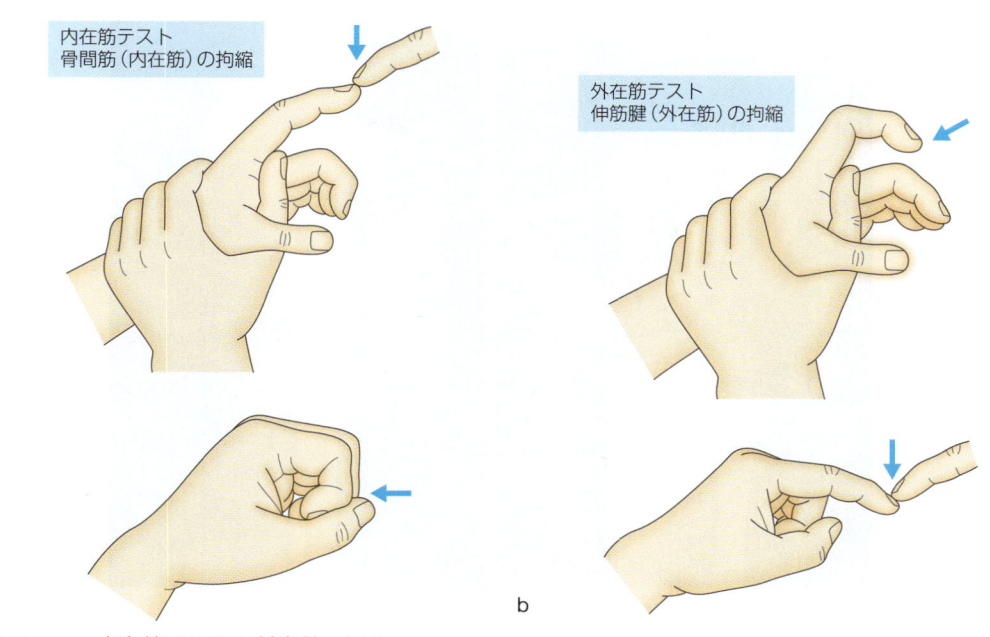

図 29-21　内在筋テストと外在筋テスト
a. 内在筋テスト：MP 関節伸展位で PIP・DIP 関節が屈曲できず，MP 関節屈曲位では PIP・DIP 関節が屈曲可能なら陽性（プラス）．
b. 外在筋テスト：MP 関節伸展位で PIP・DIP 関節が屈曲でき，MP 関節屈曲位では PIP・DIP 関節が屈曲できなければ陽性（プラス）．

屈曲位に保持すると PIP・DIP 関節が屈曲できず，MP 関節を伸展位に保持すると屈曲できる．

6 電気生理学検査

神経幹伝導速度は絞扼性神経障害の診断に有用である（➡860 頁参照）．

7 画像診断

A 単純 X 線検査

手関節では 2 方向 X 線基準撮影（**図 29-22**）が必須である．正面像は肩関節 90°外転，肘関節 90°屈曲，前腕回旋中間位，手関節中間位での後前像（P-A view）を撮影し，側面像は肩関節 0°外転，肘関節 90°屈曲，前腕回旋中間位，手関節中間位で手をフィルム面に垂直において撮影する．正確な正面像では尺骨茎状突起が尺骨の尺側に位置し，正確な側面像では舟状骨結節と豆状骨が重なる．正常手関節 P-A 像では手根骨に滑らかな 3 つの Gilula arc（ギルラアーク，**図 29-23**）がみら

れる．アーク 1 は近位手根骨（舟状骨，月状骨，三角骨）の近位，アーク 2 は近位手根骨の遠位，アーク 3 は有頭骨，有鉤骨の近位であり，アークの断裂やずれは手根骨骨折，月状骨周囲脱臼や手根骨の配列異常（手根不安定症）を示す．橈骨遠位端は正面像で約 23°尺側に，側面像で約 15°掌側に傾いている．基準撮影正面像で橈骨と尺骨の長さが±1 mm 以内を尺骨ゼロ変異 zero variant，尺骨が 1 mm 以上長ければ尺骨プラス変異 plus variant，短ければ尺骨マイナス変異 minus variant という．

手の撮影では中手骨・指骨の重なりを避けるため，正面像と斜位像を撮影する．掌背屈，橈尺屈などの機能写やストレス撮影を必要に応じて行う．舟状骨骨折を疑う場合は舟状骨撮影（尺屈位前後，両斜角撮影），手根管症候群や有鉤骨鉤骨折を疑う場合は手根管撮影（**図 29-24**）を行う．特に手根骨の配列異常は見逃されやすいので注意する．

B CT（図 29-25）

近年，撮影時間が短縮し，任意断面表示 multiplanar reconstruction（MPR）や 3D 表示が可能に

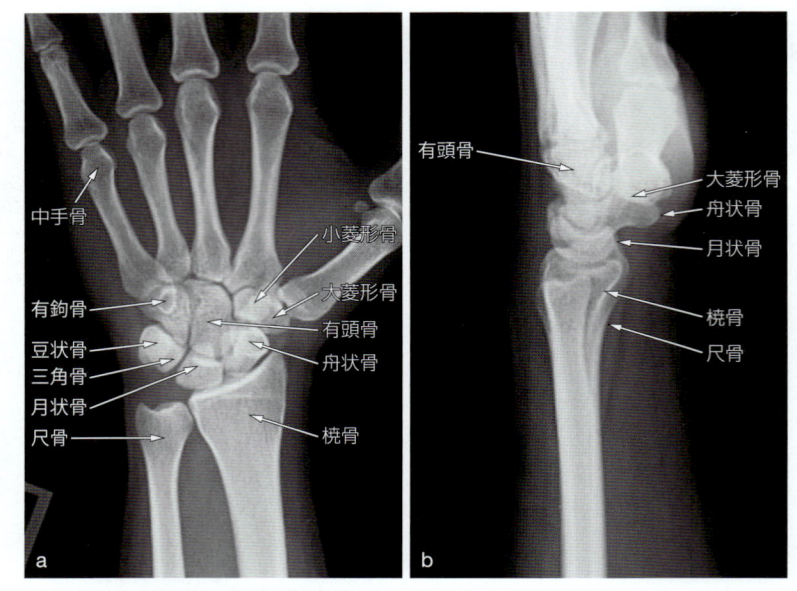

図 29-22　手関節 X 線基準撮影
a. 正面（P-A）像，b. 側面像.

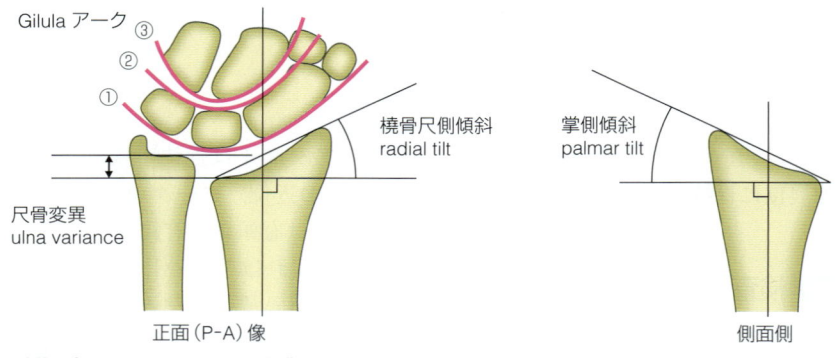

図 29-23　X 線像パラメータと Gilula（ギルラ）アーク

尺骨変異 ulna variance 遠位橈尺関節での橈骨尺骨の長さ
　ゼロ変異：± 1 mm 以内
　尺骨プラスバリアンス：尺骨が 1 mm 以上長い
　尺骨マイナスバリアンス：尺骨が 1 mm 以上短い
橈骨尺側傾斜 radial tilt：正常 23°

掌側傾斜 palmar tilt：正常 11°
Gilula アーク
　①：近位手根骨（舟状骨・月状骨・三角骨）の近位
　②：近位手根骨の遠位
　③：有頭骨・有鉤骨の近位

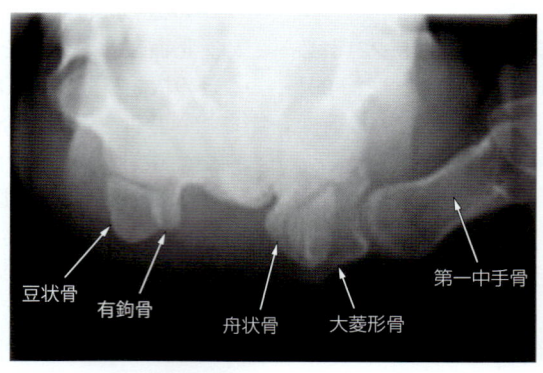

図 29-24　手根管撮影

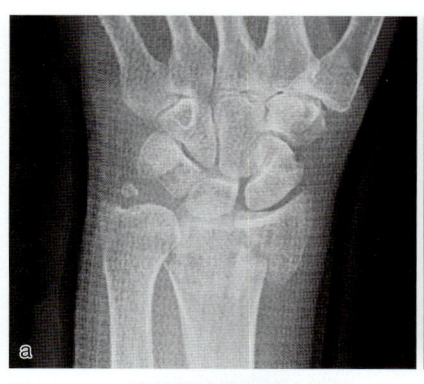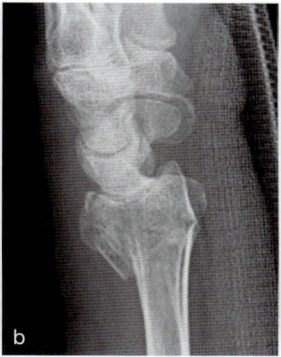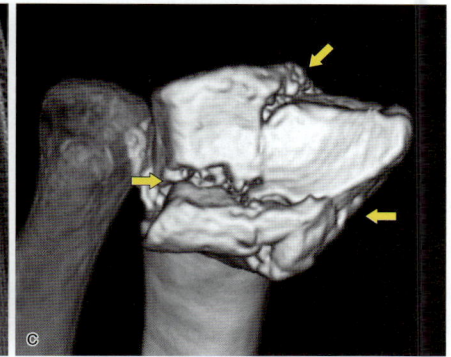

図 29-25　橈骨遠位端関節内骨折
a. 単純 X 線正面像.
b. 単純 X 線側面像.
c. 3D-CT. 橈骨関節面を遠位から観察（手根骨は除去，矢印：関節内骨折線）.
75 歳女性. 転倒し左橈骨遠位端骨折を受傷.

なった．関節内骨折，転位の少ない骨折（特に舟状骨骨折），手根骨骨折の診断・評価にはきわめて有用である．

C MRI

骨の無腐性壊死，単純 X 線像では描出不能な骨挫傷や転位のない骨折，骨腫瘍および軟部腫瘍の罹患範囲，ガングリオン，TFCC 損傷，化膿性腱鞘炎の広がりなどの診断に有用である．

D 超音波検査（図 29-26）

ガングリオンなどの軟部腫瘍ばかりでなく，血管損傷や腱断裂などの描出にも使用される．また，腱や関節の動態観察が可能であり治療効果判定にも有用である．

E サーモグラフィー（図 29-27）

皮膚温の変化を定量的に描出でき，振動病，Raynaud（レイノー）現象，複合性局所疼痛症候群 complex regional pain syndrome（CRPS）の診断や治療効果の客観的評価に有用である．

F 関節鏡（図 29-28）

手関節鏡が広く用いられている．特に TFCC 損傷や手根間靱帯の損傷の診断に有用である．また，鏡視下手術による治療を行うことができる．

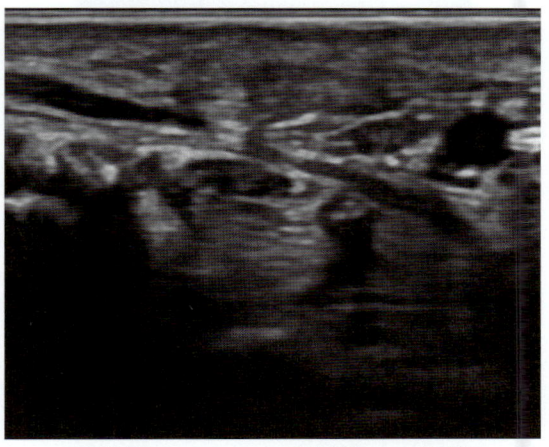

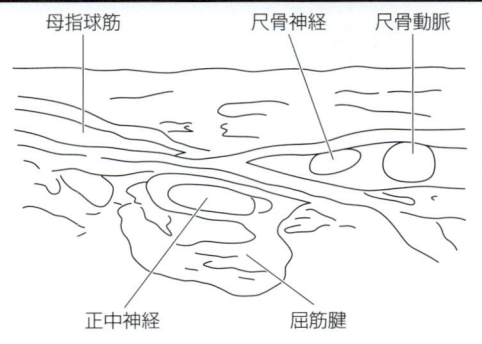

母指球筋　　尺骨神経　　尺骨動脈
正中神経　　屈筋腱

図 29-26　超音波検査
手根管の冠状断像.

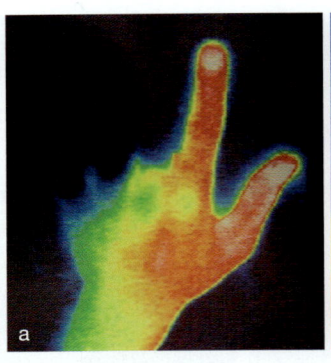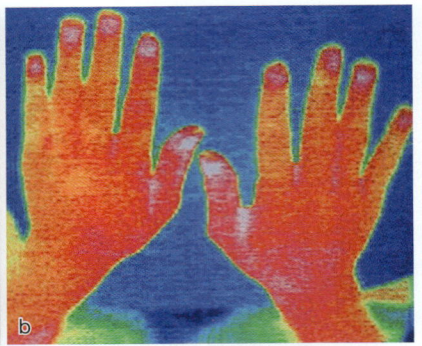

図 29-27　サーモグラフィー
14 歳男児（浅掌動脈弓低形成），左手尺骨動脈断裂による中・環・小指の皮膚
温低下，左尺骨動脈修復（静脈移植）後．

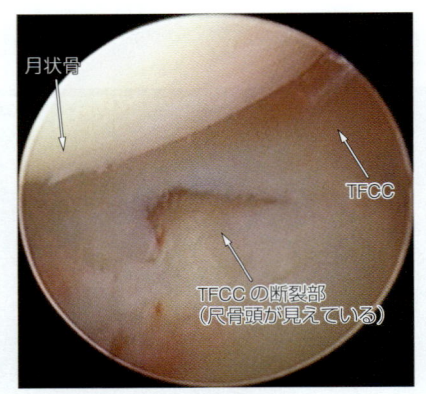

図 29-28　手関節鏡
TFCC 断裂により尺骨頭が露出している．

疾患各論

Ⓐ 外傷

　手の外傷の特徴は，① 労働や日常生活での外傷として頻度が高い，② 初期治療の適否によって予後が左右される，③ 後遺症残存率が高い，などである．手の機能障害は日常生活や仕事復帰を困難とする場合があり，正確な診断と的確な治療が求められる．

❶ 手の新鮮開放創

　手の開放創の治療原則は，① 感染の予防，② 骨折や脱臼の整復，③ 損傷深部組織の修復，④ 創閉鎖，⑤ 拘縮防止である．機能予後を増悪させる原因は，感染，創閉鎖の遅れによる瘢痕形成，不良肢位固定や自動運動療法の遅れによる拘縮である．

Ⓐ 開放創の救急処置

　一般的な開放創の処置（➡747 頁参照）に準じて行う．患肢に指輪などがある場合は必ず外しておく．受傷数時間後には腫脹により外せなくなる．止血のための安易な血管の結紮や電気凝固は，血管修復や再建の妨げになるため，できるだけ圧迫止血を行う．皮線に直交する皮膚切開は，縫合後に皮膚性の屈曲拘縮をきたすおそれがあるため避ける．創閉鎖が困難な場合は，皮下組織の乾燥を防ぐため創傷被覆材を当てるか濡れたガーゼで保護し，早期に専門の医師のもとに送る．

Ⓑ 特殊な開放創

1 ● 手・指切断

　切断部の損傷の程度や受傷からの時間などにより，再接着が可能であるか否かを判断する（➡209 頁，「第 15 章 手術療法」参照）．再接着の適応なしと判断した場合は切断し，断端を良好な皮膚で被覆する断端形成術を行う．また指切断では長さを温存することが基本であるが，腱の付着がなく自動運動のできない指節を残すと拘縮により機能障害をきたすことがあるので注意する．

2 ● 指尖損傷 fingertrip injury（図 29-29）

頻度の高い外傷である．指尖部は繊細な識別機能が必要とされるため，感覚があり疼痛のない機能的な指尖となるよう治療する．開放療法や神経血管束を含めた局所皮弁などがよく用いられる．爪甲は機能的にも整容的にも重要であり治療をおろそかにするべきではない．爪母，爪床は安易に切除せず7-0か8-0の吸収糸で丁寧に縫合・形成する．

3 ● 手袋状剥皮損傷 degloving injury

ローラー，またはベルトなどに手指を巻き込まれ，皮膚全周が手袋状に剥脱される損傷を手袋状剥皮損傷，指輪により遠位の皮膚が剥脱された場合は指輪損傷 ring injury とよび，指や剥脱した皮膚の血行障害を生じることが多い．剥脱皮膚の動静脈が温存されていれば血管吻合を行うことで生着可能な場合がある．剥脱皮膚の挫滅が強く壊死する可能性が高い場合はそれを切除し，植皮や有茎皮弁などで被覆する．

4 ● 電撃損傷 electric injury

感電による組織損傷をいう．電気抵抗の低い血管，神経が通電経路となりやすい．また皮膚，骨などの電気抵抗の高い組織に通電すると高熱を発生し，骨のみならず周囲の筋壊死をきたす．電流が流れた血管は閉塞，神経は変性し，血行障害により阻血性の壊死を起こす．壊死は進行性であり，重篤な機能障害を残しやすい．

5 ● 高圧注入損傷 high-pressure injection injury

スプレーガンなどでシンナーを含む塗料，グリース，オイルなどが手・指に注入されて起こる．注入直後は無症状であるが，数時間後に強烈な疼痛と炎症をきたし重篤な機能障害をきたす．注入物質は腱鞘や筋膜下に広がっており，直ちに皮膚を切開しデブリドマン，洗浄を行う．

6 ● 咬創 bite wound

ヒト，イヌ，ネコなどによる．歯が深部に到達すると口腔内の常在菌による重篤な感染症を生じやすいにもかかわらず，創が小さいことから初期治療が遅れがちである．ヒト咬傷はケンカの際に拳で相手の前歯を殴って受傷することが多く，患者が受傷機転を話さないことも特徴的である．拳

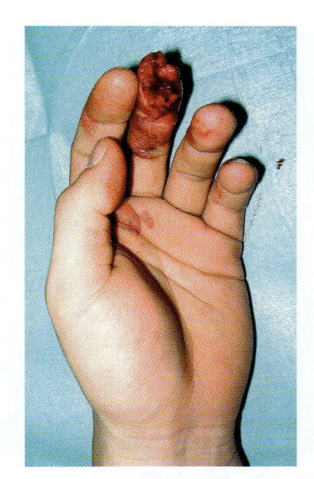

図 29-29　指尖損傷

で相手を殴って受傷するため，通常のように指を伸展して診察すると骨・関節に達する創を見逃しやすい（図 29-30）．直ちに皮膚切開を加え，十分なデブリドマンと洗浄した後に抗菌薬の投与を行う．起因菌は *Eikenella* や *Pasteurella* が多くペニシリン系抗菌薬や第一世代セフェムが第一選択である．

7 ● 熱傷 burn

熱傷の深度により**表 29-1** のように分類される．

治療の原則は浮腫，循環障害，感染の予防である．受傷直後より冷却，圧迫，患肢挙上，薬剤投与などを行う．全周性のⅡ・Ⅲ度熱傷では循環障害予防のために減張切開が必要である．手は必ず内在筋プラス intrinsic plus 位で固定する（➡図 29-8）．

深度別では，Ⅰ度熱傷はクーリングと経過観察または副腎皮質ステロイド軟膏の塗布，Ⅱ度熱傷は創傷被覆材による湿潤療法のよい適応である．手背のⅡ度深層およびⅢ度熱傷では瘢痕形成で手の機能が著しく障害される．創傷被覆材による湿潤療法を行い，必要に応じて痂皮切除と分層または全層植皮を検討する．Ⅲ度熱傷では壊死組織を早期に切除し，人工真皮貼付と二次的な植皮または皮弁が必要である．

8 ● 凍傷 frostbite

凍結による細胞膜の障害と血流障害により起こる．軽症例では皮膚のみ，重症例では皮下組織まで損傷され，指は壊死に至る．受傷後経過を経て

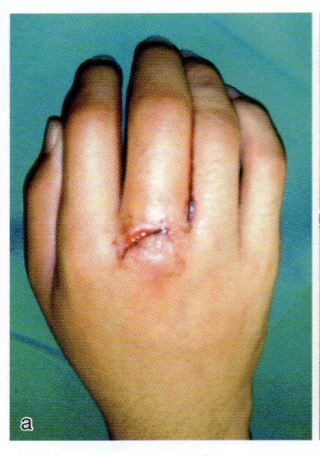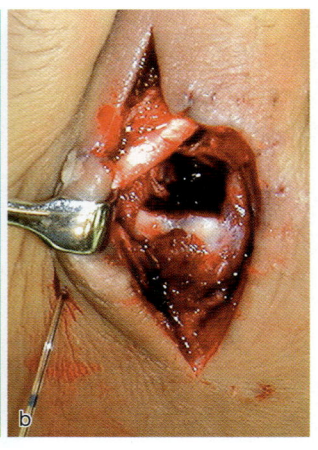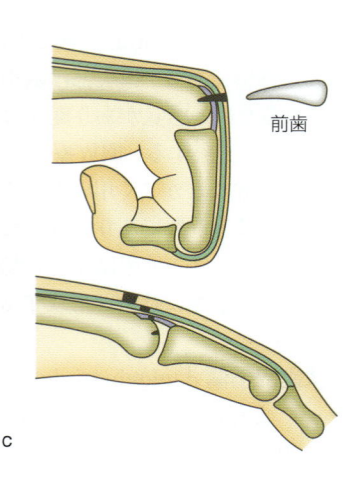

図 29-30 ヒト咬傷
a. 受傷 2 日後.
b. 受傷 8 週後：中手骨頭の融解（骨髄炎）.
c. 握り拳を作らせると骨・関節に達する創が明白，伸展位では関節損傷がわからない.

表 29-1 熱傷の分類

分類	深度，症状
Ⅰ度熱傷	表皮熱傷：発赤
Ⅱ度浅層性熱傷	真皮熱傷，毛乳頭残存：水疱形成，疼痛
Ⅱ度深層性熱傷	真皮熱傷，毛乳頭損傷：底部が白色の水疱形成，感覚鈍麻
Ⅲ度熱傷	全層熱傷：羊皮紙様または炭化，感覚消失

小児では指節骨の成長軟骨板障害，成人では指の変形性関節症を起こすことがある．初期治療は温めて除痛を図る．40〜41℃ のお湯に手を浸けて少なくとも 30 分以上温める.

2 手の腱損傷

A 伸筋腱損傷

1 ● MP 関節より遠位

MP 関節より遠位の伸筋腱の特徴として，① 扁平で薄く強固な縫合が困難，② 骨や関節に隣接しているため外傷や合併損傷により癒着を生じやすい，③ 指伸筋，骨間筋，虫様筋からなる複雑な伸展機構の腱バランスが崩れると変形や拘縮を生じやすい，などが挙げられる．断裂の場合は，水平マットレス縫合や 8 字縫合法で修復するが，DIP 関節背側の終止腱，PIP 関節背側の中央索の皮下断裂は指装具で保存的に治療できる.

2 ● MP 関節より近位

MP 関節より近位では手の屈筋腱と同様の縫合法で修復できるが，筋短縮性拘縮を生じやすく受傷後 2〜3 週間で縫合が困難となることがある．無理な縫合は拘縮をきたす原因となるため，腱欠損例や陳旧例では腱移植や腱移行を選択する．縫合後はラバーバンドを用いた伸展位固定・早期自動屈曲運動や 4〜6 週間外固定を行った後にリハビリテーションを行う.

3 ● 皮下断裂

関節リウマチ（RA）では小・環指の伸筋腱断裂が多く，手関節変形症や橈骨遠位端骨折変形治癒では長母指伸筋腱皮下断裂が報告されている．腱の摩耗や栄養障害が原因と考えられている．一般に断端を縫合することは困難であり，腱移植術や腱移行術が行われる．なお，橈骨遠位端骨折のプレート固定後には長母指屈筋腱や長母指伸筋腱の皮下断裂が報告されている.

4 ● 槌指

DIP 関節での指伸展機構が損傷し，DIP 関節の自動伸展が不能となる．いわゆる突き指として見

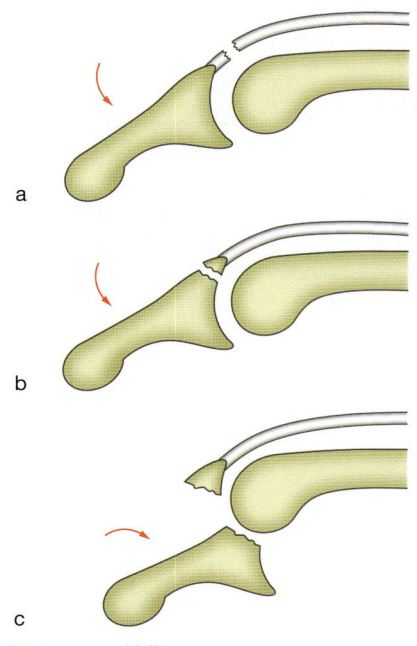

図 29-31　槌指
a. 腱性槌指：屈曲強制による終止腱の断裂.
b. 骨性槌指：屈曲強制による終止腱停止部
　の裂離骨折.
c. 骨性槌指：軸圧による脱臼骨折.

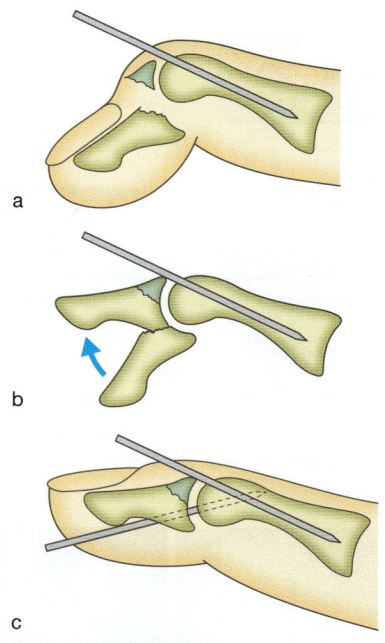

図 29-32　石黒法
a. DIP 関節屈曲により背側骨片を整復
　し，ブロックピンを刺入.
b. DIP 関節伸展により掌側骨片を整復.
c. 整復位で DIP 関節を一時的に固定.

逃されることも多い．屈曲強制による伸筋腱断裂を伴う腱性槌指と，終止腱付着部の裂離骨片を伴う骨性槌指がある．軸圧損傷では背側骨片が大きく末節の掌側脱臼を合併する骨性槌指を呈する場合が多い（**図 29-31**）.

腱性槌指では保存療法を行う．DIP 関節を過伸展位とし固定するが，最低 2 週間は固定を外さないように指導する必要がある．その後着脱可能な装具に変更し，受傷後 6 週間程度外固定を継続させる．骨性槌指では骨折の転位が小さければ上記と同様の保存療法が行われるが，骨片の転位が大きい場合や掌側脱臼例については手術療法を行う．経皮的鋼線刺入法により，骨片と脱臼を整復

> **NOTE　突き指 jammed finger**
>
> 　球技などで指にボールやものが当たって生じるけがの総称であり，病態として槌指，骨折，靱帯損傷，脱臼が含まれる．背側脱臼の一部を除き，「引っ張ると治る」は迷信であり，骨折や靱帯損傷に対してはかえって危険である．明確な統計はないが，突き指の 5～20% は医学的な治療が必要と考えられている.

し固定する石黒法が広く用いられている（**図 29-32**）.

B 屈筋腱損傷

浅指屈筋腱断裂は PIP 関節の単独屈曲が不能（FDS テスト）となり，深指屈筋腱断裂では DIP 関節の屈曲が不能となる．指の開放性屈筋腱断裂では神経血管損傷を高頻度に合併することに留意する．断裂腱は可能なかぎり早期に修復することを原則とし，様々な腱縫合術（**図 29-33**）が報告されている．屈筋腱断裂の治療は術後の癒着との戦いであり，長期間固定すれば腱は周囲と癒着し，早期運動訓練では縫合腱断裂の可能性が高くなる．腱の癒着防止には早期運動が重要であり，腱の治癒には腱内血行のほか腱運動による滑液拡散が癒合に重要なことから，近年は十分な張力をもった腱縫合を行い術後早期運動が行われる傾向にある．

術後は手関節と MP 関節を屈曲位に固定し，ゴムバンドにより指関節を他動的に屈曲位に保ち，指の自動伸展により縫合した屈筋腱の張力を減じて腱を滑動させる Kleinert（クライナート）法

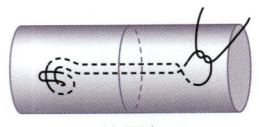
津下法

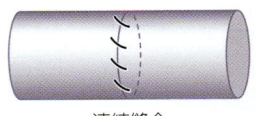
連続縫合

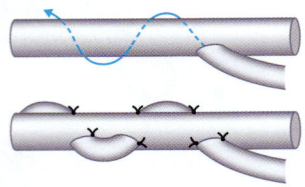

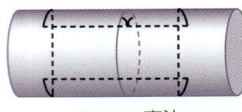
a　Kessler 変法

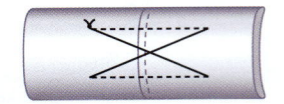
b　8 字縫合法

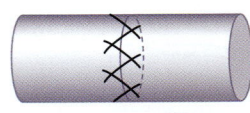
c　cross-stitch 法

d　interlacing suture 法

図 29-33　腱縫合術
a. 腱縫合（rod 状：指屈筋や MP 関節より近位の伸筋腱など）：津下法，Kessler 法.
b. 腱縫合（膜状：MP 関節より遠位の伸筋腱）：8 字縫合.
c. 補助縫合（上記の腱縫合に追加）：連続縫合，cross-stitch 縫合.
d. 編み込み縫合（腱移行術，腱移植術）：interlacing suture 法.

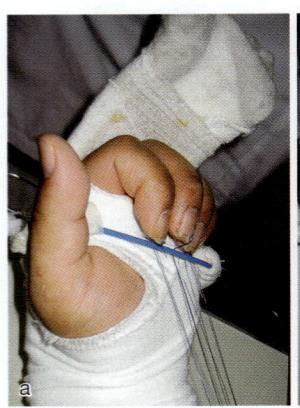
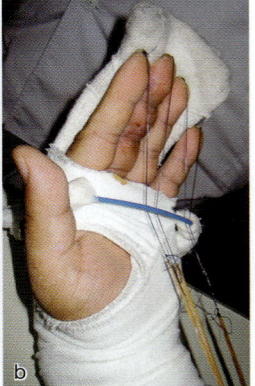

図 29-34　Kleinert 法による早期運動訓練（他動屈曲自動伸展）
輪ゴムによる屈曲位から自動伸展を行うことにより縫合部にあまり張力をかけずに腱を滑動させる方法.

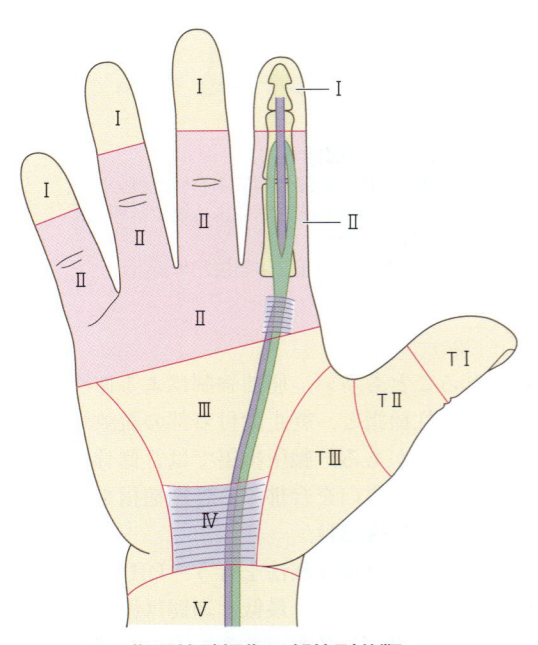

図 29-35　指屈筋腱損傷の部位別分類
指は Zone Ⅰ～Ⅴに分類され、腱鞘内を FDS と FDP 腱が走行する Zone Ⅱ が腱の癒着を生じやすくノーマンズランド no man's land とよばれる. 母指は Zone T1～3 に分類される.

（図 29-34）などの早期運動療法（他動屈曲自動伸展）が広く用いられている．また，腱の滑動をより大きくするために早期自動屈曲療法も行われる

が，その際は力学強度の高い 4-0 ナイロン糸による 6-strand suture が必要になる.

　陳旧性腱損傷の場合は腱移植や腱移行などの運動機能再建に先立ち，皮膚性拘縮や関節拘縮を解除しておく必要がある.

> **NOTE　腱縫合後の癒着**
>
> 　腱縫合部は周囲組織との癒着を生じ腱の滑動が阻害される．屈筋腱断裂はその断裂部位により分類される（図29-35）．Zone Ⅱ では浅指屈筋と深指屈筋が同一の狭い腱鞘内を走行し癒着を生じやすく治療に難渋するため，ノーマンズランド no man's land とよばれていた．術後の早期運動療法は腱の周囲との癒着を防止し，十分な腱の滑動性を確保できる．一方，早期運動により縫合腱断裂の可能性が高まるため腱縫合術や術後リハビリテーションの工夫がなされている．なお理解力に乏しい患者や小児では早期運動訓練は行えない.

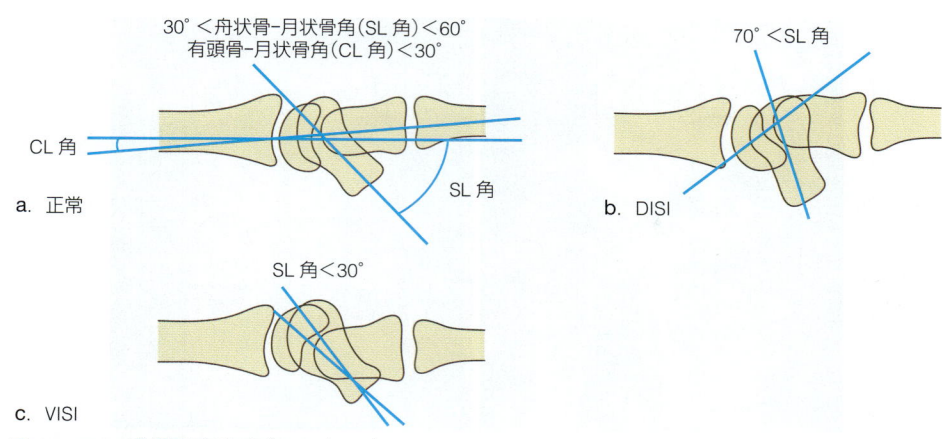

図 29-36　手根不安定症（DISI/VISI）
手関節基準撮影側面像で舟状月状骨（SL：scapholunate）角，有頭月状骨（CL：capitolunate）角を計測.
a. 正常：30°＜SL 角＜60°，CL 角＜30°
b. DISI：SL 角＞70°，CL 角＞30°
c. VISI：SL 角＜30°，CL 角≧30°

❸ その他の外傷

Ⓐ 手根不安定症（図 29-36）
carpal instability

手に加わった力は中手骨から遠位手根列・近位手根列を介して橈骨に伝達される．豆状骨を除いた手根骨は筋腱の停止がなく，その安定性は手根骨間靱帯によるため，舟状骨骨折偽関節や手根間靱帯損傷，あるいは橈骨遠位端骨折変形治癒により手根骨の配列異常をきたすと，手関節の疼痛，可動域制限，握力低下などの症状を生じる．これを手根不安定症とよぶ．

代表的な型は以下の 4 つである．

1 ● 手根背屈変形
dorsal intercalated segment instability（DISI）
手根不安定症で最も多い．手関節中間位側面 X 線像で月状骨が背屈，舟状骨が掌屈し舟状月状骨角（正常 30～60°）が 70° 以上になる．舟状月状骨解離典型例の X 線正面像では舟状月状骨間間隙が 3 mm 以上に開大し〔Terry-Thomas（テリー–トーマス）徴候〕，舟状骨が掌屈して舟状骨結節が環状に見える cortical ring sign を認める（図 29-37）．舟状骨骨折偽関節，舟状月状骨解離，橈骨遠位端骨折変形治癒，Kienböck 病で生じる．

2 ● 手根掌屈変形 volar intercalated segment instability（VISI）
月状骨が掌屈する（舟状月状骨角 20° 以下）．月状三角骨解離や関節リウマチ（RA）でみられる．

3 ● 手根掌側亜脱臼 carpal volar subluxation
手根骨が掌側に亜脱臼し，RA でみられる．

4 ● 近手根尺側偏位 carpal ulnar translation
手根骨が尺側へ移動し，RA に合併して発生することが多い．

Ⓑ 尺骨突き上げ症候群
ulnocarpal abutment syndrome

病態

手関節尺側にかかる過剰な負荷で生じ，尺骨頭が三角線維軟骨複合体 triangular fibrocartilage complex（TFCC）と三角骨に衝突することが原因の 1 つと考えられ，尺骨プラス変異で生じやすい．症状は手関節尺側部痛と腫脹，手関節尺屈時痛である．

治療

尺骨短縮骨切り術により手関節尺側の負荷を軽減させる．

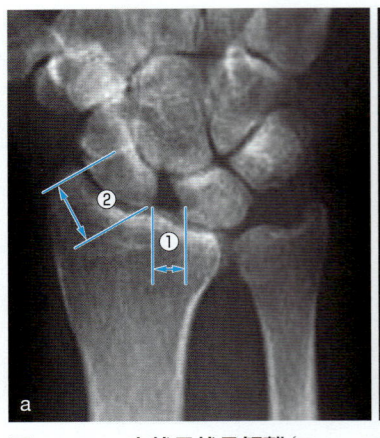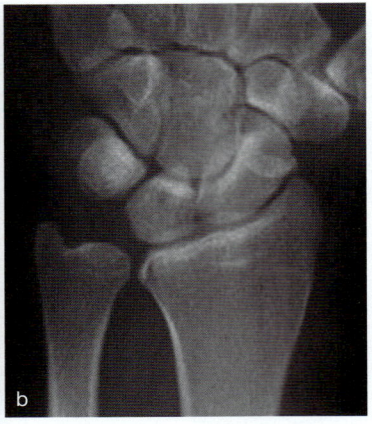

図 29-37 舟状月状骨解離（Terry-Thomas 徴候）
a. 患側，b. 健側.
① 月状舟状骨間距離：3 mm 以上で舟状月状骨靱帯断裂を疑う.
② cortical ring sign：舟状骨結節部の骨皮質が丸く見え，ring と舟状骨近位まで
　が 7 mm 未満で陽性（舟状骨が掌屈）.

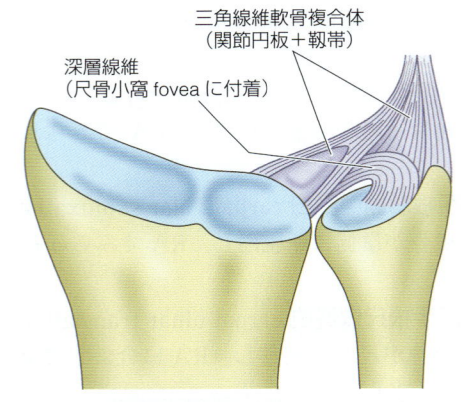

三角線維軟骨複合体
（関節円板＋靱帯）

深層線維
（尺骨小窩 fovea に付着）

図 29-38 三角線維軟骨複合体（TFCC）の構造

B 手の拘縮と変形

　拘縮とは関節運動制限のことであり，原因により先天性と外傷性に，組織により皮膚性，腱・筋性，関節性，骨性に分類される.

1 分類

・皮膚性拘縮

　外傷や熱傷によるものが多く，他動伸張により皮膚が蒼白になる.

・腱性拘縮

　屈筋腱や伸筋腱の癒着が原因であり，隣接関節の動きにより拘縮の程度が変化する動的腱固定効果 dynamic tenodesis がみられる.

・筋膜性拘縮

　外傷後の母指内転位固定や先天性の母指内転拘縮などがある.

・筋性拘縮

　Volkmann（フォルクマン）拘縮に代表される前腕筋の阻血性拘縮や挫滅により生じる．外傷の既往と動的腱固定効果が陽性なことから診断できる．骨間筋の拘縮では内在筋プラステストが陽性になる.

・関節性拘縮

　外傷後の腫脹や長期の不良肢位（手関節屈曲，

MP 関節伸展，PIP 関節屈曲）固定により生じることが多い．原因は関節包，側副靭帯，掌側板の短縮癒着などである．

・骨性拘縮

関節内骨折の変形治癒や骨棘による運動制限などである．単純 X 線像で骨・関節の変形がみられる．

② 治療

皮膚性および骨性拘縮は手術療法の適応であり，それぞれ植皮術や皮弁形成術，関節授動術や関節形成術が行われる．腱，筋，筋膜性，関節性拘縮は装具を含んだリハビリテーションの適応であり，効果がないときに腱剝離術，腱延長術，筋膜切開術，関節授動術などを行う．

③ 特殊な拘縮

Ⓐ 阻血性拘縮

筋は阻血により 6 時間で壊死に陥り，最終的には線維組織に置き換わり非可逆的な筋性拘縮を生じる．原因として動脈損傷や急性区画症候群がある．

区画（コンパートメント）症候群は区画内圧の上昇による筋や神経の阻血による機能障害である．前腕屈筋の区画症候群は Volkmann 症候群として有名であり，転位の高度な上腕骨顆上骨折に続発することが多い．他の原因として前腕骨骨折や前腕の圧挫，CO 中毒や薬物過量摂取時の昏睡による圧迫，ギプスによる圧迫などがあり，非可逆性の壊死に陥ると前腕屈筋阻血性壊死により，前腕回内，手関節・手指屈曲拘縮を呈する．早期診断（→755 頁参照）と早期治療（ギプス・包帯による緊縛の除去，骨片の整復，筋膜切開による減圧や，血行再建など）が必要である．拘縮解離には腱延長術や筋前進法が行われるが，高度な Volkmann 拘縮では廃用手になる．

Ⓑ Dupuytren（デュピュイトラン）拘縮
（図 29-39）

手掌腱膜の縦走線維（腱上索，pretendinous band）およびその延長である指掌深筋膜の肥厚による指の屈曲拘縮である．尺側指ほど頻度が高い．

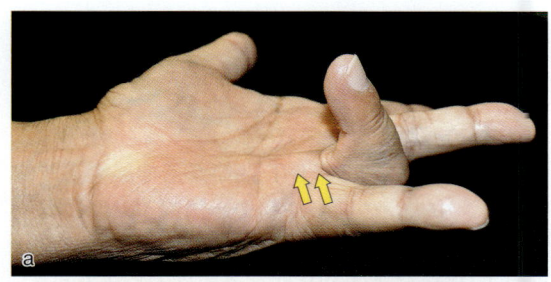
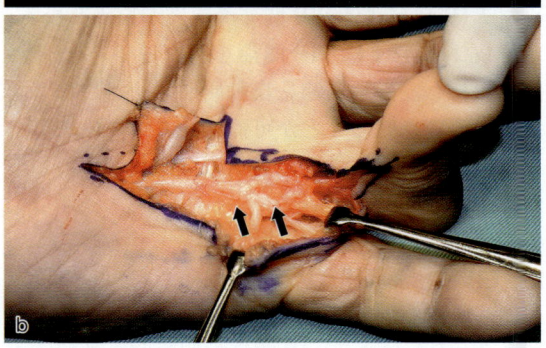

図 29-39　Dupuytren 拘縮
a. 術前，b. 術中．
病的な手掌腱膜の索状物（cord，矢印）による MP・PIP 関節の屈曲拘縮．

筋線維芽細胞 myofibroblast の増殖が原因であり，手掌に硬結，腱様の索状物を触れ，進行とともに MP 関節，次いで PIP 関節の屈曲拘縮が出現する．結節（nodule）や陥凹（dimple）もみられる．足底腱膜（Ledderhose 病），陰茎背側（Peyronie 病）にも同様の拘縮を生じることがある．人種（白人＞黄色人種＞黒人）により発症率に差がある．誘因として外傷，糖尿病やアレビアチンの内服などがあげられる．

保存療法は無効であり，指の屈曲拘縮が高度にならないうちに手術を行う．罹患した手掌腱膜を切除し，併発する皮膚性拘縮には Z 形成術や植皮を行う．日本でも 2015 年にコラゲナーゼ注射とその後の伸展処置により良好な結果が報告され

> **NOTE　ジグザグ（zigzag）変形**
>
> 手関節・手指では近位の関節の変形と逆方向に遠位の関節が変形しジグザグ変形を生じる．特に関節弛緩を合併する RA 側で顕著になる．指 MP 関節の屈曲や掌側脱臼に続発する PIP 関節の過伸展と DIP 関節屈曲（白鳥のくび変形），母指 CM 関節屈曲内転拘縮に伴う MP 関節の屈曲や IP 関節の過伸展がある．近位の関節変形・拘縮から矯正することが重要である．

ている.

C 変形

1 ● ボタン穴変形（→図 29-16g）

　PIP 関節が屈曲し，DIP 関節が過伸展する肢位である．中央索の断裂や弛緩，側索が掌側に転位することで生じる．中央索の外傷性断裂や関節リウマチ（RA）による PIP 関節滑膜炎が原因となる．新鮮皮下断裂では PIP 関節をスプリントで伸展位に保持し，DIP 関節を自動屈曲させることで断裂腱を治癒させることが可能である．開放損傷では腱縫合，陳旧例では中央索の再建，側索の挙上が必要となる．

2 ● 白鳥のくび変形（→図 29-16f）

　PIP 関節が過伸展し，DIP 関節が屈曲する肢位である．RA による MP 関節掌側脱臼や骨間筋の痙性麻痺では，MP 関節が屈曲し中央索の緊張が強まり PIP 関節が過伸展するいわゆるジグザグ変形をきたす．そのほか PIP 関節掌側板や浅指屈筋腱が断裂し相対的に PIP 関節への伸展力が増した場合や，終止腱断裂（槌指）で側索の弛緩により中央索への牽引が相対的に強くなると白鳥のくび変形を生じる．

　治療は装具療法を含んだリハビリテーションを行い，改善しない場合は腱移行術などを行う．

3 ● 尺側偏位

　MP 関節以遠が尺側に偏位する．RA や先天性風車翼状手でみられる．

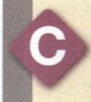 C 手の炎症性疾患（変形性関節症を含む）

1 腱鞘炎

　腱鞘構造を有する部位で腱自体の肥厚，腱鞘滑膜の肥厚などが原因となって腱の円滑な活動が障害される状態である．一般に女性，特に更年期や周産期，手指作業者にしばしばみられる．原因として手指の過度な使用による機械的刺激に，閉経・妊娠などのホルモン不均衡が重なるためと考えられているが詳細は不明である．

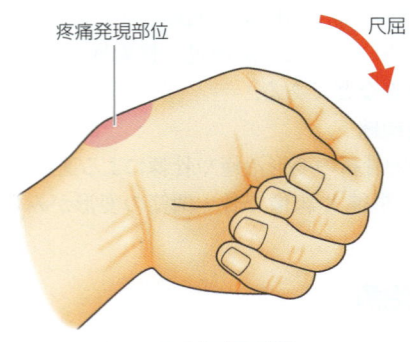

図 29-40　Eichhoff テスト（■◀⑥）

手関節伸筋支帯の第一区画を走行する短母指伸筋腱と長母指外転筋腱の腱鞘炎である de Quervain 病の誘発テストである．母指を他の 4 指で握り込み，手関節を尺屈させ，橈骨茎状突起部（第 1 背側区画部）に痛みが出現すれば陽性である．Finkelstein（フィンケルシュタイン）徴候と一般によばれることが多いが，正しくは Eichhoff テストである．

A de Quervain（ドゥケルヴァン）病

　長母指外転筋腱および短母指伸筋腱の通る手関節第 1 背側区画での狭窄性腱鞘炎である．周産期や日常手をよく使う中年女性に多い．橈骨茎状突起を中心とする疼痛，圧痛と腫脹がみられる．Eichhoff（アイヒホッフ）テスト（図 29-40，■◀⑥）が陽性である．治療は局所の安静や副腎皮質ステロイドの腱鞘内注射であり，軽快しない場合は腱鞘切開を行う．

B 屈筋腱腱鞘炎

　MP 関節手掌側にある靱帯性腱鞘 A1 プーリー（→図 29-11参照）で生じる腱鞘炎で，腱の通過障害を生じ PIP 関節の屈伸で弾発現象がみられると，ばね指 snapping finger とよぶ．陳旧例ではしばしば PIP 関節に屈曲拘縮を認める．治療としては安静，副腎皮質ステロイドの腱鞘内注射などの保存療法を行い，改善しない場合は腱鞘切開術の適応である．

> **NOTE　ロッキング**
>
> 　ものを握ったり離したりするときに突然，MP 関節が固定される状態である．母指では過伸展位で固定されることが多く，示指や中指では屈曲で固定されることが多い．MP 関節を長軸方向に押しつけ回旋させながら伸展すると解除されるが，手術療法が必要な場合もある．

C 小児のばね指

多くが1〜2歳までに発症する．母指に好発し，原因は先天性の腱鞘の狭窄，あるいは腱の肥厚であるという説があるが明らかではない．IP関節が屈曲し他動的に伸展できない場合を強剛母指pollex rigidusとよび，MP関節掌側に硬結を触れる．多くは徒手矯正や装具による伸展で治癒する．

2 石灰性腱炎

腱の起始部や付着部に石灰塩が沈着して激しい炎症反応が惹起される．中年以降の女性に多く，尺側手根屈筋腱付着部，伸筋腱付着部，手指関節周囲の靱帯などに好発する．局所の安静，鎮痛消炎薬の貼付や内服，副腎皮質ステロイドの局注，吸引排除，軽快しない場合は切開・掻爬を行う．

3 関節リウマチ（RA, →241頁も参照）

手関節・手部はRAの初発関節であることが多い．中年女性の非外傷性，両手（指）の腫脹があればRAを疑う．発症早期から罹患することが多く，早期に診断し薬物療法，リハビリテーション，装具療法などを行うことが大切である．メトトレキサートや生物学的製剤により寛解が得られる例も報告されている．関節破壊や変形による機能障害などを生じた場合は手術の適応となる．前述したように，ジグザグ変形に対する関節形成術や関節固定術は近位関節から施行することが原則である．

A 手関節のRA

手関節と遠位橈尺関節の炎症を生じ，典型例では手根骨は掌側亜脱臼，橈側回転し尺骨頭は背側亜脱臼を呈する．この尺骨頭背側亜脱臼と合併した滑膜炎が持続すると指伸筋腱断裂を生じる．滑膜炎と変形に応じて手関節滑膜切除術，Sauve-Kapandji（ソーベ-カパンジ）法（遠位橈尺関節固定＋尺骨骨幹端部分切除），Darrach（ダラー）法（尺骨頭切除術），手関節部分または全固定術，人工関節置換術などを行う．

B 指関節のRA

MP・PIP関節に好発し原則としてDIP関節に

は生じない．

1 MP関節炎

持続する関節炎や骨間筋腱の拘縮のためMP関節の掌側亜脱臼や尺屈変形を生じる．MP関節が掌側亜脱臼すると前述したジグザグ変形により，PIP関節過伸展とDIP関節屈曲位となり白鳥のくび変形を呈する（→486頁，472頁の図29-16参照）．

2 PIP関節炎

関節炎により中央索が断裂や弛緩し，伸筋腱側索が掌側に転位してボタン穴変形（→245頁，472頁の図29-16参照）をきたす．MP・PIP関節とも初期では装具による保存療法を行い，変形が進行する場合は滑膜切除術に加えて，腱のバランスを再建する手術や，関節固定術，人工関節置換術などを行う．

3 屈筋腱

薬剤不応性の屈筋腱腱鞘滑膜炎による屈曲障害，ばね指，手根管症候群は腱鞘滑膜切除術の適応である．

4 伸筋腱

手関節のRAの項で述べた尺骨頭背側亜脱臼では，小指や環指などの尺側指伸筋腱から断裂し中・示指の伸筋腱断裂へ進行する．小指伸筋腱（EDM）の単独断裂で初発することが多く，その時点では指伸筋（EDC）により小指が伸展できるため患者は腱断裂を自覚していない．小指の単独伸展をみること（EDMテスト）により腱断裂の早期診断が可能である．腱鞘滑膜切除術に加えて手関節手術を行う．腱が断裂した場合は腱移行や腱移植術による再建を行う．そのほか滑膜の腱内侵入による断裂やLister結節部での長母指伸筋腱（EPL）の断裂があり，腱移植術や腱移行術を行う．

4 手の変形性関節症

関節症は関節の退行性変性であり，一次性関節症としてはHeberden結節やCM関節症，二次性として手関節関節内骨折変形治癒や舟状骨骨折偽関節に続発するものが多い．

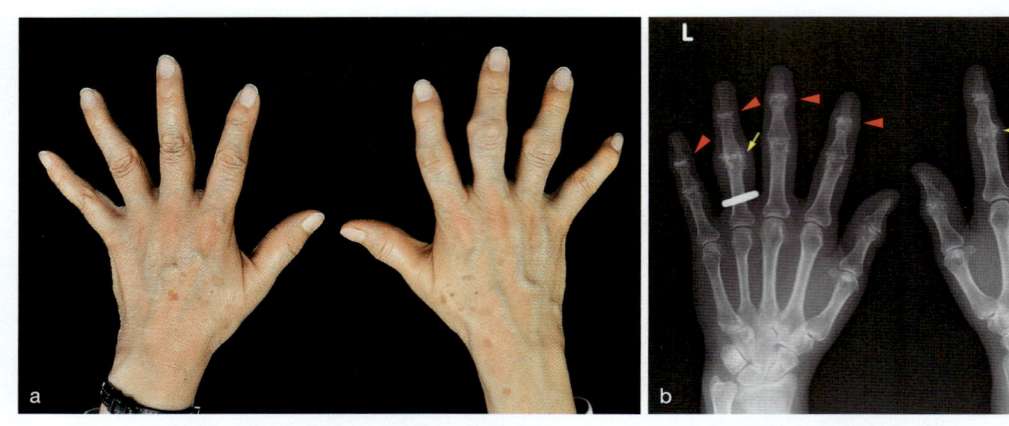

図 29-41　Heberden 結節（矢頭：DIP 関節変形症）と Bouchard 結節（矢印：PIP 関節変形症）
a. 外見，b. X 線像.

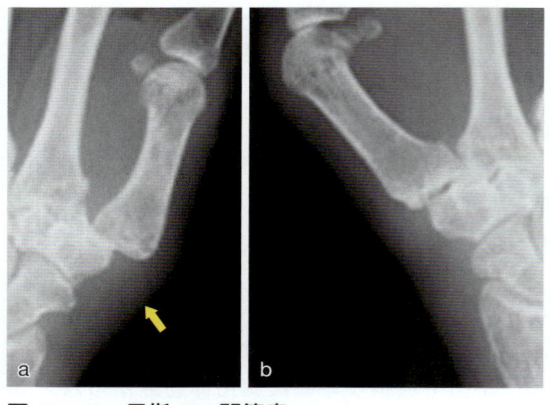

図 29-42　母指 CM 関節症
左母指 CM 関節亜脱臼と内転拘縮（b は健側正常）

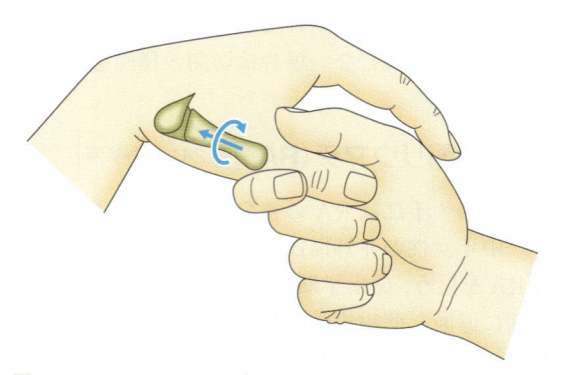

図 29-43　grind テスト
軸圧を加えながら回旋させると疼痛が出現すれば陽性.

Ⓐ Heberden（ヘバーデン）結節（図 29-41）

中年女性に多く発症する DIP 関節の変形性関節症である．DIP 関節の骨性隆起や屈曲変形，関節可動域制限が特徴的である．X 線像で，関節軟骨の摩耗と骨棘形成を認める．急性炎症症状を伴う例や，粘液囊胞（ガングリオン）を伴う場合がある．治療は消炎鎮痛薬（NSAIDs）の塗布やテーピングなどの対症療法を行う．DIP 関節に発生するガングリオン（粘液囊胞）では，関節包・骨棘切除を行う．DIP 関節炎は関節リウマチではみられないが，乾癬性関節炎や Reiter（ライター）症候群では好発するため急性炎症を伴う場合は鑑別が必要である．

Ⓑ Bouchard（ブシャール）結節（図 29-41）

PIP 関節の変形性関節症である．Heberden 結節の 20% に本症を合併する．骨棘形成がみられることから，RA やそのほかの膠原病に合併する関節炎と鑑別できる．

Ⓒ 母指 CM 関節症（図 29-42）

母指 CM 関節は鞍関節で多方向への動きが可能である．また，つまみ動作で母指内転筋，母指球筋，長母指外転筋などの強力な応力が集中するため変形性関節症を生じやすい．つまみや広口瓶のふたを開ける動作時などに母指の基部に痛みを生じる．CM 関節部が外側に突出し圧痛を認め，軸圧を加えながら回旋させる grind（グラインド）テスト（図 29-43）が陽性になる．X 線像では母指

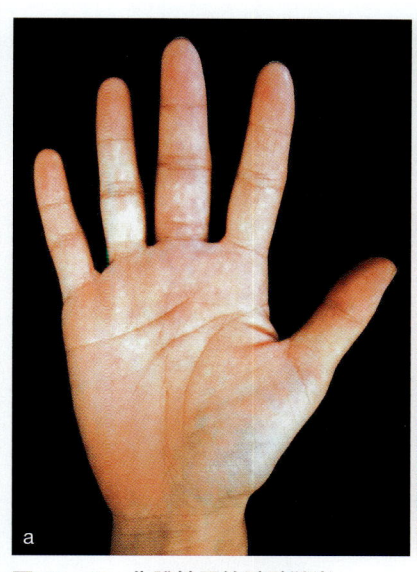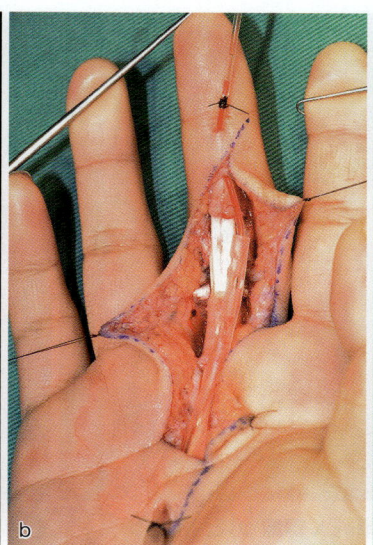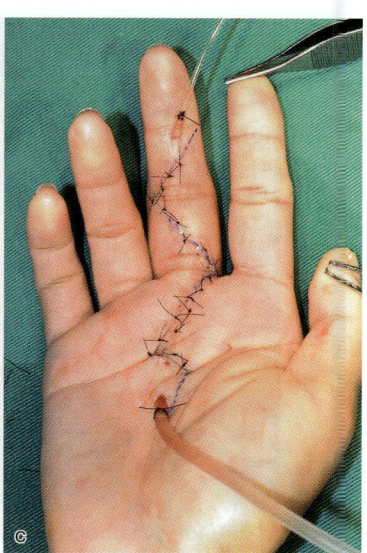

図 29-45　化膿性屈筋腱腱鞘炎
a. 右中指のびまん性腫脹，発赤，疼痛，伸展時激痛.
b. 緊急滑膜切除と抗菌薬投与.
c. 持続洗浄.

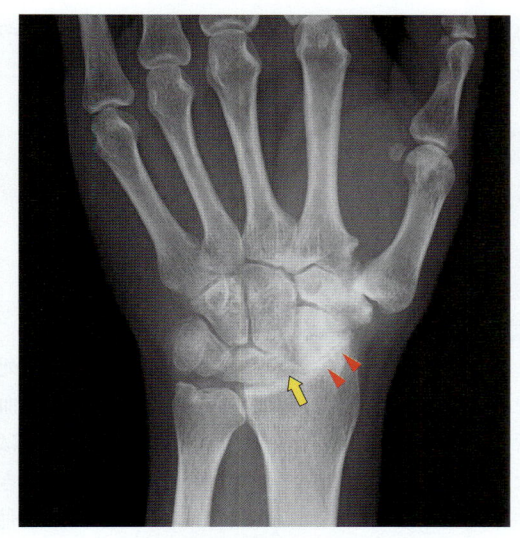

**図 29-44　変形性手関節症（SNAC に伴う二次
性変形性手関節症，➡ 483頁，手根不安
定症の項参照）**
　舟状骨偽関節の近位骨片（矢印），橈骨舟状骨関節の
関節裂隙狭小化と骨硬化（矢頭），有頭骨の近位移動
を認める.

CM 関節の亜脱臼（第 1 中手骨橈側偏位）と遊離体
や関節症性変化を認める. 病期が進行すると内
転，屈曲変形をきたす. 軽症例は消炎鎮痛薬投与
やテーピング，装具療法を行う. 重症例では靱帯

再建術，関節固定術，関節形成術が必要になる.

D 変形性手関節症（図 29-44）

　一次性は少なく，多くは二次性で橈骨遠位端関
節内骨折や舟状骨偽関節 scaphoid nonunion
advanced collapse（SNAC）wrist に続発する.
　手関節の運動時痛，圧痛，可動域制限が特徴で
ある. 単純 X 線像での関節面の破壊や関節裂隙
狭小化により診断可能である. 手関節の安静，消
炎鎮痛薬の投与，装具による手関節の固定などの
保存療法を行う. 保存療法で効果がない例には部
分手根骨固定術，近位手根列切除術，手関節固定
術などを行う. 生物学的製剤により治療された
RA では滑膜炎が沈静化し残存した軟骨変性によ
り，変形性手関節症に類似した病像を示す場合が
ある.

5 手の感染症

A 化膿性屈筋腱腱鞘炎（図 29-45）

病態

　手，指の刺傷などから発生する. 処置が遅れる
と屈筋腱の壊死をきたし重篤な後遺障害をきた

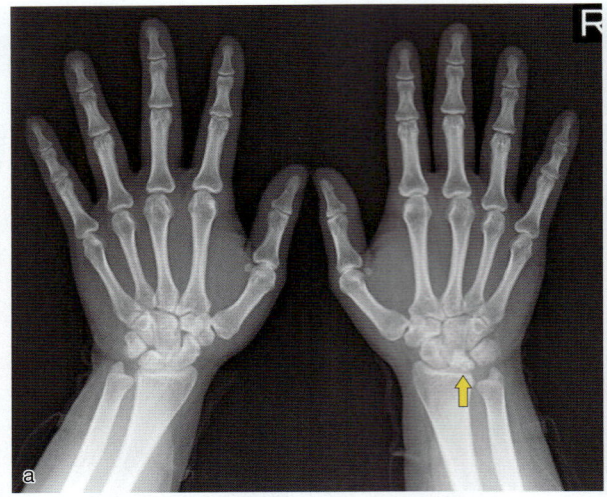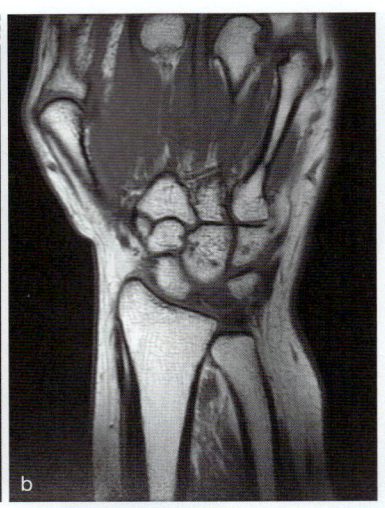

図 29-46　Kienböck 病の単純 X 線像 (a) と MRI (b)

す．症状としては Kanavel（カナベル）の 4 徴候
（① 屈筋腱滑膜性腱鞘のびまん性腫脹，② 屈筋腱
に沿った圧痛，③ 患指屈曲位，④ 他動伸展時の
激痛）が重要である．

治療

　腱や腱鞘に達する外傷の場合，速やかに十分な
洗浄と局所の安静，抗菌薬の投与などを行い，感
染の成立および広がりを予防することが重要であ
る．感染の悪化傾向があれば直ちに滑膜切除と洗
浄を行い，腱鞘内にチューブを挿入し生理食塩水
を灌流させる閉鎖式灌流法を行う．

B　瘭疽（ひょうそ）

　刺し傷などから発生する指腹部の感染である．
解剖学的に末節骨と皮膚の間に強靱な結合組織性
の中隔があり，この部の化膿性炎症により内圧が
上昇し著しい痛みをきたす．治療は抗菌薬の投与，
切開排膿を行う．

C　爪周囲炎

　ささくれ，深爪，陥入爪，マニキュア，爪を嚙
むくせから発生する．爪の側縁の発赤，腫脹，疼
痛，時に排膿などがみられる．初期の例では抗菌
薬の投与で治癒することもある．炎症側の爪外縁
に沿って切開を加え排膿，洗浄を行う．爪床・爪
母を傷つけないように注意する．

D　結核性関節炎

　手関節での発生が多い．手根骨の破壊がみられ
る．結核性腱炎も多く，炎症症状が少ない割に局
所の腫脹が強く運動制限がみられるのが特徴であ
る．治療は抗結核療法および滑膜切除である．

D　骨壊死

1　Kienböck（キーンベック）病

病態，診断

　月状骨軟化症ともいう．月状骨に無腐性の壊死
をきたす疾患である．慢性的な外力による栄養血
管の途絶が原因と考えられているが，明らかでは
ない．青壮年の男性で，手を使う職種の人の利き
手に比較的多く発生する（図 29-46）．症状は運動
時の手関節の疼痛，手関節背側の月状骨部の圧痛
と軽度の腫脹，手関節の背屈制限である．尺骨
minus variant 例に多い傾向がある．X 線像による
Lichtman（リキトマン）の病期分類が用いられる（図
29-47）．単純 X 線検査では判定の難しい初期に
は MRI が有用である．

治療

　保存療法として NSAIDs や手関節固定装具が
用いられる．手術療法としては，① 月状骨にか
かる負荷を軽減する方法（橈骨短縮あるいは楔状

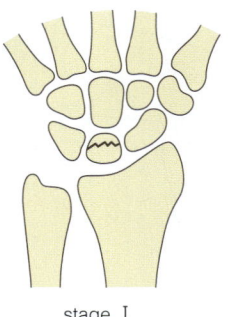 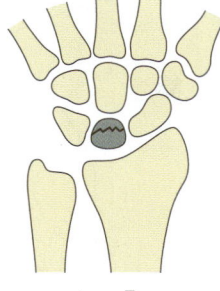

stage Ⅰ　　　　　　stage Ⅱ

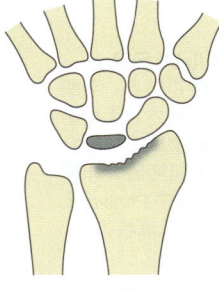 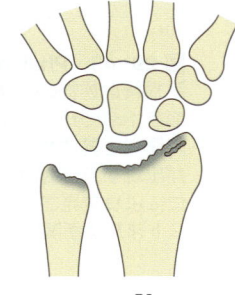

stage Ⅲ　　　　　　stage Ⅳ

図 29-47　Kienböck 病の Lichtman 分類

Stage Ⅰ ：月状骨の変化なし．骨折線を認めることがある．
Stage Ⅱ ：月状骨の萎縮または硬化を認める．
　　　　　月状骨の変形はない．
Stage Ⅲ ：月状骨の扁平化・分節化を認める．
　　　　　ⅢA：舟状骨の回旋なし．
　　　　　ⅢB：舟状骨の回旋あり．
Stage Ⅳ ：舟状骨周囲の手根骨および手関節の関節症性変化を認める．

(Lichtman DM, et al：Kienböck's disease：Update on Silicone replacement arthroplasty. J Hand Surg 7：343-347, 1982 より引用改変)

骨切り，手根骨固定術など），② 血流を改善する方法（血管束移行），③ 月状骨を置換する方法（腱球，シリコンなど），④ 終末期に対する救済手術（手関節固定術，近位手根列切除術）などがあり，わが国では橈骨短縮術が広く用いられている．

2 Preiser（プライザー）病

病態，診断

　舟状骨の無腐性壊死であり，稀な疾患である．舟状骨骨折後の壊死は含まない．腎移植や膠原病の治療後の発症が多く，副腎皮質ステロイドの大量投与が関係していると考えられている．嗅ぎタバコ窩 anatomical snuff box に圧痛があり，X 線像で舟状骨の硬化像や分節化を認める．

治療

　手関節固定装具などでの保存療法，血管束移植術や血管柄付き骨移植術が行われる．

E 神経麻痺

1 手の神経と絞扼性神経障害

A 正中神経

1 手根管症候群

病態

　手根骨と強靱な屈筋支帯で囲まれたトンネル（手根管）内を 9 本の指屈筋腱とともに正中神経が走行する．この部位で手根管内圧が上昇（手関節屈曲や手指腱鞘滑膜炎など）すると，正中神経が圧迫され絞扼性神経障害を生じる．最も頻度の高い絞扼性神経障害である．原因としては手の使いすぎ，妊娠，閉経などによる特発性が最も多く，中年女性に多い．そのほか，RA による屈筋腱滑膜炎や透析患者におけるアミロイド性滑膜炎やガングリオン，手根骨の脱臼や変形性手関節症などがある．

　自覚症状としては，母指，示指，中指，環指橈側のしびれと感覚低下がある．夜間就寝時や早朝に特にしびれが強い．短母指外転筋麻痺が生じるとつまみ動作ができなくなり，母指と示指で正円（perfect O）を作るように指示してもいびつになる（図 29-48）．上記症状に加えて母指球筋の筋力低下や萎縮（猿手），手根管近位の Tinel 徴候，Phalen〔フェイルン（ファーレン）〕テスト（図 29-49），終末潜時の延長や神経伝導速度の低下などで診断する．

治療

　経過が短く症状が軽度のものや，妊娠中のものには保存療法を行う．手関節軽度背屈位で固定し，ビタミン B_{12} 製剤を投与する．保存療法で軽快しない場合や，疼痛の強い例，症状進行例，外傷や感染で生じた例では横手根靱帯を切開する手根管開放術を行う．鏡視下開放術も有用である．発症後 1〜2 年以上経過して母指球筋萎縮の回復が期待できず，かつ活動性が高い例では腱移行による母指対立再建術を追加する場合がある．

29
手関節と手

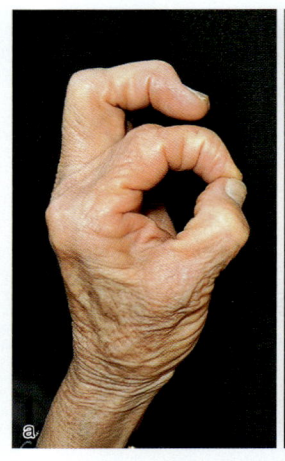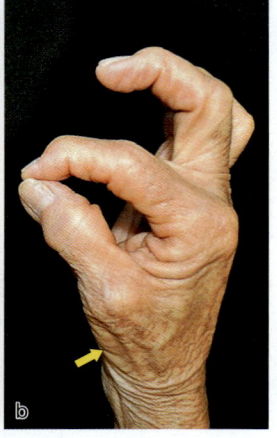

図 29-48　右手根管症候群
右母指外転筋の萎縮（矢印）と perfect O がいびつ（b）. 母指の対立が不十分である. 母指 IP 関節と示指 DIP 関節は屈曲している点が, 図 29-50 と異なる.

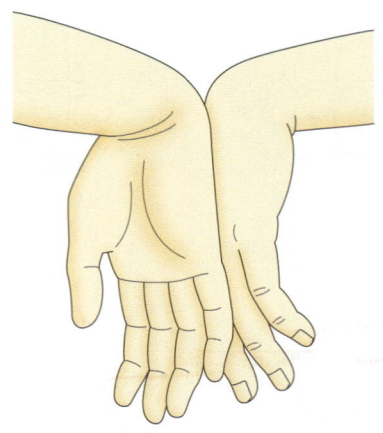

図 29-49　Phalen（フェイルン）テスト
手根管症候群の症状誘発試験である. 手関節を 1〜2 分間最大屈曲位に保持させ手根管内圧を上昇させる. 正中神経領域にしびれが出現すれば陽性である. 手関節最大伸展位により誘発される場合もあり逆 Phalen テストまたは手関節伸展テストとよばれる.

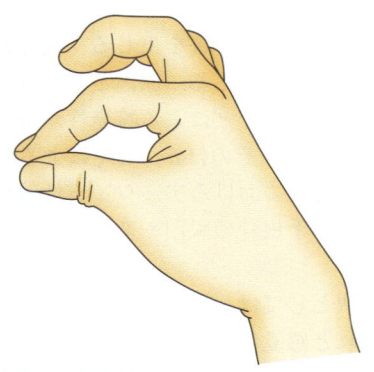

図 29-50　teardrop sign
前骨間神経麻痺では母指と示指で指尖つまみを指示すると, 長母指屈筋と示指の深指屈筋が麻痺しているため母指 IP 関節と示指 DIP 関節が過伸展し涙痕（teardrop）状になる.

2 ● 回内筋症候群

　上腕部で二頭筋の内側を下行した正中神経は, 肘部で二頭筋腱膜下を走り, 円回内筋の浅頭と深頭の間を通って深指屈筋腱弓の下に入る. 前腕の回内運動や周囲組織の浮腫などで正中神経へ圧迫が加わる. 手根管症候群に比べて頻度が低い. 症状は肘から前腕近位に生じる強い痛み, 正中神経領域のしびれである. 運動麻痺の頻度は低いが, 前骨間神経麻痺を合併すれば母指と示指のつまみ動作が困難となる. 円回内筋を中心に圧痛点と Tinel 徴候がみられる. 治療は圧痛点に副腎皮質

ステロイドの局注, 肘関節や手関節の固定による安静などの保存療法のほか神経剥離術などがある.

3 ● 前骨間神経麻痺

　teardrop sign（図 29-50, ➡ 457 頁参照）が特徴である.

Ⓑ 尺骨神経

1 ● 肘部管症候群（➡ 456 頁参照）

2 ● 尺骨（Guyon）管症候群

　尺骨管における尺骨神経の絞扼性神経障害である. 手根骨骨折, ガングリオンなどの腫瘍, 仮性動脈瘤（小指球ハンマー症候群 ➡ 493 頁参照）, 長期間のサイクリングなどのハンドル把持での圧迫などが原因となる. 自覚症状はつまみ動作で力が入らない, 箸を上手に使えない, などの巧緻運動障害と環指・小指のしびれである. 他覚的には鉤爪変形, 尺骨管での Tinel 徴候, 運動神経終末潜時の延長や伝導速度の低下を認める. 肘部管症候群との鑑別点は, 手背側に感覚低下がないこと, 環指・小指 FDP の筋力低下がみられないことである. 治療は尺骨神経管の開放, ガングリオンなどの占拠病変の切除である.

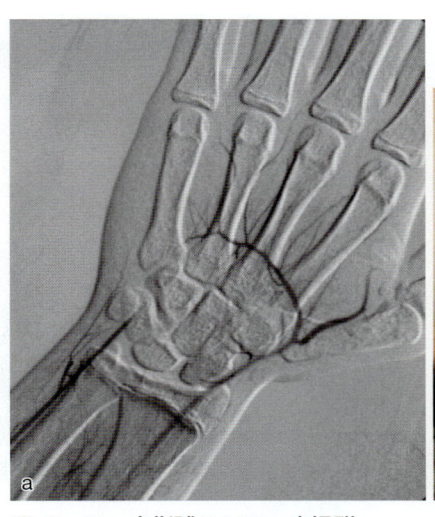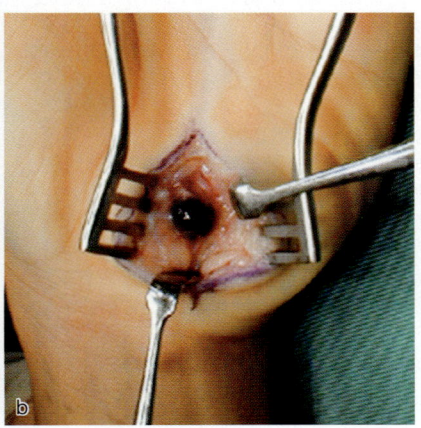

図 29-51　小指球ハンマー症候群
a. 血管造影による尺骨動脈の Guyon 管での途絶，b. 仮性動脈瘤．
床に左小指球を強打して受傷，Guyon 管に拍動性の腫瘤を触知した．

C 橈骨神経麻痺

　長橈側手根伸筋枝より近位（肘関節よりやや近位➡図 29-14c）の損傷では下垂手，それより遠位の後骨間神経麻痺では手関節が伸展でき指が伸展できない下垂指を呈する（➡457 頁参照）．

F 循環障害

1 Raynaud（レイノー）症候群

病態，診断

　寒冷曝露や興奮時のほかに振動のような機械刺激により指動脈の攣縮を起こし，手指が蒼白となり，次いでチアノーゼ，最後に紅潮をきたして回復する症状を Raynaud 現象という．そのうち原因疾患が明らかでないものを Raynaud 病，膠原病，振動工具使用（振動病），外傷など原因疾患が明らかなものを Raynaud 症候群という．診断には，寒冷刺激による誘発テストやサーモグラフィーが有用である．

治療

　Raynaud 症候群では原因疾患の治療を行う．患肢の保温，禁煙，ストレスの回避などの生活指導を行う．薬物療法としては血管拡張薬，循環改善薬の投与や星状神経節ブロックが有効である．

手術療法では，内視鏡下の星状神経節切除を行う場合もある．

2 Buerger（バージャー）病

病態，診断

　四肢の中小動脈の内膜が炎症性病変に侵され，血栓にて閉塞される疾患で，20〜30 歳代の喫煙男性に多い．四肢の冷感や，チアノーゼ，爪の変化や静脈炎などを認める．下肢症状では腓腹筋の痛みによる間欠性跛行を認める．

治療

　禁煙，保温などの保存療法に加えて，血小板抗凝固阻止薬や血管拡張薬での薬物療法，星状神経節ブロックなどを行う．手術療法では星状神経節切除術や手部の交感神経切除術が行われる．中小動脈の病変のため血行再建術の適応は少ない．壊疽では切断術が必要になる．

3 反復性鈍的外傷による血行障害

A 小指球ハンマー症候群（図 29-51）

　小指球筋部で痛みがあり，環・小指の感覚異常と血行障害をきたす．小指球部をハンマーのように繰り返し叩くような仕事に就いている人に発症する尺骨動脈損傷である．バドミントンやゴルフ，

表29-2　CRPS 診断基準（IASP, 2005 年）

A. きっかけとなった外傷や疾病に不釣り合いな持続性の痛みがある

B. 以下の4項目のうち3項目以上で1つ以上の自覚的徴候，2項目以上の他覚症状がある（感度 0.85，特異度 0.69）

 1. 感覚異常：自発痛，痛覚過敏
 2. 血管運動異常：血管拡張，血管収縮，皮膚温非対称，皮膚色調変化
 3. 浮腫・発汗異常：腫脹，発汗増加または低下
 4. 運動異常・神経性変化：筋力低下，振戦，ジストニア，協調運動障害，爪・毛の変化，皮膚萎縮，関節拘縮，軟部組織変化

アイスホッケーのグリップエンドの衝撃で生じることも多い．尺骨動脈の Allen テストが陽性であり，動脈造影で尺骨動脈の途絶や狭窄，時に仮性動脈瘤を認める．治療は阻血病状に対して，血管拡張薬の投与のほか，静脈移植による再建術を行う．

G　複合性局所疼痛症候群
complex regional pain syndrome (CRPS)

骨折，捻挫，打撲などの外傷をきっかけとして，慢性的な痛みと浮腫，皮膚温の異常，発汗異常などの症状を伴う難治性の慢性疼痛症候群である．複雑な病態であり，1994 年に国際疼痛学会（IASP）は，神経損傷を伴う CRPS TypeⅡ（カウザルギー）と神経損傷を伴わない CRPS TypeⅠ〔反射性交感神経性ジストロフィー，肩手症候群，Sudeck（ズーデック）骨萎縮〕の2型に分類したが，2005 年には TypeⅠ・Ⅱの区別もなくなった（**表29-2**）．一方，従来の用語もいまだに用いられている．労災例では難治な傾向もあり、心理的な要因も関与しているため慎重に診断する．

H　腫瘍と腫瘍類似疾患
（➡337, 370 頁参照）

骨腫瘍，軟部腫瘍の項と重複するので，本項では手に好発するもののみを記載する．

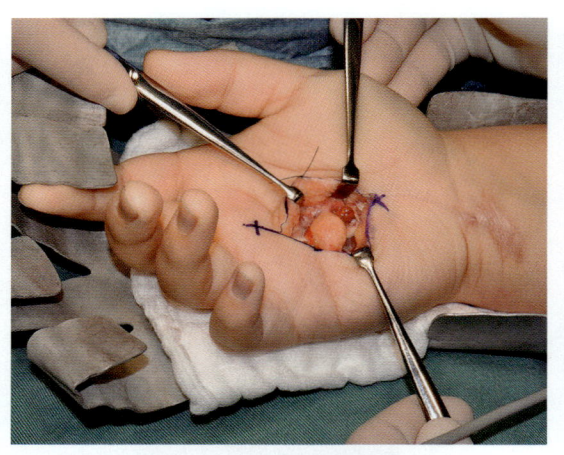

図 29-52　手掌に発生した腱鞘巨細胞腫

1　手の腫瘍類似疾患

A　ガングリオン

関節包や腱鞘と交通する内部がゼリー状の嚢腫であり，好発部位は手関節背側，手関節掌側橈骨動脈の深部，屈筋腱腱鞘である．Heberden 結節に合併し，DIP 背側に発生するものは粘液嚢胞とよばれる．

B　類表皮嚢胞

新陳代謝によって表皮から剥がれ落ちる垢などの老廃物が皮膚や皮下にたまる嚢胞性病変であり，感染すると切開排膿と嚢胞摘出が必要である．

2　手の良性軟部腫瘍

A　腱鞘巨細胞腫（図 29-52）

腱鞘，稀に関節より発生し硬く黄色を呈するため黄色腫とよばれる．治療は摘出であるが，比較的再発率が高い．

B　血管腫・リンパ管腫（➡382 頁参照）

C　神経腫（➡700 頁参照）

D　脂肪腫（➡381 頁参照）

E glomus（グロムス）腫瘍

glomus cutaneum 由来の腫瘍であり，爪下や指先に好発し強い疼痛を訴える．寒冷刺激で疼痛が誘発される．腫瘍は 2～3 mm 程度と小さく MRI での描出は困難であり，診断に長期間要することも多い．摘出術を行う．

3 手の良性骨腫瘍

A 内軟骨腫（図 29-53）

指節に好発する．増大すると病的骨折を起こすため，掻爬，自家または人工骨移植術を行う．

B 骨巨細胞腫

橈骨遠位に好発する（➡346 頁参照）．

4 手の悪性腫瘍

手には悪性腫瘍の発症は少ない．悪性軟部腫瘍では，悪性黒色腫などの皮膚がんが多い．悪性骨腫瘍は原発，転移性ともに少ない．

I 先天異常

手の奇形は体表奇形のなかでも多く，日本人新生児 1 万人当たり多指は約 9 人，合指は 8 人，減形成奇形は約 3 人生まれている．原因として 優性または劣性の単一遺伝子（20%），環境因子（10%），染色体異常（10%），不明（60%）との報告があるが，今後の研究によりいっそうの解明が期待される．先天異常の分類には，日本手外科学会の IFSSH 修飾分類法が用いられるが，環境因子による奇形も遺伝による奇形も表現形が類似することに注意する．一般的に遺伝性の可能性が高いものの特徴として，① 全身奇形の合併，② 両側性または手足に発生する多指症，③ 小指多指症，などがあり，遺伝性が低いものの特徴として，① 全身奇形を伴わない，② 片側性，③ 母指多指症，④ 先天性絞扼輪症候群，などがある．先天奇形を治療する場合は患児ばかりでなく，両親（特に母親）のケアも必要である．なお，遺伝相談を安

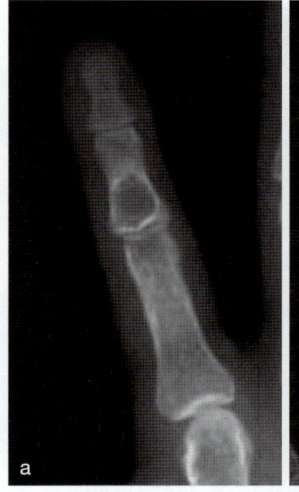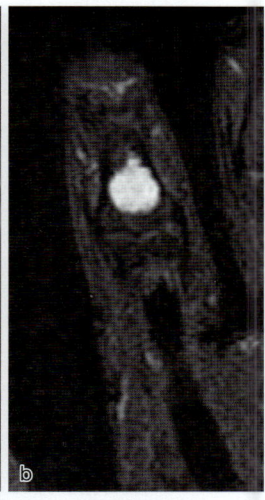

図 29-53　小指中節基部に発生した内軟骨腫
a. 単純 X 線像（周辺骨硬化を伴う透亮像）.
b. MRI T2 強調像.

易に引き受けるべきではなく，専門家に依頼する．

治療方針

強剛母指や屈指を除き，手術療法が必要になることが多い．

手術時期

重篤な奇形では出生直後に手術が必要な場合があるが，一般には麻酔の安全性や骨の評価が X 線像である程度可能になる 1 歳以降に手術を行う．握り動作は 1～1.5 歳，つまみ動作は 1.5～2 歳で獲得できるように治療計画を立てる．

A 多指症（図 29-54）

発生部位はわが国では，母指＞小指＞中指＞環指＞示指の順に多い．家族内発生は母指多指症の 3～5%，小指多指症の 16～30% と報告されている．中指や環指の中央列多指症は裂手に分類される．

治療

余剰指を切除する．最も多い母指多指症では，切除する橈側母指に母指外転筋腱が付着していることが多く腱の着け直しが必要になる．

B 合指症（図 29-55）

指の形成不全がない分離障害であり，皮膚のみの皮膚性合指症と骨まで癒合した骨性合指症，指尖まで癒合した全合指症と指尖は癒合していない部分合指症，先端のみ癒合した指尖合指症（絞扼

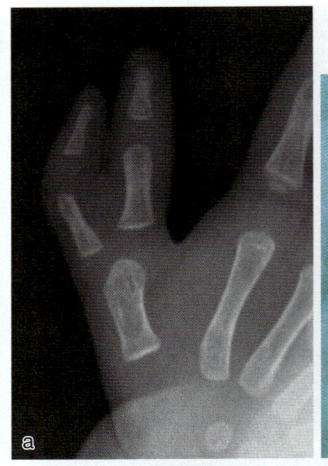
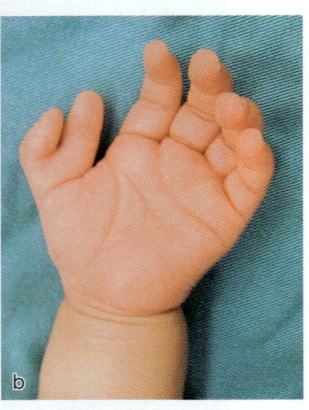

図 29-54　左母指多指症（Wassel Ⅳ 型）
Wassel は分岐部で分類し，末節で分岐を Ⅰ 型，IP 関節を Ⅱ 型，基節を Ⅲ 型，M-P 関節を Ⅳ 型，中手骨を Ⅴ 型，CM 関節を Ⅵ 型，一方が 3 指節母指を Ⅶ 型とし，Ⅳ 型が最も多い．

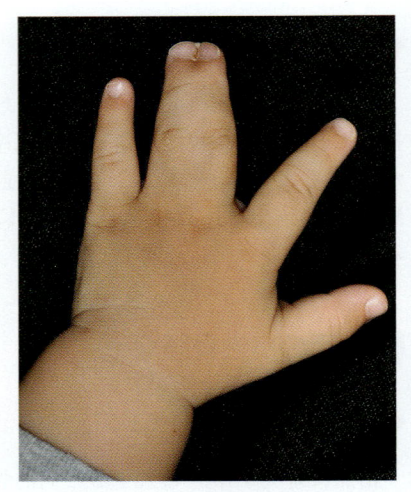

図 29-55　合指症（皮膚性完全合指症）

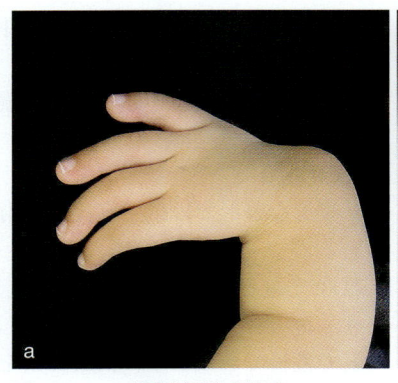
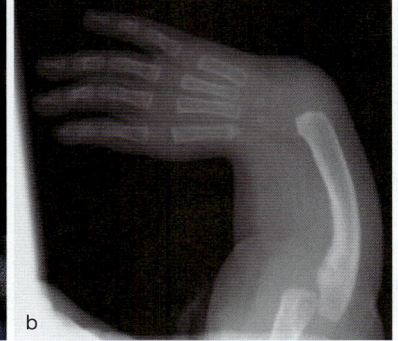

図 29-56　橈側列形成障害
a. 外観．母指欠損　内反手変形．
b. 単純 X 線像．橈骨，母指欠損．

輪症候群に特徴的）がある．

（治療）

分離後に皮弁または植皮を行う．

C 縦軸形成障害

橈骨の低形成または欠損に母指の低形成や欠損を合併する．橈側[列]形成障害（図 29-56）が多い．

（治療）

橈骨形成不全例では橈骨延長術，欠損例では尺骨の遠位に手根骨を移動する．母指形成不全に対しては，皮弁形成や腱移行術，欠損例に対しては示指の母指化術を行う．同時期に発生する心疾患，血液疾患，VATER 連合などの合併に注意する．

D 横軸形成障害（図 29-57）

指形成不全に合指を伴う合短指症から肢欠損例まで含まれる．

（治療）

合指の分離や形成不全指・肢の延長を行う．

E 裂手（図 29-58）

主に中指列が欠損し，欠損部位でつまみ動作を行っていることが多い．手術により外観が改善しても，機能はかえって低下することもある困難な病態である．

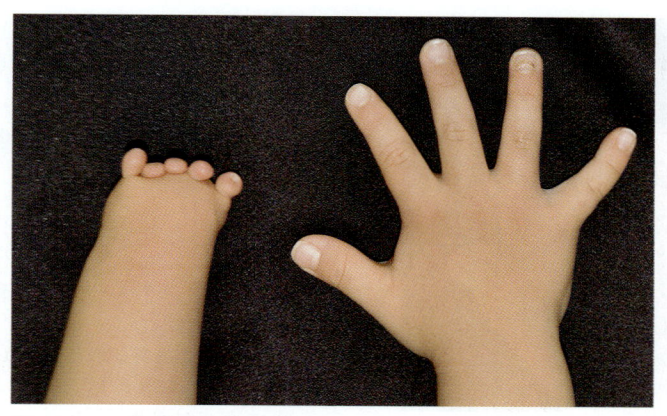

図 29-57　左手横軸形成障害

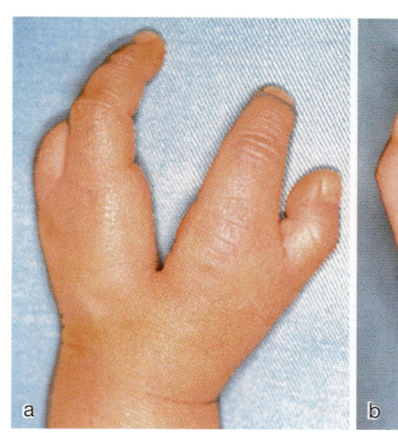
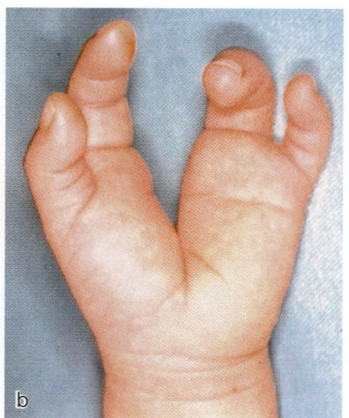

図 29-58　裂手

治療

指列移行を行い母指と対抗指によるつまみ動作を可能にする.

F 先天性絞扼輪症候群

絞扼輪と遠位のリンパ浮腫（図 29-59），先端合指症，切断が特徴的である.

治療

Z または W 形成により絞扼輪を解除する.

G 先天性握り母指症

生後 3〜4 カ月後にも母指 MP 関節が屈曲している状態であり，屈曲拘縮に加えて伸筋腱の低形成を伴う場合がある.

治療

早期に母指伸展装具を装着する．3〜4 カ月の装着で自動伸展が可能となる例が多い．伸展でき

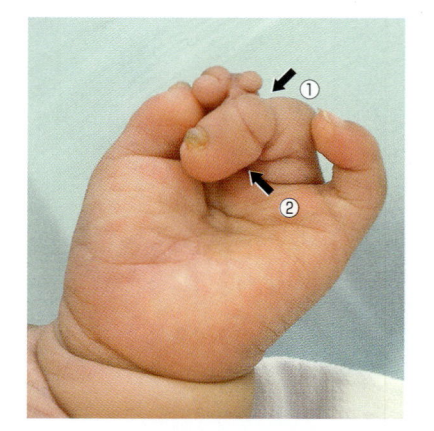

図 29-59　先天性絞扼輪症候群
① 絞扼輪　② リンパ浮腫

ない場合は母指伸筋腱を再建する.

29
手関節と手

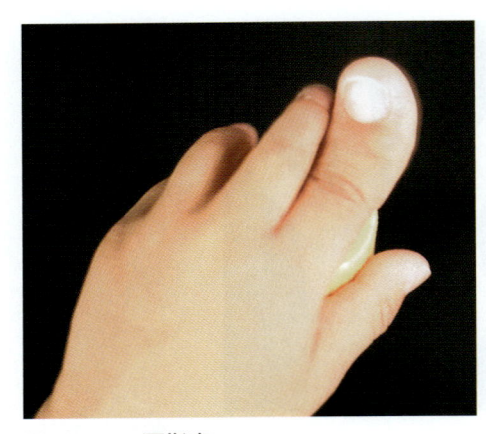

図 29-60　巨指症
神経脂肪腫や神経線維腫症（von Recklinghausen
病）に合併することが多い.

H 巨指症（図 29-60）

　神経脂肪腫や神経線維腫症〔von Recklinghau-

sen（フォンレックリングハウゼン）病〕に合併す
ることが多く，骨の過成長もみられる.

（治療）

　成長期に進行することが多く短縮術・形成術を
行う.

●参考文献

1) 上羽康夫：手―その機能と解剖　改訂4版. 金芳堂, 2006
2) 新潟手の外科研究所（編）：第31回新潟手の外科セ ミナー・テキスト. 新潟手の外科研究所, 2014
3) 日本手外科学会（編）：手外科学用語集　改訂第4 版. 南江堂, 2012
4) 斎藤英彦, 吉津孝衛, 牧 裕, 他：手の外科診療ハン ドブック. 南江堂, 2014
5) Frank Netter（著）, 相磯貞和（訳）：ネッター解剖学 アトラス　原著第5版. 南江堂, 2011

第30章

頚椎

診療の手引き

- [ ] **1.** 診察室に入ってから椅子に座るまでに，痙性歩行などの歩容異常がないかを確認し，歩行の様子から躯幹の弯曲の異常や下肢機能障害の程度を評価する．
- [ ] **2.** 脊髄障害の有無とその程度を把握するために，箸が使いにくい，ボタンが掛けにくい，字が書きにくいといった手指巧緻運動障害や歩行や階段昇降時の不安定感を聴取する．
- [ ] **3.** 神経根症の有無と障害神経根をとらえるために，上肢の痛みや脱力の有無を確認し，もしあればその局在を詳細に聴取する．
- [ ] **4.** 膀胱機能の障害を調べるため，尿意の有無，排尿開始遅延，残尿感，頻尿，尿勢低下などをプライバシーに注意して聴取する．
- [ ] **5.** 頚椎の可動域と弯曲を調べ，Spurling(スパーリング)テストやJackson(ジャクソン)テストなどを行い，痛みが誘発されればその局在を聴取する．
- [ ] **6.** 筋萎縮の有無と深部反射の異常および病的反射の出現を観察し，さらに10秒テスト，感覚検査，徒手筋力テストを行って，障害部位と高位をつかむ．
- [ ] **7.** 単純X線像では，椎間板腔狭小化，骨棘形成，脊柱管狭窄や後縦靱帯骨化(OPLL)，奇形などの有無を調べる．MRIでは，脊髄や神経根の圧迫性病変の局在と高位を調べ，合わせて脊髄内信号変化や囊腫病変の有無もチェックする．
- [ ] **8.** 脊髄障害あるいは神経根障害の原因を診断し，その障害の程度と自然経過を踏まえて保存療法あるいは手術療法について検討する．

脊柱の機能解剖

脊柱 spinal column は二足歩行を行うヒトの躯幹を支持し，同時に脊髄・馬尾・神経根といった神経組織を内包している．その機能は，躯幹の支持性 stability，脊椎の可動性 mobility，脊髄をはじめとする神経組織の保護 nerve tissue protection の3つに集約される．

A 脊柱の構造と機能

脊柱は頚椎 cervical spine(C：7個の椎骨からなる)，胸椎 thoracic spine(T：12個の椎骨からなる)，腰椎 lumbar spine(L：5個の椎骨からなる)，および仙骨 sacrum(S：5個の仙椎が1つとなって仙骨を形成する)と尾骨 coccyx(3〜5個の尾椎)から構成されている(**図30-1**)．椎骨の基本構成は，椎体，椎弓根，上・下関節突起，椎弓および棘突起，横突起であり，C3〜C7ではほかに鉤状突起や横突孔(➡図30-4, 5)などが，胸椎ではほかに横突肋骨窩や肋骨窩などもある(➡532頁，

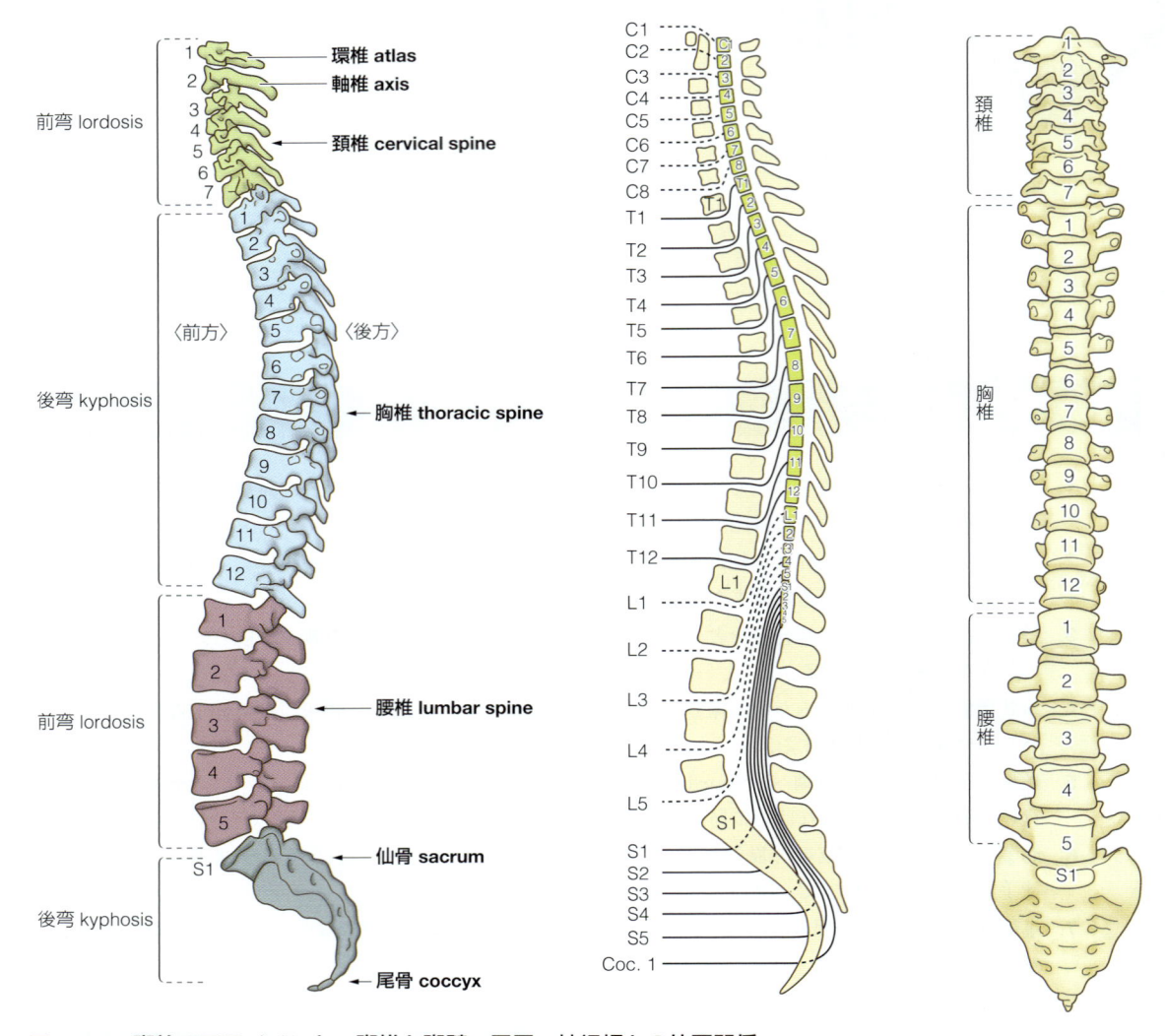

図 30-1　脊柱のアライメント，脊椎と脊髄，馬尾，神経根との位置関係
脊椎の高位と脊髄の髄節および神経根の高位に差異があることに注目すること（➡504頁，図 30-7 参照）．

図 32-1 参照）．また，解剖学的に頚椎，胸椎，腰椎，仙骨はその形態が異なっている．

　第 1 頚椎（C1）は環椎 atlas ともよばれ大後頭孔（大孔 foramen magnum）に相対して特殊な形態をなしている（**図 30-2**）．第 2 頚椎（C2）は軸椎 axis ともよばれ，椎体から歯突起 odontoid process（dens）が上方に隆起している．歯突起は環椎前弓と正中環軸関節をなし，環椎横靱帯がこの関節を補強している．左右の外側環軸関節は正面から見ると外側部が傾斜する特殊な構造をしている．

　C2 から遠位の椎体は円盤状の軟骨組織である椎間板 intervertebral disc（dick）によって連結されている．椎間板には中央部にゲル状の髄核

nucleus pulposus と，その周囲には線維軟骨の線維輪 annulus fibrosus が存在する．椎体前面には前縦靱帯 anterior longitudinal ligament（ALL），椎体後方には後縦靱帯 posterior longitudinal ligament（PLL）があり，脊柱を補強している．後縦靱帯は椎体側に深層 deep strata，硬膜側に浅層 superficial strata の 2 層を有し，椎間板ヘルニアは通常は深層のみを穿破することが多い．後部脊柱には棘上靱帯 supraspinous ligament と棘間靱帯 interspinous ligament が個々の棘突起に付着しており，強力な制動効果を有している．また個々の椎弓は，隣接する椎弓と黄色靱帯 ligamentum flavum で強力に連結している．下関

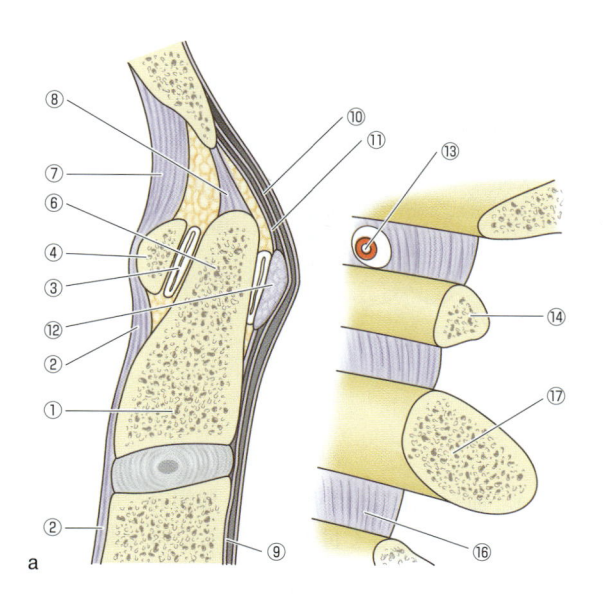
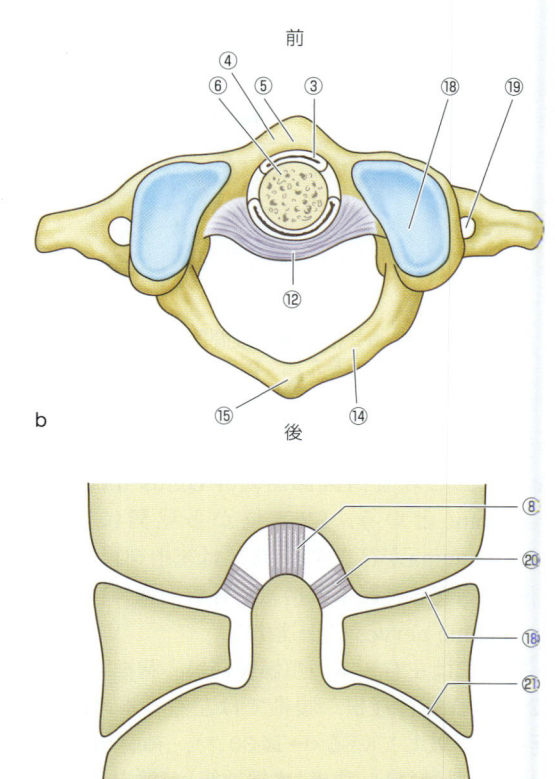

図 30-2　上位頚椎の解剖

a. 後頭・環軸椎の矢状断面，b. 環椎水平部断面（頭側より），c. 後頭・環軸椎の前額断面.

① 軸椎椎体 vertebral body of C2（axis）
② 前縦靱帯 anterior longitudinal ligament（ALL）
③ 正中環軸関節 atlantodental joint
④ 環椎前弓 anterior arch of C1
⑤ 前結節 anterior tubercle
⑥ 軸椎歯突起 odontoid process（dens）
⑦ 前環椎後頭膜 anterior atlanto-occipital membrane
⑧ 歯尖靱帯 apical ligament
⑨ 後縦靱帯 posterior longitudinal ligament（PLL）
⑩ 蓋膜 tectorial membrane
⑪ 環椎十字靱帯 cruciform ligament（縦束, longitudinal band）
⑫ 環椎十字靱帯 cruciform ligament（環椎横靱帯, transverse ligament of atlas）
⑬ 椎骨動脈 vertebral artery（VA）
⑭ 環椎後弓 posterior arch of C1
⑮ 後結節 posterior tubercle
⑯ 黄色靱帯 ligamentum flavum, yellow ligament（YL）
⑰ 軸椎棘突起 spinous process of C2
⑱ 環椎後頭関節 atlanto-occipital joint
⑲ 環椎横突孔 transverse foramen
⑳ 翼状靱帯 alar ligament
㉑ 外側環軸関節 lateral atlantoaxial joint

節突起は1椎骨尾側の上関節突起と，椎間関節 facet joint を形成する滑膜関節である．

　個々の椎骨は互いに3点連結（前方中央の椎間板および後方左右の椎間関節）で強固に連結されている（図 30-3）．

B　脊柱と脊髄および神経根

　脊柱管 spinal canal は椎体，椎弓根，上・下関節突起，椎弓によって囲まれる空間をいう．横断面で見ると，頚椎では三角形状，胸椎や腰椎では楕円状となっている．脊髄は C1 高位で始まり，その下端は L1/2 高位にある．T12 高位の脊髄は円錐上部とよばれ，L4〜S2 髄節が存在する．この円錐上部が圧迫されると，下腿以下の筋力低下と筋萎縮が生じる．これを円錐上部症候群 epiconus syndrome という．L1 高位の脊髄は円錐部とよばれ，S3 以下の髄節が存在する．これが圧迫されると会陰部の感覚異常と膀胱直腸障害

30

頚椎

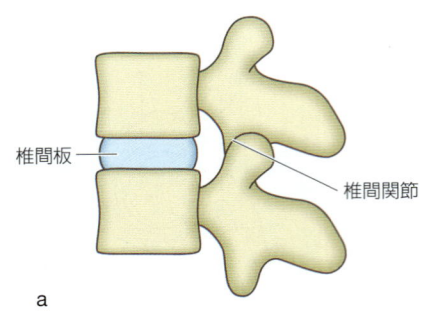 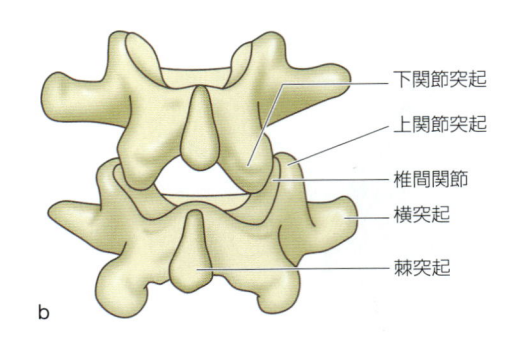

図 30-3　椎間板と椎間関節
a. 側方から見た図，b. 後方から見た図.

を生じ，これを円錐部症候群 conus medullaris syndrome という．L2 高位から尾側には馬尾 cauda equina が存在する．馬尾は末梢神経であり，同時に副交感神経系の情報を骨盤内臓神経 pelvic splanchnic nerves に伝達する．

　頚椎では左右 8 本の頚髄神経根，胸椎では左右 12 本の胸髄神経根，腰椎では左右 5 本の腰髄神経根が分岐している（→図 30-1）．神経根内には前根（運動神経）と後根（感覚神経）が併走し，後根は椎間孔部で後根神経節 dorsal root ganglion を形成する（図 30-4）．後根神経節より末梢で前根と後根が 1 つとなり，脊髄神経となる．

　脊髄や馬尾は硬膜 dura mater およびくも膜 arachnoid membrane によって包まれ，脊髄はさらに軟膜 pia mater に覆われている．くも膜下腔 subarachnoid space には脳脊髄液 cerebrospinal fluid（CSF）が灌流している．脳脊髄液は主に脳室脈絡叢で産生され，1 日の産生量は 500〜750 mL，脊髄くも膜下腔にはおおむね 75 mL が存在している．脳脊髄液は脊髄保護作用を有し，神経代謝産物の排出も司っている．

頚椎の機能解剖

　頚部は頭蓋と体幹を連結し，頭蓋を支持すると同時に頚髄を保護している．頚椎は瞬時にして微細な運動（屈曲，伸展，回旋，側屈）を要求されるため，周りに強靱な靱帯・筋組織による保護が少

ない．加えて上肢帯が懸垂し，僧帽筋や肩甲挙筋なども後方に大きく付着しているため弯曲異常をきたしやすい．

　頚椎柱は頭蓋と T1 の間に介在し，7 個の頚椎からなる．頚椎は椎体が小さく，頚部膨大部脊髄を容れるため脊柱管が広くなっている．機能的・形態的な特徴から，C1（環椎）と C2（軸椎）を上位頚椎，C3〜C7 を中下位頚椎に分けてその病態を評価する．

① 脊椎

　C1 は椎体を欠き，C1 前弓と C2 歯突起が正中環軸関節をなしている．外側では左右ともに後頭骨と環椎後頭関節を，C2 と外側環軸関節を形成している（→図 30-2）．上位頚椎部の脊柱管は中下位頚椎に比べてきわめて広い．頭部の回旋運動の 50% 以上が C1/2 間で行われ，また屈曲運動の約 40% も同部で行われている．左右の鎖骨下動脈から分岐した椎骨動脈は，通常 C6 で横突孔 transverse foramen に入り，C1 までは横突孔を上行し C1 外側塊の後方を通過して硬膜内に入る．そして，大後頭孔を通って頭蓋腔に入り，脳底動脈となる．

　中下位頚椎（C3〜C7）は，基本的に胸椎・腰椎と類似した構造を有する．C2/3〜C6/7 の 5 椎間では，前方に椎間板（軟骨結合），後側方に左右の椎間関節（滑膜関節）があり，隣接椎骨と連結している．椎間関節は胸椎や腰椎と異なり屋根瓦状となっているのできわめて大きな可動域が確保されている．屈曲の主な力は胸鎖乳突筋や頚長筋であり，伸展では僧帽筋などが強力な力を発揮する．

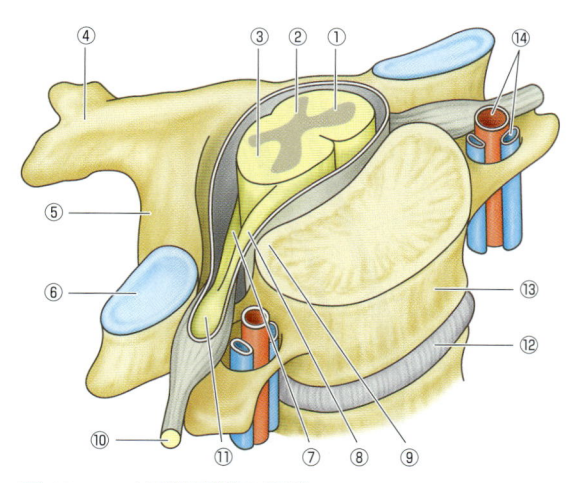

図 30-4　中下位頚椎の解剖
① 脊髄前角（灰白質）anterior horn（gray matter）
② 脊髄後角（灰白質）posterior horn（gray matter）
③ 脊髄白質 white matter
④ 棘突起 spinous process
⑤ 椎弓 lamina
⑥ 椎間関節 apophyseal joint（facet joint）
⑦ 後根 posterior root
⑧ 前根 anterior root
⑨ 鉤状突起 uncinate process
⑩ 脊髄神経 spinal nerve
⑪ 後根神経節 dorsal root ganglion
⑫ 椎間板 intervertebral disc
⑬ 椎体 vertebral body
⑭ 椎骨動静脈 vertebral artery and vein

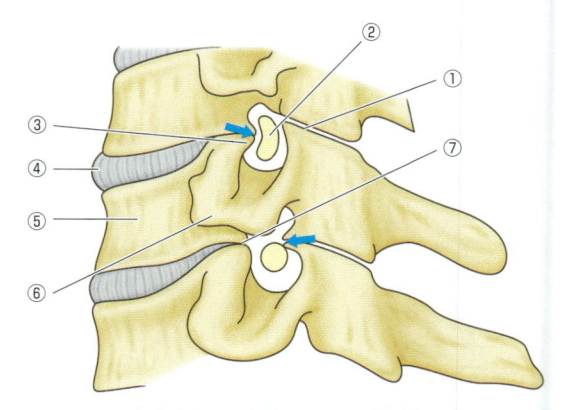

図 30-5　鉤椎関節と椎間関節の骨棘形成
退行性変化の過程で関節に骨棘ができる．鉤椎関節
（Luschka 関節）と椎間関節の骨棘（青矢印）で椎間孔が狭窄
し，神経根が圧迫される．
① 椎間関節 apophyseal joint（facet joint）
② 神経根 root
③ 鉤状突起 uncinate process
④ 椎間板 intervertebral disc
⑤ 椎体 vertebral body
⑥ 横突起 transverse process
⑦ 鉤椎関節 uncovertebral joint（Luschka 関節 Luschka joint）

隣接する椎体は前縦靱帯と後縦靱帯で，椎弓間は黄色靱帯で，棘突起間は棘間靱帯で補強されているほか，頚椎では棘上靱帯のかわりに強大な項靱帯 nuchal ligament が後頭骨と C7/T1 間に存在して，頚椎の過屈曲を防止している．椎体後側方で椎間孔に相対する部分には鉤椎関節 uncovertebral joint〔Luschka（ルシュカ）関節〕とよばれる小さな滑膜関節があり，これは胸椎や腰椎にはない．変性に伴って鉤椎関節（Luschka 関節）には骨棘が生じて椎間孔が狭くなり，神経根が圧迫されるようになる（図 30-4, 5）．また，この骨棘により椎骨動脈も圧迫されることがある．これらがそれぞれ神経根症や椎骨脳底動脈不全 vertebrobasilar insufficiency の原因となる．

2　脊椎管

　脊柱管前後径は椎体後面から椎弓前面を結んだ距離で表すが，日本人での平均値は C4〜C6 高位

でおおむね男性 17 mm，女性 16 mm である．脊柱管前後径が 12〜13 mm 以下になると脊柱管狭窄 spinal canal stenosis といい（図 30-6），脊髄を圧迫して脊髄症を起こしやすくなる．椎間不安定性があると，頚椎後屈時に椎体が後方へずれることで，頭側椎体下部後方縁と尾側椎弓上縁で一過性に脊髄が圧迫されたり，あるいは頚椎前屈時に椎体が前方へずれて，尾側椎体上部後方縁と頭側椎弓下縁で脊髄が圧迫されて脊髄症を呈したりすることがある．これを動的狭窄 dynamic stenosis（pincers mechanism）という（図 30-6）．

3　神経

　頚髄神経根は左右 8 対存在し，8 髄節存在する．

> **NOTE　鉤椎関節（Luschka 関節）**
>
> 　中下位頚椎（C3 以下）の頚椎椎体頭側の後外側部は頭側へ弯曲し上位椎体遠位面との間で関節のように相対する構造をなしている．これを鉤椎関節もしくは von Luschka（または単に Luschka）関節とよぶ．この部分は骨棘形成が多く，神経根を圧迫して神経根症をきたしたり，稀に椎骨動脈を圧迫して椎骨動脈不全症候群をきたすことがある．

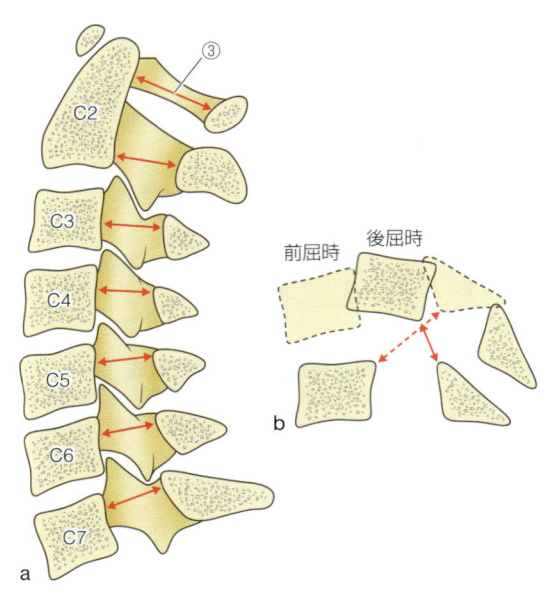

図 30-6　脊柱管前後径
日本人は一般に脊柱管前後径（a：両矢印）が C4～C6 高位で 12～13 mm 以下であれば脊柱管狭窄と診断される．b の矢印の距離を測り，それが 12 mm 以下なら動的狭窄という．

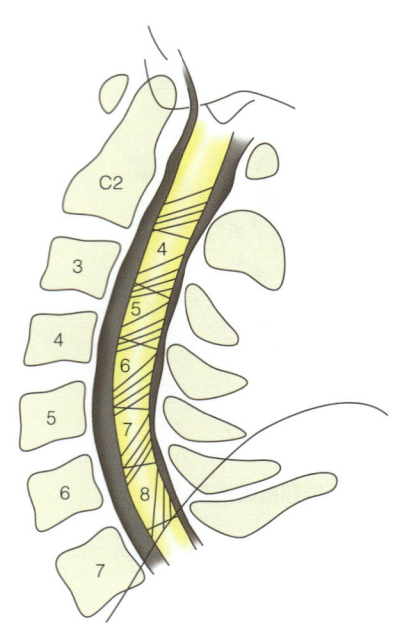

図 30-7　脊椎と脊髄の高位差
脊柱管内の数字が脊髄髄節高位を示す．脊椎との間に 1～1.5 レベルの高位差がある．脊髄部分の斜めの 4 本の線は脊髄からの後根の走向を示す．

（国分正一：頚椎症性脊髄症における責任椎間板高位の神経学的診断．臨整外 19：417-424，1984 より改変）

これは後頭・環椎間から C1 神経根が，環椎・軸椎間から C2 神経根（大後頭神経）が分岐するためである．また，成長とともに脊髄が上行することで，椎体高位と脊髄髄節高位に差が生じる．おおむね C3/4 高位には C5 髄節，C4/5 高位には C6 髄節，C5/6 高位には C7 髄節が存在する．これらの特徴的な解剖を知っておくことは，脊髄障害や神経根障害の責任高位を診断する際にきわめて重要である（図 30-7）．

頚椎の診察・検査

A　病歴聴取と問診

① 頚椎症状

　頚椎症状とは，椎骨・椎間板・椎間関節・靱帯

などの異常によって頚部痛や頚椎運動制限，頚椎アライメント異常などが発生するものをいう．いわゆる寝違いや肩こりから，項頚部・肩甲帯部痛や頭痛など様々なものが存在する．一過性の症状から持続性のもの，またその強さも漸増性のものなどがあるので，注意深く聴取する．頚部痛や肩こりの原因には，変形性頚椎症，頚椎アライメント異常（前弯減少，後弯）などがあるが，通常は安静時の痛みはない．安静時に痛みを訴える場合には，感染などの炎症性疾患や腫瘍を疑って，診察・検査を進めていく．

② 神経症状

　神経症状には，脊髄症 myelopathy と神経根症 radiculopathy があり，前者は脊髄が障害されることで，後者は神経根が障害されることで生じる．その両者が合併することもあり，これを脊髄神経根症 myeloradiculopathy という．脊髄症には，伝導路の障害による索路症状 long tract sign と二次ニューロン以遠の障害による髄節症状 segmental sign とがあり，しびれや後述する手指

神経根	C5	C6	C7	C8	T1
主な責任椎間高位	C4/5	C5/6	C6/7	C7/T1	T1/2
筋	三角筋 上腕二頭筋	上腕二頭筋 手根伸筋	上腕三頭筋 手根屈筋 指伸筋	指屈筋	骨間筋
支配運動	肩の外転	肘屈曲 手関節背屈	肘伸展 手関節掌屈	手指開閉	
深部反射	上腕二頭筋腱反射	腕橈骨筋反射	上腕三頭筋腱反射	なし	なし
感覚領域	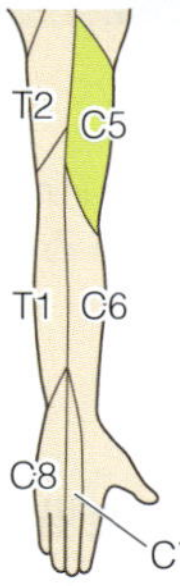 T2 C5 T1 C6 C8 C7	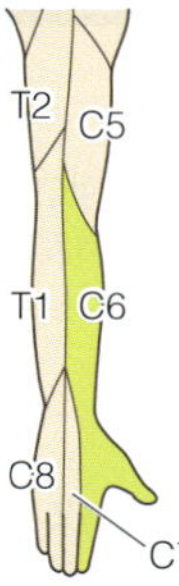 T2 C5 T1 C6 C8 C7	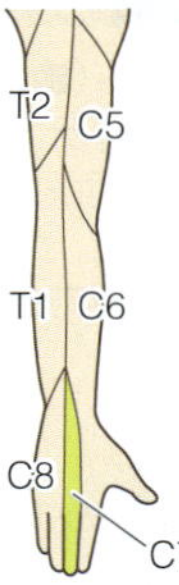 T2 C5 T1 C6 C8 C7	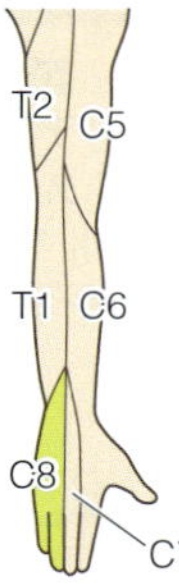 T2 C5 T1 C6 C8 C7	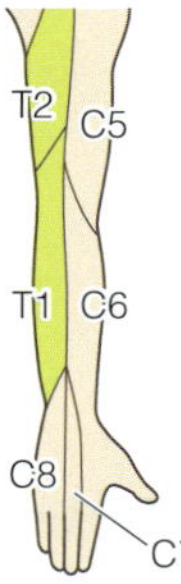 T2 C5 T1 C6 C8 C7

図 30-8　C5〜T1 神経根の支配領域

巧緻運動障害・痙性歩行を認める．一方，神経根症では当該髄節支配領域の疼痛を生じる．脱力を伴うこともある．

問診では，上肢および肩甲背部への放散痛の場所と程度，頚椎の肢位による痛みの増減，しびれを感じる部位を聴取する．神経根症では，一般的に後屈位で上肢放散痛が増強する．放散痛の部位により障害神経根の診断も可能になることがある（図 30-8）．頚椎病変による神経根症では下肢の痛みはないが，脊髄症では前屈位で下肢や体幹への電撃様の異常感覚が放散することがある〔Lhermitte（レルミット）徴候〕．手指巧緻運動障害（書字，食事，ボタンの掛け外しなどの動作障害）や痙性歩行（平地歩行でのつまずきやすさ，速歩や駆け足の困難さ，階段昇降での困難さ，手すりの必要性など）の有無を聴取し，これらがあれば

脊髄症を疑う．

副交感神経線維は，仙髄（S2〜S4）でシナプスを換えて骨盤内臓神経となり，直腸膀胱機能を司る．脊髄症ではこの伝導路が障害されるので，尿意逼迫，頻尿，排尿開始遅延，尿勢低下，残尿感，便秘などが生じる．

3 血管症状

頚椎の横突孔で，椎骨動脈が鉤椎関節（Luschka関節）の骨棘などで圧迫されて椎骨脳底動脈不全 vertebrobasilar insufficiency が生じ，頭頚部の可旋運動などによる一過性のめまい，意識消失発作などが起こることがある．

B 身体所見

1 視診

まず歩行を観察する．診察室が広ければ，入室してから椅子に座るまでの歩行を観察してもよい．痙性歩行は，膝を伸展したままで床から足を上げずに一方の下肢を他方の下肢と交差させて歩

> **NOTE　Barré-Liéou（バレー-リエウ）症候群**
>
> 頚椎疾患にみられる後頭部の痛みとめまい，耳鳴り，嘔気，眼精疲労などの多彩な症状を Barré-Liéou 症候群とよぶことがある．しかし欧米では，この名称は現在ではほとんど使用されない．頚部交感神経の緊張，椎骨動脈循環障害などが原因と考えられ，外傷性頚部症候群などにみられることもある．

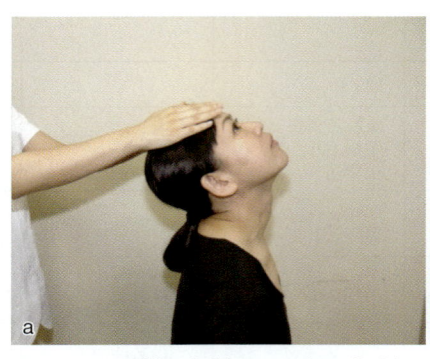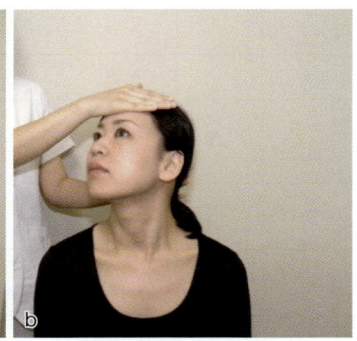

図 30-9　頚椎の各種テスト（■（⑦ ⑧）
a. Jackson テスト，b. Spurling テスト.
Jackson テスト（a）は頚椎を後屈させ，頭部を軽く押さえることで，Spurling テスト（b）は頚椎を患側へ側屈させ，やや後屈位とし頭頂部から下方へ圧迫することによって椎間孔を狭めてみる検査である.

く状態をいい（はさみ脚歩行），脊髄症などの上位運動ニューロンの障害でみられる. 頚椎のアライメントも観察する. 筋萎縮や皮疹の有無も確認する. カフェオレ斑 café-au-lait spots があれば，神経線維腫症による脊髄腫瘍の可能性がある. 片側の眼瞼下垂，縮瞳，眼球陥凹を Horner（ホルネル）の3徴という. 交感神経の障害で起こり，椎間孔部から腕神経叢部に発生した腫瘍でもみられることがある.

② 頚椎可動域と誘発テスト

頚椎可動域制限の有無を確認し，同時に疼痛が誘発されるかどうかを聴取する. このとき，前述したLhermitte徴候（→505頁）が再現されるかどうかも確認しておく. 神経根症の有無を確認するために，Jackson（ジャクソン）テスト（head compression test，■（⑦）と Spurling（スパーリング）テスト（neck compression test，■（⑧）を行う. Jackson テストは頚椎を後屈させ，頭部を軽く押さえることで，Spurling テストは頚椎を患側へ側屈させ，やや後屈位とし頭頂部から下方へ圧迫することによって（**図 30-9**），椎間孔を狭め，神経根を圧迫することで上肢の疼痛が誘発または増強するかを調べる検査である. 疼痛が強いときには，症状を増悪させることがあるので慎重に行う. shoulder depression test は患側の肩部を下方に圧することで障害のある神経根に牽引緊張を加えて疼痛の再現を調べるテストである. これらのテ

ストで疼痛が誘発された場合，痛みの局在を聴取すれば，障害された神経根を診断する一助になる.

③ 神経学的診察

まず，四肢深部反射を確認する. 深部反射が亢進していれば上位運動ニューロン障害，減弱ないし消失していれば下位運動ニューロン障害を考える. 同時に，病的反射である Babinski（バビンスキー）反射や Chaddock（チャドック）反射，手指屈筋反射である Hoffmann（ホフマン）反射，Wartenberg（ワルテンベルグ）反射，Trömner（トレムナー）反射なども調べる. 筋萎縮があると深部反射の亢進がみられないことがある. また，腰椎疾患（馬尾障害）が加わると下肢深部反射亢進がみられなくなることがあるので，特に高齢者では注意が必要である.

次に，感覚検査を行う. 通常は，触覚と痛覚検査を行うが，温度覚，振動覚，位置覚なども調べたほうがよい. 感覚鈍麻 hypesthesia，感覚消失 anesthesia などの状態を評価して，知覚図に記録し，皮膚感覚帯 dermatome（→125頁，図12-16参照）

臨床上の注意事項

Jackson テストや Spurling テストを行って，時に脊髄症状が増悪することがある. 問診で手指巧緻運動障害や歩行障害を訴える場合は脊髄症の可能性が高いので，これらの手技を控えるほうが無難である.

を参考にして障害神経や脊髄・神経根の障害高位を考える．上肢から上位胸部に両側性の温・痛覚障害がみられる宙づり型感覚障害は脊髄空洞症，温痛覚障害があるのに触覚障害がなければ前脊髄動脈症候群 anterior spinal artery syndrome を疑う．感覚障害は脊髄横断面での伝導路を踏まえて評価することが必要である．

筋力は徒手筋力テスト（MMT ➡ 122 頁）により，0～5（0，T，P，F，G，N）の 6 段階で評価する．各髄節および神経根の支配している筋は，三角筋（C5～C6），上腕二頭筋（C5～C6），橈側手根伸筋（C5～C7），橈側手根屈筋（C6～C7），深指屈筋（C7～T1），小指外転筋（C8～T1），上腕三頭筋（C6～C8）などである．American Spinal Injury Association では障害髄節の診断を簡便化するために，key muscles として，肘屈曲力が低下していれば C5，手関節背屈力が低下していれば C6，肘伸展力が低下していれば C7，中指 DIP 関節屈曲力が低下していれば C8，小指外転力が低下していれば T1 の障害であるとしている．

患者に指を伸展させたままで指の間を閉じるように指示しても，閉じることができないことを指離れ徴候 finger escape sign（**図 30-10**）という．これは脊髄症でみられ，尺側から小指，環指，中指と進行していくので，その重症度も知ることができる．

手指の素早い握りと開きを 10 秒間に何回できるかをみるのが 10 秒テストで，これが 20 回以下であれば，脊髄症を示唆し，回数が少ないほど重症である．

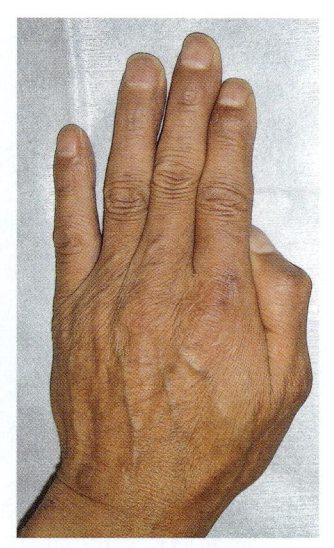

図 30-10　指離れ徴候 finger escape sign
すべての指を閉じるように指示したが，小指と環指の間が閉じない．

C　画像診断

身体所見をとった後で画像検査を行う．単純 X 線像，CT，MRI などを行うが，必要な検査だけにしぼるべきである．脊椎では変性所見がみられることが多いが，無症候性のことも多いので，診断にあたっては細心の注意が必要である．

> **NOTE　指離れ徴候と 10 秒テスト**
>
> 頚髄症 myelopathy では，特徴的な手指変形と機能障害を認める．
> **尺側に優位に現れる指離れ徴候 finger escape sign（FES）（図 30-10）**
> 小指の内転位保持が困難となり，環指と小指の間を閉じることが不可能となる．症状がさらに進行すると環指，中指にも及び，MP 関節と PIP 関節の伸展も困難になる．
> **10 秒テスト（10 秒間でグーパーの繰り返しが何回できるかを調べる検査）**
> この検査はわが国の整形外科医（大阪大学名誉教授　小野啓郎氏）が提唱した検査で現在では世界で広く行われている．素早い手指の握り・開きが困難となり，10 秒間当たりの回数が脊髄症の患者では通常 20 回以下となる．FES と 10 秒テストは頚髄症の重症度と相関し，錐体路障害に伴う手指の痙性麻痺と考えられ，これらの症状を myelopathy hand と総称する．尺骨神経麻痺の鉤爪指 clawfinger と似ているので注意が必要である．

> **NOTE　感覚解離 sensory dissociation（dissociated sensory loss）**
>
> 脊髄内で触・圧覚は同側の後索や後側索を上行，温痛覚は反対側前脊髄視床路を上行することから発生する感覚異常である．Brown-Séquard（ブラウン-セカール）症候群では運動麻痺側の触・振動覚障害と対側の温痛覚障害がみられる．前脊髄動脈症候群では温痛覚が両側ともに障害されるが触・振動覚は温存される．脊髄症でも時に Brown-Séquard 症候群様（完全に一致はしない）の症状がみられることがある．

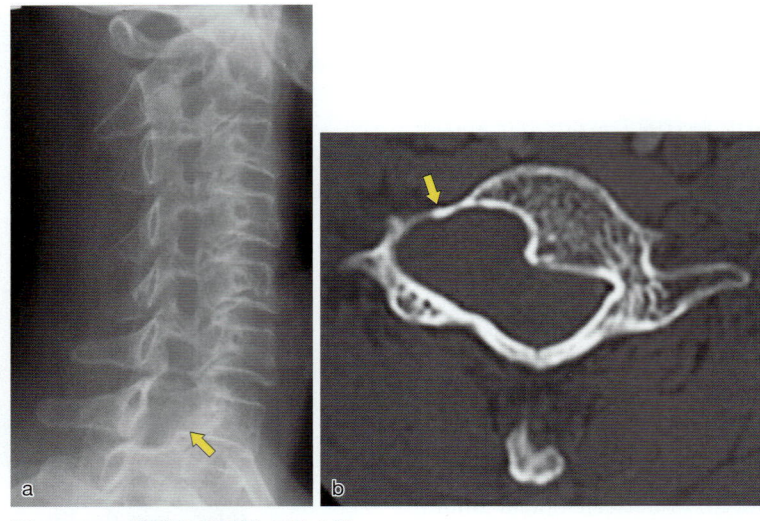

図 30-11　頚椎の椎間孔の拡大像
頚椎砂時計腫の症例(63歳女性). 斜位X線像(a)でC7/T1の椎間孔が大きく拡大している. 右C7椎弓根の陰影が消失しており, これはCT(b)でみるとよくわかる.

1　単純 X 線像

単純 X 線像は画像診断の基本であり, 問診と身体所見を合わせて考えればそれだけで診断がつくことも多い. 正面像や側面像では頚肋 cervical rib, 発育性脊柱管狭窄(前後径≦12〜13 mm), 椎間板腔狭小化, 骨棘やアライメント異常, 癒合椎, 後縦靱帯骨化 ossification of the posterior longitudinal ligament(OPLL)などの有無を確認する. また, 骨融解像や骨硬化像があれば腫瘍や感染を疑う. 上位頚椎では, 環軸関節亜脱臼や垂直亜脱臼, 歯突起骨(➡523頁)などの異常を調べる. 前屈・後屈位での側面像では脊椎すべり症 spondylolisthesis や不安定性 instability, 動的脊柱管狭窄 dynamic spinal canal stenosis(pincers mechanism)などを調べる(➡図30-6). 椎間孔は斜位像で評価するが, その狭窄は神経根症を, 拡大は砂時計腫 hourglass tumor, dumbbell tumor を示唆する(図30-11).

2　脊髄造影, 椎間板造影
myelography, discography

くも膜下腔に後頭下穿刺(大槽穿刺), 頚椎側方穿刺あるいは腰椎穿刺により, 脳槽・脊髄用の水溶性造影剤(➡553頁, 図32-38参照)を注入して, 脊髄や神経根の描写や圧迫の有無を調べる診断法である. MRI が普及する以前には, 脊髄造影が最も重要な検査であった. 現在でも髄液採取と合わせて行われることがある(図30-12a). 椎間板ヘルニアや椎間板症では椎間板造影 discography が行われることもあるが, 現在は MRI にとってかわられている.

3　CT

CT 検査は任意の断面での二次元再構成や三次元再構成が可能であり(図30-12b), 骨病変の描出にも優れているので, 脊柱管形態, 靱帯の骨化や石灰化などの観察に用いられる. 脊髄造影後に CT(CT myelography；CTM)を撮ると, くも膜下腔の状態や脊髄の形態がよくわかる.

4　MRI

神経症状を呈する場合に, 第1選択となる検査法である. 組織解像力に優れ, 被曝がなく, 非侵襲的であり, 矢状面・横断面・前額面に限らずあらゆる面での断層像を得ることができる. 一般的な撮像方法は T1 強調像と T2 強調像である(図30-12c, d)が, 腫瘍や感染などにはガドリニウム gadolinium-DTPA を用いた造影 MRI も用いら

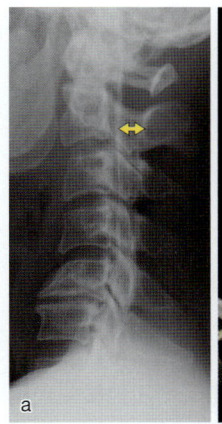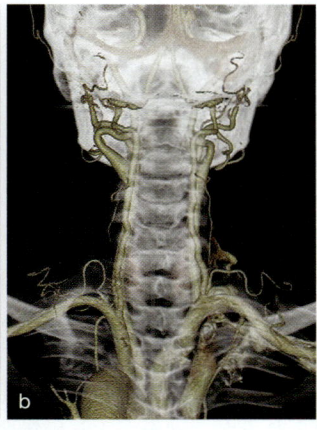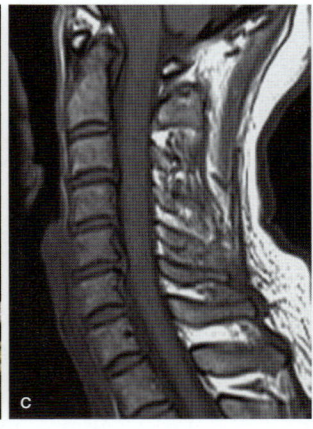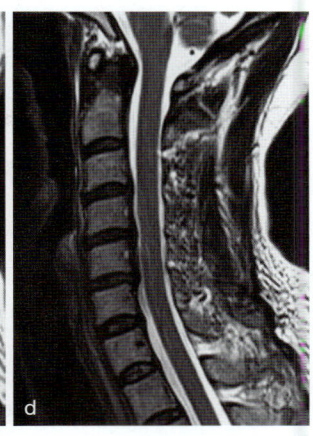

a | b | c | d

図 30-12　頚椎の画像検査
a. 脊髄造影（側面，中間位）．くも膜下腔に注入された造影剤が白色に描出される．前方の造影剤と後方の造影剤の間にある陰影欠損が脊髄である．前後屈などの機能撮影による脊髄圧迫の評価が可能である．
b. CT の三次元構築（3D-CT）．造影 CT を撮って三次元構築すると，椎骨動脈などの動脈と頚椎などの骨との位置関係が把握できる．
c. MRI T1 強調矢状断像．脳脊髄液が低信号に（黒く）描出され，皮質骨は低信号（黒く），海綿骨はやや高信号に（白く）描出される．
d. MRI T2 強調矢状断像．脳脊髄液が高信号に（白く）描出され，脊髄が明瞭に見える．

れる．椎間板ヘルニアや頚椎症性脊髄症など圧迫性脊髄病変の有無や，脊髄障害の程度（脊髄内信号変化の有無），脊椎・脊髄腫瘍の診断にはきわめて有力な検査法である．また MR angiography では鎖骨下動脈や椎骨動脈の圧迫を描出できるので，胸郭出口症候群や椎骨脳底動脈不全の診断に役立つ．

D　その他の検査

　ポジトロン断層撮影法 positron emission tomography（PET）は，転移性腫瘍の分布や原発巣を把握するためにしばしば用いられる．

　電気生理学検査 ➡156 頁参照.
　超音波検査 ➡147 頁参照.
　サーモグラフィー ➡862 頁参照.

頚椎疾患

A　斜頚
torticollis

　斜頚とは頭部が患側へ傾き，同時に反対側に回旋している状態をいう．その原因により先天性と後天性に分類する．先天性斜頚には筋性斜頚と骨性斜頚があるが，筋性斜頚が多い．骨性斜頚は Klippel-Feil（クリッペル-ファイル）症候群や癒合椎，楔状椎などの脊椎奇形に合併することが多い．後天性斜頚には痙性斜頚，炎症性斜頚，外傷性斜頚がある．

30
頚椎

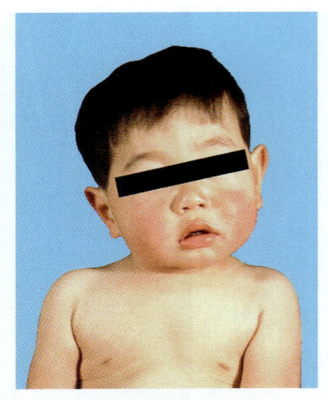

図 30-13　先天性筋性斜頚

1 先天性斜頚
congenital torticollis

A 筋性斜頚
congenital muscular torticollis

病態

　原因はまだ証明されていないが，子宮内で頚椎が回旋した状態が長く続いたために，胸鎖乳突筋に浮腫や阻血が生じて，線維化をきたすのでないかとされている．片側の胸鎖乳突筋が拘縮するため，頭部が患側に傾斜し，顔面は健側に回旋する（図 30-13）．患側の胸鎖乳突筋に腫瘤を触れることもあるが，生後 3 カ月以降に徐々に縮小していく．適切な治療をせず，放置すると頭蓋や顔面の不対称などが遺残することがある．

治療

　保存療法で多くは治癒する（治癒率 90%）．右筋性斜頚であれば，患児の頭を左側に向けて抱くようにし，右側からあやすように親を指導する．徒手矯正，徒手腱切り術は現在ではほとんど行われていない．ただし，2～3 歳になっても胸鎖乳突筋の拘縮が遺残し斜頚が治癒しない場合には，鎖骨枝，胸骨枝ともに腱切り術を行うことで顔面非対称 facial asymmetry や頭蓋の変形を予防する．

2 後天性斜頚
acquired torticollis

A 痙性斜頚
spasmodic torticollis

病態

　痙性麻痺や脳性麻痺などに伴い，胸鎖乳突筋の緊張が左右非対称になると斜頚を生じる．

治療

　保存療法としてボツリヌス毒素や筋弛緩薬が用いられるが，効果が乏しい場合には，選択的頚部周囲筋解離術が行われる．

B 炎症性斜頚
inflammatory torticollis

病態

　咽頭炎や扁桃炎が波及して斜頚が生じるもので小児に多い．発熱や咽頭部痛を訴えた後に斜頚が出現すれば炎症性斜頚を疑う．環軸関節回旋位固定（➡526 頁）を伴うことがある．

治療

　頚椎カラー（図 30-14）で固定し，消炎鎮痛薬や抗菌薬を投与すれば，咽頭部の炎症の消退とともにほとんどが治癒する．

B 頚椎先天異常

　頭蓋頚椎移行部は先天異常が発生しやすい部位である．先天異常は発生異常と発育異常に便宜上分けられるが，その診断は時に困難である．環椎頭蓋癒合症，頭蓋底陥入症，環椎後弓形成不全症，歯突起骨，先天性頚椎癒合症などがある．

1 環椎頭蓋癒合症
assimilation of atlas to occiput

　環椎が後頭骨に癒合しているものをいい，環椎前弓が癒合しているものと環椎後弓が癒合しているものがあって，前者が多い．Klippel-Feil 症候群，環椎二分脊椎，頭蓋底陥入症に合併することがある．

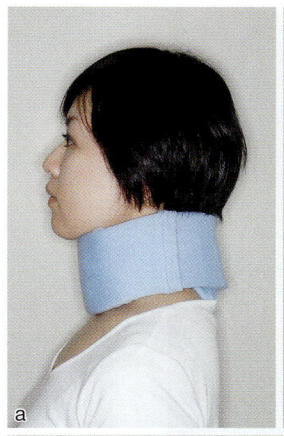
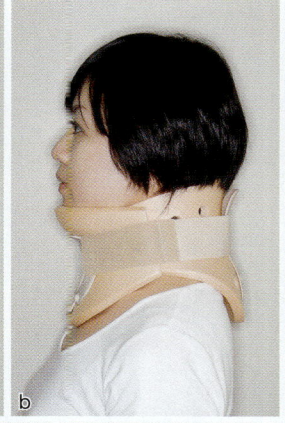
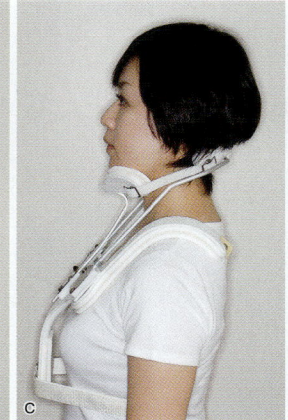
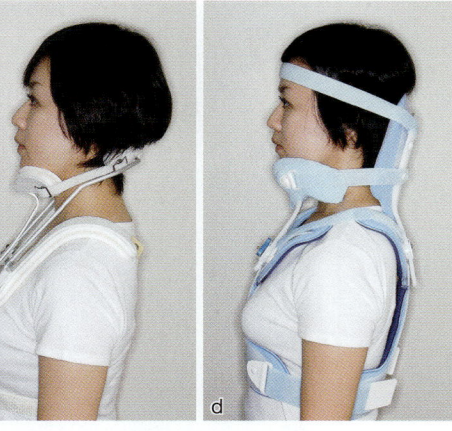
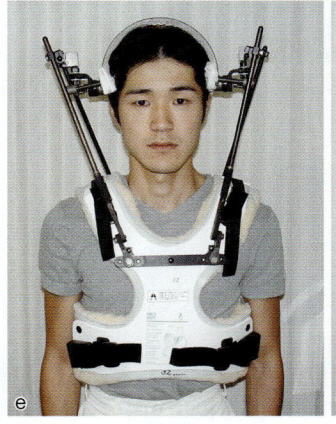
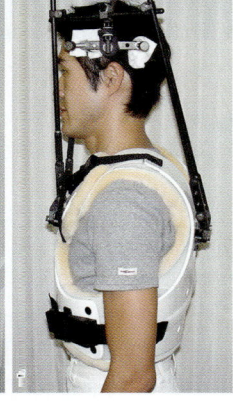

a. 頚椎カラー.
b. フィラデルフィア(Philadelphia)型装具.
c. ソーミー(SOMI)装具.
d. アドフィット型装具.
e, f. ヘイローベスト(halo vest).

図 30-14　頚椎装具

2 頭蓋底陥入症
basilar impression

病態

大後頭孔(大孔)辺縁の頭蓋底にある骨の変形により,歯突起先端が通常よりも頭側にある状態をいう.歯突起先端が頭蓋内に陥入して,脳幹を圧迫することもある.奇形による先天的な一次性頭蓋底陥入症と後天的に生じる二次性頭蓋底陥入症に分けられる.一次性頭蓋底陥入症は,環椎頭蓋癒合,環椎低形成,環椎二分脊椎,軸椎異常,Klippel-Feil 症候群などに合併する(**図 30-15**).二次性頭蓋底陥入症は,関節リウマチ,骨形成不全症,骨軟骨異形成症などでみられる.

症状

脳幹や脊髄など障害される高位により,様々な症状を呈する.頭痛,頚部痛や四肢のしびれ,脱力を訴える.また,三叉神経[V]・舌咽神経[IX]・迷走神経[X]・舌下神経[XII]などの脳神経障害,

小脳性運動失調や交叉性麻痺 cruciate paralysis をきたすこともある.

診断

単純 X 線像を用いて,以下のような頭蓋計測法を行う(**図 30-16**).

・McGregor 法

側面像で,硬口蓋後縁と後頭骨下縁を結ぶ線(McGregor line)と歯突起先端との距離を計測する.歯突起先端がこの基準線より 4.5 mm を超えて頭側にあれば頭蓋底陥入と診断する.

・McRae 法

側面像で,大後頭孔後縁と斜台先端を結ぶ線(McRae line)より歯突起先端が上方に突出すれば頭蓋底陥入と診断する.

・Chamberlain 法

側面像で,硬口蓋後縁と大後頭孔後縁を結んだ線(Chamberlain line)より 6 mm を超えて歯突起が頭側にあれば頭蓋底陥入と診断する.

30
頚椎

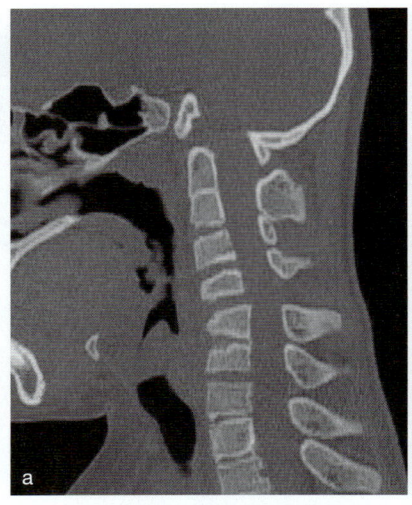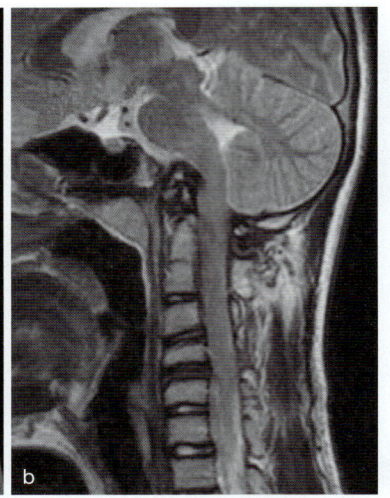

図 30-15　頭蓋底陥入症（14 歳男性）
a. CT 矢状断像，b. MRI T2 強調矢状断像.
Klippel-Feil 症候群による一次性頭蓋底陥入症である．歯突起骨と C1 前弓が癒合して頭蓋底に陥入し（a），延髄を圧迫している（b）．後頭骨と C1 後弓，C2 と C3 も癒合している（a）．

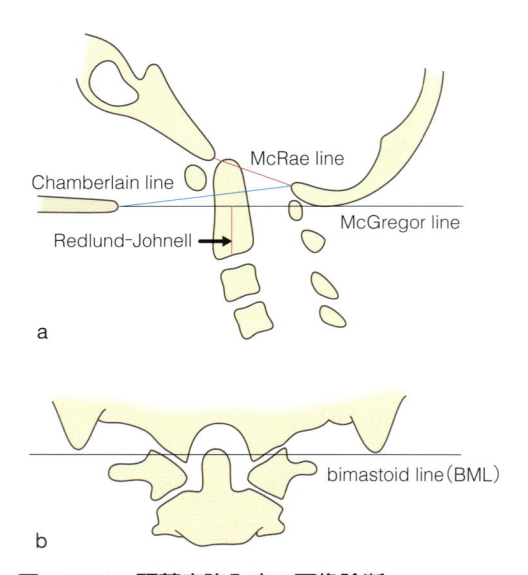

図 30-16　頭蓋底陥入症の画像診断
a. 側面像，b. 正面像.

・bimastoid line 法
　正面像で，歯突起先端が両側の乳様突起下端を結ぶ線（bimastoid line）より 10 mm 以上頭側にあれば頭蓋底陥入と診断する．

・Redlund-Johnell 法
　側面像で，McGregor line と軸椎椎体下縁の中点との距離が，男性では 34 mm 未満，女性では 29 mm 未満であれば頭蓋底陥入と診断する．

・Ranawat 法
　側面像で，環椎前弓の中心と後弓の中心とを結ぶ線と軸椎椎体部での椎弓根影の中心との距離が，男性では 15 mm 未満，女性では 13 mm 未満であれば頭蓋底陥入と診断する．

治療
　脊髄圧迫の解除を目的に，大後頭孔除圧術や環椎後弓切除術が行われるが，術後の不安定性が危惧されるので内固定材を用いて後頭頸椎固定術が併用されることが多い．稀に経口的歯突起切除術や経口的環軸関節固定術が選択されることもある．

③ 歯突起形成異常

病態
　歯突起が分離して発育したものや欠如したものをいい，様々なタイプが存在する．歯突起が全体として分離して発育したものを歯突起骨 os odontoideum（図 30-17），歯突起先端が分離して発育したものを ossiculum terminale という．歯突起骨は，先天性の分離や後天性の歯突起骨折後の癒合不全が原因とされているが，画像上その区別は困難である．Down（ダウン）症候群，Morquio（モルキオ）症候群，Klippel-Feil 症候群などに合併

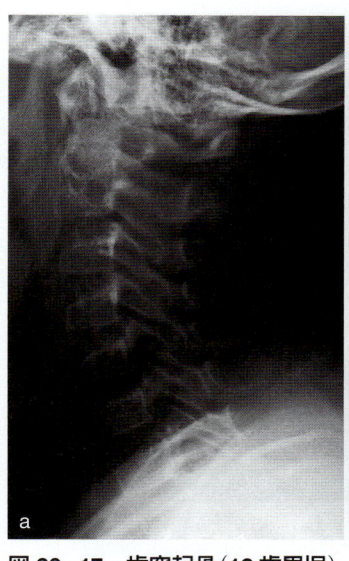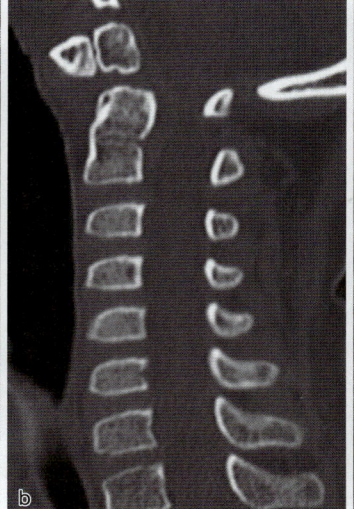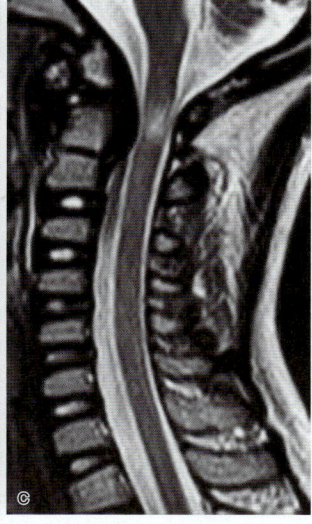

図 30-17　歯突起骨（12 歳男児）
側面 X 線像（a）で，歯突起が軸椎椎体から離れ，安定性が失われている．CT 矢状断像（b）でみるとよくわかる．MRI T2 強調矢状断像（c）では，同高位において脊髄内に高信号変化を認める．

することもある．歯突起の形成不全により環軸関節の不安定性をきたす．

診断

　開口位単純 X 線正面像や単純 X 線側面像で歯突起の陰影を観察して診断する．その形態を評価するためには，CT で矢状断像や前額断像，三次元像を作成すると有用である．頚椎前・後屈機能撮影で環軸関節の亜脱臼と不安定性を評価し，MRI で脊髄の圧迫や萎縮，信号変化を評価することも重要である．

治療

　脊髄症状が発生した場合や不安定性があれば環軸椎固定術が適応となる．

4　Klippel-Feil（クリッペル-ファイル）症候群

病態

　短頚 short neck，後頭部頭髪の生え際の低位 low posterior hairline，頚椎可動域制限 limitation of neck motion を 3 徴とする先天性頚椎分節異常である（図 30-15, 18）．この 3 徴は，頚椎が先天的に癒合していることに起因しているが，すべてを満たすものは半分に満たない．主に頚椎に癒合椎や半椎などがあり，骨性斜頚や側弯を伴うことがある．他の部位にも奇形を伴い，特に肩甲骨高

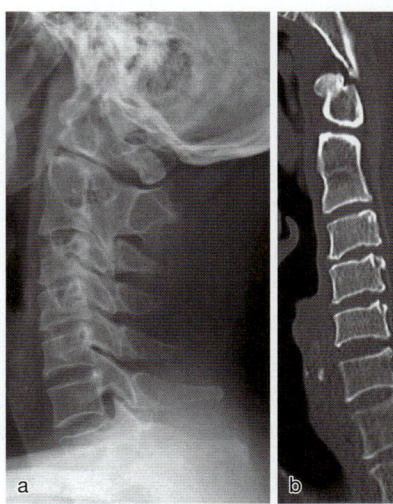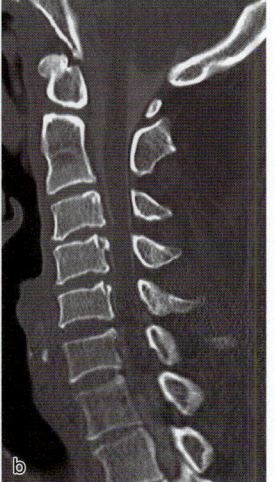

図 30-18　Klippel-Feil 症候群（52 歳男性）
a. 側面 X 線像，b. CT 矢状断像．
歯突起骨と C1 前弓，C2 と C3 の先天性癒合がみられる．

位症〔Sprengel（シュプレンゲル）変形〕は 15～35％ に合併する．癒合していない部位に過度の力学的ストレスがかかるため，不安定性をきたして脊髄障害を起こすことがある．

治療

　神経症状が出現すれば除圧術と脊椎固定術が必要になる．

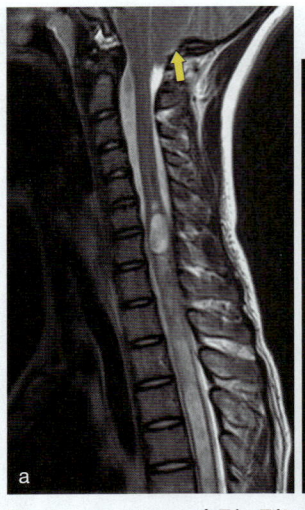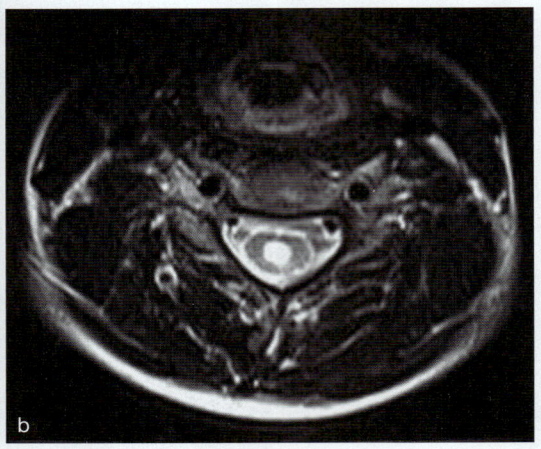

図 30-19　Chiari 奇形 I 型に伴う脊髄空洞症（13 歳男性）
a. MRI T2 強調矢状断像，b. MRI T2 強調横断像（C6/7 高位）.
C5 以下の脊髄内に脊髄空洞（高信号領域）を認める．小脳扁桃は舌状に下垂し（矢印），
Chiari 奇形 I 型である．

5 Chiari（キアリ）奇形
Chiari malformation

病態

　小脳扁桃や小脳虫部が舌状に大後頭孔内を下垂し，時に延髄も頚椎脊柱管内に下垂する病態をいう．くも膜や脳脊髄液の灌流異常も発生するため，しばしば脊髄空洞症 syringomyelia を合併する．Chiari 奇形は次の 4 型に分類される．

1) I 型：小脳扁桃や延髄が脊柱管内へ下垂するが，第 2 頚椎（C2）高位を超えて下垂することはほとんどない．思春期以降に発症することが多く，脊髄髄膜瘤を伴うことはない（**図 30-19**）.
2) II 型：小脳虫部や延髄，第四脳室が脊柱管内に下垂する．新生児期よりみられ，脊髄髄膜瘤（➡535 頁参照）を伴い水頭症を合併することが多い．声帯麻痺，嚥下障害，無呼吸，徐脈などがみられる．
3) III 型：小脳が頚椎二分脊椎部に嵌入したもの．稀で，通常は新生児期に死亡する．
4) IV 型：小脳形成不全を伴うもの．後脳のヘルニアがないため，Chiari 奇形に含めない場合もある．

治療

　I 型で脊髄空洞症による神経症状があれば，大後頭孔除圧術や環椎後弓切除術を行ったうえで硬膜形成術が行われることが多い．

C　頚椎変性疾患

1 頚椎椎間板ヘルニア
cervical disc herniation

病態

　椎間板の髄核が後方の線維輪を穿破し，椎間板組織が脊柱管内に突出または脱出して脊髄や神経根を圧迫し症状をきたす．30〜50 歳代の男性に多く，その発生高位では C5/6 が最も多い．次いで C4/5 や C6/7 に多い．重労働などによる外傷や喫煙などが危険因子とされている．脊柱管横断面で，正中型，傍正中型，外側型と分類され，正中ヘルニアは脊髄症，傍正中型や外側型は神経根症（**図 30-20**）や脊髄神経根症（脊髄症と神経根症の合併）をきたすことが多い．画像検査で椎間板ヘルニアを認めても，無症状であることも多いので注意を要する．

自覚症状

　頚椎症状のほかに，神経根が圧迫されると神経根症，脊髄が圧迫されると脊髄症を呈する．後述する頚椎症や後縦靱帯骨化症でも，同様に神経根が圧迫されると神経根症，脊髄が圧迫されると脊

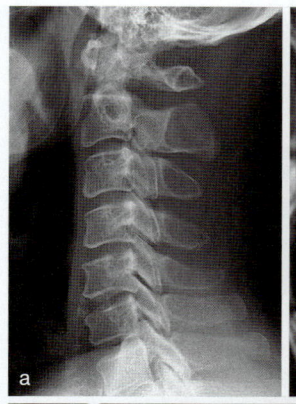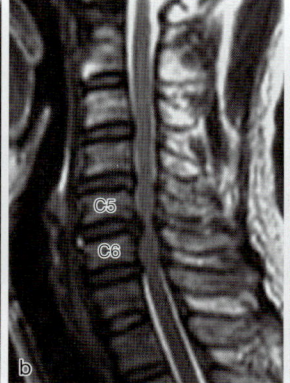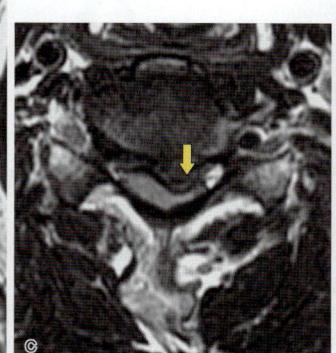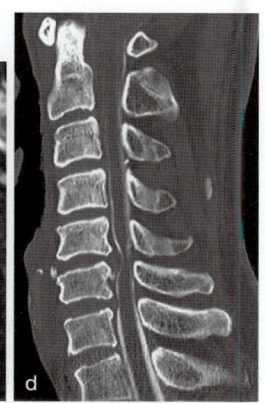

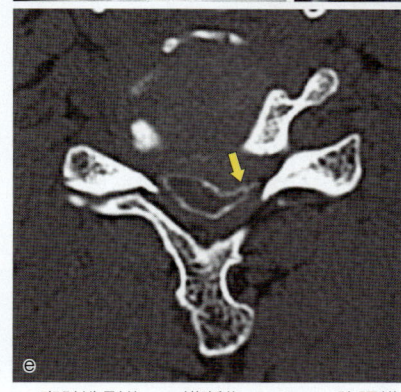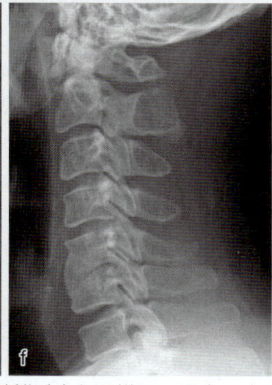

図 30-20　頚椎椎間板ヘルニア（C5/6：43歳男性）
a. 術前単純 X 線側面像. 発育性脊柱管狭窄とC5/6 に骨棘を認める.
b. MRI T2 強調矢状断像. 椎間板ヘルニア（C5/6）により脊髄が圧迫されている.
c. MRI T2 強調横断像. 椎間板ヘルニアは正中〜やや左側にあり, 脊髄を圧迫している（矢印）.
d. 脊髄造影後 CT 矢状断像. C5/6 椎間板高位に一致して造影剤柱幅が狭くなっており, 前方からの脊髄圧迫がよくわかる.

e. 脊髄造影後 CT 横断像. MRI T2 強調横断像（c）と同様に, 正中〜やや左側にある椎間板ヘルニアが脊髄を圧迫していることがよくわかる（矢印）. くも膜下腔に広がった造影剤のリングが圧迫され, 脊髄がブーメラン状に変形している.
f. 術後単純 X 線側面像. 前方椎体間固定術（C5/6）を行い, 術中に椎間板ヘルニアを摘除した.

髄症を呈する.

・頚椎症状

　頚部から肩甲背部にかけての疼痛がみられる. 頚椎の運動時に痛みが増強し, 安静にすると軽快する.

・神経根症 radiculopathy

　一側上肢への放散痛, しびれ感, 感覚障害, 脱力感などを呈する. 放散痛の領域を詳しく聴取することで障害神経根を推測することができる（→図 30-8 の感覚領域にほぼ一致する）. 前胸部に放散する疼痛をみることもあり, 症状が狭心症に似ているのでこれを頚性狭心症 cervical angina という.

・脊髄症 myelopathy

　字が書きにくい, ボタンが掛けにくい, 箸が使いにくいといった手指巧緻運動障害や歩行障害を認める. 痙性歩行により歩容は拙劣となり, 階段昇降時には手すりが必要となる. また小走りもできなくなる. 初期には, 大きなボタンを掛けることはできるが, ワイシャツの袖や第一ボタンのよ

うな小さいボタンが掛けにくくなり, また階段を上るときには支障を感じないが下降時のみ不安感を覚える. 手指全体や手掌全体に及ぶしびれ感を訴えることが多いが, 脊髄の圧迫高位によってその領域には特徴がある. 進行すると膀胱直腸障害も自覚するようになる.

身体所見

・頚椎症状

　頚椎の可動域制限と項頚部（僧帽筋, 棘上筋, 棘下筋など）に圧痛を認める.

・神経根症

　神経根の障害高位に一致した上肢の筋力低下および筋萎縮, 感覚障害, 深部反射の低下ないし消失を認める（→図 30-8）. Spurling テスト, Jacksonテストが陽性となることが多い.

・脊髄症

　上肢の障害髄節に一致して深部反射減弱がみられ, 筋力低下をみることもある. また錐体路障害のために, それ以下の深部反射, Hoffmann 反射,

30
頚椎

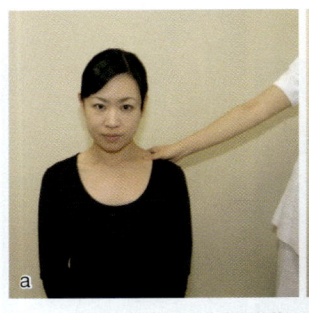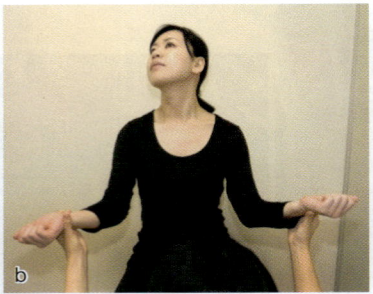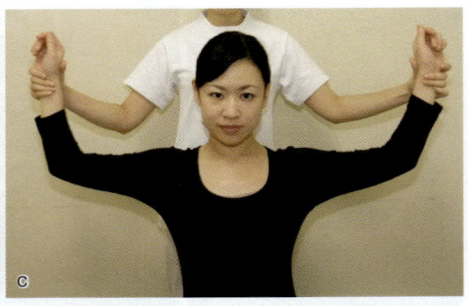

図30-21　胸郭出口症候群に用いられる検査
a. Morley テスト．鎖骨上部，腕神経叢部を圧迫すると上肢放散痛やしびれを認めれば陽性．
b. Adson テスト（■◀⑨）．頚部を軽度伸展位で患側へ傾け，深呼吸後に息を止めると橈骨動脈の拍動が消失すれば陽性．
c. Wright テスト（過外転テスト）．上肢を外転し後方に引くと橈骨動脈の拍動が消失すれば陽性．

Wartenberg 反射が亢進し，Babinski 反射，膝・足間代も陽性となる．指離れ徴候 finger escape sign（➡図30-10）がみられ，10秒テストでは通常20回以下になる．感覚障害は一般に初期には上肢に限局している．

画像検査

・X 線像

椎間板ヘルニアでは一般に椎間板腔狭小化や骨棘形成は軽度である．高齢者では，骨棘などの変性が著しい椎間の隣接椎間に椎間板ヘルニアが発生することも多い．

・MRI

椎間板ヘルニアの局在や椎間板変性の程度，圧迫された脊髄，神経根の状態を把握できる．ヘルニア内部の炎症性変化はガドリニウムで造影可能．

・脊髄造影

脳槽・脊髄用の水溶性造影剤（➡553頁, 図32-39参照）をくも膜下腔に注入して，脊髄や神経根を陰影欠損として描出する．当該椎間板高位での神経根嚢 nerve root sleeve の欠損，造影剤柱の部分欠損，途絶などがみられる．脊髄造影後に CT を撮影すると CTM，椎間板ヘルニアの局在や，脊髄や神経根の圧迫を三次元的にとらえることができる．しかし，MRI が導入された現在では，脊髄造影をする機会は減ってきている．

鑑別診断

頚肩腕痛を引き起こす疾患との鑑別が重要である．

・肩軟部組織の変性疾患（凍結肩，腱板断裂など）（➡437頁参照）

肩関節の運動痛や肩関節可動域制限を認めれ

ば，頚椎疾患は否定的である．C5 神経根症と腱板断裂は，ともに上腕近位外側の疼痛を訴え，肩関節の外転ができなくなるので鑑別を要する．C5 神経根症では三角筋のほかに上腕二頭筋でも筋力低下を認めるが，腱板断裂では上腕二頭筋の筋力は通常正常である．

・胸郭出口症候群 thoracic outlet syndrome

頚肋，前斜角筋，中斜角筋，鎖骨および第1肋骨，小胸筋などにより腕神経叢が圧迫され，上肢の疼痛，しびれ，重だるさなどが出現する．Wright（ライト）テスト，Adson（アドソン）テスト，Morley（モーレイ）テストが陽性となる（図30-21）．胸郭出口症候群の症状は前腕尺側に多い．

・肘部管症候群 cubital tunnel syndrome（➡456頁参照），手根管症候群 carpal tunnel syndrome（➡491頁参照）

肘部管症候群は尺骨神経，手根管症候群は正中神経の絞扼性神経障害である．前者は尺骨神経溝で，後者は手根管部で Tinel（ティネル）様徴候がみられる．手掌部での感覚障害の局在が特徴的で，前者は環指尺側から小指に，後者は母指から環指橈側に認める．確定診断には，当該神経の神経伝導速度を測定する．

・脊髄腫瘍 spinal cord tumor，脊椎腫瘍 spinal tumor（➡568頁参照）

MRI で容易に確定診断できる．稀に Pancoast（パンコースト）腫瘍により，主に尺骨神経側に神経症状を生じることもあるので注意する．

治療

頚椎症状，神経根症，脊髄症に分けて考えるとわかりやすい．椎間板ヘルニアは自然吸収される

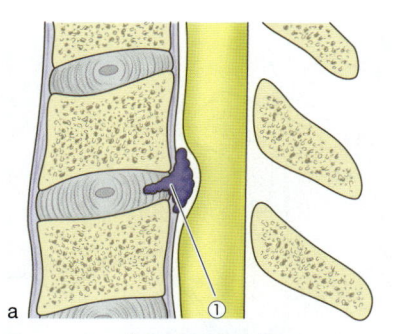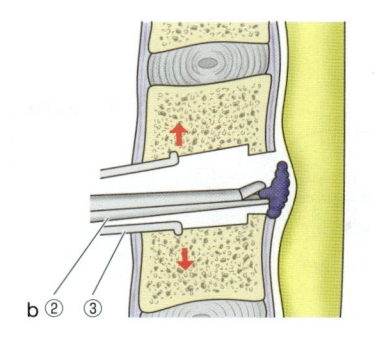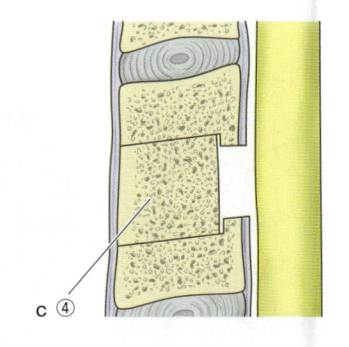

図 30-22　前方除圧固定術
① 椎間板ヘルニア（脱出髄核）　② 鉗子（脱出髄核摘出）　③ 椎間拡大器　④ 移植骨
前方より椎間板・軟骨板を切除し，椎間拡大器で椎間を広げてから，脱出した髄核を摘除して前方除圧を行う（b）．次いで，椎体間に移植骨を挿入する（c）．

ことも多い（➡554頁，図32-41参照）ので，むやみに手術を選択することは戒めるべきである．

1 ● 頚椎症状に対する治療

　頚椎症状のみで手術療法を行うことは稀である．消炎鎮痛薬などの薬物療法，トリガーポイントブロック，体操などを行う．

2 ● 神経根症に対する治療

・**保存療法**

　消炎鎮痛薬などの薬物療法を行う．頚椎カラーを装着して頚部の安静を図ることもある．痛みが激しい場合には，副腎皮質ステロイドの内服，硬膜外ブロック，神経根ブロック，星状神経節ブロックなどを併用する．ほとんどの症例で，保存療法により2～3カ月以内に軽快する．

・**手術療法**

　保存療法を2～3カ月続けても効果がない場合や，進行性の麻痺を認めた場合には手術を行う．椎間板ヘルニアは脊髄や神経根の前方にあり，通常は1椎間での障害なので，前方除圧固定術 anterior decompression and fusion を選択することが多い．胸鎖乳突筋の内側から進入し，気管と食道を内側によけて椎間板に到達し，当該高位の椎間板やヘルニアを完全に摘除し，椎体間に腸骨から採取した骨移植を行う（図30-22）．アライメントの維持や移植骨の脱転を予防する目的で，前方にプレートを使用することもある．神経根症をきたす椎間板ヘルニアは傍正中型あるいは外側型なので，後方から部分椎弓切除と椎間孔切除を行った上でヘルニアを摘除することもある．

3 ● 脊髄症に対する治療

・**保存療法**

　軽度であれば，頚椎カラーで頚部の安静を図り，椎間板ヘルニアの自然吸収を待つ．しかし，痙性歩行，手指巧緻運動障害により日常生活に支障がある場合や排尿障害がある場合には，機能障害が永続性となることを避けるために手術を選択する．

・**手術療法**

　脊髄症の場合でも，通常は1椎間での障害で脊髄の前方にヘルニアがあるので，神経根症と同様に前方除圧固定術を選択することが多い（図30-22）．しかし，椎間板ヘルニアの高位以外でも脊柱管狭窄がある場合には，後方から椎弓形成術 laminoplasty を選択することもある（図30-23）．椎弓形成術は脊髄の広範囲な除圧を容易に行え，かつ脊髄を保護する脊柱後方要素を温存することができ，合併症も少ないが，頚椎後方伸筋群に侵襲を加えるため術後に頚部痛をきたしやすいという難点がある．

2　頚椎症
cervical spondylosis

病態

　加齢とともに椎間板の変性が進行して，椎間板腔，鉤椎関節（Luschka関節），椎間関節の狭小化や骨棘形成などが生じ，頚椎可動域制限，頚部痛，項部のこり感などの症状を呈した状態を頚椎症 cervical spondylosis という．椎体後方の骨棘による発育性脊柱管狭窄 developmental canal stenosis（脊柱管前後径≦12～13 mm）や椎間不安定性によ

30
頚椎

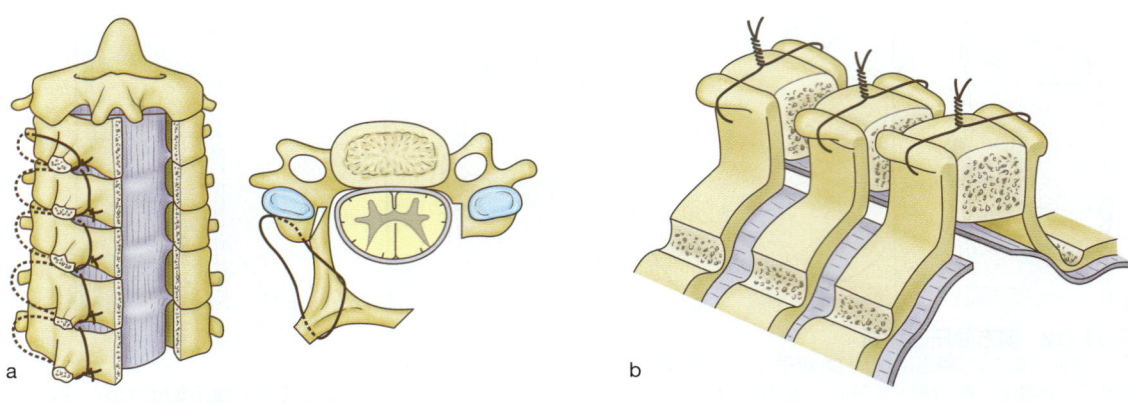

図 30-23　椎弓形成術

a. 片開き式椎弓形成術（平林法）．各椎弓の椎間関節内側にエアドリルで溝を作り，椎弓は一側で切離し，反対側でバネ状に開大できる程度に連続性を保つ．椎弓群を一塊として回転浮上させ，広範囲同時除圧を行う．その後に椎弓や黄色靱帯を軟部組織に糸で縫着して拡大した脊柱管を維持する．

b. 棘突起縦割式椎弓形成術（黒川法）．まず正中で棘突起を縦割したのち，各椎弓の椎間関節内側にエアドリルで溝を作り，バネ状に開大できる程度に連続性を保ちながら，椎弓を左右に開き脊柱管を拡大する．縦割部に移植骨を挿入し，締結固定する．

る動的狭窄で脊髄が圧迫され，脊髄症を呈すると頸椎症性脊髄症 cervical spondylotic myelopathy という（図 30-24 ➡ 図 30-6）．鉤椎関節（Luschka 関節）や椎間関節の骨棘による椎間孔狭窄のために神経根が圧迫され，神経根症を呈すると頸椎症性神経根症 cervical spondylotic radiculopathy という（図 30-25 ➡ 図 30-5）．また両者が合併することもある（頸椎症性脊髄神経根症 cervical spondylotic myeloradiculopathy）．社会の高齢化に伴い，頻度が高い疾患となっている．

　C5/6，次いで C6/7 の中下位頸椎に多く発症するが，高齢者では C3/4，C4/5 高位で脊髄症を起こすことが多い．これは，変性が進行して中下位頸椎の椎間可動性が失われることや，胸椎後弯の進行に伴い頸椎前弯が増加することで，C3/4 や C4/5 にストレスが集中して不安定性が生じるためとされている．横突孔辺りの骨棘によって椎骨動脈が圧迫されると，動作性のめまいを生じる椎骨脳底動脈不全 vertebrobasilar insufficiency がみられることもある．

自覚症状

　頸椎椎間板ヘルニア ➡ 514 頁参照．

身体所見

　頸椎椎間板ヘルニア ➡ 515 頁参照．

画像検査

・単純 X 線像（図 30-26）

　正面像および側面像で，頸椎のアライメント異常（後弯や側弯など），椎間板腔の狭小化，椎体終板の骨硬化や骨棘，脊柱管狭窄の有無を調べる．斜位像では鉤椎関節（Luschka 関節）や椎間関節の骨棘形成に伴う椎間孔狭窄の有無，前・後屈位での側面像では椎間不安定性の有無を確認する．一般に下位椎体から 3 mm 以上の前方または後方移動があれば不安定性があると判断する．

・MRI，CT

　脊髄や神経根の圧迫，脊髄の変性（T1 強調像における低信号や T2 強調像における高信号），椎間板の変性などを評価できるので，神経根症や脊髄症を呈する症例には必須の検査である．横断像で左右の脊髄前角が高信号領域として描出されるものを snake-eye appearance とよび，灰白質圧迫の徴候である．CT は骨の評価に優れていることから，骨性脊柱管の状態が観察でき，手術計画の策定に有用である．

・脊髄造影

　脳槽・脊髄用の水溶性造影剤（➡ 553 頁，図 32-39 参照）をくも膜下腔に注入して造影する．脊髄や

NOTE　頸性狭心症 cervical angina

　頸椎神経根症による放散痛が前胸部に生じ，時に狭心症様発作を起こすことから頸性狭心症とよばれる．中高年では冠動脈の検査が優先されてしまい，頸性狭心症が看過されることが多い．狭心症様発作の原因に頸椎疾患があることを常に念頭に置くべきである．

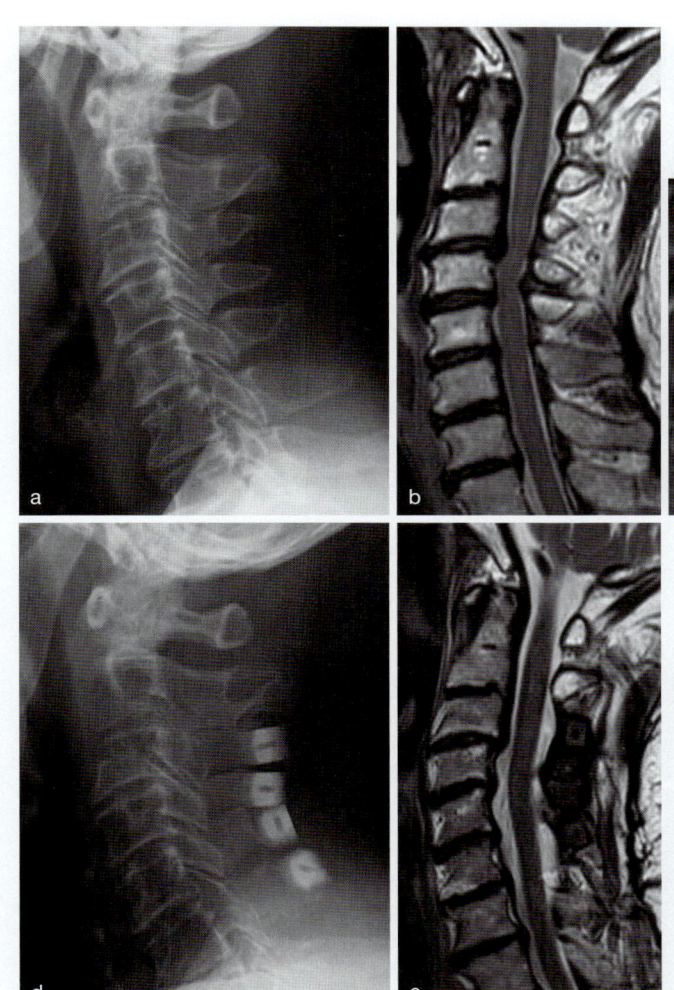

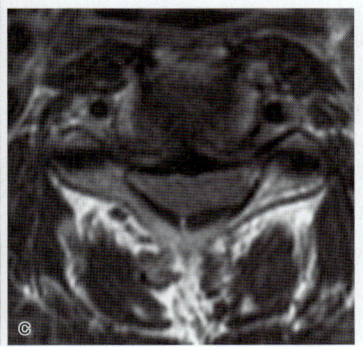

図 30-24　頚椎症性脊髄症（77 歳女性）
a. 術前単純 X 線側面像.
b. 術前 MRI T2 強調矢状断像.
c. 術前 MRI T2 強調横断像（C3/4）.
d. 術後単純 X 線側面像.
e. 術後 MRI T2 強調矢状断像.
X 線像では，C3/4〜C6/7 高位の椎体前方に骨棘を
認め，C3/4，C5/6，C6/7 では椎間板腔の狭小化
を認める（a）．MRI T2 強調像では，C3/4 と C4/5
で脊髄の圧迫を認め，脊髄内に淡い高信号領域が
見える（b, c）．椎弓形成術（C3〜C7）を行い（d），術
後の MRI では脊髄の圧迫は解除されている（e）.

神経根が陰影欠損として描出されるので，造影剤
の通過障害や椎間板高位での骨棘による神経根嚢
の欠損などを評価する．脊髄造影後に CT を撮影
し（CTM），脊髄やくも膜下腔の横断面での形態
を観察する.

鑑別診断

　頚椎椎間板ヘルニア ➡516 頁参照.

治療（頚椎椎間板ヘルニア ➡516 頁参照）

　ただし，頚椎症は老化に伴う変性疾患なので，
頚椎椎間板ヘルニアと異なり骨棘などの自然消退
はない．頚椎症性神経根症は頚椎カラー装着など
の保存療法で多くの場合軽快するが，頚椎症性脊
髄症が軽快することはほとんどない．したがって，
手指巧緻運動障害や歩行障害があれば手術を選択
することになる.

　手術法の選択も頚椎椎間板ヘルニアと若干異な

る．頚椎症性神経根症の場合は，頚椎椎間板ヘル
ニアによる神経根症と同様に，通常 1 椎間の障害
なので前方除圧固定術（➡図 30-22）か後方からの
椎間孔拡大術を行う．頚椎症性脊髄症の場合は
1〜2 椎間の障害で，他の高位に脊柱管狭窄を伴
わない場合は，前方除圧固定術を行う．3 椎間以
上の障害や 1〜2 椎間の障害でも他の高位に脊柱
管狭窄を伴う場合には，椎弓形成術（➡図 30-23）
を選択する.

③ 後縦靱帯骨化症

ossification of the posterior longitudinal
ligament（OPLL）

病因，病態

　後縦靱帯は上位頚椎から仙椎に至るまで，椎体

30
頚椎

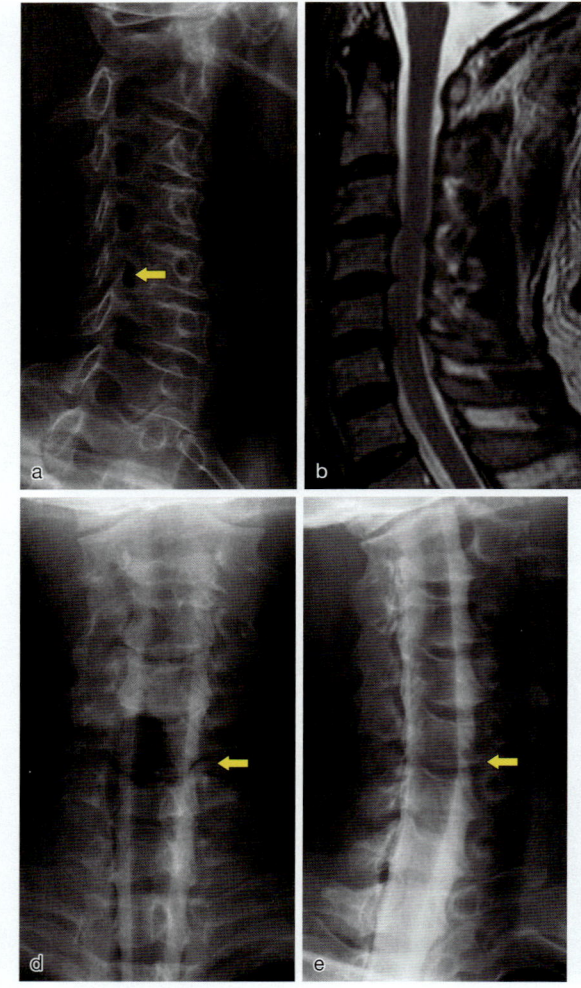

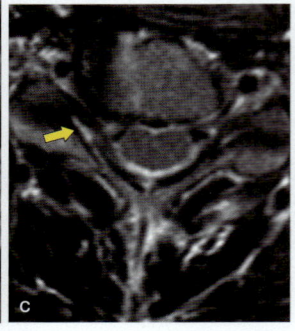

図 30-25　頚椎症性神経根症（C6 神経根症）（53 歳男性）
a. 右斜位単純 X 線像.
b. MRI T2 強調矢状断像.
c. MRI T2 強調横断像.
d. 脊髄造影正面像（P-A）.
e. 脊髄造影右斜位像.
単純 X 線像では，右 C5/6 椎間孔が狭窄している（a：矢印）.
MR 矢状断像では脊柱管狭窄はあるが，脊髄の圧迫ははっきりせず，横断像では右 C5/6 椎間孔（c：矢印）が Luschka 関節や椎間関節の骨棘により狭くなっているのがわかる. 脊髄造影では，右 C6 神経根嚢の描出が不良で，これは斜位像で見るとよくわかる（d, e：矢印）.

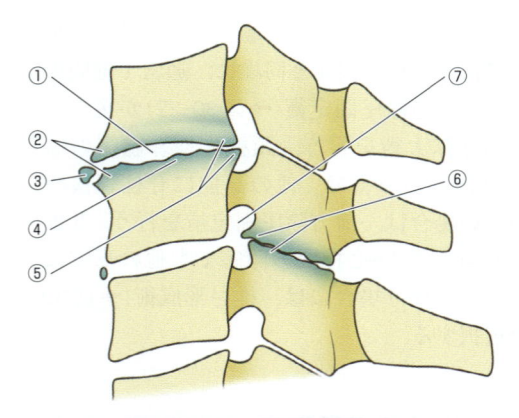

図 30-26　頚部脊椎症の X 線所見
① 椎間板腔狭小化　② 前方骨棘　③ 前縦靱帯骨化
④ 終板骨硬化　⑤ 後方骨棘　⑥ 椎間関節骨棘
⑦ 椎間孔狭窄

の後面を裏打ちしている靱帯である．椎間孔入口部付近まで線維が延びていて，正中部では強靱な構造を形成している．この後縦靱帯が骨化し症状を呈したものを後縦靱帯骨化症といい，わが国から世界に初めて報告された（月本，1960 年）．胸椎に多い黄色靱帯骨化症 ossification of the ligamentum flavum（OLF）とともに厚生労働省の特定疾患治療研究事業対象疾患に認定されている．

　わが国での発生頻度は約 3％ で，男性が女性よりも約 2 倍多い．東アジアでも北方系に数多く発生するとも報告され，韓国人では約 1％，中国人では 0.2〜1.8％ であるのに対して，米国人（白人）0.12％，ドイツ人 0.1％ と，人種によって発生頻度に差がある．肥満，糖代謝異常，カルシウム代謝異常が発症に関与しているといわれている．同一家系での発生や兄弟罹患例などが数多く報告さ

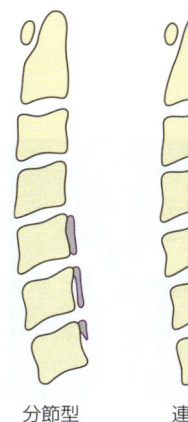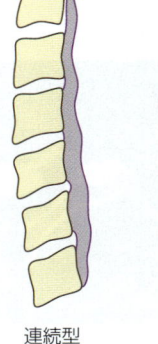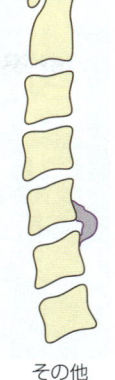

| 分節型 | 連続型 | 混合型 | その他 |

図 30-27　後縦靱帯骨化の骨化形態分類

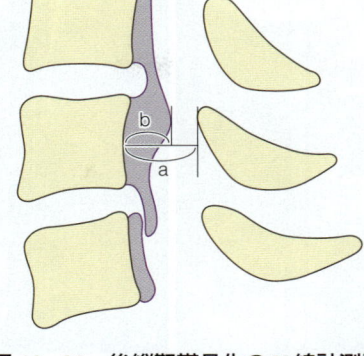

図 30-28　後縦靱帯骨化の X 線計測法
脊柱管前後径＝a
骨化巣前後径＝b
骨化占拠率＝b／a×100（％）
有効脊柱管前後径＝a−b

れていることから，後縦靱帯骨化の発生に遺伝的要素がかかわっているとされ，第6染色体短腕に存在する第XI型コラーゲン A2 遺伝子の異常や nucleotide pyrophosphatase（NPPS）遺伝子多型が病因遺伝子と報告されている．また．機械的刺激（力学的ストレス）などの外的環境因子が骨化進展に関与する可能性も示唆されている．OPLL はびまん性特発性骨増殖症 diffuse idiopathic skeletal hyperostosis（DISH）のような全身の骨化傾向がある症例に発症することもあるので，胸椎 OPLL や胸椎 OLF を同時に認めることも多い．

　骨化の形態は，分節型 segmental type，連続型 continuous type，混合型 mixed type，その他 other type に分類される（図 30-27）．これらは側面 X 線像や CT の任意断面再構成 multiplanar reconstruction（MPR）による矢状断像で評価する．脊柱管狭窄の程度を骨化占拠率で評価するが（図 30-28），50% を超えると脊髄症の発症リスクは高くなる．分節型や混合型では，骨化占拠率が高くなくても動的因子により脊髄症を呈すること

が多い．すなわち骨化の連続性が途切れる部位で，わずかな動きでも前方の骨化巣と後方の黄色靱帯によって脊髄が圧迫されて脊髄症を発症する．

　後縦靱帯骨化症では，脊髄症や脊髄神経根症を呈することはあるが，脊髄症を伴わない神経根症は稀である．軽微な転倒を契機として脊髄麻痺が発生することも注意すべきである．

自覚症状
　頚椎椎間板ヘルニア ➡514 頁参照．

身体所見
　頚椎椎間板ヘルニア ➡515 頁参照．

画像診断（図 30-29）
　椎体後方の骨化巣を見逃さないように注意深く単純 X 線側面像を観察する．CT では骨化巣の横断面の形や大きさと脊柱管内の占拠の様子をとらえることができ，骨化占拠率と有効脊柱管前後径を正確に計測できる．任意断面再構成 multiplanar reconstruction（MPR）による矢状断像での評価も有用である．MRI では脊髄圧迫の程度を評価できるが，骨化巣は低信号となるため，靱帯の肥厚と骨化を区別することは困難である．頚椎症性脊髄症と同様に脊髄の圧迫と信号変化の有無を観察する．

鑑別診断
　頚椎椎間板ヘルニア ➡516 頁参照．

治療（頚椎椎間板ヘルニアと頚椎症 ➡516, 519頁 参照）
　OPLL も頚椎症の骨棘と同様に自然消退はない．手指巧緻運動障害や歩行障害を認めれば，手

NOTE　**頚椎症性筋萎縮症，若年性一側上肢筋萎縮症**

　頚椎症性筋萎縮症は，前角や前根が選択的に障害されることで，通常は上肢近位筋の筋力低下を呈するが，感覚障害はないかあってもごく軽微である．また，若年性一側上肢筋萎縮症は，上肢遠位筋の筋力低下と萎縮を認め，感覚障害はあっても軽度である．多くは一側性で，若年の男性に多く，成長の終了とともに症状の進行も停止する．脊髄前角細胞障害によるものとされ，平山病や cervical flexion myelopathy ともよばれている．

30
頚椎

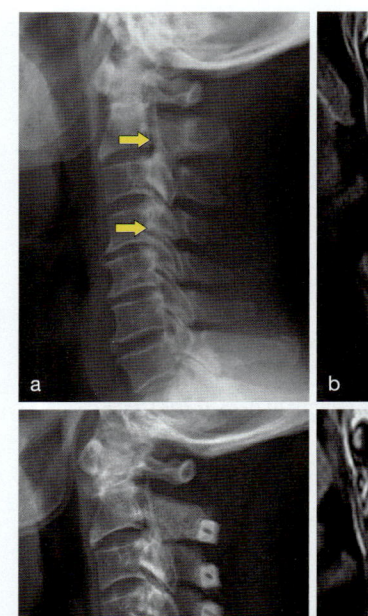
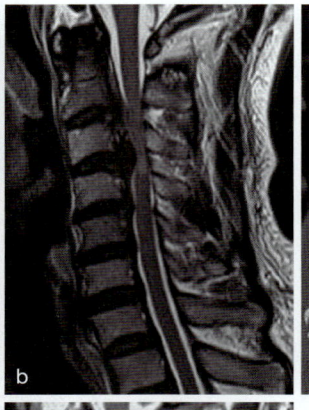
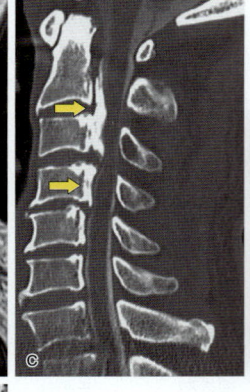
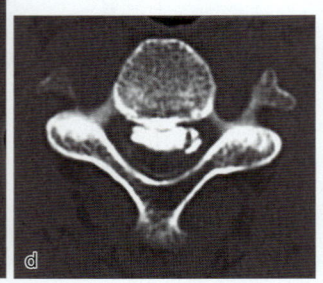
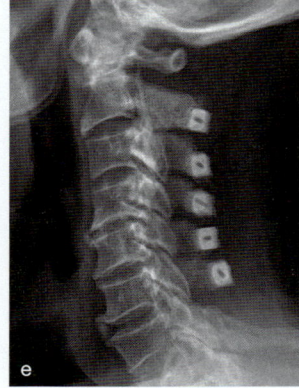
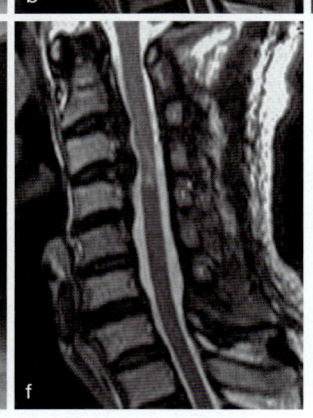

図 30-29　頚椎後縦靱帯骨化症（混合型，67 歳男性）
a. 術前単純 X 線側面像.
b. 術前 MRI T2 強調矢状断像.
c. 術前脊髄造影後 CT 矢状断像.
d. 術前脊髄造影後 CT 横断像.
e. 術後単純 X 線側面像.
f. 術後 MRI T2 強調矢状断像.
C2～C3 に連続型，C4 に分節型の後縦靱帯骨化がみられる（a, c：矢印）ので混合型である. 骨化占拠率は 46% で，C2/3～C3/4 で脊髄が圧迫され，脊髄の信号変化も認める（b）. 椎弓形成術（C2～C7）を行い，症状は軽快した（e）. 術後の MRI では脊髄の圧迫は解除されているが，脊髄の信号変化は一部残っている（f）.

術を選択する. 手術方法の選択は，頚椎症性脊髄症と同じであるが，OPLL の前方法は難易度が高いので注意を要する. 前方除圧固定術を選択する場合には，骨化のある高位よりやや頭尾側の範囲で椎体を削開して，椎体後方の OPLL 病巣を摘出または前方に浮上させる（図 30-30）. OPLL 病巣を切除することが望ましいが，骨化巣と硬膜が癒着している場合には骨化浮上術にとどめるほうが無難である.

NOTE　びまん性特発性骨増殖症（DISH）

Forestier 病あるいは強直性脊椎骨増殖症 ankylosing spinal hyperostosis（ASH）ともよばれる. 4 つ以上の連続した椎体が前縦靱帯骨化により強直していれば DISH と診断される. 脊椎前方に著明な骨増殖性変化を伴う病態であり，股関節など他の骨・靱帯にも骨棘形成を認める.

D　頚椎炎症性疾患

1　リウマチ性脊椎炎
rheumatoid spondylitis

関節リウマチ（RA）は滑膜関節に発症する. 脊椎には，椎間関節，鉤椎関節，正中環軸関節に滑膜が存在するので，これらに RA が発症する. 生物学的製剤が導入される以前の報告では，RA 患者の 86% に画像上頚椎病変を認め，神経症状を呈するのはその 10% とされていた. 罹病期間が長くなるほどその発生頻度も高くなる. 越智の提唱した RA 病型分類に基づいて検討すると，最終調査時に頚椎病変を有した割合は，少関節破壊型 less erosive subset（LES）：42%，多関節破壊型 more erosive subset（MES）：85%，ムチランス型 mutilating disease subset（MUD）：100% であり，重症病型ほど頚椎病変を有する割合が高い. しかし最近では生物学的製剤（TNF-α 阻害薬，抗 IL-6 抗体など）を早期から使用することが多くな

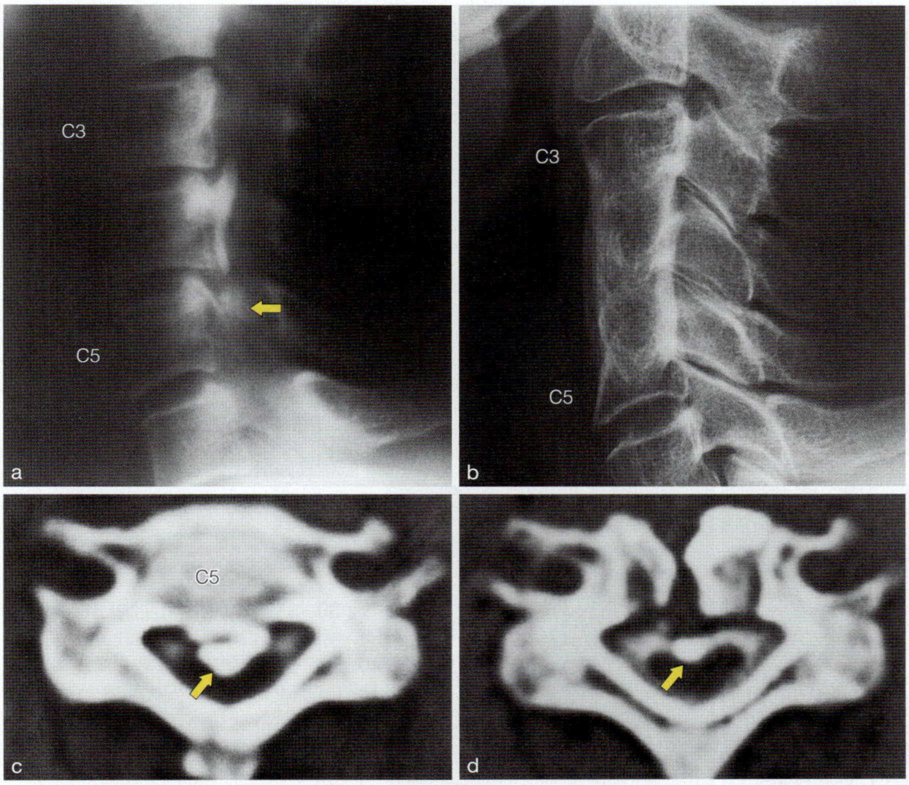

図 30-30　頚椎後縦靱帯骨化症の前方除圧固定術(国分 原図)
a. 術前断層写真，b. 術後単純 X 線側面像，c. 術前 CT ミエログラム，d. 術後 CT ミエログラム.
C3〜C5 の混合型で，骨化した硬膜(矢印)と後縦靱帯骨化巣が癒合していた．骨化の大部分を摘
出し骨移植を行った．骨癒合は完成している(b)．脊髄の除圧は良好である．ただし骨化した硬膜
の一部は残した(d).

り，従来の頚椎病変の発生頻度は激減している．
リウマチ性頚椎病変は治療上，上位頚椎と中・下
位頚椎に分けて考える．

A 上位頚椎病変

病態

　軸椎歯突起周囲にパンヌスが増生して炎症によ
る破壊が進行する．靱帯の周囲に骨びらんや骨融
解が生じて環椎横靱帯などが弛緩し，環軸関節亜
脱臼 atlantoaxial subluxation(AAS)が起こる．
環椎は軸椎に対して前方に移動する前方亜脱臼が
最も多い(図 30-31)．外側環軸関節や環椎後頭関
節の破壊がさらに進行すると(➡図 30-2)，歯突
起先端が頭蓋内に陥入して垂直亜脱臼 vertical
subluxation(VS)を生じる(図 30-32)．環椎後頭
関節や外側環軸関節が破壊されることで頚椎の可
動域は制限される．環軸椎での不安定性は椎骨動

脈の走行にも影響し，椎骨脳底動脈不全 verte-
brobasilar insufficiency をきたすこともある．

症状，診断

　環軸椎のリウマチ性病変により，疼痛や異常音，
可動域制限のほか，脊髄・神経根が圧迫されると
脊髄症や神経根症を伴うようになる．垂直亜脱臼
が生じれば，延髄が圧迫されて，嚥下・呼吸障害
を生じ，椎骨脳底動脈不全に伴うめまい，失神，
耳鳴りなど多彩な症状もみられる(➡505 頁)．上位
頚髄が圧迫されると，特異な交叉性麻痺 cruciate
paralysis を生じることがある．単純 X 線側面像
で，環椎歯突起間距離 atlantodental interval
(ADI)が 5 mm 以上あれば(成人の正常値は
3 mm 以下)環軸関節亜脱臼と診断する．後屈位
で撮影すると ADI が正常であることもあるので，
必ず前屈位と後屈位の単純 X 線側面像で確認す
る(図 30-31)．頭蓋底陥入症の項で述べた各種計

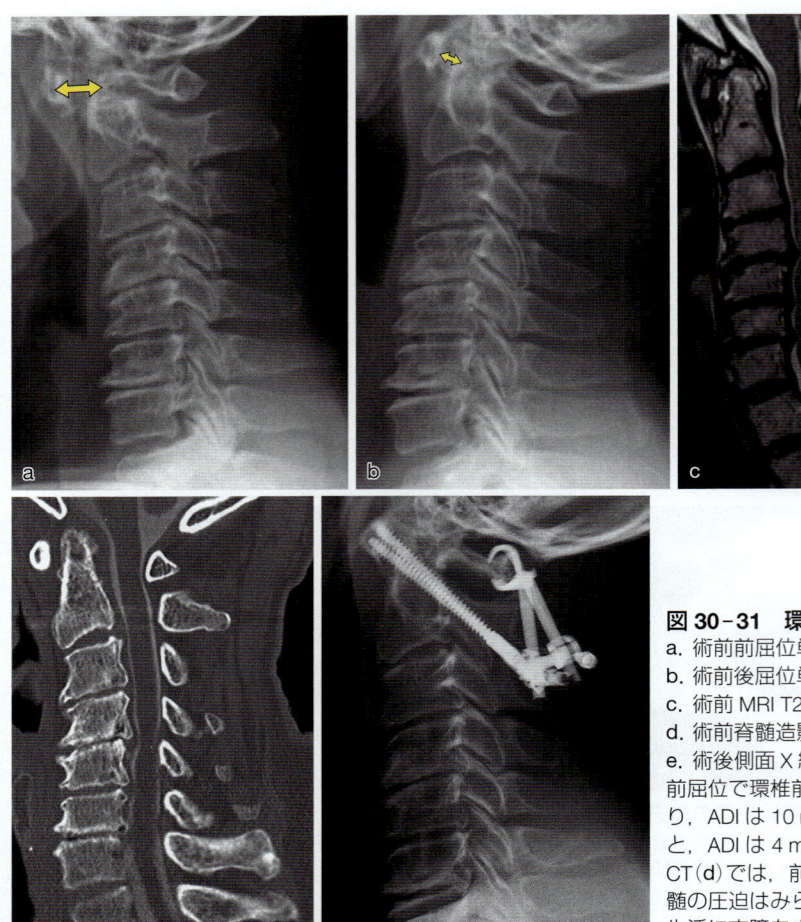

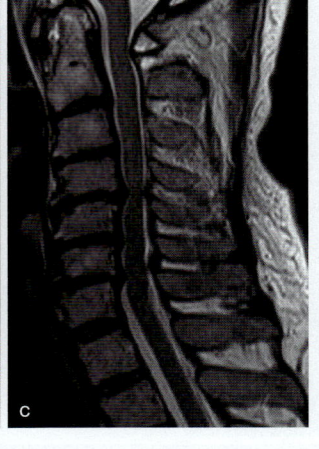

図30-31　環軸関節亜脱臼(AAS, 57歳男性)
a. 術前前屈位単純X線側面像.
b. 術前後屈位単純X線側面像.
c. 術前MRI T2強調矢状断像.
d. 術前脊髄造影後CT矢状断像.
e. 術後側面X線像.
前屈位で環椎前弓は歯突起に対し前方へ転位しており, ADIは10mmである(a:矢印). 後屈位にすると, ADIは4mmとなる(b). MRI(c)と脊髄造影後CT(d)では, 前屈位をとらないので上位頚椎では脊髄の圧迫はみられず, 脊髄内信号変化もない. 日常生活に支障をきたす頚部痛に対して, 椎間関節貫通スクリューを用いた環軸関節固定術を行った(e).

測法(➡図30-16)で異常があれば, 垂直亜脱臼と診断する. 任意断面再構成(MPR)によるCT矢状断像で観察するとよくわかる. 脊髄や延髄の圧迫を評価するためにはMRIが有用である.

治療

疼痛の緩和には頚椎カラーの装着が有効である. 手術適応は, 脊髄症状を呈するものに限るとするものから, 軽症例であっても早期固定を主張するものまで議論が多い. 疼痛が著しいもの, 脊髄症状があるもの, 環椎歯突起間距離(ADI)が8mm以上のもの, 垂直亜脱臼を認めるものに手術適応がある. 手術は後方法が一般的で, 環軸関節亜脱臼のみ認めれば環軸関節固定術(図30-31), 垂直性亜脱臼では後頭頚椎固定術が推奨される. 環軸関節固定術には, 環椎外側塊スクリューと軸椎椎弓根スクリューを用いた固定や椎間関節貫通

スクリューによる固定が多用されている. 後頭頚椎固定術を行う場合には, 軸椎下亜脱臼 subaxial subluxation(SAS)がなければ, 後頭骨からC2までの固定を行う.

Ｂ 中・下位頚椎病変

病態

椎間関節は滑膜関節であるので, リウマチ性病変が起こりうる. 椎間関節が破壊され, 椎間板の機能が破綻すると脊椎不安定性 spinal instability を招来し, 椎体すべり, 弯曲異常をきたすようになる. この状態がC3以下に起こると, 軸椎下亜脱臼(SAS)という(図30-32). 時に脊柱管狭窄を伴って脊髄症状を引き起こす.

症状, 診断

頚部痛や脊髄症状・神経根症状の有無を問診や

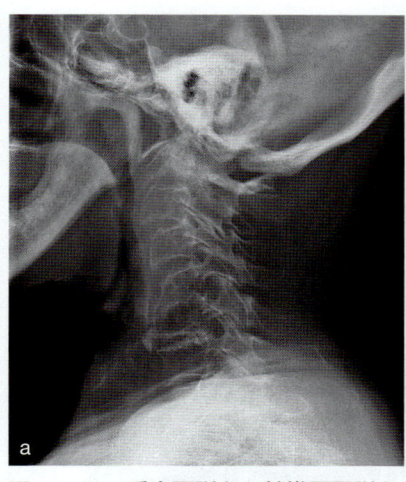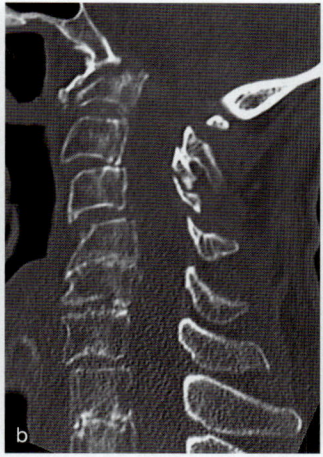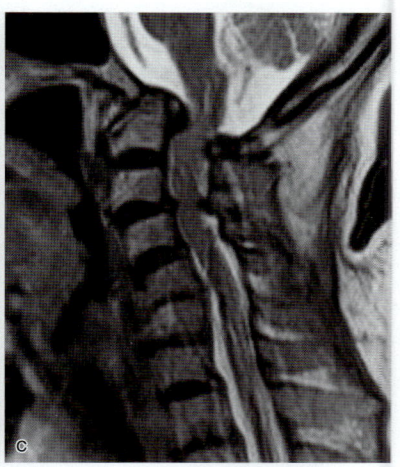

図 30-32　垂直亜脱臼と軸椎下亜脱臼（72 歳女性）
a. 単純 X 線側面像，b. CT 矢状断像，c. MRI T2 強調矢状断像.
垂直亜脱臼と頭蓋底陥入を認める（a, b）. 歯突起先端は破壊され一部消失している. C3 と C4 の前方すべりを認める（軸椎下亜脱臼 subaxial subluxation）. MRI T2 強調矢状断像では，延髄-頚髄移行部で圧迫を認める（c）. また C3/4 高位でも脊髄の圧迫を認める.

診察で確認する. 単純 X 線側面像で，3.5 mm 以上のすべりがあれば軸椎下亜脱臼と診断する. 頚椎症と異なり骨棘を伴わないことが多い. 多椎間罹患例では複数の椎間で前方すべりを生じるので，階段状変形 step ladder deformity を呈する. 脊髄や神経根の圧迫を評価するためには MRI が有用である.

治療

脊髄症状がなく疼痛のみの患者には頚椎カラーを処方する. 軸椎下亜脱臼による脊髄麻痺に対しては，後方固定術や除圧術（椎弓切除術，椎弓形成術）を病態に応じて使い分ける. すなわち，整復位で脊髄の圧迫がなければ後方固定術のみを，圧迫があれば後方固定術と除圧術を行う. 通常，後者を選択することが多い. 後方固定術には脊椎インストゥルメンテーションを併用し，強固に固定する. RA のコントロールが良好で，すべりが軽度であれば椎弓形成術（→図 30-23）を選択することもある. しかしながら，術式の選択にあたっては現在でも議論が多いのが実情である.

E　その他

1　破壊性脊椎関節症
destructive spondyloarthropathy（DSA）

病態

血液透析を受けている患者は，β_2-ミクログロブリンの代謝が低下して，椎間板や椎間関節，靱帯がアミロイドの沈着により破壊されてくる. 椎間関節や椎間板の機能が破綻すると脊椎不安定性をきたし，脊髄や神経根が圧迫されて症状を呈するようになる. 頚椎に多いが，全身性アミロイドーシスであるため胸椎や腰椎にも発症することがある. 同時に免疫細胞性アミロイドーシスも進行するため，全身諸臓器の機能障害も生じうる. 最近では透析技術の進歩や透析膜の改良により，破壊性脊椎関節症の発生頻度は減少している.

診断

単純 X 線側面像では，椎体終板の不整，椎間板腔の狭小化と椎体の破壊がみられるが，骨棘形成は乏しい. 進行例では，椎体の前方あるいは後方すべりや後弯変形を認め，椎体間が癒合することもある（図 30-33）. 椎体間が癒合すれば脊椎不安定性は解消するため，その高位では脊髄の圧迫は起こらない.

30
頚椎

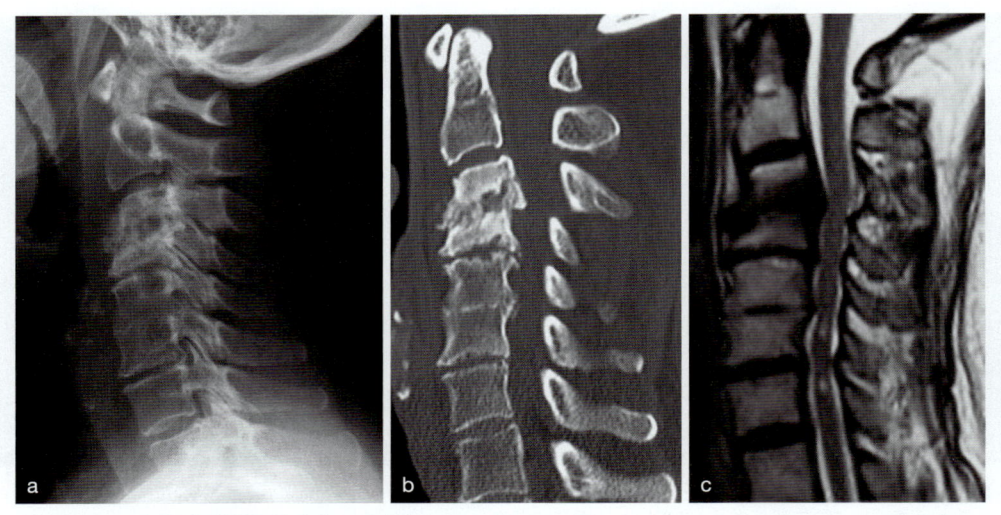

図 30-33 破壊性脊椎関節症（61 歳女性）
a. 単純 X 線側面像，b. CT 矢状断像．c. MRI T2 強調矢状断像．
21 年間の透析歴を有する患者．C3/4，C4/5 の椎間板，終板，椎体の破壊性病変を認め，C5/6 はすでに癒合している（a, b）．MRI T2 強調矢状断像（c）では C3/4 で脊髄が圧迫されており，脊髄内にも高信号領域を認める．

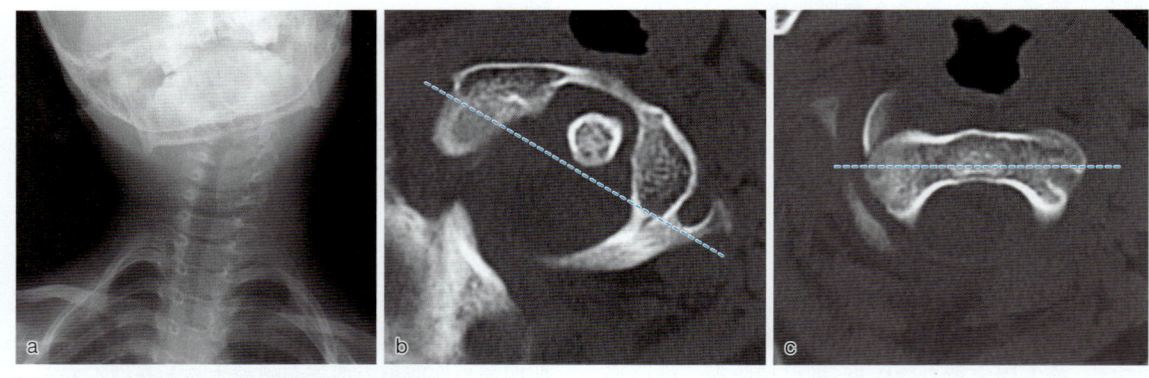

図 30-34 環軸関節回旋位固定（8 歳男子）
a. 単純 X 線正面像，b. CT（C1 高位），c. CT（C2 高位）．
斜頚を認め（a），CT で C1 と C2 の横軸（b, c の破線）が一致していないことから環軸関節回旋位固定と診断した．保存療法（Glisson 牽引）で治癒した．

治療

軽症例では，消炎鎮痛薬などの薬物療法で経過を観察する．保存療法の無効例と脊髄症状のある症例には，手術が適応となる．単椎間罹患例では前方除圧固定術を行うこともあるが，内固定材料が進歩した現在では後方除圧固定術を選択することが多くなっている．多椎間罹患例では後方除圧固定術を行う．周術期には，カリウムなどの電解質の補正に留意する．

2 環軸関節回旋位固定
atlantoaxial rotatory fixation

病態

環軸関節の回旋性の亜脱臼で，頚椎回旋制限と運動痛，斜頚がみられる．小児に多く，咽頭・扁桃などの炎症や外傷が原因であることが多い（図30-34）．C1〜C2 では，脊柱管が広いために脊髄症状を呈することはほとんどない．

診断

開口位単純 X 線正面像で，外側環軸関節の関

節裂隙と環椎外側塊の幅に左右差を認める．環椎が傾斜し環軸間隙が拡大し，環軸関節亜脱臼を呈する．単純X線側面像で環椎前弓と歯突起前縁の距離（ADI）が拡大する場合もある．CTでは歯突起が左右どちらかに偏位しており，3D-CTでは軸椎に対して環椎が回旋していることが観察できるので，容易に診断できる．

治療

保存療法が原則である．軽度の外傷や咽頭炎や扁桃炎によるものが多いので，頚椎カラーで局所の安静を図り，消炎鎮痛薬や抗菌薬を投与する．通常は容易に整復されるが1週間以内に整復されない場合には，入院のうえ頚椎牽引を行う．放置例や難治例では，全身麻酔下に徒手整復を行い，それでも整復できない場合には，観血的に整復したうえで後方固定術が行われることもある．

3 脊髄空洞症
syringomyelia

病態

脊髄内に空洞syrinxを形成する病態であり，第四脳室と空洞との交通の有無により交通性脊髄空洞症 communicating syringomyelia と非交通性脊髄空洞症 non-communicating syringomyelia に分類する．先天性以外に脊髄損傷や脊髄腫瘍などに合併して後天的に起こるものもある．交通性脊髄空洞症はChiari奇形Ⅰ・Ⅱ型，脳底くも膜炎などに合併し，中心管が拡大する（→図30-19）．

非交通性脊髄空洞症は，脊髄損傷，脊髄腫瘍，脊髄くも膜炎，脊柱管癒合不全 spinal dysraphism などに合併し，中心管とは別に空洞を形成する．宙吊り型感覚障害や機能障害が出現した場合，空洞が頭側へ拡大した場合には，空洞-くも膜下腔シャント術 syringosubarachnoid shunt などが適応となる．

●参考文献

1) 片岡治，戸谷重雄（監）：上位頚椎の臨床．南江堂，2000
2) Benzel EC, ed：The Cervical Spine, 5th ed. Lippincott Williams & Wilkins, Philadelphia, 2012
3) Nakamura K, Toyama Y, Hoshino Y, eds：Cervical laminoplasty. Springer Japan, 2003
4) Yonenobu K, Nakamura K, Toyama Y, eds：OPLL：Ossification of the Posterior Longitudinal Ligament, 2nd ed. Springer Japan, 2006
5) Herkowitz HN, Garfin SR, Eisomont FJ, et al（eds）：Rothman-Simeone The Spine, 6th ed. Elsevier Saunders, Philadelphia, 2011
6) 日本整形外科学会，日本脊椎脊髄病学会（監修）：頚椎症性脊髄症診療ガイドライン 2015．南江堂，2015
7) 日本整形外科学会診療ガイドライン委員会 頚椎後縦靱帯骨化症ガイドライン策定委員会，厚生労働省特定疾患対策研究事業「脊柱靱帯骨化症に関する研究」班（編）：頚椎後縦靱帯骨化症診療ガイドライン．南江堂，2005
8) Herring JA（ed）：Tachdjian's Pediatric Orthopaedics, 5th ed. Elsevier Saunders, Philadelphia, 2014
9) 田崎義昭，斉藤佳雄，坂井文彦：ベッドサイドの神経の診かた 改訂18版．南江堂，2016

機能解剖

胸郭 chest, thorax は，12 個の胸椎 thoracic spine と 12 対の肋骨 rib が関節を作り，前方では肋軟骨によって胸骨と連結した籠状構造物である．上方では鎖骨が胸骨と胸鎖関節をなし，胸郭上口を境に頚部と，下方では横隔膜を境に腹部と接している．胸郭は心臓と肺を保護し，肋間筋，横隔膜の収縮によって容積を変え，呼吸機能を担う．

胸郭および関連部位の疾患

A　胸郭の変形

胸郭の変形は外見上の問題だけではなく，呼吸，循環系に悪影響を及ぼすこともある．肋骨の走行は脊柱の弯曲に影響を受ける．脊柱側弯症のうち胸椎側弯では，胸椎の三次元のねじれ（**図 31-1**）のために凸側の肋骨が後方に突出し（肋骨隆起 rib hump），凹側の肋骨が前方に突出する（➡536 頁参照）．結核性脊椎炎や胸椎椎体骨折などでみられる胸椎後弯変形では，肋骨が水平に走り，胸郭の前後幅が大きくなる（➡542 頁，図 32-22 参照）．

1　漏斗胸
funnel chest/breast, pectus excavatum

漏斗胸は胸郭前壁が陥凹した変形で，発生頻度は新生児 400 人あたり 1 人，男女比は 4：1 といわれている．陥凹は胸骨柄結合から始まり，剣状突起に向けて陥凹が深くなっていく．左右非対称であることが多く，右の陥凹がより深い．乳児の胸壁は柔軟性に富むので，多くは 3 歳頃までに自然に軽減する．成因はまだ結論が出ていないが，横隔膜の異常，骨格の異常，胸骨の成長軟骨板の外傷などが挙げられている．Marfan（マルファン）症候群や Noonan（ヌーナン）症候群に合併することもある．正常な生活を営む者もいるが，整容的な悩みから心理的障害をきたす者もいる．成長とともに，運動後の前胸部痛を訴えたり肺機能障害を生じたりすることもある．

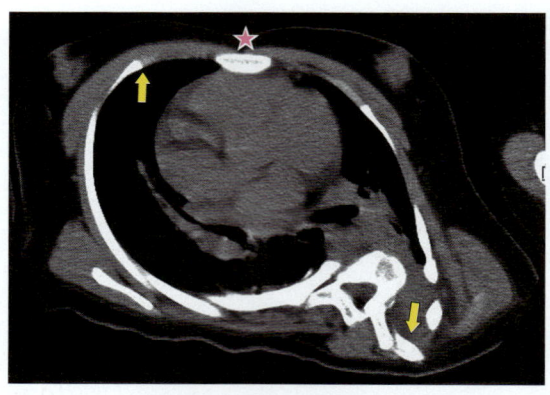

図 31-1　神経筋性側弯症の胸郭変形（10 歳女児，脳性麻痺，CT）
脊椎が凸側である左側に向けて回旋し，それに伴って左側の肋骨後部が後方に，右側の肋骨前部が前方に突出する（矢印，星印は胸骨）．

現時点で有効な保存療法はない．心肺機能障害の改善や整容を目的として変形矯正を行うこともある．胸部外科医による手術が望ましい．

2 鳩胸
pectus carinatum, pigeon chest/breast

胸郭前壁が突出した変形である．漏斗胸の1/4〜1/2の頻度といわれており，男性に多い．Marfan症候群，Noonan症候群，ホモシスチン尿症，Morquio（モルキオ）症候群，骨形成不全症に合併することがある．一般に治療の対象となることは少ないが，整容的な目的で治療をすることもある．最近では運動療法や装具療法の効果は懐疑的で，手術療法を選択することが多い．

B 膿疱症性関節骨炎
pustulotic arthro-osteitis（PAO）

手掌と足底に無菌性嚢胞性皮疹を繰り返す掌蹠膿疱症に，胸肋鎖骨部の骨増殖や関節炎を合併するものをいう．掌蹠膿疱症の約10%でみられ，無菌性肥厚性骨病変である．胸肋関節部と胸鎖関節部に限局性の発赤や腫脹を認め，痛みを訴える．以前は胸肋鎖骨肥厚症 sternocostoclavicular hyperostosis とよばれていたが，現在，国際的にはSAPHO症候群（→38頁参照）の1つとしてとらえられるようになっている（図31-2）．

血液検査では，CRPや赤沈の亢進を認めることが多いが，リウマトイド因子は陰性である．X線像で，胸骨，肋骨，鎖骨を中心とした骨硬化，骨増殖像がみられる（→264頁参照）．治療は，本症の誘因になっている感染性病変と関節痛に対して行う．後者には非ステロイド性抗炎症薬（NSAIDs），スルファサラジン，メトトレキサートを用いる．

C 肋骨疾患

肋骨骨折がほとんどを占め，肋骨腫瘍も稀ではない．そのほかには，くる病と骨軟化症（→327頁参照）による肋骨病変がある．くる病では成長軟骨板での骨化が障害されて，成長軟骨板の横径拡大が生じる．これが肋軟骨・肋骨移行部に生じると，肥大した成長軟骨板が縦に配列し数珠状に見えるようになる．これをくる病数珠 rachitic rosary という．骨軟化症では肋骨の偽骨折が好発し，修復期には仮骨形成による肥厚像がみられる．

1 肋骨骨折
rib fracture

日常臨床でよく遭遇する骨折である．1本のみの骨折や，交通事故や労働災害に伴う多発骨折がある．ゴルフスイングなどスポーツにおける疲労骨折もみられる．症状は深呼吸，咳，くしゃみで局所の疼痛が誘発され，圧痛を認める．

単純X線像で診断可能であるが，亀裂骨折や肋軟骨骨折では読影できないことも多い．また，肺陰影や他の肋骨との重なりで診断に苦慮するこ

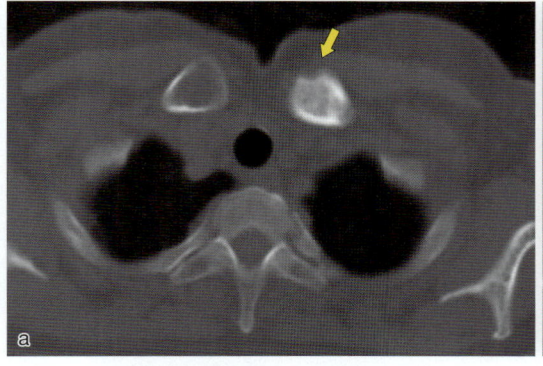
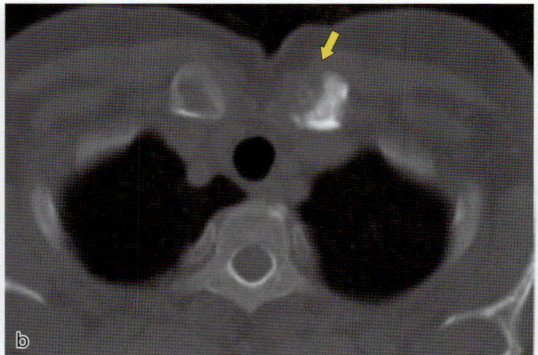

図31-2　SAPHO症候群（62歳女性，CT）
胸鎖関節に骨硬化とびらん（矢印）を認める．骨肥厚はまだみられない．

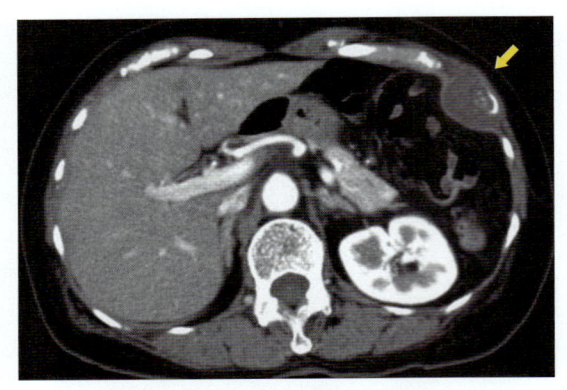

図 31-3　左第 8 肋骨軟骨肉腫（70 歳女性，CT）
左第 8 肋骨の骨皮質を破壊し骨外に浸潤する腫瘍を認め，腫瘍内部には石灰化を伴っている（矢印）.

ともあるので，受傷機序と臨床症状より診断することになる．数週後に再検した X 線像で仮骨形成を認めることで，診断に至ることもある．多発肋骨骨折では胸腔内臓器の損傷を合併し，動揺胸郭 flail chest をきたし，奇異呼吸を起こすことがある.

治療

通常，バストバンドによる保存療法を行う．呼気時に固定して 3〜4 週間装着する．動揺胸郭をきたしている場合には，骨接合術を行うと人工呼吸器の装着期間および在院日数を短縮できる.

2 肋骨腫瘍
rib tumor

転移性腫瘍が多く，原発性腫瘍は比較的稀である．原発性では，線維性骨異形成症，骨軟骨腫，過誤腫などの良性腫瘍や，軟骨肉腫（**図 31-3**），Ewing（ユーイング）肉腫などの悪性腫瘍がある．同じ胸郭を形成する胸骨に発生する腫瘍はほとんどが悪性腫瘍で，軟骨肉腫，形質細胞性骨髄腫，悪性リンパ腫などがある.

●参考文献

1) Cobben JM, Oostra RJ, van Dijk FS：Pectus excavatum and carinatum. Eur J Med Genet 57：414-417, 2014
2) 日本リウマチ学会生教育委員会，日本リウマチ財団教育研修委員会（編）：リウマチ病学テキスト　改訂第 2 版．診断と治療社，2015
3) 石田 剛：骨腫瘍の病理．文光堂，2012

第**32**章 胸椎, 腰椎

診療の手引き

- [ ] **1.** 患者の表情, 歩容や腰掛け方などの動作を観察し, 腰背部痛や下肢痛の有無・程度を推測する.
- [ ] **2.** ほとんどの患者は痛みが主訴であるので, 痛みの誘因と程度, 部位(腰部, 殿部, 下肢), 発症形式(急激, 緩徐), 推移(増悪, 不変, 軽減), 安静時痛や夜間痛の有無, 痛みを伴う動作などについて詳細に聴取する.
- [ ] **3.** どの程度歩けるか, 困難な動作は何かを尋ねる. 一定の距離を歩くと下肢のしびれや痛みが増強するが, 座って休めば緩和される(間欠性跛行)と聴取できれば, 腰部脊柱管狭窄を疑う. 誘発される症状が痛みなのかしびれなのかを確認し, 馬尾障害なのか神経根障害なのかを見きわめる. また同時に症状の局在を詳細に聴取すれば, 障害高位をとらえることもできる. 椎間板ヘルニアでは前屈を伴う動作, 例えば洗顔動作で痛みが増強する. 転びやすい, つまずきやすい, スリッパなどが脱げやすいことがないかを確認し, あれば筋力低下を示唆している.
- [ ] **4.** 膀胱機能の障害を調べるため, 尿意の有無, 排尿開始遅延, 残尿感, 頻尿, 尿勢低下などをプライバシーに注意して聴取する.
- [ ] **5.** 高齢者では明らかな外傷歴がなくても椎体骨折を起こすことがある. また, 悪性腫瘍の脊椎転移, 脊椎感染症も稀ではないので, 併存疾患や既往歴を詳細に聴取する.
- [ ] **6.** 軽装で立位をとらせ, 背後から診察する. 脊柱の弯曲に異常はないか, 屈曲・伸展や側屈の制限はないか, その際に痛みが誘発されないか, 誘発されればその局在を確かめる. 若年者では痛みの訴えは軽度であるが, 疼痛回避性の側弯を呈することがある. 片脚つま先立ち, 片脚踵立ち保持が不安定であれば, 足関節や足趾の筋力低下を示唆している.
- [ ] **7.** 次にベッド上で, 膝蓋腱反射, アキレス腱反射, Babinski(バビンスキー)反射, 膝間代, 足間代, 下肢伸展挙上テスト, 大腿神経伸展テスト, 下肢の筋萎縮の有無, 徒手筋力テスト, 感覚, 圧痛点などを調べる.
- [ ] **8.** 股関節や仙腸関節の疾患, 骨盤腫瘍などでも腰殿部痛を訴えることがあるので, 腰椎以外の異常も念頭に置いて診察する. 血管性間欠性跛行との鑑別に, 足背動脈などの拍動も確認しておく.
- [ ] **9.** 単純 X 線像では椎間板腔狭小化, 骨棘形成, すべりや分離の有無, 脊柱管狭窄, 形態異常や破壊性病変などを調べる. MRI では馬尾や神経根の圧迫性病変の局在と高位を調べ, 椎体の異常信号の有無も確認する. 矢状断像に写っている胸腰椎移行部や仙椎に異常があることも多いので, 目を配る.
- [ ] **10.** 馬尾障害あるいは神経根障害の原因を診断し, その障害の程度と自然経過を踏まえて保存療法あるいは手術について検討する.

機能解剖

胸椎 thoracic spine は，肋骨や胸骨と強固に固定され胸郭を形成しているため，前後屈と側屈の可動域は小さく，力学的には安定している．その椎間関節の形状は前額面を向いていることが特徴で，回旋がある程度許容されている（**図 32-1**）．また，脊柱管の横断面は他の部位に比べて狭く，その中に存在している脊髄（特に T3〜T8 高位）は脊髄前根動脈の発達が乏しいため血流供給が不十分である．このように胸椎は力学的に安定している一方で，脊髄には弱点がある．

胸椎と腰椎の移行部である胸腰椎移行部 thoracolumbar junction は，一般に第 10 胸椎（T10）より第 2 腰椎（L2）までをさす．この部は，可動性の少ない胸椎と可動性の大きい腰椎の接合部であることと，胸椎で前額面を向いている椎間関節が

腰椎では矢状面を向く（**図 32-2**）ことから，応力が集中しやすい．このような力学的特徴から，胸腰椎移行部は中下位頚椎部と並んで脊椎損傷が好発する．また，脊柱管内に脊髄円錐上部 epiconus，脊髄円錐部 conus medullaris，そして馬尾 cauda equina が存在しており複雑な神経症状を呈しやすいため，この部の病変の神経学的高位診断には注意を要する（円錐上部症候群，円錐部症候群）．

腰椎 lumbar spine（**図 32-3**）は，胸椎部と異なり胸郭による固定がなく，脊柱のなかで可動性が最も大きいので，体幹の運動の大部分がこの部で行われる．一方で，体幹の支持性も要求されるため，腰椎周囲の筋は発達している．日常生活において機械的負荷が常時加わっているため，比較的若年時より変性を含めた様々な障害をきたしやすい．

腰椎部では，前根と後根が硬膜鞘に包まれたまま神経根嚢として硬膜から分枝する．しばらく脊柱管内を硬膜と一緒に下行したあと，1 椎間尾側の椎間孔を通過して脊柱管外へ出る．例えば，第 5 腰髄（L5）神経根は L5 椎弓根の内側から L5/S 椎間孔に入って椎間孔外へ出る．椎間孔内に存在する後根神経節を過ぎたところで前根と後根が合流して脊髄神経となる．同じ椎間のヘルニアや骨棘でも，その局在によって圧迫される神経根が異なることがあるので注意を要する（**図 32-4, ➡図 32-34参照**）．

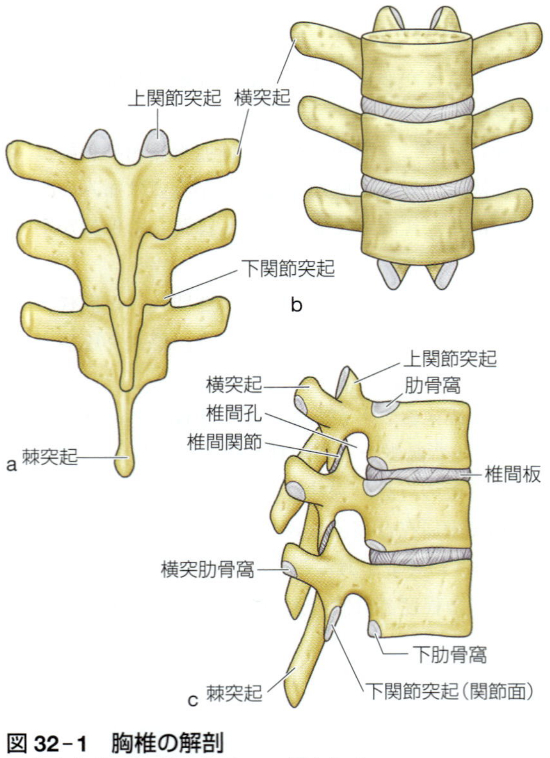

図 32-1　胸椎の解剖
a. 後方から，b. 前方から，c. 側方から．

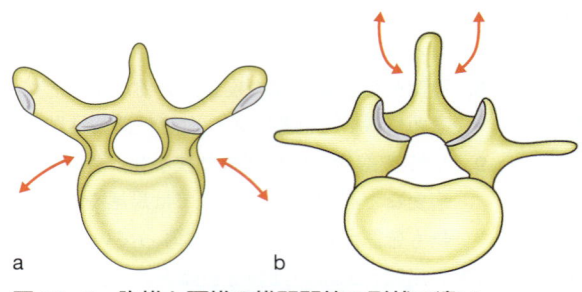

図 32-2　胸椎と腰椎の椎間関節の形状の違い
a. 胸椎，b. 腰椎.
胸椎（a）では椎間関節が前額面を向いているため，ある程度回旋運動が許容される．一方，腰椎（b）では椎間関節面が矢状面に近いため前後屈運動は容易であるが，回旋運動は制限される．

胸椎・腰椎の疾患

A 先天異常

1 椎体の先天異常（図32-5）

　胎生期に脊柱の原基である椎板 sclerotome に形成と分節が起こり，椎骨や椎間板が形成される．まず，脊索の両側に体節 somite が形成され，これが椎体になる．1つの脊椎には，椎体内に1つ，椎弓の両側に1つずつ，計3つの一次骨化中心があり，そこから骨化が始まる．これらは胎生3〜8週でみられる．そして，間葉系細胞が2つの椎体間に充満して，これが最終的に椎間板となり，分節していく．この過程で障害が起こると先天異常が発生して，側弯（先天性側弯症）や後弯を呈するようになる．

A 形成異常 failure of formation

　椎体が楔状で椎弓根が通常と同じ2つあるものを楔状椎 wedge vertebra といい，椎弓根が1つしかないものを半椎 hemivertebra（図32-5, 6）という．椎骨の中央部分が欠損または低形成となって，正面から見ると蝶のように見える蝶形椎 butterfly vertebra（図32-7）などもある．

B 分節異常 failure of segmentation

　前方，側方，後方のいずれかもしくは重複して分節していない奇形椎である．椎骨の両側とも分節障害により癒合しているものを塊椎 block vertebra といい，頭側および尾側の隣接椎体と片側のみ完全に癒合しているものを unilateral unsegmented bar という．

C 混合型 mixed type

　形成異常と分節異常が同時に存在しているものをいう．分節異常である unilateral unsegmented bar と，その反対側に形成異常の半椎がある混合型では，側弯の進行が高度になる．

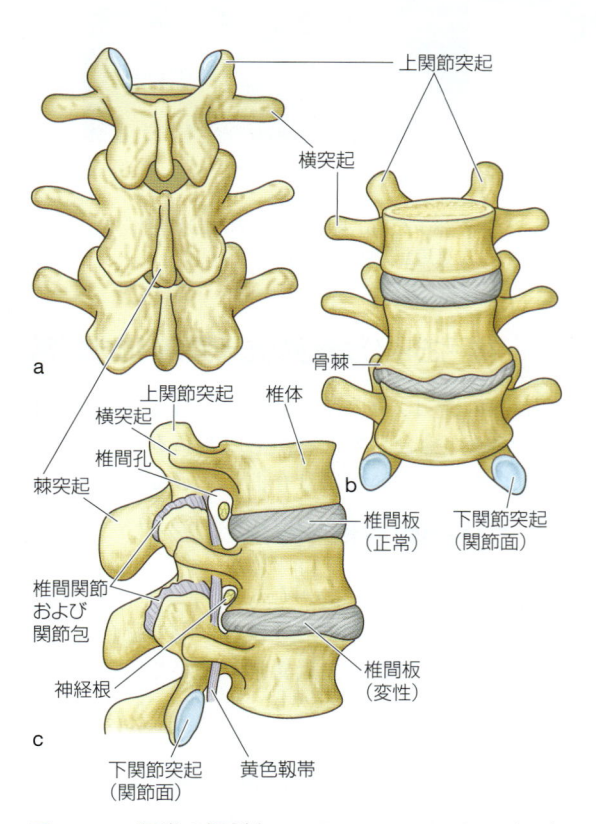

図32-3　腰椎の解剖（→ 59頁の図5-21, 22 も参照）
a. 後方から，b. 前方から，c. 側方から．

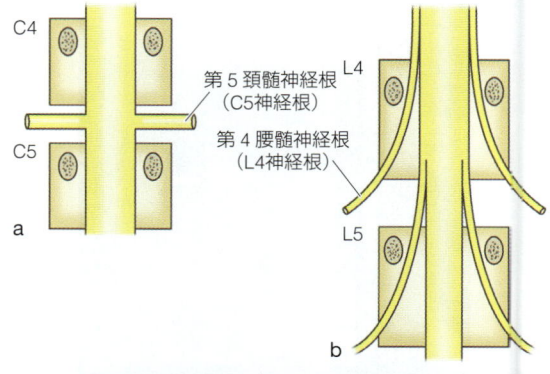

図32-4　頚椎と腰椎での椎間孔と神経根の相互関係
頚椎部（a）の神経根は，硬膜から分岐した高位で椎間孔を通過する．一方，腰椎部（b）では1椎間尾側の椎間孔を通過して脊柱の外へ出ていく．

(Kikuchi S, Macnab I, Moreau P：Localisation of the level of symptomatic cervical disc degeneration. J Bone Joint Surg Br 63：272-277, 1981 より改変)

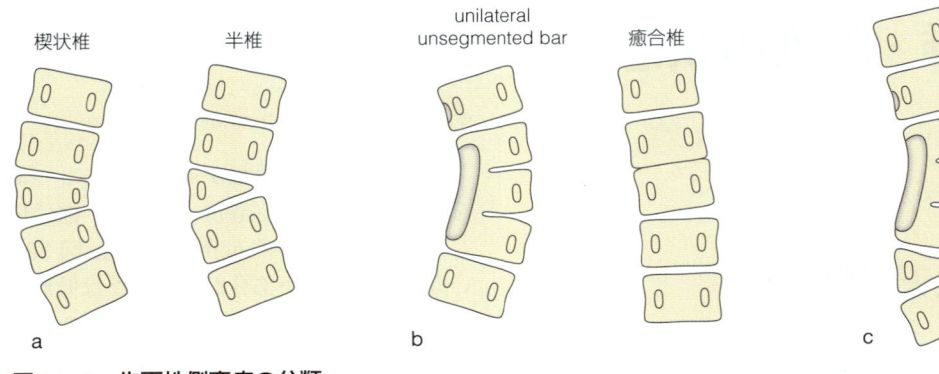

図 32-5　先天性側弯症の分類
a. 形成異常，b. 分節異常，c. 混合型.

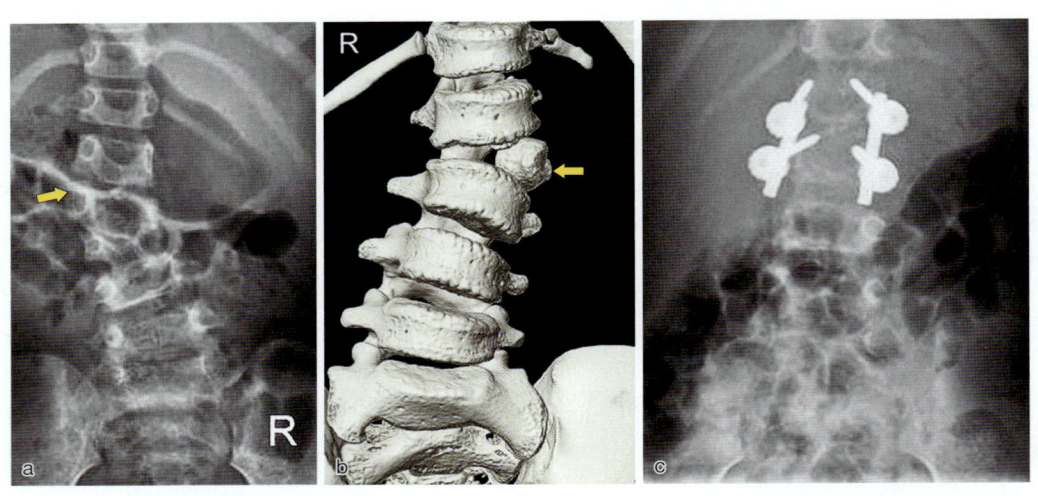

図 32-6　先天性側弯症（6 歳女児）
a. 術前単純 X 線正面像，b. 3D-CT，c. 術後単純 X 線正面像.
L2 が半椎を呈して（矢印），L1～L3 にかけて側弯を形成している（a）．3D-CT により，この半椎の隣接椎体との位置的関係がより明確になる（b）．後方から半椎を摘出し，L1～L3 を矯正固定した（c）.

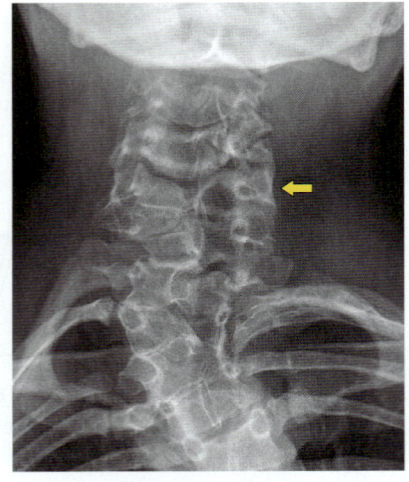

図 32-7　蝶形椎（13 歳女性）
頚胸移行部に多発する脊椎奇形があるが，C6 に蝶形椎（矢印）を認める.

2 椎弓および脊髄の先天異常，形成異常

　胎生期 8～10 週頃に，椎弓の左右に対称性に生じる骨核が癒合して椎弓が形成されるが，それがうまく癒合しないと二分脊椎が生じる.

A 二分脊椎（脊椎披裂）
spina bifida

　左右の椎弓に発生した骨核が正中で癒合していない状態で，脊椎の先天異常のなかで比較的頻度が高い.

1 ● 潜在性二分脊椎 spina bifida occulta
（図 32-8a, 9）

　成人の 8～15% にみられ，L5，S1 の椎弓に多

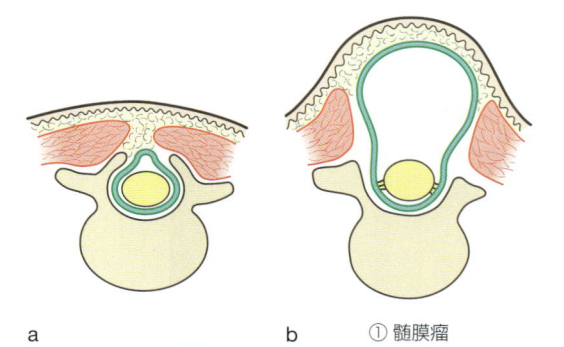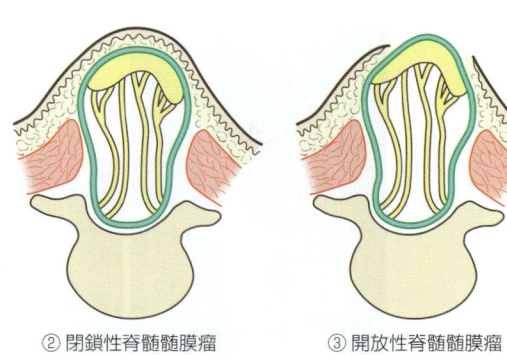

a　　　　　　　b　　　　① 髄膜瘤　　　　② 閉鎖性脊髄髄膜瘤　　　　③ 開放性脊髄髄膜瘤

図 32-8　二分脊椎（脊椎披裂）の種類
a. 潜在性二分脊椎，b. 嚢胞性二分脊椎.
二分脊椎は，主に外表所見から，脊椎椎弓の癒合不全はあるが，髄膜や神経組織の脊柱管外への脱出がみられない潜在性二分脊椎（a）と脊椎椎弓の欠損部から髄膜または神経組織が嚢状に脊柱管外へ脱出している嚢胞性二分脊椎（b）に大別される．皮膚欠損の合併の有無でさらに区分される．

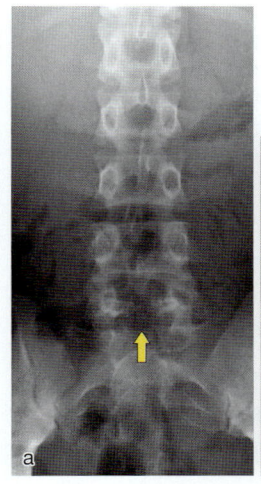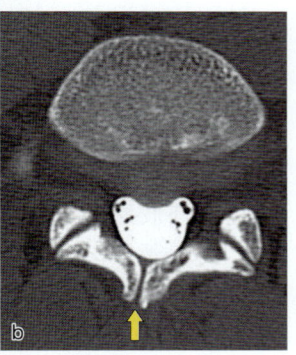

図 32-9　潜在性二分脊椎（19 歳男性）
a. 単純 X 線正面像，b. 脊髄造影後 CT.
L5 に二分脊椎（脊椎披裂）を認める（矢印）.

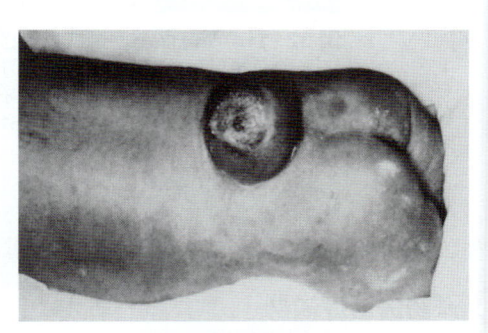

図 32-10　開放性脊髄髄膜瘤（辻 原図）
皮膚が欠損し神経組織が一部露出している．これを開放性脊髄髄膜瘤といい，緊急の閉鎖手術が必要である．下肢麻痺を伴う.

発するが，症状はないので治療の対象とはならない．単純 X 線正面像で，たまたま椎弓の正中部に亀裂や欠損を認めて診断されることがほとんどである．髄膜や神経組織の脱出を伴うことはない．皮下脂肪腫，皮膚陥凹，色素異常，毛髪異常をみることはある.

2 ● 嚢胞性二分脊椎 spina bifida cystica

　髄膜が背部に向かって膨隆している髄膜瘤 meningocele，それに加えて脊髄の脱出を伴っている脊髄髄膜瘤 myelomeningocele に分けられる．夜尿，膀胱直腸障害，下肢麻痺，水頭症，脊柱変形などを伴うこともある．顕在性二分脊椎

spina bifida aperta ともいう.

a 髄膜瘤 meningocele（図 32-8b①）

　脊椎披裂部から髄膜（硬膜とくも膜）が腫瘤状に膨隆している状態をいう．内容物は髄液のみで，脊髄，馬尾は正常な位置にある．神経障害を伴わない.

b 脊髄髄膜瘤 myelomeningocele

　髄膜瘤に加えて，脊髄，馬尾が脱出している状態をいう．腰仙椎移行部に起こることが多い．出生時，腫瘤や下肢麻痺の存在により容易に診断される．多くは皮膚，皮下組織，多量の皮下脂肪組織で覆われており（閉鎖性脊髄髄膜瘤，図 32-8b②），この場合には外科的治療の緊急性はない．これに対して皮膚欠損を伴っている状態（開放性脊髄髄膜瘤，図 32-8b③，10）は，放置すると脳室炎を併発して死に至る危険が高くなるので，出

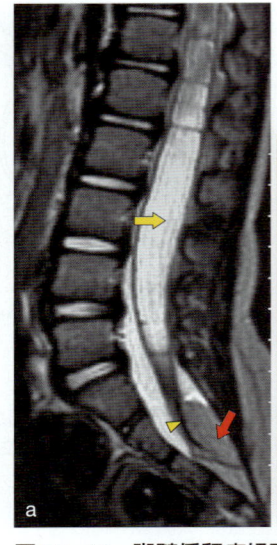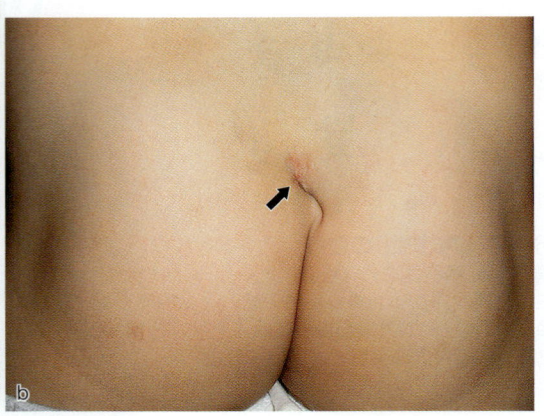

図 32-11　脊髄係留症候群（3歳女児）
MRI T2 強調像（a）で，脂肪（赤矢印）に包まれた脊髄が尾骨部に停止し，低位脊髄円錐（黄矢頭）を認める．また，脊髄空洞（黄矢印）も伴っているが，これは Chiari（キアリ）奇形を合併していることによる（➡514 頁の図 30-19 も参照）．先天性皮膚洞（黒矢印）も観察できる（b）．

生後 24〜48 時間に外科的閉鎖術を行う．

B 脊髄係留症候群
tethered cord syndrome

　脂肪腫，緊張性終糸 tight filum terminale（脊髄下端と硬膜管下端の間を結ぶ終糸が肥厚し過緊張となった状態）などにより脊髄円錐部が下方に係留された状態である．通常では成長期に身長の伸びに伴って脊髄は上方へ移動するが，下方に係留されているために脊髄が伸張される．症状には，脊髄障害による痙性歩行，腰痛や下肢痛，下肢の感覚障害，膀胱直腸障害などがある（図 32-11）．

B 脊柱変形

1 脊柱側弯症
scoliosis

　前額面で，脊柱が弯曲した状態を脊柱側弯という．機能的側弯と構築性側弯（狭義の脊柱側弯）に分けられる．

A 機能的側弯症
functional scoliosis

　疼痛や下肢長差などによる側弯で，その原因（疼痛や下肢長差など）を除外すれば側弯は消失する．一般に椎体の回旋は伴わない．疼痛性側弯や代償性側弯がある．原因が長期間続くと，構築性側弯に移行することもある．

1 ● 疼痛性側弯

　主として腰部の疼痛に対し反射的，防御的に筋痙縮が起こって発生する．腰椎椎間板ヘルニアにみられることが多い．痛みがなくなれば，側弯は消失する（➡図 32-36）．

2 ● 代償性側弯

　脚長差や骨盤の側方傾斜（下肢関節の不良肢位での拘縮に起因するもの）に対し，腰椎が代償性に側弯を示す状態をいう．補高靴などで脚長差を補正すれば，側弯は消失する．

B 構築性側弯症
structural scoliosis

　自家矯正が完全にはできない側弯で，椎体の凸

側方向へのねじれ vertebral rotation が認められる．これらは頂椎で顕著である．構築性脊柱側弯症の多くは成長期に発見され，ほとんどの症例で成長期間中に進行する（図 32-12）．

1 ● 特発性側弯症 idiopathic scoliosis

全側弯症の 70〜80% を占め，日常臨床で最もよくみられる構築性脊柱側弯症である．発症年齢によって乳幼児期，学童期，思春期に分けられる．最近では，10 歳未満に発症した側弯を早期発症側弯症 early onset scoliosis とよぶこともある．

a 乳幼児期特発性側弯症 infantile idiopathic scoliosis

3 歳以下の乳幼児に発症するものをいう．男児に多く，左凸胸椎カーブが多い．約 90% の症例で自然寛解する．

b 学童期特発性側弯症 juvenile idiopathic scoliosis

4〜9 歳で発症するものをいう．4〜6 歳では性差はないが，それ以降では女児が多くなる．95% の症例では側弯が進行するが，25° 未満のカーブでは自然寛解することもある．6 歳未満で発見された症例や 30° を超えた症例では側弯が進行しやすい．

c 思春期特発性側弯症 adolescent idiopathic scoliosis

10 歳以降の思春期に発症する側弯症であり，最も多い．男女比は 1：4 で女児に多い．右凸胸椎カーブが多い．進行は様々であるが，より若年時に発見された症例ほど進行しやすい．多くは成長完了とともに進行は停止するが，カーブが大きいものは進行することもある．

2 ● 神経筋性側弯症 neuromuscular scoliosis

神経疾患や筋疾患に伴って発生する．自然経過は原疾患や障害の程度により異なるが，一般に側弯進行が早く，成長終了後にも進行することがある．脳性麻痺 cerebral palsy（CP），Chiari（キアリ）奇形 I 型，脊髄空洞症，Duchenne（デュシェンヌ）筋ジストロフィー，脊髄性筋萎縮症，脊髄形成異常などによる体幹筋の麻痺に伴って生じる．

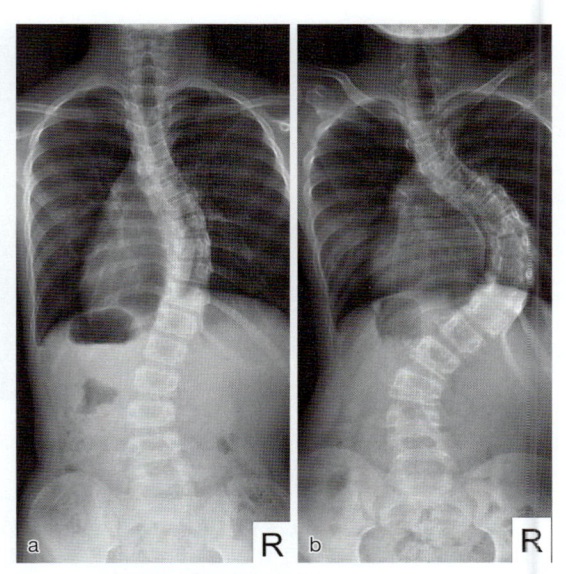

図 32-12　特発性側弯症の進行
a. 11 歳時，b. 12 歳時．
38° の側弯（T6〜L1）が 1 年 6 カ月で 92° まで進行した．

3 ● 症候性側弯症 symptomatic scoliosis

a 神経線維腫症 neurofibromatosis（図 32-13）

遺伝性疾患である神経線維腫症（➡116 頁の図 12-5a 参照）には，主に末梢神経に発症する I 型と中枢神経に発症する II 型に分けられ，そのうち I 型では側弯を合併することがある．椎体の陥凹，肋骨の penciling，椎間孔の拡大，重度の椎体回旋などをきたす dystrophic type と，そのような変化を認めない non-dystrophic type に分類される．dystrophic type は急速かつ重度の側弯をきたすこともあり，治療に難渋することがある．

b 間葉性側弯症 mesenchymal scoliosis

Marfan（マルファン）症候群（➡308 頁参照）の側弯が代表的で，その発生率は約 60% とされている．Ehlers-Danlos（エーレルス-ダンロス）症候群（➡310 頁参照）に伴って発生する側弯もある．

4 ● 先天性側弯症 congenital scoliosis

（➡図 32-5〜7，533 頁の「椎体の先天異常」項を参照）
半椎，楔状椎，癒合椎，肋骨の形態異常などに伴って発生する側弯である．様々な奇形が重複することもあり，自然経過の予測が難しいこともある．

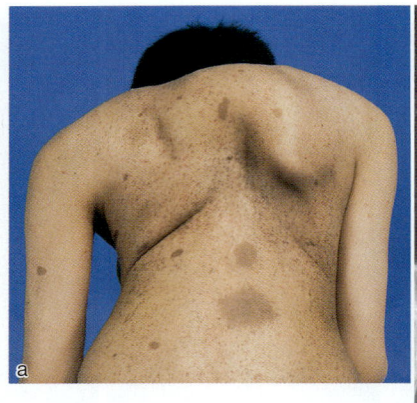
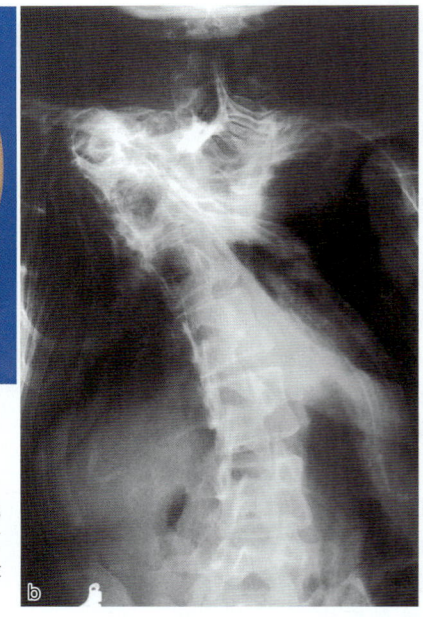

短く，著しく高度な側弯が上位胸椎にある．この症例では，下半身麻痺を伴っている．皮膚にはカフェオレ斑 café-au-lait spots をみる．

図 32−13　神経線維腫症による脊柱側弯（辻 原図）

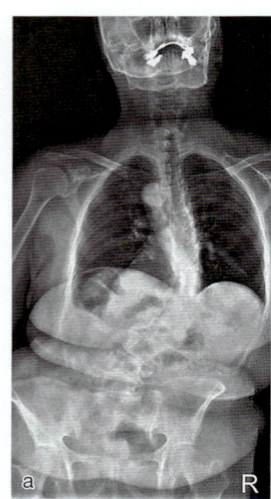
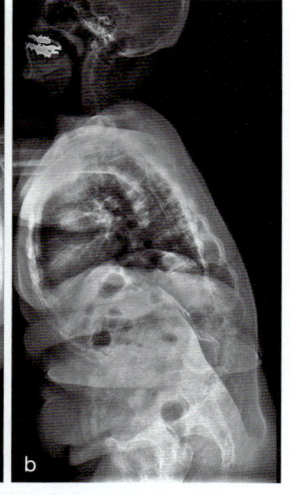

図 32−14　脊柱後側弯症（64 歳女性）
腰椎変性側弯と L3 椎体骨折後の楔状変形により脊柱後側弯を呈している．冠状面（a）および矢状面（b）のバランスが不良である．

5 ● 変性側弯症 degenerative scoliosis

　加齢による椎間板変性を発端とし，中年以降に発見された側弯を変性側弯症という．特発性側弯症後の遺残と厳密に区別することが困難な症例も多い．女性に多く，椎間板腔の狭小化や椎間関節の変形性変化が高度で，椎体回旋，椎体側方すべり，椎間板腔楔状化などの所見を有する．また，

変形の進行に伴い脊柱管狭窄を合併することもある．加齢とともに変形が進行するが，ある時期に安定化することもある．側弯が 30° を超えることもあり，腰背部痛や易疲労感を訴える症例や神経症状を合併している症例には手術を考慮する．変性側弯では変性後弯を伴っていることも多く，手術を計画する場合には全脊椎立位単純 X 線の正面像と側面像で変形の形態を評価しなければならない（図 32-14）．

Ｃ 診断

1 ● 視診（図 32-15）

　まず，患者を立たせて後方から背部を観察する．両肩の高さの左右差，両ウエストラインのくびれの左右差を調べる．次に，患者を立位のままおじぎをさせて，肩甲骨，肋骨，腰部の高さの左右差（高いほうをそれぞれ翼状肩甲骨 winged scapula，肋骨隆起 rib hump，腰部隆起 lumbar hump という）の有無を観察する．側弯は通常回旋を伴うので，胸椎カーブの場合は肋骨隆起がある側が，腰椎カーブの場合は腰部隆起がある側が凸側である．

2 ● 単純 X 線像

　全脊椎立位単純 X 線正面像で，主たる弯曲 primary curve の上端に位置し傾斜が最も大きい椎

32

胸椎・腰椎

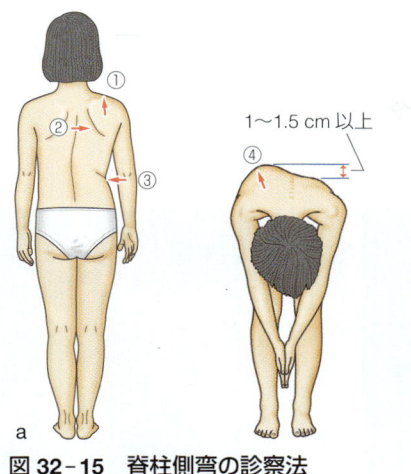

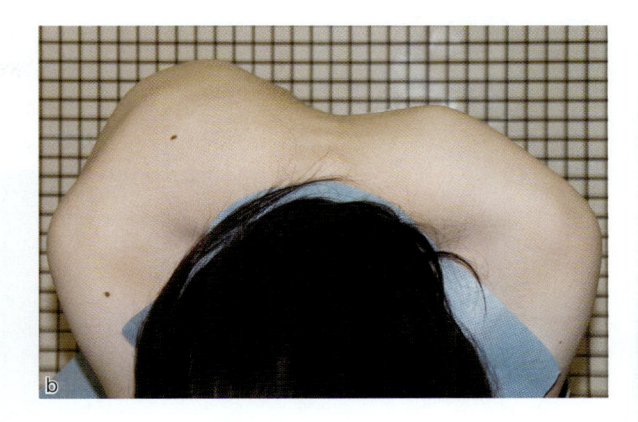

図 32-15　脊柱側弯の診察法
a. 診察のポイント：
　① 肩の高さの左右差がないか
　② 左右どちらかの肩甲骨が浮き出ていないか（winged scapula）
　③ ウエストラインの左右非対称性がないか
　④ 屈曲させたとき肋骨隆起 rib hump，腰部隆起 lumbar hump がないか
b. 特発性側弯症：前屈テストにて肋骨隆起が明瞭となり，特に軽度側弯症の発見に有用である．

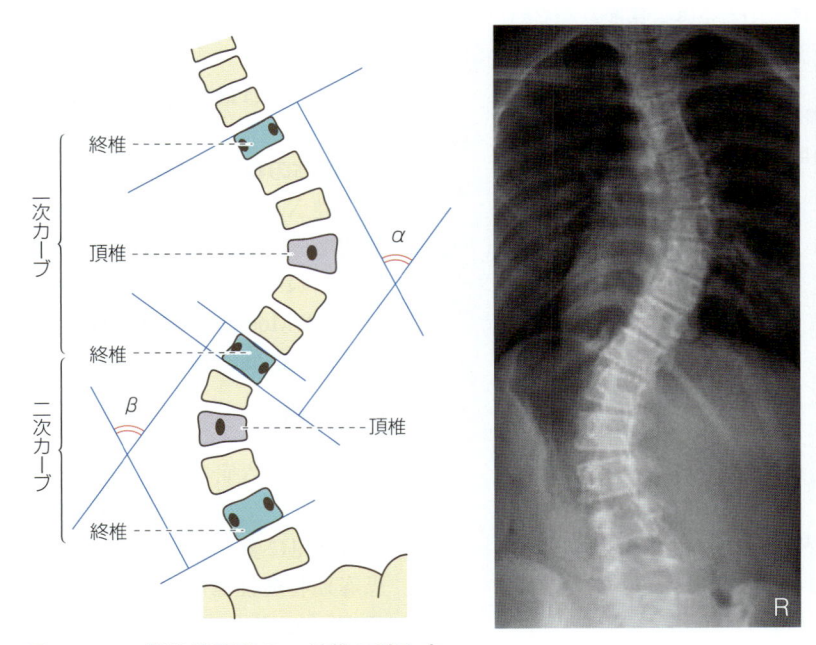

図 32-16　脊柱側弯症の X 線像の読み方（辻 原図）
立位単純 X 線正面像からカーブを判定し，それぞれに頂椎と終椎を判断する．側弯度（α，β）は Cobb 法で計測する．これらの判定は側弯の矯正法を決めるのにきわめて重要である．

体（上端の終椎 end vertebra）の椎体上面と，下端に位置している同様の椎体（下端の終椎）の椎体下面に接線を引き，その交わる角度〔Cobb（コブ）角〕を側弯度とする．この測定法を Cobb 法という（図

32-16）．

3 ● 骨年齢の判定（図 32-17）

　側弯は成長期に進行する．したがって，側弯の

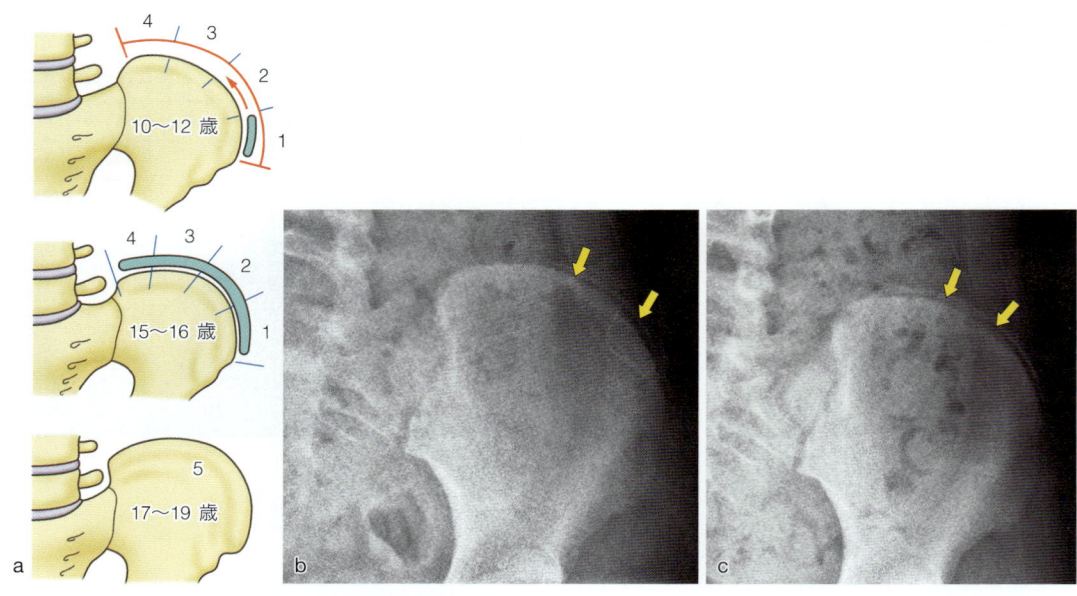

図 32-17　腸骨稜骨端核による骨年齢評価（Risser grade）

単純 X 線像で腸骨稜を 4 等分する．Risser 0 は骨端核が見えないもの．骨端核は領域 1 にまず出現（10〜12 歳）し，15〜16 歳で領域 4 まで伸び，17〜19 歳で骨端線が閉鎖する．特発性脊柱側弯は骨成長期に進行する可能性があるので，必ずこれを読みとる（a）．実際の X 線像で Risser 3（b），Risser 4（c）を示す（矢印：骨端核）．

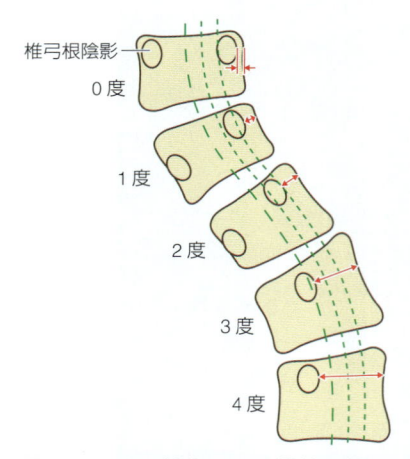

図 32-18　X 線像による椎体回旋の分類（Nash＆Moe 法）

進行を予測するためには，骨年齢 skeletal age を知ることがきわめて重要である．二次骨核の 1 つである環状骨端 ring apophysis が椎体と完全に癒合すれば，脊椎の成長完了を意味する（➡133 頁参照）．しかし，これを単純 X 線像で判読することは必ずしも容易ではないので，かわりに骨盤の腸骨稜骨端核 iliac apophysis で評価する．腸骨稜骨端核は外側から内側に向かって伸び，その成熟度が Risser によって 0〜5 の 6 段階に分類されてい

る．骨端核は最終的には腸骨と完全に癒合する．

4 ● 椎体のねじれの評価

単純 X 線正面像で，椎体とその椎弓根との位置的関係，および椎弓根の対称性を指標として，椎体のねじれを 0〜4 度までの 5 段階で評価する（Nash＆Moe 法，**図 32-18**）．CT を用いるとより正確に評価できる．

Ｄ 治療

重度の側弯症の場合を除き一般に生命予後には影響はない．しかし，特発性側弯症は多感な成長期の女児に多いので心理的影響を無視できない．思春期特発性側弯症の場合，Cobb 角が 25〜45° で Risser が 0〜2 であれば装具療法を行い，Cobb 角が 45° を超えていれば手術適応となる．

1 ● 保存療法

側弯の進行予防に唯一有効性が証明されているのは装具療法である（➡179，914 頁参照）．以前は骨盤から後頭部・下顎部までの長い Milwaukee（ミルウォーキー）装具が主に使用されていたが，現在では Boston（ボストン）装具に代表されるアンダーアーム装具 underarm brace（**図 32-19**）が使

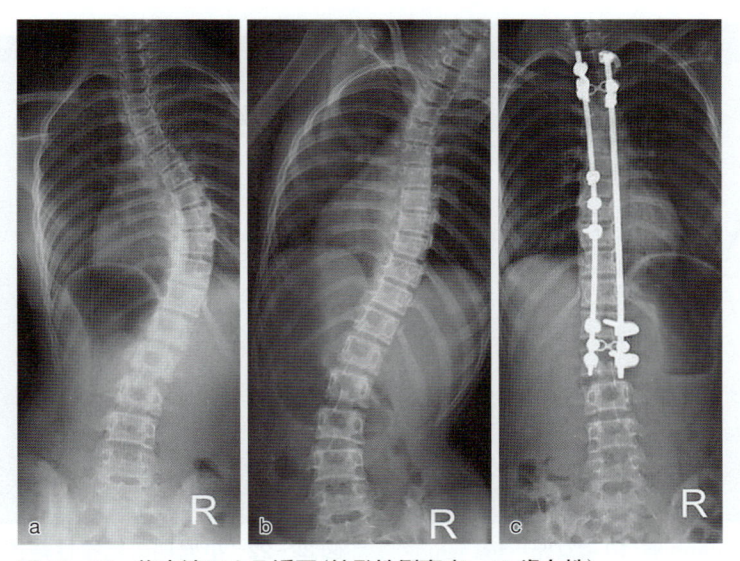

図 32-20　後方法による矯正（特発性側弯症，13 歳女性）
a. 術前単純 X 線正面像，b. 側屈位単純 X 線正面像（bending film），c. 術後単純 X 線正面像.
椎弓根スクリュー，フック，椎弓下ワイヤリング（高分子ポリエチレンテープ）を用いた後方矯正固定術を行った（a, b）．胸椎カーブ（T6〜L1）が術前 52° から術後 3° に改善した．側屈位単純 X 線正面像では T6〜L1 が 23° と比較的柔らかいカーブであった.

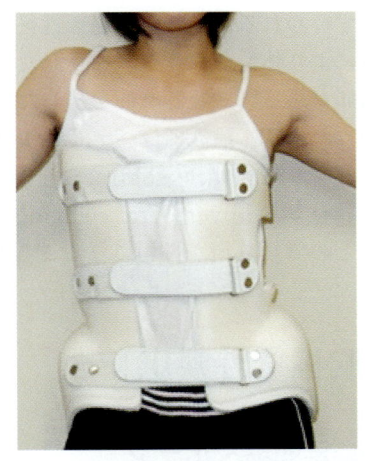

**図 32-19　特発性胸腰椎症に対する
アンダーアーム装具**

用されている．これらは原則として骨成長が終了するまで装着する.

2 ● 手術

　手術は脊柱弯曲の矯正と，進行防止が目標となる．手術は前方法と後方法に大別されるが，いずれも脊椎インストゥルメンテーションを併用して行われる（**図 32-20**）．かつては Harrington rod，Luque rod などが用いられていたが，現在では多椎間固定が可能な multisegmental instrumentation による矯正・固定術が行われている．これにより良好な矯正率と強固な固定性が得られ，早期離床・退院が可能となった．非常に固い高度側弯では，前方解離に続き後方矯正固定術が行われることもある.

2 脊柱後弯症
kyphosis

　胸椎は 15〜40° の生理的後弯を有している．脊柱後弯症とは，脊柱が後方凸に病的に弯曲した状態をいう．自分で矯正可能なもの（姿勢性円背）と矯正不可能なものに大別できる．臨床上問題になるのは後者で，椎体の二次骨核の障害によると考えられている若年性後弯症〔Scheuermann（ショイエルマン）病，**図 32-21**，➡114 頁，図 12-2 も参照〕，脊椎骨粗鬆症や椎間板変性によって起こる老年性脊柱後弯症，椎体の破壊に伴って起こる亀背 gibbus（結核性脊椎炎による亀背で麻痺を生じたものを Pott 麻痺とよぶ，**図 32-22**），脊椎損傷後に生じる外傷後脊柱後弯，椎弓切除後脊柱後弯，

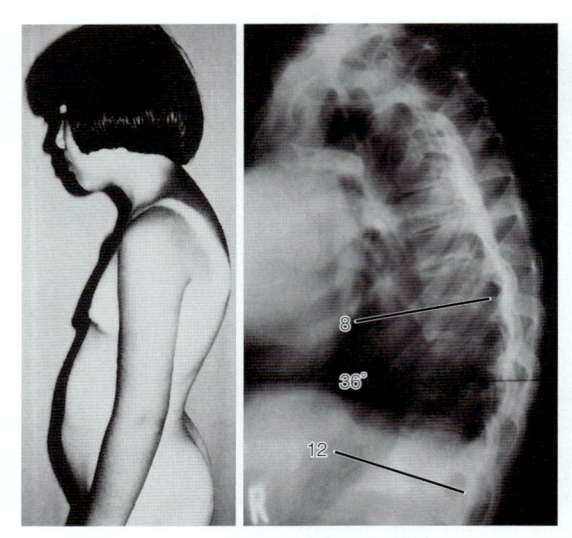

図 32-21　Scheuermann 病（10 歳女児）（菊地 原図）

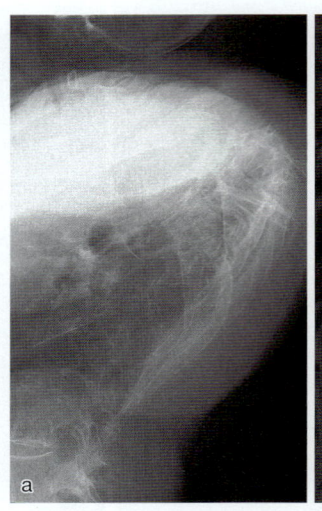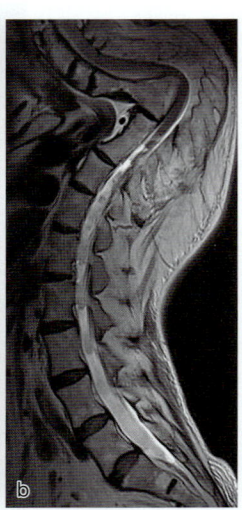

図 32-22　小児期の結核性脊椎炎後の亀背による Pott 麻痺（64 歳女性）
a. 単純 X 線側面像，b. MRI T2 強調矢状断像.
C4〜T10 まで 2 つの塊椎を形成して亀背を呈している.
MRI では後弯の頂椎で脊髄が圧迫されているのがわかる.

治療

　装具療法（→179，914 頁参照）を中心とした保存療法がまず行われる．進行性の先天性後弯症，高度の後弯により体幹のバランスを崩した例，強度の腰背部痛がある例，脊髄麻痺を呈した例などには手術が行われる．最近ではペディクルサブトラクション骨切り術 pedicle subtraction osteotomy（PSO）や脊柱切除術 vertebral column resection（VCR）などの骨切り術が併用されることも多い．

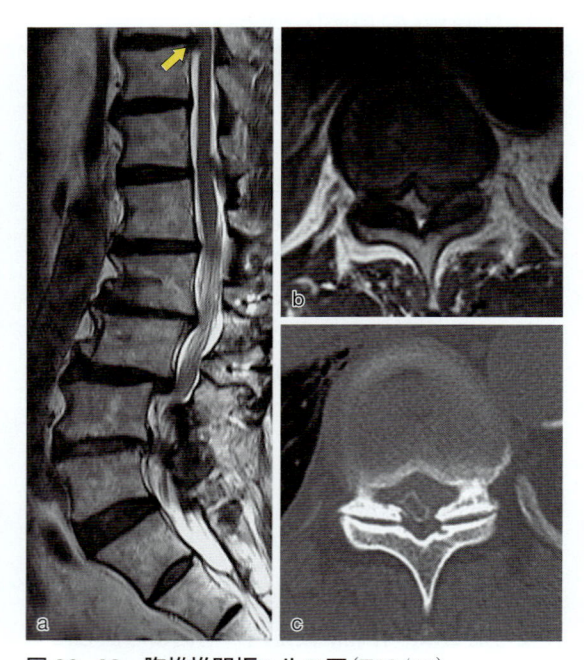

図 32-23　胸椎椎間板ヘルニア（T10/11）
a. MRI T2 強調矢状断像，b. MRI T2 強調横断像，
c. 脊髄造影後 CT.
ヘルニアによる脊髄圧迫（T10/11）と脊髄内信号変化がみられる．前医は腰椎疾患を疑って腰椎 MRI を指示したが，椎間板ヘルニアが幸いにも矢状断の隅に写っていたため（矢印），技師が横断像を撮像していた．

先天性脊柱後弯，強直性脊椎炎による脊柱後弯などがある．

C　胸椎変性疾患

1　胸椎椎間板ヘルニア
thoracic disc herniation

　胸椎は胸郭によって可動性が制限されているので，椎間板ヘルニアは腰椎や頚椎に比べて稀である．下位胸椎部が好発部位で，30 歳以降にみられる．脊髄が圧迫されると，胸部脊髄症 thoracic myelopathy の病態をとり，錐体路障害としての下肢の痙性麻痺（急激発症の場合には弛緩性の場合もある）と体幹から下肢の感覚障害を呈する．進行すれば膀胱直腸障害をきたす．神経根が圧迫されて，肋間神経痛を呈することもある．

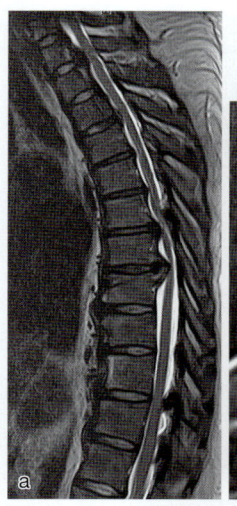 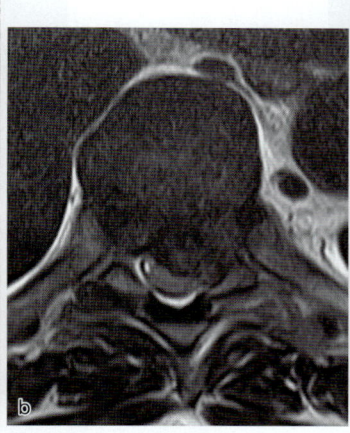 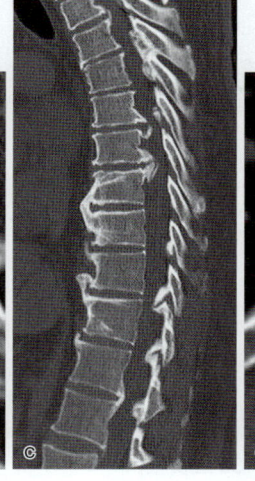 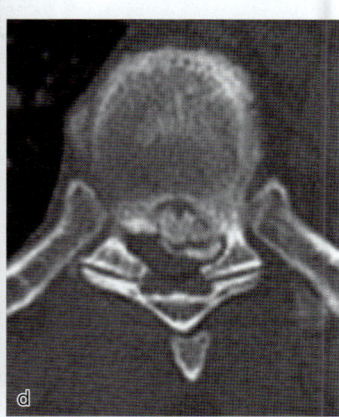

図 32-24　胸椎後縦靱帯骨化症（47 歳男性）
a. MRI T2 強調矢状断像，b. MRI T2 強調横断像，c. CT 矢状断像，d. CT 横断像.
胸椎部で後縦靱帯骨化が多発している．黄色靱帯骨化も合併している．

診断

　画像診断は MRI が有効で，脱出した髄核と脊髄の圧迫がとらえられる（図 32-23）．

治療

　脊髄症状があれば，手術療法が適応となる．後方から椎弓切除を行ったうえでヘルニアを摘除する．腰椎のように硬膜をよけることは脊髄麻痺を増悪させる危険性があるので，椎弓根を削って後外側から摘除することもある．また，前方から胸膜外進入あるいは開胸により椎間板を切除し，前方椎体間固定術を行うこともある．

❷ 胸椎部の脊柱靱帯骨化症
ligament ossifications of the thoracic spine

　日本人には欧米人に比べて脊柱管内靱帯骨化症が多い（→519 頁参照）．胸椎にも後縦靱帯骨化 ossification of the posterior longitudinal ligament（OPLL）に加えて黄色靱帯骨化 ossification of the ligamentum flavum（OLF）が生じ，ともに脊髄圧迫障害の原因となる．胸椎高位では，前者は上・中位胸椎に，後者は上・下位胸椎が好発部位である（図 32-24, 25）．OPLL と OLF を合併していることも多く，その場合，高度な脊髄障害を呈しやすい．糖尿病を合併していることもある．

診断

　脊髄が圧迫されるので，胸部脊髄症の病態をとる．すなわち，歩行障害（痙性歩行，時に脊髄性間欠跛行を呈する），体幹や下肢の感覚障害（しびれ，体幹の絞扼感など），膀胱直腸障害を訴える．緩徐に症状が進行する症例が多い．後縦靱帯骨化は単純 X 線側面像，CT，MRI で比較的容易にとらえられる．黄色靱帯骨化は単純 X 線側面像でも確認できるが，CT や MRI でよりとらえやすい．靱帯骨化が認められても無症状であることも多い．

治療

　胸部脊髄症を呈すれば，原則として手術が適応となる．後縦靱帯骨化症に対しては，後方除圧術に固定術を追加して行う．また前方からの除圧術（骨化巣の摘出または浮上）と固定術を行うこともある．黄色靱帯骨化症では，骨化巣が脊髄を背側から圧迫しているので，後方から椎弓切除を行って骨化巣を摘出する．骨化巣と硬膜が癒着していることもあるので，慎重に処置する．後縦靱帯と黄色靱帯の骨化が合併して脊髄症を呈している症例では，重症例が多いので手術操作には注意を要する．

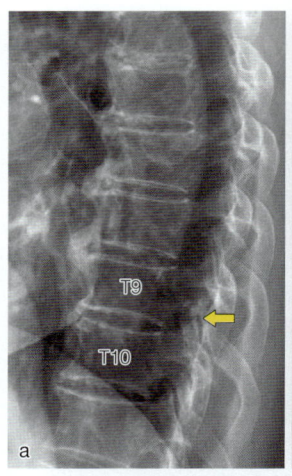
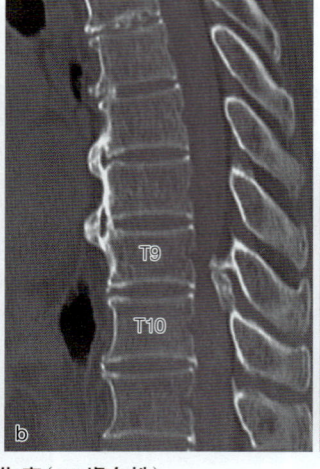
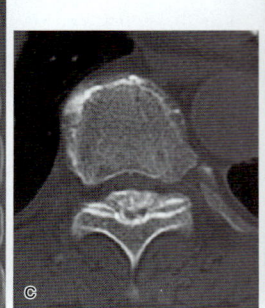
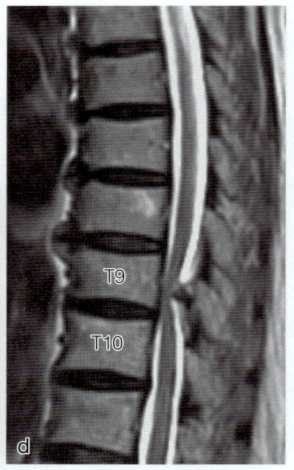

図 32-25　胸椎黄色靱帯骨化症（80 歳女性）
a. 単純 X 線側面像，b. CT 矢状断像，c. CT 横断像，d. MRI T2 強調矢状断像．
X 線像でも椎間孔の後方に嘴（くちばし）状の骨化（矢印）が認められ（a），CT では骨化は T9/10 の椎弓間の正中にある（b，c），MRI（d）では脊髄が後方から圧迫を受けている．

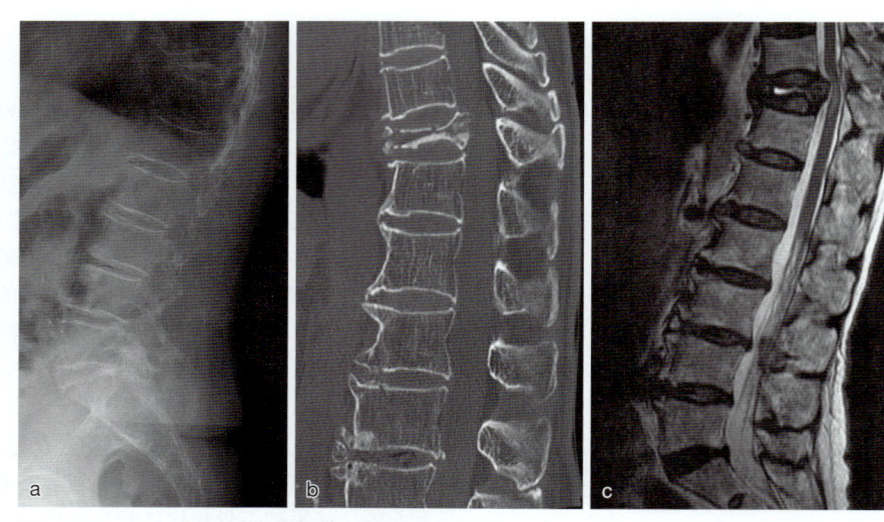

図 32-26　T11 骨粗鬆症性椎体圧潰（74 歳女性）
a. 単純 X 線側面像．T11 の椎体高が全体的に減少している．
b. CT 矢状断像．cleft（溝）形成がみられ，偽関節を呈している．
c. MRI T2 強調矢状断像．同高位の脊髄内に高信号領域がみられる．

③ 骨粗鬆症性椎体圧潰
osteoporotic vertebral collapse

　骨脆弱性を呈している椎体が，軽度な外傷，ときには外傷の自覚なしに骨折を起こして変形している状態をいう．時には偽関節となっている場合もある（図 32-26）．椎体が圧潰すると後弯変形をきたし，神経組織（脊髄，馬尾，神経根）が圧迫されて症状を呈することがある．偽関節による不安定性から神経組織が障害されることもある．一見，骨粗鬆症による椎体圧潰に見えても，多発性骨髄腫や脊椎腫瘍，脊椎炎などによるものもあるので，注意深く鑑別を進めていく．

　治療としては，鎮痛を目的とした保存療法が第一選択となる．保存療法が無効の場合や，麻痺を呈している場合には手術療法が適応となる．高齢者に多発するので，全身状態などの評価ときめ細かな周術期管理が求められる．骨脆弱性のために

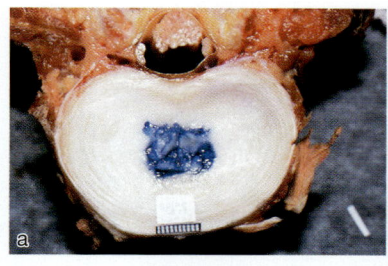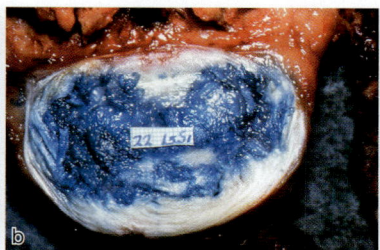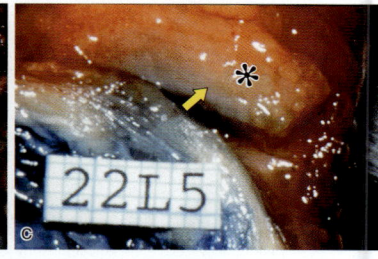

図 32-27　椎間板の変性とそれに伴う髄核の漏出
a. 変性の認められない椎間板. 髄核(青の色素注入部)は, 線維輪内に内包されている.
b. 変性椎間板. 髄核の液性成分は, 線維輪を穿破して脊柱管内へ漏出している.
c. 髄核の神経根への波及. 変性した椎間板では, 髄核の液性成分が椎間板外に漏出して神経根を含む周囲組織に波及している(矢印).
＊は色素剤に染まっている神経根.

インストゥルメンテーション手術を併用しても骨癒合が得られないこともあり, 術式選択を慎重に検討する必要がある.

D 腰椎変性疾患

　有訴率でみると, 腰痛 low back pain はわが国で最も頻度の高い症状である. 腰痛のために個人の日常活動が制限されるとともに, その治療にかかる費用は国全体としてみれば高額となる. このように, 腰痛は個人や社会に計り知れない損失をもたらしている.

Advanced Studies

腰椎変性の進展と腰痛・下肢痛の発現機序

　脊柱の機能に最も重要な役割を果たしている椎間板は, 一生を通じて力学的負荷にさらされている. 胎生期には終板を貫通して椎間板に血管が入っているが, 出生するとその血管は減少し, およそ5歳で線維輪の外層と終板・椎体間のみに毛細血管叢が存在する程度で, そのほかの椎間板は無血管となる. その栄養は軟骨板と周囲からの主として拡散に依存しているが, 髄核では低酸素状態のために嫌気性代謝が主となる. 終板の透過性と血行は成長とともに減少し, それに伴い代謝産物の運搬がうまくできなくなる.
　椎間板(図32-27)は, 小児期から髄核内に含まれるプロテオグリカンの切断が始まり, プロテオグリカンの含有量も成長とともに減少する. 髄核は水分に富んでいるが, 乳児期に約90%に及ぶその含有量も年齢とともに減少し, 青年期には約80%になる. プロテオグリカンと水分の減少により, 髄核はその体積が小さくなり荷重による圧をうまく吸収できなくなる. その圧は線維輪に直接負荷することになり, 変性が進んで線維輪のプロテオグリカンも減少する. こうして, 椎間板は加齢とともにクッションとして

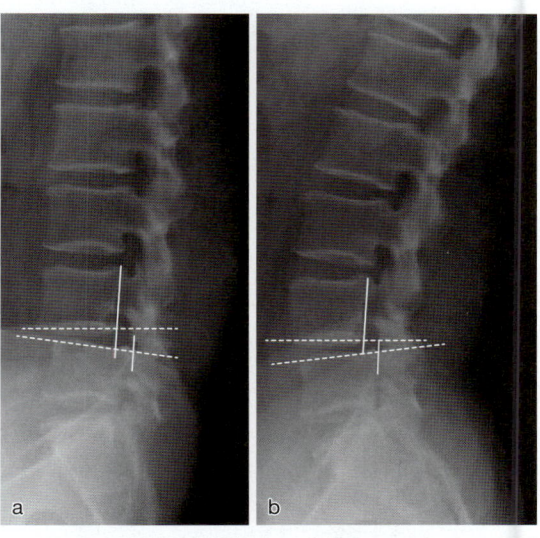

図 32-28　脊椎不安定性(L4 変性すべり症:57 歳男性)
前屈位単純 X 線側面像では L4 のすべりは増強し, L4/5 椎間板腔の後方開大が認められる(a). 一方, 後屈位単純 X 線側面像では前方すべりは減少する(b).

の機能を果たせなくなっていく. 椎間板腔は狭くなって, 椎体周囲の靱帯が緩む. この過程で支持性が損なわれれば脊椎すべり, あるいは椎間可動域が正常を超えて大きくなる. これを脊椎不安定性 spinal instability とよぶ(図32-28). 脊椎不安定性により, 線維輪付着部や椎体骨膜が刺激を受ける. また負荷がかかることでそれらの断裂や剥離が生じ, 血管新生を伴って反応性の骨増殖が起こる. これを椎体骨棘 vertebral spur という. 椎体骨棘には椎体縁から伸びるものと, 椎体縁から約1mm離れたところから伸びるものがある. 前者を claw spur, 後者を traction spur といい, traction spur は脊椎不安定性を示唆している.
　椎間板腔が狭くなると椎間関節の適合性が失われ, 脊椎不安定性が生じると椎間関節の動きも大きくなり, 椎間関

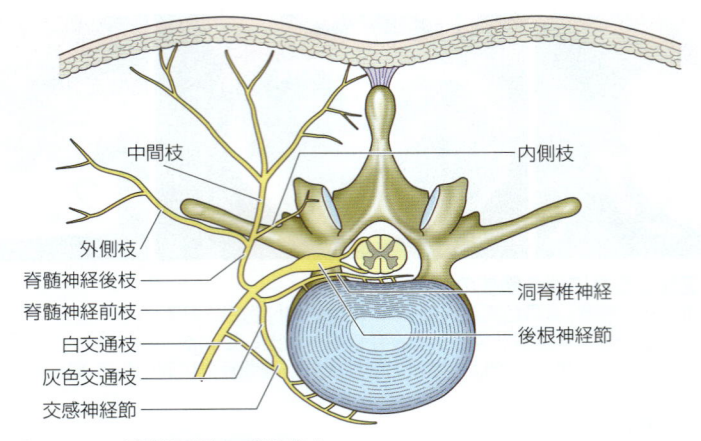

図 32-29 脊柱周辺の感覚終末
脊柱に複雑に入り組んでいる感覚終末と神経根への侵害刺激により疼痛が生じる．

図中ラベル：中間枝，内側枝，外側枝，脊髄神経後枝，脊髄神経前枝，白交通枝，灰色交通枝，交感神経節，洞脊椎神経，後根神経節

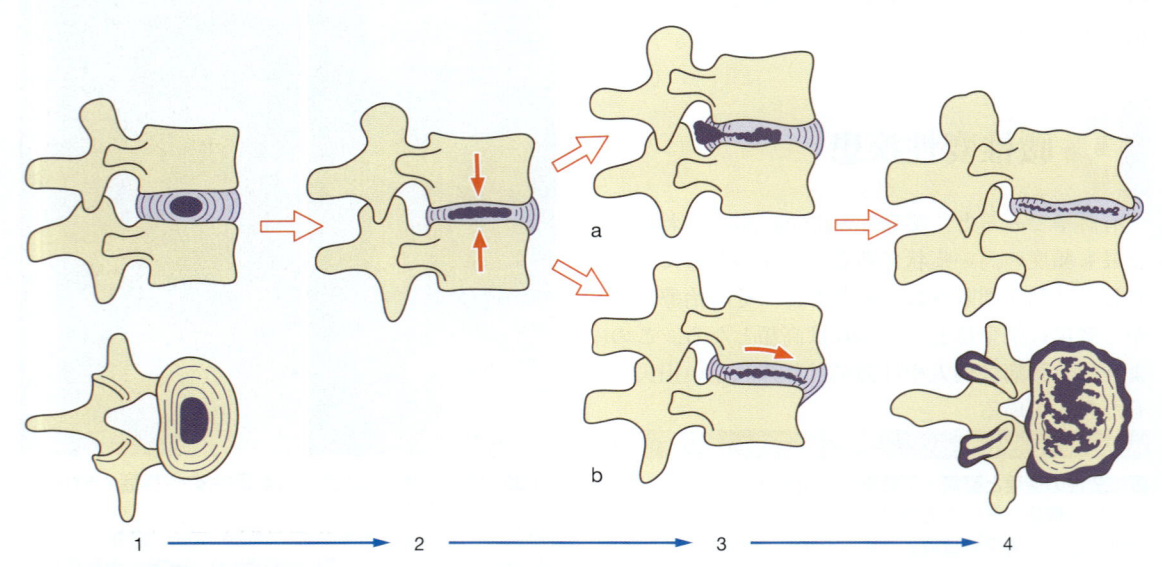

図 32-30 椎間板変性の行方
1：正常な椎間板で脊柱機能単位の機能は正常．
2：椎間板変性に陥ると椎間板腔は狭くなる．同時に椎間関節も適合性が失われてくる（脊柱単位の機能不全）．
3-a：時に椎間板ヘルニアが起こる．3-b：時に脊椎すべりが起こる．
4：変性が進むと椎骨の所々に骨棘が形成され，椎間関節も塊状に変形肥大する．これは脊柱を安定化させる代償的変化である．その結果，脊柱管は狭くなる．脊柱管狭窄を伴う変形性脊椎症（変性性狭窄）である．

節も変性して関節症が生じる．このようにして，脊柱機能単位は全体として変性に陥ることになる．健常な椎間板では線維輪外層以外に神経はないが，変性した椎間板では神経が線維を椎間板内に伸ばしていく．また，脊椎不安定性があれば，脊柱の周辺に存在する感覚終末や脊椎洞神経が刺激される（**図 32-29**）．このような機序で腰痛を訴えるようになると，変形性脊椎症 spondylosis deformans と診断される（**図 32-30**，➡556 頁参照）．変性がさらに進むと椎間板腔はほとんどなくなり，それに伴い椎間可動域も失われ

ていく．最終的に脊柱は再び安定化し支持性を再獲得することになる．この段階になると，感覚終末や脊椎洞神経の刺激もなくなり，腰痛は軽減していく．この過程で，脊柱管は椎体骨棘や弛緩した靱帯によって狭くなっていく．脊柱管の中に存在する馬尾や神経根が圧迫され，同時に髄液や血液も圧迫されることで神経組織の栄養障害が惹起され，神経性間欠性跛行 neurogenic intermittent claudication を呈するようになる．これが，腰部脊柱管狭窄 lumbar spinal canal stenosis という病態である．

表 32-1　腰痛を診察するうえでの危険信号（red flags）

- ・発症年齢＜20 歳または＞55 歳
- ・時間や活動性に関係のない腰痛
- ・胸部痛
- ・癌，副腎皮質ステロイド治療，HIV 感染の既往
- ・栄養不良
- ・体重減少
- ・広範囲に及ぶ神経症状
- ・構築性脊柱変形
- ・発熱

〔日本整形外科学会，日本腰痛学会（監修）：腰痛診療ガイドライン 2012. p27, 南江堂，2012 より〕

表 32-2　腰痛の原因となる疾患

脊椎由来
　腰椎椎間板ヘルニア
　腰部脊柱管狭窄症
　分離性脊椎すべり症
　変性脊椎すべり症
　代謝性疾患（骨粗鬆症，骨軟化症など）
　脊椎腫瘍（原発性または転移性腫瘍など）
　脊椎感染症（化膿性脊椎炎，脊椎カリエスなど）
　脊椎外傷（椎体骨折など）
　筋筋膜性腰痛
　腰椎椎間板症
　脊柱靱帯骨化症
　脊柱変形など
神経由来
　脊髄腫瘍，馬尾腫瘍など
内臓由来
　腎尿路系疾患（腎結石，尿路結石，腎盂腎炎など）
　婦人科系疾患（子宮内膜症など），妊娠
　その他（腹腔内病変，後腹膜病変など）
血管由来
　腹部大動脈瘤，解離性大動脈瘤など
心因性
　うつ病，ヒステリーなど
その他

〔日本整形外科学会，日本腰痛学会（監修）：腰痛診療ガイドライン 2012. 南江堂，2012 より〕

1　腰痛・下肢痛の診察法

　腰痛に対する診察の要諦は，重篤な脊椎の病態や脊椎以外の臓器に由来する腰痛を見逃さないことである（**表 32-1**）.

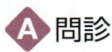問診

　詳細に問診をとれば，ほとんどの症例でその病態や責任高位を推定することは可能である．腰痛が腰仙椎部の疾患によるものとは限らないことも念頭に置く（**表 32-2**）.

1● 安静時痛の有無

　一般に，変性疾患による疼痛は，動作や姿勢により出現または増強し，安静時に消失ないし軽快する．これに対して，腫瘍や内臓疾患などでは安静にしても疼痛は軽減しないことが多い.

2● 誘因の有無

　転倒，転落，交通事故などの外傷とその状況，重量物挙上などの動作などの有無を聴取する．また，外傷や動作の直後から腰痛が発症したのか，それとも例えば 2 日後に発症したのかといった誘因から発症までの期間も確認する.

3● 疼痛の部位・性質

　背中や殿部の痛みを腰痛と訴えている場合があるので，疼痛の局在を正確に聴取する必要がある．また，疼痛が時間の経過とともに増強しているのか，あるいは軽減しているのかを確認する．変性疾患では，時間の経過とともに腰痛が軽減していくことが多い．腰背部痛の局在が短時間で移動している場合には，解離性大動脈瘤を疑って早急に検査を進めていく.

4● 間欠性跛行の有無

　歩行により下肢の痛みやしびれが発現もしくは増悪する場合には，脊柱管狭窄症や下肢の閉塞性動脈硬化症を疑う．両者とも主訴が間欠性跛行であり，しかも好発年齢が重なっているので鑑別が大切である．神経性間欠性跛行は血管性間欠性跛行と異なり，姿勢を変える（腰椎屈曲位をとる）ことにより症状が軽快・消失する．重症度をとらえるために，休憩に至る距離ないしは時間を聴取することも重要である.

5● 膀胱直腸障害，性機能障害の有無

　馬尾が障害されると膀胱直腸障害や性機能障害を起こすことがある．残尿感，排尿開始遅延，頻尿，失禁，便秘，男性では歩行時の持続勃起 priapism の出現といった症状を確認する．羞恥心のために患者は話さないことも多いので，医師から尋ねることが大切である.

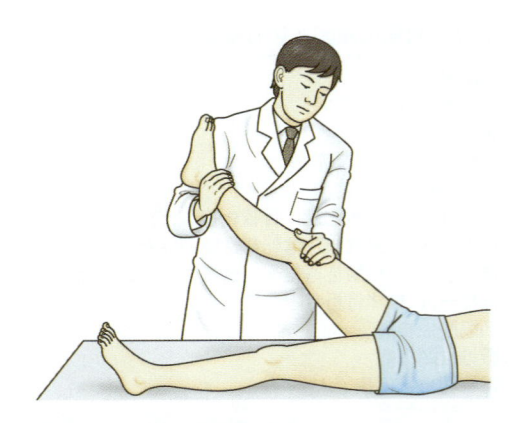

図32-31　下肢伸展挙上テスト(■(⑩))

6 ● 既往歴の有無

糖尿病などを有する易感染性宿主では脊椎感染症を，悪性腫瘍の既往がある患者では転移性脊椎腫瘍を念頭に置かなければならない．ただし，患者が告知されていない場合や本人が隠している場合もあるので，家族に確認することも必要である．

Ⓑ 身体所見

1 ● 視診

患者が診察室に入るときから注意深く観察する．Parkinson(パーキンソン)病患者などが整形外科に初診することも稀ではないので，歩容や表情などの観察は診断の一助となる．視診の見落としを防ぐために，なるべく軽装となってもらう．まず，患者を立たせて背部の視診を行う．側弯や後弯の有無，棘突起の階段状変形(脊椎すべりで認められる)の有無を確認する．また，殿筋や下肢筋の萎縮を見逃してはならない．椎間板ヘルニアなどで障害神経根に支配されている筋の限局性萎縮が認められることもある．

2 ● 脊柱所見

患者に屈曲，伸展，側屈，および回旋を行わせる．これらの可動域が正常かどうか，疼痛を誘発するかどうかを確認する．誘発された疼痛の局在も聴取しなければならない．屈曲制限に伴って下肢痛が誘発されれば椎間板ヘルニアが疑われる．棘突起の圧痛や叩打痛の有無を確認する．これらの所見が認められれば，その高位での椎体骨折，感染などの炎症，脊椎腫瘍，馬尾腫瘍の可能性を念頭に置く．

3 ● 神経根緊張徴候

下肢を動かすと大腿神経や坐骨神経が伸ばされるが，通常はその源である神経根が腰椎部で滑動することで対応している．ところが，椎間板ヘルニアなどで神経根が絞扼されると滑動できなくなり，下肢を動かすと神経根が伸張されて痛みを発することになる．

a 下肢伸展挙上テスト(SLRテスト) straight leg raising test(図32-31，■(⑩))

患者を診察台上に仰臥位にする．検者は患者の横に立ち，一方の手を足関節の下に置き，他方の手を膝関節が伸展位になるように膝蓋骨の上に置く．膝関節伸展位を保ったまま下肢を挙上していく．正常では疼痛なく70°以上(下肢と診察台とがなす角度)挙上が可能である．下肢の外側あるいは後面の疼痛が誘発された場合を陽性とし，下肢痛が誘発された角度も記録しておく．下肢伸展挙上テストは，殿部を支点にして下肢の後面を走行している坐骨神経を伸張させる手技である．陽性の場合にはL5またはS1神経根症を疑う．

Lasègue〔ラゼーグ(ラセーグ)〕徴候は，患者を仰臥位とし膝と股関節を90°屈曲位にしてから膝のみ伸展させる手技である．下肢伸展挙上テストと同様に下肢痛が誘発されれば陽性である．

Bragard(ブラガード)テストは，下肢伸展挙上テストで陽性となった角度よりわずかに下肢を降ろして，疼痛が消失した状態で足関節を背屈する．下肢の外側や後面に疼痛が誘発されれば陽性である．この手技は，腰仙椎部，仙腸関節，梨状筋には動きを起こさないので，神経根症の確定診断に有効である．

下肢伸展挙上テストと同じ手技で非疼痛側の下肢を挙上したとき，疼痛側に痛みを誘発することがある．これを健側下肢伸展挙上テスト well leg raising test，交叉下肢テスト cross-leg test，あるいは交叉Lasègueテスト cross Lasègue test とよぶ．神経根の内側に椎間板ヘルニアなどの大きな腫瘤があると陽性になる．

b 大腿神経伸展テスト femoral nerve stretch test (図32-32，■(⑪))

患者を診察台上に腹臥位にする．検者は患者の下腿を把持し，膝関節を屈曲していく．大腿前面の疼痛が誘発された場合を陽性とする．大腿神経伸展テストは，膝を支点にして下肢の前面を走行

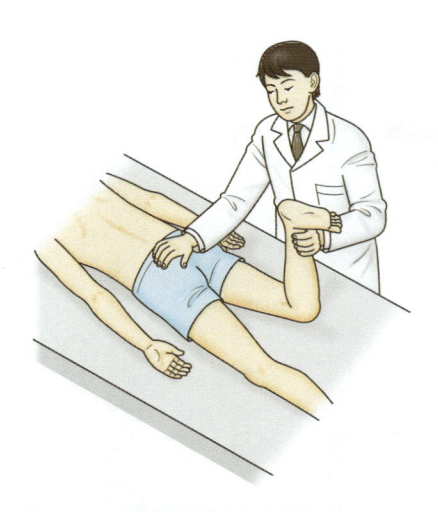

図 32-32　大腿神経伸展テスト(■(⑪))

支配神経根	L4	L5	S1
主な責任椎間高位	L3/4	L4/5	L5/S
深部反射	膝蓋腱反射	―	アキレス腱反射
感覚領域	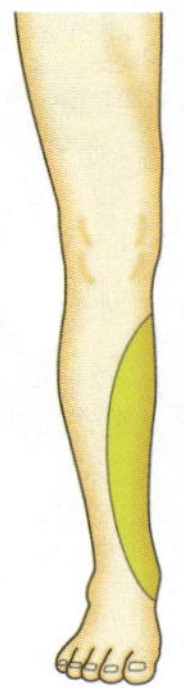	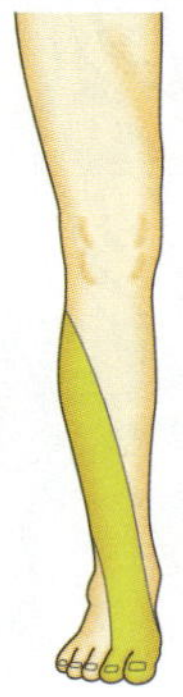	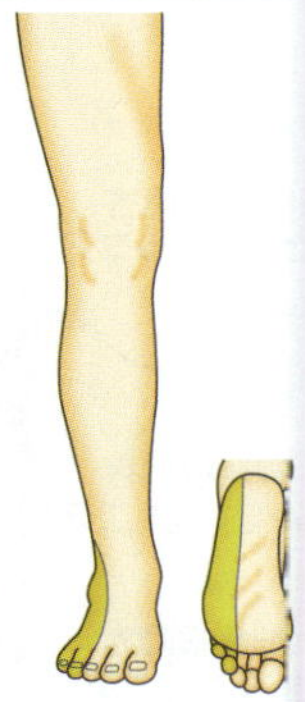
支配筋	大腿四頭筋 前脛骨筋	前脛骨筋 長母趾伸筋	下腿三頭筋 長母趾屈筋

図 32-33　脊髄神経の支配領域

している大腿神経を伸張させる手技である．陽性の場合には，L2〜L4 神経根症を疑う．膝関節に障害があると疼痛を訴えることがあるので，注意が必要である．

4 ● 神経学的所見

腰椎疾患では，神経根や馬尾の圧迫症状を伴うことがあるので，下肢の神経学的診察を怠らない．深部反射，感覚，および筋力を調べることで病変の存在する高位を推定することができる．

a 下肢深部反射

膝蓋腱反射 patellar tendon reflex(PTR)とアキレス腱反射 Achilles tendon reflex(ATR)を確認する．膝蓋腱反射が減弱または消失している場合は主に L4 神経根障害，アキレス腱反射が減弱または消失している場合は主に S1 神経根障害を疑う．ただし，末梢神経障害などでも減弱あるいは消失することがあるので注意を要する．もし，これら深部反射の亢進が認められれば，脊髄症や中枢神経疾患の可能性があるので，膝間代 patellar clonus，足間代 ankle clonus，および Babinski(バビンスキー)反射に代表される錐体路徴候の有無も調べておく．

b 感覚検査

表在感覚と深部感覚の検査が必要である．表在感覚はティッシュとピンを用いて触覚と痛覚を評価する．深部感覚では，足，趾などを動かして位置覚を評価し，音叉を用いて振動覚を評価する．

c 筋力テスト

簡便な方法として，踵歩行 heel gait(L4 神経根：前脛骨筋の評価)，および爪先歩行 toe gait(S1 神経根：下腿三頭筋や趾屈筋の評価)を行わせるとよい．次に個々の筋に対して徒手筋力テストを行い確認する．以上の身体所見から障害神経根を推定することができる(図 32-33)．

2 急性腰痛症(いわゆる "ぎっくり腰")
acute low back pain

原因が明らかでない腰痛を非特異的腰痛というが，そのなかで罹病期間が 4 週以内のものをいう．不意の動作，特にひねり動作で急に起こることが多く，椎間関節内へ滑膜が嵌入するためではないかとも考えられている．通常数日で痛みは軽快するので，薬物療法で腰痛を緩和して，速やかに元の状態に戻れるようにすることが治療の基本である．各種ブロック療法が即時的な除痛に有効なこともある．

32

胸椎，腰椎

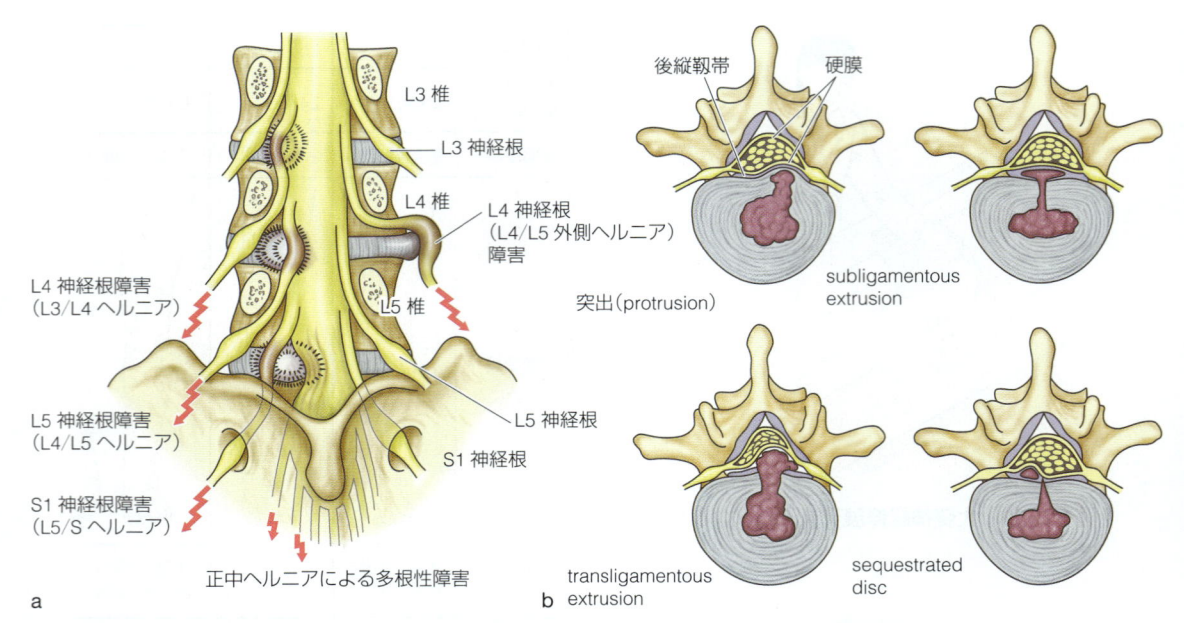

図 32-34　腰椎椎間板ヘルニアの高位と障害をうける神経根の位置的関係（a）およびヘルニアの形態（b）
最外側型ヘルニアでは1つの上位の神経根が圧迫を受ける．脱出型では線維輪を穿破するが，後縦靭帯下にとどまっているものを subligamentous extrusion といい，後縦靭帯を穿破してヘルニア塊が硬膜外腔に脱出しているものを transligamentous extrusion という．脊柱管内で母椎間板と完全に遊離して脱出したものを遊離脱出椎間板 sequestrated disc という．

3 腰椎椎間板ヘルニア

lumbar disc herniation（LDH），herniated intervertebral disc of the lumbar spine

　腰椎椎間板ヘルニアは，椎間板の髄核が後方の線維輪を穿破して脊柱管内に突出あるいは脱出して神経根や馬尾を圧迫して症状が出現したものをいう（図32-34）．加齢に伴う椎間板の変性から生じるものや，重量物挙上やスポーツなどの外傷を契機に発生するものもある．また，この疾患の発症には遺伝的背景（Ⅸ型・Ⅺ型コラーゲン，CLIP，ビタミンD受容体の遺伝子多型性）の関与も指摘されている．

A 好発年齢と発生高位

　20～40歳代に多く，男女比は約2～3：1で男性に多い．好発高位は，L4/5，次いでL5/Sである．L3/4から上位の椎間板ヘルニアの発生頻度は低いが，高齢になるほどL2/3，L3/4で椎間板ヘルニアが発生する確率が高くなる．

B 病態と神経圧迫の機序

　10歳代や若年成人では髄核が線維輪を破って脱出するが，椎間板変性が著しい中高年者では髄核に限らず，後方線維輪自体が椎体から剥がれて脱出することがある．

　脱出の程度は，髄核が後方線維輪を完全に破っていない突出 protrusion と後方線維輪を穿破した脱出 extrusion に分けられる（図32-34）．また，髄核組織が脊柱管内で母椎間板と完全に遊離して脱出している状態を遊離脱出椎間板 sequestrated disc という．稀に硬膜を破って硬膜内に脱出することもある．

　ヘルニア腫瘤が神経根を圧迫すると，炎症を引き起こし，その結果，神経根は機械的刺激と炎症性産物による化学的侵害刺激を受け，時に激痛を生じる．

C ヘルニアの高位，横位と神経根圧迫の関係

　L4/5椎間板ヘルニアでは，通常はL5神経根が圧迫される．それは，L4/5椎間板のやや頭側の高位で硬膜管から分岐したL5神経根囊が同椎間板を横切って外側に向かって尾側に下行するところを，ヘルニア腫瘤が圧迫するためである．同様に，L3/4椎間板ヘルニアはL4神経根を，L5/S

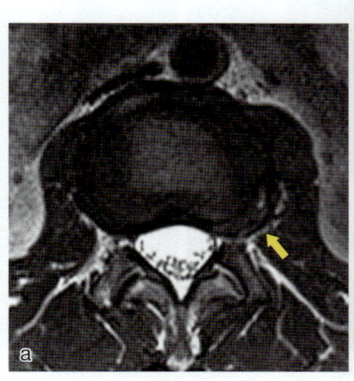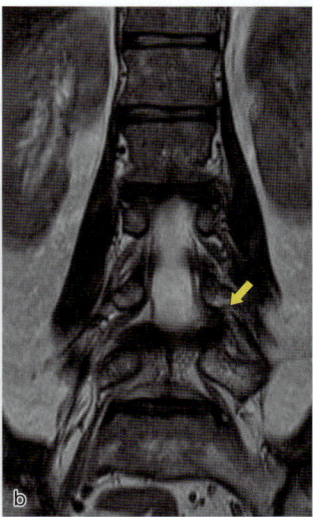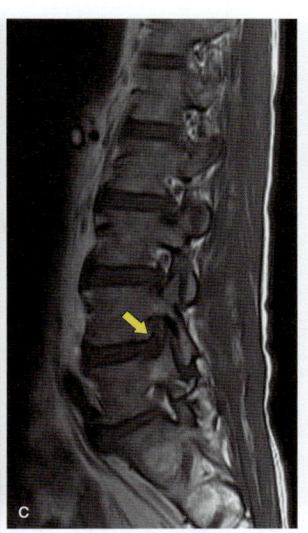

図 32-35　腰椎外側椎間板ヘルニア(49 歳男性)
MRI T2 強調横断像(L4/5 高位)で，椎間孔～椎間孔外に椎間板ヘルニアを認め(a：矢印)，T2 強調前額断(b)では，左 L4 神経根の圧迫を観察できる(矢印)．T1 強調矢状断像(椎間孔でのスライス)で，他の高位にみられる脂肪組織(高信号領域)が L4/5 ではほとんどみられないことがわかる(c：矢印)．これは椎間孔内で神経根が圧迫されていることを示している(c)．

椎間板ヘルニアは S1 神経根を圧迫する．時に，ヘルニア腫瘤が外側に移動することがあり(外側椎間板ヘルニア)，この場合は本来障害される神経根より 1 本頭側の神経根を圧迫する(図 32-34, 35)．例えば L4/5 外側椎間板ヘルニアでは，L4 神経根を圧迫することになる．それぞれの神経根が支配する下腿や足部の領域に疼痛，表在感覚障害，あるいは筋力低下が単独に，もしくはいくつかの症状や所見が同時に出現する(➡図 32-33)．

　大きな椎間板ヘルニアが正中背側に発生する(正中ヘルニア)と，硬膜管内にある馬尾全体を圧迫する．この場合には，下肢に多根性の感覚運動障害のほかに，排尿(S2～S3 神経支配)の障害も生じうる．このような病態を馬尾症候群 cauda equina syndrome という．

が必要になる．咳やくしゃみで下肢痛が増悪することもある〔Déjérine(デジェリーヌ)徴候〕．これは咳やくしゃみなどで脊髄腔内圧が高まり，神経根の症状が誘発されるからである．大きな正中ヘルニアでは，両下肢の高度な感覚・運動障害，そして排尿障害(尿閉，残尿，力みによる尿漏れ)が急激に生じることがある．これらの障害は，時を逸すると不可逆性になるので，早急に手術が必要である．L4 神経根症では前脛骨筋，L5 神経根症では長母趾伸筋，長・短腓骨筋の筋力が低下することで，スリッパが脱げやすくなり，段差につまずきやすくなることがある．

Ⓓ 自覚症状

　腰痛と片側の下肢痛が主訴であることが多く，運動や労働によって増悪し，安静で軽減する．下肢痛の局在は，L4 神経根症では下腿内側，L5 神経根症では大腿外側～下腿外側で，時に足背内側の痛みも伴う．S1 神経根症では大腿後面～下腿後面の痛みを訴える．L3 神経根症では時に膝内側の痛みを訴えるので，変形性膝関節症との鑑別

NOTE　膝窩部痛と膝関節内側部痛

　膝窩部を中心とした痛みを主訴として高齢者が受診すると，腰部脊柱管狭窄症と誤診してしまうことが珍しくない．膝の診察に少し時間を割いて除外診断することが大切である．
　逆に，膝関節内側の痛みを高齢者が訴えると，変形性膝関節症と誤診することもある．L3 神経根症でも膝関節内側の痛みを訴えることがあるので，注意を要する．

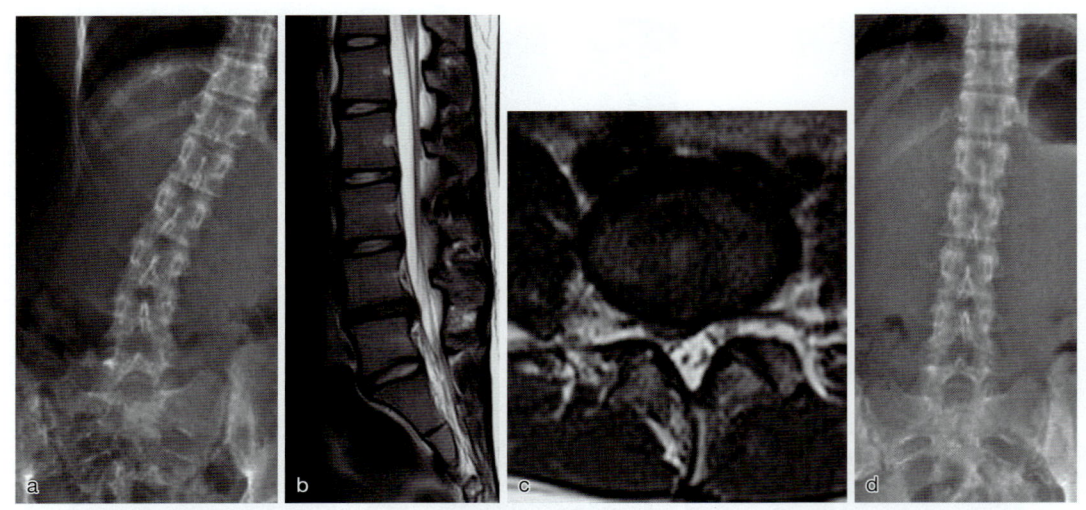

図 32-36　腰椎椎間板ヘルニア(L4/5)による疼痛性側弯(16歳女性)
a. 単純 X 線正面像, b. MRI T2 強調矢状断像, c. MRI T2 強調横断像, d. 単純 X 線正面像(初診時から2年6カ月後).
右 L4/5 椎間板ヘルニア(b, c)による疼痛性側弯を認めたが(a)，症状が軽減すると側弯もほとんど目立たなくなった(d).

E 身体所見

1 ● 疼痛性跛行

症状の激しい急性期での歩容はいわゆる疼痛性跛行である．かばうように手を腰にあてたり，上体をかがめ片側の膝を曲げたりして歩く．

2 ● 脊柱所見

疼痛回避性の脊柱側弯(非構築性側弯)を認めることがある(図 32-36)．腰椎の前弯は消失し，屈曲は下肢痛が誘発されるので制限される．

3 ● 神経根緊張徴候

急性期には，ほとんどの症例で下肢伸展挙上テストか大腿神経伸展テストが陽性となる．下肢伸展挙上テストが陽性であれば L5 または S1 神経根の障害を，大腿神経伸展テストが陽性であれば L2〜L4 神経根の障害を示唆している．

4 ● 神経刺激徴候

坐骨神経の走行に一致した坐骨切痕，大腿，そして下腿後面中央部で陽性を呈することが多い〔Valleix(ヴァレー)の圧痛点〕．

5 ● 神経脱落所見

障害神経根に対応した深部反射の低下・消失，感覚障害，あるいは筋力低下が単独ないし重複して出現する(➡図 32-33).

F 画像検査

1 ● 単純 X 線像

急性期における疼痛性側弯と腰椎前弯の減少以外に特記すべき所見はない(図 32-36)．側面像でヘルニアを起こしている椎間板腔が，軽度または中程度の狭小化を呈していることがある．単純 X 線像は，転移性腫瘍などの重篤な疾患を除外する手段の1つではあるが，本疾患に対する診断価値は高くない．

2 ● MRI(図 32-37)

椎間板ヘルニアや椎間板変性に対する最も優れた画像診断法である．通常，矢状断像と横断像の T1・T2 強調像を撮像する．外側椎間板ヘルニアの場合，前額断のほうが神経根の圧迫をより明瞭に描出することができる．T2 強調像では椎間板変性の程度も評価できる．T1 強調像では脳脊髄液や靱帯は低信号(黒い)，脂肪は高信号(白い)，神経組織や椎間板は等信号(灰色)として描出される．したがって，椎間板ヘルニアの腫瘤部分では，硬膜外腔の脂肪組織が圧迫されてその領域が小さくなり，腫瘤が描出される．T2 強調像では自由水を含む組織が高信号(白い)となる．脳脊髄液は

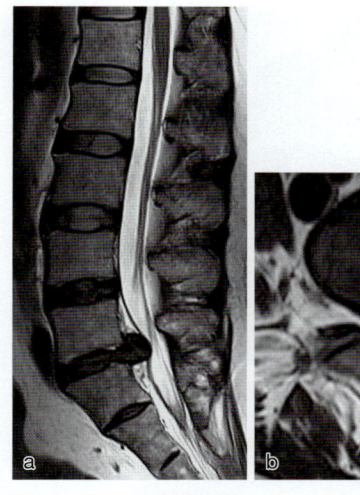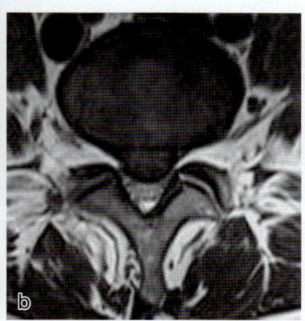

図 32-37　腰椎椎間板ヘルニア（40 歳女性）の MRI
L5/S 椎間板から脱出したヘルニア塊で，硬膜管が圧迫されている．術中所見では，subligamentous extrusion であった．

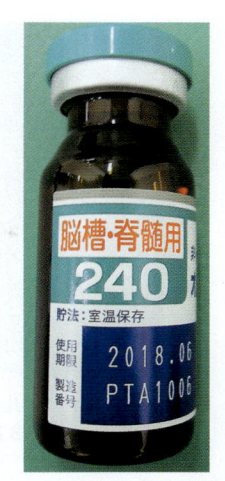

図 32-38　脳槽・脊髄用造影剤

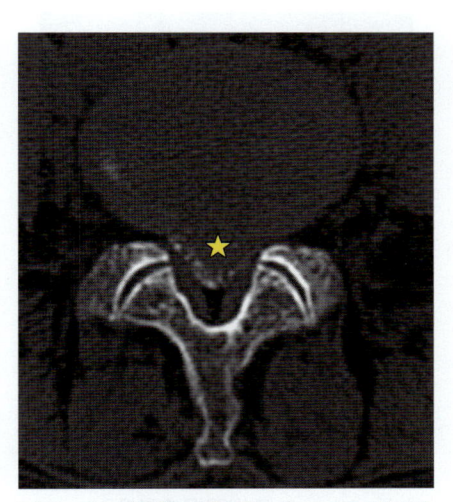

図 32-39　腰椎椎間板ヘルニアの脊髄造影後 CT（CT myelogram）
ヘルニア塊（☆）により，硬膜管が圧排されている．

高信号（白い）となるので，硬膜管と椎間板ヘルニアとの位置関係を把握しやすい．また水分を多く含む正常の髄核は高信号（白い），線維輪は低信号（黒い）として描出される．変性した髄核は水分含量が減少するので，その変性の程度に応じて灰色〜黒色の色調で描出される．

3 ● 脊髄造影 myelography

　MRI の普及により，診断を目的として本検査が実施されることは少なくなってきたが，心臓ペースメーカなど MRI 禁忌症例に行われる．また，前後屈などの動きにより神経組織の圧迫がどのように変化するかを観察できる．脳槽・脊髄用の水溶性造影剤（**図 32-38**）をくも膜下腔に注入し，透視しながら撮影する．神経根嚢像の欠損ないしは変形，部分欠損，造影剤柱の不完全ブロック，あるいは完全ブロックなどを観察する．脊髄造影後に CT を撮ると硬膜管の横断面での変形をとらえることができる（CT myelography，**図 32-39**）．

4 ● 椎間板造影 discography

　MRI の普及した現在では，ほとんど行われなくなった．脊柱の後側方から髄核の中心部に針を刺入し，造影剤を 1.5〜3.0 mL 注入する．ヘルニアが硬膜を穿破していることもあるので，椎間板

造影も脳槽・脊髄用の水溶性造影剤（**図 32-38**）を用いる．髄核の変性度を知ることができるほか，ヘルニア腫瘤が描出される（**図 32-40**）．造影剤注入時に腰痛が再現されれば，腰痛の原因がその椎

やってはいけない医療行為

　脊髄造影では，血管造影剤，その他の造影剤を決して用いてはならない．重篤な麻痺症状や死を招く．造影剤のアンプルに赤字で "脳槽・脊髄用" と記載されているので，必ず確認してそれのみを使用する（**図 32-38**）．

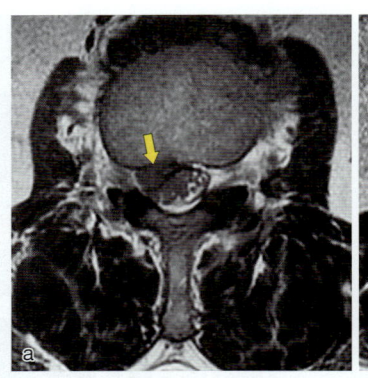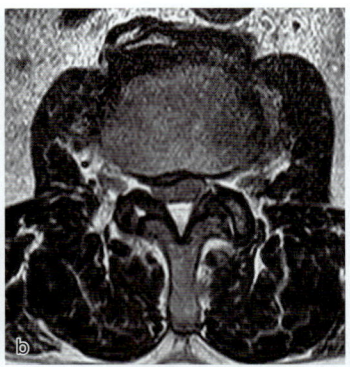

図 32-41　ヘルニア腫瘤(L2/3)の自然吸収(MRI T2 強調横断像)
(73 歳男性)
a. 初診時(矢印:ヘルニア腫瘤), b. 6 カ月後.

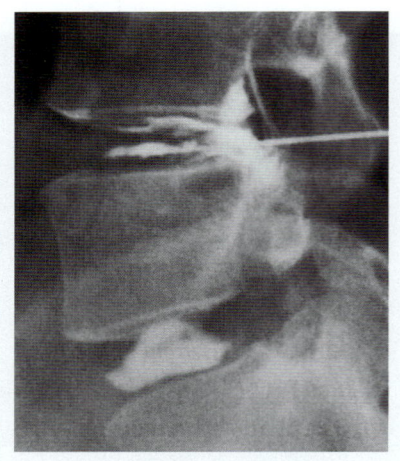

図 32-40　腰椎椎間板ヘルニア(L4/5)の椎間板造影像(辻 原図)
造影剤がヘルニア腫瘤部を描出している.

間板にあるという意見もあるが, 否定的な意見もある. CT を併用すれば, 横断面のヘルニア腫瘤の状態がより明瞭に描出される(CT discography).

Ⓖ 鑑別診断

自覚症状と経過が特徴的で, 下肢伸展挙上テストなどで神経根緊張徴候があれば, 腰椎椎間板ヘルニアの診断は容易である. 馬尾腫瘍, 腰部脊柱管狭窄症(変形性脊椎症, 脊椎分離症, 脊椎すべり症などによる), 脊椎の破壊性病変(脊椎炎, 転移性脊椎腫瘍, 稀に原発性腫瘍), 骨盤疾患(変形性股関節症, 骨盤輪不安定症, 骨盤腫瘍など)を鑑別する必要がある.

Ⓗ 治療

MRI で椎間板ヘルニアを認めたとしても, その 20〜40% は無症状なので診断には注意が必要である. MRI で認めた椎間板ヘルニアを手術しても, 症状が全く改善しないということもありうるからである.

1 ● 保存療法

通常, 多くの患者は保存療法で 3 カ月以内に軽快する. 特に硬膜外腔に脱出したヘルニア腫瘤は, 硬膜外腔の血管から遊走したマクロファージなどによって貪食されて, 自然消失することが多い(図32-41).

したがって, 椎間板ヘルニアに対してむやみに手術を選択することは戒めねばならない.

a 患者への説明

患者の恐怖や不安を取り除き, 患者自身が積極的に疾患に対処するために, 椎間板ヘルニアの多くは一定期間で症状が軽減するもので, その予後は良好であることを説明する.

b 安静

急性期には, 自分の疼痛に応じて日常生活を制限する. なるべく早く通常の生活に戻ることがよい結果につながるので, 完全な安静臥床はできるかぎり避ける.

c 薬物

急性期には, 消炎鎮痛薬や非ステロイド性抗炎症薬(NSAIDs)の投与などを行う. 最近では一部麻薬も使用できるようになった. 慢性期や不安症

状には抗不安薬や抗うつ薬の投与が行われる場合もある.

d ブロック療法

急性期の疼痛には硬膜外ブロックや神経根ブロックが有効である.

e 日常生活の指導

腰への負担を避けるために，日常生活上の注意点について指導する．症状が許せば，職場や家庭での仕事への復帰は可能である.

f 体操療法 (➡913頁参照)

急性期症状が軽快した後に行う．腰背筋や腹筋の筋力増強訓練とストレッチングにより腰部脊柱の支持性の強化と柔軟性の獲得が目的である．継続して行うことが大切である.

g 装具療法 (➡179, 914頁参照)

症例によっては軟性コルセットを処方する．これにより腰部の支持性を補強して，腰部の負担を軽減する.

2 ● 手術療法

馬尾障害や進行する運動麻痺（例えば下垂足）がある場合には手術適応である．保存療法を1〜3カ月続けて効果がない例も手術を考慮する．ただし，椎間板ヘルニアの自然経過や，疼痛のみの場合手術と保存療法の長期成績に差がないことを説明し，患者が希望すれば手術を選択する．患者の社会的背景を考慮して早期に手術が選択される場合もある.

a 椎間板ヘルニア摘除術 herniotomy, 椎間板切除術 discectomy

黄色靱帯のみを切除して椎間板ヘルニアに到達する Love（ラブ）法とそれに椎弓・椎間関節部分切除を加えた Love 変法がある（図32-42）．硬膜と神経根を露出した後，これらを慎重によけて椎間板ヘルニアを摘除する．椎間板ヘルニアだけでなく変性した椎間板を切除すると椎間板切除術となる.

b 顕微鏡下椎間板切除術 microscopic discectomy, 内視鏡下椎間板切除術 microendoscopic discectomy（MED）

近年，身体への低侵襲や明るい術野の確保を目的として，前項の椎間板切除術にも顕微鏡や内視鏡が導入されてきた．内視鏡は，術野の中から広く明るい視野が確保できるという利点があるが，

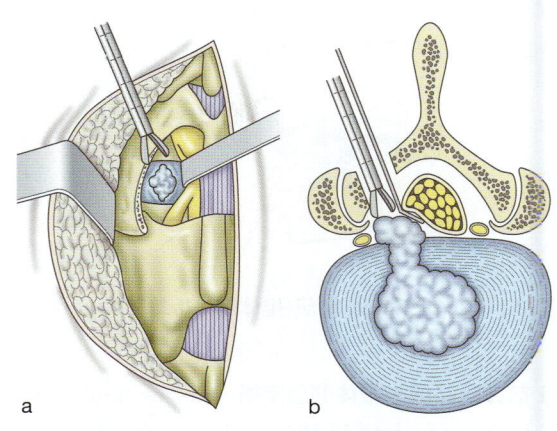

図 32-42　腰椎椎間板ヘルニアの手術法
椎弓の部分切除を行った後，黄色靱帯を切除し，神経根・硬膜を正中によけて，ヘルニア腫瘤を摘除し，変性した髄核を切除する（いわゆる Love 変法）.

いわゆる学習曲線 learning curve の問題がある．従来の後方からの椎間板切除術と比較して，手術成績の間に差異はないが，腰背筋への侵襲がより少ないため，術後創部痛の軽減や早期社会復帰の一助となると考えられている.

c 脊椎固定術 spinal fusion

ヘルニアを生じた椎間では，椎間板の機能が破綻して異常可動性を認めることも多い．また，再手術例で術後の椎間不安定性の増大が危惧されるような症例もある．このような症例に対して，椎間板切除術と同時に脊椎固定術を追加することもある.

脊椎固定術には，棘突起〜椎弓に骨移植を行う後方固定術 posterior spinal fusion，横突起間に骨移植を行う後側方固定術 posterolateral fusion（PLF），椎弓切除を十分広く行って椎間板をできるだけ切除し腸骨やケージを椎体間に移植する後方経路腰椎椎体間固定術 posterior lumbar interbody fusion（PLIF），片側の椎間関節を切除してから椎間板をできるだけ切除し腸骨やケージを椎体間に移植する経椎間孔的腰椎椎体間固定術 transforaminal lumbar interbody fusion（TLIF）がある．固定術の適応については，現時点で見解の一致をみていないので，その利害得失について患者と話し合い，納得のうえで術式を決定する必要がある.

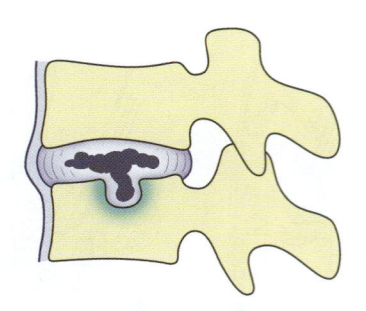

図 32-43　Schmorl 結節（椎体内ヘルニア）

d 前方経路腰椎椎体間固定術 anterior lumbar interbody fusion（ALIF）

　腹膜外進入または経腹膜進入で腰椎の前方に到達し, 椎間板を切除しヘルニア腫瘤を摘除する. その後, 腸骨片を椎体間に移植する.

4 Schmorl（シュモール）結節と椎体辺縁（隅角）分離

Schmorl nodule and epiphyseal separation of the vertebral body

　軸圧によって終板に骨折が生じてそこから髄核が椎体内に陥入したものを Schmorl 結節という（図 32-43）. もともと先天性に終板欠損があるときにも生じることがある. 多くは無症状であり, MRI や単純 X 線像で偶然見つかることが多い.

　椎体終板辺縁には二次骨化核 ring apophysis があり, それが椎体から剥がれた状態を椎体辺縁（隅角）分離という. 二次骨化核が椎体に癒合して椎体の骨成熟が終わるが, その際の癒合不全や外傷によるものもある. 単純 X 線像で, 椎体の隅角部が遊離した小さな骨陰影として認められる. 椎体後方に椎体辺縁（隅角）分離が生じると, 同時に発生した椎間板ヘルニアや遊離した骨端が神経根を圧迫して, 下肢痛などの症状をきたすこともある（図 32-44）.

5 変形性脊椎症

spondylosis deformans

　変形性脊椎症とは, 椎間板の変性が基盤となって, 椎間関節や周囲組織（骨, 靱帯, 筋肉）の変性を伴い様々な症状を呈している状態をいう（図 32-45）. 変性は加齢変化であり, 生理的現象で

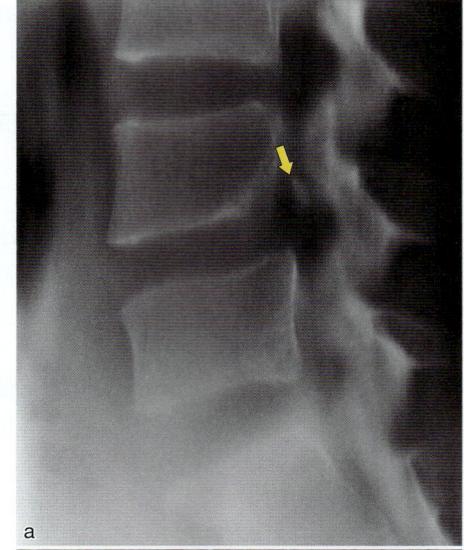

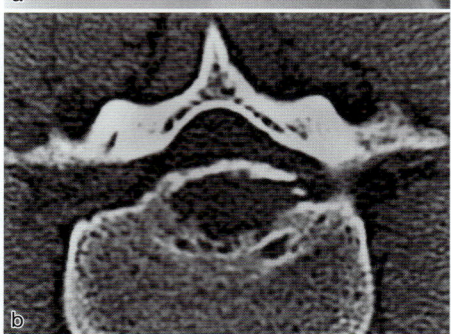

図 32-44　椎体辺縁分離に合併した椎間板
　　　　　ヘルニア（L4/5）（辻 原図）
a. 側面断層像. L4 椎の椎体後下部に骨端の解離がみられる（矢印）.
b. CT. 骨端が脊柱管内へ突出していることがわかる.

ある. 椎間板や椎間関節の骨棘, 黄色靱帯の緩みを生じることで脊柱管が狭窄し, 神経症状を起こすこともあり, この場合は, 腰部脊柱管狭窄症としてとらえて別に扱う（後述）. 変形性脊椎症は, 腰部脊柱管狭窄症の原因疾患のなかで最も多い. 側弯や後弯を呈することもあり, これらもそれぞれ変性側弯症, 老年性後弯症（変性後弯症）として別に扱う（➡ 536 頁,「脊柱変形」項参照）.

　主な症状は腰痛で, 起床時など動作の開始時に強く, 動いているうちに軽減することが多い. 単純 X 線像では, 椎間板腔や椎間関節腔の狭小化, 骨棘形成などを認める. 治療は日常生活上の指導, 体操, 消炎鎮痛薬の投与, 軟性コルセットといった保存療法が主体となる.

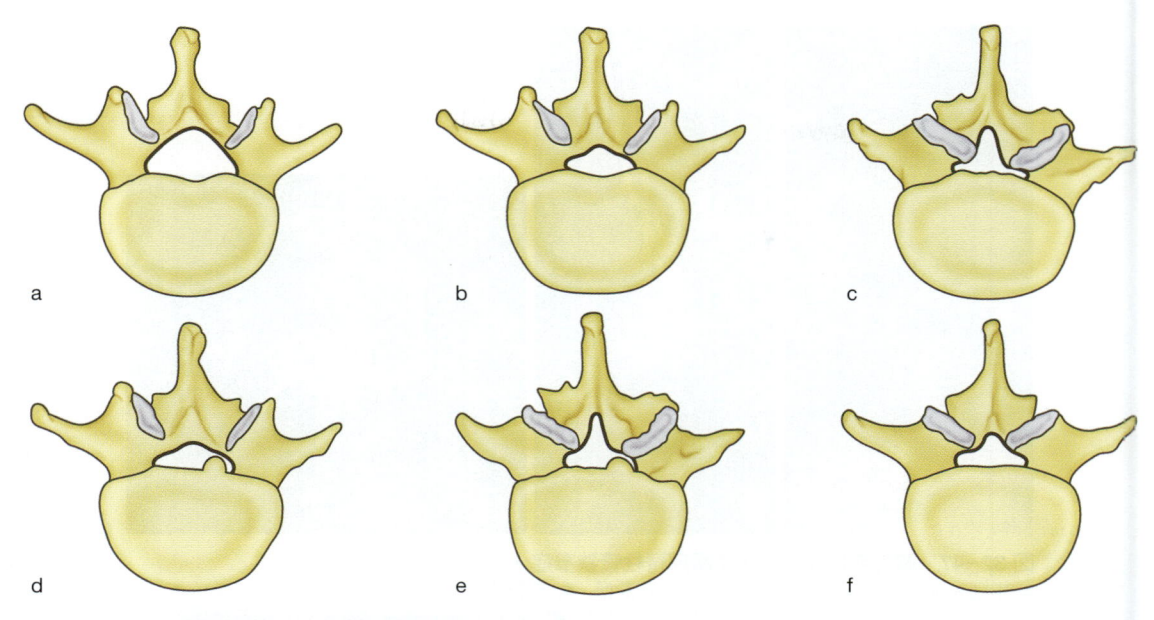

図 32-46　腰部脊柱管狭窄症の国際分類に基づく狭窄のタイプ
a. 正常，b. 先天性脊柱管狭窄，c. 変性脊柱管狭窄，d. 合併狭窄（先天性狭窄＋ヘルニア），
e. 合併狭窄（変性狭窄＋ヘルニア），f. 合併狭窄（先天性狭窄＋変性狭窄）．
（Arnoldi CC, Brodsky AE, Cauchoix J, et al：Lumbar spinal stenosis and nerve root entrapment syndromes. Definition and Classification. Clin Orthop Relat Res 115：4-5, 1976 より）

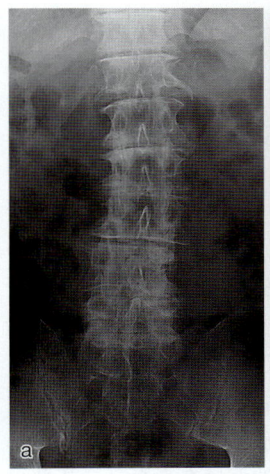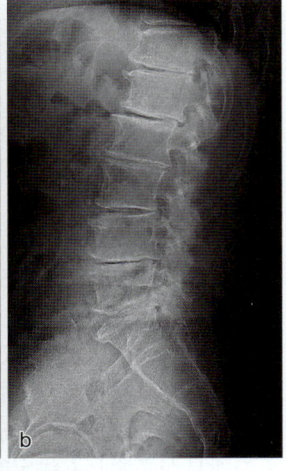

図 32-45　変形性脊椎症（68 歳男性）
a. 単純Ｘ線正面像，b. 単純Ｘ線側面像.
椎体や椎間関節に骨棘の形成を認める.

6 腰部脊柱管狭窄症
lumbar spinal (canal) stenosis

　脊柱管や椎間孔が狭くなることで，馬尾や神経根といった神経組織や血流の障害が生じて症状を呈するものをいう．腰部脊柱管狭窄症には様々な疾患や病態が混在している．したがって，腰部脊柱管狭窄症は1つの疾患単位とするよりも，種々の腰椎疾患にみられる1つの病態として把握しておくのが適当である．この病態の分類には国際分類が広く普及している（図 32-46）．

A 分類

1 ● 先天性・発育性脊柱管狭窄症

　出生時から脊柱管が正常よりも狭い状態であるものを先天性脊柱管狭窄症，成長に伴い脊柱管が正常より狭くなったものを発育性脊柱管狭窄症という．軟骨無形成症 achondroplasia に伴うものが代表的で，大理石骨病によるものもある（図 32-46b, 47）．

2 ● 後天性脊柱管狭窄症
・変性脊柱管狭窄症

　脊柱管狭窄症のほとんどが変性脊柱管狭窄症である．変形性脊椎症により椎間板や椎間関節の骨棘，黄色靱帯の緩みを生じて脊柱管が狭くなる．男性に多く，多椎間に認められることも多い．一

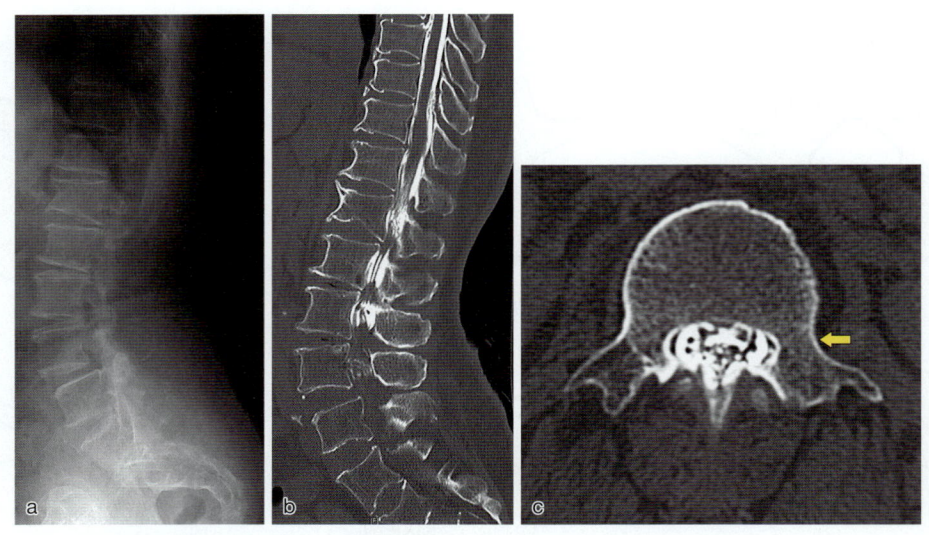

図 32-47　軟骨無形成症による腰部脊柱管狭窄症（65 歳女性）
a. 単純 X 線側面像，b. 脊髄造影後 CT 矢状断像，c. 脊髄造影後 CT 横断像.
多椎間にわたり狭窄を認める（b）．椎弓根が短いため（矢印）に脊柱管狭窄を呈している（c）．

方，変性すべり症による狭窄は女性に多く，多く
は L4/5 に生じる（**図 32-46c**）．

・医原性脊柱管狭窄症

　手術の後に脊柱管が狭窄したものをいう．椎弓
切除術後の瘢痕，固定術後の隣接椎間における変
性の進行，インストゥルメンテーションの脊柱管
内誤設置，術後硬膜外血腫などによるものがある．

・外傷後脊柱管狭窄症

　骨折や脱臼骨折の後，脊柱管が狭窄したものを
いう．

・その他

　骨 Paget（パジェット）病（➡334 頁参照）や強直性脊
椎炎（➡567 頁参照）などでも脊柱管が狭窄すること
がある．

3 ● 混合型脊柱管狭窄症

　先天性（発育性）脊柱管狭窄と変性脊柱管狭窄が
合併したり，変性脊柱管狭窄に椎間板ヘルニアが
合併したりする場合をいう（**図 32-46d〜f**）．

Ⓑ 症状

　馬尾が圧迫されると両下肢，殿部，会陰部の異
常感覚，神経根が圧迫されると片側性の下肢の痛
みを訴える．馬尾と神経根がともに障害されれば，
両者の症状が重複する．下肢の脱力や膀胱直腸障
害を訴えることもあり，後者の場合は馬尾の障害

を示唆している．

　歩行負荷により症状が出現あるいは増悪して歩
けなくなり，休むとまた歩けるようになる間欠性
跛行が特徴的である．腰部脊柱管狭窄症では神経
性間欠性跛行を認める．

1 ● 神経性間欠性跛行

　歩行により出現する自覚症状と身体所見から，
馬尾型，神経根型，そして混合型の 3 群に大別で
きる（**図 32-48, 表 32-3**）．この神経性間欠性跛行
は，姿勢要素があることが特徴である．すなわち，
腰椎を屈曲する（しゃがみ込む，椅子などに腰掛
ける，壁にもたれかかる）ことにより，下肢に出
現した症状が消失して再び歩き始めることができ
る．足背動脈や後脛骨動脈の拍動，腰痛の有無は
血管性間欠性跛行との鑑別に重要であるが，それ
らの所見が必ずしも決定的とはならない．姿勢の
症状に与える影響がポイントで，血管性間欠性跛
行では，姿勢の変化で症状の軽快や消失が全くみ
られない．

　安静時に認められなかった異常所見が，歩行後
に診察すると認めることもある．

a 馬尾性間欠性跛行

　歩行負荷により，両下肢，殿部，会陰部の異常
感覚が出現する．具体的にはしびれ，灼熱感，ほ
てりといった愁訴が多く，下肢の脱力感，残尿感

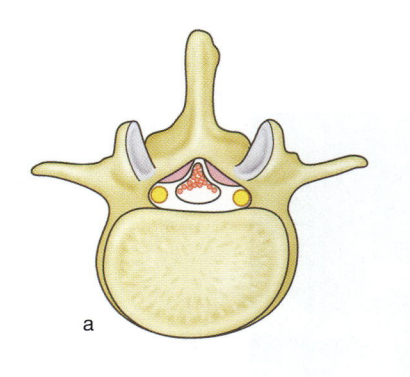
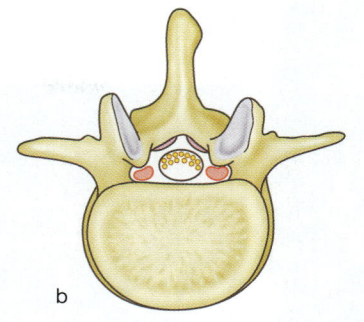
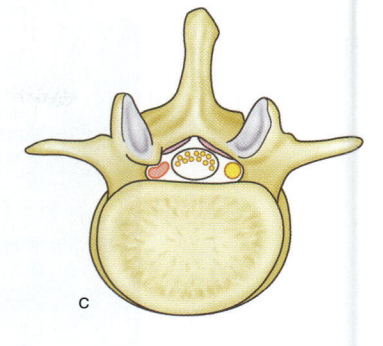
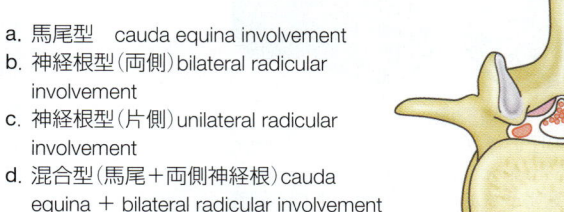
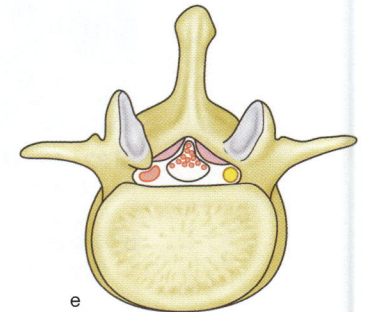

a. 馬尾型　cauda equina involvement
b. 神経根型（両側）bilateral radicular involvement
c. 神経根型（片側）unilateral radicular involvement
d. 混合型（馬尾＋両側神経根）cauda equina + bilateral radicular involvement
e. 混合型（馬尾＋片側神経根）cauda equina + unilateral radicular involvement

図 32-48　腰部脊柱管狭窄症の神経障害型式（横断模式図）
（菊地臣一：いわゆる馬尾性間欠跛行．日整会誌 62：567-575, 1988 より改変）

表 32-3　神経性間欠性跛行の分類

分類	自覚症状	他覚所見
馬尾型	下肢・殿部・会陰部の異常感覚	多根性障害
神経根型	下肢・殿部の疼痛	単根性障害
混合型	馬尾型＋神経根型	多根性障害

や尿意逼迫感に代表される膀胱直腸障害を伴うこともある．しかし疼痛は訴えない．アキレス腱反射が安静時に消失している症例が多い．

b 神経根性間欠性跛行

歩行負荷により下肢の疼痛が出現する．片側性の疼痛を訴えることが多いが，両側性の疼痛を呈する症例もある．下肢の脱力感を伴うこともある．

C 身体所見

神経根型では，障害神経根に対応した深部反射の低下・消失，感覚障害，あるいは筋力低下が単独ないし重複して出現する．馬尾型では，障害高位以下の深部反射の低下・消失，感覚障害，あるいは筋力低下が単独ないし重複して出現する．神経根型では，椎間板ヘルニアと同様に下肢伸展挙上テストか大腿神経伸展テストが陽性になることもある．

D 診断

・画像検査

X 線像から脊柱管狭窄の有無と程度を確実には判断できないが，おおよそ推測することはできる．原因疾患である変形性脊椎症，分離すべり症，変性すべり症などの有無と程度を確認するために役立つ．

MRI は，脊柱管における神経組織と周囲組織との相互関係を把握するのに有用である．脊柱管の狭窄状態と椎間板変性の程度を同時に知ることもできる．T1 強調像は解剖構造の描出に優れているため，椎体，椎間板，黄色靱帯，神経根，および脂肪組織の評価に有用である．一方，T2 強調像では脳脊髄液が高信号を呈するため，脊髄造影のように硬膜管の形態が描出され，圧迫の状態を評価するのに適している（**図 32-49**）．

脊柱管の骨性形態を知るには，CT が最適である．横断像では，椎間板の突出，椎間関節の関節裂隙，上関節突起の骨棘，黄色靱帯の肥厚が描出

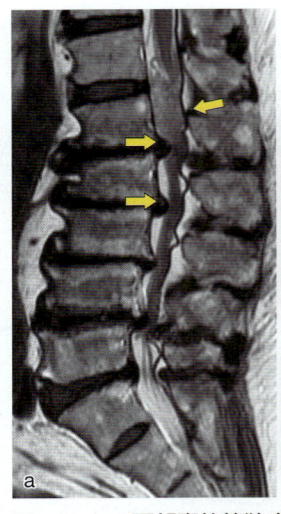
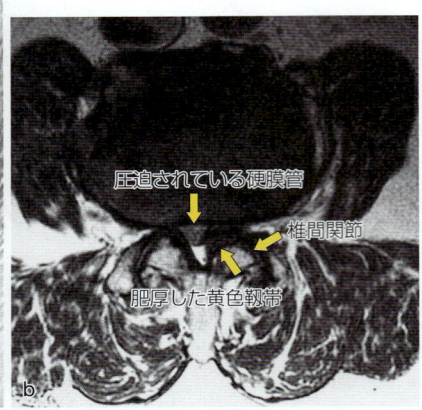

圧迫されている硬膜管

椎間関節

肥厚した黄色靱帯

a　b

図 32-49　腰部脊柱管狭窄症の MRI T2 強調像
a. 矢状断像．多椎間にわたる硬膜管の圧迫像がみられる（矢印）．圧迫上位では，馬尾が蛇行・弛緩している（redundant nerve roots）．
b. 横断像（L3/4 高位）．肥厚した黄色靱帯や椎間関節の骨棘により，硬膜管が圧迫されている．

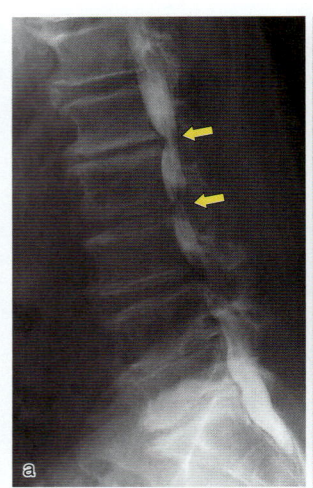
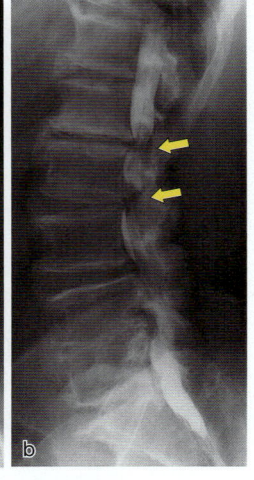

a　b

図 32-50　腰部脊柱管狭窄症の脊髄造影
a. 前屈位，b. 後屈位．
後屈位で認められる硬膜管の後方からの圧迫が，前屈位にすると解除される（矢印）．脊髄造影検査は動態変化を観察するのに有用である．

され，脊柱管狭窄や椎間孔狭窄の状態を観察できる．

　脊髄造影では，椎間板や椎間関節の高位で造影剤の停止像（完全あるいは不完全）や神経根囊の欠損を観察することができる．動態変化をみることもできる（**図 32-50**）．脊髄造影後に CT（CT myelography）を追加すると，硬膜管の状態がより詳細にとらえられる．

・神経根ブロック・神経根造影

　神経根性間欠性跛行や神経根障害を呈している症例に対して，注射針（通常はスパイナル針）で当該神経根に穿刺すると，その支配領域に放散痛が生じる．造影剤を注入して神経根造影を行い，神経根の圧迫や走行を観察後，少量の局所麻酔薬（1 mL）を注入する．これにより下肢痛が軽減あるいは消失すれば，下肢痛の原因はこの神経根の障害であることを証明できる．また，神経根症に対する治療にもなる．特に，画像上多椎間に狭窄を認める症例に対して，障害神経根を同定することができるので有用である．

治療

　神経障害型式により自然経過が異なる．すなわち自然寛解は馬尾障害ではほとんど期待できないが，神経根障害では期待できる．したがって，手術の適応は，原因となっている疾患を問わず，馬尾障害と保存療法で改善しない神経根障害である．進行性の筋力麻痺がある症例にも手術が必要である．日常生活や仕事に多大な支障がある症例に対しても，患者が希望すれば手術を選択することもある．ただし，前述した自然経過を説明したうえで，患者と十分話し合うことが大切である．

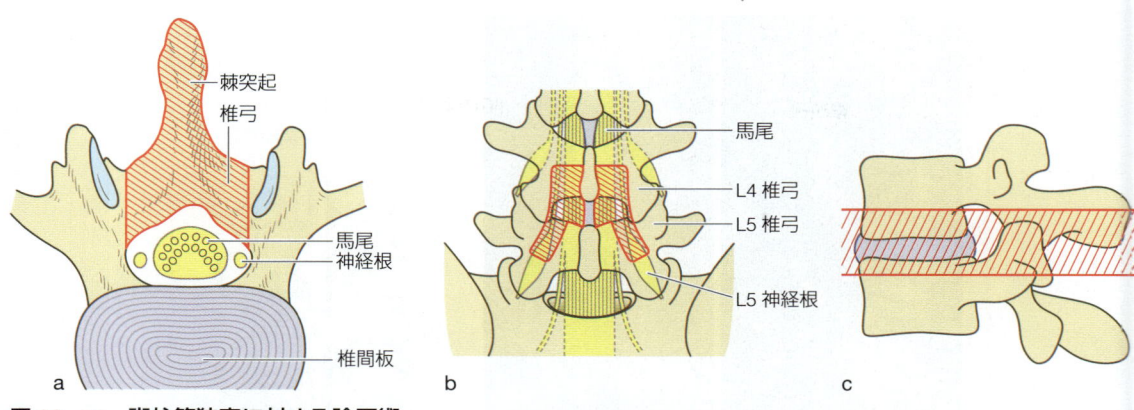

図 32-51　脊柱管狭窄に対する除圧術

a. 椎弓の切除範囲（頭側からみた図）：除圧では,圧迫されている神経組織（馬尾,神経根）の十分な解放が必須である.（菊地臣一：椎弓切除術. 石井清一, 菊地臣一, 越智光夫（編）：整形外科専門医をめざすための経験すべき手術 28. p4, メジカルビュー社, 2001 より改変）

b. 除圧範囲：圧迫されている神経組織に応じて，頭・尾側と内・外側の除圧を行う. ▨ は馬尾と神経根に対する除圧範囲を示す.（菊地臣一：いわゆる馬尾性間欠跛行. 日整会誌 62：567-575, 1988 より改変）

c. 圧迫因子の存在する範囲：脊柱管狭窄の圧迫因子（椎間板, 黄色靱帯, 椎間関節）は ▨ の範囲に存在する.

馬尾障害でも保存療法（プロスタグランジン製剤や腰部交感神経節ブロックなど）が奏効する場合もある. なお, 手術の術式は椎弓切除による後方除圧術が基本である（**図 32-51**）. それに加えて, 不安定性があれば固定術を併用することもある. 固定術の術式は前方椎体間固定術 anterior interbody fusion, 後方経路腰椎椎体間固定術 posterior lumbar interbody fusion（PLIF）, 経椎間孔的腰椎椎体間固定術 transforaminal lumbar interbody fusion（TLIF）, 後側方腰椎固定術 posterolaterallumbar fusion（PLF）など様々で, インストゥルメンテーションを追加することが多い.

E　脊椎分離症と脊椎すべり症

1　脊椎分離症
spondylolysis

椎弓を構成する上・下関節突起 superior and inferior articular processes の間にある関節突起間部 pars interarticularis の連続性が断たれた状態をいう. L5 に好発し, 単純 X 線斜位像を撮るとよくわかる（**図 32-52**）. 成長期のスポーツ障害によるものが多く, クラブ活動などで腰椎伸展によるストレスが関節突起間部に繰り返し加わって生じる疲労骨折 stress fracture と考えられている. 分離した椎体と椎弓はそれぞれ安定性を失う. 尾側の椎間板が変性に陥ると, 椎体は前方へすべり出し, 脊椎分離すべり症 isthmic spondylolisthesis となる.

治療

青少年の脊椎分離症は, 発症間もなくであれば保存療法による癒合が期待できる. すなわち, スポーツ活動を中止させ, 硬性コルセットを 3〜6 カ月着させる. 硬性コルセットは過度の伸展を制限させるように作製する. スポーツ選手では, その競技の練習を中断することによるレベルの低下を危惧して精神的ストレスが大きくなるので, 希望をもたせ励ましながら対応することが大切である. 急性期を過ぎて骨癒合が期待できない場合は, 腰痛が支障とならなければスポーツ活動を禁止する必要はない. 選手の環境に配慮して薬物療法やブロック療法を用い, スポーツ活動に参加させてやることが大切である. 成人では保存療法による分離部の癒合は得られないが, 脊椎分離があるから腰痛が必発というわけでない. 保存療法で疼痛が緩和せず, 慢性の経過をたどって日常生活やスポーツ活動に支障がある場合には手術を行う. 椎間板変性のない症例には, 椎間可動域を温存できる分離部修復術が適応となる.

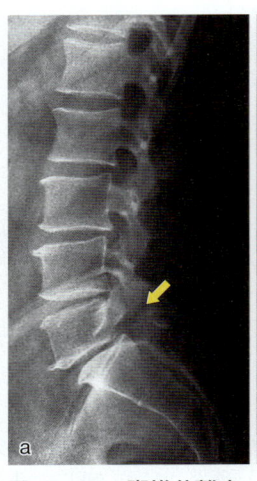
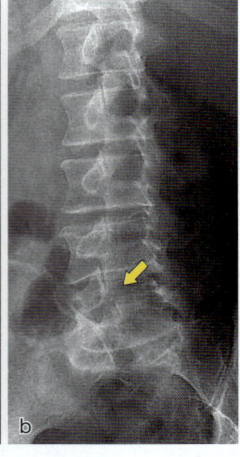
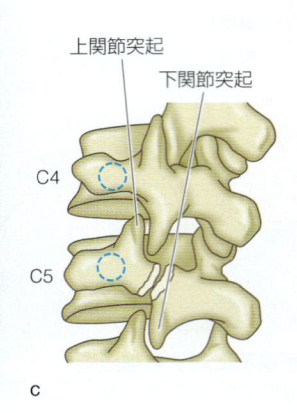

図 32-52　脊椎分離症
a. 単純 X 線側面像.
b. 単純 X 線斜位像.
c. 斜位でのシェーマ（"スコティッシュ・テリアの首輪" に例えられる分離が観察
　できる）.
単純 X 線像では側面像でも観察できるが（a：矢印），特に斜位像で分離部をとらえ
やすい（b：矢印）. 上・下関節突起の間の関節突起間部での連続性が断たれた状態
である.

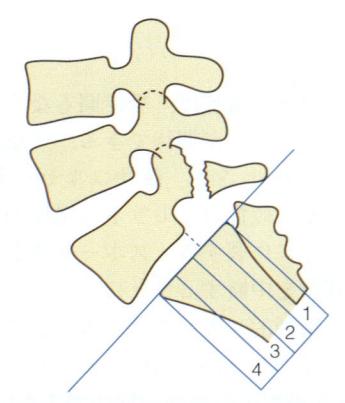

図 32-53　脊椎すべり症の程度分類（Meyerding 法）
すべり下位椎体の前後径を 4 等分して決める. この図で
は 2 度となる.

2 脊椎すべり症
spondylolisthesis

　上位椎体が隣接する下位椎体に対して前方へ転
位した状態の総称である. すべりの評価には，単
純 X 線側面像でその程度により 4 段階に分ける
Meyerding（マイヤーディング）分類が一般に用い
られる. この分類は，すべりのある椎体後下縁が
4 等分した下位椎体上縁のどこに位置するかで

1～4 度と表す（図 32-53）.
　脊椎すべり症は，① 形成不全性脊椎すべり症
dysplastic spondylolisthesis，② 脊椎分離すべり
症 isthmic spondylolisthesis，③ 変性脊椎すべり
症 degenerative spondylolisthesis，④ 外傷性脊
椎すべり症 traumatic spondylolisthesis，⑤ 骨系
統疾患や腫瘍が原因で生じた病的脊椎すべり症
pathological spondylolisthesis に大別される. こ
れらのうち，①～③ が重要である.

A 形成不全性脊椎すべり症，脊椎下垂症
dysplastic spondylolisthesis, spondyloptosis

　L5 や仙椎の先天的形成不全により，L5 すべり
が生じたものをいう. 特に椎間関節に形成不全が
ある場合に起こりやすい. すべりの程度は高度で，
神経症状を認めることも多い. L5 が完全に仙骨
の前方へすべり落ちた場合を，脊椎下垂症 spon-
dyloptosis という.

症状，診断
　L5 のすべりによる後弯変形とそれを代償する
ために腰椎前弯が増強する（見かけの出尻）. この
状態が長期間続くと，椎間関節の変性による腰痛
や脊柱管狭窄により馬尾や神経根が圧迫されて下
肢の痛みやしびれを訴えるようになる. 脊椎すべ

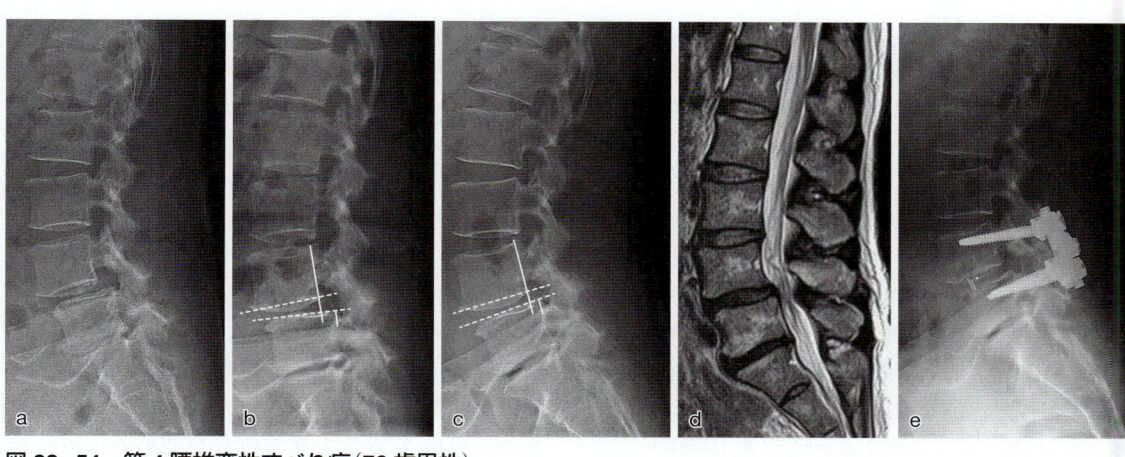

図 32-54　第 4 腰椎変性すべり症（72 歳男性）

a. 単純 X 線側面像，b. 前屈位単純 X 線側面像，c. 後屈位単純 X 線側面像，d. MRI T2 強調矢状断像，e. 術後単純 X 線側面像．L4 の変性すべりを認め（a），前屈位側面 X 線像で L4 のすべりは増強し，L4/5 椎間板腔の後方開大がみられる（b）．MRI T2 強調矢状断像では，L4/5 で脊柱管狭窄を認める（d）．L4/5 の椎弓切除術と経椎間孔的腰椎椎体間固定術 transforaminal lumbar interbody fusion（TLIF）を行った（e）．

りは単純 X 線像で容易に診断できるが，椎間関節形成不全の評価には CT が有用である．神経組織の圧迫の有無と程度は MRI で評価する．

〔治療〕

　脊椎固定術が必要である．神経脱落症状があれば，除圧術も行う．最近では内固定材料（脊椎インストゥルメンテーション）の進歩により，すべりと後弯変形を術中に整復して固定することも行われている．

Ⓑ 脊椎分離すべり症
isthmic spondylolisthesis

　分離症は L5 に好発するので，分離すべり症も L5 に好発する（前述）．

〔症状，診断〕

　すべり度が 50% を超えるようなすべり（Meyerding のすべり度分類 3 度以上）では，腰を背側から診察すると棘突起間に段差がみられる（階段状変形）．労作あるいは腰の屈曲で腰がずれるような不安感や張った感じの腰痛を自覚し，しばしば殿部から大腿後面に重圧感を感じる．分離は関節突起間部にあり，ちょうどその前方を神経根が走行している．そこに骨棘ができると神経根を圧迫して，片側ないし両側の下肢痛を生じ，神経根性間欠性跛行を呈することがある．しかし，椎弓は後方へ残っているので馬尾障害は生じにくい．単純 X 線像で脊椎分離と前方すべり，腰椎前弯

の増強，当該椎間板腔の狭小化がみられる．

〔治療〕

　保存療法の目的は局所の安定化にある．分離部や神経根への動的刺激を抑えるために，軟性コルセットの着用と生活指導が基本となる．必要に応じて消炎鎮痛薬やブロック療法を選択する．

　保存療法の無効例や麻痺がある場合には，手術を行う．後方経路腰椎椎体間固定術や経椎間孔的腰椎椎体間固定術（図 32-54e）などの脊椎固定術を選択することが多い．神経根障害があれば除圧術を併用する．この場合，CT や MRI で骨棘の局在や神経根の圧迫を評価しておく．

Ⓒ 変性脊椎すべり症
degenerative spondylolisthesis

　椎弓の分離がなく，変性の進行とともに椎体が前方にすべっている状態をいう（図 32-54）．50 歳以上の女性に多い．椎間関節の水平化などの解剖学的特徴をもともと有していて，これに椎間板の機能破綻（椎間不安定性など）が加わって椎体すべりが発生すると考えられている．L4 に好発する．変性脊椎すべり症は腰部脊柱管狭窄の代表的な原因疾患の 1 つで，馬尾障害を呈する場合がある．

〔症状〕

　腰痛が主訴であることが多く，通常罹病期間も長い．動作時に腰痛を自覚し，安静時には軽快す

る．脊柱管狭窄を伴えば，間欠性跛行を訴えるようになる．他の腰椎変性疾患と比べて馬尾性間欠性跛行を呈する頻度は高く，膀胱直腸障害（残尿感，頻尿，便秘など）や，男性では歩行時の陰茎勃起などを生じることもある．神経根性間欠性跛行を呈することもあり，単純X線像ですべりのある椎間板腔の狭小化や不安定性を認める．

治療

保存療法としてコルセット，日常生活上の指導，体操，あるいは消炎鎮痛薬の投与が主体となる．間欠性跛行を合併している場合には，腰部脊柱管狭窄症と同様にして治療する（➡557頁,「腰部脊柱管狭窄症」項参照）．

F 脊柱の炎症性疾患

1 化膿性脊椎炎
pyogenic spondylitis

化膿性脊椎炎は，一般細菌が脊椎に感染したものをいう．その多くは血行性感染で，尿生殖器感染から波及したものが最も多く，次いで軟部組織，呼吸器の感染から波及したものが多い．脊椎手術や椎間板造影などの医原性によるものもある．小児では椎間板に血行があるため，椎間板炎として発症することもある．一方，成人では椎間板に血行がないため椎体終板に初発し，次いで椎間板，そして隣接椎体終板に波及するために脊椎炎の病態をとる．医原性の場合は成人でも椎間板炎となることがある．

最近では高齢者や易感染性宿主の化膿性脊椎炎が増えている．また，ヒト免疫不全ウイルスhuman immunodeficiency virus（HIV）陽性も危険因子である．起炎菌は，黄色ブドウ球菌 *Staphylococcus aureus* が最も多い．薬剤耐性菌によるものも稀ではなく，治療に難渋することがある．腰椎に最も多く，次いで胸椎，頚椎の順に多い．

症状

罹患高位によって頚部痛，背部痛，腰痛を訴える．安静時にも痛みがあり，体動で増強するため脊椎を動かそうとしない（脊椎不撓性）．15%の患者では，胸部，腹部，股関節など非典型的な部位に痛みを訴えることがあるので，注意を要する．

病巣が頚椎にあると斜頚を，腰椎にあると腸腰筋に感染が及び股関節の屈曲拘縮を認めることがある．後者では股関節を伸展させると激痛を訴える．発熱を認める患者は約半数に過ぎない．10～30%の患者で，脊髄，馬尾，神経根障害による麻痺をきたす．この場合，早急に手術を行う．

診断

培養検査の結果で確定診断する．脊椎は深在性であるため，感染の局所所見である腫脹，発赤，局所熱感は乏しい．また，椎間板は多数あるので，身体所見だけでは罹患高位を診断することはできない．単純X線像で異常所見を認めるようになるのは感染後2～4週以上経ってからなので，化膿性脊椎炎を疑った場合は，早急にMRIを撮る必要がある．

前述した症状から化膿性脊椎炎を疑った場合には，直ちに血液検査を行う．CRPや白血球数の異常高値を認めた場合には，早急にMRIを行い，確定診断とともに高位診断を行う．そして，透視下またはCTガイド下に罹患椎間板などを穿刺して培養検査に提出する．同時に血液培養もしておく．

・単純X線像

感染後2～4週で椎体終板の不整と椎間板腔の狭小化が始まり，3～6週で椎体の破壊が起こる．3～5カ月経過すると反応性の骨新生が起こり，骨棘形成と骨硬化像がみられるようになる（図32-55）．最終的には椎体間癒合または線維性強直となり治癒する．

・MRI

感度，特異度ともに優れた検査であり，初期の病巣診断と治療評価に有用である．感染後3～5日で感染による変化を検出できる．活動期の感染では，T1強調像で低信号，T2強調像で高信号としてあらわれる（図32-55）．病勢の軽快とともに信号領域は縮小し，T2強調像で低～等信号を呈する．これは病巣周囲の浮腫が消退していることを示す．

治療

保存療法が原則である．局所の安静のためにコルセットを装着する．抗菌薬は，細菌検査で感受性を示したもののなかから組織移行性を考慮して選択する．起炎菌が同定できなかった場合は，先行感染がわかればそれを参考にして抗菌薬を選ぶ

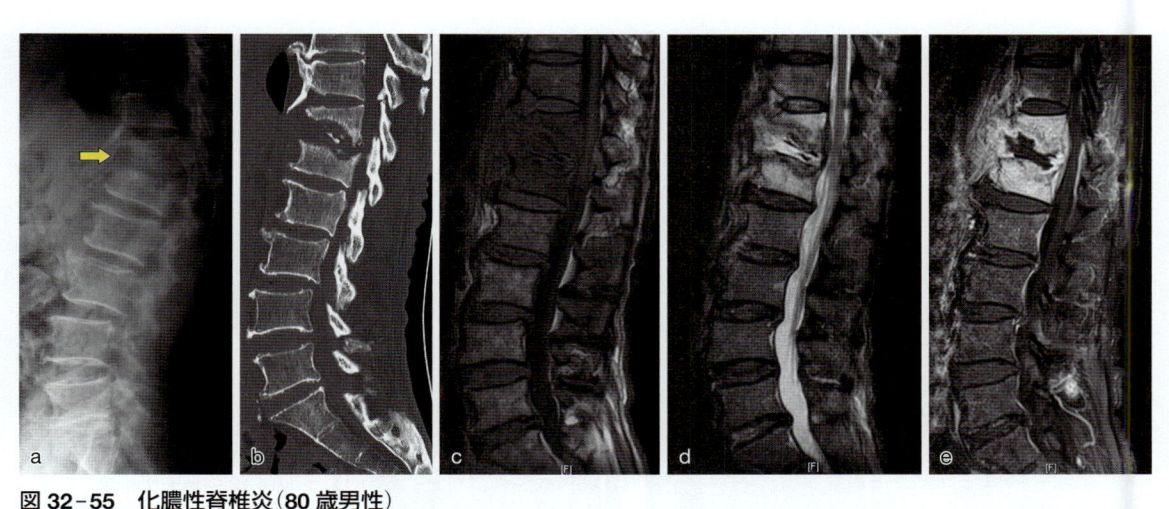

図 32-55　化膿性脊椎炎（80 歳男性）
単純 X 線側面像（a）では，T12/L1 椎間板が破壊され，通常は硬化している終板が不鮮明になっており，T12 椎体は楔状変形をきたしている．CT（b）で見るとよくわかる．MRI では T1 強調像（c）で低信号，T2 強調像（d）で高信号を呈し，Gd-DTPA（e）で T12，L1 の椎体が造影されている．

が，先行感染がないときにはセフェム系第一世代や広域スペクトルのペニシリン製剤を第一選択とする．

　手術は，麻痺がある例，椎体破壊が高度で脊柱変形がある例，保存療法の無効例，確定診断ができない例などに行う．原則として前方進入による病巣掻爬と骨移植術を行う．

② 結核性脊椎炎
tuberculous spondylitis

　わが国における結核の状況は，その罹患者数，罹患率ともに減少しているが，世界的にみればいまだ中蔓延国である．特に 80 歳以上の患者が 4 人に 1 人以上を占めており，世界でも稀な高齢化の問題を抱えている．骨・関節結核は結核患者の約 10％ に発症し，その半分，すなわち全結核患者の約 5％ に結核性脊椎炎が発症している．結核患者が少ない欧米でも，移民や HIV 陽性者の増加に伴い患者が増加しており，問題となっている．本症は結核菌による一次感染巣（多くは肺）からの血行性感染で生じる．椎体終板に初発するが，化膿性脊椎炎と異なり椎間板に直接浸潤することは稀で，通常は前縦靱帯のような椎体周囲の靱帯下に膿瘍を形成して，反体側に浸潤することが多い．その後椎間板が障害される．したがって，椎体や椎間板の外に膿瘍を形成し，当初は椎間板腔が保

たれているのが特徴である．

症状
　化膿性脊椎炎に比べて緩徐に進行する．発熱も疼痛も軽度で，CRP の高値や白血球数の増加も化膿性脊椎炎と比べると軽度である．病巣が腸腰筋に及べば腸腰筋膿瘍 iliopsoas abscess を形成し，股関節屈曲拘縮がみられる．膿瘍は熱など炎症の徴候を欠くので，冷膿瘍 cold abscess ともよばれる．したがって膿は気づかれないうちに軟部組織の抵抗減弱部，特に腸腰筋内を下降して，時に股関節前面に及ぶ．これを流注膿瘍 gravitation abscess とよぶ．脊髄が圧迫されて麻痺が生じることもある〔Pott（ポット）麻痺〕．

診断
　結核菌の血行感染であるので，ツベルクリン反応やインターフェロンγ遊離試験（interferon-gamma release assay（IGRA）が陽性となる．確定診断には，生検による結核菌の同定検査や病理検査が必要である．通常の培養では判定までに数カ月かかるので，ポリメラーゼ連鎖反応 poly-merase chain reaction（PCR）法による結核菌の検索も同時に行う．病理検査では，抗酸菌染色（Ziehl-Neelsen 染色）で菌が証明されれば確定診断できる．また乾酪壊死 caseous necrosis がみられる．

・単純 X 線像
　初期には椎間板腔の狭小化がみられないことも

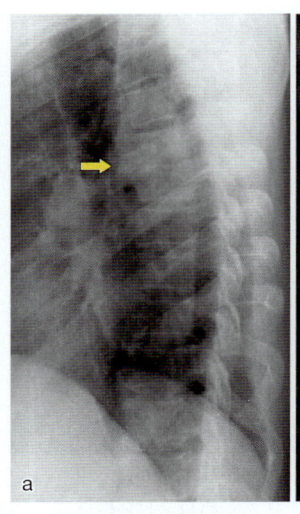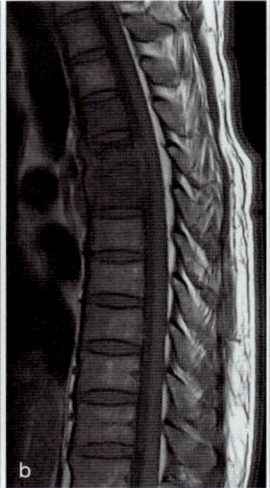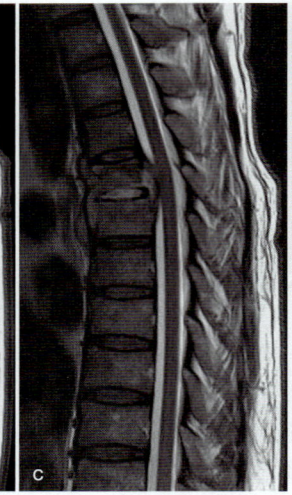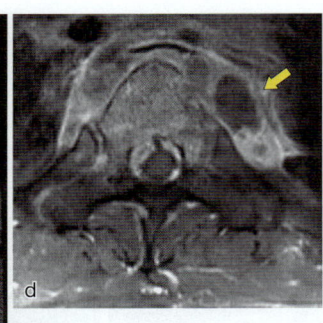

a. 単純 X 線側面像.
b. MRI T1 強調矢状断像.
c. MRI T2 強調矢状断像.
d. 造影後 MRI T1 強調横断像.

図 32-56　結核性脊椎炎
単純 X 線側面像（a）では，T5／6 の椎間板が破壊され（矢印），椎間板腔が狭小化している．MRI では T1 強調像（b）で低信号，T2 強調像（c）で高信号を呈し，造影（d）では病巣周囲が造影される辺縁造影効果（rim enhancement）を認め（矢印），膿瘍を示唆している.

多い．経過とともに椎体の骨萎縮を伴う骨破壊・吸収像がみられるようになる（図 32-56a）．腸腰筋に膿瘍が形成されると，単純 X 線像で腸腰筋陰影の拡大としてとらえることができる．また骨破壊が進むと椎体は楔状変形する．治癒期には，罹患椎は癒合して塊椎 block vertebra を形成する．化膿性脊椎炎との鑑別には，骨硬化像などの骨新生の所見に乏しいこと，高度骨破壊による椎体楔状化，椎体空洞，壊死に陥って病巣内に取り残された腐骨の所見などが重要である.

・MRI

発症から数週間は単純 X 線像では異常所見がみられないため，MRI が有用である．T1 強調像で低信号，T2 強調像で高信号を示す（図 32-56b，c）．Gd-DTPA 造影 T1 強調像でリング状増強効果 rim enhancement があれば，膿瘍の存在を示唆している．結核性脊椎炎では化膿性脊椎炎に比べて高頻度に膿瘍がみられ，またその大きさも大きいので，リング状増強効果があれば結核性脊椎炎である可能性が高くなる（図 32-56d）.

治療

抗結核薬と装具による保存療法が原則である．リファンピシン（RFP），イソニアジド（INH），エタンブトール（EB）もしくは硫酸ストレプトマイシン（SM），ピラジナミド（PZA）のうちから多剤の処方を基本とし，年齢や合併症，病巣の活動性

に応じて薬剤選択を行う．通常は，4 剤を 1 カ月間，その後 3 剤（RFP，INH，EB が多い）を 8〜11 カ月，合わせて 9〜12 カ月間投与する．副作用には EB による視力障害，SM による聴力障害があり，処方中は専門医による定期的検査が必要である.

手術は，脊髄麻痺，後弯変形の進行，腐骨・膿瘍の存在，保存療法の無効例などに適応がある．麻痺がある場合には一般に進行性であるため，早期に病巣掻爬による脊髄の除圧を図る．原則として前方進入による病巣掻爬，骨移植術を行う．インストゥルメンテーション手術を併用することもある.

③ 脊椎関節炎
spondyloarthritis

感染症以外の脊椎炎症性疾患のうち関節リウマチを除いたものをいう．リウマトイド因子 rheumatoid factor が陰性であることが多く，以前は血清反応陰性脊椎関節症 seronegative spondyloarthropathy（SNSA）ともよばれたが，最近は使われなくなった．疼痛は広範囲にわたり，こわばり，関節痛などを訴え，腱（靱帯）の付着部症 enthesopathy が多発する．HLA-B27 陽性率は，欧米では高いがわが国では低いとされている．脊

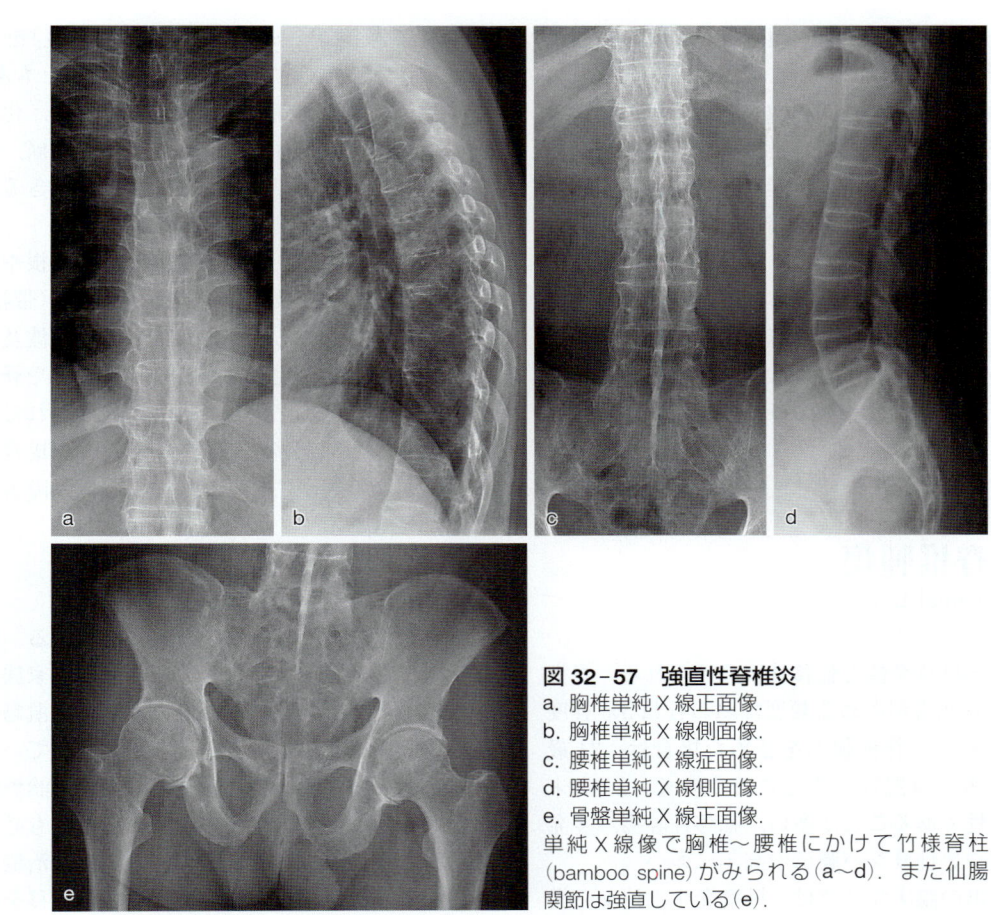

図 32-57　強直性脊椎炎
a. 胸椎単純X線正面像.
b. 胸椎単純X線側面像.
c. 腰椎単純X線症面像.
d. 腰椎単純X線側面像.
e. 骨盤単純X線正面像.
単純X線像で胸椎～腰椎にかけて竹様脊柱
（bamboo spine）がみられる（a～d）. また仙腸
関節は強直している（e）.

椎関節炎は, 強直性脊椎炎 ankylosing spondylitis
（AS）, 乾癬性関節炎 psoriatic arthritis（PsA）, 膿
疱症性関節骨炎 pustulotic arthro-osteitis（PAO）,
SAPHO 症候群（➡39頁, 図3-12参照）, 反応性関
節炎 reactive arthritis〔ReA, Reiter（ライター）
症候群〕, 炎症性腸疾患関連関節炎, ぶどう膜炎
関連関節炎, 未分化型脊椎関節炎 undifferen-
tiated spondyloarthritis（uSpA）に分けられる.

症状, 診断

European Spondyloarthropathy Study Group
などの診断基準があり, 炎症脊椎炎または滑膜炎
の存在と, 家族歴, 乾癬, 炎症性腸疾患, 殿部痛,
付着部炎, 急性下痢, 尿道炎, 仙腸関節炎の有無
により診断する. 現症または既往歴, 単純X線像,
遺伝因子, 治療に対する反応なども参考になる.

治療

病態は脊椎関節炎による痛みが主体となるの
で, 治療は薬物療法が中心となる. NSAIDs が主
に使用されるが, メトトレキサートや生物学的製
剤（TNF-α阻害薬など）が使用されることもある.

Ⓐ 強直性脊椎炎
ankylosing spondylitis（AS）

四肢, 体幹の多発性付着部炎を呈し, 仙腸関節
炎を伴う. 女性に比べて男性に約4倍多く, イン
ド・ヨーロッパ人, 中国人と比べて日本人には稀
である. 10～20歳代に発症し, 体幹のこわばり
や疼痛, 末梢関節の腫脹やソーセージ様指, 多発
性付着部炎による仙腸関節やアキレス腱付着部な
どの炎症を認める. こわばりや疼痛は動くことで
軽減することが多い. 疼痛が高度になると生活の
質が低下し, さらに関節の強直や椎体間の骨性癒
合により可動域が減少または消失して, 日常生活
動作が徐々に障害されていく.

単純X線像で特徴的な所見として竹様脊柱
bamboo spine が有名であるが（**図32-57**, ➡263頁,

図17-22も参照), 必ずしも頻度は高くない. 仙腸関節の所見を注意深くみることが重要である.

骨性強直に陥った椎間の数が増えれば可動性の低下が著明となり, 多くは腰椎前弯減少, 胸椎後弯増強の脊柱変形を残す. 起立して前方視が困難なほどの高度後弯変形は, 矯正骨切り術が適応となるが, 日本人ではこのような高度な変形例は少ない. 一方, 竹様脊柱は椎体の骨萎縮が進んでいて骨折しやすく, その結果麻痺や偽関節となることが多い. この場合, インストゥルメンテーション手術を併用した広範囲の多椎間固定術が行われる.

G 脊椎腫瘍
spinal tumor

脊椎腫瘍は原発性と転移性に分けられる. 脊椎疾患のうち腫瘍が占める頻度はおおむね5%程度である. 原発性脊椎腫瘍を認めた場合は, 21歳以上の患者では悪性であることが多く, 21歳未満では良性であることが多い. 転移性腫瘍, 多発性骨髄腫や悪性リンパ腫は中高年に多い.

脊椎腫瘍の臨床症状では, 腫瘍発生高位から発生する痛み(脊椎痛)および周囲軟部組織の痛み, 神経根圧迫による神経痛, および脊髄圧迫によるしびれや脱力を訴える. 胸椎腫瘍では肋間神経痛で発症することもある.

単純X線像で地図状骨破壊を示すものは良性であることが多く, 虫食い状骨破壊や浸透状骨破壊を呈するものは悪性であることが多い. MRIでは, T1強調像で低信号, T2強調像で高信号であることが多いが, これは細胞密度と細胞外水分量が増加するためである. また, 境界が不明瞭であるもの, 椎弓根に及んでいるもの, 著しい造影効果があるもの, 傍脊柱軟部組織に及んでいるものは悪性である可能性が高い.

1 転移性脊椎腫瘍

脊椎腫瘍の約97%を占め, 血行性またはリンパ行性に転移する. 組織型としては腺癌が最も多く, 原発巣は乳房, 肺, 前立腺で60%を占め, 腎, 甲状腺, 消化器と続く. 乳癌や前立腺癌などでは,

傍脊柱静脈叢〔Batson(バトソン)静脈叢〕を介して転移するが, 肺癌では直接浸潤することもある. 予後は一般に原発癌の種類や放射線療法, 化学療法の効果などに依存する. 乳癌, 前立腺癌, 甲状腺癌, 腎癌の転移では長期生存も期待できる.

症状

頚部痛, 背部痛, 腰痛で発症し, 神経根や肋間神経を刺激して上肢痛や下肢痛, 体幹痛(帯状痛)を訴えることもある. 脊柱管内に腫瘍が波及した場合, 病的骨折が生じて脊椎の不安定性や脊柱管内に骨片が突出した場合, 椎体が破壊されて後弯を生じた場合, 転移が硬膜内まで及んだ場合などでは, 脊髄障害が生じて麻痺や膀胱直腸障害が加わることもある.

診断

・問診

既往歴, 特に癌の既往を詳細に聴取する. 患者には告知されていない場合もあるので, 家族からの聴取も必要である. また癌ではなく胃潰瘍や肝硬変, 大腸炎や甲状腺炎などと告知されている場合もあるので注意を要する. 他診療科の診療録を確認し, 時には前医に問い合わせることも必要である. 転移性脊椎腫瘍などの悪性腫瘍は治療されていなければ軽快しないので, 症状の推移を詳細に聴取することも重要である.

・血液検査

転移性脊椎腫瘍が疑われる場合は, 骨髄顆粒球減少 granulocytopenia や各種腫瘍マーカー(CEA, CA19-9, PSAなど)の検査を行う. 骨髄腫やリンパ腫の鑑別には, Bence Jones(ベンス-ジョーンズ)蛋白や可溶性IL-2レセプターの測定が有用である.

・単純X線像

海綿骨が30～50%以上破壊されないと, 単純X線像上で変化をとらえることができない. したがって, 約1/4の症例では, 単純X線像で異常所見をとらえることができない. 椎弓根の骨融解が進めば椎弓根陰影が消失する. これを正面像で観察すると, pedicle sign(椎弓根消失像, またはフクロウが片目を閉じてウインクするように見えるので winking owl sign ともいう)としてとらえられ, 転移性脊椎腫瘍を疑わせる所見である(図32-58).

骨破壊がさらに進むと椎体圧潰 vertebral

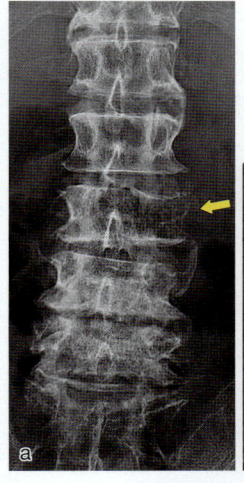
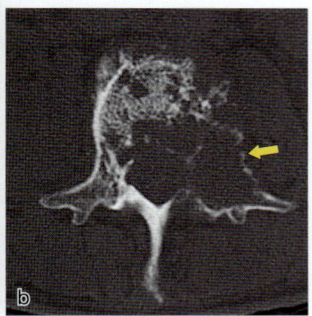

図 32-58　転移性脊椎腫瘍（腎癌）
a. L3 の左椎弓根像が不明瞭となっている（pedicle sign, winking owl sign, 矢印）.
b. CT（L3 椎弓根高位）では，椎体後方〜左椎弓根〜椎弓にかけて骨破壊を認める（矢印）.

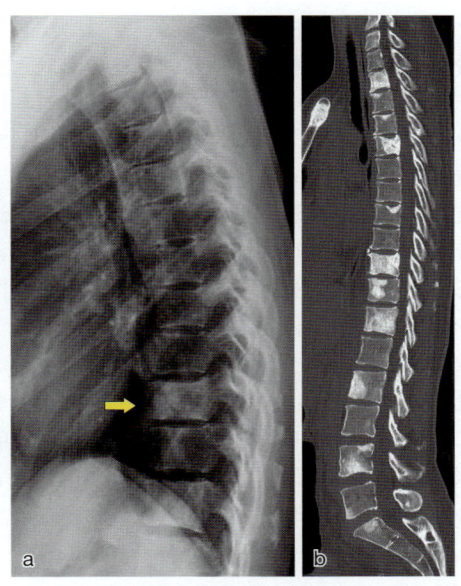

図 32-59　転移性脊椎腫瘍（肺癌，40 歳男性）
a. T10 椎体に骨形成像がみられる（造骨型 ivory vertebra，矢印）
b. CT では，脊椎転移が多発しており，胸骨にも転移があることがわかる.

collapse に至る. 時に骨粗鬆症性椎体骨折との鑑別に苦慮することもある. 通常は骨融解（ほとんどの癌）を呈するが，時に骨形成像（前立腺癌や時に乳癌，消化器癌，卵巣癌，肺癌）を認めることもある. 前者を溶骨型，後者を造骨型 ivory vertebra （図 32-59）といい，両者が混在した混合型もある. 肺小細胞癌や悪性リンパ腫では骨梁間に浸潤していくので（骨梁間型），椎体圧壊するまでは所見に乏しい. 椎間板は腫瘍浸潤に抵抗性であるので，化膿性脊椎炎との鑑別に有用である. 他臓器の陰影によって転移巣の判読が困難であることもあり，その場合には CT や MRI で確認する.

・MRI

MRI は感度，特異度ともに高い. 腫瘍内部の壊死像などの描出にも優れており，転移巣だけでなく脊髄および周辺組織との関係を明瞭に描出できる. 被曝がないことも利点である.

・CT

MRI の出現によって有用性は低くなったが，小さな腫瘍の検出や骨の評価に優れている.

・骨シンチグラフィー

他の骨を含めて多発性の集積を認めれば転移性脊椎腫瘍を疑う. 感度は高いが特異度が低いので，化膿性脊椎炎などとの鑑別には他の画像検査が必要になる.

・^{18}F-FDG-PET（fluorodeoxyglucose-positron emission tomography, PET／CT を含む）

感度，特異度ともに高い. 全身骨転移巣の有無や広がりなどの評価に優れている. 溶骨型の診断率は高いが，造骨型ではやや低い.

・生検術

転移性脊椎腫瘍の原発巣を確定診断するためには生検が必要である. また化膿性脊椎炎や骨粗鬆性椎体骨折との鑑別にも有用である. 癌の病歴があって臨床的に転移性腫瘍が確実である場合には生検を行わないこともある.

治療

疼痛の緩和や機能の維持または改善を図るために保存療法や手術を行う.

・保存療法

1) 麻薬：脊椎転移に伴う疼痛は非常に強いので，麻薬の使用を考慮する. 薬剤はモルヒネ製剤が一般的である. 入院の場合にはモルヒネ塩酸塩を使用する. 外来通院治療では徐放性のモルヒネ硫酸塩製剤（経口薬）あるいはモルヒネ塩酸塩坐薬が処方される. モルヒネの副作用には便秘や悪心，嘔吐があるので，その発現と対策について十分に説明して処方する. 緩和ケアチーム

との連携が重要である．

2) 骨修飾薬：骨吸収を抑制し骨転移の形成と進行を抑制するために，破骨細胞を抑制するビスフォスフォネートや破骨細胞の形成を抑制する抗 RANKL 抗体（デノスマブ）などを投与する．

3) 抗癌薬（抗腫瘍薬），ホルモン療法・免疫療法，分子標的治療：転移性脊椎腫瘍の原発癌によってこれらの治療を選択するが，原発巣の専門医や腫瘍専門医に依頼すべきである．

4) 放射線療法，陽子線療法，重粒子線療法：疼痛軽減には有効な治療手段である．効果出現までに1週間程度は必要である．副作用には放射線照射後の脊髄麻痺（放射線脊髄症 radiation my-elopathy，➡図32-71）の可能性についても説明しておく．

・手術

脊髄麻痺や難治性疼痛の改善，脊柱の支持性の再建を目的に手術が行われることがある．手術法は，転移巣の除去，神経組織の除圧と脊椎固定であり，インストゥルメンテーション手術を併用して早期離床と退院を図る．長期生存が期待できる患者には脊椎全摘出術 total en bloc spondylec-tomy を行うこともある．癌患者は一般的に全身状態もよくなく麻酔リスクも高いので，手術適応は慎重に検討する．

② 原発性良性脊椎腫瘍

代表的なものは骨軟骨腫，類骨骨腫，骨芽細胞腫，血管腫，骨巨細胞腫，動脈瘤様骨嚢腫，好酸球性骨肉芽腫などがある．そのうち，骨軟骨腫や類骨骨腫，骨芽細胞腫は椎弓に発生し，血管腫や好酸球性骨肉芽腫は椎体に発生する．動脈瘤様骨嚢腫や骨巨細胞腫は椎体や椎弓いずれからも発生するのが特徴である．良性腫瘍の多くは辺縁切除marginal resection で対応できるが，巨細胞腫は時に悪性となるので切除には注意を要する．

A 骨軟骨腫
osteochondroma

脊椎に発生する骨軟骨腫は，全骨軟骨腫の3%に過ぎない．10～20歳代に多く，ほとんどが無症状である．脊髄や神経根を圧迫すると症状が出現するが，単純X線像では異常所見がはっきりせ

ず CT や MRI で見つかることが多い．症状があれば切除する．

B 類骨骨腫，骨芽細胞腫
osteoid osteoma, osteoblastoma

類骨骨腫と骨芽細胞腫は腫瘍の大きさによって区別される．直径が 20 mm 以上のものを骨芽細胞腫といい，20 mm 未満のものを類骨骨腫という．類骨骨腫はその 10～25%，骨芽細胞腫はその 32～46% が脊椎に発生し，特に椎弓や関節突起などの脊椎後方要素に多い（図32-60）．

10～20歳代に多く，発生部位により頚部痛，背部痛，腰痛を訴える．この痛みは活動性に関係なく，特に夜間に顕著でアスピリンを服用すると軽快する．類骨骨腫の 78%，骨芽細胞腫の 54%で疼痛による側弯を伴うが，治療により痛みが消失すると側弯も改善する．類骨骨腫は小さいために，脊椎発生のものは単純 X 線像では見つからないことも多く，骨硬化に囲まれた病巣 nidus をCT で認めれば診断となる．

治療は経皮的ラジオ波焼灼術を行う．熱による脊髄などへの障害が危惧される場合は，nidus の切除を行うこともある．骨芽細胞腫の一部には再発を繰り返すものもあり，その場合は一塊にして切除する．

C 血管腫
hemangioma

血管腫は椎体に発生することが多い．症状を有することは稀で，MRI で偶然に発見されることも多い．単純X線像では縦方向の粗な骨梁を伴う骨透明巣 corduroy cloth appearance を認め，CTでは polka dot sign や honeycomb pattern といわれる特有の椎体骨梁がみられる（図32-61）．

痛みのある患者には放射線療法を行うが，最近では経皮的椎体形成術を行うこともある．椎体が圧潰したり腫瘍が脊柱管内に浸潤して脊髄麻痺をきたした患者には手術を行う．通常，椎弓切除術とインストゥルメンテーション手術を併用した脊椎固定術を選択することが多い．

D 巨細胞腫
giant cell tumor

20～30歳代に多く，椎体に好発する．初発症

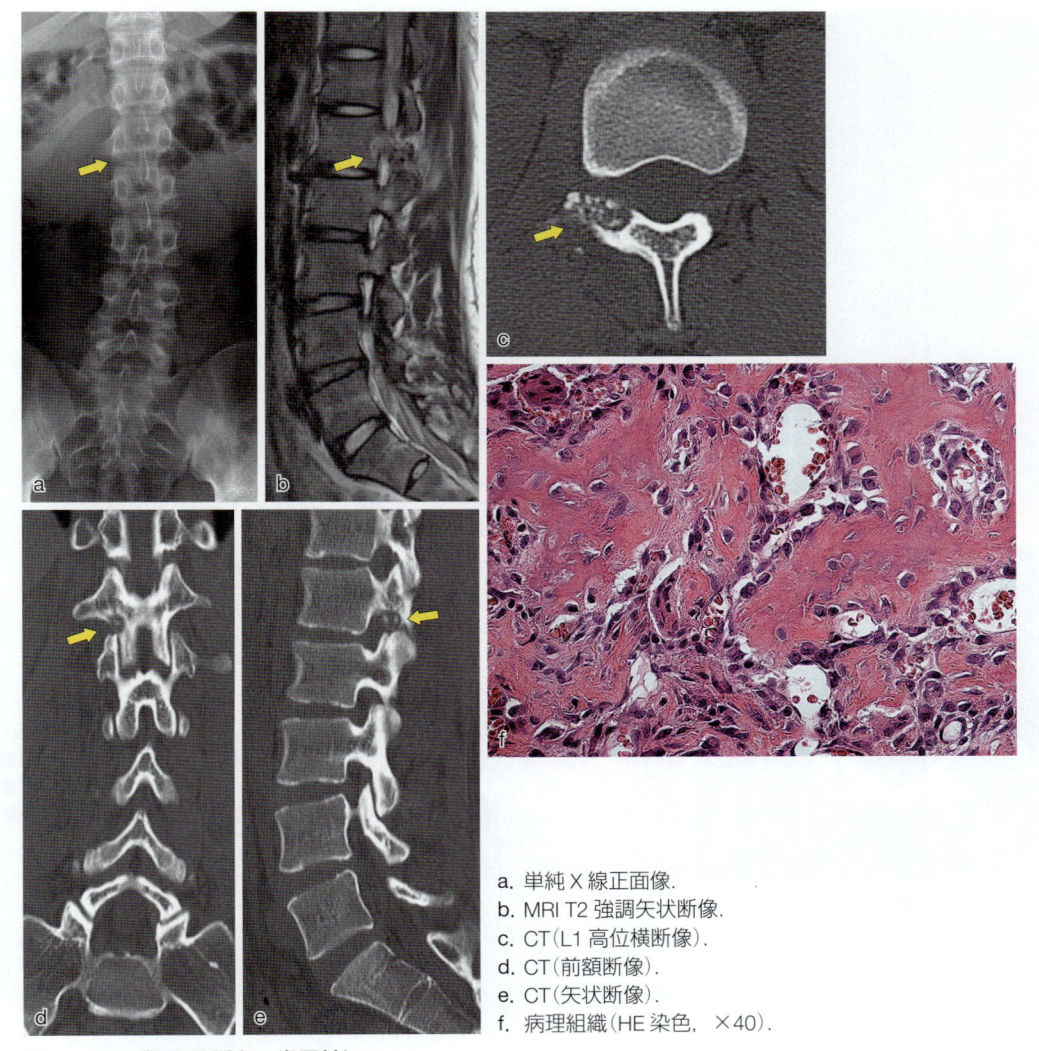

a. 単純 X 線正面像.
b. MRI T2 強調矢状断像.
c. CT（L1 高位横断像）.
d. CT（前額断像）.
e. CT（矢状断像）.
f. 病理組織（HE 染色，×40）.

図 32-60　類骨骨腫（21 歳男性）
単純 X 線像では疼痛性側弯と右 L1 椎弓に小さな骨透明巣を認める（a：矢印）．しかし，初診時にはこの骨透明巣には気がつかなかった．疼痛性側弯を認めたため，MRI を撮ったところ右 L1 椎弓に低信号領域を認め，その周囲には椎体にまで及ぶ高信号領域（骨浮腫を示唆する）を認めた（b：矢印）．類骨骨腫を疑って CT を撮ると，椎弓に円形の nidus を認めたため確定診断できた（c〜e：矢印）．病理組織では，腫大した骨芽細胞が骨梁を取り巻いており，骨梁間には毛細血管を認める（f）．

状は椎体破壊による疼痛であり，進行すれば脊髄麻痺などの神経症状を呈するようになる．単純 X 線像では境界が比較的明瞭な透明像の中に残存した骨梁が石鹸の泡状に見える（soap bubble appearance，図 32-62）．手術は，一塊にして切除しないと局所再発率が高くなるので，脊椎全摘出術 total en bloc spondylectomy を行う．

E 動脈瘤様骨嚢腫
aneurysmal bone cyst（ABC）

　比較的若年者に多く，75% の症例は初診時 20 歳未満である．椎弓などの脊椎後方要素に発生し，椎体に波及することも稀ではない．症状は，局所の痛みから神経根性疼痛，脊髄麻痺症状と多彩である．単純 X 線像では皮質は菲薄化し，その内部は石鹸泡状陰影を示す．CT や MRI では，内部に貯留した血液の液面（fluid level）をみることが

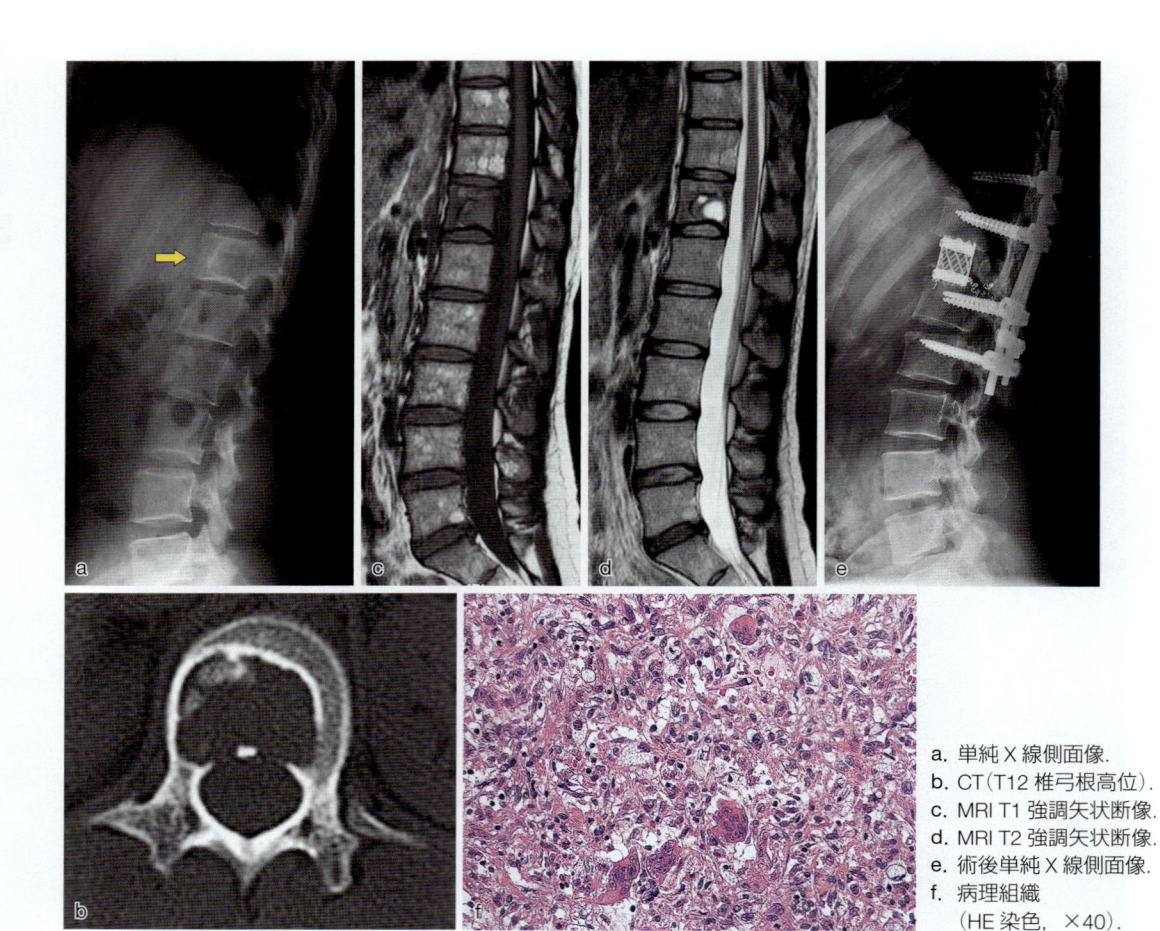

a. 単純X線側面像.
b. CT（T12椎弓根高位）.
c. MRI T1強調矢状断像.
d. MRI T2強調矢状断像.
e. 術後単純X線側面像.
f. 病理組織
　（HE染色，×40）.

図32-62　骨巨細胞腫（33歳女性，T12）
泡沫状の陰影を認める（a, b）. MRIでは，T1強調像で低信号を呈し，T2強調像では低信号と高信号の領域が混在している（c, d）. 後方進入による脊椎全摘出術 total en bloc spondylectomy を行った（e）. 病理組織では，円形～卵円形核を有する単核細胞が増殖し，単核細胞と同一の核を有する多核巨細胞が散在している（f）.

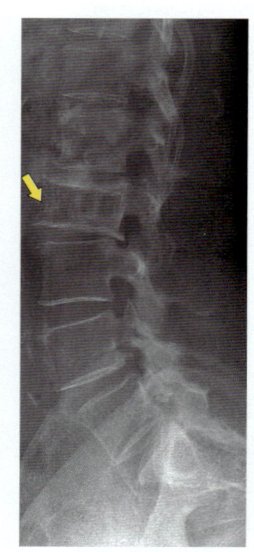

図32-61　血管腫（77歳女性）
X線像で，L2（矢印）にすだれ状陰影を認める. 椎体高も減じている.

ある. 骨破壊が軽度のときには放射線療法が奏効するが，脊椎破壊が著しく脊髄麻痺症状があれば病巣を切除する. 術後の不安定性が危惧される場合には脊柱再建術を同時に行う.

F 好酸球性骨肉芽腫
eosinophilic granuloma

　Langerhans（ランゲルハンス）細胞組織球症 Langerhans cell histiocytosis の1つである. 10歳未満に多く，脊椎発生は10～15%を占め，胸椎～腰椎の椎体に好発する. 罹患椎体が扁平化すると，Calvé（カルヴェ）扁平椎ともよばれる. この場合，感染や高悪性度の肉腫と鑑別するために生検を行う. 自然に病巣が修復され，椎体の高さが増して治癒することもある（**図32-63**）. 神経症

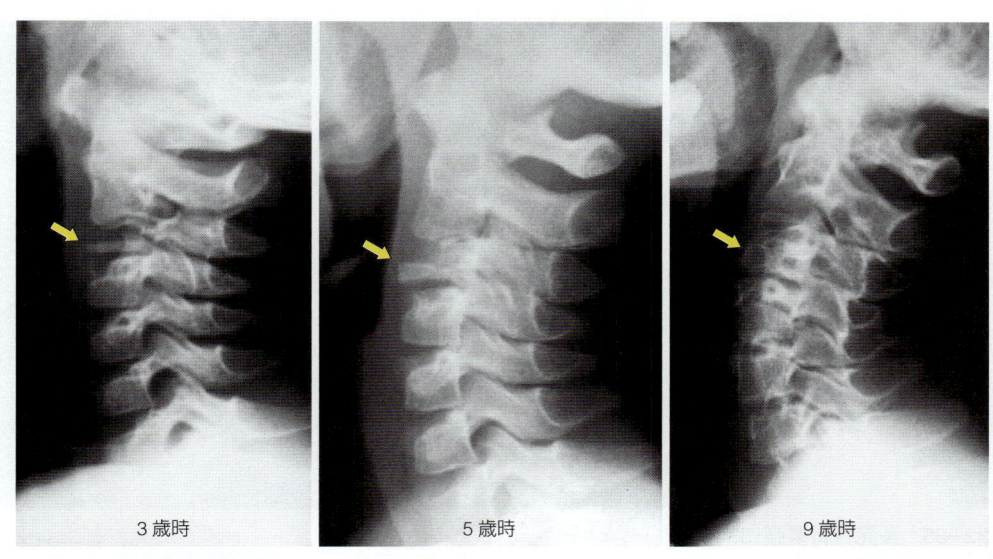

3歳時　　　5歳時　　　9歳時

図 32-63　好酸球性肉芽腫
C3椎体（矢印）は発症後6年で椎体高が復元し，治癒している．

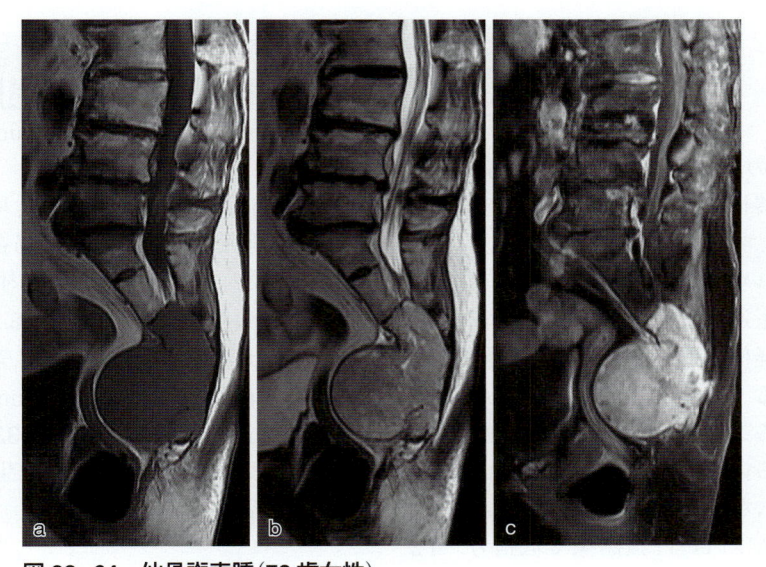

図 32-64　仙骨脊索腫（72歳女性）
S2/3高位から尾側に，MRI T1強調像（a）で低信号，T2強調像（b）で等～高信号，Gd-DTPA（c）で造影される腫瘤を認める．

状をきたした場合には放射線療法と外固定を行う．

③ 原発性悪性脊椎腫瘍
primary malignant spinal tumor

　原発性脊椎悪性腫瘍には，骨肉腫，Ewing（ユーイング）肉腫，脊索腫（**図 32-64**），軟骨肉腫，骨髄腫（**図 32-65**）などがある．骨肉腫の2%，Ewing肉腫の3.5%，軟骨肉腫の7～10%が脊椎に発生する．ほとんどの骨肉腫は椎体に発生し，Ewing肉腫は仙骨に好発する．骨肉腫などについては骨腫瘍各論（→344頁）に譲り，本章では脊索腫についてのみ詳述する．

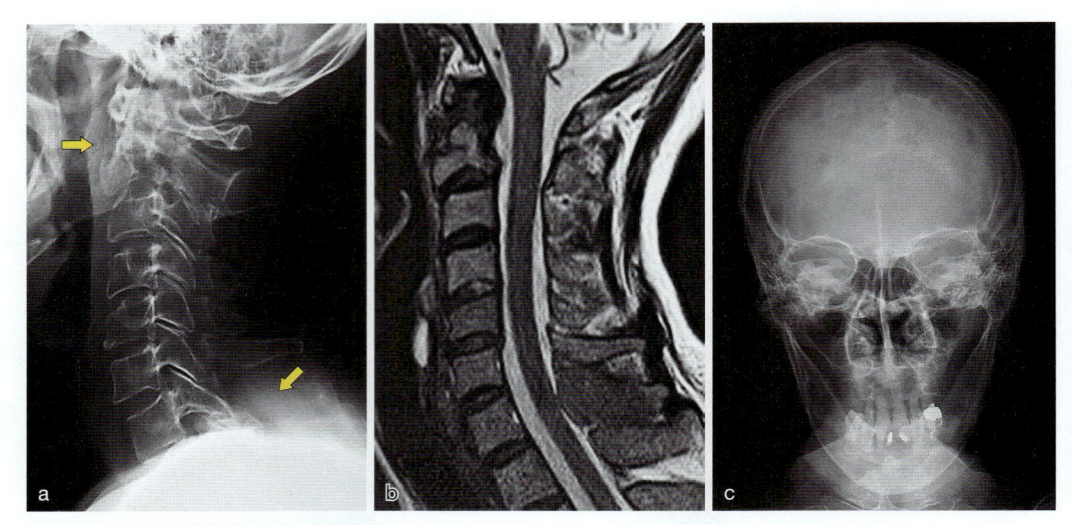

図 32-65　多発性骨髄腫（58 歳女性）
a. 単純 X 線側面像，b. MRI T2 強調矢状断像，c. 頭蓋骨単純 X 線正面像.
C2 椎体が圧潰し，C7 棘突起の陰影が消失している（矢印）．頭蓋骨に打ち抜き像（punched out）を認める.

A 脊索腫
chordoma

　胎生期の脊索の遺残から発生する腫瘍で，仙骨・尾骨や頭頚移行部に多い．たまに，胸椎や腰椎の椎体に発生するものもある．成人，特に40〜50 歳代に多い．腫瘍は骨を破壊し，増大しつつ周囲組織を圧迫する．主たる症状は痛みであるが，脊髄や神経根を圧迫して麻痺や神経根症をきたすこともある．仙骨・尾骨に発生すると膀胱直腸障害が生じることもある．単純 X 線像では骨透明巣が椎体あるいは骨に中心性にみられるが，仙骨では腸管ガスなどで見逃すこともあるので，注意を要する．MRI は T1 強調像で低信号，T2 強調像で高信号を示し，腫瘍の骨盤腔内進展が容易に把握できる（図 32-64）.

　治療は手術による完全切除を行う．不完全な切除になると局所再発は必至で予後不良である．仙骨発生では仙骨切断術 sacral amputation で対応できるが，頭頚移行部では完全切除できないことがほとんどである．最近では完全切除不能例に対して重粒子線を選択することもある.

H 脊髄腫瘍, 馬尾腫瘍
spinal cord tumor, cauda equina tumor

　脊柱管内に発生した腫瘍を総称して脊髄腫瘍または馬尾腫瘍とよぶ．腫瘍の局在により，硬膜外腫瘍，硬膜内髄外腫瘍および髄内腫瘍に分類され，成人での頻度はそれぞれ約 20％，60％，20％である．腫瘍が椎間孔を介して脊柱管内・外に発育したものを砂時計腫 hourglass tumor，ダンベル腫瘍 dumbbell tumor とよぶ（図 32-66）．また腫瘍が L1/2 より遠位の馬尾から発生しているものを馬尾腫瘍という.

1 硬膜外腫瘍
extradural tumor

　転移性腫瘍（乳癌，肺癌，消化器系腫瘍，前立腺癌，腎癌，甲状腺癌など）がほとんどである．原発腫瘍では，神経鞘腫や神経線維腫などがある.

2 硬膜内髄外腫瘍, 馬尾腫瘍
intradural extramedullary tumor, cauda equina tumor

　脊髄腫瘍のなかで最も多く，そのほとんどは神

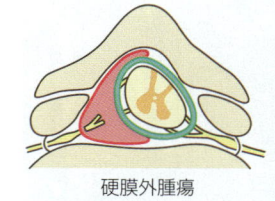

硬膜外腫瘍
extradural tumor

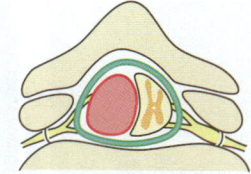

硬膜内髄外腫瘍
intradural extramedullary tumor

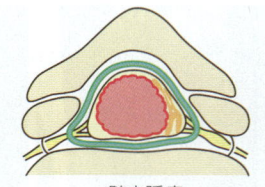

髄内腫瘍
intramedullary tumor

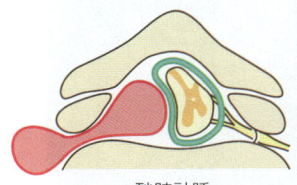

砂時計腫
hourglass tumor

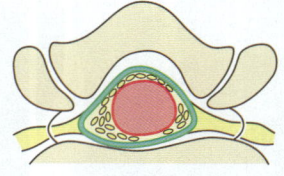

馬尾腫瘍
cauda equina tumor

図 32-66　脊髄腫瘍の横位別分類
腫瘍を赤色で示す.

経鞘腫と髄膜腫である．ほかには神経線維腫，稀に血管腫や類上皮腫などがある．von Recklinghausen（フォンレックリングハウゼン）病では，神経線維腫や神経鞘腫が多発することがある．

Ⓐ 神経鞘腫（図 32-67）
neurinoma

神経鞘腫は Schwann（シュワン）細胞由来の良性腫瘍である．腫瘍は楕円形で神経根に沿って硬膜外に進展すると砂時計腫，ダンベル腫瘍となる．腫瘍は充実性部分と囊胞性部分が混在していることが多く，T2 強調像では的のように見えるのでこれを target sign という．MRI では一般に T1 強調像で低～等信号，T2 強調像で高～等信号を呈し，Gd-DTPA でよく造影されるが，不均一に造影されることが多い．組織型は Antoni A 型と B 型に区別される．Antoni A 型は細胞成分が密で核の柵状配列 palisading がみられ，Antoni B 型は細胞成分が疎で粘液状の基質で囊胞変性部分がある．ほとんどの神経鞘腫は A，B の混合型である．

腫瘍による症状があれば，手術適応である．多くは知覚を司る後根神経から発生しており，その後根神経はもはや機能していないことが多いので，腫瘍摘出のために後根を切除する．運動を司る前根発生の場合は，術後の麻痺発生を回避するために核出術にとどめることもある．MRI でたまたま神経鞘腫が見つかることもあるが，腫瘍による症状がなければ手術を行う必要はない．

Ⓑ 髄膜腫（図 32-68）
meningioma

硬膜内層から発生する腫瘍で，胸椎高位に好発する．MRI では T1 強調像で低～等信号，T2 強調像で高～等信号を示す．Gd-DTPA では均一に造影され，腫瘍付着部の辺縁の硬膜に尾があるように見える（dural tail sign）．腫瘍内に石灰化（砂粒体 psammoma body）がみられることもあり，この場合 CT を撮るとよくわかる．腫瘍による症状があれば，手術適応である．腫瘍の起源が硬膜であるため，硬膜切除が必要であり，そのため人工硬膜や筋膜縫合による硬膜再建が必要である．稀に再発することもある．

❸ 髄内腫瘍
intramedullary tumor

脊髄内に発生した腫瘍をいい，その大部分は神経膠腫（上衣腫，星細胞腫）で，そのほかには血管芽腫などがある．腫瘍が存在する高位の髄節に一致したしびれや痛みで発症することが多い．数カ月～数年で錐体路障害による痙性歩行，感覚上行路の障害による表在感覚障害あるいは深部感覚障害をきたし，四肢麻痺，対麻痺の横断性障害をきたす．一般に症状は緩徐に進行するが，急速に症状が進行する場合は，悪性腫瘍や腫瘍内出血の可能性もある．小児では原因不明の肩こりなどの通常小児では考えにくい症状や非定型的な側弯で発

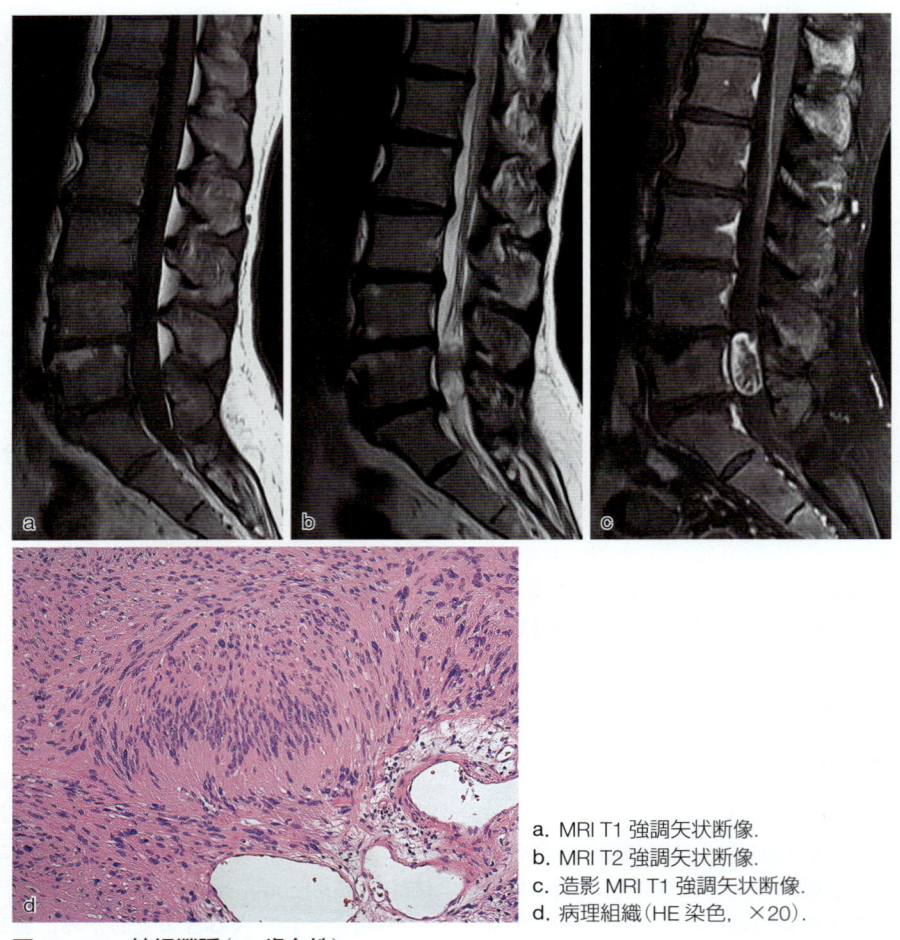

a. MRI T1 強調矢状断像.
b. MRI T2 強調矢状断像.
c. 造影 MRI T1 強調矢状断像.
d. 病理組織（HE 染色，×20）.

図 32-67 神経鞘腫（50 歳女性）
MRI では L5 高位の硬膜内に馬尾腫瘍を認める（a, b）．T2 強調像では target sign を認める（b）．Gd-DTPA で濃染されるが，造影されない部分もあり不均一である（c）．病理組織（d）では，細胞成分に富む Antoni A 型と粘液基質で細胞成分が疎な Antoni B 型（図右下）からなり，腫瘍細胞の核が棚状配列（palisading）を呈している（図中央）.

症することもある.

　髄内腫瘍は MRI の普及により早期診断が可能になった．そのために近年，髄内腫瘍に遭遇する機会は多くなってきている．腫瘍によるくも膜下腔の閉塞などにより脊髄空洞を伴うことも多い.

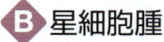 **上衣腫**
ependymoma

　脊髄中心管の上衣細胞由来の腫瘍で脊髄の中心部に発生し，頚椎高位に好発する．MRI では T1 強調像で低信号，T2 強調像で高信号を呈し，周辺に浮腫や空洞を伴うこともある．Gd-DTPA で造影されるが均一でないことも多い．脊髄円錐・馬尾に発生する粘液乳頭状上衣腫では，髄外へ発育することもある（図 32-69）.

B 星細胞腫
astrocytoma

　脊髄神経膠腫のなかでは上衣腫に次いで頻度が高く，星細胞由来の腫瘍である．髄内の左右に偏在し，浸潤性に発育することが多い．MRI では T1 強調像で等～低信号，T2 強調像で高信号を呈す．腫瘍辺縁が不明瞭なことが多く，造影剤による増強効果は球状や不整形に増強されるものや全く造影されないものなど様々である（図 32-70）.

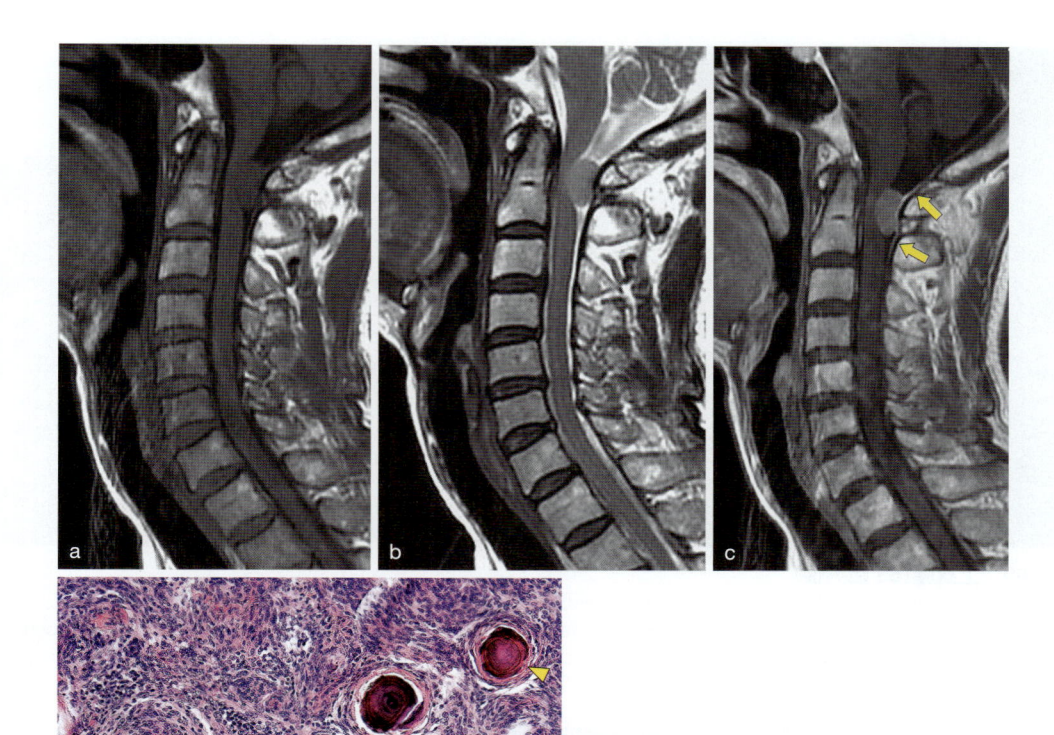

a. MRI T1 強調矢状断像.
b. MRI T2 強調矢状断像.
c. 造影 MRI T1 強調矢状断像.
d. 病理組織（HE 染色，×20）.

図 32-68　髄膜腫（61 歳女性）
MRI では，C1〜C2 高位の脊髄後方に楕円形で信号が均一な腫瘍を認める（a, b）．Gd-DTPA で均一に造影され，腫瘍付着部の辺縁の硬膜に尾があるように見える（dural tail sign, c：矢印）．病理組織（d）では，類円形の核と細胞境界不明瞭な腫瘍細胞が増殖し，渦巻き状配列（whorl pattern）を呈している（黄矢印）．石灰化を伴う砂粒体（psammoma body）がみられる（黄矢頭）．

C 血管芽腫
hemangioblastoma

　血管内皮細胞由来の良性腫瘍である．孤発例とvon Hippel-Lindau（フォンヒッペル-リンダウ）病の一部分症として発生することがある．後者では血管芽腫が多数認められることもある．MRI では T1 強調像で不均一な低信号から等信号，T2 強調像で等〜高信号を呈し，栄養血管を示す flow void が認められる．Gd-DTPA では均一に造影される．脊髄血管造影で強い腫瘍陰影を認める．

D 脂肪腫
lipoma

　成熟した脂肪組織が軟膜下に発生したもので，通常脊髄背側にみられる．MRI では，T1 強調像と T2 強調像ともに高信号を呈する．脊髄との境界には線維性癒着が強く認められ，境界不明瞭で全摘は不可能であり，腫瘍内減圧で終わることが多い．

4 脊髄腫瘍と鑑別すべき疾患

　髄内腫瘍との鑑別で重要なものに多発性硬化症やサルコイドーシス，放射線脊髄症がある．

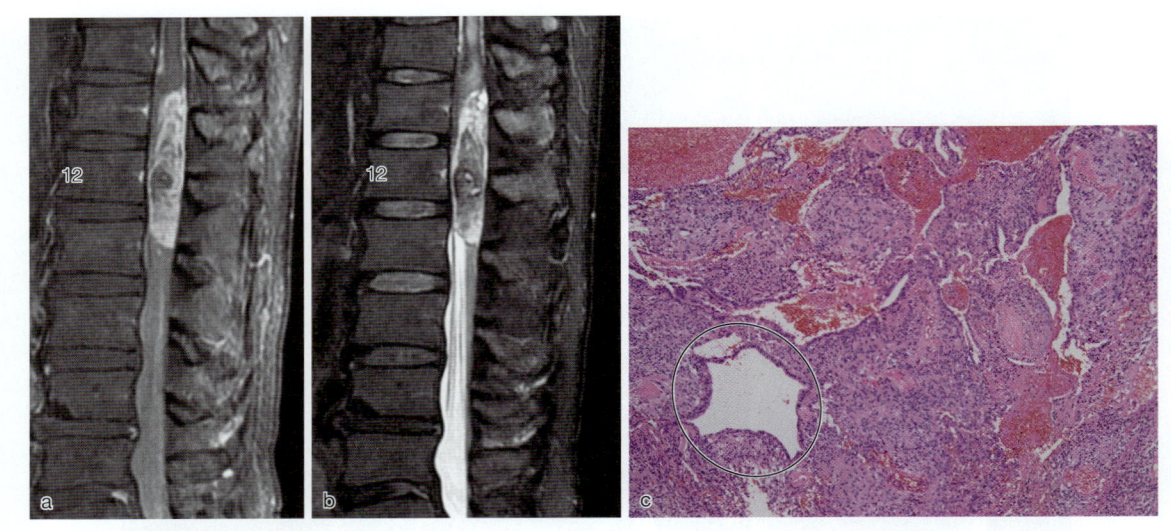

図 32-69　上衣腫（63 歳男性）
a. MRI T1 強調矢状断像，b. MRI T2 強調矢状断像，c. 病理組織（HE 染色，×40）．
T12 高位の終糸から発生した粘液乳頭状上衣腫を認める（a, b）．病理組織では，腫瘍細胞が管腔を形成している（ependymal rosette，c）．

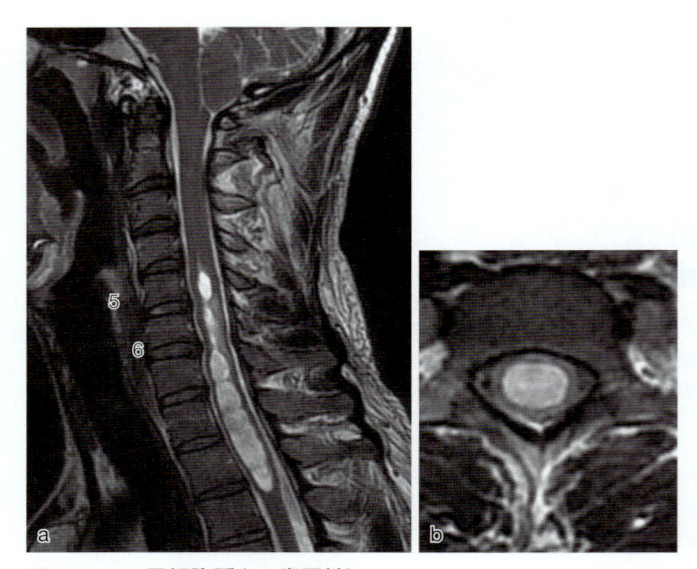

図 32-70　星細胞腫（26 歳男性）
a. MRI T2 強調像．C7〜T3 高位において内部が比較的均一，辺縁が明瞭な髄内腫瘍を認める．C5〜C6 高位には二次性の脊髄空洞を認める．
b. MRI T2 強調横断像．

Ⓐ 多発性硬化症
multiple sclerosis

　多発性硬化症の脊髄病変は，MRI で脊髄の腫大を認めるために髄内腫瘍との鑑別が必要になる．病巣が T2 強調像で一般には長さ 10〜15 mm 以下の多発性の高信号を示すが，脊髄内には必ずしも多発性でないこともある．15〜50 歳に好発し，中枢神経に多発性の病巣があり（空間的多発性），症状の寛解や再発がある（時間的多発性）．多発性硬化症を疑う場合には脳の MRI で病巣の有無を確認し，髄液と血液中の IgG とアルブミ

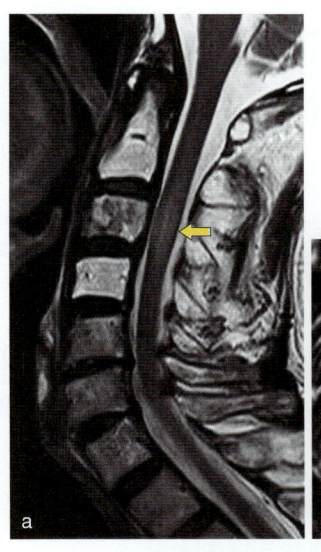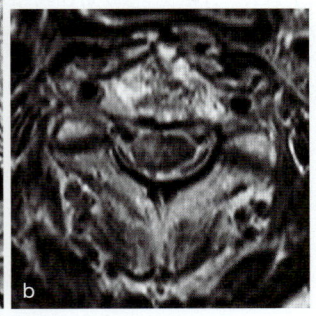

図32-71　放射線脊髄症（79歳男性）
a. MRI T2 強調矢状断像，b. MRI T2 強調横断像.
MRI T2 強調像では C3 高位に高信号を呈する辺縁不明瞭な病変
を認める.

ンの濃度から IgG index を算出する（異常は 0.8 以上）.

B サルコイドーシス
sarcoidosis

　非乾酪性類上皮細胞肉芽腫による炎症性疾患で多くの臓器を侵す. 神経系を侵すのは患者の約 5% に過ぎないが，脊髄にも病変が及ぶことがある. 脊髄病変の MRI では，神経根や脊髄実質の占拠性病変，びまん性の脊髄腫大，T2 強調像で巣状またはびまん性の高信号を示し，Gd-DTPA で造影される. 血清アンギオテンシン転換酵素 angiotensin converting enzyme（ACE）活性が上昇する. 診断基準を満たせば確定診断となる.

C 放射線脊髄症
radiation myelopathy

　癌に対する放射線照射後に数カ月～数年を経て出現してくる脊髄症で，MRI では限局した陰影を認める（**図32-71**）. 副腎皮質ステロイド療法などで自然に軽快することも多い.

5 脊髄腫瘍，馬尾腫瘍の手術

　症状があれば手術を行う. マイクロサージャ

リーや術中脊髄モニタリング技術の向上により腫瘍摘出の安全性は向上しているが，常に術後の神経機能障害や完全摘出ができない場合もあることなどについて，術前に十分なインフォームド・コンセントを得ることが重要である.

　硬膜内髄外腫瘍はほとんどが良性腫瘍であり，背側ないし側方にあることが多いので，後方進入により一塊として腫瘍を摘出する. 巨大な神経鞘腫では内容物を超音波外科吸引装置（CUSA）などで除去するか部分切除を行って脊髄に愛護的に切除を行う. 硬膜の縫合は水密 water-tight に行う. 多くは片側部分椎弓切除術や椎弓切除術で対応できるが，除圧範囲が広くなった場合や小児の場合は，術後の脊柱変形の発生の可能性について十分に対策を練る必要がある. 椎弓を一塊として摘出し，腫瘍を切除したあとで，その椎弓を元に戻す方法もある.

　髄内腫瘍では後正中溝から進入すれば，脊髄実質内に入ることなく後索を二分して脊髄中心に至ることができる. 髄内腫瘍のうち上衣腫と血管芽細胞腫は手術顕微鏡使用によりほとんどが摘出可能であるが，星細胞腫では腫瘍は偏在していることが多く，また腫瘍と正常脊髄との境界が不明瞭なことも多いので，減量術や部分的摘出にとどまることもある.

●参考文献

1) Airaksinen O, Brox JI, Cedraschi C, et al：European guidelines for the management of chronic non-specific low back pain. European Commission, Research Directorate General. 2004. http://www.backpaineurope. org

2) 日本リウマチ学会生教育委員会，日本リウマチ財団教育研修委員会（編）：リウマチ病学テキスト．診断と治療社，2010

3) Herkowitz HN, Garfin SR, Eisomont FJ, et al(eds)：Rothman-Simeone The Spine, 6th ed. Elsevier Saunders, Philadelphia, 2011

4) Herkowitz HN, Dvorak J, Bell G, et al (eds)：The Lumbar Spine, 3rd ed. Lippincott Williams＆Wilkins,
Philadelphia, 2004

5) 日本整形外科学会，日本脊椎脊髄病学会（監修）：腰痛診療ガイドライン 2012．南江堂，2012

6) 日本整形外科学会，日本脊椎脊髄病学会（監修）：腰椎椎間板ヘルニア診療ガイドライン　改訂第 2 版．南江堂，2011

7) 日本整形外科学会，日本脊椎脊髄病学会（監修）：腰部脊柱管狭窄症診療ガイドライン 2011．南江堂，2011

8) Scoliosis Research Society：eText. http://etext.srs. org/book/

9) Herring JA（ed）：Tachdjian's Pediatric Orthopaedics, 5th ed. Elsevier Saunders, Philadelphia, 2014

10) 日本側彎症学会（編）：側弯症治療の最前線—基礎編．医薬ジャーナル社，2013

第**33**章 股関節

診療の手引き

- [ ] **1.** 診察室に入ってくる患者の歩き方や座り方に注意を払う．患者が名前をよばれてから診察室に入るまで時間がかかる場合は，痛みが強いことを示している．
- [ ] **2.** まず痛みなどの症状がいつ頃から出現したか，股関節の動きがいつ頃から悪くなってきたかを聞く．
- [ ] **3.** 仕事の具体的内容を聞き，その仕事の制限・中止について確認する．
- [ ] **4.** 同居家族がいるかどうか，家庭内での患者の立場や，家族のサポート状況を確かめる．
- [ ] **5.** 発症から現在まで痛みが増強しているのか軽快しつつあるか，安静時痛や夜間痛はあるか，股関節の痛みは動作開始時に強いのか，動作とともに増すのかなどを尋ねる．
- [ ] **6.** 股関節痛を自覚する前に，腰痛や膝痛がなかったかどうかを確認する．
- [ ] **7.** 坐位で深く腰掛けていられるかどうかを診る．次に患者を立位にし，両下肢で安定して立っていられるか，脚長差によって踵が浮いていないかを判断し，実用脚長差を測る．次に片脚で安定して立っていられるかを診た後，上半身の揺れにより Trendelenburg（トレンデレンブルク）徴候の有無を判断する．
- [ ] **8.** 診察室内の椅子からベッドなどの移動はできるだけ患者自身に任せる．動作の困難さにより疼痛の程度の把握ができる．
- [ ] **9.** 患者の羞恥心に十分配慮する．患者を下着姿で診察するのではなく，必ず患者用の検査衣（パンツ）を用意するか，股関節から股間部に布をあててから診察する．
- [ ] **10.** 背臥位で骨盤の傾き，腰椎前弯・後弯増強の有無を診る．大腿四頭筋萎縮の有無を確認する．
- [ ] **11.** 可動域は，健側あるいは痛みの少ない股関節から行い，患者に痛みを与えないようにゆっくりと計測を行う．痛みを感じるところまで患者自身に屈曲させるとよい．患者が痛みを感じ始めるまでの可動域こそが重要である．次に屈曲拘縮を診る〔Thomas（トーマス）テスト〕．内転・外転は，骨盤が同時に動いているか否かに注意する．
- [ ] **12.** 膝伸展位での自動下肢挙上は，股関節筋力を簡便に評価できる方法である．
- [ ] **13.** 患者と十分なコンタクトがとれた後に，患者および家族に，発育性股関節形成不全の既往を尋ねる．大腿骨頭壊死症が疑われる患者では，副腎皮質ステロイドの服用歴，アルコールの多飲歴を確認する．
- [ ] **14.** 股関節疾患が疑われる場合には，まず両股関節の正面X線撮影を依頼する．側面像にはいろいろな撮影法があるので，正面像で診断した後で具体的に指示する．

股関節 hip joint は，体幹と下肢を連結する球関節であり，立位や歩行などの下肢機能において最も重要な役割を果たしている．大腿骨頭を寛骨臼が深く覆うことで，骨性に安定している点が，安定性を軟部組織に依存する膝関節や肩関節と大きく異なる．そのため，寛骨臼の被覆の不良は，股関節の疾病を引き起こす．また，小児整形外科疾患の代表である発育性股関節形成不全（先天性股関節脱臼）は，股関節疾患全体を理解するための基本である．ほかにも，大腿骨頭壊死症や高齢者の骨粗鬆症に基づく大腿骨近位部骨折など，特徴的で重要な疾患も多い．

機能解剖と
バイオメカニクス

Ⓐ　股関節の骨構造

　股関節を構成する骨は，寛骨と大腿骨 femur である．骨盤側の関節部分は，臼状になっており，寛骨臼 acetabulum とよばれ，大腿骨側は球状であり，大腿骨頭 femoral head とよばれる（**図33-1**）．球関節であり，屈曲・伸展，内転・外転，内旋・外旋の3軸回りに動く．別の言い方をすれば，骨盤は大腿骨頭の中心を支点に自由に回転することができる．また，体重を支えるため，肩関節と比べて骨性の接触部分が大きい．寛骨は腸骨と恥骨と坐骨で構成される．ちょうど寛骨臼の中央でこの3つの骨は接している（**図33-2**）．この部分は，幼少期には軟骨で接しているため，Y軟骨 triradiate cartilage とよばれる．大腿骨の近位は，大腿骨頭，大腿骨頚部 femoral neck，大転子 greater trochanter，小転子 lesser trochanter で構成されている．大腿骨頚部は，大腿骨の長軸に対して頚体角 neck shaft angle とよばれる角度をもって傾いている．また，膝関節の両顆部からみると，頚部は前方にねじれている．この角を前捻角とよんでいる（**図33-3**）．頚体角は，新生児では130°前後であるが，乳児期にはやや大きくなり，その後再び減少して成人の平均は125〜130°程度となる．また，前捻角も小児期には大きくその後減少して，成人の平均は20°程度である．

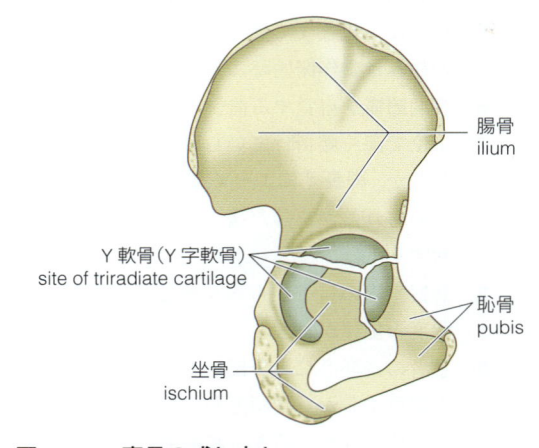

図33-2　寛骨の成り立ち

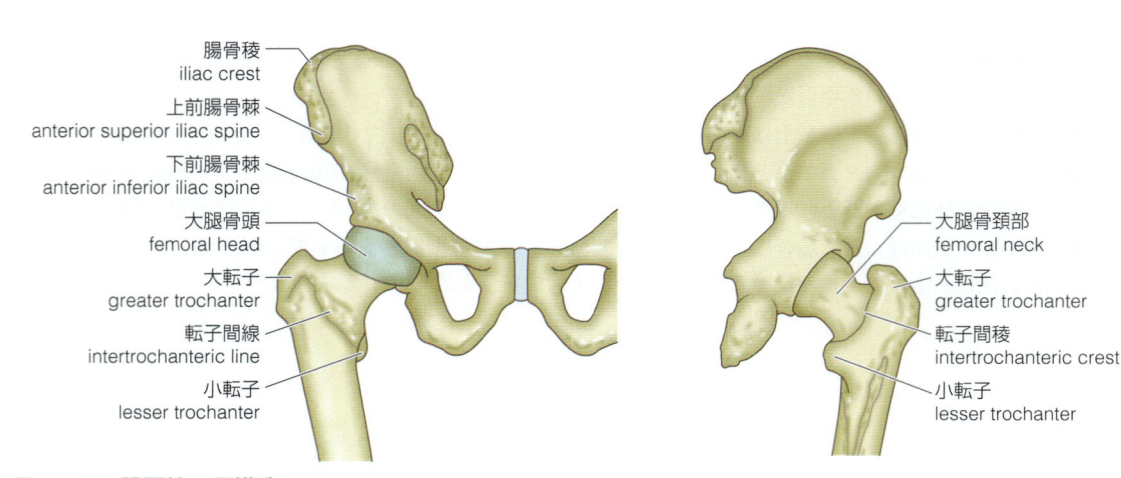

図33-1　股関節の骨構造

頚体角があるため，大腿骨頭にかかる体重は頚部を内下方に曲げようとする（内反しようとする）力となり，これに支えるため頚部の内側の骨皮質は厚い．この部分は大腿骨距 calcar femorale（または Adams 弓）とよぶ（**図 33-4**）．大転子には，骨盤を保持する作用をもつ中殿筋が停止している．また，小転子には腸腰筋が停止している．小転子と大転子の間の後方には転子間稜とよばれる隆起がある．

B 関節包と靱帯

1 関節包
joint capsule

関節包は，寛骨臼縁と大腿骨近位を連結する強固な線維組織である．関節包は前面では大腿骨頚部全体を覆い転子間線近位に付着し，後方では頚部のより骨頭寄りに付着している．関節包の関節側の線維は，頚部付着部で反転し，頚部全体を覆っている．滑膜は関節包内面を覆い，これも関節包頚部付着部で反転して，反転した関節包の内側線維とともに被膜 retinacula を形成している．

Advanced Studies

骨頭および頚部を栄養する血管は，被膜の下を走行し，被膜下血管 retinacular vessels とよばれる（➡ **図 33-7**）．大腿骨頚部が関節包内に存在するので，大腿骨頚部・骨幹端に骨髄炎が発症すると，膿瘍が直接関節腔内に破れ化膿性股関節炎を引き起こす（➡ 乳児化膿性股関節炎：234，610 頁参照）．

2 靱帯
ligament

寛骨と大腿骨を結ぶ靱帯には，関節外に腸骨大腿靱帯 iliofemoral ligament，恥骨大腿靱帯 pubofemoral ligament，坐骨大腿靱帯 ischiofemoral ligament があり，関節内に大腿骨頭靱帯（円靱帯）ligament of head of femur（ligamentum teres）が存在する（**図 33-5**）．大腿骨頭靱帯は，発育性股関節形成不全において，肥厚し，骨頭の整復を妨げる整復障害因子の 1 つとなる．関節外の靱帯は，股関節の安定性に寄与している．また，寛骨臼切痕部には，骨性の欠損を補うように寛骨臼横靱帯 transverse ligament of acetabulum が張っている．

3 滑液包
bursa

主な滑液包としては，前方の腸恥包 iliopectineal bursa，後方の大殿筋坐骨包 ischiogluteal bursa，外側の大転子包 greater trochanteric bursa がある．腸恥包は股関節と交通していることがあり，関節リウマチなどでは滑液包が拡大していることがある．

Advanced Studies

腸骨大腿靱帯と恥骨大腿靱帯の間の菲薄部は腸腰筋腱様

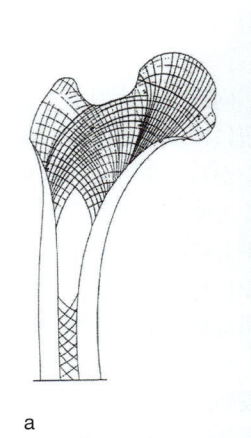
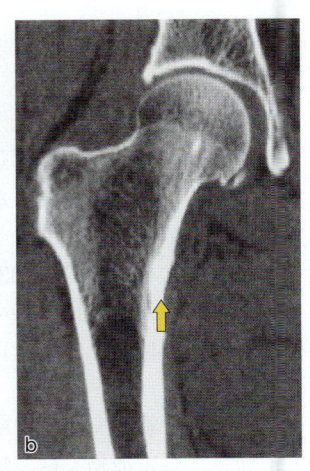

図 33-4 大腿骨近位部の骨梁構造のモデル
荷重に沿って骨梁が並んでいる．矢印は大腿骨距（または Adams 弓）．

(a. Wolff Julius：The law of Bone Remodelling. Translated by Maquet P, Furlong R：Springer-Verlag, Berlin, Heidelberg, New York, London Paris, Tokyo, 1986 より引用改変)

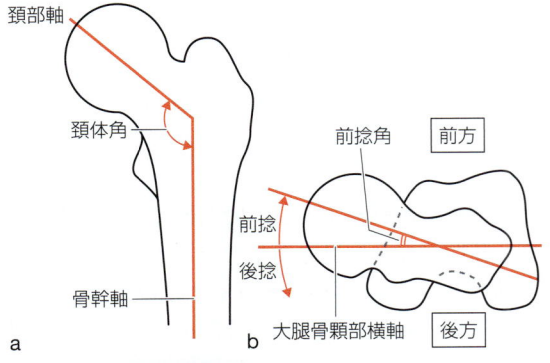

図 33-3 頚体角と前捻角
a. 頚体角，b. 前捻角.

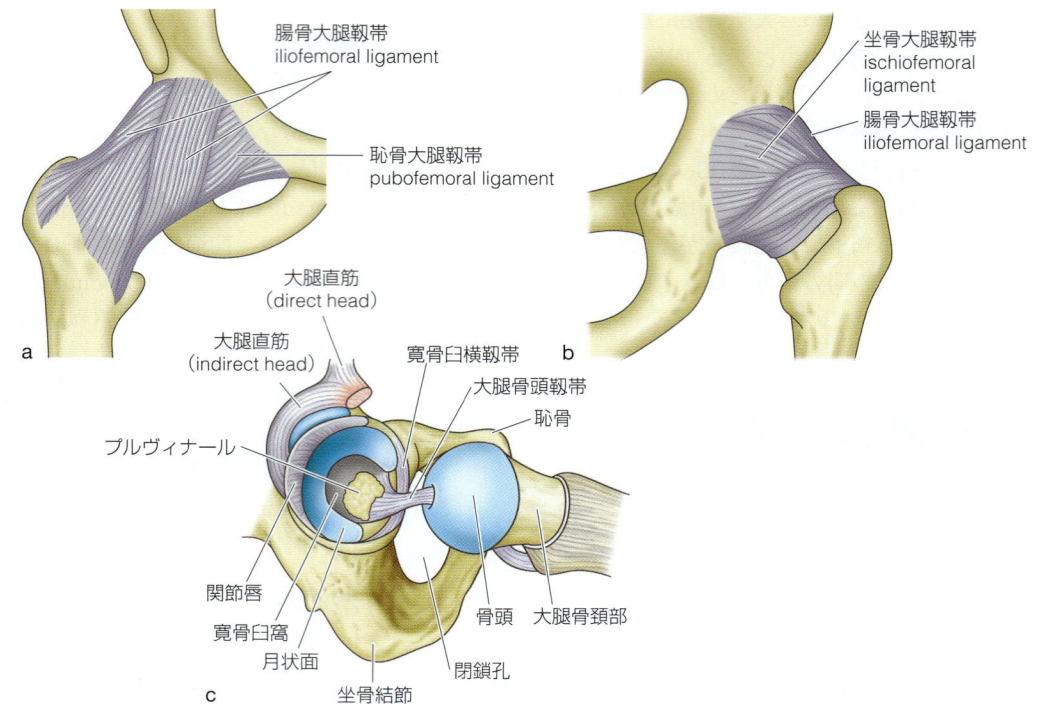

図33-5　寛骨と大腿骨の連結
a. 前面，b. 後面，c. 寛骨臼内部.

部が覆い，その間に腸恥包 iliopectineal bursa が存在する．また頸部後面の関節包や靱帯は，前方に比して薄く力学的に弱いため，外傷性股関節後方脱臼における局所的抵抗減弱部とされている．

C　筋肉

　屈曲・伸展，内転・外転，内旋・外旋の動きを可能にするため，股関節周辺には多くの筋肉が存在する．また，体重を支えながら，歩行や跳躍を実現するため，筋肉は大きく力強い．それぞれの動きに関与する筋肉を**表33-1**に示す．どの筋肉も重要であるが，立位保持や歩行においては，股関節の屈曲，伸展，外転を司る筋肉がとりわけ重要である．

　股関節の外転筋である中殿筋，小殿筋，大腿筋膜張筋は，日常活動では，体重のかかる骨盤を水平に支えるための力を発生している（➡585頁参照）．

　また，大腿直筋と大腿二頭筋・半腱様筋・半膜様筋（ハムストリングス）は，股関節だけでなく，膝関節の運動にも関与する二関節筋である．例え

表33-1　股関節の動きに作用する筋肉群

	主作用筋	その他
屈曲	腸腰筋 （大・小腰筋，腸骨筋の総称）	縫工筋，大腿直筋，恥骨筋
伸展	大殿筋，大腿二頭筋，半腱様筋，半膜様筋	―
内転	大内転筋	短内転筋，長内転筋，腸腰筋
外転	中殿筋，小殿筋	大腿筋膜張筋
内旋	大腿筋膜張筋，小殿筋，中殿筋，大内転筋，大腿屈筋群	―
外旋	短外旋筋群 （梨状筋，内閉鎖筋，上・下双子筋，大腿方形筋）	腸腰筋

ば大腿直筋が収縮すると，股関節には屈曲力として，膝関節には伸展力として作用する．そのままの動きとしては，ボールを蹴るときの動作である．スクワットのしゃがみ込む運動を考えると，股関節を屈曲させながら，同時に膝関節が急激に曲がることを防ぐブレーキのように作用している．こ

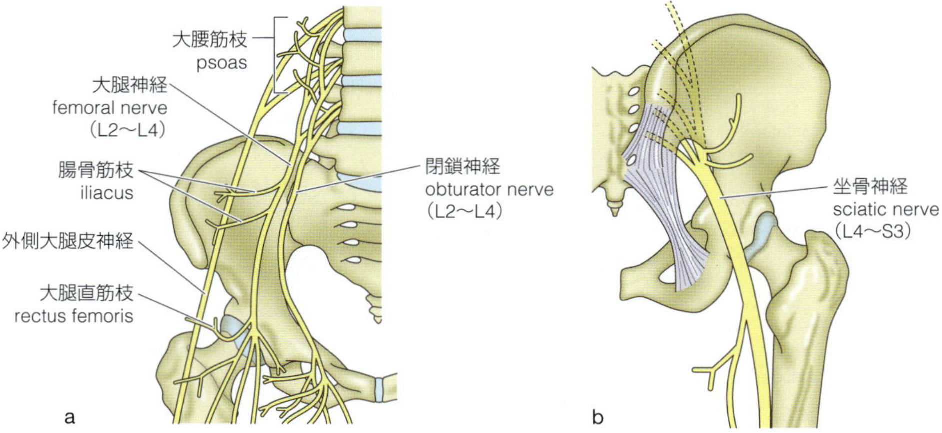

図33-6　股関節に分布する神経
a. 前面. b. 後面.

のように，巧みな制御が行われていることが理解できる.

D　神経

　股関節に分布する神経には，大腿神経，閉鎖神経，上殿神経，下殿神経，坐骨神経がある. 大腿神経は股関節の前方，坐骨神経は股関節の後方を走行している（**図33-6**）. 外傷性股関節脱臼では，骨頭が後方に脱臼することが多いため，坐骨神経が損傷されることがある. 股関節手術の際にも，そのアプローチにより損傷しやすい神経があることを熟知する必要がある.

　外側大腿皮神経は，上前腸骨棘の下方の筋膜を貫通後，縫工筋の外側縁に沿って走行し，大腿外側前面の感覚を支配している. 圧迫などにより傷害を受けると，絞扼性神経障害の1つである感覚異常性大腿痛 meralgia paresthetica を生じる.

E　血管

　股関節，特に大腿骨近位部に分布している血管の解剖は，高齢者に非常に多い大腿骨近位部骨折の予後や大腿骨頭壊死症の病態を理解するうえで，必須の知識である. 大腿骨近位部は，大腿深動脈からの枝である外側大腿回旋動脈と内側大腿回旋動脈，および大腿骨頭靱帯動脈の3本の動脈

で栄養されている（**図33-7**）. 外側大腿回旋動脈 lateral circumflex femoral artery の上行枝は前方の転子間線に沿って走行し，その分枝は前方の関節包を貫通し，頚部や骨頭を栄養する. 内側大腿回旋動脈 medial circumflex femoral artery は後方から大腿骨に接近し，その主たる分枝（大腿骨頚部後方動脈）は転子間稜に沿って走行し，頚部に数本の分枝を送る. これらの分枝は大腿骨頚部と骨頭を栄養する被膜下血管 retinacular vessels となる. 大腿骨頚部上方の被膜下に入るものを上被膜動脈 superior retinacular artery という. この動脈が，大腿骨頭を栄養するうえでは最も重要である. 閉鎖動脈の枝である大腿骨頭靱帯動脈は，小児期には血流を送っていないとされ，成人後も栄養血管としての役割は低い（**図33-5b**. 大腿骨頭靱帯内に存在する）.

Advanced Studies

　大腿骨頚部を覆う被膜のうち，下被膜動脈が入る後下方の被膜は強く，retinaculum of Weitbrecht とよばれる. 大腿骨頚部骨折が起こったとき，この retinaculum が残存している場合，Garden分類で stage Ⅲ であり，切れた場合は stage Ⅳ とされる.

F　股関節のバイオメカニクス

　股関節は，荷重と歩行に深く関与しているため，力学的な研究が古くから行われてきた. また，近年においては，より優れた人工関節の開発を目的

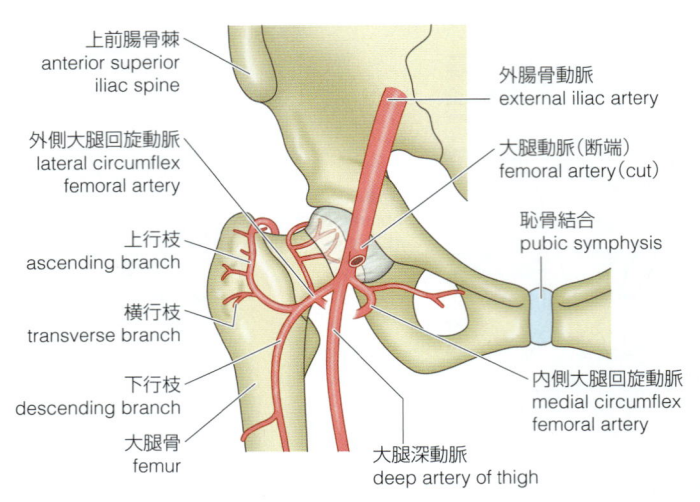

上前腸骨棘
anterior superior
iliac spine

外側大腿回旋動脈
lateral circumflex
femoral artery

上行枝
ascending branch

横行枝
transverse branch

下行枝
descending branch

大腿骨
femur

外腸骨動脈
external iliac artery

大腿動脈（断端）
femoral artery（cut）

恥骨結合
pubic symphysis

内側大腿回旋動脈
medial circumflex
femoral artery

大腿深動脈
deep artery of thigh

図 33-7　大腿骨頭の血管支配（前面）

とした研究もなされている．

1　立位時に股関節にかかる力

　股関節に関係する筋肉はたいへん多く，また三次元的な運動をするため生体での解析は複雑であるが，概念を理解するため二次元の簡単なモデルで解説する．

A　両脚立位の場合

　力を抜いて両脚で立っている場合，微細なバランスをとるための筋力を除いては，概ね股関節より上部の重量の半分が，片方の股関節にかかっていると考えられる．一方の下肢の重量は体重の約1/6とされるため，片方の股関節にかかる力は，体重の約1/3となる．

B　片脚立位の場合

　片方の下肢を持ち上げると，身体の立脚側の下肢を除いた部分が立脚側の股関節中心を支点にして，遊脚側に傾こうとする．傾かせようする力Wの大きさは，立脚側の下肢重量を除いた重量（体重の約5/6）であり，方向は鉛直方向で，力がかかる場所（作用点）は体の中央よりやや遊脚側寄りである．身体を水平に保つためには，立脚側の股関節の外転筋力で釣り合いを得なければならない．外転筋力として作動する筋を中殿筋に代表させると，**図 33-8** のような釣り合いの図となる．中殿筋は腸骨外板と大転子を結んでいて，より股

関節中心に近い．そのため，中殿筋が発生すべき力はWの2倍近くになる．股関節にかかる力は，Wと中殿筋力の合力となるため，体重の3倍程度となる．このように，片脚で立つだけで股関節には想像以上の力がかかっていることがわかる．また，筋力は外から測定することはできないため，このように推定することでしか評価できない．

2　仰臥位で下肢を持ち上げたときに股関節にかかる力

　下肢を伸展したまま持ち上げる straight leg raising（SLR）訓練は，下肢の運動器疾患のリハビリテーションでよく行われる．体重を掛けることを許可する以前に軽い運動として推奨される場合もある．しかし図 33-9 に示すように，下肢を持ち上げようとした瞬間に必要とされる筋力は下肢の重さの6倍となり（下肢の重さは体重の1/6であることから），ほぼ体重分の筋力が必要とされる．この位置で停止した場合，股関節には体重の5/6の力（大腿骨には下向きに，反力として寛骨臼には上向きに）が生じていて，決して軽い運動ではないことを理解しておくべきである．

3　歩行時に股関節にかかる力

　歩行時に股関節にどのような力がかかっているかも，股関節疾患の病態や治療法を考えるうえで重要である．しかし，歩行時にも直接測定できな

33
股関節

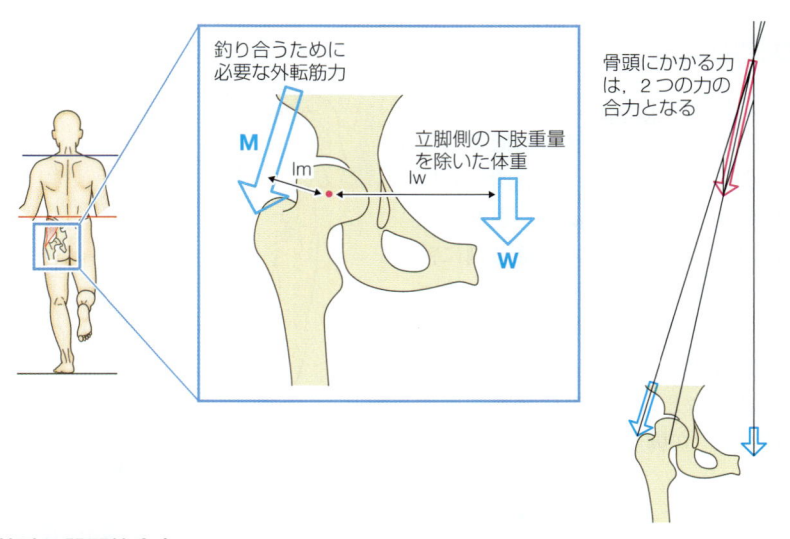

図 33-8 片脚立位時の股関節合力
片脚立位時の人体は，立脚側の股関節を支点としてバランスを取っている．骨盤を水平に保つためには，股関節外転筋（主として中殿筋）が収縮して，モーメントの釣り合いを取る必要がある．股関節外転筋力を M とし，立脚側の下肢重量を除いた体重を W とし，それぞれのてこの腕の長さを，Im，Iw とすると，|M| × Im = |W| × Iw となる．Iw は Im のほぼ 2 倍であり，M は W の 2 倍となる．股関節にかかる力は M + W であり，その大きさは，体重の約 3 倍となる．
（太字の M と W はベクトル，|M| と |W| はベクトルの大きさを示す）

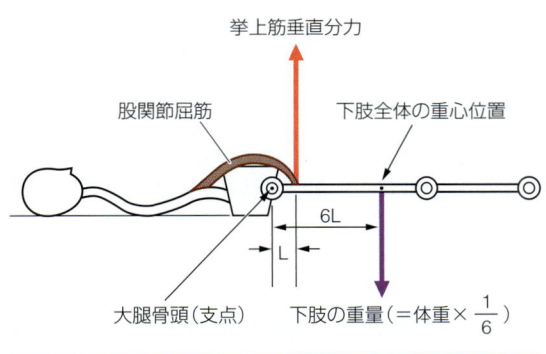

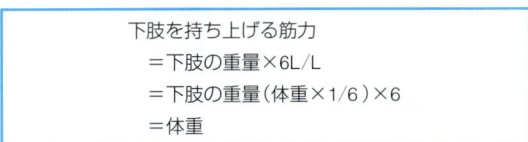

下肢を持ち上げる筋力
＝下肢の重量×6L／L
＝下肢の重量（体重×1/6）×6
＝体重

図 33-9 下肢自動伸展挙上時の股関節合力（寺山 原図）

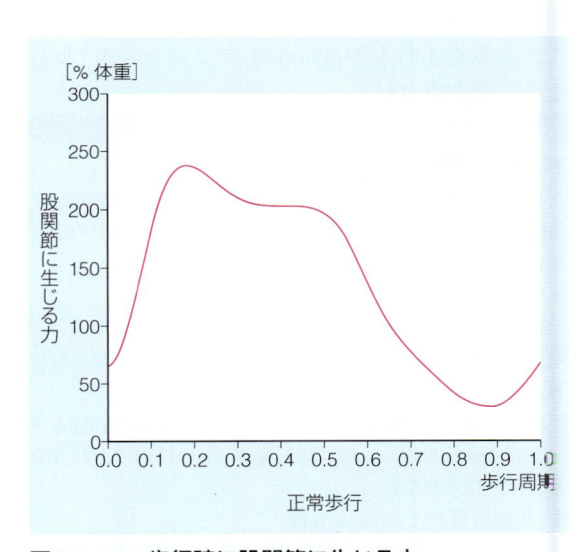

図 33-10 歩行時に股関節に生じる力
グラフは，正常歩行の 1 周期に股関節にかかる荷重を示している．踵接地時に最大の荷重がかかり，その値は 2.5 倍程度である．

（Bergmann G, Deuretzbacher G, Heller M, et al.：Hip contact forces and gait patterns from routine activities. J Biomech 34：859-71, 2001 より改変）

い筋力が大きく関与していることは明らかである．そこで，Bergmann らは，センサー付きの人工関節を生体に入れることで，直接股関節にかかる力を測定した．**図 33-10** はその結果を示している．歩行時には，踵が接地する前から力がかかり始め，ピークを迎え，その力はいったん小さくなって蹴りだすときにまた大きくなる 2 相性の山をもつグラフとなっている．ピークの大きさは，体重の 2.5 倍程度である．また同じ実験から，歩行速度を上げるとより大きな力がかかることがわかっている．

4 立位・歩容の異常

　立位や歩行時に，体重よりも大きな筋力が必要とされることから，股関節周辺の筋力の低下は立位や歩容の異常を引き起こす．特に，股関節脱臼や麻痺性疾患で外転筋力が低下すると，患側で立とうとすると骨盤は水平位を保てず，遊脚側に傾く．この現象を Trendelenburg（トレンデレンブルク）徴候とよぶ．診察の際，患者を立たせ，検者は後方から，目を殿部の高さにする．患者に片足ずつ持ち上げるよう命じ，骨盤の傾きを観察する．遊脚側に傾けば，立脚側の Trendelenburg 徴候陽性と判断する．

　このような状態で歩行するときは，体幹は立脚側に振ってバランスを保つ．外見上は肩を患側に落として歩く異常歩行（跛行 limp）となり，これを Trendelenburg 歩行という．痛みのあるような場合，患側で立脚する前から体幹を立脚側に振ることで，骨盤沈下を伴うことなく股関節にかかる合力を軽減させるように歩行することがある．このような歩行を Duchenne（デュシェンヌ）歩行という（図33-11）．

Advanced Studies

その他の異常歩行

　歩行に関する異常は，様々な運動器疾患により出現する．股関節由来で発生するその他の異常歩行として下記のようなものがある．

A. 墜下性歩行 short leg gait

　軟性墜下性歩行と硬性墜下性歩行がある．

軟性墜下性歩行：発育性股関節形成不全などで，荷重時骨頭が殿筋内を上方に移動することで生じる．

硬性墜下性歩行：脚長不同がある場合，短縮側の骨盤を下降させて歩行する．一般に脚短縮が3cm以内であれば異常歩行は目立たない．

B. 疼痛回避歩行 antalgic gait

　強い股関節痛を有する患者では，痛みを避けるため患肢の接地時間（立脚相）を短くして歩く．歩行速度および歩幅も短縮する．またこれとは逆に，急な動作による痛みの増大を避けるために，患側の接地時間を長くして歩く滞留跛行も疼痛回避歩行の一種である．

5 腰椎-股関節-膝関節の関係

　二本足で直立する人類は，下肢と脊椎の状態は密接に関連している．もともとは1つの部位の疾患であっても，長期に変形や可動域制限が続くと

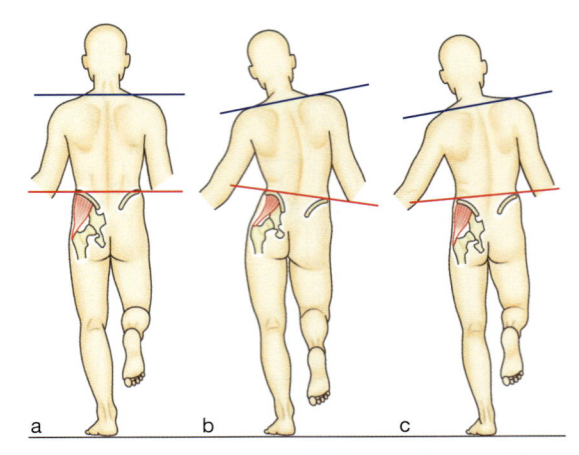

図33-11　Trendelenburg 徴候と Duchenne 現象

いずれも股関節外転筋不全の有無をテストするもの.

a. 正常：片脚で起立したとき，股関節外転筋の力で骨盤は水平もしくは遊脚側が少し上がって，体幹は垂直となる．

b. Trendelenburg 徴候：股関節脱臼や外転筋力不全があると，遊脚側の骨盤が沈下する．体幹を立脚側に傾けることによりバランスを保つ．歩行時には肩が立脚側に振れる〔Trendelenburg lurch（揺れ）〕．

c. Duchenne 現象：通常は Trendelenburg 徴候が陽性となるような外転筋不全や股関節痛がある患者において，体幹を立脚側に意図的に傾けることで骨盤沈下を防ぐ行動がみられることがしばしばある．これは体幹の重心を立脚側股関節に近づけることで，骨盤を支えるために必要な外転筋力を減少させる生体反応と考えられる．この現象を Duchenne 現象とよんでいる（歩行においては Duchenne 歩行）．この現象がある場合，骨盤沈下がないからといって，外転筋不全がないと断定することはできない．

他の部位の疾病を二次的に引き起こすことがある．股関節については，いくつかのパターンが知られているため主なものを示す．

A 矢状面での変化

1）腰椎の前弯が消失あるいは後弯変形を生じたため，立位において骨盤が後傾し，股関節に前方の被覆の減少が起こる場合（図33-12）．骨粗鬆症などにより，胸腰椎移行部に圧迫骨折が生じると，腰椎の前弯が消失あるいは後弯変形を起こす．上体は前傾するため，これを直立させようとすると，股関節は過伸展位となる．このため骨盤は後傾し，大腿骨頭の前方の被覆が減じる．これにより股関節への圧力の集中を生み，大腿骨頭軟骨下脆弱性骨折や変形性股関節症などの原因となる．

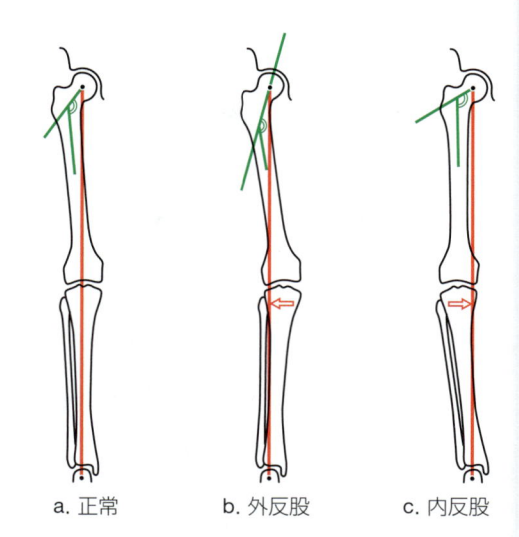

図33-12　腰椎後弯変形と骨盤後傾
腰椎や下部胸椎の圧迫骨折などにより，同部が前屈するような脊椎の変形が生じる（中央）と，それを補正するために股関節は伸展し，骨盤が後傾する（右）．その結果，股関節の前方の被覆が減少し，圧力が集中して，軟骨下脆弱性骨折などの原因となる．

図33-13　股関節と膝関節の関係
Mikulicz 線を赤線で示す．

a. 正常　　　b. 外反股　　　c. 内反股

2）股関節が屈曲拘縮したため，立位において骨盤が前傾し，腰椎の前弯が強まる場合．

B　冠状面での変化

1）片側の股関節の罹患により，脚短縮あるいは脚延長のため下肢の脚長差が生じ，腰椎が側弯を強制される場合．
2）腰椎の側弯のため，骨盤が傾き，片側の股関節が屈曲位や内転位を強制される場合．
3）股関節の内反変形や外反変形により，荷重軸の変化が生じ，膝関節に影響を与える場合（**図33-13**）．
　立位の下肢機能軸〔大腿骨頭中心と足関節中心を結んだ線：Mikulicz（ミクリッツ）線〕は，正常膝関節では，その中心を通過する．しかし，頸体角が大きい（外反股）である場合は膝関節の外側を通過し，頸体角が小さい（内反股）場合は内側を通過する．このように膝関節自体が正常でも，大腿骨頸部の形態により膝関節の荷重状態は変化し，二次的な異常を生じる可能性があることを示している．これは，大腿骨の骨切り術や人工関節置換術を行う場合にも注意する必要がある．

股関節の診察・検査

A　診察法

　股関節疾患は，成人だけでなく乳幼児期から小児期にかけても発症するものも多い．乳幼児や小児の診察においては，怖がらせないこと・過大な力を入れず，やさしく体をもつ，患児の力が抜けるのを待つなどの基本的な診察法を身につけなければならない．また，股関節疾患の診察は，羞恥心に対する配慮が必須である．

1　問診

　成人では，通常の整形外科的問診に加え，乳幼児期や小児期の病歴を聞くことが重要である．成人の股関節疾患の大部分は変形性股関節症であり，わが国では，小児期以前に発育性股関節形成不全の治療歴をもつことが多い．過去に手術を受けた経験がある場合は，時期や手術創の位置などの確認もしておく．小児期以前の病歴は，本人が

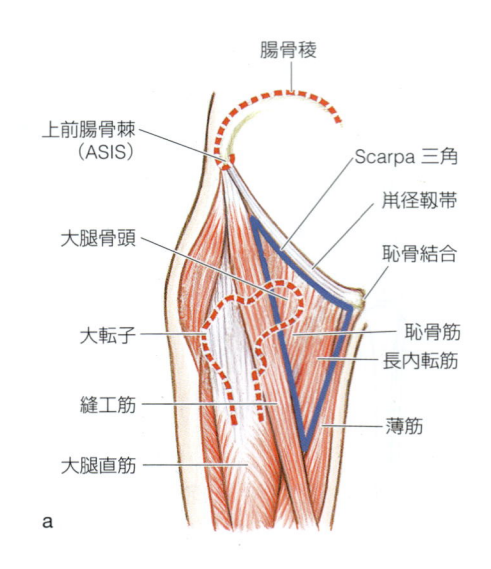

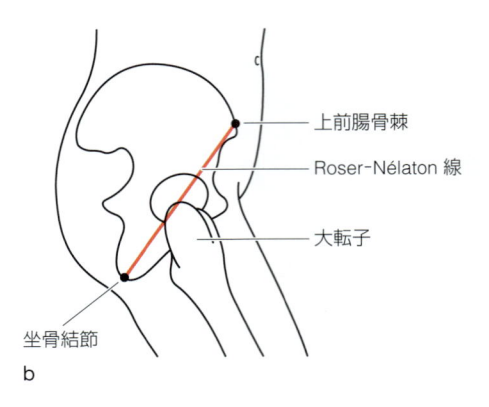

図33-15　骨のランドマーク
a. 正面図.
b. Roser-Nélaton 線.

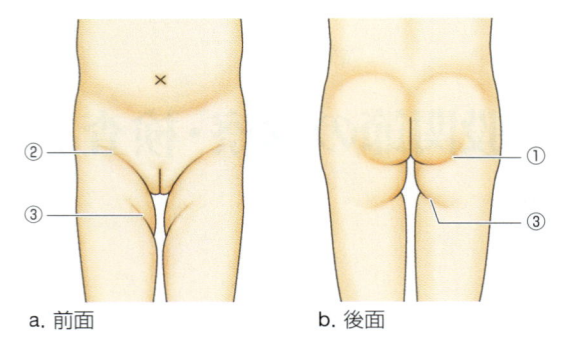

a. 前面　　b. 後面

図33-14　皮膚のランドマーク
① 殿溝　② 鼡径溝　③ 大腿内側皮膚溝

覚えていることは稀で，家族からの伝聞であることがほとんどであり，必ずしも正確なものではないことも知っておかねばならない.

　乳幼児や小児では，家族や保護者から十分な情報を得るように努める. 乳幼児健診で異常を指摘されたという精密検査目的や，急に歩かなくなった，足を触ると泣くなどの訴えで来院することも多い. また，小児では股関節疾患であっても，しばしば膝が痛いと訴えることがある.

2　視診，触診

　視診や触診を行う場合，皮溝や皮下に触れる骨の一部（皮膚や皮下のランドマーク）は，解剖学的な位置を察知するうえで重要である. 股関節周辺の皮溝には，腹側に鼡径溝（鼡径靱帯よりやや遠

位）があり，背側に殿溝がある（**図33-14**）. 乳幼児では，大腿前面の内側に大腿内側皮膚溝がみられる. 片側の発育性股関節形成不全では，脱臼した大腿骨頭が近位に移動するため，大腿内側皮膚溝が非対称となることが多く，発育性股関節形成不全の発見に有用な所見である.

　皮下に触れる骨の一部としては，背側から腹側まで触知できる腸骨稜 iliac crest，腹側に上前腸骨棘 anterior superior iliac spine，外側に大転子 greater trochanter，背側に坐骨結節 ischial tuberosity がある（**図33-15**）. 上前腸骨棘は下肢長を計測する際の起点となる（➡120頁を参照）. 股関節の亜脱臼や脱臼がある場合，大転子の位置異常が認められる（➡NOTE参照）. また股関節に炎症がある場合，大転子の叩打痛を認めることがある.

　股関節部を前方より見たとき，鼡径靱帯と縫工筋内側縁と長内転筋内側縁に囲まれる三角形は，Scarpa（スカルパ）三角（または大腿三角 femoral triangle）とよばれ，そのほぼ中央に大腿骨頭が存在する（**図33-15**）. 股関節に関節液の貯留があるときなどに，この部の圧痛を認めることがある.

> **NOTE　大転子の位置**
>
> 　股関節を45°屈曲し，側方から見ると，正常では大転子の近位端は上前腸骨棘と坐骨結節を結んだ線〔Roser-Nélaton（ローザー-ネラトン）線〕付近にあり，この線を越えない（**図33-15**）. 高位脱臼などでは，大転子はこの線より近位に存在する.

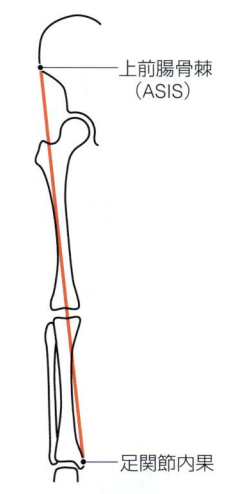

図 33-16　棘果間距離（SMD）

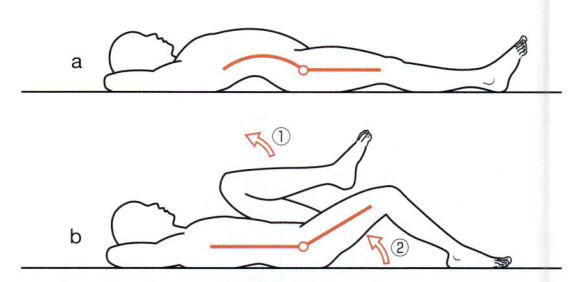

図 33-17　Thomas テスト（■◀⑫）
a. 視診上股関節は屈曲・伸展 0°にみえるが，腰椎の前弯があるため，実際には股関節は約 20°の屈曲位である.
b. 反対側の股関節を屈曲させ（矢印①）腰椎の前弯をとると，屈曲拘縮が存在する場合には検側の股関節が持ち上がってくる（屈曲してくる，矢印②）．その角度が屈曲拘縮の角度である.

33
股関節

立位や歩容の観察については，➡113頁を参照のこと.

3 計測

A 下肢長と下肢周囲径の計測

股関節を診察するときの下肢長としては，上前腸骨棘より足関節の内果までの距離（spina malleolar distance；SMD）を測定する（図 33-16 および ➡121 頁参照）．SMD は，股関節の内外転や膝関節の屈曲拘縮の程度などの影響を受けるため，骨盤に対して両下肢の位置が同じであることを確認しなければならない．片側股関節の脱臼や内反股の場合は罹患側の短縮が認められる.

次いで，大腿周囲径と下腿周囲径を測定する（➡121 頁参照）．通常は，大腿周囲径は膝蓋骨底より 10 cm 近位で，下腿周囲径は最も太い部位で測定する．左右を比較することにより，筋萎縮を判断する．下肢長軸に垂直になるように巻き尺を使用することが大切である.

B 可動域の計測（➡巻末付録・資料 1：934 頁を参照）

股関節は球関節であり，大腿骨は股関節を中心とした球上を動くことができる．可動域は股関節を中心に 3 本の軸を想定し，それぞれの軸回りの角度を測定する．このため動きは，① 屈曲・伸展，② 内転・外転，③ 内旋・外旋の 3 つで表現され

る．股関節の可動域の測定は，伸展は腹臥位で，そのほかは仰臥位で行う.

1 ● 屈曲・伸展

正常の股関節屈曲可動域は約 135°である．屈曲の制限がある場合，屈曲の最終段階で（腰椎が後弯し）骨盤が後傾することで代償することがある．逆に，伸展の制限（屈曲拘縮）がある場合，（腰椎が前弯し）骨盤が前傾することで代償することがある．これらを察知するためには，腰椎の下に手を入れて，ベッドとの間に生じる隙間を触知することが必要である．一見では明確でない屈曲拘縮を検出するための手技として，Thomas（トーマス）テストが有用である（図 33-17，■◀⑫）．屈曲拘縮がある股関節では，反対側の股関節を腰椎の前弯がとれるまで過屈曲させると，大腿が持ち上がってくる．この角度が屈曲拘縮の角度である.

伸展の測定は，腹臥位で骨盤を押さえて，大腿部を持ち上げるようにして測定する.

2 ● 内転・外転

両上前腸骨棘を結んだ線を基準とする．下肢を開く方向が外転で，閉じる方向が内転である．骨盤の動きを検知するため，上前腸骨棘に手を置き，下肢を持って動かす．骨盤が連動して動き始める直前の角度をそれぞれの値とする．内転を計測する場合は，反対側の下肢を持ち上げて，その下に検査する下肢を内転する．できるだけ内外旋中間位で計測する.

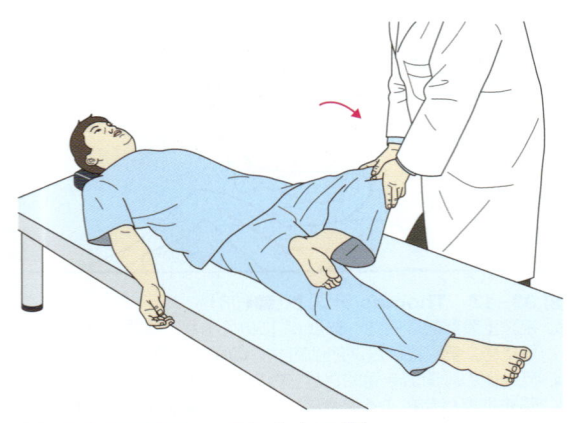

図 33-18　Patrick テスト（🎥⑬）
検査する股関節を屈曲・外転・外旋して，膝を曲げ，足関節部を反対側の大腿部に乗せ，膝を押しつける．股関節部前面に何らかの痛みが誘発されれば陽性とする．股関節の疾患だけでなく，仙腸関節の疾患でも同関節に痛みが出る場合もある．

3 ● 内旋・外旋

　大腿骨の長軸回りの動きが回旋である．通常は仰臥位で，股関節を 90° 屈曲し，膝も 90° に曲げ下腿を動かして計測する．下腿が内側に入る方向が外旋，外側に出る方向が内旋である．伸展位で計測する必要がある場合は，腹臥位で膝関節を 90° 屈曲し下腿を動かして計測する．

4　徒手検査

　前述した Scarpa 三角の圧痛や大転子の叩打痛以外にも，いくつかの徒手検査がある（発育性股関節形成不全の検査については ➡ 595 頁を参照）．

A Trendelenburg（トレンデレンブルク）徴候（➡ 588 頁参照）

　患者に立位を指示し，検者は後方より観察する．一方の下肢で立つように指示し，反対側の下肢を上げさせ，骨盤や上体の動きを観察する．このとき，中殿筋不全があれば遊脚側に骨盤が傾く．

B Drehmann（ドレーマン）徴候
（➡ 607 頁も参照）

　仰臥位で股関節を他動的に屈曲する．このとき，同時に外転・外旋が生じる場合を陽性とし，大腿骨頭すべり症の特徴的な所見とされる．大腿骨頭壊死症などで観察されることがある．

C Patrick（パトリック）テスト（FABER テスト，FABERE テスト）

　患者を仰臥位にする．検査する股関節を屈曲・外転・外旋して，膝を曲げ，足関節部を伸ばした反対側の大腿部に乗せる（図 33-18，🎥⑬）．この状態から膝を鉛直方向に押しつけ，何らかの痛みがあれば陽性とする．検査の姿勢である Flexion, Abduction, External rotation,（Extension）の頭文字を組み合わせて，FABER テストまたは FABERE テストとよばれることがある．仙腸関節の疼痛誘発テストと紹介されることがあるが，股関節の炎症や大腿骨寛骨臼インピンジメント（FAI ➡ 616 頁参照）で陽性となることが多い．

B　画像診断

1　単純 X 線検査

　仰臥位で，骨盤の傾きがなく，下肢は膝蓋骨が真上を向いた肢位で両側股関節の前後像を撮影するのが基本である．左右に傾いていると腸骨翼や閉鎖孔が左右対称にならない．骨盤が前方に傾けば小骨盤腔が大きな円形となり，閉鎖孔が小さくなる．後方に傾けば小骨盤腔が小さくなり，閉鎖孔は大きく縦長となる．股関節が外旋位で撮影されると小転子が大きく見える．側面像は，大腿骨の前後の面が輪郭線として表現されるように撮影する．片側ずつ中等度屈曲位で外転して，大腿骨がテーブルに接した Lauenstein（ラウエンシュタイン）肢位で撮影するのが普通である．大腿骨頭壊死症などで，骨頭を主としてみるときは，90°屈曲，45° 外転し大腿骨頚部がテーブルに接するように撮影する．図 33-19 に発育期および成人の正常股関節の単純 X 線像を示し，解剖学名との対応を番号で表した（➡ 582 頁，図 33-1 の骨形態と解剖学名を対比参照）．発育期においては，成長に伴って大腿骨頭や大転子の骨化が進行するため，年齢によって異なる単純 X 線像となる．例えば，大腿骨頭の骨端核は生後 3 カ月頃に出現するため，それ以前にはみられない（図 33-19a）．涙痕という用語は解剖学名ではなく，単純 X 線像上の名称である．涙のしずくに似た陰影であるが，外側

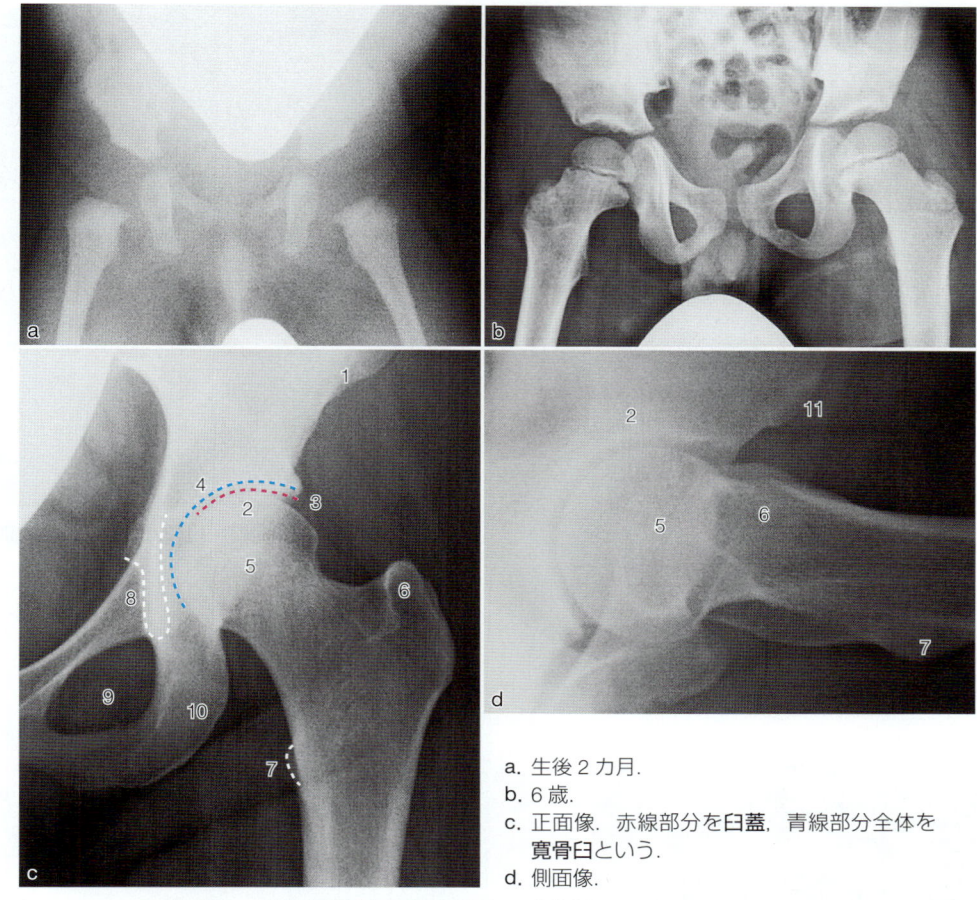

a. 生後2カ月.
b. 6歳.
c. 正面像. 赤線部分を臼蓋, 青線部分全体を寛骨臼という.
d. 側面像.

図 33-19　正常単純 X 線像（股関節の発育期および成人）

1. 上前腸骨棘 anterior superior iliac spine（ASIS）
2. 臼蓋 acetabular roof
3. 臼蓋縁 acetabular crest（margin）
4. 寛骨臼窩 acetabular fossa
5. 大腿骨頭 femoral head
6. 大転子 greater trochanter
7. 小転子 lesser trochanter
8. 涙痕 teardrop
9. 閉鎖孔 obturator foramen
10. 坐骨結節 ischial tuberosity
11. 下前腸骨棘 anterior inferior iliac spine（AIIS）

は寛骨臼底に一致し，内側は小骨盤壁に一致する．

② MRI

　T1 強調像と T2 強調像が主として用いられる．撮像方向としては，冠状断が基本である（図 33-20）．典型的な大腿骨頭壊死症の画像では，T1 強調像で低信号のバンドが骨頭内に観察される（➡621頁，図 33-61b 参照）．不顕性骨折では，T1 強調像で低信号，T2 強調像で高信号の領域が出現する．関節液の貯留は，T2 強調像で関節内に高信号の領域として描出される．ほかに，関節唇の断裂や関節周辺の滑液包炎の診断など，股関節疾患の診断には有用性が高い．

NOTE　寛骨臼と臼蓋

　厳密には，臼蓋は寛骨臼の上外側部分をさす用語と定義されている．しかし，特に小児整形外科の分野で頻用される臼蓋形成不全症という診断名の「臼蓋」は，おおよそ寛骨臼を意味している．発育性股関節形成不全の場合，実際には寛骨臼全体に形成不全が及ぶが，上外側（臼蓋部）の形成不全が目立つことからそのように言い習わされてきたものと思われる．

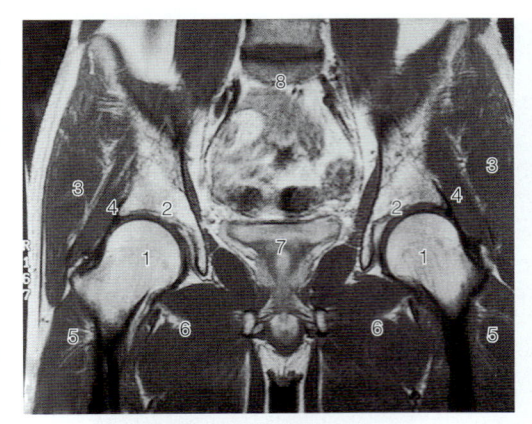

図 33-20　大腿骨頭中心部の正常 MRI T1 強調冠状断像

1. 大腿骨頭 femoral head
2. 寛骨臼 acetabulum
3. 大殿筋 gluteus maximus muscle
4. 中・小殿筋 gluteus medius（minimus）muscle
5. 外側広筋 vastus lateralis muscle
6. 内転筋群 adductor muscles
7. 膀胱 bladder
8. 第 5 腰椎 L5 vertebral body

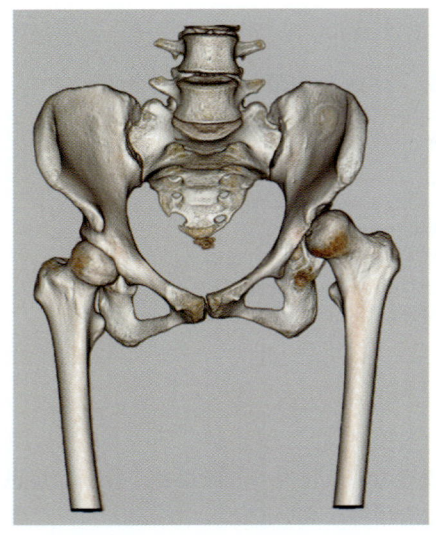

図 33-22　MDCT による股関節三次元再構成像

骨頭と寛骨臼の関係がよく理解できる．両側の股関節の寛骨臼形成不全症を認め，左には，さらに骨頭の亜脱臼を認める．

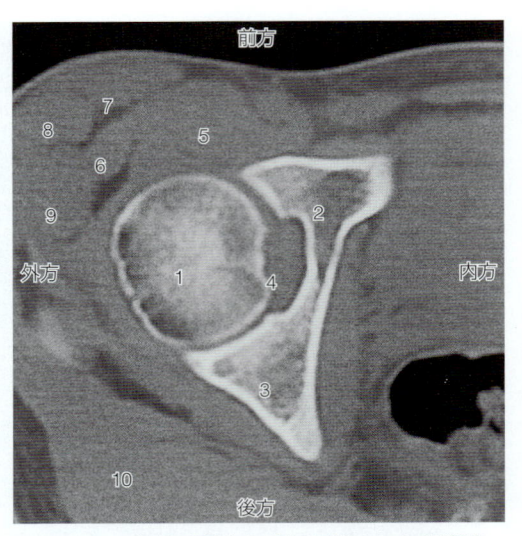

図 33-21　大腿骨頭中心部の正常 CT 矢状断像

1. 大腿骨頭 femoral head
2. 恥骨 pubic bone
3. 坐骨 ischium
4. 寛骨臼窩 acetabular fossa
5. 腸腰筋 iliopsoas muscle
6. 大腿直筋 rectus femoris tendon
7. 縫工筋 sartorius muscle
8. 大腿筋膜張筋 tensor fascia latae muscle
9. 中殿筋 gluteus medius muscle
10. 大殿筋 gluteus maximus muscle

近普及が著しい MDCT（multi-detector CT）では三次元像を再構成することができるため，寛骨臼の形成不全の状態や骨頭の変形を認識しやすい（図 33-22）．これは手術にも有用である．

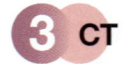 **超音波検査**

　股関節の前面から，または側面からの観察が行われる．骨表面までの軟部組織や骨表面形状が観察できる．小児の単純性股関節炎や化膿性股関節炎などの関節液の貯留があるような疾患では，関節腔内に無エコー域が観察される．発育性股関節形成不全に対する超音波検査では，Graf（グラーフ）法が用いられる．股関節骨側面にプローブを当て，腸骨外側面から関節唇と大腿骨近位部の形態や位置関係を観察する（図 33-23）．

③ CT

　骨形態の観察には有用で，撮像方向としては軸射像（横断像）が基本である（図 33-21）．また，最

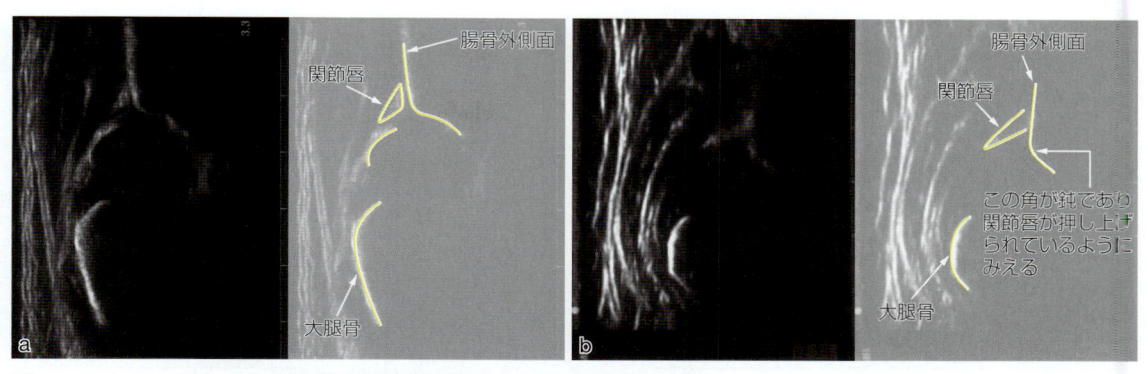

図 33-23　Graf 法による発育性股関節形成不全に対する超音波検査
a は正常，b は発育性股関節形成不全であり，腸骨外側面と関節唇の形態や位置関係の違いに注意．

C 関節鏡検査

　膝関節に比べ，股関節に対しての実施頻度は低い．しかし，FAI や関節唇の損傷に対する診断や治療の有用性が認知され，徐々に普及しつつある．必要に応じて，前方，前外側，外側，後外側のポータルを用いて観察する．**図 33-24** は，外側より鏡視した写真で，手前に関節唇と骨頭を，奥には寛骨臼の軟骨を確認することができる．

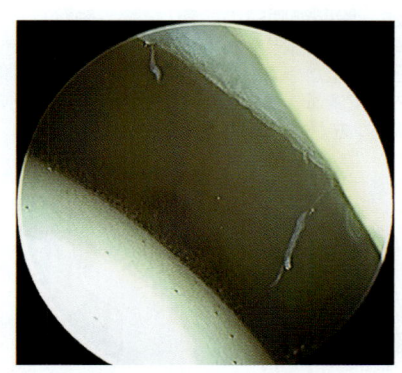

図 33-24　股関節鏡による観察
左下は大腿骨頭，右上方は関節唇で，奥には寛骨臼の関節面が見える．

股関節の疾患

A 小児の股関節疾患

1 発育性股関節形成不全
developmental dysplasia of the hip（DDH）

　狭義には周産期および出生後の発育過程で大腿骨頭が関節包の中で脱臼している状態（関節包内脱臼）をいう．しかし，広義には出生前後の股関節脱臼はもちろん，亜脱臼（不安定股）や将来脱臼をきたす可能性を有する寛骨臼形成不全を含めた脱臼準備状態にある股関節がすべて含まれる．遺伝的要因や子宮内での胎児の異常位，出産後の股および膝関節伸展位保持（**図 33-25**）などがその発生に関与していると考えられている．

徴候

　患児は自覚症状を訴えられないため，3～4 カ月健診にて開排制限を指摘されて，整形外科を紹介受診することになる．なお，日本小児整形外科学会および日本小児股関節研究会は，乳児股関節検診推奨項目をホームページ上で公開している．

　下記の徴候の有無を診断することが重要である．
a 開排制限（**図 33-26a,** ➡ **図 33-32a** 参照）

　両膝および両股関節を 90° 屈曲させたうえで，両股関節を無理なく外転させる．その際，抵抗なく大腿骨外側がベッドにつけば正常であり，開排角度が 70° 以下に制限されている場合，開排制限と診断する．開排制限がある股関節に対して，開排を無理に行うと骨頭軟骨を損傷する危険があるので，行ってはならない．

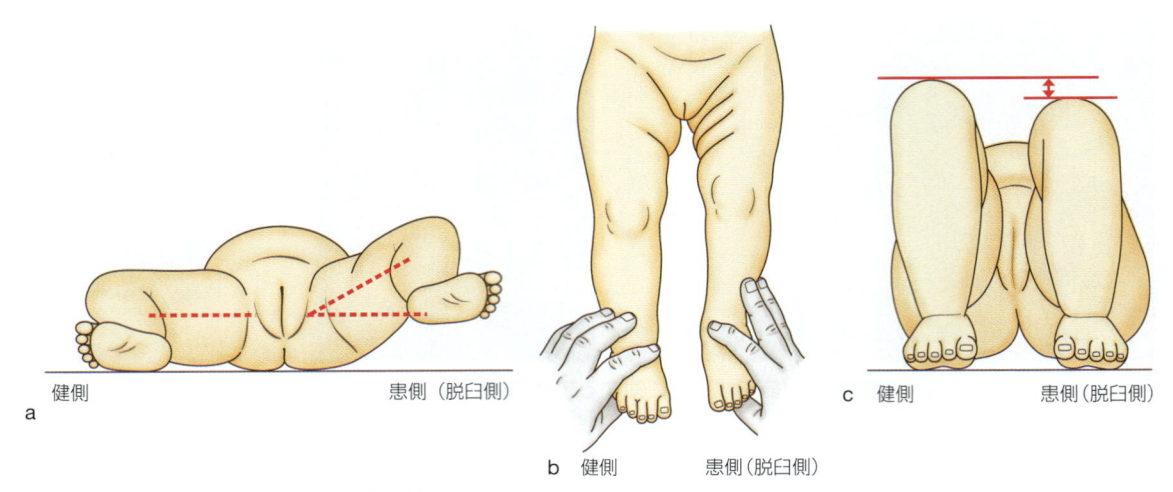

図 33-26　股関節脱臼の診察（視診，触診）
a. 肢位異常（開排制限）：右大腿外側部はベッドに付く程度に十分な開排位がとられているが，左（脱臼側）は大腿部がベッドから浮き上がっている．この状態を左股関節開排制限（＋）とし，その制限されている角度を記載する．
b. 大腿内側皮膚溝：右と比較して左大腿内側部の皮膚溝の数が多く，深く，長い．
c. Allis 徴候：左（脱臼側）の膝の高さが低い．

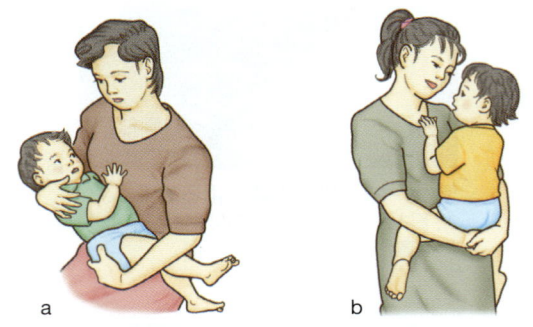

図 33-25　股関節脱臼を予防するための抱き方
a. 不適切な抱き方：股関節を外から押さえつけているので，股関節が伸展，内転位になっている．
b. よい抱き方：股関節が開排位の状態で抱いている．

b 大腿皮膚溝の非対称（図 33-26b，➡図 33-32a 参照）

　通常，脱臼側の皮膚溝は正常側と比較して数が多く，深く，長い（大腿内側後方まで伸びる）．

c Ortolani（オルトラーニ）テスト

　患児を仰臥位とし，検査肢位は両股関節屈曲 90°，膝関節最大屈曲位に保持する．検者は母指を大腿内側（膝の内側）に置き，示指～環指は大腿外側から大転子に添える．股関節を開排（外転・外旋）させ，大腿外側に添えている手指で大転子部を下から押し上げるようにすると，骨頭が寛骨臼縁を越えて寛骨臼内に整復される際の整復感（整復音）を触知する．次に，股関節を長軸方向に

ゆっくりと押しつけ外転を減じていくと，骨頭は後方の寛骨臼縁を乗り越えて再び脱臼し，手指に軽い脱臼感（脱臼音）を覚える．

d Barlow（バーロー）テスト

　本手技は Ortolani テストを改変したもので，新生児～生後 6 カ月頃まで行うことができる．患児を仰臥位とし，検査肢位は両股関節 90° 屈曲，膝関節完全屈曲位に保持する．検者は母指を大腿内側（小転子部）に，示指～環指を大転子部に当てる．大腿外側に当てた示指～環指で大転子をゆっくり上方に押し上げると，脱臼が存在する場合には寛骨臼後方に脱臼していた骨頭が後方の寛骨臼縁を滑って寛骨臼内に整復されるのを触知する．操作のこの部分は Ortolani テストと同様である．次に母指で小転子部を後方へ押すと，骨頭が後方の寛骨臼縁を越えて後方へ脱臼するのを触知する．

e Allis（アリス）徴候（図 33-26c）

　仰臥位で両膝を屈曲させ，両下腿をそろえると，脱臼側で膝の位置が低くなる．両側脱臼例や下肢に骨性の短縮が存在する場合には意味がない．

f 寛骨臼の空虚

　正常股関節では Scarpa（スカルパ）三角部に骨頭の骨性抵抗を触れるが，脱臼側ではこの部分が空虚である．

g 伸縮徴候 telescoping sign

　仰臥位で股関節を 90° 屈曲させ，脱臼側の大腿

の引き下げ・引き上げ操作を行うと，大腿上端部の異常な上昇・下降を感じる．

h 大転子高位，大転子突出

股関節完全脱臼例では脱臼側の大転子の位置が高くなる（上方に移動している）．大転子の中枢端は Roser-Nélaton（ローザー–ネラトン）線（→図33-15 b）より中枢側に位置する．また脱臼側の大転子は外方へ突出して見える．開排位において正常股関節では大転子と坐骨結節が同一平面上に触れるが，脱臼股においては坐骨結節と大転子との間に段差がある（**図33-27**）．このことは，検者の指を患児の坐骨結節と大転子に置き触診することで明らかになり，開排制限のない，あるいは開排制限がとれた後の股関節後方脱臼の診断に有用である．

i その他

片側脱臼している患児の顔は，脱臼側と反対の方向を向いていることが多い．幼児期になっても脱臼が整復されずに残っていると，処女歩行の遅延，異常歩行（軟性墜下性歩行あるいは Trendelenburg 歩行），Trendelenburg 現象，脚長不同，骨頭の外上方移動，大転子高位などが認められる．両側脱臼児では腰椎前弯の増強をみる．

診断

a 単純 X 線像

両股関節単純 X 線正面像で種々の基本線（補助線）を把握する必要がある（**図33-28**）．

・Wollenberg（ウォレンベルク）線，Hilgenreiner（ヒルゲンライナー）線（図33-28b の①）

両側の Y 軟骨を結ぶ線である．正常骨頭はこ

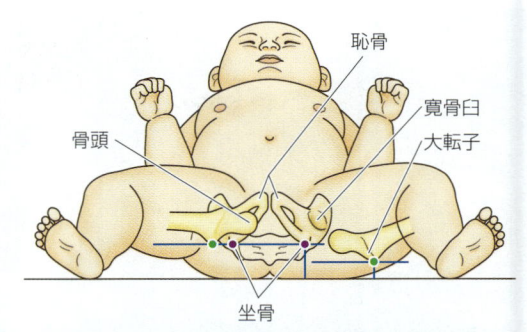

恥骨
寛骨臼
大転子
骨頭
坐骨

図33-27 脱臼股における坐骨結節と大転子の位置関係

の線より下に位置し，脱臼骨頭はこの線より上に位置する．

・Ombrédanne（オムブレダンヌ）線，Perkins（パーキンス）線（図33-28b の②）

寛骨臼外側縁より Wollenberg 線に降ろした垂線である．正常骨頭はこの線より内側に位置し，脱臼骨頭は外側に位置する．

・Shenton（シェントン）線（図33-28b の③）

正常股関節において閉鎖孔の上縁（恥骨の内下縁）をなす曲線を上外側に延長すると，大腿骨頚部の内縁に一致する．脱臼股関節ではこの線の連続性がなく乱れる．

・Calvé（カルヴェ）線（図33-28b の④）

正常股関節においては，腸骨外縁のなす曲線と大腿骨頚部外縁をなす曲線はほぼ一致する．脱臼股関節ではこの線が乱れる．

・寛骨臼角（α角）（図33-28b の⑤）

寛骨臼外側縁と腸骨下端を結ぶ線と Wollenberg 線のなす角度．正常では 20〜25°であり，この角度が 30°以上の場合を寛骨臼形成不全症 acetabular arthroplasty と称する．

b 関節造影法（図33-29b）

股関節造影では脱臼の整復を妨げる関節内介在物（整復障害因子）や，骨頭の形が確認できる．正常では関節唇が骨頭の外側で骨頭を上から覆うように存在するが，脱臼側では内反して骨頭で内下方に押されているのがわかる．そのほか，大腿骨頭靱帯（円靱帯）の肥厚，延長，関節包の狭窄（砂時計状関節包）などが確認できる．MRI よりは侵襲のある検査であるが，脱臼股の整復状態や安定度を動的に確認できる利点がある．

NOTE 整復・脱臼操作時の留意点

これらの操作で骨頭が整復され寛骨臼内に入り，さらに後方に脱臼する現象が存在すれば脱臼としての診断がつく．Barlow テストは "unstable hip" や "dislocatable hip" の診断をするための手技であるが，これらの操作は手技に精通した医師が愛護的に行う必要があり，決して強引に行ってはいけない．不用意な操作は骨頭軟骨に損傷を加えたり，人工的な脱臼を生じたりする危険性がある．可能であれば超音波ガイド下あるいは関節造影下で行うことが望ましい．

脱臼の整復時および再脱臼時に触知される感覚（音）の表現法は微妙であり，欧米では click（かちっと鳴る）のほかに clunk（がちゃん，ごつんと音がする），jerk（急にピクッと動く），jolt（がたがたする，がくんとぶつかる）などと表現する．

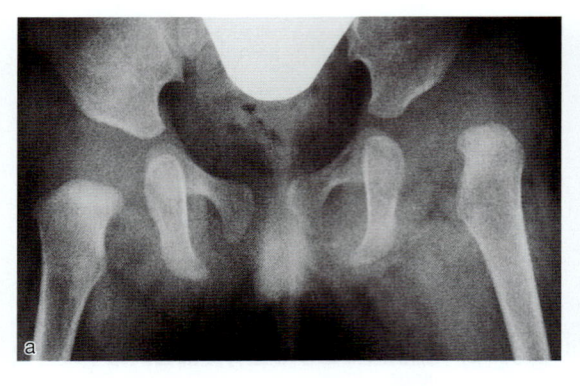
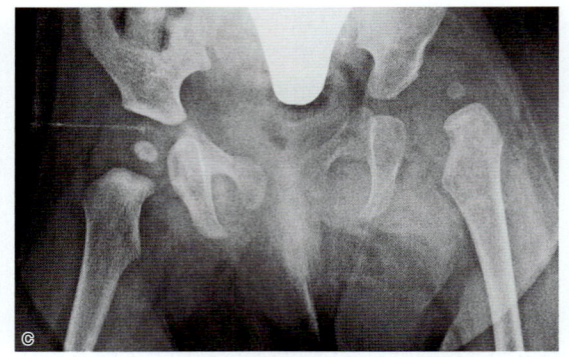
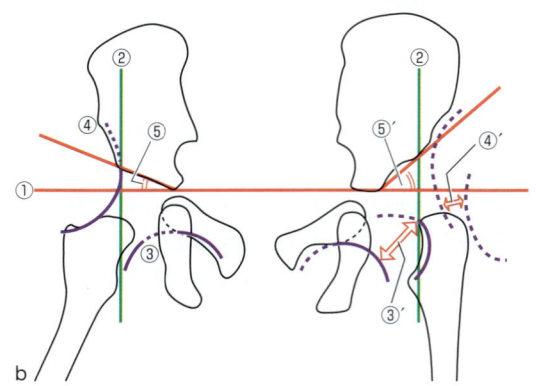
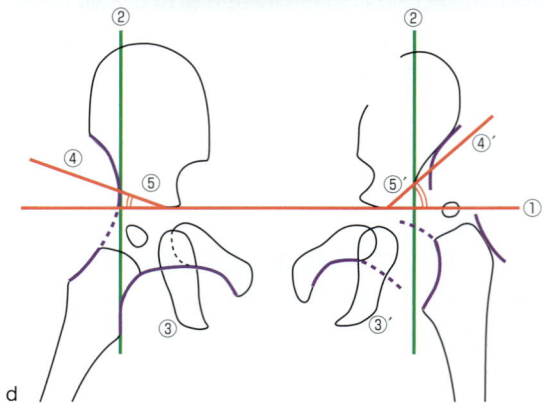
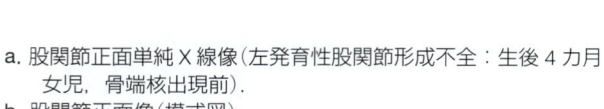
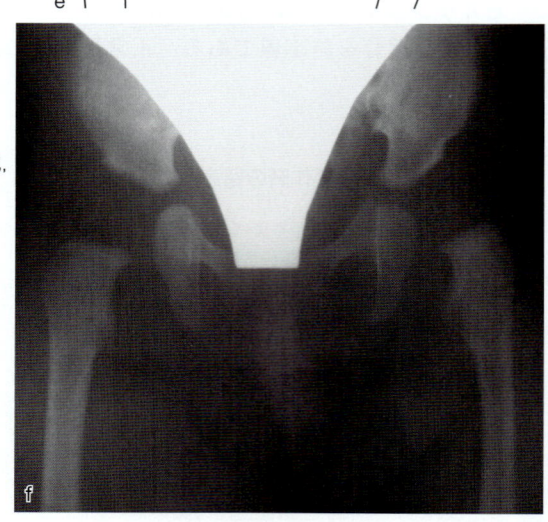

a. 股関節正面単純 X 線像（左発育性股関節形成不全：生後 4 カ月
　　女児，骨端核出現前）．
b. 股関節正面像（模式図）．
　　① Wollenberg（Hilgenreiner）線
　　② Ombrédanne（Perkins）線
　　③ Shenton 線：左の Shenton 線（③′）は不連続で乱れている．
　　④ Calvé 線：左の Calvé 線（④′）は不連続で乱れている．
　　⑤ 寛骨臼角（α角，α-angle）：右（正常側）は
　　　　約 23°，左（脱臼側）は約 40° である．
c. 股関節正面単純 X 線像（左発育性股関節形成不全：8 カ月女児，
　　骨端核出現後）．
d. 股関節正面像（模式図）．
　　① Wollenberg（Hilgenreiner）線
　　② Ombrédanne（Perkins）線
　　③ Shenton 線
　　④ Calvé 線
　　⑤ 寛骨臼角（α角，α-angle）
e. OE 角の計測線（模式図）．
　　⑥ OE 角：O は骨幹端近位中央点，E は寛骨臼外側縁．
　　　　右（正常側）は約 23°，左（発育性股関節形成不全側）は
　　　　約 − 10° である．
f. 左発育性股関節形成不全単純 X 線像．

図 33-28　発育性股関節形成不全の単純 X 線像と模式図

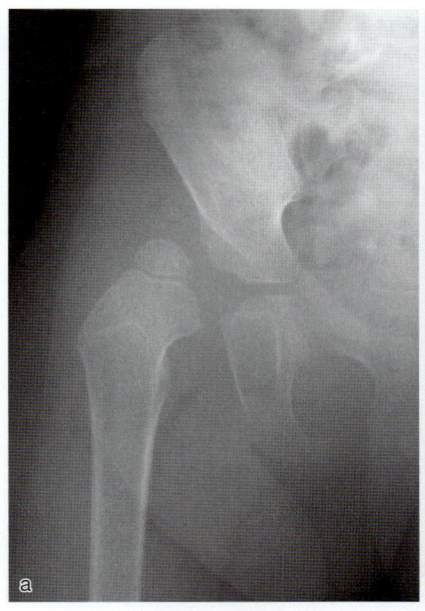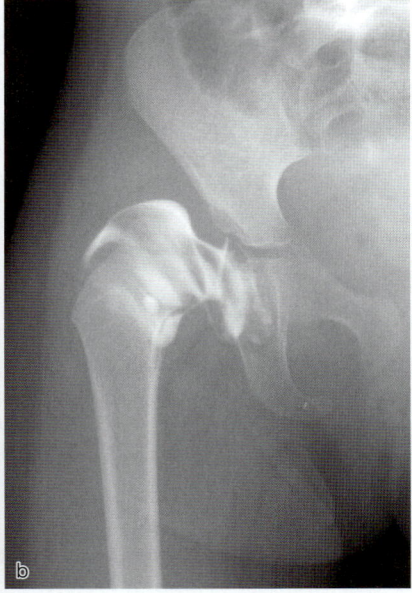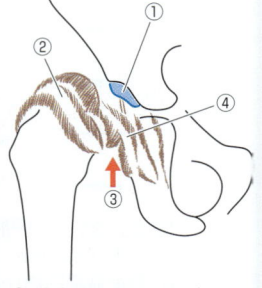

① 関節唇の内反・下垂
② 軽度変形した骨頭
③ 関節包峡部（砂時計状）
④ 肥厚，延長した大腿骨頭靱帯

図 33-29　発育性股関節形成不全幼児期例（3 歳）
a. 単純 X 線像，b. 関節造影，c. b の模式図.

c MRI

非侵襲的な検査であるが，検査時間がかかるため新生児，乳幼児においては麻酔が必要となる欠点がある．整復障害因子の状態が描出される．

d 超音波検査

乳児股関節前額面像（基準断層像，**図 33-30**）において，3 本の補助線（**図 33-31**）から得られる α 角と β 角を測定し，この計測値および月齢より**表 33-2** に従って診断する．

【治療】

a 新生児期

下肢の自由な運動を妨げず，開排位をとりやすい衣服を着用させるとともに，抱き方など育児法に注意しながら経過を観察する（➡ 図 33-25）．なお，日本小児整形外科学会および日本小児股関節研究会は，家族向けの脱臼予防パンフレットをホームページ上で公開している．

b 乳児期

通常，まず Pavlik（パヴリック）法を行い，整復されない場合には頭上方向牽引 overhead traction を行う．さらに整復されない場合には，全身麻酔下，関節造影下で徒手整復を行い，以上の保存療法でも脱臼の整復および骨頭の安定性が得られない場合には観血的整復を行う．

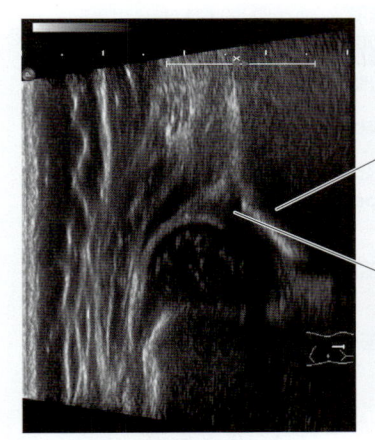

骨性寛骨臼が骨頭を被覆していない．

軟骨性寛骨臼が骨頭の内上方に存在する．軟骨性寛骨臼部にエコーが出現していない．

図 33-30　関節超音波所見
Graf Type Ⅲa（➡ 表 33-2 参照）.

【Pavlik 法，Riemenbügel（Rb）法】（**図 33-32**）

チェコ共和国（当時はチェコスロバキア）の Pavlik（パヴリック）が考案したあぶみ式吊りバンドである Riemenbügel（リーメンビューゲル，Riemen ＝革ひも，Bügel ＝あぶみ）装具が用いられる．Pavlik ハーネスともよばれるこのバンドは股関節（および膝関節）の伸展のみを制限して，他の運動を許し，下肢の重さを利用して自然整復を得る生理的機能療法である．患児の肩から足底に

33
股関節

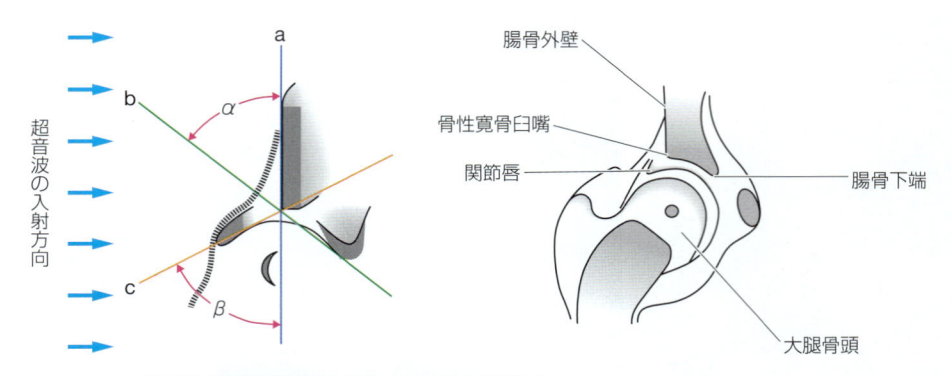

図33-31　乳児股関節額面像における3本の補助線
a. 基線（base line）：軟骨膜と腸骨外壁とが接する点を通り，腸骨外壁と平行な線.
b. 骨性寛骨臼線（bony roof line）：骨性寛骨臼嘴と腸骨下端を結ぶ線.
c. 軟骨性寛骨臼線（cartilage roof line）：骨性寛骨臼嘴と関節唇の中心を結ぶ線.

表33-2　新生児・乳児股関節脱臼の超音波診断分類（Graf 法改変）

	Type	骨性寛骨臼嘴の形状	軟骨性寛骨臼の形状	α角	β角[*2]
I	正常股関節	角ばっている または やや丸みをおびる	幅が狭い よく骨頭を覆う	α≧60	
II	IIa：骨性寛骨臼の骨化の遅延 （生後3カ月未満）	丸みをおびる	幅を増す 骨頭を覆う	50≦α≦60	
	IIb：骨性寛骨臼の骨化の遅延 （生後3カ月以降）		幅が広い ほぼ骨頭を覆う		
	IIc：脱臼危険状態	やや平坦化		43≦α＜50	70≦β≦77
D	骨頭が求心性を失った状態（寛骨臼の形成不全は typeIII・IVに比べて軽度）		骨頭を覆わない		β＞77
III	IIIa：脱臼 軟骨性寛骨臼部にエコーが出現しない	平坦化	軟骨性寛骨臼は骨頭の内上方に存在する	α＜43[*1]	
	IIIb：脱臼 軟骨性寛骨臼部にエコーが出現する				
IV	完全脱臼		軟骨性寛骨臼は骨頭の内下方に存在する		

[*1] 軟骨性寛骨臼が明らかに内側にある場合は，α角を計測する必要はない.
[*2] β角は TypeIIc と Type D の判別時のみに用いる.
注：Type D は脱臼危険股の意味で，TypeIId ではない.

吊るしたバンドで股関節を90°以上の屈曲位に保つことにより，患児の下肢伸展力が外転力に変わり，股関節の内転拘縮をとるとともに脱臼が自然整復される．ほとんどの症例において装着後1〜2週で脱臼は整復される（**図33-32a, b**）．1〜2週後に触診や超音波などで骨頭の位置を確認し，整復が確認されれば3〜4カ月間装着を継続する．

Advanced Studies

装着後に患肢を動かさず激しく泣くような例では無理に装着を継続すべきではない．2〜3週で開排制限がとれず整復位とならない場合は，一度装具を外し，4週間フリーにしてから再装着する．無理な装着を長期間続けるとPerthes（ペルテス）様変形を生じる（**図33-33**）．勝手に装具を外すと，患児は股関節，膝関節を伸展させ脱臼方向への力が生じるので，整復位確認後は医師の指示があるまで装具を外さないよう親に指導する．本装具療法は非常にデリケートに行うべきで，装着法が不適切だとかえって不適

33
股関節

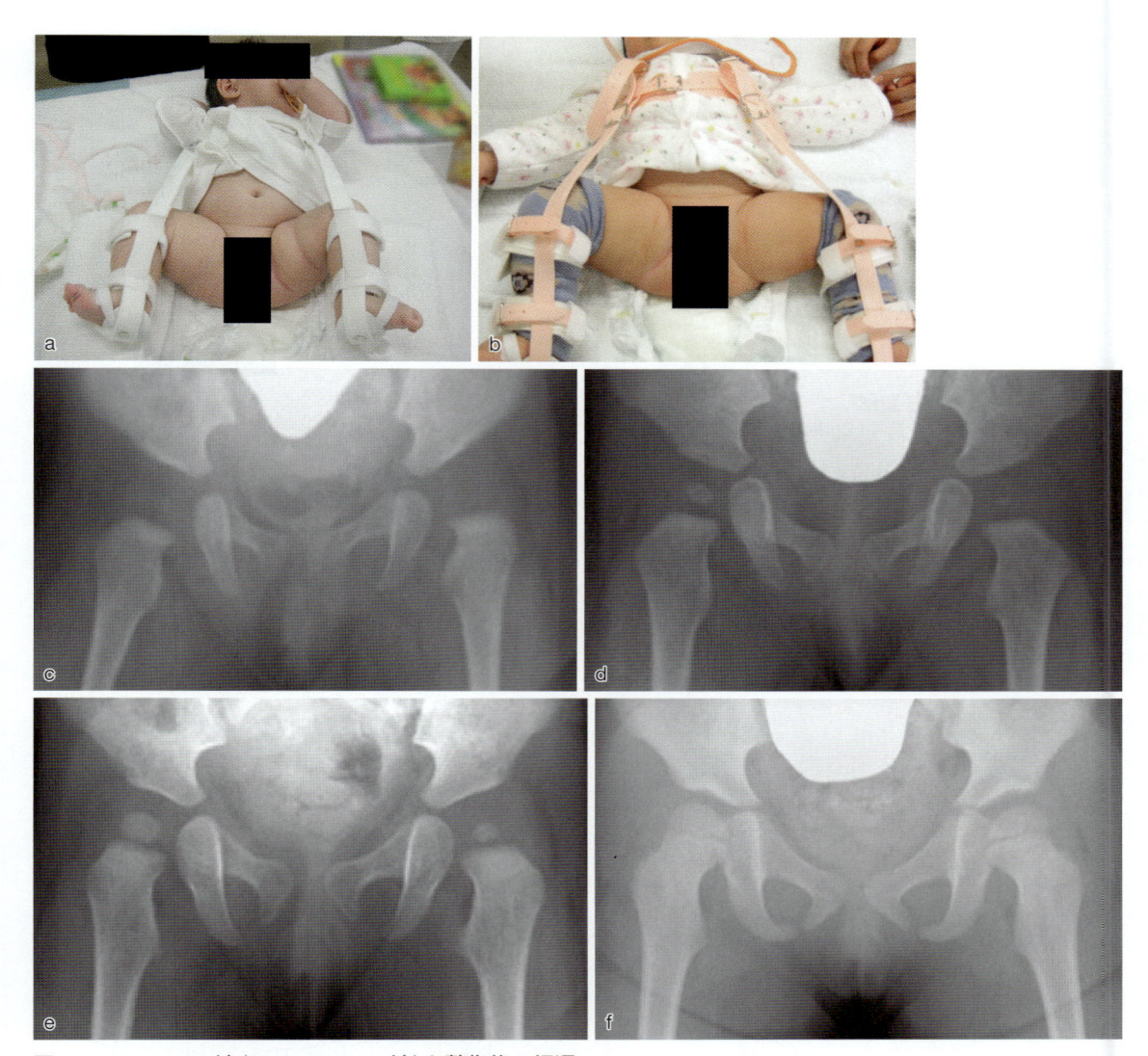

図 33-32　Pavlik 法（Riemenbügel 法）と整復後の経過
a. 装着直後：左股関節の開排制限および大腿皮膚溝の非対称を認める.
b. 整復後：左股関節の開排制限および大腿皮膚溝の非対称は認められない.
c. 生後 4 カ月単純 X 線像.
d. 生後 7 カ月単純 X 線像.
e. 1 歳単純 X 線像.
f. 4 歳単純 X 線像.

切な肢位になり Perthes 様変形の原因となるため，十分に熟練した医師が行うべきである.

Advanced Studies

A.　頭上方向牽引（図 33-34）

　Pavlik 法で整復されない症例に対しては，頭上方向牽引による整復を試みる．頭上方向牽引は水平牽引，垂直牽引，オーバーヘッド牽引，外転，外旋（開排）牽引よりなる．これら一連の牽引により脱臼が整復される.

B.　徒手整復

　牽引によっても整復されない症例では，関節造影下に徒手整復を行うと同時に股関節の安定性を確かめる．安定な整復位を保持できる例には Riemenbügel を装着させる．整復位保持困難例には一時的に Lorenz（ローレンツ）ギプス固定を行う．しかし，この Lorenz ギプス固定により治療された患児は成長するに伴い高度の Perthes 様変形をきたすことがあるため（**図 33-33**），現在ではごく限られた症例にのみ行われる.

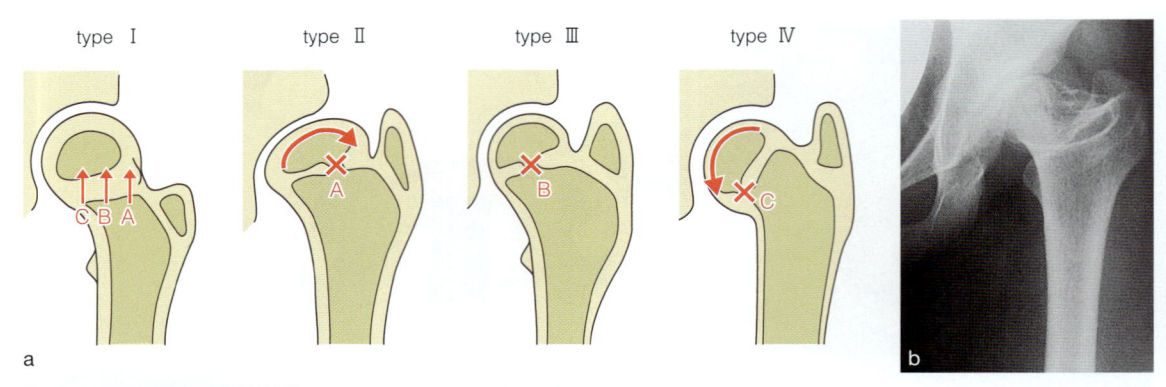

図33-33 Perthes様変形

a. Perthes様変形の発生機序〔Ogden(オグデン)〕.

> type Ⅰ：正常
> type Ⅱ：骨端線外側部の血流遮断により外反股変形(head-in-neck position)が生じる.
> type Ⅲ：骨端線中央部の血流遮断により頚部全体の成長障害が出現する.
> type Ⅳ：骨端線内側部の血流遮断により内反股変形(扁平内反股)が生じる.

b. 症例(20歳女性)：左寛骨臼形成不全と左大腿骨骨頭に高度の扁平化と大転子高位が存在する.関節裂隙も狭小化している.患者は左股関節の疲労時痛を訴えている.亜脱臼性股関節症(初期)の状態である.

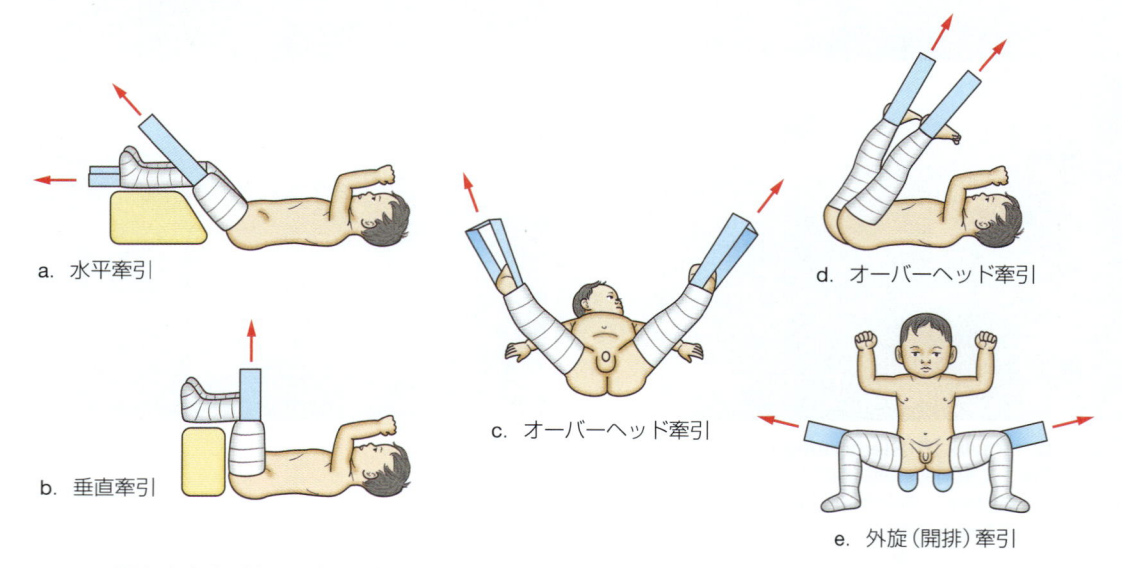

a. 水平牽引

b. 垂直牽引

c. オーバーヘッド牽引

d. オーバーヘッド牽引

e. 外旋(開排)牽引

図33-34 頭上方向牽引(石田改良法)

C. 観血的整復

重度の整復障害因子(**図33-35**)による整復不能例には観血的に関節内の整復障害因子を除去して整復する.手術法としてはLudloff(ルドロフ)法や広範囲展開法が用いられるが,年長児や骨盤骨切り術,大腿骨骨切り術併用例では前方進入路が用いられる.

c 幼児期

まず保存療法(牽引・徒手整復など)を試みるが,処女歩行後日時が経ったものは,観血的整復に移行することが多い.その際,整復障害因子を手術的に除去する.そのまま幼児期に至ったものは高度の寛骨臼形成不全,大腿骨頚部変形(前捻過大,外反股)が存在するため,その変形を矯正する.寛骨臼形成不全にはSalter(ソルター)寛骨骨切り術(**図33-29a, 36**),Pemberton(ペンバートン)手術,三重寛骨骨切り術 triple innominate osteotomy,Chiari(キアリ)骨盤骨切り術などが行われ,大腿骨に対しては減捻内反骨切り術などが行われる.

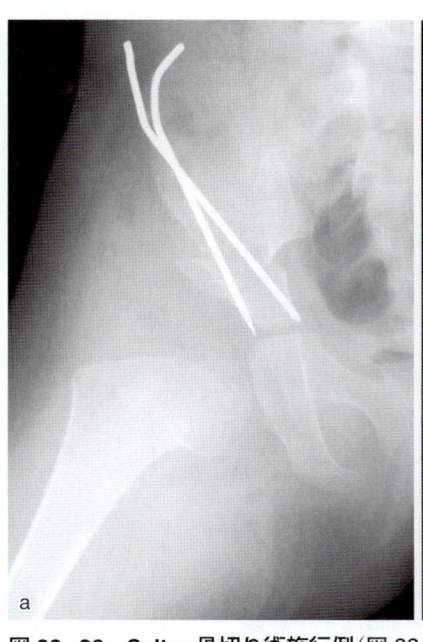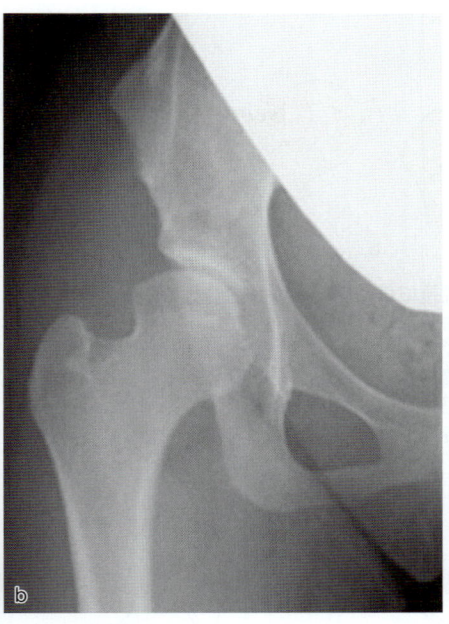

図 33-36　Salter 骨切り術施行例（図 33-29a の症例）
a. 術直後，b. 術後 15 年.

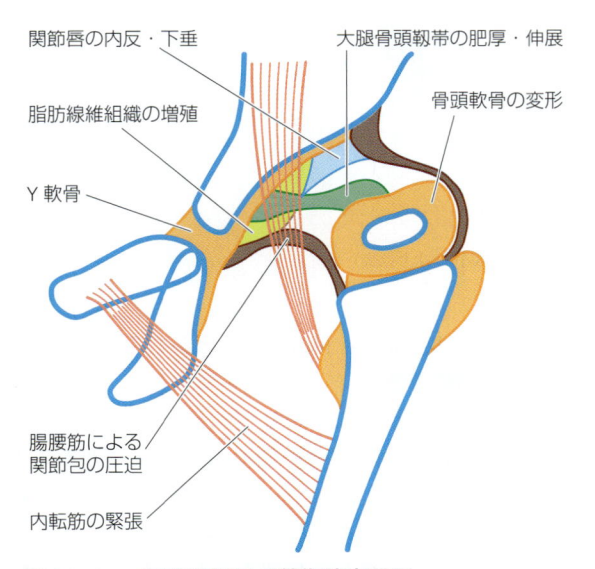

関節唇の内反・下垂

脂肪線維組織の増殖

Y 軟骨

腸腰筋による
関節包の圧迫

内転筋の緊張

大腿骨頭靱帯の肥厚・伸展

骨頭軟骨の変形

図 33-35　股関節脱臼の整復障害因子

2 Perthes（ペルテス）病

Legg–Calvé–Perthes disease（LCPD），Perthes
disease

発育期に大腿骨近位骨端部（骨端核）が阻血性壊
死をきたす疾患である．壊死は最終的にほぼ完全
に修復されるが，その修復過程で壊死に続発する

大腿骨頭の陥没変形，扁平巨大化および骨端成長
軟骨板の成長障害による頚部短縮および横径増大
などの変形が生じる．4〜7 歳の骨端核は外側骨
端動脈のみで栄養されており（**図 33-37**），この動
脈の閉塞が壊死発生の原因と考えられているが，
この栄養血管がなぜ閉塞するのかに関してはいま
だ解明されていない．

疫学

発症は 3〜12 歳くらいまでであるが，最も頻度
が高いのは 6〜7 歳である．性別では 5：1 で男児
に多い．発生頻度はわが国の報告では 2 万人に 1
人とされている．多くは片側性であるが，両側性
は 15〜20％ にみられる．

症状

初発症状は股関節痛が多いが，大腿から膝関節
の痛みのみを訴えることがある．この際，痛みを
訴える膝部の単純 X 線撮影のみを行うと，股関
節の病変を見逃し，治療開始が遅れることがある
ので注意を要する．また疼痛が軽微で，歩容異常
から発見されることもある．大腿部，殿部の筋萎
縮がみられる．

Perthes 病の好発年齢の男児が，外傷などの誘
因もなく大腿〜膝部痛を訴えて外来受診した場合
は，必ず本症を疑って股関節の単純 X 線撮影を

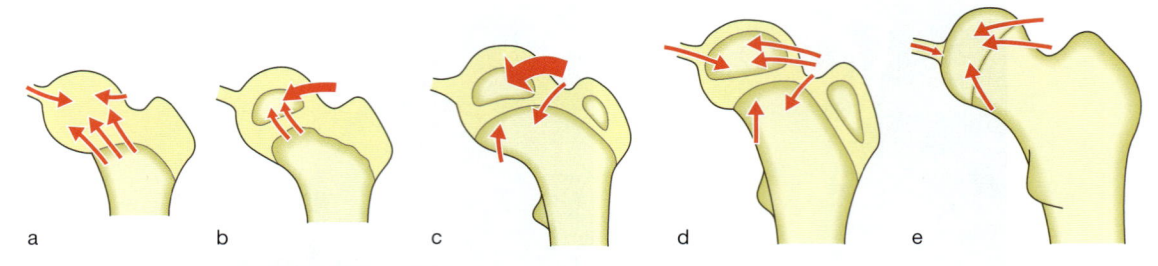

図 33-37　成長に伴う大腿骨栄養血管分布
a. 第1期(新生児期：〜生後3，4カ月).
b. 第2期(幼児期：生後3，4カ月〜3歳).
c. 第3期(中間期：4〜7歳．この時期のみ骨端核は外側骨端動脈でのみ栄養されている).
d. 第4期(前思春期：8〜12歳).
e. 第5期(思春期：13歳以降).

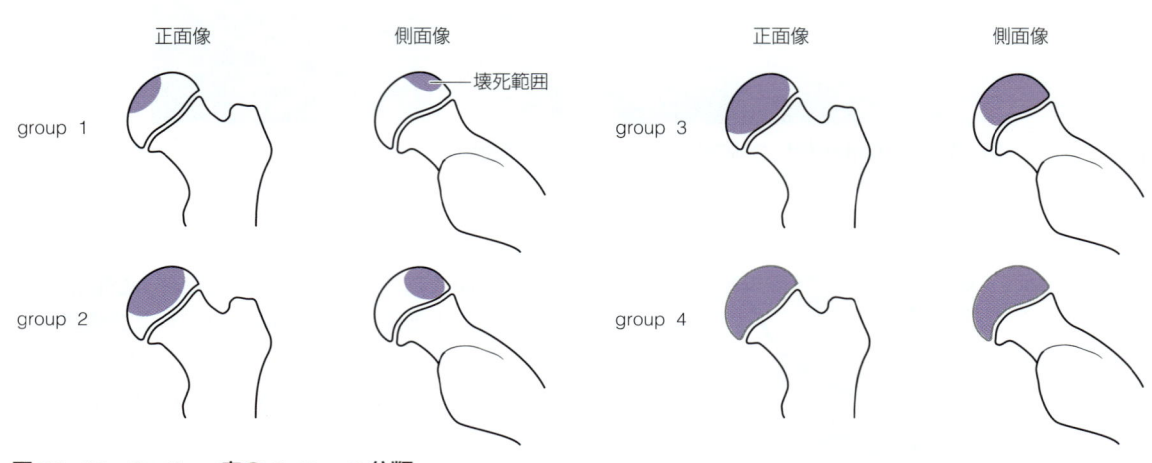

図 33-38　Perthes 病の Catterall 分類
(Catterall A：The natural history of Perthes' disease.　J Bone Joint Surg Br 53：37-53, 1971 より改変)

行うべきである.

　関節可動域では開排(屈曲・外転)，内旋が著しく障害される．屈曲拘縮も認められる．Trendelenburg 徴候は陽性で鼠径部に圧痛がある.

鑑別診断

　臨床的には，初期の Perthes 病と単純性股関節炎との鑑別が重要である．X線学的に鑑別を要する疾患には，大腿骨頭骨端異形成症 dysplasia epiphysealis capitis femoris などがある.

病型分類，予後

　予後との関係で様々な分類が行われているが，Catterall は Perthes 病の側面像の壊死範囲から4つのグループに分類し，group 1 から group 4 の順に予後が悪いことを指摘した(図 33-38).

　この分類は予後との相関を示し広く用いられたが，単純 X 線像によるグループ分け(特に group 2 と 3 の間の鑑別)が難しいため，最近は単純 X 線側面像による軟骨下骨折(crescent sign)の範囲から壊死を前方型と全体型2つに分けて考える分類(Salter & Thompson 分類)や，正面像で骨端核を3つの柱に分け，最も外側の柱の高さにより分類する lateral pillar classification(図 33-39)などが提唱されている．より簡便であり，予後との関連がわかりやすいので，広く用いられている.

> **NOTE** head at risk sign
>
> 　Perthes 病の予後関連徴候として知られている，Gage sign(骨端外側の V 字型骨透亮像)，骨端外側の石灰化，大腿骨頭の外方亜脱臼，成長軟骨板の水平化，骨幹端嚢腫状変化のことであるが，検者間のばらつきが大きいため実臨床では使用しにくいことが指摘されている.

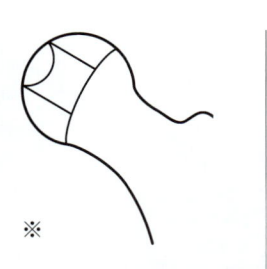 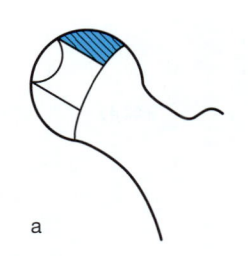 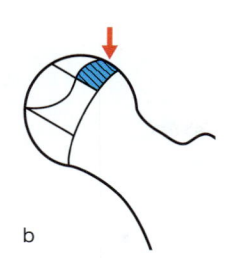 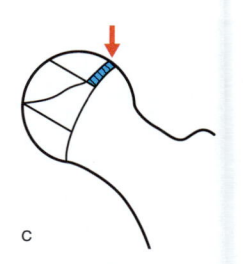

図33-39　lateral pillar classification
※骨端核を3つの柱に分類し，最も外側の柱の高さで判定する.
a. group A：正常の柱の高さが保たれている（予後良好）.
b. group B：柱の圧潰が50％以内（発症が9歳以下で予後良好）.
c. group C：柱の圧潰が50％以上（予後不良）.

(Herring JA, Neustadt JB, Williams JJ, et al：The lateral pillar classification of Legg-Calvé-Perthes disease. J Pediatr Orthop 12：143-150, 1⊃2 より改変)

病期分類

a 初期（滑膜炎期）initial stage（図33-40a）

　骨端核のわずかな縮小化や扁平化がみられる. また，骨頭の外方偏位が生じ，内側の関節裂隙がやや広くなる〔Waldenström（ヴァルデンストレーム）徴候〕. この時期は単純性股関節炎との鑑別がつきにくいが，側面像で crescent sign が認められれば，本症と診断できる. また，MRIでは骨端角がT1強調像，T2強調像ともに低信号となり，同時に関節液の貯留，関節包の肥厚などがみられるため，MRIは診断に有用である.

b 硬化期 sclerotic stage（図33-40b）

　単純X線像で壊死が明らかになる. 骨端核は壊死に陥り修復反応は全く認められない. 壊死の範囲は骨端核の前方に限局するものから，骨端核全体に及ぶものまで様々である. 骨頭に圧潰が生じると，骨端核は扁平化し，前外側へ偏位する. 涙痕内側と骨頭内側縁との距離がさらに大きくなる（骨頭の亜脱臼，外側偏位 lateral subluxation）. 圧潰が進むと壊死骨梁は圧挫圧縮され，骨端核陰影は増強し，その辺縁は不整となっていく.

c 分節期 fragmentation stage（図33-40c）

　壊死発生後2〜3年の時期で，壊死に陥った骨が周辺から進入した血管を伴う肉芽組織により吸収され，新生骨で置換される時期である. 単純X線像では骨端核の分節化が認められる. 透明部は新生血管に富む肉芽組織，軟骨性骨化部と石灰化をしていない類骨組織である. 骨新生以前に出現する骨吸収の時期に骨端核の力学的強度が著しく低下するため，この時期に圧潰が生じやすい.

d 再骨化期 reossification stage

　壊死骨の吸収と骨新生が進み，骨端核の骨陰影はさらに増強する. これら骨新生は壊死の周辺部だけではなく中心部でも生じるため，単純X線像で骨端核陰影の中にいっそう陰影の濃い像が出現する（head within head）.

e 残余期 residual stage

　骨壊死の修復が完了する時期である. 発症から修復までは通常3〜4年を要する. 修復に伴い骨透明部が次第に正常の骨陰影となる.

　Perthes病においては，生じた壊死は最終的に正常の新生骨で置換され治癒するが，先に述べた生体力学的強度が失われる骨吸収期に骨端核の圧潰による骨頭変形が生じると，将来的な股関節症の発生につながる. 骨壊死の修復が完了するまでの間に圧潰が生じないような治療を行うことが理想とされる（図33-40d）. また変形した骨頭に適合して寛骨臼が形成され，いわゆる適合した不適合 congruous incongruity の状態が形成されることがある.

治療

a 原則

　Perthes病治療の原則は，壊死部が新生骨に置換され修復が完了するまでの間の力学的強度が低下する時期に，いかにして骨頭に圧潰を生じさせることなく将来の骨頭変形による二次性股関節症の発生を防止できるかにある. また小児であるため，治癒期間の短縮も重要な問題となってくる.

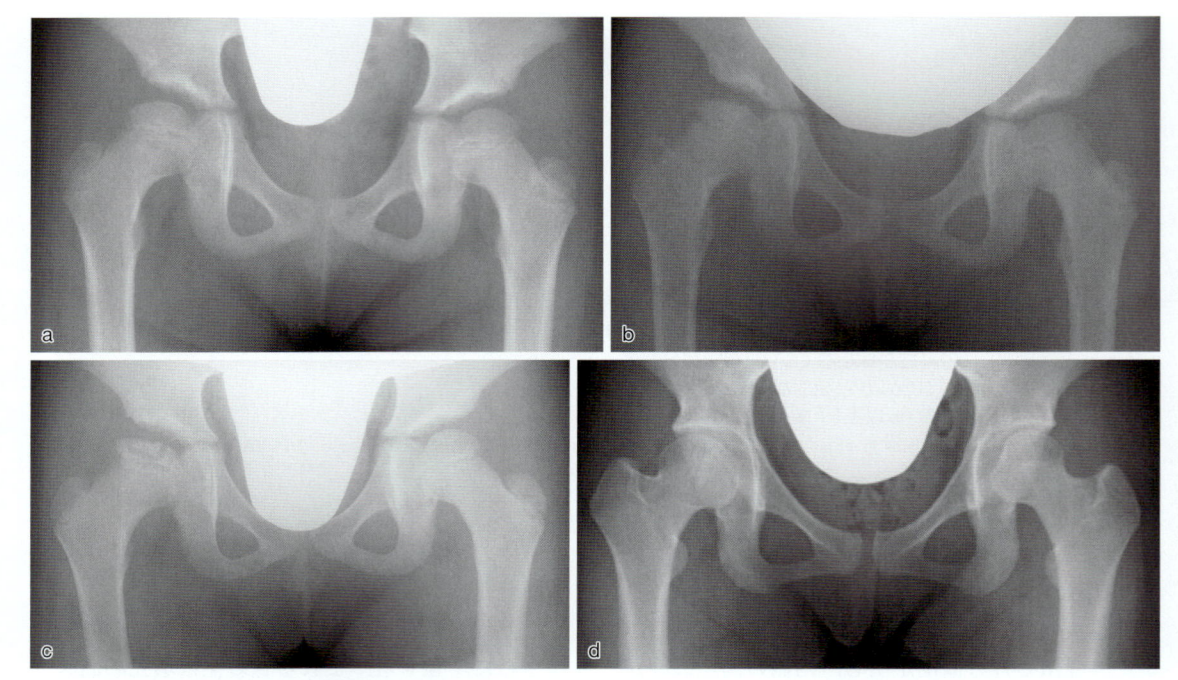

図 33-40　Perthes 病の経過観察例（7 歳女児）
a. Perthes 初期（初診 1 カ月後）：右大腿骨頭の外側偏位，大腿骨頭内側の関節裂隙拡大が認められる．
b. Perthes 硬化期（6 カ月後）：右大腿骨頭の外側偏位，大腿骨頭内側の関節裂隙拡大が認められる．骨端核の扁平化，陰影増強，辺縁不整も認められる．
c. Perthes 分節期（8 カ月後）：右大腿骨頭骨端核の扁平化，分節化が認められる．
d. 発症 9 年後：骨頭変形はほとんど認められない．

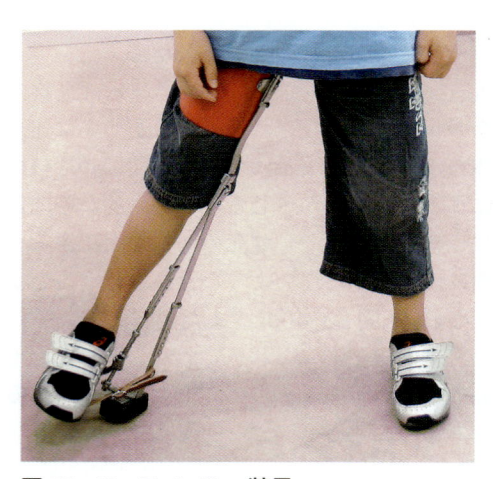

図 33-41　Tachdjian 装具

b 保存療法と手術療法の選択

　それぞれ長所・短所があり，発症年齢，患児の病期，壊死範囲，患児の性格などをすべて考慮したうえで選択するが，現在ではより治療期間を短縮し，社会的適応から患児に早期に荷重させて学校における種々の生活（運動，体育など）に対応さ せるため手術療法を行うことが多い．

c 保存療法

　保存療法の原則は免荷療法と各種装具を用いて股関節を外転・内旋し，骨頭を寛骨臼内で求心位に保ち，骨頭の球形を保持して修復を待つことである．拘縮が強い場合には牽引を行って拘縮を除いておく．大腿骨頭を寛骨臼内に収納するための外転・内旋装具が用いられる．その他の装具としては，Tachdjian（タヒジャン）の三面ソケット股外転坐骨支持免荷装具（**図 33-41**），トロント改良型装具（Scottish-Rite 型），Pogo-Stick 装具（**図 33-42**）や SPOC 装具などがあるが，わが国の室内では使用しにくいことや外転位の保持が困難なことがある．

d 手術療法

　治療期間を短縮し，骨頭の寛骨臼内への containment をより確実にするために手術療法が行われる．特に 6 歳以上の年長者や装具療法に非協力的な患児に行われる．大腿骨内反骨切り術が最も一般的である．Salter（ソルター）寛骨骨切り術

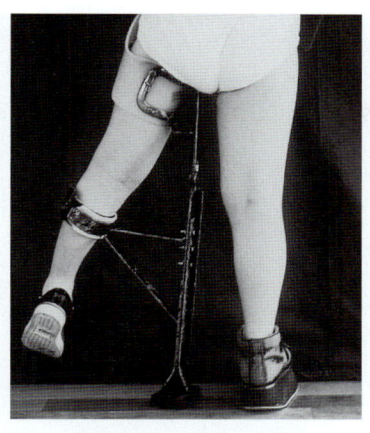

図 33-42　Pogo-Stick 装具

も行われるが, 移動した骨片で骨頭を押さえつけ
る欠点がある. 圧潰が高度で股関節の外転が不十
分で, 変形骨頭が寛骨臼外側縁で突き合ってしま
ういわゆる hinged abduction になる例では, 大
腿骨外反骨切り術が行われることもある. 壊死範
囲の広い例では, Chiari 骨盤骨切り術や大腿骨頭
回転骨切り術も行われる.

③ 大腿骨頭すべり症
slipped capital femoral epiphysis

　思春期の成長が盛んな時期に, 大腿骨近位骨端
線(成長軟骨肥大細胞層)で骨端が頸部に対して後
下方にすべる疾患である. 本疾患は欧米諸国と比
較するとわが国では比較的稀であるが, 近年はわ
ずかに増加の傾向にある. 男性に多く(女性の約
2.5 倍), 両側罹患は 20~40% とされている(詳細
な X 線学的検討で両側例は 80% 近いとの報告も
ある).

成因

　本症は思春期の男児に多く発症し, 二次性徴の
発達が遅れていることが多いこと, 両側性がある
こと, 患児に肥満児が多いこと(患児の 3/4 に著
しい肥満がある), 女性では初経後には発生しな
いことなどから, 成因として成長ホルモン, 性ホ
ルモンや副腎皮質ホルモンなどの関与が考えられ
ている. 骨端線成長軟骨において成長ホルモンは
肥大細胞層の増殖に関与し, 性ホルモンや副腎皮
質ホルモンは同部の骨化を促進し, 力学的に強化
することが知られている. 思春期にこれらのホル

モンのバランスが崩れることにより骨化が遅延
し, 肥大細胞層で軟骨骨折が生じた結果, すべり
が生じると考えられた.

　しかし, 本症の患児を内分泌学的に検討しても
ホルモン異常の存在する患児は少なく, いまだ明
らかな原因としては確定していない. そのほか外
傷説があるが, 本症は通常さしたる外傷でなくて
も発生することから仮説の域を出ない.

病型分類

a 急性型

　明らかな外傷を契機として発症するタイプで,
その頻度は比較的低く, 全体の 5~10% とされる.
すべりの程度は大きいことが多い. 時に骨折, 小
児大腿骨頸部骨折との鑑別が問題となる.

b 慢性型

　外傷歴が明らかでないうちに, 徐々に発生して
くるタイプである. 本症の 70~80% を占める.
すべりの程度は軽微なものから高度なものまで多
彩である. 症状の軽微な症例では, 早期診断が遅
れることがあるので注意を要する. 慢性型として
経過中に軽微な外傷で急にすべりが増強すること
もあり, acute on chronic type と称される.

症状

a 疼痛

　急性型では股関節痛を訴える. 慢性型では異常
歩行を主訴とし, 疼痛は強くないものが少なくな
い. 疼痛のなかでも股関節痛を主訴とするものは
50% 程度であり, そのほかは膝部痛, 下肢痛や
跛行が主訴となるため, 早期診断を誤ることもあ
る.

b 肢位, 可動域

　患肢は著しく外旋している. 股関節は屈曲, 外
転, 内旋が著しく制限される. 仰臥位で股関節を
屈曲していくと患肢が開排(外転, 外旋)していく.
これを Drehmann(ドレーマン)徴候という(➡592 頁
参照). 臨床検査所見には通常, 異常は認めない.

診断

　正確な正面像と側面像の 2 方向の撮影が必要で
ある(図 33-43). すべりが軽度な場合, 骨端線の
幅が拡大し, 骨幹端(骨端線部)が不規則な波状を
呈し不鮮明にみえる. すべりが進行すると骨端核
の高さが減少し, 骨端が内側に位置する
Trethowan(トレソーワン)徴候(後述)が認めら
れる. 側面像では Capener(ケイプナー)徴候(後

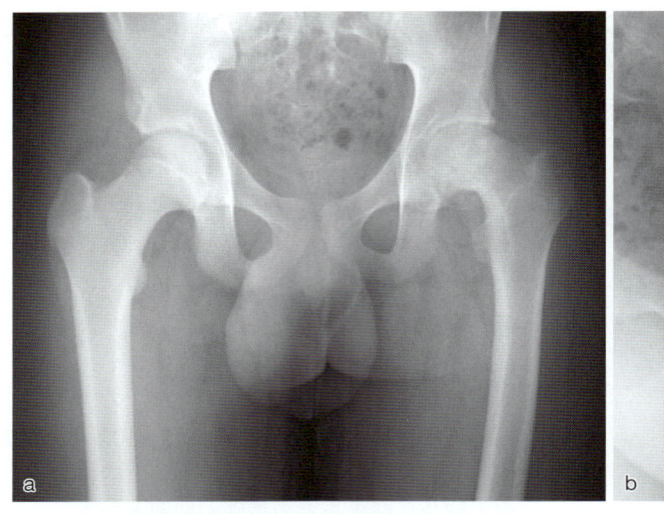
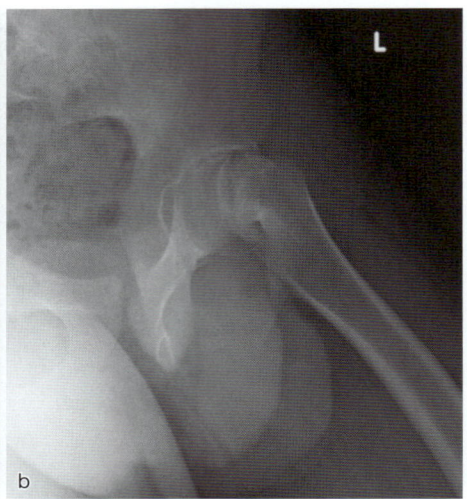

図 33-43　左大腿骨頭すべり症の単純 X 線像
a. 正面像，b. 側面像.

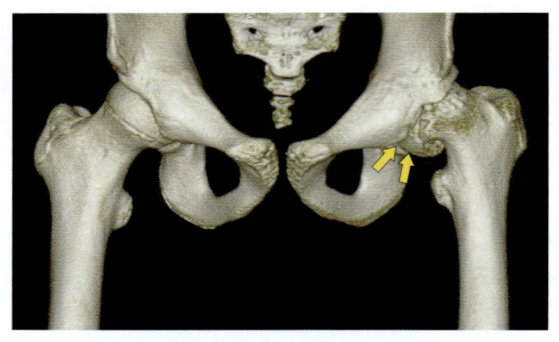

図 33-44　左大腿骨頭すべり症の 3D-CT
矢印は寛骨臼からはみ出した骨端核を示す.

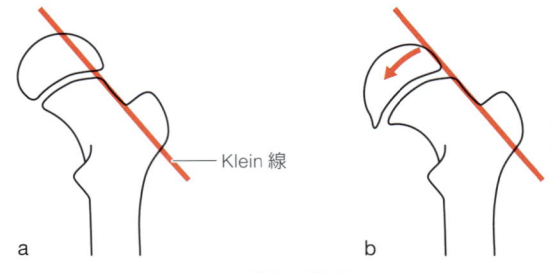

図 33-45　Trethowan 徴候（模式図）
a. 正常.
b. 大腿骨頭すべり症：骨端核は頸部外側の延長線（Klein
　線）より内側にある.

述）が特徴的である．側面像で骨端核は明らかに後方へのすべりを呈する．これは三次元 CT 像（3D-CT）で明確になる（図 33-44）．さらにすべりが高度な例では骨端核の内方への転位がより高度になり，内反股に類似の単純 X 線像をとる．側面像では骨端核の後方へのすべりは増大し，骨幹端の内側に化骨形成を認めるようになる．

本症では強い外旋拘縮があるため，正確な前後像が得られないことがある．骨盤を傾斜させても常に膝蓋骨を正面に向けての前後像を撮る必要がある．

a　X 線学的徴候

・Trethowan（トレソーワン）徴候（図 33-45）

正常大腿骨近位正面像において，大腿骨頭の外縁は頸部外側縁に引いた線の延長線（Klein line）より外側にはみ出ている（延長線が骨端核を横切る）が，すべり症においては骨頭外縁が線より内側にある．本徴候は初期のすべりの診断に有用である．

・Capener（ケイプナー）徴候（図 33-46）

正常大腿骨近位側面像において，大腿骨近位骨幹端後方（骨端核後方，図中の赤矢印）は寛骨臼内に存在するが，すべり症の患児では骨端核は後下方へ変位しているため，骨端核後方部分が寛骨臼の外にはみ出している（図中の矢印 ①）.

b　単純 X 線計測（図 33-47）

・骨頭骨幹角 head shaft angle

正面像で骨端核の内外縁を結んだ線に下ろした垂線と，大腿骨軸のなす角度である．正常は130～135° であるが，すべりが増強すると，この角度は減少する．

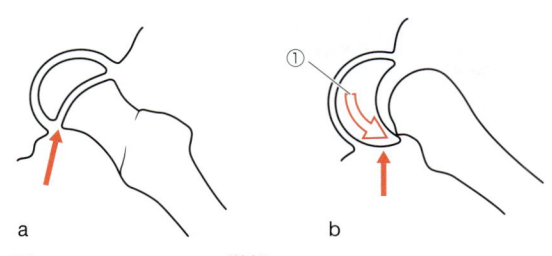

図 33-46　Capener 徴候
a. 正常，b. 骨端核後方は寛骨臼の外にある．

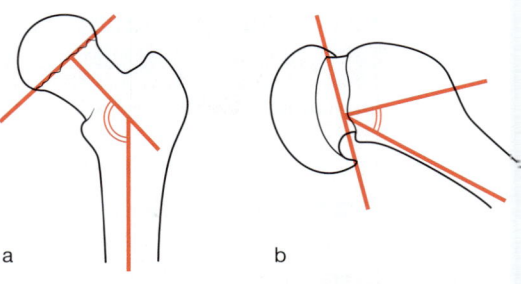

図 33-47　大腿骨頭すべり症の単純 X 線計測値
a. 骨頭骨幹角，b. 後方傾斜角．

・後方傾斜角 posterior tilt angle

　本症において骨端核は後方へすべるため，この角度を正確に計測する必要がある．側面像で頚部骨端核の前後縁を結んだ線に対する垂線と大腿骨軸のなす角をいう．正常では 0〜10° であるが，本症では増加する．後方傾斜角の程度により治療法が決定されるので，この計測値は重要であり正確に計測する必要がある．

治療

　病型と X 線学的計測による骨端核の後方すべりの程度により決定される．治療には保存療法と手術療法がある．保存療法では牽引などが行われるが再転位の可能性が高く，現在ではほとんど行われない．

　通常後方傾斜角 30° 以下は現位置ピン固定 *in situ* pinning，30〜60° は Southwick（サラスウィック）の転子下骨切り術あるいは大腿骨屈曲骨切り術が行われ，60° 以上の高度すべり例では大腿骨回転骨切り術などが行われる．

a 急性型

　牽引あるいは徒手整復で転位した骨端核を，できるだけ正常の位置に整復してから内固定〔Kirschner（キルシュナー）鋼線，中空ねじ cannulated screw〕を行う．徒手整復はすべりが新鮮であればあるほど容易であるが，陳旧例では禁忌である．特に強引な徒手整復は，骨頭の壊死を生じる危険性が高いので避けるべきである．後方傾斜角が少ないもの（後方すべりが 30° 以内の例）は，整復操作を行うことなく，その位置で内固定を行う（現位置ピン固定）．

b 慢性型

　後方傾斜角が少ないもの（30° 以下）は，その位置で内固定（現位置ピン固定）を行う．ピン固定

pinning は通常 1 本で十分である．後方傾斜角が 30° 以上の症例には各種の骨切り術を行い，すべりの角度を矯正する．手術法としては骨切りのレベルがすべり部から遠位に向かうに従い，cervical subcapital osteotomy，骨頭下頚部楔状骨切り術 base of neck osteotomy（Kramer 法），大腿骨前方回転骨切り術，屈曲骨切り術，Southwick の転子下骨切り術（外反・屈曲骨切り術）などが行われる．理想的にはすべり部にできる限り近い部分で矯正骨切りすれば，少ない骨切り角度で良好な矯正が得られるが，術後骨頭壊死などの合併症の頻度が高くなるので，手術には慎重を要する．一方，離れた部位での骨切り術は骨切り角度が大きくなるため十分な矯正が得られず，術後正常に近い骨形態が得られにくいなどの欠点がある．

　片側性すべり症においては反対側の予防的ピン固定も必要となる．片側性すべり症に対する反対側の予防的ピン固定に関しては必ずしも行わなくてもよいとする意見もあるが，両側罹患率が約 80% とする報告もあることを念頭に置くべきである．

合併症

a 大腿骨頭壊死症 avascular necrosis of the femoral head

　強引な徒手整復を行った例や，大腿骨近位の骨切り術（骨頭下頚部楔状骨切り術や大腿骨前方回転骨切り術など）を行った例において発生しやすい．通常，治療後 1 年以内に発生することが多く術後 6 カ月程度で MRI を行い，壊死が存在するか否かを確認する必要がある．

b 軟骨溶解 chondrolysis

　大腿骨頭壊死症とならんで本症の重大な早期合併症である．ピン固定の際ピンあるいはスク

表33-4 単純性股関節炎の鑑別診断

	類似点	鑑別点
Perthes病	年齢が同年代(5〜7歳) 男児に多い 初期にはX線像の変化がない	症状の消失がない 骨頭骨端核の陰影増強 骨頭骨端核の扁平化
化膿性股関節炎	股関節炎症状 関節裂隙の拡大 関節液の貯留	炎症症状が急性で強い 全身症状(発熱など) 局所の炎症症状 関節穿刺で膿の証明 血液検査(白血球増多、赤沈亢進)
股関節結核	炎症症状	症状の消失がない(経過が慢性) 骨破壊 血液検査(白血球増多、CRP陽性)

表33-3 単純性股関節炎の診断基準

1) 急性、亜急性の股関節痛(大腿部痛、膝痛)
2) 異常歩行または歩行不能
3) 股関節の可動域制限(特に屈曲位での内旋制限)
4) 単純X線像で骨変化がない
5) 超音波、MRIで関節液貯留の証明
6) 2週間程度、最長2カ月で症状が消失する

リューが骨頭を突き破った例、すべりの高度な例、ギプス固定を行った例でみられる。原因は不明であるが、手術時のピン固定の際にピンが骨頭を突き破るようにも十分注意すること。少なくとも術後ギプス固定は行わず早期に関節運動を開始することが重要である。

c 変形性股関節症 osteoarthritis of the hip

関節面の適合が悪いまま骨端線が閉鎖すると、将来変形性股関節症が発生することも多い。

4 単純性股関節炎
transient synovitis of the hip

小児の股関節痛の最も多い原因疾患である。通常1〜2週程度の経過観察あるいは安静にて治癒するため observation hip ともよばれる。原因は不明である。

疫学

ほとんどが3〜10歳(平均6〜7歳)に発症し、3:2〜5:1で男児に好発する。通常単関節に発症し、両側同時発症や多関節発症例はない。

症状

主症状は股関節痛であり、大腿の前・内側から膝にかけての痛みを訴えることが多い。異常歩行を主訴とすることもある。症状の強い場合には歩行困難例もある。患肢は外転・外旋位をとり、時に見かけ上で患肢が長くみえる。関節可動域は軽度〜中等度制限される。屈曲位での内旋が制限されるのが特徴的である。そのほか外転・伸展が制限され、屈曲拘縮を示す。微熱を認めることがあるが、血液所見などの検査所見は通常正常値を示す。

診断

単純X線像で骨の異常はない。関節液の貯留により、関節包陰影が上・外側に膨隆する。貯留が著しくなると大腿骨頭の側方化が起こり、内側関節裂隙の拡大が認められる。超音波検査やMRIで関節液貯留が明らかである。診断基準を表33-3に示す。

Perthes病、化膿性股関節炎、股関節結核などの初期像との鑑別が非常に重要である(表33-4)。Perthes病の初期とは鑑別がつかないことが多いため、2〜3カ月間X線像での経過的観察が必要である。化膿性股関節炎とは炎症症状の有無、血液学的検査値の異常で鑑別できるが、不明な場合には積極的に関節穿刺を行い鑑別する。

治療

本症は安静により2〜4週間で著明に改善する。症状が強い場合には、入院させベッド上で安静、牽引などを行う。

5 化膿性股関節炎
pyogenic arthritis of the hip

いずれの年齢にも発症するが、乳児(特に生後1カ月以内の新生児)に発症することが多い。特

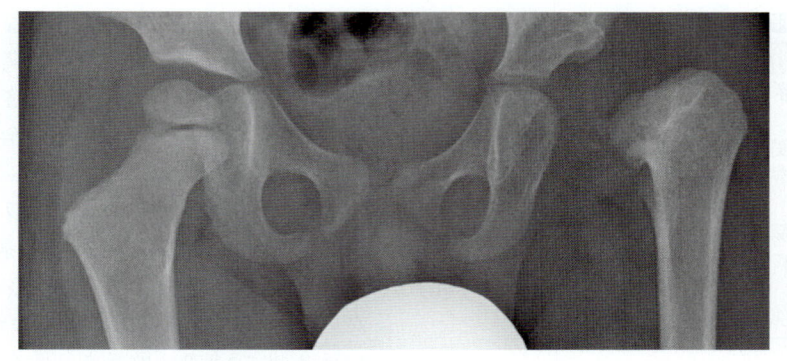

図33-48　化膿性股関節炎後遺症

に免疫機能の低下した低出生体重児に多い．適切な処置をとらないと早期に関節軟骨の消失および関節破壊が生じ，股関節機能が失われる．男児に多く，90%以上は片側性である．起炎菌は黄色ブドウ球菌が最も多い．

感染経路

感染経路には直接感染と血行感染があるが，肺炎，中耳炎，臍帯炎など遠隔部からの血行感染がほとんどである．大腿骨頚部骨幹端に発生した血行性骨髄炎が，大腿骨近位の解剖学的特性から直接関節腔内に波及して化膿性関節炎を生じたものが主である．新生児・乳児に対する，大腿静脈穿刺による感染によっても起こることがある．

症状

a 全身症状

発熱をきたすが必発ではない．不機嫌，食欲不振，感染性下痢などがある．血液検査で白血球増多，CRP陽性，赤沈値亢進がみられる．

b 局所症状

股関節は，屈曲・外転・外旋する．自動運動は制限されており，他動運動でも運動制限が著明であり，おむつ交換などの際に激しく泣く．腫脹は早期には明らかではないが，病状が進むと股関節周囲に明らかとなり，硬結，発赤，熱感を伴う．股関節前面の圧痛も認める．

診断

単純X線像では，初期には大腿骨中枢端，すなわち大腿骨骨幹端部あるいは骨端核の側方化および股関節周囲軟部組織の腫脹が認められる．時間の経過とともに大腿骨骨幹端部に骨萎縮像・骨破壊像が出現し，骨膜反応も著明になる．末期には骨端核は消失し（**図33-48**），寛骨臼の破壊がみ

られる．病的脱臼へと進展する．

臨床所見と単純X線像が典型的な場合には診断は比較的容易であるが，新生児（特に低出生体重児）で症状が軽微で単純X線像が明らかにならない初期には診断に苦慮し，治療開始が遅れることがある．臨床症状で本症が疑わしい場合には，積極的に関節穿刺を行って膿を証明することにより診断が確定する．

治療

早期に関節切開を行って排膿し，抗菌薬入り生理食塩水で十分に洗浄する．洗浄後ドレーンを留置し，数日間吸引する．臨床検査値が正常化するまで抗菌薬の全身投与を行う．脱水症状に対しては十分な補液を行う．そのほか局所の安静，病的脱臼防止の目的で下肢の持続牽引を行う．

後遺症

骨・軟骨の損傷が強いと骨頭・頚部が消失し，大腿骨近位は転子部のみとなる．大腿骨近位は殿筋内脱臼をきたし，患肢は短縮する．骨頭・頚部の残存がある場合には，股関節は亜脱臼の状態で不良肢位拘縮をきたす．そのほか種々の骨頭変形が発生し，早期に股関節症となる．大腿骨近位骨端線の障害に伴う患肢の成長障害による短縮が生じる．

関節破壊および関節症変化が高度な例では，症例に応じて関節固定術や各種関節形成術が行われる．成人になり炎症が完全に治まったと判断された場合には，人工股関節置換術なども行われる．

表33-5 変形性股関節症の原因

A. 一次性(特発性)股関節症
B. 二次性股関節症
1) 先天性疾患
a. 発育性股関節形成不全
b. 寛骨臼形成不全症
2) 炎症性疾患
a. 化膿性股関節炎
b. 股関節結核
3) 外傷
a. 大腿骨頚部骨折
b. 股関節脱臼骨折
c. 骨盤(寛骨臼)骨折
4) Perthes 病
5) 大腿骨頭すべり症
6) 大腿骨頭壊死症
7) 大腿骨寛骨臼インピンジメント(FAI)
8) 強直性脊椎炎
9) 神経病性関節症(Charcot 関節)
10) その他の疾患
a. 内分泌疾患(先端巨大症, 副甲状腺機能亢進症)
b. 代謝性疾患(痛風, 偽痛風, オクロノーシス, ヘモクロマトーシス)
c. 骨系統疾患(多発性骨端異形成症, 脊椎・骨端異形成症)

B 成人の股関節疾患

1 股関節症(変形性股関節症)
coxarthrosis(osteoarthritis of the hip)

変形性股関節症は, 股関節に発生する変形性関節症であり, 関節軟骨の変性・摩耗による関節の破壊や反応性の骨増殖を生じる結果, 股関節に変形をきたす非炎症性疾患である. わが国では, 寛骨臼形成不全症や股関節脱臼骨折など何らかの原因疾患に続発して発症する二次性股関節症が多い(**表33-5**). 近年, 大腿骨寛骨臼インピンジメン

NOTE 殿筋内脱臼

成人の殿筋内脱臼(Crowe 分類グループ 4)は歩容異常があり, 中年期以降に疼痛が出現する例がある. 疼痛が強く, 歩行が著しく障害されている例は人工股関節置換術の適応と考えられる. カップは原臼設置で, 必要に応じて骨移植を行う. ステムは近位部短縮骨切りまたは転子下短縮骨切りを行い, 軟部組織の緊張も考慮し, 下肢延長を行う. 転子下短縮骨切り部の偽関節, 下肢延長に伴う神経麻痺, 術後脱臼など合併症に注意が必要である.

トという病態が知られるようになり, 従来, 一次性股関節症と考えられていた股関節症のなかにこの疾患に続発した二次性股関節症(**図33-49**)が存在することになると, 原疾患が全くない一次性股関節症の頻度はさらに低くなることが考えられる. 変形性股関節症診療ガイドラインによると, 単純 X 線診断によるわが国の有病率は 1.0〜4.3% で, 男性は 0〜2.0%, 女性は 2.0〜7.5% と女性で高い. 一方, 疫学調査によるわが国の有病率は 1.0〜2.4% であり, 欧米より低く, 中国と同程度かやや高い.

症状

a 疼痛

股関節痛が主体となる. 病初期は初動時痛や長距離歩行後のだるさなどを訴えるが, 病期が進行すると疼痛は持続し, 安静時痛や夜間痛も訴えるようになる. 殿部痛や大腿部痛, 膝痛を訴えることもあるため, 腰椎由来の疼痛との鑑別は重要である.

b 可動域制限

病初期には明らかでないこともあるが, 病期が進行すると内旋, 外転, 屈曲, 伸展制限が出現し, 進行する. 強直に至ることは稀である. 一見して明確ではない屈曲拘縮を検出する方法として Thomas テスト(➡図33-17)が用いられる.

c 跛行

Trendelenburg 歩行, 疼痛回避歩行, 墜下性歩行など種々のタイプの跛行が認められる.

d 脚短縮

病期が進行すると認められる. 脚長差を計測することが重要である.

e その他

患側股関節周囲筋の筋萎縮や筋力低下が認められる. また, 股関節に開排位を強制すると疼痛が誘発される Patrick テストが陽性となる.

臨床評価基準

臨床評価基準には数多くの基準が考案され使用されているが, 国際的に統一された評価基準はない. わが国で最も普及している臨床評価基準は日本整形外科学会股関節機能判定基準(➡949 頁, 巻末資料参照)である. 満点は 100 点であり, 術前評価, 術後評価および経過観察時の評価に用いられる. 国際的に最も普及している基準は Harris hip score である.

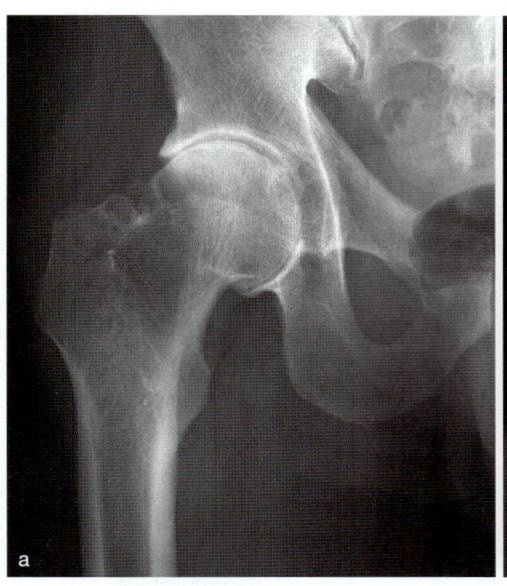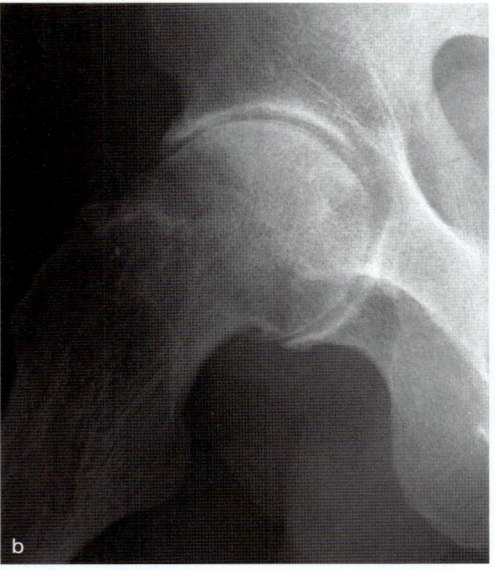

図 33-49　変形性股関節症

診断

　以下の点を読影し，これらの状態により病期の評価，分類を行う（**図 33-50, 51**）.

a 骨頭と寛骨臼の位置関係

　両股関節正面単純 X 線像で下記について計測する（**図 33-52**）.

・CE（center-edge）角

　骨頭中心の垂線と寛骨臼外側縁とのなす角である．わが国の平均値は女性 27～34°，男性 30～32°である．

・AHI（acetabular-head index）

　大腿骨頭内側縁から寛骨臼外側縁までの距離を，大腿骨頭内側縁から大腿骨頭外側までの距離で除した値である．わが国の平均値は女性 80～89%，男性 82～88% である．

b 寛骨臼形成不全の有無とその程度

　両股関節正面単純 X 線像で下記について計測する（**図 33-52**）.

・Sharp（シャープ）角

　左右涙痕下端の接線と，涙痕下端と寛骨臼外側縁を結ぶ線とのなす角である．わが国の平均値は女性 34～42°，男性 35～39° である．

c 骨頭変形の有無，大転子との位置関係

　扁平内反股，外反股，卵形変形，キノコ型変形，大転子高位などの有無を読影する．

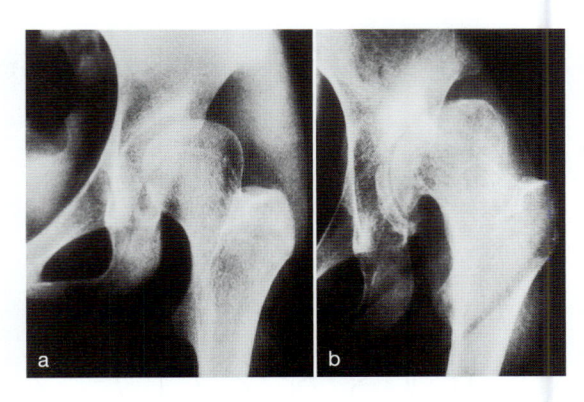

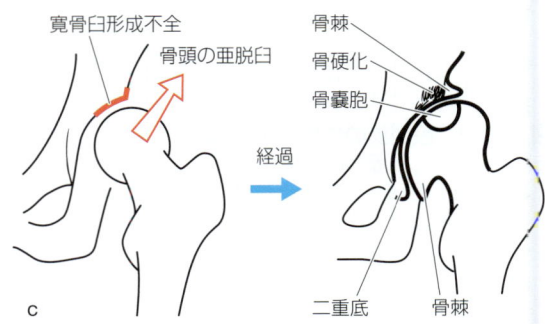

図 33-50　股関節症の自然経過例（13，36 歳女性）
a. 初診時単純 X 線像. CE 角は−5° で初期股関節症である.
b. 経過観察時（23 年後）：骨頭の亜脱臼が進行し，すでに進行期-末期の状態である.
c. 模式図.

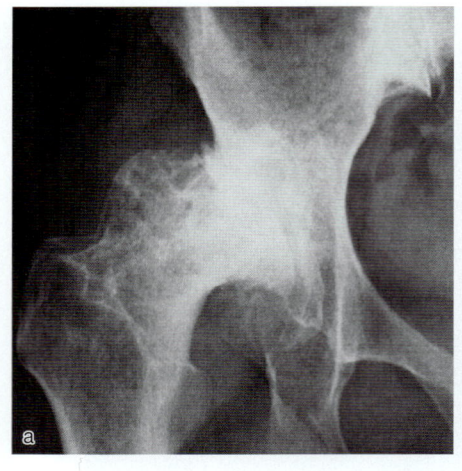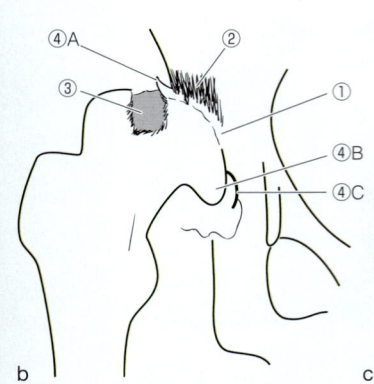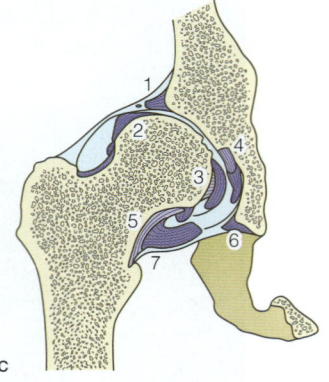

① 関節裂隙の狭小化(消失)
② 寛骨臼荷重部の骨硬化
③ 骨嚢胞(骨頭内)
④ 骨棘形成(Bombelli 分類)
　A. roof osteophyte
　B. capital drop：骨頭部下垂骨棘
　　(大腿骨頭内側の)
　C. tent osteophyte(二重底)

1. roof
2. sup. cervical
3. capital drop $\left\{\begin{array}{l}\text{fovea}\\\text{inf. marginal}\end{array}\right.$
4. tent
5. inf. cervical
6. floor
7. elephant's trunk

図 33-51　典型的な股関節症
a. 単純 X 線像，b. 模式図，c. Bombelli(ボンベリ)の骨棘分類.

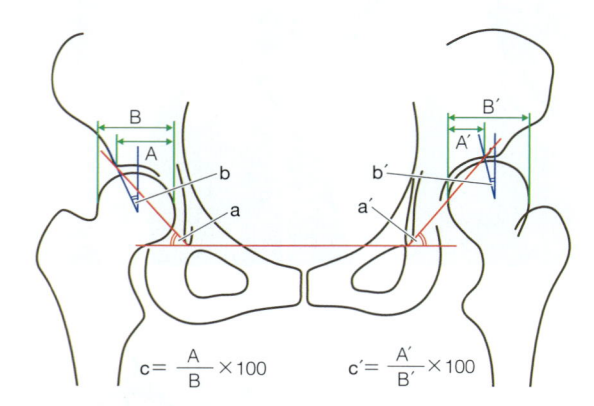

$$c = \frac{A}{B} \times 100 \qquad c' = \frac{A'}{B'} \times 100$$

図 33-52　股関節の単純 X 線計測
右股(正常股)，左股(亜脱臼股)
a, a′：Sharp 角(a = 40°，a′ = 50°)
b, b′：CE 角(b = 27°，b′ = −10°)
c, c′：AHI(c = 82%，c′ = 46%)

NOTE　単純 X 線計測時の留意点

　Sharp 角，CE 角の計測における寛骨臼嘴の計測点は寛骨臼前方縁とすることが重要である.

d 関節裂隙の状態

　狭小化の有無・程度，軟骨下骨同士の接触，関節面の適合性などを読影する.

e 骨構造の変化

　骨硬化，骨嚢胞，骨棘形成の有無を読影する.

f 動的変化

　骨切り術の適応か否か検討する際に股関節内転位，外転位にて股関節正面像を撮影し，関節の適合性を判定することは重要である.

（病期分類）

　日本整形外科学会の変形性股関節症 X 線像評価により，前，初期，進行期，末期に分類される（図 33-53 および➡949 頁，巻末資料参照）.

（治療方針を立てるときに考慮すべき項目）

a 年齢

　寛骨臼形成不全を有する症例は関節症が徐々に進行し，ある時期に急速に増悪するといわれていることから，定期的に経過観察し，症状の改善が得られない場合，若年者では早期に寛骨臼形成術（棚形成術）や寛骨臼回転骨切り術など何らかの予防的手術をする必要がある. 一方，若年者の末期股関節症には関節固定術や各種骨切り術が行われる. しかし，これらの手術で改善の見込みのない

33
股関節

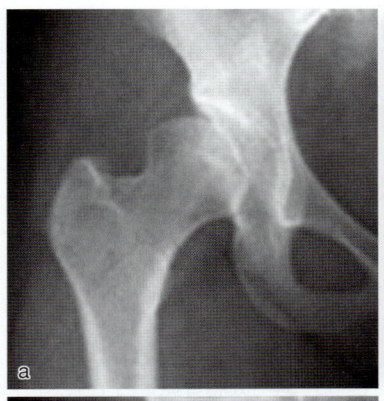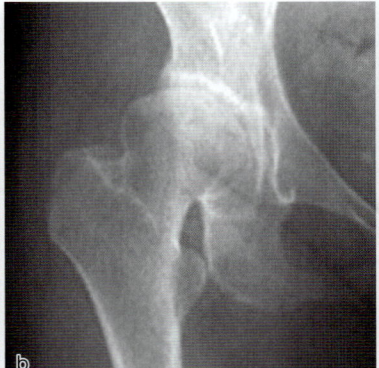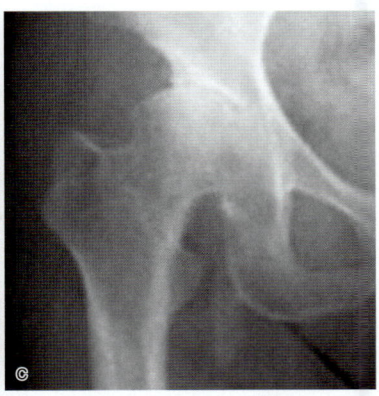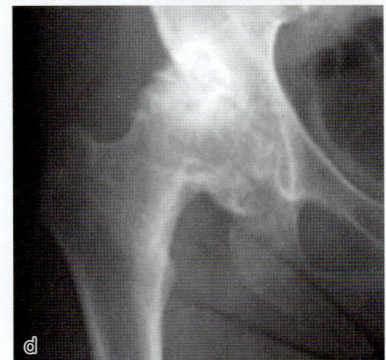

図 33-53　股関節症の病期別の代表的単純 X 線像
a. 前股関節症.
b. 初期股関節症.
c. 進行期股関節症.
d. 末期股関節症.

例には人工股関節置換術も行われる.

b 性別

亜脱臼性股関節症は女性に多いことから,結婚,妊娠,育児の問題を考慮する必要がある.肉体労働に従事している男性では関節固定術も考慮する.

c 両側罹患例

手術は通常症状の強い側から行う.しかし,一方の股関節が先に発症し,それをかばっているうちに他側の症状が悪化している場合は,先に発症した股関節の症状が隠されていることがあるので注意を要する.

d 他関節の問題

股関節の手術にあたっては,他関節(他側の股関節,膝関節,腰椎など)の状態を十分考慮する必要がある.大腿骨の外反,内反骨切り術では術後の荷重線が移動し膝の関節症を増悪させることがあるし,股関節固定術では,腰痛,他側の股関節痛,膝関節痛が増強することがあり注意を要する.関節可動域の悪い股関節(屈曲 60° 以下,内・外転 15° 以下)に対しては,大腿骨骨切り術の適応が制限される.

病期別の治療選択

a 前・初期股関節症

若年者で症状の軽い場合には経過観察をする.症状の強い場合には大腿骨内反骨切り術,寛骨臼形成術,Chiari 骨盤骨切り術,寛骨臼回転骨切り術などを行う.

b 進行期股関節症

進行期股関節症では Chiari 骨盤骨切り術,大腿骨外反骨切り術を行う.高齢者では人工関節置換術を行う場合もある.

c 末期股関節症

Chiari 骨盤骨切り術,大腿骨外反骨切り術,人工関節置換術が選択される.

保存療法

疼痛がそれほど強くない患者や種々の理由から手術が行えない患者には保存療法が行われる.体重コントロール,歩行時の杖使用,長距離歩行などの禁止,筋力(特に股関節外転筋)訓練などが含まれる.抗炎症薬投与は十分な指導のもとに行う.抗炎症薬を多用して長距離歩行や無理な仕事を行うことは関節軟骨の早期破壊につながることを,よく説明すべきである.

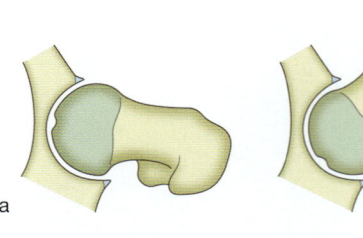
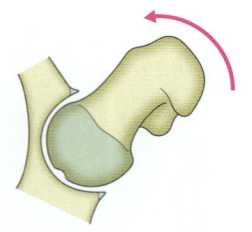

a

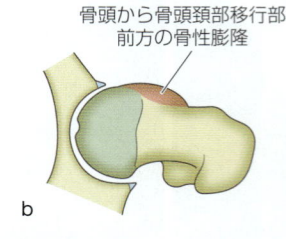
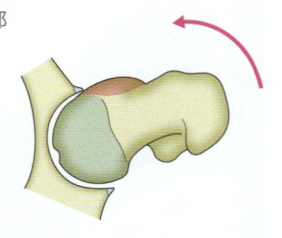

b

骨頭から骨頭頚部移行部
前方の骨性膨隆

寛骨臼の被覆過剰

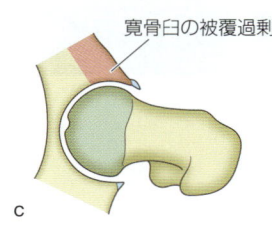
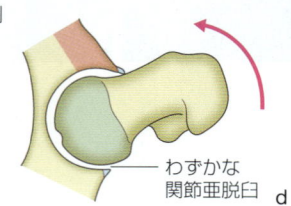

c

わずかな
関節亜脱臼

d

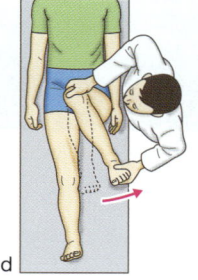

図33-54　大腿骨寛骨臼
インピンジメント

a. 正常.
b. Cam type.
c. Pincer type.
d. anterior impingement sign.

❷ 大腿骨寛骨臼インピンジメント

femoroacetabular impingement（FAI，
図33-54）

　寛骨臼側，大腿骨側における特異的な骨形態によって，股関節運動時に繰り返しインピンジメントが生じることにより，寛骨臼縁の関節唇および軟骨に損傷が惹起される病態である．なお，明らかな股関節疾患に続発する骨形態異常は除かれる．

分類

a Cam type（図33-54b）

　骨頭から骨頭頚部移行部前方の骨性膨隆（bump）と offset の減少が原因で，股関節を屈曲する際に大腿骨の骨性膨隆が前縁に衝突するタイプである．

b Pincer type（図33-54c）

　寛骨臼の後捻や深い寛骨臼などで寛骨臼前縁の骨性被覆過剰が原因となり，寛骨臼前縁が大腿骨頭から頚部前面に衝突するタイプである．

c Combined type

　Cam type と Pincer type が合併しているタイプである．

症状

　鼡径部や大腿外側の疼痛を訴える．しゃがみ込み，長時間の坐位後や足を組んだ際の疼痛を自覚することが多く，時に椅子に座って外転する際の痛みを訴えることもある．

他覚的所見

　股関節屈曲・内旋位にすると鼡径部の痛みが誘発される anterior impingement sign（図33-54d）や股関節屈曲内旋角度の低下が認められる．

診断

a Cam type

　CE 角（図33-52）が25°以上で，α角（図33-55）が55°以上であれば Cam type が示唆され，さらに，股関節単純 X 線正面像において，骨頭頚部移行部の外側縁が平坦化し，骨頭と頚部間の offset が減少する pistol-grip deformity，骨頭頚部移行部から頚部前外側に生じる小卵円形骨透亮像である herniation pit，0.14 未満の head-neck offset ratio（図33-55）のいずれかが単独あるいは複数認められる．

b Pincer type

　CE 角 40°以上，CE 角 30°以上かつ acetabular roof obliquity（図33-56）0°以下あるいは CE 角 25°以上かつ cross-over sign（図33-57）陽性は Pincer type を示唆する所見である．ただし，cross-over sign は骨盤前傾や回旋の影響で偽陽性となるため，恥骨結合部上縁と仙尾骨関節の位置関係を確認して判断しなければならない．

> **NOTE　関節造影**
>
> 関節軟骨の消失の状態，関節唇断裂の状態がわかる．機能撮影（内転，外転など）における造影剤のたまり具合（pooling）の状態で関節適合性などがわかる．

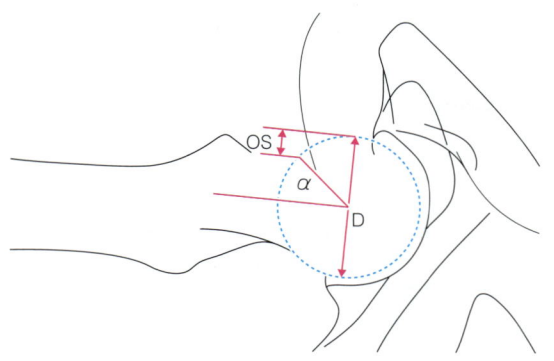

図33-55　α角とhead-neck offset ratio
α角：大腿骨頚部単純X線側面像において，骨頭中心と頚部最狭部中心を結ぶ線と，前方の骨頭頚部移行部の曲率変化点と骨頭中心を結ぶ線とのなす角.
head-neck offset ratio：大腿骨頚部側面像において，頚部軸に平行な骨頭前縁を通る接線と頚部最狭部前縁を通る接線との距離（OS）の骨頭径（D）に対する比率（OS/D）.

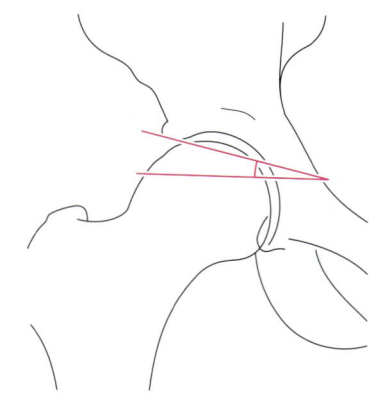

**図33-56　acetabular roof obliquity
（ARO，acetabular index）**
両股関節単純X線正面像において，寛骨臼硬化帯の内・外側点を結ぶ線と骨盤水平線のなす角.

単純X線検査以外に，正確なα角を計測したり，骨形態をより詳細に評価するためにCTを行ったり，関節唇や軟骨の損傷の有無・程度を評価するためにMRIを行う．関節造影，関節造影後CT，放射状MRIも時に行われる.

治療

保存療法は，しゃがみ込み動作など疼痛を誘発する動作を制限することが基本となる．保存療法で経過観察を行っても抵抗する疼痛に対しては，手術療法を考慮する．手術療法は，Ganz surgical dislocation approach や Smith-Petersen approach を用いて直視下に，あるいは関節鏡下に，骨膨隆部切除術，寛骨臼縁切除術を，関節唇損傷が合併している場合には関節唇縫合術，関節唇部分切除術が行われる.

③ 股関節唇損傷

股関節唇は寛骨臼関節窩の辺縁に付着している線維軟骨である．寛骨臼形成不全症やFAIに伴い関節唇損傷を合併することが多い.

症状

股関節のひっかかり感（catching），ひっかかり（locking），関節がずれる感覚（giving way）などの症状がある．anterior impingement sign や FABER（flexion, abduction, and external rotation）test が陽性となることが多い.

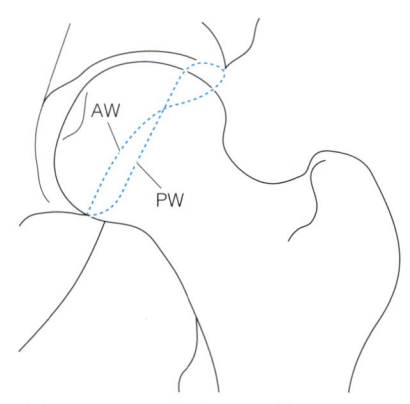

図33-57　cross-over sign
単純X線両股関節正面像において，寛骨臼前壁縁（AW）と後壁縁（PW）が交差する所見である.

診断

放射状MRIやMRI関節造影（MR arthrography）が病変を同定するのに有用である.

治療

保存療法が基本であり，疼痛を誘発する肢位をできるだけ避けるように指導するが，保存療法に抵抗する場合には手術療法を考慮する．手術術式は，関節唇の断裂形態により関節唇縫合術か，部分切除術を選択するが，近年では大腿筋膜を用いた関節唇再建術も行われている．寛骨臼形成不全症を伴う場合に関節唇切除術を行うと関節症の進行をきたすことが報告されているため，注意が必要である．FAIのPincer typeでは上方から前方

表33-6　大腿骨頭壊死症の分類

1. 外傷性	a. 大腿骨頚部(内側)骨折
	b. 外傷性股関節脱臼
2. 塞栓性	a. 減圧病
	b. Gaucher 病
	c. 鎌状赤血球症
3. 放射線照射後	
4. 手術後(医原性)	
5. 特発性(広義)	a. ステロイド性
	b. アルコール性
	c. 特発性(狭義)

表33-7　ステロイド性大腿骨頭壊死症の基礎疾患

1. 全身性エリテマトーデス(SLE)
2. 各種膠原病(全身性進行性硬化症：PSS, 皮膚筋炎：DM など)
3. 腎移植
4. ネフローゼ症候群
5. 慢性肝臓障害(肝炎, 肝硬変)
6. 血液疾患(再生不良性貧血, 白血病, 悪性リンパ腫, 特発性血小板減少性紫斑病など)
7. 潰瘍性大腸炎
8. 脳・脊髄手術

の関節唇を完全に切離し，Pincer を形成切除してから，関節唇の再縫着を行う術式も考案されている．

4 大腿骨頭壊死症
avascular necrosis of the femoral head(ANF)

　外傷，減圧病など壊死の原因が明らかな症候性大腿骨頭壊死症と，明らかな原因のない特発性大腿骨頭壊死症に分類される(**表33-6**)．特発性大腿骨頭壊死症はさらにステロイド治療歴のあるステロイド性，アルコール多飲歴のあるアルコール性，全く原因のない特発性(狭義)に分類できる．そのほか副腎皮質ステロイド投与により壊死を発症する基礎疾患には全身性エリテマトーデス(SLE)，各種膠原病，腎移植，ネフローゼ症候群などがある(**表33-7**)．

A 症候性大腿骨頭壊死症
symptomatic necrosis of the femoral head

　下記の既往のある患者においては壊死発生の可能性を疑って，長期的に単純 X 線および MRI などで経過観察する必要がある．

1 外傷性大腿骨頭壊死症
　原因として最も多いのは大腿骨頚部骨折後に生じるもので，骨折の際の血流途絶による．そのほか外傷性股関節脱臼後にも生じる．

2 塞栓性(減圧性)大腿骨頭壊死症
　減圧病 decompression sickness, Gaucher(ゴーシェ)病，鎌状赤血球症などが含まれる．潜函病は潜水夫などにみられる減圧症候群の1つで，血

中に溶解した気泡の塞栓によって生じる．Gaucher 病は Gaucher 細胞の骨髄内増殖による血管の圧迫，鎌状赤血球症は鎌状赤血球の血管内塞栓で血流が途絶することにより壊死が発生する．

3 放射線照射後大腿骨頭壊死症
　子宮癌や骨盤内悪性腫瘍の治療のためなどに，放射線療法を行った際に生じる．

4 手術後(医原性)大腿骨頭壊死症
　大腿骨頭すべり症，大腿骨頭腫瘍など大腿骨近位の手術を行った際の血管損傷で生じる．

B 特発性大腿骨頭壊死症
idiopathic osteonecrosis of the femoral head (ION)

　非外傷性に大腿骨頭の無菌性，阻血性の壊死をきたし，大腿骨頭の圧潰変形が生じ，その結果二次性の股関節症に至る疾患を特発性大腿骨頭壊死症と定義する．副腎皮質ステロイド投与とアルコール多飲に関連した症例は，広義の特発性大腿骨頭壊死症として扱う．

　副腎皮質ステロイドの投与歴，アルコール多飲歴が壊死発生に深く関連していることは間違いないが，その壊死発生機序は判明していない．病因としては脂肪塞栓説，骨頭内圧亢進による血管圧迫説，静脈還流障害説，血液凝固異常説，骨内酸化ストレス説，骨内低酸素説などがある．

疫学

　青・壮年期に発生する．男性では40歳代，女性では30歳代にピークがある．男性にやや多い．女性はステロイド性(特に SLE 患者)，男性はアルコール性が多い傾向を示す．ステロイド性は

SLE が約 30% と最多であり，パルス療法のように短期間で大量に投与された例で好発するが，逆に 1 日少量（5〜10 mg）を長期間投与されている患者（関節リウマチ患者など）における発生頻度は高くない．アルコール性は日本酒換算で毎日 2 合を 10 年間飲酒した例で好発する．

わが国では年間 2,000〜3,000 人発生していると推測されているが，近年のステロイド治療の増加，アルコール摂取量の増加および診断法の進歩（MRI など）により，今後その発生が増加すると考えられる．また，大腿骨頭以外に上腕骨頭，大腿骨下端などにも骨壊死が発生する例がある．

症状

股関節痛で発症することが多い．階段を踏み外したときや，歩行時に歩道から車道へ降りた際など小さなストレスが股関節にかかったときに，股関節部に急性の疼痛が出現することが多い．この初期疼痛はすでに無症状の壊死が発生している大腿骨頭に小さな外力が加わって，軟骨下骨に圧潰が生じることによる．この痛みは 2〜3 週間で軽快し，落ち着くことが多い．そのほか膝部痛，殿部痛を伴うことがあり，膝部疾患，腰椎疾患の診断で治療され壊死の発見が遅れることがあるので注意を要する．

診断

臨床所見，各種画像所見，病理所見を合わせて大腿骨頭壊死症の診断を行うが，厚生労働省特発性大腿骨頭壊死症調査研究班の診断基準の大項目と小項目の有無を照合する．X 線所見および検査所見の 5 項目のうち，2 つ以上を満たせば特発性大腿骨頭壊死症と診断する（**表 33-8**）．2001 年に改訂された厚生労働省特発性大腿骨頭壊死症調査研究班の病期分類，病型分類は予後の予測，治療方針の決定に有用である（**図 33-58, 59**）．

a 単純 X 線像（図 33-58）

超早期例以外のほとんどの症例で単純 X 線像による診断が可能である．単純 X 線像では，正

表 33-8　特発性大腿骨頭壊死症の新診断基準

（厚生労働省特発性大腿骨頭壊死症調査研究班，2001）

X 線所見（股関節の単純 X 線像の正面像および側面像により判断する）
1. 骨頭圧潰〔crescent sign（骨頭軟骨下骨折線）を含む〕
2. 骨頭内の帯状硬化像の形成［1.2. については stage 4（変形性関節症に進行した時期）を除いて関節裂隙の狭小化がないこと，寛骨臼には異常所見がないことを要する］

検査所見
3. 骨シンチグラム：骨頭の cold in hot 像
4. MRI：骨頭内帯状低信号像（T1 強調像のいずれかの断面で骨髄組織の正常信号域を分画する画像）
5. 骨生検標本での骨壊死層像（連続した切片標本内に骨および骨髄組織の壊死が存在し，健常域との界面に線維性組織や添加骨形成などの修復反応を認める像）

診断の判定
上記項目のうち 2 つ以上を満たせば確定診断とする．

除外項目
腫瘍および腫瘍性疾患，骨端異形成症は基準を満たすことがあるが，除外を要する．
なお，外傷（大腿骨頸部骨折，外傷性股関節脱臼），大腿骨頭すべり症，骨盤部放射線照射，減圧症，などに合併する大腿骨頭壊死，および小児に発生する Perthes 病は除外する．

確な前後像と側面像の撮影が重要となる．特に側面像では通常の Lauenstein（ラウエンシュタイン）肢位と異なり，股関節を 90° 屈曲，45° 外転し，骨盤正面位で撮影する（**図 33-60**）．この撮影法により大腿骨頭と大転子あるいは寛骨臼が重ならない側面像が得られ，骨頭軟骨下骨折線（crescent sign）や，正確な壊死範囲の読影が可能である．

b MRI（図 33-61）

壊死の早期診断に有用である．副腎皮質ステロイド投与（パルス療法）患者では 2 週間で壊死が発生し，6 週間を過ぎると画像の変化が出現する．そのパターンは帯状低信号像として表現されるが，この所見は壊死に特異的な所見であり重要である．壊死骨頭の MRI T1 強調像で壊死部は高信号，壊死分界部は低信号，そして周囲の正常骨組織部は高信号となるため，帯状低信号像が認められる．壊死の修復が進むにつれバンドの幅は近位（内方）へ広くなり，やがて壊死部全体が低信号となる．

NOTE　特発性大腿骨頭壊死症

特発性大腿骨頭壊死症の英語名および略語は，従来より様々なよび方がなされてきたが，現在は厚生労働省班会議において idiopathic osteonecrosis of the femoral head とされ，その略語は ION とされている．

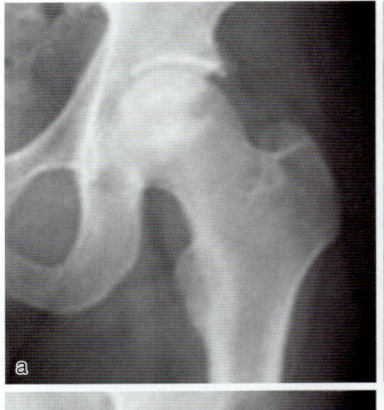
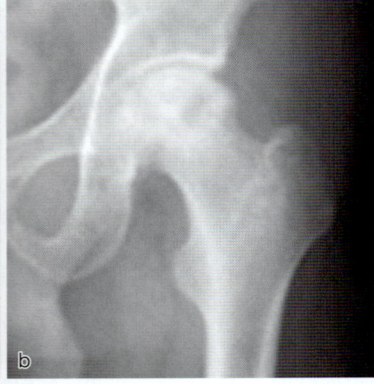
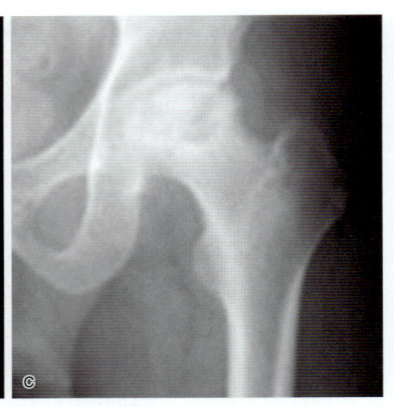
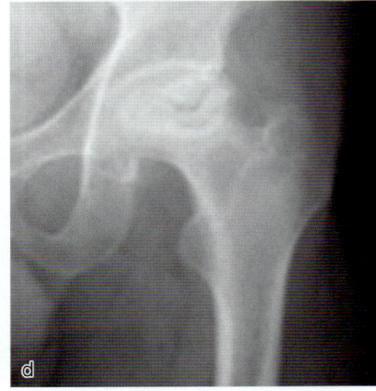

図 33-58　大腿骨頭壊死症の病期分類別代表的単純 X 線像
a. stage 2（帯状硬化像があるが，骨頭の圧潰がない）．
b. stage 3A（骨頭の圧潰が 3 mm 未満．関節症変化はない）．
c. stage 3B（骨頭の圧潰が 3 mm 以上．関節症変化はない）．
d. stage 4（関節症変化がある）．

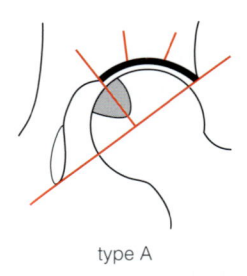
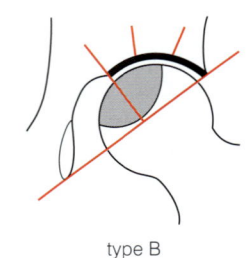
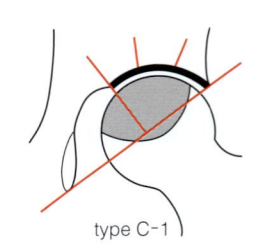
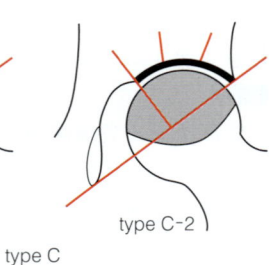

type A　　　　　　type B　　　　　　type C-1　　　type C-2
　　　　　　　　　　　　　　　　　　　　　　type C

図 33-59　大腿骨頭壊死症の病型分類（厚生労働省特発性大腿骨頭壊死症調査研究班，2001）
type A：壊死域が寛骨臼荷重面の内側 1/3 未満にとどまるもの，または壊死域が非荷重部のみに存在するもの．
type B：壊死域が寛骨臼荷重面の内側 1/3 以上 2/3 未満の範囲に存在するもの．
type C：壊死域が寛骨臼荷重面の内側 2/3 以上に及ぶもの．
　　　　type C-1：壊死域の外側端が寛骨臼縁内にあるもの．
　　　　type C-2：壊死域の外側端が寛骨臼縁を越えるもの．
注 1）単純 X 線と MRI の両方またはいずれかで判定する．
注 2）単純 X 線は股関節正面像で判定する．
注 3）MRI は T1 強調像の環状断骨頭中央撮像面で判定する．
注 4）寛骨臼荷重面の算出方法：寛骨臼縁と涙痕下縁を結ぶ線の垂直 2 等分線が寛骨臼と交差した点から外側を寛骨臼荷重面とする．

Advanced Studies

早期大腿骨頭壊死症における MRI と病理組織像の関連（図 33-61）

　早期の壊死骨頭では，壊死部と正常骨梁の分界部における線維性肉芽組織と新生骨添加部のみが MRI で低信号となり，その内側の壊死部は髄内脂肪組織が鹸化 saponification するまで，あるいは肉芽組織が壊死骨内に入り込むまでは，MRI では高信号のままである．このため正常骨梁との分界部のみが低信号となり黒いバンドとして見え，帯状低信号像を呈する（図 33-61 の☆印）．壊死発生

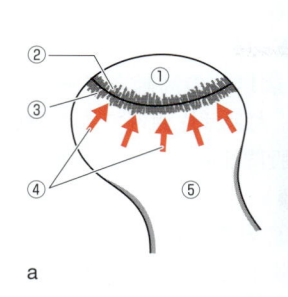
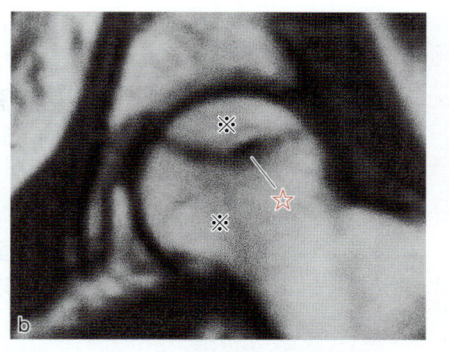

図 33-61　早期大腿骨頭壊死症における MRI と病理組織像の関連（模式図）

a. 骨頭壊死:
　① 壊死骨梁. 鹸化していない髄内壊死脂肪組織　② 線維性肉芽層
　③ 新生骨添加層　④ 血管進入　⑤ 正常骨梁と髄内脂肪組織
b. MRI T1 強調像. 高信号領域 (※) に挟まれた低信号像 (黒いバンド: ☆) が
　認められる.

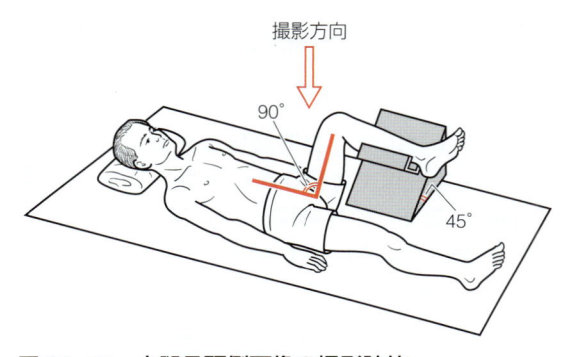

図 33-60　大腿骨頭側面像の撮影肢位
股関節, 膝関節を 90° 屈曲し, 45° 傾斜した撮影台を使用して骨盤正面位で撮影する.

から時間が経過すると, このバンドは骨頭壊死部へ広がり, バンドの幅が徐々に広くなる.

c CT

　壊死が存在する部位の骨梁が不規則に乱れる. 分界部の骨硬化像をとらえることができるため, 壊死範囲の判定に有用である.

d 骨シンチグラム

　骨シンチグラムで特徴的なのは, 壊死部が cold (弱い集積) となり, その周辺部が hot (強い集積) となる, いわゆる "cold in hot" の所見である. これは骨頭の壊死に陥った部分は全く取り込みがなく cold に撮影され, 壊死周辺部からの修復反応 (新生骨添加部) が hot に撮影されることによる. 利点はペースメーカや脳内クリップを有する MRI 施行不可能例にも検査が可能である点や,

多発性骨壊死として発生しうる全身の病変を検索できる点である.

e 病理組織 (図 33-62)

　壊死部には周囲から新生血管を伴った線維性肉芽組織が進入し, 分界部の壊死骨梁の表面に新生骨を添加する. 病期が進行すると骨頭は圧潰, 陥没し, 関節軟骨は母床 (軟骨下骨層) から剥離・遊離する. 壊死周辺からは肉芽組織が進入し旺盛な修復が行われる. 新生骨添加もこの部位から壊死巣へ入り込む.

治療

　壊死は荷重がかからなければ 2〜3 年で修復し, 正常の骨組織に戻る. しかし, 日常生活で壊死骨頭には荷重が加わるため壊死範囲が広いもののほとんどは圧潰をきたす. この圧潰の発生を防止すること, またすでに圧潰の存在する例ではその進行を防止し, かつ関節症の進行も同時に防止することが治療の原則となる.

a 保存療法

　壊死の範囲が狭い例や壊死が非荷重部に存在する例 (type A・B) などでは, 経過観察を行う. この間, 日常生活における活動性を若干制限する. 壊死の範囲の広い例や壊死が荷重部に存在する例においては, 保存療法の適応はほとんどない.

b 手術療法

　骨頭穿孔術, 各種骨移植術, 各種骨切り術, 人工骨頭置換術, 人工股関節置換術などが行われる.

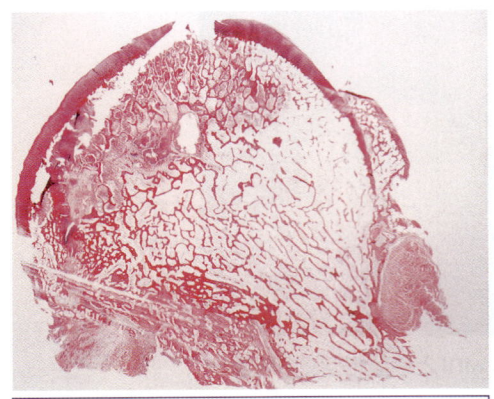

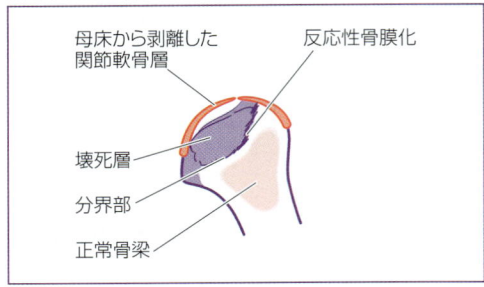

母床から剥離した関節軟骨層

反応性骨膜化

壊死層

分界部

正常骨梁

図 33-62　大腿骨頭壊死の病理組織所見
圧潰の比較的少ない骨頭．関節軟骨と軟骨下骨層の間は分離している（骨頭軟骨下骨折線）．壊死層周囲の骨梁は反応性に肥厚している（帯状硬化）.

5　急速破壊型股関節症
rapidly destructive coxarthropathy（RDC）

　高齢者に多い股関節症の１タイプで，短期間に急速に関節裂隙の狭小化，関節破壊が進行する原因不明の疾患で，1970 年の Postel の報告以来，独立した症候群として考えられている．しかし，本症は独立した疾患名ではなく，特徴的な臨床経過，X 線経過を示す症例に対する総称である．

　Postel は 1 年以内に高度の破壊をきたすものと定義したが，1～3 年で急速に進行する例も少なくない．大腿骨頭軟骨下脆弱性骨折との関連性が指摘されている．また，最近では本症の患者の滑膜中にライソゾーム酵素（カテプシン D）の活性が高いことから，これらによる骨・軟骨破壊の可能性も考えられている．

　その診断基準は，高齢であること，X 線学的に比較的正常な股関節に発症すること（軽度の寛骨臼形成不全などは存在することがある），短期間に高度の骨破壊が出現し発症すること，可動域制限が軽度であること，他の疾患〔関節リウマチ，

Charcot（シャルコー）関節など〕が否定できることである．

（症状）
　65 歳以上の高齢者に多く，女性に多い傾向を示す．大半は片側例である．強い疼痛を訴えるが，通常股関節の可動域は比較的保たれている．

（診断）
　形態学的に比較的正常の股関節に荷重部関節裂隙の狭小化が出現し，短期間に急速に軟骨溶解をきたし，骨頭，寛骨臼の骨軟骨破壊が進行する．関節症や大腿骨頭壊死症に存在する反応性の骨硬化や増殖性の骨棘形成，骨嚢胞などの存在しないことが特徴である（図 33-63）.

（治療）
　人工股関節置換術の適応になる．

6　一過性大腿骨頭萎縮症
transient osteoporosis of the hip

　明らかな誘因なく股関節痛と異常歩行が出現し，単純 X 線像で大腿骨頭萎縮像がみられる（図 33-64a）．数カ月の経過観察のみで症状が改善し，単純 X 線像も正常に戻る原因不明の疾患である．MRI T1 強調像で骨頭から頚部にびまん性の低信号域を認めることが特徴である（図 33-64b）．大腿骨頭の病理組織像で骨壊死，骨破壊，炎症所見はなく，骨梁の菲薄化および減少を認めるのみである．妊娠後期の女性，中年男性に多い．大腿骨頭壊死症との鑑別が重要となる．

7　大腿骨頭軟骨下脆弱性骨折
subchondral insufficiency fracture of the femoral head

　大腿骨頭の軟骨下に発生する骨粗鬆症などの骨脆弱性を基盤とした骨折である．高齢女性に多くみられる．誘因なくあるいは軽微な外傷を契機に股関節痛を訴え，歩行にも支障をきたす．単純 X 線像で当初は明らかな所見を認めないことが多いが，そのまま圧潰をきたすことなく治癒する例と，急速破壊型股関節症のごとく発症後急速に骨頭の圧潰をきたす例がある．MRI では大腿骨頭から頚部にかけて T1 強調像で低信号，T2 強調像で高信号となる bone marrow edema pattern が認め

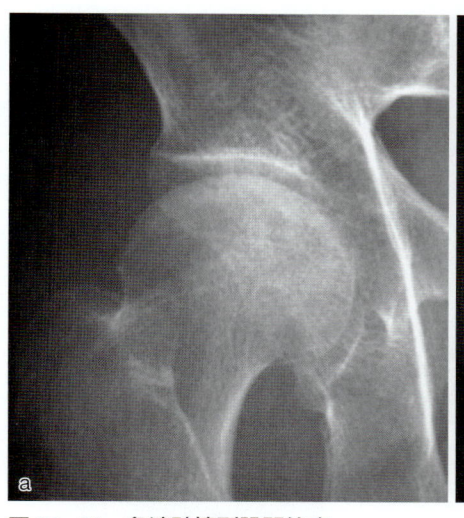
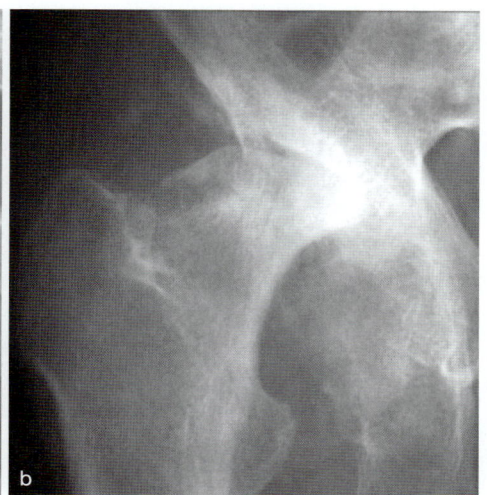

図 33-63　急速破壊型股関節症
単純X線像．a. 初診時，b. 9カ月後．

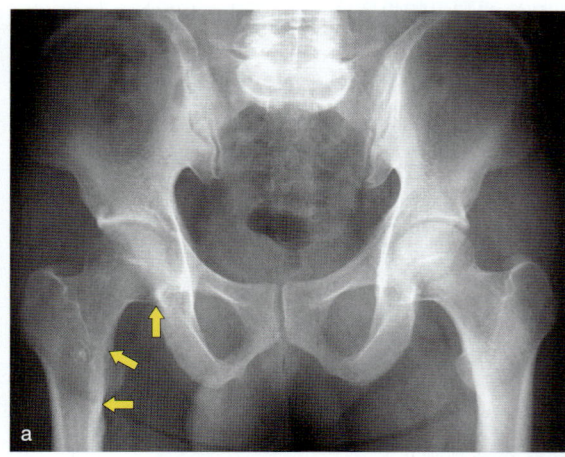
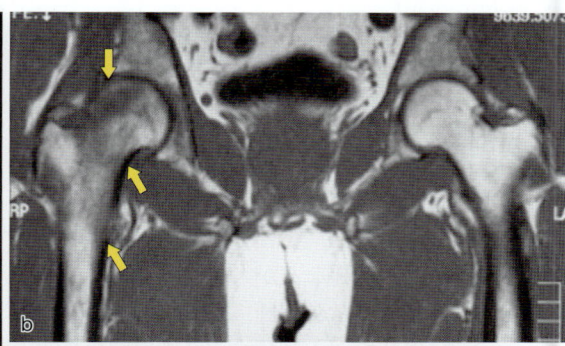
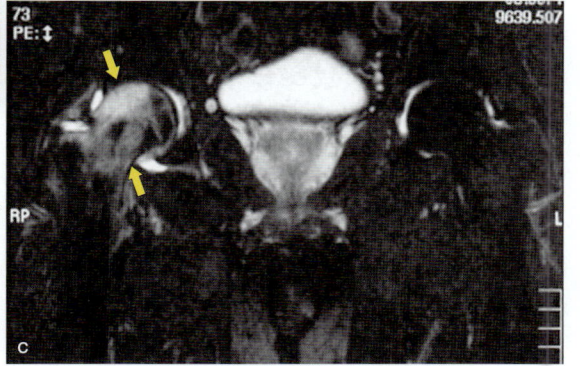

図 33-64　一過性大腿骨頭萎縮症
a. 単純X線像．右大腿骨頭から頚部，転子間部に至るまで
　骨萎縮像（矢印）が認められる．
b. MRI T1 強調像．右大腿骨近位部に低信号域（矢印）が認め
　られる．
c. MRI T2 強調像．右大腿骨近位部に高信号域（矢印）が認め
　られる．

られるが，それに加えて T1 強調像で認められる
骨頭の輪郭と平行な中枢側凸の低信号バンド像が
特徴的である．骨頭の圧潰が進行した例には，人
工股関節置換術が行われる．

⑧ 関節リウマチ
rheumatoid arthritis（RA）

　関節リウマチで股関節が侵されることは手指や
膝などの他関節と比べて比較的少ないが，いった
ん骨変化が生じると加速度的に骨破壊が進行する．
寛骨臼底の菲薄化，寛骨臼底突出症や骨頭の融解，

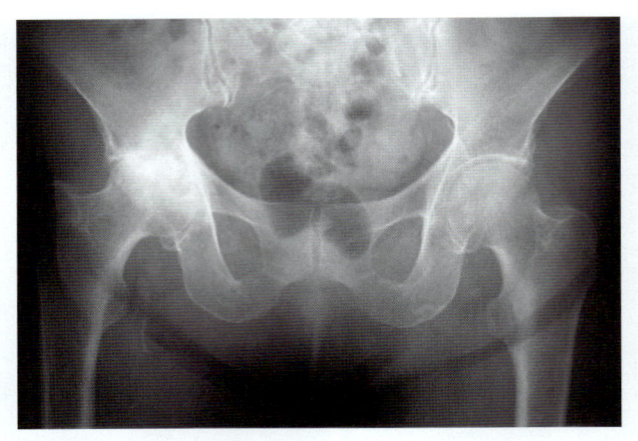

図33-65　関節リウマチ

吸収, 消失に至る（図33-65）. 関節破壊が高度になる前に人工股関節置換術を行う必要がある.

❾ その他の股関節疾患

Ⓐ 骨腫瘍

良性骨腫瘍では孤立性骨嚢腫, 骨軟骨腫, 骨巨細胞腫, 軟骨芽細胞腫, 類骨骨腫, 線維性骨異形成症, 好酸球性肉芽腫などが大腿骨近位に好発する. 悪性骨腫瘍では軟骨肉腫, 線維肉腫, Ewing（ユーイング）肉腫などが好発する. 骨肉腫の発生頻度は低いが, 子宮癌などに対する放射線照射後の骨肉腫の発生もあり注意を要する. また癌の骨転移（転移性骨腫瘍）は脊椎に次いで多い.

Ⓑ 軟部腫瘍

良・悪性ともに多くの軟部腫瘍が発生する. 特徴的なものに股関節包内に発生する色素性絨毛結節性滑膜炎と滑膜骨軟骨腫症がある.

1 ● 色素性絨毛結節性滑膜炎 pigmented villonodular synovitis（PV［N］S, 図33-66）

進行すると関節面および骨内（寛骨臼, 骨頭, 頚部）に腫瘍が浸潤し, 骨破壊をきたし, 股関節症とまぎらわしい単純X線像を示す. 関節穿刺で赤褐色の関節液が吸引されることが本腫瘍の診断根拠になる. 治療は滑膜切除術が行われるが, 手術的に十分な腫瘍切除を行うことは困難なことが多く, 再発することが多い. 進行例では関節固定術や人工股関節置換術の適応となる.

2 ● 滑膜骨軟骨腫症 synovial osteochondromatosis（図33-67）

関節包内に多数の軟骨片や骨軟骨片が認められる. 進行すると骨破壊および関節症変化が出現する. 骨化のない軟骨片は単純X線像で認められないので診断が困難であるが, MRIやCTでより明確に描出される. 治療は遊離体の摘出および滑膜切除が行われる.

Ⓒ 骨系統疾患, 代謝性疾患

骨系統疾患や代謝性疾患のなかで骨端の骨化障害を伴うものでは, 股関節部の障害が発生する. 多発性骨端異形成症 multiple epiphyseal dysplasia（MED）, 先天性脊椎骨端異形成症 spondyloepiphyseal dysplasia congenita, 大腿骨頭骨端異形成症 dysplasia epiphysealis capitis femoris, Morquio（モルキオ）症候群などがある.

Ⓓ 滑液包炎
bursitis

股関節周辺には腸恥包 iliopectineal bursa, 大殿筋坐骨包 ischiogluteal bursa, 大転子包 greater trochanteric bursa などの滑液包があり, 種々の原因で炎症をきたす. 大殿筋坐骨包炎は weaver's bottom と称され, 坐業従事者に起こりやすい. また大転子包炎はスポーツ選手や, 人工股関節置換術など同部を展開する手術の後などに生じやすい.

33
股関節

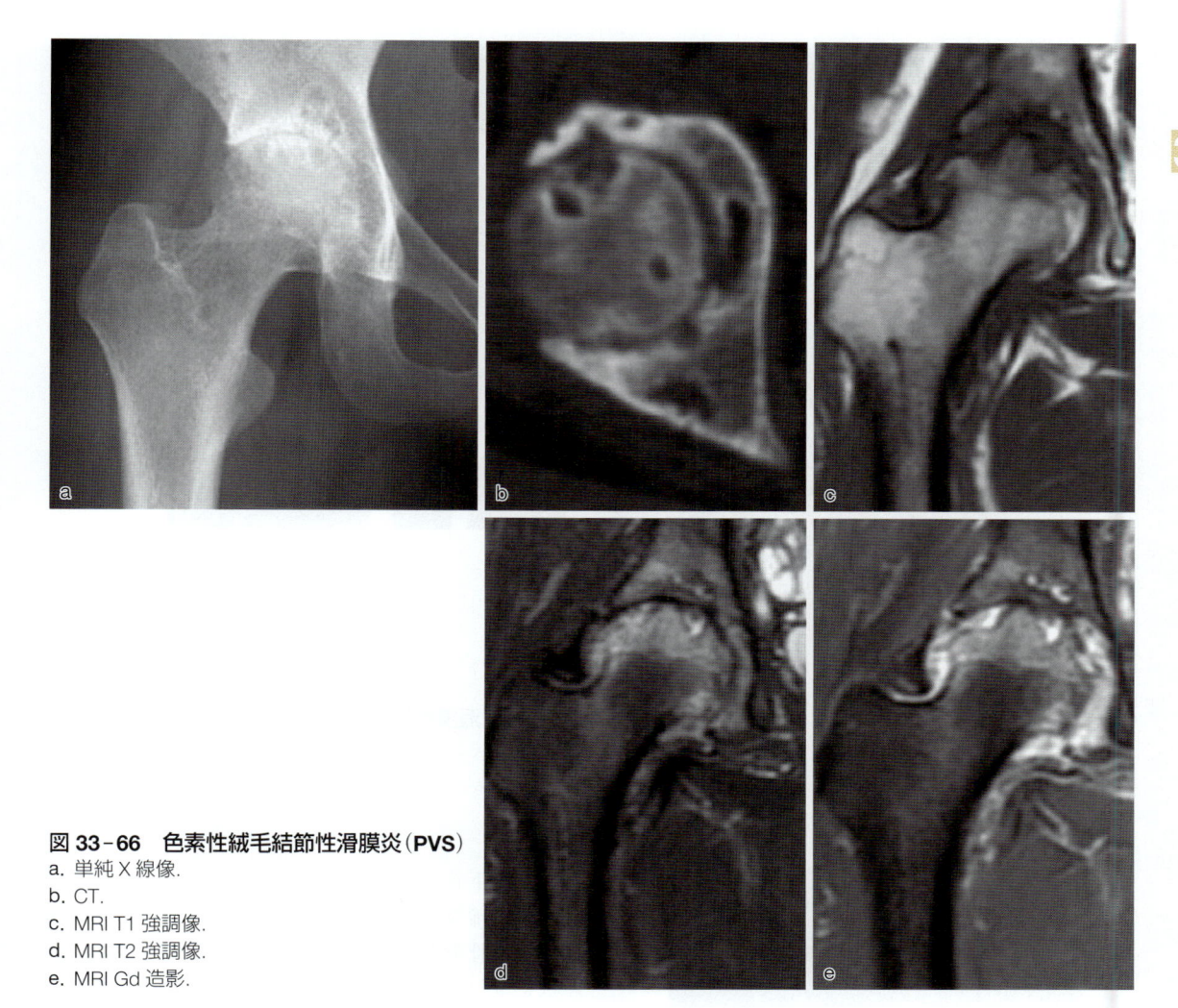

図 33-66　色素性絨毛結節性滑膜炎（PVS）
a. 単純 X 線像.
b. CT.
c. MRI T1 強調像.
d. MRI T2 強調像.
e. MRI Gd 造影.

E　石灰性腱炎
calcific tendinitis（図 33-68）

　寛骨臼縁部，大転子の中・小殿筋付着部や周辺の滑液包の組織内に何らかの原因で石灰が沈着するものである．単純 X 線像で淡い石灰化像を認める．急性に発症し，時に激痛のため歩行困難となる．治療は安静，抗炎症薬の投与が行われるが，石灰の穿刺，吸引と副腎皮質ステロイドの注射が著効を示す．

F　弾発股
snapping hip

　1 つの独立疾患の名称ではなく，股関節の運動に伴い弾発現象をきたす疾患の総称である．関節外型と関節内型があるが，通常関節内型は除外される．

　大転子と腸脛靱帯（または大殿筋前縁）における弾発現象が多い．患者が股関節伸展位から屈曲していくと，大転子後方で索状物となっている腸脛靱帯が雑音とともに大転子の前方に移動して弾発現象を生じる．内転，内旋位で増強される．大転子部の滑液包炎を伴っているときには疼痛を伴う．弾発は随意的あるいは不随意的に生じる．このほか腸腰筋腱と周囲の組織間での弾発現象もある．治療は通常保存療法が行われる．疼痛などの症状が強い場合にのみ腸脛靱帯の切離，切除，延長などの手術が行われるが，再発も多い．

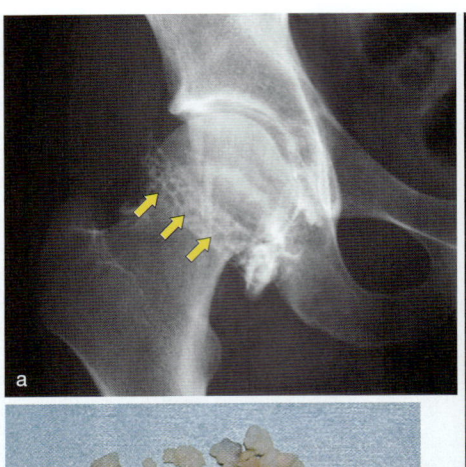

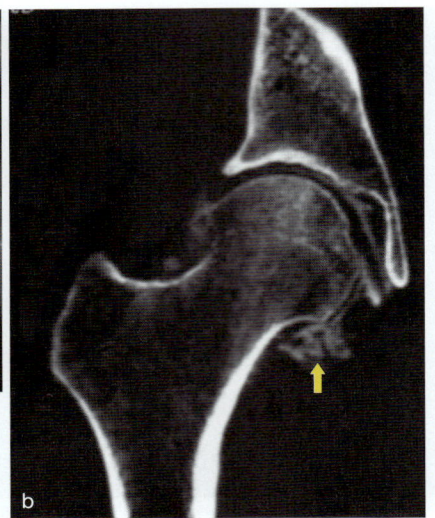

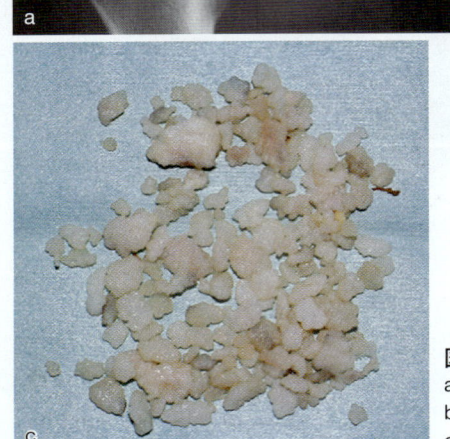

図 33-67　滑膜骨軟骨腫症
a. 関節造影.
b. CT.
c. 米粒体.

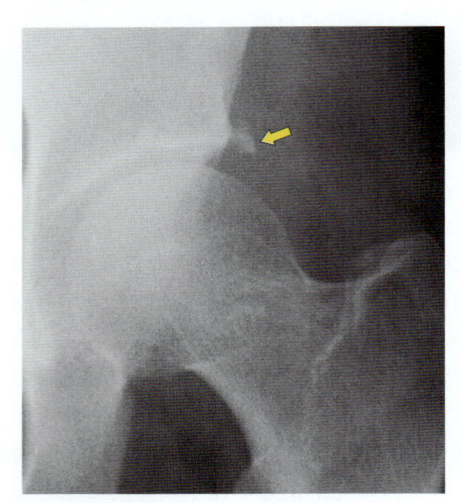

図 33-68　石灰性腱炎（41 歳女性）
左股関節の寛骨臼縁外側に石灰沈着がある（矢印）.

G 大腿骨頭離断性骨軟骨炎
osteochondritis dissecans（OCD）of the femoral head

思春期前後の大腿骨頭荷重部に，単純 X 線像で軟骨下骨の骨梁内に透明巣をみることがある．非常に稀な疾患で，好発部位である膝関節の離断性骨軟骨炎と異なり，関節内に遊離したり臨床症状を呈したりすることはない．ある程度大きいものでは大腿骨頭壊死症との鑑別が重要である．本症では MRI で band pattern がないことで鑑別できる．

H 神経病性関節症〔Charcot（シャルコー）関節〕
neuropathic arthropathy, Charcot joint

脊髄癆，脊髄空洞症，先天性無痛覚症，糖尿病などで深部感覚神経が侵された場合に生じ，高度の関節破壊と骨頭の亜脱臼を伴う．骨破壊に比して疼痛などの臨床症状に乏しい（図 33-69）．

I 寛骨臼底突出症，オットー骨盤
protrusio acetabuli, Otto pelvis

寛骨臼底が骨盤腔内に突出した状態の総称である．一次性と二次性があるが，一次性はきわめて稀である．二次性は RA や股関節中心性脱臼骨折に続発する．突出が進行した例では治療として人

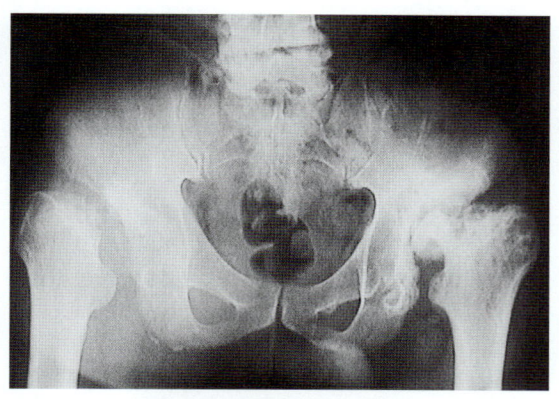

図 33-69　神経病性関節症（58 歳男性）
脊髄癆患者：両股関節（寛骨臼，骨頭）に広範な骨破壊が存在する．右骨頭は消失している．関節内に不規則な遊離体が認められる．

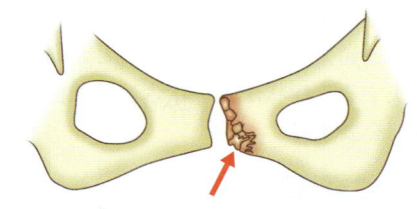

図 33-70　恥骨骨炎
恥骨結合部に，びらん，虫喰い像が認められる．

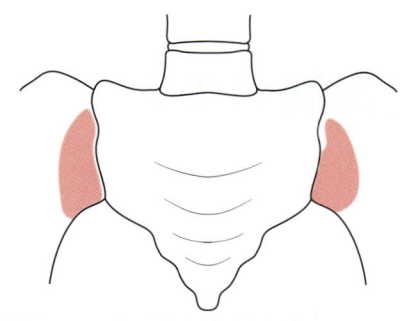

図 33-71　硬化性腸骨骨炎
仙腸関節の腸骨側に三角形の骨硬化を認める．骨破壊や関節裂隙の狭小化などはない．

工股関節置換術が行われる．

Ⓙ 強直性脊椎炎
ankylosing spondylitis

　股関節単純 X 線像にて関節裂隙の狭小化が出現し，次いで骨棘，骨嚢胞などが出現し，最終的に関節裂隙は消失し強直する．治療は人工股関節置換術が行われるが，術後の異所性骨化の発生頻度が高い．

⑩ 骨盤輪の疾患

Ⓐ 骨盤輪不安定症
pelvic ring instability

　骨盤輪（骨盤環）は仙骨と左右の寛骨よりなり，その間は 2 つの仙腸関節と恥骨結合により結合して，脊椎から股関節～下肢へ荷重を伝達する．骨盤輪不安定症とはこの結合部分に何らかの弛みや異常可動性が生じた状態の総称である．はっきりした原因のない場合（一次性骨盤輪不安定症）と他の疾患（外傷や炎症性疾患）に続発する場合（二次性骨盤輪不安定症）に分けられる．

　一次性骨盤輪不安定症は若い女性に好発する．腰痛，恥骨部痛を訴え，仙腸関節部，恥骨部の圧痛がある．安静，抗炎症薬，装具療法で症状の軽快をみない場合には，仙腸関節や恥骨結合の固定術などの手術が必要となる．

Ⓑ 恥骨骨炎
osteitis pubis（図 33-70）

　恥骨結合部の激痛を主訴とする疾患である．細菌感染である恥骨骨髄炎とは異なり感染は証明できない．疼痛などの症状は数カ月～数年以内に自然消退する一過性の疾患である．単純 X 線像では恥骨結合部に骨萎縮 bone atrophy，骨吸収 bone resorption，びらん erosion，虫喰い像 moth-eaten shadow が認められ，反応性骨硬化が現れる．恥骨骨髄炎，恥骨結核との鑑別が重要である．治療は，安静，抗炎症薬の投与，副腎皮質ステロイドや麻酔薬の局所注射などが行われる．

Ⓒ 硬化性腸骨骨炎
osteitis condensans ilii（図 33-71）

　仙腸関節の腸骨側に限局性骨硬化が出現する疾患である．わが国では欧米諸国と比較してその頻度は低く 1% 程度である．若い経産婦に多いことから，出産時に仙腸関節に加わったストレスなどが原因とされている．単純 X 線像で仙腸関節の腸骨側に三角形の骨硬化を認めるが，骨破壊や関

節裂隙の狭小化などはない．症状は強いものはなく腰痛や運動後の疼痛を訴えることがあるが，安静で軽快する．症状が強い場合には強直性脊椎炎との鑑別を要する．

D 強直性脊椎炎
ankylosing spondylitis

仙腸関節は強直性脊椎炎の好発部位であり，仙腸関節部痛が初発症状であることが多い．

股関節の手術

股関節に対する手術は，大腿骨側の手術，骨盤側に対する手術，人工関節置換術に分けられる．この項では，股関節に対して行われる代表的手術を挙げ，その適応と術式の要点をまとめる（**表33-9**）．

A 人工股関節全置換術
total hip arthroplasty（THA）
（➡202頁も参照）

Advanced Studies
人工股関節置換術の歴史

1960年初頭，Sir John Charnley は，人工関節摺動面の寛骨臼側に超高分子ポリエチレン ultra-high molecular weight polyethylene（UHMWPE）製のソケットを用い，大腿骨側には骨頭の径が22 mm のステムを挿入し，各コンポーネント（ソケット，ステム）と骨組織の固定に骨セメント polymethyl methacrylate（PMMA）を使用した．これは現在まで最も成功している THA となっている（**図33-80** ➡633頁）．

この方法を踏襲したソケット側，ステム側ともにセメント固定を用いるセメント THA が広く用いられるようになった．

一方，骨セメントを用いず金属表面を加工することによって固定しようとするセメントレス THA の開発が進んだ（**図33-81** ➡633頁）．骨組織の進入を図る目的で，金属表面を多孔質 porous coating にしたり，ハイドロキシアパタイトを貼りつけた hydroxyapatite coating などの加工が加えられたりしている．この表面加工部に進入した骨組織によってコンポーネントが固定される．ステムには一体型のほかに，近位と遠位でそれぞれ異なるサイズが選べるモジュラー型もある．

適応

末期股関節症で疼痛が強く可動域制限が著しい症例がよい適応となる．年齢は60歳以上がよい適応とされるが，近年は重症例，特に両側例では50歳代から行われるようになってきている．

セメント THA，セメントレス THA の選択

セメント THA，セメントレス THA の選択に関しては，一定の決まりはない．若年者に THA を行わざるを得ない場合，将来弛みが生じて再置換術が行われる際に手術手技が容易であることから，セメントレス THA を用いることが多い．すなわち大腿側にセメント THA で弛みが生じて再置換術が行われる場合，大腿骨髄腔内に充填されているセメントの除去に難渋することが多いことがその理由とされている．セメント注入テクニック modern cementing techniques（**表33-10** ➡634頁）の向上でステムの経年的弛みの発生は激減しており，良好な長期成績が得られるようになった．

合併症

THA の合併症には，**表33-11**（➡634頁）に示すものがある．

a 術中あるいは術後比較的短期間（1年以内）に発生する合併症

術中の血管損傷，神経損傷による出血や神経麻痺，術後脱臼，異所性骨化などがある．これらは術中に細心の注意を払うことで避けることができる．静脈血栓塞栓症の発生は常に念頭に置くべき重要な合併症である．

b 感染

THA における術後感染は 0.5% 程度に発生す

NOTE 最小侵襲手術 minimally invasive surgery（MIS）

近年，短く小さな皮切を用いた THA が行われる．従来，THA は 15～20 cm 程度の皮切で行われていたが，最近では 8 cm 前後の皮切で行う場合がある．患者に対する侵襲が少なく美容的に術後瘢痕が小さいというメリットがある．一方で術中の視野が狭くなるため術中骨折やコンポーネントの不適切な設置などの問題が生じやすく，熟練した股関節外科医が用いるべき手術法である．

表 33-9　股関節に対する手術

	手術法	適応	その他
大腿骨側の手術法（大腿骨骨切り術）			
大腿骨内反骨切り術 intertrochanteric varus osteotomy 【図 33-72, 73】	転子間で楔状の骨片を切除し骨頭を内方へ倒す	進行期股関節症（骨頭外側に健常軟骨が存在）大腿骨頭壊死症（壊死巣が骨頭外側にない）	幼児で，前捻の強い例では減捻内反骨切術
大腿骨外反骨切り術 intertrochanteric valgus osteotomy 【図 33-74】	骨頭を外方へ倒す	進行期股関節症（股関節の内転で外側荷重部の関節裂隙が開大，内側の骨棘が発達）	症例に応じて，伸展屈曲を加える
大腿骨前方回転骨切り術（杉岡法）transtrochanteric anterior rotational osteotomy【図 33-75】	骨頭を頚部軸を中心として前方に約 90° 回転させる	大腿骨頭壊死症で壊死が骨頭前方に限局し骨頭後方 1/2〜1/3 に健常部が存在	Perthes 病や大腿骨頭すべり症でも行われる
骨盤側の手術法			
寛骨臼形成術（棚形成術）acetabular arthroplasty 【図 33-76】	形成不全寛骨臼に移植骨を用いて棚を作ることで，骨頭を十分に被覆しうる寛骨臼を作る手術	寛骨臼形成不全の強くない初期股関節症	わが国では Lance-中法と Spitzy 法が行われる
Chiari 骨盤骨切り術 Chiari pelvic osteotomy 【図 33-77】	関節直上で骨盤を横切して骨頭を内上方へ押し込んで骨性寛骨臼を形成	寛骨臼形成不全の強い初期-進行期股関節症	一部の進行期例にも適応がある
寛骨臼回転骨切り術（RAO）rotational acetabular osteotomy 寛骨臼移動術，寛骨臼球状骨切り術 【図 33-78】	股関節近傍で骨盤をドーム状に切り，寛骨臼を前・外側へ回転させ骨頭を被覆する	寛骨臼形成不全の強い初期股関節症によい適応がある	寛骨臼の関節軟骨で骨頭を被覆できる．Y 軟骨閉鎖前の患者にはできない
Salter 寛骨骨切り術 Salter innominate osteotomy 【図 33-79】	関節直上で骨盤を横切して遠位骨片を前外方へ回転させる	先天股脱治療後に前方寛骨臼形成不全の残存する症例で，3〜6 歳によい適応	寛骨臼の発育方向を変える手術
triple osteotomy（Steel 法）	腸骨・恥骨・坐骨の 3 カ所で骨切りし，寛骨臼を回転させて骨頭を被覆	高度の寛骨臼形成不全例	最近は寛骨臼回転骨切り術が行われる．Y 軟骨閉鎖前の患者に行う
その他の手術法			
筋解離術 muscle release operation	O'Malley（オマリー）法（内転筋群，大腿直筋長頭起始部，腸腰筋，関節包の前内側部の切除）	若年者の末期股関節症	関節周囲筋の拘縮を除き，関節内圧を下げることが目的
股関節固定術 arthrodesis of the hip joint	種々の方法で股関節を固定する（屈曲 20〜30°，内・外旋，内・外転中間位）	若年者（肉体労働者）の末期股関節症で，反対側の股関節，膝関節，腰椎などに重度の障害（関節症変化）がない	無痛性と固定性が得られる．近年はセメント非使用人工関節置換術が行われることが多い
人工股関節全置換術 （➡628 頁参照，【図 33-80, 81】）			

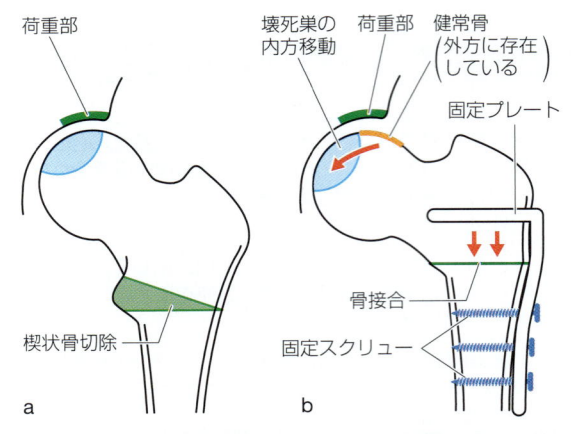

図 33-72　大腿骨頭壊死症に対する大腿骨内反骨切り術の模式図
a. 転子間部で楔状に骨切除を行い，同部の骨接合術を行う．
b. 骨接合術後壊死巣は内側に移動し，荷重部には健常骨が移動している．

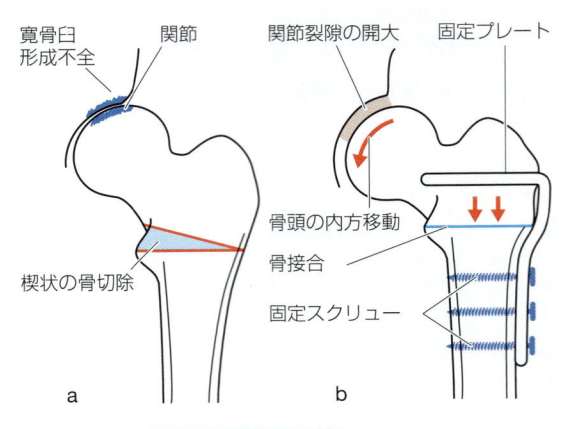

図 33-73　大腿骨内反骨切り術
a. 骨頭を内方へ倒して寛骨臼内へおさめる手術．転子間で楔状の骨片を切除し，金属（プレートとスクリュー）を用いて骨接合術を行う．
b. 術後：骨頭は内方へ移動し，外側の健常関節軟骨が荷重部へ移動することにより関節裂隙が開大する．

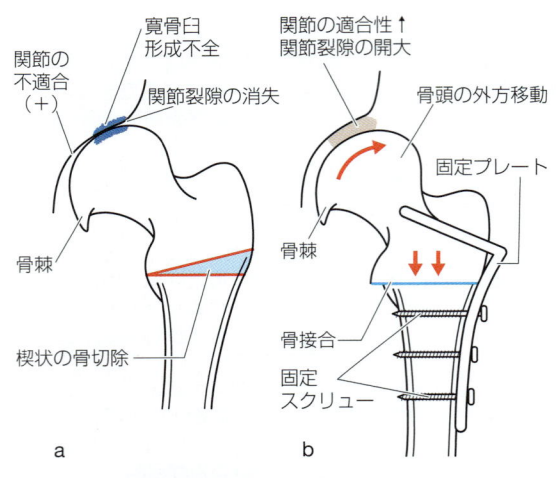

図 33-74　大腿骨外反骨切り術
骨頭を外側へ倒すことで，関節の適合性を改善する手術（a）．骨頭が外反すると，術後に内側の骨棘がヒンジとなり荷重部の関節裂隙が開大する（b）．

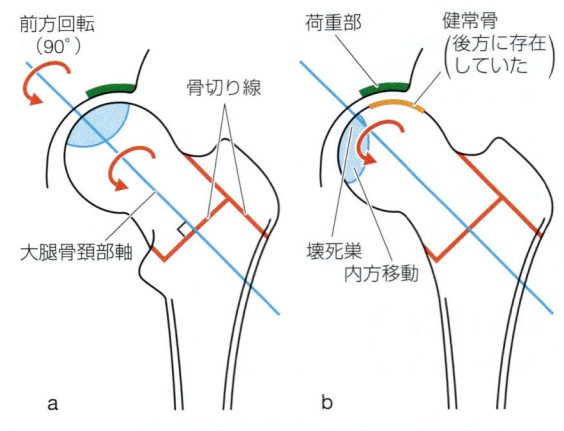

図 33-75　大腿骨頭壊死症に対する大腿骨前方回転骨切り術（杉岡法）の模式図
a. 転子間部で頚部軸に垂直な図のような骨切りを行い，頚部軸を中心として前方に約 90°回転させる．
b. 回転後，骨頭前方にあった壊死巣は内方（非荷重部）に移動し，荷重部には骨頭後方にあった健常骨が移動する．

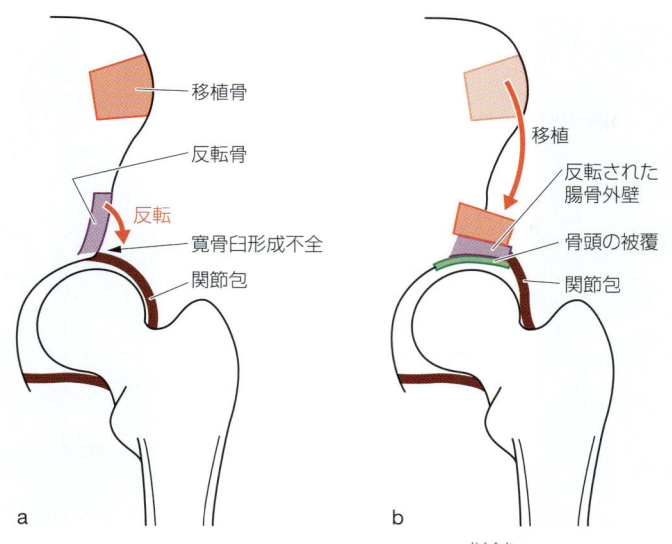

図 33-76　寛骨臼形成術（棚形成術）（Lance-神中法）
a. 形成不全のある寛骨臼に移植骨を用いて棚を作ることで，骨頭を十分に被覆しうる寛骨臼を作る手術．骨頭直上の寛骨臼（腸骨外壁）を骨頭の方向に反転する．
b. その上に腸骨からの骨移植を行う．

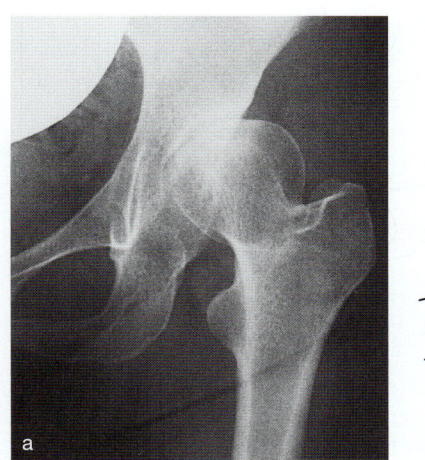
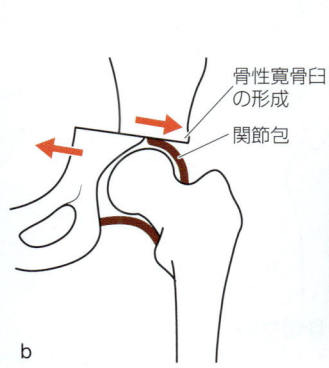
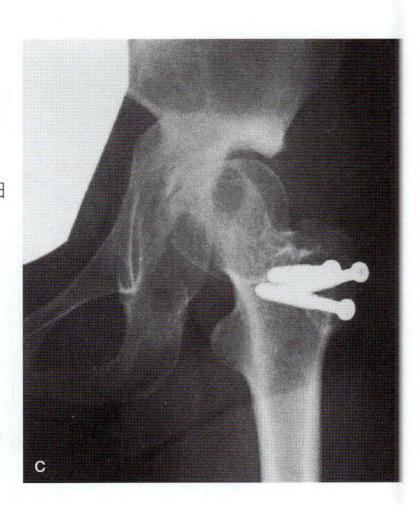

図 33-77　Chiari 骨盤骨切り術（35 歳女性：初期股関節症）
a. 術前：左股関節に高度の寛骨臼形成不全と骨頭の亜脱臼が著明である．一部に軽度の関節裂隙の狭小化がある．
b. 骨頭上部の関節包の高さで骨盤を腸骨内板まで横断する．その後骨頭を内上方へ押し込む．
c. 術後 10 年：良好な寛骨臼が形成されている．

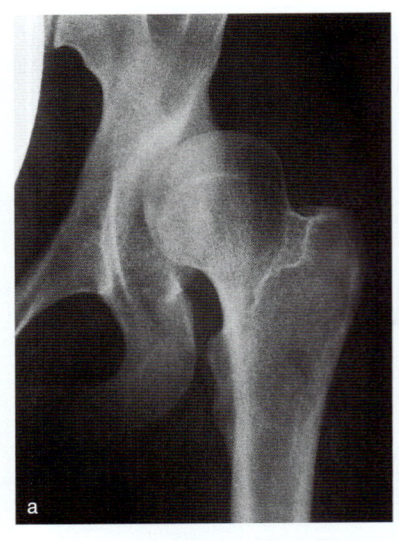
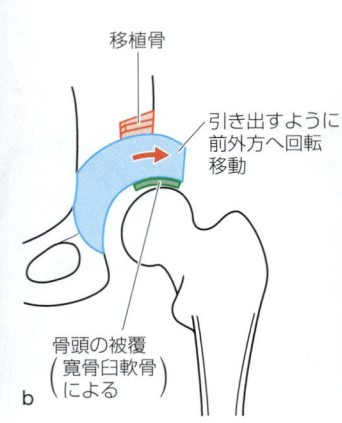
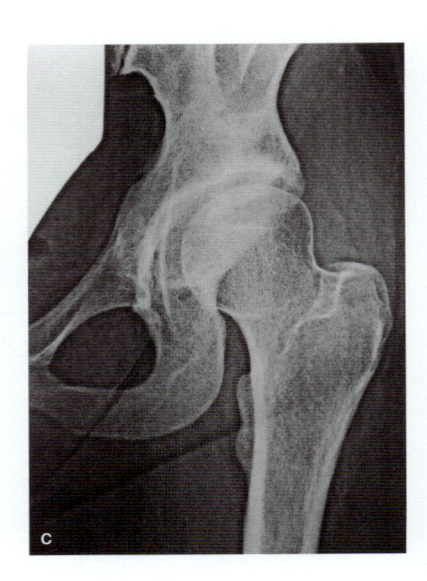

移植骨

引き出すように
前外方へ回転
移動

骨頭の被覆
（寛骨臼軟骨
による）

図 33-78　寛骨臼回転骨切り術（RAO，24 歳女性：初期股関節症）
a. 術前：左股関節に高度の寛骨臼形成不全と骨頭の亜脱臼が著明である．関節裂隙は比較的保たれている．
b. 股関節の近傍をドーム状に切り，寛骨臼を前・外側へ回転させて骨頭を被覆する．
c. 術後 7 年：良好な寛骨臼が形成されている．

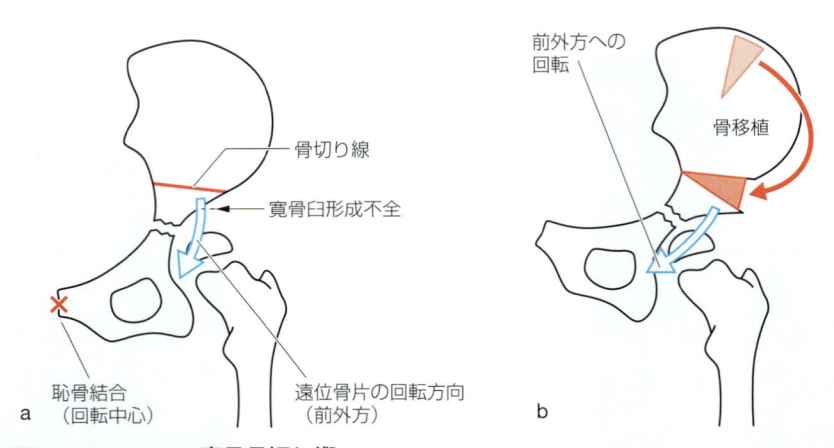

骨切り線

寛骨臼形成不全

前外方への
回転

骨移植

恥骨結合
（回転中心）

遠位骨片の回転方向
（前外方）

図 33-79　Salter 寛骨骨切り術
関節直上で骨盤を横切って，恥骨結合を中心として遠位骨片を前外方へ回転移動させることにより，寛骨臼の発育の方向を変える手術である．

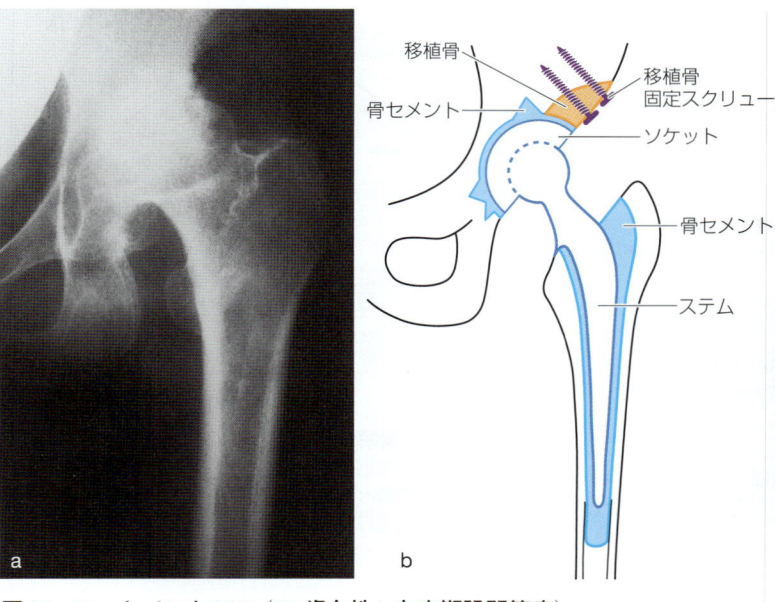
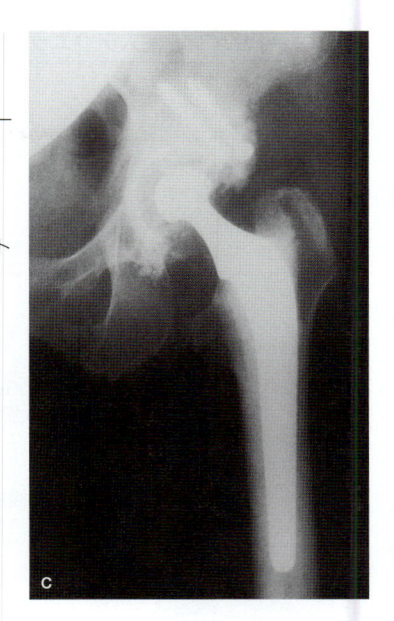

図 33-80　セメント THA（62 歳女性：左末期股関節症）
a. 左股関節の関節裂隙は消失し，骨頭は外上方へ亜脱臼している.
b. 模式図：ソケット，ステムともに骨セメントで固定されている.
c. セメント THA（Charnley 型）が行われた. 寛骨臼骨欠損部には骨移植が行われた.

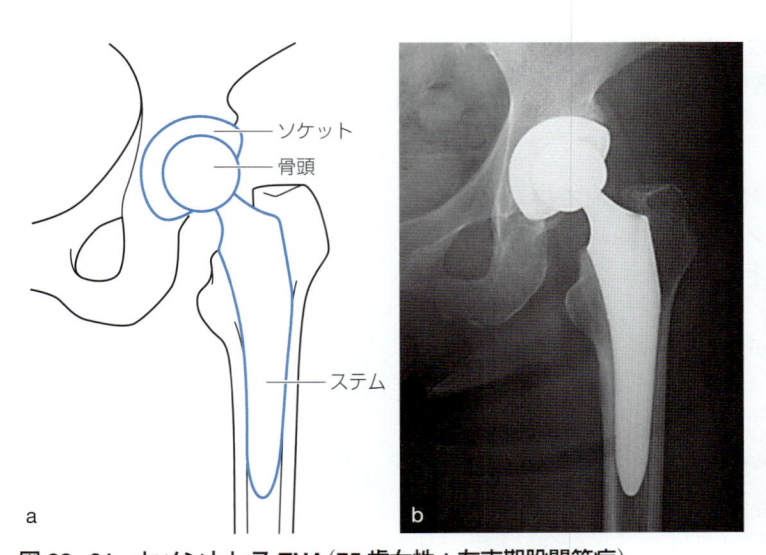

図 33-81　セメントレス THA（75 歳女性：左末期股関節症）
a. 模式図：ソケット，ステムはプレスフィットでそれぞれ固定されている.
b. セメントレス THA にて置換後の股関節部単純 X 線像.

表33-10 セメント注入テクニック

1) セメントガンの使用
2) 髄腔プラグの使用
3) 髄腔内止血剤入りガーゼ(スポンジ)などの使用
4) 髄腔内ブラシの使用
5) パルス洗浄器の使用
6) セメントの遠沈,真空内操作
7) セメント注入時圧迫操作

表33-11 THA後の合併症

1. 術中・術直後の合併症	1) 血管損傷(術中・術後出血) 2) 神経損傷(大腿神経・坐骨神経) 3) 脱臼 4) 感染 5) 静脈血栓塞栓症
2. 術後一定期間経過後の合併症	1) 弛み 2) 脱臼 3) 骨折 4) ステムの破損・折損 5) 感染 6) 異所性骨化

るといわれている.術中感染と,術後一定期間経過してからの感染 late infection に分けられる
(➡238頁参照).

c 弛み

術後一定期間経過後の合併症で最も重要なのは,コンポーネントの弛み loosening である.弛みの原因には,未熟な手術手技(コンポーネントの不正確な設置,不十分なセメント手技など),感染,外傷などがあるが,最も重要となるのはポ

NOTE 骨溶解 osteolysis(図33-82)

　THAが行われた患者が活動する以上,摺動面におけるポリエチレンの摩耗は避けることができない.摩耗により関節包内に貯まったポリエチレン摩耗粉(特にサイズが直径1μm以下)はマクロファージに貪食される.この際マクロファージは各種サイトカインを産生し,これらサイトカインの一部のものは破骨細胞を刺激し骨溶解 osteolysisが生じる.このメカニズムでコンポーネント周囲の骨組織が吸収・破壊され,THAの弛みが生じる.さらに,摺動面で産生されたポリエチレン粉はソケットあるいはステムに沿って移動 migration する.これをSchmalzried(シュマルツリード)は access disease と称した(図33-83, 84).この骨溶解を防止するにはまず摺動面におけるポリエチレン摩耗粉の発生を防止することが先決であり,近年では従来のポリエチレンに代わって摩耗に強い cross-linked polyethylene が開発されている.

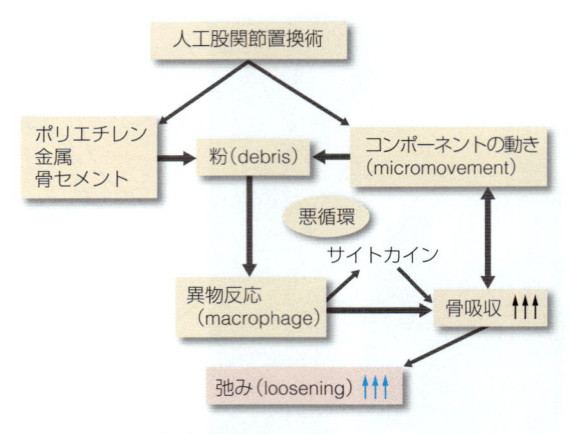

図33-82 骨溶解のメカニズム
摺動面で発生したポリエチレン粉により骨溶解が生じるメカニズム.骨溶解とコンポーネントの動きが相互に作用しあって悪循環を生じ,ソケットやステムに弛みが生じる.

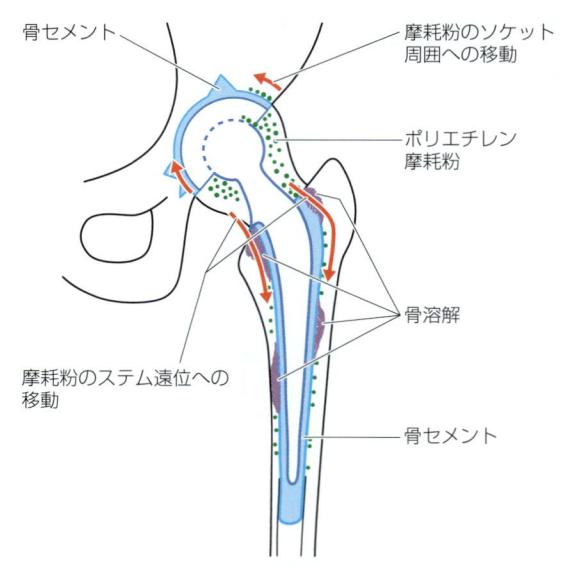

図33-83 ポリエチレン摩耗粉の移動
摺動面で発生したポリエチレン摩耗粉は関節包内から骨-セメント間を通りステム遠位およびソケット周囲へ移動
(migration)する.

リエチレン摩耗粉により生じる骨溶解 osteolysis
による無菌性の弛みである(図33-82~84, ➡238
頁参照).

33
股関節

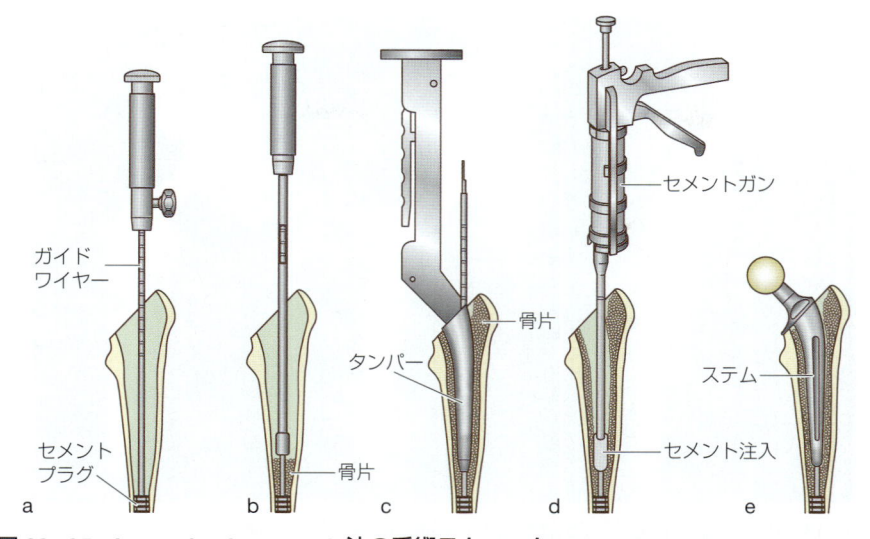

ガイド
ワイヤー

セメント
プラグ

a b

骨片

セメントガン

骨片

タンパー

c d e

ステム

セメント注入

図 33-85　impaction bone graft 法の手術テクニック（山形済生病院整形外科 石井政次 原図）
a. ガイドワイヤーをつけたセメントプラグを挿入・固定する.
b. 大腿骨髄腔遠位より骨片を詰め込んで，圧迫（impaction）を加える.
c. 十分に大腿骨近位までの骨片の impaction が終了したら，タンパーを用いてステムの形状に
　骨片への impaction を加え，ステム挿入の道筋を形成する.
d. セメントガンを用いて逆行性にセメント注入を行う.
e. ステムを挿入する.

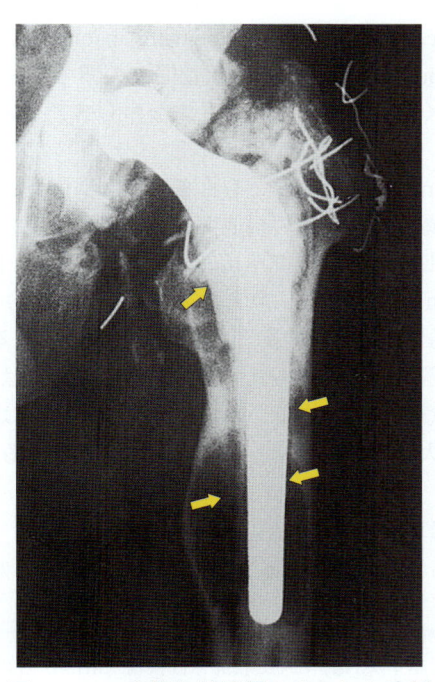

図 33-84　広範な骨溶解をきたした症例
（術後 17 年，88 歳男性）
セメント使用型 THA で弛みが生じた例.
ソケット，ステムともに弛みが生じている.
ステム周囲（特に遠位）に広範な骨溶解が認め
られる.

 B　人工関節再置換術
revision arthroplasty（図 33-85〜87）

　THA が弛んだ場合には入れ換えの手術（再置
換術）が行われる. 再置換術は非常に高度のテク
ニックを要する手術であり容易ではない. THA
に弛みの診断がついたなら，高度の骨吸収・破壊
が生じる前に再置換術を行う必要がある.
　寛骨臼に広範な骨破壊が生じた症例の再置換術
には large（jumbo）socket（図 33-87）による置換
や KT プレートを用いた寛骨臼再建術などがある
（図 33-86）. 一方，大腿側におけるステムの再置
換術にはセメントレスステムの使用や impaction
bone graft 法などがある（図 33-85）.

C　人工骨頭置換術
hemiarthroplasty

　大腿側のみの置換を行い，寛骨臼側は置換を行
わず，既存の寛骨臼軟骨と人工骨頭が接触するタ
イプである. 人工骨頭置換術には単極型

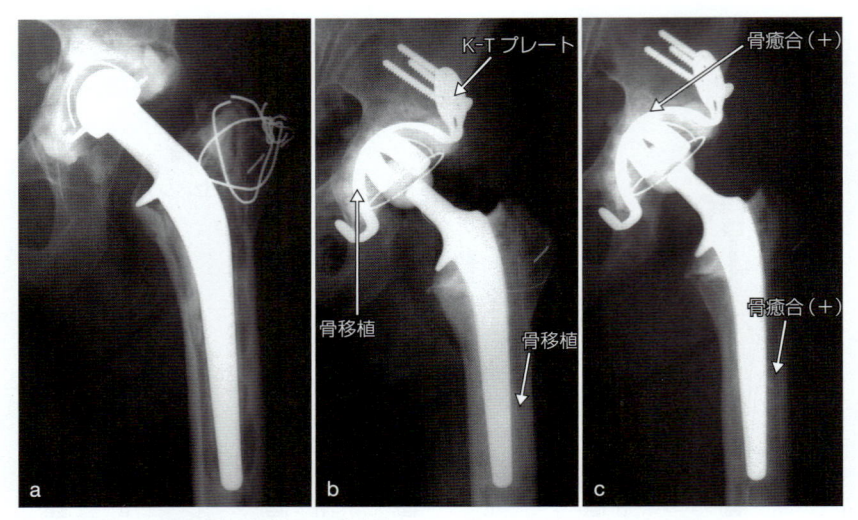

図 33-86　再置換術症例（75歳女性）（山形済生病院整形外科 石井政次 原図）
a. ソケットおよびステム周囲に広範な骨溶解・骨破壊が生じている.
b. 再置換術後. ソケット側は KT プレートを用いた寛骨臼再建術を行い, ステム側は impaction bone graft 法を用いて骨移植を行いセメント使用ステムで再置換術を行った.
c. 再置換術後7年5カ月. ソケット側, ステム側ともに移植骨が生着している.

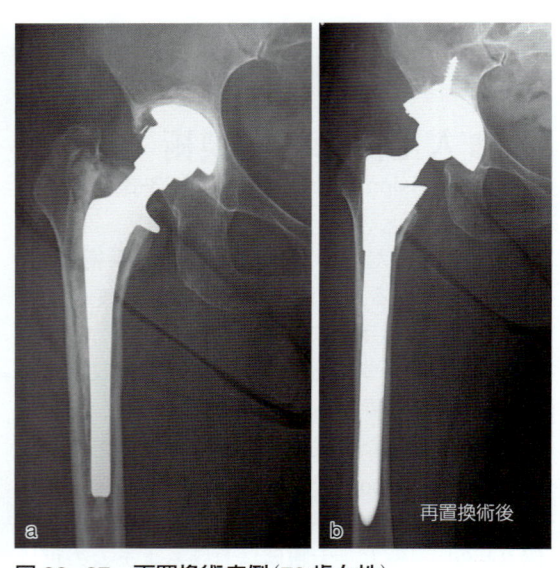

図 33-87　再置換術症例（73歳女性）
a. ソケットおよびステム周囲に広範な骨溶解・骨破壊が生じている.
b. 再置換術後. セメントレスの大径ソケットとセメントレスステムを用いて再置換術を行った.

monopolar と双極型 bipolar がある. 従来は Austin-Moore 型などの単極型人工骨頭が用いられていたが, 寛骨臼軟骨への侵襲が強いことから, 近年は双極型人工骨頭が用いられる. 双極型人工骨頭は, femoral component（ステム）, ポリエチレン製 bearing insert および outer head（金属カップ）からなる. 股関節の動きは主として femoral component（骨頭）-bearing insert 間で行われ, outer head-寛骨臼軟骨間との間でも付加的に動く構造になっている. すなわちベアリング面が二重にあるので, 二重ベアリング（dual bearing）型人工骨頭とも称される. 単極型と比較して寛骨臼軟骨への侵襲が少ないとされている.

しかし, このタイプも femoral component-bearing insert 間のポリエチレン摩耗が予想より大きく（通常の THA の約30倍ともいわれている）, 骨溶解発生の頻度も高いため, その使用には十分な注意が必要である. 本法の最もよい適応は高齢者の大腿骨頚部骨折, 大腿骨頭壊死症である.

●参考文献

1) 石井良章, 松野丈夫, 坂巻豊教（編）：股関節の外科. 医学書院, 1998
2) 伊藤鉄夫（編）：股関節外科学　第4版. 金芳堂, 1991
3) 岩本幸英（編）：人工股関節置換術. MIS から再置換まで応用できる手技のコツ. OS NOW 9. メディカルレビュー社, 2009
4) 寺山和雄, 片岡 治（監修）：股関節の痛み, 整形外科 痛みへのアプローチ4. 南江堂, 1998
5) 船山完一（編）：股関節の整形外科—今日の常識と話題. 整形・災害外科 41：397-716, 1998

6) 松野丈夫（編）：股関節手術手技のポイント．関節外科 23（4月増刊号），2004

7) Bombelli R：Osteoarthritis of the Hip. Pathogenesis and Consequent Therapy. Springer-Verlag, Berlin, Heidelberg, New York, 1876

8) Bono JV, McCarthy JC, Thornhill TS, et al（eds）：Revision Total Hip Arthroplasty. Springer, New York, 1999

9) Callaghan JJ, Rosenberg AG, Rubash HE（eds）：The Adult Hip, 2 nd ed. Lippincott Williams & Wilkins, Philadelphia, 2007

10) Charnley J：Low Friction Arthroplasty of the Hip：Theory and practice. Springer-Verlag, Berlin, 1979

11) Greene WB, Heckman JD（eds）：The Clinical Measurement of Joint Motion. Reconstruction Hip. AAOS, Rosemont, 1994

12) Herring JA：Legg-Calvé-Perthes Disease. AAOS, Rosemont, 1996

13) Forester MC. Kumar S, Rajan RA, et al：Head-at-risk signs in Legg-Calvé-Perthes disease：poor inter- and intra-observer reliability. Acta Orthop 77：413-417, 2006

14) Lieberman JR, Berry DJ（eds）：Advanced Reconstruction Hip. AAOS, Rosemont, 2005

15) Magee DJ：Orthopaedic Physical Assessment, 5 th ed. WB Saunders, Philadelphia, 2008

16) Paprosky WG（ed）：Revision Total Hip Arthroplasty. AAOS, Rosemont, 2000

17) Postel M, Kerboull M（ed）：Total prosthetic replacement in rapidly destructive arthrosis of the hip joint. Clin Orthop Relat Res 72：138-144, 1970

18) Tachdjian MO：Congenital Dislocation of the Hip. Churchill Livingstone, New York, 1982

19) Tönnis D：Congenital Dysplasia and Dislocation of the Hip in Children and Adults. Springer-Verlag, Berlin, 1987

20) Vaccaro AR（ed）：Orthopaedic Knowledge Update, Home Study Syllabus, 8 th ed. AAOS, Rosemont, 2005

21) Wright TM, Goodman SB（eds）：Implant Wear in Total Joint Replacement. AAOS, Rosemont, 2002

33

股
関
節

診療の手引き

- [ ] **1.** すべての疾患に共通することであるが，診察においては問診が重要である．膝痛を生じたきっかけ，痛みが出現する動作などについて詳しく聴取する．
- [ ] **2.** 若年者の膝痛の場合は，スポーツに関連することが多い．スポーツの種類，練習時間，疼痛の出現時期などは重要なポイントである．
- [ ] **3.** 急性外傷の場合は，受傷機転（どのような肢位でどのような力が加わったか，など）について詳しく聞くことで診断の手助けになる．また，膝骨壊死も軽微な外傷の後に発症することがある．
- [ ] **4.** 疼痛が出現するタイミングは重要である．変形性膝関節症の場合は，歩行開始時に疼痛を訴えることが多いが，歩行するにつれて下肢痛が増強する場合は，腰椎疾患や血管性疾患の（併存の）可能性がある．
- [ ] **5.** 視診では，まず歩容を十分に観察する．変形性膝関節症の患者では歩行時に内反が増強するように膝が外側へ側方移動する lateral thrust がみられることが多い．
- [ ] **6.** 膝を含めた下肢全体の視診も重要である．創傷の有無，膝関節周囲の発赤の有無についてはもちろん，疼痛の原因となる帯状疱疹や静脈瘤にも十分留意して診察を行う．
- [ ] **7.** 膝痛という愁訴であっても，膝関節以外に原因があることも多い．少なくとも股関節の可動性，straight leg raising test，下肢の知覚，足背動脈の拍動については所見を得る必要がある．
- [ ] **8.** 触診，徒手検査は健側より行う．まずは疼痛が生じない健側の診察を行った後，可能な限りリラックスしてもらい，患側の診察を行う．下肢に力が入れば不安定性の正しい評価が困難になる．
- [ ] **9.** 触診は，解剖学的な構造を頭に描きながら丁寧に行う．関節裂隙だけではなく，筋腱付着部の炎症，絞扼性神経障害，創があれば断端神経腫などの可能性も考えて圧痛点，放散痛を認める点を探していく．
- [ ] **10.** 膝関節の熱感，腫脹の有無の確認に加え，大腿周囲径の計測も行う．大腿四頭筋の萎縮は疼痛出現早期よりみられることが多い．
- [ ] **11.** 関節可動域は，自動および他動の屈曲，伸展角度の計測だけではなく，どのような角度で痛みが生じるかを調べておく．
- [ ] **12.** 靱帯損傷，膝蓋骨不安定症，半月板損傷などが疑われるときは，必要な徒手検査を行い評価する．
- [ ] **13.** X線は，少なくとも両膝の3方向撮影を行い健側と比較する．中高齢者の場合，加齢変性として何らかの変形性関節症の所見が認められることが多い．X線上の変性所見があるからといって，症状および身体所見が伴わなければ，変形性関節症による疼痛と短絡的に判断してはいけない．
- [ ] **14.** 関節液検査は，様々な情報を与えてくれる．色調および混濁の有無を観察し，必要に応じて結晶の有無についての検査，および細菌検査などを行う．
- [ ] **15.** 膝周囲は骨肉腫など高悪性度骨腫瘍の好発部位でもあるが，超早期にはX線で異常をとらえられないことも多いため，少なくとも疼痛が持続するときは必ず再来するように患者に伝えておく必要がある．未診断のまま高悪性度骨腫瘍を放置すると生命予後に大きな影響を与えることになる．

膝関節 knee joint は下肢の中間にあり，骨性の安定性に乏しく，覆っている軟部組織が少ないにもかかわらず，体重を支え，走ったり，跳んだりする運動に中心的な役割を果たす関節であるため，負荷も多くかかり，力学的な障害を受けやすい．スポーツ外傷や交通事故や労働災害などで，受傷することも多い．関節リウマチなどのリウマチ性疾患や変形性関節症の代表的な罹患関節でもあり，有症状の変形性膝関節症患者数は日本全国で 800 万人に上ると推計され，社会的問題となっている．また，膝関節近傍には，骨腫瘍の発生も多く，多岐にわたる疾患の知識が求められる．

機能解剖と
バイオメカニクス

A 膝関節の骨構造と機能

膝関節は人体で最も大きな関節であり，大腿骨 femur と脛骨 tibia の間の大腿脛骨関節 femorotibial joint（FTJ），および膝蓋骨 patella と大腿骨との間の膝蓋大腿関節 patellofemoral joint（PFJ）に関節面をもち，FTJ はさらに内側コンパートメント medial compartment と外側コンパートメント lateral compartment に分かれる（**図 34-1**）．股関節の安定性が関節面の形状によって得られているのとは対照的に，膝関節はその安定性のほとんどを半月，靱帯，筋肉を中心とした軟部組織に頼っている．

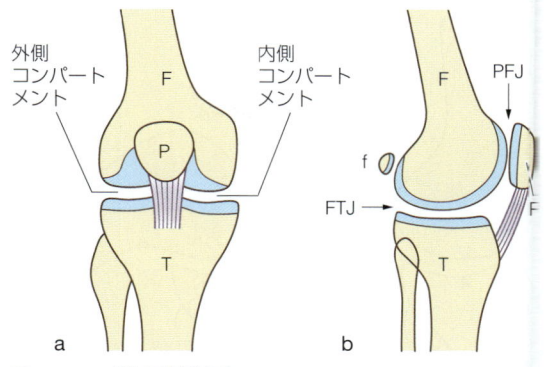

図 34-1　膝の関節面
a. 前面，b. 側面.
F：大腿骨，T：脛骨，P：膝蓋骨，f：ファベラ，
FTJ：大腿脛骨関節，PFJ：膝蓋大腿関節.

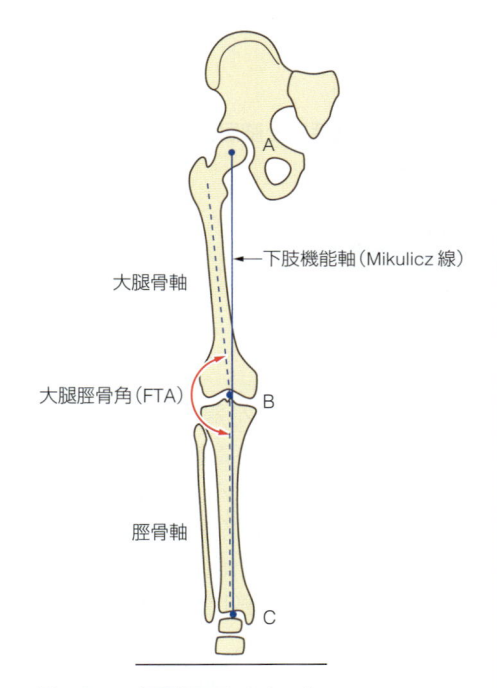

図 34-2　下肢アライメント
A：大腿骨頭中心，B：膝関節中心，C：足関節中心，A〜C：下肢機能軸（Mikulicz 線）.

　下肢全体を正面から見たとき，大腿骨と脛骨の長軸がなす角を大腿脛骨角 femorotibial angle（FTA，膝外側角ともいう）といい，下肢アライメントを示す重要な角度である．膝関節の外側を測定し，正常膝では約 176° と，軽度の外反を呈する．一方，内反膝（O 脚）では，180° を超えた値となる（**図 34-2**）．また，大腿骨頭中心から足関節中心を結ぶ線を，下肢機能軸 mechanical

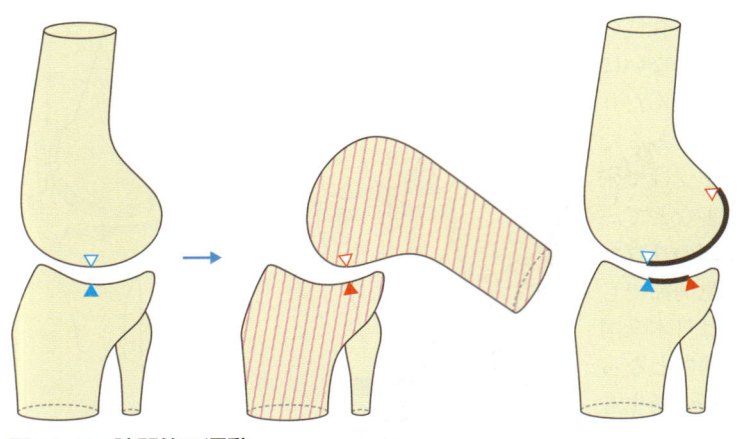

図 34-3　膝関節の運動
青い三角は伸展位での接触点．赤い三角は屈曲位での接触点．接触していく距離を比較すると，大腿骨側の距離が長いことから，単なる転がる運動（rolling）だけではなく，脛骨上をすべる運動（gliding）も組み合わさっている．

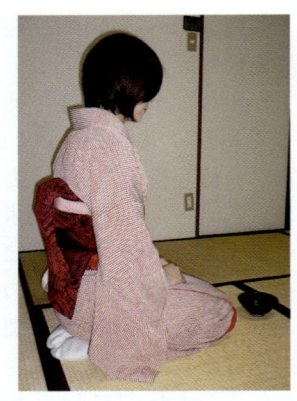

図 34-4　和式の生活と正座
正座は今も日本人にとっては重要な日常生活動作である．このとき膝関節は 150° 程度屈曲し，脛骨が内旋していることが知られている．

表 34-1　日常生活活動と膝屈曲角度

自動	平地歩行	70°
	階段昇降	95°
	椅子からの立ち上がり	105°
	自転車漕ぎ	110°
他動	蹲踞の姿勢	130〜145°
	正座	150〜165°

axis〔Mikulicz（ミクリッツ）線ともいう〕とよぶ．この軸は，立位での下肢荷重線を表し，正常では膝関節のほぼ中央を通過する．正常の場合，膝関節面の接線（内外側の大腿脛骨関節面を結んだ線）は，脛骨軸に対し約 3° 内側に傾いていることが知られている．つまり，脛骨軸を垂直にすると，関節面は約 3° 内側に傾き，逆に関節面を水平に保つと脛骨軸は約 3° 外側に傾くことになる．

Advanced Studies

　膝関節は，屈伸運動を主とし，解剖学的には蝶番関節 hinge joint（顆状関節とする場合もある）に分類されるが，1 つの回転軸で回転する機械とは異なり，屈伸時に回転運動も生じる．図 34-3 のように脛骨を固定して考えると，平たい脛骨関節面の上を丸い大腿骨顆部が転がるような運動としてとらえることができる．しかし，青い三角で示す伸展位での接触点と赤い三角で示す屈曲位での接触点をみると，大腿骨側の距離が長いことから，大腿骨は転がる運動（rolling）だけではなく，脛骨上をすべる運動（gliding）も組み合わさっていることがわかる．この転がる運動とすべる運動の割合が，内側関節面と外側関節面で変わることにより，膝関節の回旋運動が生じる．最終伸展時に，脛骨は

大腿骨に対して 15° 程度外旋し，膝関節は最も安定した姿位になる（ねじ込み運動 screw-home movement）．逆に，120° を超えて屈曲していくと，脛骨は大腿骨に対して内旋していく．

　膝関節の屈曲は，多くの日常生活動作に必要であり，特に和式の生活では大きな屈曲角度が要求される（図 34-4）．表 34-1 に示すように，階段昇降には 95°，椅子からの立ち上がりには 105°，蹲踞（そんきょ：しゃがみこみのこと）をするには 130〜145°，正座には 150〜165° の膝屈曲角度が必要とされる．

　歩行時に膝関節にかかる荷重は，FTJ で体重の 2〜3 倍，また PFJ では約 0.5 倍となる．この値は走行や階段昇降などで著明に増加し，特に FTJ では階段昇降時には体重の約 5 倍に増加する．これは，膝を屈曲させようとする体重に抗して大腿四頭筋が作用し，その合力が膝関節にかかるためである．

B　靱帯の支持機構（図 34-5）

　靱帯は関節包とともに膝の静的安定性を担う．

　内側側副靱帯 medial collateral ligament（MCL）は膝関節内側を補強する幅広い靱帯で，伸展位で緊張し屈曲位でやや弛緩する．関節包の内側中 1/3 が肥厚した関節包性靱帯は内側側副靱帯深層とよばれ，内側半月と密に結合している（図 34-6）．これに対し内側側副靱帯浅層は大腿骨内側上顆より起こり，脛骨内側の関節より約 7 cm 遠位に付着する．一部の線維は後方遠位に斜走し，後斜走

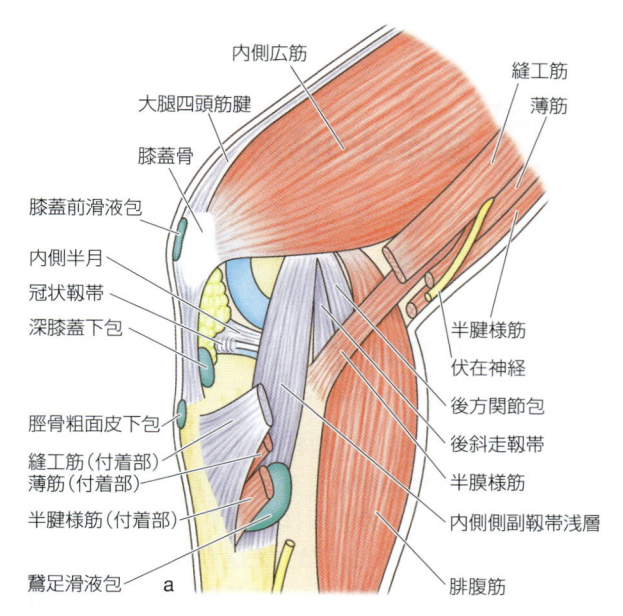

図 34-5　膝関節の支持組織
a. 膝関節内側，b. 膝関節正面（膝蓋骨を反転）.

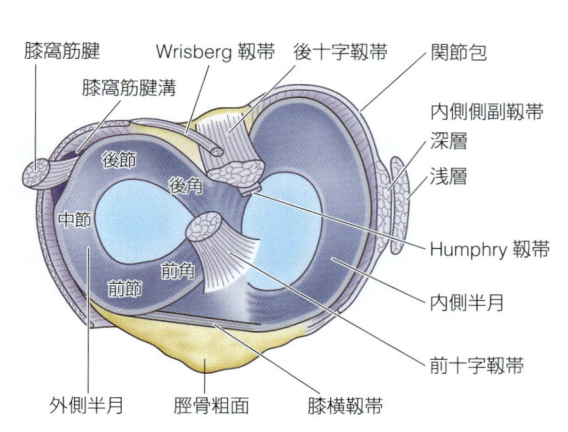

図 34-6　半月の構造

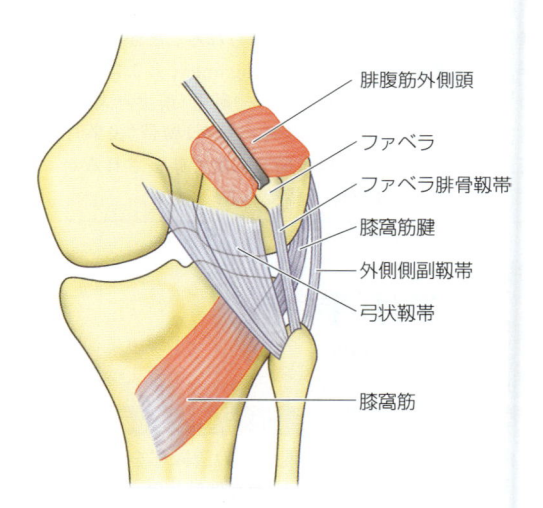

図 34-7　膝関節後外方の支持組織

靱帯 posterior oblique ligament を形成し，大腿骨に対する脛骨の回旋を制御している．MCL は，膝の主に外反不安定性を防止する主要な靱帯である．

　外側の支持機構としては，外側関節包性靱帯，**外側側副靱帯** lateral collateral ligament（LCL），弓状靱帯 arcuate ligament がある．LCL は膝関節外側を補強する丸い索状の靱帯で，大腿骨外側顆から腓骨頭に付着する．外側半月とは膝窩筋腱

で隔てられている．伸展位で緊張し屈曲位で弛緩する．膝の後外側を支持する弓状靱帯とともに不安定性を抑止する（**図 34-7**）．弓状靱帯は後外側の関節包を補強する．**後十字靱帯** posterior cruciate ligament（PCL），LCL，弓状靱帯の断裂は後外側回旋不安定性（脛骨が外旋して後方に落ち込むような不安定性）を生じさせる．

　関節包内には**前十字靱帯** anterior cruciate ligament（ACL）と PCL がある（**図 34-5, 6**）．詳しく

は靭帯損傷の項（➡655頁）を参照されたい．ACLは大腿骨外側顆の顆間窩面後方部に起始部があり，脛骨顆間隆起の前方に付着する．大腿骨に対する脛骨の前方へのすべり出しを抑制する．伸展位で緊張し過伸展も防止する．PCLは大腿骨内側顆の顆間窩面前方部から起こり，脛骨後縁中央部に付着する．大腿骨に対する脛骨の後方へのすべり出しを抑制する．

　ACLは，前外方にあるanterolateral bundle（ALB）と後内方にある posteromedial bundle（PMB）の2つの線維束に分かれており，ALBは主として膝関節屈曲時に，PMBは主として膝関節伸展時に緊張する．また，PCLは，前内方にある anteromedial bundle（AMB）と後外方にある posterolateral bundle（PLB）の2つの線維束に分かれており，主としてAMBは屈曲時に，PLBは伸展時に緊張する．

Advanced Studies

　PCLの前方または後方に，外側半月の後角部分より大腿骨顆間部に向かう線維束がみられることがある．これは半月大腿靭帯 meniscofemoral ligament とよばれる．前方のものを Humphry（ハンフリー）靭帯（前半月大腿靭帯），後方のものを Wrisberg（リスバーグ）靭帯（後半月大腿靭帯）とよぶ．それぞれほぼ同じ頻度で観察されるが，同時に存在することは数%と稀である．

C　半月（半月板）
meniscus

Advanced Studies

　内側および外側の脛骨関節面の辺縁部を覆う線維軟骨で，辺縁が楔状に厚くなっており関節接触面の安定性を増大させ，荷重を分散・吸収する機能をもつ．通常，半環状で内側半月のほうが外側半月よりも前後径が大きい（➡図34-6）．半月は膝の運動に際し，伸展時には脛骨関節面上を前方へ，屈曲時には後方へ移動する．外側半月の後外側辺縁は膝窩筋腱溝（➡図34-6）で関節包と隔てられているため，外側半月の移動量は内側半月より大きい（➡58頁，図5-20参照）．

　半月は，内外側ともそれぞれ，前方より，前角，前節，中節，後節，後角の5つの部位に分けられる．前節・中節・後節の辺縁下面は冠状靭帯 coronary ligament を介して脛骨の関節縁に付着し，前角と後角は直接脛骨に付着する．内外側の半月の前方を結ぶ靭帯を膝横靭帯とよぶが，欠損している場合もある．半月の辺縁1/3は血行支配を受けているが，その他の部位には血管がなく関節液から栄養を得

ている（➡図34-33）．

D　膝周辺の筋肉

　靭帯が膝の静的安定性を担うのに対し，筋肉は動的安定性を司る（図34-8）．

1　大腿四頭筋
quadriceps muscle

　大腿前面には大腿神経支配の大腿四頭筋があり，膝蓋骨 patella を介して膝蓋腱 patellar tendon となり脛骨粗面に付着する．大腿四頭筋腱 quadriceps tendon は，大腿直筋，内・外側広筋，および中間広筋の4つの筋肉の腱様部分が層状に合わさり膝蓋骨に付着する部分をいう（図34-8a）．大腿直筋は，股関節を越える2関節筋である．大腿四頭筋は，膝関節を伸展させる作用をもつ．

2　ハムストリングス（大腿部膝屈筋）
hamstrings

Advanced Studies

　大腿部の後方に位置する筋腱で，坐骨結節に起こり脛骨近位部に付着する下記の3つの筋腱をハムストリングスと総称する．股関節と膝関節をまたぐため，二関節筋である．股関節の伸展，膝関節の屈曲に関与する．いずれも坐骨神経支配である．このハムストリングスが緊張しているスポーツ選手は，膝関節の伸展で伸展筋群に過度の負担が生じ膝蓋骨周囲の疼痛を生じやすい．ハムストリングスとよばれる筋腱とは，腓骨頭に付着する大腿二頭筋 biceps femoris muscle，脛骨内側顆とその周辺に付着する半膜様筋 semimembranosus，脛骨前内側で鵞足 pes anserinus の一部を形成する半腱様筋 semitendinosus の3つである．

3　腸脛靭帯
iliotibial band, iliotibial tract

Advanced Studies

　腸骨稜や仙径靭帯などから起こった大腿筋膜 fascia lata は，大腿部の筋を全体的に包んでいるが，外側中央部は肥厚している．この部分を腸脛靭帯とよび，遠位は脛骨前外側の Gerdy（ジェルディ）結節に付着している．近位では，

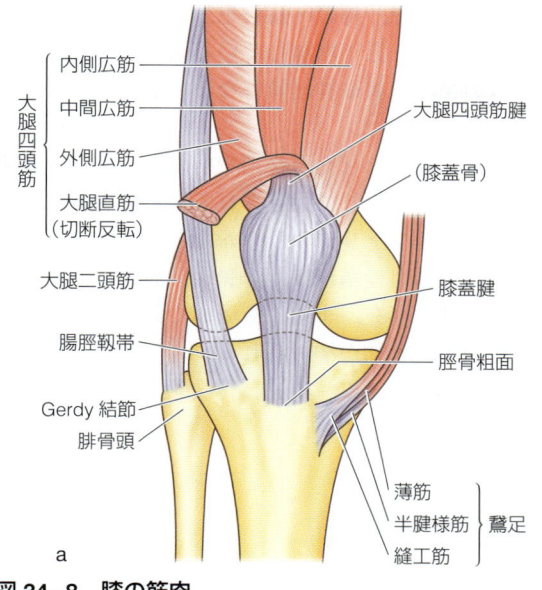
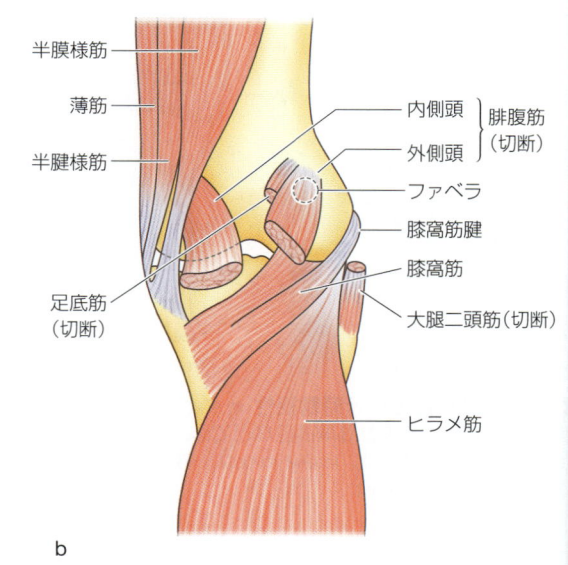

図 34-8　膝の筋肉
a. 膝前面からみた筋肉，b. 膝後面からみた筋肉.

大殿筋の一部と大腿筋膜張筋が付着する．腸脛靱帯が緊張することで，脛骨は外旋する．

④ 膝窩筋
popliteus muscle

Advanced Studies

大腿骨外側顆から起こり関節内より外に出て脛骨後面に付着する．膝窩筋の一部は外側半月後方より起こる．膝窩筋腱 popliteus tendon は関節鏡にて外側半月の後外方に観察できる．大腿骨に対し脛骨を内旋させる作用をもつ（図34-8b）．

⑤ 腓腹筋
gastrocnemius muscle

Advanced Studies

ヒラメ筋 soleus muscle と合わせて下腿三頭筋と称し，遠位はアキレス腱 Achilles tendon, calcaneal tendon になり，踵骨に停止する．足関節を底屈させる作用をもつが，腓腹筋は大腿骨内・外側顆の後上方にそれぞれ起始部（内側頭・外側頭）をもつため，膝関節の屈筋として作用する．外側頭にはしばしば種子骨であるファベラ（➡639頁参照）があり，X線像で関節内遊離体と間違いやすいので注意を要

する（➡図34-11）．

膝の診察・検査

Ⓐ　診察法*

整形外科の一般的な診察法（➡113頁，「12章 整形外科的現症の取り方」参照）と同じであるが，膝疾患に特有の疾患ごとの病歴の聴取や診察法がある．

① 問診上の注意点

主訴の主なものは膝の疼痛，腫脹，変形，可動域制限などであるが，発症時の状況とその後の経過を詳しく聞くことが重要である．明らかな外傷歴があれば，その受傷機転が重要となる．靱帯損傷

*関節可動域表示と測定法は巻末資料参照.

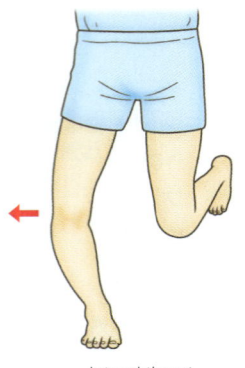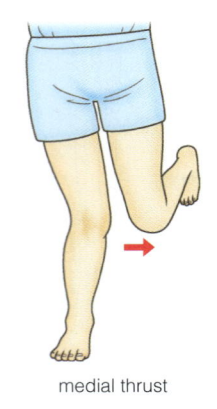

lateral thrust　　　　medial thrust

図 34-9　膝関節の歩行時動揺性(緒方 原図)
内反変形を伴った変形性膝関節症などでは，踵接地直後に膝が急激に外側へ動揺し（lateral thrust），外反膝では内側へ動揺する（medial thrust）.

や膝蓋骨脱臼などでは受傷時の外反外力や回旋外力などからおおよその損傷部位の予測が可能である．スポーツ活動に伴う疼痛では，使いすぎ overuse による膝障害を考慮しながら問診を進める．高齢者で運動時のみの疼痛であれば変形性膝関節症などが考えられるが，安静時にも持続する疼痛であれば偽痛風，骨壊死，感染などが疑われる．

② 膝関節以外の運動器や全身疾患の診察

　膝関節の異常が膝関節以外の運動器の異常や全身疾患に起因していることがある．また，膝関節の治療においても，留意すべき全身状態や服用している薬剤なども存在する．このため，膝関節だけにとらわれることなく，診察を進めなければならない．膝関節以外の運動器疾患としては，脊椎疾患，股関節疾患，足関節疾患，脚長差などに注意する必要がある．脊椎疾患に起因する坐骨神経痛や大腿神経痛，馬尾障害に基づく間欠性跛行との鑑別や，神経障害性関節症 neuropathic arthropathy を鑑別する場合，下肢筋力，感覚（痛覚を含む），深部反射や病的反射などの神経学的検査も行う必要がある．脚長差や股関節の変形などによる下肢アライメントの変化が膝関節に障害を与えている場合もある．また，小児においては，Perthes（ペルテス）病などの股関節疾患で膝周囲の痛みの訴えることがあることも知っておかなければならない．全身疾患では，関節リウマチをはじめとする

自己免疫疾患，神経・筋疾患，代謝性疾患などを念頭に置く．近年増加している糖尿病などに伴う下肢の循環障害や神経障害なども重要な病態である．

　治療に影響を与える薬剤や病態としては，循環器疾患などに対して投与されている低用量アスピリンやワルファリンカリウムなどの抗血栓薬の使用や，静脈血栓塞栓症，静脈瘤，血栓性静脈炎などの既往や存在，また，糖尿病や免疫抑制薬による免疫不全状態が挙げられる．

③ 視診

Ａ 歩容の観察

　疼痛を避けるようにして歩く疼痛回避歩行 antalgic gait，神経麻痺に起因する麻痺性歩行 paralytic gait や痙性歩行 spastic gait，下肢短縮や屈曲変形に基づく墜下性歩行，さらに膝関節の破壊に伴う動揺性の有無を観察する．一般に内反膝は踵接地時に膝が外側に横ぶれ（lateral thrust）を生じ，逆に外反膝は内側に揺れ（medial thrust），変形が増強される（図 34-9）.

Ｂ 立位での変形の有無

　まず立位をとらせ正面，側面ならびに後方より下肢に変形がないかを観察する．膝の内反，外反，屈曲，過伸展（反張膝），下腿の内旋・外旋変形の有無，さらに下肢長差について記載する．

Ｃ しゃがみ動作の観察

　診察台に上がる前にしゃがみ動作（スクワット squat）をさせると，半月損傷や変形性膝関節症では屈曲時に膝後方部に，膝蓋軟骨大腿関節障害では膝前方に疼痛が誘発される．また大腿四頭筋力の低下が著明になるとしゃがみ込みからの立ち上がり動作が困難となる．

Ｄ 局所の外観

　膝周辺の腫脹，皮膚の色調，大腿部の筋萎縮，静脈瘤などについても観察する．膝 90° 屈曲位での脛骨粗面に膨隆があれば Osgood-Schlatter（オズグッド-シュラッター）病を，脛骨近位の後方への落ち込み徴候 sag sign があれば後十字靭帯断

34
膝関節

	圧痛部位	疾患
①	膝蓋骨，膝蓋大腿関節	有痛性分裂膝蓋骨，膝蓋大腿関節の軟骨損傷，滑膜ひだ障害，膝蓋大腿関節症，膝蓋前滑液包炎
②	膝蓋骨内縁	滑膜ひだ障害，反復性膝蓋骨脱臼，膝蓋骨亜脱臼
③	膝蓋腱近位部周辺，大腿骨顆間窩	Sinding Larsen-Johansson 病，ジャンパー膝，滑膜ひだ障害，離断性骨軟骨炎，膝前部痛
④	脛骨粗面	Osgood-Schlatter 病
⑤	内側関節裂隙	内側半月損傷，変形性膝関節症(内側型)，特発性骨壊死
⑥	外側関節裂隙	外側半月損傷，変形性膝関節症(外側型)
⑦	大腿骨内側顆	変形性膝関節症(内側型)，内側側副靱帯損傷，特発性骨壊死，離断性骨軟骨炎
⑧	大腿骨外側顆	変形性膝関節症(外側型)，外側側副靱帯損傷，腸脛靱帯炎
⑨	鵞足部，脛骨内側顆	鵞足滑液包炎，内側側副靱帯損傷，特発性骨壊死

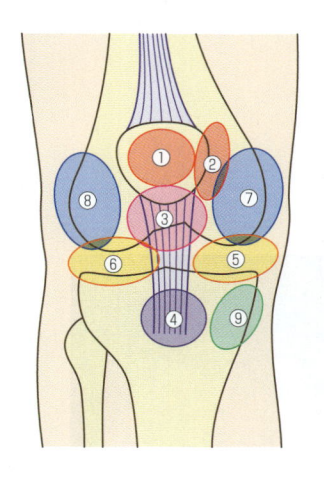

図 34-10　膝関節圧痛部位

裂を疑う．

　膝関節の腫脹，膨隆は最も重要な所見の1つである．膝蓋骨前面の膨隆では滑液包炎や腫瘍などを考える．膝蓋骨前面の膨隆では滑液包炎や腫瘍などを考える．関節内の貯留液による腫脹は膝蓋骨近位部に現れやすく，著しい場合は膝蓋跳動 ballottement of patella を認める（➡119頁，図12-9参照）．外傷数時間後の腫脹では前十字靱帯損傷や骨軟骨骨折に伴う関節血症を，外傷の既往なく急に有痛性の腫脹をきたした場合は偽痛風などの炎症性疾患を考える．また局所の熱感，発赤がある場合は化膿性関節炎を疑う．貯留関節液の性状を穿刺し確認する（➡155頁の図13-34，表13-8参照）．

4　圧痛部位

　膝の疼痛を主訴とする症例では，圧痛部位を触診し病変部位を念頭に置くことが重要となる（図34-10）．まず伸展位で膝蓋骨およびその周辺（膝蓋大腿関節の軟骨損傷，有痛性分裂膝蓋骨，滑膜ひだ障害）などで圧痛を認める．膝蓋腱（ジャンパー膝），脛骨粗面部（Osgood-Schlatter 病）の圧痛の有無をチェックする．次に膝を90°屈曲位とし関節裂隙（半月損傷，変形性膝関節症），大腿骨および脛骨顆部（骨壊死など），側副靱帯起始部や

付着部，脛骨粗面の内方やや遠位の鵞足付着部の圧痛点を触知する．さらにスポーツ選手などでは鵞足滑液包炎 anserine bursitis が時折認められる．

　次いで患者を腹臥位とし，腓骨神経，膝窩動脈，腱付着部，ファベラ周囲，関節裂隙に触診を進め，腫瘤〔膝窩嚢胞（Baker 嚢胞）など〕の有無も記載する．後十字靱帯損傷では膝窩部に皮下出血や圧痛を認める．

5　計測

　仰臥位で大腿周径と下腿周径を計測する．大腿周径は通常は膝蓋骨底（膝蓋骨上端部）から10 cm近位部を巻尺で計測する．健側と比較して1 cm以上短縮していれば大腿四頭筋萎縮があるとみなしてよい．一般に，膝痛または膝関節機能障害が著明であるほど，大腿周径の減少も高度となる．また，大腿周径は短期間の膝関節機能障害を敏感に反映するので，非常に重要な所見である．一方，下腿周径は，下腿の最も太い部分を計測するが，大腿周径に比して膝疾患に伴う変化は少ない．

　膝関節可動域の計測では，最大伸展角と最大屈曲角をまず自動（患者が自分で曲げ伸ばしする）で，次いで他動（診察者が力を加えて曲げ伸ばしする）で計測する．必ず健側と比較し，疼痛の有

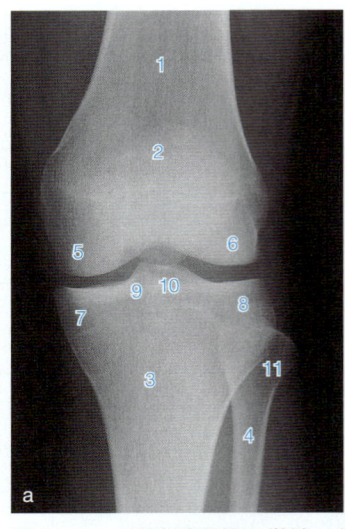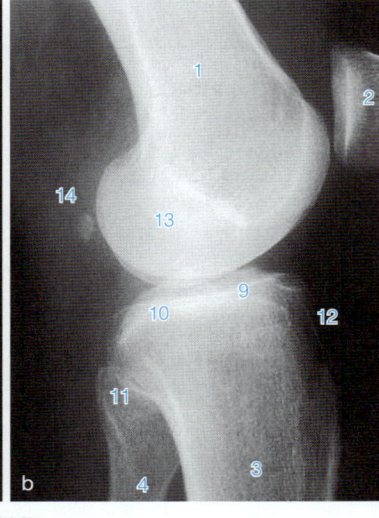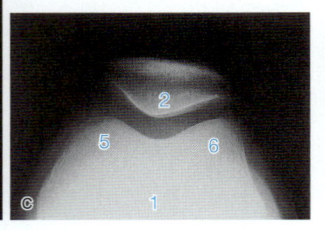

図 34-11 正常膝関節の単純 X 線像（a, c：緒方 原図，b：鳥巣 原図）
a. 正面像，b. 側面像，c. 軸射像.
1. 大腿骨 femur，2. 膝蓋骨 patella，3. 脛骨 tibia，4. 腓骨 fibula，5. 大腿骨内側顆 medial femoral condyle，6. 大腿骨外側顆 lateral femoral condyle，7. 脛骨内側顆 medial tibial condyle，8. 脛骨外側顆 lateral tibial condyle，9. 内側顆間結節 medial intercondylar tubercle，10. 外側顆間結節 lateral intercondylar tubercle，11. 腓骨頭 fibular head，12. 脛骨粗面 tibial tuberosity，13. 顆間窩 intercondylar fossa，14. ファベラ fabella

無を記載する．小児では 20° 以上，成人で 10° 以上伸展（過伸展）する場合は関節弛緩か反張膝があるとみなされる（➡650 頁参照）．最大屈曲角は正常では自動が 130° であり，他動が 165° までで，踵が殿部につき正座が可能である（➡表 34-1 参照）．

B 画像診断

膝疾患は，病歴と身体所見で推定した診断を確定するため必要であれば種々の検査を行う．

1 単純 X 線検査

単純 X 線像から得られる情報は，診断，治療，予後判定まで幅広く重要である．通常は，正面像，側面像，軸射像の 3 枚から病態を把握するが，まず正しい解剖学的知識に基づいた正常像を知ることが必須である（**図 34-11**）．さらに必要に応じて，股関節・足関節を含む下肢全長撮影（脚長差や股関節疾患がある場合など），大腿脛骨関節の荷重位撮影（変形性膝関節症などが疑われる場合，Rosenberg 撮影肢位がしばしば用いられる➡図 34-61），顆間窩撮影（離断性骨軟骨炎など），膝

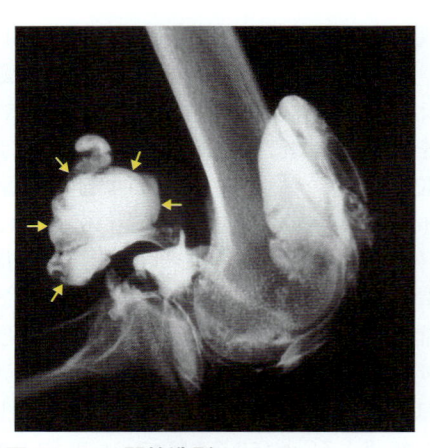

図 34-12 関節造影（鳥巣 原図）
膝関節腔に造影剤を注入し膝を屈伸させたところ，膝窩嚢胞（矢印）が描出された．

蓋大腿関節の多角連続撮影（膝蓋骨不安定性がある場合など）なども行う．

2 特殊撮影

A 関節造影（図 34-12）

一般に水溶性の陽性造影剤と空気を関節腔に注入する二重造影法が用いられる．半月，関節軟骨，

34
膝関節

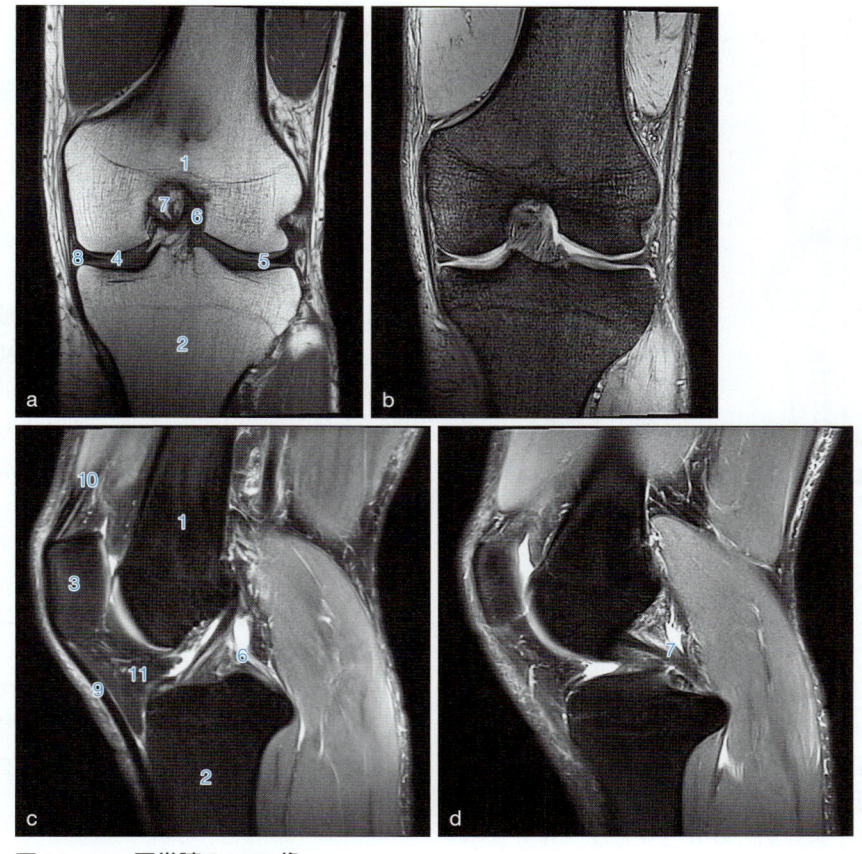

図 34-13　正常膝の MRI 像
a. T1 強調像，b. T2*MEDIC 像，c. プロトン強調像，d. プロトン強調像.
1. 大腿骨，2. 脛骨，3. 膝蓋骨，4. 内側半月板，5. 外側半月板，6. 前十字靱帯，7. 後十字靱帯，
8. 内側側副靱帯，9. 膝蓋腱，10. 大腿四頭筋腱，11. 膝蓋下脂肪体

靱帯などの病変を外来で簡便に検査できるが，最近長足の進歩を遂げている MRI に比して正確さにやや欠ける．ただし，関節造影は関節腔の広がりと容量を評価したり，膝周辺に生じる囊胞性病変と関節腔との交通を証明したりするのには非常に有用である．

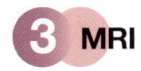ストレス X 線撮影

靱帯の断裂や弛みによる膝の不安定性を定量的に診断するために，膝関節に負荷をかけて撮影する方法が用いられる．通常，機器を用いて一定のストレス下で膝靱帯テストを行い，撮影された X 線像上で不安定性の大きさを計測する．

3 MRI

膝関節の重要な疾患には，靱帯損傷などの軟部

組織の傷害が多いため，軟部組織の評価に秀でている磁気共鳴撮像法（MRI）は，膝関節の診断にきわめて有用性が高い．また，関節構成体の形態的変化のみでなく変性や浮腫などの質的変化もとらえることができる（図 34-13）．

膝関節の MRI では，見たい構造により撮影条件は異なるが，T1 強調像，T2 強調像，T2*強調像，プロトン強調像などが通常用いられる．さらに脂肪抑制を加える場合もある．

前十字靱帯損傷や後十字靱帯損傷などの靱帯損傷や半月損傷の診断には，脂肪抑制を併用した T2 強調像，T2*強調像，プロトン強調像が有用であり，骨壊死や離断性骨軟骨炎などの骨髄内の変化をみる場合は，T1 強調像が有用である．軟骨損傷の描出には，プロトン強調像がよく用いられる．脂肪抑制を併用したプロトン強調像では，骨髄は低信号に，関節液は強い高信号に，軟骨は

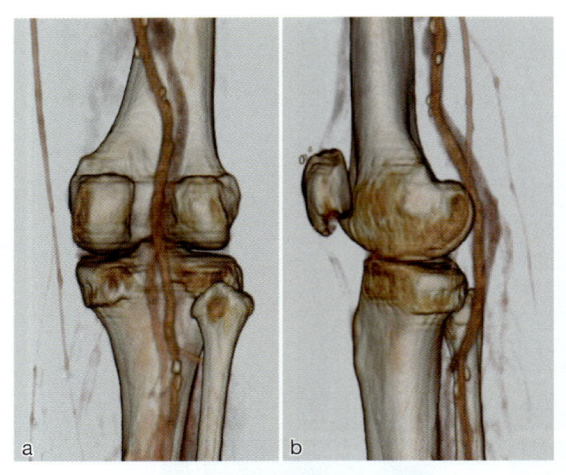

図 34-14　MDCT による膝関節三次元像
造影剤を使用することで血管も表示され，立体構造の理解が容易となる．

やや高信号に表現される．

　MRI を用いた軟骨の質的変化を評価する方法として，dGEMRIC，T2 マッピング，T1ρ マッピングがある．dGEMRIC では，MRI 用造影剤（Gd-DTPA^{2-}）を静脈注射後，一定時間経過後に撮影する．造影剤が軟骨内のグリコサミノグリカンと電気的に反発するため，グリコサミノグリカンが減少している部位が強く造影される．T2 マッピングでは，軟骨内のコラーゲン配列乱れに伴う水分分布変化を描出する．軟骨変性が進行すると，コラーゲン配列の乱れが強くなり，その部位での水分含有量は増加し，T2 緩和時間が延長することを利用し画像を作成する．T1ρ マッピングでは，軟骨内のグリコサミノグリカンの減少と水分含有量の増加が T1ρ 緩和時間を延長させることを利用し画像を作成する．

4 CT

　以前より，骨形態や関節適合性の評価に有用であったが，MDCT（multi-detector CT）が開発され，さらに有用性が高まった．MDCT は複数のスライスを同時に撮像できるため，短時間で高解像度の画像を連続して得ることができる（図34-14）．三次元画像の作成や任意断面での画像を作成でき，骨折時の骨片の位置の把握や造影 MDCT での深部静脈血栓症の診断など，役に立つ場面が増えてきている．

5 超音波検査

　運動器に対する超音波検査は，侵襲がなく簡便であることから，急速に普及してきている．単にエコーとよばれることが多い．体表にプローブを当て撮像することから，特に，体表に近い関節や組織の観察には有用性が高い．種々の組織により超音波の通り方（音響インピーダンス）は異なっており，その差が大きい境界面で超音波が反射されることにより像が形成される．軟部組織と骨との境界面では，ほとんどの超音波が反射されるため強いエコー輝度が出る一方，それより深い部分の像はみることはできない．膝関節疾患においては MRI での診断が一般的であるため，超音波検査の役割は限定的ではあるものの，外来で即時的に使用できる利点は大きい．関節リウマチ，滑液包炎,内外の側副靱帯損傷などの診断に有用である．軟骨損傷の診断などにも利用されている．また，関節リウマチのような炎症性疾患では，power Doppler（パワードプラ）法を用いて滑膜の血流シグナルをみることで，滑膜炎の程度を評価できる（図34-15）．

6 関節鏡検査

　関節内を直視できるきわめて有用な検査法であり，病変部位の組織を検査目的で的確に採取できる利点もある．通常，外側の大腿脛骨関節前方より関節鏡を挿入し，関節内を観察する．内側の大腿脛骨関節をみると，上方に大腿骨内側顆，下方に内側脛骨関節面，辺縁に内側半月が観察できる（図34-16a）．顆間部をみると，前十字靱帯と後十字靱帯を確認できる（図34-16b）．特に，MRI での関節軟骨の描出は現在でもなお困難であり，その点で関節鏡検査は関節軟骨表面の亀裂，欠損，陥凹，パンヌスの部位などの観察に適している．そのほか，関節滑膜や半月の病変部位やその程度の観察にも優れており，関節内の病態を直視下に把握する診断用内視鏡としてだけでなく，半月切除や半月縫合，滑膜切除術や持続洗浄チューブの留置などの治療も同時に行える長所がある．

　関節鏡検査は,専用のビデオカメラが開発され,小さな病変部位が鮮明に拡大された画像をモニター上で観察できるようになり,著しく普及した.

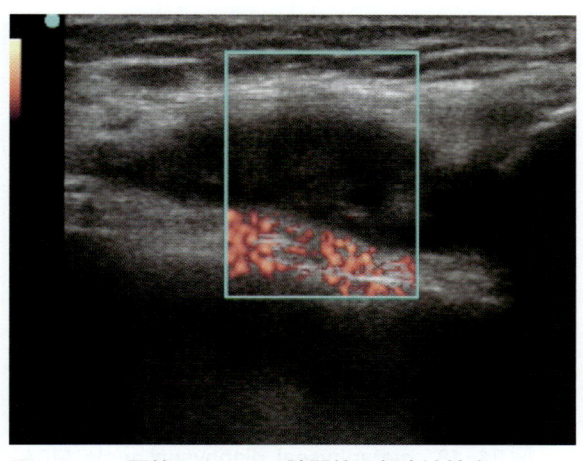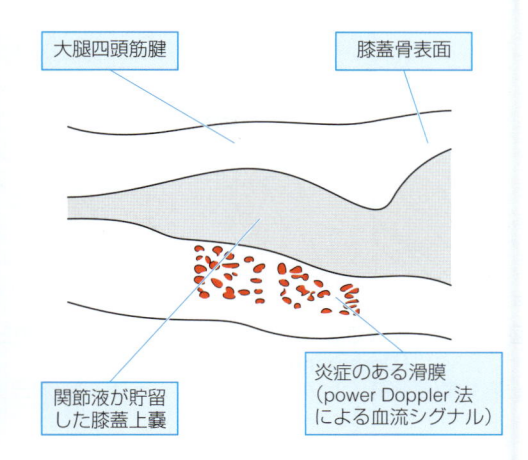

図 34-15　関節リウマチの膝関節の超音波検査
膝蓋上嚢を観察している．関節液の貯留と滑膜の炎症が認められる．

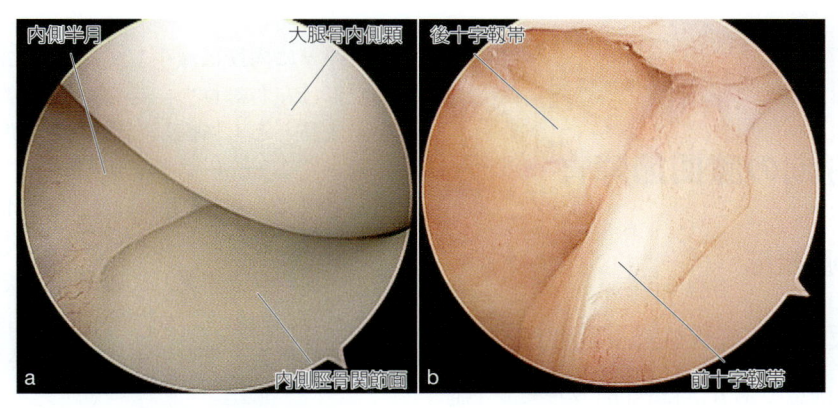

図 34-16　膝関節の関節鏡所見
a. 外側ポータルより，内側の大腿脛骨関節をみたところ．
b. 顆間部には，前十字靱帯と後十字靱帯を確認できる．

しかし，麻酔や滅菌操作が必要なこと，関節に到達するまでに神経・血管を傷つけないこと，関節内での操作中に関節軟骨を傷つけないことなどが不可避の条件である．

局所を消毒後，皮膚常在菌が死滅するのを待って，膝蓋骨の外側近位より膝蓋大腿関節に向けて18 G 針を刺入する（➡154 頁，図 13-33 参照）．

 関節穿刺と関節液検査
arthrocentesis(joint puncture)and joint fluid test

　関節炎や外傷後の関節腫脹に対し，関節液の性状を調べる目的で行われる検査である．ある疾患では確定診断に，ある疾患では補助的診断として有用である．患者を仰臥位にして膝関節伸展位で

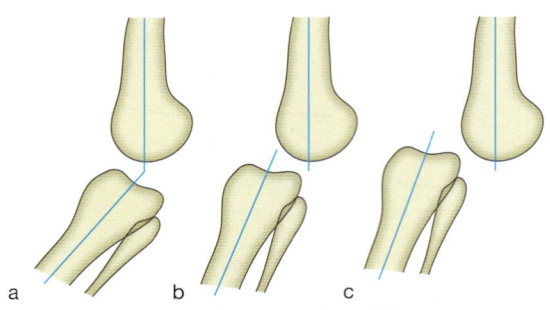

図 34-17　先天性反張膝と先天性膝関節脱前方脱臼〔Drehmann（ドレーマン分類）〕
a. 第1度（反張膝）, b. 第2度（亜脱臼）, c. 第3度（脱臼）.

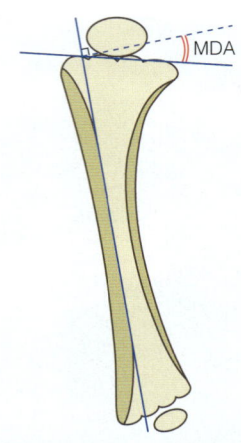

図 34-18　metaphyseal-diaphyseal angle（MDA）
脛骨近位部の骨幹端を結んだ線と脛骨軸に立てた垂線がなす角度

膝関節の疾患

A　発育期の膝関節障害

1　小児の膝変形

A　先天性反張膝・先天性膝関節脱臼

　比較的稀な疾患であり，Larsen（ラーセン）症候群など全身性疾患に合併することもある．小児の膝関節は可動性が高く，約20°程度までの過伸展は正常範囲内と考えられる．したがって広義の先天性反張膝とは伸展可動域が20°を超えたものとなり，そのなかには狭義の先天性反張膝，先天性膝関節亜脱臼，先天性膝関節脱臼が含まれる．

　単純X線ではDrehmann（ドレーマン）の分類がよく用いられる（図34-17）．大腿骨軸と脛骨軸が関節内で交差するものを第1度（反張膝），軸が関節内で交差しないが，関節面がやや接触しているものを第2度（亜脱臼），関節面が接触していないものを第3度（脱臼）とする．治療は，できるだけ早期に牽引などにより脱臼を整復し，装具などを併用しながら愛護的に屈曲訓練を行う．整復困難な症例には観血的整復術を行う．

B　内反膝

　乳幼児の膝は生理的に内反しており，歩行開始

後に徐々に内反は減少してくる．このような生理的変形は左右対称で，疼痛や機能障害の訴えはない．成長とともに内反変形の改善がない場合は，X線にてBlount（ブラント）病などの疾患との鑑別が必要になる．また，低身長を合併する場合は，くる病などの代謝性疾患，骨系統疾患などの鑑別のため血液検査所見，X線像，家族歴などから診断を行う．内反変形が片側性の場合は，腫瘍，外傷，麻痺性疾患なども考慮するべきである．

Advanced Studies

Blount（ブラント）病
　脛骨近位内側の成長障害により脛骨内反をきたす疾患である．Infantile typeは2〜5歳で発症し，男児に多く，約半数が両側性である．脛骨の内反，下腿の内捻を呈するが，通常，疼痛は訴えない．X線で成長軟骨板内側部の拡大，分節化，骨幹端のくちばし様変形などを認める．生理的な内反と鑑別が難しいこともあるが，Blount病の場合，X線前後像でmetaphyseal-diaphyseal angle（MDA）が11°以上であることが多い（図34-18）．治療は3〜4歳までは経過観察を行い，改善傾向がみられなければ骨切り術などによる矯正を行うことが勧められている．

2　離断性骨軟骨炎
osteochondritis dissecans（OCD）

　関節軟骨の直下で骨組織が関節軟骨とともに母床から離断するもので，病因としては，軟骨下骨の疲労骨折などの外傷説，骨化障害説，循環障害

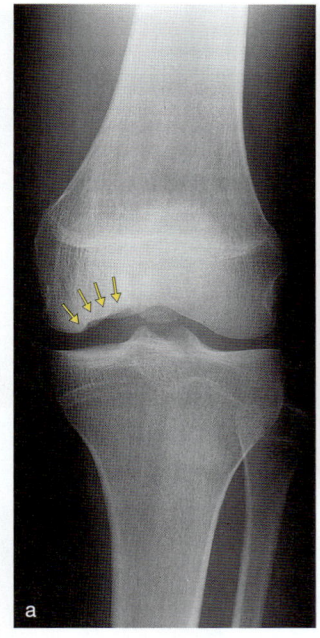
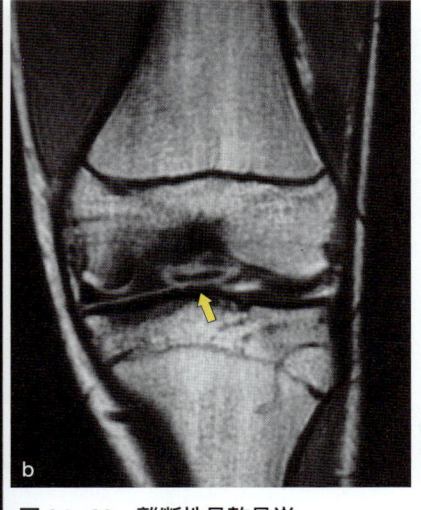

図 34-20　離断性骨軟骨炎
a. 単純 X 線像. 内側顆部顆間部よりに骨
　欠損像が認められる(矢印).
b. MRI T1 強調像. 冠状断. 離断した病巣
　が明瞭に描出される.

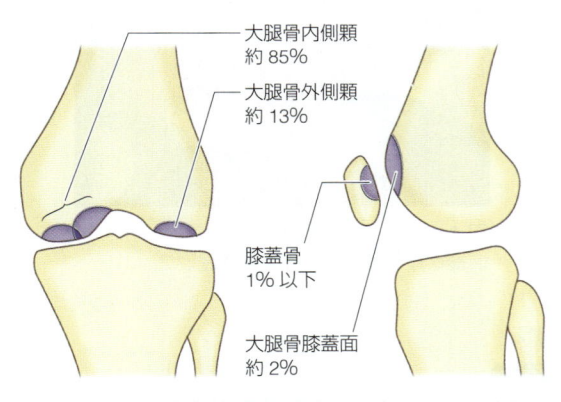

大腿骨内側顆
約 85%

大腿骨外側顆
約 13%

膝蓋骨
1% 以下

大腿骨膝蓋面
約 2%

図 34-19　離断性骨軟骨炎の発生部位の分布と頻度

説などが報告されている.

　スポーツを行っている思春期から 20 歳代に好
発し, 性別では男性に多く発症する. 15〜30%
は両側性とされるため, 片側に発症した場合は反
対側の膝の評価も必要である. 発生部位は大腿骨
内側顆部に多い(**図 34-19**).

症状

　前駆症状として, 膝の疲労感や脱力感があり,
徐々に疼痛を生じるようになる. 病巣が不安定に
なると運動時痛が強くなり, 走行などが困難にな
る. さらに病巣部が完全に離断され, 遊離体を生
じれば可動域制限が生じ, 激痛を訴えることも
ある.

診断

　単純 X 線では関節面に近接して軟骨下骨梁が
母床の硬化した骨組織から分離している像, もし
くは骨欠損像が認められる(**図 34-20a**). 正面像
でわかりにくいときもあり, そのときは顆間窩撮
影が有用である. MRI は, 単純 X 線では描出で
きない初期の病変や, 軟骨の連続性などの詳細な
検討が可能である(**図 34-20b**). また, MRI に病
巣の安定性の評価にも有用である. 病巣と病巣が
脱落したものでは, 骨軟骨骨折との鑑別が必要と
なる.

治療

　若年者に対しては, 骨軟骨の明らかな離断や遊
離体を認めない限りはまず保存療法を試みる. 症
状が軽度なものはスポーツを中止し, 痛みがなけ
れば単純 X 線, MRI などで経過をみながら徐々
にスポーツに復帰させる. 症状が強いものは杖を
用いて免荷を行い, 杖歩行にて症状が軽快すれば
徐々に荷重をかけていく. その後, 全荷重が可能
になれば徐々にスポーツに復帰させるわけだが,
以前の競技レベルまで回復するには数カ月から 1
年近く要することもある.

　一方, 骨軟骨片が離断したもの, 免荷を含めた
保存療法でも疼痛が改善しないものなどに対して

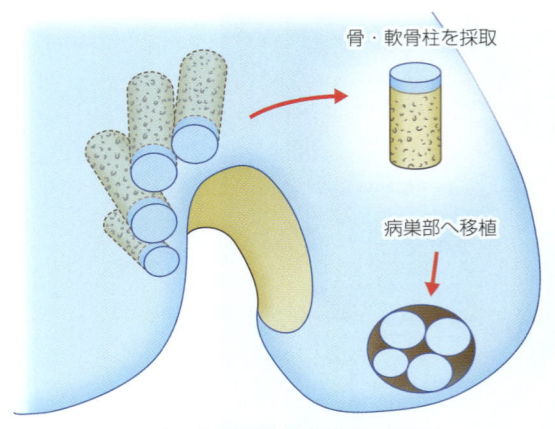

図 34-21　モザイク様形成術（術式の概要）

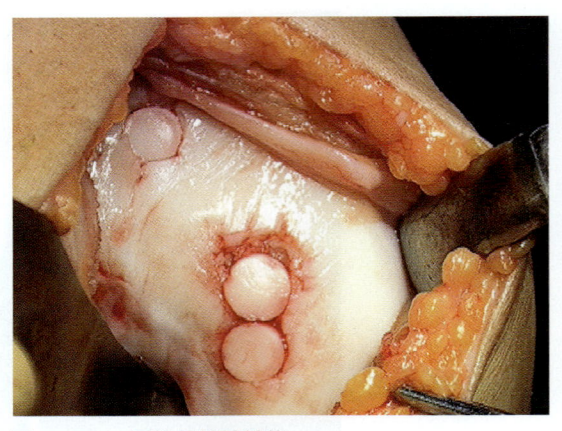

図 34-22　骨軟骨柱移植後

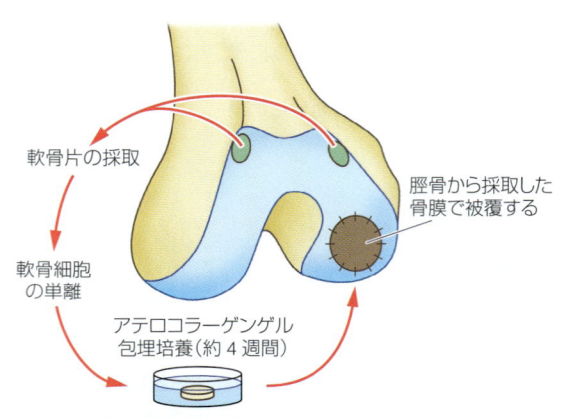

図 34-23　培養軟骨移植法（自家培養軟骨ジャック®）

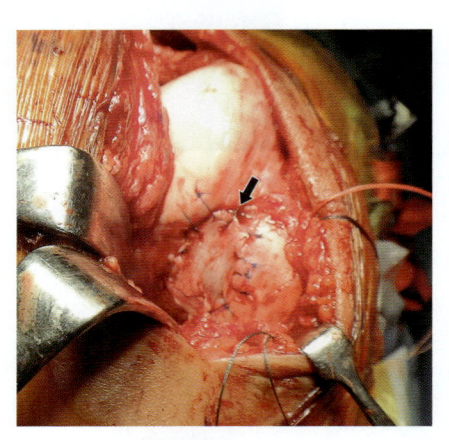

図 34-24　術中写真
培養軟骨を移植し，骨膜を縫合した．

は手術療法を行う．母床が小さい場合は骨軟骨片を摘出し，ドリリングなどを加える．母床が大きく，荷重部にある場合は，骨軟骨片が変性していないときは骨釘，もしくは吸収性のピンにて固定し，変性がみられる場合はモザイク様形成術 mosaicplasty（図 34-21, 22）などの骨軟骨［柱］移植や自家（培養）軟骨細胞移植（図 34-23, 24）を行う．

❸ Osgood-Schlatter（オズグッド-シュラッター）病

成長期に主としてスポーツなどにより，膝蓋腱の脛骨付着部に慢性の機械的刺激が生じることにより発症し，脛骨粗面部の疼痛，膨隆をきたす疾患で，1903 年に Osgood と Schlatter により報告された．10〜15 歳頃に多く発症し，特に膝の屈曲，伸展を繰り返すスポーツを行っている男子に好発

する．

症状

サッカーでボールを蹴るときなど，大腿四頭筋が強く収縮する際に強い痛みを生じる．視診上は脛骨粗面部に骨隆起がみられ，同部位に自発痛および圧痛を認める．可動域は正常であることが多いが，最大屈曲時に疼痛がある．また，検者が抵抗を加えておいて膝を伸展させるときにも疼痛を生じる．

診断

単純 X 線側面像で，脛骨粗面部の膨隆，辺縁の不整像，骨端核の分離や遊離が認められる（図 34-25）．

治療

症状が軽い場合は，痛みが出ない程度までの練習の軽減，ハムストリングスや大腿四頭筋のストレッチおよび装具療法などを行う．通常，免荷の

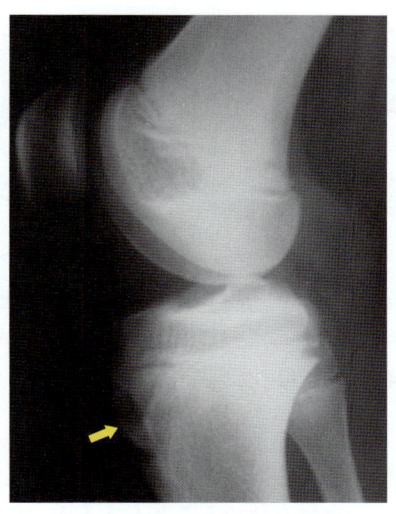

図 34-25 Osgood-Schlatter 病
脛骨粗面部の不整像が認められる（矢印）.

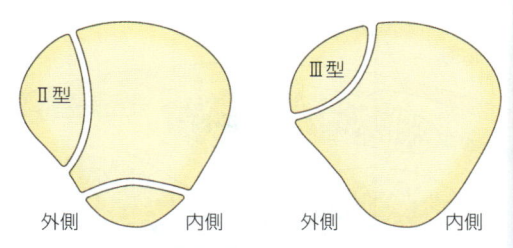

図 34-26 分裂膝蓋骨の Saupe（ザウペ）分類
Ⅲ型が最も多い.

必要はない. 抗炎症治療として, 局所のクーリング, 外用薬, 消炎鎮痛薬などの処方も必要に応じて併用する. 多くの場合, 保存療法にて症状は軽快する. 遊離骨片のために難治性の疼痛がある場合に, 隆起部の切除や遊離骨片の摘出術が行われることもある. 予後は良好である.

4 ジャンパー膝（➡885 頁も参照）
jumper's knee

ジャンパー膝は膝蓋腱炎, または大腿四頭筋腱炎ともよばれる. 膝伸展機構に対する使いすぎ overuse による腱付着部での微小損傷, 炎症, 変性が病態と考えられている. 若年者では膝蓋腱炎が多い. もともとバスケットボールやバレーボールの選手によくみられたことからジャンパー膝とよばれるようになった. 膝蓋骨上下端部に自発痛および圧痛が認められるが, X 線上は異常を認められないことが多い.

治療は保存療法が原則であり, 大腿四頭筋の強化, ハムストリングのストレッチ, 運動後のアイシングなどを中心として行う. Osgood-Schlatter 病, および Sinding Larsen-Johansson（シンディングラーセン-ヨハンソン）病も広義のジャンパー膝である. 難治性の場合は体外衝撃波治療や, 稀に手術が行われる.

5 有痛性分裂膝蓋骨（➡886 頁も参照）
painful patella partita

膝蓋骨の一部が膝蓋骨本体より分離したものを分裂膝蓋骨 patella partita といい, 分裂骨片が1つある二分膝蓋骨 patella bipartita が最も多い. また約半数が両側発生である. 病因としては, 副骨端核の残存, 外傷, 骨軟骨炎などが挙げられる. 多くは分裂部に症状はなく治療の必要もないが, スポーツ活動などにより分裂部に牽引力が反復して作用した場合には疼痛をきたすことがある. 疼痛を訴えるものを有痛性分裂膝蓋骨とよぶ.

診断

診察上は多くの場合, 膝蓋骨の上外側部に圧痛を認める. 時に分裂部周囲の隆起や分裂部の陥凹を触れることもある. 単純 X 線正面像で分裂骨片を認める. Saupe（ザウペ）は分裂骨片の位置から3型に分類した. Ⅰ型は骨片が下端に位置するもの, Ⅱ型は外側にあるもの, そしてⅢ型が上外側に位置するものでⅢ型が最も多い（図 34-26）. 分裂部に骨シンチグラフィーでの取り込み上昇や MRI で浮腫の所見が認められれば, 分裂膝蓋骨により症状をきたしている可能性が高い.

治療

スポーツ活動の休止, 大腿四頭筋やハムストリングスのストレッチなどの保存療法を行う. 保存療法によっても疼痛が改善しないもの, また疼痛を繰り返すものは手術療法の適応となる. 病状によって, 分裂部の摘出, 接合術, 外側広筋切離術（図 34-27）などが選択され, 予後は良好である.

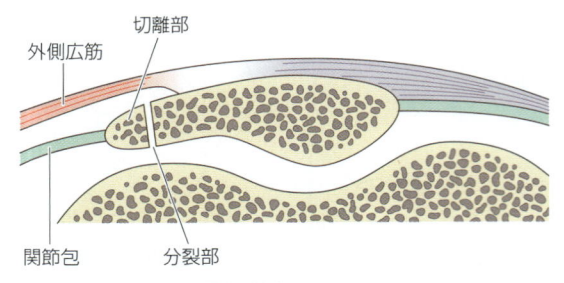

図34-27　外側広筋切離術
外側広筋の膝蓋骨本体への付着部は温存したままで，分裂片へ付着している外側広筋のみを骨膜下に切離する．

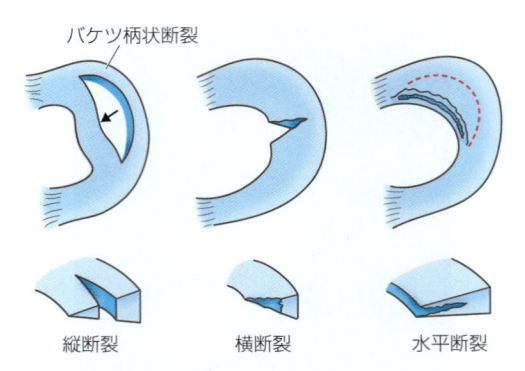

図34-28　半月の断裂形態

6 Sinding Larsen-Johansson（シンディングラーセン-ヨハンソン）病

Advanced Studies

　Osgood-Schlatter病と同様の機序により，膝蓋腱の膝蓋骨起始部に微小損傷が生じて，骨化異常などを呈するものである．10～12歳の男子に多く，膝蓋骨下端に限局する自発痛および圧痛を認める．ランニング，ジャンプ，階段昇降，しゃがみ込みなどのときに症状は増悪する．両側例が多いとされており，Osgood-Schlatter病の合併がしばしば認められる．X線では，膝蓋骨下端に小骨片，もしくは亀裂様陰影を認める．治療はOsgood-Schlatter病と同様に保存療法を主体として行う．

B 半月（半月板）損傷

　半月は線維軟骨よりなり，荷重分散機能を有する重要な組織である．荷重が負荷された状態で，膝関節に強い内・外旋の力が加わると，半月が損傷を受ける．内側および外側半月ともに中節から後節にかけて損傷を受けやすい．断裂形態には，縦断裂，横断裂，水平断裂に分類される（**図34-28**）．

　10歳以下の小児の半月損傷は円板状半月discoid meniscusによるものが多い．円板状半月は厚く，大きいために損傷を受けやすい．断裂形態は水平断裂のことが多い．

　円板状半月ではない若年者の半月損傷は辺縁の断裂が多い．中高年には半月変性に伴う断裂がしばしば認められる．

症状

　半月の損傷側に一致した疼痛，腫脹，および可動域制限を認める．損傷が辺縁部まで及んでいる場合は関節血腫を認めることもあるが，頻度は低い．疼痛は階段昇降やしゃがみ込み動作などのときに生じることが典型的であり，時にひっかかり感を訴える．バケツ柄状断裂が関節に嵌頓した場合，膝関節が伸展不能になることもある（ロッキング）．また円板状半月の断裂の際は，伸展時の疼痛や伸展制限を生じる．

診断

　受傷機転，症状の経過，身体所見および画像所見を総合的に判断し診断する．身体所見では損傷側の関節裂隙に圧痛を認め，多くの場合は大腿四頭筋萎縮も認める．半月損傷の誘発テストとしてMcMurray（マクマレー）テストやApley（アプリー）テストがある．いずれも断裂した半月をねじったり関節間に挟み込んだりすることにより，疼痛やクリックを誘発するものである．

・**McMurrayテスト**（図34-29，■(14)）

　仰臥位で膝を最大屈曲位として，内側もしくは外側の関節裂隙に手指をあて，下腿に回旋を加えながら膝を伸展させる．外側半月損傷では下腿内旋で，内側半月損傷では下腿外旋で疼痛やクリックが誘発されることが多い．

・**Apleyテスト**（図34-30）

　腹臥位で膝を90°屈曲位として，足底から圧迫力を加えながら下腿を回旋させると疼痛が誘発される（grindingテスト）．また，靱帯損傷に対する診察では牽引力をかけながら回旋させる（distractionテスト）．

　単純X線では異常を認めないことが多いが，円板状外側半月では外側関節裂隙の開大や，側面像にて大腿骨外側顆関節面の平坦化，脛骨外側縁

34
膝関節

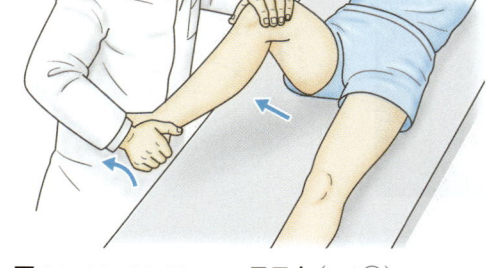

図 34-29　McMurray テスト（■◀⑭）

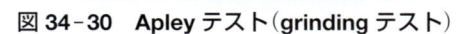

図 34-30　Apley テスト（grinding テスト）

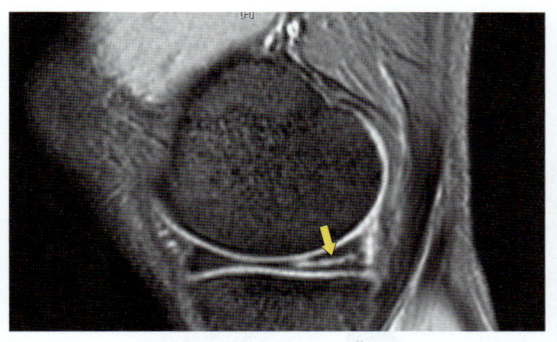

図 34-31　内側半月断裂を示す MRI T2 強調像（矢状断，水平断裂）

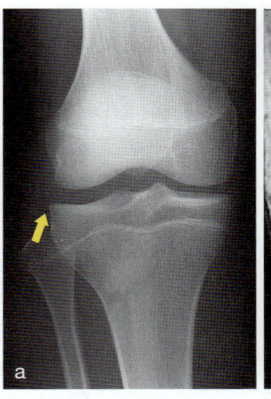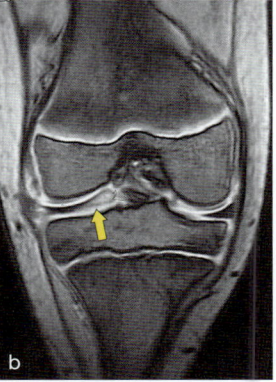

図 34-32　円板状半月
a. 単純 X 線像．外側関節裂隙の開大と脛骨外側縁の小さな骨棘形成を認める（矢印）．
b. MRI T2 強調像冠状断．関節中央まで達する大きな外側半月を認め，高輝度を呈している部位は断裂が疑われる（矢印）．

の小さな骨棘形成を認める．MRI は半月断裂の診断に有用であり，正常では T1 強調像，T2 強調像ともに低信号の領域として描出される．半月の中に T2 強調像にて線状の高信号の病巣があり，関節面に到達している場合は，半月の断裂が強く疑われる（図 34-31）．しかし小児の場合は，半月の血行が成人よりも豊富なため，断裂がなくても半月内に高輝度の領域が認められることがあるため，注意を要する．円板状半月は，矢状断像の連続する数スライスにおいて前節と後節が連続している像，または冠状断像で外側関節面中央を越える半月が認められる（図 34-32）．

治療

症状が軽度であり，軽快傾向にあれば経過観察を行うが，疼痛が高度，もしくは可動域制限がある場合などは関節鏡視下手術を行う．若年者の場合，可能な限り半月を温存する方針で治療を行う．

外縁 1/3 の部位は血行があるため（図 34-33），1 cm 以上の縦断裂の場合は半月縫合（図 34-34）の適応である．同部位の 1 cm 以下の縦断裂で，不安定性がなければ保存的にも治癒する可能性が高い．内縁 1/3 の横断裂（図 34-35）の場合は部分切除を行うが，切除は最低限にとどめる．中高齢者の変性断裂も部分切除を余儀なくされることも多いが，全切除は避けるべきである．

円板状半月に対しては，症状がない場合は経過観察を行う．断裂などに伴う疼痛があり，保存療法でも軽快が認められない場合は，中央部のみ切除を行う形成術を行う（図 34-36）．辺縁にも断裂が及んでいる場合，不安定性がある場合は縫合術も併用する．小児の場合，円板状半月切除後に離

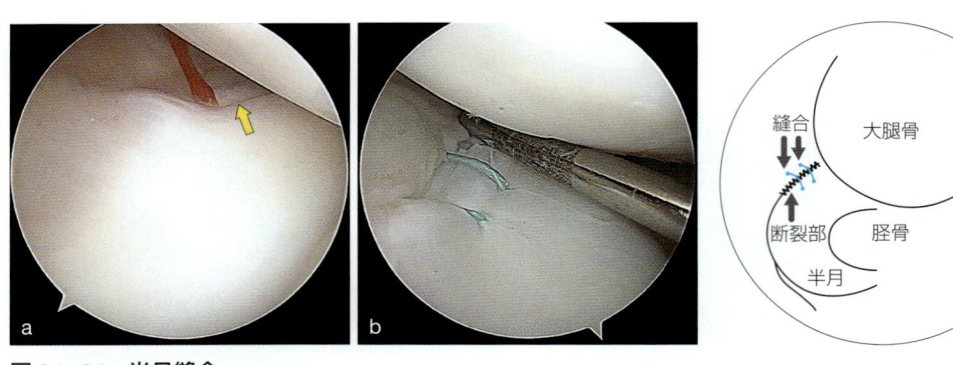

図34-34　半月縫合
内側半月辺縁の縦断裂（a）に対し，縫合を行った（b）.

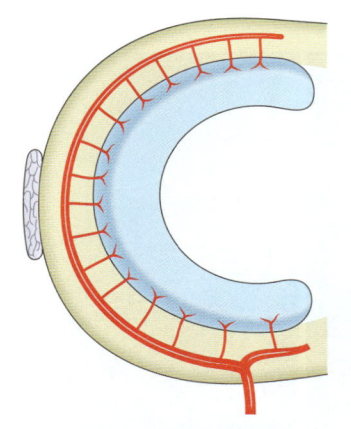

図34-33　内側半月の血行
外縁1/3の部位は血行があり，
縫合の適応となる.

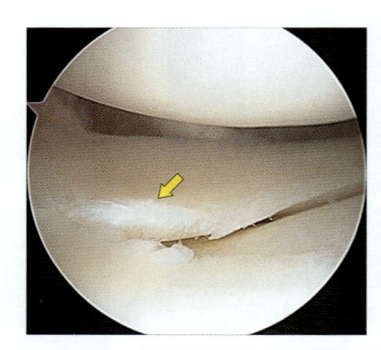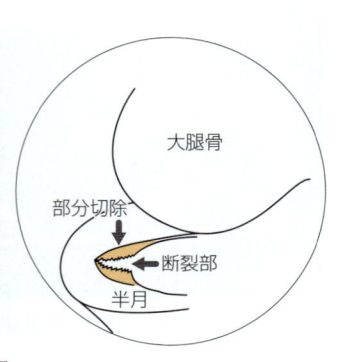

図34-35　半月横断裂の関節鏡所見
外側半月の中節部に横断裂を認める.

断性骨軟骨炎を生じることもあるので，手術後は慎重に経過観察を行う必要がある.

C 靱帯損傷

　膝関節は骨性には不安定な関節であり，比較的低エネルギーでの外傷でも靱帯損傷を起こしやすい. 膝の靱帯損傷の診断においては，まず受傷時の状況についての問診が重要である. 体の接触により生じた損傷か否か，肢位や荷重に関する状況，受傷後の症状，などについて詳しく聴取する必要がある.

　靱帯実質損傷は第1〜3度に分類される. 第1度は少ない数の線維の断裂であり，靱帯弛緩は伴わない. 第2度は多くの線維の損傷によって靱帯の弛緩性を生じているものであり，第3度損傷は完全な靱帯断裂である.

　靱帯損傷は様々な外力により生じるものであるため，軽度の損傷も含めれば，多くの場合は複合靱帯損傷であることが多い. 本章では便宜上，単独損傷としての項目別に解説を加えるが，診察上は複数の組織が損傷されている可能性を常に念頭に置いて丁寧な診察を行う必要がある.

34
膝関節

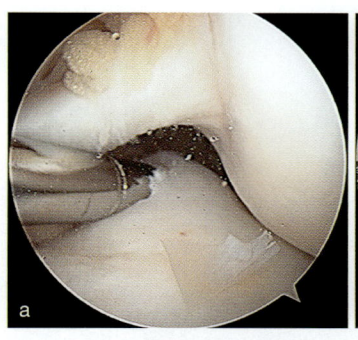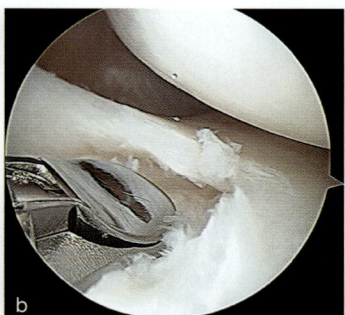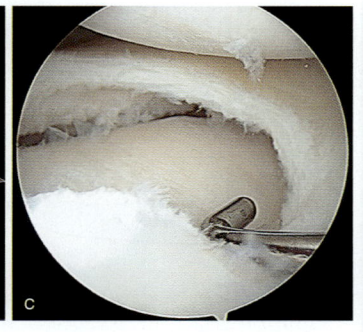

図 34-36　円板状半月に対する手術
左膝関節外側関節面を覆う円板状外側半月を認める（a）．半月中央部をパンチで切除している（b）．外側半月の辺縁を残し，半月形成術を終了した（c）．

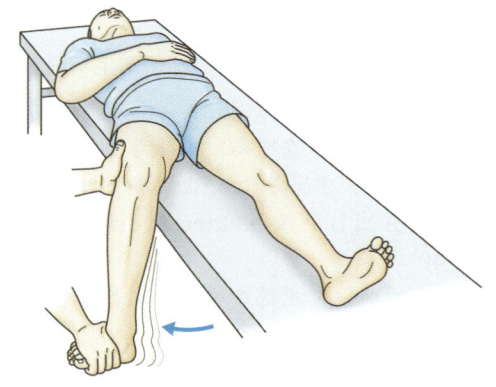

図 34-37　外反ストレステスト（■⑮）
大腿を保持したうえで下腿に外反力を加えて，膝関節の外反動揺性を評価する．

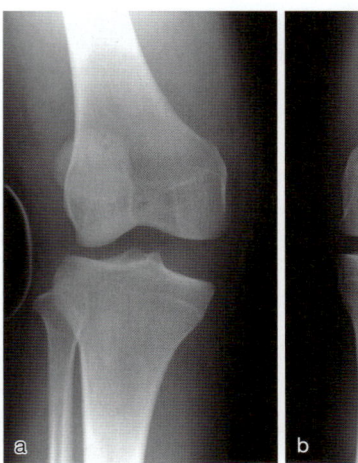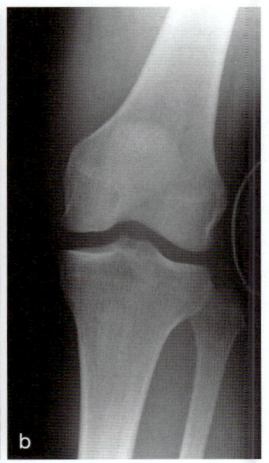

図 34-38　ストレスX線像
患側（a）では健側（b）に比べ大きな外反動揺性が認められる．

1 内側側副靭帯損傷

medial collateral ligament（MCL）injury

膝に大きな外反力が加わって生じるもので，膝の靭帯損傷のなかでは最も頻度が高い．しかし，第1・2度の損傷が多く，症状は膝内側の疼痛が主体であり不安定感は感じないことが多い．

診断

損傷部に一致した圧痛および腫脹，時に皮下出血を認める．外反ストレステストは完全伸展位と屈曲30°で行う（**図 34-37**，■⑮）．第2度以上の損傷で，軽度屈曲位での外反ストレステストが陽性になる．内側側副靭帯のみの損傷では，完全伸展位では不安定性は認められない．

単純X線では異常を認めないことが多いが，新鮮例では大腿骨内側顆部に裂離した小骨片を，陳旧例では同部に石灰化像（Stieda 陰影）を認め

ることがある．ストレスX線も不安定性の程度が診断でき有用である（**図 34-38**）．MRIでは実質部損傷の部位，程度が評価可能である．

治療

新鮮例に対しては，装具などを用いた保存療法をまず行う．単独損傷であれば，多くの場合，保存療法にてスポーツ復帰が可能となる．陳旧例で保存療法が無効の場合は，再建術の適応となる．

2 前十字靭帯損傷

anterior cruciate ligament（ACL）injury

ジャンプの後の着地時，急な方向転換時などで受傷することが多い．受傷時，断裂音 popping を体感することもある．受傷後早期に関節腫脹し，

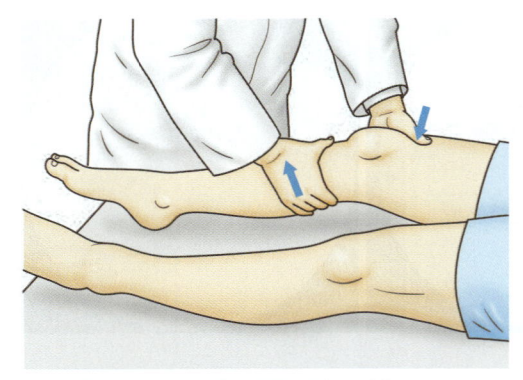

図34-39　Lachman テスト(■◀⑯)
右下腿を把持し(左矢印),前方に力を加えると脛骨が前方へ引き出される(右矢印).

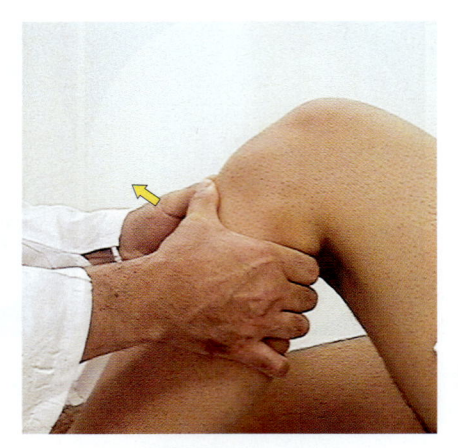

図34-40　前方引き出しテスト

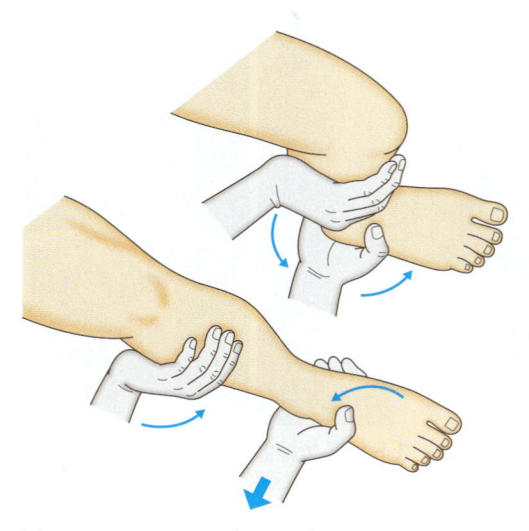

図34-41　jerk test(N-test)

強い疼痛を呈する.陳旧例では疼痛は軽減するが,膝くずれなどの不安定感などによりスポーツ継続が困難になることもある.自覚上の不安定感がなくても,前十字靱帯損傷後に未治療のままスポーツを継続した場合は,半月損傷や関節軟骨損傷をきたす危険性が高くなる.

徒手検査

前十字靱帯損傷における徒手検査で最も重要なものは Lachman(ラックマン)テストであり,特異度,感度ともに高い検査である.膝関節90°屈曲位での前方引き出しテストは Lachman テストに比べると陽性率が低い.

・**Lachman テスト(図34-39, ■◀⑯)**
患者は仰臥位とし,膝関節軽度屈曲位で大腿骨

遠位部を一側の手で保持し,他方の手で脛骨近位部を前方に引き出す.脛骨の移動量と停止点 endpoint をチェックする.前十字靱帯損傷では脛骨が前方へ引き出され,停止点が不明瞭となる.

・**前方引き出しテスト anterior drawer test(図34-40)**
膝90°屈曲位で足部を検者の殿部で軽く固定し,両手で脛骨近位部を前方に引き出して,脛骨の前方移動量を評価する.

・**jerk(ジャーク)テスト(N-テスト,reverse pivot shift test)(図34-41)**
前外方回旋不安定性をみるための検査であり,下腿に外反,内旋を加えつつ膝屈曲位から伸展していくと,屈曲20〜30°において脛骨が内旋しながら前方へ急激に移動する.

画像診断

単純X線では,多くの場合は異常を呈さない.時に脛骨顆間隆起の裂離骨折,関節包の脛骨付着部前外側の裂離骨折である Segond(スゴン)骨折,大腿骨荷重部の陥凹を認めることがある.膝関節軽度屈曲位のストレス撮影では,健側に比べ脛骨の前方動揺性の増加を認める.MRI では,前十字靱帯断裂部の膨化,輝度変化などの所見を認めることが多い(図34-42).また,MRI は合併損傷としての半月損傷や骨軟骨損傷の診断に有用である.

治療

前十字靱帯損傷後に対して保存療法を行った場合,完全に治癒する確率は低く,ある程度の前方不安定性が残存する.前方不安定性が残存すると

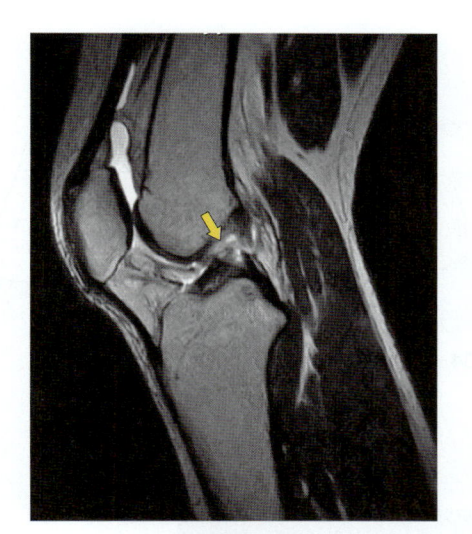

図 34-42　前十字靱帯損傷の MRI 所見（T2 強調矢状断像）
断裂部で靱帯の走行が途絶している.

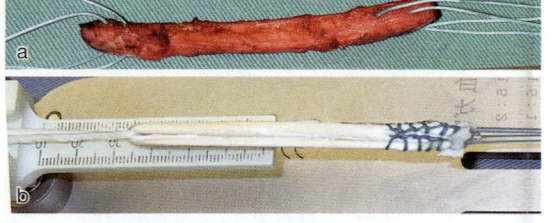

図 34-43　前十字靱帯の再建材料
骨付き膝蓋腱（a）, 半腱様筋腱（b）などがよく用いられる.

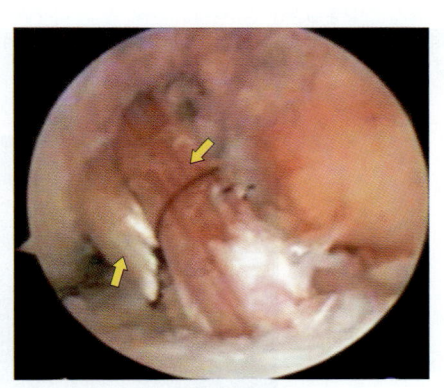

図 34-44　前十字靱帯再建
右膝の前十字靱帯損傷に対し, 半腱様筋腱を用いた二束再建を行った.

34
膝関節

長期的には変形性膝関節症発症のリスクは上がるが, 短期的には前方不安定性が存在しても活動性の低い症例では日常生活に支障がないことが多い. したがって治療の選択においては, 年齢や活動性を考慮に入れて決定することになる.

あまりスポーツ活動を望まない中高年の患者には, 装具装着や筋力増強を中心とした保存療法で経過をみる. スポーツ活動を望む若い患者においては前十字靱帯再建術を選択する. 手術は受傷直後に行うと関節線維症の発生頻度が高くなるため, 膝関節の炎症の消退と可動域が回復した時期に行うことが一般的である. また, 陳旧例では日常生活動作で膝くずれを繰り返すなど, 不安定感が強い場合も再建術の適応となる. 成長終了前の若年者の前十字靱帯損傷に対しても, 完全断裂であれば保存療法の成績が不良であるため, 手術療法を選択されることが多くなってきている. その際は, 年齢に応じて成長軟骨の損傷を最小限にする手術方法を選択する必要がある.

再建術は関節鏡視下に行い, 再建術に用いる移植材料としては, 自家腱として骨付き膝蓋腱や半腱様筋腱などがよく用いられる（**図 34-43**）. 再建靱帯の設置部位は, 前十字靱帯の解剖学的付着部位を基本とする（**図 34-44**）. 術後のスポーツ復帰は 8〜10 カ月後である.

③ 後十字靱帯損傷
posterior cruciate ligament（PCL）injury

交通事故やスポーツ外傷などで, 膝関節屈曲位で脛骨前方に強い直達外力が加わった際に受傷することが多い. 車の追突事故では膝屈曲位で膝前下方を打撲して受傷する（ダッシュボード損傷 dashboard injury）. 症状は前十字靱帯損傷に比べると軽度であることが多く, 受傷後もスポーツ活動が継続可能なこともある. 後方不安定性が強い症例では, 階段昇降やしゃがみ込み時に不安定感などの訴えがみられる.

診断

脛骨粗面部の皮膚に擦過創などの皮膚損傷を認めることが多い. 関節血腫も伴うが, 後方関節包にも損傷がある場合は, 血液は膝窩部から下腿後面へ流れるため膝後方の皮下出血にも留意する. 陳旧例では, 関節軟骨変性のため膝蓋大腿関節や内側の関節裂隙に圧痛を認めることもある. 仰臥位で膝関節屈曲 90° とすると, 脛骨近位端が後方

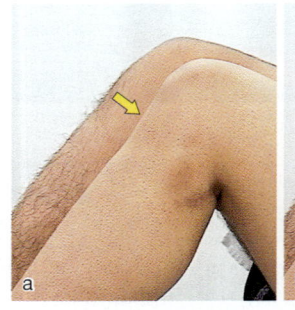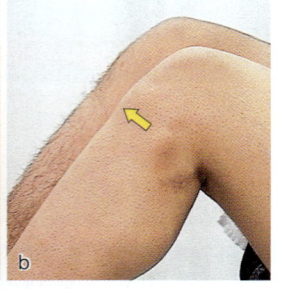

図34-45　後十字靱帯損傷
脛骨の後方への sag sign が認められる（a）. その状態で大腿四頭筋を収縮させると, 膝伸展筋力により脛骨が前方へ移動する（b, quadriceps active test）.

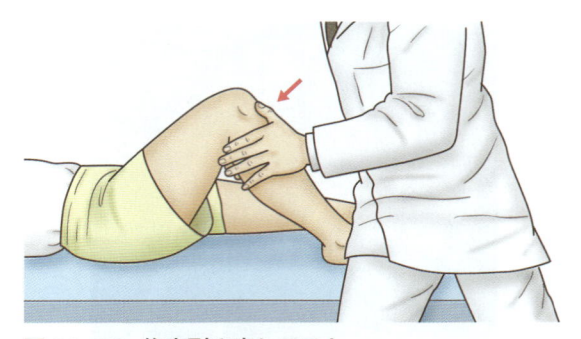

図34-46　後方引き出しテスト

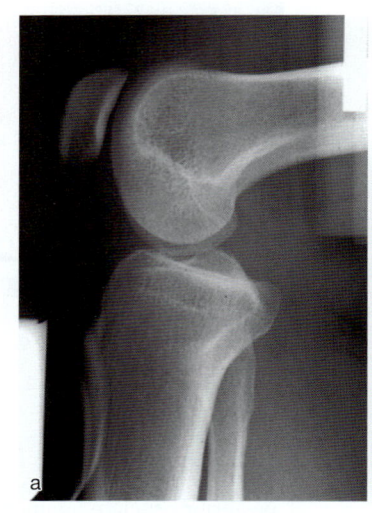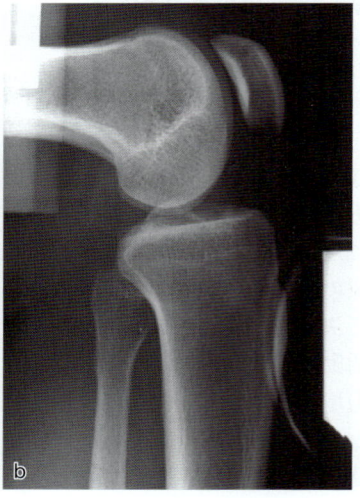

図34-47　ストレスX線像
患側（a）では健側（b）に比べ大きな後方動揺性が認められる.

へ移動している落ち込み徴候 sag sign が認められる（図34-45）. その位置から大腿四頭筋を収縮させると, 脛骨近位部の後方亜脱臼状態が整復される（quadriceps active test）.

・後方引き出しテスト posterior drawer test（図34-46）

前方引き出しテストと同じ肢位で脛骨近位部を後方へ押し込み, 後方移動量を評価する. 脛骨が後方に落ち込んだ sagging 状態にある位置を起点として行うと後方移動量が過小評価されるため, 大腿四頭筋を収縮させ, 亜脱臼状態を整復させた位置から評価を行う.

X線では, 靱帯付着部の裂離骨折が診断可能である. また, ストレスX線は後方移動量の評価に有用である（図34-47）. MRIも靱帯実質部お

よび付着部での損傷の診断に有用である.

治療

後十字靱帯損傷の機能的予後は比較的良好なことより, 大腿四頭筋訓練, 装具などによる保存療法が第一選択となる. 保存療法を行っても高度の後方不安定性が残存する場合, または不安定感のためにスポーツ活動や日常生活が障害される場合などには再建術の適応となる.

④ 後外側支持機構損傷

後外側支持機構は外側側副靱帯, 後外側関節包, 膝窩筋腱腓骨靱帯, 膝窩筋腱などからなる（図34-48）. 膝関節の内反, 脛骨の外旋, 脛骨の後方移動に対する安定性を保持している. 受傷機転

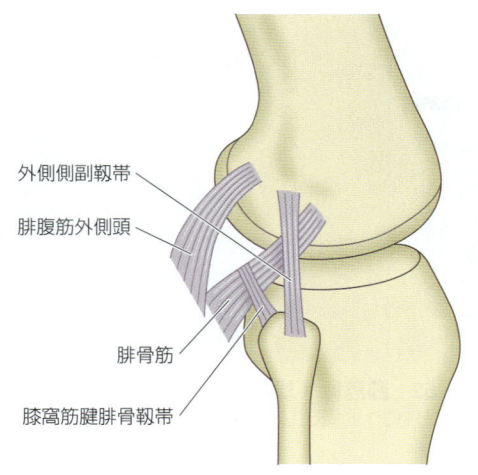

図 34-48　後外側支持機構

外側側副靱帯
腓腹筋外側頭
腓骨筋
膝窩筋腱腓骨靱帯

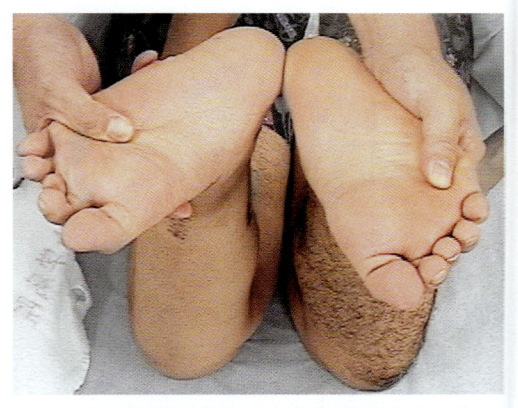

図 34-49　脛骨外旋テスト（ダイアルテスト）
腹臥位にして膝屈曲 30° と 90° で脛骨を外旋させる. 本症例では左膝で外旋動揺性が大きくなっている.

34
膝関節

としては，脛骨前内側部に対して後外側方向に向けて直達外力が加わったとき，過伸展および外旋方向に膝をひねったとき，または何らかの高エネルギー外傷が多いとされている．合併損傷，特に後十字靱帯損傷の合併が多い．軽症例では後外側部の圧痛を呈する程度であるが，十字靱帯損傷を合併した高度不安定例では，歩行時の不安定感を訴える．

　診察上は，新鮮例では膝後外側部に腫脹，皮下出血を認める．軽度屈曲位で内反ストレステストが陽性となり，後外側回旋不安定性が認められる．回旋不安定性の評価には脛骨外旋テスト（ダイアルテスト）も用いられる（**図 34-49**）．単純 X 線では異常所見を認めないことも多いが，裂離骨折を伴うことがあるので，詳細に検討する．MRI は軟部組織損傷の診断に有用である．

　治療は，新鮮例では可能であれば早期に外科的に修復することが望ましい．陳旧例の場合は単独損傷で軽症例であれば保存療法を行うが，合併損傷を伴うときなど，不安定感が強い場合は再建術の適応となる．

5　複合靱帯損傷

　複数の靱帯が同時に損傷するもので，ほとんどが接触型損傷である．受診時に脱臼位になくても不安定性が著しい症例の場合は，脱臼位が整復された後の状態と考え評価を行う．すなわち神経・血管損傷を合併することも多いため，まずそれら

の評価を行い，血管損傷が疑われる場合には早期に血行を確保する治療を行う．受診時に血行が保たれている場合でも，動脈の内膜損傷などにより後に血栓などを生じることがあり，受傷後しばらくは下肢の血行状態には十分留意しておく必要がある．徒手検査により膝関節の安定性評価を行い，骨折，半月，軟骨損傷などの合併損傷の評価を X 線，MRI などにより行う．治療は，まずは外固定などによる安静が必要であるが，靱帯損傷の程度および合併損傷の有無などの状況によって必要な外科的処置を行った後，徐々に可動域訓練などを開始する．その後，最終的に膝関節の安定性を得るためには複数靱帯の再建術が必要になる．

D　膝蓋大腿関節障害

1　膝蓋大腿関節不安定症

　膝蓋骨の脱臼，亜脱臼を繰り返すもの，および膝蓋骨の異常可動性による不安定感を呈するものを合わせて膝蓋大腿関節不安定症とよぶ．10 歳代に多くみられる．原因として大腿骨顆部形成不全，脛骨粗面外方偏位，膝蓋骨高位，外反膝，全身関節弛緩などが挙げられている．初回脱臼後，膝蓋骨の脱臼を繰り返すものを反復性脱臼，ある範囲の膝運動域で脱臼位をとるものを習慣性脱臼とよぶ．また恒久性脱臼は，膝の屈曲に関係なく常に脱臼しているもので，先天性のものと外傷後

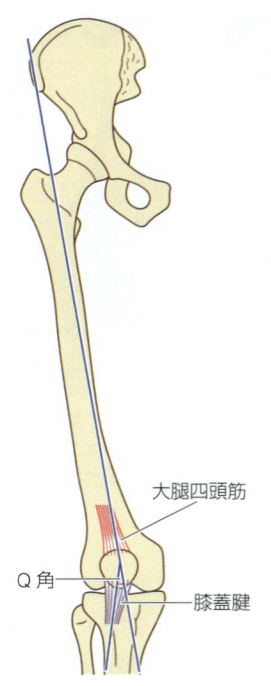

図 34-50　Q角
膝伸展位で上前腸骨棘と膝蓋骨の中心を結ぶ線と，膝蓋骨中心と脛骨粗面を結ぶ線のなす角をQ角（quadriceps angle）とよぶ．健常人では15°程度である．

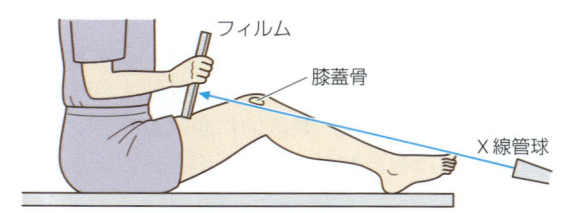

図 34-51　膝蓋骨X線軸射撮影法（axial view, sky-line view）

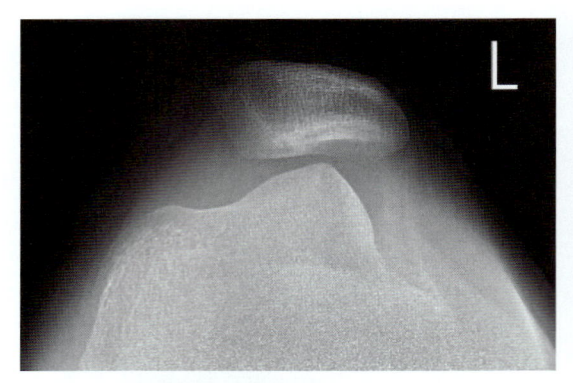

図 34-52　膝蓋骨X線軸射像
膝蓋骨が外側へ亜脱臼している．

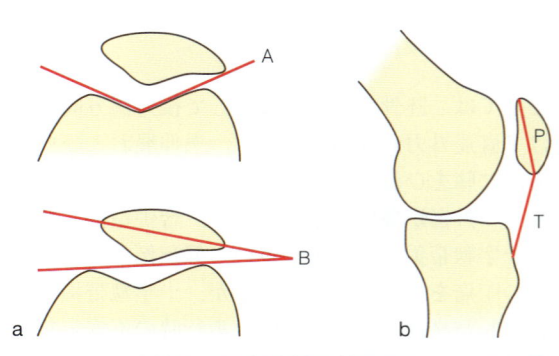

図 34-53　膝蓋骨の不安定性を検討するためのX線像の見かた

a. 顆間溝角（A）：150°以上は低形成と判断する．膝蓋骨傾斜角（B）：正常は約10°．
b. tendon patella ratio（T／P比：Insall-Salvati法）：1.2以上であれば膝蓋骨高位と判断する．

などの後天性のものがある．

症状，診断

　問診では，脱臼や脱臼類似のエピソード，膝蓋骨の不安定感などについて詳しく聴取する．診察上は，全身関節弛緩性のおよび下肢アライメントをまずチェックする．脱臼を繰り返す例では，Q角が増大している例が多い（**図 34-50**）．膝関節の診察では，腫脹，圧痛の有無，全可動域における膝蓋骨の動きを確認する．膝蓋骨の不安定性がある場合，膝伸展時に膝蓋骨を外側へ亜脱臼させる力を加えながら膝関節を屈曲しようとすると，脱臼の不安感が誘発される（脱臼不安感テスト ap-

prehension test，■◀ ⑰）．
　X線検査では，膝蓋骨軸射像（**図 34-51**）にて膝蓋骨の外方偏位，傾斜の増大，または脱臼を認める（**図 34-52**）．脱臼を繰り返す例では，大腿骨の形成不全や膝蓋骨高位がみられることが多いため，大腿骨顆間溝の深さを表す顆間溝角 sulcus angle，膝蓋骨の位置を評価する tendon patella ratio にて評価する（**図 34-53**）．急性脱臼の場合は関節面の骨欠損や小骨片がみられることもあり，CT で明瞭に描出される．CT では，脛骨粗面の位置の評価として脛骨粗面-大腿骨滑車溝間距離（The tibial tubercle-trochlear groove distance；TT-TG，**図 34-54**）を計測する．MRI は，特に急性脱臼において，関節軟骨損傷や合併軟部組織損傷の評価に有用である．

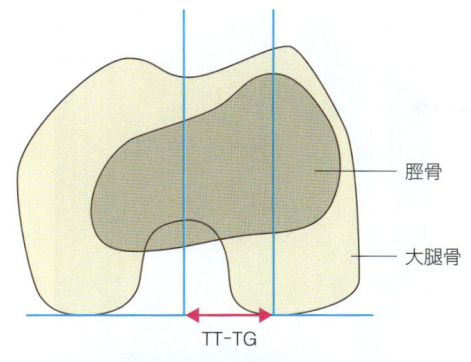

図 34-54　脛骨粗面-滑車溝間距離
CT の横断像から大腿骨滑車溝の最深部から脛骨粗面中央部までの距離（TT-TG）を計測する．正常は 20 mm 未満である．

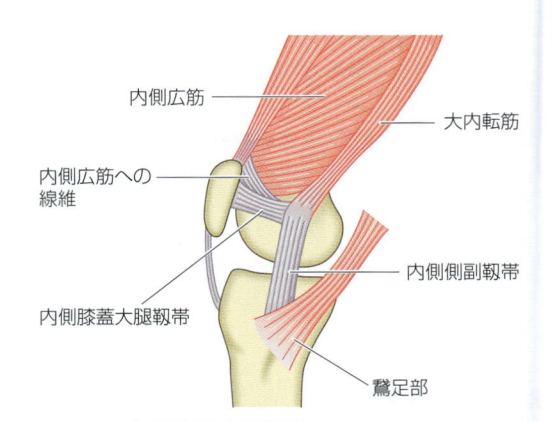

図 34-55　内側膝蓋大腿靱帯

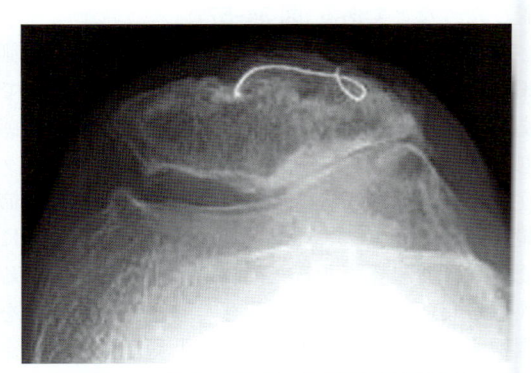

図 34-56　膝蓋大腿関節症の膝蓋骨軸射像
外側の関節裂隙が消失している．

治療

　初回脱臼例では，基本的に外固定，装具などを用いた保存療法を行う．大腿四頭筋強化も重要である．大きな骨軟骨片がある場合は，外科的に整復固定を行う．

　習慣性脱臼および反復性脱臼は，手術療法の適応となる．様々な手術方法があるが，現在では内側膝蓋大腿靱帯（**図 34-55**）の再建が行われることが多い．脛骨粗面が外側へ偏位している（TT-TG が 20 mm 以上）ときは，脛骨粗面部を骨切りし内側へ移動させる術式を併用する．さらに必要に応じて外側支帯解離を追加する．

2　膝蓋大腿関節症
patellofemoral osteoarthritis

　膝蓋大腿関節に限局した変形性関節症であり，外反膝，大腿骨顆部の低形成，膝蓋骨高位，大腿四頭筋の筋力低下が背景としてあり，発症するものが多い．

症状，診断

　症状としては階段昇降時に膝蓋骨周囲に疼痛を訴え，しゃがみ込み動作が困難となる．診察上は，膝蓋骨周囲の圧痛を認め，膝蓋骨を大腿骨に圧迫しながら膝を屈曲させるとざらざらした感じを触知し疼痛が誘発される（膝蓋骨グラインディングテスト patellar grinding test）．X 線の膝蓋骨軸射像では，関節裂隙の狭小化（外側が多い），骨棘形成が認められる（**図 34-56**）．

治療

　階段を避けるなどの日常生活指導，減量，大腿四頭筋訓練，サポーター，消炎鎮痛薬投与，関節内注射などの保存療法が基本になる．保存療法を行っても疼痛が強く，日常生活が困難な場合に外科的治療の適応である．病期に応じて，関節鏡視下の外側支帯解離術およびデブリドマン，脛骨粗面を骨切りし，前内側へ移行する手術，膝蓋大腿関節のみを人工関節で置換する手術などが選択される．

3　滑膜ひだ障害
plica syndrome

　膝関節には隔壁の遺残である滑膜ひだが存在する．膝蓋上囊と膝関節を分ける隔壁である膝蓋上囊滑膜ひだ，大腿脛骨関節を内外に分ける膝蓋下滑膜ひだ，膝蓋上囊の内側壁から膝蓋骨内側縁近くを通過して膝蓋下脂肪体に付着する膝蓋内側滑

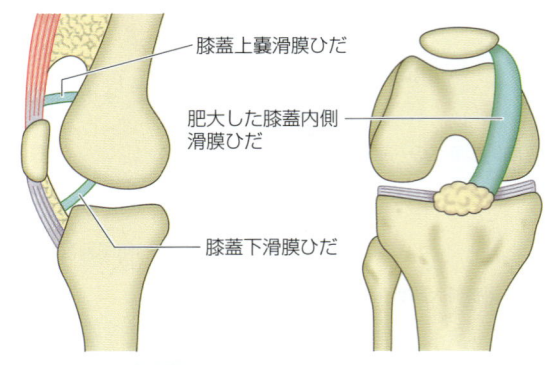

図 34-57　滑膜ひだ

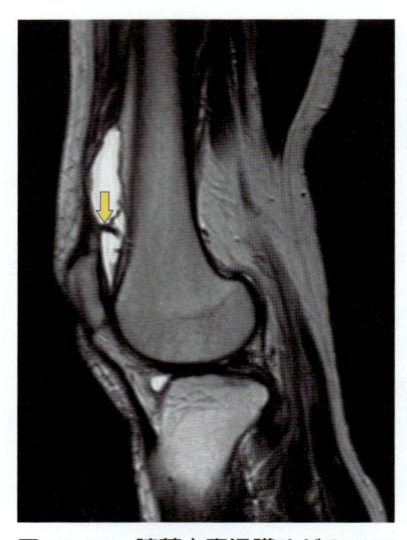

図 34-58　膝蓋上嚢滑膜ひだの MRI（T2 強調像矢状断）
膝前面痛を訴える例で MRI にて膝蓋上嚢滑膜ひだを認めた（矢印）．関節鏡視下に滑膜ひだを切除し，疼痛は軽快した．

膜ひだ，などである（図 34-57）．

　臨床的に問題になることがあるのは，膝蓋内側滑膜ひだ（タナともよばれる）の肥厚による症状である．運動時に膝関節内側に疼痛や引っかかる感じを訴える．運動の制限，消炎鎮痛薬，ブロック注射などの保存療法にて軽快がない場合は，関節鏡視下に切除する．しかし，健常でも約50％に認められる組織であるため，ほかに疼痛を生じる疾患がないことを十分確認したうえで手術療法を選択すべきである．また，膝蓋上嚢滑膜ひだが完全に閉鎖されている場合も，しばしば膝関節前面痛および屈曲制限の原因になる（図 34-58）．MRIでは軟部腫瘍との鑑別が重要である．鏡視下にひだを切除すれば症状は軽快する．

4 膝前部痛
anterior knee pain

　膝前面に痛みを訴える原因疾患は数多くある．特に若年の女性で膝周辺の疼痛を訴え，画像所見においても特記すべき所見が得られないことも多い．まずは膝蓋骨の不安定性の可能性をまず詳細に検討すべきである．不安定症と判断されれば，その治療を行う．次にスポーツを行っている場合などは腱炎や腱付着部縁のことが多いので，消炎治療，ストレッチ，筋力訓練，必要に応じて装具療法などを加えた保存療法を行う．また，股関節や腰椎疾患など，他の部位からの疼痛の可能性もあることも十分留意すべきである．多くの症例は保存療法にて症状が軽快することが多いが，6カ月以上治療を行っても症状が軽快しない場合などに限り外科的治療を考慮する．MRIで関節軟骨

損傷が疑われれば，関節鏡視下にシェービングなどの治療を行う．

E 関節症と関連疾患

　高齢者人口の増加とともに変形性膝関節症に代表される膝の変性疾患が増加している．病因については不明な点が多いが，基礎的研究によってその病態が次第に明らかにされつつある．また治療法も保存療法だけでなく，鏡視下手術や人工関節をはじめ手術療法も飛躍的に進歩してきた．

1 変形性膝関節症
gonarthrosis

　高齢者の愁訴で最も多い骨・関節疾患は腰背部痛と膝関節症である．また，ロコモティブシンドロームの原因となる代表的な疾患でもある（→414 頁を参照）．変形性膝関節症は関節軟骨の変性を基盤とした非炎症性の疾患である（図 34-59）．

　変形性膝関節症の病因は一次性と二次性に分けられる．代謝性疾患，外傷，先天異常など明確な原因があるものは二次性である（→268 頁参照）．

　一方，60 歳前後の女性が，誘因なく膝の痛み

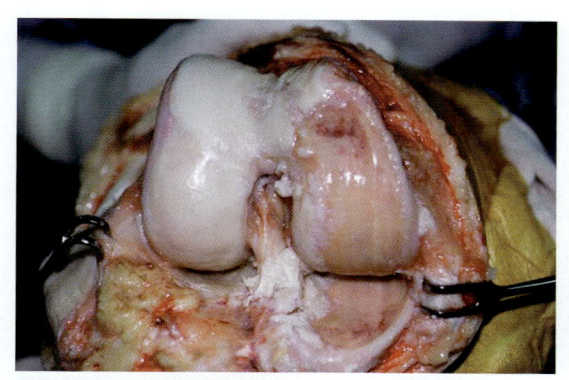

図 34-59　変形性膝関節症
右膝内側コンパートメントの関節軟骨は完全に摩耗し，象牙質化 eburnation している.

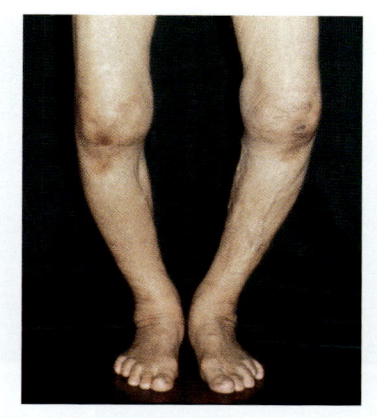

図 34-60　内側型変形性膝関節症にみられる両膝の内反変形（鳥巣 原図）

や運動障害，膝に水がたまるなどの症状を訴え，明らかな原因が認められない場合は一次性に分類される.

症候

初期には，膝関節のこわばる感じや坐位を続けたあとの立ち上がり時の疼痛・歩きはじめの疼痛 starting pain を訴えることが多い. いったん歩きはじめると疼痛は軽快するが，長時間歩行すると再び増強する. 大部分の症例は，内側大腿脛骨関節面が侵される内側型であり，疼痛も膝関節の内側に存在する. また，膝蓋骨の周囲にも疼痛を訴えたり，膝窩部の緊張感を訴えたりすることもある. 進行すれば，歩行時や階段昇降時などにも持続的な疼痛が生じてくる. 初期には関節可動域はあまり侵されないが，わずかに伸展と正座が制限される程度である.

稀に突然，嵌頓症状を起こすが，これは変性し摩滅した半月，増殖した滑膜ひだ，あるいは遊離体が関節間に嵌頓するためである. 女性では下腿静脈瘤がしばしば認められる. この循環動態の異常が夜間痛と関連するといわれている.

圧痛は内側関節裂隙，大腿骨内側顆関節面辺縁にある. ただし患者本人が「膝の内側に痛みあり」と訴えて来院する場合でも，鵞足滑液包の部分の圧痛が主であることもある. 関節包は肥厚し，しばしば関節液の貯留を認め，膝蓋跳動 ballottement of patella（→Tanzen der Patella，119 頁の図 12-9b 参照）を証明できる.

内側型変形性膝関節症では病変が進行すれば，膝関節は屈曲，内反変形が増強し（**図 34-60**），内

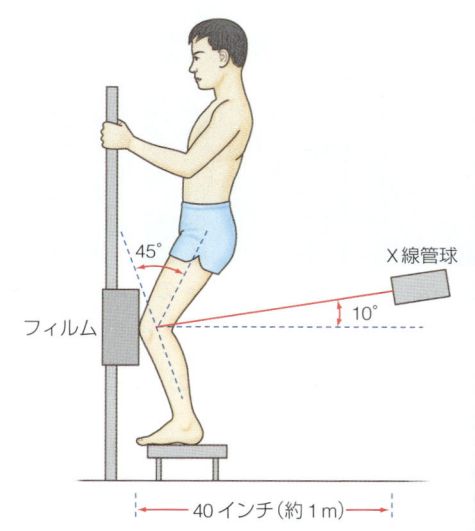

図 34-61　Rosenberg 撮影肢位
立位で膝関節を 45° に屈曲させ，X 線の入射軸を 10° 遠位に傾けて撮影すると変形性膝関節症で初期変化が最も出現しやすい部位の描出が可能となる.

側関節面での接触部分が後方に変位するため，脛骨は大腿骨に対し外旋した変形を生じる.

X 線検査

変形性膝関節症では大腿脛骨関節の変化と同時に膝蓋大腿関節の変化も調べる必要があり，膝蓋骨軸射像を撮ることも大切である. さらに関節軟骨の摩滅の状態を正しく把握するためには立位での前後像も不可欠である. 特に軽度屈曲位での立位前後撮影肢位は Rosenberg（ローゼンバーグ）撮影肢位（**図 34-61**）とよばれ，大腿脛骨関節の初期変化の描出に有用である.

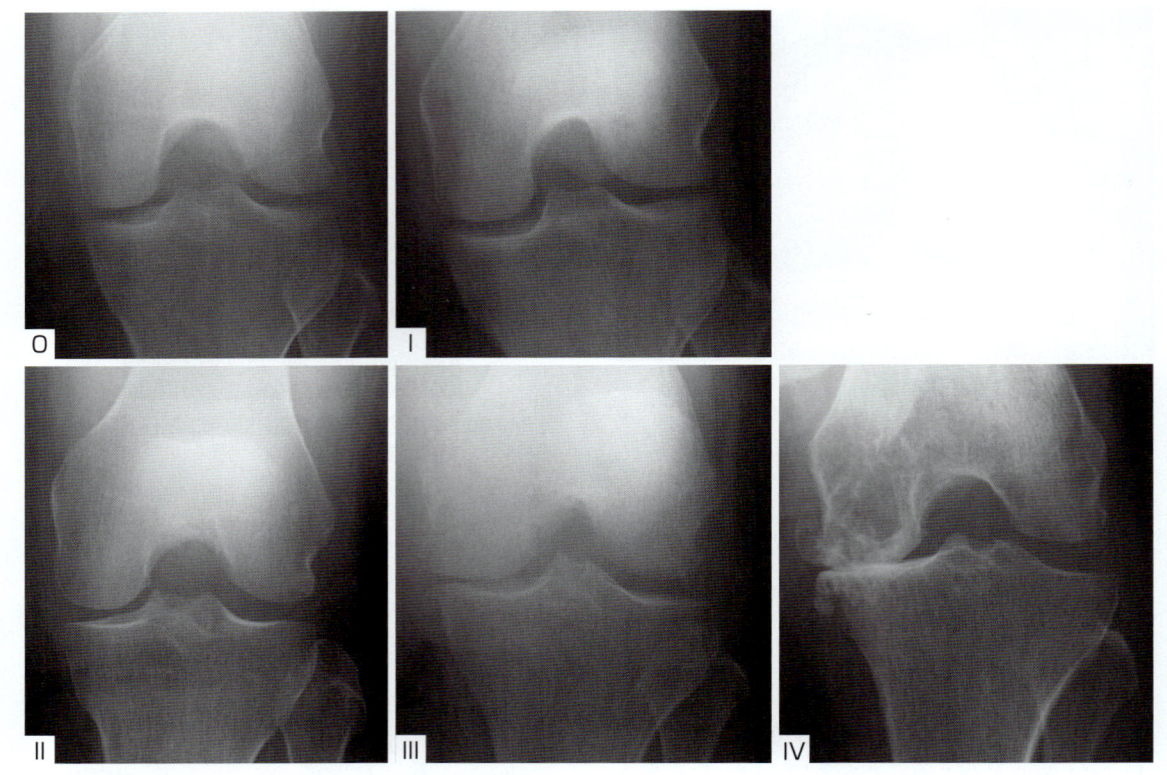

図 34-62　Kellgren-Lawrence の X 線像病期分類*

表 34-2　Kellgren-Lawrence の X 線像病期分類*

grade 0	normal
grade I	doubtful narrowing of joint space and possible osteophytic lipping
grade II	definite osteophytes and possible narrowing of joint space
grade III	moderate multiple osteophytes definite narrowing of joint space some sclerosis and possible deformity of bone contour
grade IV	large osteophytes marked narrowing of joint space severe sclerosis and definite deformity of bone contour

　一側の関節裂隙狭小化（➡135頁参照），軟骨下の骨硬化，関節面の不整，顆部辺縁ならびに脛骨顆間結節の骨棘形成などが現れる．ここでは Kellgren-Lawrence（ケルグレン-ローレンス）の X 線像病期分類を示す（**表34-2，図34-62**）軟骨下嚢胞形成は変形性股関節症に比べて稀である．時に関節遊離体，脛骨の側方亜脱臼が認められる．さらに大腿脛骨角（FTA）が増大する．日本人の成人の正常膝関節では，立位で男性が平均178°，女性が176°であり，内反型の変形性膝関節症では180°以上となる．

関節液検査

　淡黄色透明，粘稠で曳糸性もよい．しかし正常の関節液に比較すると，ヒアルロン酸の濃度と分子量の低下が認められている．細胞数は2,000個/mm² 以内である．関節軟骨コラーゲンの前駆体であるⅡ型プロコラーゲンCペプチドが増加している．顕微鏡検査では軟骨細胞や軟骨片が認められる．

診断，鑑別診断

　年齢，臨床症状，X 線所見，関節液所見などを総合的に検討して診断する．変形性膝関節症を治療中の患者では，高齢発症の関節リウマチ（RA）が時折認められる．関節穿刺で関節液が透明でなく混濁していた場合には，RA，偽痛風，感染性関節炎を疑っての精査が必要である．

---

*世界で最も活用されている分類である．

表34-3 変形性膝関節症の保存療法

1）日常生活での指導
2）運動療法
3）装具療法
4）薬物療法　a. 内服薬
b. 関節内注射

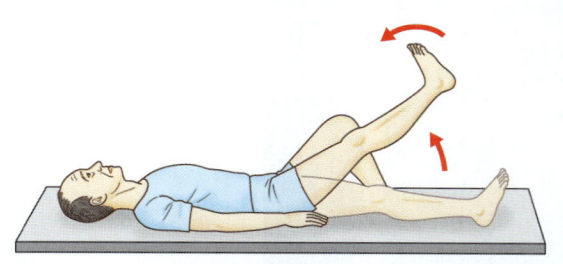

図34-63 仰臥位で膝を伸展させたままでの下肢挙上訓練

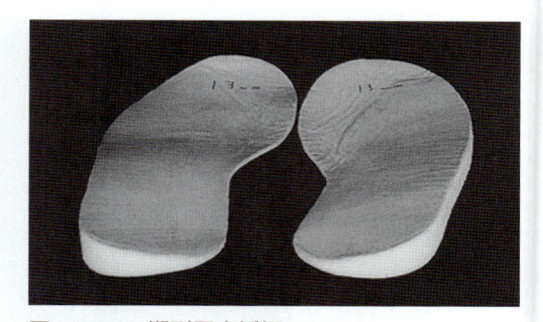

図34-64 楔型足底挿板
外側を高くした楔（足底挿板）は内側型関節症に用いられる.

治療

・保存療法

　日常診療では，手術療法よりも保存療法を行う頻度が高い．日本整形外科学会などの各ガイドラインで推奨される保存療法を**表34-3**に示す．患者任せにせず，多面的に薬物療法と非薬物療法を組み合わせ，積極的に指導する必要がある.

　日常生活指導では激しい動作や正座を避け，疼痛が強いときは杖の使用を推奨する．また，肥満のある症例では適切な減量を指示する．運動療法では，無理のない可動域訓練と下肢筋力強化訓練が重要である．軽い有酸素運動や自転車エルゴメーター，プール歩行などの水中運動も推奨されている．特に大腿四頭筋と股関節外転筋の筋力強化は，膝関節を安定化し，症状を改善させることが報告されている．膝関節に可動時痛がある場合や高齢者では，臥位での訓練が適している（**図34-63**）．仰臥位で，膝関節をしっかりと伸展させたまま，下肢全体を挙上させ，ゆっくり下ろす動作を毎日30〜100回程度繰り返させる．なお，腰椎に負担をかけないように訓練しない側の膝は立てておく.

　装具療法では，内側型変形性膝関節症に対しては外側が高い楔状足底挿板がよく用いられる（**図34-64**）．歩容の変化が疼痛の改善につながる．重症例では無効であることが多い．また，外反を強制するような硬性のサポーターも有効性が報告されているが，高価であり着用コンプライアンスが低い.

　薬物療法では，抗炎症薬の内服が推奨されている．特にCOX-2選択的阻害薬の服用の推奨度は高い．非選択的抗炎症薬であれば，プロトンポンプ阻害薬などの消化管保護作用のある薬剤との併用が望ましい．関節内注射では，ヒアルロン酸製剤や副腎皮質ステロイドが選択できる．ガイドラインでは，ヒアルロン酸製剤は効果発現は遅いが，効果の持続は長いと記述されている．副腎皮質ステロイドの関節内注射は，強力な消炎鎮痛効果をもっているが，長期や頻回の使用で感染や関節破壊を引き起こすおそれがあり，乱用は慎むべきである（➡ステロイド関節症，671頁参照）.

・手術療法

　保存療法で症状の改善が得られない関節破壊が進展した患者では，手術療法を考慮する．破壊が少なくても嵌頓症状がある患者では侵襲の少ない関節鏡視下の関節デブリドマン joint débridement を行うことがある.

　比較的若い患者で変性がまだ関節全体に及んでいない場合には，骨切り術によって変形を矯正するとともに，変性が及んでいない関節面に荷重を移動させる骨切り術を行う．一般に内反膝には脛骨近位部での外反骨切り術を，外反膝には大腿骨顆上部での内反骨切り術を行う．内反膝が多いた

34
膝関節

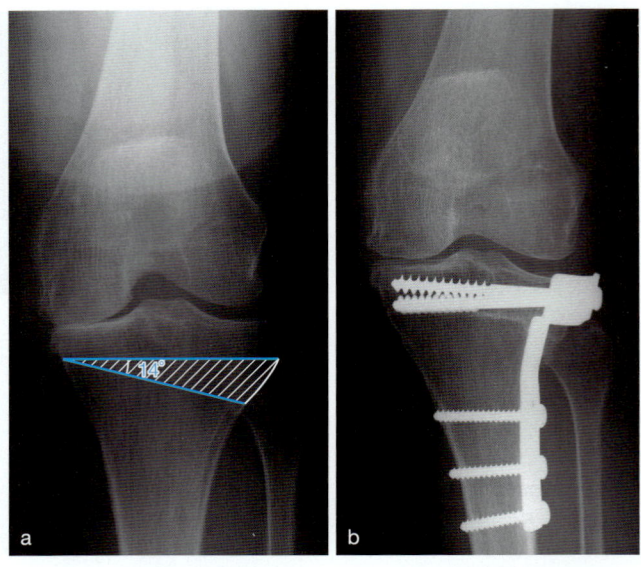

図 34-65　高位脛骨骨切り術（HTO），閉鎖式楔状骨切り術（53 歳女性）

a. 術前．b. 術後．
脛骨を青線で示すように骨切りし，斜線で示す楔形の部分を除去し，骨切り面を合わせ固定する．腓骨の処置は種々の方法があるが，この症例では下腿中上で骨切りしている．

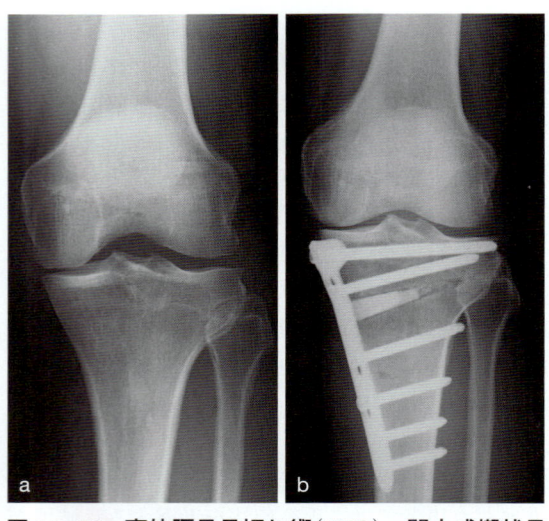

図 34-66　高位脛骨骨切り術（HTO），開大式楔状骨切術（54 歳男性）

a. 術前．b. 術後．
内側から骨切りし，開大させ，間隙に人工骨を挿入しプレートで固定する．

め，脛骨での外反骨切り術は，いろいろな工夫がされてきた．脛骨粗面より近位で骨切りを行う高位脛骨骨切り術 high tibial osteotomy（HTO）は，代表的な手術である．そのなかには，骨切りして

楔状の骨片を除き，骨切り端を合わせる閉鎖式楔状骨切り術 closing wedge osteotomy（図 34-65），逆に骨切りした後，内側を開いて骨移植を行う開大式楔状骨切り術 open wedge osteotomy（図 34-66）などがある．そのほかドーム状に骨切りし（ドーム型骨切り術 dome osteotomy），角度を変え創外固定器で固定する方法や骨切りした後に創外固定器を用いて少しずつ外反していく（片側化骨延長法 hemicallotasis）方法もある．

　一方，末期の変形性膝関節症で，患者の年齢が 60〜70 歳以上であれば，人工膝関節置換術 unicompartmental knee arthroplasty（UKA）や人工膝関節全置換術 total knee arthroplasty（TKA），total knee replacement（TKR）を考慮する．人工膝関節置換術（図 34-67）は疼痛と歩行能力を著しく改善させ，術後療法も長期を要さない．最近では，日本人の生活様式に対応して十分な膝関節の屈曲が得られる人工膝関節の開発や最小侵襲手術 minimally invasive surgery（MIS）の応用が試みられ，よりよい機能回復が期待されている．人工関節手術は，術後の満足度も高いため盛んに行われているが，術後の肺塞栓症，感染（→238 頁参照），ポリエチレン（UHMWPE）の摩耗，人工関節の弛

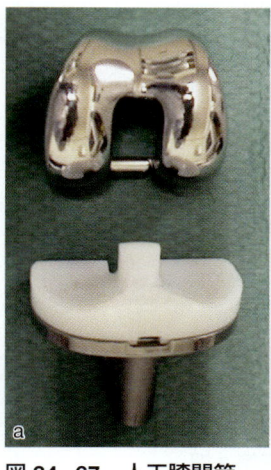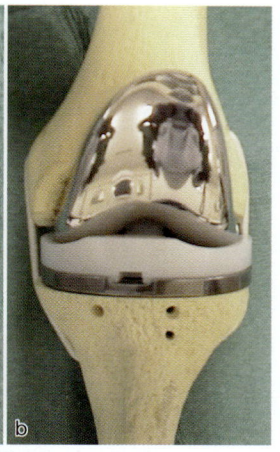

図 34-67　人工膝関節
a. 大腿骨側と脛骨側はそれぞれ金属で作られ，その間にポリエチレン〔超高分子ポリエチレン ultra-high molecular weight polyethylene（UHMWPE）〕が挿入されている。
b. 模擬骨に設置したところ。

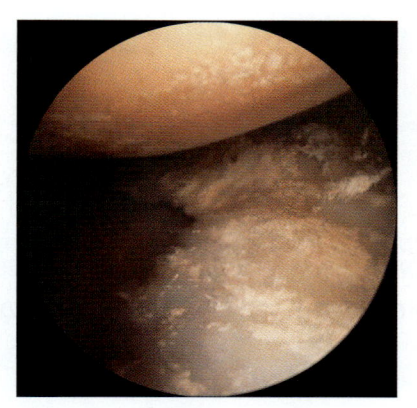

図 34-68　偽痛風(緒方 原図)
表面が粗糙となった半月に，白色に光る CPPD の結晶沈着を認める。

34
膝関節

みや破損，膝蓋骨脱臼などの合併症があることを十分に患者に説明しておかねばならない。

Advanced Studies

周術期の重篤な合併症：肺血栓塞栓症

　肺塞栓症 pulmonary embolism は，手術操作中に骨髄脂肪が肺動脈に塞栓する場合と，深部静脈に存在する，あるいは新たに発生した血栓（深部静脈血栓 deep vein thrombosis）が塞栓する場合がある。

　膝関節の手術，特に人工膝関節置換術では，深部静脈血栓症とそれに起因する肺血栓塞栓症が発生しやすいと考えられている。小さな深部静脈血栓を含めると人工膝関節置換術の 50％ 前後にみられるとの報告もある。発生しても無症候性または軽症であることが多いが，時に生命にかかわる重篤な状態に陥ることがあるため細心の注意が必須である。

　深部静脈血栓症の診断には，下肢静脈エコーや D-ダイマー値を参考にする。確定するには造影 CT が有用である。

　予防のため，間欠的空気加圧装置を足部に装着し，両下肢の自動運動を奨励し早期離床を図る。また，下肢整形外科手術後の深部静脈血栓症の予防を目的に，2007 年には Xa 阻害薬であるフォンダパリヌクスと低分子ヘパリンであるエノキサパリンが認可され，2011 年には経口の Xa 阻害薬であるエドキサバンが認可された。出血のリスクを勘案する必要があるが，予防効果は高く，よく使用されている。実際の予防や治療に関しては，日本整形外科学会などが作成したガイドラインが参考になる。

❷ 偽痛風(→274 頁参照)
pseudogout

　高齢者が急に膝関節痛を訴えて来院し，関節腫脹があった場合には必ず本症を念頭に置く。ピロリン酸カルシウム calcium pyrophosphate dihydrate（CPPD）の結晶が引き起こす急性の結晶性滑膜炎である（図 34-68）。

❸ 膝の特発性骨壊死
idiopathic osteonecrosis of the knee

　膝関節の骨壊死は，全身性エリテマトーデス（SLE）や腎移植後などの患者に合併することもあるが，多くは何の誘因もなく特発性に発生する。特発性骨壊死は 60 歳以上の高齢女性に多い。大腿骨内側顆部関節面に好発し，特徴的な X 線像を呈する。ほとんど一側性である。

症状

　急激な疼痛で発症し夜間痛がある。患者の多く

NOTE　手術の進入路と最小侵襲手術

　手術においては，目的の部位に到達するための進入路（アプローチ）は重要である。1 つの関節の手術においても様々なアプローチが考案されてきた。人工膝関節置換術は，内側傍膝蓋進入路 medial parapatellar approach が従来はよく用いられてきたが，大腿四頭筋への侵襲を少なくするため内側広筋下進入路 subvastus approach や内側広筋間進入路 midvastus approach が普及してきた。最近，外科系領域で，侵襲をできるだけ小さくしようという努力が盛んに行われている（最小侵襲手術）。人工関節手術においても，様々な手術器械や進入路が考案・応用されている。

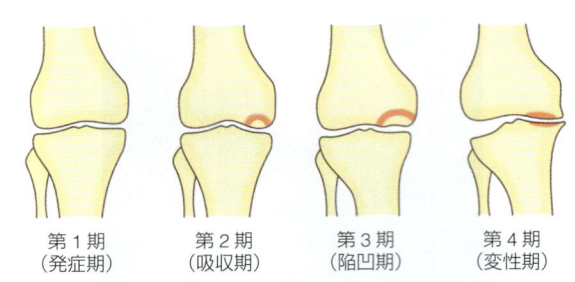

第1期
(発症期)　第2期
(吸収期)　第3期
(陥凹期)　第4期
(変性期)

図 34-69　大腿骨内側顆骨壊死の単純 X 線像の stage 分類

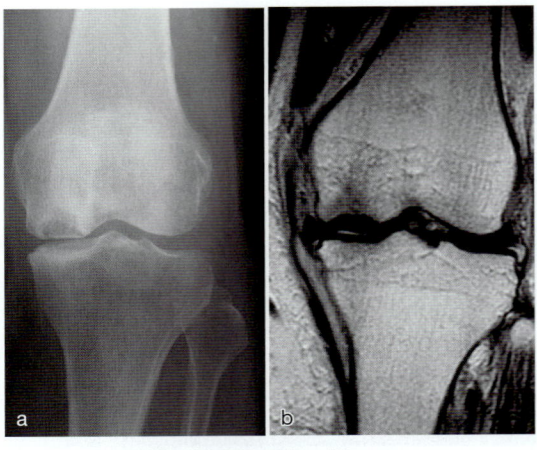

a　　　　　b

図 34-70　膝特発性骨壊死第 3 期
a. 単純 X 線像．大腿骨側の内側関節面直下に透亮像があり，その周辺に骨硬化像を認める．関節面寄りの線状陰影は板状石灰化とよばれる．
b. MRI T2 強調像．病巣部に一致した低信号領域が認められる．

は疼痛が起こったときの状況を記憶しているが，疼痛発作がない症例もある．大腿骨内側顆部で関節裂隙よりやや近位に限局性の圧痛があり，関節液貯留を認める．関節可動性はほとんど障害されないが，内反強制位で膝関節を屈伸させると疼痛を誘発できる．

診断

単純 X 線像では疼痛発作後 1〜2 カ月は何の所見も認められない．しかし，この時期でも MRIでは変化が認められる．大腿骨内側顆の荷重部関節面が限局性に扁平化するのが初期像であり，続いて関節軟骨直下に透亮像が認められる（**図34-69**）．透亮像の周辺には卵円形または円形の比較的幅の広い骨硬化像が出現する．同時に透亮像の関節面に面した部分に線状陰影（板状石灰化 calcified plate）が認められる（**図 34-70**）．さらに進展すれば関節裂隙狭小化，骨棘形成など変形性膝関節症類似の変化を生じる．骨シンチグラフィーでは大腿骨内側顆に異常集積像が認められる．

治療

壊死範囲が限局して比較的小さい場合，あるいは免荷し局所に加わるストレスを軽減させることで自然治癒することがある．

壊死部の進行度に応じた治療を行う．発症期および吸収期にはできるだけ患肢の免荷を行うことが重要で，杖，足底挿板，膝装具などを処方する．病巣が小さければ保存療法のみで予後は良好である．しかし，病巣が大きい例では進行する頻度が高く，陥凹期に進行した場合は内反変形が強くなり変形性膝関節症に移行することが必至と考えられる．症状の改善がみられない場合は，高位脛骨骨切り術や単顆型人工膝関節置換術が行われる．

変性期の治療は変形性膝関節症の治療に準じて行う．

4　膝の脆弱性骨折
insufficiency fracture of the knee

骨粗鬆症の強い場合，大きな外傷もなく，骨折を生じることがある．このような病態を脆弱性骨折という．膝関節周辺では，脛骨プラトー直下や大腿骨内顆部などに陥没するような骨折が，高齢者で時々みられる．脛骨内側の鵞足部に疼痛を訴えるような場合，鵞足滑液包炎だけでなく脆弱性骨折を念頭に置く必要がある．単純 X 線像では異常が認められなくても，MRI を撮像すれば確認できる（**図 34-71**）．また，膝の特発性骨壊死とされてきた症例のなかにも，脆弱性骨折が含まれている可能性が指摘されている．診断がつけば，症状が改善するまで免荷が必要である．

5　神経病性関節症（➡275 頁参照）
neuropathic arthropathy

神経障害性関節症，Charcot（シャルコー）関節ともよばれ，種々の原因で起こる中枢ならびに末梢神経障害に随伴し，高度な関節破壊と変形が生

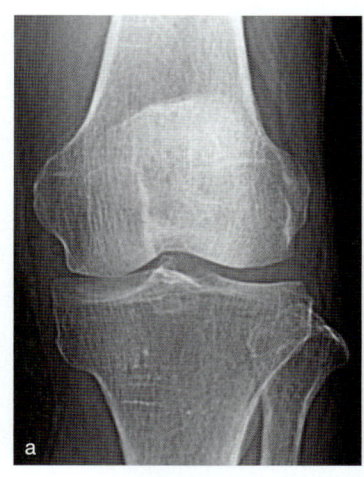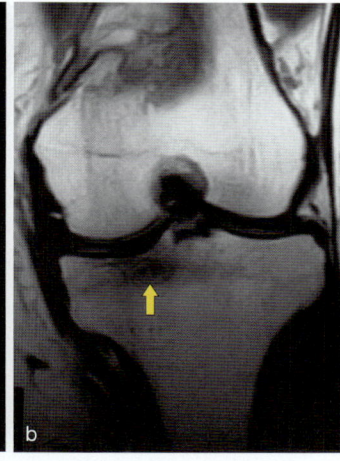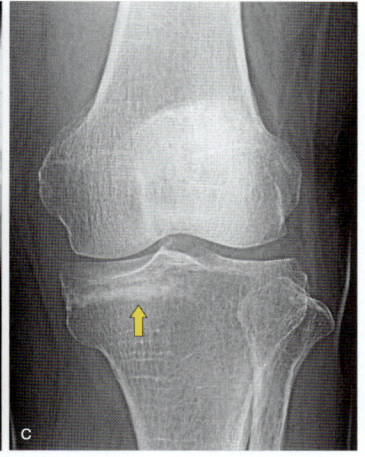

図 34-71　脛骨プラトーの直下に生じた脆弱性骨折（73 歳女性）
疼痛発生直後の単純 X 線像（a）では骨折は認められないが，MRI T1 強調像（b）では低信号として描出されている．
4 週後の単純 X 線像（c）では，同部に仮骨を認める．

じるものである．関節の破壊や増殖という点では変形性関節症のそれに類似しているが，その程度がきわめて高度であり，かつ無軌道であり，その割には疼痛が軽微である点が異なっている．

症候，診断

基礎疾患となる脊髄癆，糖尿病，脊髄空洞症，脊椎披裂，脊髄損傷，先天性無痛覚症などに伴う神経障害の所見が存在する．脊髄癆では，Argyll Robertson（アーガイル・ロバートソン）徴候や Westphal（ウェストファール）徴候など，脊髄後索や末梢神経の障害を示す症候が陽性となる．それぞれの基礎疾患を裏づける検査所見を有する．

無痛性の関節腫脹や変形が特徴である．疼痛があっても画像所見に比較して軽い．また多量の関節液の貯留を認める．関節変形は強く，脱臼している場合もある．また関節拘縮や可動域制限は認めないことが多い．

X 線像

典型的な単純 X 線像は，軟部組織の著しい腫脹，高度な関節面の破壊と増殖性変化，奇異な異所性骨化，亜脱臼や内外反変形などのアライメントの異常である．初期変化として退行性変化の初期像に加え，骨折線が横走する病的骨折が認められる．次いで崩れるように，関節面に破壊が生じる（図 34-72）．ただし，単純 X 線像での関節面の陥凹や骨の細片は，決して神経病性関節症に特異なものではなく，ステロイド関節症でも認めら

れる．

治療

保存療法としては，松葉杖をつかせ装具を装着させて支持性を得る．手術的に行うとすれば関節固定術が推奨される治療法である．しかし，この関節固定も骨癒合不良で目的を達することが困難なことが少なくない．徹底的に滑膜切除を行い，骨切除を十分にし，圧迫固定を行うことがコツである．神経病性関節症に対する人工膝関節全置換術は，人工関節部分の折損や弛みが生じやすいことから，その適応は議論のあるところである．

6　ステロイド関節症
steroid arthropathy

関節内に副腎皮質ステロイドを注射した結果，治療の対象となった疾患の自然経過とは全く異なる奇異な関節破壊が急激に生じたもので，病的骨折を主病変とし，あたかも神経病性関節症に似た X 線像を示すものと定義できる（図 34-73）．関節内注射後に感染を生じても急速な関節面の侵蝕破壊像が認められるので，感染例は除外する．

診断

関節内ステロイド注射の既往歴があり，変形性膝関節症などの治療対象となった疾患の自然経過とは考えにくい奇異な関節破壊があることが，重要である．また，画像検査により，急速な関節破

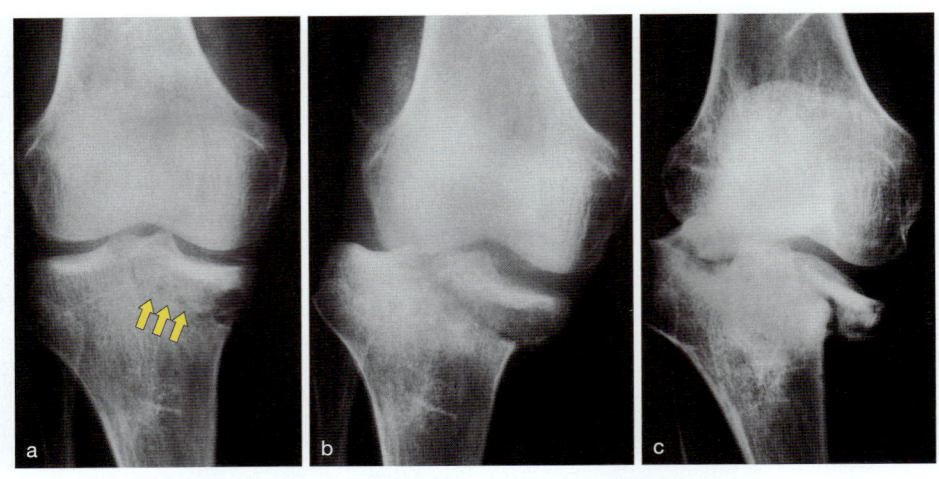

図 34-72　糖尿病患者に認められた神経障害性関節症の破壊過程(鳥巣 原図)
a. 関節面に平行に横走する骨折線.
b. 亜脱臼.
c. 崩れるように生じた関節破壊.

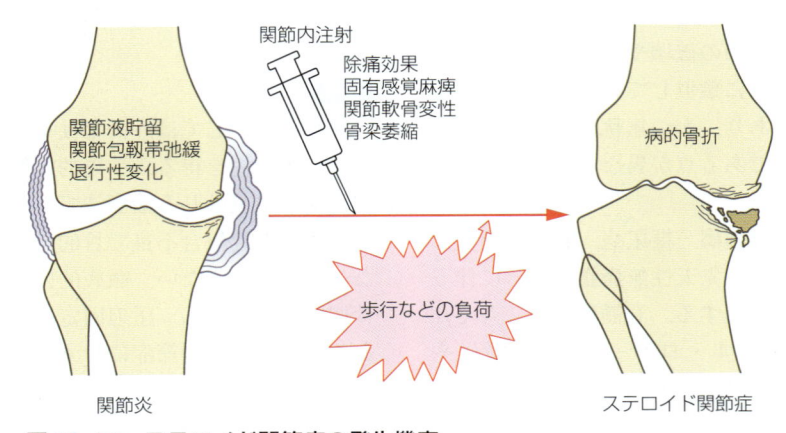

図 34-73　ステロイド関節症の発生機序

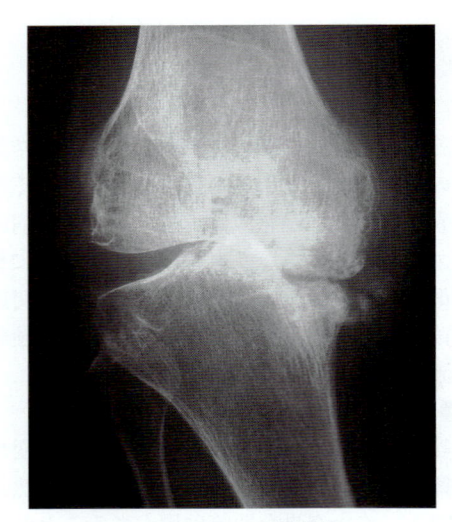

図 34-74　ステロイド関節症(鳥巣 原図)
脛骨内側顆部に骨片が認められる.

壊が証明できるとより確からしい. 病理組織像で
微小骨片や関節軟骨の石灰化や嚢胞状の変性像を
認める. 神経病性関節症や細菌性関節炎との鑑別
が必要である.

X線検査

神経病性関節症に類似の単純 X 線像を示す(**図
34-74**).

初期像は脛骨内側顆に出現し, 内側顆辺縁に圧
潰と骨折が生じる. 骨膜反応はほとんどない. 骨
片は通常の骨折と異なり一塊とはならずに粉砕さ
れていることが多い. その際, 大腿骨顆部には骨
折は認められない. 進展すると内反変形が増強し,
脛骨は大腿骨に対し外方へ偏位し, 脛骨内側顆関
節面は著明に傾斜し骨硬化像が出現する. 初期に

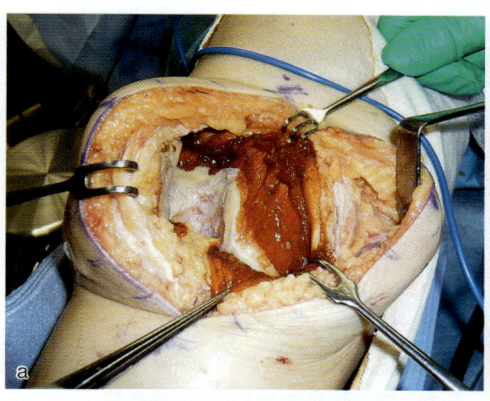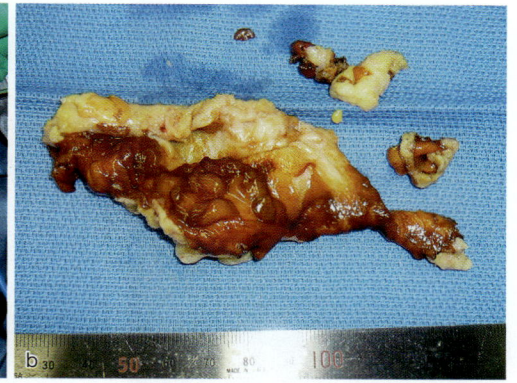

図 34-75　びまん型色素性絨毛結節性滑膜炎
繰り返す関節血症のため滑膜にヘモジデリンの沈着を認める．b は切除した滑膜．

生じた骨片の一部は吸収され消失する．大腿骨内側顆の関節面には，摩滅の結果生じたと判断される不整像が認められる．関節の動揺性に随伴する骨棘形成も存在する．関節腔内には石灰化陰影も時折認められる．ただし神経病性関節症との相違点の 1 つは，全体的にみて増殖性変化が乏しいことである．

治療

多くの場合，人工膝関節全置換術が適応となる．

予防

関節内注射は少なくとも 2 週以上の間隔をあけて施行すること，注入後は運動を極力控えさせて可及的に安静をとらせ，炎症の鎮静化を図ることが大切である．強力な抗炎症薬を炎症の場である関節内に直接注入しても効果が認められないときは，装具療法や手術療法などを含めた治療法への切り換えが必要である．

F　膝の炎症性疾患

膝関節は関節リウマチ，感染性関節炎など炎症性疾患の好発部位である〔疾患総論（➡ 220 頁〜，241 頁〜）を参照のこと〕．

G　非外傷性関節血症

外傷の既往が全くないにもかかわらず，関節が急に腫脹し，関節穿刺で血腫が認められる疾患と

しては，色素性絨毛結節性関節炎，血友病をまず念頭に置く．幼児では他の児童と衝突した後に急に膝関節が腫れてきた場合，まず骨折が疑われるが膝関節内血管腫の破裂も少なくない．60 歳以上では特発性老人性膝関節血症を考える．カンジダ性関節炎ではチョコレートに似た赤褐色の関節液がよく認められる．

1　色素性絨毛結節性滑膜炎

pigmented villonodular synovitis（PV[N]S）

滑膜に絨毛状の増殖や結節を形成する疾患で，膝関節に好発するが，股関節や足関節にもみられる（➡ 384, 624 頁参照）．滑膜全体に赤褐色の絨毛増殖と褐色の結節が混在するびまん型と，孤立性の結節のみの限局型がある．びまん型では関節全体の腫脹と慢性の関節血症を認め，進行した例では絨毛状に増殖した滑膜が骨内へ侵入し，嚢胞を形成する．病因は不明で，線維組織球性腫瘍に分類されているが炎症説もある．

症状，診断

20〜30 歳代の男女に好発し，びまん型では関節全体の腫脹と鈍痛がみられ，関節血症を繰り返し，赤褐色の関節液を認めるようになる（図 34-75）．X 線像では，軟骨下骨に骨嚢胞様の透亮像を認めることがある．限局型では結節が嵌頓して半月損傷に類似した症状を呈する．10 歳以下では血管腫と，60 歳以上の女性では特発性老人性膝関節血症との鑑別が必要である．

MRI で病変の部位と大きさが詳細に把握でき

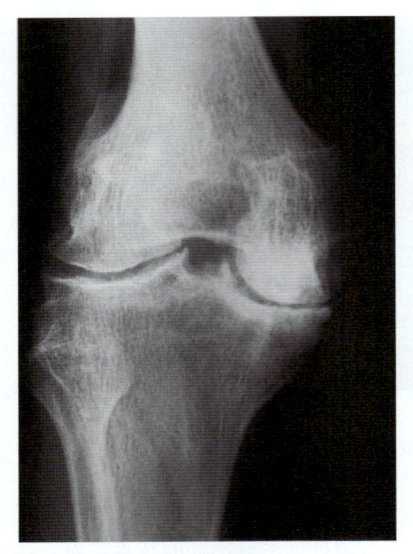

図 34-76 血友病性関節症（鳥巣 原図）
大腿脛骨関節は内外側とも裂隙の狭小化を認め，関節面の不整を認める．若年者でも，高度の関節症変化を認めることが多い．

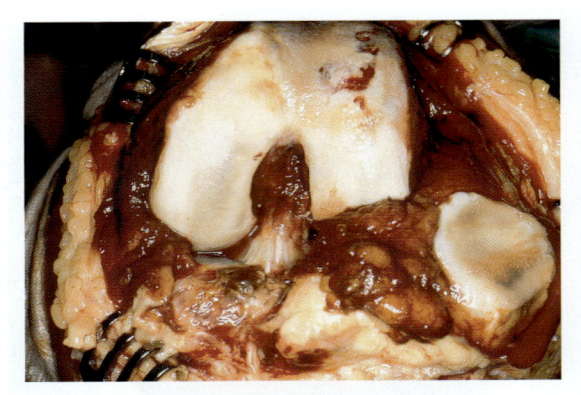

図 34-77 特発性老人性膝関節血症（鳥巣 原図）
関節内に充満する凝血塊を認める．

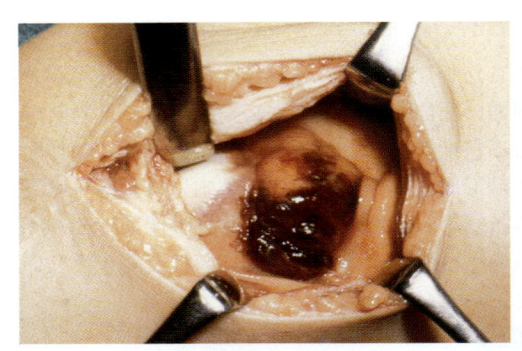

図 34-78 滑膜血管腫（鳥巣 原図）
膝蓋上嚢に局在する静脈血をためた腫瘍を認める．

る．また関節鏡検査を行えば，生検のみでなく鏡視下に切除などの処置も行うことができる（限局型の場合）．

治療

びまん型には広範な滑膜切除を要する．限局型は結節の切除のみで治癒する．

2 血友病性関節症
hemophilic arthropathy

Advanced Studies

血液凝固因子量（第Ⅷまたは第Ⅸ因子）が 1% 未満の重症の血友病に発症しやすい．関節内出血を繰り返すと滑膜が線維化し関節軟骨の変性を生じ，次第に変形と機能障害をきたす（→276 頁参照）．

通常軽微な外傷後に関節内出血を反復し，関節可動域制限，大腿四頭筋萎縮，疼痛を生じる．慢性化すると関節裂隙の消失や骨嚢胞形成を認め，高度の膝関節機能障害を呈する（図 34-76）．

治療

関節血症を極力予防する．出血に対しては局所を固定し安静を保ち，凝固因子の補充療法を行う．高度の関節機能障害には関節固定術や人工関節手術を行うこともある．

3 特発性老人性膝関節血症

Advanced Studies

特別の原因がなく関節血症 hemarthrosis を繰り返す．変形性関節症の既往があり，60 歳代の女性に多い（図 34-77）．高血圧を合併し，Rumpel-Leede（ルンペル-レーデ）テストに陽性が出る．原因は不明であるが，動脈硬化や血管の脆弱性が原因と考えられている．滑膜切除術で出血は沈静化する．

4 滑膜血管腫
synovial hemangioma

Advanced Studies

若年者に反復性の関節血症をきたす稀な腫瘍である（図 34-78）．血管腫の腫脹は肢肢を挙上すると消失し，立位をとると大きくなる特徴がある．単純 X 線像で静脈石を認めることがある．切除を要するが，びまん性に存在する滑膜血管腫は再発も少なくない．

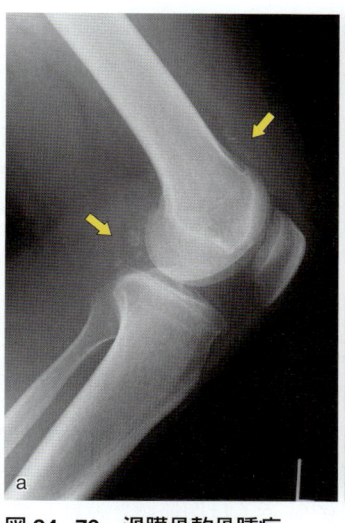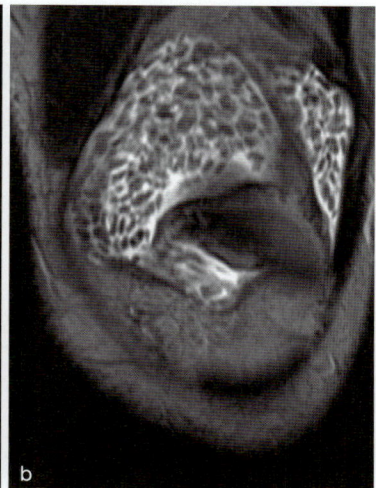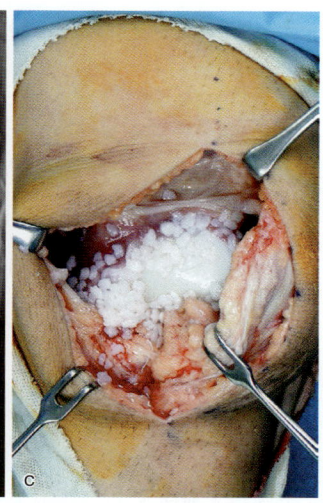

図 34-79　滑膜骨軟骨腫症
a. 単純 X 線像．矢印部分に粒状の骨片を多数認める．
b. MRI T2 強調像．多数の粒状物を認め，骨化していない軟骨腫もとらえることができる．
c. 手術時の所見．

H 膝の腫瘍性疾患

膝関節周辺は，骨および軟部腫瘍の好発部位であることを念頭に置く．特に悪性腫瘍の場合は早期の診断が重要となる（➡「23 章 骨腫瘍」「24 章 軟部腫瘍」を参照）．ここでは膝に関節水症，腫瘤形成，嵌頓などの症候を呈する代表的な腫瘍および腫瘍類似疾患について述べる．

1 滑膜骨軟骨腫症
synovial osteochondromatosis

滑膜の未分化細胞が化生して葡萄の房状に軟骨を生じるもので，多くは多発性で石灰化や骨化を起こす．骨化せず軟骨のままで発見されることもある（synovial chondromatosis）．成因は明らかでなく，炎症説や外傷説がある．腫瘍は，発育すると滑膜内から関節腔に突出し，細い柄を介して滑膜から血液の供給を受ける．成熟すると脱落し遊離体 loose body（free body）となる．

症状，診断

10 歳以降の男女ともにみられ，特に誘因なく膝関節に慢性の腫脹と疼痛をきたす．典型例では，膝蓋上囊部に移動性の腫瘤を触知できる．遊離体を生じた例ではしばしば嵌頓症状（膝の運動障害）

を引き起こす．腫瘤が滑液包中にみられるものは bursal osteochondromatosis とよばれる．

石灰化または骨化を認める例は単純 X 線像で容易に診断できる．軟骨腫症の診断には，CT や MRI が有用である（図 34-79）．

治療

腫瘤が滑膜内に多数ある場合は滑膜を含めて腫瘤を摘出する．この場合，腫瘤をすべて切除するのは困難で，再発することが多い．一方，少数で有茎の腫瘤や遊離体となったものは腫瘤の摘出のみで予後は良好である．

2 滑膜肉腫
synovial sarcoma（➡391 頁参照）

Advanced Studies

関節内に発生することは稀で関節周囲，特に膝窩部に好発する悪性度の高い肉腫である．膝窩部囊胞などと誤診されて安易に摘出されることが多いので注意を要する．

I 膝周囲の関節包・滑液包の異常

膝関節の周囲には，臨床的に重要ないくつかの滑液包が存在する．外傷，関節リウマチ，痛風，

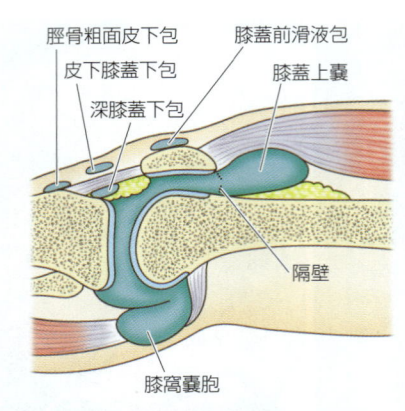

脛骨粗面皮下包　膝蓋前滑液包
皮下膝蓋下包　膝蓋上嚢
深膝蓋下包
隔壁
膝窩嚢胞

図 34-80　膝周囲の滑液包

変形性関節症，感染などで腫脹する．日常診療で見逃されていることが多く，その存在を認識していると的確な診断と治療成績が得られる．

1 膝窩嚢胞（→280 頁参照）
popliteal cyst

Baker（ベイカー）嚢胞ともよばれ，半膜様筋腱と腓腹筋内側頭の間の滑液包が炎症を生じ腫大したもの．しばしば関節腔と交通している．50 歳以降の女性に好発し，変形性膝関節症や関節リウマチに合併して生じるものが多い．

膝窩部のやや内側よりに鶏卵大の波動性を有する腫瘤を認める．圧痛や熱感はない．疼痛はさほどなく，膝後面の不快感や正座時の緊張感を訴えることが多い．膝窩嚢胞には粘稠な黄色透明の滑液を認める．関節腔との交通は関節造影により確認できる（**図 34-80**，**→図 34-12**）．

関節腔との交通がない例には，穿刺排液後に副腎皮質ステロイドの注入を繰り返すと治癒する場合があるが，難治例では嚢胞を摘出する．関節腔との交通がある例には，嚢胞の切除のみでなく同時に関節鏡検査を行い，変形性膝関節症の処置や損傷半月の切除なども行う．

2 鵞足滑液包炎
anserine bursitis

脛骨粗面の内方やや遠位で，鵞足が脛骨近位に付着する部分に鵞足滑液包が存在する（**→図 34-5a**）．膝関節の内方を痛がる患者で，丁寧に触診すると圧痛部位が関節裂隙より 5 cm ほど遠位にある場合には，この滑液包の炎症を念頭に置かなければならない．スポーツ選手や変形性膝関節症に合併していることが少なくない．夜間痛，立ち上がる際や階段昇降時の疼痛を訴える．鵞足滑液包炎の患者ではハムストリングスの緊張が認められ，ストレッチングがしばしば有用である．

3 膝蓋上嚢炎
suprapatellar bursitis

膝蓋上嚢は膝蓋大腿関節腔の前上方に位置している．膝関節との間に隔壁があるが，不完全な隔壁を含めると 97% 近くは関節腔と連続している．しかし約 3% に完全な隔壁が遺残し，独立している場合もあるということを意識しておくべきである．

4 膝蓋前滑液包炎
prepatellar bursitis

膝蓋骨の前方には膝蓋前滑液包が存在する（**→図 34-5a，図 34-80**）．膝蓋前滑液包は，厳密にいえば，解剖学的に浅層より膝蓋前皮下包，膝蓋前筋膜下包，膝蓋前腱下包の 3 つに分けられる．膝蓋前皮下包や膝蓋前腱下包は欠損していることもあるとされる．健側に比較し膝蓋骨前方が膨隆し，膝関節には異常が認められない場合に疑う．膝蓋骨とそれを覆う皮膚との摩擦で非感染性の炎症が起こると考えられている．ひざまずく動作を繰り返すと発生しやすく，housemaid's knee ともよばれる．

5 膝蓋下滑液包炎
infrapatellar bursitis

膝蓋骨の遠位で膝蓋腱の前後あるいは付着部付近に膝蓋下滑液包が存在する．解剖学的には，皮膚と膝蓋腱との間にある皮下膝蓋下包，膝蓋腱の後面で膝蓋下脂肪体と脛骨に挟まれた部分にある深膝蓋下包（**→図 34-5a，図 34-80**），脛骨粗面部の皮下にある脛骨粗面皮下包の 3 つである．

●参考文献

1) 岩本幸英（編）：神中整形外科学．南山堂，2013
2) 小林　晶，鳥巣岳彦（編）：ヴォアラ膝 I -膝疾患への新しい展開　第2版．南江堂，1994
3) Kibler WB（ed）：Orthopaedic Knowledge Update. Sports Medicine, 4th ed. AAOS, Rosemont, 2009
4) 伊勢亀富士朗，冨士川恭輔（編）：ヴォアラ膝 II -膝手術への新しい展開．南江堂，1993
5) 黒坂昌弘（編）：膝関節の要点と盲点．文光堂，2005
6) 黒坂昌弘（編）：膝関節の手術．整形外科手術イラストレイテッド．中山書店，2011
7) 久保俊一，齋藤知行（監訳）：Insall & Scott 膝の外科　原著第4版．金芳堂，2007
8) 福林　徹，史野根生（編）：新版スポーツ整形外科学．南江堂，2011
9) 越智光夫（編著）：カラーアトラス膝・足の外科．中外医学社，2010
10) 木村雅史：膝を見る目—診断・治療のエッセンス．南江堂，2010
11) 黒坂昌弘（編）：整形外科手術イラストレイテッド膝関節の外科．中山書店，2011
12) 腰野冨久，土屋弘吉，富田和夫，他：膝の特発性骨壊死の臨床所見と X 線学的所見．日整会誌 49：189-201，1975
13) 小林　晶：不安定膝蓋大腿関節障害の診断と治療．日整会誌 64：993-1015，1990
14) 鳥巣岳彦：ステロイド関節内注射．日本医事新報 4109：1-5，2003
15) 中村耕三，宗田　大（編）：整形外科臨床パサージュ 2. 膝の痛みクリニカルプラクティス．中山書店，2010
16) 松野誠夫（編）：人工膝関節置換術—基礎と臨床．文光堂，2005
17) 松野誠夫（編）：人工膝関節置換術—手技と論点．医学書院，2009
18) 渡辺淳也，大久保敏之，山下剛司，他：遅延相軟骨造影 MRI および T2 マッピングによる変性軟骨の質的評価．関節外科 27：229-234，2008
19) Canale ST ed：Campbell's Operative Orthopaedics, 12th ed. Volume 1. Mosby, St. Louis, 2013
20) Insall JN, Scott WN,（eds）：Insall & Scott Surgery of the Knee. 5th ed. Churchill Livingstone, New York, 2012
21) Jackson AM：Anterior knee pain. J Bone Joint Surg Br 83：937-948, 2001
22) Kellgren JH, Lawrence JS：Radiological assessment of osteo-arthrosis. Ann Rheum Dis 16：494-501, 1957
23) Rosenberg TD, Paulos LE, Parker RD, et al：The forty-five degree posteroanterior flexion weight-bearing radiograph of the knee. J Bone Joint Surg Am 70：1479-1483, 1988

34
膝関節

診療の手引き

- [ ] **1.** 足は歩行時に地面と接触する唯一の器官であり，直立二足歩行するヒトならではのアーチ構造を有する.
- [ ] **2.** 足根骨が複雑に組み合わされ，構成要素が多いぶんだけ疾患数もたくさんある. まず病名を知ることが重要である.
- [ ] **3.** 足部変形には筋力のバランス異常が大きく関与している. 各筋肉の作用と神経支配を知っておく必要がある.
- [ ] **4.** 足は外傷を受けやすく，それに起因する障害が多い. 若年者では必ずスポーツ歴を聴取する.
- [ ] **5.** 扁平足や外反母趾，変形性足関節症などの足部の慢性疾患の診断には荷重時での評価が不可欠である. X線撮影も荷重して行う.
- [ ] **6.** 荷重が集中する部分には胼胝(たこ)が形成される. 病態の把握に重要であり見逃さないようにしなければならない.
- [ ] **7.** 足には触診で直接触れることができる病変が多く，圧痛点を丹念に触診することで診断がつく.
- [ ] **8.** 靴の観察も重要で，靴底のすり減り方やアッパー(甲の部分)の変形を注意深くみることが診断の手がかりになる.
- [ ] **9.** 足には先天性や小児期の疾患も多く，小児の成長に関する基本的知識は必須である.
- [ ] **10.** 歩行する際には足趾機能は重要で，その機能不全に起因する中足痛を主訴とする前足部疾患が多い.
- [ ] **11.** 足には他の部位に比して種子骨や過剰骨が多く，時に疼痛の原因になることがある.
- [ ] **12.** 関節リウマチや痛風，糖尿病性足部障害，閉塞性動脈硬化症など全身疾患に伴う病変の好発部位であり，全身に注意を払う必要がある.
- [ ] **13.** 超高齢社会を迎えたわが国では，後脛骨筋腱や人体最大の腱であるアキレス腱などの変性による腱障害が増加している. 診療にあたっては鑑別診断として念頭に置かなければならない.

機能解剖

A 足の骨・関節・靱帯

　足には歩行時の荷重に耐えられるだけの安定した構造とどのような形状の地表面にでも適合できる自由度の高い足底の動きが要求される．28個の骨が理想的に組み合わさることで，この一見相反するような2つのことを可能にしている．ヒトが二足歩行するうえで足のアーチ構造は重要で，内側縦アーチ，外側縦アーチ，横アーチが存在する（図35-1）．足根骨がアーチ状に配列することで骨性に安定し，さらに足底靱帯ならびに足底腱膜が支えている．中足趾節関節 metatarsophalangeal（MTP）joint が背屈すると足底腱膜が緊張し，縦アーチは上昇する．この動きは巻き上げ機構 windlass mechanism（図35-2）とよばれ，弓を引き絞るように力をためて歩行時の推進力をもたらす．足は足根中足関節 tarsometatarsal（TM）joint〔Lisfranc（リスフラン）関節ともいう〕と横足根関節 transverse tarsal joint〔Chopart（ショパール）関節

ともいう〕を境にして，前足部，中足部，後足部に分けられる（図35-3）．

1 前足部

　第1趾（母趾）は手と同様に末節骨と基節骨の2節からなり，第1趾以外の各趾は末節骨 distal phalanx，中節骨 middle phalanx，基節骨 proximal phalanx からなる．近位にはそれぞれ第1〜5中足骨 metatarsus があり，それぞれの基節骨との間で，第1〜5中足趾節関節 metatarsophalangeal（MTP）joint を形成している．中足趾節関節は蝶番関節であるが，手の中手指節関節と異なり背屈方向への可動域が大きい．足趾のなかでは第1趾にかかる荷重が最も大きく，足趾全体の40%を占める．第1MTP関節底側には2つの種子骨 sesamoid bone があり，第1趾の蹴り出し時に効率よく力を伝える働きをしている．

2 中足部

　内側・中間・外側楔状骨 medial/intermediate/

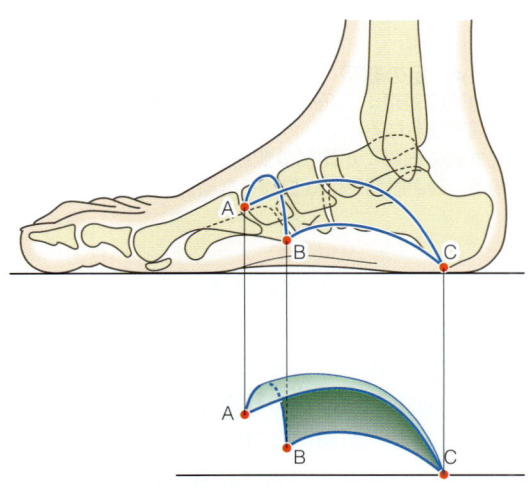

図35-1　足のアーチ構造
AC：内側縦アーチ，BC：外側縦アーチ，AB：横アーチ．Lisfranc 関節レベルでは荷重をしても横アーチは骨性に保たれるが，中足骨頭レベルではアーチは消失する．

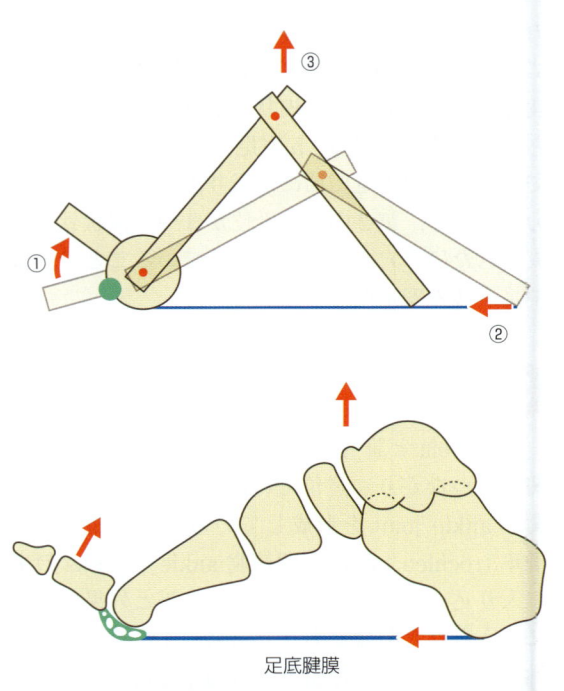

足底腱膜

図35-2　足底腱膜の足アーチに対する巻き上げ機構
足底腱膜は踵骨隆起から基節骨基部に停止し，足趾が背屈することにより（①），足底腱膜が牽引され（②），足縦アーチは上昇する（③）．

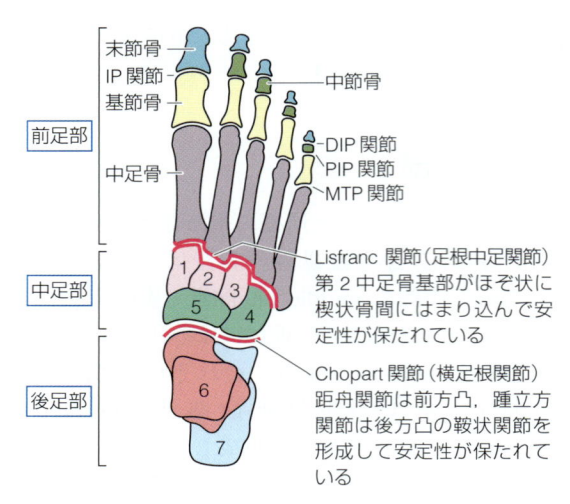

図35-3　足の骨格と関節
1. 第1(内側)楔状骨，2. 第2(中間)楔状骨，3. 第3(外側)楔状骨，4. 立方骨，5. 舟状骨，6. 距骨，7. 踵骨.

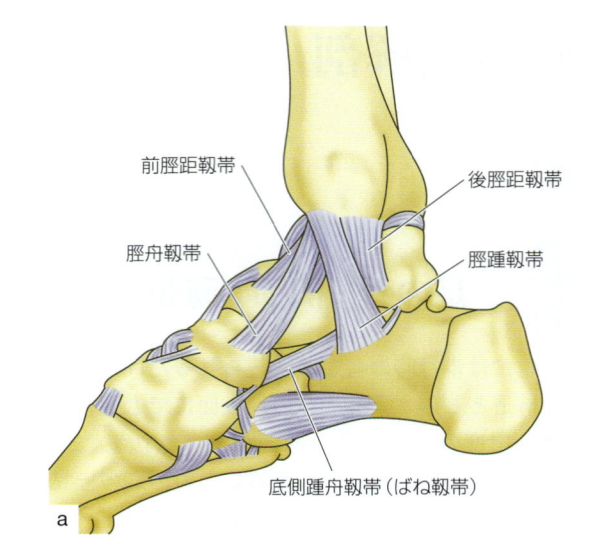

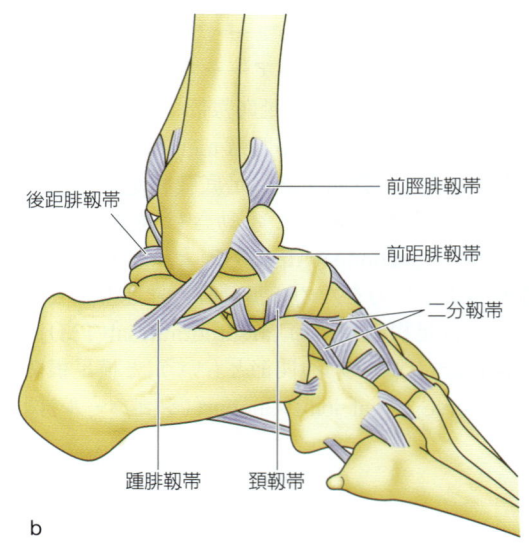

図35-4　足の靱帯
a. 足内側の靱帯：三角靱帯は前脛距靱帯，脛舟靱帯，脛踵靱帯からなる.
b. 足外側の靱帯：足関節外側靱帯は，前距腓靱帯，踵腓靱帯，後距腓靱帯の3つからなる.

lateral cuneiform, 舟状骨 navicular bone および立方骨 cuboid からなっている. 近位の横足根関節(Chopart 関節)は，距舟関節と踵立方関節の2つの関節からなっている. 強靱な底側距舟靱帯(ばね靱帯)は距舟関節を下部から支え，足内側縦アーチの形成に大きく関与している(**図35-4a**). 踵骨前方突起と舟状骨，立方骨間は二分靱帯で結合されている(**図35-4b**). 遠位の足根中足関節(Lisfranc 関節)は，それぞれの楔状骨と第1〜3中足骨ならびに立方骨と第4・5中足骨の関節で形成されている. 足根中足関節には蹴り出し時には大きな力がかかり，第2中足骨近位が3つの楔状骨で形成されたほぞ穴の中に入り込んでいることで足根中足全体の安定性に寄与している.

③ 後足部

　脛骨 tibia と腓骨 fibula は近位および遠位脛腓関節でつながり，遠位では距骨 talus との間で足関節 ankle joint を形成している. 足関節は距骨滑車 trochlea tali が足関節窩 ankle mortise の中に入り込んだ形態をしている. 内果と外果で骨性に支えられた関節であり，両果の先端を通る機能軸を中心として底背屈方向の動きを司る. 内側には三角靱帯があり，外側には前距腓靱帯，踵腓靱帯，後距腓靱帯が足関節の安定に寄与している(**図35-4**). 一方，距骨底側には前・中・後の三

関節面からなる距踵関節(狭義の距骨下関節)がある. その機能軸は Henke(ヘンケ)軸とよばれ，距骨頭の背内側面から入り，踵骨後方の底外側に至る. 距骨下関節はこの軸を中心として主に内外反方向に動く. 距踵間は骨間距踵靱帯および頚靱帯により結合されている. 距骨には腱の停止が1つもなく，ベアリングのボールのような働きをす

関節可動域表示と測定法は巻末資料参照.

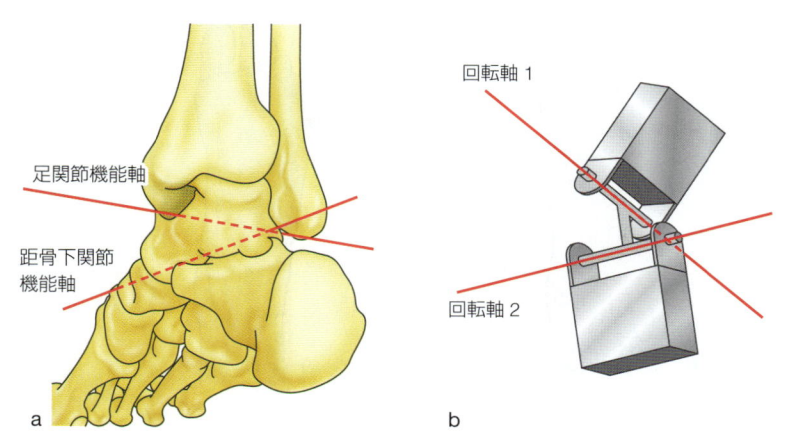

図 35-5　後足部の関節
a. 足関節と距骨下関節の機能軸，b. 自在継ぎ手（模式図）．
足関節機能軸を中心に底背屈，距骨下関節機能軸を中心に内外反の方向に動き，両者で自由な方向に動くことができる自在継ぎ手を形成している．

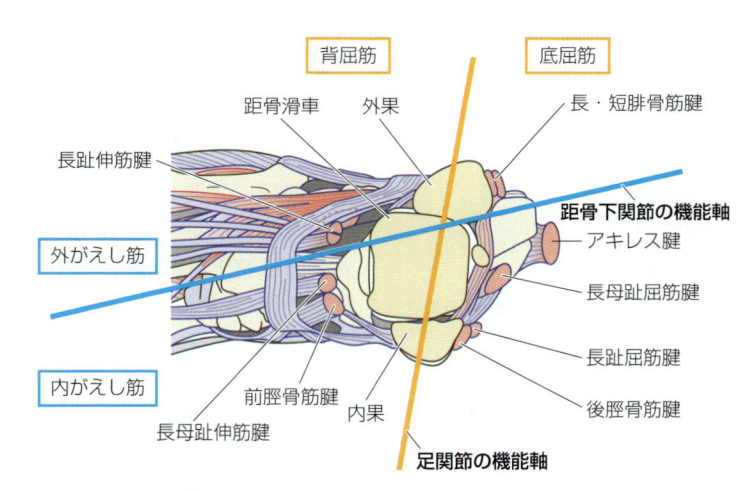

図 35-6　腱の走行と関節機能軸の関係（足関節レベルでの水平断）
足関節機能軸より前を通る腱が背屈筋で，後ろが底屈筋である．距骨下関節機能軸より外側を通る腱が外がえし筋で内側が内がえし筋である．作用の大きさは機能軸より遠くを通る腱が強く，また太い腱ほど強い．

る．後足部は足関節と距骨下関節の動きが合わさり自在継ぎ手 universal joint を形成し，足底をどのような面にでも合わせることが可能になっている（図 35-5）．

B　足の筋・腱

1　外在筋

足関節の機能軸より前方を通過する腱を背屈筋といい，後方を通過する腱を底屈筋という（図35-6）．また，距踵関節の機能軸の内側を通過する腱は内がえし筋であり，外側を通過する腱は外がえし筋である．主な背屈筋は前脛骨筋であり，底屈筋には人体最大の腱であるアキレス腱を有する下腿三頭筋（腓腹筋とヒラメ筋）がある．主な内がえし筋は後脛骨筋で，外がえし筋は長・短腓骨筋腱であり，それぞれ拮抗筋として働く．足縦アーチの保持には後脛骨筋が重要な役割をしている（図 35-7）．

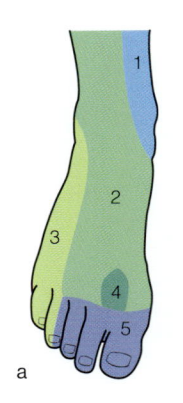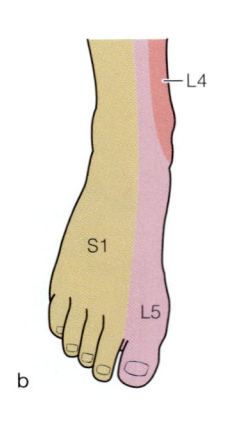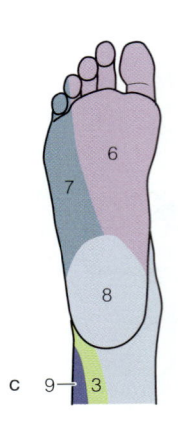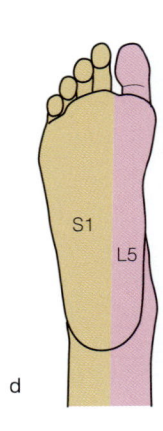

図35-8　足の神経支配

a, c. 末梢性皮膚神経支配.
b, d. 分節性皮膚神経支配(デルマトーム).
1. 伏在神経 saphenous nerve, 2. 浅腓骨神経 superficial peroneal nerve, 3. 腓腹神経 sural nerve, 4. 深腓骨神経 deep peroneal nerve, 5. 足趾背側は足底神経 plantar nerve:深腓骨神経, 腓腹神経が混入して個人差が著しい, 6. 内側足底神経, 7. 外側足底神経, 8. 踵骨枝, 9. 外側腓腹皮神経 lateral sural cutaneous nerve.
L:腰神経 lumbar nerve, S:坐骨神経 sciatic nerve.

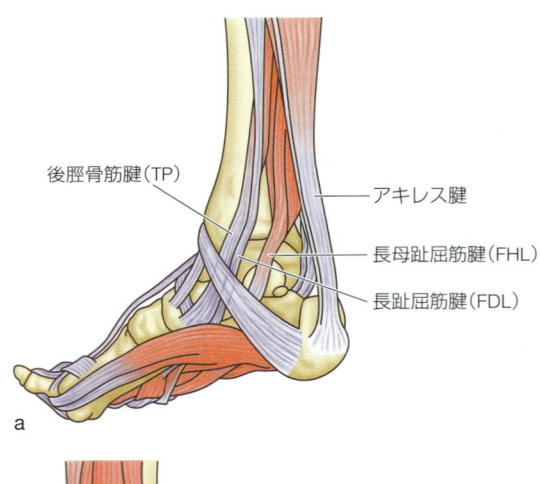

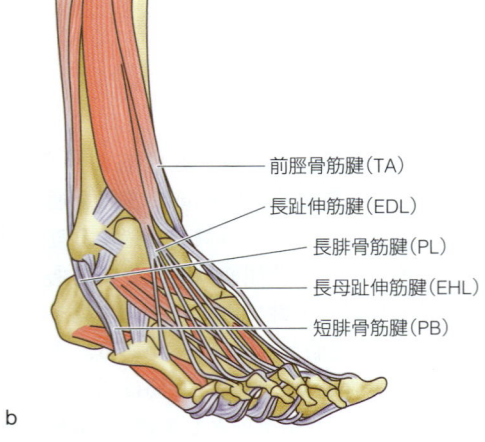

図35-7　足の筋腱

a. 足後内側の筋腱, b. 足前外側の筋腱.

2　内在筋

　足趾の運動に内在筋は重要な働きをしている. 手と同様に骨間筋や虫様筋は足趾のMTP関節を屈曲し, PIP関節, DIP関節を伸展させる. 母趾外転筋は第1趾(母趾)を, 小趾外転筋は第5趾(小趾)を外転させる.

C　足の神経・血管

　足の運動と感覚は主に坐骨神経から分岐した脛骨神経と腓骨神経により支配されている(図35-8). 脛骨神経は下腿三頭筋, 後脛骨筋, 長趾屈筋, 長母趾屈筋に分枝を出し, 足関節後内方で踵骨枝を出して最後に内側足底神経と外側足底神経に分枝し足底の感覚を司る. 腓骨神経は腓骨頭部分で外側から前方に回り込み浅腓骨神経と深腓骨神経に分岐する. 前者は長・短腓骨筋, 後者は前脛骨筋, 長趾伸筋, 長母趾伸筋に分枝を出している. 外果から足背外側にかけての感覚は脛骨神経と腓骨神経から神経線維を受けた腓腹神経が司り, 内果周辺の感覚は大腿神経の終末枝である伏在神経が司る.

　血管に関しては, 膝窩動脈はヒラメ筋腱弓部で前脛骨動脈と後脛骨動脈に分かれ, 前者は深腓骨神経に伴走し, 後者は腓骨動脈を分枝した後は, 脛骨神経に伴走する.

足の診察・検査

A 問診

診察を行う際には，足にはどのような疾患や外傷があるかを知っておくことが重要である．足部骨格は複雑に組み合わされ，多くの関節を形成している．それに合わせて病態も多岐に及ぶが，好発年齢や性別，発症部位が限られる疾患も多い．そのため的確に鑑別診断を考えながら医療面接を行う必要がある．

主訴は疼痛であることが多い．痛風発作などのように著しい安静時痛があるものから，スポーツ時など高い活動レベルの時に疼痛を感じる程度のものまで様々である．また部位も限局しているのか足全体にびまん性に生じているのか問診する．さらに疼痛を生じる状況や肢位を十分聞き出す必要がある．特徴的な訴え方として，足底腱膜炎では朝起きたときの一歩目に踵を着いたときが痛いと訴え，変形性足関節症などの関節疾患では，動き始めの一歩が痛いと訴える．しびれを伴っている場合には，下腿から腰部にかけての疾患との鑑別が必要になる．また，足部変形や歩容異常を訴えることもある．

外傷では受傷状況を聞き出すことは重要で，受傷肢位により傷害の部位や程度の推測が可能である．疾病においても外傷を契機に発症することも多く，外傷歴やスポーツ歴の聴取は忘れてはならない．また，治療計画を立てるうえで，職業や家庭環境を聴取することは必須である．

B 視診

1 歩容

歩容の観察は重要である．多くの外傷などで認められる疼痛逃避歩行は，疼痛のため患肢をかばい，患側の立脚期が短くなる．痙性麻痺があると

きには痙性歩行になり，内反尖足位で，突っ張ったような歩容になる．足関節の底屈拘縮がある場合には，患側の下肢が相対的に長くなり，伸び上がり歩行になる．鶏歩は，腓骨神経麻痺などで下垂足を生じた場合の膝を高く上げ，足を前方に投げ出すような歩行である．また，内反足の遺残変形があるときはつま先が内側を向くうちわ歩行になり，扁平足では逆につま先が外を向くそとわ歩行になる．

2 色調と腫脹

足は皮下組織が薄く，わずかな腫脹でも分かりやすい．腫脹部位をチェックするだけで鑑別診断を挙げることができる．わかりにくい場合は，左右を比較すると明確になる．また，靱帯損傷や骨折を伴う外傷では，皮下出血を伴うために，それらの所見を見逃してはならない．

3 変形

特徴的な変形は病態の把握と診断の一助となる（図35-9）．例えば扁平足では内がえし筋である後脛骨筋の筋力低下か，外がえし筋である腓骨筋の緊張を疑う．凹足があれば逆に，腓骨筋の筋力低下または後脛骨筋の緊張を考える．必ず一度立位をとらせ，荷重時に評価する．後足部の内外反の評価は足全体のアライメントをみるうえで大変重要であり，荷重を行うことで軽度の変形も評価が可能となる．また，外脛骨，距踵間癒合症やアキレス腱滑液包炎などは特徴的な骨性隆起に留意する．前足部では足趾の形態をみる（図35-10）．変形は足趾全体のが連動していることがあり，例えば外反母趾変形をみれば第2〜5趾におけるハンマートゥ（→697頁参照）などの変形にも注意を払う必要がある．

4 胼胝（べんち）

胼胝（たこ）は，その部分に荷重が集中していることを示唆しており，重要な所見である（図35-11）．一般的に外反母趾など第1趾（母趾）の機能不全やハンマートゥやMTP関節の脱臼など当該足趾の機能不全が原因となり，中足骨の骨頭

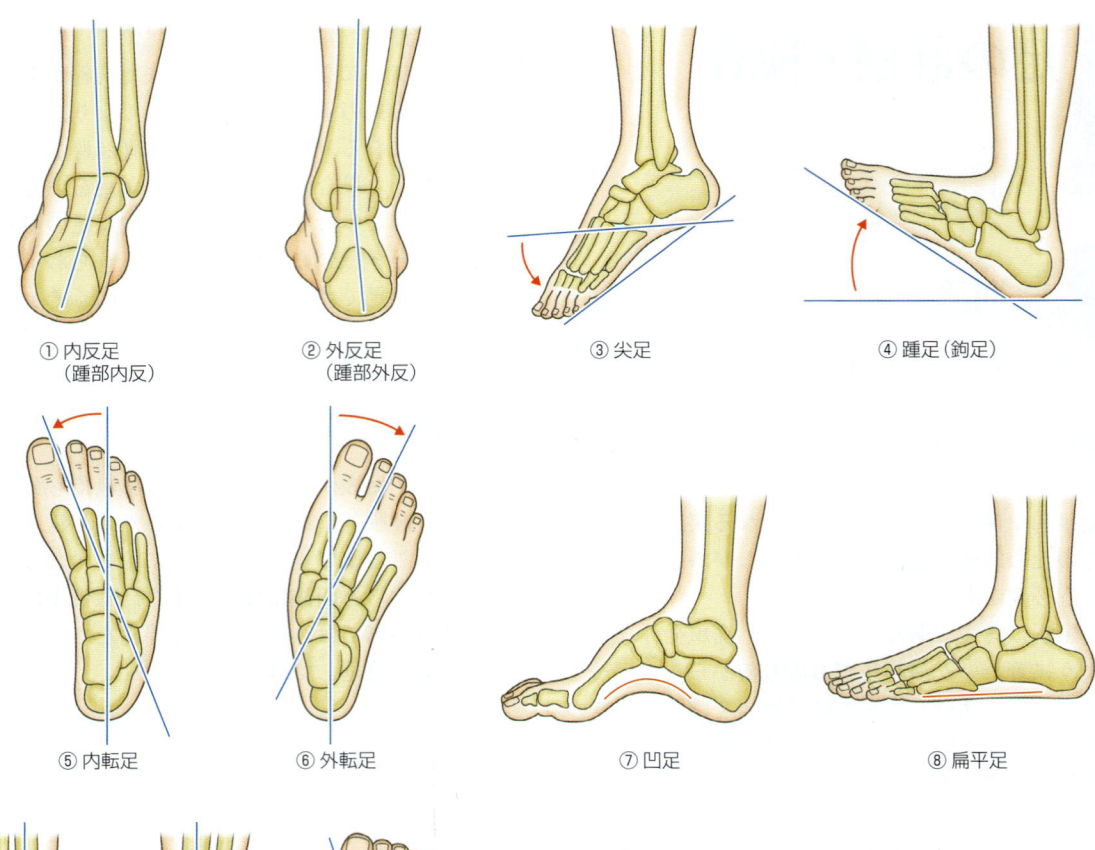

① 内反足（踵部内反）　② 外反足（踵部外反）　③ 尖足　④ 踵足（鈎足）

⑤ 内転足　⑥ 外転足　⑦ 凹足　⑧ 扁平足

⑨ 内反尖足　⑩ 外反扁平足　⑪ 開張足

図35-9　足の変形
①**内反足** pes varus：踵部が内方回転，②**外反足** pes valgus：踵部が外方回転，③**尖足** pes equinus：足関節の底屈位変形，④**踵足（鈎足）** pes calcaneus：足関節の背屈位変形，⑤**内転足** pes adductus：前足部が水平面で内方へ向く，⑥**外転足** pes abductus：前足部が外方へ向く，⑦**凹足** pes cavus：縦アーチが増強する，⑧**扁平足** pes planus, flatfoot：縦アーチが減少する，⑨**内反尖足** pes equinovarus：踵部が内反し，足関節が底屈する，⑩**外反扁平足** pes planovalgus：踵部が外反し，縦アーチが平低となる，⑪**開張足** splay foot：前足部が扇状に広がり，横アーチが消失している．

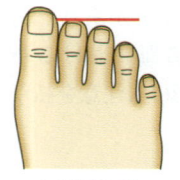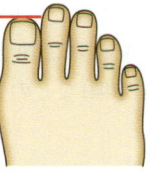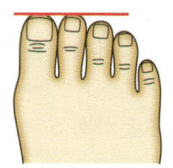

エジプト型
母趾が第2趾に比較して長い

ギリシャ型
第2趾が母趾と比較して長い

ポリネシア型（正方形）
母趾と第2趾が同じ長さ

図35-10　足趾の形態
全人種でエジプト型の足趾が最も多い．

底面に胼胝の形式を認めることが多い．

❺ 靴の診察

　足部疾患には外反母趾や槌趾変形など靴が原因となっているものもあり，普段履いている靴も必ずチェックする．ソールの減り方で歩容異常の診断の一助になる．扁平足であればソールの内側が摩耗しやすく，逆に軽度の凹足であれば外側が摩耗する．

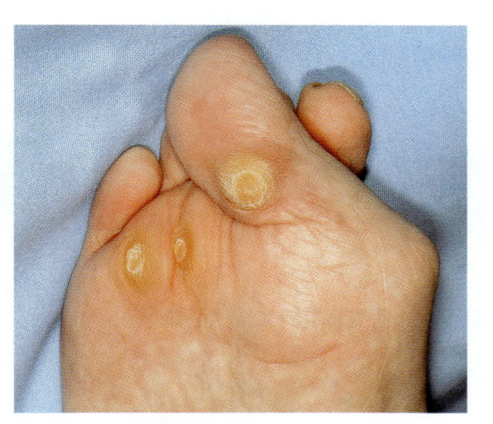

図 35-11 胼胝（たこ）

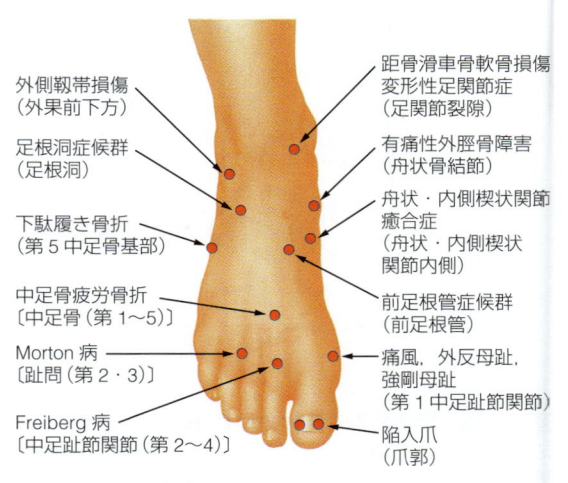

図 35-12 圧痛点

図中のラベル：
- 外側靱帯損傷（外果前下方）
- 足根洞症候群（足根洞）
- 下駄履き骨折（第 5 中足骨基部）
- 中足骨疲労骨折〔中足骨（第 1〜5）〕
- Morton 病〔趾間（第 2・3）〕
- Freiberg 病〔中足趾節関節（第 2〜4）〕
- 距骨滑車骨軟骨損傷／変形性足関節症（足関節裂隙）
- 有痛性外脛骨障害（舟状骨結節）
- 舟状・内側楔状関節癒合症（舟状・内側楔状関節内側）
- 前足根管症候群（前足根管）
- 痛風、外反母趾、強剛母趾（第 1 中足趾節関節）
- 陥入爪（爪郭）

35

足関節と足

C 触診

　足は皮下組織が薄いことから，多くの場合において皮膚の上から病変部を触知可能である．圧痛点を丁寧に調べることにより，診断がつく場合が多い（図 35-12）．関節の部位がわかりにくい場合には，他動的に足を動かすことで同定する．同時に疼痛が誘発されればその部位に病変があることがわかる．骨性のランドマークとしては，内果，外果，踵骨後方隆起，腓骨筋腱滑車などの隆起部がよい指標になる．これらを手がかりに解剖学的位置関係を頭に浮かべながら触診していくと，靱帯や腱，神経なども同定できる．神経を触知し，ティネル様徴候 Tinel-like sign を確認することで，足根管症候群（脛骨神経）や前足根管症候群（深腓骨神経）の診断をつけることが可能である．

D 身体所見

1 関節可動域

　可動域制限は足の症状として重要である．足関節の可動域は，最大限背屈・底屈させた状態で，下腿長軸と足底面とのなす角で評価する．これは多くの関節の動きが合わさった複合運動であるために，足関節だけの真の動きを評価するためには，足を内反に保ち足根骨間関節をロックさせた状態

で可動域を評価する．足の動きの定義は，後足部と前足部の内がえし・外がえしという呼称で統一され，内反，外反は肢位を示す言葉であるために，動きの表現としては用いられない（➡123 頁，図 12-15 参照）．関節内に拘縮の原因がある場合には，足関節や膝関節の肢位により可動範囲は大きく変化しない．筋拘縮が原因している場合には，関節の肢位により可動域が異なる．下腿三頭筋の拘縮による足関節の可動制限を生じる場合でも，膝関節屈曲位で背屈可動域が増加する場合は 2 関節筋である腓腹筋の拘縮であり，増加しない場合には単関節筋であるヒラメ筋の拘縮であることがわかる．骨折後足関節症や強剛母趾では関節可動域は低下する．

2 筋力ならびに筋萎縮

　腱損傷や神経麻痺があるような状態では筋力低下は重要な所見である．アキレス腱断裂（➡704 頁参照）では，完全に断裂していても長母趾屈筋腱など屈筋腱が残存しているために足関節は自動で底屈でき，歩行も可能な場合が多い．しかし，つま先立ちは不可能になる．筋萎縮の評価のためには下腿周径を計測する．

3 関節不安定性

　足関節外側靱帯の不安定性に対しては，前距腓靱帯部を触知しながら内がえしならびに前方引き

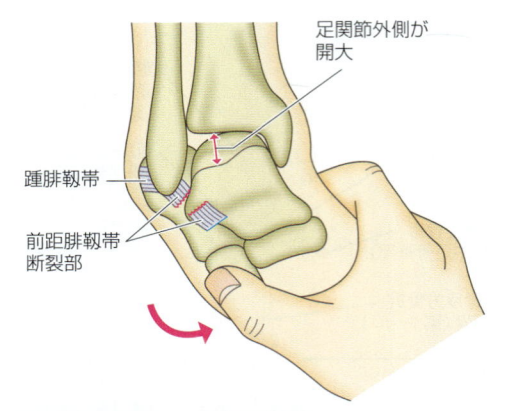

図 35-13　足関節不安定性の検査（■◀⑲）
従手的に内がえしストレスをかけると，足関節が内反し外側の関節裂隙が開大する．

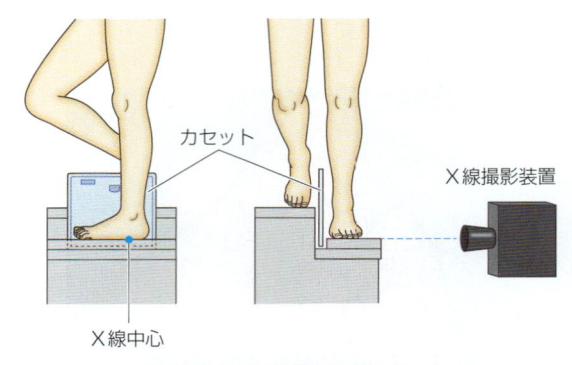

図 35-14　荷重時単純 X 線側面像（横倉法，1935）

出しストレスをかけて靱帯の緊張の程度を評価する（図 35-13，■◀⑲）．また，前方引き出しストレスにより距骨の前方移動が生じる場合には，外果前方の皮膚に陥凹が生じる．評価には筋緊張を除去してから評価することが重要である．

4　疼痛の誘発試験

圧痛が明らかでない場合は，時には疼痛を誘発することで診断がつくこともある．母趾の種子骨障害では，種子骨を押さえながら母趾 MTP 関節を他動的に底背屈することにより疼痛を誘発する（gliding test）．また足関節後方インピンジメント症候群では，足関節の過底屈ストレスをかけると疼痛が誘発される．Morton（モートン）病における Mulder（マルダー）徴候は，骨頭間滑液包炎の存在を疑わせる．

5　感覚障害

糖尿病性神経障害など末梢神経障害がある足では，触覚，痛覚，振動覚などの異常を伴う．足根管症候群，前足根管症候群，Morton 病などの絞扼性神経障害でも感覚障害が生じる．

> **NOTE　Mulder（マルダー）徴候**
> 第1・5中足骨骨頭を両側から把持し，握り絞ることにより骨頭間が狭まり疼痛が誘発される現象である．

E　検査

1　足底圧検査

足底圧分布の計測は，歩行時の動的な荷重偏位の評価に有用である．扁平足では荷重中心は内側に寄り，凹足では外側に寄る．

2　単純 X 線検査

急性足部外傷では，足正面，斜位 X 線像，足関節では正・側面像を撮影する．足斜位像は足根骨間関節の配列の評価や，微細な骨折の描出に有用である．慢性疾患に対しては，荷重時で撮影する．足アーチを評価するためには，横倉法の条件で足側面像を撮影する必要がある．

3　ストレス撮影

足関節においては，内がえしストレス撮影と前方引き出しストレス撮影を行う．陳旧性足関節外側靱帯損傷の診断には不可欠な撮影法であり，通常徒手的か専用の器具を用いて負荷をかけて撮影する．二次損傷防止の観点から，急性期に用いる

> **NOTE　横倉法**（図 35-14）
> 足アーチ構造を評価する撮影法で，立位で X 線カセットを撮影する足の内側に立て，X 線照射の中心を内果下方の足底面に合わせて外側から 1 m の距離で足全体を撮影する．

35
足関節と足

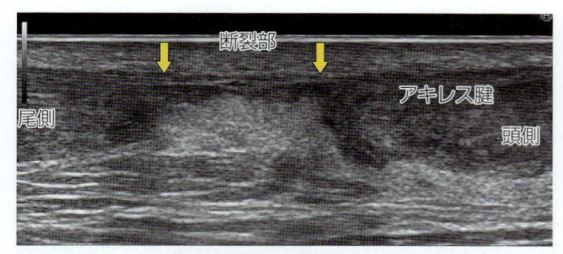

図 35-15　アキレス腱断裂の超音波長軸像
足関節中間位でアキレス腱の連続性が途絶し，断裂部に脂肪が入り込んでいるのがわかる.

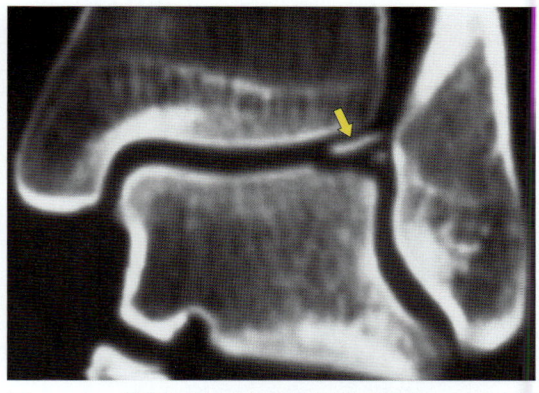

図 35-16　距骨滑車骨軟骨損傷の足関節 CT 冠状断像
2 つの骨片（矢印）と距骨滑車の骨折面が描出されている.

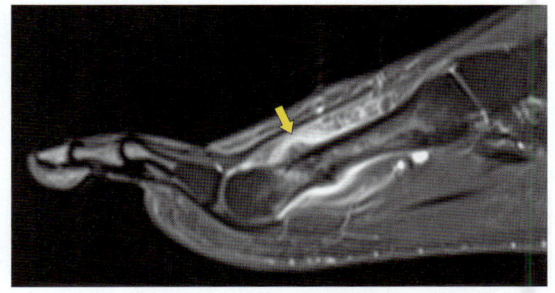

図 35-17　第 3 中足骨疲労骨折の MRI（脂肪抑制）矢状断像
中足骨遠位 1/3 で骨折を生じ，骨折部は仮骨で膨化している（矢印）. 骨周囲や骨髄内に浮腫を認める.

ことは少ない.

4　超音波検査

　特に足・足関節の領域では，皮膚が薄いために大変有用である（図 35-15）. 腱障害や靱帯損傷などの軟部組織病変はもとより，疲労骨折や裂離骨折など X 線では評価しにくい病変に対しても有用である.

5　CT

　足は骨が複雑に組み合わさる構造をしているので，CT は有用である. 特に関節内や関節近傍の骨性病変の描出に優れている（図 35-16）. 関節内骨折の転位の程度や，踵骨前方突起骨折，外側突起骨折，距骨滑車骨軟骨損傷，Lisfranc 靱帯損傷時の剝離骨折など，小さな骨片を有する骨折の評価に有用である. また，足根骨癒合症や外脛骨障害など癒合部の評価に用いられる.

6　MRI

　病変部における組織の変性，出血，浮腫，壊死といった質的な情報を得ることができる.
　距骨滑車骨軟骨損傷の早期診断や確定診断における鋭敏度は高い. T1 強調像での低信号像は，単純 X 線像では描出されない早期の潜在病変 occult lesion の診断に有用である. また，T2 強調像での骨軟骨片と母床との間に高信号帯 high signal rim が認められる場合は，骨軟骨片は不安定である可能性が高い.
　疲労骨折に対しても有用で，異常信号は周囲の骨髄組織内の浮腫像や出血像をも反映し，広範囲にみられることがある（図 35-17）.
　靱帯損傷や後脛骨筋腱損傷などの腱損傷の診断にも有用である. 一般に靱帯や腱実質部は，T1・T2 強調像ともに低信号として表現される. 断裂の場合，それらの連続性の途絶像がみられ，断端周辺部では T2 強調像で浮腫や出血による高信号像がみられる. 陳旧性腱損傷では変性を認め，腱は膨化する.

7　関節穿刺ならびに局所麻酔薬ブロックテスト

　足関節に関節内血腫や関節液貯留を認める場合，関節穿刺を行い穿刺液の性状をみる. 外傷後であれば血性であることも多いが，慢性期には漿液性になる. 関節液が混濁している場合には，痛

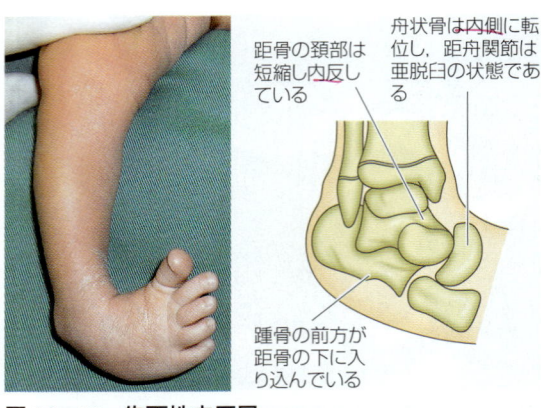

図 35-18　先天性内反足

（図中の注記）
距骨の頸部は短縮し内反している
舟状骨は内側に転位し, 距舟関節は亜脱臼の状態である
踵骨の前方が距骨の下に入り込んでいる

風，偽痛風，関節リウマチ，感染症などを疑う．疼痛の原因を診断すべく，局所麻酔薬ブロックテストが頻用される．関節内注入，神経ブロック，腱鞘内注入など，様々な場所に施行されるが，超音波ガイドを用いることで格段に精度が上昇する．

足関節と足の疾患

A　小児期足部変形

1　先天性内反足
congenital clubfoot（CCF）, congenital talipes varus

前足部の内転，後足部の内反，足全体の凹足と尖足の4つの主な変形を伴う先天性疾患である（図 35-18）．日本人の発生頻度は約 1,500 人に 1 人で，2 : 1 の割合で男児に多い．両側例と片側例の頻度は同程度である．絞扼輪症候群（→312 頁参照）に合併することがある．

（病因）
胚腫異常や多因子遺伝の関与などが考えられているが，子宮内の肢位異常による機械的圧迫も原因とされる．二分脊椎などの神経麻痺や多発性関

足部疾患治療成績判定基準は巻末資料参照．関節の外傷は→811 頁参照．

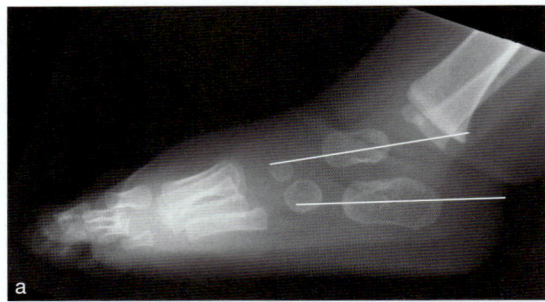

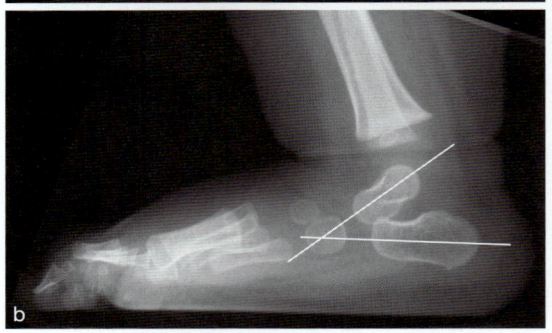

図 35-19　距踵角
a. 先天性内反足，b. 正常足．
最大背屈時足側面像．距骨軸と踵骨軸のなす角である距踵角は先天性内反足では小さくなる．さらに足関節の背屈制限を認める．

節拘縮症 arthrogryposis でも難治性内反足を生じるが病態は異なる．

（病態）
踵骨前方が距骨の下に入り込むいわゆる roll in の状態になっており，距骨形成不全により距骨頸部は短縮内反し，さらに距舟関節では舟状骨がさらに内側に変位している．三角靱帯（脛舟，脛距，脛踵靱帯）や底側踵舟靱帯（ばね靱帯）の拘縮やアキレス腱や後脛骨筋腱などの短縮が変形をより強固なものにしている．下腿筋の萎縮も認められる．必ず強固な尖足を伴っており，徒手的に足関節が背屈できるようであれば，先天性内反足ではなく予後が比較的良好な先天性内転足（→690 頁）を疑う．

（X 線検査）
新生児では足根骨の多くが骨化しておらず，生後 3 カ月程度経過すると距骨や踵骨の骨化部分を対象に変形の評価が可能になる．足の背底像と背屈位で撮影した側面像を用いて評価する．後足部内反の指標としては背底像の距踵角（正常 30～55°）と側面像の距踵角（正常 25～50°）を用いる（図 35-19）．

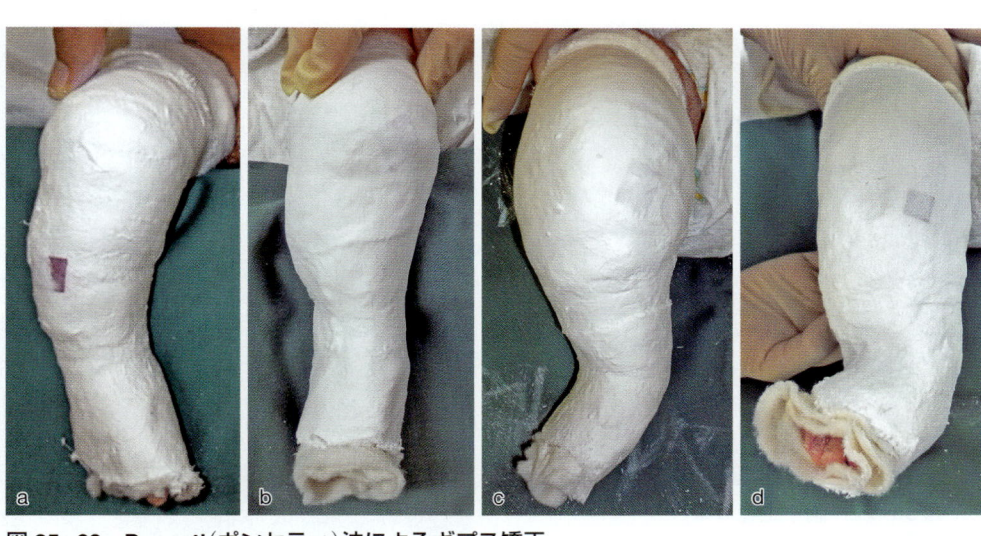

図 35-20　Ponseti（ポンセティ）法によるギプス矯正
a. ギプス矯正開始，b. 4 週後，c. 7 週後，d. 8 週後（アキレス腱皮下切腱術後）．

治療

・保存療法

　出生後できるだけ早期から矯正ギプス包帯法 corrective cast による治療を開始する（**図 35-20**）．始めに前足部の内転と回内を矯正することで，前足部を外転，回外位に保持し凹足を改善させる．尖足は積極的にはギプス矯正せず，残った尖足変形に対して生後 6〜8 週でアキレス腱切腱術を行う Ponseti（ポンセティ）法が標準的な治療である．ギプス矯正は 3 カ月程度続け，その後は Denis Browne（デニスブラウン）副子にて，矯正位を保持する（**図 35-21**）．両足に取りつけたバーにより膝関節を動かすことで足には矯正力が働く．つかまり立ちをするまでは入浴時以外常時装着するようにする．独歩開始後は矯正靴を処方し，Denis Browne 副子は夜間のみとする．

・手術療法

　Ponseti 法では変形が再発すればギプス矯正を繰り返すが，生後 30 カ月を過ぎて再発する場合は前脛骨筋腱移行術を行う．前脛骨筋腱を停止部で切離し，伸筋支帯の下を通して外側楔状骨に移行する．手術の前に数回ギプス矯正しておくことが重要である．著しい前足部内転と後足部内反が残存していれば，1 歳頃に Turco（タルコ）法に代表される後内方解離術を適応することがある．アキレス腱と後脛骨筋腱の Z 延長と長趾屈筋腱，長母趾屈筋腱の切離または Z 状延長術，ならび

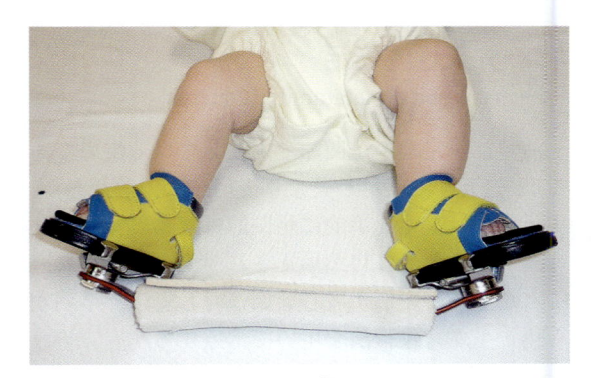

図 35-21　Denis Browne 副子

に距踵関節の内側関節包，距舟関節包，後距腓靱帯を切離して変形を矯正する．距骨の血行障害を避けるためにできるだけ骨間距踵靱帯は温存する．

遺残変形

　著しい変形が 3〜5 歳で遺残している場合には，踵骨前方部を一部楔状に切除する Lichtblau（リヒトブラウ）法や踵立方関節部で骨切除を行い固定する Evans（エヴァンス）法などが選択される．10 歳以降も変形が遺残している場合には 3 関節（距踵・距舟・踵立方関節）固定術 triple arthrodesis を行うこともある．治療後に扁平距骨滑車 flat top talus（**図 35-22**）や舟底足変形 rocker-bottom foot が遺残することがある．うちわ歩行 toe-in gait や下腿筋萎縮 muscle atrophy of the leg を呈する例もある．

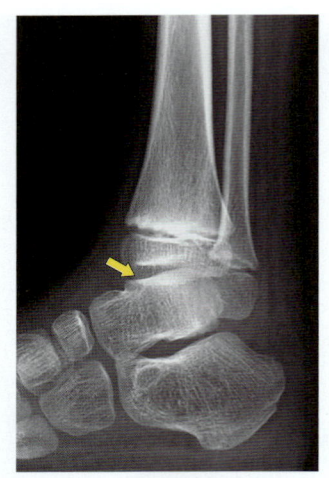

図 35-22　扁平距骨滑車
単純 X 線足側面像．本来ならば
半円形をしている距骨滑車が扁
平化している（矢印）．

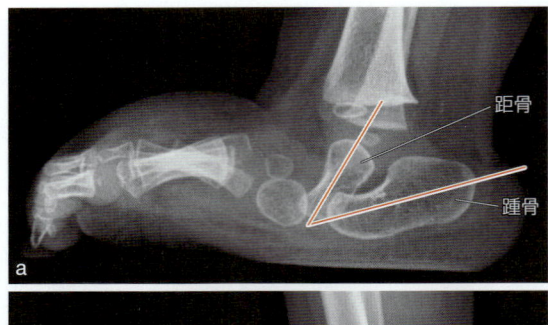

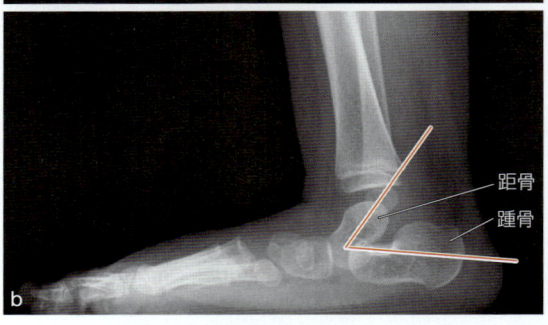

図 35-23　先天性扁平足（垂直距骨）と小児期扁平足の形態
a. 先天性扁平足（垂直距骨），b. 小児期扁平足．
荷重時単純 X 線足側面像．ともに距骨は底屈しているが，
先天性扁平足のほうが変形は著しく，踵骨が尖足位になり
全体的に舟底足変形を呈する（赤線で示したのは距踵角）．

2　先天性内転足
congenital metatarsus adductus

　前足部が足根中足関節で内転している疾患であるが，先天性内反足と異なり後足部は正常であり，尖足変形はなく徒手的に足関節は容易に背屈できる．成長とともに自然矯正され，変形を残さないことが多い．変形が著しい例に対しては，早期から矯正ギプス包帯法を用いて治療する．

3　先天性扁平足，垂直距骨
congenital flatfoot, vertical talus

　比較的稀な疾患であり，距骨が底屈し内側下方に突出し，踵部はアキレス腱の緊張により尖足位をとる（図 35-23）．全体的には舟底足変形を呈する．矯正ギプス固定などの保存療法は無効であることが多く，変形矯正には広範な軟部組織解離術が必要である．

4　先天性外反踵足
congenital talipes calcaneovalgus

　足関節で背屈して，フック状の変形をきたしているために鉤足 pes calcaneus ともよばれる．胎生時の子宮壁による圧迫が原因と考えられ，著しい例では足背が下腿に接する．予後は良好で，下

腿三頭筋の筋力がついてくれば自然矯正されることが多い．

5　小児期扁平足
flatfoot in child

　歩き始めの時期に，家族が扁平足に気づき来院する例が多い．土踏まずは立位では消失するが，非荷重位では出現する．関節周囲の靱帯が弛緩し，踵部が外反しアーチが低下する（図 35-24）．一般には疼痛を伴うことはない．幼児期では足底の脂肪が厚く，扁平足でなくても土踏まずがわかりにくいことがあるので注意する．荷重時単純 X 線足側面像にて距踵角が 50°以上を示す（➡ 図 35-23）．60°以上の例に対しては，縦アーチ付きの足底挿板を処方する．つま先立ち，タオルギャザー訓練（床に敷いたタオルを足趾でたぐり寄せる），鼻緒のある履物の励行などで足部内在筋を強化することにより，成長に伴い足アーチは形成されていく．麻痺足を除き，手術療法が必要になることは少ない．変形が思春期まで残存した場合は症候性となることがあり，思春期扁平足とよばれる．

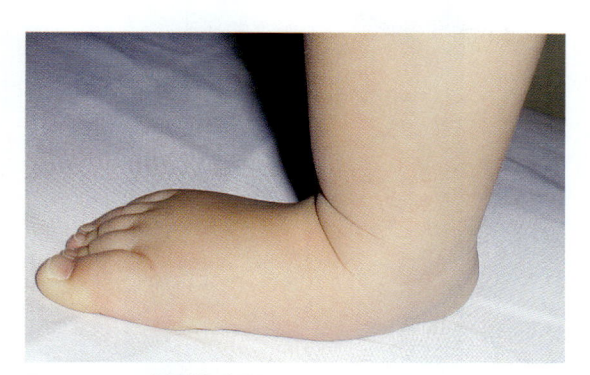

図 35-24　小児期扁平足
立位には土踏まずは消失する.

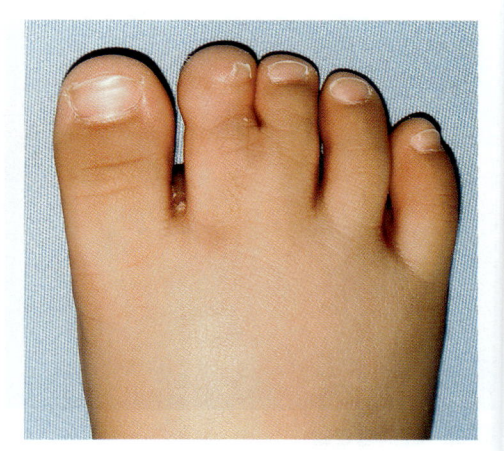

図 35-26　合趾症
第2趾と第3趾が癒合している（皮膚性合趾症）.

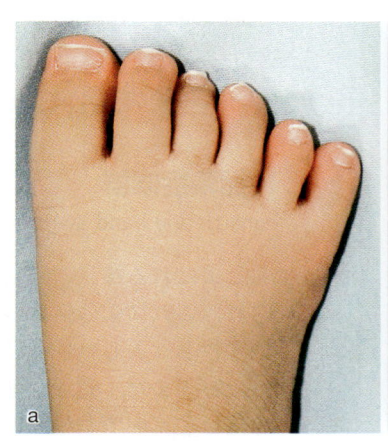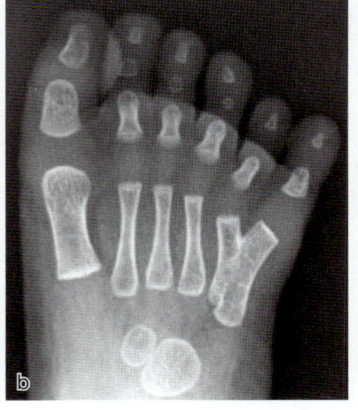

図 35-25　多趾症
軸後性多趾症で，いわゆる第6趾を認める.

6 多趾症
polydactyly

　足趾の先天異常のなかでは最も多く，両側例や上肢の多指症との合併例も多い．第2趾から中枢に引いた線を中心に，過剰趾の位置が第1趾側にある場合は軸前性，第5趾側にある場合は軸後性とよばれる．下肢では軸後性の割合が高く，第5趾の外側に過剰趾がある，いわゆる第6趾の形態をとるものが多い（**図 35-25**）.

7 合趾症
syndactyly

　2つ以上の足趾が癒合した疾患であり，第2・3趾間に生じることが多い（**図 35-26**）．他の先天異常に合併することもあり，男児に多い．癒合の形態として，皮膚性合趾症と骨性合趾症がある.

8 巻き趾
curly toe

　足の先天異常のなかでは頻度が高く，第3〜5趾に好発するが，第4趾が最も多い（**図 35-27**）．長趾屈筋腱の緊張が強く，足趾は PIP 関節において屈曲，内反，外旋する．原因はわかっていないが，遺伝素因の関与が示唆されている．自然矯正されることもあるが，テーピングなどで矯正する．変形が著しい場合は長趾屈筋腱延長術を考慮する.

35
足関節と足

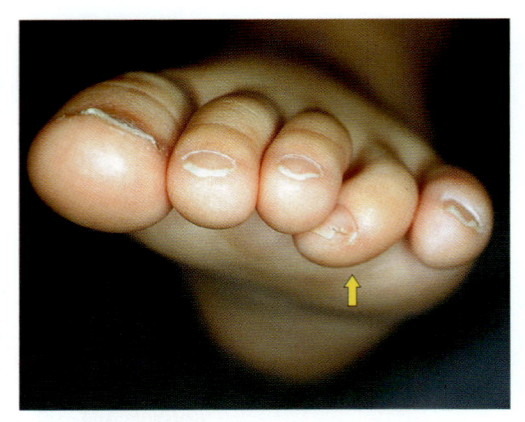

図 35-27 巻き趾
第4趾が弯曲している.

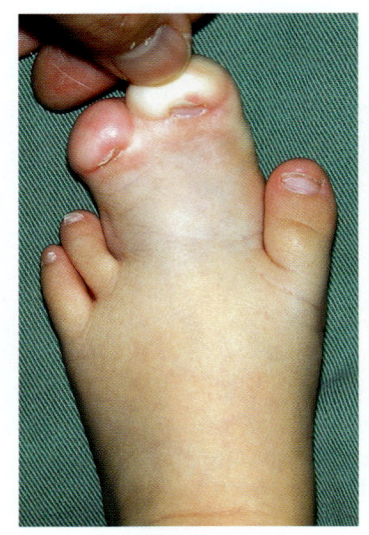

図 35-28 巨趾症

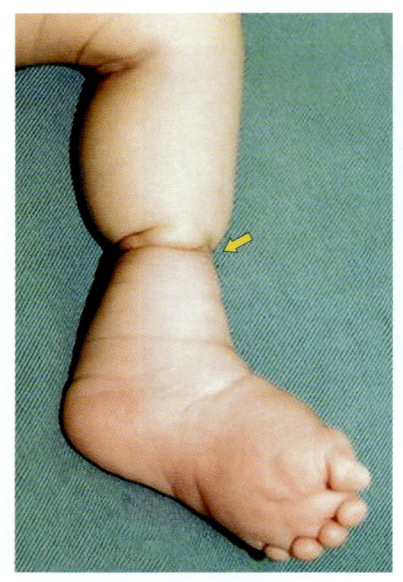

図 35-29 絞扼輪症候群
下腿に絞扼輪(矢印)が認められ,それより遠位の浮腫を伴う.

10 絞扼輪症候群
constriction band syndrome

絞扼輪とよばれる線状の陥没が出生時から四肢に認められ,これによる締めつけにより遠位でリンパ浮腫が生じ,著しい場合には先天性切断に至る(図 35-29).また,先端合趾症を生じることもある.原因は子宮内で羊膜が索状に巻きついて起こると考えられており,男女差や遺伝性はない.強いリンパ浮腫や血行障害が認められれば,早期に手術を行い,絞扼を解除しなければならない.

11 先天性下腿弯曲症と先天性下腿偽関節症
congenital crus curvatum,
congenital pseudoarthrosis of the leg

下腿の中下 1/3 部分で弯曲している疾患で,この部分の脛骨と腓骨が細くなっており難治性骨折を起こしやすい(図 35-30).また,著しい例では出生時より骨の連続性がなく偽関節になっている.偽関節部は前方に突出し,不安定性を示す.von Recklinghausen(フォンレックリングハウゼン)病との関連が示唆され,皮膚にカフェオレ斑café-au-lait spots を認めることがある.骨接合術を行っても難治性で,血管柄付き腓骨移植術が適応される.

9 巨趾症
macrodactyly

出生時から認められる変形(過形成)で,比較的稀な疾患である.原因は不明であるが,神経の肥大とその周囲の脂肪組織の腫大が認められることから何らかの関係が考えられている.片側性が多く,第2趾に好発する.部位は足趾だけの例や下腿に及ぶものまで様々で,しばしば治療に難渋する(図 35-28).

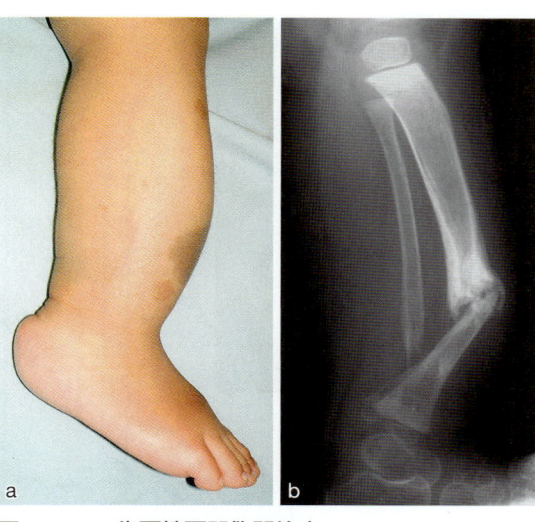

図 35-30　先天性下腿偽関節症
a. 下腿は彎曲し，カフェオレ斑を認める.
b. 難治性の偽関節である.

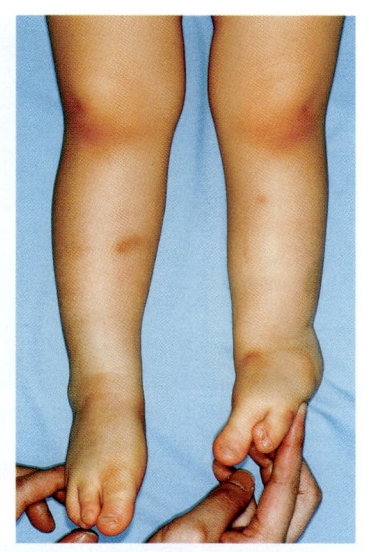

図 35-31　先天性腓骨列形成不全症
外側の足趾が欠損し，左側では下腿の短縮が認められる.

12 先天性腓骨列形成不全症
congenital longitudinal deficiency of the fibula

　様々な程度で外側の足趾から腓骨にかけて欠損する（図 35-31）．足関節は外反し，不安定性を伴う．球状足関節を合併することもある.

13 先天性脛骨列形成不全症
congenital longitudinal deficiency of the tibia

　様々な程度で内側の足趾から脛骨にかけて欠損する（図 35-32）．足は内反し，脛骨欠損が近位に及ぶと下肢は短縮し，膝関節も内反する.

14 中足骨短縮症
brachymetatarsia

　中足骨の骨端線が早期に閉鎖することにより短縮する疾患で，第 4 中足骨に好発する（図 35-33）．女性に多く，第二次性徴期以降に短縮が顕性化して外見を気にして来院する．創外固定を用いた仮骨延長術により適切な長さに矯正する.

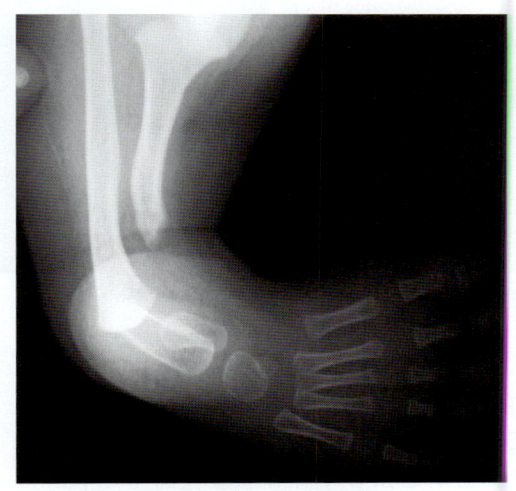

図 35-32　先天性脛骨列形成不全症
脛骨の遠位が欠損し，著しい足の内反が認められる.

15 足根骨癒合症
tarsal coalition

病態

　癒合形態には骨性癒合，軟骨性癒合，線維性癒合がある．骨性癒合は他の先天異常に合併するため病態は異なる．わが国では距踵間骨合症（図 35-34）が 60％ と多く，踵舟状骨癒合症が 30％，舟状骨・内側楔状骨癒合症が 10％ であり，そのほかは稀である．運動量が増え，足根骨の骨化が

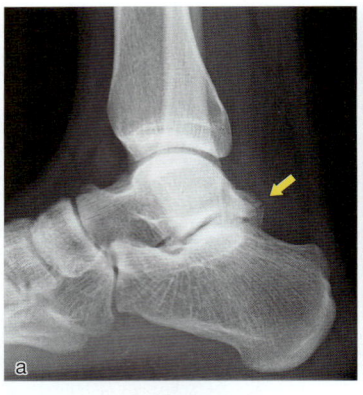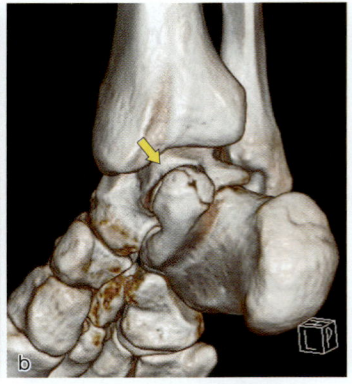

図 35-34　距踵間癒合症
a. 単純 X 線像，b. 3D-CT.
距踵関節の内後方に骨性隆起を認め，不完全癒合している（矢印）.

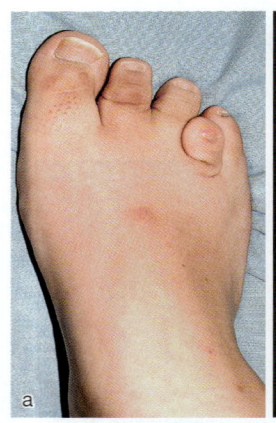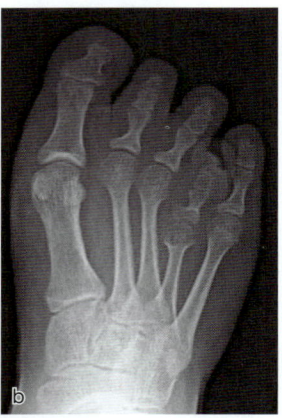

図 35-33　第 4 中足骨短縮症
a. 第 4 趾は足背に乗り上げている.
b. 第 4 中足骨が短い.

完成した 10 歳頃から癒合部の疼痛が出現する.
腓骨筋が緊張して腓骨筋痙性扁平足 peroneal
spastic flatfoot を合併することがあり，内がえし
運動が困難になる. 距踵間癒合症では内果下方で
癒合部が膨隆し足根管症候群をきたすことがある.

治療

　足底挿板を用いて癒合部へのストレスを軽減す
る. 疼痛が残存する場合には癒合部切除術や足根
骨間固定術が適応される.

B　成人期足部変形

1　成人期扁平足
flatfoot in adult

病態

　足の縦アーチを保持する後脛骨筋腱が変性断裂
すると後天的な扁平足を生じる（図 35-35）. 後脛
骨筋腱機能不全症 posterior tibial tendon dys-
function（PTTD）は多くの成人期扁平足の原因で
あり，中年以降の女性に好発する.

診断

　症状は内果下方の後脛骨筋腱に沿う腫脹と疼痛
で，扁平足が進行して踵部が外反すれば外果との
間で軟部組織が挟み込まれ，足外側にも疼痛を生
じる. 初期では徒手的に矯正可能な可橈性扁平足
flexible flatfoot であるが，次第に関節拘縮を伴い
硬直性扁平足 rigid flatfoot になり治療に難渋す
ることもある. 両足をそろえた立位を後方からみ
ると，患側では外反扁平足を呈しているために健
側より多くの数の足趾が見える（too many toes
sign，図 35-36）. また片脚つま先立ちをする検
査（single heel rising test）にて，陽性（つま先立
ちができない）になる.

　荷重時単純 X 線足側面像における足アーチの
低下の評価には横倉法が用いられる. また，腱が
変性すると膨化して断裂するため，MRI や超音
波検査による評価が有用である.

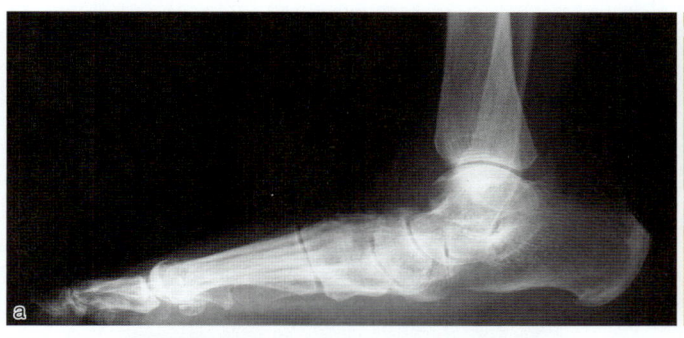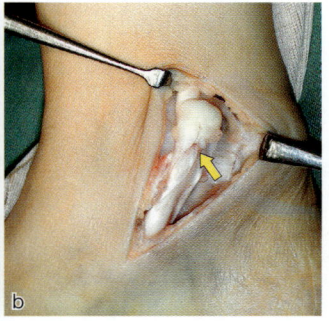

図 35-35　後脛骨筋腱機能不全症による成人期扁平足
a. 距骨は底屈して，足縦アーチが低下している.
b. 後脛骨筋腱が変性して膨化・断裂している（矢印）.

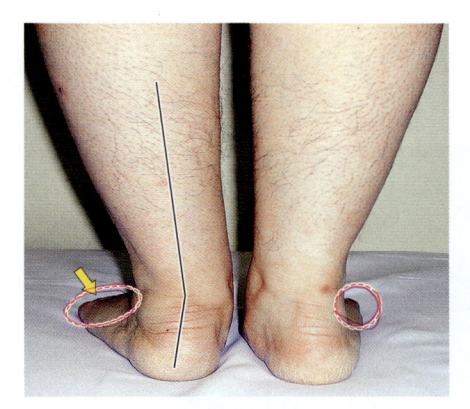

図 35-36　too many toes sign

疾患としての内反型および外反型の変形性足関節症も超高齢社会を迎えた近年では増加してきている．わが国では，変形性膝関節症と同様に外反型よりも内反型の頻度が圧倒的に高く，脛骨下端関節面が内反していることが特徴である．そのため荷重線が内側に変位し，足関節内側に関節症性変化を生じる．中年以降の女性に好発する．内反型変形性足関節症の病期はⅠ～Ⅳ期に分かれる（図35-37）．発症には関節の不安定性が大きく関与しており，捻挫後に関節症になることもある．外反型足関節症は扁平足に合併することが多い.

（治療）

保存療法は，他部位の関節症と同様に温熱療法や副腎皮質ステロイドの関節内注入が行われる．内反型変形性足関節症では外側楔のついた足底挿板が有効である．手術療法としては，関節不安定性を伴うⅠ期の関節症に対しては足関節外側靱帯再建術が考慮される．Ⅱ期とⅢa期に対しては下位脛骨骨切り術の適応で，Ⅲb期やⅣ期に対しては足関節固定術や人工足関節全置換術が選択される.

（治療）

アーチサポート付きの足底挿板の処方ならびにアキレス腱のストレッチングや足部内在筋の強化運動を指導する．手術療法としては初期には腱鞘滑膜切除術が行われ，アーチは低下しているが可撓性が残っている場合には外側支柱延長術や踵骨内側移動骨切り術と長趾屈筋腱移行術の併用術式などが適応される．拘縮が強い場合には三関節固定術が選択される.

2 変形性足関節症
osteoarthritis of the ankle

（病態）

足関節は骨性に安定した構造をしているが，関節が小さいために単位面積当たりの荷重が大きく，骨折の変形治癒などを生じれば容易に関節症に陥る．そのため外傷後足関節症が多いが，変性

3 外反母趾
hallux valgus（HV）

（病態）

外反母趾は第1趾（母趾）が外反・回内する変形（図35-38a）で，第1中足骨頭の内側への突出や母趾機能不全により様々な障害を生じる．約10：1の割合で女性に好発する．発症には外的要因としてハイヒールなどの靴の影響が大きく，解剖学的な内的要因としては母趾が第2趾と比較し

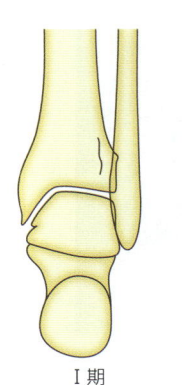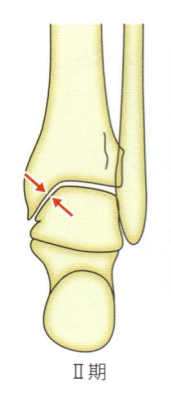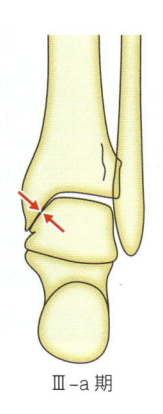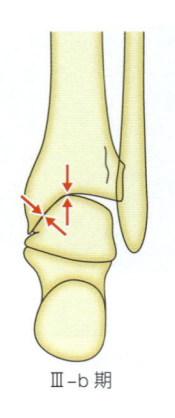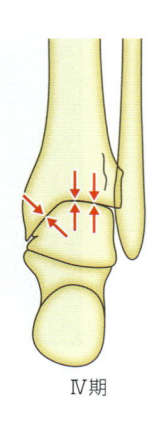

Ⅰ期　　　　　　　Ⅱ期　　　　　　Ⅲ-a期　　　　　　Ⅲ-b期　　　　　　Ⅳ期

図35-37　内反型変形性足関節症の病期分類（高倉・田中分類）
Ⅰ期：骨棘はあるが関節裂隙の狭小化を認めない.
Ⅱ期：関節裂隙が一部狭小化している.
Ⅲ期：関節裂隙が一部消失している（Ⅲ-a期：関節裂隙の消失が内果関節面に止まっている.Ⅲ-b期：距骨滑車上面にまで
　　　及んでいる）.
Ⅳ期：全体に関節裂隙が消失している.

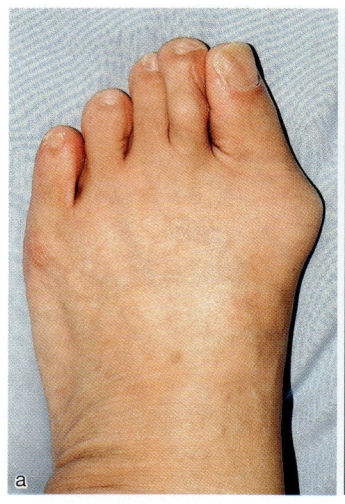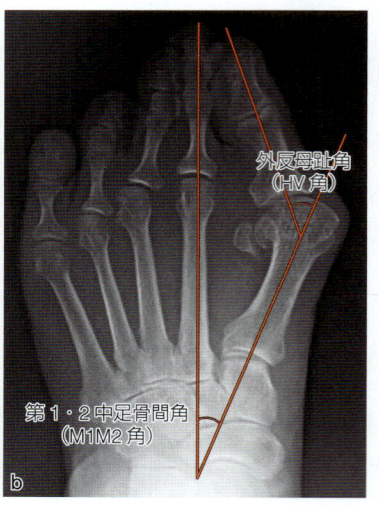

外反母趾角
（HV角）

第1・2中足骨間角
（M1M2角）

a　　　　　b

図35-38　外反母趾
a. 外観, b. 単純X線像.

て長いエジプト型の足や扁平足が挙げられる.また,第1中足骨内反や丸い骨頭形態,全身関節弛緩性なども関与している.発症は若年化しており,母趾周囲筋群のバランス異常を生じると年齢とともに変形が増悪する.

診断

母趾（第1）中足趾節（MTP）関節の痛みが一般的で,骨頭は内側に突出して靴により圧迫され有痛性腱膜瘤（バニオン bunion）を生じる.しかし,疼痛の程度と変形の重症度は相関しない.手術を要するような例では,母趾背内側趾神経の絞扼が激痛の原因になっていることが多い.また,母趾機能不全により第2・3中足骨頭部に荷重がかかり,足底に有痛性胼胝（たこ）を生じる.母趾以外の槌趾変形や内反小趾による疼痛も合併しやすい.

画像検査は荷重時単純X線足部背底像が基本になる（**図35-38b**）.重症度は第1基節骨軸と第1中足骨軸のなす角である外反母趾角（HV角）や第1および第2中足骨軸のなす角である第1・2中足骨間角（M1M2角）で評価する.治療選択が変形の程度により異なるため,重症度判定は重要である.外反母趾角が20°以上30°未満を軽症,

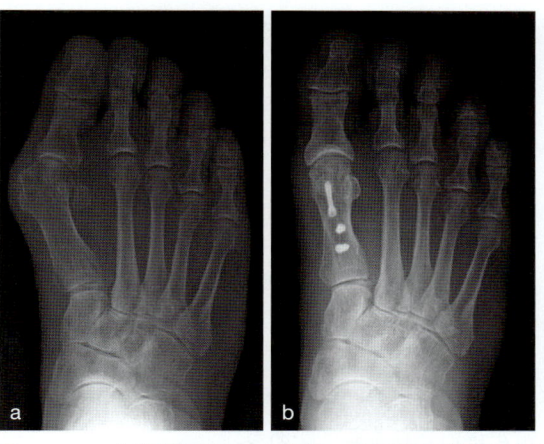

図 35-39　外反母趾に対する第 1 中足骨骨幹部骨切り術（水平骨切り術）
a. 術前，b. 術後 4 年．

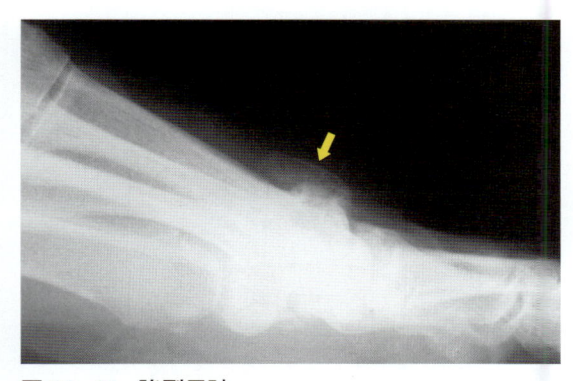

図 35-40　強剛母趾
第 1 中足骨骨頭背側に大きな骨棘が認められる（矢印）．

30°以上 40°未満を中等症，40°以上を重症とする．また，母趾 MTP 関節の亜脱臼の有無や関節症性変化の評価を行う．

【治療】

・保存療法

靴の指導は重要である．足趾が動かせるよう広いトウボックス（靴の先端部分）をもち，足が靴の中で前に滑らないように紐やストラップのついた靴を選択する．ストレッチングや足趾じゃんけんなどの体操を指導する．装具療法は疼痛には有効であるが，変形矯正に大きな効果は期待できない．足底挿板は，中足痛を伴った例に特に有効である．

・手術療法

疼痛があり，保存療法が無効であれば手術の適応になる．手術術式は 150 種類以上あり，病態に合わせて適切な術式を選択しなければならない．母趾 MTP 関節の関節症性変化が著しい場合は，関節固定術や関節形成術を適応する．関節症性変化がなければ，第 1 中足骨骨切り術が広く行われている．軽症〜中等症に対しては Mitchell（ミッチェル）法，chevron 法などの第 1 中足骨遠位骨切り術が選択され，中等症〜重症に対しては外側軟部組織解離術を併用した Mann（マン）法などの第 1 中足骨近位骨切り術や骨幹部骨切り術が選択される（図 35-39）．手術の合併症として骨頭壊死，変形治癒，関節可動域制限，内反母趾変形などがある．

4　内反小趾
digitus minimus varus

外反母趾と対称的な疾患で，第 5 中足骨頭が外側へ突出して靴を履いたときに疼痛を生じる．女性に多く，第 5 中足骨の外反や大きな第 5 中足骨頭が原因している．まず靴の指導が重要で，手術療法としては第 5 中足骨骨切り術などが選択される．

5　強剛母趾
hallux rigidus

母趾 MTP 関節の変形性関節症であり，関節可動域が減少することからこの名前がつけられている．中年以降の高齢者に多い．第 1 中足骨が長い例や骨頭の適合性が悪い例に発症する．外傷や痛風が原因となることもある．第 1 中足骨骨頭背側に骨棘形成を認め，母趾 MTP 関節の関節裂隙は狭小化する（図 35-40）．手術療法としては関節縁切除術 cheilectomy や関節固定術 arthrodesis が適応される．

6　ハンマートウ，槌趾
hammer toe, mallet toe

近位趾節間（PIP）関節で屈曲している変形をハンマートウ，遠位趾節間（DIP）関節で屈曲している変形を槌趾 mallet toe とよぶ（図 35-41）．外反母趾に合併して複数の足趾が障害されることも多い．また，MTP 関節で伸展し，PIP 関節で屈曲している変形を鉤爪趾 claw toe といい，二分脊

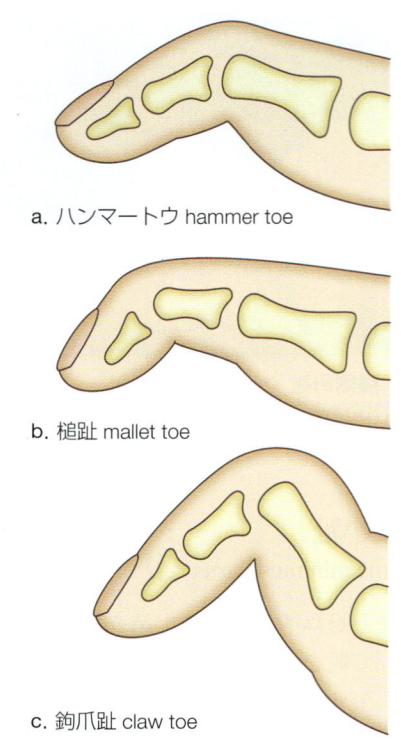

a. ハンマートウ hammer toe

b. 槌趾 mallet toe

c. 鉤爪趾 claw toe

図 35-41　第 2～5 趾の変形

椎（➡534 頁参照）や Charcot-Marie-Tooth（シャルコー-マリー-トゥース）病（➡407 頁参照）などの麻痺足に生じる．内在筋麻痺が基本にあり，全趾に変形が生じる．靴により突出部が圧迫され有痛性胼胝を生じる．

7　陥入爪
ingrown toenail

爪甲の側縁が弯曲して爪溝に陥入した状態で，不適切な爪切りや靴による圧迫が原因になる．母趾に多く，若い女性に好発する．感染を併発すると爪郭に異常肉芽を形成する．爪全体が弯曲したものは弯曲爪という．深爪を避けて，母趾を圧迫しないような履物（サンダルなど）を選ぶよう指導する．

C　麻痺足

小児の脳性麻痺，成人の脳卒中や頚髄症などでは上位ニューロン型の痙性麻痺を生じる．一方，

小児の二分脊椎，急性灰白髄炎（ポリオ）や Charcot-Marie-Tooth 病では下位ニューロンが障害され，弛緩性麻痺を生じる．このほかに外傷などで末梢神経が直接障害されて弛緩性麻痺をきたすことも多い．

痙性麻痺では下腿三頭筋と後脛骨筋は緊張し，内反尖足変形をきたす．腱反射は亢進し，踵部は着床できずにはさみ脚歩行 scissors gait を呈する．装具や理学療法により，尖足拘縮の軽減を図る．ボツリヌストキソイドの筋肉内注入も有効である．変形が著しい場合は変形の程度に応じて手術が適応されることがある．

弛緩性麻痺では内反凹足変形をきたすことが多い．若年では疼痛を伴わないこともあるが，成人になると変形の徒手矯正は難しくなる．外側足底の胼胝と荷重不均衡により，変形性足関節症に進展することもある．

腓骨神経麻痺による下垂足に対しては，短下肢装具 ankle foot orthosis（AFO）により歩容の改善を図る．また後脛骨筋腱前方移行術 Watkins-Barr（ワトキンス-バー）法が有効である．変形が著しい例に対しては，変形を矯正して三関節（距舟・距踵・踵立方関節）固定術〔Lambrinudi（ランブリヌーディ）手術〕が適応される．

D　種子骨および過剰骨障害

1　母趾種子骨障害
hallux sesamoid disorder

母趾 MTP 関節の底側板 plantar plate 内には内側，外側の 2 つの種子骨がある．二分種子骨，関節症，骨壊死，疲労骨折などで疼痛を生じる病態を母趾種子骨障害と総称する．荷重をより受ける内側種子骨のほうが障害されやすい．母趾を蹴り出すときに疼痛を生じる．単純 X 線検査にて分裂像（図 35-42）や硬化像，関節症性変化が認められる．保存療法としては種子骨部を陥凹させた足底挿板が処方される．疼痛が著しい場合には種子骨摘出術が考慮される．

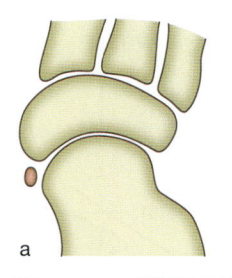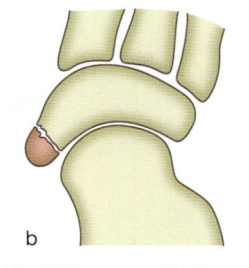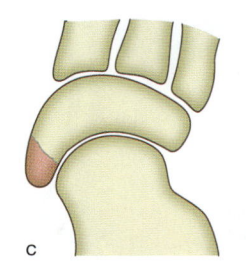

図 35-43　外脛骨の形態分類（Veitch 分類）
a. Ⅰ型：後脛骨筋腱内に種子骨として存在する.
b. Ⅱ型：舟状骨粗面部と線維性に結合している.
c. Ⅲ型：舟状骨と骨性癒合している.

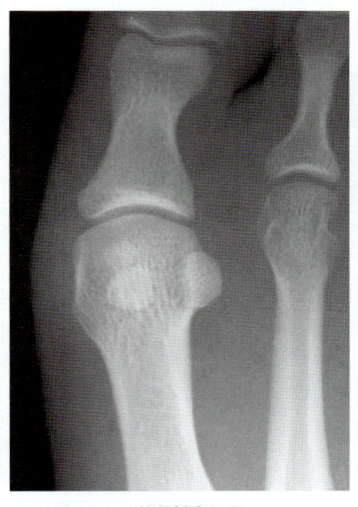

図 35-42　分裂種子骨

2 外脛骨障害

os tibiale externum, accessory navicular bone

外脛骨は舟状骨の内側に位置する過剰骨で, 人口の約 15% に存在する. 外脛骨と舟状骨の間で微細な動きが生じると疼痛の原因になる. 発症は女性にやや多く, 運動量が多くなる 10〜15 歳頃に好発する. また, 成人例では捻挫を契機に急性発症することもあり, この場合は外脛骨と舟状骨の線維性癒合部の損傷が原因である. 外脛骨の形態はⅠ〜Ⅲ型（**図 35-43**）に分類されるが, 症状を呈する外脛骨はほとんどがⅡ型である. 扁平足を合併していることが多く, アーチサポート付きの足底挿板が有効である. 再発を繰り返す例には外脛骨摘出術や骨接合術が適応され, 若年者に対しては経皮的ドリリングで骨癒合が得られる.

3 三角骨障害

os trigonum syndrome

三角骨は距骨後方突起部に存在する過剰骨である. バレエやサッカーなどで足関節の底屈が強制されると, 三角骨や距骨後方突起が脛骨後縁と踵骨上縁で挟み込まれ疼痛を生じる. この病態を足関節後方インピンジメント症候群 posterior ankle impingement syndrome とよぶ. スポーツなどの活動時には背屈制限のテーピングを行うが, 症状が著しい場合には摘出術を行う.

E 絞扼性神経障害

1 Morton（モートン）病

病態

1876 年に Morton により初めて報告された疾患で, 足底神経から分枝する底側趾神経の摩擦性神経炎 friction neuritis である. 歩行により底側趾神経が深横中足靱帯により繰り返し擦られることにより変性肥厚して偽性神経腫を形成する（**図 35-44**）. 半数以上が第 3・4 趾間に生じ, 次に第 2・3 趾間に発症しやすい. 解剖学的に第 3・4 趾間では外側足底神経と内側足底神経の枝が吻合して趾神経になるために, 横径が太くかつ可動性が少ないために障害を受けやすい. 20〜50 歳代の女性に好発し, 歩行時に釘を刺したような鋭い痛みを生じる. ハイヒールのような踵が高く前足部が圧迫される靴を履くと, 中足骨の骨頭部に荷重が集中して原因となる. 足底から丁寧に触診する

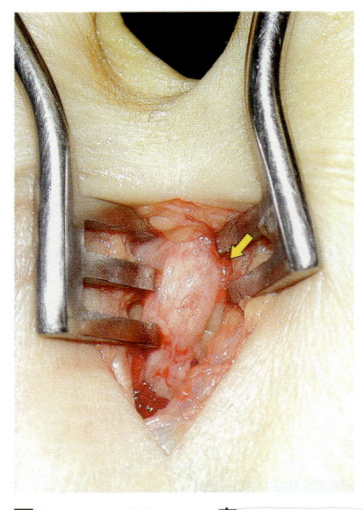

図 35-44　Morton 病
底側趾神経に偽性神経腫が認められ
る(矢印). 第3・4趾間近位で切開し,
深横中足靱帯を切離し, 足底を圧迫
して偽性神経腫を押し上げている.

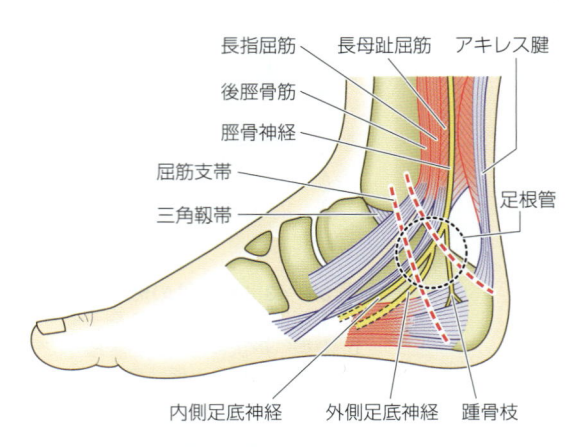

図 35-45　足根管症候群

長指屈筋　長母趾屈筋　アキレス腱
後脛骨筋
脛骨神経
屈筋支帯
三角靱帯
足根管
内側足底神経　外側足底神経　踵骨枝

と偽神経腫が触知されることがあり, 骨頭に押し
つけると疼痛が再現される. また, Mulder 徴候
(➡686頁参照)が陽性になることがある.

治療

　足趾が十分使えない状況では中足骨頭部への負
荷が増すため, ハイヒールは避けトウボックスの
広い靴を選ぶようにする. 疼痛が著しい場合は神
経ブロックが有効であり, 保存療法に抵抗する場
合には神経剥離術や神経切離術を考慮する.

❷ 足根管症候群
tarsal tunnel syndrome

　足根管とは内果下方で屈筋支帯と距骨および踵

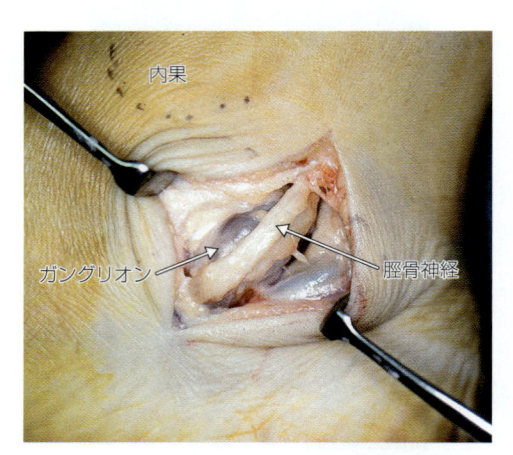

図 35-46　ガングリオンによる足根管症候群

内果
ガングリオン　脛骨神経

骨で囲まれたトンネルで, 脛骨神経と後脛骨動静
脈が走行している(図 35-45). この部分で脛骨神
経が絞扼されると足底に放散する痛みを生じる.
原因としてはガングリオン ganglion(図 35-46)や
距踵間癒合症 talocalcaneal coalition による圧迫
が多いが, 病因を特定できない特発性のものもあ
る. 足根管部に Tinel 様徴候を認め, 足底の感覚
低下や母趾外転筋の筋萎縮を生じる. 足根管内へ
の副腎皮質ステロイド注入が有効であるが, 明ら
かな圧迫病変がある場合には, 手術で足根管を開
放して病変を摘出する.

❸ 前足根管症候群
anterior tarsal tunnel syndrome

　足背部の下伸筋支帯の下で深腓骨神経が圧迫さ

> **NOTE** 神経腫(ニューローマ)
>
> 　Morton(モートン)病における神経腫 neuroma は命名上
> 「…腫」「…oma」とされているが, 真の腫瘍ではない. そ
> の本態は趾神経の摩擦・刺激・圧迫・絞扼などにより生じ
> た神経の変性および線維化である(偽性神経腫). このほかに
> 整形外科領域で遭遇するものに「切断された神経断端に
> 生じる断端神経腫 amputation neuroma」があるが, いずれ
> も真の腫瘍ではない. 真の良性腫瘍である神経鞘腫
> neurilemoma, schwannoma や神経線維腫 neurofibroma と
> は明らかに区別して考えなければならない.

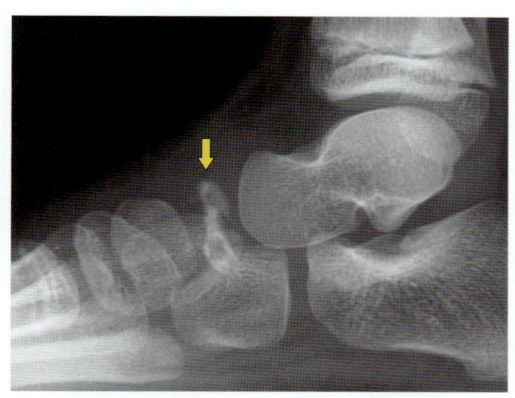

図 35−47　Köhler 病
舟状骨の骨化障害を認める(矢印).

れることにより生じる疾患で，第1・2趾間へ放散する痛みや感覚低下が認められる．ガングリオンなどの占拠性病変が原因になることが多いが，靴ひもによる圧迫や正座が原因となることもある．

F　骨端症および無腐性壊死

1　Köhler（ケーラー）病

　舟状骨の骨端症で，1908 年に Köhler により報告されたのが最初である．5〜6 歳頃の男子に好発し，足背内側部に疼痛を訴える．舟状骨は足根骨のなかでは骨化が一番遅く，アーチの要になる骨であるためにストレスを受けやすいことが発症に関与している．単純 X 線像では骨化部の扁平化や辺縁不整像，硬化像などが認められる（図35−47）．スポーツを中止して，アーチサポート付きの足底挿板を装着して舟状骨へのストレスを軽減する．予後は良好である．

2　Freiberg（フライバーグ）病

　1914 年に Freiberg により初めて報告された中足骨頭に生じる骨軟骨損傷で，10 歳代の女性に好発する．第 2 中足骨に多く，中足趾節関節が背屈することにより骨頭に過度のストレスがかかり発症する（図 35−48）．関節の痛みを訴え，スポーツを行うと症状が増悪する．治療は発症初期には背屈予防のテーピングを行い，スポーツ活動を中

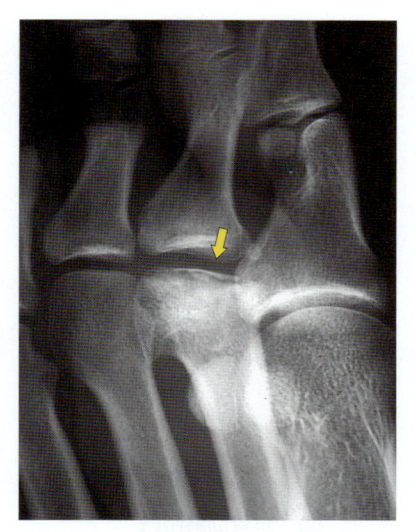

図 35−48　Freiberg 病
骨軟骨片が壊死して圧潰されている(矢印).

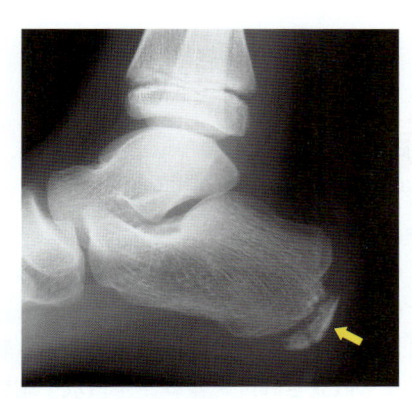

図 35−49　Sever 病
踵骨の骨端核が硬化し，分裂している(矢印).

止して保存的に骨軟骨片の再癒合を図る．骨軟骨片の損傷が著しい場合は骨頭背屈骨切り術や骨軟骨柱移植術が行われる．

3　Sever（シーヴァー）病

　踵骨の骨端核に生じる骨端症で，学童期にみられる．発症機序は Osgood-Schlatter（オズグッド-シュラッター）病と同様の機序が考えられ，ジャンプやランニングなどで骨端核への直接の圧迫力とアキレス腱や足底筋膜の張力がかかることにより循環障害を生じ発症する（図 35−49）．治療は保存療法が中心で，手術療法が必要になることはない．アキレス腱のストレッチや踵部の少し高い靴

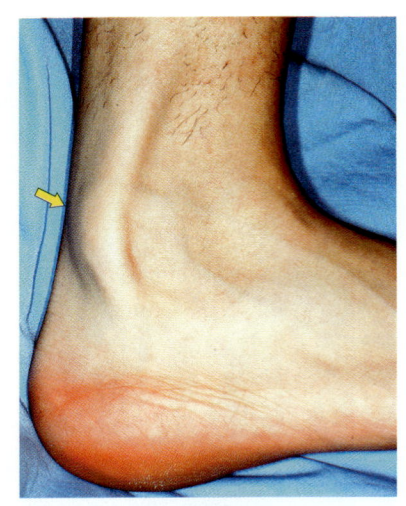

図 35-50　腓骨筋腱脱臼
長腓骨筋腱が脱臼して外果の上に乗り上げている(矢印).

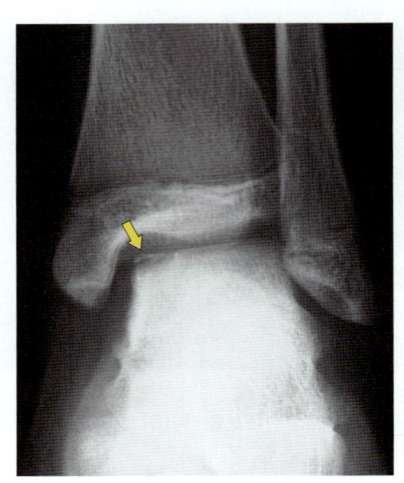

図 35-51　距骨滑車骨軟骨損傷
骨軟骨片(矢印)の離断を認める.

を履くなどアキレス腱張力の軽減を図る.

4　距骨無腐性壊死
avascular necrosis of the talus

距骨体部は表面の 70% が関節軟骨に覆われており，栄養血管の侵入部位が限られ血流障害に陥りやすい．骨折や脱臼など外傷により血管が切断されると壊死を生じることが多い．一方，特発性距骨壊死も散見され，アルコール摂取や副腎皮質ステロイド内服，加齢による動脈硬化による血行障害などが原因となる.

G　外傷後足部障害

1　腓骨筋腱脱臼
dislocation of peroneal tendon

足関節背屈時に腓骨筋腱に著しい収縮力を生じると腱鞘が障害され腱脱臼を生じる(図 35-50).
外傷例では腓骨腱溝の形態は正常であるが，稀に腓骨腱溝が浅い先天性の脱臼もある．新鮮脱臼では軽度尖足位でのギプス固定が有効であるが，断裂した腱鞘を縫合することもある．陳旧例に対しては制動術が考慮され，DuVries(ドゥブリース)法に代表される腓骨を用いた骨性制動術と Das

De(ダスデ)法などの軟部組織による制動術がある.

2　距骨滑車骨軟骨損傷
osteochondral lesion of talar trochlea

明らかな外傷歴のあるものを骨軟骨骨折 osteochondral fracture，外傷歴がないものを離断性骨軟骨炎 osteochondritis dissecans として区別されることもあるが，両者を合わせて骨軟骨損傷とよぶ．足関節捻挫により生じることが多い．距骨滑車の内側縁または外側縁に生じ，骨軟骨片に対する血行が途絶えるために母床との骨癒合が得られにくい(図 35-51).

受傷直後の急性期の例で，骨軟骨片が遊離していない場合はギプス固定や装具療法を行う．しかし遊離している場合には，足関節鏡を用いての手術療法が適応される(図 35-52)．骨軟骨片が小さい場合は摘出した後に，母床に対して骨髄刺激法を施行して軟骨再生を促す．大きな場合は骨軟骨片の再固定術や骨軟骨移植術などを行う.

3　足根洞症候群
sinus tarsi syndrome

足根洞は距骨滑車前外側下方と踵骨前外側上方に囲まれた漏斗状の領域で，固有感覚受容体が豊

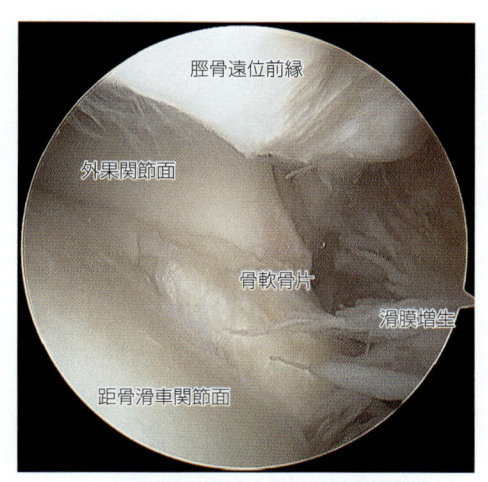

胫骨遠位前縁

外果関節面

骨軟骨片

滑膜増生

距骨滑車関節面

図35-52　距骨滑車骨軟骨損傷（足関節鏡所見）
損傷された距骨滑車外側前方の骨軟骨片が遊離し浮き上がっている.

富に存在することが知られている. 足関節捻挫などの外傷後に足根洞開口部の疼痛や後足部の不安定感が残存することがあり，それらの病態を総称して足根洞症候群という. 足根洞周囲の軟部組織傷害が原因であると考えられている.

治療としては軟性装具により固定し，副腎皮質ステロイドを足根洞内および後距踵関節内に注入する. 難治性の場合は，足根洞内の掻爬術を行うこともある.

H　全身性疾患に伴う足部障害

1 リウマチ性足部障害
foot and ankle disorders in rheumatoid arthritis

足は関節リウマチの初発部位として，頻度が高い. 適切な内科治療を行わないと，前足部では第2・3 MTP 関節が脱臼し，外反母趾と内反小趾を生じ典型的な扁平三角状変形（➡246 頁, 図17-7 参照）きたす. 距踵関節が障害されれば扁平足を生じる. リウマチ性足関節障害では，距骨の脆弱性骨折を生じることもある. 前足部変形に対しては母趾 MTP 固定術や第2～5MTP 関節切除関節形成術などが行われてきたが，内科治療が有効な例に対しては関節を温存する術式が適応されることもあ

る. 足関節障害に対しては，関節軟骨の障害が著しい場合には，人工足関節全置換術や足関節固定術が選択される.

2 糖尿病性足部障害
diabetic foot

糖尿病では特に足が障害されやすく，代謝障害，血行障害，自律神経障害を含む末梢神経障害により様々な病態を生じる. これを総称して糖尿病性足部障害とよぶ. 動脈硬化や血栓形成により血行障害に陥り，進行すれば壊死を生じる. 比較的末梢の細動脈で閉塞する傾向があり，血管内治療や外科的血行再建の適応にならないことも多い. 末梢神経障害では足趾など遠位ほど障害の程度が強く，痛覚が低下して靴擦れなどの軽微な傷から感染を起こし潰瘍を形成する. また，神経病性関節症（Charcot 関節 ➡275 頁参照）を発症すると，足に様々な著しい変形が生じ，変形で生じた骨突出部分には難治性潰瘍を生じる.

治療は内科的に代謝を正常化させることが重要で，足に傷を作らないように靴の指導や胼胝の処置などフットケアの観点から予防に努める. 潰瘍が生じた場合は皮膚に剪断力を生じないようにトータルコンタクトキャストを巻いて治療する. 血行障害や感染が著しい場合には，様々な部位での切断術を考慮しなければならないこともある.

3 足の血行障害
circulation disorders of leg and foot

足は血行障害による障害の好発部位である. 動脈系と静脈系の障害があり，動脈閉塞症には他の部位で生じた血栓が遊離して末梢動脈閉塞を生じる急性のものと，閉塞性動脈硬化症や Buerger（バージャー）病などにより緩徐に生じる慢性のものがある（➡284 頁参照）. 静脈系の障害としては静脈瘤や静脈血栓症があり，後者は術後合併症として特に注意が必要で，遊離血栓による肺梗塞が生じると死に至ることがある.

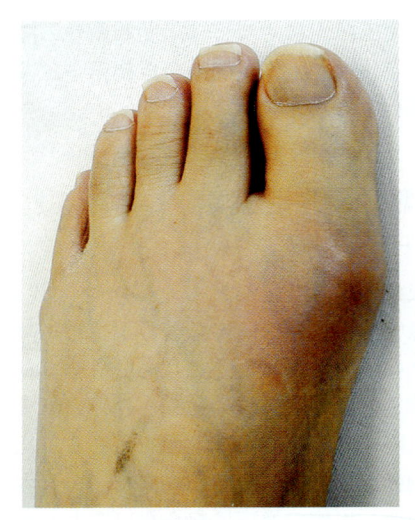

図 35-53　痛風発作
母趾 MTP 関節周囲の発赤と著しい疼痛を伴う.

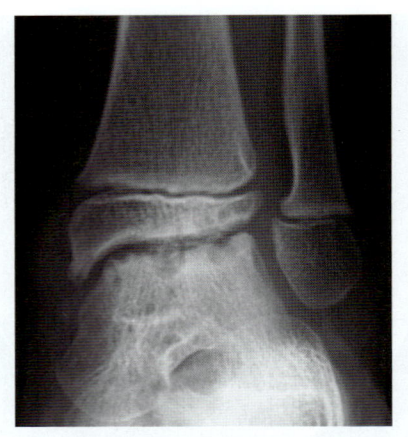

図 35-54　血友病性関節症（小児期）
関節表面に骨びらんを認める.

4 痛風性関節炎（→272 頁も参照）
gouty arthritis

高尿酸血症により血中の尿酸が過飽和の状態になり，体内に尿酸ナトリウムが析出し結晶沈着性関節炎をきたした状態を痛風性関節炎という．成人男性に好発し，70％ で母趾 MTP 関節に発症するが，足のどの部位にでも生じる．突然発症し発赤と激痛を伴うが，予兆があることもある（**図35-53**）．消炎鎮痛薬の内服で 2～3 日で改善することが多いが，引き続き高尿酸血症の治療を要する．

5 血友病性関節症（→276 頁も参照）
hemophilic arthropathy

第Ⅷ因子欠損の血友病 A と第Ⅸ因子欠損の血友病 B があるが，関節症の病態は同様である．繰り返す関節内出血により絨毛状の滑膜増生を生じると，軽微な外傷でも滑膜が損傷されさらに出血するようになる．このようになった関節を標的関節 target joint とよぶ．足関節は捻挫などの外傷を受ける頻度が高く，最も早期から障害される関節であり，小児期でも末期関節症に陥ることがある（**図35-54**）．血液凝固因子の補充療法のもと，鏡視下滑膜切除術を行うことで出血を予防できる．

Ⅰ 踵部とアキレス腱の疾患

1 アキレス腱断裂
Achilles tendon rupture

病態
好発年齢は 30～40 歳代で，スポーツによる受傷が多いが，高齢者では日常生活中の転倒などで生じる．下腿三頭筋以外の底屈筋の作用により足関節の自動底屈は可能であるが，つま先立ちはできない．断裂部の陥凹の触知や下腿三頭筋の把握テスト（トンプソンテスト Thompson squeeze test，◼◀⑱）などを用いて診断する（**図35-55**）．

治療
ギプス固定や機能装具を用いて保存療法を行うこともあるが，活動性の高い例には手術療法としてアキレス腱縫合術（→751 頁も参照）が行われる．

2 アキレス腱周囲炎，アキレス腱症
calcaneal paratendinitis, Achilles tendinopathy

病態
アキレス腱周囲には血行の豊富な腱傍組織（パラテノン paratenon）があり，スポーツなどで使いすぎた場合にこの部分が炎症を起こしアキレス腱周囲炎（→887 頁参照）を生じる．アキレス腱実質部は血行が乏しく炎症は生じにくいが，過度の負荷

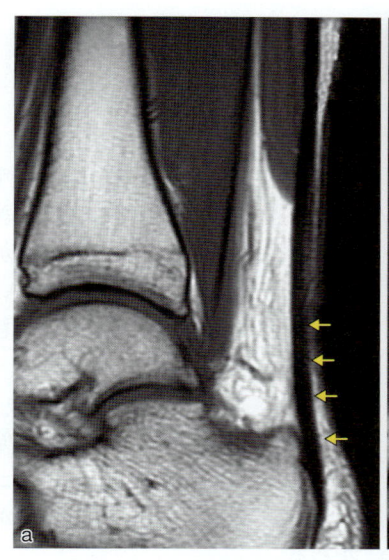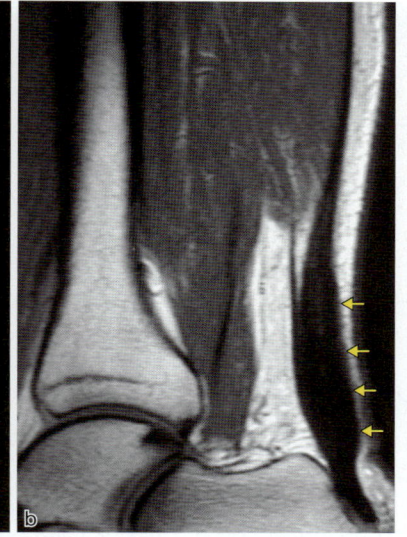

図35-56　アキレス腱症（MRI T1 強調像）
a. 正常：アキレス腱の膨化は認められない.
b. アキレス腱（低輝度に描出されている）は膨化している（矢印）.

や加齢変化で変性を生じることがあり，アキレス腱症とよばれる．停止部から6〜8 cm上方部分の腱が変性して膨化し，足関節底屈筋力の低下を伴う（**図35-56**）．両者の病態を合併していることも多い.

治療

局所の安静を図り，少しヒールのある靴を履きアキレス腱への負荷を軽減する．副腎皮質ステロイドの局所注射は腱断裂を惹起することがあり禁忌である．疼痛が著しい場合にはパラテノンの郭清術や腱再建術を行う.

③ アキレス腱滑液包炎
achillobursitis

病態

アキレス腱停止部近位後方にはアキレス腱皮下滑液包があり，前方には踵骨後部滑液包が存在する（**図35-57**）．その前方には踵骨後上方隆起があり，これが大きいと足関節背屈時に靴のヒールカウンターとの間で，アキレス腱皮下滑液包や踵骨後部滑液包が圧迫され炎症を生じる．足縦アーチが高い例に生じることが多い．Haglund（ハグルンド）病やパンプス瘤 pump bump とよばれることもある.

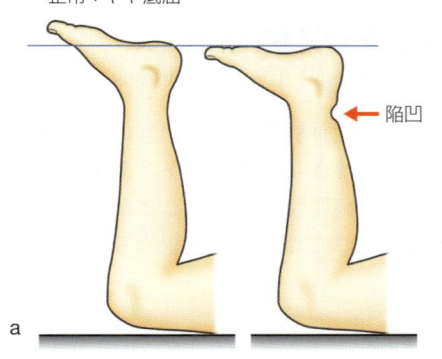

正常：やや底屈

陥凹

把握

底屈

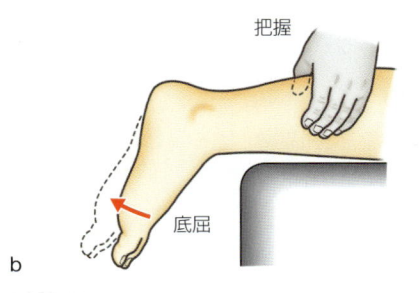

図35-55　アキレス腱断裂
a. 腹臥位で膝を90°屈曲させた場合，健側はやや底屈位だが，患側は中間位を示す.
b. 把握テスト（Thompson テスト，■◀⑱）：患者をベッドの上で伏臥位または立て膝をした状態で足関節をベッドの端から出す．検者が下腿三頭筋をつかんで足が底屈するのを正常（陰性）とする．患側は動かないのでこれを陽性とする.

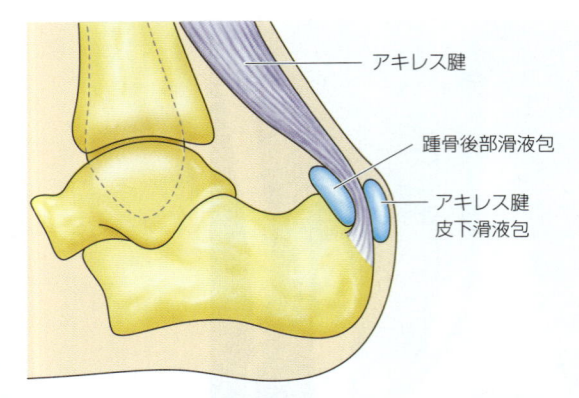

図 35-57　アキレス腱滑液包

アキレス腱
踵骨後部滑液包
アキレス腱
皮下滑液包

治療

　保存療法として局所の安静を図り，少しヒールのある靴を履き滑液包への負荷を軽減する．手術療法としては滑液包と踵骨後上方隆起の切除を行う．

4　アキレス腱付着部症
insertional Achilles tendinosis

　アキレス腱付着部は使いすぎによる変性を生じやすい部位であり，ウォーキング後などに疼痛が増悪する．両側性に生じることが多く，時にアキレス腱停止部に骨棘形成を認めることがある．

5　足底腱膜炎
plantar fascitis

病態

　足底腱膜の踵骨側停止部の変性により踵部痛を生じる疾患であり，朝起きたときの1歩目の踵部痛が特徴的である．時に踵骨棘が認められるが，腱膜停止部との直接の関係はない．中年以降に好発するが，スポーツ障害としてもみられることがある．

治療

　ストレッチを励行して腱膜を伸ばすことが重要で，消炎鎮痛薬や踵部にクッションのついたパッドが有効である．稀に腱切離術が必要になることがある．

●参考文献

1) 高倉義典，北田 力，田中康仁(編)：図説足の臨床　第3版．メジカルビュー社，2010
2) 高倉義典，山本晴康，木下光雄(編)：足部診療ハンドブック．医学書院，2000
3) 水野祥太郎：ヒトの足の研究．扁平足問題からの展開．医歯薬出版，1973
4) Kapandji AI，塩田悦仁(訳)：カパンジー機能解剖学 II下肢　原著第6版．医歯薬出版，2009
5) Mann RA, Coughlin MJ, Saltzman CL：Surgery of the foot and ankle, 8th ed. Mosby, St. Louis, 2006
6) Stiehl JB (ed)：Inman's joint of the ankle, 2 nd ed. Williams & Wilkins, Milwaukee, 1991

第VI編

整形外科外傷学

本編で何を学ぶか

- 創傷，捻挫，脱臼，骨折，末梢神経損傷，脊髄損傷など，外傷の種類，分類，病態を系統的に理解する.
- 外傷性骨折，病的骨折，疲労骨折，脆弱性骨折など，原因による骨折の分類，程度による骨折の分類，外力の作用方向による分類，骨折線の走行による分類を学ぶ.
- 正常の骨折治癒経過と骨折治癒に影響する諸因子を学び，遷延治癒や偽関節など骨折治癒の異常の診断，治療を理解する.
- 軟部組織の損傷では，開放性あるいは非開放性の皮膚，筋・腱，血管，靱帯損傷を理解し，区画症候群の病態，診断，治療法，合併症を正確に認識できるようにする.
- 骨折・脱臼の各部位別の病態，症状，診断，治療を学ぶ. 成人と小児により病態，合併症などが異なることを理解する.
- 成人骨折では，上肢，胸郭，骨盤，股関節，下肢の各骨折について，分類，病態，診断，保存的療法，手術療法，後療法について理解を深める. 各骨折に伴う，急性期合併症，晩期合併症の種類と注意点を理解する.
- 小児骨折では，部位別にみられる特殊性を学び，成長障害や変形治癒などの合併症を理解する.
- 脊椎・脊髄損傷では，頚椎，胸椎，腰椎，仙椎，各部位での発生機序や病態の相違，診断や治療を理解できるようにする.
- 脊椎損傷では，上位頚椎，下位頚椎，胸椎，腰椎，各部位での分類を理解し，その各損傷部位での臨床像，診断，治療を学ぶ.
- 脊髄損傷では，高位別の病態，診断法を理解し，局所症状，全身症状，合併症を学ぶ. 保存的療法や手術療法を理解し，リハビリテーションを含めた治療計画を理解する.
- 末梢神経損傷では，損傷が分類でき，運動麻痺，感覚障害，自律神経障害について理解できるようにする. 診断のための徴候や検査法を学び，代表的な末梢神経損傷の病態，診断，治療を理解する.

第VI編　整形外科外傷学の構成マップ

36章　外傷総論

- 外傷とは ——— 711頁
- 捻挫と脱臼 ——— 712頁
- 骨折 ——— 713頁
  - 骨折の分類 ——— 714頁
  - 骨折の治癒過程 ——— 717頁
  - 骨折の症状 ——— 721頁
  - 骨折の診断 ——— 722頁
  - 骨折の初期治療 ——— 723頁
  - 骨折治療の基本原則 ——— 724頁
  - 骨折治療の選択 ——— 731頁
  - 骨折の合併症 ——— 736頁
  - 小児骨折の特徴 ——— 740頁
- 災害医療 ——— 741頁

37章　軟部組織損傷

- 皮膚損傷 ——— 746頁
  - 皮膚損傷の分類と症状 ——— 746頁
    [擦過創，擦過傷，切創，刺創，咬創，挫傷，挫創，挫滅創，皮膚欠損創]
  - 開放創の処置 ——— 747頁
    [麻酔，局所の洗浄とブラッシング，創面清掃（デブリドマン），創の被覆と創傷管理，陰圧閉鎖療法]
  - 褥瘡の処置 ——— 749頁
- 筋・腱損傷 ——— 750頁
- 血管損傷 ——— 752頁
- 靱帯損傷 ——— 754頁
- 区画症候群 ——— 755頁
- 挫滅（圧挫）症候群 ——— 757頁

38章　骨折・脱臼

- 成人の骨折と脱臼 ——— 760頁
  - 肩関節部の骨折と脱臼 ——— 760頁
    [鎖骨骨折，肩甲骨骨折，外傷性肩関節脱臼，肩鎖関節脱臼，上腕骨近位部骨折]
  - 上腕骨骨幹部の骨折 ——— 766頁
  - 肘関節部の骨折と脱臼 ——— 767頁
    [上腕骨遠位部骨折，肘頭骨折，橈骨近位端骨折，外傷性肘関節脱臼と脱臼骨折]
  - 前腕部の骨折 ——— 771頁
    [橈骨・尺骨骨幹部骨折，橈骨骨幹部骨折，尺骨骨幹部骨折]
  - 手の骨折と脱臼 ——— 773頁
    [橈骨遠位端骨折（Colles 骨折，Smith 骨折，Barton 骨折，chauffeur's 骨折/運転手骨折），舟状骨骨折，有鉤骨鉤骨折，月状骨脱臼および月状骨周囲脱臼，第1CM 関節脱臼骨折（Bennett 骨折），中手骨骨折，指骨骨折，指関節脱臼]
  - 胸郭の骨折 ——— 780頁
    [肋骨骨折，胸骨骨折，胸鎖関節脱臼]
  - 骨盤の骨折 ——— 784頁
    [骨盤輪骨折，寛骨臼骨折]
  - 股関節部の骨折と脱臼 ——— 789頁
    [外傷性股関節脱臼と脱臼骨折，大腿骨近位部骨折]

- 小児の骨折 ——— 818頁
  - 上肢帯と上肢の骨折 ——— 818頁
    [鎖骨骨折，上腕骨近位端骨折，上腕骨顆上骨折，上腕骨外側顆骨折，上腕骨内側上顆骨折，橈骨・尺骨骨幹部骨折，Monteggia 骨折，橈骨遠位端骨折，橈骨近位端骨折]
  - 下肢帯と下肢の骨折 ——— 824頁
    [骨盤の骨折，大腿骨の骨折（大腿骨近位部骨折，大腿骨骨幹部骨折，大腿骨遠位骨端離開），下腿骨の骨折（脛骨顆間隆起骨折，脛骨粗面骨折，脛骨遠位骨端離開）]
  - 被虐待児症候群（児童虐待） ——— 829頁

  - 大腿骨骨幹部の骨折 ——— 797頁
    [大腿骨骨幹部骨折，非定型大腿骨骨折]
  - 膝関節部の骨折と脱臼 ——— 799頁
    [大腿骨顆上・顆部骨折，膝蓋骨骨折，外傷性膝関節脱臼，外傷性膝蓋骨脱臼，膝関節の骨軟骨骨折，脛骨近位端骨折]
  - 下腿骨の骨折 ——— 805頁
  - 足関節部の骨折と脱臼 ——— 806頁
    [果部骨折，足関節骨折，脛骨天蓋骨折（ピロン骨折），足関節部の捻挫と靱帯損傷]
  - 足部の骨折と脱臼 ——— 811頁
    [距骨の骨折と脱臼，踵骨骨折，Lisfranc 関節・Chopart 関節の脱臼と脱臼骨折，中足骨骨折，足趾骨骨折]

39章　脊椎・脊髄損傷

脊椎・脊髄損傷とは —————— 831頁

脊髄損傷 —————————— 832頁
- 脊髄損傷の病態，合併症 ——————————————————— 832頁
- 脊髄損傷の神経学的評価 ——————————————————— 833頁
- 脊髄損傷の神経学的高位診断 ————————————————— 834頁
- 脊髄損傷の横断的局在診断 —————————————————— 836頁
- 好発高位 ———————————————————————————— 838頁
- 随伴症状，合併症 —————————————————————— 839頁
  [循環器障害，呼吸障害，排尿障害，消化器障害，褥瘡，疼痛，その他の特有な合併症]
- 脊髄損傷の画像診断 ————————————————————— 841頁
- 脊髄損傷の治療 ——————————————————————— 841頁

脊椎損傷 —————————— 843頁
- 脊椎損傷の原因 ——————————————————————— 843頁
- 脊椎損傷の受傷機序 ————————————————————— 843頁
- 脊椎損傷の分類 ——————————————————————— 844頁
  - 上位頚椎損傷（Oc～C2） ————————————————— 844頁
    [後頭顆骨折，後頭環椎脱臼，環椎骨折，軸椎骨折，環軸関節脱臼]
  - 中・下位頚椎損傷（C3～C7） —————————————— 846頁
  - その他の特徴的な骨折 ———————————————————— 847頁
    [棘突起骨折，涙滴骨折]
  - 頚椎捻挫（外傷性頚部症候群） ———————————————— 847頁
  - 胸腰椎損傷 ————————————————————————— 848頁
    [圧迫骨折，破裂骨折，シートベルト型損傷（屈曲伸延損傷），脱臼骨折]
  - 上記以外の骨折 —————————————————————— 851頁
    [椎弓骨折，横突起骨折]
  - 仙骨骨折 ————————————————————————— 851頁
- 脊椎損傷の診断 ——————————————————————— 851頁
- 脊椎損傷の治療 ——————————————————————— 852頁
  [急性期（頚椎脱臼，胸椎以下の損傷），慢性期（陳旧性転位，脱臼骨折，遅発性脊柱変形，遅発性脊髄麻痺）]

40章　末梢神経損傷

末梢神経損傷の病態 ————— 856頁

原因 ——————————————— 857頁

診断 ——————————————— 858頁

治療 ——————————————— 862頁

代表的な末梢神経損傷 ——— 866頁
- 腕神経叢損傷 ———————————————————————— 866頁
- 副神経損傷 ————————————————————————— 869頁
- 注射による神経損傷 ————————————————————— 869頁
- 骨折・脱臼に伴う神経損傷 —————————————————— 869頁
  [上肢神経損傷，下肢神経損傷]

診療の手引き

- [ ] **1.** 重度外傷では短時間でバイタルサイン（意識，循環，呼吸）をチェックし，必要に応じて「救急蘇生のABC（気道確保 airway，人工呼吸 breathing，心臓マッサージ circulation）」を即座に開始する．

- [ ] **2.** 重度外傷では，外傷性ショック，圧挫症候群，播種性血管内凝固症候群（DIC），急性呼吸窮迫症候群（ARDS），脂肪塞栓症候群などの重篤な合併症の可能性を念頭に置く．頻脈，努力呼吸，不穏，発汗，蒼白，乏尿などの症状に注意し，血圧測定，血液・尿検査，胸部X線撮影を経時的に行う．

- [ ] **3.** 多発外傷患者の場合，バイタルサインのチェックと損傷部の診断をした後，気道の確保，心臓マッサージ，出血コントロール，輸液・輸血など生命維持に必要な初期治療を手早く行ってから，第三次救急医療施設へ転送する．

- [ ] **4.** 多臓器損傷が疑われるときは，初めから第三次救急医療施設に委ねる．

- [ ] **5.** 明らかな胸部・腹部の損傷がないにもかかわらず血圧が下がっていくときは，骨盤骨折を考える（出血性ショックの危険が高い）．1,000〜5,000 mL の出血があるので，緊急輸血が必要となる．

- [ ] **6.** 交通事故，転落事故，機械による労災事故などの高エネルギー外傷 high energy trauma では，衣服を全部脱がせて全身の診察を行う．麻痺がなくても，頚椎の保護と検査を忘れてはならない．

- [ ] **7.** 初期治療が一段落した後に，受傷状況を本人または関係者に詳しく聞く．単に交通事故や転落事故，スポーツ外傷といったとらえ方でなく，患者にどのような外力が加わったかを分析するように心掛ける．事故現場の略図に，患者の位置，姿勢，外力が作用したと思われる部位を記入し，加わった外力の種類，速度も確かめる．

- [ ] **8.** 骨・関節の重度外傷の場合，四肢に先立って「CRASH（心肺機能障害 cardio-respiratory，腹部臓器障害 abdomen，脊椎・脊髄損傷 spine，頭部損傷 head）」をすばやくチェックする．

- [ ] **9.** 四肢損傷のチェックポイントは「PLAN（骨盤 pelvis，上下肢 limb，動脈 arteries，神経 nerves）」である．

- [ ] **10.** 開放骨折では，開放創の程度（大きさ，汚染など），受傷後の経過時間（6時間以内が golden period）によって治療法が全く異なってくるので，的確な病歴の聴取と評価が要求される．

- [ ] **11.** 汚染の著しい開放骨折では，徹底した創面清掃（デブリドマン），破傷風・ガス壊疽の予防が必要である．また初診時から抗菌薬を全身投与する．

- [ ] **12.** 血管損傷，特に主要動脈の損傷は常に緊急手術の対象となる．

- [ ] **13.** 外傷患者が多数出る集団災害のときは，各自の重症度を判定し，直ちに治療を必要とする患者を選別する（トリアージ）．

A 外傷とは

1 外傷の定義

外傷 injury は「何らかの物理的外力が作用して生じた生体の損傷」と定義される. 交通事故, 転落, 墜落, 重量物による圧挫, 鈍器による殴打, 刃物などの鋭利なものによる損傷など種々の原因で発生する. 受傷原因, 外力の大きさや方向によって損傷の形態, 程度は様々であり, 重症度や緊急度は大きく異なる.

2 外傷の分類

A 受傷原因による分類

交通外傷のほか, 転落外傷, 墜落外傷, スポーツ外傷などに分けられる.

B 受傷外力による分類

加わった外力の質的な違いによって, 鈍的外傷と鋭的外傷に分けられる.

1 ● 鈍的外傷

交通事故や転落, スポーツ中の事故などで起こり, わが国の重症外傷の大多数を占める. 外力が大きいと広範な軟部組織損傷を伴い, 多発外傷となることも多い. 皮膚表面の傷のみのこともあるが, 皮膚が断裂して皮下組織が露出する創を形成することもある.

2 ● 鋭的外傷

ガラス片や刃物, 先の尖ったピンや釘によって損傷された切創, 刺創や銃弾による銃創などである. 鈍的外傷に比べて少なく（10〜20%）, 軽症なことが多いが, 損傷が大血管や重要臓器に達すると致命的になる.

3 整形外科領域の外傷

A 軟部組織損傷,「創」と「傷」（→745 頁参照）

皮膚や皮下組織, 筋肉, 腱, 血管・神経の損傷

を包含するものが軟部組織損傷である. 物理的外力による体組織の損傷, 特に体表組織の損傷を創傷 wound とよぶ. 一般に「創」は皮膚の開放性機械的損傷を認め, 多くは出血を伴い「挫創」と表記され,「傷」は非開放性損傷を意味し, 外表面への出血はなく「挫傷」と表記される. 特殊な例で, 擦過傷 abrasion は表皮の剥脱, 剥離はあるが真皮は断裂していないので「傷」が使用され, 打撲傷 contusion は鈍的外力による損傷で, 皮膚の断裂はないため「傷」が用いられるが, 外力の大きさ・部位によって皮下組織だけでなく, 筋肉, 骨などにも損傷が及ぶことがある.

B 捻挫と靱帯損傷

関節が生理的な範囲を超えて運動を強制された場合, 関節包や靱帯の一部が損傷されるが, 関節の適合性が保たれている状態を捻挫 sprain とよび, 関節の安定性に関与する重要な靱帯の損傷を伴う場合には靱帯損傷 ligament injury となる. 膝十字靱帯・側副靱帯損傷, 足関節靱帯損傷が多い.

C 脱臼（→713 頁, 各論は 759 頁〜を参照）

捻挫と同様の受傷機序である. 関節面相互の適合性が失われたもので, 関節面が一部接触しているものを亜脱臼 subluxation, 完全に適合性を失ったものを脱臼 dislocation とよぶ. 外傷でない先天性脱臼 congenital dislocation は関節包内脱臼であるが, 外傷性脱臼 traumatic dislocation では関節包や靱帯の損傷を伴い, 関節を構成する骨の一方が関節包の外に逸脱する関節包外脱臼となる.

D 骨折（→713 頁, 各論は 759 頁〜を参照）

骨折は何らかの原因で, 骨の生理的連続性が失われた状態であり, 完全に連続性が失われたものを完全骨折 complete fracture, 部分的に連続性が失われたものを不完全骨折 incomplete fracture とよぶ.

E 脊椎・脊髄損傷（→831 頁参照）

交通事故や転落事故などで, 脊柱に対して強い圧迫（頭尾側方向）, 屈曲, 捻転, 剪断などの外力が加わった場合に脊椎が損傷され, 骨折, 脱臼などを生じる. 脊椎損傷は約 50% に脊髄損傷を合

併する．脊髄損傷は外力による機械的損傷だけでなく，脊髄の出血，循環障害，生化学的障害，代謝障害などが加重され病態が成立する．脊椎損傷のない非骨症性脊髄損傷もある．臨床的に問題になるのは運動，知覚の麻痺であり，麻痺の程度と損傷高位により遺残する障害が決まり，生活の質（QOL）に大きく影響する．

F 末梢神経損傷（➡856頁参照）

末梢神経には，刃物やガラスなどによる切創に伴って起こる開放性損傷と，骨折や外部からの圧迫あるいは牽引によって起こる閉鎖性損傷がある．

4 外傷患者の診療体制

わが国では，1963年の消防法の改定に引き続き，厚生省（当時）から1964年に救急病院などの整備に関する症例が出され，政府主導で全国的な救急診療体制の整備が始められた．この制度は増加する交通事故による傷病者を収容することを目的としていた．さらに1977年，厚生省は，主に外来で通院可能な救急患者を扱う一次救急医療施設から入院治療を要する患者を収容する二次救急医療施設，そして一般病院では治療できない高度な救急処置が必要な重症患者が救命救急センターなどの三次救急医療施設に搬送される医療体制の整備を行った．

さらに，救急救命士が救急車に乗り込むなど法的整備も続けられている．重症外傷患者の救命にきわめて重要な病院前救護 pre-hospital evaluation and care の教育も行われ，救命に必要な観察，処置などのほか，ドクターヘリの活用などで，病院内治療との整合性を図り，防ぎうる外傷死 preventable trauma death をなくす努力がされている．

B 捻挫と脱臼
sprain and dislocation

1 捻挫と靱帯損傷
sprain and ligament injury

定義

関節包や靱帯は，関節の生理的な運動を維持・制御し，関節に安定性を付与する大切な支持組織である．この支持組織に対して，関節固有の生理的な可動域を超えた範囲や生理的な方向以外の外力が強制されて損傷するが，関節面相互の位置関係は正常に保たれている状態を「捻挫」という．「捻挫」という病名は多分に包括的概念であり，一般的には靱帯の部分（不全）損傷を伴う軽・中等症例ととらえられている．よって，主要靱帯の完全損傷が明らかな重症例には「靱帯損傷」という病名が妥当であり，捻挫とは分けて考えるべきである．

症状，診断

受傷直後は疼痛（自発痛，圧痛）と軽度の機能障害が主である．その後次第に内出血・浮腫によって腫脹が発生する．関節穿刺で血腫（関節血症）を認めることも稀ではない．受傷機転と同方向の力が加えられると疼痛はより著明になる．X線撮影は必須の検査であり，これにより骨折がないことを確認する．重症例では異常動揺性が出現する．MRIや超音波検査は有力な補助診断法であるが，損傷の程度を検証するにはストレスX線撮影が簡便かつ有用である．

治療，予後

受傷直後はRICE療法（➡755頁参照）による処置を行う．その後の治療は病態に応じるが，保存療法が一般的である．損傷された関節包や靱帯の修復に要する期間は通常3週間前後とされることから，この期間は当該関節に受傷機転と同様の負荷がかからないように固定・免荷することが治療の基本となる．

軽症例では，疼痛・腫脹も軽度で，2週間前後の湿布・弾性包帯固定で治癒する．特定の方向へのストレスで疼痛が再現される中等症例では，2～4週間の適切なシーネ（副木）固定あるいは足関節装具固定を要し，治癒に2～3カ月を要する．異常動揺性を伴う重症例では，3～6週間のギプス

固定が必要になるが，長期固定は関節機能の低下につながることから，手術を考慮することもある．

中等症，重症例の治療がなおざりにされて異常動揺性が残存すると，その後の ADL 障害や変形性関節症発症のリスクを高めることとなる．このような場合には靱帯再建術を行う．

2 脱臼と亜脱臼
dislocation and subluxation

定義

捻挫や靱帯損傷と同様の受傷機序（外傷）で発生する関節面の相互の位置関係が失われているが，一部接触を保っているものを亜脱臼 subluxation，完全に接触を失ったものを脱臼 dislocation とよび，関節面の骨折を伴うものを脱臼骨折 fracture dislocation とよぶ．外傷性脱臼 traumatic dislocation では，関節を構成する骨の一方が関節包を破って関節の外に逸脱している（関節包外脱臼）．顎関節脱臼や股関節中心性脱臼などでは，関節包を破らない（関節包内脱臼）．

一度，外傷性脱臼を起こした後に，軽い外力でも容易に脱臼を繰り返すようになった状態を反復性脱臼 recurrent dislocation といい，肩関節に高頻度に発生する（➡反復性肩関節脱臼：435 頁，外傷性肩関節脱臼：761 頁参照）．一方，外傷の既往がなく，先天的に関節包や靱帯が緩いために繰り返される脱臼は習慣性脱臼 habitual dislocation とよび，区別している．

Advanced Studies

外傷性脱臼の臨床的傾向

1) 青壮年男子に多い．外傷を受ける機会が多いため，通常女性の 4～5 倍発生する．例外として顎関節脱臼は女性に多い．
2) 小児，高齢者に少ない．同様な外力を受けると骨折となるため．
3) 関節可動域の広い関節に起こりやすい．関節可動域の狭い関節は捻挫になりやすい．
4) 大部分は介達外力により発生する．主にてこの原理によるため．
5) 好発部位は，肩関節（全体の約 50％），肘関節，顎関節，肩鎖関節，手指関節などである．

症状，診断

完全脱臼では疼痛（特に運動時）と運動制限が著しい．関節腔は空虚で正常な関節の輪郭が失われ，

患肢は短縮し特有の肢位（異常関節肢位）に固定される（➡762 頁の図 38-4，792 頁の図 38-55 参照）．また他動的に関節を動かすとばねのような弾力性のある抵抗を示す．これをばね様固定とよぶ．

正確な診断のためには少なくとも 2 方向の単純 X 線撮影を行い，関節面相互の位置関係を注意深く読影する．診断が困難な場合はさらに斜位撮影（あるいはストレス撮影）や CT（特に 3D-CT が有用）を追加する．四肢の関節の脱臼は体幹に近い骨を基準にし，その遠位の骨が脱臼した方向によって，前方・後方・側方脱臼などのように表現する．脊椎では骨盤を基準とし，より上位の椎体が転位した方向で表現する．

治療

脱臼は速やか（できれば 24 時間以内）に整復することが望ましい．大腿骨頭や上腕骨頭は，脱臼から整復までの時間が長くなるほど外傷性骨壊死（➡290 頁参照）の発生頻度が高くなるからである．

一方，無理な整復は新たな骨折を起こすことがあるので，可能な限り適切な麻酔下に，疼痛と筋の緊張を取り除いて行う．整復後，関節包の損傷部が治癒する 3 週間を目安に固定する必要がある．固定法，固定肢位は関節によって異なる．

予後

整復までの時間，骨折の合併，開放性か否か，周囲の軟部組織損傷の程度などによって予後に異なる．

続発症

脱臼が整復されずに放置されたものを「陳旧性脱臼」とよぶ．徒手的に整復できないことが多い．関節包の損傷部は瘢痕化し，逸脱した関節端と癒着する．また，収縮した関節包に包まれた関節内も瘢痕組織が介在する．関節周囲の筋群も線維化し，その機能を失う．したがって観血的整復が必要になるが，決して容易ではない．

C 骨折
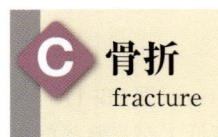
fracture

定義

骨が何らかの原因によって，その解剖学的な連続性を断たれた状態を骨折とよぶ．骨折を起こすには，骨が全身的あるいは局所的疾患のために病

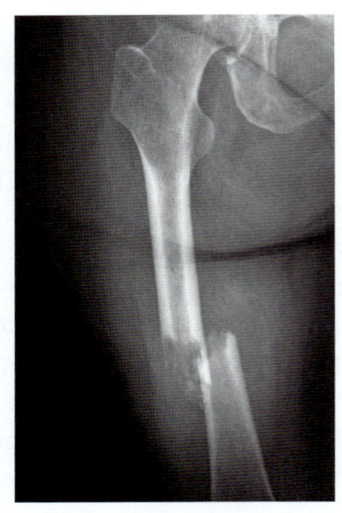

図 36-1　乳癌骨転移による大腿骨病的骨折（78 歳女性）

骨折部および骨髄内にある不規則な透亮像は，転移性腫瘍によるものである．

的に脆弱化している場合を除けば，十分に強い外力（エネルギー）が作用することが必要である．骨折を起こす外力には，直達外力と介達外力とがあるが，後者の場合は筋の異常収縮力が加味される．

1 骨折の分類

A 原因による骨折の分類

1 ● 外傷性骨折 traumatic fracture

正常な骨に強い外力が加わって生じる骨折である．外力の加わった部位に骨折が生じる（直達外力による）場合と，外力が加わった部位から離れた部位に生じる（介達外力による）場合とがある．転倒して膝をついたときに生じる膝蓋骨骨折は直達外力によるものであり，手をついて倒れたときに生じる上腕骨顆上骨折は介達外力によるものである．

2 ● 病的骨折 pathological fracture（図 36-1）

骨の局所的な病変による強度低下が基盤となって，通常では骨折を起こすとは考えられないような軽微な外力で生じる骨折である．転移性あるいは原発性骨腫瘍，化膿性骨髄炎などの局所病変によって起こることが多い．単発あるいは多発性骨

髄腫，白血病などの血液悪性腫瘍，骨系統疾患や骨代謝性疾患（骨粗鬆症など）によるものも含まれる．

3 ● ストレス骨折 stress fracture

明らかな外傷がなく，反復する外力（ストレス）が加わることにより生じる骨折である．損傷される骨の状態により 2 つに分類される．

・**疲労骨折 fatigue fracture**（➡881 頁参照）

健常な骨に，通常は骨折を起こさない程度の負荷が繰り返し加わった場合に生じる骨折である．針金を曲げ伸ばししていると折れるのと同様の機序によるが，骨では生体反応として骨膜反応，仮骨形成などの修復反応を伴うところが金属と異なる．急に環境や習慣を変えて激しい運動を繰り返したときに起こりやすい．

・**脆弱性骨折 insufficiency fracture**（図 36-2）

強度が低下した骨に，日常生活程度の軽微な負荷で生じる骨折である．原因としては骨粗鬆症，骨軟化症が多く，椎体，骨盤，大腿骨頚部などに好発する．そのほか長期透析，糖尿病，関節リウマチも原因となる．

B 部位による骨折の分類（図 36-3）

長管骨では，骨幹部骨折 diaphyseal fracture，骨幹端部骨折 metaphyseal fracture，および骨端骨折 epiphyseal fracture に大別される．骨折線が純粋に関節内に限局する骨折は，関節内骨折 intra-articular fracture あるいは骨軟骨骨折 osteochondral fracture とよんで区別する．脱臼に骨端部骨折を合併するものは脱臼骨折 fracture dislocation とよぶ．

C 程度による骨折の分類

1 ● 完全骨折 complete fracture

骨の連続性が完全に断たれたもの．

> **やってはいけない医療行為**
>
> 無麻酔での無理な整復操作を繰り返しやってはいけない．新たな骨折を起こす危険がある．

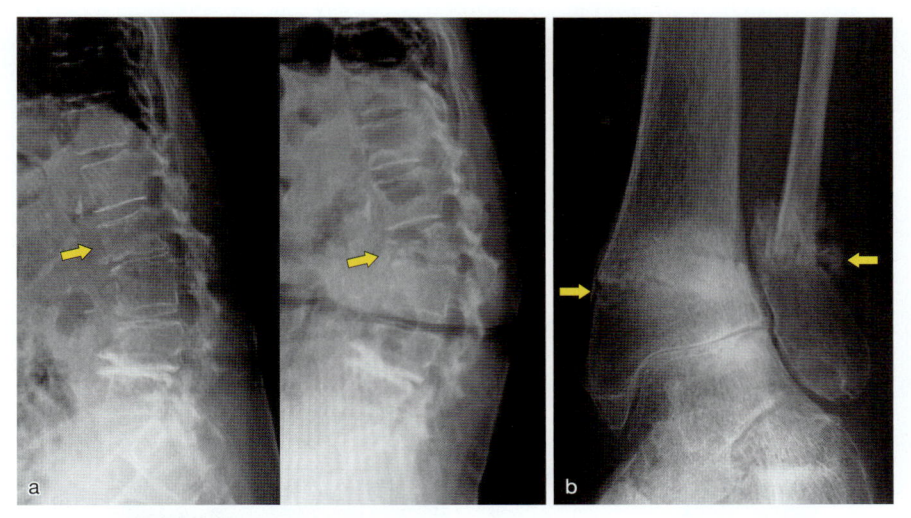

図 36-2　脆弱性骨折
a. 70 歳女性の脊椎圧迫骨折（原発性骨粗鬆症）．椎体圧迫骨折は初診時 X 線でははっきりしないが（左矢印），2 週後 X 線では明らかとなっている（右矢印）．
b. 52 歳女性（関節リウマチ）の脛骨・腓骨骨折（矢印）．
いずれも明らかな外傷はなく，自然に発生したものである．

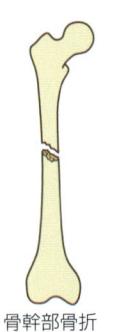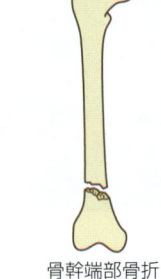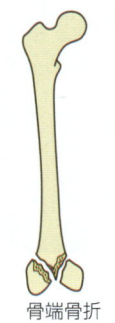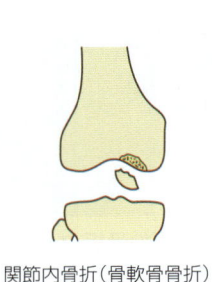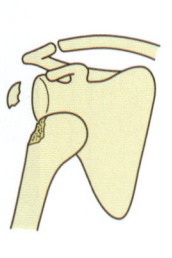

骨幹部骨折　　　　骨幹端部骨折　　　　骨端骨折　　　関節内骨折（骨軟骨骨折）　　　　脱臼骨折

図 36-3　部位による骨折の分類

2 ● 不完全骨折 incomplete fracture

　部分的に連続性が失われたもの．亀裂骨折 fissure fracture，若木骨折 greenstick fracture，膨隆骨折 buckle fracture（竹節骨折 bamboo fracture），急性塑性変形 acute plastic bowing などが含まれる（図 36-4）．

3 ● 不顕性骨折 occult fracture（図 36-5）

　単純 X 線像では明らかでないが，MRI などによって骨折の存在が証明されるもの．大腿骨近位部，脛骨近位部，上腕骨大結節などでみられる．骨挫傷 bone bruise との厳密な区別は難しい．

D　外力の作用方向による骨折の分類
（図 36-6）

1 ● 屈曲骨折 bending fracture

　骨に直達あるいは介達的に屈曲力が加わって生じる．

2 ● 圧迫骨折 compression fracture

　脊椎椎体骨折に代表される，軸方向の圧迫力による骨折．

3 ● 剪断骨折 shearing fracture

　剪断力（平行で逆向きの 2 つの力）による．

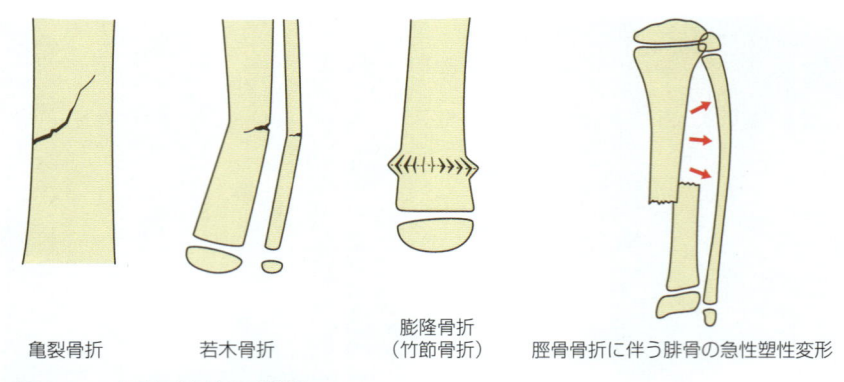

亀裂骨折	若木骨折	膨隆骨折 （竹節骨折）	脛骨骨折に伴う腓骨の急性塑性変形

図36-4　不完全骨折の種類

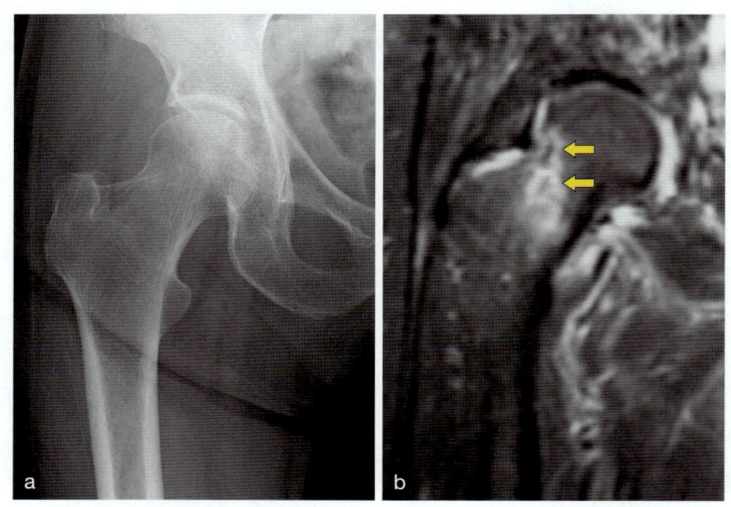

図36-5　不顕性骨折（74歳女性）
単純X線像（a）では明らかでないが，MRIのSTIR像（b）では大腿骨頚部に高信号域があり，骨折が疑われる（矢印）．

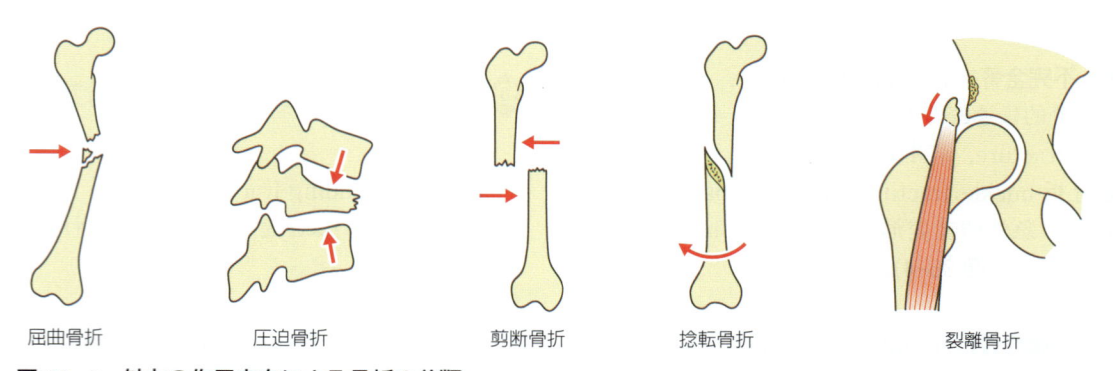

屈曲骨折	圧迫骨折	剪断骨折	捻転骨折	裂離骨折

図36-6　外力の作用方向による骨折の分類

4 ● 捻転骨折 torsion fracture

　大腿骨に体重をかけたまま上体を捻った場合，または投球動作や腕相撲などで強い捻転力が上腕骨に加わった場合などに生じる（投球骨折 ➡877頁参照）．

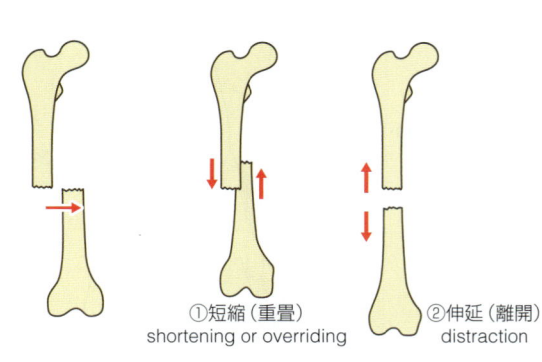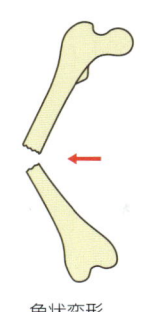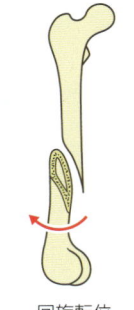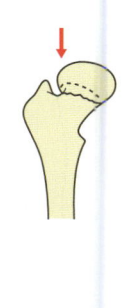

①短縮（重畳）
shortening or overriding

②伸延（離開）
distraction

角状変形
angular deformity

回旋転位
rotatory displacement

嵌合
impacted

横転移（側方転位）
lateral displacement

縦転位
longitudinal displacement

図36-8　転位方向による骨折の分類

5 ● 裂離骨折 avulsion fracture

　筋肉の瞬間的な収縮によって生じる骨折. 大腿四頭筋の収縮による下前腸骨棘骨折や脛骨結節骨折, 上腕三頭筋の収縮による肘頭骨折などがこれに含まれる.

Ｅ 骨折線の走行による分類（図36-7）

　骨折線の走行によって基本的には横骨折 transverse fracture, 斜骨折 oblique fracture, 螺旋骨折 spiral fracture などに分けられる. 捻転骨折は螺旋骨折になりやすい. またこれらの骨折線が複数存在し, 骨片の多いものを粉砕骨折 comminuted fracture とよぶ.

Advanced Studies
骨折片相互の転位方向による分類

　骨片相互の位置関係によって図36-8のように分類する.

Ｆ 骨折部と外界の交通による分類

1 ● 皮下骨折（単純骨折）closed fracture（closed or simple fracture）

　骨折部に皮膚軟部の創がなく, 外界との交通がないもの.

2 ● 開放骨折 open fracture

　皮膚や軟部組織に創が存在し, 骨折部と外界が直接交通するもの. 感染の危険が高く, 初期治療の段階で皮下骨折とは異なった注意を要する. したがって, 後に述べるように骨折治癒過程に不利な要素が多い. 開放骨折を複雑骨折 compound fracture ともよぶが, 骨折線が複雑に入り組んで

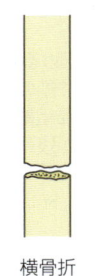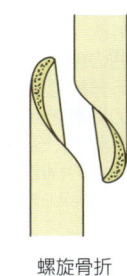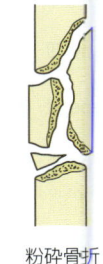

横骨折　　斜骨折　　螺旋骨折　　粉砕骨折

図36-7　骨折線の走行による骨折の分類

多数の骨片を有する粉砕骨折と混同しやすいので最近はあまり用いられない.

　開放骨折は軟部組織損傷の程度によって初期治療が異なるので, Gustilo（ガスティロ）分類（図36-9）を用いるのが一般的である.

Advanced Studies
骨折の包括的分類

　骨折の形態や重症度, 治療の困難さなどを考慮し, どの部位にも共通なルールで骨折を分類する方法として, AO（本国スイスのドイツ語にならいアーオーと読む➡725頁参照）分類がある. AO分類ではすべての骨折をA, B, Cの3つの型（type）に分け, それぞれを A1, A2, A3 のように3つの群（group）に分ける（図36-10）. 通常, AからC, 1から3へ順位が上がるにつれ, 骨折の重症度と治療の難易度が上がると考えられている.

② 骨折の治癒過程

Ａ 正常な骨折治癒経過

　骨は損傷しても正常な過程で治癒すれば, 瘢痕を残さずに治癒するという点が他の組織と異な

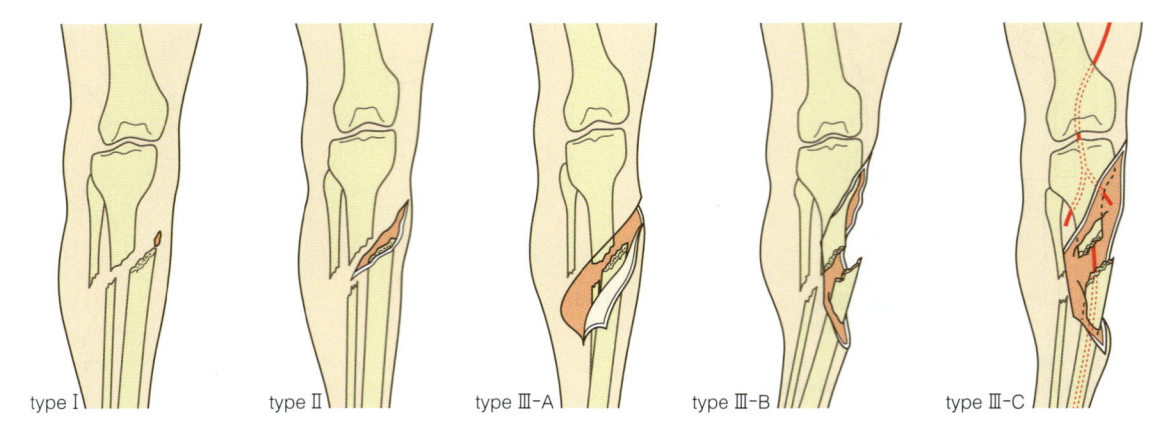

type Ⅰ　　　　　　type Ⅱ　　　　　　type Ⅲ-A　　　　　　type Ⅲ-B　　　　　　type Ⅲ-C

図36-9　Gustilo による開放骨折の分類

type Ⅰ：1 cm 以下の開放創の汚染なし．軟部組織損傷はわずかで骨折はおおむね単純．

type Ⅱ：1 cm 以上だが，広範囲の軟部組織損傷や剥脱創，皮弁上の創はない．軽度から中等度の圧挫や中等度の粉砕骨折・汚染がある．

type Ⅲ-A：広範囲の創や，皮弁状の創や剥脱創を認めるものの，十分な軟部組織で骨折部が被覆可能なもの．高エネルギーによる分節骨折や粉砕骨折を伴うものは創の大きさに関係なく type Ⅲ-A．

type Ⅲ-B：骨膜の剥離を伴う骨の露出があり，軟部組織の広範囲欠損，高度の汚染，高エネルギー外傷に伴う高度の粉砕骨折を認め，デブリドマン後に骨露出が残存し，被覆のために皮弁が必要になる．

type Ⅲ-C：軟部組織の程度によらず，修復を必要とする動脈損傷を認めるすべての開放骨折．

（Gustilo RB：The Fracture Classification Manual. p16, Mosby, St Louis, 1991 より改変）

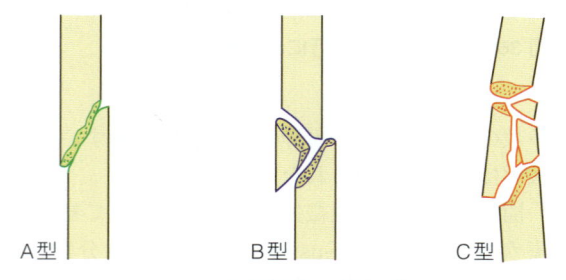

A型　　　　　B型　　　　　C型

図36-10　骨折の AO 分類（大腿骨骨幹部の例）
骨折線が 1 つの場合は A 型，2 つの場合は B 型，多数の場合は C 型と分類する．

る．2 通りの治癒の様式がある．

1 ● 直接骨折治癒 direct fracture healing

一次骨折治癒 primary fracture healing ともいう．仮骨 callus を形成せずに骨折部が癒合する治癒形式で，両骨折端が正しく解剖学的に整復され，強固に固定されたときにのみ生じる．例えば，骨折部を展開し解剖学的に隙間なく整復して，強固なプレートで内固定する圧迫骨接合法を行った場合である．しかしこの方法では癒合した骨折部が海綿骨化して強度が低下することがあり，プレート抜去後に再骨折することがある（図36-11）．

2 ● 間接骨折治癒 indirect fracture healing

二次骨折治癒 secondary fracture healing ともいう．仮骨を形成して癒合する治癒様式で，骨折端に血腫が介在する間隙がある場合には，この過程を経て骨折が癒合する．骨折部に生じた血腫内に肉芽が形成され，やがて仮骨によって両骨折端が連結されたあと，局所の力学的要請に応じた強度を有する骨としてリモデリング remodeling（再造形）されていく（➡40 頁参照）．

Ｂ　骨折の治癒に影響する諸因子

骨折部が仮骨で結合され，ある程度の運動負荷に耐えられるようになるには，4〜12 週間を要する．骨折の治癒に影響する因子には，全身的因子と局所的因子がある．

1 ● 全身的因子

年齢（図36-12），栄養状態，代謝性疾患あるいはホルモン異常，骨代謝に影響する薬剤の使用など（図36-13）

2 ● 局所的因子

皮下骨折か開放骨折か，感染の有無，骨折の部位，骨欠損の程度，転位の程度と整復位の良否，

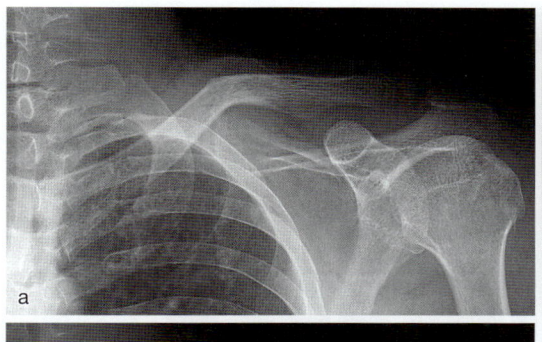
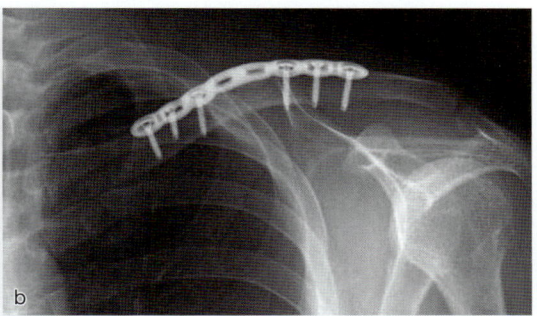
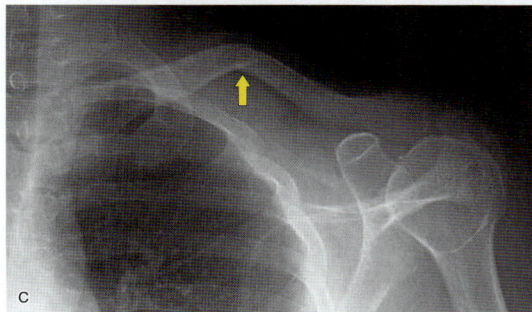

図 36-11　鎖骨骨幹部骨折に対するプレート固定（27 歳男性，単純 X 線像）
a. 受傷時.
b. 一次骨癒合であったが本人の希望が強く抜釘術を行った.
c. 抜釘後，軽微な負荷で再骨折（矢印）となった.

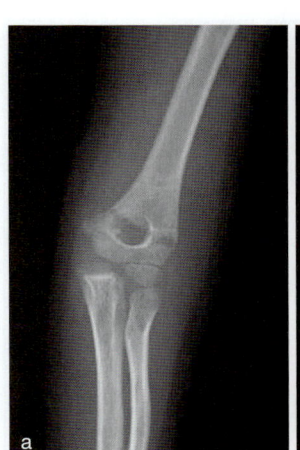
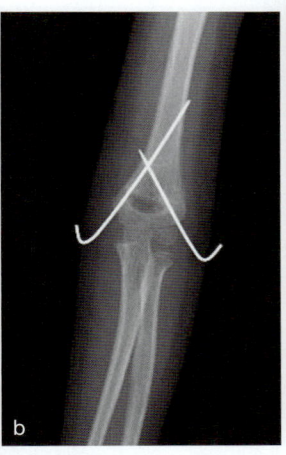
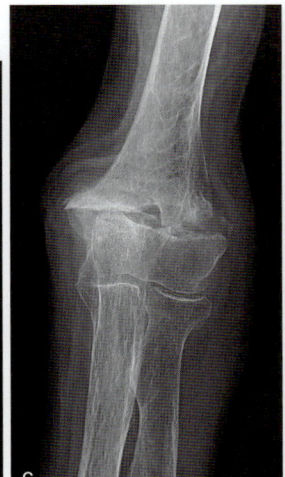
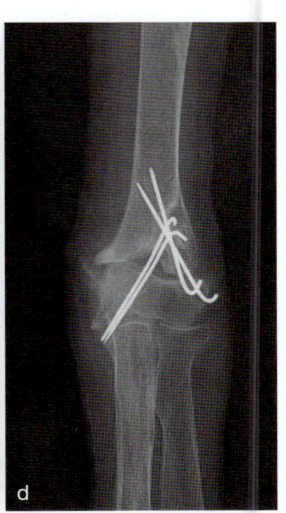

図 36-12　上腕骨顆上骨折に対するピンニング
a. 受傷時単純 X 線像（6 歳女児）.
b. a と同症例. 整復し経皮ピンニングで良好な骨癒合が得られた（術後 4 週）.
c. 受傷時単純 X 線像（89 歳男性）.
d. c と同症例. 顆上骨折ピンニング偽関節. ピンニングを行ったが偽関節となった.

神経・血管損傷の有無，骨膜損傷の有無，骨折間隙における軟部組織の介在，固定性の良否，骨折部に加わる機械的負荷の方向と程度など.

C 骨折治癒の異常経過

前述の種々の因子によって，治癒過程が影響を受けて異常な過程をたどることがある.

1 ● 変形癒合 malunion

異常な形態で癒合が完成した状態で，整復位不良のまま固定が行われた場合や，整復位が保持できなかった場合などに角状変形（内反，外反，屈曲など），回旋，短縮変形などが起こることがある（図 36-14）.

著しい変形はたとえ自家矯正力があっても隣接

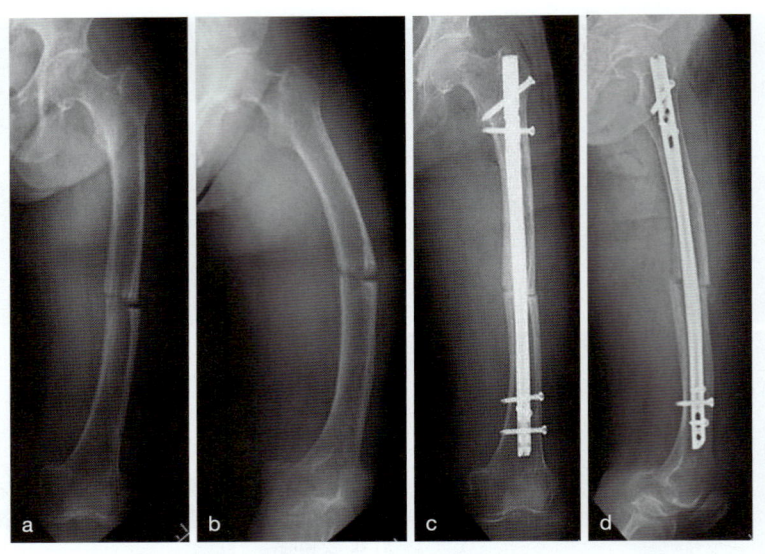

図 36-13　非定型骨折（骨吸収抑制薬，78 歳女性）
a. 受傷時単純 X 線正面像．軽微な外傷で受傷した．
b. 受傷時単純 X 線側面像．強い弯曲がみられる．
c. 髄内釘による観血的整復固定術を施行した．
d. 術後単純 X 線側面像．

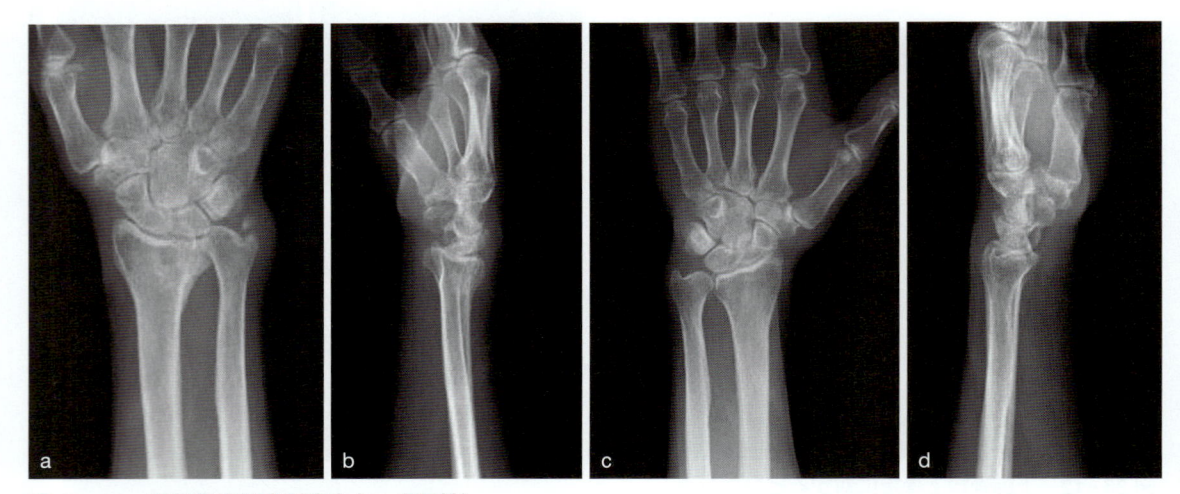

図 36-14　橈骨遠位端変形癒合（68 歳男性）
a. 単純 X 線正面像．保存療法を行ったが短縮変形が残存した．
b. 単純 X 線側面像では背屈転位が残存している．
c. 健側単純 X 線正面像．
d. 健側単純 X 線側面像．

関節の機能に影響するので，可能な限り良好な整復位を得る必要がある．特に回旋変形は自家矯正されないので注意を要する．

2 ● 遷延癒合 delayed union

　骨折治癒に必要と予測される期間を過ぎても骨癒合がみられない状態で，骨折部の癒合過程は残存しているものをいう．不十分な固定が原因であることが多く，固定法を変更することや超音波治療などの補助的治療の追加などで解決することもあるが，骨癒合不全へと移行することも多い．

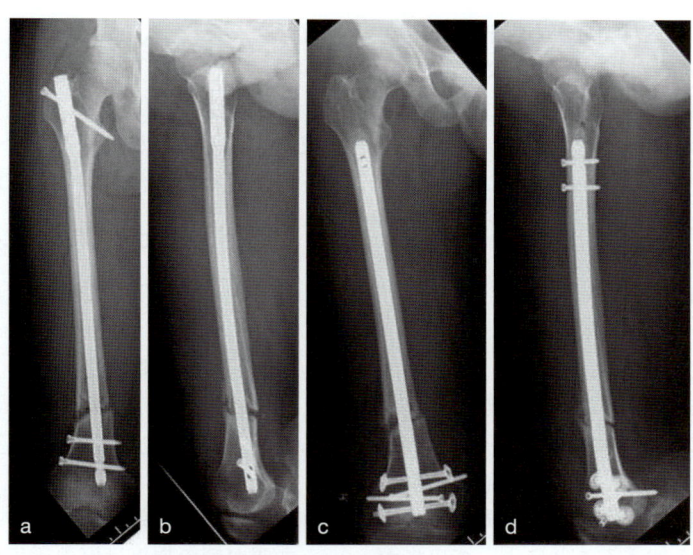

図 36-15　大腿骨骨折偽関節（36 歳男性）
a. 単純 X 線正面像．右大腿骨遠位部骨折に対して髄内釘による固定術を施行するも遷延癒合．骨癒合不全と判断した（術後 6 カ月）．
b. 単純 X 線側面像にて仮骨の形成はみられるものの架橋されていない（術後 6 カ月）．
c. 単純 X 線正面像．逆行性髄内釘によってより強固な固定とした．
d. 単純 X 線側面像にて前方の仮骨が架橋されている．この後最終的には骨癒合した．

3 ● 骨癒合不全 nonunion

　骨折部の癒合過程が止まってしまった状態である．骨折端は丸みを帯び，骨髄腔は硬化した骨で閉鎖される．骨折間隙に関節液様の粘液性組織液がみられるものを偽関節 pseudoarthrosis という（ただし骨癒合不全すべてを偽関節とよぶことも多い）．骨癒合不全の原因は不十分な固定，感染，骨欠損などである．一般的に硬化・萎縮した血流が不良な骨折端を切除し，骨髄腔を開通させ，十分量の自家骨を移植し，安定した固定を行うが，仮骨形成が旺盛でありながら骨癒合不全の状態となっている場合は，固定法を強固にすることによって骨移植などを行わなくとも解決することが多い（**図 36-15**）．

　遷延癒合と骨癒合不全の鑑別は容易ではないが，一般に，骨折後 3〜4 カ月経っても癒合しない場合を遷延癒合，6〜8 カ月経っても癒合しない場合を骨癒合不全とよぶ．また，単純 X 線像で骨端線に骨硬化や骨萎縮が明らかであれば骨癒合不全とする．

③ 骨折の症状

Ａ 全身症状

　外傷現場でも外来でも真っ先にチェックしなければならないのが，バイタルサイン vital sign（意識・呼吸・循環状態）である．骨折部位やその程度，合併損傷の有無によって全身的な症状は異なってくる．通常四肢の単独皮下骨折ではショックに陥ることは稀である．しかし，開放骨折で軟部組織の損傷が高度で著しい外出血を伴う場合や，転位の著しい大腿骨遠位部骨折における膝窩動脈損傷や，骨盤骨折（主に転位の著しいもので起こるが，特に高齢者の場合は転位の小さいものや恥骨骨折などでもショックに陥ることがある）などのように，大血管の近傍の骨折では出血性ショックに陥ることがある．特に骨盤骨折は初療時にはバイタルサインが安定していても，その後出血性ショックに陥る場合がある．また，高エネルギー外傷では骨折が軽微であっても，受けたエネルギーによって他の内臓損傷，特に肝臓・膵臓などの実質臓器損傷を合併している場合がある．

初期治療時では他科と協力しながら，骨折のみならず全身的な精査を同時に行わなければならない．

B 局所症状

1 ● 腫脹，熱感 swelling, local heat

骨折後は血腫と炎症による浮腫によって骨折部は腫脹し，熱感を生じる．一般に腫脹，熱感は受傷後24〜72時間が最も著しい．

2 ● 疼痛，圧痛 pain, tenderness

骨折部には自発痛があり，局所を動かすと疼痛が増強する．骨折部に一致して著明な圧痛があり，これを Margaigne（マルゲーニュ）圧痛とよぶ．骨折時にはたとえ転位がなくとも，軸方向への叩打や圧痛による振動を加えることによって疼痛が誘発される．これを介達痛 indirect pain，または軸圧痛 axial compression pain とよぶ．

3 ● 機能障害 impairment

骨折が起こると四肢の運動に必要な力が伝達されにくくなり，同時に痛みを伴うことや，骨折の転位や血腫などによる神経の圧迫によって麻痺を起こすことがある．関節内骨折では関節血腫による著しい腫脹が起こり，関節運動が制限される．

4 ● 変形 deformity

完全骨折では，転位によって回旋，屈曲，短縮など種々の変形がみられる．待機的に手術となる場合でも初療時に副木や牽引，創外固定器などによって整復位を保持することは軟部組織のダメージを軽減させるという意味で重要である．逆に変形がないからといって骨折を否定することはできない．

5 ● 異常可動性，軋音 abnormal mobility, crepitation

完全骨折では異常な可動性を認める．他動的に動かした場合に骨折端が擦れ合って生じる音を軋音とよぶ．ただし強い痛みを伴うため，診断のために骨折部位を動かして軋音の確認を行う必要はない．

4 骨折の診断

臨床症状と画像所見によって，骨折の診断は比較的容易であるが，骨折型や合併症によって治療方針が変わる場合があるので注意を要する．

A 診断のチェックポイント

骨折の局所に関して，以下の点に着目する．

1 ● 皮下骨折か開放骨折か

開放骨折は皮下骨折とは異なり骨折部が汚染されているので，洗浄などの緊急処置が必要となる．

2 ● 血管損傷の有無

主要血管の損傷は緊急手術の対象になる．初期治療時に血管損傷がないと判断されても，その後に血栓が形成されたり，局所の腫脹に伴って末梢の循環が悪化することがあるので注意を要する．

3 ● 神経損傷の有無

上腕骨骨幹部骨折や大腿骨顆上骨折などでは，末梢神経損傷が起こりやすい．血管損傷がある場合には末梢神経損傷を合併することが多い．

4 ● 骨折部の安定性

容易に転位するか，整復位が保持できそうかを判断する．

5 ● 隣接関節および臓器との関係

脱臼，靱帯損傷，関節内骨折の有無は，受傷肢の機能的な予後に大きく影響する．また骨盤骨折では骨盤内臓器（特に尿路損傷）を，肋骨骨折では肺，肝臓，脾臓などの損傷を合併することがあるので注意を要する．

6 ● 軟部組織損傷

皮膚を含めた軟部組織損傷を注意深く観察する．開放創のない皮下骨折においても広範に軟部組織が損傷され，急速に腫脹が増大することがある．皮膚に水疱形成がある場合は，重度の軟部組織損傷を念頭に置いて治療する．

7 ● 受傷後の時間的経過

特に開放骨折では，治療開始が遅くなると感染

表36-1 直ちに治療を開始すべき致命的病態

病態	原因	症状・所見	治療
上気道閉塞	異物（吐物，凝血塊など），舌根沈下	吸気性努力呼吸，やがて無呼吸	異物除去，気道確保，気管内挿管など
緊張性気胸	臓側胸膜のチェックバルブ現象	ショック，患側皮下気腫，打診上鼓音，呼吸音の減弱	胸腔ドレナージ
心タンポナーデ	心嚢内血液貯留（心筋挫傷，心破裂など）	中心静脈圧上昇，ショック奇脈	心嚢穿刺
脳ヘルニア	脳浮腫，脳挫傷，頭蓋内出血	瞳孔不同，片麻痺，除脳硬直肢位など	高張減圧薬投与
外傷性ショック	出血	四肢冷感，不穏，欠尿，頻脈などいわゆるショック症状	輸液，輸血療法と止血操作

のリスクがあがるので注意が必要である．

B 骨折の画像診断

骨折の確認と治療法選択のために単純X線撮影は必須の検査である．通常2方向撮影を行うが，骨折線の方向や関節面との関係を確認するために，斜位撮影や特殊な肢位での撮影を必要とすることがある．また，小児の若木骨折や骨端線損傷など判断が難しい場合，健側撮影も追加して比較することで診断する．骨折線の詳細や，関節面に達する骨折転位の程度を確認する必要がある場合にはCTが有用である．明らかな完全骨折は否定的であるが，不全骨折や骨挫傷を疑う場合はMRIが有用である．骨折に付随した血管損傷が疑われる場合には緊急に血管造影を行う．骨盤骨折に伴う尿路損傷が疑われる場合には，カテーテルを直ちに挿入してはならず，静脈性腎盂造影や尿道膀胱造影を行う．

C その他の補助診断法

血液検査では，赤血球やヘモグロビン値，ヘマトクリット値などから出血量を推定し，AST，ALT，CK値，さらに尿中ミオグロビン，尿蛋白から筋組織の損傷の程度を推定する．尿中に脂肪滴が存在する場合には脂肪塞栓症候群を疑う．

5 骨折の初期治療

A 第一線救護と医療機関への搬送

骨折の初期治療 first aid は受傷現場から始ま

る．現場では全身状態を見きわめ受傷局所の状態を悪化させないことを念頭に置いて，迅速かつ適切な応急処置を行う．意識の低下があり呼吸状態の不良な患者に関しては，まず気道を確保する．開放創から出血がある場合には，圧迫止血を行う．外傷の現場から医療機関へ搬送する際には，骨折部の適切な取り扱いが大事である．まず患肢の安定化を図るため，骨折部を中心に上下の関節部を超えるような十分に長い板などを当てて，包帯やタオルなどで固定 rest する．粗暴な扱いや無理に整復を図ると，骨折端で神経血管を含めた軟部組織の損傷が拡大したり，皮膚を突き破って皮下骨折が開放骨折になったりすることさえあるので注意する．次に可能であれば局所を冷却 icing し，圧迫包帯を巻き compress，患部が心臓の位置より高くなるように挙上 elevation して搬送する．これが外傷応急処置の基本としての「RICE」である．搬送中は全身状態と局所の状態，患肢遠位部の循環を観察する．

B 医療機関における救急処置

患者が搬入されたら，全身状態の把握に努め，致命的な外傷を見逃さないように注意して全身の観察を行う．特に，受傷原因が交通事故や高所からの転落など，いわゆる高エネルギー外傷が疑われる場合には，全身をくまなく観察する．直ちに処置を開始しないと致命的になる病態を表に示す（表36-1）．

表36-2　出血性ショックの分類

	Class Ⅰ	Class Ⅱ	Class Ⅲ	Class Ⅳ
出血量(mL)*	< 750	750〜1,500	1,500〜2,000	> 2,000
出血量(% 循環血液量)	< 15%	15〜30%	30〜40%	> 40%
脈拍数(/分)	< 100	100〜120	120〜140	> 140
血圧	不変	収縮期圧不変 拡張期圧↑	収縮期圧↓ 拡張期圧↓	収縮期圧↓ 拡張期圧↓
脈圧	不変または上昇	低下	低下	低下
呼吸数(/分)	14〜20	20〜30	30〜40	> 40 か無呼吸
尿量(mL/時)	> 30	10〜30	5〜10	痕跡
精神状態	軽度の不安	不安	不安-不穏	不穏-無気力
輸液療法	細胞外液輸液	細胞外液輸液	細胞外液輸液と輸血療法	細胞外液輸液と輸血療法

*体重70 kg を想定.〔日本外傷学会, 日本救急医学会(監修)：外傷初期診療ガイドライン JATEC™　改訂第4版. へるす出版, 2012 による〕

表36-3　骨折部位から推定される出血量

骨盤骨折	1,000〜5,000 mL
大腿骨骨折	500〜1,000 mL
脛骨骨折	500 mL
上腕骨骨折	350 mL

開放骨折の場合はこの2倍程度の出血量を見込む必要がある.

C 外傷性ショック
traumatic shock

外傷直後に起こるショックは一般的に出血による低容量ショックである(**表36-2**). 典型的なショックの5徴候(5P's)は, 蒼白 pallor, 虚脱 prostration, 冷汗 perspiration, 脈拍触知困難 pulselessness, および呼吸不全 pulmonary dysfunction であるが, そのほか表在静脈の虚脱, 指先の蒼白, 反射の減弱, 不穏・意識混濁・昏睡, 乏尿・無尿などが出現する. これらの症状と循環動態から重症度を判定して直ちに治療を開始する.

低容量性ショックの治療の基本は, 止血, 複数の静脈からの輸液, 輸血による循環血液量の回復, 並びに酸素吸入である. 通常 2,000 mL 程度の乳酸リンゲル液を急速輸液する. しかしこれでも回復しないか, いったん回復した血圧が再び低下する場合には, 他の部位, 特に腹腔内臓器など実質臓器の損傷を疑うべきである. 輸血の準備が整ったら, 1本の静脈路は輸血に切り替える. また骨折の部位によっては大まかな出血量を推定して輸液を開始し, 検査を進めるべきである(**表36-3**).

6 骨折治療の基本原則

骨折治療の目標は, 早期骨癒合を達成し, リハビリテーションを速やかに行い, 機能障害を残さないことである. そのための治療の3原則は, 整復, 固定, リハビリテーションである.

A 整復
reduction

骨癒合を得るためには, 可能な限り解剖学的整復位(正確な位置)を獲得することが望ましい.

1 ● 徒手整復 manual reduction

適切な麻酔法(静脈麻酔による鎮静, 上肢では伝達麻酔, 下肢では腰椎麻酔・硬膜外麻酔など)のもと, X線透視下で通常行われる. 受傷から時間が経過し, 腫脹が完成してからでは効果的な整復が望めないので, 可及的早期に整復を試みるべきである. 軟部組織など整復阻害因子の介在により整復困難な場合があるが, 粗暴な整復操作は神経・血管損傷を起こす場合があり厳に慎むべきである. 適切な方向の整復操作により, リガメントタキシス ligamentotaxis が得られ骨片が整復される.

小児の骨幹部骨折では旺盛な自家矯正力によりある程度の角状変形や短縮は成長終了時には正常な形態に回復するため, 完璧な整復にこだわる必

要はない．しかし，回旋変形はほとんど自家矯正されないので，可能なかぎり回旋転位を残さない注意が必要である．

2 ● 牽引法 traction

一般的に牽引法は，徒手整復が困難な場合に持続的に牽引することで整復位を得るため，徒手整復後に整復位を保持するため，手術の待機期間に可及的整復位を得るため，などの目的で行われる．

牽引法には絆創膏や包帯を巻いて皮膚を介して牽引する介達牽引 skin traction（図 36-16a）と，直接骨に Kirschner（キルシュナー）鋼線（K-wire）を刺入して牽引する直達牽引 skeletal traction（図 36-16b）がある．いずれの方法も，効果的な方向に適度の重量で牽引しなければ整復位は得られないことに留意すべきである．

3 ● 観血的整復術 open reduction

徒手整復や牽引療法などで整復位が得られず保存療法が困難な場合は，手術により骨折部を整復する．

Ⓑ 固定
fixation

1 ● 外固定 external immobilization

体外から骨折部位を固定する方法であり，主に副子（スプリント）と固定包帯に分けられる．副子には，アルミ副子や熱可塑性，水硬化性（いわゆるシーネ，図 36-17），可視光硬化性樹脂の副子などがあり，簡便であるが固定力は弱い．

固定包帯には，石膏ギプスや樹脂硬化材ギプス〔いわゆるギプス（キャスト），図 36-18〕などがある．前者はモデリング性に優れ安価だが，硬化が遅いうえ重く，通気性がなく，X 線透過性が低い．後者は硬化が早いうえ軽くて剛性・強度が高く，通気性があり，X 線透過性が高い（ポリエステル繊維に限る．ガラス繊維は X 線透過性が低い）が，高価である．多くはキャストが適用されるが，先

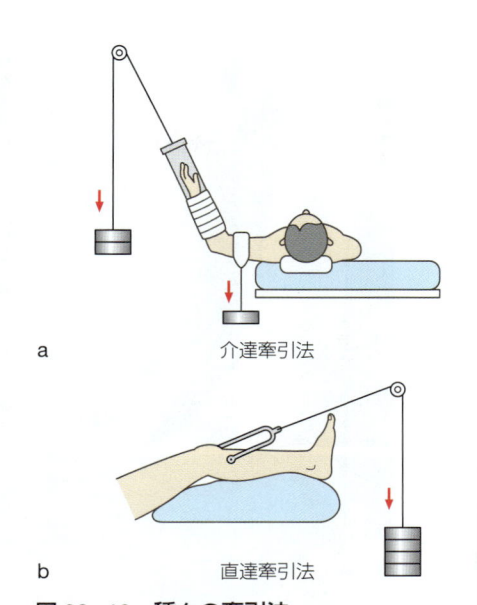

図 **36-16** 種々の牽引法
直達牽引法のほうが強い牽引が可能である．

a　　　　　　　介達牽引法
b　　　　　　　直達牽引法

天性内反足の矯正など適合させるのに細かなモデリングを必要とする場合は，石膏ギプスが使用されている．

いずれにしても外固定は，骨折部位を挟んで上下の関節を含めて固定するのが原則である（2関節固定の原則）．

2 ● 内固定 internal fixation

手術で体内に固定材を入れて骨折部を連結し，固定する方法である．現在の内固定法に大きく貢献し，今なお影響を与え続けているのは，1958年にスイスで設立された骨接合研究グループ Arbeitsgemeinschaft für Osteosynthesefragen（AO）である．AO 法の原則は，解剖学的な関係を修復するための骨折の整復と固定，患者と骨折の特徴を考慮した固定法を選択する，丁寧な整復手技と注意深い操作による骨軟部組織の血行の温存 biological internal fixation（生物学的内固定），外傷部位だけではなく，患者を全体としてとらえた早期の安全なリハビリテーションなどである．

Advanced Studies
内固定材の素材・形状と役割
A. 素材

内固定材のほとんどは金属で，ステンレス鋼，コバルト-クロム合金，チタン，チタン合金などが主である．また生体内で吸収されるポリ-L-乳酸でできた内固定材も一部で

やってはいけない医療行為

直達牽引の Kirschner 鋼線を関節内に刺入してはならない．疼痛や感染の原因になることがある．

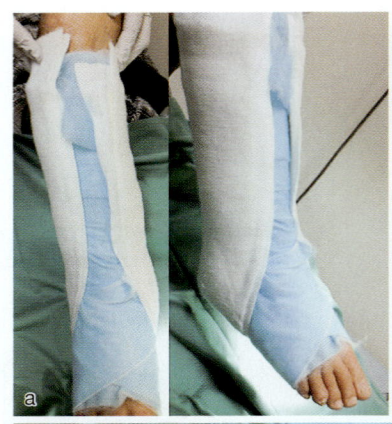
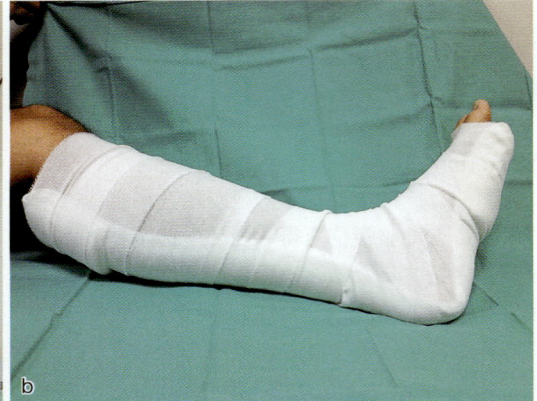
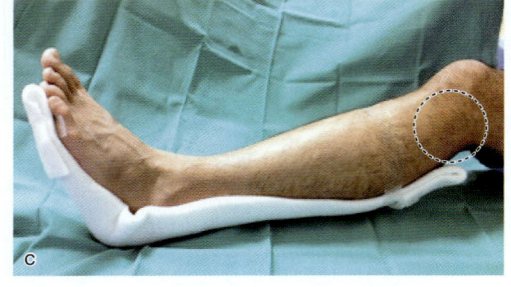

図 36-17　シーネによる外固定
a. U字シーネ.
b. L字シーネ.
c. 腓骨頭部分での圧迫に注意して，褥瘡
や腓骨神経麻痺を避けなくてはならな
い.

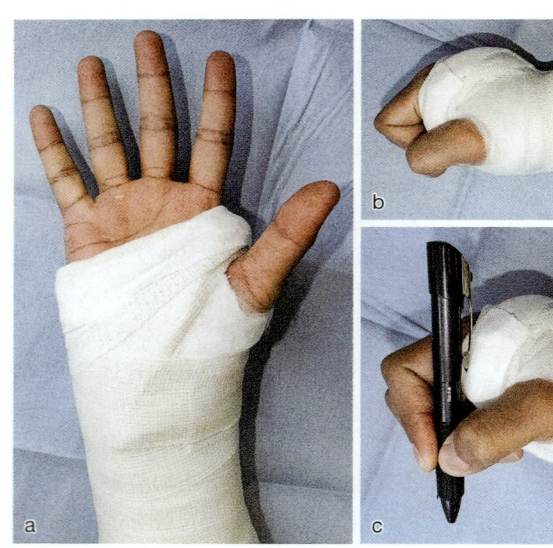
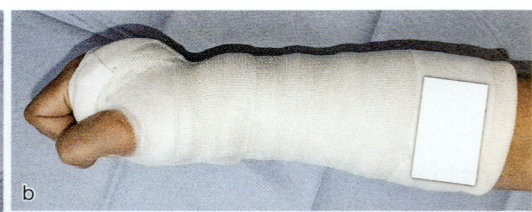
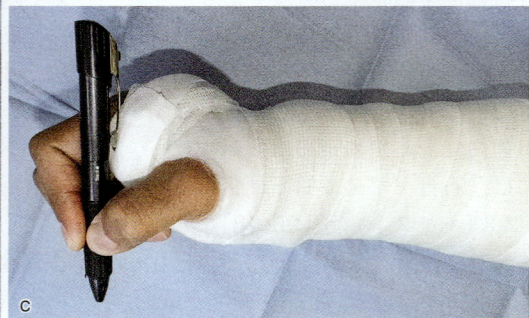

図 36-18　橈骨遠位端骨折に対するギプス固定
a. MP 関節を十分動かせるような配慮が重要である.
b. MP 関節の屈曲が十分できている．手関節と前腕形状に合わせたモールディングも適切に
なされている.
c. ギプス下においても書字が可能である.

用いられている.

B. 形状と役割

1 ● Kirschner 鋼線（K-wire）
　一端が鋭，他端が丸みを帯びた鋼線で直径が細いものか

ら太いものまであり，小骨片の固定や，他の材料による最
終内固定前の仮固定として使用される．軟鋼線は自在に曲
げることができ，骨片間の締結に用いられる．K-wire と
軟鋼線を併用した引き寄せ鋼線締結法 tension band wir-
ing（図 36-19）は，強固な内固定法として汎用されている.

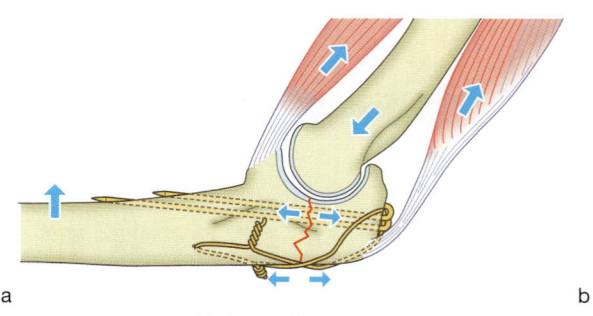
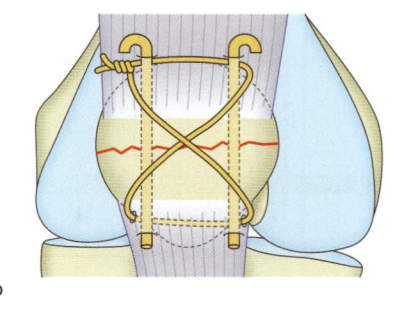

a   b

図 36-19　引き寄せ鋼線締結法（tension band wiring）
a. 肘頭骨折，b. 膝蓋骨骨折.
Kirschner 鋼線（K-wire）で主骨片を固定し，張力の働く側（伸張側）に軟鋼線をかけることで肘関節や膝関節を曲げたときに，離開しようとする伸張側にかかる張力を軟鋼線が吸収し，反対側の骨折部には圧迫力がかかる.

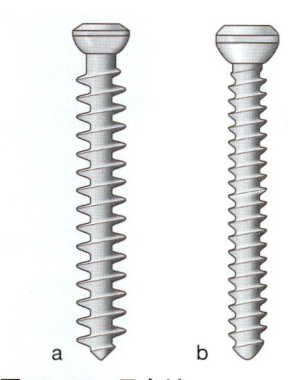

a   b

図 36-20　スクリュー
a. 海綿骨スクリュー cancellous bone screw.
b. 皮質骨スクリュー cortical bone screw.

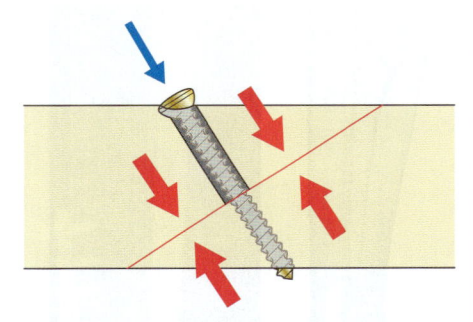

図 36-21　ラグスクリュー
皮質骨スクリューで骨片間圧迫を行う場合，手前のドリル孔をスクリューのねじ山より径を大きくすると，両骨片間に圧迫力が働く.

2 ● スクリュー screw

　スクリューはねじ込んでいくときの回旋を直線運動に変換する，強力な機械的固定装置である. スクリュー単独で，またはプレートと併用して骨片間を固定する. 海綿骨スクリュー cancellous bone screw と皮質骨スクリュー cortical bone screw とがある（**図 36-20**）. 海綿骨スクリューで骨片間を圧迫する場合には，先端部分のねじ山がすべて骨折線を越えるように挿入する. これにより両骨片間に圧迫力が働く. 皮質骨スクリューで骨片間圧迫固定を行う場合は，手前（スクリューヘッド側）の骨片に開けるドリル孔をスクリューの山径より少し大きくし（滑り孔 grinding hole），対側の骨片に開けるドリル孔 pilot hole はスクリューの谷径のサイズにドリルする. 骨折線に対して 90° でドリル孔を作成する. このようなドリル孔を作成しスクリューを進めていくと，スクリューヘッドが手前の皮質骨に入って前負荷が生じて，さらにスクリューを締めていくと両骨片間に圧迫力が働く. このような原理で用いられたスクリューをラグスクリュー lag screw（**図 36-21**）という.

　他の形状のスクリューとして中空スクリュー cannulated screw がある（**図 36-22**）. 鋼線（ガイドピン）を先行刺

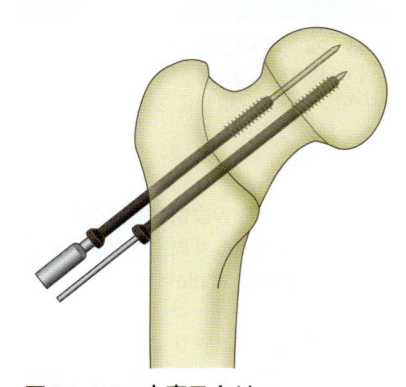

図 36-22　中空スクリュー

入し，骨折を仮固定し整復位を保持した状態で，ガイドピンをスクリューの中空部に通してスクリューを挿入できる. スクリューの中央の芯の部分がないので強度面で通常のスクリューより劣る.

3 ● プレート plate

　プレート固定はプレートを骨折部をまたいで骨に設置して，プレート孔からスクリューを挿入することにより，プレートと骨を一体化して骨折部の安定化を図る手技のこと

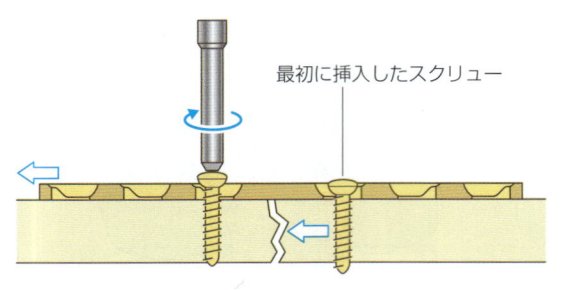

最初に挿入したスクリュー

図36-23　ダイナミックコンプレッション
トンネルをボールが転がり落ちるイメージでスクリューヘッドが傾斜を滑って進み，プレートが左に移動する（骨折部に圧迫がかかる）仕組みとなっている．

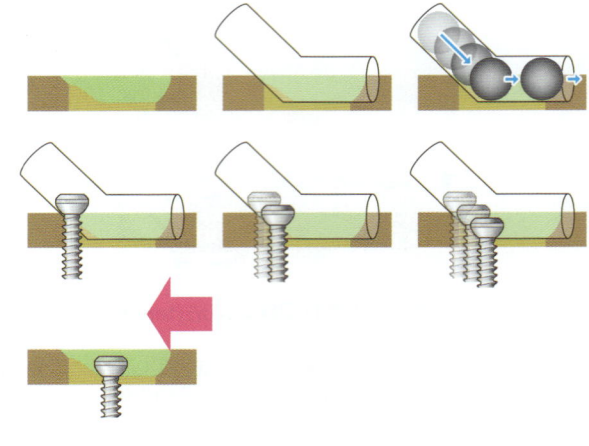

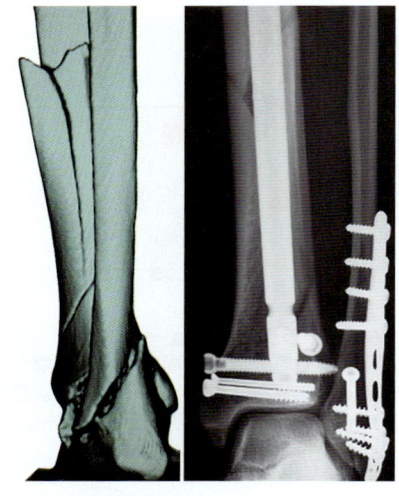

図36-24　中和プレート
腓骨外果骨折におけるラグスクリューと中和プレート（脛骨には髄内釘とスクリューが入っている）．

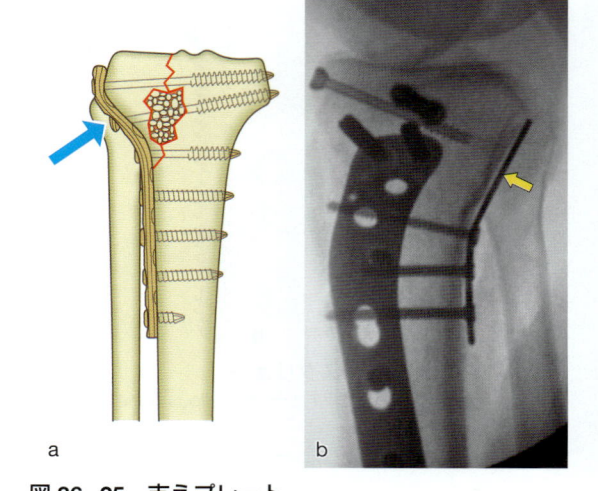

a　　　　　　　　　　b

図36-25　支えプレート
a. 剪断力により転位しようとする骨片を支持している．
b. 脛骨近位端後方の剪断骨片に対しての支えプレート．

である．プレートには種々の役割があるため，骨折型に応じたプレートの役割を判断して固定法を選択する．

・圧迫プレート compression plate

ダイナミックコンプレッションプレートのプレート孔の傾斜のついたほうに沿ってスクリューを挿入するのに従って，スクリューヘッドをプレートに対し水平移動させ，骨折部に圧迫力をかけることができる（**図36-23**）．

・中和プレート（保護プレート）neutralization plate

斜骨折をラグスクリューで圧迫固定した後に，骨折部にかかるストレスを緩衝するために設置する（**図36-24**）．

・支えプレート（バットレスプレート buttress plate）

骨片が転位する方向に対して，90°の方向からプレートで押さえ込むことで安定性を得る（**図36-25**）．抗滑走プレート antiglide plate ともいう．

・架橋プレート（ブリッジングプレート bridging plate）

アライメント（長さ・軸・回旋）を保持し，長いプレート

で橋渡しをする（**図36-26**）．粉砕骨折は骨折部の血行を阻害しないように骨折部の軟部組織を展開せずに，骨折部の近位および遠位にあけた創から骨膜の上にプレートを滑り込ませるなど，侵襲を小さくする工夫をした最小侵襲プレート固定 minimally invasive plate osteosynthesis（MIPO）で行う．プレートの長さは粉砕骨折は骨折長の3倍以上，単純骨折は8〜10倍以上が推奨されている．

4 ● 髄内釘 intramedullary rod

長管骨骨幹部骨折（大腿骨，脛骨，上腕骨など）に対して骨髄内に挿入して固定するものであり，古典的には Küntscher（キュンチャー）髄内釘が有名である．原則として骨折部を展開することなく，骨の一端を開窓しそこから打ち込んで挿入する（閉鎖式髄内釘固定法 closed intramedullary nailing）．外骨膜の血行を阻害しないで生物学的活性を温存できることが利点であるが，回旋に弱いことや，骨折部の短縮が起こることが弱点であった．これを克

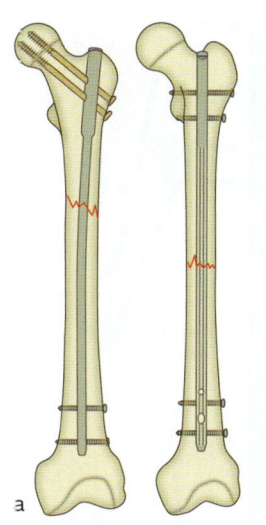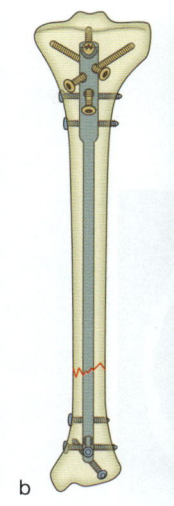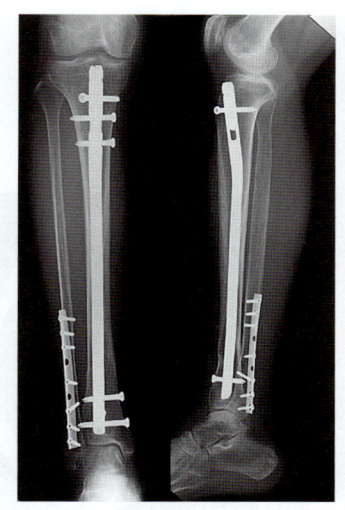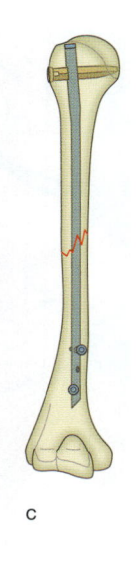

図 36-27　髄内釘
a. 大腿骨骨折に対する髄内釘，b. 脛骨骨折に対する髄内釘，c. 上腕骨骨折に対する髄内釘.
近年，横止めスクリューがネイルとロックされ一体化する髄内釘が市販されるようになってきた．その
ため骨幹端部骨折まで適応が拡大されるようになってきている．

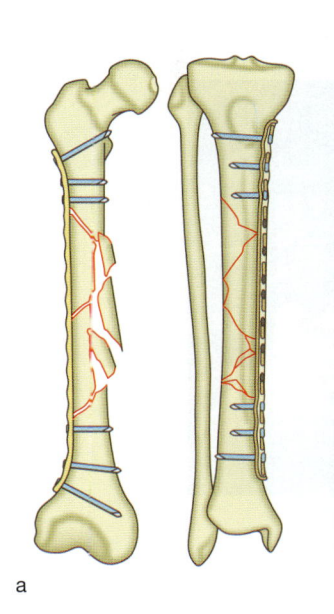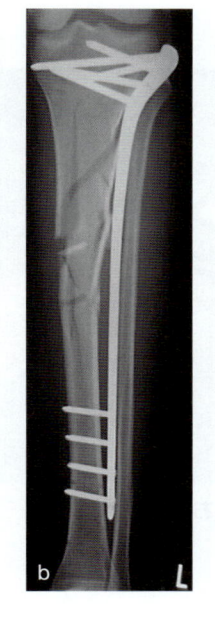

図 36-26　架橋プレート
a. 長いプレートによる架橋プレート固定.
b. 脛骨骨幹部骨折に対する架橋プレート．骨折部の展
　開は行わず，長さ・軸・回旋は整復されている．

服するために現在は，髄内釘に設けられた孔を通して骨折
部の近位と遠位にスクリューを挿入する横止め髄内釘
interlocking nail へと発展を遂げた（**図 36-27**）．これによ
り固定力が向上し，術直後から体重を負荷して歩行できる
ようになった．

5 ● 創外固定 external fixation

　骨折部の近位と遠位に鋼線やピンを挿入し，体外で連結
し固定する方法である．多くの種類の創外固定があり，目
的に応じて使い分けられている．現在は骨の一側からハー
フピンを挿入する unilateral 型，貫通ピンを挿入する bi-
lateral 型，鋼線を多方向に刺入して近位と遠位をリング
型フレームで連結する環状創外固定に大別される．創外固
定の適応として以下のことが挙げられる．

・多発外傷患者の四肢長管骨骨折に対して，全身状態が不
　安定な場合に，可能な範囲で骨の安定化を図る（damage
　control orthopaedics，**図 36-28**）．
・骨盤輪骨折の急性期治療の一環として出血コントロール
　目的に使用する（**図 36-29**）．
・開放骨折に対して，感染に対する汚染の除去と軟部組織
　損傷の評価を行った後に，骨の仮固定のために創外固定
　を使用し，最終手術に備える（**図 36-30**）．
・関節内骨折（大腿骨遠位端骨折，脛骨天蓋骨折，脛骨近
　位端骨折など）に対して，受傷当日に創外固定を装着し
　リガメントタキシスを利用して可及的整復位を得ておき
　（**図 36-31**），後日 CT を施行し術前計画を立てる．関節
　内骨片と骨幹端部骨片のある程度の整復を得ることがで
　き，軟部組織損傷のダメージを回復して安全に内固定を
　行えるようになる（皮膚に皺ができることが重要である
　wrinkle sign）．

C リハビリテーション（→898頁〜も参照）
rehabilitation

　骨折により患肢の動きが制限されると，関節拘

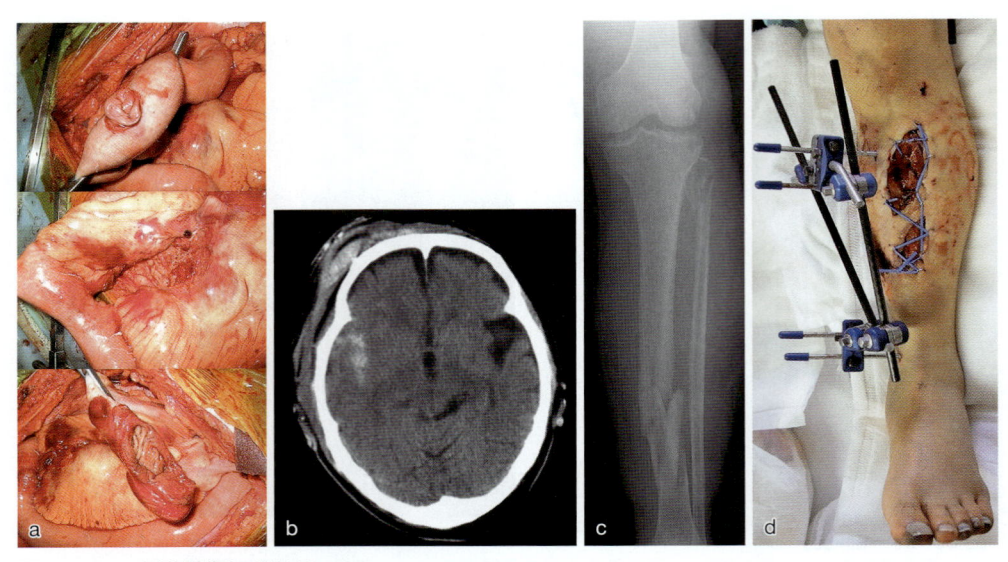

図36-28 多発外傷における damage control orthopaedics
a. 腸管損傷による腹腔内出血.
b. 外傷性くも膜下出血.
c. 下腿開放骨折.
d. 創外固定.

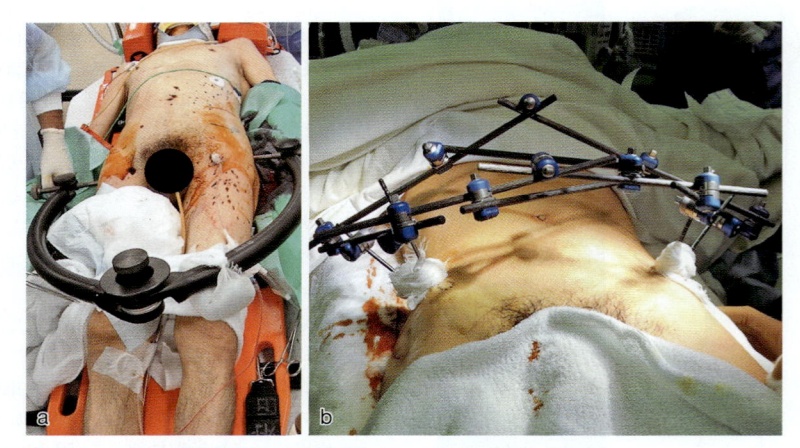

図36-29 骨盤輪骨折の急性期治療における創外固定

縮や筋萎縮が生じる．特に脊椎や下肢骨折では臥床を余儀なくされるため，骨折ない四肢にも廃用性障害が生じる．リハビリテーションの目標は，早期の関節運動と筋力訓練によって，患者の運動機能を受傷前の状態に回復させることである．それには医師の適切な処方と指示に基づき，理学療法士や作業療法士によって正しく訓練が行われることが大切である．

　骨折のリハビリテーションはなるべく早期に開始することが望ましい．関節拘縮や筋萎縮は予防が最善の治療法だからである．ギプス治療などの保存療法を行う場合でも，固定直後からギプス内で筋肉の等尺性収縮運動を行わせて廃用性筋萎縮を予防するのが原則であり，ギプスで固定されていない隣接関節の運動指導を怠ってはいけない．近年は早期から積極的な機能回復訓練を施行し，もとの ADL を獲得するため，プレートや髄内釘による強固な内固定が積極的に行われるようになってきた．すなわち，骨折の手術の最大の目的は，早期離床・早期運動による機能回復，社会復

36
外傷総論

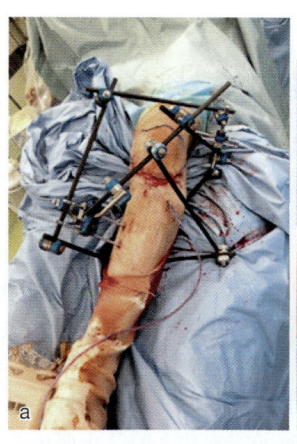
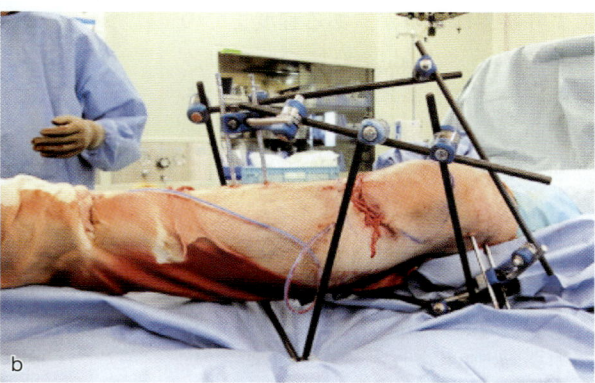

図 36-30　開放骨折に対する創外固定
腓腹部を挙上することで静脈還流の改善を促している.

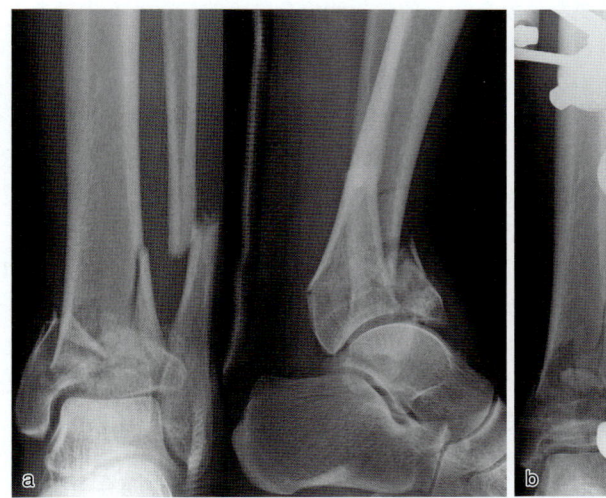
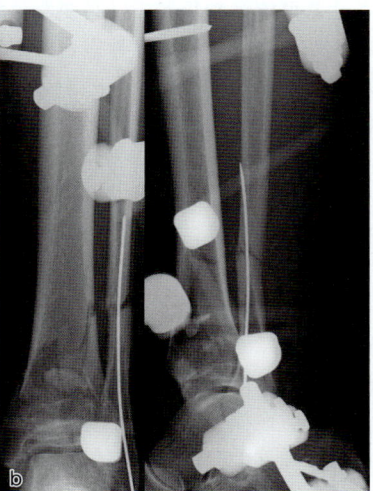

図 36-31　脛骨天蓋骨折(ピロン骨折)に対する創外固定
a. 受傷時, b. 創外固定後.
受傷当日に緊急手術. ある程度の関節面と骨幹端部の整復が得られている.

帰である.

7　骨折治療の選択

　大きく, 保存療法 conservative therapy と手
術療法 operative treatment に分けられる. 基本
的に骨折はもとの形に整復され, それが保持され
れば癒合するはずである(例外的に, 上腕骨骨頭
骨折, 手舟状骨, 大腿骨頚部骨折, 距骨骨折など
の骨折片への血行が絶たれる骨折は癒合しにくい
ため, 内固定やインプラント置換などの手術療法
が主体となる).

　保存療法では, 皮膚上からのギプスやスプリン
ト(副子)のほか, ワイヤーを直接骨に刺して牽引
する牽引法も含まれる. しかし, 保存療法はすべ
ての症例で行えるわけではない. これは, ① 保
存療法では完全な整復位を得ることが難しい部
位・骨折型の場合, ② 整復できても整復位を保
持することが難しい場合, ③ 骨癒合まで確実な
外固定が難しい(外固定をし続けることにより隣
接関節の拘縮・固定肢の筋骨萎縮・深部静脈血栓
症といった重篤な合併症を生じる可能性がある)
場合が存在するためである.

　一方でこれらの問題がクリアしやすい小児では

保存療法が基本となる．小児では，上記①はリモデリングにより限界はあるが，ある程度までの整復不良は代償される．上記②③については，小児の骨癒合が成人よりも基本的に早いため，ある程度外固定期間が短くて済む可能性があり，かつ関節拘縮が生じにくく残存しにくい（骨長も関節も筋も成長し大きくなる）ことによる．

手術療法は一般的な手術に伴うリスクはあるが，骨を直接的に操作することにより骨折部を良好な整復位で固定・保持できる．これにより，術後早期から関節運動，荷重歩行訓練が可能となり，保存療法の問題であった隣接関節拘縮・骨筋萎縮といった問題点が改善される．

しかしその反面，骨折を覆っている軟部組織の損傷を悪化させる可能性や骨形成に必要な骨膜を剥離するため，やり方によっては骨癒合に不利となる可能性がある．また，創部より感染を生じると骨髄炎・偽関節・内固定材の破綻へつながり，深刻な結果を招く危険もある．

保存療法を選ぶか手術療法を選ぶかは，個々の症例の損傷状況のほかプロファイル（年齢，生活・職業・身体的予備力など）により判断する．前述のように，小児の皮下骨折ではリモデリングが旺盛で関節拘縮も生じにくいため保存療法が基本となる（開放骨折は例外）．また，高齢者でも，長期臥床により深部静脈血栓症や褥瘡・廃用による寝たきり・肺炎など種々の合併症を併発しやすいため，手術療法により早期の離床と生活復帰を目指すことが多い．

Ⓐ 手術療法の適応

絶対的適応と相対的適応がある．絶対的適応としては，自動運動により骨折部が離開する骨折（膝蓋骨横骨折，肘頭骨折など），転位のある関節内骨折，開放骨折，骨折部への軟部組織の介在や重要な神経血管束が陥入する危険がある骨折（転位の大きな上腕骨顆上骨折など），修復を要する血管損傷を伴った骨折，高齢者で重篤な ADL 障害をきたす骨折（大腿骨頚部・転子部骨折など），明らかに手術の機能的予後が良い骨折などである．

一方，相対的適応としては，転移性腫瘍による四肢長管骨の病的骨折，多発外傷に伴う骨折で，手術療法により全身管理が有利になる場合，長期臥床・安静保持の困難な場合（精神疾患など）が挙げられる．

Ⓑ 多発外傷での骨折治療選択

ETC（early total care）と DCO（damage control orthopaedics）の2通りの運用の仕方がある．

ETC も DCO も長管骨骨折をコントロールし，出血の制御と侵襲の制御を行う目的は一緒である．ETC は，初療で全身状態の安定化（救急では「蘇生」という）直後に一期的に骨折の内固定を行うものである．DCO とは，出血死に瀕した外傷などにおいて，救命のための創外固定などによる骨折部の一時的安定化と緊急止血術の後に集中治療を行いつつ，患者の全身・局所状態に応じた髄内釘などの内固定インプラントによる局所の根治的骨折治療を段階的に行うものである．手術療法も身体にとっては侵襲であり，ETC により早期に重症患者に更なる侵襲を加えると予期せぬ生体反応〔急性呼吸窮迫症候群（ARDS），多臓器不全（MOF），全身性炎症反応症候群（SIRS）〕を生じて重篤化することがある．DCO は ETC では過侵襲になる場合に行われる．

したがって，ETC か DCO の選択は，いずれも骨折部位だけでなく，頭部・体幹外傷の有無などによりケースバイケースである．救急医と連携のうえ，途中での方針転換も考慮した柔軟な対応が重要である．

Ⓒ 開放骨折の初期治療と基本ストラテジー

「開放骨折は骨折部と外界が交通しており，特に創閉鎖できない Gustilo type Ⅲ-B 以上では感染の危険がきわめて高い」とされてきた．

1986 年，Godina らが Gustilo type Ⅲ-B 以上の開放骨折に対して，適切な初期治療（デブリドマン・初期固定）の後，受傷 72 時間以内に骨折部の根治的内固定と皮弁移植（マイクロサージャリーによる血管付き組織移植）を同時に行うことで術後深部感染率を 1.5% まで劇的に改善できることを報告した（それまでの Gustilo の報告では type Ⅲ-B は感染 52%，切断 16%）．

これ以降，近年の開放骨折治療は大きく変革し，一定の手順・ストラテジーに則って治療を行うことでその治療予後は改善されることが明らかになった．現在は，同様の報告・検証がなされ，英

国の整形外科・形成外科合同で呈示された下腿開放骨折治療ガイドラインによると「受傷後1週間」というのが一定のコンセンサスとなっている．ただし，これには高い水準の軟部組織治療技術とトレーニングが必要である．

1 ● 基本ストラテジー

段階的治療が基本である．

1) 初期治療：洗浄・デブリドマン（開放創部の異物・汚染を外科的に除去）・初期固定．
2) 創管理：湿潤療法あるいは持続陰圧閉鎖療法（NPWT ➡ 図36-34）．
3) 軟部・骨再建：軟部組織欠損があれば組織移植で閉鎖し，同時に内固定もしくは移植組織が安定してから内固定する．骨折の癒合や内固定材の保護には良好な周囲軟部組織が必要である．良好な軟部組織の存在なしに内固定が先行してはならない（図36-32）．

初期治療

a 洗浄

滅菌手袋を生理食塩水と手術用石鹸（あるいは手指用フォーム石鹸）で汚染された「創周囲」を広く洗浄し，明らかな異物などは洗い流す．次いで，可能な部位ならばターニケット（空気止血帯）を装着する（不測の出血に対応でき，デブリドマンの正確性を確保できる），創内を生理食塩水でバルブシリンジなどを用いて低圧洗浄する．明らかな異物などは切除する．消毒は，イソジン®など組織毒性が強いものは健常皮膚部分のみ．損傷部は洗浄のみか組織毒性の低いクロルヘキシジンを使用する．原則として，「浅層から深層へ」「創縁から中心へ向かって」デブリドマンを行う．

b デブリドマン

最も重要で，難しい判断を迫られる手技である．

まず，皮膚（創縁）のデブリドマンを行う．創縁切除を行うことで，皮膚挫滅部を切除すると同時に汚染を除去する．創縁から出血のみられない部分は切除する．次いで，皮下組織・筋体をデブリドマンする．色調の不良な筋は切除する．

この後に再深層の骨をデブリドマンする．開放骨折では，いったん体外に露出した骨折部が引き戻されている場合があり，深部なので汚染がないとはいえない．基本的に骨のデブリドマンは断端から出血がみられるレベルまで削除する．遊離し

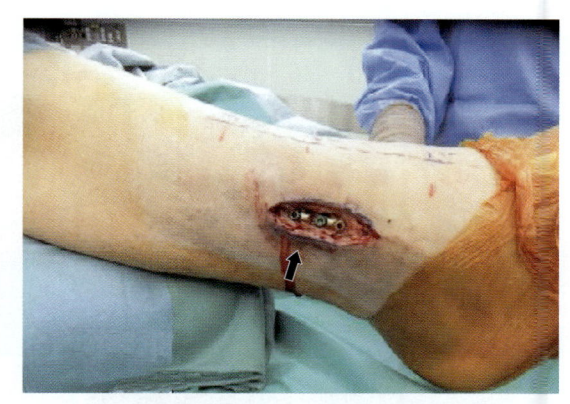

図 36-32　無理な創閉鎖により内固定金属が露出した例

た小骨片や血行のない骨は切除する．土壌汚染・砂・衣服片などが付着している場合は，骨削除などを行いつつ除去する．

c 骨折部の安定化

原則的には，内固定は避けて，創外固定を利用して固定する．強固な固定は不要であるが，骨折部を安定化させることで，開放損傷部が一定に保たれる．不安定なままであると，体動ともに損傷部の死腔が移動・拡大するため，軟部組織損傷が悪化する原因となる．

例外的に，Gustilo type Ⅲ-A 以下で適切な初期治療を行い，徹底したデブリドマンが行えた場合，非開放性骨折と同様に内固定を行っても感染に生じにくいとされる．ただ，適切なデブリドマンでも汚染が切除され健常組織が減少した後に，創閉鎖が可能なケースは限定的である（周囲組織量に余裕のある大腿部などなら創閉鎖できる）．

> **NOTE　デブリドマンの6時間以内施行ルール「ゴールデンタイム」**
>
> "6時間ルール"は，19世紀の動物実験に基づいている（"6時間以内のデブリドマンで感染率が低下する"（P. Friedrich, 1898），"受傷後平均5.17時間で細菌数105以上に増加（Robson, 1973）"）．
>
> 近年，これに反論した"開放骨折のGustilo typeにかかわらず6時間以上と以下では差がない"とする論文が多くあり，重要なのはデブリドマンの「質」であり，「時間」ではないとする意見が多い．早くデブリドマンをするにこしたことはないが，経験豊富で再建術を知っている術者が待機的に（6時間を超えたとしても）適切なデブリドマンをすることが，最も患者の治療に寄与するのはいうでもない

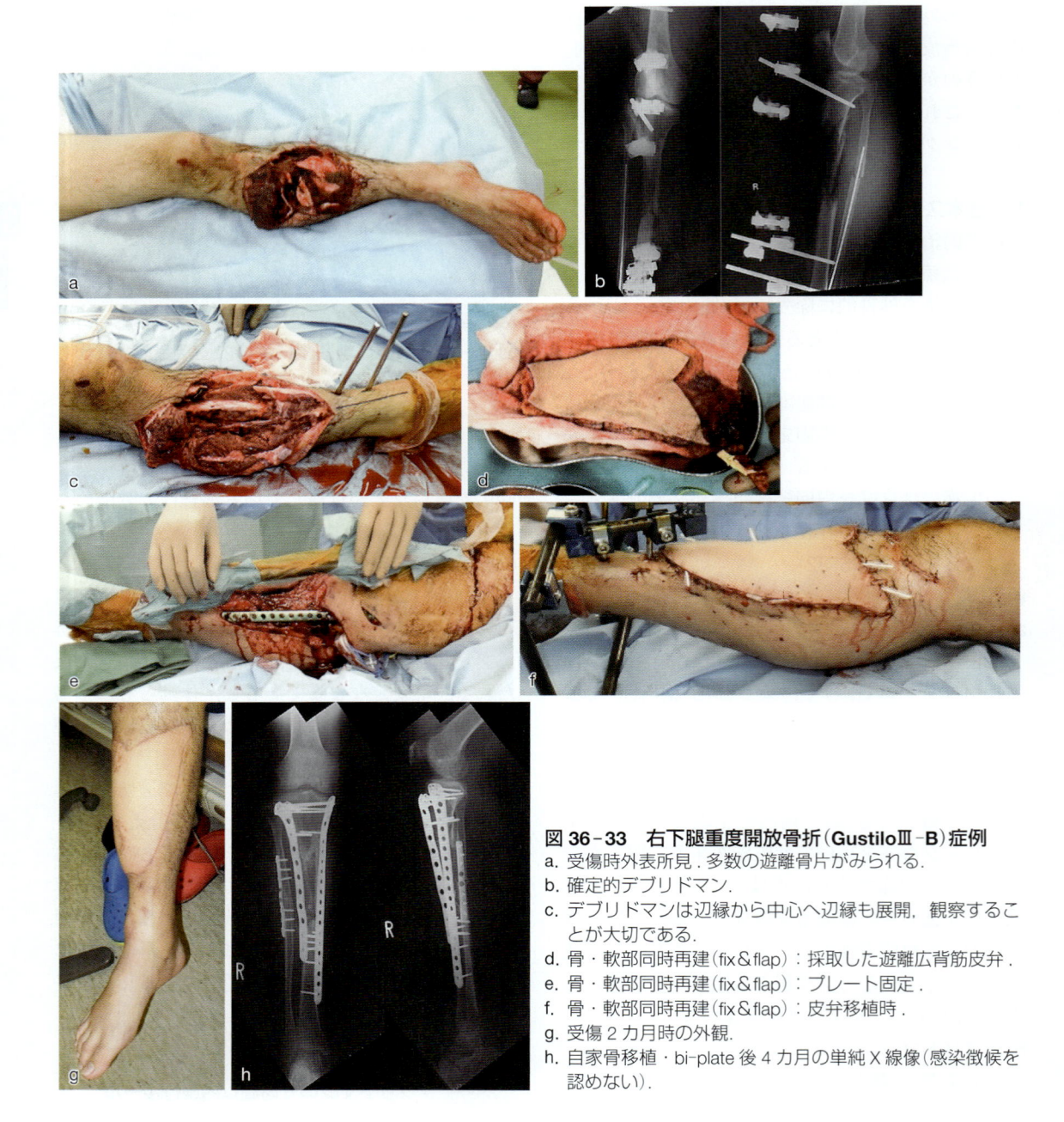

図 36-33　右下腿重度開放骨折（GustiloⅢ-B）症例
a. 受傷時外表所見．多数の遊離骨片がみられる．
b. 確定的デブリドマン．
c. デブリドマンは辺縁から中心へ辺縁も展開，観察することが大切である．
d. 骨・軟部同時再建（fix＆flap）：採取した遊離広背筋皮弁．
e. 骨・軟部同時再建（fix＆flap）：プレート固定．
f. 骨・軟部同時再建（fix＆flap）：皮弁移植時．
g. 受傷2カ月時の外観．
h. 自家骨移植・bi-plate後4カ月の単純X線像（感染徴候を認めない）．

これ以外の場合は開放創から離れた部位での創外固定による初期固定が安全であり，開放創は決して無理な縫合閉鎖ではなく適切に組織移植により閉鎖されなくてはならない（**図36-33**）．

d デブリドマン後

適切な初期治療に則ってデブリドマンされてなお，周囲組織の余裕があれば一期的に創閉鎖できる．この際には，低圧持続吸引式閉鎖ドレーンを留置する．

汚染度が強い，あるいは周囲の組織活性の評価が難しい（遅れて壊死する可能性がある）場合，開放創として管理し24～72時間以内に再デブリドマン（second look）を行うことも有用である．ただし，漫然とデブリドマンを繰り返してはならない．

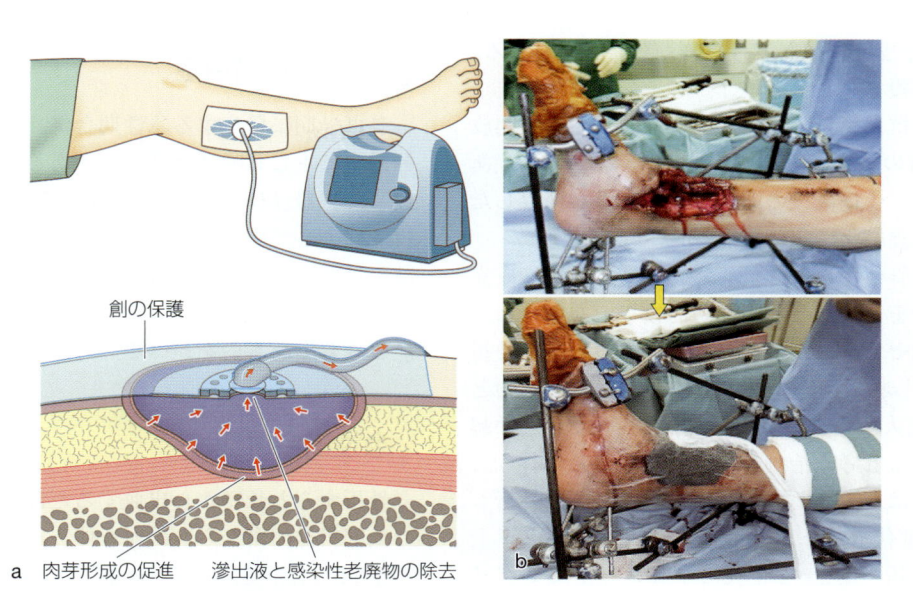

図 **36-34** 陰圧閉鎖療法（**NPWT**）
a. シェーマ，b. 創外固定後開放創（上），NPWT を開始した（下）.

e 組織欠損の処置

適切な手順に則ってデブリドマンを行った結果，皮膚皮下組織欠損が残存する場合がある．これに伴い骨折部が露出した状態が Gustilo Ⅲ-B の開放骨折である．露出した骨折部は，感染や骨癒合に不利なだけでなく，骨折部を固定するインプラントの設置そのものが行えない．このような Gustilo type Ⅲ-B 以上の開放骨折は，適切な軟部組織再建と骨再建（骨内固定・創外固定・骨補填）の両方ができてこそ治療が成功する．

現在は，持続陰圧吸引療法〔NPWT（後述）〕が使用できるため，外部から隔離した状態で創管理が行えるようになった．Gustilo Ⅲ-B 以上の開放骨折例で外傷軟部再建ができない施設では，NPWT で創を被覆し，再建を熟知した施設へ転送すべきである．

外傷軟部組織再建は，損傷による瘢痕化などの修飾が加わり，一般の腫瘍切除後再建よりも難易度が高く，時間経過とともに感染の危険も高くなる．患者のためにも，決して抱え込んではならない．Gustilo type Ⅲ-B の開放骨折は専門的治療が必要であり，適切な治療が行われればその成績は決して悪くはない．開放骨折治療は，究極的な機能再建治療である．

2 ● 初期治療時の補助療法

・陰圧閉鎖療法 negative pressure wound therapy（NPWT）

1960 年代，創部を湿潤閉鎖状態に保つことで治癒が早くなることが実証され，臨床応用され成果を上げたが，創部から必要以上の滲出液が出ると組織の過剰な浸軟・浮腫や細菌の繁殖といった問題もあった．

1995 年これらの問題をクリアし，線維芽細胞の増殖・血管新生（肉芽形成）が促進する手法として，NPWT が発表された（**図 36-34**）．2010 年より，わが国でも導入され保険適用が認められている．フィラーとよばれる死腔補填材（スポンジ，コットンなど）を置き，フィルム材で被覆し，吸引ポートを取りつけて使用する．汚染度や滲出の量により 2〜4 日ごとに交換する．

【開放骨折創におけるエビデンスに基づいた NPWT の位置づけ】

デブリドマン後から創閉鎖までの間のつなぎとしては有用である．皮弁による再建の候補となるような重度創傷において，再建の代替手法としては推奨されない．

NPWT により創傷は二次治癒（肉芽増生による瘢痕治癒）が可能な例は増えたが，閉鎖遅延は免れない．閉鎖遅延は感染率を増加させ，骨折治癒に著しい影響を及ぼすため，開放骨折の外科的閉

鎖（植皮や皮弁移植など，前項参照）が推奨される.

・抗菌薬投与

周術期抗菌薬投与は，非開放性骨折手術と開放骨折手術の大きく2つに分けて考えるべきである. また，受傷直後の開放骨折創部から採取した検体の培養結果は有効でない.

非開放骨折手術は「清潔手術」であり，既に成立した感染を対象としない予防的投与であるため，第1世代セフェムが使用される. 一方，開放骨折手術は，「非清潔手術」であり，外界からの異物とともに混入した菌が対象となる. 既に感染は起こっていると考え治療的投与を基本として行う. 具体的には，汚染が強くない Gustilo I 開放骨折：第1〜2世代セフェム，汚染が強い Gustilo I 以上の開放骨折：第1〜2世代セフェム＋アミノグリコシドが主に使用される.

3 ● その他の感染症対策

・破傷風の予防と治療

土壌汚染のある開放骨折では，破傷風が発生しうるものとして扱う. 一般に潜伏期間3〜21日である. 早期に抗破傷風ヒト免疫グロブリン療法250 IU を筋注し，破傷風トキソイドの追加免疫も行う. もし，開口障害 trismus などの発症がみられる場合，直ちに気道確保（気管内挿管あるいは気管切開）するとともに，破傷風ヒト免疫グロブリン3,000〜5,000 IU を筋注する.

・ガス壊疽の予防と治療

ガス産生する嫌気性細菌感染症の総称である. 挫滅・汚染の強い開放骨折の合併症の1つ.

病原菌は，外傷での典型的なクロストリジウム属では *Clostridium perfringens* が多い. 損傷組織の血行障害や挫滅による低酸素下で繁殖し，腐臭性のガスを産生しながら急速に筋壊死が進行する. 臨床症状は，激痛と発赤である. また，ガス発生により皮下の握雪感を呈することがある. 進行すれば単純 X 線像でも皮下にガス像を認めるが，CT のほうが少量のガス像でも発見しやすい. 予防と治療はいずれも徹底したデブリドマン・筋膜切開である. 嫌気性感染が懸念される場合は，一時閉鎖は避け開放創として管理する.

⑧ 骨折の合併症

受傷早期に発症する急性期合併症と，その治療経過中に生じる晩期合併症とがある. 骨折部に隣接した臓器（皮膚，血管，神経，筋肉など）は，骨折片によって圧迫され断裂することがある. 骨折部を早期に整復固定することで，周囲の臓器損傷の悪化を防ぐことができる. 全身および局所合併症のうち主なものを述べる.

急性期合併症

骨折すると骨髄から出血するだけでなく，周囲の軟部組織損傷からも出血を伴う. 骨折部位による予想出血量を示す（→表36-3）. 出血量が循環血液量の30% 以上を超えるまでは，血管収縮と心拍数増加により収縮期血圧は保たれることが多い. しかし，出血性ショック（→724頁参照）を早期に認知し対処しなければ，低体温，代謝性アシドーシス，血液凝固障害が進行し救命は困難となる.

Ⓐ 外傷性凝固障害

骨折に伴う大量出血や組織損傷により，血液凝固障害が起こる. 受傷早期には線溶亢進型 DIC（播種性血管内凝固症候群）の病態となる. 大量出血が予想される場合には，赤血球輸血のみに頼らず，早期より新鮮凍結血漿や血小板濃厚液に投与を開始し，凝固障害の進行を予防する. 出血部位はなるべく低侵襲な手技で止血を行う（骨折部の外固定，外出血の圧迫止血，動脈損傷に対す経カテーテル塞栓術など）. 受傷早期にトラネキサム酸などの抗線溶薬を使用することで，外傷性出血死を有意に減少させることができる.

Ⓑ 脂肪塞栓症候群
fat embolism syndrome

骨折により骨髄から遊離した脂肪滴が全身の臓器に塞栓を起こすことで多彩な症状が発症する. また，外傷後に起こる脂質代謝異常も原因の1つと考えられている.

受傷後12〜24時間の潜伏期を経て発症することが多く，典型的な臨床症状として，急性呼吸不全，頭部外傷によらない中枢神経障害，皮膚や眼瞼結膜，網膜の点状出血がある. 胸部 X 線像で

表 36-4　**Gurd の診断基準**

大基準
点状出血斑
呼吸症状とX線像上の両肺野病変
頭部外傷や他の原因によらない脳神経症状
小基準
頻脈
発熱
網膜変化（脂肪滴または出血斑）
尿変化（無尿，乏尿，脂肪滴）
ヘモグロビン値の急激な低下
血小板数の急激な低下
赤沈値の亢進
喀痰中の脂肪滴

大基準 1 項目，小基準 4 項目以上で臨床診断.

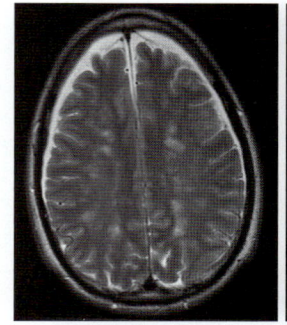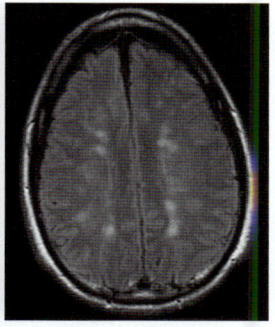

図 36-35　**頭部 MRI**
両側大脳白質を中心にびまん性・散在性に病巣を認める.

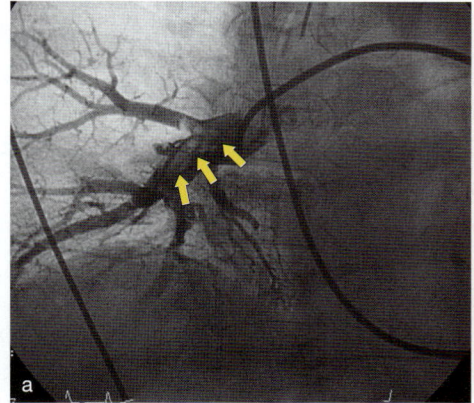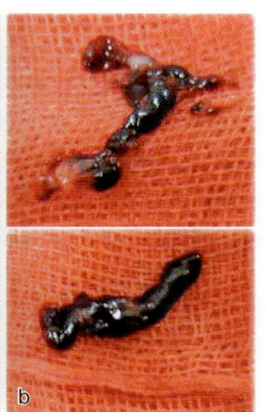

図 36-36　**肺血栓塞栓症**
a. 右側肺動脈に陰影欠損像あり.
b. 吸引された血栓.

は両肺野に吹雪様陰影 snow storm shadow を認める. 診断基準には Gurd の診断基準（**表 36-4**）が使用されることが一般的である. ただし，非特異的な症状や検査結果が多く，臨床診断には難渋する. 近年は頭部 MRI にて診断されることが多くなっている（**図 36-35**）.

　特異的治療法はない. 全身管理を行いつつ，骨折部を安定化させる. 骨折部の安定化には低侵襲に行うことができる創外固定を使用することが多い. 死亡率は 10% 未満であるが，受傷後数時間で発症し，急速に死の転帰をとる電撃型もある.

C 深部静脈血栓症，肺血栓塞栓症（図 36-36）
deep vein thrombosis（DVT），
pulmonary thromboembolism（PTE）

　骨折した四肢は（特に下肢）は，動かすことができないため血流がうっ滞しやすいうえ，骨折に伴う静脈壁の損傷，組織因子の血液内への流入により凝固能が亢進するため血栓を生じやすい. 下肢の深部静脈に生じた血栓が，下大静脈を経て肺動脈に塞栓し，呼吸障害や循環障害を呈するものが肺血栓塞栓症である. 大腿骨近位部骨折や多発外傷，骨盤骨折，脊髄損傷などで高率に発症する. 血栓症の症状として，下肢の疼痛，圧痛，腫脹，熱感，Homans（ホーマンズ）徴候などがある. これらの症状は完全閉塞型血栓に伴う症状であり，

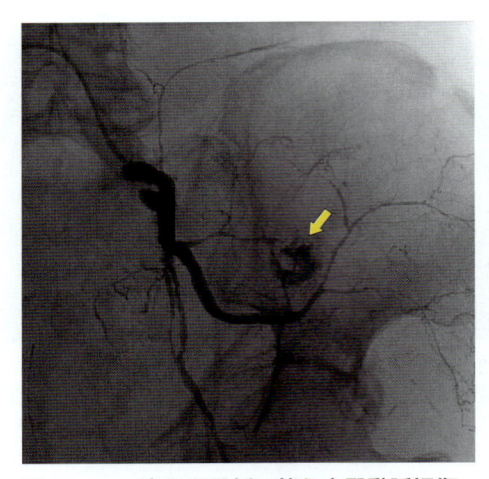

図 36-37　寛骨臼骨折に伴う上殿動脈損傷

浮遊血栓や側副血行が十分な例では無症状である．つまり，肺血栓塞栓症の原因となる深部静脈血栓症は無症状であることが多い．リハビリテーション開始時や駆血帯を用いて下肢の手術をした際に，血栓が肺動脈に塞栓し致命的になることがある．

　診断は超音波 Doppler（ドプラ）法や造影 CT による．深部静脈血栓症は予防が重要であり，日本整形外科学会から予防ガイドラインが刊行されており，リスクのある患者では等尺性筋収縮運動，弾性ストッキングの着用，足底の間欠的空気圧迫などが勧められる．高リスクの患者では，低分子ヘパリンや凝固第 X 因子阻害薬などが使用される．

Ⓓ 区画（コンパートメント）症候群
（➡755 頁も参照）

　四肢の筋肉は伸縮性の乏しい筋膜で覆われており，この筋膜と骨に囲まれた閉鎖領域を区画（コンパートメント）とよぶ．何らかの原因により区画内圧が上昇することで静脈還流が障害され，阻血により筋肉や神経が変性，壊死に陥り，最終的に筋肉が瘢痕化する病態である．最も頻度が高い原因が骨折に伴う出血，浮腫であるが，血管損傷，ギプス包帯による圧迫，手術時の体位などによる長時間の同一肢位なども原因となる．前腕でのVolkmann（フォルクマン）拘縮（➡484 頁参照），下腿での前脛骨区画症候群がよく知られている．

　区画内圧が上昇すると，著しい腫脹と疼痛をきたす．腫脹のため皮膚は蒼白で光沢を呈し水疱を形成することもある．また，区画内の筋肉を他動的に伸展すると激痛を訴える stretch sign が陽性になる．さらに進行すると感覚異常，麻痺が出現し，最終的には脈拍触知不能となる．上記症状から早期に診断し必要に応じて筋膜切開により減圧を図る．臨床症状での診断ができない意識障害や鎮静された患者では，区画内圧測定が有用である．区画内圧と拡張期血圧との差が 20～30 mmHg 以内を筋膜切開の適応とする．

Ⓔ 動脈損傷（図 36-37）

　骨折部と血管の解剖学的位置関係によって血管損傷を合併しやすい部位がある．肘関節周囲では上腕動脈が，膝関節周囲では膝窩動脈が，骨盤骨折では内腸骨動脈系の動脈が損傷されやすい．閉鎖骨折では転位した骨片によって血管が損傷されるが，開放骨折では直接外力により損傷されることもある．このような部位では同時に神経損傷も起こりやすい．

Ⓕ 神経損傷

　外傷による疼痛や意識障害のため診断が困難なこともあるが，丁寧な診察により診断する必要がある．神経損傷が好発する部位は肩関節（腋窩神経），上腕骨骨幹部（橈骨神経），上腕骨顆上骨折（正中神経），股関節後方脱臼（坐骨神経）などである．

⬤ 晩期合併症

Ⓐ 変形癒合
malunion

　骨折が転位したまま癒合した状態をいう．外観上の醜形だけでなく，機能障害，特に隣接関節の疼痛や機能障害を残すことがある．成人では変形が永続する．小児の場合は角状変形，短縮変形は旺盛な骨再造形により自家矯正されるが，回旋変形はほとんど矯正されない．

Ⓑ 関節拘縮（➡120 頁参照）
joint contracture

　関節内骨折や関節近傍の骨折後にみられることが多い．関節固定に伴う関節周囲の筋，軟部組織

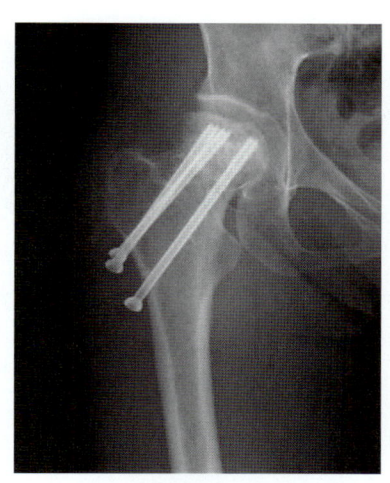

図 36-38 大腿骨頚部骨折後大腿骨頭壊死

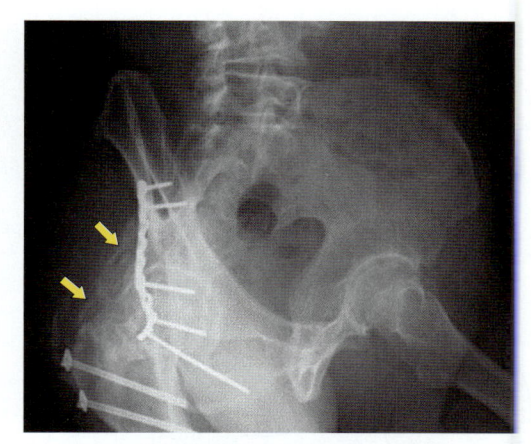

図 36-39 股関節脱臼骨折後骨化性筋炎

の瘢痕化，癒着により起こる．ギプスなどによる保存療法では多少なりとも発生する．したがって長期の外固定はなるべく避け，機能的装具療法や内固定手術などにより早期に関節運動を行い，関節拘縮の予防に努めるべきである．

C 外傷性骨関節症
traumatic osteoarthrosis

関節内骨折で関節軟骨面に不整合が残った場合，靱帯損傷のため関節動揺性が残存した場合には，軟骨の変性をきたし変形性関節症に進展する．下肢荷重関節では関節部に損傷がない場合でも，変形癒合などによる荷重軸の変化に続発することもある．

D 遷延治癒，偽関節（➡ 721 頁参照）
delayed union, pseudoarthrosis

E 外傷性骨壊死（図 36-38）
traumatic osteonecrosis

骨折によって栄養動脈が損傷されて血行が遮断されると，骨折片は壊死に陥る．手術操作によって血管を損傷した場合にも同様の結果となる．解剖学的な血管分布の関係で骨壊死を生じやすい骨折部位は，大腿骨頚部骨折，距骨骨折，手舟状骨骨折，上腕骨解剖頚骨折などである．

F 外傷性骨化性筋炎（図 36-39）
traumatic myositis ossificans

関節近傍の骨折で，筋組織の挫滅が高度で，出血が多い骨折に起こることが多い．また，早期に無理な関節可動域訓練を行った場合などにも起こりやすい．肘関節周囲骨折や股関節に好発する．局所の硬結や熱感，疼痛を伴った炎症所見を呈し，単純 X 線像にて筋肉内に雲状の淡い石灰化陰影を認める．発症した場合は，局所の安静を保つことが大切であり，非ステロイド性抗炎症薬（NSAIDs）やエチドロネートが有効なことがある．機能障害が強い場合は，骨化が完成してから切除する．骨化が未熟なうちに切除すると，さらに大きな骨化となることがある．

G 複合性局所疼痛症候群
complex regional pain syndrome（CRPS）

骨折，捻挫，打撲などの外傷をきっかけとする，慢性的な痛みと浮腫，皮膚温の異常，発汗異常などの症状を伴う難治性の慢性疼痛症候群である．患肢は持続性の疼痛，浮腫，チアノーゼ，冷感，関節拘縮などを認め，慢性化してリハビリテーション障害になることが多い．病態は複雑で未解明の部分が多いが，いったん発症すると治療は困難で，内服，神経ブロック，温熱療法，運動療法などが行われる．

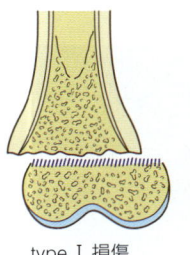
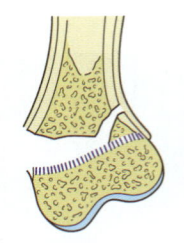
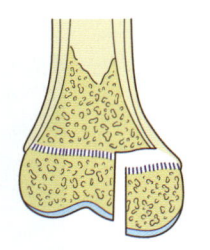
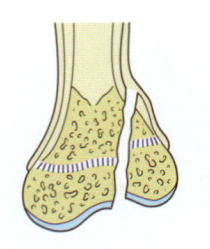
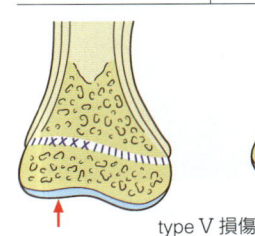
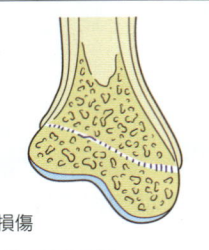

type Ⅰ 損傷　　type Ⅱ 損傷　　type Ⅲ 損傷　　type Ⅳ 損傷

type Ⅴ 損傷

図 36-40　小児成長軟骨板損傷の Salter-Harris 分類

type Ⅰ：骨端と骨幹端の完全な分離（epiphyseal separation）で，骨折を伴わない．乳児やくる病など病的状態で発生する稀な骨折．血流が障害されなければ成長障害は残さない．

type Ⅱ：最も頻度の高い型で，成長軟骨板の分離に骨幹端の三角骨片を伴う．年長児に発生することが多く，整復は容易で成長障害を起こすことは少ない．

type Ⅲ：type Ⅱとは逆に成長軟骨板の分離に骨端の骨片を伴い，関節内に骨折が及ぶ稀な損傷．

type Ⅳ：関節面から成長軟骨板を超えて骨幹端に至る，縦に走る骨折．上腕骨外側骨折がこの型の代表．
　　　　type Ⅲと type Ⅳは関節面と成長軟骨板の正確な整復が必要とされる．観血的整復が必要となることが多い．完全な整復が得られなければ予後は不良である．

type Ⅴ：長長軸方向の外力によって成長軟骨板が圧挫された型の損傷．膝関節・足関節に起こりやすい．転位を起こさないため，受傷直後には診断が困難である．圧挫された成長軟骨板は早期に閉鎖し，成長障害や変形が生じる．予後は最も不良である．

（Salter RB：Textbook of Disorders and Injuries of the Musculoskeletal System. p419, Williams and Wilkins, Baltimore, 1970 を改変）

Ⓗ 骨の発育障害（小児）（→次項を参照）

❾ 小児骨折の特徴

　小児は成人に比べて骨折の頻度が高く，Landin は 16 歳までに男児の 40%，女児の 25% が骨折を受傷していたと報告している．小児の骨の特徴は，弾力性があること，骨膜が厚いこと，骨癒合が早いこと，旺盛な自家矯正能があること，成長軟骨板があることである．それらの特徴のため，成人の骨折とは骨折の形態・合併症も異なり，治療面に特殊な注意を必要とする．

Ⓐ 成長軟骨板損傷
growth plate injury

　成長軟骨板は，骨の長軸成長を司る重要な軟骨組織である．成長軟骨板の中で損傷される部位は，力学的にも最も弱い肥大軟骨細胞層や石灰化層であることが多い．

分類

　Salter-Harris（ソルター-ハリス）分類が最も広く用いられている（図 36-40）．

治療上の注意

　小児の骨の成長を司る成長軟骨板の損傷は，その型と治療の良否によっては著しい短縮や変形などの成長障害や進行性の変性を起こすので，注意深く診断し，正確な整復と数年の経過観察を行わなければならない．経過観察は時として健側と比較することが必要である（図 36-41）．成長軟骨版の部分的な早期閉鎖によって変形が発生し始めた場合には，できるだけ早期に，閉鎖した部分の骨性の架橋を切除して脂肪などを移植しておく必要がある（Langenskiöld 手術）．不幸にして変形が完成した場合には，矯正骨切り術によって隣接関節のアライメントを整えないと，変形性関節症の

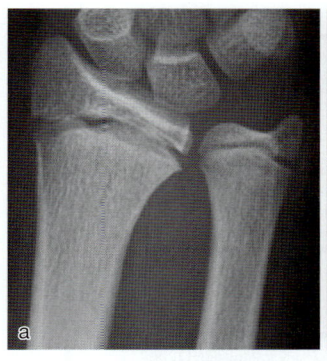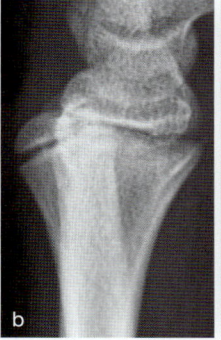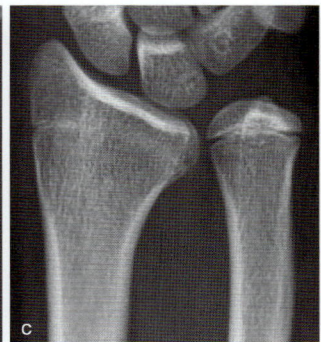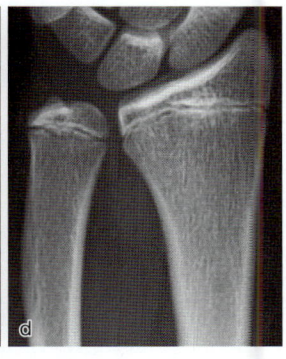

36
外傷総論

図36-41　橈骨遠位端成長軟骨板損傷後の成長軟骨板早期閉鎖
a. 受傷時正面，b. 受傷時側面，c. 2年後正面，健側と比較して橈骨遠位端の成長軟骨板が閉鎖している．
d. 健側正面.

発生は免れない．

Ⓑ 若木骨折，急性塑性変形
greenstick fracture, acute plastic bowing

　小児の骨折は骨膜が厚く弾力性に富むので，不完全骨折となることが多い．あたかも若木を折り曲げたときのように骨折線が完全に骨を横断しない骨折を，若木骨折とよぶ（→図36-4参照）．

　橈骨が骨折し転位した場合や脛骨が骨折して転位した場合に，尺骨や腓骨が，単純X線像では骨折線が認められないにもかかわらず，全体的に弯曲することがある．これを急性塑性変形とよぶ．一見骨折ではないように見えるが，継時的にX線像にて弯曲の凹側に仮骨が形成されてくるのが観察できるので，一種の骨折である．変形の程度が評価しにくい，自家矯正が起こりにくいなどの問題点がある．

Ⓒ 自家矯正と過成長
spontaneous correction and overgrowth

　小児の骨折は骨折部における造形（モデリング）と成長軟骨板における矯正により，自家矯正されうる．自家矯正能力は骨年齢に反比例し，骨折部に近い成長軟骨板の成長能力に比例する．例えば，上腕骨は近位端で80％成長するため，自家矯正能力は近位で大きい（**図36-42**）．屈曲変形は最もよく矯正される．5歳以下では30°，8歳ぐらいまでは20°の屈曲変形はほとんど完全に矯正される．しかし，回旋変形に対しては自家矯正がほとんど働かない．

　長管骨では，ある程度の短縮を残して癒合した

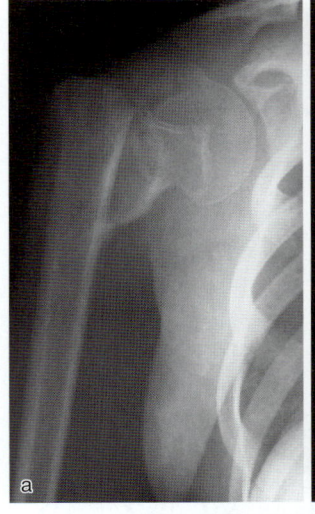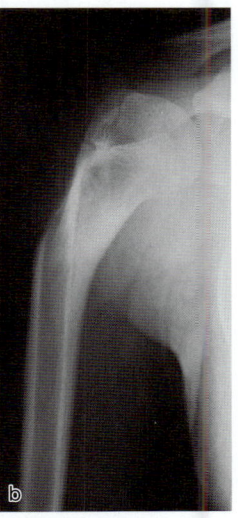

図36-42　小児上腕骨近位端骨折後の自家矯正（受傷時12歳女児）
a. 受傷1カ月後，b. 受傷1年後.

場合，成長軟骨板で過成長を起こして，長さはある程度補正される．これは骨折部に生じた炎症性変化に対して，骨幹端部で血管床が反応性に増加するためであると考えられている．

Ⓓ 災害医療

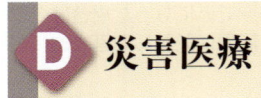

　災害はGunnによると「人間とそれを取り巻く環境の生態系の巨大な破壊（ecological disruption exceeding adjustment capacity of affected community）によって生じた結果，重大かつ急激な発

表36-5 トリアージ区分

色	区分	優先順位	分類	傷病状況
赤	I	第1優先	緊急治療群	バイタルサインに異常があり，生命を救うために直ちに処置を必要とするもの
黄	II	第2優先	非緊急治療群	基本的にバイタルサインが安定しており，多少治療の時間が遅れても生命に危険がないもの
緑	III	第3優先	軽処置群 or 治療不要	平時であれば外来処置ですむもの
黒	0	第4優先	救命不能群 or 死亡	すでに死亡しているもの，平時でも救命の可能性のないもの

〔日本集団災害医学会（監修）：DMAT標準テキスト　改訂第2版.
p52，へるす出版，2015より転載〕

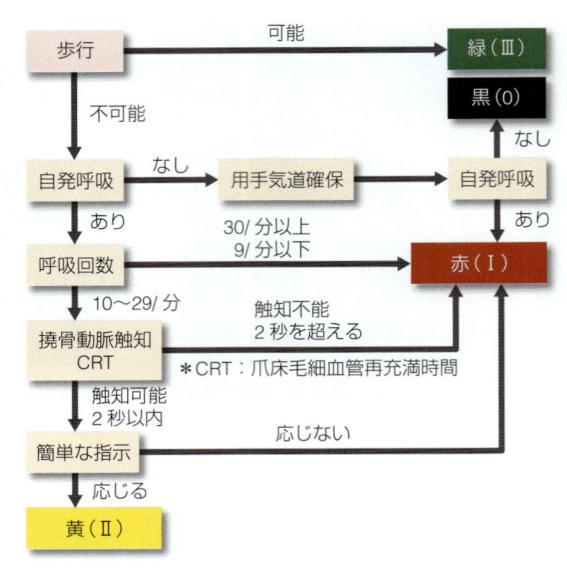

図36-44　START式トリアージ
〔日本集団災害医学会（監修）：DMAT標準テキスト　改訂第2版.
p52，へるす出版，2015より転載〕

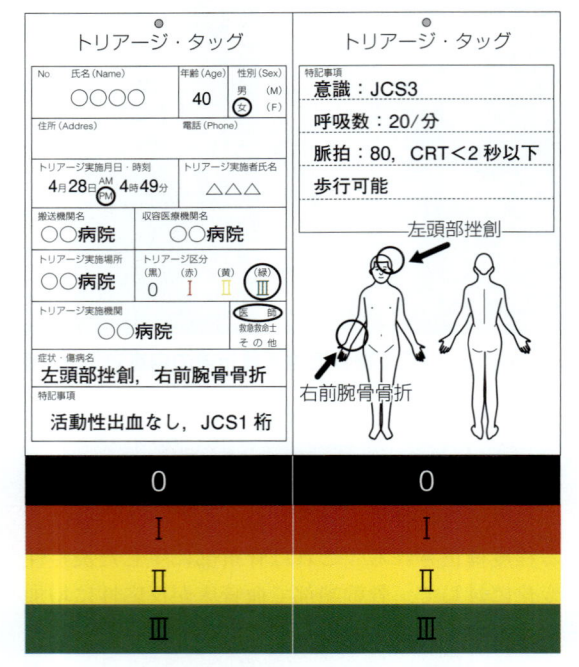

図36-43　トリアージタッグ（タグ）記入例
左が表面，右が裏面．トリアージで赤になった場合はタグの緑と黄色の部分を切り取る．簡潔に記載して基本的に患者の右腕につける．

生のために被災地域がその対策に非常な努力を必要とするか，時には外部や国際的な援助を必要とするほどの大規模な非常事態を災害という」と定義される．災害医療は平時の救急医療と比較する

と，医療資源（人的，物的）よりも治療対象が巨大となるために，すべての患者に最善の医療を施せない状態となる．したがって，災害医療の目的は多数の負傷者に対して最大多数に最良の医療を提供することになる．

分類

地震，台風などの自然災害，飛行機・列車事故などの人ため災害，化学災害・テロリズムなどの特殊災害などがある．

治療方針

個人防護具や医療資機材の準備から始まり，次に指揮命令command & control，安全safety，通信・情報伝達communicationを確立させる．患者の評価assessment，患者の救護，治療の優先度を判定（トリアージtriage）し，適切な医療機関に搬送transportationして，最も適した時期に適切な治療treatmentが円滑に行われるような体制（3T's）と統制のとれた救護活動を行うとともに輸送路の確保と受け入れ医療機関の整備が確立されていなければならない．

1 トリアージ
triage

トリアージとは複数患者の救急度，重症度を評

表 36-6　二次トリアージ（PAT）

＜第 1 段階（生理学的評価）＞

意識	呼びかけ反応なし，不穏	JCS 2 桁以上	
気道	舌根沈下，気道閉塞		
呼吸	浅い深い，速い遅い，失調性 胸郭挙上左右差，呼吸音左右差	10/分未満 30/分以上	SpO₂　90% 未満
循環	橈骨弱い，速い，触知不能 皮膚蒼白，冷感・湿潤，活動性 出血	CRT 2 秒以上 心拍数 120/分以上， 50/分未満	収縮期血圧 90 mmHg 未満 収縮期血圧 200 mmHg 以上
体温			35℃ 以下

＜第 2 段階（解剖学的評価）＞

＜身体所見＞	＜疑われる病態＞
開放性頭蓋骨（陥没）骨折	
髄液鼻漏，髄液耳漏	頭蓋底骨折
頸部皮下気腫，気管変形	気管損傷
外頸静脈の著しい怒張	心タンポナーデ，緊張性気胸
気管偏位	緊張性気胸，気管損傷
皮下気腫	気胸
呼吸音左右差	血気胸
胸郭動揺，奇異性呼吸	フレイルチェスト
胸部創より気泡混じりの出血	開放性気胸
腹壁緊張，腹部膨隆，腸管脱出	腹腔内出血・腹部臓器損傷
骨盤動揺・圧痛，下肢長差	骨盤骨折
大腿の変形・出血・腫脹・圧痛，下肢長差	両側大腿骨骨折
四肢麻痺	上位脊髄脊椎損傷
四肢軟部固有組織剥脱	デグロービング損傷
顔面の熱傷，鼻毛焼灼，口鼻腔内スス付着，嗄声	気道熱傷
重量物挟まれ・下敷き，ポートワイン尿	クラッシュ症候群
頭頸部・体幹部・鼠径部への穿通性外傷	重要臓器損傷，大血管損傷
四肢の切断	
15% 以上の熱傷を伴う外傷，顔面/気道熱傷	

＜第 3 段階（受傷機転）＞	＜第 4 段階（災害弱者）＞
体幹部挟まれ，1 肢以上の挟まれ（4 時間以上） 高所墜落，爆発，異常温度環境 有毒ガス，NBC 汚染	幼小児，高齢者，妊婦，障害者 慢性基礎疾患，旅行者

〔日本集団災害医学会（監修）：DMAT 標準テキスト　改訂第 2 版．p54，へるす出版，2015 より改変〕

価し，救護，搬送および治療の優先順位を決定する手法を指す．トリアージでは治療の優先順位を緊急治療群（赤），準緊急治療群（黄），待機群（緑），死亡群（黒）に分ける（**表 36-5**）．トリアージには

トリアージタグ（**図 36-43**）を使用して行う．わが国では最初に行われる一次トリアージを STAET（simple triage and rapid treatment）トリアージで行うことが多い．これは生理学的な指標のみで

迅速に4つの区分けが可能な方法であり，1人当たり30秒以内で行わなければならない（図36-44）．続いて二次トリアージは生理学的評価に加えて解剖学的評価を行い，受傷機転，災害弱者を考慮に入れて行うトリアージの方法である physiological and anatomical triage（PAT，**表36-6**）．一次トリアージを行うか二次トリアージまで行うかの判断は，現場での傷病者数と医療資源のバランスにより決定する．

2 治療
treatment

現場救護所では生理学的異常を診断，安定化を試み，病院に搬送できるパッケージングを行う．域内災害拠点病院などでは，医療資源を考慮しながら，JATEC™（Japan Advanced Trauma Evaluation and Care）の治療に準じて治療を行う．さらに，存在する損傷に対して，根本的治療が可能かどうか判断して，実施不可能と判断されれば航空機などによる広域搬送を検討する．

3 搬送
transportation

搬送の原則は，適切な患者を適切な医療機関へ可能な限り迅速に行うことである．受傷から決定的な治療開始までの時間が患者の予後に左右されるため，近隣の病院搬送や域外への広域搬送などを想定して，平時より通信網の構築や，搬送の机上訓練など行って災害に備える必要がある．

4 災害後の精神的ケア
mental care

災害に伴う心理的・社会的ストレスによって，被災者は抑うつ状態や挫折感，焦燥感をもち，消極的・依存的となったり，将来に対する絶望などの精神的・情緒的問題が起こる．医療関係者はこのような患者の精神的なストレスを理解して，急性期から精神的ケアを行うことが必要である．

5 DMAT（disaster medical assistance team）

1995年に発生した阪神・淡路大震災での初期救急医療体制の不備の教訓よりDMATが組織された．大地震や航空機・列車事故などの災害現場で迅速に救命治療を行うための専門的なトレーニングを受けた機動性を有する医療チームである．規定の研修・訓練を終了した医師，看護師，業務調整員から編成される．主な任務は災害急性期における被災地域内での情報収集，トリアージや応急治療，医療機関の支援，搬送解除，災害被災地でのメディカルコントロールや組織的活動のための本部機能などである．

●参考文献

1) 矢島弘嗣：打撲，挫傷，捻挫．土屋弘行，他（編）：今日の整形外科治療指針　第7版．pp49-50，医学書院，2016

2) 日本外傷学会，日本救急医学会（監修），日本外傷学会外傷初期診療ガイドライン改訂第4版編集委員会（編），日本麻酔科学会ほか（編集協力）：外傷初期診療ガイドライン JATEC™　改訂第4版．へるす出版，2012

3) 日本集団災害医学会（監修），日本集団災害医学会DMATテキスト編集委員会（編），日本救急医学会（編集協力）：DMAT標準テキスト　改訂第2版．へるす出版，2015

4) 日本救急医学会（監修），日本救急医学会専門医認定委員会（編）：救急診療指針　改訂第4版．へるす出版，2011

5) EAST（Eastern Association for the Surgery of Trauma）Practice Management Guidelines. https://www.east.org/education/practice-management-guidelines

第**37**章 軟部組織損傷

診療の手引き

☐ **1.** 軟部組織損傷とは，骨折と脱臼を除いた皮膚，皮下組織，筋肉・腱，靱帯，神経，血管の損傷の総称である．

☐ **2.** 受傷機序，受傷部位，受傷からの時間(どのような状況で身体のどの部位を受傷し，どれくらい経過しているか)を患者本人または同伴者から聴取し，その後の診断の緊急性を判断する．

☐ **3.** 診察時には痛みを与えないようにして着衣を脱がす．痛みが強ければ着衣をはさみで切り開く．

☐ **4.** 閉鎖性損傷と開放性損傷を区別する．閉鎖性損傷の場合，皮下出血，腫脹の有無と範囲を確認する．健側と比べると容易である．所見は時間の経過とともに変化するので，診察の時間を必ず記載する．開放性損傷の場合，創の汚染程度，異物混入の有無，開放創と骨との交通，神経血管損傷の有無を確認する．

☐ **5.** 受傷肢の手指や足趾の血行を爪甲の色調で確認する．爪甲を指で圧迫し，色調の戻る時間を健側と比較する．末梢の脈拍を触知して消失または減弱があり，動脈損傷が疑われれば Doppler(ドプラ)血流検査あるいは血管造影を行う．動脈損傷の場合は，受傷から6〜8時間の最適期(golden period または golden time とよばれる)以内であるかどうかを確認する．

☐ **6.** 四肢の安静肢位を観察して神経麻痺，筋腱損傷の有無を確認する．次に四肢，手足の関節を動かせるか観察する．さらに神経損傷の有無を確認するために固有域の感覚を健側と比較する．

☐ **7.** 受傷部の周囲からやさしく触診していって，腫脹，血腫の有無・範囲，圧痛部位を調べる．

☐ **8.** 靱帯損傷は，関節動揺性を健側と比較して損傷程度を推測し，必要があればストレス X 線撮影，MRI 検査を行う．

☐ **9.** 壊死性筋膜炎，ヒトや動物による咬創，高圧注入損傷は一見軽症だが，早期に適切な初期治療を行わなければ重篤な病態に進行する．

☐ **10.** 軟部組織が高度に損傷された場合，骨と筋膜によって構成される区画の内圧が高まり区画症候群を発症することがある．緊急に筋膜切開を行わなければ神経・筋に不可逆性変化が生じるおそれがある．

 皮膚損傷
skin injury

1 皮膚損傷の分類と症状

A 擦過創, 擦過傷
excoriation, abrasion

　日常よくみられる外傷で, 皮膚の表面の擦り傷, 表皮の剥離である. スポーツ, 転倒, 交通事故などで, 地面や道路上で受傷することが多い.

　厳密には, 皮膚の連続性が絶たれた開放性損傷を「創」, 皮膚の連続性が保たれた閉鎖性損傷を「傷」とよぶ. したがって, 皮膚表面が擦過され真皮が残存する場合は擦過傷である.

症状

　四肢の伸側, 特に前腕の伸側や, 下腿の前面などが好発部位である. 屋外スポーツや交通事故などによる広範囲な擦過創の場合は, 創の内部およびその周辺は土や砂などで汚染されている. したがって, 感染の予防を行うことが重要である.

B 切創
cut wound

　ナイフやガラスのような鋭利な刃物で切った, 創縁がシャープな比較的きれいな線状創をいう.

　切創はその深達度により, 損傷される組織が異なる. 創と周囲の解剖学的な関係を念頭に置き治療にあたる. かなりの出血があれば血管損傷を疑う. 末梢部の感覚障害と運動障害の有無を診察し, 神経・筋・腱損傷の合併がないか確認する.

C 刺創, 咬創
stab wound, bite wound

　刺創は先端が尖ったものが刺さって生じる. 表面の創は小さいが, 深部組織が損傷・汚染されていることが多い.

　筋肉, 腱, 血管, 神経の損傷程度を把握する必要がある(図37-1). 異物の体内残存にも注意する. 咬創は歯による刺創に加え, 周囲組織の挫滅や口腔内の細菌で汚染が生じる場合が多い.

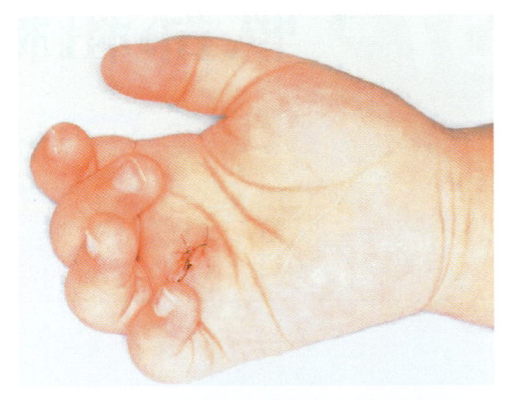

図37-1　刺創における環指の深指屈筋腱損傷
2歳男児. ナイフを環指基部に刺して受傷した. 環指の安静肢位でDIP関節の屈曲角度が他指と比較して少ないことで腱断裂が疑われる.

D 挫傷, 挫創, 挫滅創
contusion, contused wound, crush wound

　挫傷とは直接の外傷または圧迫によって起こる損傷で, 皮膚の連続性が保たれた閉鎖性損傷(皮膚に創がなく, 皮下組織, 筋肉, 腱などに損傷がある状態)をいう. これに加え皮膚の連続性が断たれた開放性損傷(皮下組織, 筋肉, 腱などに損傷があり, 皮膚に開放創を伴っている状態)があるものを挫創という.

　挫滅創は鈍的な外力による組織の圧挫によって皮膚の連続性が絶たれ, 皮下組織, 筋肉, 血管, 神経, 骨などが広く損傷された状態である(図37-3).

E 皮膚欠損創
skin defect

　鋭利な刃物で皮膚や皮下組織が部分的にすべて削ぎ取られ, 皮膚の連続性が絶たれた開放性損傷である. 機械に巻き込まれ広範囲に皮膚が剥脱される手袋状剥皮損傷もこれに含まれる.

> **NOTE 刺創・咬創の治療**
>
> 　イヌ, ネコ, ヒトによる咬創は感染創と考えて取り扱う. 創が骨, 関節, 腱に達している場合は十分な創面清掃(デブリドマンdébridement➡747頁)を行う. ドレナージ, 抗菌薬投与, 創の経過観察が必要である(図37-2).

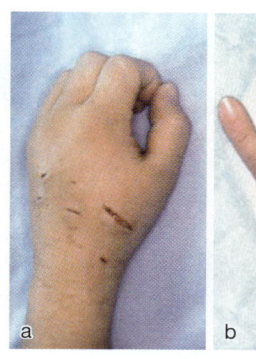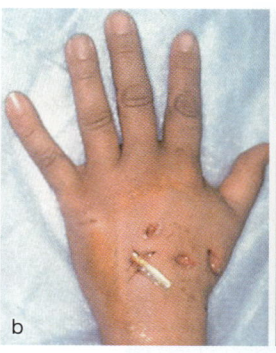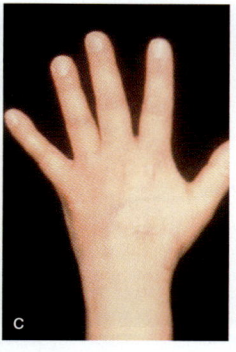

図 37-2　ネコによる咬創
a. 受傷後 48 時間, b. 切開, 排膿, ドレナージ治療中, c. 治療後.

② 開放創の処置(➡478 頁も参照)

　開放創は汚染され, 創縁は挫滅されている. しかし, 受傷後早期(6〜8 時間まで：最適期 golden period, golden time ともいう)は細菌の増殖は始まっておらず感染は成立していない. したがって, その期間に, 感染の要因になる創内外の異物, 壊死組織, 血腫を取り除けば創を一次閉鎖することが可能である. 開放創の処置として最も大切な手技はこの創面清掃(デブリドマン)débridement であり, その目的は感染防止と創を一次癒合させることである.

　手順は, 麻酔, 局所の洗浄とブラッシング, デブリドマン, 創の閉鎖の順である(**図 37-4**).

Ⓐ 麻酔

　患者の全身状態により麻酔法を決める. 長時間の処置が必要な場合, 小児の場合は全身麻酔を選択する. 上肢ならば腋窩ブロック, 下肢ならば腰椎麻酔が一般的である. 出血が多いときには空気止血帯を装着させ無血野にて行う.

Ⓑ 局所の洗浄とブラッシング

　希釈した創洗浄液を用いて手洗い用の柔らかいブラシかガーゼで創の内側, 外側の皮膚を十分にブラッシングする. 創内の血管や神経, 腱などはガーゼを用いて愛護的に洗浄する. 次いで, 大量の生理食塩水で創の内外を洗い流す. ここで, 患部を滅菌四角布で覆い, 術者は手術と同様に手洗いして, 滅菌された術衣と手袋に替え, 手術に準じて患部を消毒する.

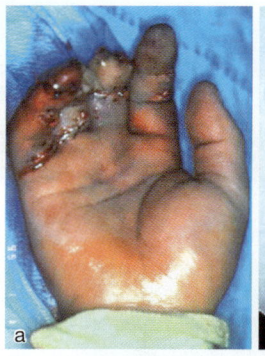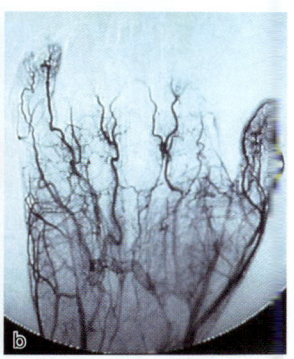

図 37-3　手の挫滅創
a. プレス機械に右手を挟まれて受傷. 示指〜環指の皮膚色調が蒼白である.
b. 血管造影で示指, 中指, 環指の指動脈の血流途絶が確認される.

Ⓒ 創面清掃(デブリドマン)
　débridement

　局所の洗浄とブラッシングで除去できなかった異物や, 挫滅した皮膚, 脂肪組織, 筋肉組織を血行のある健康な組織まで切除して新鮮化する. ここで血行のない死んだ組織を十分に切除することが, 予後を決定することになる(**図 37-4c**). 神経, 血管, 腱の表面の汚染は慎重に除去し, 神経, 血管が断裂しているならば直ちに縫合する. しかし, 腱に関しては創の状態により一次的な縫合をするか, 二次的な縫合をするか判断する必要がある. さらに, 出血している血管の断端は必ず双極電気凝固器 bipolar coagulator または電気メス electrocautery で凝固止血を行う. 以上の処置を終えたら, 創は滅菌ガーゼで覆い, 改めて通常の術野の

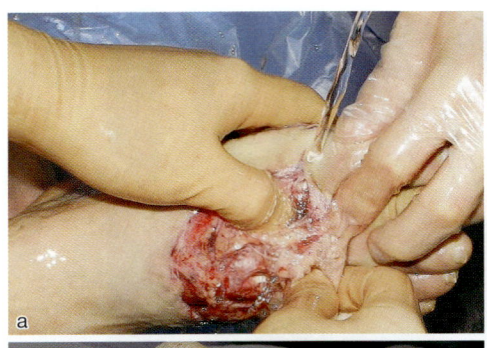
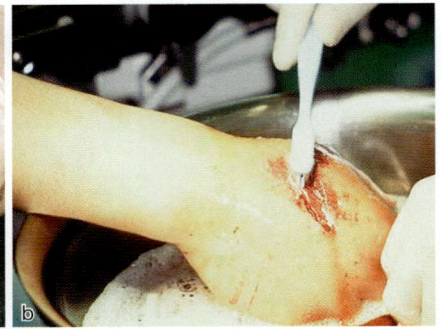
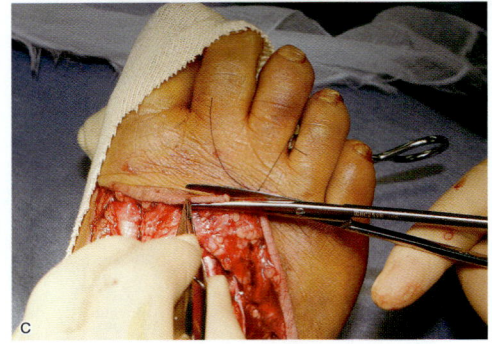

図37-4　開放創の処置
a. 洗浄. 生理食塩水で異物, 遊離組織を洗い流す.
b. ブラッシング. 創に付着した細かな異物, 遊離組織を取り除く.
c. デブリドマン. 汚染, 挫滅した創縁をメスまたははさみで切り取り, 新鮮化する.

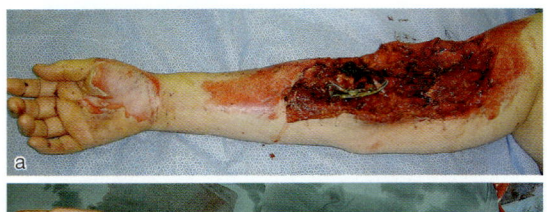
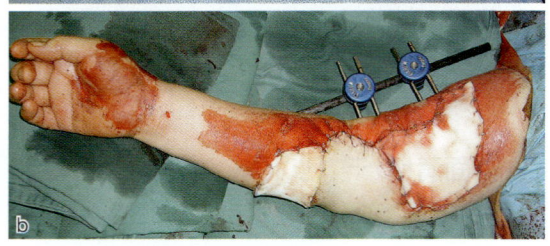

図37-5　右上腕部の皮膚欠損
a. 交通事故により受傷.
b. 骨接合, 上腕動脈・正中神経修復後に肘窩部を有茎皮弁で被覆している. 上腕前面は人工真皮で被覆している. 同部は遊離全層皮膚移植を施行した.

消毒に準じて再消毒した後, 滅菌四角布をかける.

Advanced Studies

皮膚の処置

　深部組織を修復した後, 皮膚の緊張がなければ縫合閉鎖が可能である. しかし, 緊張が強くて閉鎖不能のときは筋膜切開を加えて創を開放し, 皮膚欠損部には分層植皮を行う. 皮膚欠損部の筋, あるいは皮下軟部組織の血行が良好であれば遊離植皮を行ってもよい. また, 皮膚欠損が広範囲であり, 骨・関節, 神経, 腱が露出しているときは, 有茎皮弁あるいはマイクロサージャリーの技術を用いた遊離皮弁移植の適応となる(図37-5).

Ｄ 創の被覆と創傷管理

　無菌的に閉鎖された手術創においては創部の消毒は必要なく, 出血や滲出がない場合はガーゼ交換も不要であるため閉鎖的に創を被覆する. 開放創の創傷管理の原則は, 壊死組織の除去と湿潤環境を保持である. 近年, 湿潤環境保持のために, 各種の創傷被覆材が開発されている. 外力による疼痛や創治癒遅延, 感染を防ぎ, 患者の装着感と整容的満足がよい.

　ポリウレタンフィルムは片面が粘着面となっている透明なフィルムで, 水蒸気や酸素が透過し不感蒸泄を妨げないため, 出血を伴わない創面, 水疱の保護, 褥瘡の予防に使われる.

　ハイドロコロイドはシート状で, 内側は親水性ポリマーを含む粘着面になっているが, 外側は疎水性ポリマーで創面を尿などから保護できる.

　ポリウレタンフォームは内側が非固着性ポリウレタンで中間に親水性フォーム層を有するため,

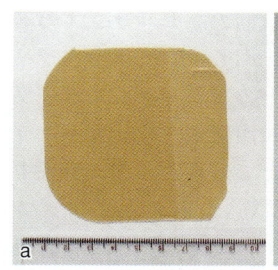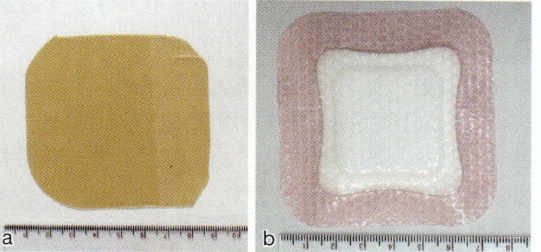

図 37-6　創傷被覆材
a. ハイドロコロイド，b. ポリウレタンフォーム.

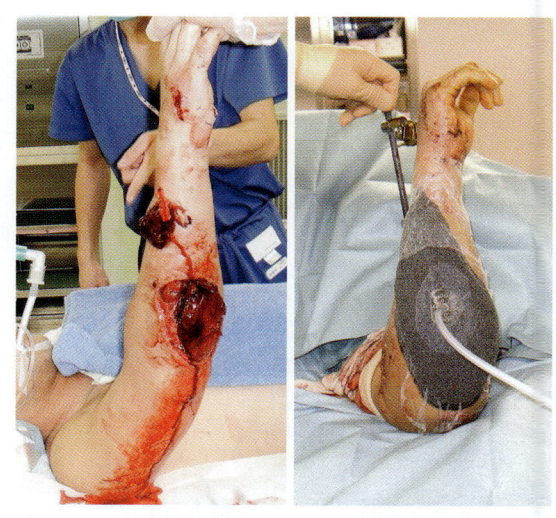

図 37-7　前腕後面開放創に対する陰圧閉鎖療法

滲出液の吸水に優れている（図 37-6）.

　褥瘡や皮膚潰瘍において，創面に感染や壊死組織がある場合はポビドンヨードと白糖軟膏，あるいはスルファジアジン銀を用いる. 前者はヨウ素の酸化作用による殺菌と白糖の浸透圧によりバイオフィルム形成が抑制され，後者は銀イオンによる殺菌効果がある. 創面に肉芽形成がある場合は，bFGF スプレー，プロスタンディン軟膏などを用いて肉芽形成を促進する.

Ⓔ 陰圧閉鎖療法

　難治性の創傷治療に用いられる技術であり，患部環境を被覆し管理された陰圧をかけることによって創傷治癒を促進させる. 被覆材を使用して創部を密閉し，吸引ポンプに接続する. 創傷からの滲出液はすべて排液容器に収集される. 創の保護，肉芽形成の促進，滲出液と感染性老廃物の除去を図り，創傷治癒の促進を目的とする. 感染の発症率を低くし，その後の創閉鎖に皮弁を用する率を軽減する効果がある. 創傷治癒促進機序としては，陰圧と吸引により，創部の血流の増加，サイトカインの放出，マトリックスメタロプロテアーゼ（MMP）の除去，細菌数の減少などが挙げられる（図 37-7）.

❸ 褥瘡の処置

病態

　褥瘡 pressure sore は身体に持続的な圧力や摩擦力が加わり，骨と皮膚表層の間の軟部組織の血流が低下・停止し，皮膚およびその周辺組織が不可逆的な阻血障害に陥った状態をいう. 加齢，低栄養，神経麻痺，意識障害などが発生の誘因とな

る. 長時間の仰臥位では仙骨部，後頭部，脊椎棘突起部，踵部に発生しやすく，側臥位では大転子部，坐位では坐骨結節部に発生しやすい. またギプス，副子，あるいは牽引時の包帯による圧力や摩擦力が要因となり，肘頭，橈骨あるいは尺骨の茎状突起，腓骨頭，足関節の内果や外果などにも発生しやすい.

診断

　圧迫要因を除去しても皮膚の発赤が消退しない場合は褥瘡発生を疑う. 壊死の深達度により以下のように分類される.

・Ⅰ度：傷害が表皮にとどまっており，局所皮膚の発赤，水疱，表皮剥離が生じた状態.
・Ⅱ度：真皮までの皮膚欠損（皮膚潰瘍）.
・Ⅲ度：皮下組織・脂肪に達する欠損.
・Ⅳ度：筋肉や骨まで露出した状態（図 37-8）.

治療

　褥瘡は予防と早期発見が肝心である. 予防の基本は，除・減圧（支持面の調整と体位変換），皮膚面の保湿と清潔，栄養管理である. 安静臥床の患者には２時間に１回の仰臥位と側臥位の体位変換を行う. 側臥位をとる際は，殿筋で身体を支え接触面積を広げることができる30°側臥位とする. 脊髄損傷患者で長時間の車椅子乗用や坐位を要する場合は頻回のプッシュアップを励行する. 体圧分散寝具，クッションなどを用い骨突出部への荷重の集中を避ける. Ⅰ・Ⅱ度の褥瘡は，圧迫の除去，創面の湿潤環境の保持，感染のコントロール

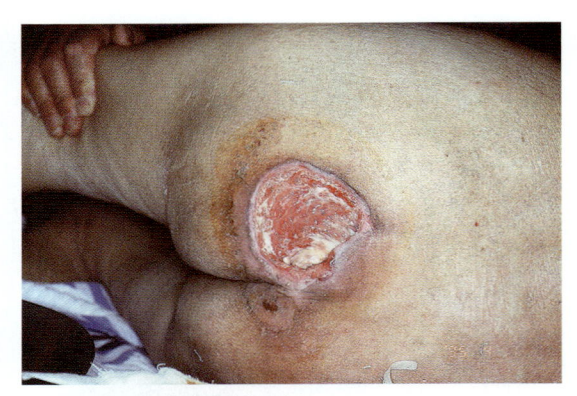

図37-8　仙骨部褥瘡（Ⅳ度）
露出した仙骨を肉芽組織が覆っている.

デブリドマンを行い上皮化を促進させる. Ⅲ・Ⅳ度では単純縫縮, 遊離植皮, 局所皮弁, 筋皮弁などの手術治療を創面の大きさ, 深さ, 部位により選択する. これらの手術に際しては術前に栄養状態の改善と術後の再発予防対策が必要である.

Ⓑ 筋・腱損傷
musculotendinous injury

❶ 開放性筋・腱損傷

各種の皮膚損傷が筋肉に及んで, 筋肉の開放性損傷を生じる. 腱損傷は手指の外傷においてしばしば遭遇する. 特に, Zone Ⅱの屈筋腱損傷は正しい知識と技術が要求される（➡481頁参照）.

❷ 閉鎖性筋・腱損傷

Ⓐ 筋断裂
muscle rupture

筋断裂はその名のとおり筋肉線維の損傷・断裂で, Ⅰ度（微細な断裂）, Ⅱ度（より大きい断裂）, Ⅲ度（完全断裂）に区分される. 肉ばなれ（筋挫傷, muscle strain）とよばれるのはⅠ度がほとんどである. Ⅰ・Ⅱ度を不全断裂, Ⅲ度を完全断裂と分類する場合もある.

不全断裂, 完全断裂どちらの場合も直接的な原因としては, 急激な筋肉の過伸展, 筋肉を伸ばすような衝撃が挙げられる. 間接的な要因としては,

筋肉の柔軟性の不足, 拮抗筋の筋力バランスの不良, ストレッチ不足などが挙げられる. 疾走, ジャンプの着地, ラグビーなどのコンタクトスポーツによる大腿四頭筋断裂, 短距離走, サッカー, ラグビー, テニス, 野球などで停止からダッシュする動作で生じる大腿二頭筋（ハムストリングスhamstrings）断裂, テニス中に生じる腓腹筋断裂（テニス脚症候群 tennis leg syndrome）などの頻度が高い.

治療

断裂部位をそのまま放置すると瘢痕組織が入り込み治癒する. 断裂部のギャップが少なくなるような肢位で固定することが, 瘢痕組織の形成を少なくし再断裂の予防につながる. 手術療法の場合は断裂筋を吸収糸で縫合する.

Ⓑ 腱断裂
tendon rupture

スポーツ外傷のほか, 腱の退行性変性, 関節リウマチ, 変形性関節症, 化膿性炎症, 骨折などによって生じる. 肩腱板, 上腕二頭筋の長頭腱, 膝蓋腱, アキレス腱に好発する. 手指の伸筋腱の終止腱（槌指）, 長母指伸筋腱（橈骨遠位端骨折後）, 環・小指の総指伸筋腱（関節リウマチ, 遠位橈尺関節症に伴う）, 中・環指の深指屈筋腱（ラグビー, バスケットボールによる）（➡879頁参照）などがある.

1 ● アキレス腱断裂

アキレス腱断裂は患者が整形外科医を受診しないと見逃されることがあり, 階段の昇降, つま先立ちが不能のまま長期間経過して, 陳旧性となることも少なくない.

症状

アキレス腱断裂の好発年齢は30〜40歳代でスポーツによる受傷が多い. 発生の基盤に腱の変性が存在していると考えられている. 下記の所見が認められる（**図37-9**）.

- **疼痛**
  断裂部に一致して存在する.
- **断裂音**
  受傷した本人が自覚する.
- **跛行**
  歩行は可能なこともあるが, つま先立ちは不可

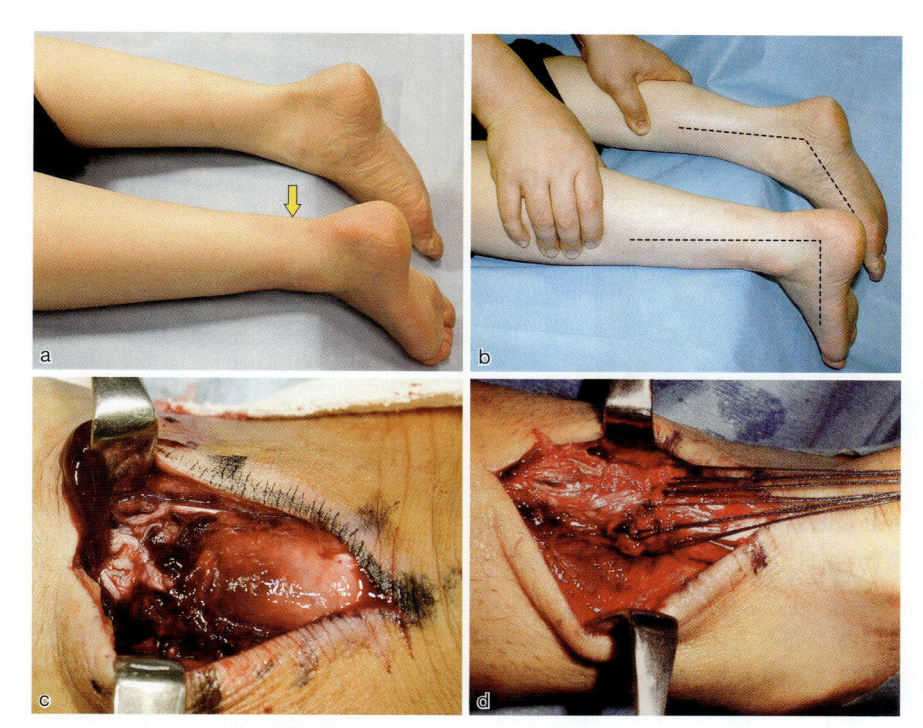

図 37-9　左足アキレス腱断裂
a. アキレス腱のレリーフの消失.
b. Simmonds テスト. 左足では下腿三頭筋をつまむと底屈運動がみられない.
c. 縫合前.
d. 縫合後.

能となる.

・アキレス腱レリーフの消失

　健側と比較すると明らかで，不全断裂ではこれを認めない.

・断裂部の陥凹

　新鮮完全断裂ではこれを触知する. 陳旧例では瘢痕で埋まるため陥凹が不明瞭となる.

・Simmonds（シモンズ）テスト，Thompson（トンプソン）テスト（📹⑱）

　前者では腹臥位にし，後者では膝立ての状態で足部をベッドの端から出す. 下腿三頭筋の筋腹をsqueeze（搾るようにきつく握る）する. このテストで足関節の底屈運動がみられなければ腱断裂が示唆される（**図37-9**）.

〔治療〕

　アキレス腱断裂の治療には手術による腱縫合療法とギプスや装具固定による保存療法がある. 腱縫合は腱の断裂端を寄せて，Kessler（ケスラー）変法，Kirchmayer（キルヒマイヤー）法と，中枢断端を内外側の2束にして末梢断端を挟み込む

triple bundle 法がある. 最近は背屈制限装具を用いた保存療法の良好な成績が報告されている（**図37-10**）.

2 ● その他の腱断裂

　膝蓋腱断裂は断裂部の陥凹が認められ，膝蓋骨が近位に移動している. 上腕二頭筋腱長頭断裂は結節間溝での変性断裂が多い. 上腕二頭筋の筋腹部の筋ヘルニア様腫瘤が視診で観察され診断は容易である.

❸ 壊死性筋膜炎

　四肢，腹部，会陰部の筋膜壊死が急激に発症し，全身症状が急速に悪化する感染症である. 特にA群溶血性連鎖球菌によるものは若年健康人にも発症し，敗血症によるショック症状，播種性血管内凝固症候群（DIC），多臓器不全を引き起こし，致死率は約30%とされる. 緊急に起炎菌の同定を行い感受性のある抗菌薬を投与し，病変部の徹

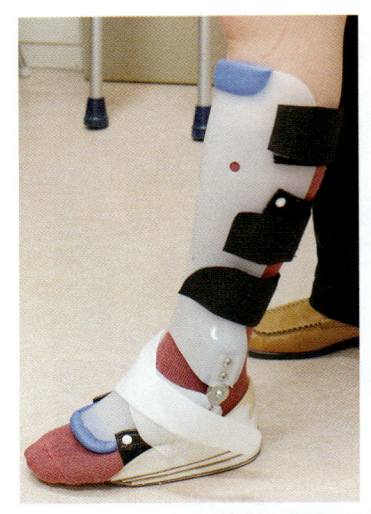

図 37-10　アキレス腱断裂の保存療法
受傷後約 1 週間で背屈制限装具による早期運動療法を開始する.

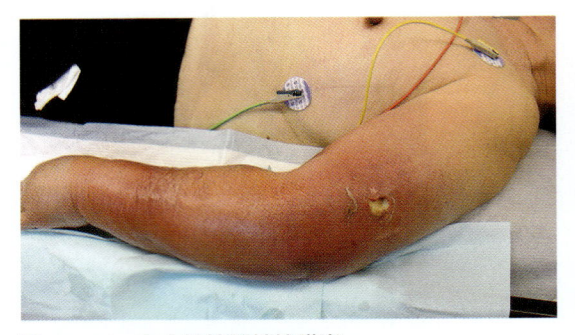

図 37-11　左上肢壊死性筋膜炎
左上腕中央から手にかけて皮膚壊死と水疱形成が急速に進行した. 発症後 12 時間で徹底的なデブリドマンを行い救命した.

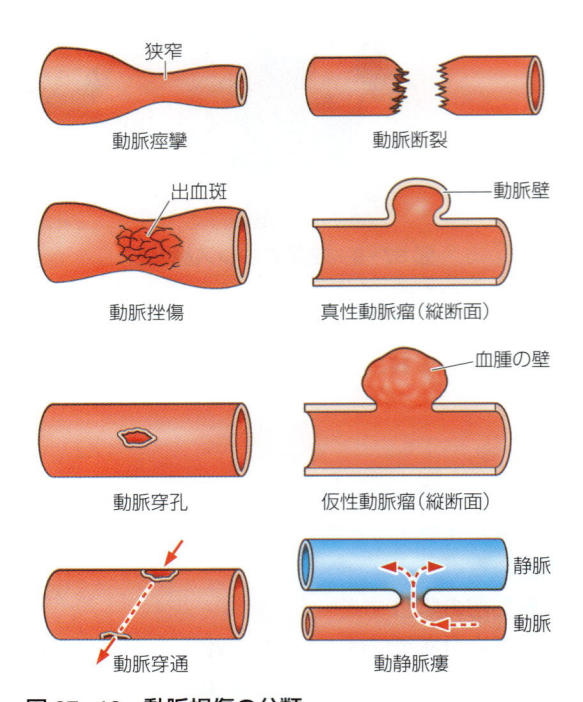

図 37-12　動脈損傷の分類

底的なデブリドマンを要する. 切断, 関節離断せざるを得ないこともある(**図 37-11**). A 群溶血性連鎖球菌のような好気性菌以外に, クロストリジウムなどの嫌気性菌が起炎菌であることもあるため, 起炎菌の同定においては必ず嫌気性培養も行う.

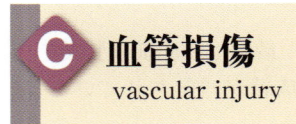

C　血管損傷
vascular injury

　一般的には動脈損傷が主体で, 静脈損傷の修復が必要となる外傷は限られている. 労働災害, 交通事故, 医原性事故などによる種々の程度の外傷に際して, 閉鎖性または開放性の血管損傷が生じる.

1　動脈損傷
arterial injury

分類

　完全損傷とは動脈の一部または全周にわたって連続性が絶たれているものをいい, これには動脈裂創 arterial laceration, 動脈断裂 arterial transection, 動脈穿孔 arterial perforation, 動脈穿通 arterial penetration がある. 不全損傷には動脈痙攣 arterial spasm と動脈挫傷 arterial contusion がある(**図 37-12**).

　動脈痙攣は動脈壁に外力が加わって外膜の交感神経が刺激され, その平滑筋が収縮することによって動脈内腔が狭くなるもので, 時に完全に血液が流れなくなる. 動脈挫傷は骨折に伴う圧挫によるものが多い. 内膜損傷を伴うためしばしば血栓を形成している.

　動脈挫傷や穿孔などの陳旧化したもののなかには, 真性動脈瘤 true aneurysm または仮性動脈瘤 false aneurysm を形成する場合がある(**図 37-13**). また隣接する静脈と同時に穿通損傷を受けて, 後に外傷性動静脈瘻 traumatic arteriovenous fistula に発展することもある. 真性動脈

37
軟部組織損傷

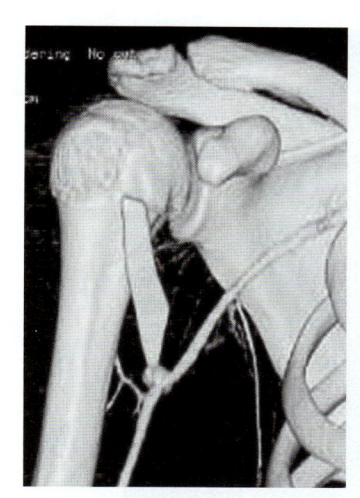

図 37-13 刺創により遺残したガラス片による腋窩動脈穿孔と仮性動脈瘤形成（金谷 原図）

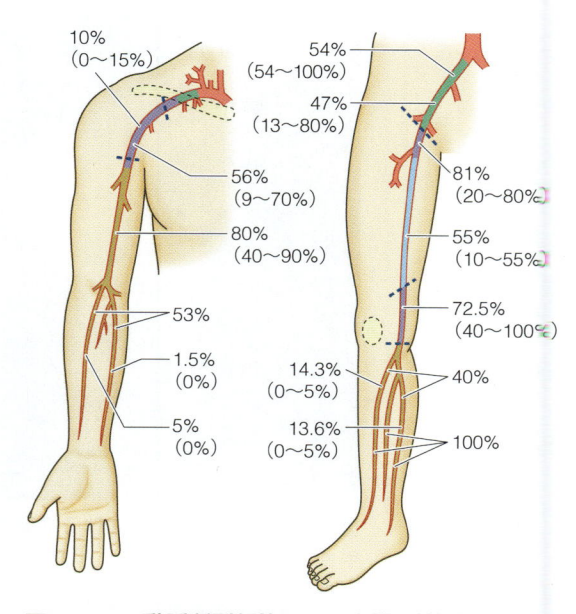

図 37-14 動脈断裂部位による末梢の壊死率
〔山野慶樹（編著）：骨折と外傷. p65, 金原出版, 2000 より改変〕

瘤は血管壁の挫傷により壁に脆弱部を生じ，動脈圧によって次第に壁の一部が拡張し動脈瘤に発展するものであり，仮性動脈瘤は動脈壁にできた穿孔の周囲に形成された血腫が動脈瘤のごとく腫大するものである．したがって，仮性動脈瘤の場合には，動脈瘤の壁に組織学的な動脈壁構造はみられない（➡図37-12）．

局所症状

開放創があって主幹動脈が損傷されたときは，創からの拍動性の鮮血の流出がみられる．閉鎖性の場合は内出血と浮腫のためかなりの腫脹がみられ，皮膚表面から拍動を伴って次第に増大する拡張性血腫を認めることがある．

末梢症状

動脈損傷の典型的な症状としては，動脈拍動の消失または減弱 pulselessness，蒼白 pallor，疼痛 pain，感覚異常 paresthesia，および麻痺 paralysis があり，「5 P's」とよばれている．そのほか，四肢末梢のチアノーゼ cyanosis がみられる．感覚障害は通常の解剖学的皮膚感覚支配図とは一致しない．上肢では手袋状，下肢では靴下状の感覚障害がみられるため，単一の神経損傷による感覚障害との鑑別は容易である．運動障害は損傷された動脈によって異なるが，例えば膝窩動脈損傷では長母趾伸筋が侵されやすく，母趾の伸展が不能となる．

病勢の進行とともに完全感覚麻痺を生じ，筋肉も麻痺して筋拘縮あるいは硬直状態になる．時に皮膚に紅斑や水疱形成を生じることもある．この

ような所見がそろえば，阻血状態は不可逆的であると判断してよい．

上肢では側副血行路が発達しているので，主幹血行路が損傷されても末梢が壊死となることはきわめて少ない．しかし，肘関節高位での骨折・脱臼，開放創で上腕動脈が損傷されると，末梢が壊死をきたす危険性がある（図37-14）．上肢と異なり，下肢では主幹動脈が損傷されると末梢部が壊死に陥る可能性はより高くなる．特に膝窩動脈が閉塞すると40％に末梢部壊死をきたす．膝関節脱臼に伴う膝窩動脈損傷はその典型的なものである（図37-15）．

全身症状

主幹動脈損傷があればかなりの内・外出血がある．そのため受診時すでに出血性ショックに陥っているか，それに近い状態にある．

治療

血管損傷の治療においてはまず全身管理を優先する．出血創があれば圧迫と挙上により止血する．静脈路を確保して直ちに輸液・輸血を行う．

動脈損傷で末梢の拍動が消失していれば，全身麻酔下に損傷血管の修復・血行再建を行う．血行再建に際して最も重要なことは，受傷から血流再開までの時間，すなわち阻血時間である．長時間阻血状態に置かれた四肢に安易に血行を再開する

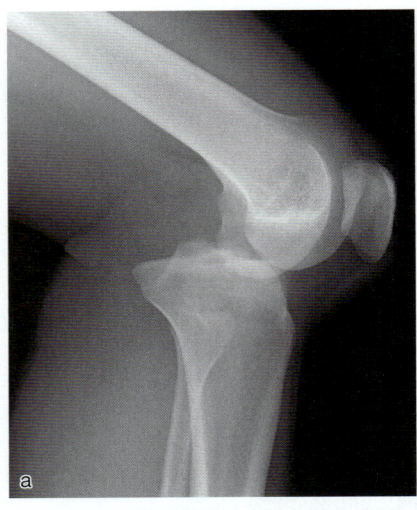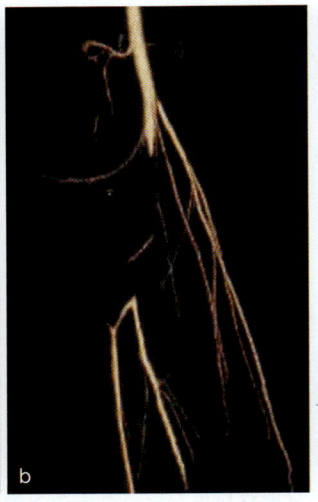

図 37-15　膝関節脱臼に伴う膝窩動脈損傷
a. 単純Ｘ線側面像.
b. 膝部 3D-CTA. 膝窩動脈は膝関節部から前脛骨動脈と後脛骨動脈に分岐する近位までの範囲で血流が途絶している. 本例では7cmの大伏在静脈移植を行い血行を再建した.

と，阻血状態の組織中において産生・蓄積された有害な嫌気性代謝産物が急速に循環血中に流入して，急性心・腎不全をきたし患者を死亡させる危険がある. 動脈損傷の血行再建可能な時間的限界を "血行再建の最適期"（golden period または golden time）といい，常温下で6〜8時間とされている.

Advanced Studies

損傷血管の修復・血行再建

血行再建術は拡大鏡視あるいは顕微鏡視下で行う. 血管吻合の可能性を考えてマイクロサージャリー用の手術器具を用意しておく. 動脈損傷肢であっても空気止血帯を装着しておき，状況に応じて使用する. 静脈移植を想定して，血行再建を行う患肢とは別の下腿の大伏在静脈，あるいは小伏在静脈を採取できるように準備しておく.

動脈損傷部を露出して，その損傷程度を顕微鏡下に調べる. 動脈壁の損傷がなく動脈壁の硬化と動脈径の縮小があれば，動脈痙攣を疑い局所にパパベリン塩酸塩あるいは

10% リドカインを滴下して，その周囲を体温に近い生理食塩水で包んで待機し動脈痙攣の消退を待つ. それでも寛解しないときは外膜剝離を行う. 外膜下血腫がみられるときは血栓が形成されていることが多い. 血栓を除去しても血行が再開しない場合は，動脈の中・内膜損傷の存在が強く疑われ，損傷部の血管切除をして，それぞれの断端から勢いよく出血することを確認する. 末梢側にはかなり長い範囲に血栓が詰まっていることが多いので注意する. 端端吻合では緊張が強い場合は，躊躇なく静脈移植を行う.

D　靱帯損傷
ligamentous injury

靱帯は主として水，Ｉ型・Ⅲ型コラーゲンからなり，強大な外力に対抗できるようになっている. 関節包の外層は線維層，内層は滑膜層であるが，線維層の一部が束状に肥厚したものを関節包靱帯 capsular ligament とよぶ. 関節包の内外で独立して存在する靱帯を関節内靱帯と関節外靱帯とよぶ. 靱帯が骨に付着する部位では，膠原線維から線維軟骨，石灰化線維軟骨を経て骨に移行している. このような構造の関節に生理的可動域を越えた運動が強制された場合には，種々の程度に靱帯損傷をきたす. これを一般に捻挫 sprain とよぶが，あくまでも骨折や脱臼を伴わず，関節構成体

やってはいけない医療行為

四肢の動脈性出血は通常は圧迫と挙上で止血される. 止血を急ぐあまり救急処置室にて出血部を盲目的に鉗子などで挟んではならない. なぜならば動脈に隣接する神経に損傷を及ぼす可能性，あるいは縫合可能な主要動脈を縫合不可能にする可能性があるからである.

間に解剖学的乱れがないものに限られる．捻挫はスポーツ外傷としてみられることが多く，好発部位は足関節，次いで膝関節，肩関節，肘関節，手指の関節である．

分類

・第1度捻挫 mild sprain

靱帯の一部線維の断裂で，関節包は温存されている．

・第2度捻挫 moderate sprain

靱帯の部分断裂で，関節包も損傷されることが多い．時には線維が引き伸ばされた状態になることもありうる．

・第3度捻挫 severe sprain

靱帯の完全断裂で，関節包断裂を伴う．

症状

第1度では自発痛，圧痛，軽度の腫脹と疼痛による運動制限を認めるが，関節血症はない．第2度ではさらに関節血症，軽度の異常可動性を認める．第3度になると第2度の症状のすべてが強く，特に異常可動性，すなわち関節の不安定性が特徴的である．圧痛は断裂部に強い．異常可動性は関節にストレスをかけて検査するが，疼痛が激しいとストレスで患者は反射的に力を入れるので，異常を証明できないことがある．このようなときには局所麻酔や伝達麻酔によって疼痛を和らげてから検査する．関節の不安定性の客観的評価では，このようなストレス負荷時のX線像を健側と比較する．靱帯の骨への付着部に骨片を認めるときは靱帯付着部の裂離骨折である．

治療

臨床所見，特に異常可動性の有無により靱帯損傷の程度を判定し，それに基づいて保存療法か手術療法かを決める．

保存療法としては一般に安静 **r**est，冷却 **i**ce，圧迫 **c**ompression，高挙 **e**levation の RICE 療法が用いられる．氷嚢で冷却して出血，腫脹を防ぎ，弾力包帯による圧迫で血腫の増大を防ぐ．高挙により静脈やリンパの還流をよくし，腫脹を防止する．さらに安静を保つ意味も含めてテーピング，副子やギプスで固定する．固定中もできる限り筋肉の等尺性収縮運動を励行し，固定除去後は速やかにリハビリテーションに移行する．靱帯断裂が陳旧例になり，不安定性による愁訴が残った場合は再建術が考慮される．

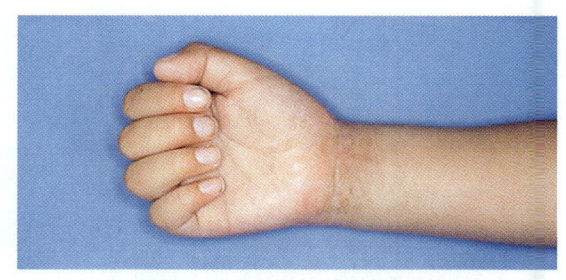

図 37-16　上腕骨顆上骨折に合併した Volkmann 拘縮（5歳男児）
手指は自動的にも他動的にも屈伸できない．

E　区画症候群
compartment syndrome

四肢の骨，筋膜，骨膜によって構成される区画（コンパートメント）の内圧が何らかの原因によって上昇し，神経障害や筋壊死に至るものである．

区画内圧が上昇する機序としては，区画内の容量そのものが増大する場合と，圧迫などにより区画の容量が減少する場合がある．急性と慢性の発症形態があり，急性区画症候群の原因としては，骨折，外傷性の筋肉内出血，長時間の圧迫（ギプス，圧迫包帯，身体や重量物の下敷き），動脈損傷（血行再建後），全周性の四肢熱傷，ハチや毒蛇による咬創などがある．慢性区画症候群の原因としては，長距離走，重量挙げ，スポーツ動作の反復運動（サッカーのシュート，ボール投げ，スイングなど）による筋腫脹がある．前腕では Volkmann（フォルクマン）拘縮で知られる掌側区画に最も多く発症する．小児の上腕骨顆上骨折（➡ 485 頁，819 頁参照）に続発することが多い（**図 37-16**）．また，下腿では前方区画に発症しやすく，前脛骨筋症候群 anterior tibial compartment syndrome とよばれる（**図 37-17**）．

病態

区画内圧が上昇したために動脈の攣縮をきたして動脈血流が減少し，組織の血行障害を招いて筋肉と神経の壊死を生じる．さらに内圧の上昇は静脈圧の増大を招き，循環障害を助長し，阻血による毛細血管の透過性亢進，血管外への滲出液漏出も加わって，区画内圧はさらに上昇するという悪循環となる．

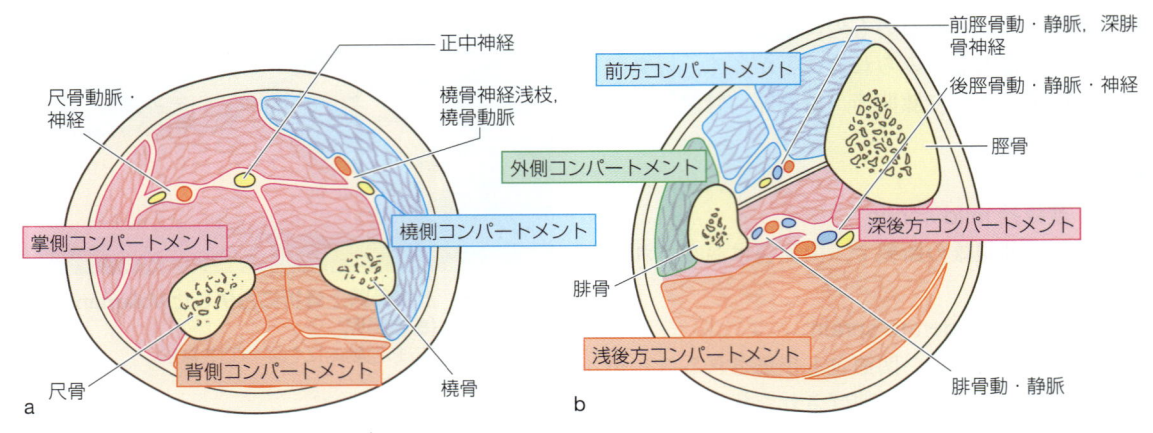

図37-17　区画（コンパートメント）
a. 前腕の区画（前腕中央横断図），b. 下腿の区画（下腿中央横断図）.

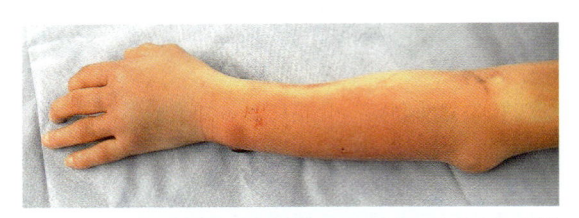

図37-18　橈骨遠位端骨折後24時間で発症した前腕背側，掌側区画症候群
疼痛と前腕背側，手背に著明な腫脹と水疱形成を認める．橈骨動脈の拍動は触知可能である．手指の他動伸展で疼痛を訴える．背側区画圧は29 mmHgでありただちに筋膜切開，創外固定を行った．

症状

　急性区画症候群の初発症状としては局所の著しい疼痛が最も多い．罹患区画を中心として患肢の腫脹があり，時に水疱形成を認める（図37-18）．症状としては前述した四肢阻血徴候の「5P's」のうち，疼痛 pain，錯感覚 paresthesia，麻痺 paralysis に加えて，区画内の筋の他動伸展時の疼痛増強 passive stretching pain は初期症状として重要である．動脈拍動の消失 pulselessness がみられた場合，組織に不可逆的変化が生じている可能性が高く緊急の処置を要する．慢性区画症候群では運動開始後徐々に症状が出現し，運動を中止すると軽快する．絞扼性末梢神経障害，疲労骨折などとの鑑別を要する．慢性区画症候群では運動開始後徐々に症状が出現し，運動を中止すると軽快する．絞扼性末梢神経障害，疲労骨折などとの鑑別を要する．

診断

　肘・前腕あるいは下腿の外傷，運動後に著しい疼痛と局所の腫脹がある場合は本症の発生を疑う．前腕の掌側区画症候群では指の他動伸展による疼痛の増強が特徴的である．区画内を走行する神経の虚血症状として感覚鈍麻と運動麻痺が出現する．すなわち前脛骨区画症候群では，前脛骨筋，長母趾伸筋の機能障害に加えて深腓骨神経領域，すなわち母趾と第2趾の背側の趾間の皮膚に感覚障害をきたす．

　疼痛の増強，神経麻痺の出現と進行，passive stretching pain の存在により本症が明らかである場合，あるいは意識レベルの低下によりこれらの所見を適切に評価できない場合，直ちに区画内圧を測定し診断を確定する．

> **NOTE　区画（コンパートメント）症候群の "T＋5P 徴候"**
>
> 　動脈閉塞（阻血）による患肢血行障害と，区画内圧上昇による区画症候群は共通点も多いが，臨床所見は大きく異なる．阻血では循環虚脱が生じ皮膚は蒼白 pallor となり緊張が低下する（prostration）．一方，区画症候群では皮膚は赤褐色となり緊張し水疱を形成し（tens & blister），さらに他動伸展（区画内圧が上昇）による激痛 passive stretching pain が特徴的である．そのため区画症候群では四肢阻血徴候 5P's のうち区画症候群ではみられにくい pallor を除き，特徴的な tens & blister と passive stretching pain を加えた "T＋5P 徴候"（tens & blister, pain, passive stretching pain, paresthesia, paralysis, pulselessness）という表現を推奨する意見もある．なお阻血の 5P 徴候のうち疼痛 pain，錯感覚 paresthesia，運動麻痺 paralysis は両者に共通するが，阻血で初期からみられる脈拍消失 pulselessness は，区画症候群では末期までみられない点に注意する．

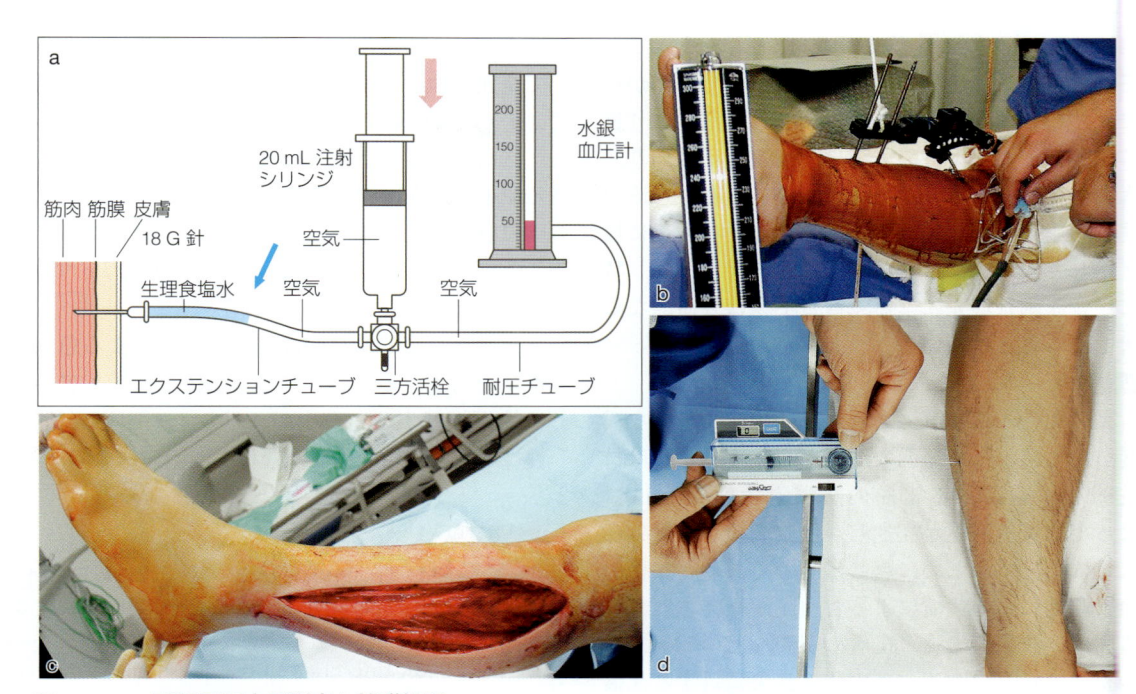

図 37-19　下腿区画内圧測定と筋膜切開（獨協医科大学越谷病院整形外科 大関 覚氏より提供）
a. needle manometer 法（Whitesides 法）による筋区画内圧測定. 延長チューブの液面が穿刺部と同じ高さになるように固定し，シリンジに圧をかけていきエクステンションチューブ内の生理食塩水と空気の境界面（青矢印）が動き出す瞬間の血圧計の圧を読みとる.
b. 左脛骨骨折例の前脛骨区画内圧を needle manometer 法で計測している.
c. 下腿筋膜切開. 腓骨後縁に沿った 1 つの皮膚切開で 4 つの区画を開放している.
d. 携帯型区画内圧モニターキットで下腿前方コンパートメントの内圧を計測している.

区画内圧測定

　従来から用いられてきた needle manometer 法（Whitesides 法）を示す（図 37-19a, b）. 局部の皮膚を消毒し，神経・血管の走行部位を避けて疑われる筋膜を皮膚から 18 G 針で穿刺する. 通常，筋膜を貫くと急に抵抗がなくなる. チューブ内の生理食塩水の液面が刺入部と同じ高さとなるように固定する. 三方活栓をすべて開放とし，空気を入れたシリンジに圧をかけていく. エクステンションチューブの液面が動く瞬間の圧力が区画内圧を反映しており，これを水銀血圧計で計測する. 最近はより簡便な携帯型区画内圧モニターキットが市販されており，使いやすい（図 37-19d）.

治療

　筋肉は 6～8 時間以上阻血状態が続くと不可逆的変化を生じる. そこで，前述した臨床症状・所見から急性区画症候群が疑われれば，緊急に筋膜切開を行う. 区画内圧測定値による筋膜切開の適応は，30～45 mmHg 以上あるいは拡張期血圧か

ら 20～30 mmHg を引いた値以上を示した場合とされている. 筋膜切開では，皮膚を含めて目標とする区画全長にわたり十分に筋膜を切開する（図 37-19c）. 慢性区画症候群でスポーツ活動の継続を希望する場合も，筋膜切開の適応がある.

　急性区画症候群で阻血が 8 時間以上続いた場合は，神経障害，筋壊死による麻痺と拘縮が生じ予後は不良である. このような陳旧例では，壊死筋の種類とその程度によって壊死筋の切除術，筋スライディング手術，腱移行術，神経剥離術，神経血管柄付き遊離筋移植術，皮膚形成術などを組み合わせた機能再建術が行われる.

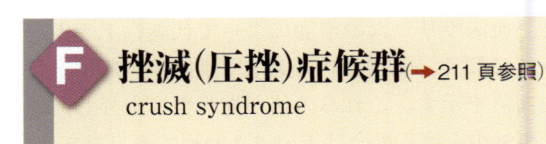

F　挫滅（圧挫）症候群（→ 211 頁参照）
crush syndrome

　重量物などによって四肢，骨盤あるいは腹部が長時間圧迫された後，これを取り除いた場合に起

こるショック様の症状に始まる一連の病態である。地震による建物の倒壊や交通事故で身体が挟まれて起こることが多い。圧迫された部位より遠位の循環障害によって広範に筋肉が壊死に陥り，大量のミオグロビンやカリウムが筋組織から流出する。圧迫が解除されると，これが全身循環に放出されて致命的な臓器障害を招くことがある。特に，腎尿細管壊死による急性腎不全は致命的な障害となることが多い。

症状

長時間の圧迫が解除されると，局所の著明な浮腫，出血によって急激な腫脹が起こる。これは持続的な圧迫による組織の無酸素状態 anoxia によって血管透過性が亢進し，血漿成分が血管外に大量に漏出するために起こるものである。末梢の血管収縮による代償によって血圧が維持されている間は，蒼白，冷感，皮膚の湿潤などのショックの初期症状を呈する。この体液喪失に対する代償機構が働かなくなると，急速に血圧が低下しショックの第二相に進展する。尿量が減少し濃厚となるので，毎日の尿量に留意し，尿の外観を観察することが大切である。この時期を大量の電解質や血漿製剤の輸液によって離脱して，血圧が上昇し安定すると，増加した尿中にヘモグロビン，ミオグロビン，アルブミンが検出され，クレアチニン値が上昇し，色素の沈渣が排出されるようになる。破壊された組織から放出された乳酸塩やリン酸塩によって，尿は強く酸性に傾く。

一方，局所は 4～5 日後までに著しく腫脹し，水疱や出血斑が出現する。筋肉や神経の循環障害と壊死のため四肢遠位の感覚は低下し，種々の程度の麻痺が出現する。腫脹が極限に達すると末梢血管の拍動も触れなくなる。

検査所見

肉眼的血尿がなくても，RIA 法によって尿中ミオグロビンが証明される。急性腎不全になると，血中尿素窒素（BUN），リンおよびクレアチニン値が増加し，血中ミオグロビンが異常に増加する。また血清カリウムの増加によって代謝性アシドーシスに傾く。筋区画内圧は拡張期血圧の 2～3 倍の高値を示す。これらの値が進行性に上昇し，尿量の減少を伴う場合は予後はきわめて不良である。

治療

初期のショックに対しては，輸液はカリウムを含まないものを用いる。すでに血液濃縮があるので全血輸血は行ってはならない（➡724 頁，「外傷性ショック」項参照）。

区画症候群をきたした場合，緊急筋膜切開による減圧を行う（➡755 頁参照）。また，壊死に陥った筋肉に感染を起こすと菌血症によって致命的になることが多いので，壊死部の十分なデブリドマンと適切な抗菌薬の全身投与を行う。

ミオグロビン結晶が沈着することによる急性腎不全を防止するため，血液の pH を補正しアルカリ性に維持する。血中のカリウム，BUN が進行性に増加する場合は血液透析を開始すべきである。

● 参考文献

1) Azar FM：Traumatic disorders. In：Canale ST, ed：Campbell's operative orthopaedics, 10th ed. vol. 3. pp2449-2493, Mosby, Philadelphia, 2003

2) Barnes MR：Accuracy in the measurement of Compartment Pressures：A comparison of three commonly used devices. J Bone Joint Surg Am 87：2415-2422, 2005

3) 古府照男，他：アキレス腱断裂．①保存療法．山本晴康（編）：整形外科 Knack & Pitfalls. 足の外科の要点と盲点．pp112-117，文光堂，2006

4) 加藤博之，小林博一，和田典子：手指開放創の救急処置．骨・関節・靭帯 10：1227-1235，2003

5) Lea RB, Smith L：Non-surgical treatment of tendo Achilles rupture. J Bone Joint Surg Am 54：1398-1407, 1972

6) Matsen FA Ⅲ：Compartment Syndromes. Grune and Stratton, New York, 1980

7) 松岡哲也，小野秀文：筋区画内圧の測定と筋膜切開．救急医学 30：1427-1433，2006

8) Mubarak SJ, Carroll NC：Volkmann's contracture in children：aetiology and prevention. J Bone Joint Surg Br 61：285-293, 1979

9) 日本整形外科学会：ケガをしたときのスポーツ医へのかかり方．ブックハウス・エイチディ，2005

10) 日本整形外科学会診療ガイドライン委員会，アキレス腱断裂ガイドライン策定委員会（編）：アキレス腱断裂診療ガイドライン．南江堂，2007

11) O'Donoghue DH：Treatment of Injuries to Athletes, 4th ed. WB Saunders, Philadelphia, 1984

12) Simon RR, Sherman SC：Emergency Orthopaedics：The extremities, 6th ed. McGraw-Hill Professional, New York, 2011

第38章 骨折・脱臼

診療の手引き

- [ ] **1.** 骨折の診断は骨折の可能性を考えることから始まる．受傷原因，痛み，受傷した手足を動かせるかどうか，異常な肢位や変形の有無などから，骨折を疑う．

- [ ] **2.** 局所の診察で，加わった外力の方向・程度を的確に評価する．皮下骨折か開放骨折か，血管・神経の損傷の有無，隣接関節および臓器との関係，軟部組織損傷の程度を注意深く観察する．

- [ ] **3.** 限局した圧痛は，骨折だけでなく断裂した組織断端の重要な所見であるが，むやみに異常可動性や轢音を診るために動かすと，筋・神経・血管などの軟部組織の損傷を拡大する恐れがある．いきなり腫脹した部分の圧痛を調べることをしてはならない．圧痛検査は他の診断法で見通しを立ててから，確認の目的に限って実施する．

- [ ] **4.** 捻挫では関節周囲の損傷靱帯部に一致して圧痛があり，同じ方向のストレスを加えると疼痛が誘発される．関節中間位での軸圧痛はない．一方，骨折では軸方向への叩打痛，軸圧痛がある．亀裂骨折など不完全骨折では，局所の圧痛と軸圧痛以外に所見がないことがあるので注意を要する．

- [ ] **5.** 単純X線2方向撮影は治療法の選択のために不可欠である．関節部の骨折などの詳細な観察には，斜位撮影，機能撮影，CTが必要である．複雑な骨折では三次元CTが有用である．

- [ ] **6.** 神経・血管損傷を合併しやすい骨折を知り，その可能性に常に注意する．血管損傷が疑われる場合には迷わず血管造影を行う．

- [ ] **7.** 骨粗鬆症が進んだ高齢者では，明らかな外傷を自覚せずに骨折が起こることがある．また通常のX線像では骨折が明らかではなくても，脆弱性骨折が生じていることがある．

- [ ] **8.** 高齢者に多いのは，脊椎圧迫骨折，大腿骨近位部骨折（頚部骨折，転子部骨折），上腕骨近位端骨折，橈骨遠位端骨折などである．高齢者を長期臥床させると，種々の合併症を起こして寝たきりになるため，早期の日常生活復帰を第一の目的として治療を行わなければならない．

- [ ] **9.** わが国では1990年以降は小児虐待が増えている．病歴に見合わない骨折形態や，治癒過程の異なる複数の骨折がある場合は，本症を疑う．

成人の骨折と脱臼

肩関節部の骨折と脱臼

1 鎖骨骨折
fracture of the clavicle

原因

　上肢を伸展して倒れたり，肩を下にして転倒した場合の介達外力によって受傷する例が多い．どの年齢層においても頻度の高い骨折である．

病態

　鎖骨骨折では，中央 1/3 の骨幹部が約 80% を占める（図 38-1）．近位骨片は胸鎖乳突筋に引かれ上方へ，遠位骨片は上肢・肩甲骨の重さにより下方へ転位する．外側 1/3 の遠位端骨折は Neer（ニア）によって 3 型に分類されている（図 38-2）. type 2 は整復位の保持が難しい不安定型で，保存療法では癒合不全になりやすい．

症状，診断

　外傷の病歴と局所変形，疼痛，異常可動性で明らかである．時に腕神経叢の損傷を合併する．血管損傷は稀であるが，直達外力による骨折の場合には注意を要する．X 線診断では前後方向のほか，30° 仰角撮影（X 線を 30° 頭側に向けた撮影）を行って胸郭との関係をみておく．遠位端骨折では単純 X 線だけでなく CT で骨折型の確認を行

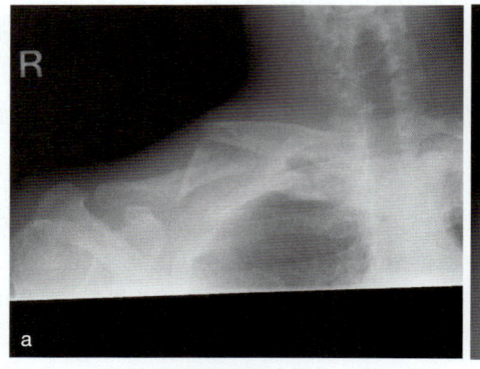
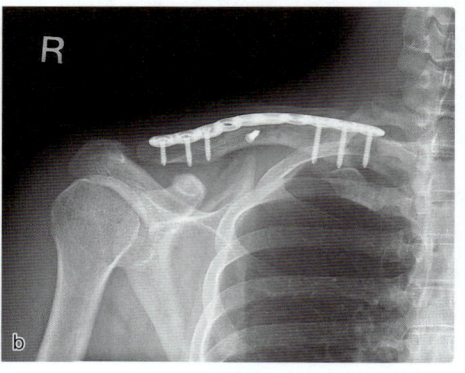

図 38-1　右鎖骨骨幹部骨折（30 歳男性）
a. 受傷時，b. 手術後.
良好な整復位が得られている.

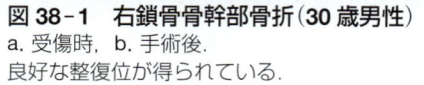
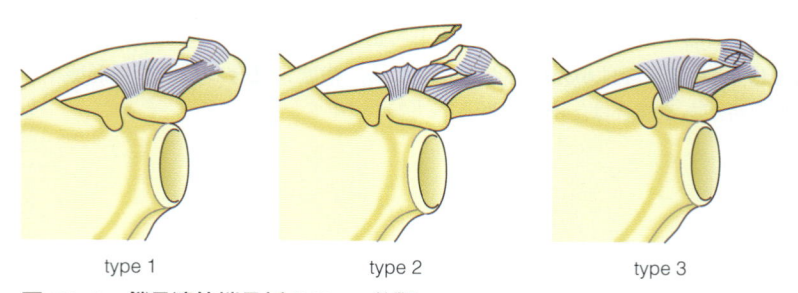

type 1　　　　　type 2　　　　　type 3

図 38-2　鎖骨遠位端骨折の Neer 分類
type 1：烏口鎖骨靱帯より外側の骨折で，転位は小さく安定型である.
type 2：烏口鎖骨靱帯の損傷があり，近位骨片の転位が大きい. 不安定型である.
type 3：鎖骨外側端の関節面の骨折. 鎖骨外側端の骨吸収や変形性肩鎖関節症の原因となる.

（Neer CS Ⅱ：Fracture of the distal clavicle with detachment of the coracoclavicular ligaments in adults. J Trauma 3：99-110, 1963 より）

い，烏口鎖骨靱帯付着部の損傷などを確認することで治療方針を立てる．

治療

保存療法の場合，胸を張り両肩を後方に引くことで鎖骨の変形を矯正して鎖骨バンドを装着する（図38-3）．約4週間で骨折部の不安定性がなくなればバンドを除去し，2～3週間90°以下の外転制限とする．20 mm以上の短縮や転位・粉砕が強い場合は，保存療法では変形癒合や偽関節の可能性が高いため手術療法が推奨されている．また若年者などで早期社会復帰が必要な場合も同様である．

2 肩甲骨骨折
fracture of the scapula

原因，病態

比較的頻度の低い外傷である．部位別にみると体部と頚部の骨折が多い．体部の骨折は直達外力を受けて生じ，胸郭の損傷を合併することもある．頚部の骨折は肩を打ちつけたときの介達外力による．関節窩骨折は脱臼に伴って起こることが多い．烏口突起骨折は肩鎖関節脱臼，鎖骨骨折などに合併する．

症状，診断

局所の圧痛，腫脹のほか，呼吸や肩関節運動で疼痛が増強する．X線撮影では，特に前後方向撮影像と肩甲骨Y撮影像が有用である．関節窩骨折ではCTで関節内骨折の形態を正確に把握する

必要がある．

治療

多くは保存療法が行われ患側上肢を三角巾で吊るのみでよい．疼痛に耐えられる範囲で，なるべく早期に上肢の運動を始めることが大切である．転位の著しい頚部骨折や関節窩骨折は手術適応である．

3 外傷性肩関節脱臼
traumatic dislocation of the shoulder

外傷性脱臼のなかで手指関節脱臼に次いで頻度が高い．脱臼した上腕骨骨頭の位置によって前方脱臼，後方脱臼に分ける．前方脱臼が90%以上を占める．

A 前方脱臼

原因

転倒や転落，スポーツの接触プレーなどで肩関節が外転・外旋，あるいは水平伸展されると，上腕骨骨頭はてこの作用で前方へ脱臼する．

病態，分類

前方の関節唇や関節包靱帯が関節窩から剥離し，時に関節窩前縁の骨折を伴う．骨頭の位置によって烏口下脱臼，鎖骨下脱臼，腋窩脱臼（垂直脱臼）に分けられるが，ほとんどは烏口下脱臼である．

症状，診断

外見上，肩関節外側の輪郭は丸みが消失して平

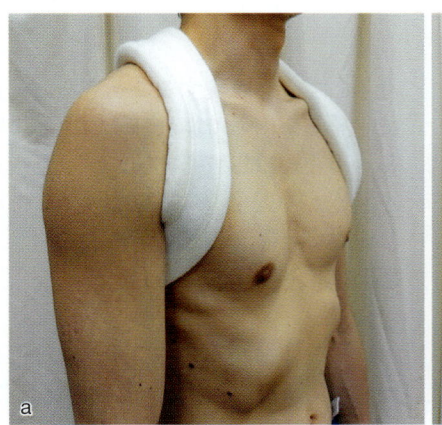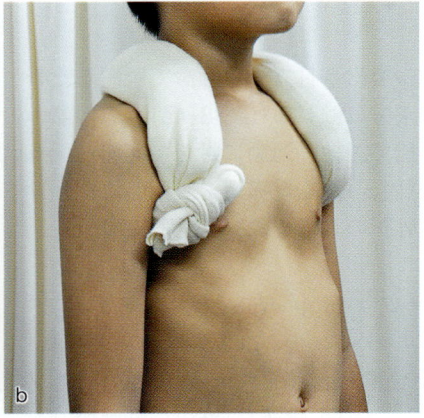

図 38-3　鎖骨骨折の保存療法
a. クラビクルバンド.
b. 小児では弾性包帯やストッキネットをたすき掛けしバンドの代わりとする.

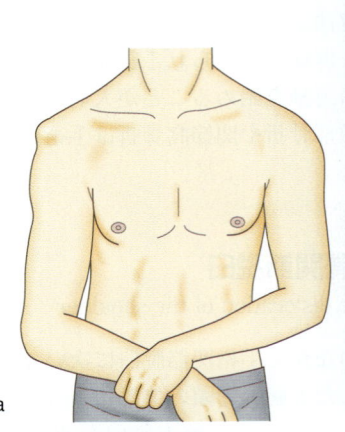
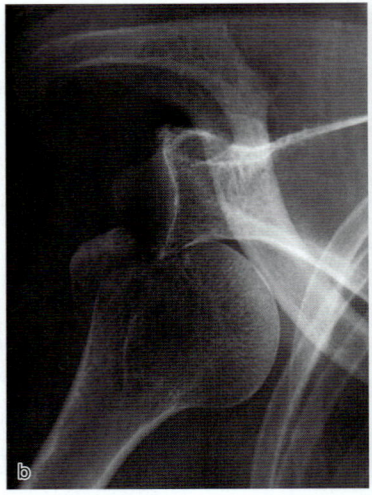
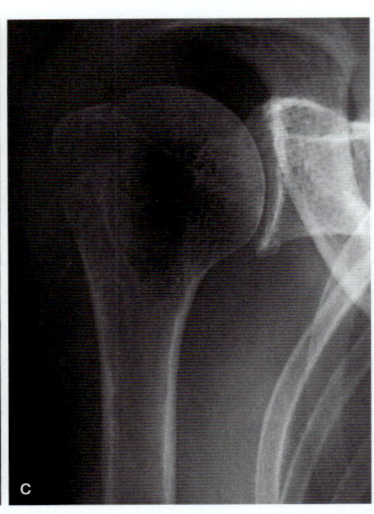

図 38-4　肩関節脱臼
a. 前方脱臼時の局所所見.
b. 前方脱臼時の単純 X 線像. 上腕骨頭は前下方に脱臼し, 大結節の骨折を認める.
c. 整復後の単純 X 線像. 上腕骨頭の整復と同時に大結節も整復されている.

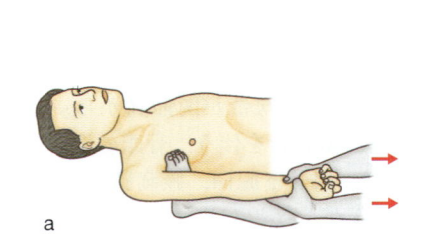
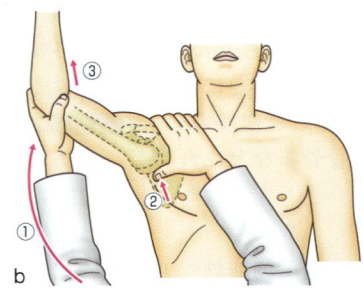
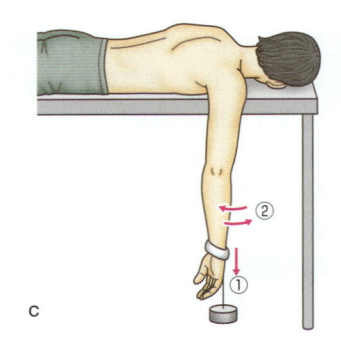

図 38-5　肩関節前方脱臼の徒手整復術
a. Hippocrates 法：患者の腋窩に足を入れて患者の腕を下方に引く.
b. Milch 法：脱臼した上腕骨頭を押さえながら患者の腕を外転する（①）. 挙上位になったときに骨頭を上方に押す（②）とともに患者の腕を上方に引き上げる（③）.
c. Stimson 法：患者の腕を台の外に垂らし, 5 kg 前後の錘を吊り下げて（①）10 分程度放置する. 整復されないときは患者の腕を内・外旋させる（②）.

坦化し, 肩峰の突出が目立つ. 触診で脱臼した骨頭を肩関節前下方に触れる（**図 38-4a**）. 肩関節の自動運動は不能で, 他動運動に対して疼痛と抵抗がある（ばね様固定）. X 線撮影で脱臼した上腕骨頭の位置と骨折の合併を調べる（**図 38-4b**）.

治療

　徒手整復術には Hippocrates（ヒポクラテス）法, Kocher（コッヘル）法のほか, Milch（ミルヒ）法などの挙上位整復法や, Stimson（スティムソン）法が有名である（**図 38-5**）. 整復は無麻酔でも可能であるが, 困難な場合は全身麻酔（静脈麻酔）を施す. 高齢者の場合, 脱臼に気づかず, 日数が

経過してから来院することもある. 長期経過例で徒手整復が困難であれば, 観血的に脱臼を整復する. 整復後は患肢を体幹につけた内旋位で外固定を行うが, 近年, 外旋位で固定したほうが再脱臼は少ないと考えられている.

合併症, 予後

・骨折

　肩甲骨関節窩の前縁に小さな骨折を生じることがある. また上腕骨骨頭後外側部には陥凹骨折〔Hill-Sachs（ヒル-サックス）損傷〕が生じる. 上腕骨大結節の骨折は, 肩関節脱臼を整復すると同時に整復されることが多い（**図 38-4c**）が, 転位が

残った場合には観血的固定術を行う.

・軟部組織損傷

腱板断裂は高齢者の脱臼に合併することが多い.腋窩神経損傷は,肩関節外側の感覚障害,三角筋の収縮不全を伴うが,多くは自然に回復する.

・反復性脱臼(➡435頁参照)

脱臼によって破綻した関節唇や関節包靱帯が十分治癒しないことが多く,若年では半数以上が再脱臼を起こして反復性脱臼となる.日常生活やスポーツに支障がある場合には手術が必要となる.

B 後方脱臼

Advanced Studies

原因

肩関節内旋・外転位,肘伸展位で強く手をついたときに起こる.前方脱臼に比べてきわめて少ない.

症状,診断

通常内旋位で疼痛を伴い,自動運動は不能である.X線前後像では判断できず,脱臼が見逃される例も少なくない.

治療

整復後3週間,肩関節外旋位で体幹固定を行う.脱臼位のまま1週間以上経過すると整復困難となることが多く,観血的整復術が必要となる.

4 肩鎖関節脱臼

dislocation of the acromioclavicular joint

原因

交通外傷やスポーツ,特にラグビーや柔道などのコンタクトスポーツ時に,衝突や転倒によって肩鎖関節部への直達または介達外力が加わり生じることが多い.

病態

肩鎖関節は,鎖骨の肩峰端と肩甲骨の肩峰により構成される靱帯支持性の関節である.肩鎖関節面をつなぐ肩鎖靱帯と,鎖骨と肩甲骨の烏口突起を結ぶ烏口鎖骨靱帯が関節の安定性に関係している.つまり上腕骨と肩甲骨は,肩鎖関節と鎖骨によって体幹との連結をなすことができている.

診断

診断には受傷機転の問診と臨床所見が重要である.肩鎖関節部に強い圧痛と叩打痛があり,肩関節可動域は疼痛により制限される.X線および臨床所見より損傷程度を分類することができ,Rockwood(ロックウッド)分類が用いられること

が多い(図38-6).type Ⅱ以上の損傷では,鎖骨外側端が上方へ突出(転位)し,外見上は肩鎖関節部の突出が見られる(図38-7).鎖骨端を押し下げると整復されるが,手を離すともとに戻るピアノキーサイン(piano key sign)がみられることがある.

治療

Rockwood分類type Ⅰ・Ⅱ損傷に対しては保存療法が一般的で,局所の安静 rest,冷却 icing などの処置を行い,疼痛に対する消炎鎮痛薬を処方する.また,特にアスリートにおいては,疼痛の軽減に応じて早期に可動域・筋力訓練を開始することで機能低下を最小限に抑え,競技復帰を目指す.type Ⅲ～Ⅴ損傷や,保存療法の効果なく慢性的な疼痛が残存する場合は,観血的治療が行われることもある.

5 上腕骨近位部骨折

fracture of the proximal humerus

原因

若年者では交通外傷やスポーツによるが,多くは高齢者が歩行時などに転倒し,手または肘からの介達外力によって生じる.女性に多い.脊椎圧迫骨折,大腿骨近位部骨折,橈骨遠位端骨折と並んで,骨粗鬆症を基盤とする骨折の代表的なものである.

病態,分類

骨折した上腕骨近位は,骨頭,大結節,小結節,骨幹部の4つのセグメント(部分)に分かれる傾向が強い.このことを利用して骨折型を分類するNeer(ニア)分類(図38-8)が普及している.これはセグメント相互の間に1cm以上の転位,あるいは45°以上の角状変形がある場合だけを「転位したセグメント(パート)」とみなし,いくつのパートに分かれたかによって2-,3-,4-パート骨折と分類する方法である.一方,1cmまたは45°未満の転位は,骨片間の骨膜組織が健在であると考え,実質的な転位とみなさない.

症状,診断

外傷直後から局所の自発痛,運動時痛が強く上肢の挙上ができない.転位の少ないものは局所の圧痛のみの場合もあるが,2～3日後には皮下出血が患肢肩から胸部,上腕に広がる.脱臼骨折の

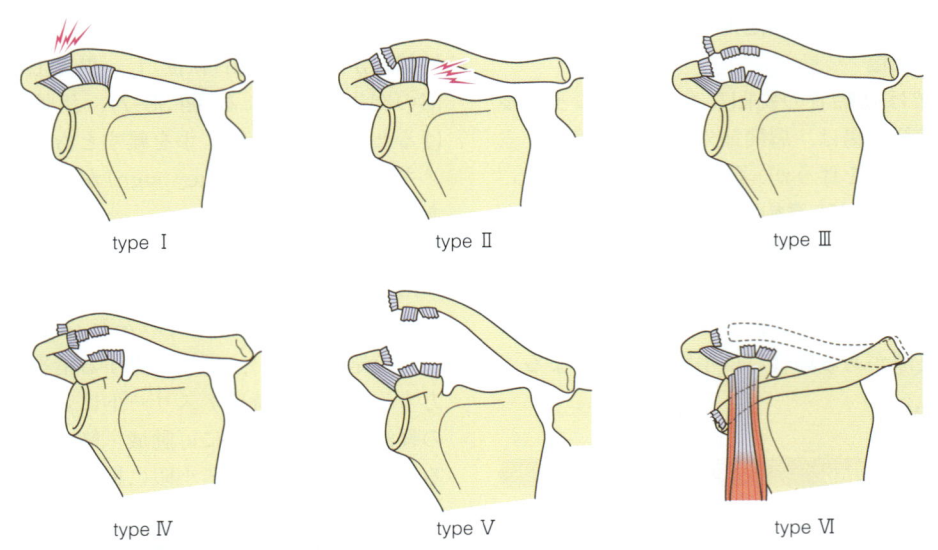

type Ⅰ　　　　　type Ⅱ　　　　　type Ⅲ

type Ⅳ　　　　　type Ⅴ　　　　　type Ⅵ

図38-6　肩鎖関節脱臼の Rockwood 分類

type Ⅰ：肩鎖関節の捻挫であり，靱帯の断裂はない．
type Ⅱ：肩鎖靱帯は断裂しているが，烏口鎖骨靱帯の断裂はない．
type Ⅲ：肩鎖靱帯，烏口鎖骨靱帯ともに断裂し，鎖骨は上方に転位して烏口鎖骨間距離が健側より 25〜100% 増大する．
type Ⅳ：肩鎖靱帯，烏口鎖骨靱帯ともに断裂し，鎖骨が後方に転位する．
type Ⅴ：type Ⅲの重症型で，烏口鎖骨間距離は健側より 100〜300% 増大する．鎖骨の外側半分から僧帽筋，三角筋が剥離する．
type Ⅵ：肩鎖靱帯，烏口鎖骨靱帯ともに断裂し，鎖骨が肩峰の下または烏口突起の下に転位する．

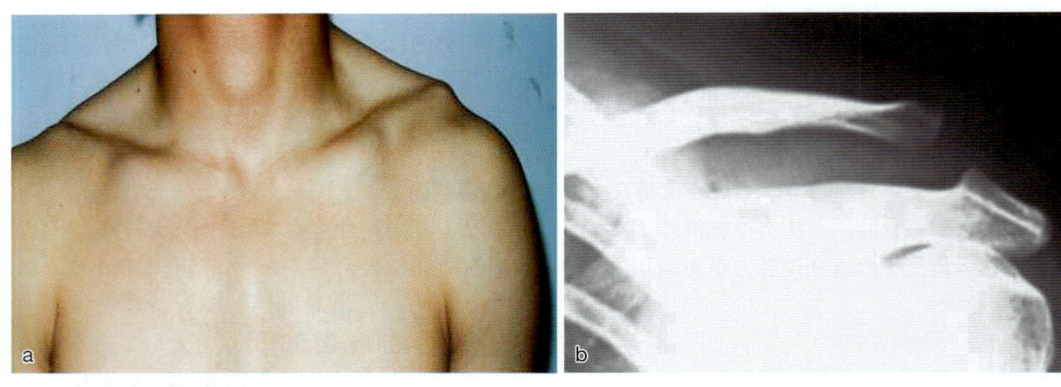

図38-7　左肩鎖関節脱臼
a. 健側（右）と比較して鎖骨が突出している．
b. 受傷時単純X線像．

場合は，骨頭が腋窩に落ち込むため腋窩神経，腋窩動・静脈の損傷を合併することがある．

　X線検査は，疼痛のため患肢挙上ができないので下垂位での肩関節前後方向と scapular Y 撮影を行う．

　CT は，より詳細な転位方向を確認するのに有効であり，3-，4-パート骨折の手術例でよく用いられる．大結節の骨片は想像しているより後方に転位している（棘下筋に牽引されて）ことが多い（図38-9）．

治療

　1-パート骨折，および転位の少ない外科頸の 2-パート骨折では三角巾のみの固定で，早期運動療法を行う．これは，なるべく関節拘縮を残さず，

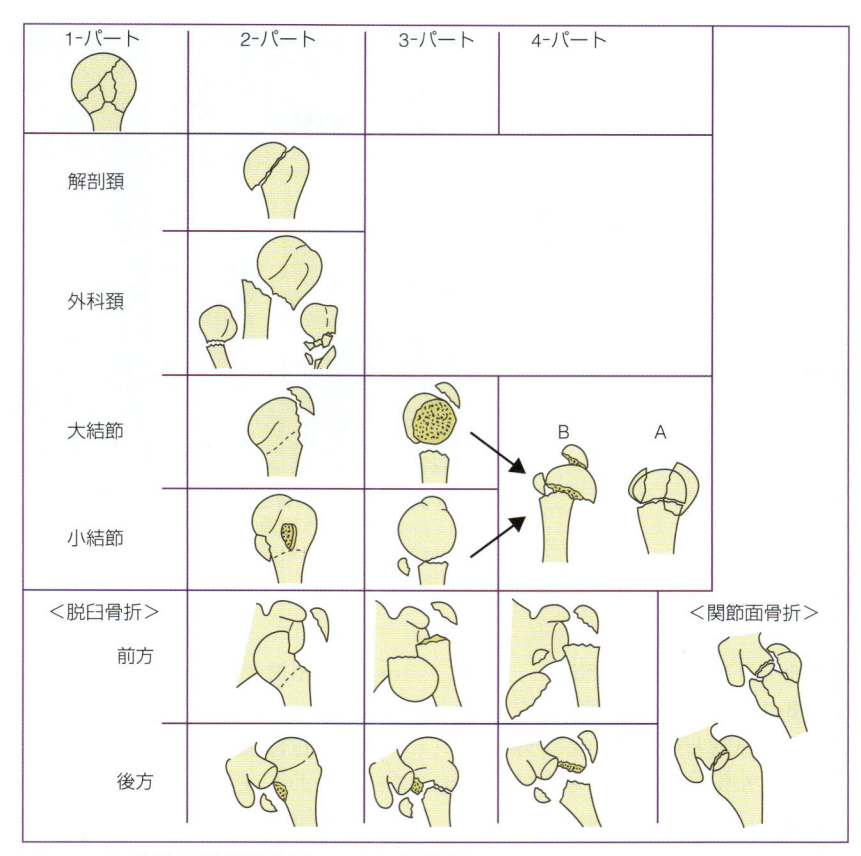

図 38-8　上腕骨近位端骨折の Neer 新分類

1-パート骨折は骨折の転位がほとんどない（minimal displacement）タイプ，2-パート骨折は解剖頚骨折，外科頚骨折，大結節骨折，小結節骨折の 4 タイプ，3-パート骨折は「骨頭＋小結節，大結節，骨幹部骨片」と「骨頭＋大結節骨片，小結節骨片，骨幹部骨片」の 2 タイプ，4-パート骨折は 4 つのセグメントがすべて転位した通常のタイプ（B）に対して骨頭が外反嵌入しているタイプ（A）に分ける．これに脱臼骨折と関節面骨折を加えている．

(Neer CS Ⅱ：Four-segment classification of proximal humeral fractures；purpose and reliable use. J Shoulder and Elbow Surg 11：389-400, 2002 を改変引用)

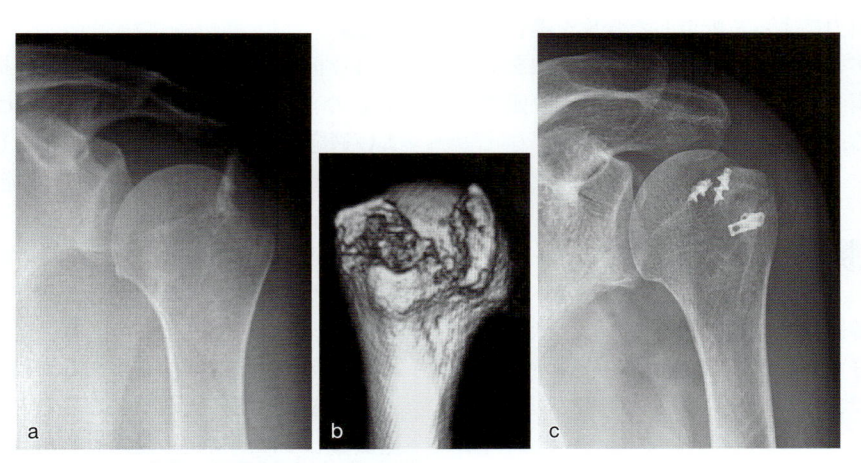

図 38-9　上腕骨大結節骨折（62 歳男性）
a. 単純 X 線正面像．上腕骨大結節が転位している．
b. 3D-CT．大結節骨片は腱板に牽引されて後方に転位している．
c. スーチャーアンカーを用いて関節鏡視下に固定．

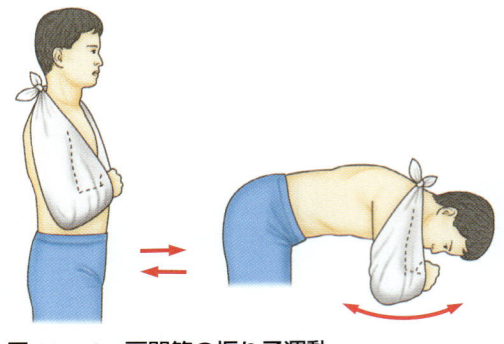

図38-10　肩関節の振り子運動
上半身が床と平行になるように前傾姿勢を取り，患肢の力を抜いて前後・左右に振る．

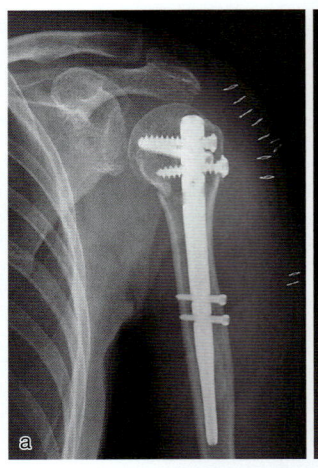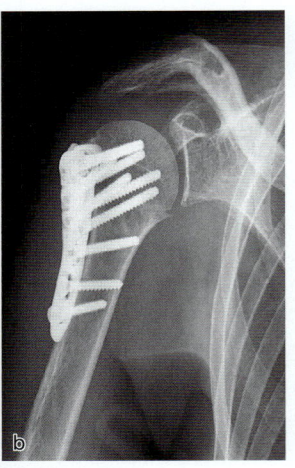

図38-11　上腕骨近位部骨折手術例
a. 72歳女性，外科頸3-パート骨折，髄内釘固定．
b. 47歳女性，外科頸3-パート骨折，ロッキングプレートを用いた固定．

実用的な肩関節機能を目指す治療法である．最初は振り子運動（**図38-10**）とし，疼痛が軽減するに従って他動運動，自動運動と進めていく．外科頸2-パート骨折で整復位が保持できない場合は，横止め髄内釘 interlocking nail による内固定のよい適応である．大結節の2-パート骨折は小切開での引き寄せ鋼線締結法 tension band wiring や，最近では関節鏡視下でのスーチャーアンカー suture anchor を用いた修復法で内固定する（**図38-11**）．

3-および4-パート骨折では横止め髄内釘やロッキングプレート locking plate などの固定法に腱板の牽引力によって転位した骨片を縫合糸やスーチャーアンカーなどで整復する固定法を組み合わせた手術を行うが，高齢者では人工骨頭置換術が行われる．

B　上腕骨骨幹部の骨折

上腕骨骨幹部は開放性骨折が少なく，軟部組織に包まれ良好な血行があるため，骨癒合が得られやすい部位である．

原因

直達外力による場合のほか，この部位に特殊なものとして，投球や腕相撲による捻転力で螺旋骨折を生じる場合がある（投球骨折 throwing frac-ture，腕相撲骨折 arm wrestling fracture）．

病態

骨折部位によって転位の方向がほぼ一定している．すなわち三角筋と大胸筋の停止部の間の骨折では近位骨片は大胸筋に引かれて前内方へ，遠位骨片は三角筋に引かれて外側へ転位する．三角筋停止部より遠位の骨折であれば，近位骨片は外上方へ転位する．

診断

局所の症状で明らかである．単純X線像によって骨折の位置と転位の程度を決定する．合併症として橈骨神経麻痺に注意する．

治療

斜骨折 oblique fracture や螺旋骨折 spiral fracture のように接触面積の広いものは保存療法のよい適応である．固定法としては，U字型副子，吊り下げギプス hanging cast，機能的装具 functional brace などがある．

手術適応は（**表38-1**），絶対的適応として開放骨折，多発骨折，両側上腕骨骨折，病的骨折，浮遊肘 floating elbow，血管損傷，徒手整復後の橈骨神経麻痺，偽関節などがある．回旋不安定性を残すと遷延治癒，偽関節になることがある．内固定法としては，横止め髄内釘を用いた閉鎖式髄内釘法 closed intramedullary nailing が最もよく行われる（**図38-12**）．

プレートに比べて骨膜，軟部組織を損傷しない

表38-1　上腕骨骨幹部骨折の手術適応

絶対的適応	相対的適応
・開放骨折 ・多発骨折 ・両側上腕骨骨折 ・病的骨折 ・浮遊肘（floating elbow） ・血管損傷 ・徒手整復後の橈骨神経麻痺 ・偽関節	・長螺旋骨折 ・横骨折 ・腕神経叢損傷 ・一時的神経麻痺 ・整復保持不能 ・神経学的欠損，Parkinson病 ・アルコールあるいは薬物依存症による非協力的患者 ・肥満

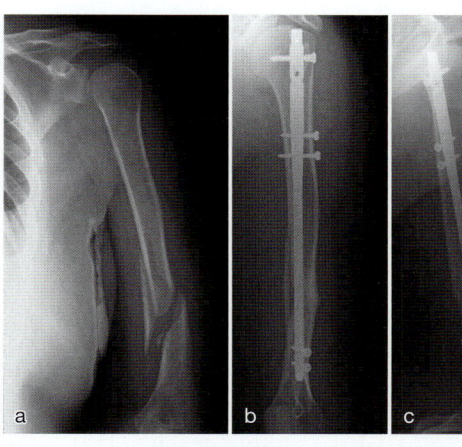

図38-12　上腕骨骨幹部骨折に対する横止め髄内釘固定（20歳男）
a. 受傷直後.
b. 髄内釘固定後（手術後7カ月，単純X線前後像）.
c. 髄内釘固定後（手術後7カ月，単純X線側面像）.

点が優れている．髄内釘は，肩関節部（大結節の内側）から挿入することが多いが，遠位部の骨折では肘頭窩の上方から進入する．

合併する橈骨神経麻痺は神経断裂によることは稀で，ほとんどが軸索断裂 axonotmesis か一過性神経伝導障害 neurapraxia である．保存的に骨折を治癒しながら2～3カ月待つと自然治癒することが多い．回復徴候のない場合は神経剥離，神経縫合などの手術を行う．

肘関節部の骨折と脱臼

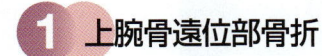

1　上腕骨遠位部骨折
fracture of the distal humerus

原因，病態

青・壮年層と高齢者で骨折の形態が異なる．青・壮年層ではしばしば高エネルギー外傷によって肘関節面の粉砕を伴い，骨粗鬆症のある高齢者では転倒などの軽微な外傷で発生し通顆骨折を呈する場合が多い．診察に際しては局所の腫脹，圧痛の有無に加え神経・血管損傷のチェックは不可欠である．

診断

診断は単純X線で可能であるが，骨折型や関節面の評価のためCT撮影を行い確認する．骨折の分類には，AO分類が用いられることが多い（図38-13）．本骨折は，肘関節に近くかつ骨折部での接触面積が少ないため，遠位骨片に回旋力が加わり転位を起こしやすい．

治療

年齢や合併症のため手術が困難な場合，転位が軽度で骨折部が安定していれば保存療法が選択されることもあるが，骨折部の転位・遷延治癒・骨粗鬆症による骨脆弱性のため偽関節となりやすく，長期の外固定のため肘関節の機能障害を生じやすい．肘関節拘縮を起こさないためには早期のリハビリテーションの開始が必要であるため，手術療法が選択される場合が多い．手術は，骨折型や関節面の粉砕型によってプレート固定法，スクリュー固定法，引き寄せ鋼線締結法などが行われる．現在はスクリューとプレートが固定される．ロッキングプレートでの治療が主流である（図38-14）．関節面の粉砕の著しい例や関節リウマチや関節症による拘縮のある例などでは，人工肘関節置換術も考慮される．

2　肘頭骨折
fracture of the olecranon

原因

肘頭部への直達外力によるものが多いが，上腕三頭筋の牽引力など介達外力によるものもある．

病態

骨折型は直達外力によるものでは圧挫・粉砕骨折となり，介達外力によるものでは裂離・横骨折となることが多い．成長期では投球などによる肘

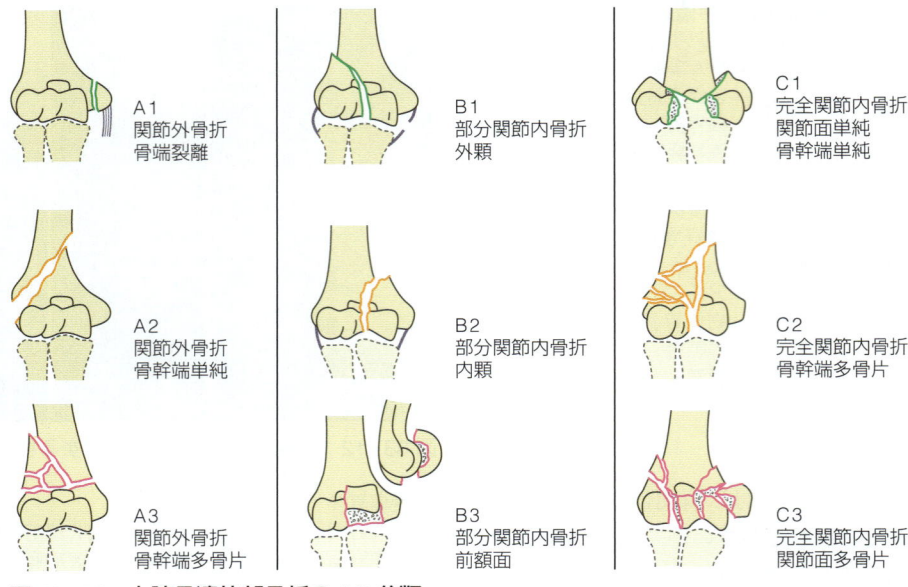

図 38-13　上腕骨遠位部骨折の AO 分類
A：関節外骨折：骨折線が関節面に入らない骨折.
B：部分関節内骨折：関節面が骨折しているが片側は骨幹部と連続性を保っている骨折.
C：完全関節内骨折：すべての関節面の骨片が骨幹部から完全に遊離している骨折.
（AO Foundation Website〔http：//www.aofoundation.org/wps/portal/Home〕より）

図中ラベル：
A1 関節外骨折 骨端裂離　　B1 部分関節内骨折 外顆　　C1 完全関節内骨折 関節面単純 骨幹端単純
A2 関節外骨折 骨幹端単純　B2 部分関節内骨折 内顆　　C2 完全関節内骨折 骨幹端多骨片
A3 関節外骨折 骨幹端多骨片　B3 部分関節内骨折 前額面　C3 完全関節内骨折 関節面多骨片

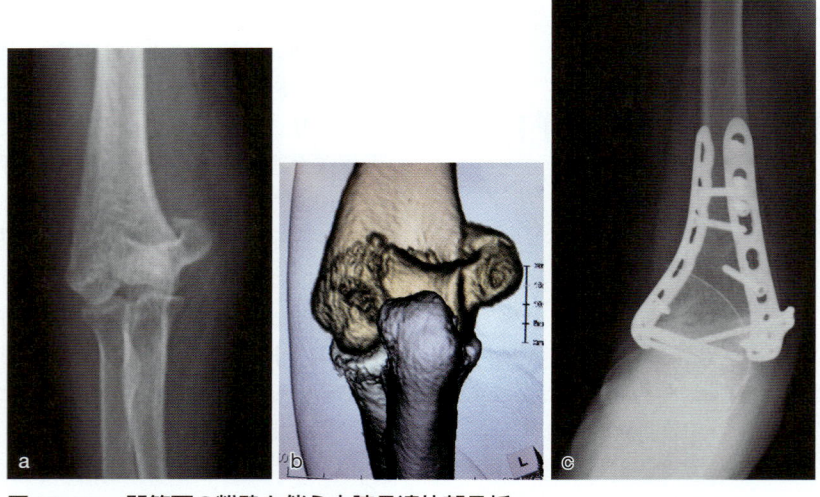

図 38-14　関節面の粉砕を伴う上腕骨遠位部骨折
a. 受傷時単純 X 線像，　b. 3D-CT，　c. 術後単純 X 線像.

頭部骨端線離開あるいは尺骨疲労骨折もみられる.

治療

　転位の少ないものは数週間のギプス固定で保存的に治療する. 上腕三頭筋の牽引力と周囲軟部組織破綻により近位骨片が大きく延長転位した場合は，膝蓋骨骨折同様に手術の絶対的適応である. 骨癒合不全により肘伸展筋力の低下をきたすから

である. 手術は上腕三頭筋の筋力に拮抗するように内固定術を行う. Kirschner（キルシュナー）鋼線とワイヤーによる8字状引き寄せ締結法が一般的であるが，金属プレートや特殊なスクリューを用いる場合もある. 術後は固定性がよければ早期から肘屈伸など自動運動を開始することができる（図 38-15）.

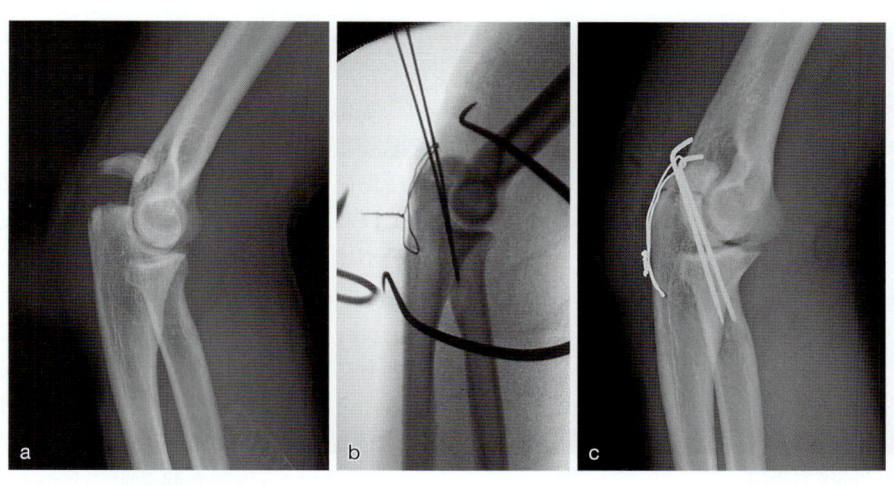

図 38-15　肘頭骨折
a. 受傷時単純 X 線側面像，b. 術中 X 線透視側面像，c. 術後単純 X 線側面像．

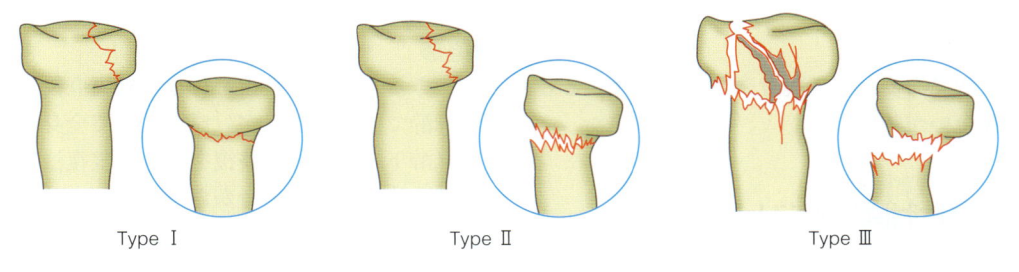

Type Ⅰ　　　　　　　　Type Ⅱ　　　　　　　　Type Ⅲ

図 38-16　Morrey 分類
Type Ⅰ：ほとんど転位がない骨折．
Type Ⅱ：転位のある骨折．基本的に骨片は 1 つ．
Type Ⅲ：粉砕骨折．

③ 橈骨近位端骨折
fracture of proximal end of the radius

原因

　橈骨頭および橈骨頸部骨折がある．転倒し，肘関節伸展位で手をついて受傷することが多い．長軸方向もしくは外反位の力が働くと橈骨頭は上腕骨下端に衝突して軸圧を受け，骨折する．

病態

　橈骨頭は肘関節外反に対する安定性を有し，肘屈曲伸展および前腕の回旋時の力の伝達に重要な役割を果たしている．橈骨頭および頸部骨折の分類には一般に，Morrey（モーレイ）分類が用いられる（図 38-16）．局所の腫脹，圧痛を認め，前腕の回旋によって疼痛が増強する．

治療

　Morrey Type Ⅰ ではシリンダーキャスト（上腕

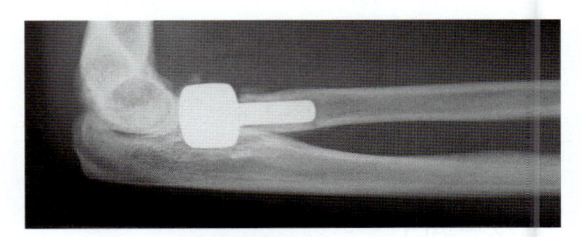

図 38-17　人工橈骨頭置換

から前腕までのギプス固定．回内外は可能）を 3 週間装着し，患者に自動回内外運動を行わせる．Morrey Type Ⅱ では骨接合術を行うことも多い．この場合，プレート固定やスクリュー固定が選択される．Morrey Type Ⅲ では，骨接合術，橈骨頭切除もしくは人工橈骨頭置換術（図 38-17）が施行される．橈骨頭切除は，その後の肘関節外反変形が生じやすく，現在では人工橈骨頭置換術のほ

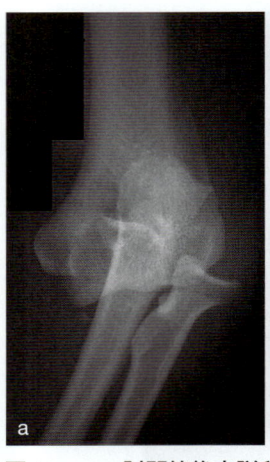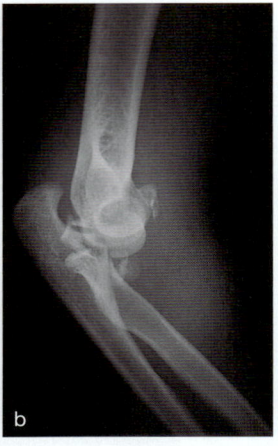

図 38-18　肘関節後方脱臼
a. 単純X線前後像. 腕橈・腕尺関節ともに不整.
b. 単純X線側面像. 前腕が後方に転位し, 肘関節周囲に
　複数の骨片を認める.

うが一般的である. 人工橈骨頭はスペーサーとしての意味合いが強い.

❹ 外傷性肘関節脱臼と脱臼骨折
traumatic dislocation and fracture dislocation of the elbow

肘関節の外傷性脱臼は肩関節に次いで頻度が高く受傷後早期の確実な整復が重要である. 要因としては肘関節が外力を受けやすく, 肘関節の軟部組織による支持が比較的弱いためである. 脱臼後の前腕骨近位端の位置によって, 後方, 前方, 側方, 分散脱臼などに分類する. 後方脱臼が90%を占め, 側方脱臼が時にみられ, そのほかは稀である.

Ⓐ 後方脱臼

原因

転倒, 転落などにより, 肘関節伸展位, 前腕回外位で手をついて生じることが多い.

病態

肘関節の過伸展が強制され, 前腕回外位で長軸方向へ力が働くと, 肘頭が支点となって前腕近位がてことして作用し上腕骨遠位を前方に押し出し, 肘関節前方関節包が破れて前腕骨が上腕骨の後方に脱臼する. 屈伸運動が中心の肘関節では側副靱帯に比し前後の関節包の支持性が弱く, また,

前後方向の力に対する抵抗性は後方の肘頭よりも前方の鉤状突起にほうが弱いため, 後方脱臼が多いと考えられる.

症状, 診断

受傷直後から肘関節は, 軽度屈曲位ないし伸展位でばね様に固定され, 激しい疼痛とともに自動運動不能となる. 外見上は肘頭が著明に後方に突出する. 受傷直後には骨の突出部がはっきりと触れ Huter(ヒューター)線の乱れがわかるが, 時間とともに腫脹が強くなり, 骨性の輪郭が不明瞭になる. 尺骨神経麻痺を合併することもある. 血管損傷は稀であるが, 整復が遅れると Volkmann (フォルクマン)拘縮を起こすことがあるので注意を要する. 肘関節2方向X線撮影で, 骨折の合併の有無を確かめる(**図38-18**). 鉤状突起骨折, 橈骨頭骨折を合併することが多い.

治療

できるだけ早く整復を行う. 外傷直後であれば無麻酔で整復されるが, 原則として全身麻酔・伝達麻酔下に愛護的に整復を行う. 整復法は, 患者を仰臥位として肘を台から外に出し, 助手に上腕部を保持させる. 術者は一側の手で手首をもち, 他側の手を上腕遠位部にかけて, 側方転位があれば矯正する. 上腕遠位部を押しつけながら, 回外位で肘関節を屈曲すると整復される(**図38-19**). 整復されると, 他動的に平滑な肘関節運動が行えるようになる. 骨折を伴う場合には不用意に動かすべきではない. 整復後3週間の外固定(副子固定)をしてから自動運動を始める.

Ⓑ その他の脱臼

Advanced Studies

前方脱臼

原因

自動車の窓から肘を出していて衝突した際に生じる sideswipe injury などで, 肘部の骨折とともに起こることが多い.

症状

肘関節は過伸展位をとり, 肘頭の代わりに上腕骨遠位端を触知できる. 通常, 肘頭の骨折を伴う.

治療

長軸方向の牽引とともに前腕近位端に後方への圧迫を加え, 整復した後, 肘頭骨折に対して骨接合術を行う.

側方脱臼と分散脱臼

稀である. 側方脱臼は前方脱臼の要素も有しており, し

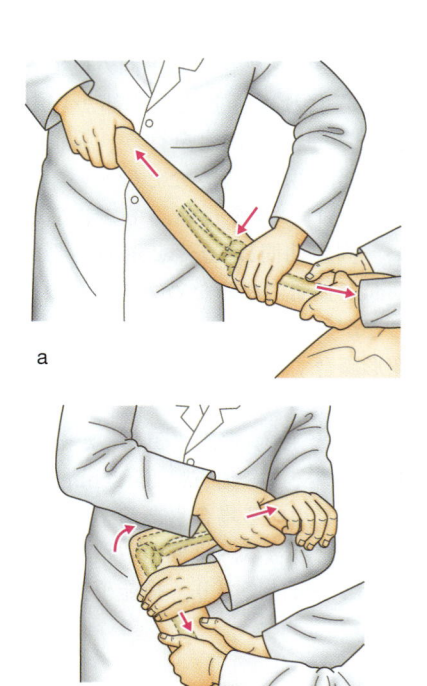

図 38-19　肘関節後方脱臼の徒手整復法
a. 助手に上腕部を軽く近位方向に牽引しながら保持させ，術者は一側の手で患者の手関節をもち，遠位方向に軽く牽引しながら他側の手を上腕遠位部にかけて背側に上腕骨遠位を押し込む．
b. 術者は前腕を軽く牽引しながら，前腕回外位で肘関節を屈曲すると整復される．

(Connolly JF：DePalma's The Management of Fractures and Dislocations. An Atlas, 3rd ed. WB Saunders, Philadelphia, 1981 より)

ばしば上腕骨外側顆骨折や内側上顆骨折を合併する．分散脱臼は，肘関節伸展位で長軸方向に強い力が働き，輪状靱帯と前腕の骨間膜が断裂して，橈骨，尺骨の間に上腕骨遠位端が入り込む．多くは骨折を伴い，脱臼の整復後に骨折に対する手術を要する場合が多い．

C 脱臼骨折

Terrible triad

　肘関節後方脱臼に鉤状突起骨折と橈骨頭骨折を合併した病態をさし，前方および外側への支持性を失うため高度な肘関節不安定性を生じ，しばしば治療に難渋する病態である．治療は正確かつ強固な固定が可能な治療法を選択したうえで，術後の肘関節拘縮を予防するために早期可動域訓練が重要である．

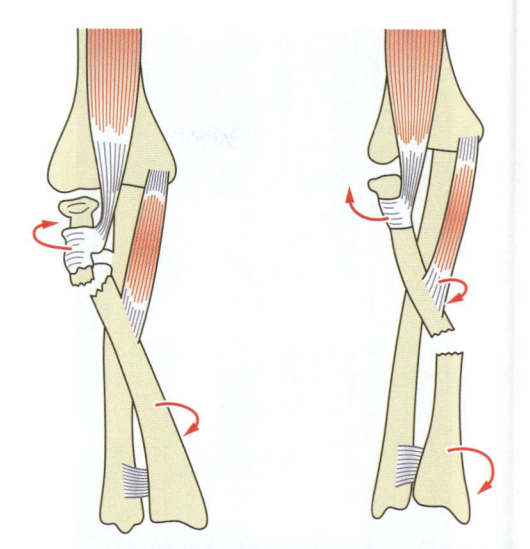

図 38-20　前腕骨骨折の部位と筋力による骨片転位
回内・回外は橈骨が尺骨のまわりを回旋する運動であるが，尺骨の転位が少ない場合には，橈骨近位 1/3 の骨折では近位骨片は回外筋の働きで回外し，遠位骨片は円回内筋によって回内している．中央部以下の骨折では，回外筋と円回内筋が拮抗して近位骨片は中間位に止まり，遠位骨片は方形回内筋によって回内する．このような回旋変形を理解したうえで整復操作を行う必要がある．

D 前腕部の骨折

1 橈骨・尺骨骨幹部骨折
fracture of the radius and ulna

原因

　前腕への直達外力か，転倒などによって軸圧と捻転力が加わって生じる．どの年齢層にもみられる骨折である．

病態

　直達外力によるものでは，橈骨と尺骨がほぼ同じ部位で横骨折を生じることが多く，捻転力によるものでは橈骨と尺骨が異なった部位で骨折し，斜骨折ないし螺旋骨折を生じることが多い（図38-20）．

症状，診断

　橈骨，尺骨ともに骨折する場合は作用した外力が強く，骨片の転位があることが多い．多くの場合，掌側・尺側凸の変形があり，骨折部位の異常可動性と他動運動痛が明らかである．また，軟部組織による被覆が少ない場所もあり，開放性骨折

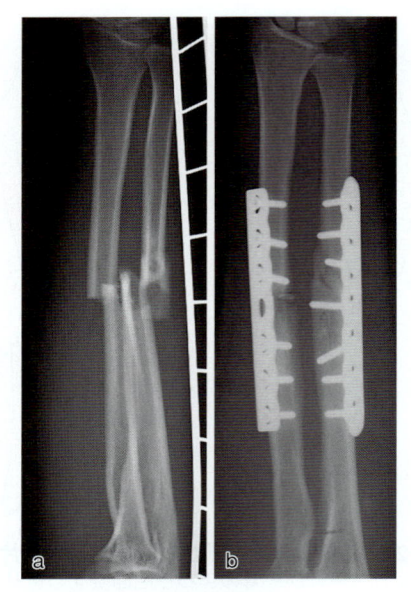

図 38-21　前腕両骨骨折
a. 来院時，b. プレート固定術後.

になっていることもあるので体表面も注意深く観察することが必要である．前腕骨骨幹部骨折では神経症状と血行に注意する．特に初期治療に不適当な徒手整復の繰り返しや，強い圧迫包帯固定などを受けて来院した場合，水疱を伴う強い腫脹がみられる．この場合，コンパートメント症候群の発生に十分注意しなければならない．単純 X 線は，骨片の回旋をみるために肘・手関節を含め，前後像と側面像を撮影する．

治療

前腕両骨骨折は基本的に不安定である．そして，正確な解剖学的整復を得なければ前腕の回内・回外の機能障害を残すことになる．そのため，特に成人では原則的には手術療法が必要である．しかし，安定した骨折や良好な整復位が得られれば保存療法も可能である．前腕骨骨幹部は，橈尺骨ともに皮質が厚くて髄腔が狭く，特に遠位部においては筋肉の被覆が少なく血行が悪い．そのため，遷延癒合や偽関節を形成しやすい．そのことを念頭に置いて治療にあたる必要がある．

徒手整復と外固定は伝達麻酔下に X 線透視を用いて行う．患者の肘関節を 90° 屈曲位とし助手に上腕遠位部を固定させる．術者は両手で患肢の母指と示～小指をつかんで牽引し，まず橈骨，尺骨どちらか一方の骨折を整復し，これをてこの支

点として他方の骨を整復する．回外位で安定した整復位が得られれば，上腕近位部から中手指節（MP）関節までギプス固定を行う．腫脹の軽減とともに骨折部は再転位をきたしやすいので，頻回に X 線コントロールを行い，ギプスを巻き直すのがよい．固定期間は 10～12 週間必要である．外固定期間が長期になるため，回旋制限を起こしやすいことが欠点である．特に，両骨が接近した位置で変形癒合すると著しい回旋制限を残す．

手術療法としては，金属のプレートとスクリューで両骨とも内固定することが一般的である．一方にプレート，他方に Kirschner 鋼線などを髄内釘として用いる場合もある．プレートで強固に固定できた場合は，早期から積極的に運動療法を行うことが可能であり，機能予後は良好である（図 38-21）．

2　橈骨骨幹部骨折
fracture of the radius

原因

橈骨のみに直達外力が加わることは稀で，介達外力によって生じ，多くは斜骨折や螺旋骨折となる．

症状，診断

局所の変形は少ないが，骨折部に腫脹と疼痛があり，前腕を他動的に回旋すると疼痛が強い．尺骨頭（遠位端）の脱臼を合併していることがある〔Galeazzi（ガレアッチ）骨折，**図 38-22**〕ので，X 線撮影時は肘，手関節を含めて行う．

治療

尺骨が支柱となるために，保存療法が選択されることが多い．Galeazzi 骨折など不安定性の悪い症例ではプレートなどによる内固定を行う．

3　尺骨骨幹部骨折
fracture of the ulna

原因

転倒時の直接外力（打撃を防ごうと腕をかざした場合）や転倒・転落で手を突き介達外力による骨折〔後述の Monteggia（モンテジア）骨折（**図 38-23**）のように橈骨頭の脱臼によりの支えを失った場合〕で生じる．

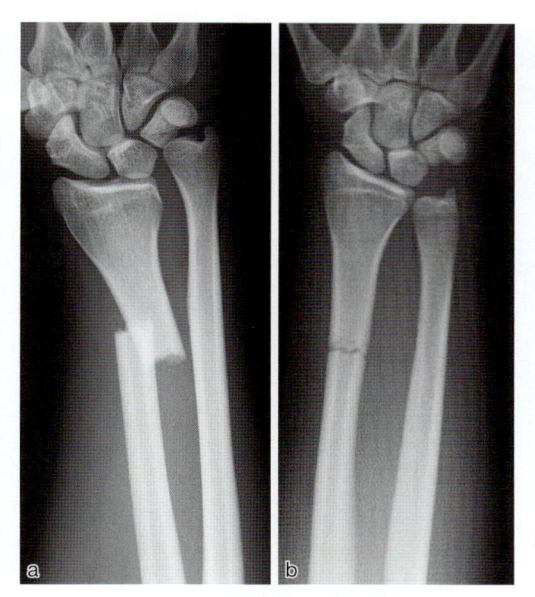

図 38-22　Galeazzi 骨折（20 歳男性）
a. 来院時：橈骨の短縮に伴い，尺骨頭は脱臼している．
b. 徒手整復後：橈骨を整復すると，尺骨頭の脱臼も
整復される．

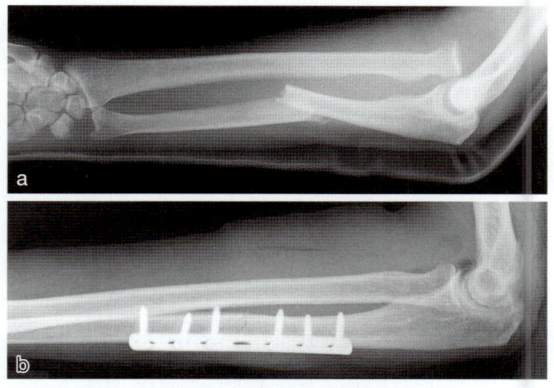

図 38-23　Monteggia 骨折（57 歳男性）
a. 来院時：尺骨の短縮に伴い，橈骨頭は脱臼している．
b. 手術後：プレートで尺骨を整復固定すると，橈骨頭の脱臼
も整復される．

38
骨折・脱臼

病態，分類

　尺骨への直接外力では，損傷は局所的で横骨
折・粉砕骨折の形態をとる．

　手関節への軸圧による介達外力では橈骨頭の脱
臼や骨間膜の損傷（損傷範囲が大きく重篤）などを
伴うことがある．尺骨近位 1/3 骨折＋橈骨頭前方
脱臼のものを Monteggia 骨折（軸圧＋回内外力），
これ以外の尺骨骨折＋橈骨頭脱臼（側方脱臼など）
のタイプは Monteggia equivalent lesion（モンテ
ジア類縁損傷）とよばれる．

症状，診断

　橈骨頭の脱臼があっても，橈骨の骨折がなけれ
ば外表変形が少ない場合がある．

　尺骨は浅層に存在するため，触診・軋音などで
疑う．最も注意すべきは，尺骨のみに目が向きが
ちで，橈骨頭脱臼が見逃されやすいことである．
前腕外傷では，「肘関節の正確な正・側面がわかる
肘関節〜手関節までの全長」でX線検査を進める．
橈骨頭が脱臼していても，疼痛はあるが回内外は
可能であり，意識障害のある転落外傷例では疼痛
が不明であるため注意が必要である（放置すると
軟部が拘縮して橈骨頭脱臼が整復困難になる）．

治療

　hear line のような転位の少ない尺骨単独骨折

では，肘上からのギプス固定が選択されることが
ある．ただし，尺骨骨幹部は細いため接触面が小
さく転位に対する許容度は低い．その点で転位や
粉砕があれば，観血的な整復・プレート内固定を
行う．Monteggia 骨折では，尺骨骨折部を整復す
れば橈骨頭は自然に整復される．

E　手の骨折と脱臼

1 橈骨遠位端骨折
fracture of distal end of the radius

原因

　若年者では交通事故やスポーツ中の事故で生じ
ることがあるが，多くは中高年者が転倒した場合
に手部からの介達外力によって生じる．骨折のな
かで最も頻度の高いものの１つであり，脊椎圧迫
骨折や大腿骨近位部骨折と同様，骨粗鬆症を基盤
とする骨折である．

病態，分類

　橈骨遠位端骨折は，古典的には，受傷肢位や骨
片の転位方向から Colles（コレス，コリーズ）骨折
と Smith（スミス）骨折とに大別されてきた．その
ほか Barton（バートン）骨折，chauffeur's（ショ
フール）骨折などの特殊な骨折型が知られている．
しかし，関節外骨折ととらえられてきた Colles
骨折や Smith 骨折においても手関節内に骨折線
が及ぶことは稀ではない．さらに，橈骨以外に尺

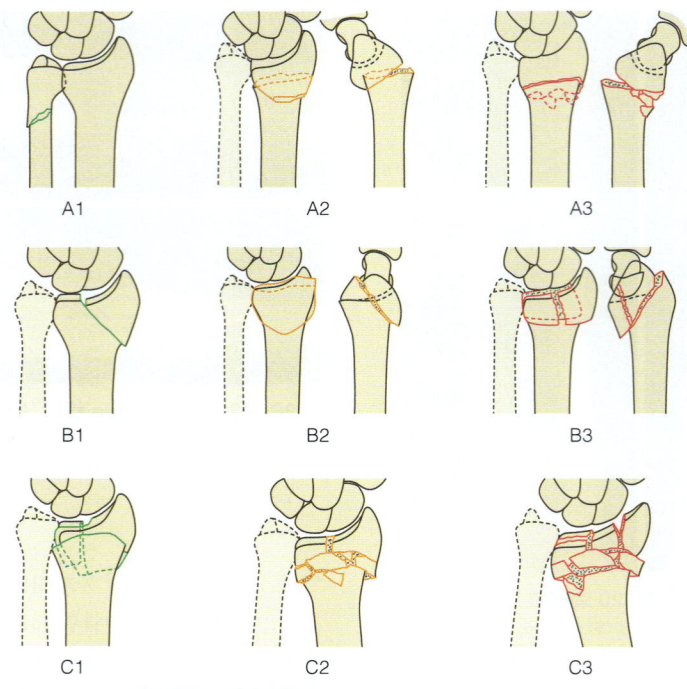

A1　A2　A3

B1　B2　B3

C1　C2　C3

図 38-24　前腕骨遠位端骨折の AO 分類

骨茎状突起骨折や手根骨骨折を伴う場合がある．このため橈骨遠位端骨折全体を包括的に分類する必要があり，Frykman（フライクマン）分類，Melone（メロン）分類，斎藤分類などが用いられてきた．近年では治療法の選択に直結する AO 分類を使用することが多くなった．AO 分類では他の部位と同様，関節外骨折を A 型，部分関節内骨折を B 型，そして完全関節内骨折を C 型として，それぞれをさらに細分する（図 38-24）．

症状，診断

　手関節部の腫脹，圧痛，変形そして皮下出血など一般的な骨折の症状がみられる．遠位骨片の背側転位を伴う骨折（Colles 型など）では，手関節を側面から観察するとフォークをうつぶせに置いたような変形を示す（silver fork deformity）．骨片の転位や腫脹から正中神経障害を合併することがある．骨折の存在は単純 X 線像（正・側面の 2 方向撮影）から診断できるが，関節内骨折の有無を正確に把握するには CT が必要である．

治療

　高度な粉砕例，コンパートメント症候群を疑うような腫脹の著しい例，神経麻痺合併例などを除き，新鮮例ではまず徒手整復と外固定を行う．徒

手整復を行う場合，十分な整復位を得るためにまず必要な処置が麻酔である．一般的に静脈麻酔や腕神経叢ブロックを行う．背側転位型の骨折の場合，骨折部を牽引し，遠位骨片を掌尺側に向けて圧迫する．この整復位を保ちながら上腕遠位から MP 関節までギプス固定を行う．手関節の固定肢位として，以前は強い掌屈・尺屈位〔Cotton-Loder（コットンローダー）肢位〕が推奨されていたが，正中神経麻痺などの合併症が起こるため，掌屈・尺屈は軽度にするのがよい．掌側転位型の骨折（Smith 骨折）では背屈・尺屈方向に整復して固定する．背側 Barton 骨折の場合は強く背屈し，掌側 Barton 骨折の場合は強く掌屈して整復を試みる．

　骨折の転位が整復されない場合，あるいは整復位を保持できない場合は手術療法が選択される．また，関節内骨折（AO 分類における B 型と C 型）では関節の解剖学的整復を目指して手術が選択されることが多い．関節外骨折においても強固な内固定を行い，早期から手関節・手指の運動を許可する治療方針が一般的となっている．術式としては経皮的鋼線固定，創外固定，プレート固定などがあるが，近年では掌側ロッキングプレートによ

る手術療法が普及している（図 38-25）．

Advanced Studies

合併症

本骨折の治療中・治療後には以下のような合併症が生じる可能性がある．

・神経損傷

正中神経損傷が最も多い．受傷時からみられる場合もあるが，整復不良の骨折端，仮骨，瘢痕などによって遅発性に手根管症候群を起こすことがある．

・伸筋腱断裂

Lister（リスター）結節部での長母指伸筋腱の断裂が最も多い．骨折部での摩耗が原因である．

・屈筋腱断裂

近年，手術療法に掌側ロッキングプレートを使用する傾向にある．掌側骨皮質の上に置いた掌側ロッキングプレートに屈筋腱が接触し，すり切れる可能性がある．

・尺骨突き上げ症候群 ulnar abutment syndrome

骨折の整復が不十分な者は，橈骨短縮 radial shortening，橈側偏位 radial deviation，背側偏位 dorsal tilt を残して変形癒合する．橈骨短縮によって相対的に尺骨が長くなり尺骨頭が背側に脱臼すると，前腕の回旋，手関節の尺屈によって尺骨頭部の疼痛，軋音が生じることがある．これを尺骨突き上げ症候群とよぶ．尺骨頭と手根骨の間に存在する三角線維軟骨複合体 triangular fibrocartilage complex（TFCC）が尺骨の突き上げによって損傷されるために生じるもので，関節造影，手関節鏡などで TFCC 損傷を確認し，橈骨の矯正骨切り術，尺骨短縮骨切り術および TFCC の修復や切除が行われる．

・複合性局所疼痛症候群 complex regional pain syndrome （CRPS，➡ 494，739頁参照）

不完全な整復位，または不必要に広い範囲の長期間の固定などが原因で生じる．難治性の病態である．

Ⓐ Colles（コレス，コリーズ）骨折

転倒して手掌をついた際に起こるとされる．典型的な骨折線は橈骨遠位側から 1～3 cm のところで掌側から斜め背側近位方向に向かい，遠位骨片は背側に転位する（図 38-26）．

Ⓑ Smith（スミス）骨折

手関節を掌屈し手背をついて倒れたときに発生するとされる．骨折線は Colles 骨折の場合と逆方向，つまり背側遠位から斜めに掌側近位方向に向かい，遠位骨片は掌側に転位する（図 38-27）．

Ⓒ Barton（バートン）骨折

Advanced Studies

橈骨遠位端の関節内骨折で，遠位骨片が手根骨とともに

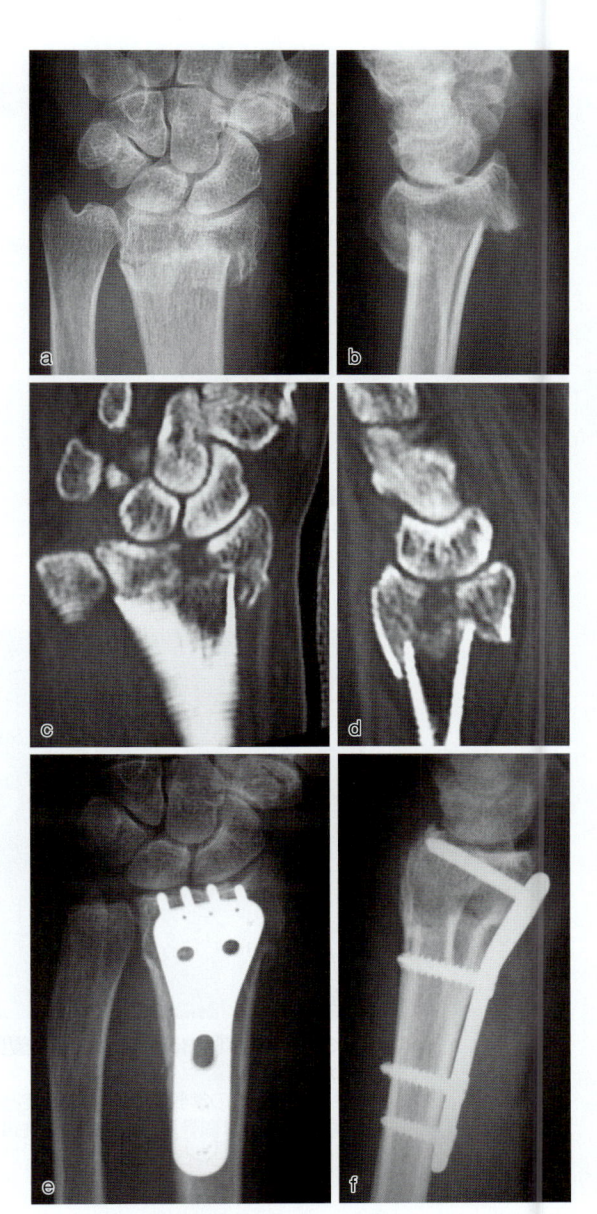

図 38-25 橈骨遠位端骨折 AO 分類 C3 型（72 歳女性）
a, b. 単純 X 線像では関節内への骨折線は明確ではない．
c, d. CT 像で関節内骨折を認め，関節面の欠損があることがわかる．
e, f. 掌側ロッキングプレートによる骨折の整復固定術が行われた．

背側に転位しているものを背側 Barton 骨折，掌側に転位しているものを掌側 Barton 骨折という（図 38-28）．関節靱帯・関節包の損傷があるため整復・整復位保持が困難であり手術療法が選択される場合が多い．

38
骨折・脱臼

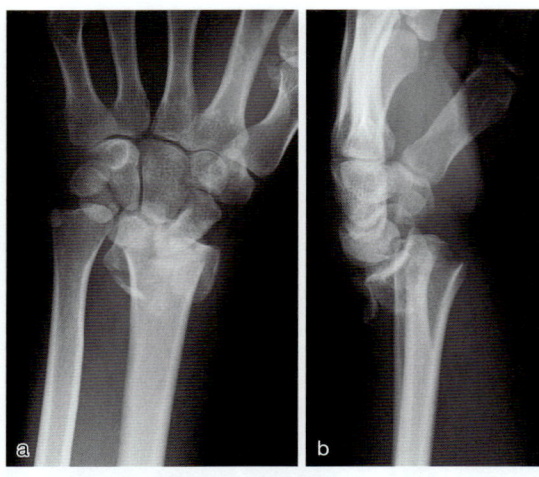

図 38-26　Colles 骨折（30 歳男性）
遠位骨片は背側へ転位する．

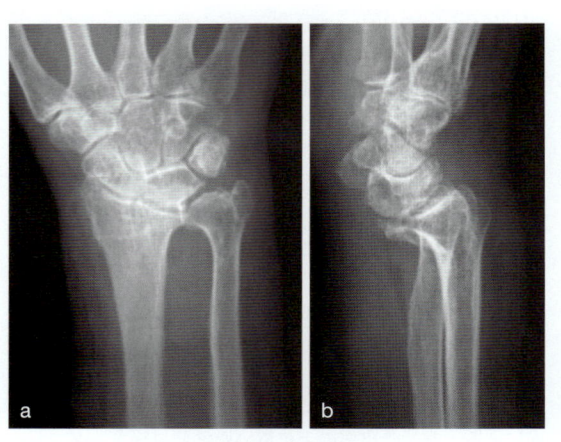

図 38-27　Smith 骨折（77 歳女性）
遠位骨片は掌側へ転位する．

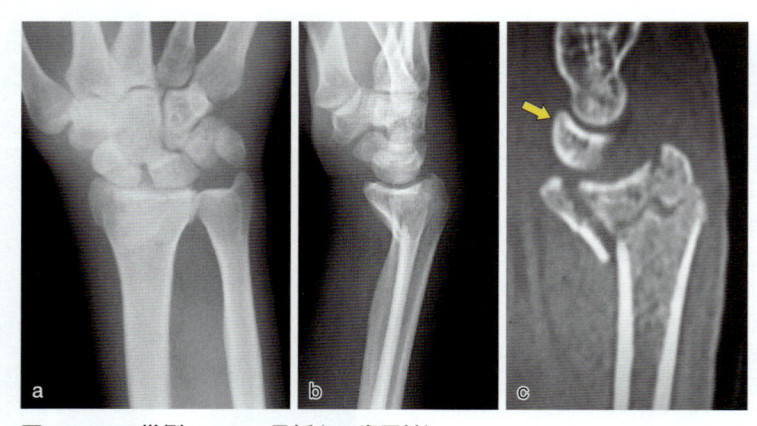

図 38-28　掌側 Barton 骨折（27 歳男性）
a, b. 単純 X 線像．
c. CT．手根骨の掌側転位がより明確となる（矢印）．
橈骨関節面の掌側骨片は手根骨とともに掌側へ転位している．

D chauffeur's（ショフール）骨折（運転手骨折）

Advanced Studies

　橈骨茎状突起の関節内骨折である．昔のクランク式の車の始動時に，クランクが逆回転して運転手の手にあたり生じたことからこの名がついた．近年では若年者の交通事故や転落などの外傷に散見され，手根骨損傷の合併に注意が必要である．

2 手根骨の骨折と脱臼

A 舟状骨骨折

　受傷直後に診断されず，偽関節になり診断されることがある骨折である．

原因

　手関節背屈位で手をついたときに受傷することが多い．

病態

　舟状骨体部での骨折が多い．舟状骨への血行は遠位部より近位部へ供給されるために，近位部の骨折では骨融合は不良である．

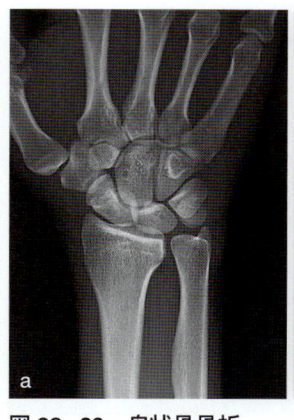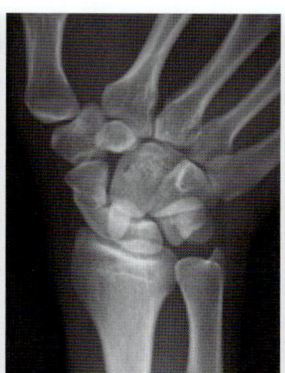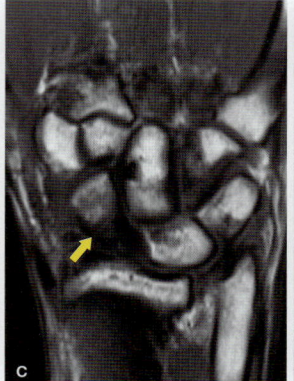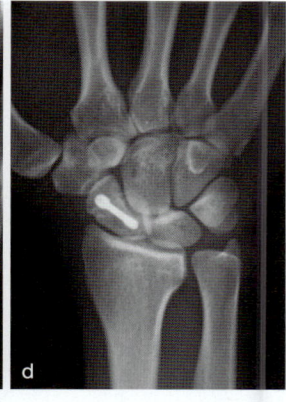

図 38-29　舟状骨骨折
a. 受傷時単純 X 線正面像.
b. 受傷時単純 X 線正面像最大尺屈位.　他の撮影法では明らかでない骨折線が観察される.
c. MRI T1 強調像.　骨折線に一致して低輝度変化を認める（矢印）.
d. 術後単純 X 線正面像.

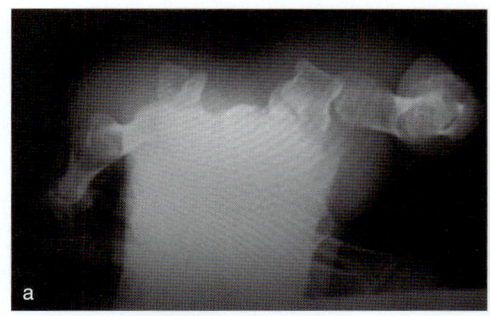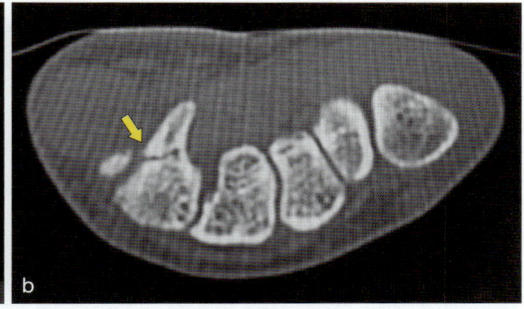

図 38-30　有鉤骨骨折
a. 単純 X 線手根管撮影.　骨折部は不明瞭である.
b. CT.　骨折線が明らかである.

症状，診断

　手関節の運動時痛，いわゆる嗅ぎタバコ窩 anatomical snuff box に圧痛腫脹を認めることが多い.　単純 X 線では通常の正・側面 2 方向では骨折線がわからなことがあり，斜位（回内）と手関節正面最大尺屈位を追加したほうがよい.　単純 X 線で診断がつかない場合，CT や MRI で診断されることがある.

治療

　保存療法では，前腕遠位から母指基節骨間でのギプスなどによる固定 thumb spica を 10〜12 週行うことが多い.　しかし，このような長期間の固定を行っても骨癒合しないことがあること，社会的背景で長期間の外固定を望まないこと，内固定材料の進化により，最近は手術療法を行うことが多い.　骨折部に圧迫力をかけることのできる骨内埋め込み型スクリューを使用することが多い.　偽関節になった場合，骨移植を併用したスクリュー固定を一般的には行う（図 38-29）.

Ⓑ 有鉤骨鉤骨折

　握っていたスポーツ用具（野球のバットやゴルフクラブ）が鉤部に当たって受傷することが多い.　単純 X 線で診断できないことが多く有鉤骨鉤に圧痛を認めた場合，CT や MRI が有用である（図 38-30）.　骨折部の転位が少ない場合は保存療法を行うことが多い.　骨折部の転位が大きく保存療法で骨癒合を得られそうでない，もしくは早期のスポーツ復帰を望んだ場合，また偽関節になり症状がある場合は鉤切除も行われる.

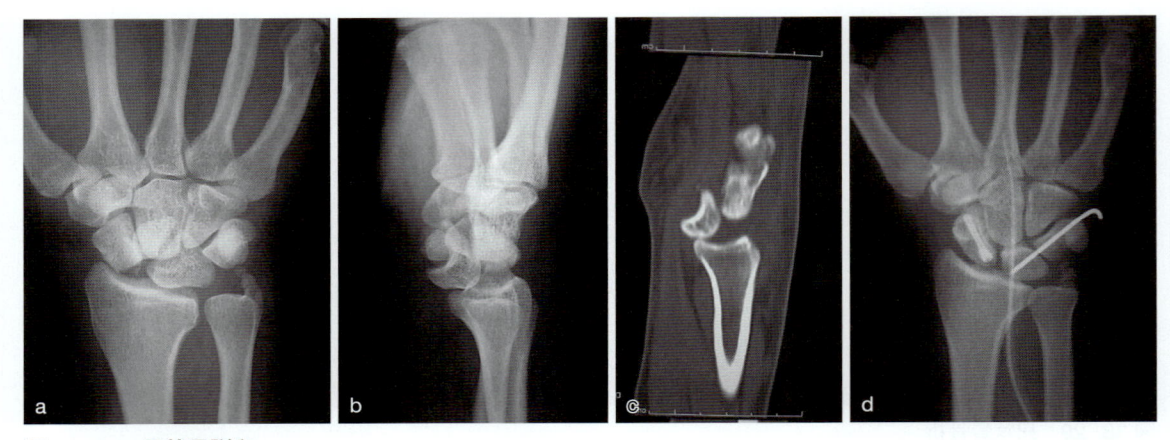

図 38-31　月状骨脱臼
a. 受傷時単純X線正面像.
b. 受傷時単純X線側面像.
c. 受傷時CT.
d. 術後単純X線正面像. 脱臼整復後舟状骨スクリュー固定と経皮鋼線固定（ピンニング）を行った.

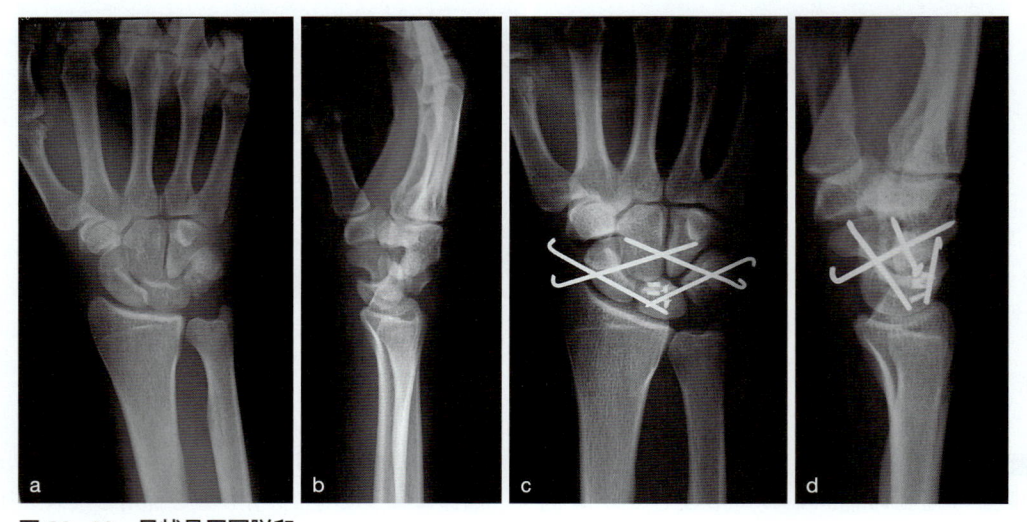

図 38-32　月状骨周囲脱臼
a. 受傷時単純X線正面像.
b. 受傷時単純X線側面像.
c. 術後単純X線正面像. 脱臼整復後靱帯修復と経皮鋼線固定（ピンニング）を行った.
d. 術後単純X線側面像.

Ⓒ 月状骨脱臼および月状骨周囲脱臼

　比較的稀な外傷である. 受傷機転として手関節の背屈強制により, 手根骨間や手根骨手関節間の靱帯断裂により発生する. 月状骨が橈骨と有頭骨に対して脱臼すると月状骨脱臼（**図38-31**）, 月状骨は正常な位置にあるときに他の手根骨が脱臼することを月状骨周囲脱臼という（**図38-32**）. 治療は早期に徒手整復をすることでだが, できない場合は観血的に整復する. 整復後の治療に関しては, ギプス固定, 経皮ピンニング, 靱帯修復・再建, 骨折を伴った場合は骨接合などがある.

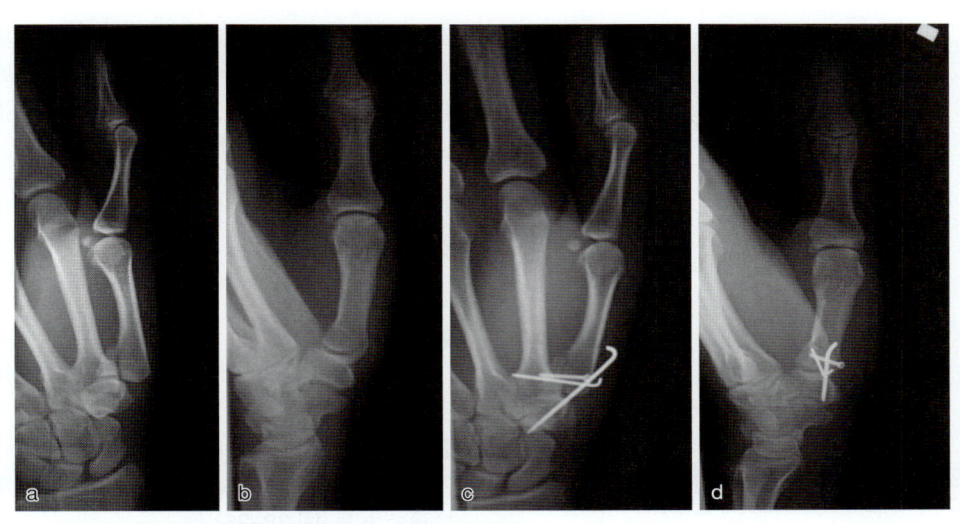

図 38-33　第 1CM 関節脱臼骨折（Bennett 骨折）
a. 受傷時単純 X 線側面像.
b. 受傷時単純 X 線正面像.
c. 術後単純 X 線側面像.
d. 術後単純 X 線正面像.

3　第 1CM 関節脱臼骨折〔Bennett（ベネット）骨折〕

Bennett fracture

原因

母指の先端から長軸方向に向かって強い力が加わると，母指の中手骨の根本に骨折が起こり，同部の関節で脱臼が生じる.

病態

第 1 中手骨基部の関節面の尺側で骨折が発生し，尺側の骨片は原位置に残り，橈側の筋肉に引っ張られる影響で中手骨は橈側に脱臼する（**図38-33**）.

治療

徒手整復とギプス固定では，加療中骨折部の転位を生じることが多く，整復後に 1〜2 本の Kirschner 鋼線で関節を含めて貫通固定し，ギプスなどで外固定を併用する.

4　中手骨骨折

fracture of the metacarpus

原因

硬いものに挟まれるなどの直達外力や，ボクシング，空手などによるスポーツ外傷での介達外力による（ボクサー骨折）.

病態

骨幹部横骨折では背側凸変形，骨幹部螺旋骨折では短縮変形，頚部骨折では中手骨頭の掌屈を生じる.

治療

骨幹部骨折の場合，転位の少ない例ではそのまま安静にするだけで十分であるが，転位のある例では手背側にパッドを当てて圧迫し，MP 関節屈曲位で副子固定を行う. 整復位を保持するために経皮ピンニングやスクリュー固定を行う場合もある. また高度な粉砕を伴う場合では指用プレートで内固定する場合もある.

頚部骨折で遠位骨片が強く掌屈している場合には，MP 関節を最大屈曲して基節骨に長軸方向の力を加えて中手骨頭を背側に突き上げて整復する〔Jahss（ジャス）法，**図 38-34**〕. 整復後は MP 関節を屈曲位として副子固定（ナックルシーネ）を行うか，整復位の保持が困難な場合は中手骨近位から髄内に鋼線を挿入する髄内釘固定〔Foucher（フーシェ）法〕を行い，固定する.

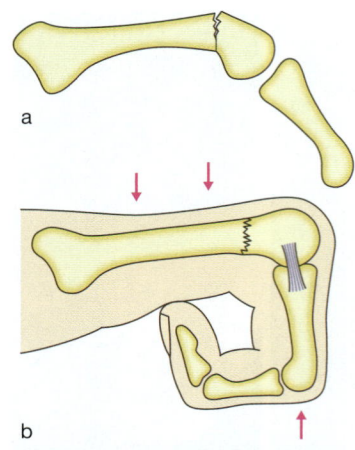

図 38-34　中手骨頚部骨折の整復法
中手骨頚部骨折は屈曲変形を起こしやすい. MP 関節, PIP 関節を 90° 屈曲位として, 基節骨で中手骨頭を背側に突き上げて整復する(Jahss 法).

5　指骨骨折
fracture of the phalanges

原因

手指は外傷を受けやすい部位である. 局所を強打する, 硬いものに挟まれるなどの直達外力や, スポーツ外傷(球技, スキー, スノーボードなど)での介達外力による.

症状, 病態

手指の痛み, 腫脹および変形がみられる. 屈筋腱と伸筋腱の筋力バランスによって, 骨折レベルごとに特有な転位を示す.

治療

治療が不適切であると指関節の拘縮, 変形さらに変形性関節症を引き起こし, 手指巧緻運動が著しく障害される. 新鮮例には徒手整復が容易であることが多い. 陳旧例や整復困難例に対しては観血的に整復し, 鋼線などによる内固定を行う.

関節内骨折に対しては, 徒手整復を試みるが, 整復が不十分である場合は手術療法を選択する. 小骨片で関節運動に関係ない場合は放置してよい. 小骨片が関節面に入り込んでいる場合には摘出するか, 整復して骨片を内固定する. 内固定が困難な場合は, 創外固定の併用も考慮する(図 38-35). また外固定必要時には, 安全肢位(MP 関節屈曲位, PIP 関節伸展位)を基本とするが,

安全肢位での骨折の整復位保持が困難な場合には骨折部が安定する 2～3 週間後には可及的に安全肢位に戻すようにする. また腱の癒着や拘縮を防止するため早期に自動運動を開始とする.

6　指関節脱臼
dislocation of the finger joint

原因

直達外力またはスポーツ外傷による介達外力が多い.

病態

主に背側脱臼または側方脱臼となり, 掌側脱臼は稀である(図 38-36).

治療

保持した患指をいったん脱臼方向へ軽度転位させながら同時に長軸牽引を行い, その後緩やかに整復方向へと整復する.

Advanced Studies

MP 関節背側脱臼および PIP 関節掌側脱臼については, 解剖学的に徒手整復が困難であり, 観血的整復を要する.

F　胸郭の骨折

1　肋骨骨折
fracture of the ribs

原因

すべての骨折の 10～20% を占め, 直達または介達外力によって起こる. 直達外力による骨折は転倒などで胸部を打撲して起こる単純な肋骨骨折のみの場合や, 交通事故や転落で強大な力が加わった場合には複数の肋骨が骨折して肺損傷を伴うこともある. 介達外力によるものは外力が肋骨をたわませて打撲部位とは離れたところに骨折を生じる. 第3～10肋骨に多く認める. 特殊な原因として, スポーツや呼吸器疾患(喘息など)による疲労骨折, 骨脆弱性が原因となる受傷機転のはっきりしない骨折も認めることもある.

症状, 診断

胸郭の痛み, 特に呼吸あるいは体動によって増強する痛みが特徴である. 胸郭を圧迫して圧痛や

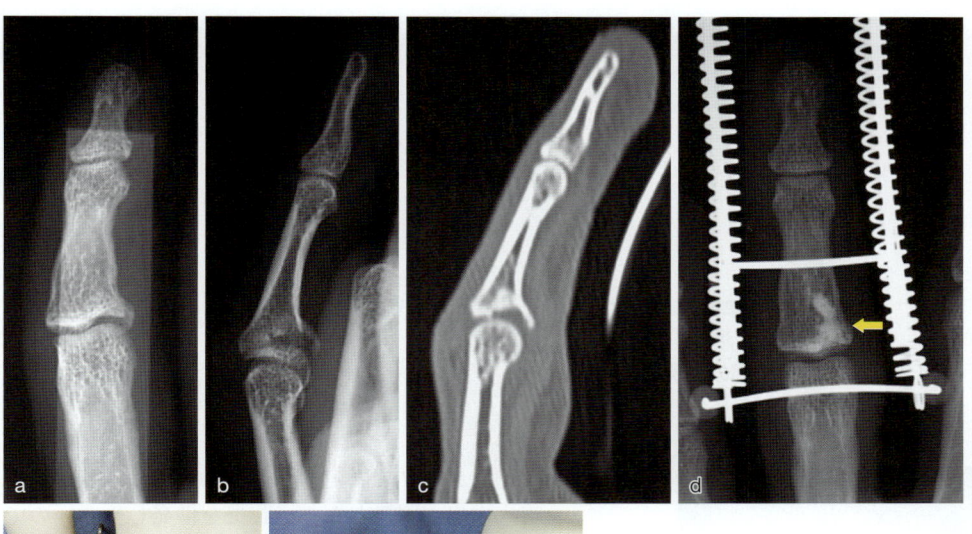

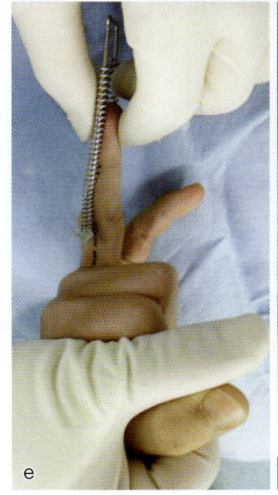
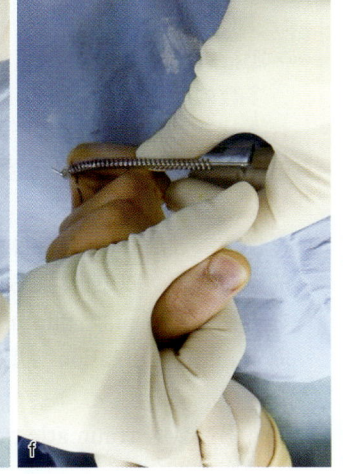

図 38-35　動的創外固定を用いた手術療法
a, b. 単純 X 線像で関節内の陥没骨折を認める.
c. CT でも中節骨関節内の陥没骨折を認める.
d. 関節内陥没骨折は関節面に軸圧外力が加わった結果生じた骨折であり，内固定を行うことは困難であったため，創外固定による手術が行われた〔創外固定での牽引による軸圧負荷を取り除くことが目的．骨欠損部に人工骨を充填した（矢印）〕.
e, f. このような創外固定では術後早期に可動できる

介達痛の部位が，自覚的な痛みの部位と一致することを確認する．稀ではあるが骨折端を触れ，軋音を認めることがある．高エネルギー外傷や意識障害，チアノーゼを伴う重症外傷では胸郭の診察が必須である．胸郭の呼吸性の規則的な動き，左右差，奇異呼吸 paradoxical breathing の有無を観察し，触診で皮下気腫，胸郭の動揺を，打診，聴診で気胸や血胸の有無を確かめる．胸部単純 X 線像で肺野，心臓，大血管，縦隔陰影の異常の有無をみる．多発肋骨骨折などの重症外傷や X 線所見で異常を認めた場合は CT で精査とする．肋骨骨折は胸部撮影では明瞭に描出されないので，骨撮影の条件で，疼痛のある部位をカセットに密着させて撮影する．全肋骨の輪郭を 1 本ずつ追っていき，見逃しのないように読影する．肋軟骨骨折や，転位のない肋骨亀裂骨折では単純 X 線像

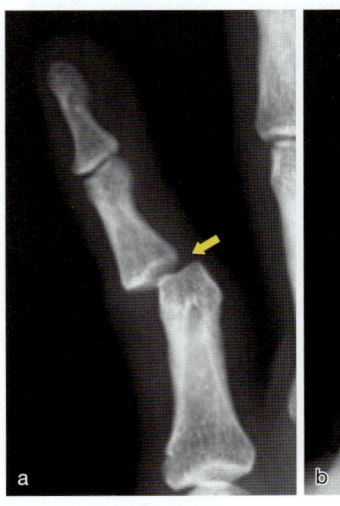
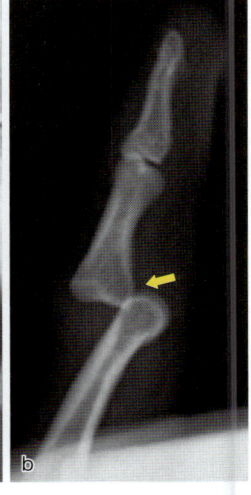

図 38-36　指関節脱臼
a. 受傷時単純 X 線正面像，b. 受傷時単純 X 線側面像.
PIP 関節での背橈側への転位を認める（矢印）.

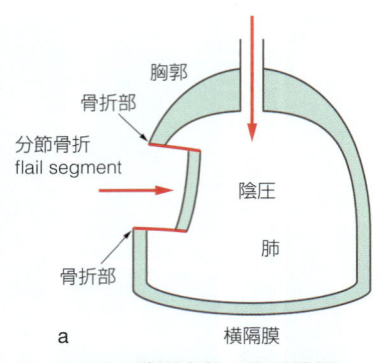
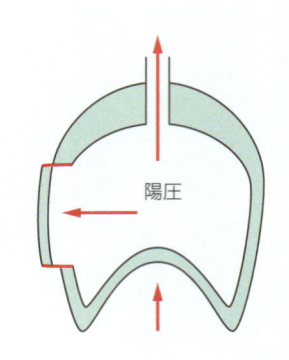

図 38-37　動揺胸郭の発現機構
a. 吸気時（陥凹する），b. 呼気時（膨隆する）.

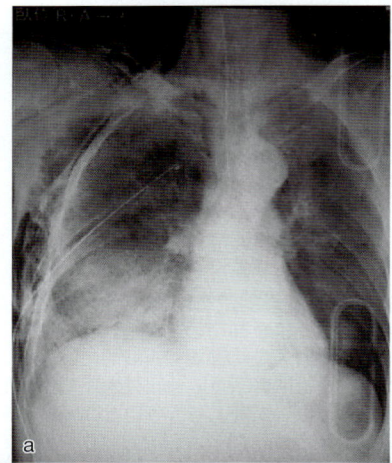

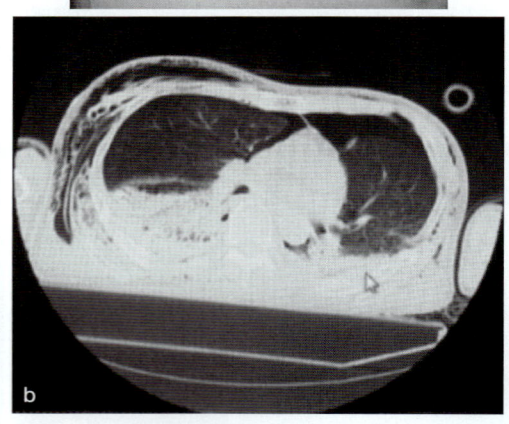

図 38-38　外傷性気胸
a. 単純 X 線像，b. CT.

で明らかにならないことがあるので，診察所見が大切である.

治療

・**肋骨骨折**

　胸郭動揺のない1〜数本の肋骨骨折は，胸壁バンドやテープで固定する. 高齢者では疼痛のため喀痰排出が困難となり，肺炎を併発しやすいので注意を要する.

・**動揺胸郭 flail chest**

　多数の肋骨が2カ所以上で骨折した場合にみられる. これは骨折部の分節 flail segment が呼吸運動とは逆の動きをするもので，有効換気量が著しく減少する（**図 38-37**）. 肺挫傷，気胸，血気胸を伴うことが多い. 治療は気管挿管のもとに間欠的陽圧呼吸（IPPB）による呼吸管理を行う. これを内固定 internal splinting とよび，外科的な内固定 internal fixation を要することはほとんどない.

・**外傷性気胸 traumatic pneumothorax**

　軽度の場合は経過観察でもよいが，肺が収縮している場合には胸腔ドレナージを行い，胸腔内の空気を脱気する必要がある（**図 38-38**）. 血胸を合併している場合は背側へのドレーン挿入が必要となる. 刺創や鈍的外傷による肺破裂では緊張性気胸 tension pneumothorax になることがある. これは臓側胸膜にできた創がチェックバルブとなって吸気時に取り込んだ空気が胸腔内に漏れて溜まっていくために起こる（**図 38-39**）. 放置すると胸腔内圧が次第に上昇して心臓を圧迫し致命的になるため，緊急に胸腔ドレナージを行う必要がある.

❷ 胸骨骨折
fracture of the sternum

原因

　外力が前胸部正中に作用したときに発生し，外

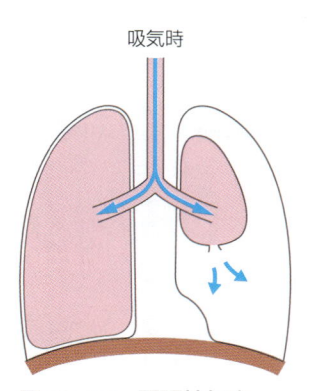

吸気時　　　　　　　　　呼気時

図 38-39　緊張性気胸
臓側胸膜にできた創がチェックバルブとなって吸気時に取り込んだ
空気が，胸腔内に漏れて溜まっていくために起こる．

傷によるものでは直達外力と介達外力に分けられる．直達外力では交通事故でのハンドルやシートベルトによる打撲などにより起こる．近年では骨粗鬆症に伴う脆弱性骨折の割合も増加している．

病態

介達外力では flexion-compression の力が加わると第1・2肋骨を通じて胸骨柄が後方に引かれ，力学的に脆弱な胸骨角（胸骨柄結合）付近に骨折を生じる．近位骨片が遠位骨片に対して後方もしくは後下方に転位し，稀に後方凸の角状変形を呈する．

症状，診断

深呼吸・咳嗽や体動で増強する前胸部の自発痛に加え，圧痛・腫脹を認める．転位のあるものでは陥没もしくは突出した骨片により前胸部に階段状変形を認める．単純 X 線では 20° 斜位像・側面像の2方向を撮影する．受傷機転や外力の大きさから，脊椎や肋骨など他の部位の骨折や胸腹部の臓器損傷の合併が疑われる場合には CT が有用である．

治療

保存的に治療が可能な場合はバストバンドよる固定を行う．

手術は一般的に，① 転位が大きく強い疼痛が持続する場合，② 骨折による動揺胸郭や臓器損傷を伴う場合に行われることが多い．内固定には胸骨ピンや鋼線，プレートなどが選択される．

3 胸鎖関節脱臼

dislocation of the sternoclavicular joint

原因，病態

稀な疾患で，肩甲帯の外傷の約 3% 程度である．直接外力によるものは主に交通事故などでみられ鎖骨内側に直接的に力が加わることで鎖骨が胸骨の後方に転位して生じる．介達外力によるものは，肩の前方または後方に外力を受け，鎖骨のてこの作用で脱臼を引き起こす．脱臼のメカニズムとしては，前方から後方に向かう外力を受けた場合は，第一肋骨を支点として鎖骨近位部に前方に向かう力が働き前方へ脱臼する．また，後方から前方に向かう外力を受けた場合は，鎖骨近位部に後方へ向かう力が働き後方へ脱臼する．

症状，診断

胸鎖関節部の腫脹・疼痛・変形・圧痛，肩関節の運動時痛，（皮下溢血）受傷後の患者は，患側前腕を健側で支えて来院することが多い．これは，胸鎖靱帯が断裂すると上肢の重みにより鎖骨遠位部が下降するためである．通常の単純 X 線検査では，縦隔陰影と健側の胸鎖関節の陰影のため読影が難しく Rockwood（ロックウッド）撮影法（40°尾側に傾斜して撮影した像）から，鎖骨の高さを比較する．前方脱臼であれば鎖骨近位部が健側より上方に，後方であれば下方に転位してみられる．また CT は容易に診断が可能であり，脱臼と骨折の鑑別のみならず，脱臼の方向まで鑑別可能である．

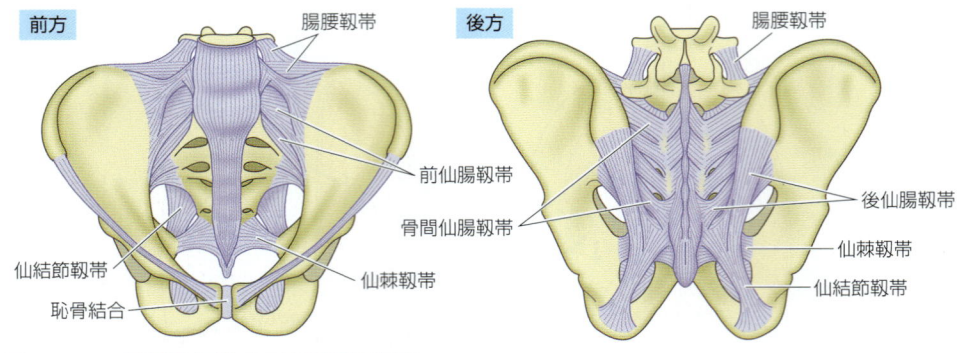

図 38-40　骨盤輪を構成する骨靱帯構造

治療

・亜脱臼

整復は比較的容易であるが, 多くの場合は不安定でありすぐに亜脱臼位に戻ることが多い. 整復位が保てる場合は, クラビクルバンドなどで安静を保つ(固定期間は 4〜6 週程度, ➡図38-3参照). 整復位保持困難な場合でも手術で整復する必要はなく, 機能的にも問題ない.

・脱臼

1) 前方脱臼：整復位が保持できる場合は, 亜脱臼位のときと同じく 4〜6 週の固定が必要である. 保持が困難な場合の保存療法の選択, 手術療法の選択についてはいまだ議論の余地がある. 習慣性, 陳旧性脱臼で重量物挙上能力の低下している症例, 首, 肩などの運動域の著しい低下をきたしている症例は手術が推奨される. 手術法は, 鎖骨側から胸骨に Kirschner 鋼線を 1〜2 本挿入して固定する. バストバンドもしくはデゾー固定を 4〜6 週行い,その後鋼線を抜去する.

2) 後方脱臼：肺, 大血管の損傷を合併していることがあるので画像所見などで評価を行う. 整復はむやみに行わず全身麻酔下で行うべきである.

G　骨盤の骨折

骨盤骨折は大量出血により生命を脅かすことがある骨盤輪骨折と, 股関節に骨折線が及ぶ寛骨臼骨折の 2 つに分けられる.

1 骨盤輪骨折
fracture of the pelvic ring

骨盤輪骨折は, 加わる外力の大きさと方向に応じて骨盤輪を構成する骨靱帯構造(図 38-40)が様々な程度で破綻する. また骨盤周囲には多くの血管が存在するため, 血管損傷を合併すると大量出血をもたらし, 出血性ショックに陥ることがある. さらに骨に近接して走行する神経が損傷され麻痺が出現したり, 骨盤内臓器損傷を合併し重篤な後遺症を引き起こしたりする危険性がある. つまり, 生命予後のみならず, 機能予後にも影響を及ぼす骨折であることを念頭に置かなくてはならない. 骨盤輪骨折の病態を理解するには Young-Burgess(ヤング-バージェース)分類(図 38-41)が有用である. そのほかにも AO 分類があり, 安定型を typeA, 部分不安定型を typeB, 完全不安定型を typeC としている(図 38-42).

Young-Burgess 分類

a 側方圧迫型 lateral compression(LC)

片側骨盤の内旋転位(骨盤の輪を内側に向けて潰す方向にずれる)が特徴であり(図 38-43), 最も頻度が高い. 血行動態が安定していることが多く, 仙骨骨折部も陥入して安定しており(LC Ⅰ), 創外固定による前方要素の安定化や保存療法で良好な成績が得られるとされている. 仙腸関節の脱臼骨折 crescent fracture(LC Ⅱ)は内固定を選択されることが多い.

b 前後圧迫型 anteroposterior compression(APC)

片側骨盤の外旋転位(骨盤の輪を外側に向けて開く方向にずれる open book)が特徴であり(図 38-44), 骨盤腔容積が増大するので LC に比べて

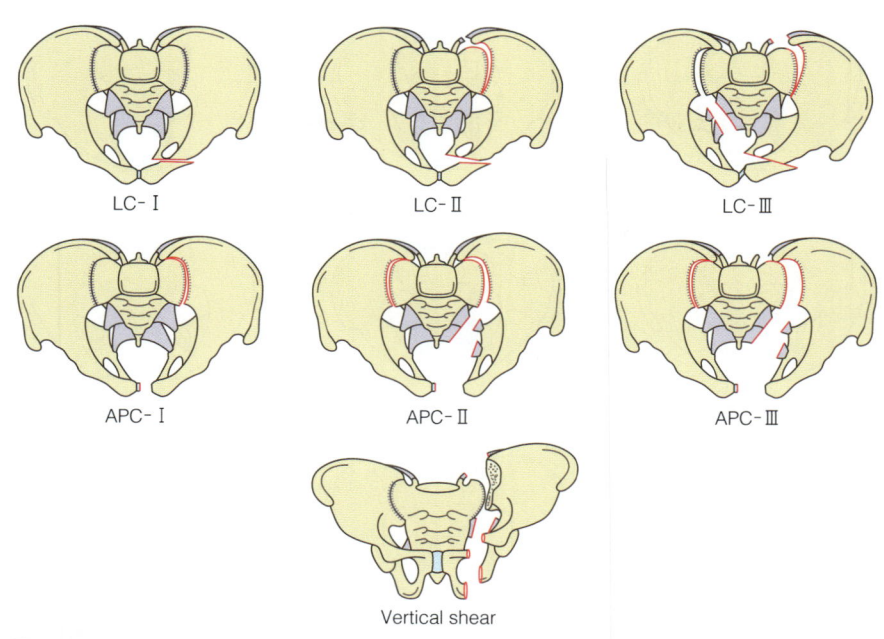

図 38-41　Young-Burgess 分類
LC　：側方圧迫型
　　LCⅠ：仙骨骨折
　　LCⅡ：仙腸関節脱臼骨折（crescent 骨折）
　　LCⅢ：LCⅠもしくは LCⅡに対側の APC を合併→ Windswept pelvis
APC：前後圧迫型
　　APCⅠ：恥骨結合離開 2.5 cm 未満
　　APCⅡ：恥骨結合離開 2.5 cm 以上，後仙腸靱帯損傷なし
　　APCⅢ：後方靱帯成分の完全破綻→垂直方向の不安定性も潜在する
VS　：垂直剪断型
CM　：上記骨折型のさまざまな組み合わせ

血行動態が不安定になることが多いとされている．前後からの圧迫力により恥骨上下枝が骨折する跨坐骨折 four rami fracture, straddle fracture が生じ，尿道損傷などを合併する場合があり注意を要する．

また恥骨結合離開が生じる場合はその程度に応じて前仙腸靱帯が断裂し，後方要素が不安定となる．2 cm 以上の離開は手術適応とされており，前方要素は創外固定もしくは恥骨結合のプレート固定，後方要素は保存療法もしくは仙腸関節のプレート固定を施行する．

c 垂直剪断型 vertical shear（VS）

Malgaigne（マルゲーニュ）骨折とよばれることもあり，片側骨盤の頭側転位（骨盤の輪が2カ所以上で完全に破綻する）が特徴であり（図 38-46），LC と APC より頻度は低いが重症出血性ショックに陥ることが多い．

初期治療では蘇生プロトコールに従って迅速な骨盤輪の安定化（創外固定）と経カテーテル動脈塞栓術 transcatheter arterial embolization（TAE）などによる止血術を施行する．頭側転位による見かけ上の患側の脚短縮を認めることがあり，術前に大腿骨顆上部から直達牽引を施行し，可及的に整復することが推奨されている．転位の大きな例ではプレートやスクリューによる観血的整復固定

NOTE　脆弱性骨盤輪骨折（図 38-45）

骨粗鬆症を有する高齢者の低エネルギー外傷（主に転倒）により生じる．高エネルギー外傷ではないので，靱帯損傷は存在しないのが特徴である．

基本的には LC であるが，安易な保存療法により骨折型が進展し，不安定性が惹起され治療に難渋する場合がある．単純 X 線のみでは診断困難な場合が多く，疼痛に応じて CT や MRI を施行することが望ましい．

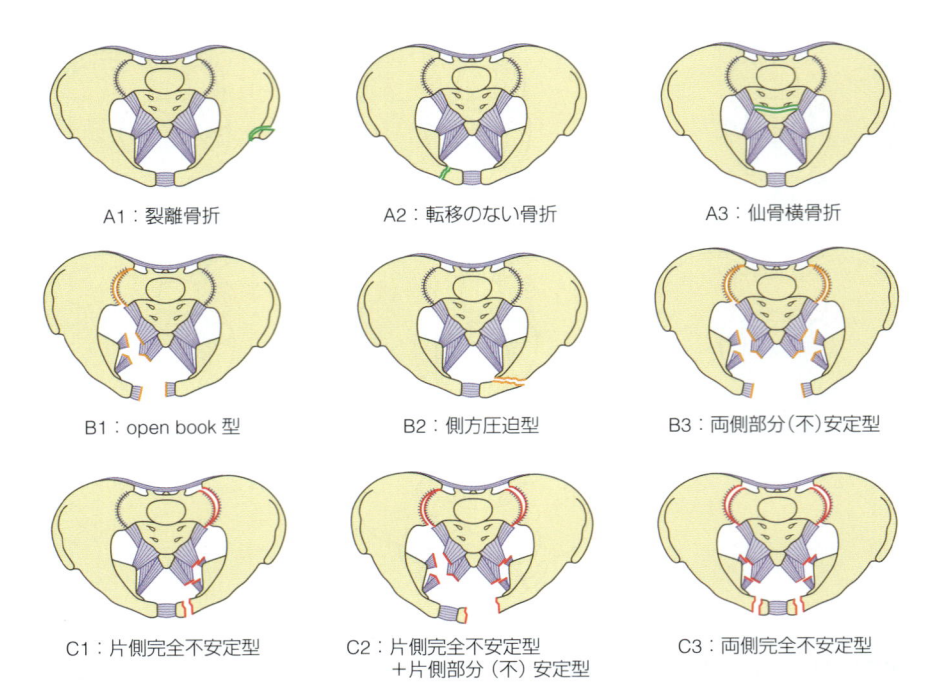

A1：裂離骨折　　　　　　A2：転移のない骨折　　　　　　A3：仙骨横骨折

B1：open book 型　　　　B2：側方圧迫型　　　　　　B3：両側部分（不）安定型

C1：片側完全不安定型　　C2：片側完全不安定型　　　　C3：両側完全不安定型
　　　　　　　　　　　　　＋片側部分（不）安定型

図 38-42　骨盤骨折の AO 分類

type A（安定型）　　：基本的には 1 カ所の骨折で，骨盤輪は安定している．全体の 50〜70% であり，手術は原則不要である．

type B（部分不安定型）：前方要素は不安定であるが，後方要素の不安定性は基本的には回旋方向のみである．全体の 20〜30% であり，手術は前方の安定化と後方の不安定性の程度に応じた内固定を施行する．

type C（完全不安定型）：前・後方とも回旋ならびに垂直方向の不安定性が存在する．全体の 10〜20% であり，手術は骨盤輪全体を強固に固定する必要がある．

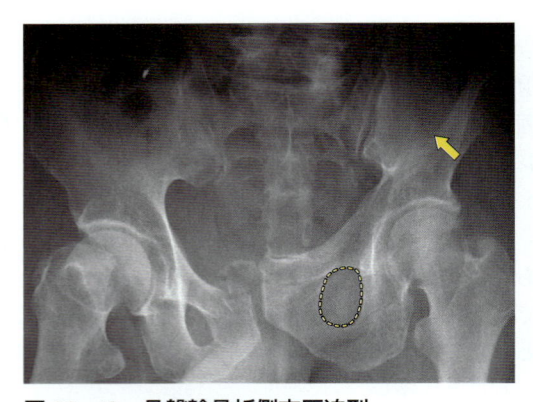

図 38-43　骨盤輪骨折側方圧迫型
左側骨盤の内旋転位により腸骨翼（矢印）が小さく見え，閉鎖孔（丸囲み）が大きく見えている．

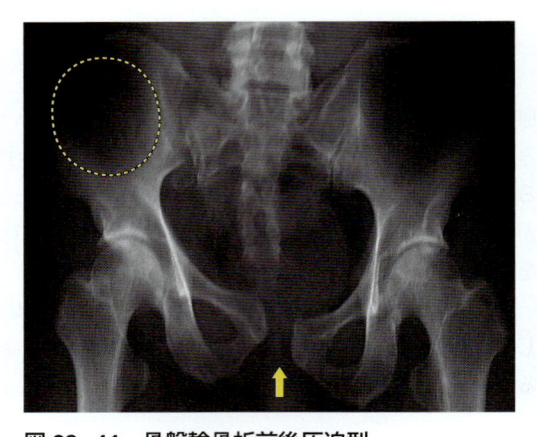

図 38-44　骨盤輪骨折前後圧迫型
右側骨盤の外旋転位により腸骨翼（丸囲み）が大きく見え，恥骨結合の離開（矢印）が認められる．

術を施行する．

後遺障害・合併症

a 腰痛・殿部痛

　最も頻度の高い後遺症である．特に後方要素の 1 cm 以上の転位は腰痛の原因になりうるとされている．

b 神経障害

　全骨盤骨折の 10〜15% に合併し，特に VS に

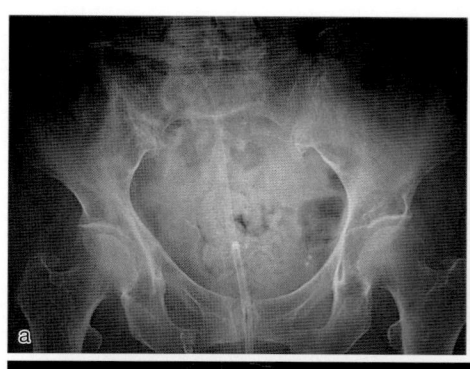
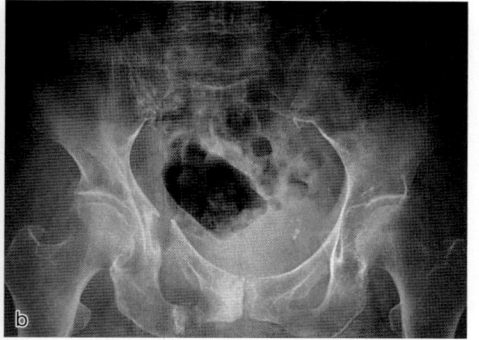
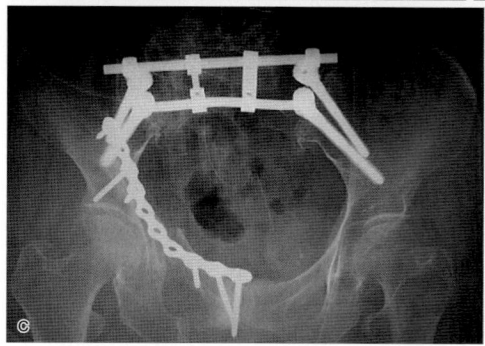

図 38-45　高齢者の転倒による脆弱性骨盤輪骨折（単純 X 線像）
a. 受傷時.
b. 保存療法開始 2 カ月後.
c. 疼痛による体動困難で受傷から 3 カ月で内固定施行.

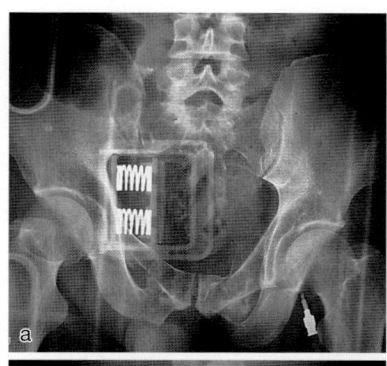
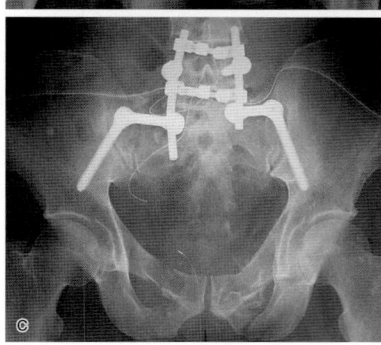
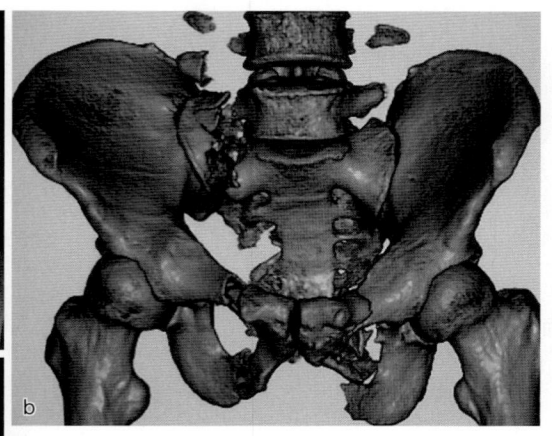

図 38-46　骨盤輪骨折垂直剪断型
a. 受傷時単純 X 線像.
b. 受傷時 3D-CT.
c. 内固定後単純 X 線像.

多い. 腰神経叢損傷は仙骨骨折や仙腸関節脱臼に多く認め, 運動・感覚麻痺が出現する. 神経因性膀胱を生じることがあるが, 両側性神経損傷（S2〜S3 領域）でなければ起こらないとされている. 閉鎖神経損傷を認めることもある.

c 排尿障害

両側恥坐骨骨折に多く, 尿道損傷や膀胱損傷により排尿障害（尿失禁, 排尿困難, 血尿, 頻尿,

基本骨折

前柱骨折　　前壁骨折　　後柱骨折　　後壁骨折　　横骨折

複合骨折

T型骨折　　横骨折＋　　後柱骨折＋　　前柱骨折＋　　両柱骨折
　　　　　　後壁骨折　　　後壁骨折　　後半横骨折

図 38−48　Letournel–Judet 分類

図 38−47　寛骨臼を構成する要素
a. 骨盤内面. b. 外面.
前柱（緑色）と後柱（赤色）.

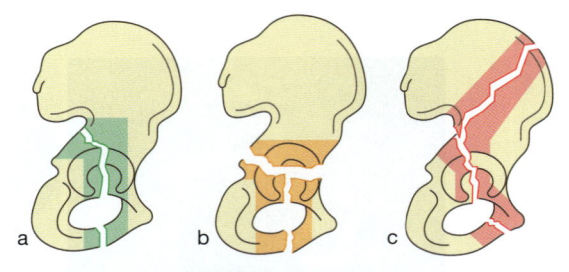

図 38−49　寛骨臼骨折の AO 分類
a. A型：前柱か後柱いずれかの損傷.
b. B型：A型に横方向の骨折が加わったもの.
c. C型：前柱, 後柱ともに骨折したもの.

夜尿症など)が生じる.

d 性機能障害

　男性の勃起障害や女性の性交不快症などを生じることがある.

2 寛骨臼骨折
fracture of the acetabulum

（解剖）

　寛骨臼を構成する骨は, 前柱 anterior column と後柱 posterior column に分けられる（**図 38-47**）.

（発生機序）

　大転子からの側方圧迫外力, 膝屈曲時の膝から

の軸圧外力, 膝伸展時の足からの軸圧外力などが加わり, 大腿骨頭がハンマーの働きをして寛骨臼に衝撃を与えて骨折が生じる. 受傷時の股関節肢位により様々な骨折型が生じる.

（症状）

　股関節は軽度外転位か中間位をとり, 股関節の運動は強く制限される. 大転子が平坦となり患肢が短縮して見える場合がある. 脱臼を伴う場合は神経障害(坐骨神経麻痺など)の存在に注意するべきである.

（診断）

　単純 X 線で診断を行うが, 関節内骨折であり詳細な骨折型の把握が必要なので CT は必須となる.

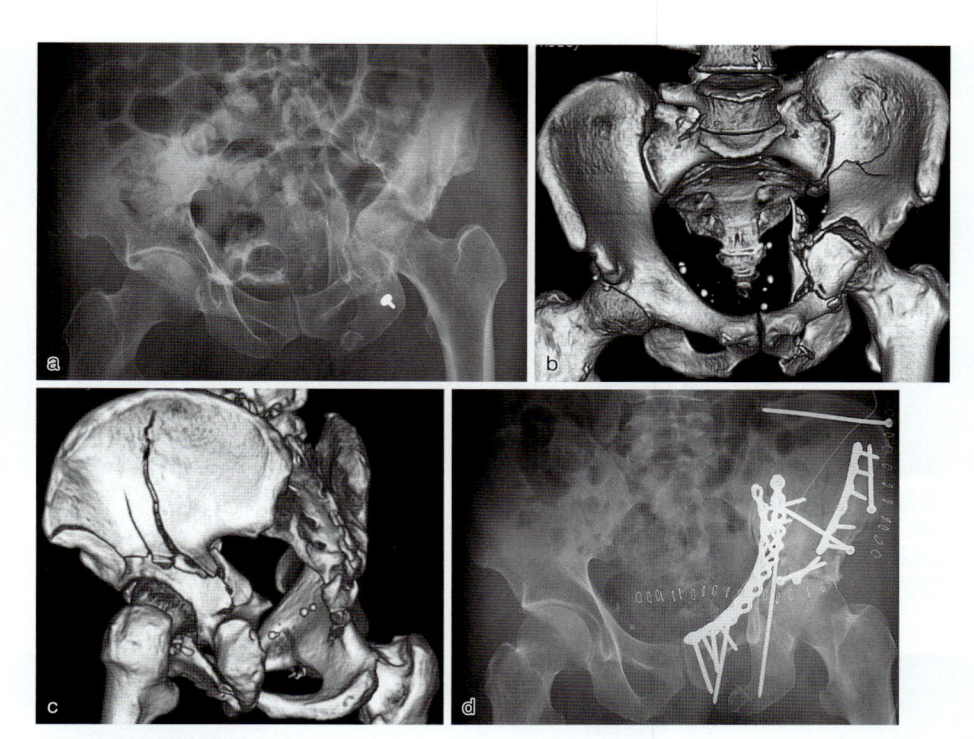

図 38-50　両柱骨折
a. 受傷時単純 X 線骨盤正面像.
b, c. 3D-CT にて詳細な骨折型が理解できる.
d. 術後単純 X 線像. プレート, スクリューによる内固定.

画像情報をもとに分類を行う. 分類は Letournel-Judet(ルトゥネル-ジュデ)分類(**図 38-48**)やそれを細分化した AO 分類(**図 38-49**)が用いられる. 寛骨臼骨折の手術アプローチ(体位・皮膚切開部位)は分類に依存するため, 正確な画像診断が重要である.

治療

荷重部の関節内骨折であるので, 転位がある場合は観血的整復固定術を施行する. 固定材料はスクリューやプレートを使用する(**図 38-50**).

合併症

・変形性股関節症

外傷の外力による軟骨損傷や関節内荷重部の段差が残ると変形性関節症の発生は避けられない(**図 38-51**).

・大腿骨頭壊死症

股関節の後方脱臼骨折に合併することが多く, 整復までに時間を要した場合はその発生率が増加する.

・異所性骨化

多くは手術後に発生するとされ, 外転筋群の剝

離を要する後方アプローチに好発する. 予防にはインドメタシン内服や術後早期の放射線照射が有効である. また治療として, 切除術を行う場合もある(**図 38-52**).

H 股関節部の骨折と脱臼

❶ 外傷性股関節脱臼と脱臼骨折

traumatic dislocation and fracture dislocation of the hip joint

高所からの転落や交通事故などの高エネルギー外傷による受傷が多く, 合併損傷を有することが多いので注意を要する. 受傷時の肢位により後方または前方に脱臼する. 寛骨臼や大腿骨頭に骨折を伴うこともある.

Ⓐ 後方脱臼

外傷性股関節脱臼の過半数を占める. 股関節屈曲位にあるときに前方から強い外力が大腿骨の軸

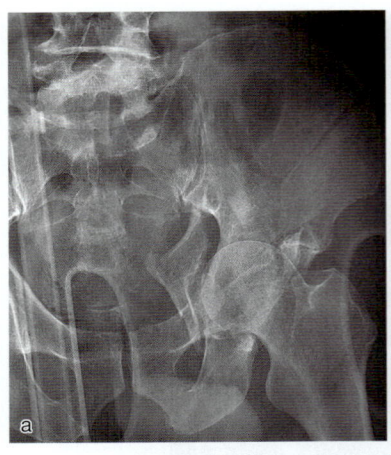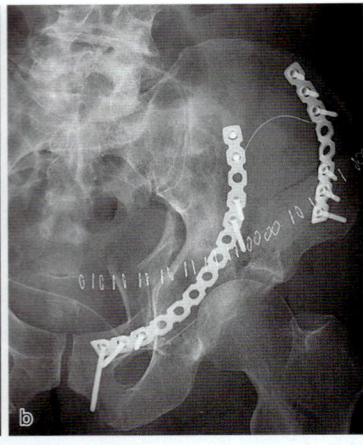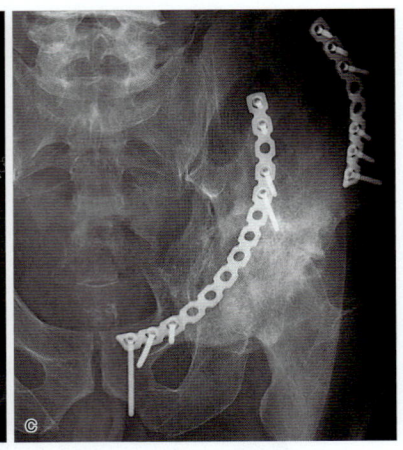

図 38-51　寛骨臼骨折術後の変形性関節症
a. 単純 X 線骨盤正面像．両柱骨折を認める．
b. プレートによる内固定後．整復不良が残存している．
c. 術後 1 年で変形性関節症に至り，跛行を認める．

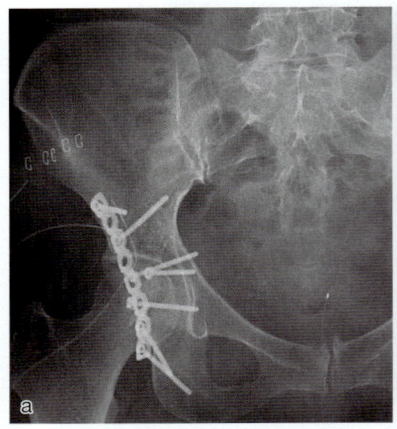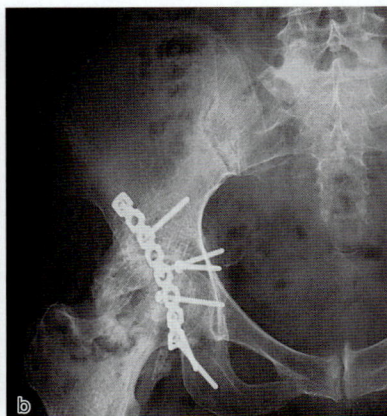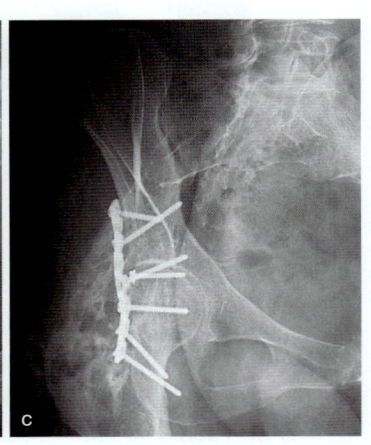

図 38-52　後壁骨折術後に発生した異所性骨化
a. 術直後単純 X 線骨盤正面像．
b. 骨頭周囲に異所性骨化を認める．
c. 閉鎖孔斜位像にて大転子まで及ぶ広範囲の異所性骨化が明らかである．

方向に加わると，大腿骨頭は後方へ脱出する．走行中の自動車の座席に座っていて正面衝突した際，膝をダッシュボードに打ちつけた場合（ダッシュボード損傷）など，膝周囲に外力が加わって生じることが多いため，膝周囲の外傷にも注意を払わなければならない．

<ruby>症状，診断<rt></rt></ruby>

　股関節は内転，内旋，軽度屈曲位をとり，大腿は短縮して見える（**図 38-53a**）．股関節の自動運動は不能で，他動運動に対してはバネ様の抵抗がある．自覚的には激痛を感じ，坐骨神経が圧迫さ

れている場合は，足部に放散する坐骨神経痛や運動麻痺を伴う．

　単純 X 線では，大腿骨頭は寛骨臼の輪郭を外れてその上縁に重なって見える（**図 38-53b**）．骨頭骨折や大腿骨頸部骨折，寛骨臼骨折を伴っていることがあり，その診断には CT が有用である．

<ruby>治療<rt></rt></ruby>

　受傷後なるべく早期に徒手整復を行う．整復が遅れると大腿骨頭壊死を合併する率が高くなる．全身麻酔下に，助手に骨盤を固定させ，脱臼側の股・膝関節を 90° に屈曲させて患者の膝を抱える

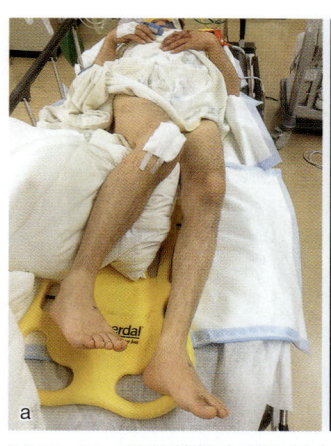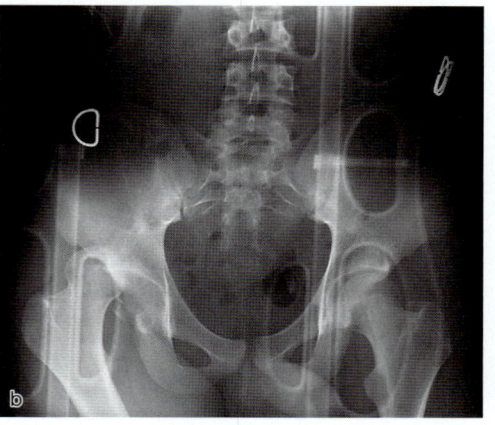

図 38-53　股関節後方脱臼（右）
a. 肢位. 患肢は内転・内旋・軽度屈曲位をとる.
b. 単純 X 線骨盤正面像. 大腿骨頭は寛骨臼の輪郭を外れてその上縁に重なって見える.

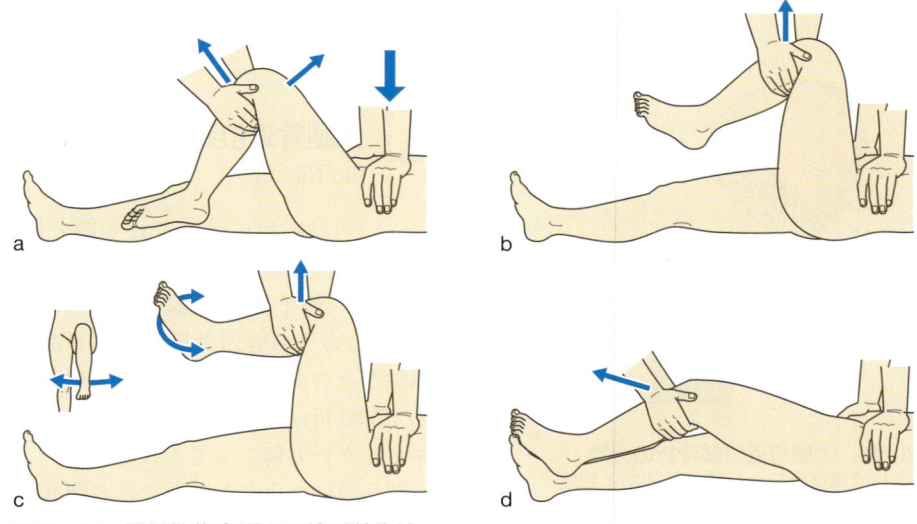

図 38-54　股関節後方脱臼の徒手整復法
a, b. 助手に骨盤を固定させ, 術者は脱臼側の膝関節をもち, ゆっくり牽引しながら股・膝関節を
　　 90°屈曲位とする.
c. 大腿の長軸方向へ強く引き上げながら, 外旋または内旋すると, 整復感とともに整復される.
d. 軽い牽引を加えたまま伸展位とし, 再脱臼しないことを確かめる.

〔Bucholz RW, Heckman JD, et al（eds）: Rockwood and Green's Fractures in Adults, 6th ed. Lippincott Williams and
　Wilkins, Philadelphia, 2006 より〕

ようにもつ. 大腿の長軸方向へ強く引き上げなが
ら, 外旋または内旋する（**図 38-54**）. 整復される
と, はっきりとした整復感がある. 麻酔により十
分な筋弛緩が得られない状態での整復は困難であ
り, かつ損傷を増大させるおそれがあるため禁忌
である. 整復後に再度単純 X 線または CT にて
整復の確認と骨折の合併を検査する. 脱臼のみの
場合は, 数週間の安静, 免荷にて経過をみる. 骨

折が合併している場合や関節内に骨片が残存した
場合には, 観血的治療が必要になることが多い.

B 前方脱臼

　外傷性股関節脱臼の 10% を占める. 股関節が
外転・外旋する肢位を強制された場合に起こる.
脱臼方向により恥骨上脱臼と閉鎖孔脱臼（**図
38-55**）に分けられる.

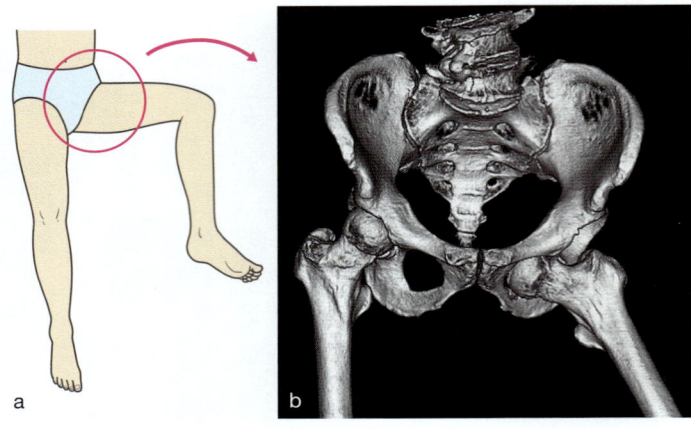

図 38-55　股関節前方（閉鎖孔）脱臼
a. 肢位：患肢は外転・外旋・屈曲位をとる．
b. 3D-CT．大腿骨頭が閉鎖孔に嵌り込んでいる．

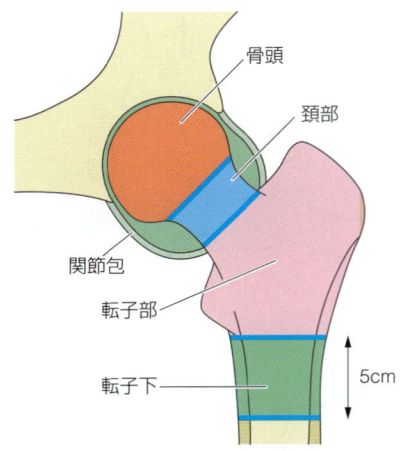

図 38-56　大腿骨近位部骨折の分類
このほかに稀な骨折として，転子部と頚部
の中間に位置する「頚基部骨折」がある．
2011 年に「滑膜性関節包の内外にまたがる
もの」と定義された．

症状，診断

　恥骨上脱臼では股関節は伸展，外旋位をとる．
脱臼した骨頭を鼠径部に触れ，骨頭により大腿神
経や大腿静脈が圧迫されることがある．閉鎖孔脱
臼（**図 38-55**）では屈曲，外転，外旋位をとり，大
腿骨頭は閉鎖孔に嵌り込む．

治療

　全身麻酔下に徒手整復を行う．恥骨上脱臼では股
関節を伸展，外転，外旋させ，助手に骨頭を寛骨臼
に向けて押してもらいながら，股関節を屈曲，内旋
させると整復される．閉鎖孔脱臼では変形の方向（屈

曲，外転）に牽引しながら，徐々に内転しながら内旋
すると整復される．整復後の治療は後方脱臼に準じる．

② 大腿骨近位部骨折
hip fracture

　人口の高齢化に伴って近年顕著に増加してい
る．発生部位により，骨頭骨折・頚部骨折・転子
部骨折・転子下骨折に分類される（**図 38-56,
57**）．このうち骨頭骨折と転子下骨折は主に交通
事故などの高エネルギー外傷で生じ，頚部骨折と
転子部骨折は主として高齢者の転倒などによる低
エネルギー外傷で生じることが多い．

　関節包内で生じる骨頭骨折と頚部骨折は，後述
する血行動態の特異性（**図 38-58**）などにより骨癒
合しにくく，偽関節（➡721 頁参照）となりやすい．関
節包外で生じる転子部骨折と転子下骨折は血行の
点では骨癒合に有利だが，付着する筋肉や靱帯に
よって転位しやすく，関節包内での骨折に比べ出
血も多い．このため，特に高齢者では注意が必要
である．

　歴史的には大腿骨近位部骨折に対して術前に牽
引療法（➡725 頁参照）が行われてきた経緯がある
が，現在はできるだけ早期に手術を行うことが推
奨されており，術前待機期間が長期に及ぶ症例や
転子下骨折を除いて，牽引法は行わない傾向にあ
る．

　受傷前に骨粗鬆症（➡318 頁参照）の治療が行われて
いなかった場合は，手術を契機に治療を開始する

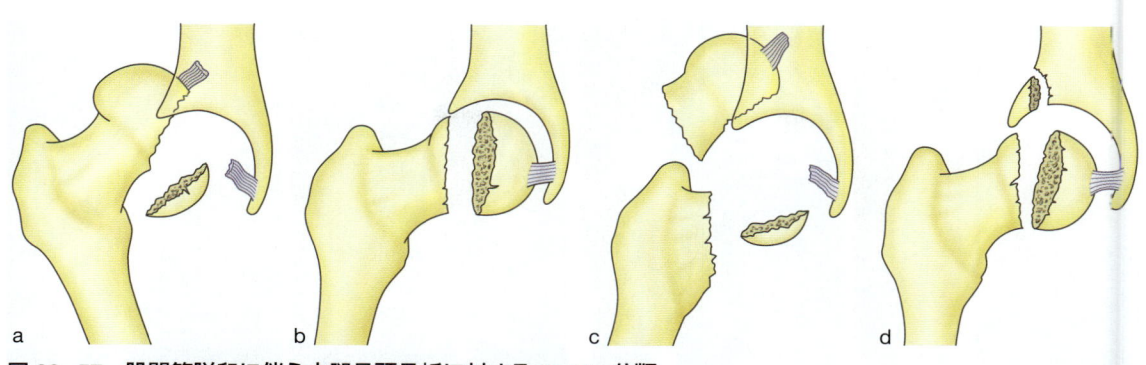

図 38-57　股関節脱臼に伴う大腿骨頭骨折に対する Pipkin 分類
a. type Ⅰ：円靱帯付着部より尾側の骨折.
b. type Ⅱ：円靱帯付着部を含む骨片.
c. type Ⅲ：type 1 or 2＋頚部骨折.
d. type Ⅳ：type 1 or 2＋臼蓋縁骨折.
（Pipkin G：Treatment of grade Ⅳ fracture-dislocation of the hip；a review. J Bone Joint Surg Am 39：1027-1042, 1957 より）

ことが推奨されている．また近年の傾向として，人工股関節ステム周囲部での骨折（➡635 頁参照）の増加が挙げられる．

Ⓐ 大腿骨頭骨折
femoral head fracture

病態

骨頭骨折は通常，股関節後方脱臼に伴って発生する．骨頭に付着する円靱帯による牽引と，臼蓋後縁での剪断力によって骨折を生じる．骨頭骨片は整復が困難なうえ，血行に乏しく，経過中に大腿骨頭壊死をきたして二次性変形性股関節症へ移行することも多い．

分類

Pipkin 分類が頻用されている（**図 38-57**）。

治療

原則は骨頭荷重面の再建である．まず股関節後方脱臼の徒手整復を行い，整復が可能で，骨頭骨片の適合性が得られた場合は保存的に治療する．徒手整復が不能の場合は，観血的に整復する．整復後も骨頭骨片の適合性が得られなかった場合は，骨頭骨片の処置を行う．

type Ⅰは骨頭荷重面にあまり影響を与えないため，原則として骨片摘出を行う．type Ⅱは骨頭荷重面にかかるため，整復して骨接合術を行う．これに type Ⅳでは臼蓋骨折に対する処置を加える．type Ⅲは骨頭骨折に頚部骨折を合併するもので稀であるが，脱臼整復時の医原性骨折として生じうるため注意が必要である．高齢者に対しては

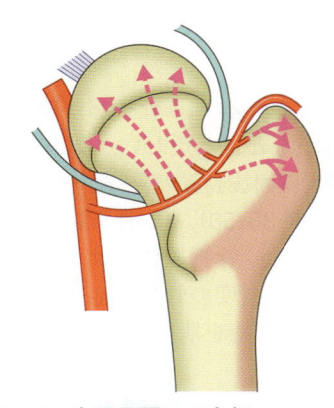

図 38-58　大腿骨頭への血行
頚部骨折により大腿骨頭の栄養血管である内側大腿回旋動脈の分枝が損傷されると，骨頭の血行障害をきたす．

人工骨頭置換術，若年者に対しては大腿骨頚部骨折の骨接合を行った後に，骨片摘出または骨接合術を行う．

Ⓑ 大腿骨頚部骨折
femoral neck fracture

病態

骨粗鬆症を有する高齢者の転倒で生じることが多いが，若年者の高エネルギー外傷でも生じることがある．近年では高齢化に伴う骨粗鬆症を基盤とした，軽微な外傷すら伴わない不顕性骨折（**図 38-59**）も増加しているため，MRI による早期診断が推奨されている．頚部骨折は以下の理由できわめて骨癒合しにくいとされており，骨接合術後

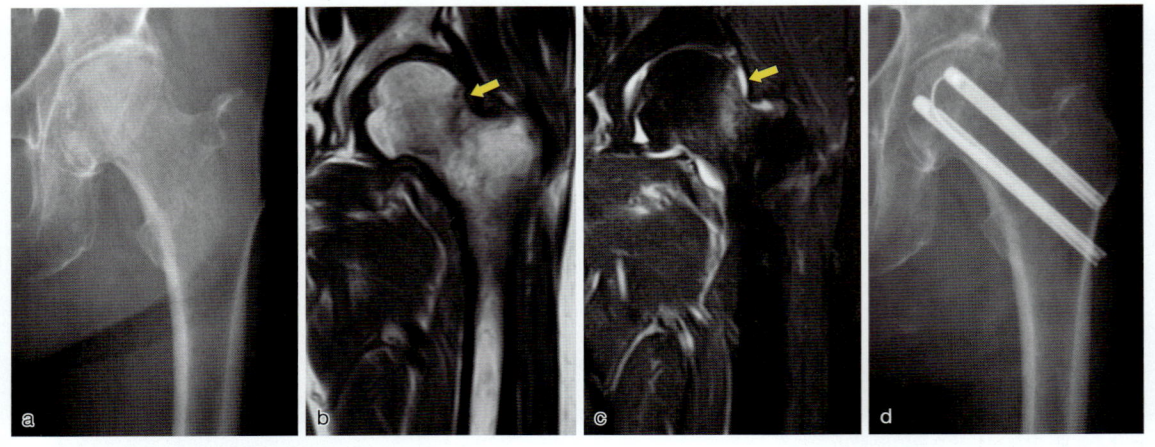

図 38-59　左大腿骨頚部骨折(82 歳女性)
a. 特に外傷歴のない左股関節痛で発症した不顕性骨折だが，単純 X 線像では診断が困難である．こうした症例では，頚部骨折を疑って積極的に MRI 検査を行うべきである．
b, c. MRI T1 および T2 強調像で，頚部の骨挫傷が明瞭である．
d. Garden 分類 stage Iに準じて，ピンによる骨接合術を行った．

も偽関節となりうる．① 骨折部が関節内のために骨膜血行がもともと乏しい．② 主に血行を得ている内側大腿回旋動脈の分枝が骨折により損傷されやすい(**図 38-58**)．③ 骨折によって髄内血行も絶たれる．④ 骨折線にしばしば剪断力がかかる．⑤ 基礎に高度の骨粗鬆症をもつ患者が多く，正常な骨折治癒を期待しにくい．

分類

Garden(ガーデン)分類(**図 38-60**)が頻用されているが，実際には stage IとII，stage IIIとIV の鑑別が困難な症例も散見される．そのため近年では，stage IとIIを非転位型，IIIとIVと転位型として治療法を選択することが提唱されている．

治療

非転位型骨折であっても偽関節率が高いため，近年では全身状態が許せば積極的に手術を行うことが多い．若年者の場合は人工骨頭が将来的に再置換に至る可能性を考慮し，極力骨頭を温存して骨接合術を選択するのがわが国では一般的である．高齢者では Garden 分類 stage I・IIの非転位型に対しては骨接合術(**図 38-59d**)が，stage III・IVの転位型には人工股関節置換術(**図 38-61**)が行われる．骨接合術には，中空スクリュー，ピン，プレート付きピンなどが用いられる．

C 大腿骨転子部骨折
trochanteric femoral fracture

病態

頚部骨折と同様に骨粗鬆症を有する高齢者の転倒で生じることが多いが，軟部組織や髄内からの血行が期待できる関節外骨折であるため，頚部骨折より骨折治癒には有利である．しかし，① 荷重により骨折部へ強力な内反・短縮応力が作用すること，② 腸骨大腿靱帯の牽引力による転位で整復不良をきたしうること，などのため偽関節や変形治癒となることがある．

分類

Evans(エヴァンス)分類(**図 38-62**)が頻用されている．しかし Evans 分類は術前牽引をすることが少なくなった近年では，手術室で牽引するまで分類できない点がやや問題である．また単純 X 線像だけでは大転子後方の骨折を正確に把握できない症例があるため，わが国では 3D-CT を用いた術前評価が行われつつある(**図 38-63**)．

治療

片脚立位および歩行時に股関節へかかる外転筋力は，中殿筋が付着する大転子部に集中し，これが有効に機能しないと骨盤が水平位を保てずに跛行を呈する．このため転子部骨折の治療は，① 骨頭骨片と骨幹部骨片を強固に固定し疼痛や下肢長短縮を防ぐだけでなく，② 大転子部の骨癒合

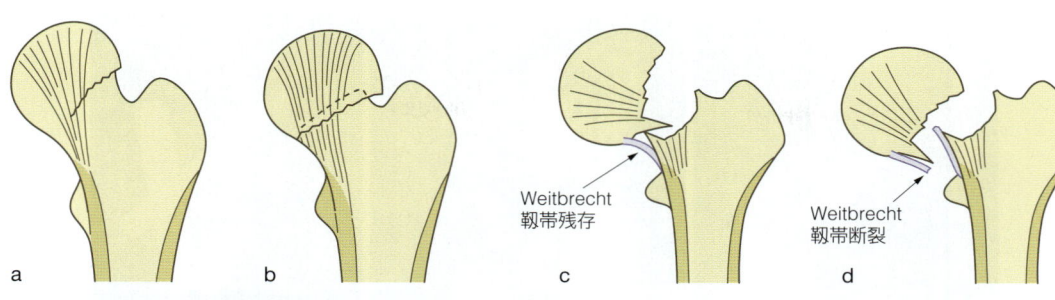

図 38-60　大腿骨頚部骨折の Garden 分類
stage Ⅰ：不完全骨折（骨頭血流は残存）.
stage Ⅱ：完全骨折・転位なし（骨頭血流は残存）.
stage Ⅲ：完全骨折・部分転位（骨頭血流は減少）.
stage Ⅳ：完全骨折・高度転位（骨頭血流は途絶）.
（Garden RS：Low-angle fixation in fractures of the femoral neck. J Bone Joint Surg Br 43：647-663, 1961 より）

38
骨折・脱臼

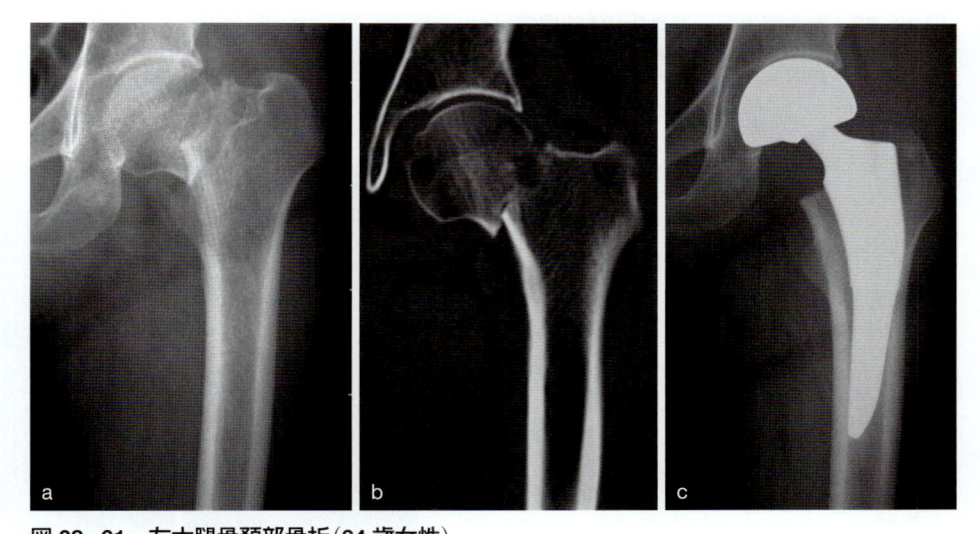

図 38-61　左大腿骨頚部骨折（64 歳女性）
a, b. 単純 X 線像（a）に比べ，CT（b）では Garden 分類 stage Ⅳ であることがより明瞭である.
c. 人工骨頭置換術を行った.

を得て外転筋力が有効に作用する状態に回復させることを目標とする．したがって，全身状態が許せば積極的に骨接合術を行い，強固な内固定と解剖学的整復を目指す．骨接合術には short femoral nail（**図 38-63**）または sliding hip screw が用いられる.

D 大腿骨転子下骨折
subtrochanteric fracture

病態

若年者の高エネルギー外傷が主であるが，高齢者の低エネルギー外傷でも起こりうる．高エネルギー外傷による多発外傷の場合は合併損傷に注意

が必要であり，一期的手術が困難な症例では，全身状態が落ち着いてから二期的手術を検討する．一般に転子下骨折では近位よりの大腿骨骨幹部骨折に準じて，腸腰筋・中殿筋・内転筋により高度に転位し，近位骨片が強力に屈曲・外旋・外転するため，転子部骨折よりもはるかに整復が困難で疼痛も強い．このため現在でも本骨折に対しては，手術までの待機期間に牽引法を行うことが多い.

治療

全身状態が安定化した時点で骨接合術を行う．一般に long femoral nail またはプレートが用いられるが（**図 38-64**），閉鎖性整復はしばしば困難であり，骨折部を展開しての整復操作が必要にな

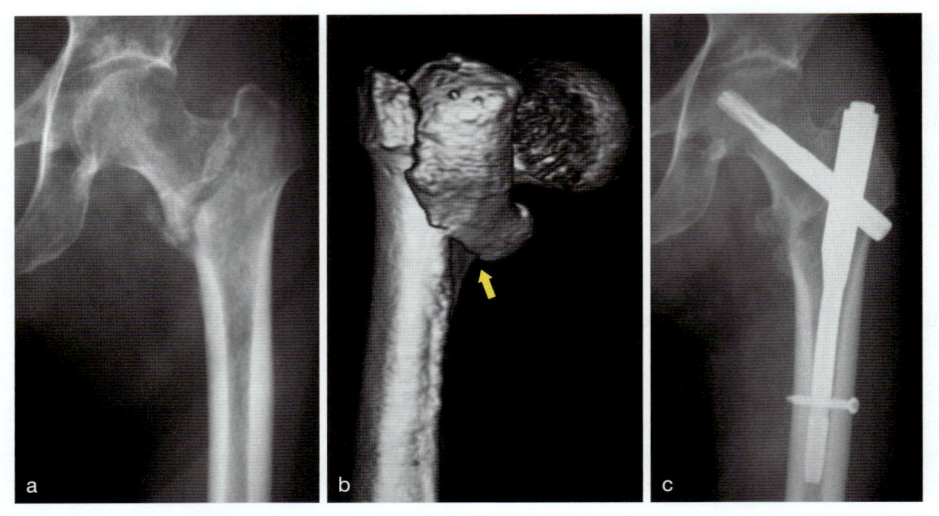

図 38-63　左大腿骨転子部骨折（84 歳男性）
a. 単純 X 線像では，Evans 分類 group 2 と考えられた.
b. 3D-CT で大転子後方の骨片が確認され，Evans 分類 group 3 であったことが判明した.
c. short femoral nail による骨接合術を行った.

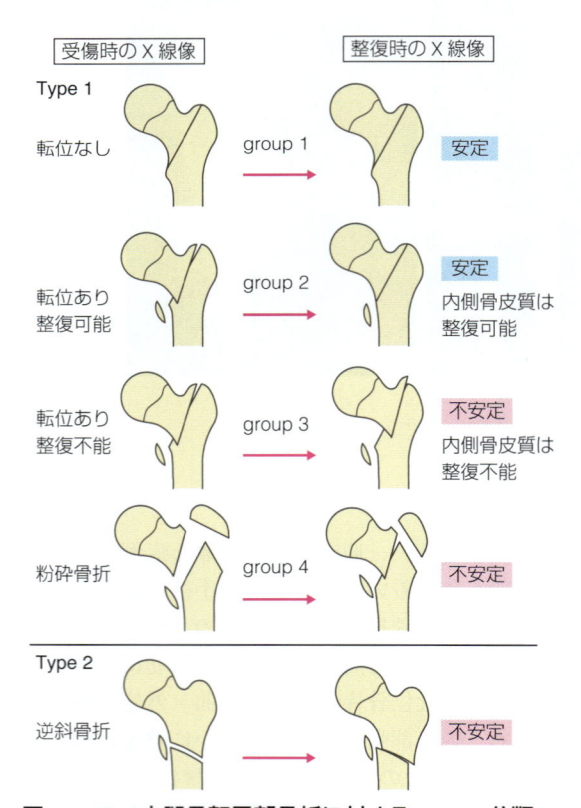

図 38-62　大腿骨転子部骨折に対する Evans 分類
牽引によって整復できるか否かに着目し，整復不能例を不安定型骨折と定義.
Type 1：骨折線が大転子から小転子へ向かう通常の骨折型.
Type 2：骨折線が逆向きとなる稀な「逆斜骨折」で，不安定型に含む.

（Evans EM, et al：The treatment of trochanteric fractures of the femur. J Bone Joint Surg Br 31：190-203, 1949 より）

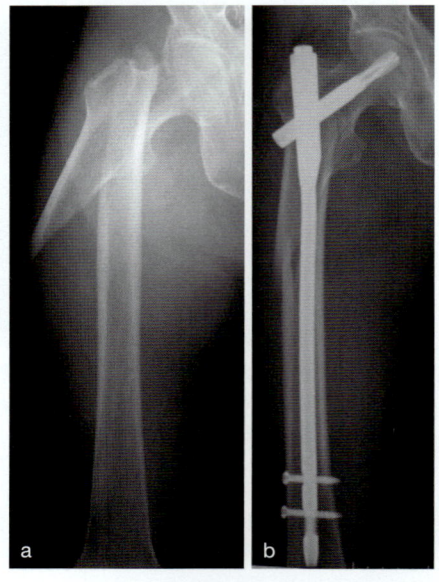

図 38-64　右大腿骨転子下骨折（87 歳女性）
a. 近位骨片が外転・外旋・屈曲位をとる定型的転位をきたしている.
b. 骨折部に小切開を置いて整復後，長めの long femoral nail を用いた骨接合術を行った.

ることが多い. 良好に整復された場合の骨癒合は良好だが，整復不良例では偽関節化しやすく，注意が必要である.

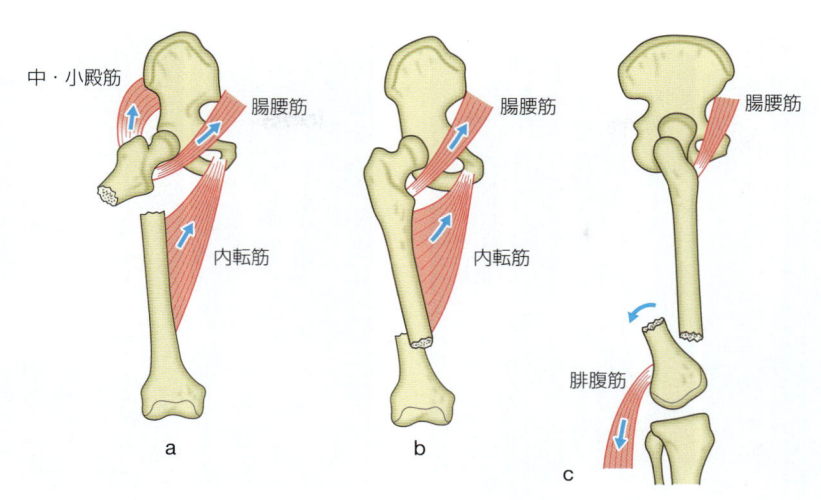

中・小殿筋　腸腰筋　腸腰筋

内転筋　内転筋

腓腹筋

a　b　c

図 38-65　大腿骨骨折の転位

a. 近位 1/3 の骨折（正面）：近位骨片は中・小殿筋により外転，腸腰筋により屈曲・外旋，遠位骨片は内転筋により短縮・内方転位.

b, c. 遠位 1/3 の骨折（正・側面）：内転筋付着部より遠位の骨折では，近位骨片は内転筋により内転，腸腰筋により軽度屈曲，遠位骨片は腓腹筋により後方に回転短縮する.

I 大腿骨骨幹部の骨折

1 大腿骨骨幹部骨折

shaft fracture of the femoral

大腿骨は人体最大の長管骨であり，これに骨折を生じるにはきわめて強い外力の作用が必要（高エネルギー外傷）で，したがって合併損傷の頻度も高い.

大腿骨骨折の治療では，体重支持と歩行のために完全な機能的治癒を得ることが重要である. 大腿骨は深い筋層に囲まれて血行がよく，骨癒合しやすい. また，可動域の大きい股関節に続くため，若干の変形が残っても，下腿骨骨折の場合よりも機能障害が少ない.

外傷の機会の多い青壮年層に多いが，小児学童にも少なくない.

原因

交通事故，労働災害，スポーツによる受傷が多い.

病態

前方，側方，後方から大腿部に直接力が加わった場合（直達外力）は，横骨折，斜骨折を生じる. 回旋力による場合（介達外力）は，螺旋骨折となる.

骨折後，主に筋肉の作用によって一定の肢位と転位をとる（図 38-65）.

症状

受傷直後から，起立・自動運動不能となり，自発痛が著明である. 特有の肢位と変形，短縮がみられ，異常可動性が明らかである.

時間とともに腫脹，皮下出血が増加する. 外力の大きさにもよるが，皮下骨折であっても 500〜1,000 mL の出血が起こるため，血圧低下，ショックなどの全身症状を呈することがある.

治療

骨折部の整復（主に短縮変形）と疼痛軽減を目的として牽引法（直達牽引法：大腿骨顆上部か脛骨粗面に Kirschner 鋼線などを刺入し牽引する）が手術までの待機期間に行われる.

・保存療法

徒手整復とギプス包帯による外固定は整復位を保つことがほとんど不可能なため行われない. 牽引法は小児では行われるが，成人例では大腿骨の短縮・回旋変形，膝関節拘縮などや長期安静臥床に伴う苦痛や合併症の問題などから治療として用いられることはほとんどない.

・手術療法

治療期間の短縮，膝関節拘縮の予防などの点から手術療法を行うのが一般的である. 内固定法と

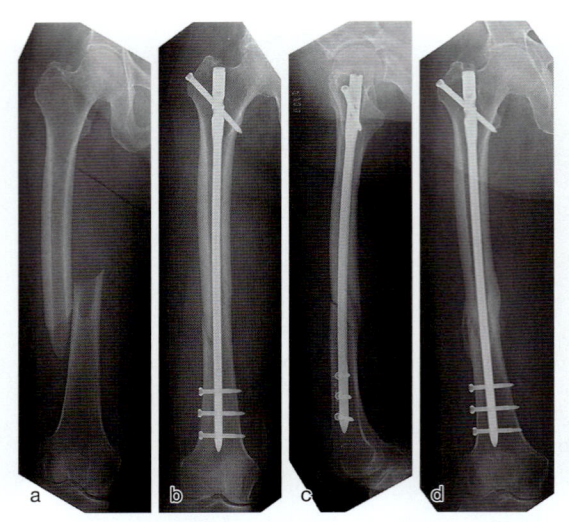

図 38-66　横止め髄内釘による大腿骨骨幹部骨折の固定（単純 X 線像）
a. 受傷時，b, c. 手術直後（正・側面像），d. 骨癒合後.

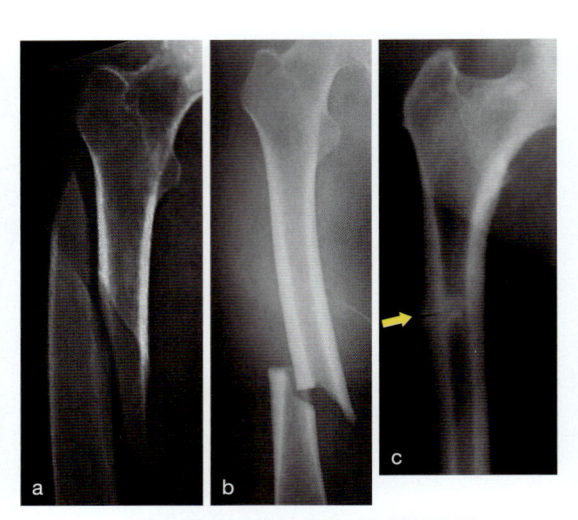

図 38-67　骨粗鬆症に伴う大腿骨骨幹部骨折
a. 典型的骨脆弱性骨折.
b. 非定型骨折.
c. Beaking を伴う不全骨折（矢印）.

しては，髄内釘固定法〔Küntscher（キュンチャー）髄内釘など〕の最もよい適応である．Ender（エンダー）釘固定は，回旋転位を生じやすい欠点があり，プレート固定は，骨折部を大きく展開するため感染のリスクを伴う．

　古典的な Küntscher 髄内釘では，回旋や短縮などの骨折部転位を生じることが弱点であった．そこで，近年，これらを防止するために髄内釘に横止めの螺子を加える（横止め髄内釘法）が本骨折の標準的手術法となってきている（**図 38-66**）．

② 非定型大腿骨骨折
atypical femoral fracture（AFF）

　骨粗鬆症患者に生じる典型的な骨脆弱性大腿骨

> **NOTE　髄腔峡部より遠位の骨折**
>
> 　近年，大腿骨骨折を髄内釘固定法で治療する際に大腿骨骨幹部の髄腔峡部 isthmus より遠位の髄腔拡大部での骨折 infra-isthmal fracture が，骨癒合不全発生の危険因子の1つになることが指摘されている．骨癒合不全の原因の1つとして，不十分な骨折固定が挙げられる．この部位の骨折を髄内釘固定する場合，骨折部の正確な整復を行ったうえで，より強固な骨折部固定を実現するための追加の固定や，横止め機能をより強化した太い径の髄内釘を使用するなどの配慮が必要である．

骨幹部骨折（**図 38-67a**）と対比し，非定型的な大腿骨骨折（**図 38-67b**）を生じる患者が存在することが 2005 年頃より報告され，2010 年に米国骨代謝学会がこの骨折を AFF と定義づけた．AFF の典型例では，肥厚した外側骨皮質が局所的に膨隆 beaking（**図 38-67c**）し，多くの患者（約 60〜70%）はこの部位に大腿部痛など前駆症状を自覚し，外傷なし，もしくは軽微な外傷で完全な横骨折や斜骨折に至る（**図 38-67b**）．

　AFF をきたした患者の多数（80〜90%）はビスフォスフォネート製剤の使用歴があり，骨代謝回転の抑制による骨リモデリング障害が骨質の劣化をきたし，AFF の要因となると考えられている．しかし，ビスフォスフォネート製剤非使用者であっても，副腎皮質ステロイドの長期使用など骨質の劣化を引き起こす可能性のある患者や，下肢の解剖学的要因などによってもこの骨折のリスクは高まるため，注意が必要である．

　2013 年に AFF の定義は改定された（**表 38-2**）．AFF は転子下〜骨幹部に発生するが，個人の大腿骨形状や下肢アライメントの影響により力学的ストレスが集中する部位に発生しやすく，そのため両側発生の AFF では左右ほぼ同高位に骨折が発生する．

表38-2 非定型大腿骨骨折の定義

非定型大腿骨骨折：大・小特徴
・非定型大腿骨骨折の症例確定には，骨折の発生部位が大腿骨骨幹部の小転子遠位部直下から顆上部の直上までであることに加え，以下の5つの大特徴のうち4つを満たすことが必要である*
大特徴 ・外傷なしか，立った高さからの転倒時のような軽微な外傷に関連する ・骨折線は原則的に外側骨皮質より始まる横骨折であるが，大腿骨内側への骨折の進展時に斜骨折にもなりうる ・両側骨皮質を貫通する完全骨折で内側スパイクを認めることがある ・骨折は粉砕なしか，あってもごくわずかな小骨片 ・骨折部位外側骨皮質の限局性の外骨膜側もしくは内骨膜側への膨隆〔"beaking（くちばし状）"もしくは"flaring（炎様）"〕を認める
小特徴 ・大腿骨骨幹部の皮質骨厚の全体的な増加 ・鼠径部または大腿部の鈍痛またはうずく痛みといった前駆症状 ・両側性に起こる大腿骨骨幹部の不全または完全骨折 ・骨折遷延治癒

*特に除外されるのは，大腿骨頚部骨折，転子下螺旋骨折に連続する転子間骨折，インプラント周囲骨折，原発性もしくは転移性骨腫瘍やPaget病や線維性骨異形成症など様々な骨疾患に関連する病的骨折.

（米国骨代謝学会タスクフォースレポート，2013より抜粋）

治療

・保存療法

完全骨折では手術療法が一般的であるが，外側骨皮質に限局する骨折線や骨膨隆beakingが認められる不全骨折（**図38-67c**）の場合には，保存療法も考慮する．保存療法としては，① 免荷，② 骨質劣化の誘因となる薬剤の中止，③ 骨代謝改善薬の使用，④ LIPUSの使用などが挙げられるが，保存療法の奏効率は低いため，完全骨折に至る前に予防的手術療法を考慮すべき場合も多い.

・観血的治療

AFFでは，長期間に渡り蓄積した骨質の劣化が基盤にあるため，遷延癒合をきたしやすい．そのため，手術療法に際してはより強固な固定が必要であり，内固定具としては長いガンマタイプの髄内釘を使用することが多い．しかし，大腿骨の弯曲の強い症例や髄腔の狭い症例も多いため，必要に応じて他の内固定具を選択する場合もある．また，AFFは術中医原性骨折や術後インプラント破損を生じやすいため，良好な固定性が得られなかった場合には術後の荷重時期を遅らせる必要がある.

・予後

AFFは遷延癒合をきたしやすいが，もとのADLに復帰可能である．AFFの約30%が両側に発生するため，反対側の大腿骨も注意深く経過観察する必要がある.

J 膝関節部の骨折と脱臼

1 大腿骨顆上・顆部骨折

supracondylar and condylar fracture of the femur

原因

大腿骨遠位部（顆上・顆部）骨折は大腿骨骨折全体の約5%であり，大腿骨遠位骨幹端部に過伸展力が加わることに生じる．原因は若年者による高エネルギー外傷と骨粗鬆症を有する高齢者による低エネルギー外傷がある．若年者の外傷の1/3は多発外傷に伴うものであり，膝関節内にも骨折が及びやすく膝関節内の出血や開放骨折につながることも多い.

病態，分類

骨折部は大腿四頭筋とハムストリングの牽引力により短縮が生じ，内転筋と腓腹筋の作用により内反，後方凸変形を生じる．顆上・顆部骨折の分類はNeer分類，Hohl（ホール）分類が用いられてきたが，最近ではAO分類が一般的である（**図38-68**）.

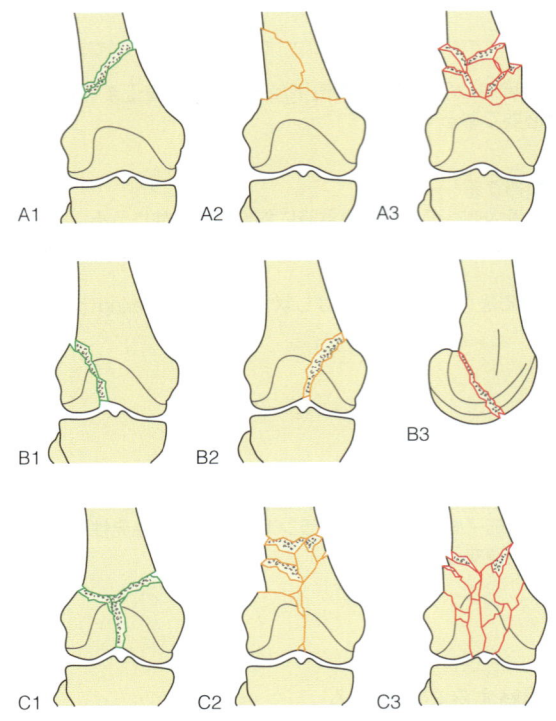

図 38-68 大腿骨遠位部骨折（顆上および顆部骨折）の AO 分類

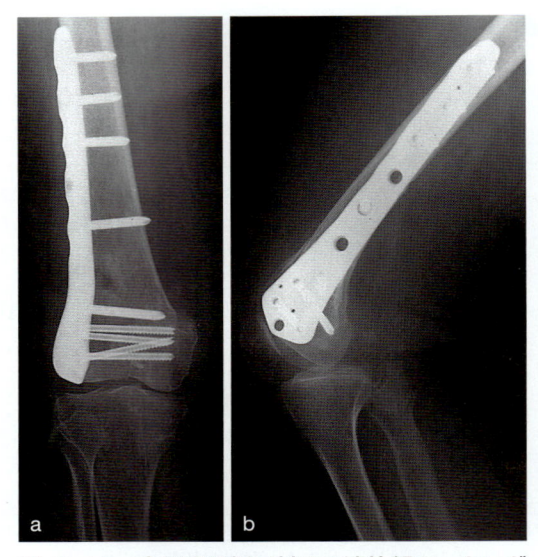

図 38-70 大腿骨骨折に対する遠位部ロッキングプレート固定
a. 単純 X 線正面像，b. 単純 X 線側面像．

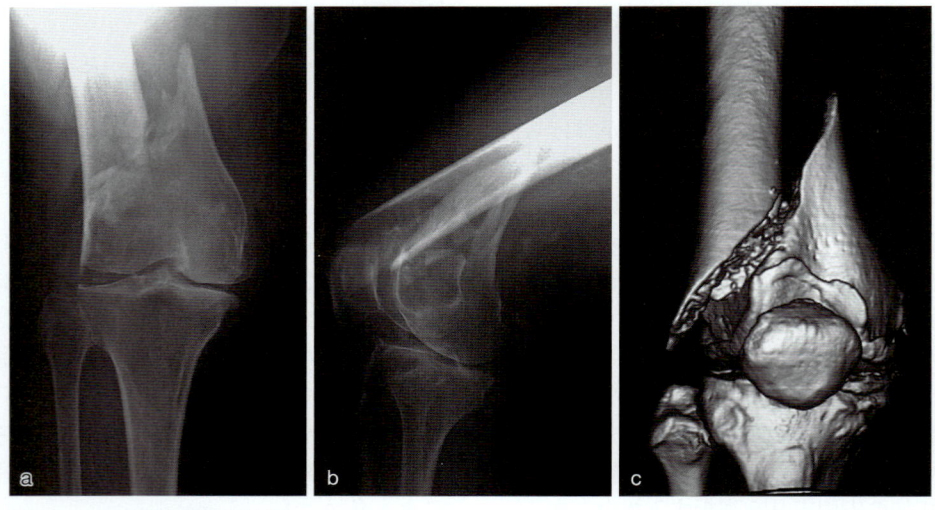

図 38-69 大腿骨顆上骨折
a. 単純 X 線正面像，b. 単純 X 線側面像，c. 3D-CT.

症状，診断

受傷時より膝関節周囲の腫脹・疼痛が著しく起立不能となる．関節内骨折となった場合，関節血症が著しく，穿刺すると脂肪滴を含む血液を認める．膝窩動脈損傷などの神経・血管の状態を注意深く調べることが必要である．適切な X 線評価は骨折分類および手術法の決定に非常に重要である．正・側面像が必須であり，牽引下での単純 X 線像は骨折型を理解する助けとなる．関節内骨折がある場合は CT が有用である（図 38-69）．

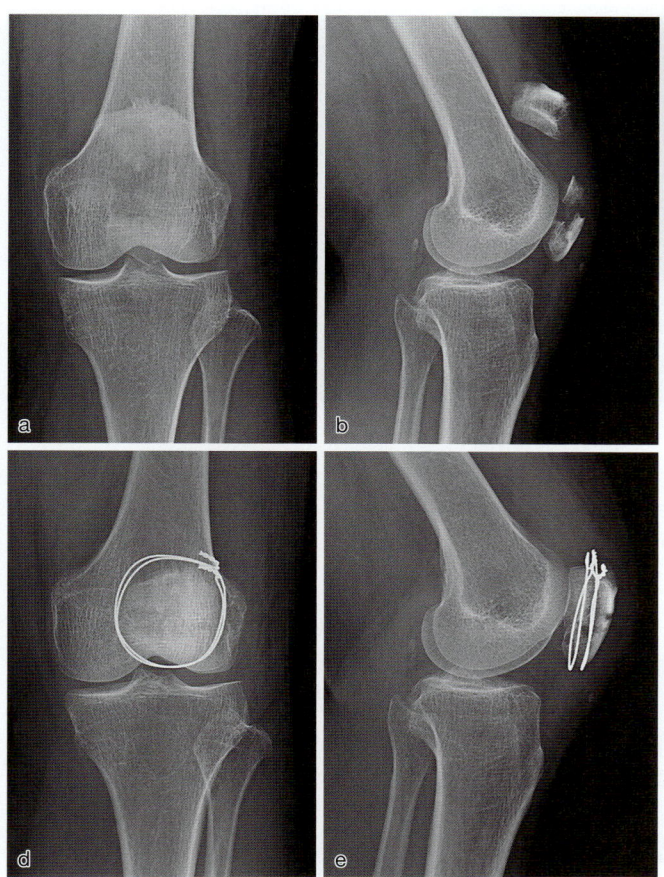
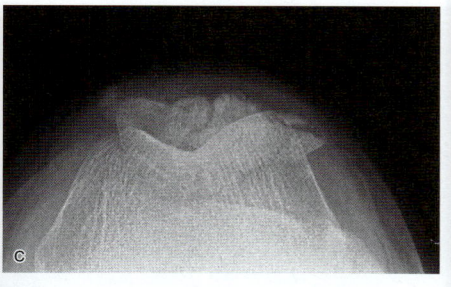

図 38-71　直達外力による膝蓋骨粉砕骨折
a. 単純 X 線前後像.
b. 単純 X 線側面像.
c. 単純 X 線軸射像.
d. 環状鋼線締結(circumferential wiring)術後単純 X 線前後像.
e. 環状鋼線締結(circumferential wiring)術後単純 X 線側面像.

38
骨折・脱臼

治療

　保存療法の適応は，大腿骨遠位部の関節外骨折で嵌入し転位のないものか，手術が行えない患者の場合であり，ほとんどが手術適応となる.

　手術療法の目標は，① 関節面の解剖学的再建，② 回旋や軸アライメントの修復，③ 強固な固定，④ 早期機能訓練である. 固定法として buttress plate や DCS(dynamic condylar screw)，逆行性髄内釘などがあるが，最近ではロッキングプレートがよく用いられている(**図 38-70**). 十分な固定性が得られれば，術後早期から持続的他動運動 continuous passive motion(CPM)による膝関節可動域訓練を始める.

2 膝蓋骨骨折
fracture of the patella

原因

　直達外力による場合と，介達外力による場合と

がある. 直達外力は，前方に倒れた際に膝をつき，膝蓋骨前面を直接強打した際に発生する. 介達外力は，膝関節屈曲位で大腿四頭筋の牽引力が働き，膝蓋骨に大腿骨顆部を支点とした屈曲が加わり発生する. 純粋な大腿四頭筋の自家筋収縮による発生は稀である.

病態

　直達外力による骨折では，骨折線は複雑になり粉砕型となる(**図 38-71a〜c**). 開放性骨折となることもある. 介達外力による骨折は，横骨折の形をとり，骨折線は膝蓋骨中央あるいは上下端に入る(**図 38-72a, b**). 膝蓋骨前面の腱膜が離断し膝蓋支帯が断裂すると，中枢骨片は大腿四頭筋に牽引されて転位し骨折面は離開する.

症状，診断

　完全骨折では，膝蓋骨前面に強い疼痛を訴える. 起立，歩行が困難となり，膝関節の自動伸展が不能となる. 膝関節内血腫を形成し，時間とともに膝関節全体が強く腫脹する. 膝蓋骨は皮下に存在

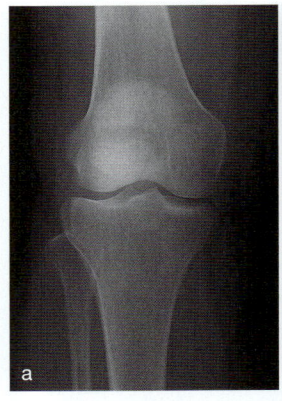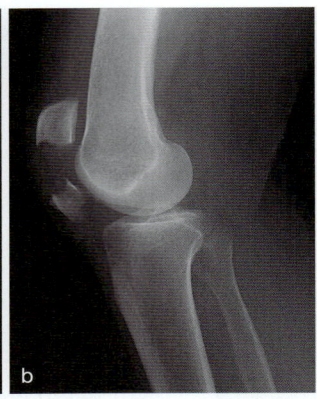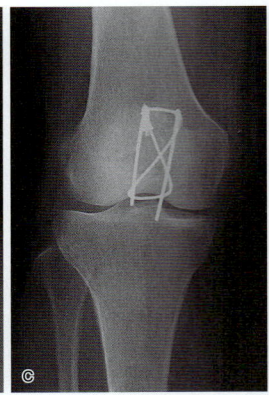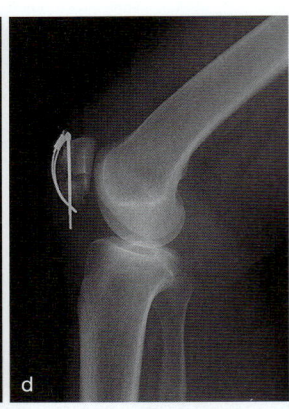

図 38-72　介達外力による膝蓋骨横骨折
a. 受傷時単純 X 線前後像.
b. 受傷時単純 X 線側面像.
c. 引き寄せ鋼線締結法（tension band wiring）術後単純 X 線前後像.
d. 引き寄せ鋼線締結法（tension band wiring）術後単純 X 線側面像.

するため，骨折の症状の把握は容易である．転位がある場合，骨片間の陥凹を皮膚上から触知できることがある．

膝伸展位単純 X 線 2 方向撮影で，骨折線を確認できる．骨片の離開や粉砕の程度の確認は 3D-CT が有用で，治療方針決定の参考となる．不全骨折では，MRI や X 線斜位撮影が有用となる．また，分裂膝蓋骨との鑑別は重要である．

治療

初期治療は，下肢を伸展あるいは軽度屈曲させて副子で固定し，クーリングを施行する．関節内に貯留した血液を穿刺吸引する．転位のないものや骨片間の離開の少ないものでは，保存療法も可能である．シリンダーキャスト（膝関節伸展位で大腿上部から下腿下端までのギプス固定）を行い，荷重および歩行はできる限り許可する．3〜4 週間のギプス固定の後，膝関節屈曲運動を徐々に開始する．転位がある場合，大腿四頭筋の収縮による強い張力が骨折部に作用するため，保存療法による骨癒合は期待できず，手術療法が適応となる．

横骨折では，引き寄せ鋼線締結法 tension band wiring が用いられることが多い（**図 38-72c, d, 73a**）．本術式は，固定性は良好で外固定は必要とせず，比較的早期に運動を開始することが可能である．粉砕骨折の場合，膝蓋骨周囲に軟鋼線を通す環状鋼線締結 circumferential wiring などが行われる（**図 38-71d, e, 73b**）．この場合でも，関節拘縮を防ぐため，固定性に応じて術後 1〜2 週から関節運動を開始することが望ましい．手術に際しては，膝伸展機構再建のため，断裂した内・外側の膝蓋支帯と膝蓋骨前面の腱膜を縫合する．また，術後はなるべく早期から大腿四頭筋の強化訓練を開始することが重要である．

③ 外傷性膝関節脱臼
traumatic dislocation of the knee

疾患概念

全関節脱臼例数の 0.001〜0.013% と報告されている．比較的稀ではあるが膝関節の最も大きな外傷であり，血管・神経損傷と骨軟骨・軟部靱帯損傷を伴い重傷化するため，初診時に迅速な診断と治療が必要である．

分類

前方，後方，内方，外方，回旋の 5 型に分類される．前方が 2/3 を占める．

症状

著しい腫脹，変形，疼痛．特に血管損傷や神経損傷が合併しやすいので末梢側の循環障害，知覚・運動障害の有無の確認は必須である．

画像診断

脱臼があれば単純 X 線で容易に診断可能である（**図 38-74**）．MRI は骨・軟骨・靱帯損傷評価に必須であり，自然整復例にも有用のことが多い．

治療

可及的早期の整復，固定が必須である．整復は

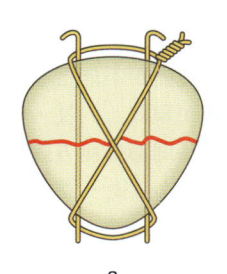 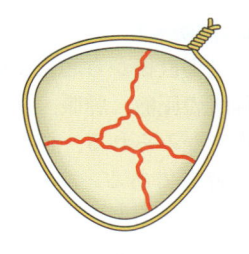

図 38-73 正面からみた手術法の模式図
a. 引き寄せ鋼線締結法：両骨片間に 2 本の鋼線を縦方向に通して固定し，鋼線の後方に軟鋼線を通して膝蓋骨前面で 8 字型に締結する．
b. 環状鋼線締結：膝蓋骨周囲に軟鋼線を 1 ないし 2 本通して締結固定する．上下は，それぞれ大腿四頭筋腱，膝蓋腱内を通過するようにする．

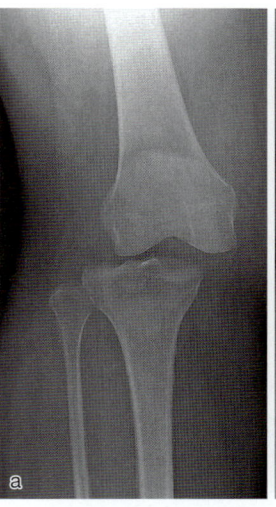 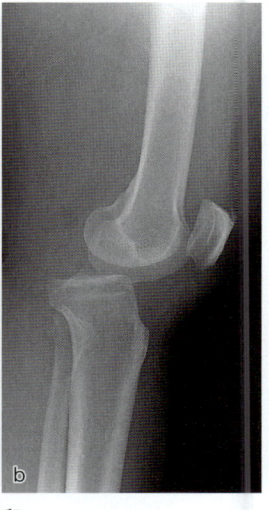

図 38-74 外傷性膝関節脱臼
後外側脱臼：ACL，PCL，LCL の完全断裂を認めた．

麻酔下に牽引のみで容易に可能なことが多いが，整復不能の場合は観血的に行う．下腿循環障害が疑われた場合は血行再建を検討する．動脈内膜損傷がある場合には数日後に閉塞が起きることや，再灌流によるコンパートメント症候群の合併も考慮する．靱帯修復か再建かは意見が分かれるが，早期の靱帯手術は可動域制限をきたしやすく，損傷した靱帯の組み合わせにもよるが二期的治療が選択されることが多い．治療は長期を要し，完全機能回復は困難である．

4 外傷性膝蓋骨脱臼
traumatic dislocation of the patella

原因

コンタクトスポーツ中に膝関節側方から膝蓋骨に強い外力が加わることで，膝蓋骨が外側に脱臼する（接触損傷）．一方，膝蓋大腿関節の形態異常など脱臼素因がある場合にはジャンプの着地時に，膝が外反するなどで発症する（非接触損傷）．

症状，診断

自然に整復されることも多く，特に接触損傷で，膝蓋骨の不安定性が顕著でない場合は見逃されることもある．X 線（軸射像）と MRI で，膝蓋大腿関節のアライメントとともに骨軟骨損傷の有無を確認する．アライメント異常がみられない場合でも，MRI で膝蓋骨内側関節面（軟骨下骨）および大腿骨外側顆の骨挫傷 bone bruise が確認できれば診断の根拠となる．

治療

脱臼した状態で来院した場合は，膝関節を伸展させながら膝蓋骨を内方へ圧迫して整復するが，整復時に軟骨損傷を合併することがあるので，愛護的に操作する必要がある．整復後は，内側支持機構の修復および再発防止を目的として，膝伸展位で外固定（装具）を行うが，脱臼素因が明らかで反復性になる可能性が高い場合や，骨軟骨骨折を合併している場合は手術療法を選択する．

5 膝関節骨軟骨骨折
osteochondral fracture of the knee

Advanced Studies

原因

外傷により，膝蓋骨や大腿骨顆部の関節面に，剪断力や直達外力がかかって生じる．膝蓋骨脱臼などに合併することが多い．10〜20 歳代に起こりやすい．

病態

関節軟骨が軟骨下骨を伴って剥離したものである．軟骨組織だけが剥離することもある．

症状，診断

膝関節に強い疼痛を覚え，関節血症のため腫脹する．骨折を伴うと血性関節液には脂肪滴がみられる．骨軟骨片が遊離するとロッキング locking（嵌頓）を起こすこともある．骨軟骨骨折の骨組織は小さいことが多く，単純 X 線検査のみでは見逃されやすい．したがって，診断には通常の X 線撮影（膝関節前後・側面・軸射像）のほかに斜位像，顆間撮影や CT 撮影が必要になることがある．骨片を伴ってい

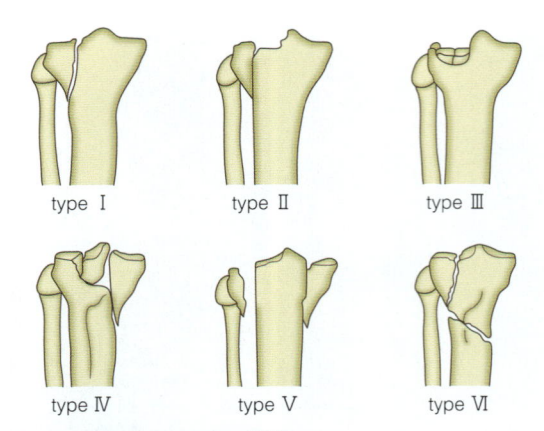

図 38-75　Schatzker 分類

type Ⅰ：外顆の割裂型（pure cleavage fracture）.
type Ⅱ：外顆の割裂陥没型（cleavage combined with depression）.
type Ⅲ：外顆の陥没型（pure central depression）.
type Ⅳ：内顆の分割／陥没型（fractures of the medial condyle）.
type Ⅴ：両顆骨折（bicondylar fractures）.
type Ⅵ：骨幹端と骨幹部が遮断され，内・外顆の一方または両顆に陥没を伴う骨折（tibial plateau fractures of the tibial metaphysis and diaphysis）.

(Schatzker J, et al：The tibial plateau fracture：The Toronto experience 1968-1975. Clin Orthop 138：94-104, 1979 を参考に作成)

ない場合は MRI が有用である.

（治療）

　原則として手術により整復固定する．小さいものは切除のみとすることもある.

6　脛骨近位端骨折
fracture of proximal end of the tibia

（原因）

　膝関節部に外力が加わった際に，大腿骨顆部が衝突するが，このとき多くは脛骨側に骨折が生じる．頻度の高い骨折の 1 つであり，荷重関節の関節内骨折である.

（病態，分類）

　骨折の形は，外力の強さとその作用方向によっていろいろである．関節面にかかる骨折は脛骨プラトー骨折（プラトーは脛骨上端の平坦な面を意味する）とよばれ，Schatzker（シャッカー）分類がよく用いられる（**図38-75**）．内側側副靱帯損傷，十字靱帯損傷，半月損傷を伴うことも多い．内顆骨折を伴う type Ⅳ・Ⅴ では膝窩動脈損傷・神経損傷を伴うことがある.

（症状，診断）

　受傷直後から起立や膝関節運動が不能となる．局所の圧痛，腫脹，皮下血腫が現れ，内反・外反変形がみられる．伸展位での膝関節の側方動揺性が特徴である．単純 X 線検査は前後・側面像のほか，陳旧例には内・外反強制位のストレス撮影が必要である．圧潰，陥没の程度をみるのに CT が有効である．また，内側側副靱帯損傷，十字靱帯損傷，半月損傷の確認のためには MRI が，膝窩動脈損傷の確認には造影 CT が有効である.

（治療）

・転位の少ない骨折

　関節穿刺をして血性関節液を排除し，膝関節を軽度屈曲して 3～4 週間ギプス固定をする．その後，屈伸運動に移る．患肢への荷重は少なくとも 2 カ月は禁止する.

・外側顆が split（縦に転位しているもの）：Schatzker 分類 type Ⅰ

　麻酔下に膝を伸展位とし，膝を内反位に強制しながら外側顆部に圧迫を加える．X 線透視によって良好な整復位が得られれば，小切開から海綿骨スクリューにて固定する．術後早期に CPM による他動運動を始める.

・関節面の圧潰，陥没骨折：Schatzker 分類 type Ⅱ・Ⅲ

　関節面の圧潰，陥没，split が 5 mm 以上であり，半月損傷，十字靱帯損傷合併がある場合は観血的手術の絶対適応であり，圧潰，陥没，解離 split が 2～5 mm の場合は観血的手術の相対的適応である．関節鏡で関節面を確認しながら，整復棒などを用いて関節面を押し上げ，海綿骨スクリュー，支持プレートで固定する（**図38-76**）.

　押し上げにより骨欠損が生じるので腸骨からの自家骨移植，あるいは人工骨を移植し，充填する．術後は 4～6 週間は免荷とし，8～12 週で全荷重とする.

・高エネルギー外傷で生じるプラトー骨折：Schatzker 分類　type Ⅳ～Ⅵ

　転位がない骨折以外はすべて手術の絶対適応である．靱帯，半月損傷に加えて膝窩動脈損傷・神経損傷の合併がある.

　関節内に骨折が及んだものは膝関節拘縮を起こしやすい．また整復が不十分な場合には二次的な変形性膝関節症を起こす．したがって，解剖学的

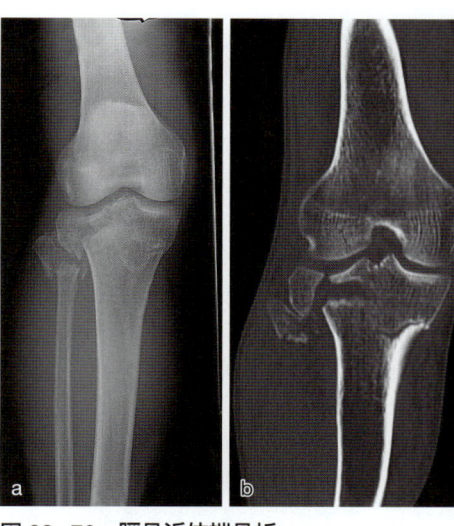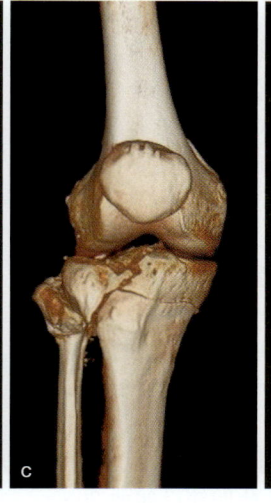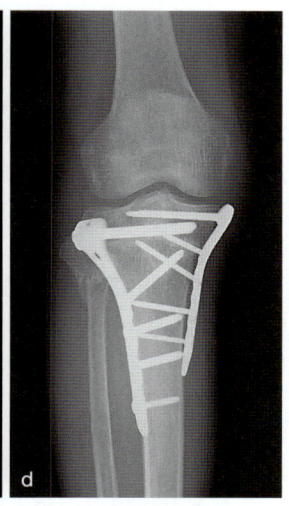

図 38-76　脛骨近位端骨折
a. 受傷時単純 X 線像，b. 受傷時 CT，c. 受傷時 3D-CT，d. 術後単純 X 線像.

な整復と術後早期の関節可動域訓練などの運動療法が必要である.

K　下腿骨の骨折

　下腿は外傷を受けやすい部位であり，脛骨は皮下の浅層にあって，軟部組織の被覆が少ないため開放骨折になりやすい（**図 38-77**）. また，隣接関節である膝関節・足関節は肩関節や股関節などの球関節と異なり自由度が低いので，下腿骨骨折の治療では長軸ならびに回旋軸を正確に修復しないと二次性変形性関節症を起こす.

原因
　直達外力（交通事故による打撲など）によるものと，介達外力（スキーでの捻転力など）によるものがある.

病態, 分類
　直達外力では局所の軟部組織損傷を伴い，脛骨・腓骨とも横骨折や粉砕骨折となることが多い. 介達外力では螺旋骨折になることが多い.

症状, 診断
　受傷直後から起立不能となる. 疼痛，腫脹，変形を認め，圧痛と異常可動性が著明である. 受傷から時間が経過すると出血や浮腫が進み，下腿筋膜内の圧が上昇して区画症候群（→755 頁参照）を呈することがある.

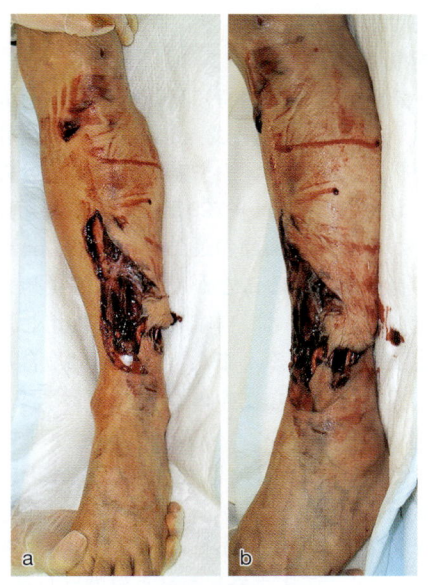

図 38-77　下腿開放骨折
軟部組織が破綻して脛骨が露出している.

　外傷歴と局所所見から診断は明らかである. 膝・足関節を含む単純 X 線前後像と側面像を撮影し，骨折形態のほかに下肢のアライメントや回旋異常を把握する.

治療
　下腿皮下骨折の多くは保存的に治療可能である. 特に，転位の少ないもの，変形が屈曲のみのもの，腓骨の骨折がないものなどは仮骨形成の中

心となる下腿骨間膜が健全で，骨折部への血行も
よく保たれているため，保存療法のよい適応であ
る．一方，脛骨・腓骨とも転位が強い場合や二重
骨折などは整復が難しいのみでなく，骨折部の癒
合が遅いため，手術による確実な内固定が望まし
い．

・保存療法

長下肢ギプス固定を 1～2 週間行う．その後，
膝蓋腱支持 patellar tendon bearing（PTB）ギプス
に変更する．すなわち，膝蓋腱部で体重を支える
形のギプスを巻き，ヒールをつけて荷重させると，
体重は膝蓋腱周辺からギプス，そしてヒールに伝
わるため，骨癒合を待たずに歩行させることがで
きる．またギプス固定中でも膝関節は屈曲 30～
90°までの運動ができるため，膝関節拘縮を起こ
しにくい利点がある．この PTB 型ギプスは 8～
12 週装着した後，単純 X 線像で骨癒合を確かめ
て除去する．

・手術療法

脛骨骨幹部の骨折，特に横骨折は髄内釘固定が
優れている．横止め髄内釘を用いれば，螺旋骨折・
粉砕骨折・二重骨折・やや髄腔の広い部分の骨折
などにも適応がある（➡729 頁，図 36-27 参照）．手術
の翌日から膝・足関節の運動を始め，数日以内に
荷重歩行を開始することができる．遷延癒合や癒
合不全例に対しても，自家骨移植を併用した髄内
釘固定法が行われる．また，近年では癒合不全例
に対して細胞移植などの再生医療が行われ，一定
の効果が得られている．

脛骨近位または遠位に近い部分の骨折にはプ
レート固定を行うことが多い．プレート固定は骨
膜血行を障害することが欠点であるが，なるべく
侵襲を小さくする工夫をした最小侵襲プレート固定
minimally invasive plate osteosynthesis（MIPO）
での処置を心掛ける（➡729 頁，図 36-26b参照）．

・開放骨折の治療

下腿は開放骨折になりやすい部位である．骨癒
合と感染予防には，早期に骨折部を血行の豊富な
軟部組織で覆うことが重要である．

デブリドマン後，創縁の緊張がない小さな創は
直接縫合して創を閉じる．創が大きい場合には皮
膚移植を行う．ただし，創が骨の真上にある場合
は皮膚移植を行っても生着しにくいので，創面は
直接縫合して減張切開 relaxation incision をし，

そこに皮膚移植を行う．このように受傷直後に創
を閉じることを一次性創閉鎖 primary closure と
いう．創部の腫脹が強い場合や感染のおそれのあ
る場合には，デブリドマン後に創面をガーゼで湿
性ドレッシング wet dressing する．2～3 日後に
ガーゼを除去して観察し，可能であれば縫合ない
し皮膚移植によって創を閉鎖する（繰り延べ一次
創閉鎖 delayed primary closure）．感染のおそれ
が強い場合は創を開放のままとし，肉芽形成と感
染の沈静化を待ってから創を閉鎖する（二次性創
閉鎖 secondary closure）．

受傷後 6 時間以内の最適期 golden time にデブ
リドマンが十分行えた場合，骨折を一次的に髄内
釘やプレートで固定することもある．しかし，よ
り安全な方法として創外固定で待期してから二期
的に髄内釘で固定を行うことが多い（図 38-78）．
Gustilo 分類Ⅲ-B あるいはⅢ-C の開放性骨折で
は，状況によっては骨接合を断念し，切断術を行
うことがある．

足関節部の骨折と脱臼

1 果部骨折，足関節骨折
malleolar fracture, ankle fracture

原因

足部が固定された状態（体重を負荷した状態）
で，足関節に内・外反やねじれなどの過大な外力
が加わったときに生じる．

病態，分類

足関節には内側，外側ともに種々の靱帯が存在
するため，骨折とともに靱帯が損傷されたり，靱
帯に引かれて裂離骨折が生じたりする．Lauge-
Hansen（ラウゲ-ハンセン）分類は，実験に基づき，
受傷時における足部の肢位と外力の方向から，骨
折ならびに靱帯損傷を 5 つのパターンに分け，そ
れぞれについて損傷が段階的に進むことを示した
ものである（図 38-79）．やや複雑であるが，整復
に必要な力の方向など示唆に富み広く活用されて
いる．しかし分類不能例などもあり，腓骨骨折の
高位を基準にした AO 分類が用いられることも
多い．

加えて，果部骨折には報告者の名を冠した呼称

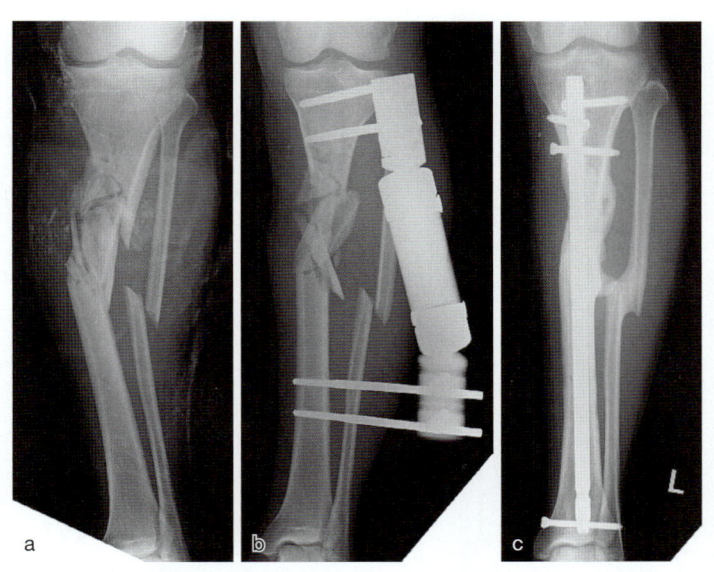

図 38-78　下腿開放骨折（創外固定から内固定へ移行した症例）（23歳男性）
a. 受傷時単純 X 線像. Gustilo 分類Ⅲ-A の開放骨折.
b. 創外固定装着直後.
c. 横止め髄内釘に入れ替えて骨癒合が得られた.

がある. 両果（内果, 外果）骨折は Pott（ポット）骨折あるいは Dupuytren（デュピュイトラン）骨折, 両果に加えて後果も骨折した三果骨折は Cotton（コットン）骨折という.

症状, 診断

　足関節部に強い疼痛があり, 皮下出血, 腫脹が急速に現れる. 転位の少ない骨折では変形は不明瞭である. 単純 X 線像では, 内果, 外果, 後果の骨折の有無, 脛腓靱帯結合部の開大の有無をみる（**図 38-80**）. 足関節から数 cm 近位での腓骨骨折を見落とさないように注意する. 距腿関節面のアライメントをみるために足部を 20° 内旋させた mortise view が有用である. 時に遠位脛腓靱帯付着部の裂離骨折〔Tillaux（ティロー）骨折〕がみられる.

　CT は診断に役立ち, 治療戦略を立てるうえで非常に有用である（**図 38-81**）.

治療

　距腿関節窩の転位が少ない骨折には保存療法を行う. 足関節中間位で下腿から足尖までギプス固定をする. 約 2 週間後, 腫脹が軽減したら PTB 型のヒール付きギプスに変えて, 松葉杖を用い荷重歩行を開始する. 固定期間は 6〜8 週間である.

　転位のあるものは手術適応である. 足関節の解剖学的整復が重要である. 内果はスクリューか引き寄せ鋼線締結法, 外果はスクリューかプレートで固定することが多い（**図 38-81**）. 遠位脛腓関節の離解に対しては, 腓骨から脛骨にスクリューを刺入し（positioning screw）固定する. このスクリューは 6 週間後, 荷重訓練前に抜去する.

❷ 脛骨天蓋骨折（ピロン骨折）
plafond fracture, pilon fracture

概念

　脛骨遠位関節面の天井部分を天蓋（仏語で plafond）と称し, これを含む下腿遠位荷重部の粉砕骨折をさす. 足関節果部骨折とは区別する. ピロン（仏語で pilon）とは棍棒の意味で, 距骨が棍棒の役割をして天蓋部を突き上げて骨折させる受傷機転から, ピロン骨折ともよばれる.

原因

　日常生活やスポーツなどにより下腿の回旋で生じる低エネルギー損傷と, 高所からの転落や交通外傷により下腿長軸方向の軸圧によって生じる高エネルギー損傷に大別できる. 通常後者によることが多いが, 近年は骨粗鬆症を伴う高齢者の活動性が高くなったため前者が増加している.

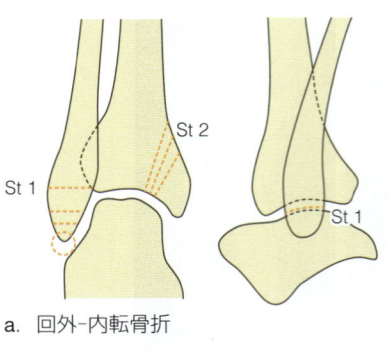
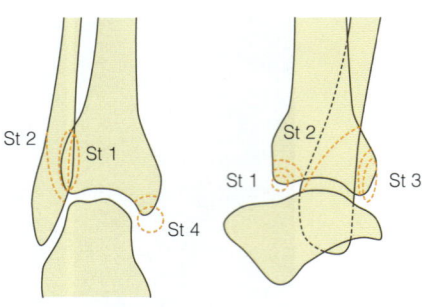
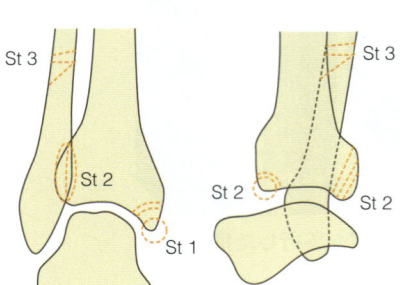
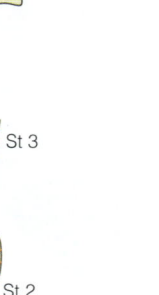
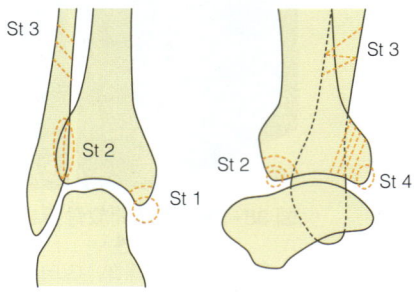

a. 回外-内転骨折

b. 回外-外旋骨折

c. 回内-外転骨折

d. 回内-外旋骨折

図 38-79　果部骨折の Lauge-Hansen 分類（①〜④ は各骨折型での stage を示す）
最初の用語は足の位置を表し，次の用語は脛骨に対しての足の運動方向を示す．
a. 回外-内転 supination-adduction.
　　① 外側靭帯の断裂または外果の横骨折　② 内果の斜骨折
b. 回外-外旋 supination-external rotation（果部骨折の 40〜70% がこのタイプ）.
　　① 前脛腓靭帯の断裂　② 外果の斜骨折　③ 後脛腓靭帯の断裂または後果の骨折
　　④ 三角靭帯の断裂または内果の骨折
c. 回内-外転 pronation-abduction.
　　① 三角靭帯の断裂または内果の横骨折
　　② 前脛腓靭帯の断裂，後脛腓靭帯の断裂または後果の裂離骨折　③ 腓骨の横骨折
d. 回内-外旋 pronation-external rotation.
　　① 三角靭帯の断裂または内果の横骨折　② 前脛腓靭帯の断裂または裂離骨折
　　③ 腓骨骨幹部の螺旋骨折または斜骨折　④ 後脛腓靭帯の断裂または後果の裂離骨折

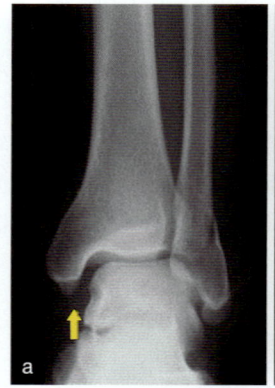
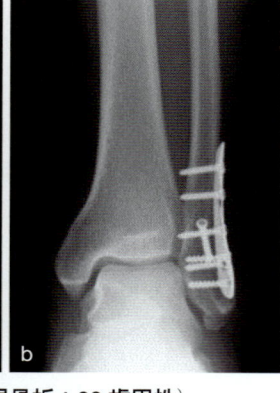

図 38-80　果部骨折（外果骨折：33 歳男性）
a. 一見転位が少ない骨折のように見えるが内果と距骨の
　関節裂隙が開大している（矢印）．Lauge-Hansen 分類の
　回外-外旋骨折 stage 2，AO 分類の B1.
b. 手術後関節面の適合性は良好となった．

症状

　受傷直後から強い疼痛のため起立歩行は困難となる．骨折部の圧痛，軸圧痛を認める．足関節周囲の腫脹は著しく，水疱形成を伴うことも多い．下腿遠位部は軟部組織が薄いため，骨片の突出により皮膚が圧迫されて蒼白になっている場合は，早急に整復しないと皮膚壊死を生じる．高エネルギー損傷では，同一下肢の他の部位の骨折や腰椎，骨盤などに骨折を伴うことがあるので注意を要する．

分類，診断

　以前は Ruedi（リュエディ）分類（図 38-82）が汎用されたが，現在は AO 分類（図 38-83）が主流である．粉砕骨折となっていることが多いため，

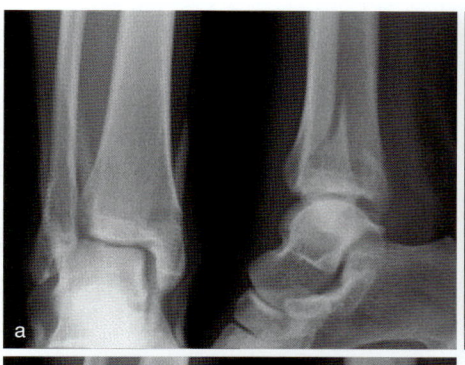
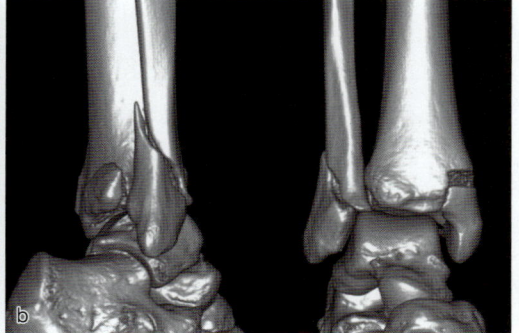
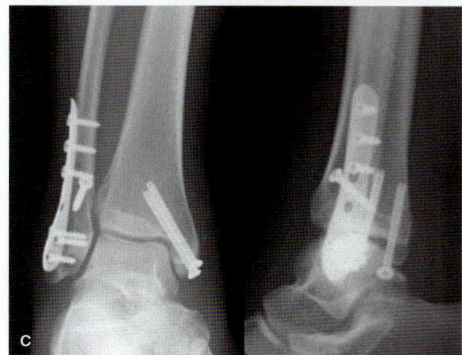

38
骨折・脱臼

図 38-81　果部骨折（三果骨折：33 歳女性）
a. Lauge-Hansen 分類の回外-外旋骨折 stage 4，AO分類の B3.
b. 単純 X 線像でわかりづらい内果骨折の転位と後果の骨折も 3D-CT ではっきりとわかる.
c. 内果はスクリューで固定，外果はスクリューとプレートで固定した.

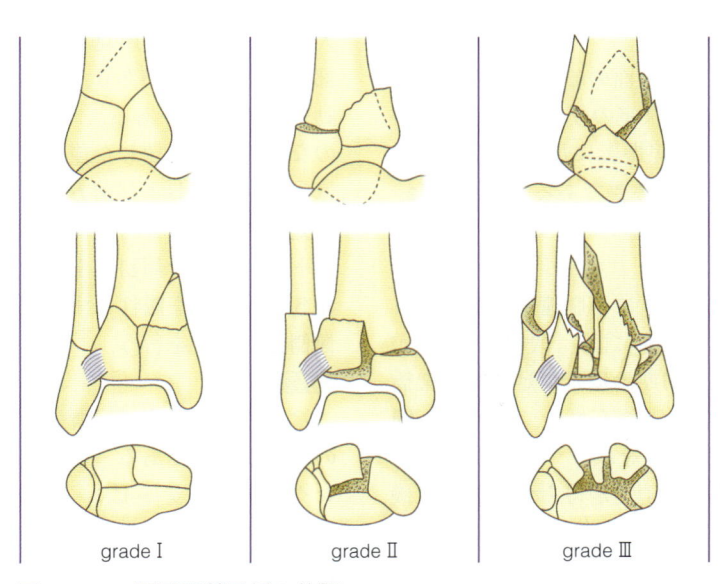

grade Ⅰ　　　　　grade Ⅱ　　　　　grade Ⅲ

図 38-82　脛骨天蓋骨折の分類
grade Ⅰ：著しい転位のない関節内骨折
grade Ⅱ：著しい関節の不適合を伴う関節内骨折
grade Ⅲ：著しい関節の不適合と骨幹端の粉砕を伴う骨折
（Rüedi TP, Allgöwer M：The operative treatment of intra-articular fractures of the lower end of the tibia. Clin Orthop 138：105-110, 1979 より）

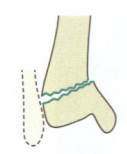 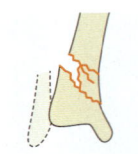 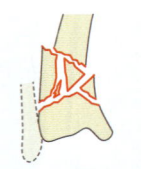

A1：関節外骨折，単純　　A2：関節外骨折，楔状　　A3：関節外骨折，複雑

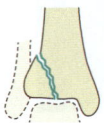 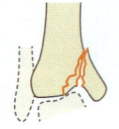 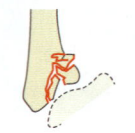

B1：部分関節内骨折，純粋分割　　B2：部分関節内骨折，分割・陥没　　B3：部分関節内骨折，多骨片陥没

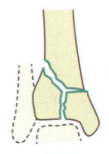 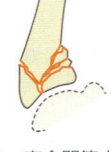 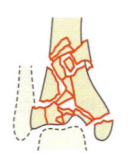

C1：完全関節内骨折，関節面単純，骨幹端単純　　C2：完全関節内骨折，関節面単純，骨幹端多骨片　　C3：完全関節内骨折，関節面多骨片

図 38-83　脛骨遠位部骨折の AO 分類

正確な骨折線の走行や関節面の転位や陥没の程度を確認することが治療法決定のうえで重要となる．よって4方向の単純 X 線撮影に加えて CT（可能であれば 3D-CT）撮影が必要である（**図 38-84a, b**）．

治療

軟部組織障害を起こさずに下腿遠位荷重部の解剖学的再建を獲得するためには，「段階的治療」が必要である．通常は，初期治療時に足関節を架橋する一時的創外固定器（実施不可能であれば，踵骨からの鋼線牽引で代用）を取りつけて骨折部を可及的に整復し，腫脹の消退が得られるまで待機（通常，1～2週間）する．その後二期的に内固定に変更する．骨折の転位や軟部組織の損傷が軽度であれば，保存療法も考慮される．それでも即時ギプス固定は危険なため，同様に二期的にギプス固定に変更する．

脛骨天蓋骨折の大部分は，関節面の粉砕が著しく，陥没転位を有するため観血的治療の適応になる．手術に際しては，骨折や軟部組織の状態を考慮して，各種あるアプローチ法（皮膚切開）から最適なものを選択する．関節面を構成する骨片を距

骨の形状に合うように整復し，プレートで固定を行う（**図 38-84c**）．プレートによる関節面の固定が困難な場合は，リングとワイヤーで関節面を支える特殊な創外固定器〔Ilizarov（イリザロフ）タイプ〕を用いる．整復後に骨欠損部が生じた場合は，腸骨からの自家海綿骨や人工骨を移植する．いずれにせよ，正確な解剖学的整復位を得て強固に固定し，早期に関節可動域訓練を行い，足関節の拘縮を予防することが重要である．

③ 足関節部の捻挫と靱帯損傷
ankle sprain and ligament injury

概念

外力によって過度の関節運動の強制が生じ，靱帯，関節包，皮下組織などが損傷されたものを捻挫という．骨折，脱臼は除く．主要な靱帯の明らかな断裂は捻挫とは区別して考えることが多い．

診断，症状

まず問診で，外力によって強制された足関節の方向（外反，内反，背屈，底屈など）を問うことが大切である．局所所見として関節包や靱帯の損傷部に腫脹と圧痛があり，受傷時と同じ方向への他動運動で痛みがある．単純 X 線検査を行い骨折のないことを確認した後，重症と思われる場合には内反，外反および前方引き出しを行ってみて不安定性を調べ，ストレス X 線撮影を行う．内反ストレスで距骨傾斜角 10° 以上，前方引き出し距離5 mm 以上を陽性とするが，個人差があるため健側との比較を行う．

治療

捻挫の初期治療は局所の冷却，圧迫包帯，患肢の挙上が有効である．最も簡単な固定法はテーピングである．テーピングは初期（1～3週間）に用いるほか，捻挫の再発予防にも有効である．靱帯損傷では足関節外側靱帯損傷の頻度が高く，前距腓靱帯単独損傷か，前距腓・踵腓靱帯複合損傷かが治療上重要となる．前距腓靱帯単独損傷の保存療法の成績は良好で1週間程度のギプスまたはシーネ固定を行い，3週間程度のテーピング固定を行う．前距腓靱帯・踵腓靱帯複合損傷は3～6週間のギプス固定を行う．ギプス除去後も不安定性の強い場合や，若年者でスポーツ選手など活動性の高い患者には，靱帯修復手術が必要となるこ

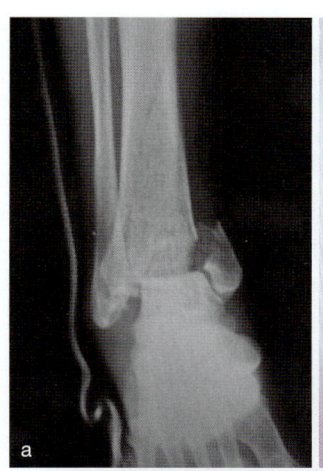
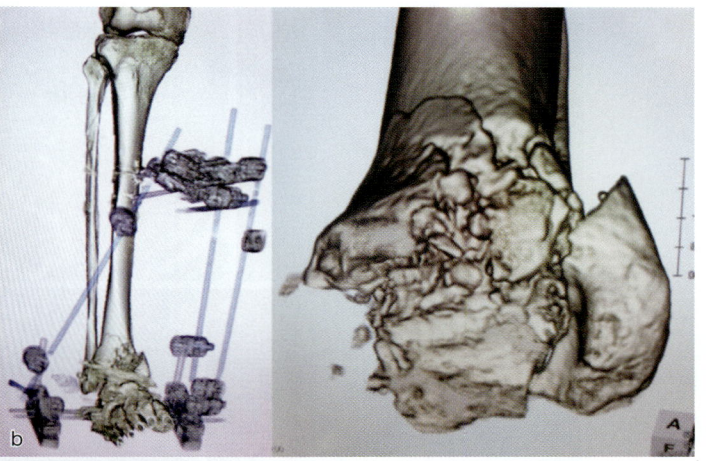

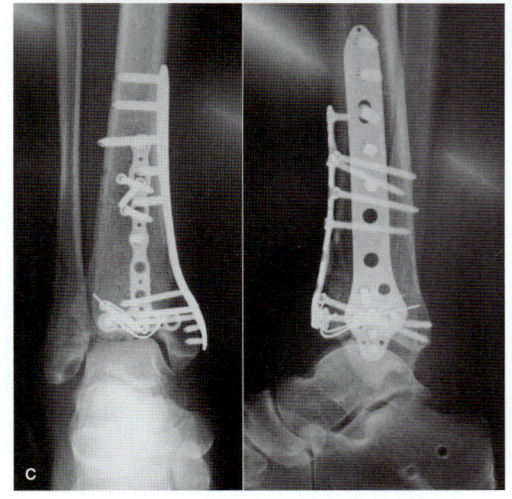

図 38-84　脛骨天蓋骨折（AO 分類の C3，66 歳男性）

a. 受傷時単純 X 線前後像.
b. 足関節架橋型創外固定装着後 3D-CT.
c. 術後単純 X 線像. 関節面を整復後，前方と内側に
　プレート固定を行った.

とがある. 内側靱帯損傷である三角靱帯損傷は保存療法を行うが，三角靱帯・脛腓靱帯複合損傷では手術療法を要することが多い.

M　足部の骨折と脱臼

1　距骨の骨折と脱臼
fracture and dislocation of the talus

高所からの転落，交通事故など大きな外力によって起こる. 頚部骨折が最も多く，次いで体部，頭部骨折などが生じる. 距骨体部の無腐性壊死や変形性関節症を起こすことがあり，時に治療に難渋する.

解剖

距骨表面の 60% は関節軟骨に覆われ，複雑な

形状を呈している. 大きく頭部，頚部，体部と分かれる. 主に足背動脈，後脛骨動脈，腓骨動脈などの枝から栄養される.

病態

高所から跳び降りた際，あるいは自動車のブレーキペダルを踏んだまま正面衝突した際，足関節が過度に背屈され，脛骨下端の前方縁に押されて距骨頚部骨折を生じる. 外力が大きいと果部骨折や，距骨の脱臼を合併することもある〔**図 38-85** Hawkins（ホーキンス）分類〕

症状

足関節部の腫脹，疼痛が強いが，圧痛点ははっきりしない. 脱臼を認めると，ほとんどの場合に果部骨折を合併し，足関節内方に距骨体部を触れる. 関節運動は強く制限される.

診断

単純 X 線像で頚部の骨折は明らかであるが，

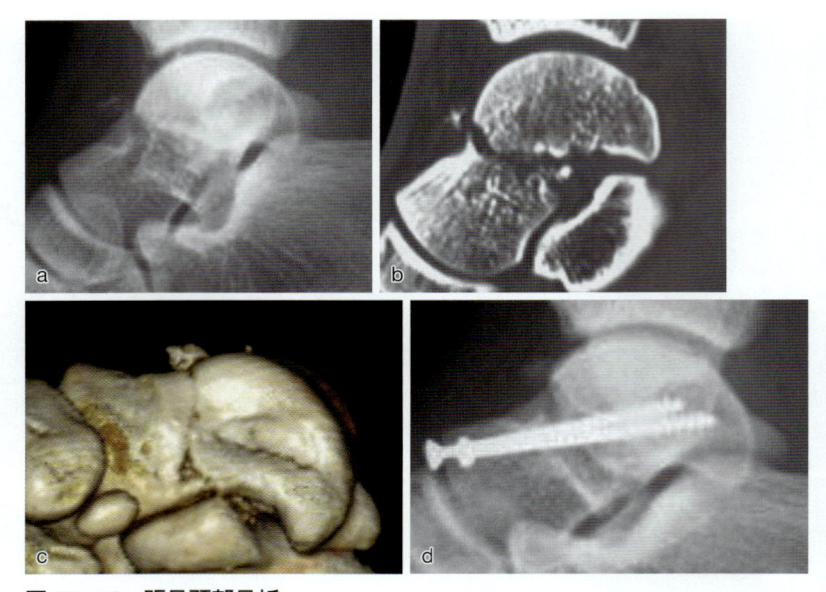

図 38-86　距骨頚部骨折
a. 受傷時単純X線像, b. 受傷時単純CT, c. 受傷時単純3D-CT, d. 術後単純X線像.

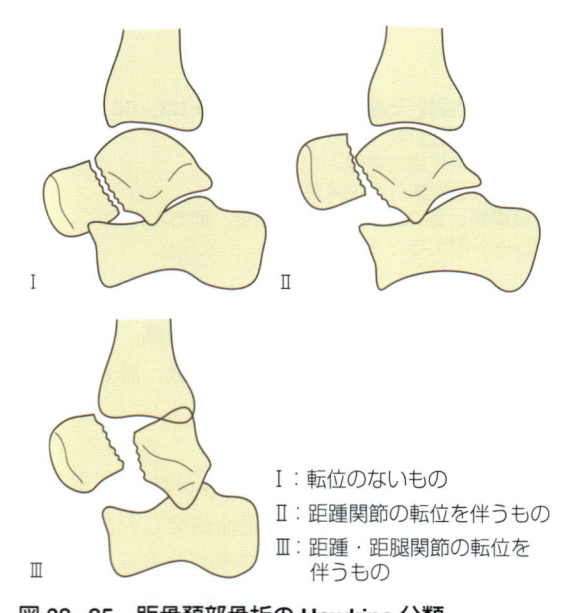

Ⅰ：転位のないもの
Ⅱ：距踵関節の転位を伴うもの
Ⅲ：距踵・距腿関節の転位を伴うもの

図 38-85　距骨頚部骨折の Hawkins 分類
（Hawkins LG：Factures of the neck of the talus. J Bone Joint Surg Am 52：991-1002, 1970 より）

前後骨片の転位の方向を見定めるのはなかなか難しいので，健側の単純X線像を参考にして術前に十分転位を理解しておくことが大切である．骨折形態を把握する際に，最近では3D-CTが特に有用である．

治療

　転位の全くないものはギプス包帯固定でもよいが，転位のあるものは手術が必要である．これは転位した骨折の徒手整復が難しく，また転位骨片によって皮膚の圧迫壊死，後脛骨神経麻痺，屈筋腱不全などが生じるからである．

　整復後骨折部はスクリューで圧迫固定し，術後は下腿から足尖までギプス固定を行う（図 38-86）．術後は4～6週の免荷を行い，徐々に全荷重とすることが多いが，いつから荷重を許可するかについて統一的な見解はない．本骨折は血行途絶により距骨体部の阻血性壊死を起こしやすく，長期免荷を要することがある．そのため足関節拘縮や骨萎縮を生じやすいので，最近はPTB装具などを用いて比較的早期から荷重歩行をさせることもある．受傷後6～8週間で軟骨下骨の透過性を示すHawkins sign が認められれば，距骨体部への血行が保持されていることを示す．これは，骨壊死の指標になるが，判定がやや難しく，最近ではMRIが有用である．

　距骨体部が壊死に陥り，荷重時の疼痛の強いものに対しては，距踵関節固定術を行うことがある．

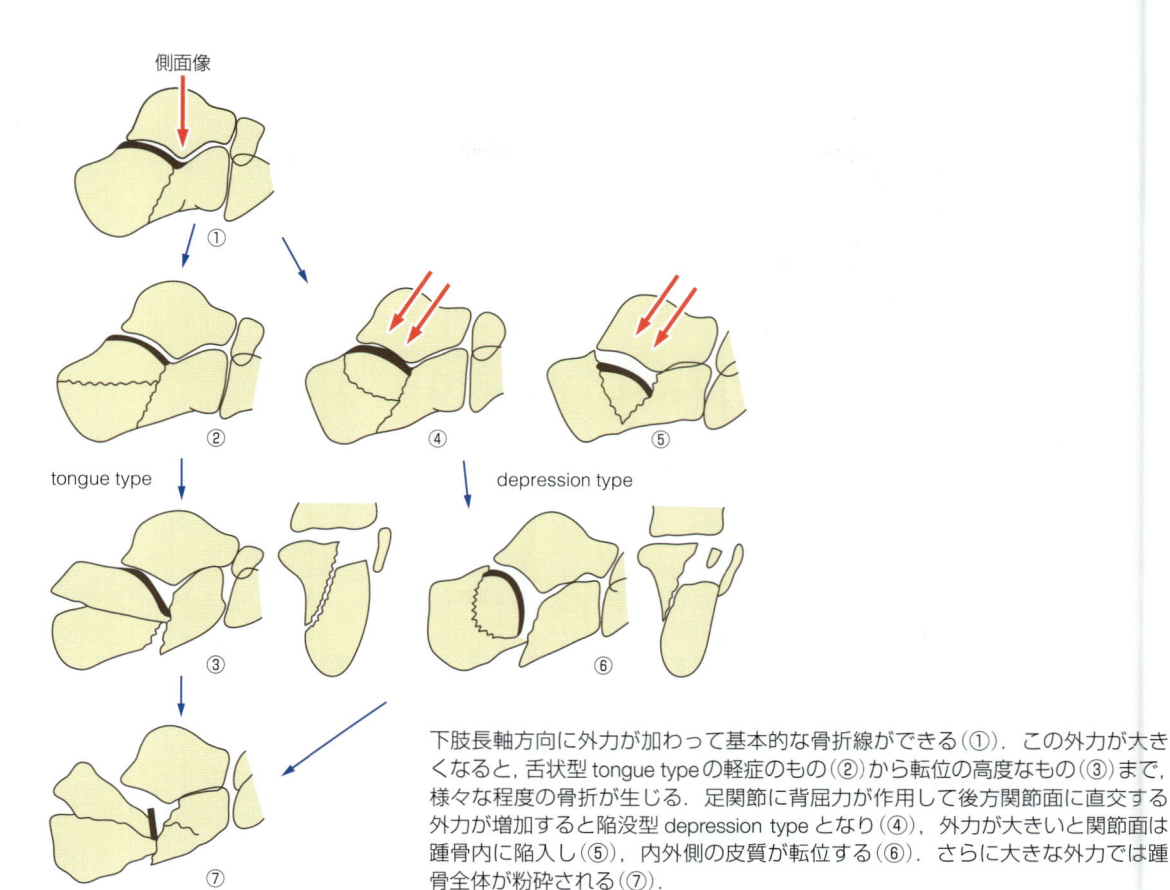

側面像

①

② tongue type ④ ⑤ depression type

③ ⑥

⑦

下肢長軸方向に外力が加わって基本的な骨折線ができる（①）. この外力が大きくなると，舌状型 tongue type の軽症のもの（②）から転位の高度なもの（③）まで，様々な程度の骨折が生じる. 足関節に背屈力が作用して後方関節面に直交する外力が増加すると陥没型 depression type となり（④），外力が大きいと関節面は踵骨内に陥入し（⑤），内外側の皮質が転位する（⑥）. さらに大きな外力では踵骨全体が粉砕される（⑦）.

図 38-87　踵骨骨折の Essex-Lopresti 分類

(Essex-Lopresti P：The mechanism, reduction technique, and results in fractures of the os calcis. Br J Surg 39：395-419, 1952 より)

2 踵骨骨折
fracture of the calcaneus

原因
　踵骨骨折のほとんどは高所からの墜落によって踵部を打撲して起こる圧迫骨折で，両側性のことも多く，しばしば腰椎の圧迫骨折など他の部分の損傷を伴っている. 稀にアキレス腱の急激な緊張，牽引によって踵骨隆起の上方が裂離することがある.

症状
　受傷直後から，踵部への荷重が不能となる. 皮下出血，腫脹が著明であり局所の圧痛と足関節運動時の激痛を伴う.

病型，分類
　骨折線が後距踵関節に及ぶかどうかで関節内骨折と関節外骨折とに分類され，代表的な分類として Essex-Lopresti（エセックス-ロプレスティ）の

分類（**図 38-87**）が用いられている. また，関節内骨折に対しては CT を用いた Sanders（サンダース）の分類（**図 38-88**）も有用である.

診断
　単純 X 線検査は，足関節の側面像のほか，軸射撮影と Anthonsen（アントンセン）撮影を行う. 軸射撮影は踵骨後面にフィルムを置き，足関節をなるべく背屈させて足底部から斜方向に撮る. Anthonsen 撮影は，足部の外面をフィルムの上に置き，20° 上方，30° 後方から X 線を入射する. 正常では後距踵関節面が平行に見えるので，骨折による関節面の転位をはっきり確認できる.

　単純 X 線側面像で踵骨隆起の上端と踵骨の上方頂点を結ぶ線でなす角〔Böhler（ベーラー）角〕は通常 20〜30° であるが，踵骨体部骨折があるとこの角度が減少する.

　関節内骨折の転位の確認にはCTも有用である.

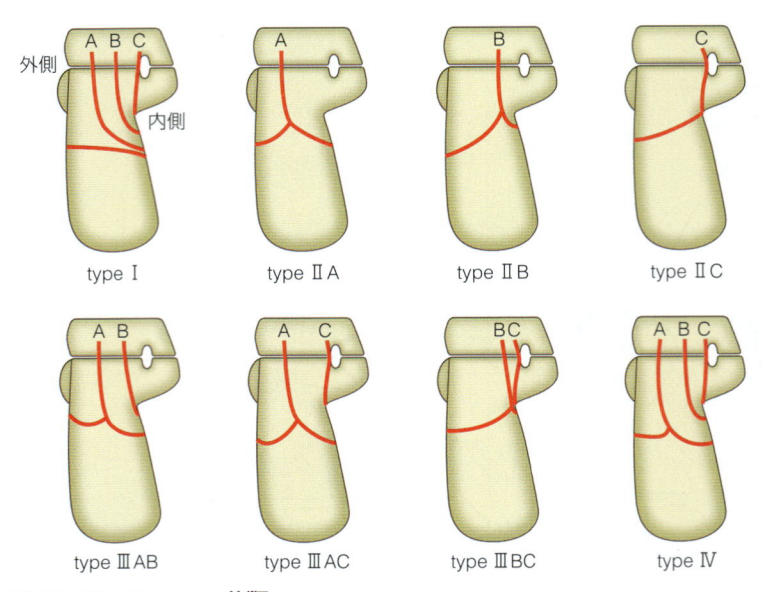

図 38-88　Sanders 分類
CT を用いて後距踵関節の損傷度に注目した分類である．後距踵関節面を冠状面にて内側から外側へ A，B，C と 3 分割し，骨折線の本数と部位から以下のように分類している．
Type Ⅰ：骨折線の数と関係なく，骨片転位のないもの
Type Ⅱ：1 本の骨折線
Type Ⅲ：2 本の骨折線
Type Ⅲ：3 本の骨折線（粉砕骨折）

（Sanders R. et al：Operative treatment in 120 displaced intraarticular calcaneal fractures. Clin Orthop Relat Res 290：87-95, 1993 より改変）

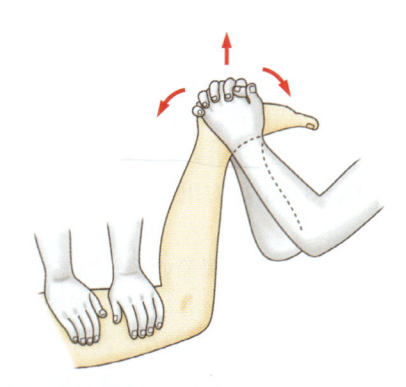

図 38-89　踵骨骨折に対する整復法
大本法．患者を腹臥位として膝を 90°に屈曲し，助手に大腿部を押さえてもらう．術者は両手で踵骨を包み込むようにして持ち，指を組み，左右の掌部で踵骨を強く挟みつけて牽引しながら，すばやく内外反を繰り返す．これによって轢音を伴って整復される．

（大本秀行，他：踵骨骨折に対する徒手整復の試み―距骨下関節に骨折転位を有する型において．整・災外 24：1523-1530, 1981 より改変）

治療

　踵骨骨折は，骨折形態が複雑になりやすいこと，体部骨折では外傷性扁平足の起こりやすいこと，

固定によって骨萎縮の生じやすいことなどの理由により，治療の難しい骨折である．したがって，個々の症例を十分に検討しながら治療方針を立てて，機能的な治癒を目指さなければならない．基本方針を以下に述べる．

a 踵骨隆起上方の裂離骨折

　アキレス腱の強力な牽引力によって嘴状に転位するため，保存的に骨癒合が得にくい．アキレス腱外側部に小切開を加え，尖足位として整復位を保持しながら海綿骨スクリューで内固定する．

b 関節内骨折

・保存療法

　高齢者では圧迫包帯のみで，直後から自動運動を行わせたほうが機能的予後がよい．活動的な患者では，腰椎麻酔下で徒手整復することが勧められる（大本法：**図 38-89**）．良好な整復位が得られれば弾性包帯で圧迫し，数日後から自動運動を開始する．6〜8 週後から足底板をつけて荷重する．

・観血的治療

　骨折部の転位が大きいものや徒手整復で良好な

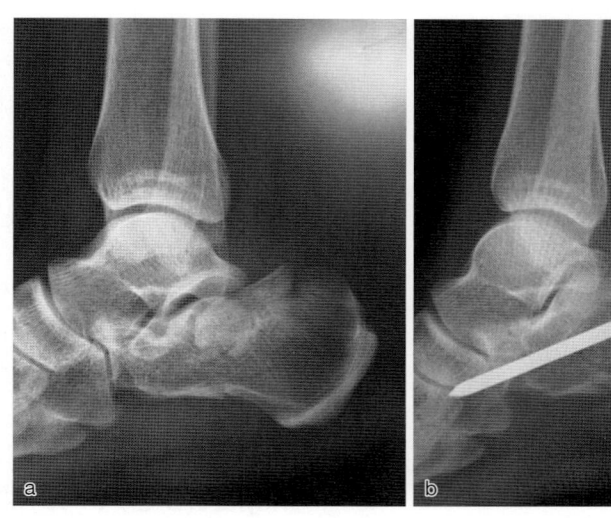

図 38-90　Westhues 法
a. 受傷時単純 X 線像，b. 術後単純 X 線像.

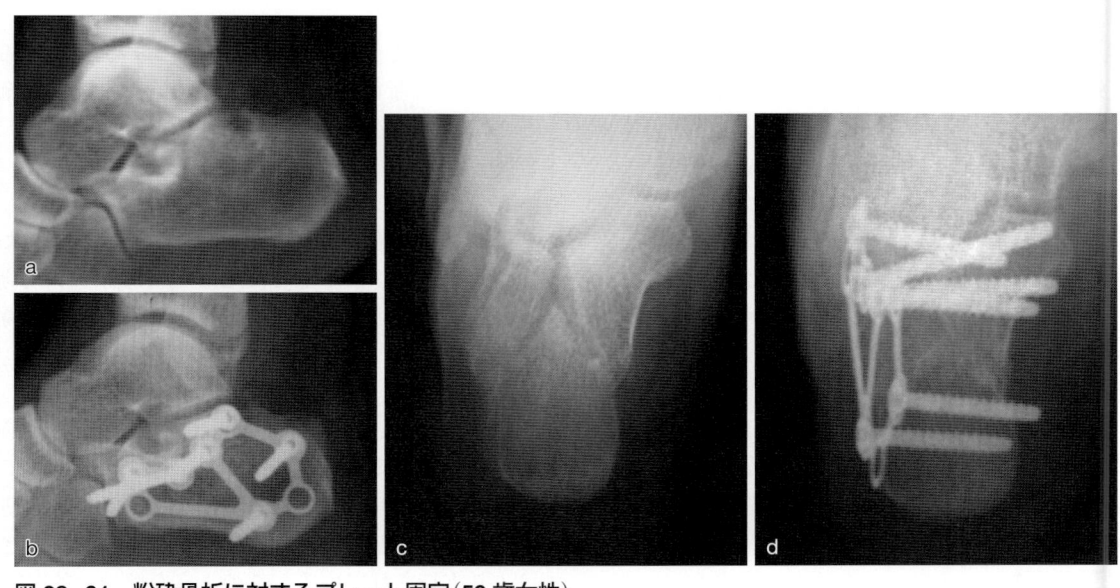

図 38-91　粉砕骨折に対するプレート固定（59 歳女性）
a. 術前単純 X 線側面像，b. 術後単純 X 線側面像，c. 術前単純 X 線軸射像，d. 術後単純 X 線軸射像.

整復位が得られないものは，観血的治療の適応となる．一般的には，X 線透視下に整復して Stein-mann（スタイマン）ピンで固定する Westhues（ヴェストゥエス）法が用いられる（**図 38-90**）．Westhues 法で十分な整復が得られない場合には，外側切開で進入し直視下に距踵関節面の整復を行いプレート固定する方法も選択されるが（**図 38-91**），この部位は軟部組織の血流が乏しく創癒合が得られにくいことに留意する必要がある．

単純 X 線像でみられる変形は必ずしも臨床症状とは結びつかないが，距踵関節面に著しい不適合が残り有痛性の関節症となっている場合には，距踵関節固定術を行う．外側に膨隆した踵骨と腓骨遠位端に腓骨筋腱が挟まって疼痛の原因となっている場合（calcaneofibular abutment）には，膨隆した骨を削り腱を剥離することで歩行時痛が消失することがある．

・Sanders（サンダース）分類（図 38-88）

CT を用いて後距踵関節の損傷度に注目した分類である．後距踵関節面を冠状面にて内側から外側へ A，B，C と 3 分割し，骨折線の本数と部位から分類する．

3 Lisfranc（リスフラン）関節の脱臼と脱臼骨折

dislocation and fracture dislocation of the Lisfranc joint

足根中足関節 tarsometatarsal joint は，この部位切断術の創始者にちなみ Lisfranc 関節とよばれている

原因

高所から飛び降りた際の前足部への強い衝撃，交通事故での捻転力など高エネルギー外傷による．足関節底屈にて足部に軸圧とともに回旋または外転力がかかる介達外力により損傷する．

また主にスポーツ外傷による Lisfranc 関節損傷は subtle injury や midfoot sprain などとよばれ，内側楔状骨・第 2 中足骨間に走行している Lisfranc 靱帯が断裂し，内側楔状骨と第 2 中足骨離開が損傷の主体である．ここでは高エネルギー外傷により発生する Lisfranc 関節脱臼骨折について述べる．

病態，分類

解剖学的に第 2 中足骨基部が，ほぞ状に楔状骨間に嵌まり込んでおり構築学的に安定している．脱臼時には第 2 中足骨基部の骨折を合併することが多い．

症状，診断

受傷直後には局所の変形が明らかであるが，早期に足部の腫脹が強くなり変形は不明瞭となる．X 線検査は正面・側面・斜位像を撮像する．脱臼の形態をより明らかにするために 3D-CT は有用である．頻度の高い合併症として，開放骨折や区画（コンパートメント）症候群に伴う皮膚欠損などの軟部組織損傷があり，植皮や皮弁形成術を二期的に計画する．足背動脈損傷の合併は予後が悪く注意を要する．

治療

腫脹が強いため，早期整復を試みないと軟部組織の損傷が強くなる．麻酔下に後足部を固定し前足部を牽引すると整復できるが，整復位を保つことが困難であることが多く，解剖学的整復を得るためには，観血的整復が必要となる．内固定材として螺子や Kirschner 鋼線を用いて固定を行うことが多い．荷重については慎重に行ったほうがよく，6 週以降から開始する．その後，足部の横アーチが崩れることを予防するためアーチサポートの足底挿板を用いる．高エネルギー外傷に合併することが多く，初期治療にて適切な治療を行われず変形治癒となり足部痛の愁訴が残存することもある．

4 Chopart（ショパール）関節の脱臼と脱臼骨折

dislocation and fracture dislocation of the Chopart joint

横足根関節 transverse tarsal joint は，この部位の部位切断術の創始者にちなみ Chopart 関節とよばれている．

原因

高所から飛び降りた際の前足部への強い衝撃，交通事故での捻転力など高エネルギー外傷による．受傷機転は前足部と後足部の間に捻転が強制されて脱臼が生じると報告されている．稀な外傷である．

病態

Chopart 関節は内側にある前方凸の距舟関節と，外側にある後方凸の踵立方関節で構成されている．その周囲には強靱な靱帯があり，長腓骨筋腱，後脛骨筋腱，足底固有筋および足底腱膜などにより支持されている．このような解剖学的特徴から脱臼には強力な外力を必要とする．

症状，診断

完全脱臼の場合，腫脹・変形が著明であるため診断は容易であるが，軽度の脱臼の場合，腫脹はあるが単純 X 線検査で見逃されることがあるため，3D-CT は有用である（図 38-92）．

治療

可及的速やかな解剖学的整復が必要である．徒手整復の方法として前足部を牽引しながら外転させて，背側に圧迫すると同時に距骨頭を底側に圧迫する．整復し不安定性を認める場合，経皮的に Kirschner 鋼線で固定を追加する．徒手整復が困

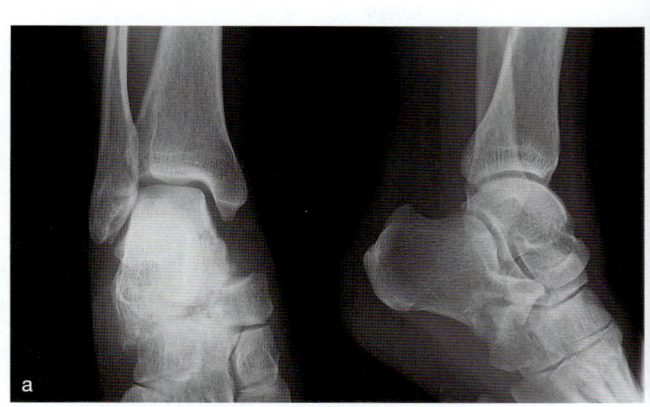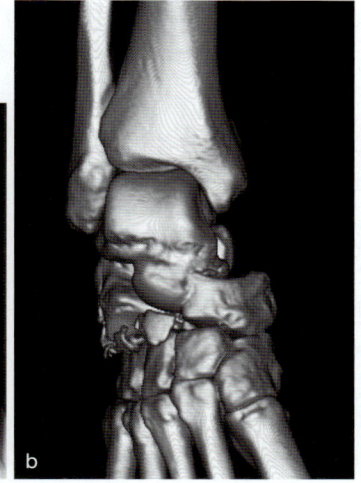

図 38-92　Chopart 関節脱臼骨折
a. 単純 X 線像. Chopart 関節以遠が内側に脱臼している.
b. 3D-CT. 三次元的に，より脱臼方向などのイメージがつきやすい.

難であったり骨片の転位が認められたりする場合は観血的整復や内固定を要する．固定は 6〜8 週行われることが多い．初期治療が適切に施行されない場合，足部の血行障害・足部の変形・二次性関節症変化・舟状骨無腐性壊死などの合併症を引き起こすことがある.

5 中足骨骨折
fracture of the metatarsus

原因

直達外力（重量物が足部に落ちた場合など），介達外力（前足部が機械に挟まれた場合など），疲労骨折によるものがある.

病態

直達外力では，横骨折や粉砕骨折の形をとる．介達外力で捻転力が加わった場合には中足骨近位端近くで骨折し，時に Lisfranc 関節の脱臼を伴う．疲労骨折は第 2・3 中足骨骨幹部や第 5 中足骨近位部骨幹端から骨幹部に好発する.

症状，診断

足背部の腫脹と皮下出血が著明で，疼痛のため荷重できないこともある．X 線撮影は前後像と斜位像が有用である．前足部の内転が強制され，短腓骨筋腱に強い牽引力がかかって第 5 中足骨基部が裂離骨折を起こしたものを下駄骨折とよぶ．これに似ているが，第 5 中足骨近位骨端部から

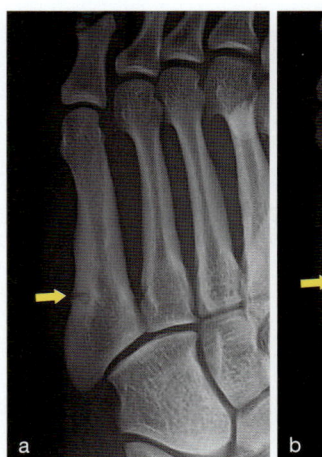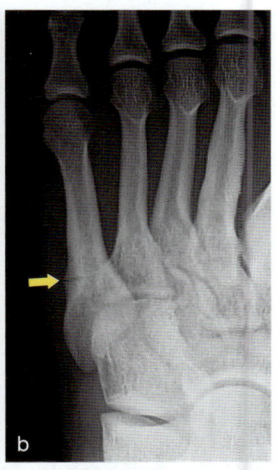

図 38-93　第 5 中足骨疲労骨折（Jones 骨折：17 歳男性）
a. 単純 X 線前後像，b. 単純 X 線斜位像.

1.5〜2 cm 遠位の骨幹端から骨幹部の疲労骨折を Jones（ジョーンズ）骨折とよび区別する．サッカーやバスケットボール選手などに多い．また第 2・3 中足骨骨幹部疲労骨折を行軍骨折ともよび，陸上選手などに多い（図 38-93）.

治療

転位の小さいものは，下腿からギプス副子をあてる．第 1 中足骨の転位のあるもの，または各中足骨で足背あるいは足底への突出があるものは手術を行うほうがよい.

疲労骨折には通常保存療法を選択するが，再発

や遷延治癒例などには中空螺子による内固定を行う. 再発予防に足底板を使用することもある.

6 足趾骨骨折
fracture of the phalanx

重量物を足趾に落としたり, 足趾を硬いものにぶつけたりして生じる. 局所の安静のため正常歩行が困難であるが, 踵で歩行することができる. 手指骨と異なり腱損傷を伴っても機能障害を残すことは少ないが, 疼痛が強い間は簡単な副子か, 下腿以下の歩行ギプスを2〜3週つけるとよい. あくまで疼痛軽減のためであり, 著しい変形を矯正する場合は徒手整復後に趾尖部から Kirschner 鋼線を通しておく. 3週後に抜去して自動運動を行う. 整復位を保つことは重要であるが, 必ずしも解剖学的整復位を達成できなくとも機能的に障害を残すことは少ない. むしろ血流障害に注意するべきであり, 整復位を得るべくプレートを使用することなどによる皮膚壊死には十分注意すべきである.

小児の骨折

A 上肢帯と上肢の骨折

1 肩関節周辺の骨折

部位(鎖骨, 肩甲骨, 肩関節, 上腕骨近位端)と骨損傷形態(骨折, 骨端線損傷, 脱臼)の組み合わせのうち, いずれも起こりうる. このなかで最も多いのは, 鎖骨骨折である. 次が上腕骨近位端骨折(骨端線損傷)である.

A 鎖骨骨折
fracture of the clavicle

原因

新生児では分娩骨折がある. しかし, 多くは転倒・転落した際に上肢を介して鎖骨に外力がかか

るか, 肩あるいは鎖骨を打った場合に生じる. このため, 多くは歩行開始後である. 未歩行児が受傷した場合は, 原因を詳しく聞く必要がある.

病態

成人と同様に中央 1/3 が最多である. 小児では骨膜が強靱であるのに比べて骨と骨膜との結合が脆い. このため骨折に伴い"骨膜の鞘から骨が逸脱する"ことがあり, 鎖骨に限らずスリーブ骨折 sleeve fracture ともよばれる. 鎖骨では外側 1/3 の骨折でみられ, 骨折した鎖骨は上方へ転位しても鎖骨下面の骨膜は烏口鎖骨靱帯とともに原位置に残っている.

症状, 診断

外傷の病歴と局所の変形, 疼痛, 患肢を挙上しないなどがみられる. しかし「転倒して患肢を挙上しない」などは, 上腕骨顆上骨折や転倒時に生じた肘内障などでもみられる症状である. 転倒外傷では常に念頭に置いて, 臨床所見をきちんと疑ってみることが重要である. 多くは単純X線像で診断できる

治療

基本的に保存療法を行う. 分娩骨折は患側上肢を無理に動かさないようにすれば, 数週間で旺盛な仮骨が形成される. 幼児〜年少では第3骨片があっても, 保存療法が原則である. 8字包帯かクラビクルバンドで固定する(➡760頁,「鎖骨骨折」項を参照). 3週程度で仮骨がみられ疼痛は改善する. 思春期では, 保存療法での固定期間は6週程度とされるが, これ以上かかる場合もあるため, 一般に成人の鎖骨骨折と同様に扱ってもよいとされる.

B 上腕骨近位端骨折
fracture of the proximal humerus

原因

転倒, 転落時に手あるいは肘をついて生じる.

病態

上腕骨頭と骨幹部の間の成長軟骨で損傷される. Salter-Harris type Ⅱ が多い

症状

患側肩が下がっている. 顔が患側へ傾く. 局所の疼痛, 運動時痛があり, 患側上肢を挙上できない.

診断

単純X線検査で診断できる. 必ず健側との比

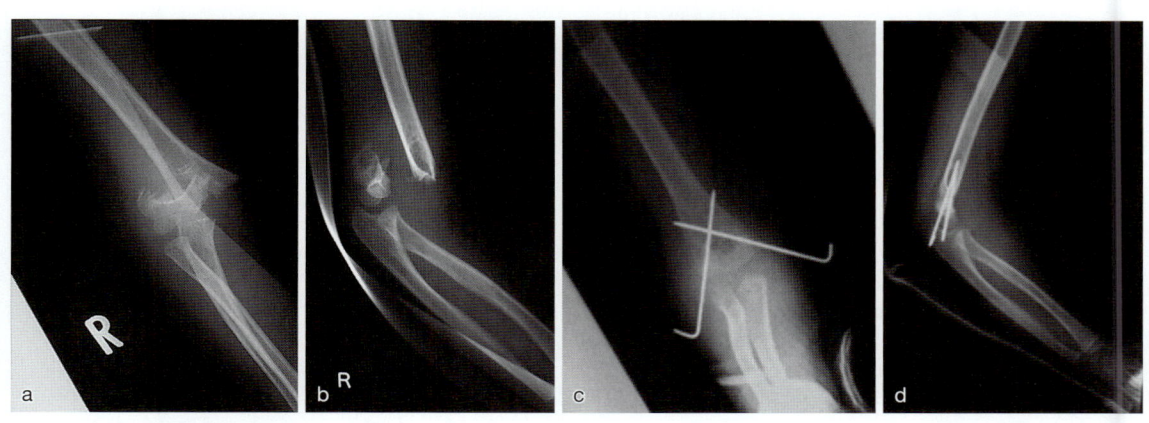

図 38-94　上腕骨顆上骨折
a. 受傷時単純 X 線正面像.
b. 受傷時単純 X 線側面像.
c. 術後単純 X 線正面像（ピンニング）.
d. 受注後受傷時単純 X 線側面像.

較をすすめる. 骨端線の一部のみが不明瞭化しているだけで, 患側だけでは判断しにくいケースもあり注意を要する.

治療

保存療法が基本である. 骨癒合は良好で, 近位成長軟骨が今後の上腕成長の 70〜80% を担う分, 自家矯正も旺盛. 成長期間が 2〜3 年残っていれば, 骨の横径分の側方転位も許容範囲とされる. ただし, 年長児（女児 12 歳以上, 男児 14 歳以上）では, 骨の横径の 50% を超える側方転位があれば, 麻酔下に徒手整復のうえ三角筋付着部より複数本の Kirschner 鋼線による経皮的ピンニング（鋼線固定）が勧められる.

骨折の後遺症としては, 骨端線早期閉鎖による上腕骨の短縮や骨頭内反変形がある.

2　上腕骨（肘周辺）の骨折

小児骨折のなかで最も発生しやすい部位である. しかも, 肘での各骨の長軸成長は 20% しか担っていないため, 自家矯正はあまり期待できない. よって正確に解剖学的整復が得られなければ成長障害・変形を生じるうえに, 将来的に遅発性障害が出現することがある. しかし蒼白, うっ血など循環障害徴候がなければ, すべてを急ぐ必要はない.

循環障害の陽性所見として, ① pain：激しい疼痛が指先まである（骨折部位以外も疼痛がみら

れるのが特徴）, ② pallor：皮膚が蒼白（逆に静脈血行が悪いとうっ血する）, ③ paralysis：麻痺（正中神経・尺骨神経麻痺）, ④ pulselessness：橈骨動脈減弱, ⑤ paresthesia：錯感覚, しびれ感, これらを 5P とよぶ. この中で疼痛が早く, 窮迫した徴候である. また最初の 3 つで 3P ともよばれる. ①〜③ の 1 つでもあれば循環障害を疑う.

A　上腕骨顆上骨折（図 38-94）
supracondylar fracture of the humerus

小児で最も頻度が高い骨折の 1 つである. 5〜10 歳に多い.

原因

滑り台, 鉄棒, うんてい, ブランコ, 跳び箱などからの転落・転倒が多い. ほとんどが肘を伸展したまま受傷するため, 伸展型骨折. 稀に肘屈曲で肘頭側からの強打によって屈曲型骨折が生じる.

症状, 診断

小児が転倒して肘の強い疼痛を訴えるときは, まず顆上骨折を疑う. 肘自動運動は不能で, 他動痛, 上腕遠位に腫脹がみられる. 受傷から時間が経過すると, 肘関節周囲に水疱形成などの循環障害が出現することがある. これは他の外顆骨折などではあまりみられない. 正中・尺骨・橈骨神経麻痺が出現している場合があり所見をとってカルテに記載しておく必要がある. X 線撮影はできれば, できるだけ正確な正面・側面・2 方向斜位を含めて 4 方向と健側撮影も行っておくと骨折部の

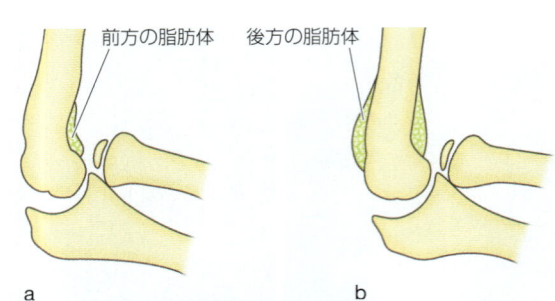

図 38-95　脂肪体徴候(fat pad sign)
a. 正常例. 関節包と滑膜の間にある脂肪体は, 正常では X線側面像で骨の前方表面に平たい透亮像として見えるが, 後方の脂肪体は肘頭窩の陰影と重なって描出されない.
b. 陽性例. 関節内出血が起こると, 後方の脂肪体が押し上げられて見えるようになり, 前方の脂肪体も隆起する.

表 38-3　Wilkins の分類(Gartland の分類を参考としたもの)

Ⅰ. 転位なし
Ⅱ. 転位あり(後方の骨皮質は損傷なし)
Ⅲ. 転位あり(骨皮質の接触なし)
A：後内側への転位
B：後外側への転位

(Wilkins KE : Fractures and dislocations of the elbow region. In : Rockwood CA, ed : Fractures in children. pp363-575, Lippincott Williams & Wilkins, Philadelphia, 1984 より)

回旋が評価しやすい. また, 明らかな骨折線がみられない場合も, 側面像で健側と比較して脂肪体徴候 fat pad sign(**図 38-95**)を認める場合は, 転位のない亀裂骨折などが存在するものとして対処する.

治療

形態的・機能予後に最も関連するのは良好な整復であり, 内反変形や回旋変形の自家矯正はほとんど起こらない. Wilkins(ウィルキンス)の分類(**表 38-3**)のⅠでは屈曲位での外固定による保存療法が可能であるが, ⅡとⅢは整復の適応である(**図 38-96**). Baumann(バウマン)角(**図 38-97**)と tilting angle により転位の程度を評価する. ① Baumann 角は健側からの減少量 5° を超えるもの, ② tilting angle が 15° 以上減少したもの, および, ③ 回旋転位は整復の適応となる.

手術適応

現在, 整復を要する場合は, その後の安定性の程度によらず, そのまま経皮的ピンニング固定を行うのが主流である. 無理に外固定による保存療

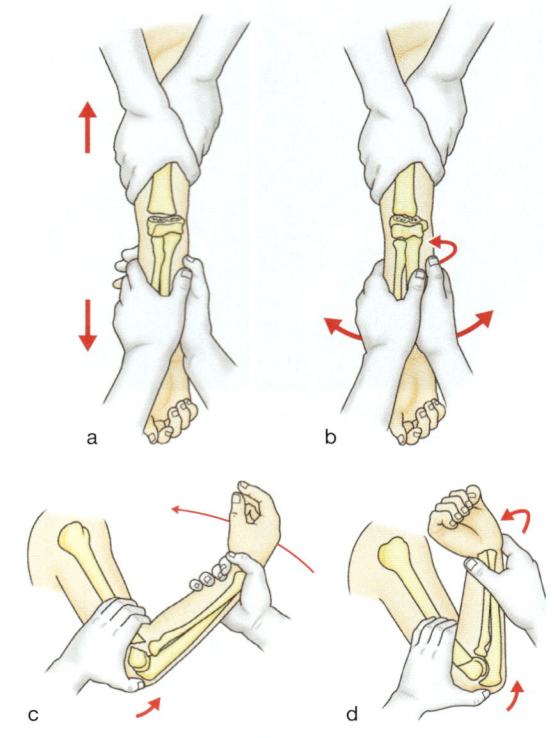

図 38-96　小児上腕骨顆上骨折の徒手整復法
助手に上腕部を保持してもらいながら, 術者は肘関節をやや屈曲位のまま強い牽引を加える. 次いで肘関節を過伸展し(a), 内外反に回旋を加えてアライメントを合わせる(b). 一方の手の示〜小指で上腕骨近位部を後方へ押し, 母指で遠位骨片を前方へ押しながら強く屈曲し(c), 前腕を最大回内位として骨折端の圧着を図る(d).

(Rockwood CA Jr, et al : Fractures in Children. p396, J B Lippincott, Philadelphia, 1984 より)

法に固執し, 再転位をきたしてから再び徒手整復を繰り返すと骨端線をさらに損傷する.

徒手整復が困難な場合は, 肘関節前方アプローチにより観血的整復固定に切り替える. 無理な操作による整復は, かえって神経血管束を骨折部に陥入させるリスクになる.

術後

血行障害をきたす前に整復固定がされれば, 機能予後は良好である. 術後, 徐々に内反肘がみられることがある. 合併する神経麻痺は自然回復がみられることが多いため, 経過観察する.

合併症

・Volkmann(フォルクマン)拘縮
(➡484, 738 頁参照)
上腕動脈〜前腕の血行不全による, 前腕の阻血と前腕コンパートメント症候群による前腕屈側の

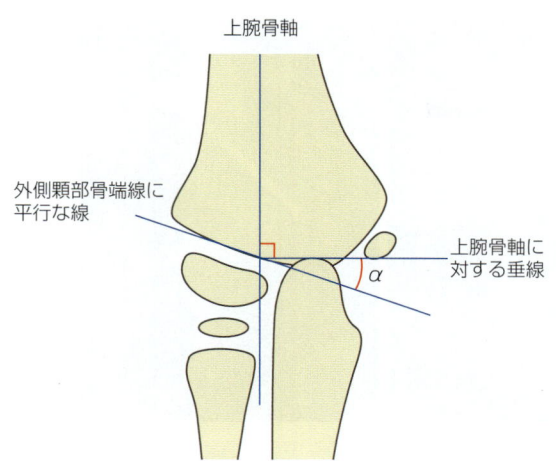

図 38-97　Baumann 角
上腕骨長軸に対する垂線と外側顆部骨端線に平行な線のなす角．年長児では 10° 以上．外観上の肘外偏角とほぼ一致する．
小児の上腕骨遠位端は軟骨が多いので，顆上骨折の整復位の確認に利用される．健側と比較するとよい．

図中のラベル：上腕骨軸／外側顆部骨端線に平行な線／上腕骨軸に対する垂線／α

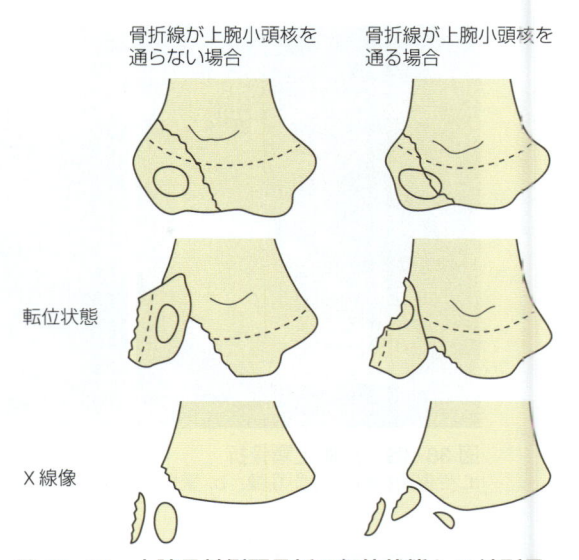

図 38-98　上腕骨外側顆骨折の転位状態と X 線所見

図中のラベル：骨折線が上腕小頭核を通らない場合／骨折線が上腕小頭核を通る場合／転位状態／X 線像

筋壊死・瘢痕化．手指の非可逆性屈曲拘縮をきたす．

・変形癒合

内旋変形を残すと内反変形として残存する．回旋は自家矯正されない．

Ⓑ 上腕骨外側顆骨折
fracture of the lateral condyle of the humerus

原因

顆上骨折と同じく肘伸展位で転倒した場合に，内反あるいは外反で発生する．

病態

上腕骨小頭の骨端核と滑車の一部を含む外側顆部が骨折し，肘筋・手根伸筋・指伸筋などが起始している骨片が牽引転位される．多くの場合，骨片は 90° 以上回転してしまっている．骨片は X 線像でみられるよりも軟骨層が厚いためかなり大きい．

症状，診断

肘関節の腫脹・強い疼痛のため肘関節を動かさないが，圧痛が外側に限局し内側の圧痛が少ない．単純 X 線像で上腕骨小頭の骨化核を含む場合にみられる小骨片を正しく読影する必要がある（図38-98）．

治療

・保存療法

転位がないか軽度（2 mm 以下）のものは保存療法を選択することがある．この場合，肘屈曲 90°で前腕回旋中間位で上腕より手部までの背側キャスト・スプリント固定とし，その後腫脹が軽減してからギプス固定に切り替える．固定期間は約 4～6 週間は必要であるが，外側の骨折間隙に骨性架橋が形成されるまで 10 週間ほどかかるケースもあり，長期化することがある．

・手術療法

骨片の回転があるケースでは，骨折面と関節軟骨 articular cartilage が向かい合うため骨癒合が進まない．整復は徒手的には困難で，観血的に行う．全身麻酔下に骨折部を展開し，直視下に整復した後，骨片からキャニュレートスクリューか引き寄せ鋼線締結法による引き寄せ固定を行う．この骨折は裂離骨折の性質から，引き寄せ固定が可能な固定方法が好ましい．骨癒合後，3～4 カ月で抜釘する．

合併症

初期治療を誤ると骨折部は偽関節となり，外反肘を呈する．機能障害はきたしにくいが，遅発性尺骨神経麻痺を生じることがあり，神経移行が行われる．受傷後 5 年以内の偽関節は骨移植併用で癒合を図る．陳旧例では，偽関節部を固定するとかえって肘関節機能障害をきたす．

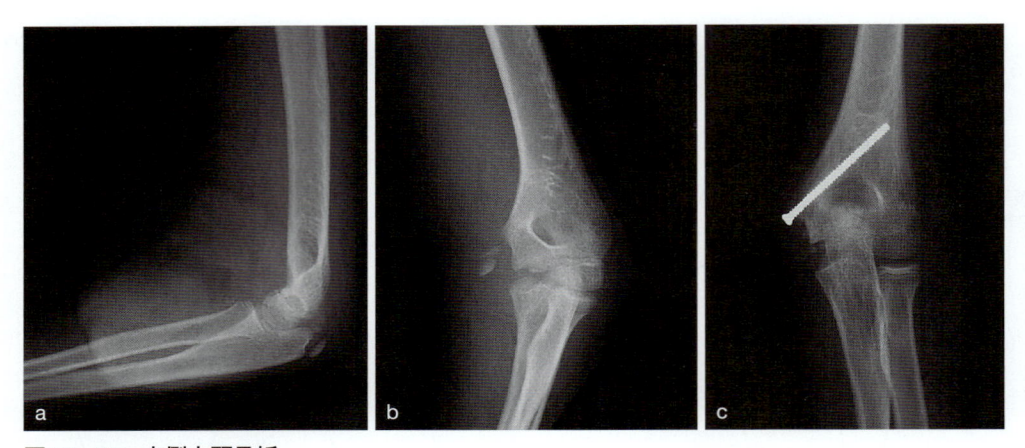

図 38-99　内側上顆骨折
a. 受傷時単純 X 線側面像，b. 受傷時単純 X 線正面像，c. 術後単純 X 線正面像.

C 上腕骨内側上顆骨折（図 38-99）
fracture of medial epicondyle of the humerus

原因

肘伸展・手関節背屈で転倒した際に，肘に外反力が働くと内側上顆に起始する屈筋群により牽引がかかり，内側上顆の裂離骨折が発生する．また，肘関節脱臼に合併したものも多い．また，稀に投球などで自己の筋肉の収縮による牽引のみで発生することもある．

治療

保存療法は，骨片が小さいもの，転位が少ないもの（2 mm 以下）に適応がある．

ギプス固定 2〜3 週間．骨片が肘関節内に嵌入した場合や骨片が大きいもの（骨幹端部骨片が付着しているもの），転位が大きいもの，尺骨神経麻痺合併例（内側上顆のすぐ下に尺骨神経がある），脱臼合併例（不安定性が強い）は観血的に整復固定が必要となる．裂離骨折であるので固定は，スクリューや引き寄せ鋼線締結法で行う．

3 前腕骨（前腕〜手関節）の骨折

A 橈骨・尺骨骨幹部骨折
fracture of the radius and ulna

診断，治療

単純 X 線像にて容易に診断できる．自家矯正も生じるため，保存療法が主体である．安定型であれば，キャスト・スプリントでの外固定が行われる．不安定型では，手術療法が行われることがある．幼児では，骨端線を避けて Kirschner 鋼線を髄内釘として挿入し，骨折部を固定する．学童期〜思春期になると，体格も大きく骨癒合までにかかる期間も長くなるため，プレート固定が行われることもある．特に橈骨は回旋するため癒合しにくいこともあり，必要に応じて内固定がされる．

B Monteggia（モンテジア）骨折
Monteggia fracture

病態

古典的には尺骨近位 1/3 の骨幹部骨折と橈骨頭の前方脱臼を合併したもの．小児では，尺骨が若木骨折せずに弯曲することで橈骨頭が前方脱臼する急性塑性変形 acute plastic deformity（図 38-100）や，各種の尺骨骨幹部骨折と橈骨頭の側方脱臼を生じた Monteggia（モンテジア）類縁骨折もある．

治療

尺骨を整復することで，橈骨頭は自然に整復される．尺骨の急性塑性変形では矯正に強い力が必要であり，手術室などで麻酔管理下に施行することが好ましい．

C 橈骨遠位端骨折
fracture of the distal radius

病態

橈骨遠位の骨端線損傷の場合と骨幹端部骨折

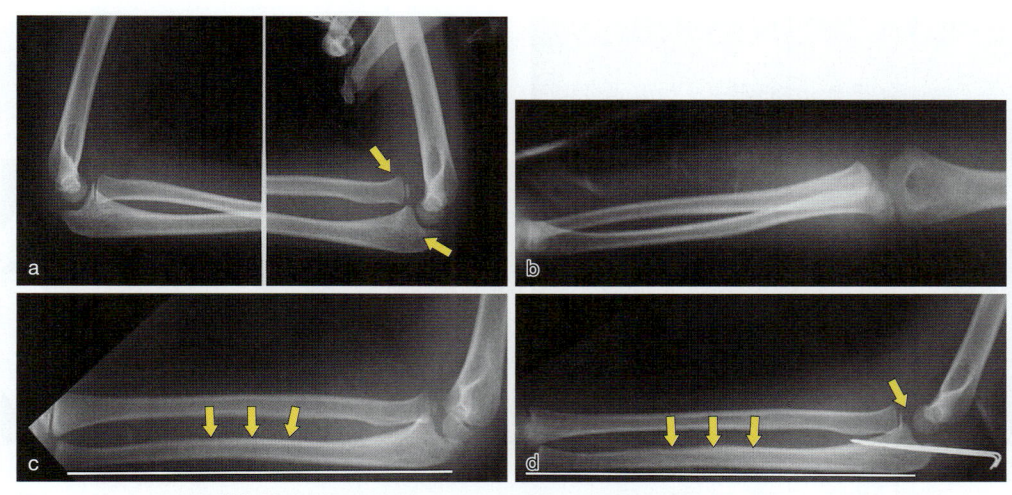

図 38-100　尺骨急性塑性変形による Monteggia 骨折（単純 X 線像）
a. 受傷時は気づかれていなかったが，橈骨頭の前方脱臼がみられる．肘頭骨折合併（左：健側，右：患側）．
b. 正面像では尺骨の骨幹部骨折は明らかでない．
c. 側面像で尺骨の弓状変形がみられ，肘頭骨折も合併している．
d. 尺骨弯曲を徒手整復すると橈骨頭は整復された．肘頭骨片は鋼線固定（ピンニング）している．

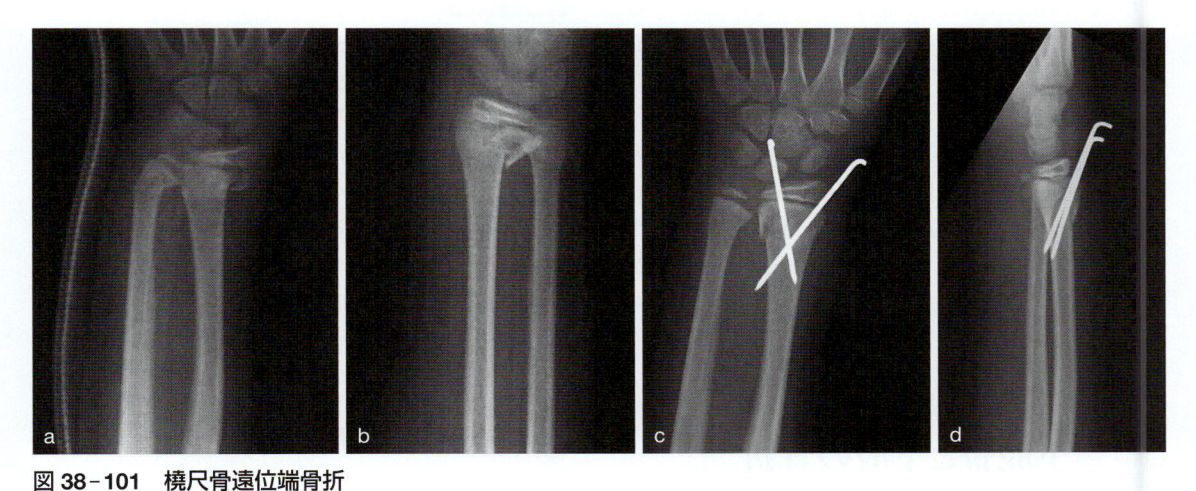

図 38-101　橈尺骨遠位端骨折
a, b. 受傷時単純 X 線像．橈骨は Salter-Harris type Ⅱ だが，背側骨片が割れており不安定．
c, d. 術後単純 X 線像．Kirschner 鋼線固定．

（骨端線外）の場合とがある．

治療

　骨幹端部の骨折は，徒手整復できれば保存的に肘上ギプス固定での治療が可能である．橈尺骨両方が遠位骨幹端部の同レベルで骨折した場合，不安定で整復困難なことがあり，Kirschner 鋼線によるピンニングを行うことがある．骨端線損傷（Salter-Harris type Ⅱ が多い）の場合は，整復すると安定しやすいが，不安定であればピンニング固定を行う（図 38-101）．

D　橈骨近位端骨折（図 38-102）
fracture of proximal end of the radius

原因

　肘伸展位で手をついた際，前腕外反力がかかることで生じる．

病態

　小児では橈骨頭頚部骨折が多い（成人では橈骨頭が割れて骨折してしまう）．

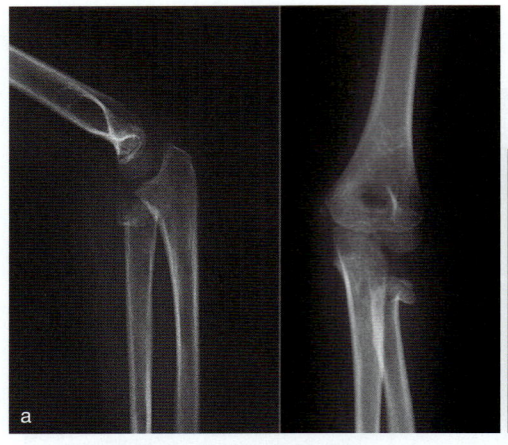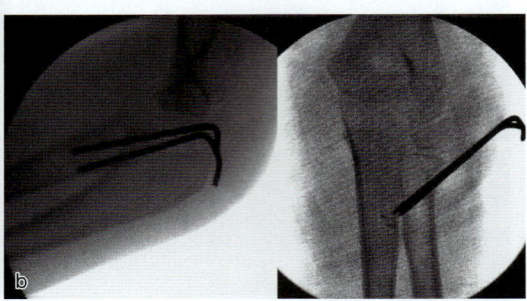

図 38-102　橈骨近位端（頸部）骨折
a. 受傷時単純 X 線像. 橈骨頭は大きく外反.
b. 術後単純 X 線像. 橈骨頭は Kirschner 鋼線により矯正固定されている.

症状，診断

単純 X 線像では，関節面が傾いているだけの嵌合型骨折が多い. 稀に骨端離開（Salter-Harris type I）もある.

治療

軽度の変形治癒は自然矯正されるが，転位が大きなものは経皮的に Kirschner 鋼線による intra-focal（骨折部に Kirschner 鋼線を刺入して，骨片をテコの原理で整復・矯正するもの）テクニックで整復固定する. この場合，肘上ギプス固定2〜3週間行う.

B　下肢帯と下肢の骨折

1　骨盤の骨折

原因

小児では，筋力による裂離骨折 avulsion fracture が多い. スポーツ中などに，骨盤と下肢とを結ぶ筋肉が急激に収縮して生じる. 筋起始部の骨化核が癒合する直前（中高生）に多い.

病態

骨化核との軟骨性結合部は力学的に弱いため，そこから起始する筋の収縮力によって裂離骨折となる. 縫工筋による上前腸骨棘骨折，大腿直筋によるした下前腸骨棘骨折，大腿二頭筋による坐骨結節骨折，外腹斜筋による腸骨翼骨折（**図 38-103**）

などがある.

症状，診断

瞬発的な動きによって，局所に強い疼痛が発生する. 骨折部に圧痛が認められ，そこに付着する筋を収縮させると痛みは増強する.

単純 X 線像では腸骨棘や坐骨結節の離開がみられる. 坐骨結節の骨化核は 20 歳を過ぎても残存することがあるので，左右を比較して診断する.

治療

一般に 2〜3 週間の安静だけでよい. 転位が大きい場合でも，保存療法で機能障害は残らない.

2　大腿骨の骨折

A　大腿骨近位部骨折
hip fracture

原因

交通外傷や高所からの転落など，高エネルギー外傷によって起こる. 小児では稀である.

分類

骨折の部位による Delbet-Colonna（デルベ-コロンナ）の分類がよく用いられる（**図 38-104**）. type II と III が 80% 以上を占め，次いで type IV，I と続く.

治療

転位のないものは保存療法が可能であるが，小児では安静が守れず，内反股や偽関節になること

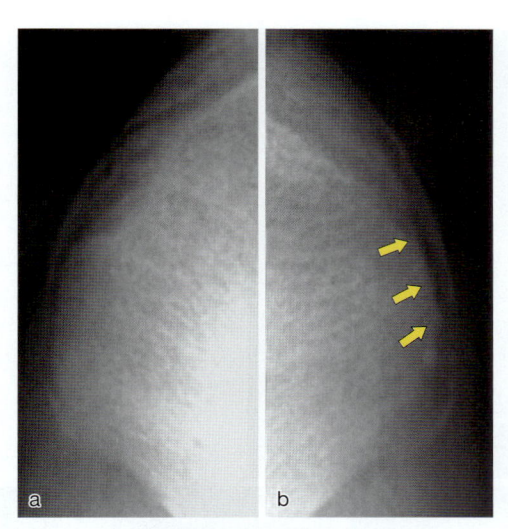

図 38-103　腸骨翼の裂離骨折（13 歳女児）
a. 健側, b. 患側.

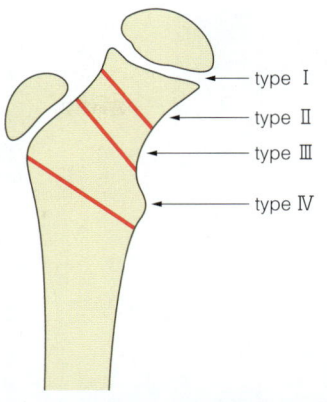

図 38-104　小児大腿骨近位部骨折の分類（Delbet-
　　　　　Colonna の分類）

type Ⅰ：骨端離開
type Ⅱ：頚部骨折
type Ⅲ：頚基部骨折
type Ⅳ：転子部骨折

（Colonna PC：Fracture of the neck of the femur in children. Am J
Surg 6：793-797, 1929 より）

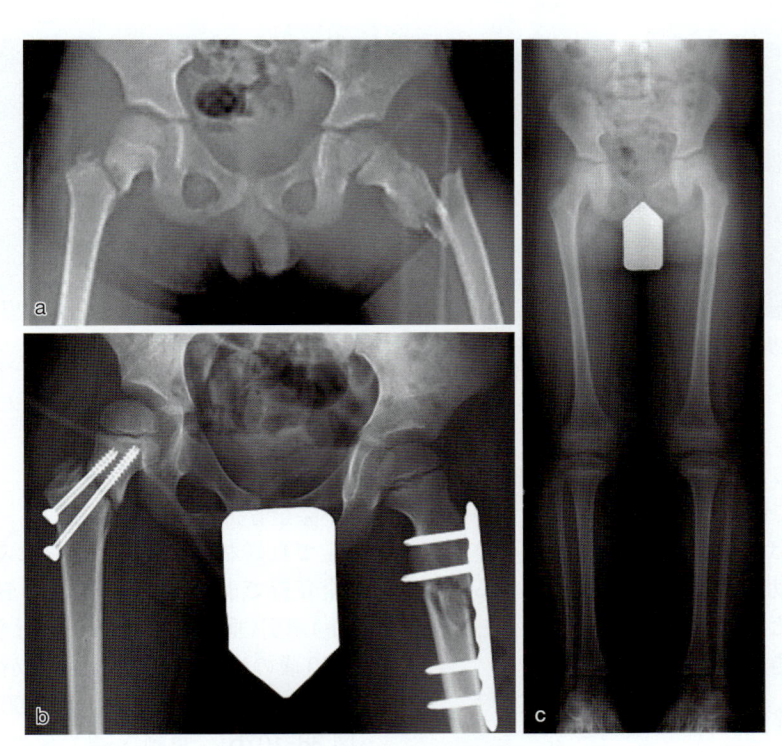

図 38-105　両側大腿骨近位部骨折（4 歳男児，右：type Ⅲ，左：type Ⅳ）
a. 受傷時, b. 術後（右：スクリュー固定, 左：ロッキングプレート固定）,
c. 1 年後.

も多い．そのため転位がある場合は徒手整復して，
転位が少ない場合にはその位置で，Ｘ線透視下に
内固定を行う方法が一般的である（図 38-105）．

合併症

　大腿骨近位骨端核の血流は骨幹端側から流入す
るため type Ⅰ ではほぼ全例に骨頭壊死が起こる．

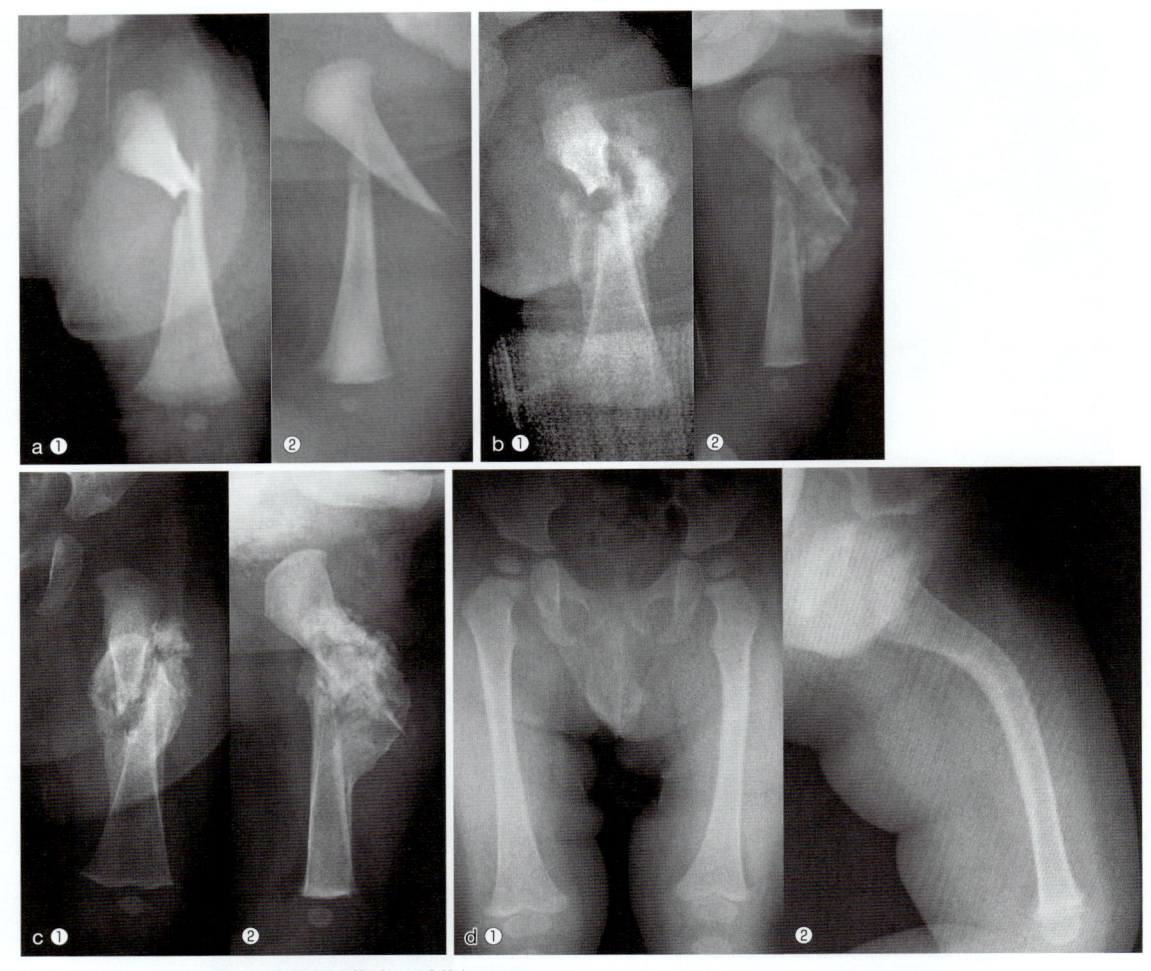

図 38-106 新生児の分娩骨折（単純 X 線像）
a. 出生時. ①正面, ②側面, b. 2 週後. ①正面, ②側面, c. 4 週後. ①正面, ②側面, d. 14 カ月後. ①正面, ②側面.

type Ⅱ では 50% 以上に, type Ⅲ では 30% に起こるが type Ⅳ では発生しないといわれている. 内反股, 偽関節は骨折線が垂直に近い例や整復不良あるいは不適切な内固定によって発生する. 骨頭壊死を起こすと早期に成長軟骨板が閉鎖し, 患側下肢の短縮をきたす.

Ⓑ 大腿骨骨幹部骨折
fracture of the femoral shaft

原因

出生時には分娩骨折として生じる. 帝王切開に多いとされている. 乳児期には稀である. 年齢が上がるにつれ, 転落, 転倒, 交通事故によるものが増える.

治療

不完全骨折は副子固定でよい. 分娩骨折は副子固定で良好な自家矯正が得られる（**図 38-106**）. 完全骨折で 3〜4 歳の症例には, Bryant（ブライアント）牽引（垂直介達牽引）法を行う（**図 38-107a**）. 5〜10 歳の症例には, 脛骨粗面か大腿骨遠位部に Kirschner 鋼線を通して, 90°-90° 牽引法を行う（**図 38-107b**）. 単純 X 線で仮骨が確認でき診察で骨折部が簡単には動かない程度になったら, 体幹から足部まで股関節ギプス hip spica cast 固定（**図 38-108**）を行う. 12 歳以上では骨癒合に要する期間が長く, 自家矯正能が少なくなることから, 手術治療の適応である. 髄内釘を用いることが多い.

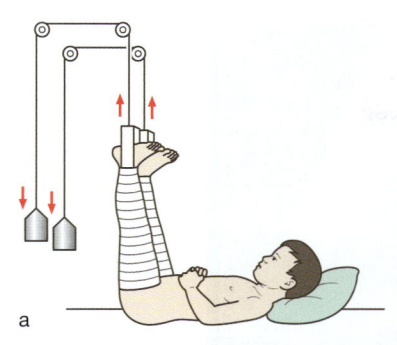

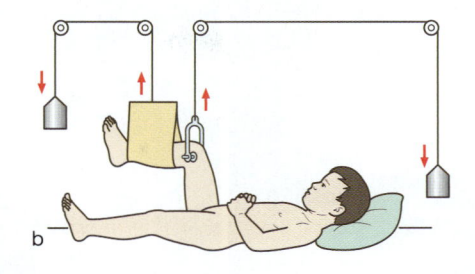

図 38-107　小児大腿骨骨幹部骨折に対する牽引療法
a. Bryant 牽引法（垂直介達牽引法）：両側の股関節を 90°に屈曲，膝関節は伸展位として，絆創膏を下肢の内・外側に貼り，これを上方の枠の滑車の方向へ吊り上げ，3〜5kg で牽引する．
b. 90°-90°牽引法：股関節ならびに膝関節を 90°屈曲位とし，脛骨粗面か大腿骨遠位部に Kirschner 鋼線を通して，大腿の軸方向に直達牽引を行う．下腿は大きな枕にのせるか，キャンバスなどで吊るす．

Ⓒ 大腿骨遠位骨端離開
epiphyseal separation of the distal femoral

【原因，病態】

　膝の外反，反張変形がある．単純 X 線像では Salter-Harris typeⅡであることが多い（**図 38-109**）．

【治療】

　全身麻酔下に下腿を強く牽引し，膝を内反屈曲しながら骨端を内側後方に押して整復する．整復位の安定のため，Kirschner 鋼線を内・外側から刺入して保持する．正しく整復しないと将来，膝の内・外反，反張変形などを起こす可能性がある．

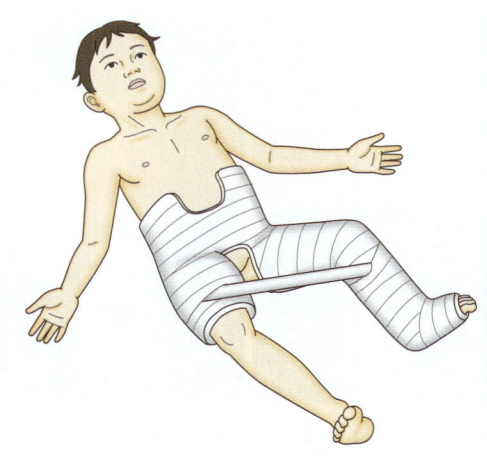

図 38-108　股関節ギプス固定

③ 下腿骨の骨折

Ⓐ 脛骨顆間隆起骨折
fracture of intercondylar eminence

【原因】

　自転車からの転落や交通事故などによる．軸圧がかかった状態で大腿骨が外旋しつつ膝が過伸展したり，下腿が固定された状態で上前方から直達外力が加わり大腿が後方へ押されると生じるといわれている．

【病態，分類】

　内・外側半月板の前角，前十字靱帯などが付着する部分の裂離骨折で，Meyers-McKeever（マイヤーズ-マキーバー）の分類が有名である（**図 38-110**）．

【症状，診断】

　膝関節血症を伴う疼痛，運動制限がある．膝関節部の外反・反張変形がある．膝関節 X 線側面像で診断する．

【治療】

　Meyers-McKeever 分類のⅠ・Ⅱ型では保存療法が，Ⅲ・Ⅲ⁺型では手術療法が行われる．手術は関節鏡視下に，あるいは関節を小さく切開してスクリューまたは pull-out wiring を行う．

Ⓑ 脛骨粗面骨折
fracture of the tibial tuberosity

【原因】

　膝関節屈曲位で大腿四頭筋が急激に収縮した場合に生じる．

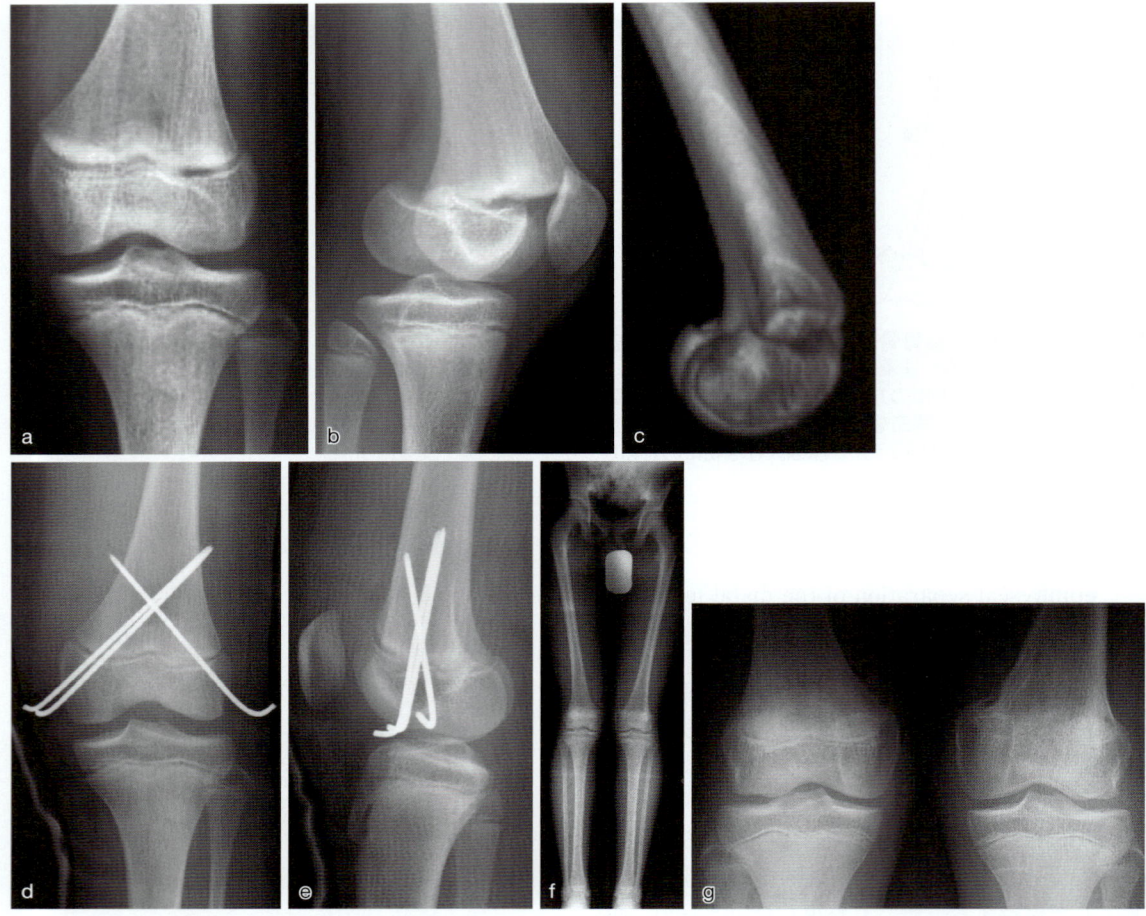

図 38-109　大腿骨遠位骨端離開（13 歳男児）
a. 受傷時単純 X 線正面像，c. 受傷時 3D-CT，b. 受傷時単純 X 線側面像，d. 術後単純 X 線正面像，e. 術後単純 X 線側面像，
f. 術後 17 カ月の単純 X 線像．成長軟骨板早期閉鎖により脚長差が生じている．g. 両膝単純 X 線正面像．

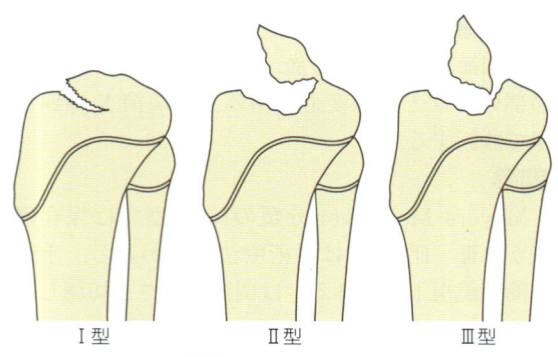

図 38-110　脛骨顆間隆起骨折の Meyers-McKeever 分類

Ⅰ型：ほとんど転位なし．
Ⅱ型：前方が浮き上がるが，後方は連続性がある．
Ⅲ型：完全裂離．このうち裂離骨片が回旋転位したものは
　　　Ⅲ⁺型とすることがある．

〔Beaty JH, Kasser JR（eds）：Rockwood and Wilkins' Fractures in
Children, 5 th ed. Lippincott Williams & Wilkins, Philadelphia, 2001 より〕

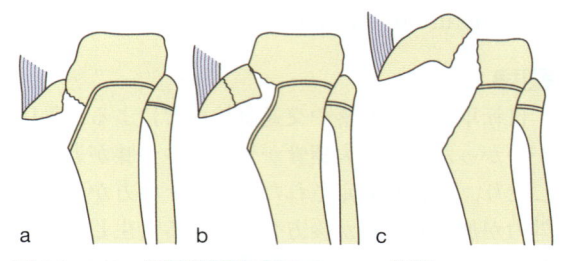

図 38-111　脛骨粗面骨折の Ogden 分類

a. 膝蓋腱付着部だけの骨折．
b. 脛骨粗面の二次骨化核全体の骨折．
c. 脛骨近位骨端部の一部を伴う骨折．

〔Beaty JH, Kasser JR（eds）：Rockwood and Wilkins' Fractures in
Children, 5 th ed. Lippincott Williams & Wilkins, Philadelphia, 2001 より〕

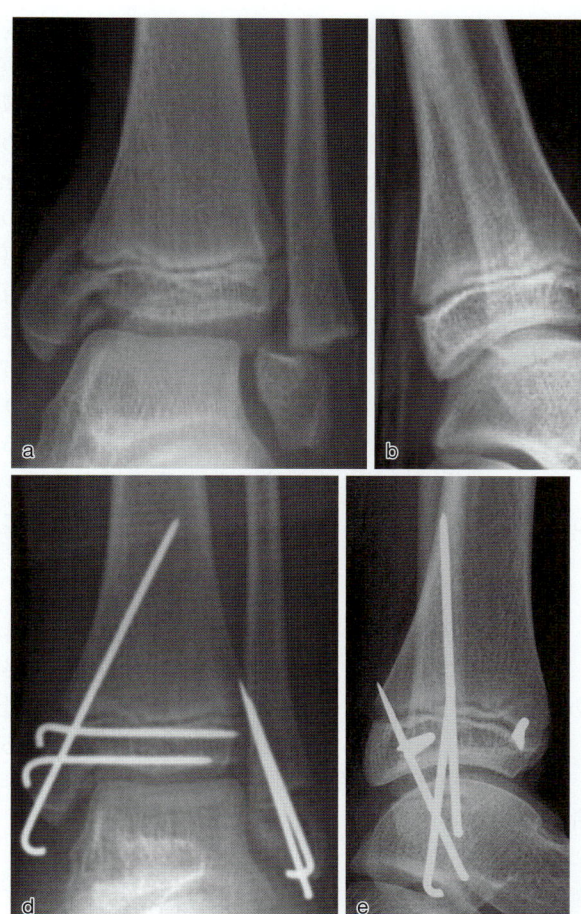
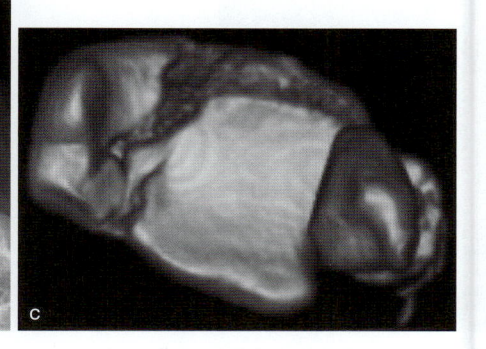

図 38-112　脛骨遠位および腓骨の成長軟骨板損傷
a. 受傷時単純 X 線正面像.
b. 受傷時単純 X 線側面像.
c. 受傷時関節面 3D-CT.
d. 術後単純 X 線正面像.
e. 術後単純 X 線側面像.

38
骨折・脱臼

病態, 分類

脛骨粗面だけの骨折の場合と, 脛骨近位端の前方部分の骨折を伴う場合とがある. Ogden（オグデン）分類（**図 38-111**）が知られている.

症状

膝関節の自動伸展が不能となる.

治療

大腿四頭筋の牽引力に対抗するため, スクリューで骨片を固定する.

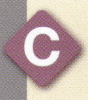 脛骨遠位骨端離開
epiphyseal separation of the distal tibial

病態, 分類

Salter-Harris type I〜V のいずれも起こりうる. 脛骨遠位骨端の外側半分が前脛腓靱帯に牽引されて type III 損傷を起こしたものを Tillaux（ティロー）骨折とよぶ.

治療

Salter-Harris type I・II は徒手整復し, 安定していればギプス固定を行う. type III・IV は観血的整復とスクリューや Kirschner 鋼線による内固定が必要である（**図 38-112**）. type V は受傷時には診断・治療が難しく, 成長障害や変形を残すことがある.

C 被虐待児症候群（児童虐待）
battered child syndrome（child abuse）

概念

児童虐待とは, 保護者がその監護する児童について身体的虐待, 性的虐待, ネグレクト, 心理的虐待を行うことと定義される. 児童虐待はしばしば骨折を伴うので, 整形外科医が初期治療にあたることは多い. 場合によっては死に至ることもあ

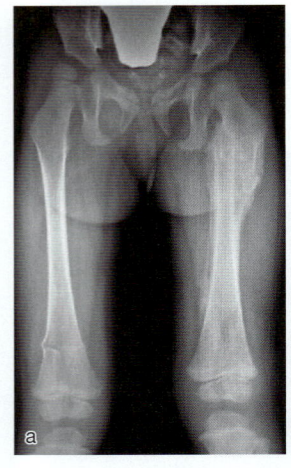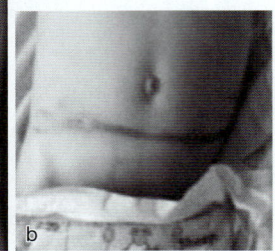

図 38-113　虐待による骨折（2歳女児）
a. 右大腿骨遠位若木骨折と左陳旧性大腿骨転子下骨折が混在している.
b. 腹部に紐の跡がある.

る虐待を, 冷静に見抜くことが要求されている. 一般に被虐待児総数の約半数が身体的虐待であり, その80〜90%は3歳未満の乳幼児である.

症状, 診断

　親の述べる受傷機序と矛盾する骨折がある場合には本症を疑う. 虐待に特有な骨折としては,

① 豊富な骨膜反応のある骨幹端の骨折, ② 長管骨骨幹部の第3骨片を伴う斜骨折や横骨折, ③ 関節を挟む近位・遠位骨幹端骨折（関節包・靱帯などの付着部の裂離骨折であり, 関節にきわめて強い牽引力やねじれが加わって生じる. corner type fracture ともいわれる）, ④ 後方や側方の多発肋骨骨折, ⑤ 様々な治癒過程の骨折の混在（図38-113）, ⑥ 左右両側の頭蓋骨骨折, ⑦ 骨折線が縫合を超える頭蓋骨骨折などがある. そのほか皮膚に新旧のあざ, 大人の歯型, タバコによる7〜8 mm 大の熱傷瘢痕などがみられることがあり, 着衣を脱がしてよく観察することが重要である.

　骨折が疑われる部位の単純 X 線検査のほか, 頭部・顔面・腹部などの CT が必要になることがある.

治療

　虐待による骨折を疑ったら, 外来で治療できる骨折であっても, 児を保護するため必ず入院させる. 児童福祉法に従い, 児童相談所または福祉事務所に届け出る. 近年「病院内子ども虐待対応組織」の設置が厚生労働省の指導のもと推進されている.

脊椎・脊髄損傷

診療の手引き

- **1.** 急性期の搬送には，体動による脊髄の二次損傷を起こさないように頚部，体幹を固定し，脊髄保護に留意する．
- **2.** 脊髄損傷患者の初期治療においては，意識状態，呼吸状態，血圧，尿量などのバイタルサインを評価し，モニタリングを行う．
- **3.** 脊髄麻痺の評価には，運動，感覚，反射の評価を行い，損傷高位を推定する．完全，不完全麻痺の判断，脊髄ショック離脱の有無の判断には仙髄領域の評価は特に重要である．
- **4.** 単純 X 線，CT，MRI 検査所見を総合的に判断し，受傷機序を類推しながら脊椎損傷の分類を行い，脊髄損傷の発生原因を診断する．
- **5.** 脊椎損傷が安定型か不安定型かを評価する．不安定型骨折や脱臼などで脊髄損傷が発生した場合には，脊椎の整復と固定術を計画し，早期にリハビリテーションが開始できるような治療戦略を立てる．
- **6.** 処置や手術の前には，患者と家族への説明を行う．精神的ショックも大きいため，説明には十分な配慮が必要である．
- **7.** 脊髄損傷に伴う合併症には，呼吸器合併症，褥瘡，尿路感染などがある．これらの合併症が生じないよう予防することが重要である．
- **8.** 急性期の治療後は，自立に向けたリハビリテーションを行い，自宅復帰，社会復帰を目指す環境作りが必要となる．

A 脊椎・脊髄損傷とは

　脊椎とは一般的に脊柱の骨性成分を指し，前方部分の椎体は重みを支える役割を担い，後方の椎弓は神経要素を保護する役割を担っている．脊髄とは脊柱管内を通る中枢神経をさし，脳と身体各所の間を往来する指令を伝える役割を果たしている．

　脊椎損傷とは脊椎の骨折を意味し，圧迫骨折，破裂骨折，脱臼骨折などがある．一方，脊髄損傷とは脊柱管内の神経要素である脊髄が損傷される病態で，四肢や体幹の運動，感覚障害を引き起こ

す．自律神経の障害も生じるため，循環動態の障害，排尿，排便障害などの様々な障害が生じる．損傷レベルが高位になるほど麻痺の範囲は大きく，障害の程度も重度となる．

　脊椎損傷があっても必ずしも脊髄損傷を生じるとは限らず，椎体骨折や棘突起骨折では一般的に脊髄損傷を伴わないが，破裂骨折や脱臼骨折では，脊髄損傷が発生することが多い．逆に脊髄損傷があっても脊椎損傷があるとは限らず，脊椎損傷のない脊髄損傷は非骨傷性脊髄損傷とよばれる．

　高齢者では脊椎の加齢的変化や靱帯骨化などによって脊柱管が狭くなり，脊髄がすでに軽い圧迫を受けている状態にあるため，軽微な外力などで

脊髄損傷を起こす場合がある．また，骨粗鬆症性椎体骨折では受傷時には脊髄損傷を認めない場合でも，受傷後数カ月経過してから脊髄損傷が出現する遅発性神経障害といった病態も存在する．

　脊椎・脊髄損傷においては，全身状態の評価，神経学的診察と並行して速やかに画像検査を行い早期に治療方針を立てる．脊椎損傷を伴っていても，安定型で神経症状がないか軽微であれば保存療法が選択されるが，不安定型の骨折がある場合や明らかな神経の圧迫を認める場合には，手術療法が選択される．

　近年，iPS細胞 induced pluripotent stem cells や ES細胞 embryonic stem cells を用いた細胞移植による脊髄再生研究が精力的に進められているものの，損傷された脊髄そのものを根本から治癒させる治療法は存在しない．このため，臨床現場での脊髄損傷に対する治療の本質は，二次損傷（移送中やリハビリテーション中の追加損傷）を可能な限り最小限に抑え，早期にリハビリテーションを開始することで続発する合併症を予防し，最大限の日常生活動作を獲得することにある．

NOTE　脊髄再生医療の現状

　1906年にノーベル生理学・医学賞を受賞した神経解剖学者 Santiago Ramón y Cajal（サンティアゴ・ラモン・イ・カハール）は，「哺乳類の中枢神経系（脳と脊髄）は，一度損傷を受けると再生しない」と唱え，長い間，医学界の常識であった．しかし，この状況を打破するための多くの基礎的研究が行われ，臨床試験が開始されているものもある．大別すると細胞移植以外の方法と細胞移植を行う方法が報告されている．細胞移植以外の方法では，損傷脊髄に神経栄養因子，肝細胞増殖因子（HGF），顆粒球コロニー刺激因子（G-CSF）などを補充する治療法が主たるものである．一方，細胞移植の方法としては，神経幹・前駆細胞，嗅神経細胞，骨髄間質細胞などが検討されてきた．近年では，2012年にノーベル生理学・医学賞を受賞した山中伸弥教授らが開発したiPS細胞（人工多機能性幹細胞）を用いた方法が注目を集めている．iPS細胞は数種類の遺伝子を導入して体細胞を初期化することで，ES細胞に類似した性質をもたせた人工多機能肝細胞で，本人の組織採取された組織を基に作製されるため，倫理的問題を回避できる画期的な方法となりうる．しかし，上述した方法はいずれも臨床応用が迫った今こそ，その有用性と安全性，費用対効果を慎重に検討し，その結果を分析することが必要不可欠となる．

B 脊髄損傷
spinal cord injury

1 脊髄損傷の病態，合併症

A 原因

　わが国での新規脊髄損患者の発生数は人口100万人当たり1年間でおよそ40人とされている．新規脊髄損傷患者数は21～25歳に小さなピークと56～60歳に大きなピークがある2峰性の分布を示すが近年は高齢者の脊髄損傷患者が増加している．受傷原因は平地での転倒，交通事故，高所からの転落が多く，低所からの転落，重量物による下敷き，スポーツ外傷による受傷が続く．近年労働災害や交通事故による脊椎・脊髄損傷は減少し，スポーツ外傷，飛び降りによる自殺企図，比較的軽い外傷によって発生する高齢者症例が増加傾向にある．

B 病態生理（図39-1）

　脊髄損傷が起こると，損傷部の神経細胞であるニューロン，アストロサイト，オリゴデンドロサイトは一次的な機械的損傷により挫滅損傷を受け出血が生じ，虚血，低酸素状態となる（一次損傷）．その後，分単位の時間経過で損傷部位にIL-6，TNF-αなど炎症性のサイトカインが誘導される．これらの炎症反応は神経細胞の壊死やアポトーシスを引き起こす．誘導されたサイトカインは直接死滅した組織のみならず周囲の細胞にまで波及し，新たな細胞壊死やアポトーシスを引き起こす（二次損傷）．その後，時間単位の経過でフリーラジカル，一酸化窒素，蛋白質を壊すプロテアーゼが誘導され組織の浮腫が生じ，さらに好中球が損傷した脊髄の中へ浸潤する．浸潤した好中球は血管内皮細胞を障害し脊髄実質の微小循環障害を惹起させたり，血管外に遊出した活性化好中球が臓器障害発生に関与する．数週間～数カ月単位の亜急性期には，炎症の鎮静化に伴い，空洞化した損傷中心部および炎症の波及した範囲を取り囲むように，増殖した反応性アストロサイトが重合しグリア瘢痕を形成する．また神経軸索を絶縁しているミエリン（髄鞘）を作るオリゴデンドロサイトが

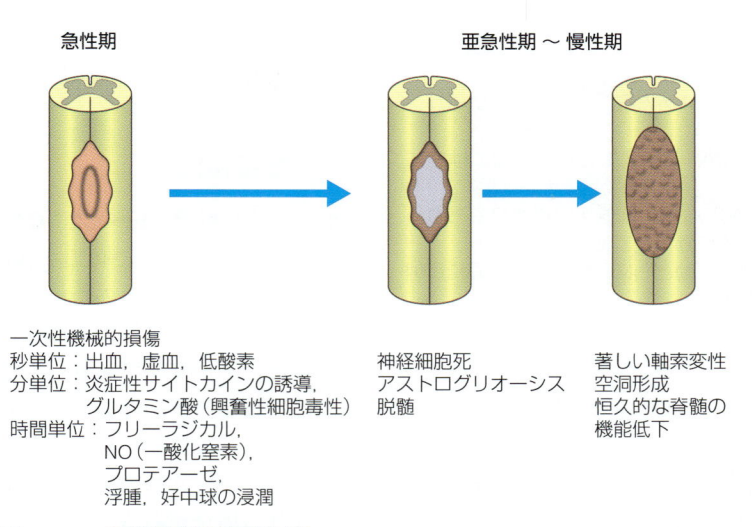

急性期

一次性機械的損傷
秒単位：出血，虚血，低酸素
分単位：炎症性サイトカインの誘導，
　　　　グルタミン酸（興奮性細胞毒性）
時間単位：フリーラジカル，
　　　　　NO（一酸化窒素），
　　　　　プロテアーゼ，
　　　　　浮腫，好中球の浸潤

亜急性期 〜 慢性期

神経細胞死
アストログリオーシス
脱髄

著しい軸索変性
空洞形成
恒久的な脊髄の
機能低下

図 39-1　脊髄損傷の病態生理

脱落することによって脱髄反応が生じ，神経軸索を通った電気活動の伝導速度が非常に遅くなる．その後の慢性期には，著しい軸索変性が生じ，脊髄の中に大きな空洞が形成される．

2　脊髄損傷の神経学的評価

　脊髄損傷の急性期管理においては，詳細な病歴，全身状態の評価，神経障害の評価，合併損傷の評価，手早く聴取することが重要である．神経学的診断においては，どのレベルに障害が存在するのかを診断する高位診断，脊髄横断面でどの範囲が障害されているのかを診断する横断的局在診断を組み合わせて行う．脊髄ショックの判定も重要である．

　感覚は触覚，痛覚を検査し，これらの鈍麻あるいは脱失のあるデルマトームから損傷高位を判断する．運動は神経支配高位に従い上下肢の筋力を順序立てて調べていく．麻痺高位の推察にはASIA（American Spinal Cord Injury Association）の key muscles や key sensory point を参考にすると効率的に神経学的評価を行うことができる（**表 39-1**）．反射は，上肢，下肢，皮膚表在反射，球海綿体反射，肛門反射，病的反射を検査する．これらの神経学的データの組み合わせから，神経機能が残存している最下位の髄節を評価することが可能となる．

表 39-1　神経学的評価に有用な key muscles と key sensory points

		key muscles	key sensory points
上肢	C4	—	肩鎖関節
	C5	肘関節屈曲	前肘窩外側
	C6	手関節伸展	母指近位節背側
	C7	肘関節伸展	中指中節の背側
	C8	中指屈曲	小指中節の背側
	T1	小指伸展	—
体幹	T4	—	乳頭高位
	T10	—	臍高位
	T12	—	鼡径靱帯中央
下肢	L2	股関節屈曲	大腿前面中央
	L3	膝関節伸展	大腿骨内顆
	L4	足関節背屈	足関節内果
	L5	母趾伸展	第3中足骨背部
	S1	足関節底屈	踵部外側
	S2	—	膝窩部
	S3	—	坐骨結節
	S4, S5	—	肛門近傍

Ⓐ 脊髄ショックの判定

　脊髄ショックとは，重度の脊髄損傷により損傷高位以下のすべての脊髄反射が消失した状態をいう．臨床的には脊髄ショックの時期は弛緩性麻痺を呈する．体性神経や自律神経も含めすべての反射が消失するため，血圧の低下，麻痺性イレウスなどが生じる可能性がある．脊髄ショックの期間

表39-2　Frankel 分類

(A) Complete：感覚，運動ともに完全麻痺
(B) Sensory only：感覚はある程度温存されているが，運動は完全麻痺
(C) Motor useless：運動機能はあるが，実際には役にたたない
(D) Motor useful：有用な運動機能が温存されており，補助歩行ないし独歩が可能である
(E) Recovery：感覚，運動ともに正常である．異常反射が残っていてもよい

中は，完全麻痺や不全麻痺の診断は困難であるため，この時期が過ぎた時点で改めて評価を行う．脊髄ショックの離脱時期の判断は，球海綿体反射あるいは肛門反射の出現した時期とする．一般的には72時間以内に離脱するとされている．離脱すると弛緩性麻痺から痙性麻痺へ移行する．

B 重症度の評価

　脊髄ショックの離脱時期に最下位仙髄節（S4〜S5）の支配域である肛門周囲の感覚回復や肛門括約筋の収縮がみられない場合は完全麻痺と判断する．これに対して，損傷髄節以下の髄節支配域に感覚，運動あるいは腱反射の機能が部分的に残っているものは不全麻痺と診断する．したがって，四肢が完全麻痺に見えても，仙髄領域である肛門周囲の感覚や肛門括約筋の随意収縮が温存されている状態は sacral sparing（仙髄領域の回避）とよばれ不全麻痺の状態であり，その後の麻痺改善の可能性がある．脊髄損傷の重症度評価には麻痺の程度を5段階に分類する Frankel（フランケル）分類が広く用いられている（**表39-2**）．

3 脊髄損傷の神経学的高位診断

　脊髄損傷は損傷高位より，四肢麻痺 quadriplegia と対麻痺 paraplegia に分類することができる．四肢麻痺とは，頚髄の損傷による感覚，運動機能の障害または消失をきたし，四肢ならびに骨盤臓器に機能障害を認めるものをいう．対麻痺とは，上肢機能は保たれているが，体幹，下肢および骨盤臓器に機能障害を認めるものをいう．
　神経学的損傷高位を呼称する際には，実際に損傷された髄節ではなく，神経機能が残存している最下位の髄節で表現する．また，運動高位は，筋

力がMMT（→122頁参照）で3であってもそのすぐ頭側の筋力が5であれば損傷されていない髄節で呼称する．

A 頚髄損傷

1 ● 上位頚椎部（Oc〜C2：C1〜C3 髄節）

　呼吸を行うために必須な横隔神経の髄節はC2付近に存在する．このため，上位頚椎における完全麻痺では横隔神経の麻痺が生じ，致命的となる．生存例は不全麻痺であり，上位頚髄損傷が疑われれば，救命処置を優先させる必要がある．小児の頚髄損傷は上位頚椎部に比較的多く認めるため注意を要する．延髄の圧迫では徐脈や体温低下が観察される場合がある．
　不全麻痺の特徴的な症状としては，四肢・体幹の感覚異常のみならず顔面の感覚障害が生じる（onion-peel sensory loss）例がある（**図39-2**）．これは，脳神経である三叉神経脊髄路が上位頚髄まで下降しているために生じる．また，上位頚髄の障害であるにもかかわらず中下位頚髄徴候のようなグローブ型の手のしびれを示す例もあり，病変レベルと神経障害レベルが一致しない偽性局在徴候 false localization sign を示すことが多い．運動麻痺に関しても，延髄脊髄移行部には錐体交叉が存在するため，障害部位によっては，一側上肢と対側下肢の麻痺が生じたり（交叉性片麻痺），上肢に強い麻痺が生じる例などがあり，複雑な麻痺状態を呈することがある（**図39-3**）．

2 ● 中・下位頚椎部（C2/3〜C7/T1 椎間）

　椎間板高位（骨傷高位）と損傷髄節の関係は浮腫や血腫が広範でない限り，頚髄症の場合と同じである．頚髄損傷による完全麻痺の場合，実用性のある運動機能（残存運動能力）から日常生活の目安を類推することができ，リハビリテーションを行う際のゴール設定となる（**表39-3**）．不全麻痺の場合は，完全麻痺に比べて一般的には移動能力，

> **NOTE** onion-peel sensory loss
>
> 　顔面の感覚は三叉神経により支配されているが，三叉神経脊髄核は，上位頚椎部まで下降している．辺縁部の感覚線維はより末梢まで下降するため，上位頚椎疾患では顔面辺縁部の感覚障害が発生しうる（**図39-3**）．

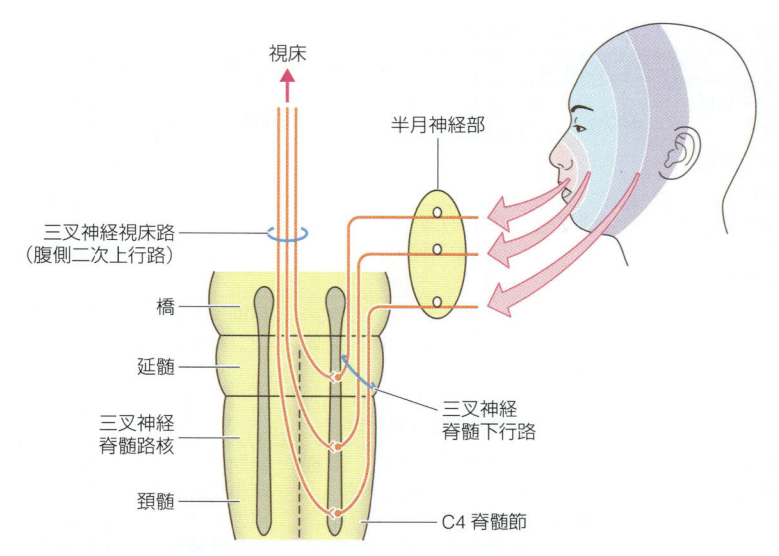

図 39-2　上位頚髄損傷時にみられる onion-peel sensory loss

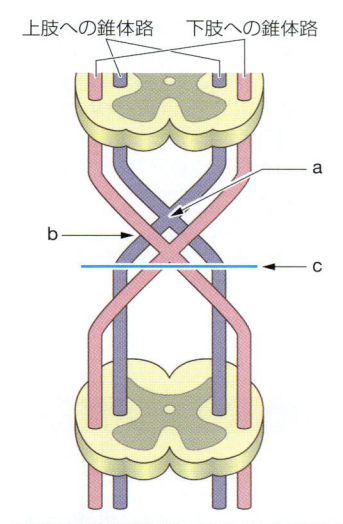

図 39-3　延髄脊髄移行部における神経局在
上位頚髄部には錐体交差が存在するため，a の部位で損傷
されると両側上肢の，b の部位で損傷されると同側上肢と
反対側下肢の，c の部位で横断的に損傷されると両上下肢
の麻痺など，一側上肢と対側下肢の麻痺が生じたり（交叉
性片麻痺）など複雑な神経症状を呈する．

日常生活動作のレベルが高いことが多い．しかし，
発症時には軽度であった痙性や疼痛が慢性期には
徐々に進行し，いったん達成した日常生活動作の
レベルが低下する場合もある．

B 胸髄以下の損傷（表 39-4）

1 ● 上・中位胸椎部（T1～T11：T3～L2 髄節）

　胸郭による強固な支持のために脊髄損傷の頻度

は低いが，損傷される場合には完全麻痺が多い．
key muscle は T1 の小指外転筋の次が L2 の股関
節屈筋となるため，損傷高位診断は感覚障害レベ
ルから判断する．触覚が残存する例よりも痛覚が
残存する例の方が一般的に歩行の予後はよいとさ
れている．下位胸髄損傷ほど呼気筋が残存するた
め喀痰の排出は容易であり，呼吸器合併症の頻度
は低い．また，腹筋は上部は T8～T10，下部は
T11～T12 からの神経支配を受けているため，下
位胸髄損傷ほど，体幹バランスは良好となる．

2 ● 胸腰椎移行部（T11～L2：L3～S5 髄節）

　中下位頚椎部に次ぐ脊髄損傷の好発部位であ
る．高齢者に多い骨粗鬆症性椎体骨折後遅発性神
経麻痺はこの部位での発生が多い．同部位は脊髄
の下端に位置し，脊柱管内は脊髄（脊髄円錐部）と
神経根（馬尾）が混在する．脊髄円錐部は円錐上部
と円錐部に分けられる．円錐上部は T12 胸椎に
位置し L4～S2 髄節が存在する．円錐部は L1 腰
椎に位置し，髄節は S3 以下である．さらに，L2
椎体以下は馬尾となる（図 39-4）．脊髄は一般的
に馬尾よりも圧迫外力に弱いため，脊髄は完全に
損傷されるが，馬尾の一部もしくは大部分が損傷
を免れる神経障害を示すことがある．

3 ● 腰椎部（L2/3 椎間～仙椎：馬尾）

　馬尾損傷を生じるが，稀である．多くは不全麻

表 39-3　頚髄損傷の運動レベルと日常生活動作（ADL）

運動レベル	主な機能残存筋	移動能力の目安	生活活動の目安
C3 以上	・顔面表情筋 ・舌筋 ・胸鎖乳突筋 ・僧帽筋	・舌や顎，頚椎の運動でコントロールする電動車椅子	・気管切開での人工呼吸器管理 ・顔面表情筋などを利用した筋電コントロールによる環境制御装置の利用 ・口に棒を加えてのパソコン操作
C4	・横隔膜 ・僧帽筋 ・肩甲挙筋	・舌や顎，頚椎の運動でコントロールする電動車椅子	・自力呼吸が可能 ・呼気を利用した環境制御装置の利用
C5	・三角筋 ・上腕二頭筋	・手掌型ジョイスティックコントローラーの電動車椅子操作可 ・上腕二頭筋が利用できれば，ノブ付き手導車椅子操作可	・自助具を利用して食事，整容動作，書字，パソコン操作が可能
C6	・橈側手根伸筋 ・回内筋	・ベッドと車椅子の移乗，普通車椅子可（上腕二頭筋駆動），障害者用自動車運転が可能，補助具を利用しての自動車への移乗可	・自助具を利用して ADL 自立可能となりうる ・床上動作の多くが可能．整容動作の多くが可．自力にて上衣の更衣動作可．シャワー浴可．棒または紐を引き寄せる形での殿部挙上が可．自己導尿可 ・障害者用家屋に改造すれば，自宅生活が自立可能になりうる
C7	・上腕三頭筋 ・指伸筋	・ベッドと車椅子の移乗，普通車椅子可（上腕三頭筋駆動），障害者用自動車運転が可能，補助具を利用しての自動車への移乗可 ・梯子紐を利用しての起坐可	・日常生活全般は一部介助〜ほぼ自立 ・自助具を利用して ADL 自立可能となりうる ・プッシュアップによる殿部挙上可 ・自力にて浴槽の出入りを含めて入浴自立，洋式トイレ利用可 ・障害者用家屋に改造すれば，自宅生活が自立可能になりうる
C8〜T1	・指屈筋群 ・手内筋	・普通車椅子可 ・床から車椅子の移乗も含めて移乗はすべて可	・自助具なしで ADL 自立 ・障害者用家屋に改造すれば，自宅生活が自立可能になりうる

表 39-4　胸・腰髄損傷の運動レベルと日常生活動作（ADL）

運動レベル	主な機能残存筋	移動能力の目安	生活活動の目安
T2〜T10	上肢筋 大胸筋	床から車椅子の移乗も含めて移乗はすべて可 車椅子	食事，整容，更衣，入浴，排泄は自立
T11〜L2	腹筋群	床から車椅子の移乗も含めて移乗はすべて可 長下肢装具と両松葉杖または歩行器で歩行可能，実用には車椅子	食事，整容，更衣，入浴，排泄は自立
L3〜S3	大腿四頭筋	床から車椅子の移乗も含めて移乗はすべて可 短下肢装具（＋杖）で実用歩行可能	食事，整容，更衣，入浴，排泄は自立

痺であり，足関節の背屈，母趾の伸展筋力の低下をきたすことが多い．

4　脊髄損傷の横断的局在診断

　脊髄は前角細胞などの細胞成分からなる灰白質と錐体路，脊髄視床路などの神経線維からなる白質の2種類に分類できる．一般的に灰白質のほうが白質よりも易損性が高い．上肢症状と下肢症状のどちらの症状が優位か，感覚障害が対称性か，温痛覚と深部感覚障害に解離性があるか，運動麻痺と感覚障害の優位側が同側か対側かなどから，脊髄横断面でみてどの部位が障害されているのかを推測する．

　頚髄損傷を脊髄横断的損傷部位から分類すると，横断型，中心型，半側型，前方型，後方型に分類できる．このうち横断型と中心型が最も頻度が高く，半側型，前方型と続き，後方型はあまり

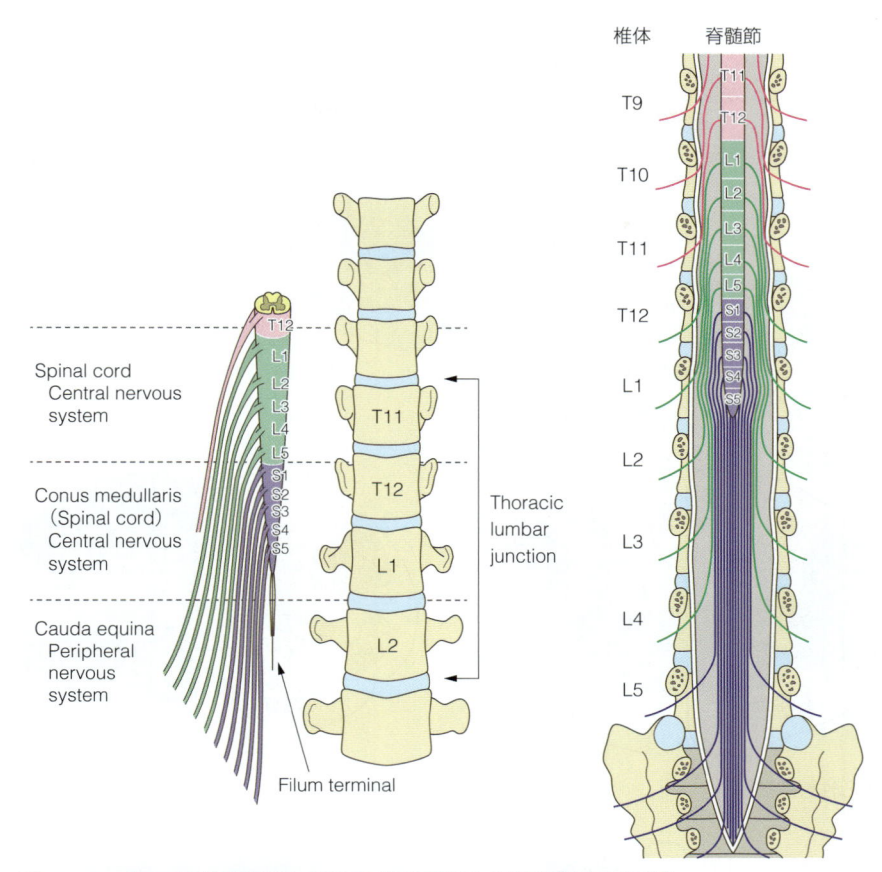

図 39-4　胸・腰椎移行部における椎体高位と神経組織との関係
脊髄円錐部は円錐上部と円錐部に分けられる．円錐上部は T12 胸椎に位置し L4〜S2 髄節が存在する．円錐部は L1 腰椎に位置し，髄節は S3 以下である．さらに，L2 椎体以下は馬尾となる．

みられない（図 39-5）．

Ⓐ 横断型脊髄損傷

　脊髄があるレベルで完全に損傷された結果，障害髄節以下の完全麻痺，完全感覚脱失，膀胱直腸障害となる．

Ⓑ 中心性脊髄損傷

　脊髄の灰白質と白質内側部の損傷であり，神経症状の推移に特徴がある．中心性脊髄損傷は頚髄の過伸展外力による損傷が多く，運動麻痺は下肢に比較すると上肢に強いのが特徴である．臨床経過としては，下肢の麻痺は徐々に回復し直後は歩行不能であった例も歩行が可能となってくるが，上肢，特に手指の麻痺の回復が不良である場合が多い．

Ⓒ 脊髄半側損傷

　Brown-Séquard（ブラウン-セカール）症候群とよぶことが多い．脊髄障害側と同側の運動麻痺と深部感覚障害（振動覚，位置覚），反対側の表在感覚障害（温痛覚）を生じる．典型的なものは胸髄レベルの損傷でよくみられる．

Ⓓ 前部脊髄損傷

　外側脊髄視床路の障害により病変部以下の温痛覚障害と，錐体路，灰白質の障害による運動麻痺と膀胱直腸障害が生じる．損傷部が脊髄前方に限局されているため，深部感覚，識別感覚は保たれていることが特徴となる．

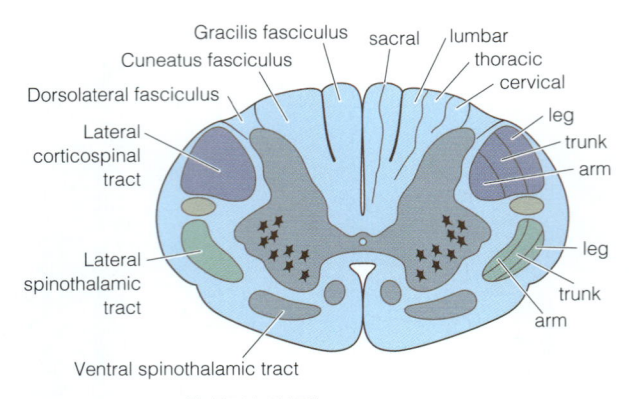

a. 横断型脊髄損傷

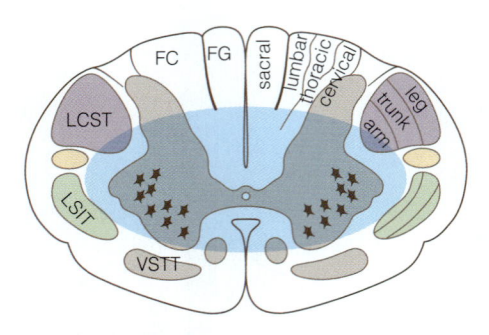

b. 中心性脊髄損傷

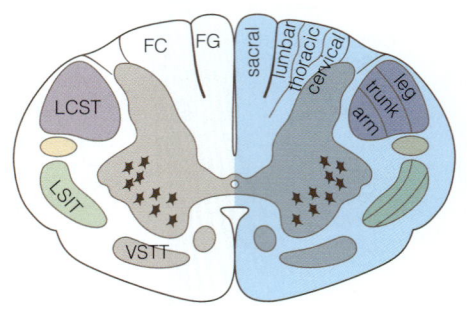

c. 脊髄半側損傷

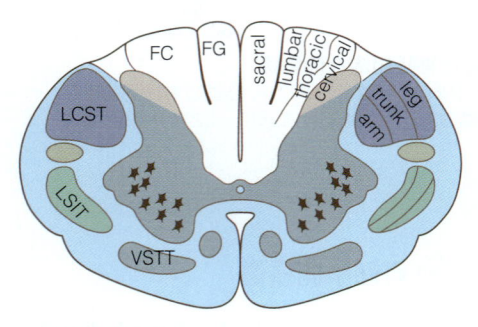

d. 前部脊髄損傷

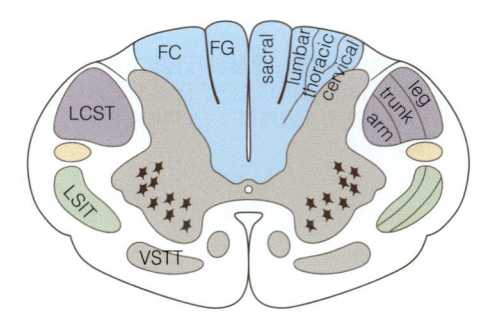

e. 後部脊髄損傷

図39-5　横断的脊髄損傷部位による分類
水色で示した部分が損傷部位.

E 後部脊髄損傷

後索部の障害により病変部以下の深部感覚障害と識別感覚障害が生じる. 頚椎の過伸展損傷でみられることがある.

F 神経根障害

椎体骨折により椎間孔部を骨片が占拠したり, 変形により椎間孔部に狭窄が生じたりすると神経根障害が発生する.

5 好発高位

脊髄損傷の損傷高位は, 1990〜1992年に実施された全国疫学調査では, 頚髄損傷と胸腰髄・馬尾損傷の比が3:1であったのに対し, 1993〜1998年に実施された全国労災病院系列のデータベースでは頚髄損傷が63%, 胸腰髄・馬尾損傷

が37% と報告され，頚髄損傷の割合が増える傾向にある．C4～C6 髄節損傷で全体の約半数を占め，頚髄は C4 髄節，胸腰髄では T12 が最も多い．また，非骨傷性頚髄損傷や中心性脊髄損傷は C3/4 高位で多い．

10 歳以下の小児の脊髄損傷はきわめて稀であり，全脊髄損傷例の 0.1～0.3% と報告されている．損傷高位は頚胸椎移行部から上位胸椎部，上位頚椎に集中している．

6 随伴症状，合併症

脊髄損傷に伴って生じる障害は神経麻痺にとどまらず，全身的な多臓器障害も合併する．また，多発外傷を伴うことも多いため，神経学的評価のみならず心血管，呼吸，膀胱直腸，消化管機能などの評価を行う必要がある．内臓器官の支配神経である自律神経と脊髄との関係は，交感神経系は T1～L2 の側角から起始し，副交感神経は脳幹部（迷走神経など）と S2～S4 の側角から起始している．

A 循環器障害

脊髄ショックの時期には交感神経が遮断され副交感神経が優位となっているため，徐脈と麻痺領域血管拡張による低血圧が生じる．T4 より高位の脊髄損傷において生じやすい．急性期には，口腔内や気管吸引施行時，体位変換時に迷走神経反射により高度な徐脈が誘発される場合がある．循環動態は不安定であり，心停止や虚血性心疾患をもたらす場合もありモニター管理が必要である．慢性期には，自律神経過反射 autonomic dysreflexia や起立性低血圧，肺塞栓，深部静脈血栓症に注意する．

自律神経過反射とは，通常 T6 より高位の脊髄損傷患者に生じ，麻痺域への刺激によって誘発される交感神経系の反応で，突然の血圧上昇，徐脈，頭痛，非麻痺域の発汗，皮膚紅潮，鼻閉などの症状で特徴づけられる．

静脈血栓塞栓症（→285 頁参照）は急性脊髄損傷患者の深刻な合併症の 1 つである．予防処置を行わなければ 50% に併発するとの報告がある．間欠的空気圧迫，圧迫ストッキング着用を早期に開始する．脊髄周囲の出血では抗凝固薬の使用は潜在的禁忌であるが，出血が安定していれば低分子ヘパ

リンや未分画ヘパリンの使用が適切な場合もある．

B 呼吸障害

横隔神経が存在する C4 より高位の完全損傷では，人工呼吸器がなければ生命が維持できない．それ以下の頚髄損傷であっても，呼吸運動筋である腹筋，肋間筋が麻痺しているため肺活量は低下し，胸郭の奇異運動を認める．自発呼吸があっても肺活量が少ない場合では呼吸器合併症の頻度が高く，気管切開が必要となる場合もある．副交感神経が優位な状態では，気道内分泌物が増加し，無気肺や肺炎に陥りやすい．

C 排尿障害

老廃物の排泄にかかわる骨盤内臓（膀胱，直腸，性器）の支配神経は，脳幹部に存在する排尿中枢と仙髄（S2～S4）由来で副交感神経である骨盤神経，胸・腰髄（T11～L2）由来で交感神経である下腹神経，仙髄（S2～S4）由来で体性神経の陰部神経である（図 39-6）．交感神経が作用すると，膀胱の収縮を抑制し，尿道の収縮を促進させ蓄尿に作用する．また，副交感神経が作用すると，逆に膀胱の収縮は促進され，尿道の収縮は抑制され排尿に作用する．尿が 150 mL 以上たまると尿意として排尿中枢で認知され排尿か蓄尿かの調整が行われる．さらに，体性神経である陰部神経も排尿筋と括約筋に作用しているため随意で排尿をコントロールすることが可能になっている．また，副交感神経である骨盤神経も体性神経である陰部神経も仙髄（S2～S4）レベルに脊髄中枢をもつため，骨盤神経障害の程度は陰部神経障害の程度から推測することができる．つまり，膀胱機能が回復してきたかどうかは，肛門括約筋を随意に締めることができるかどうかで判断可能である．

脊髄ショックの時期には膀胱も弛緩麻痺となり膀胱が収縮せず尿閉となる．急性期の尿閉期に膀胱過伸展による筋萎縮や感染による線維化などの合併症を予防しておけば，回復期には排尿筋反射が出現するようになり，麻痺の程度に応じて排尿筋が反応できる．排尿管理においては，残尿が 50 mL 以下で尿路感染が起こりにくくなった状態（バランス膀胱）を目指す．

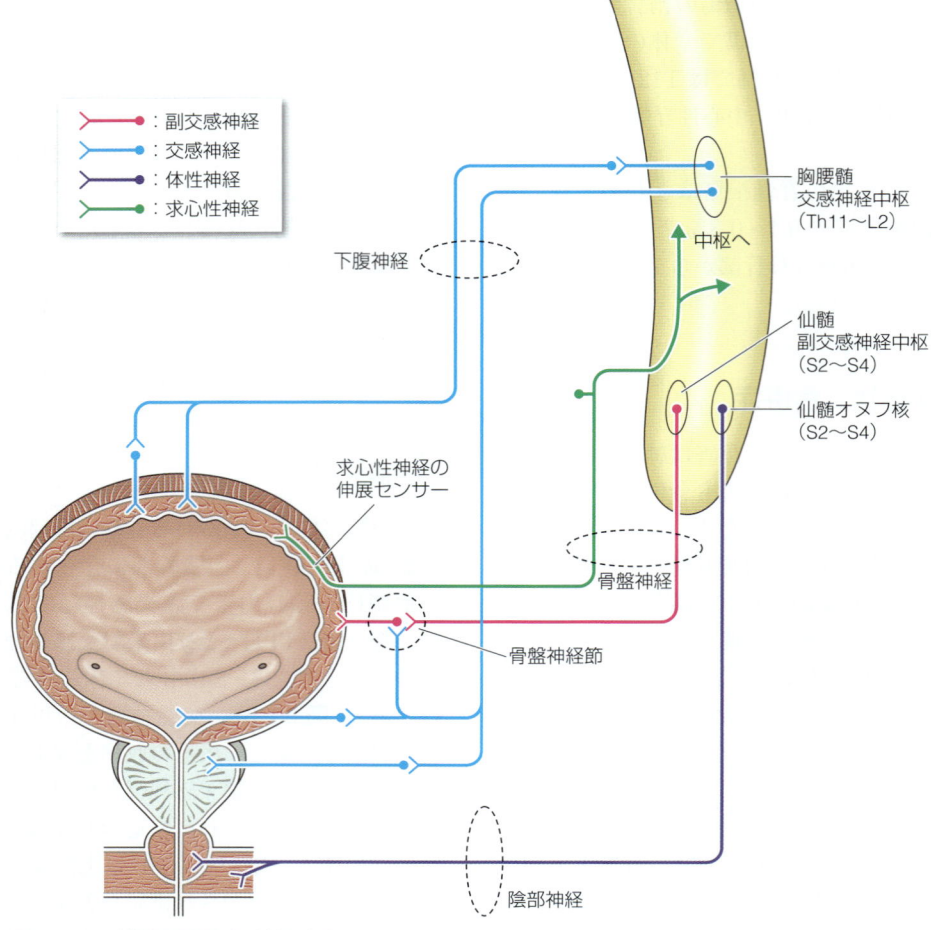

図 39-6　排尿に関する神経支配

凡例:
- ：副交感神経
- ：交感神経
- ：体性神経
- ：求心性神経

図中ラベル:
- 下腹神経
- 胸腰髄 交感神経中枢（Th11〜L2）
- 中枢へ
- 仙髄 副交感神経中枢（S2〜S4）
- 仙髄オヌフ核（S2〜S4）
- 求心性神経の伸展センサー
- 骨盤神経
- 骨盤神経節
- 陰部神経

D 消化器障害

　脊髄損傷では交感神経遮断や仙髄部の副交感神経遮断が生じ排便筋麻痺，麻痺性イレウス，消化性潰瘍などが生じる．麻痺性イレウスが生じている可能性に留意し経口摂取開始時期を判断する．また，消化性潰瘍に関しては，麻痺のため診断が遅れる場合があり便潜血や貧血の進行がないか留意する必要がある．

　嚥下障害も脊髄損傷患者に多くみられる．頸髄損傷患者，ヘイロー（ハロー）ベスト halo vest 装具使用患者，頸椎手術後患者には特に注意が必要であり，経口摂取前の嚥下評価が必要となる．

E 褥瘡

　褥瘡（➡117頁参照）とは，血流障害による皮膚壊死のことである．長時間同じ体位でいると，接床面の皮膚が圧迫されて血流が不足ししびれが出現する．脊髄損傷患者では感覚障害からそれが認知できず，また，自力で体勢を変えることができない場合には，高率に皮膚の圧迫性壊死が生じる．脊髄損傷患者における褥瘡の発生率は 27% 程度と報告されており，仙骨部，足関節外果，後頭部，踵部に好発する．

F 疼痛

　体性感覚が消失した麻痺域に認められる幻肢痛 phantom pain や神経障害性疼痛は難治性の痛みであり，患者の QOL を脅かす合併症である．心理・社会的側面の影響を強く受ける．

Ⓖ その他の特有な合併症

拘縮，痙縮，異所性骨化，外傷性脊髄空洞症，遅発性脊柱変形などがある．

7 脊髄損傷の画像診断

脊髄損傷患者のすべてが脊椎の骨折や脱臼を伴うわけではなく，X 線異常所見のない脊髄損傷 spinal cord injury without radiographic abnormality（SCIWORA）も存在し，非骨傷性脊髄損傷ともよばれる（図 39-7）．

脊髄圧迫の有無が判断できる画像診断として MRI，脊髄腔造影（ミエログラフィー），脊髄腔造影後 CT が挙げられる．特に，MRI 検査は脊髄損傷の診断においては必要不可欠な検査である．脊柱不安定性評価のために X 線動態検査を行う場合もある．電気生理学的診断として体性感覚誘発電位（SEP），脊髄感覚誘発電位（SSEP），運動性脊髄誘発電位（MEP）などが実施されている．

MRI における脊髄の形態変化には腫脹像，圧迫像，断裂像，髄内信号変化が認められる．髄内の信号変化は，急性期における T2 強調像での低信号域（出血を示唆），慢性期における T1 強調像での低信号域ならびに T2 強調像での高信号域（脊髄軟化を示唆）が高度損傷例の典型的所見である．靱帯断裂や椎体内の出血や浮腫は T2 強調像での高信号域として描出される．

8 脊髄損傷の治療

治療は急性期，回復期，慢性期に分けられる．なかでも受傷当初における治療が予後を決定するため，本章では主として急性期治療について解説する．

Ⓐ 急性期の治療―救命処置と全身管理

1 ● 病院到着前のトリアージ

脊髄損傷患者では，頭部外傷や骨盤臓器の外傷を合併している例もある．四肢麻痺と同時に低血圧を伴う骨盤骨折や腹部外傷を伴う場合には高度救命救急センターでの治療が望ましい．米国の報告では，急性期脊髄損傷専門部門で治療を受けた患者が，死亡率，入院期間が有意に短く神経系の

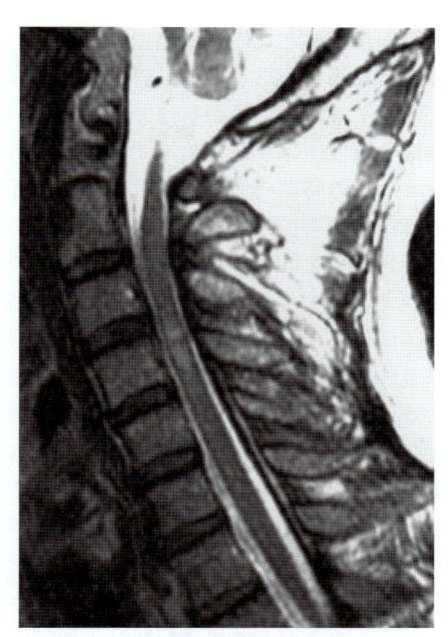

図 39-7　非骨傷性脊髄損傷
MRI T2 強調像．脊椎の骨折，脱臼は認められないが，脊髄陰影中心部に高信号性変化がみられる．

回復も良好であったとしている．早期の脊髄損傷センターへの紹介と搬送が有益とされているが，専門施設が限られているのが現状である．

2 ● 患者搬送

脊髄損傷患者を迅速かつ安全に搬送することで症状の悪化や新たな発生を予防する必要がある．頚髄損傷においては，体幹を担架にストラップで固定したうえでの頚椎硬性カラーと支持ブロックの組み合わせが推奨されている．頭部外傷を合併している例で上位頚髄損傷の発見が遅れるケースがあるため，脊髄損傷や脊椎損傷が確認されるまでは脊椎固定を維持する必要がある．検査で移動する場合にもスライド式の移乗器具もしくはシーツなどが役に立つ．長時間の脊椎固定が必要である患者には皮膚の損傷を軽減できる減圧マットレスのベッドを利用することを検討する．皮膚損傷予防には 2〜4 時間ごとの圧力介助や体位交換が推奨されている．

3 ● ABC（気道，呼吸，血液循環）と蘇生

すべての頚髄損傷患者に呼吸のモニタリングが必要である．C5 より高位の完全麻痺症例では人

工呼吸管理が必要となる．頚髄損傷患者への気管挿管は困難な場合があるが，気管支ファイバースコープガイド下での挿管が有用である．

急性期の低血圧は予防し治療する必要がある．脊髄ショックの時期の血圧低下は，交感神経遮断による麻痺域血管拡張であるため初期治療の優先処置は急速輸液となる．特に T4 より高位の脊髄損傷患者で留意する．また，外傷性脊髄損傷の場合には，低血圧の原因が脊髄ショックとは限らず出血，気胸，心タンポナーデ，腹部損傷の併発がないか評価する必要もある．低血圧は中枢神経損傷を悪化させることがあるため，受傷後 7 日間は平均動脈血圧を 85～90 mmHg に維持することが推奨されている．脊髄損傷患者では副交感神経が活性化され徐脈が起こり，心筋収縮機能が低下する場合がある．この現象は気管内吸引が引き金となって起こることが多く，受傷後 2 週間によくみられる．

4 ● 神経保護

脊髄損傷の二次障害に対する様々な薬物の効果が実験的に示されているが，臨床的に使用されているのはステロイド大量投与法である．米国の NASCIS-2（National Acute Spinal Cord Injury Study, 2 nd）プロトコールでは，受傷後 8 時間以内の脊髄損傷患者に対して，はじめの 15 分で 30 mg/kg のメチルプレドニゾロンを投与し，45 分の間隔をあけて 5.4 mg/kg/hr を 23 時間にわたって点滴投与する方法を勧めている（70 kg の成人では 10 g 以上の大量投与となる）．また，それに続く NASCIS-3 の結果では，48 時間投与が 24 時間投与よりも優れていることが示されている．

しかし最近では，ステロイド大量投与法について有効性を示す結果より副作用を示す報告が多い．ステロイド大量投与法の合併症としては，感染症，敗血症，創傷治癒の遅延，筋症，肺塞栓，消化性潰瘍の増加，高血糖，脂質状態の変化，大腿骨頭壊死などが挙げられている．

5 ● 三次外傷評価

入院時にすべての損傷が必ずしも検出されているわけではない．このため，脊椎外骨折や，胸髄損傷であれば腹部損傷や大血管損傷，頚髄損傷であれば椎骨動脈損傷の有無や，それに伴う脳血管

損傷の存在に留意する．

6 ● 外科的処置

手術療法は，脊椎の整復，脊髄の除圧，脊柱の安定化を目的に行う．脊椎・脊髄の損傷程度を評価し，脊髄を圧迫しているような脊椎の骨折や脱臼があれば，圧迫を取り除くような手術操作を加え，さらに，脊椎の損傷部が不安定であれば，固定手術を合わせて行う．手術時期に関しては，受傷後早期（24 時間以内）の手術が保存療法やそれ以降の手術よりも神経回復が良好であったとの報告があるがいまだに議論の分かれるところである．早期手術を行うことで，神経症状の悪化などの合併症を抑えることができ，人工呼吸器の使用を減らし，ICU の滞在日数の短縮，入院期間の短縮が期待できる．

高齢者に多く認める非骨傷性頚髄損傷は手術療法と保存療法の臨床成績にあまり差がなく，脊椎固定装具による安静保持が推奨されている．骨傷がなくても，靱帯損傷などに起因する脊椎の異常可動性による持続的な脊髄損傷を回避するためにも装具による外固定は必要である．ただし，患者が受傷前より発育性脊柱管狭窄を認める場合や，後縦靱帯骨化症を認める場合の手術療法の選択についてはいまだ議論が多い．強直性脊椎炎（AS）やびまん性特発性骨増殖症（DISH）を伴う脊椎損傷では，受傷時の神経障害は軽度であっても，後に転位を起こして神経障害の悪化を招くおそれがあり，早期固定術が勧められる．

Ⓑ 神経学的機能回復の予後予測

神経学的機能予後を予測することは，様々な分野での治療方針決定や，患者や家族への情報提供，最適なリハビリテーションや退院時に必要なケアの計画作成のために重要である．一般に最も下位で正常なレベルに隣接するレベルや不全損傷の場合には損傷レベルの下位において通常神経学的機能回復が起こるとされている．運動機能の回復は受傷後 6 カ月間に起こるが，臨床上は最大 2 年まで生じうるとされている．神経回復の目安は，受傷時完全麻痺（Frankel A）で回復を認める割合はわずか 7% で，回復しても Frankel B とされている．一方，受傷時に Frankel B であれば，約 54% が 1 年後に C もしくは D に回復，Frankel

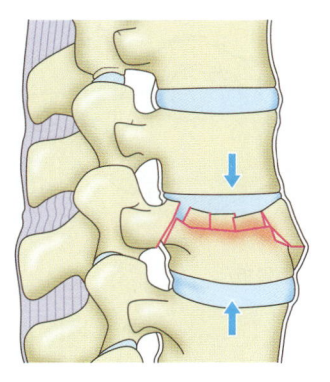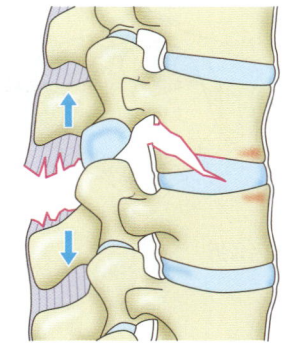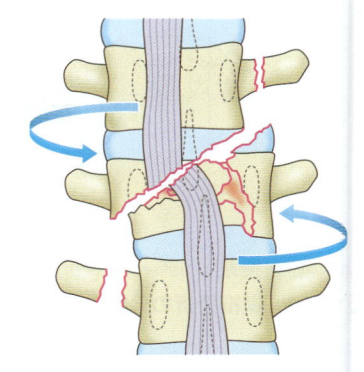

a. 圧縮外力による損傷　　　　b. 伸延外力による損傷　　　　c. 回旋外力による損傷

図 39-8　脊椎損傷の受傷機序

C の若い患者や Frankel D の全患者で補助具あ
りもしくは補助具なしで歩行が可能となることが
予想されている.

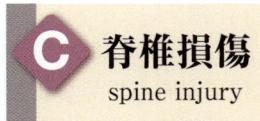

脊椎損傷
spine injury

1 脊椎損傷の原因

　脊椎損傷は衝突や転倒, 転落, 落下物の下敷き
になるなどの機械的外力が原因で発生する. 具体
的には交通事故, 労働災害, スポーツ外傷, 自殺
企図による飛び降りなどが原因となる. 50 歳以
下の男性では交通事故などの外傷が多く, 50 歳
以降の女性では転倒が多い傾向にある. 頻度とし
ては, 骨粗鬆症に関連する骨粗鬆症性椎体骨折が
最も高いが, 軽症あるいは無症状で経過し, 骨折
の発生時期や受傷機転が不明な場合もある. 脊椎
骨折の 10〜20% に脊髄損傷を合併するとされて
いる.

2 脊椎損傷の受傷機序

　脊椎に加わった外力の強さとベクトル方向およ
び受傷時の脊椎のポジションにより, 損傷されや
すい部位や受傷形態がおおむね決定される. 脊椎
に作用する外力には圧縮, 伸延, 回旋などがあり,
これらの外力が単独で生じることは少なく, 複合
外力として働く. 一般的に圧縮外力(垂直圧縮力)
は椎体や椎弓などの骨傷を引き起こしやすく, 椎

間板や靱帯などの損傷は引き起こしにくい. 一方,
伸延外力は, 骨傷は引き起こしにくいが椎間板や
靱帯などの断裂や椎間関節の脱臼などを引き起こ
しやすい.

　脊椎に対する圧縮外力は, 椎体骨折を引き起こ
し, 受傷時の脊椎のポジションが屈曲位であれば
棘上, 棘間靱帯, 椎間関節などの後方靱帯群の損
傷を伴い, 伸展位であれば椎弓骨折などの後方要
素の骨折を伴う. 伸延外力は, 受傷時の脊椎のポ
ジションが屈曲位であれば, 後方靱帯群の損傷が
生じ, 脊椎の骨傷を伴わないことも多いが, 椎間
板や線維輪といった前方組織の損傷を伴うことが
多い. 伸延外力が過度な屈曲位を強いれば, 椎間
関節に脱臼や骨折を生じ, 脊椎の脱臼骨折や前方
すべりを引き起こす. 伸延外力が伸展位のポジ
ションで加われば, 脊椎の骨傷を伴うかわりに椎
間板や前縦靱帯といった前方組織の断裂を伴い,
外力が強ければ脊椎の後方すべりを引き起こす.
回旋外力は, 脊椎の前方要素, 後方要素の両方を
破壊し顕著な脊椎不安定性を招く(**図 39-8**). 一
般的には, 骨性要素(骨折)のみの損傷よりも軟部
組織損傷を合併した脊椎損傷のほうが治癒しにく
いとされており, 軟部組織損傷の有無の確認が重
要となる. また, 骨傷がなくても後方靱帯群の破
綻を認めれば後弯変形をきたす可能性がある.

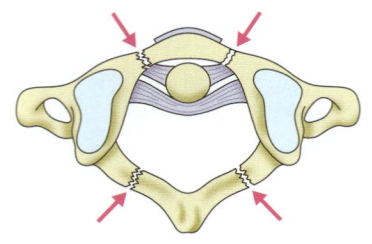 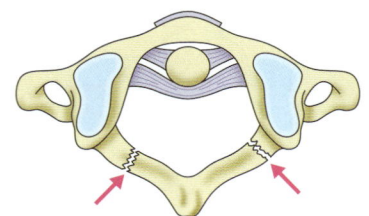 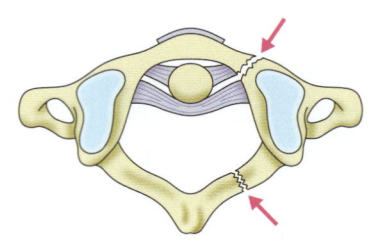

a. 環椎破裂骨折（Jefferson 骨折）　　b. 後弓骨折　　　　　c. 外側塊骨折

図 39-9　環椎骨折の分類

❸ 脊椎損傷の分類

上位頚椎損傷（Oc〜C2）

Ⓐ 後頭顆骨折

　頭部外傷などの衝撃により発生する．後頭顆の粉砕骨折は安定型であることが多いが，頭蓋底骨折が後頭顆に及んだ骨折で翼状靱帯付着部である後頭顆が遊離するタイプは不安定型となる．しばしば，後頭環椎脱臼に合併する．

Ⓑ 後頭環椎脱臼

　下顎部に衝撃が加わり，後頭環椎部の安定化に寄与する翼状靱帯や歯尖靱帯が断裂することにより発生する．脱臼方向から，前方脱臼，垂直脱臼，後方脱臼に分類される．きわめて不安定な損傷であるため同部位の損傷での生存例は稀である．

Ⓒ 環椎骨折

　環椎は前弓，外側塊，後弓から構成されており，それぞれのパーツが接合する部位に骨折が生じやすい．骨折部位と数から環椎破裂骨折〔Jefferson（ジェファーソン）骨折〕，後弓骨折，外側塊骨折に分類される（図 39-9）．治療は，横靱帯が損傷されていない安定型であれば，頚椎装具で治療が行われ，横靱帯が損傷されている不安定型の骨折であれば，ヘイローベストによる固定，もしくは，手術療法が推奨されている．

1 ● 環椎破裂骨折（Jefferson 骨折）

　頭部からの圧迫外力により発生する．骨折部が4 カ所に及び外側塊が外方に転位するタイプの骨折で，外側塊の転位が 6.9 mm 以上に及ぶ場合に

は横靱帯断裂の可能性があり，不安定型の骨折である（図 39-9）．

2 ● 後弓骨折

　脊椎のポジションが伸展位で圧迫外力がかかり生じる．後弓の両側のみの骨折で環椎骨折のなかで最も頻度が高い．

3 ● 外側塊骨折

　脊椎のポジションが側屈位で左右不均等な状態で圧迫外力がかかり，一方の外側塊の前後2カ所に骨折が生じた骨折である．稀な骨折型である．

Ⓓ 軸椎骨折

　軸椎の形態的特徴は，椎体上面から垂直に伸びる歯突起の存在である．歯突起，椎体および椎弓根部に骨折が生じやすい．

1 ● 軸椎歯突起骨折

　骨折部により3タイプに分類される〔Anderson（アンダーソン）分類〕（図 39-10）．

　Ⅰ型は稀な損傷型で，先端部の斜骨折で翼状靱帯の付着部裂離骨折である．

　Ⅱ型は最も頻度が高く歯突起基部の骨折である（図 39-11）．翼状靱帯，歯尖靱帯ともに遠位骨片に付着するため不安定型の骨折であり保存療法であれば，神経障害や骨癒合不全（偽関節）になりやすく手術療法が推奨されている．

　Ⅲ型は骨折部が海綿骨の豊富な椎体部分にあるため保存療法で治癒が得られやすい．先天異常による歯突起骨との鑑別が重要である．

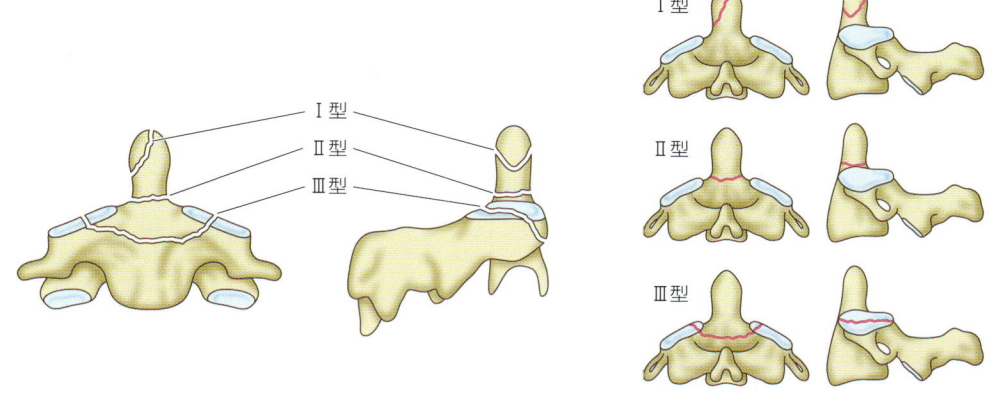

図 39-10　軸椎歯突起骨折の分類（Anderson 分類）

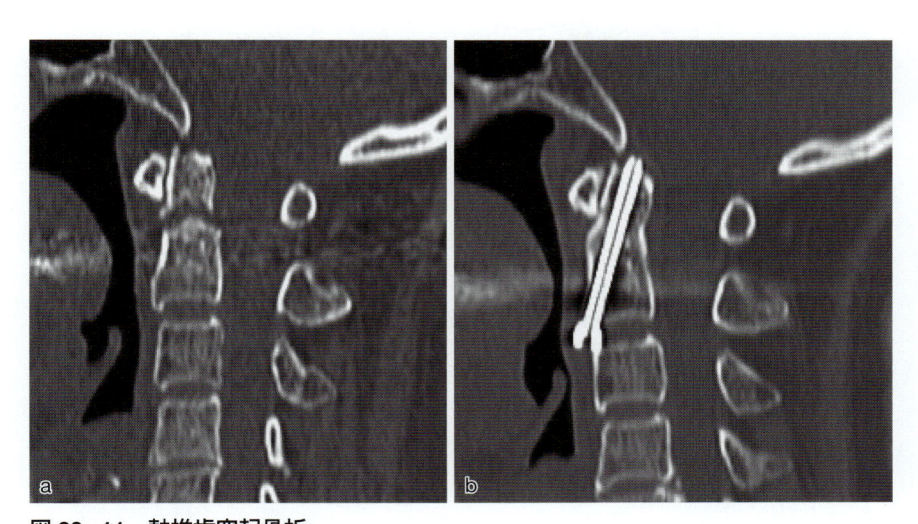

図 39-11　軸椎歯突起骨折
a. 受傷時 CT．Anderson 分類の Ⅱ型であるため手術を施行した（b）.

2 ● 軸椎関節突起間骨折（hangman 骨折，外傷性軸椎すべり症）

伸延外力により発生し，両側の椎弓根部（関節間部）が骨折して椎体と椎弓が離解するのが特徴で，外傷性軸椎すべり症ともよばれる（図 39-12）. hangman（ハングマン）骨折の名称の起源は，絞首刑では伸展位での伸延力がかかり同部骨折が生じることが多いことが由来とされている．C2/3 椎間のすべりが 3 mm 以上，もしくは椎間関節に脱臼を伴えば不安定型となり整復後のヘイローベスト固定や手術療法が推奨されている．

3 ● 軸椎椎体骨折

圧迫外力により発生する．骨折形態により，縦骨折，斜骨折，涙滴骨折，横骨折に分類されるが一般的には安定型の骨折とされている．

E 環軸関節脱臼

前方脱臼，後方脱臼に分類されるが，ほとんどが前方脱臼である．

1 ● 前方脱臼

過屈曲位での伸延外力により横靱帯の断裂もしくは付着部の骨折により生じる場合と，歯突起骨折に伴う場合がある（図 39-13）. 環椎歯突起間距離 atlantodental interval（ADI）が 3 mm 以上離解する場合（小児では 5 mm）には横靱帯断裂の可能性が高い．骨折が原因の場合には整復後のヘイ

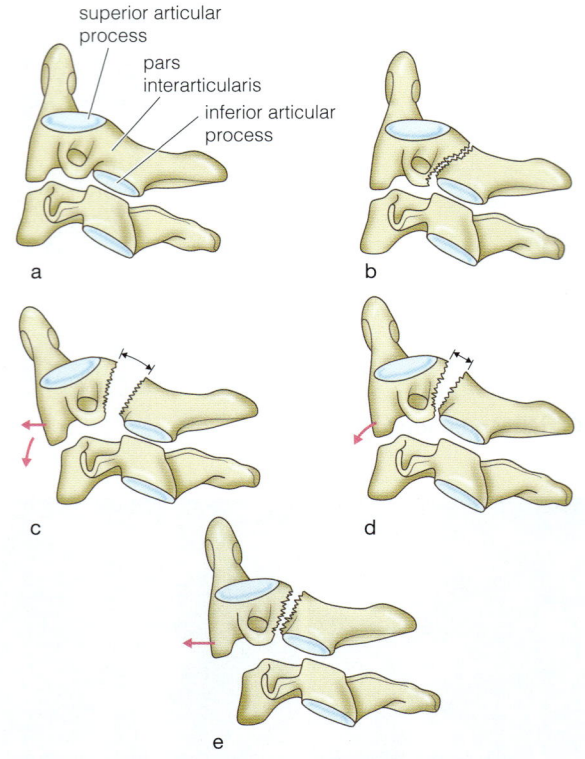

図 39-12　hangman 骨折（外傷性軸椎すべり症）
a の pars interarticularis（関節突起間部）が骨折する．b のように転位がない場合や c〜e のように転位を生じる場合もある．

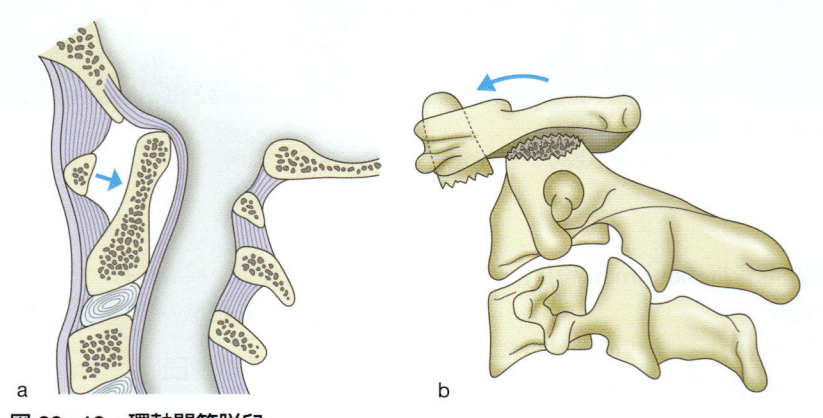

図 39-13　環軸関節脱臼
靱帯の断裂もしくは歯突起基部の骨折により生じる場合（a）と，歯突起骨折に伴う場合（b）がある．

ローベスト固定が推奨されるが，靱帯断裂の場合は手術が推奨される．

2 ● 後方脱臼

伸展位での伸延外力で生じ，環椎の前弓が歯突起の後方に脱臼する．きわめて稀である．

中・下位頚椎損傷（C3〜C7）

中・下位頚椎損傷の分類で包括的で広く用いられている分類に Allen（アレン）分類がある．受傷機序により 6 型に分け，さらに重症度に応じてステージに細分化している．受傷機序を類推するこ

とは，損傷部位を予想することにつながり，安定型か不安定型かの判断の一助となる．診断においては，椎体や椎間板損傷に目を奪われることなく，後方靱帯群の損傷にも注意を払う必要がある．下位頸椎損傷では，X線診断で肩が邪魔になり病変を見落とす場合があり注意が必要である．

A compressive flexion（CF）

屈曲位の頸椎に垂直圧迫外力が加わり発生する．椎体は圧潰しつつ，後方すべりを生じる．涙滴骨折や後方靱帯群の断裂を認める場合は不安定型となる．

B vertical compression（VC）

中間位の頸椎に垂直圧迫外力が加わり発生する．破裂骨折を伴う場合は不安定型となる．

C distractive flexion（DF）

屈曲位の頸椎に体幹から前上方へ外力が加わる損傷形態である．後方靱帯群の損傷が中心で骨傷を伴うことは少なく，椎間関節が脱臼する形態をとる．椎間関節が完全に乗り上げた状態（perched facet）では，整復が困難な場合があり手術療法が必要となる．

D compressive extension（CE）

伸展位の頸椎に垂直圧迫外力が加わり発生する．後方要素が主に損傷され椎弓根骨折などを伴う場合がある．椎体の前方すべりや椎弓根骨折を伴う場合は不安定型となる．

E distractive extension（DE）

伸展位の頸椎に体幹から後上方へ外力が加わり発生する．前方靱帯群の損傷もしくは椎体の横骨折を伴い，後方すべりを生じる．後方すべりを伴う場合は不安定型となる．

F lateral flexion（LF）

頭部への非対称性の圧迫外力により生じる．稀な骨折型であり，側方すべりを生じる場合は不安定型となる．

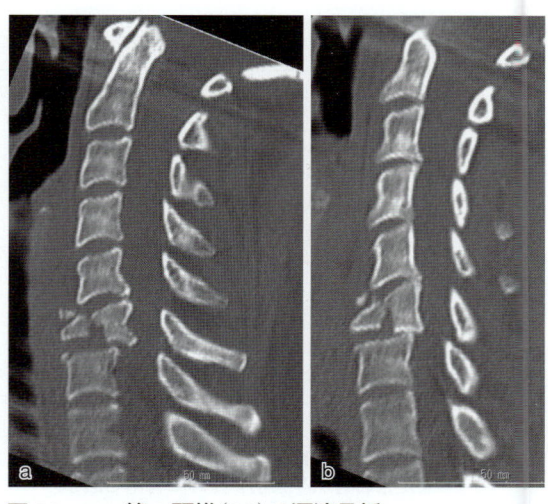

図 39-14　第6頸椎（C6）の涙滴骨折

その他の特徴的な骨折

A 棘突起骨折
spine fracture

直接的に外力が加わり損傷する場合と，伸延外力により損傷される場合がある．自家筋力により棘突起に生じた裂離骨折は clay-shoveler's fracture とよばれる．C7棘突起に発生する頻度が高い．単独損傷の場合は保存療法を行う．

B 涙滴骨折
teardrop fracture（図 39-14）

屈曲位で圧迫外力がかかった際に生じ，側方からみて椎体前下部に三角形の骨片（涙滴骨片）が生じることから命名されている．椎間板が椎体下縁中央を打ち破り前上隅角に向けて脱出，嵌入することで発生する．後縦靱帯が保たれている one column 損傷では安定型に位置づけられるが，後方靱帯群の損傷を伴った場合や椎間板組織に損傷を認める場合には不安定型となる．

頸椎捻挫（外傷性頸部症候群）

A 受傷機序

追突事故により頸椎が過度に伸展し，次いで反動で屈曲して生じる．

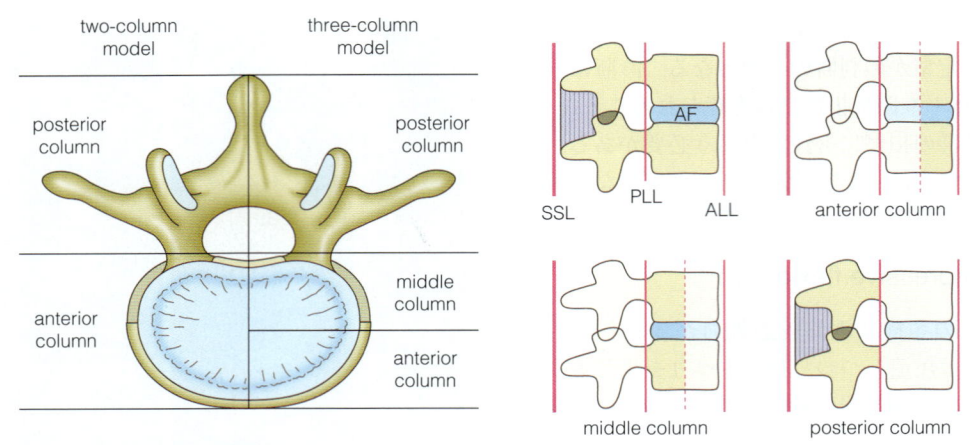

図 39-15　Denis の提唱した three-column theory
不安定性の有無を鑑別するのに有用である.

B 病態

追突事故によって発生する頚椎捻挫は，その衝突速度が低いにもかかわらず発生する．損傷は頚部軟部組織にとどまり，靱帯，椎間板，椎間関節，頚部の筋群および後根神経節など様々な障害部位が提唱されているが，画像診断にて客観的な所見を得ることは一般的に困難である．原因の一部に低髄液圧症候群が含まれるとの意見，慢性的な障害に移行する原因の 1 つに補償問題を挙げる意見もあるが，その病態はいまだ不明である．

C 症状

症状は頚部痛や不快感，頚椎の可動域制限以外にも，上腕から手指の痛みやしびれ，脱力などの頚肩腕症状や，頭痛，めまい，耳鳴り，耳閉感，動悸，吐き気，顔面の紅潮，全身の倦怠感，集中困難などの Barré-Liéou（バレー-リエウ）症候群とよばれる他覚所見に乏しい愁訴が出現する場合もある（→505 頁, NOTE 参照）．受傷翌日となって症状が出現する場合もあり，症状が遷延化することもある．

D 治療

急性期は消炎鎮痛薬や筋弛緩薬などによる疼痛管理を行うが，頚椎のカラー固定については，頚椎の自動運動を早期より行った群のほうが治療成績がよかったとの報告があり，不必要な長い固定は症状を長引かせる原因となりうる．症状を慢性化させないように早期に社会復帰できるように治療を進めることが重要である．

胸腰椎損傷

T1～T10 胸椎は胸郭によって，L4～S1 腰仙部は腸腰靱帯によって可動性が制限されているために，上記部位については力学的に安定で損傷される頻度は低い．しかし，損傷される場合には，外力が大きいことが予想され，肺および腹腔内臓器損傷の合併に留意する必要がある．胸腰椎移行部である T11～L2 は応力が集中しやすい部位であるため損傷されやすい．脊柱を前方要素と後方要素に分類する考え方を two-column theory とよぶ．前方要素（anterior column：前方支柱）は前・後縦靱帯，椎体，椎間板から，後方要素（posterior column：後方支柱）は椎弓根より後方に位置する椎間関節，関節包，棘突起，棘上・棘間靱帯からなる．これに対して，前方要素（前方支柱）をさらに，前縦靱帯，椎体と椎間板の前半分を含めた前方支柱と後縦靱帯，椎体と椎間板の後ろ半分を含めた中央支柱（middle column）に分類した three-column theory の考え方は，Denis によって提唱された（図 39-15）．脊柱不安定性の有無を鑑別するためにこの分類は有用である．脊柱不安定性とは受傷後急性期には脊髄損傷の危険性を増大させ，慢性期には腰背部痛や遅発性神経障害，遅発性後弯変形を惹起する病態をさす．three-column theory の考えでは，脊柱不安定性の程度は損傷

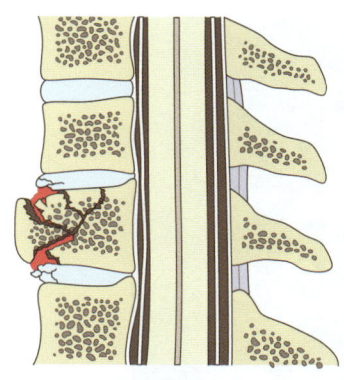

図 39-16　圧迫骨折
圧迫骨折は椎体前柱のみの損傷をさす.

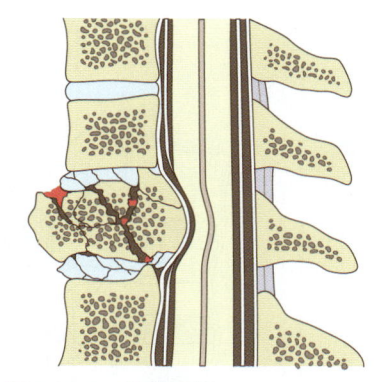

図 39-17　破裂骨折
前柱と中央柱が損傷されており，不安定型骨折である.

された column 数によって決定され，one column 損傷が最も安定で，three column 損傷が最も不安定となる．3つの column 損傷の評価にあたっては，骨傷のみではなく軟部組織損傷についても行う必要がある.

A 圧迫骨折
compression fracture

anterior column のみが損傷された圧迫骨折（**図39-16, 18**）は，椎体後縁と椎間関節，椎弓，棘突起および後方靱帯群は無傷であるため，神経障害や遅発性後弯変形が出現する可能性が低い安定型の骨折に位置づけられている．後方靱帯群に損傷のある圧迫骨折では two column 損傷となり，将来的に後弯変形をきたす危険性があり不安定型の骨折に位置づけられる．anterior column のみが損傷された椎体骨折であっても椎体の垂直型のsplit 骨折は隣接する椎間板損傷を伴い不安定型となる.

B 破裂骨折
burst fracture

anterior column と middle column に損傷を認める破裂骨折（**図 39-17, 18**）は，後壁の脊柱管内突出による神経障害の危険性が高く，不安定型の骨折となる．椎弓根間の開大，垂直方向の椎弓骨折を伴うこともある．後方靱帯群の損傷を伴った破裂骨折は three column の損傷であり最も不安定な骨折である.

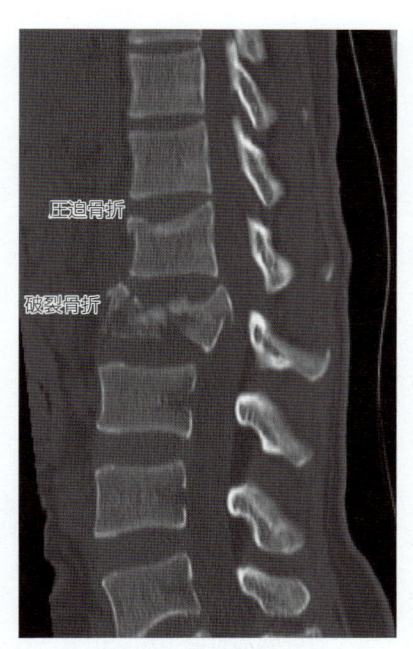

図 39-18　隣接する 2 椎体の骨折
頭側は前柱（anterior column）のみの骨折であるため圧迫骨折で，尾側は前柱（anterior column）と中央柱（middle column）がともに損傷されているため，破裂骨折に分類される.

C シートベルト型損傷（屈曲伸延損傷）
seat belt injury

2点固定シートベルト装着時の自動車事故や転落事故にて posterior column と middle column に伸延外力が加わり，anterior column にはヒンジとしての圧迫外力が加わる損傷である．破裂骨折を合併することもある．損傷部位が骨性要素のみであれば，Chance 骨折，骨性要素だけなく靱

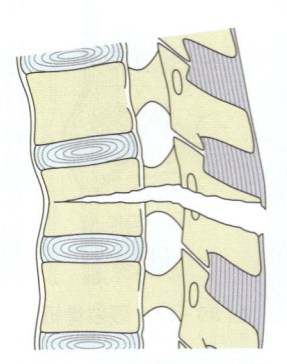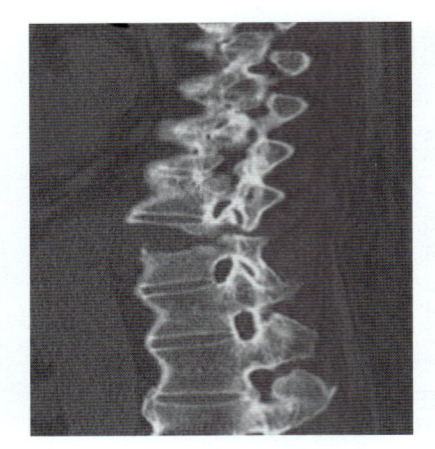

図 39-19　Chance 骨折
1 椎体内の骨性要素のみの損傷である.

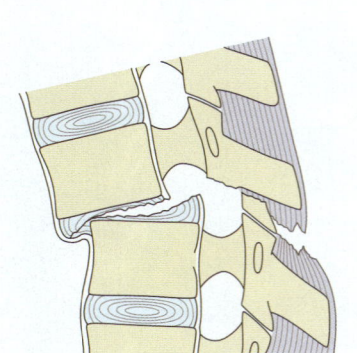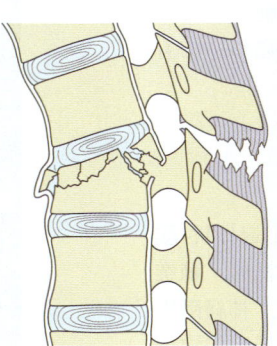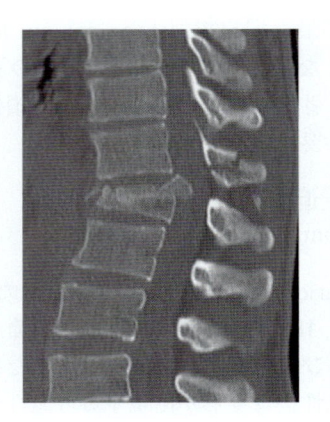

図 39-20　シートベルト型損傷
骨性要素のみの損傷ではなく，軟部組織の損傷を合併しており，2 椎間損傷となることもある. 右側のX線像は破裂骨折を伴うシートベルト損傷である.

帯，椎間板などの軟部組織損傷が損傷される場合をシートベルト型損傷とよぶ.

1 ● Chance（チャンス）骨折

　純粋な Chance 骨折は 1 椎体の骨性要素のみの損傷であり，棘突起，椎弓根，横突起，椎体の水平骨折を認める（**図 39-19**）. 転位がわずかで安定型であれば保存療法を行う.

2 ● シートベルト型損傷

　一般的に骨性要素のみの損傷よりも軟部組織の損傷を合併したものがより治癒しにくい. シートベルト型損傷では，1 椎体損傷である Chance 骨折とは異なり，1 椎間もしくは 2 椎間損傷となり椎体のすべりを伴う不安定型となることが多い

（**図 39-20**）.

D 脱臼骨折
fracture dislocation

　受傷機序により屈曲位損傷と伸展位損傷に分けられる.

　脊椎のポジションが過屈曲位で伸延外力がかかると，椎体が前方に脱臼し下関節突起が下位椎体の上関節突起を乗り越えて脱臼が生じる（**図 39-21**）. 完全に乗り上げた状態（perched facet）から，亜脱臼のものを含み関節突起や椎弓根の骨折を合併する場合もある. 後方靱帯群に損傷を認め，椎間板の損傷を伴うと椎体が前方へ転位し不安定型となる. 両側脱臼と片側脱臼がある.

　脊椎のポジションが伸展位で回旋および圧迫外

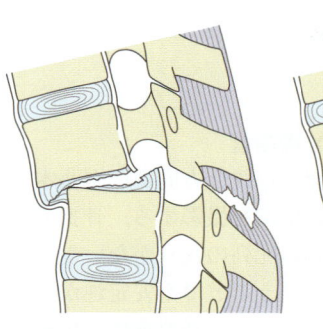
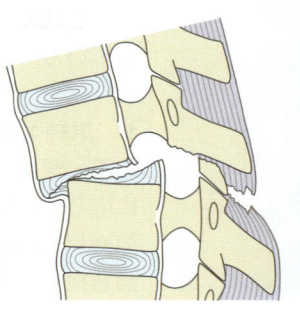
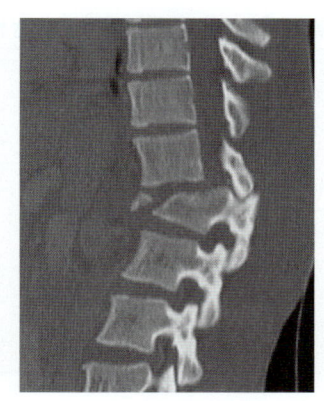

図 39-21　脱臼骨折
three column すべての損傷で，不安定型骨折である．

力がかかると，片側性に関節突起や椎弓根に骨折が生じ，椎体が回旋しながら前方へ転位する．両側性に後方要素が損傷されると著しい前方脱臼が発生する．

● 上記以外の骨折

Ⓐ 椎弓骨折

脊椎のポジションが伸展位で圧縮外力がかかると損傷されやすい．椎弓の縦割れ型骨折を伴う破裂骨折では硬膜損傷の発生が多いとの報告がある．

Ⓑ 横突起骨折（図 39-22）

直接的に外力が加わり損傷する場合と，回旋外力により損傷される場合がある．腰椎レベルに発生する頻度が高い．単独損傷の場合は保存療法を行う．

● 仙骨骨折

骨盤輪骨折，特に寛骨骨折を合併する場合や第5腰椎横突起骨折を伴う場合に仙骨骨折を合併する場合がある．

❹ 脊椎損傷の診断

Ⓐ 問診

受傷時の状況を詳しく聴取する．自動車事故で

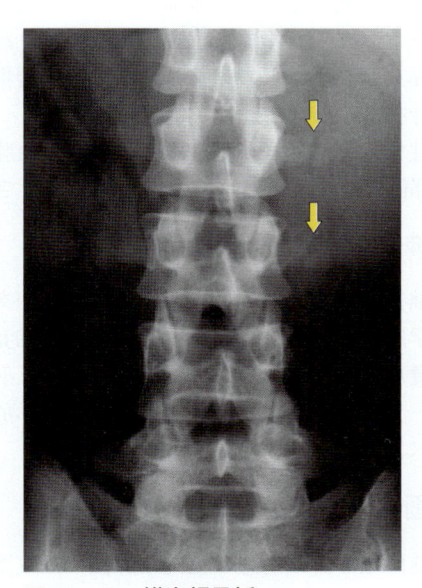

図 39-22　横突起骨折
第2・3横突起に骨折線が認められる．

は，スピード，衝突の方向，シートベルト装着の有無，身体のどこを強く打ったのかなどを聴取し，受傷機転や損傷部位，損傷型を推察する．受傷後の疼痛，麻痺の経過，搬送方法も重要な情報となる．

Ⓑ 全身と脊柱の視・触診

脊髄損傷を合併している可能性が高いため，脊椎固定を維持しながら脊髄損傷患者への対応に準じて全身状態，合併症の評価を手早く行う必要がある．特に脊椎損傷が疑われる場合には，頭部，顔面の創傷，胸部の圧挫，四肢の損傷などの有無

表39-5　脊椎（頚椎）の画像検査が推奨される患者

高速度外傷（自動車事故）
多発性骨折
頚椎へ明らかな直達外力
意識低下
飛び込み事故
10フィート（約3m）以上の高さからの転落
著明な頭蓋あるいは顔面外傷
胸椎あるいは腰椎損傷
強直性脊椎炎あるいは強直性脊椎骨増殖症（びまん性特発性骨増殖症）
四肢に麻痺や灼熱痛を認める患者

をチェックすることが有用である．前額部の創傷は頚椎の伸展型損傷を，腹部の横走する皮下血腫はシートベルト型損傷を示唆する．また，踵骨骨折の存在は高所からの転落外傷による胸腰椎部の破裂骨折を示唆する．

脊柱では，斜頚，局所後弯変形，皮下血腫や腫脹の部位，棘突起間のギャップの触知が重要である．

⒞ 神経学的検査

脊椎損傷では脊髄損傷の合併の可能性があり，神経学的検査は必ず行う．四肢・体幹の感覚，筋力，腱反射の異常，球海綿体反射，肛門反射を調べる．上位頚椎損傷では脳神経系の神経学的所見も調べる必要がある．

⒟ 画像診断

各種画像診断は病態の正確な評価には重要であるが，不必要な検査は避けるべきである．表39-5に示す場合は頚椎損傷の可能性が高いとして単純X線検査が推奨されている．

脊椎損傷の画像診断においては，骨性要素である脊椎骨折の診断と軟部組織損傷である靱帯断裂や椎間板損傷の有無を確認する．骨傷については椎体，椎弓根部，脊柱管，椎間関節，棘突起に異常がないか評価する．単純X線検査やCTが骨傷の評価に適している．軟部組織の損傷については，前縦靱帯，椎間板，後縦靱帯，棘間靱帯に注目し異常がないか確認する．MRIが評価には適している．

1 ● 単純X線検査

正・側面の単純2方向撮影が基本となる．必要に応じて斜位像を撮影する．骨折や脱臼，椎間関節や棘突起の配列の乱れがないかチェックする．動態検査を行うことで不安定性が発覚する場合もあるが，神経障害の増悪を伴う場合があるため初期検査としては推奨されていない．

2 ● CT

骨性要素の損傷評価に適しており，単純X線検査に続いて施行するべきである．マルチスライスCTの導入により画像を迅速に三次元再構成することが可能となり，より立体的に骨性病変の広がりを確認することができる．

3 ● MRI

MRIは軟部組織の診断に優れているため，脊髄損傷合併例に不可欠な検査である．脊髄損傷の評価のみならず，椎間板や靱帯周囲の血腫像は同部位の軟部組織損傷を示唆し，脊柱の不安定性の判断に重要な所見となる．

❺ 脊椎損傷の治療

脊椎損傷の急性期治療は，脊髄損傷治療に準じて行う．救命救急処置と全身管理，可及的早期の損傷脊椎の整復・固定を行い，早期離床，体幹・四肢筋力の強化を主体としたリハビリテーションの早期導入が主目標となる．手術療法の主な目的は，脊椎支持機構の再構築と神経圧迫因子の除去であり，可及的早期手術により早期離床，外固定の簡素化，ナーシングケアの軽減を可能にする点

やってはいけない医療行為

動態撮影は不安定性を調べるのに有用であるが，神経障害の増悪を惹起する可能性があるため，特に脊髄レベルの損傷では行わない．

やってはいけない医療行為

頚椎脱臼あるいは脱臼骨折で，整復前のMRIで椎間板の破綻やヘルニアの存在が確認された場合，全身麻酔下での徒手整復は極力避ける．これによって麻痺が増悪する可能性がある．

が大きな利点となる.

慢性期では，陳旧性脱臼骨折，遅発性脊柱変形，遅発性脊髄麻痺などが治療対象となる.

急性期の治療

A 頚椎脱臼

1 ● 保存療法

整復法

頭蓋直達牽引を用いた持続牽引による意識下の slow reduction と全身麻酔下での徒手整復法がある．通常は 1.5〜2.0 kg 程度から開始し，最大 15 kg（体重の 1/3 まで）まで増加する．頻回の X 線検査や神経学的評価が必要である．頚椎の脱臼骨折では 33〜50％ に椎間板の破綻やヘルニアを認め，整復後にヘルニアが増大する場合があるため，整復操作前の MRI や意識下での整復が推奨されている.

固定法

頚椎の固定法には，頭蓋直達牽引による牽引固定（図 39-23），頚椎装具固定，ヘイローベスト固定がある．安定型の骨折であれば頚椎装具を 1〜3 カ月装着するように指示する．ヘイローベストは，頭蓋骨外板に直接ピンを刺入しヘイローリングを固定し，胸部のベストとロッドで連結させる装具であり，頭部・頚椎が強固に固定される（➡511頁，図 30-14 参照）．環椎破裂骨折（Jefferson 骨折），歯突起骨折，軸椎関節突起間骨折（hangman 骨折）などでよく使用される.

2 ● 手術療法

頚椎の脱臼整復や不安定性に対する固定術は前方あるいは後方アプローチにて行われる．不安定性が強い場合では，両者を併用する場合もある．前方アプローチでは，脱出椎間板や椎体骨折による神経の直接除圧が可能である．整復，除圧と同時に骨移植を行い固定する．移植骨の固定性が不十分な場合には前方プレートを追加すると早期に強固な固定を得ることができる．気管切開が行われている場合や，将来的に必要な場合には前方アプローチは適さない．後方アプローチでは，椎間関節を直接操作できるため脱臼の整復に有用である．固定法は棘突起ワイヤリング，外側塊スク

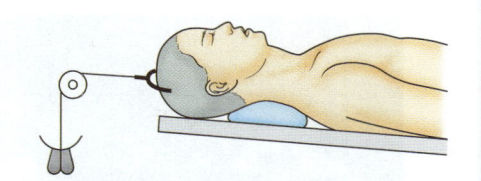

図 39-23　中・下位頚椎脱臼骨折の整復法
軽い錘を使い，ゆっくり整復する.

リュー，椎弓根スクリューなどがある．力学的な観点からは椎弓根スクリューが固定性に優れているが，脊髄損傷や椎骨動脈損傷のリスクが高い難易度の高い手術である．近年は脊椎手術にコンピュータナビゲーションシステムが導入されるようになりスクリューの挿入精度や安全性が向上している（図 39-24）.

B 胸椎以下の損傷

1 ● 保存療法

脊椎の外固定法にはギプス固定と装具固定がある．安定型の骨折である圧迫骨折や Chance 骨折によく用いられる．体幹を反張位にして後弯を矯正し，ただちにギプス固定を行う．1 カ月を目途に装具療法に変更しさらに骨癒合が得られるまで外固定を継続する．利点は手術療法が回避できる点であるが，欠点としては，装具による疼痛や褥瘡の問題，後弯変形の再発を認める例が多い点が挙げられる.

2 ● 手術療法

神経障害や不安定性を有する患者に対しての手術適応についてはコンセンサスが得られているが，神経障害のない破裂骨折に対する手術適応については議論がある．胸腰椎の脱臼整復や不安定性に対する固定術には前方アプローチ，後方アプローチ，あるいは両者の併用が行われる．後方アプローチでは，椎弓根スクリューやフックを用いた固定が行われる．固定範囲は損傷椎体を中心に隣接する頭尾側 1 椎体ずつを含めた 3 椎体（2 椎間）固定が基本となる（図 39-25）が，不安定性が強い場合や，骨粗鬆症例，損傷椎体の破壊が強い場合には頭尾側へ固定範囲を延長させる．脊柱管内に圧迫病変を認める場合には除圧術を併用し，固定範囲に骨移植を行う．前方アプローチでは，損傷椎体や椎間板を切除し移植骨を充塡し固定す

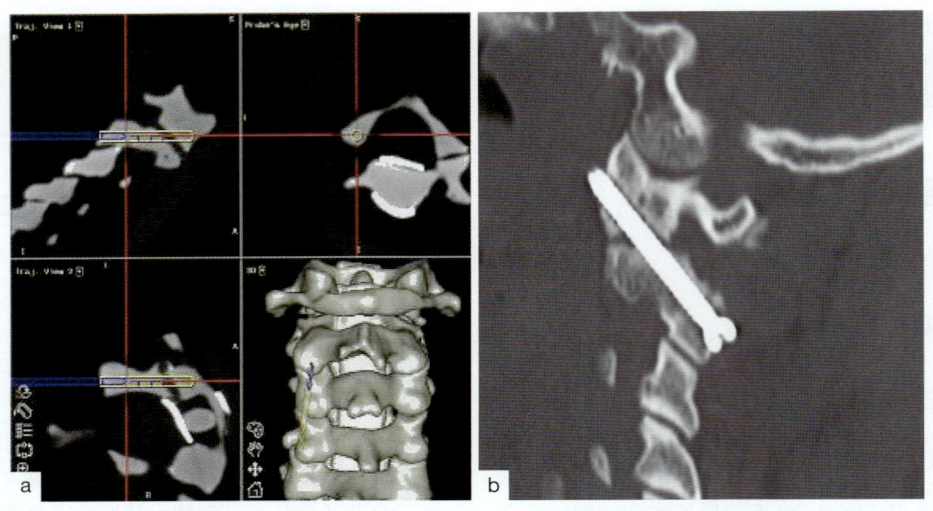

図39-24　頚椎手術における術中ナビゲーション(a)と環軸関節固定(Magerl法)術後CT
手術中にコンピュータナビゲーションシステムを使用することにより，スクリュー挿入の正確性が
向上した.

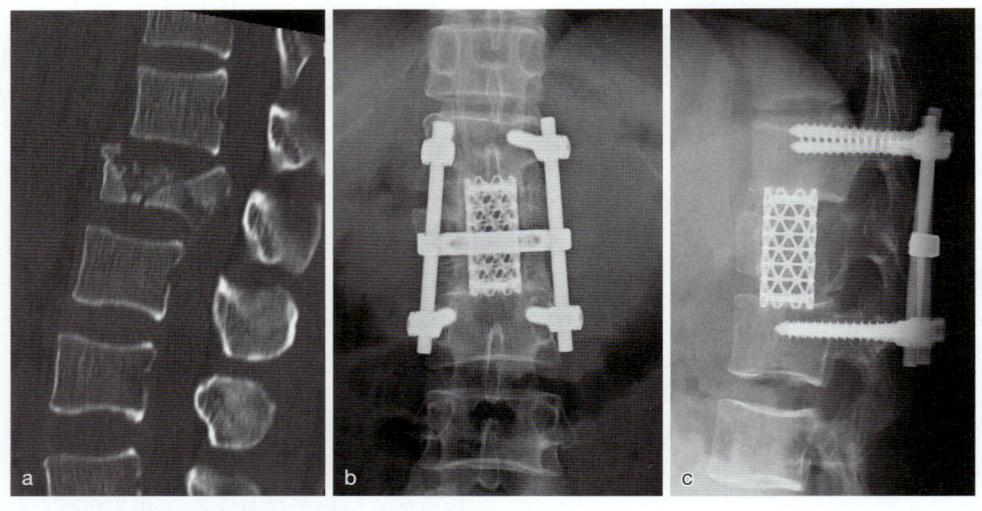

図39-25　胸腰椎移行部破裂骨折に対する手術療法
前方からの除圧とケージの挿入を行い，後方からは1椎体上下にpedicle screwを挿入している.

る．多くの場合，前方インストゥルメンテーションを追加し固定性の強化を図っている．術後は装具による外固定を骨癒合が得られるまで約3カ月間行うことが多い.

慢性期の病態と治療

Ⓐ 陳旧性転位，脱臼骨折

多くは脱臼，骨折の放置例である．非固定の頚椎損傷が慢性期に再転位，再脱臼を認める場合がある.

Ⓑ 遅発性脊柱変形

不安定型骨折の放置，固定術を併用しなかった椎弓切除術術後，損傷椎体の圧潰進行などを原因として後弯変形が進行し，疼痛や遅発性神経障害を伴う．変形矯正には，椎体楔状骨切術や前方除圧固定術，前後合併手術が行われる.

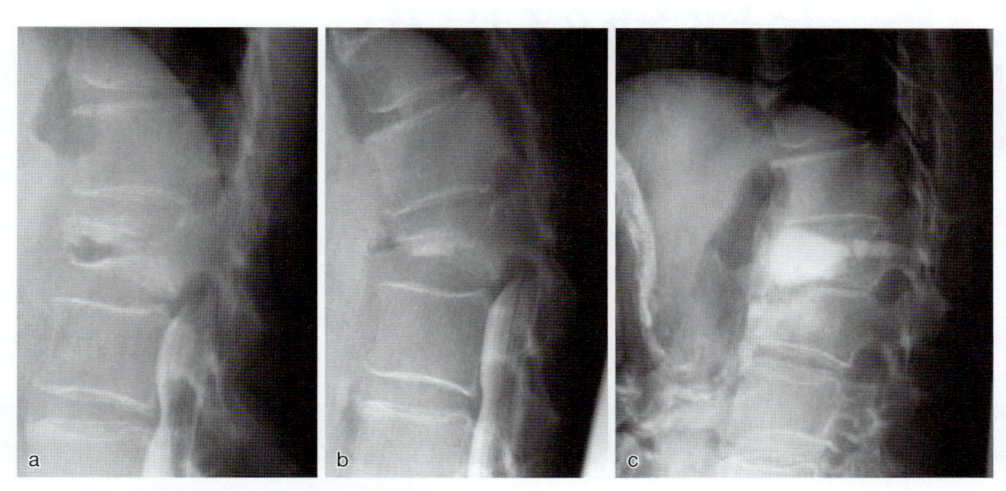

図 39-26　骨粗鬆症性椎体骨折の偽関節
後屈位(a)と前屈位(b)．前屈位と後屈位で椎体高が変化し，椎体内には cleft 像が認められる．骨セメントを椎体内に挿入し，椎体形成術を施行した(c)．

ⓒ 遅発性脊髄麻痺

　後壁損傷を伴う骨粗鬆症性椎体骨折でよく認められる．椎体骨折部が骨癒合不全(偽関節)となり残存椎体が後方に突出した結果，神経を圧迫し生じる．治療は，前方除圧固定術や脊柱短縮術などが行われている．近年，遅発性神経麻痺の原因となる骨粗鬆症性椎体骨折後偽関節症例に対して椎体形成術を施行する報告が増えている．本法は椎体内に骨セメントを挿入する方法で，疼痛の改善と，進行性の椎体圧潰を予防する効果がある(**図 39-26**)

●参考文献

1) 新宮彦助：日本における脊髄損傷疫学調査(第 3 報)．全国脊髄損傷登録統計(2002 年 1 月〜12 月)．日本パラプレジア医学会雑誌 8：26-27，1995
2) 柴崎啓一：全国脊髄損傷登録統計 2002 年 1 月〜12 月．日本脊髄障害医学会雑誌 18：271-274，2005
3) 住田幹夫，徳弘昭博，真柄 彰，他：脊髄損傷の outcome—日米のデータベースより．医歯薬出版，2001
4) Rekate HL, Theodore N, Sonntag VK, et al：Pediatric spine and spinal cord trauma. State of the art for the third millennium. Childs Nerv Syst 15：743-750, 1999
5) Tator CH, Duncan EG, Edmonds VE, et al：Complications and costs of management of acute spinal cord injury. T Paraplegia 31：700-714, 1993
6) Cammisa FP Jr, Eismont FJ, Green BA：Dural laceration occurring with burst fractures and associated laminar fractures. J Bone Joint Surg Am 71：1044-1052, 1989

第40章 末梢神経損傷

- [ ] **1.** 末梢神経損傷では発症からの経過期間が，予後に影響する．したがって，受傷日時を含めた発症時期を詳しく聞く．
- [ ] **2.** 治療法の選択においては，自然経過を把握することが重要である．発症後の自覚症状の推移について詳しく問診する．
- [ ] **3.** 神経の回復に影響を及ぼすとされる糖尿病や代謝障害，内分泌障害，喫煙の有無などについて確認する．
- [ ] **4.** 外傷時の状況(切創であれば鋭利な刃物やガラスなどによるものか否かなど)を問診し，創部の状態(範囲，深度，汚染状態など)，合併損傷の有無(血管，筋肉・腱，骨・軟骨)を的確に把握する．
- [ ] **5.** 診察においては，反射，筋力，感覚障害領域，自律神経障害に関して調べ，神経障害のレベル(脊髄障害，神経根障害，もしくは末梢神経障害か)を判断し，末梢神経障害であればどの神経でどのレベルの障害かを診断する．
- [ ] **6.** Tinel(ティネル)徴候の有無とその経時変化を調べることで神経機能の回復を判断する．また，Tinel様徴候や局所の圧痛，神経腫の有無を調べることで神経損傷の部位を同定する．
- [ ] **7.** 神経の損傷程度の客観的評価のために筋電図検査や神経伝導速度測定は不可欠である．
- [ ] **8.** 筋ジストロフィーや筋無力症などの筋疾患を確実に除外する．
- [ ] **9.** 骨折や脱臼などによる骨性の圧迫や，腫瘍・腫瘤などの占拠性病変による圧迫を疑った際には，単純X線，CT，MRI，超音波などの画像検査を参考に診断を行う．

A 末梢神経損傷の病態

Seddon(セドン)は末梢神経損傷の程度を，その病態に応じて一過性神経伝導障害，軸索断裂，神経断裂の3つに分類した(図40-1)．治療法の決定はこの分類に基づき行われることが多い．

鞘にごく軽度の異常があるのみで，軸索には異常がない状態である．具体例として，正座後のしびれや運動障害がこれに相当する．神経の回復には，損傷部からの再生神経の伸長を必要としないため，感覚障害や筋の麻痺はほぼ完全に自然回復する．回復に要する時間は髄鞘の損傷程度により，数分〜数週を要する．

1 一過性神経伝導障害
neurapraxia

一過性神経伝導障害は，器質的異常はないか髄

2 軸索断裂
axonotmesis

軸索断裂では，軸索が断裂し損傷部から遠位で

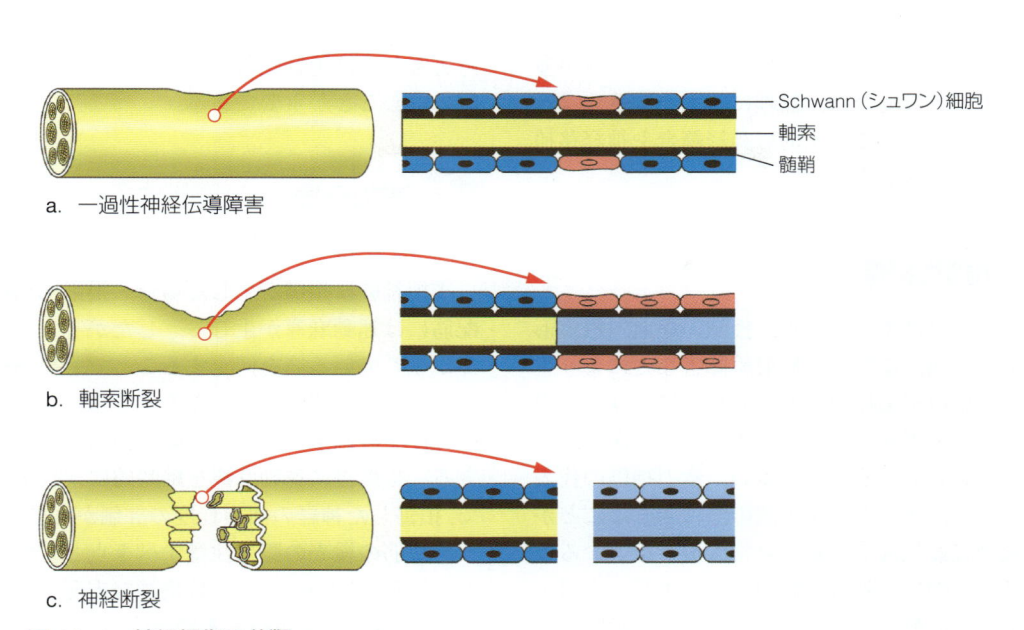

図 40-1　神経損傷の分類(Seddon による)

- a.　一過性神経伝導障害
- b.　軸索断裂
- c.　神経断裂

Schwann（シュワン）細胞
軸索
髄鞘

は軸索や髄鞘は変性に陥る．通常，この状態はWaller（ウォラー）変性とよばれている（→870頁，Advanced Studies 参照）．しかし，神経内膜の損傷はないため損傷部の近位から再生軸索の伸長が始まり，最終的に終末目的器官に正しく到達する．したがって，麻痺は正常に近い状態まで自然回復しうる．しかし，回復が遅い例もあり，このような場合には神経剥離術を行う場合もある．

　Sunderland（サンダーランド）は，軸索断裂を損傷程度に従ってさらに3型に細分化している（一過性神経伝導障害と神経断裂は1度損傷と5度損傷に分類）．すなわち，軸索断裂は生じているが神経内膜や周膜は正常で完全回復が得られる状態（2度損傷），神経内膜は損傷しているが周膜は保たれており完全回復は得られない状態（3度損傷），神経内膜と周膜が損傷され瘢痕により神経再生が阻害されているため回復は期待できない状態（4度損傷），の3型である．

3　神経断裂
neurotmesis

　肉眼的に神経幹ないしは神経束が断裂し，神経すべての構造体の連続性が絶たれた状態である．断裂部以遠の組織は Waller 変性に陥り，自然回復は期待できず，神経縫合術や神経移植術を行う

必要がある．

　なお，実際には1本の神経幹が損傷を受けた場合，神経幹内の神経線維は必ずしもすべて同様の病態ではなく，これら3つの病態が混在した状態であることが多い．したがって，損傷部を中心とした Tinel（ティネル）徴候の移動や麻痺の回復傾向を参考に，どの病態に近い状態であるかを判断する必要がある．

B　原因

　大きく外傷性および非外傷性に分類され，前者には開放性と閉鎖性損傷がある．一方，後者の代表的なものには腫瘍などによる圧迫性神経障害と絞扼性神経障害がある．本章においては，外傷性末梢神経損傷を中心に述べていく．

1　開放性神経損傷

　ガラスや刃物などによる切創，刺創の頻度が高く，その多くが神経断裂である．診断は容易であり，創周囲の状態にもよるが，多くは一次的神経縫合が可能である．しかし，交通事故や銃損傷（わが国では少ない）などの高エネルギー損傷では，骨折や血管損傷などの合併損傷を伴い，広範囲に

損傷が及んだり欠損を生じていたりする例が多い．このような場合は，無理に一次神経縫合は行わず，時間をあけて二次的に神経縫合や神経移植を行うことを考慮する．

2 閉鎖性損傷

閉鎖性損傷は牽引，圧迫，挫滅，虚血，瘢痕形成による絞扼，電撃傷や放射線障害などにより生じる．病態は損傷原因と外力の程度により，一過性神経伝導障害から神経断裂まで様々であり，それらが混在していることも多い．牽引損傷の代表的なものが，オートバイ事故の際に生じることが多い腕神経叢損傷である．日常診療で遭遇する機会の多いものは，骨折や脱臼により生じる牽引・圧迫損傷，泥酔や睡眠薬の多量内服後の睡眠中などに体表外からの圧迫により生じる橈骨神経麻痺や総腓骨神経麻痺などである．

小児の上腕骨顆上骨折後に生じる区画症候群 compartment syndrome は Volkmann（フォルクマン）拘縮（➡484, 755 頁参照）とよばれ，筋区画の内圧上昇による神経への圧迫や虚血，さらに瘢痕化した周囲組織による絞扼などの原因が重なり，その治療はきわめて難渋する．

代表的な医原性神経損傷に注射による損傷があり，機械的損傷単独の場合と，これに薬剤を注入した際に生じる化学的損傷も加わる場合とがある．後者は，自然回復が不良な場合が多い．

C 診断

末梢神経損傷の診断では，外力などが加わった損傷部位とその周囲の神経の解剖学的走行を考慮しつつ，神経学的所見により損傷神経の高位，範囲および程度を判定することが重要である．そのためには，神経学的所見を含めた臨床症状の正確な把握が必要となる．

末梢神経は通常，運動神経，知覚神経および自律神経を含む．したがって，その損傷により運動麻痺，感覚障害，自律神経障害が生じる．しかし，損傷高位によっては運動神経麻痺や感覚障害のみが生じる場合も多く，診察前に損傷部位より損傷されている神経とその高位を予想し，どのような障害もしくは神経脱落所見が生じるかを考え，診察に臨むことが重要である．

1 運動麻痺
motor paralysis

末梢神経に損傷が生じた場合，損傷部以遠の支配筋には運動麻痺が生じる．したがって，運動麻痺が生じている筋を同定することで，損傷神経とその高位の診断が可能になる．さらに，運動麻痺の程度を評価することで神経の損傷程度を推定できる．損傷後に運動麻痺を継時的に検査することで，損傷した神経の回復程度の評価が可能となる．

麻痺筋の検査の際に注意すべき点として，ごまかし運動 trick motion と破格神経支配 anomalous innervation の存在がある．

ごまかし運動とは，損傷神経以外の正常神経に支配された筋の収縮により，麻痺筋が随意的に運動しているように見える現象である．手指屈筋が麻痺しているにもかかわらず，正常な手根伸筋による手関節の伸展運動に伴い，手指の屈曲が生じる現象は代表的なものである．破格神経支配の代表的なものとして，前腕において正中神経から尺骨神経に向かう運動線維がみられる Martin-Gruber（マーチン-グルーバー）吻合，手掌において正中神経の運動枝と尺骨神経深枝の終末が吻合する Riche-Cannieu（リッシュ-カンニュ）吻合，手背にて後骨間神経の終末〔Froment-Rauber（フロマン-ローベ）神経〕が本来尺骨神経により支配される第1・2・3背側骨間筋を支配するものなどがある．Martin-Gruber 吻合では，肘関節部で尺骨神経損傷が生じても，正中神経からの運動神経線維により，本来は尺骨神経支配である手内在筋に麻痺は生じない．

脱神経筋は経時的に萎縮し，次第に視診上も明らかになってくる．正中神経麻痺においてみられる母指球筋や尺骨神経麻痺の際の小指球筋，背側骨間筋の萎縮は代表例である．また，肩周囲の神経損傷では副神経損傷による僧帽筋萎縮や腋窩神経損傷による三角筋萎縮など，筋萎縮により初めて神経損傷に気づかれることも多い．

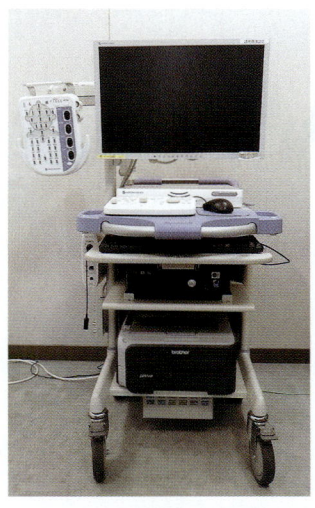

図 40-2　筋電図・誘発電位
　　　　検査装置
（日本光電工業製）

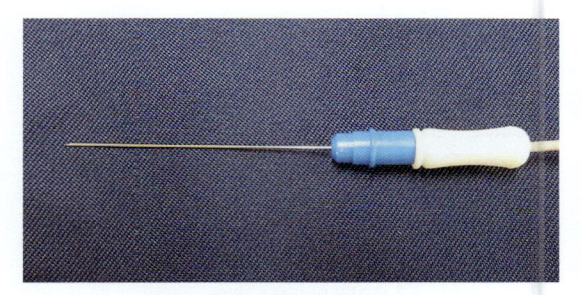

図 40-3　筋電図検査用の針電極

多相性の刺入時電位 insertion potential が得られる（図 40-4.1-a）．一方，脱神経変性の進行例や筋の興奮性が低下した場合にはこれを認めない．筋緊張性ジストロフィーでは刺入時放電が長く持続するため筋電図上の持続時間は延長し（ミオトニー放電 myotonic discharge，図 40-4.1-b），急降下爆撃音とよばれる特徴ある音色を認める．

・安静時電位

　安静時には正常の筋からの自発放電はなく，筋電図上に波は認めない（electric silence）．例外として，脱神経が生じる程度の損傷を受けた 2 週後くらいから現れる線維自発電位 fibrillation potential（図 40-4.2）や陽性鋭波 positive sharp wave がある．これらは神経原性の麻痺においてのみ認められることから，脱神経電位 denervation potential とよばれている．しかし，筋が不可逆的な変性状態になると線維自発電位は消失する．脊髄前角細胞の障害では皮膚の上から肉眼的に筋の不随意収縮（ぴくぴくする攣縮）がみられ，これを線維束性収縮 fasciculation とよぶ．筋電図上は，これに伴い多相性の線維束電位 fasciculation potential とよばれる異常所見がみられる．

・最小収縮時電位

　正常な筋において，最小随意運動による単一の神経筋単位（1 つの神経細胞とその支配筋群）の運動単位活動電位 motor unit action potential（MUAP）は 2〜5 相で，振幅は 0.5〜2mV，持続時間は 5〜10msec である．脊髄前角細胞障害や末梢神経障害では，支配筋内の筋線維の収縮に時間的なずれが生じることで neuropathic unit とよばれる多相性で振幅が高く，持続時間の長い波がみられる（図 40-4.3）．一方，筋原性疾患では myopathic unit とよばれる多相性で振幅が低く，持続時間の短い波がみられる．

A 運動麻痺に対する検査

1 ● 徒手筋力テスト manual muscle testing（MMT）

　日常診療において運動麻痺の高位と障害程度を判定するために，最も簡便かつ重要な検査である．検査手技を習得することで，正確な筋力の判定が可能となる．いくつかの評価基準はあるが，原則的には筋肉の収縮が全く認められない 0（zero）から強い抵抗に打ちかって関節を可動域いっぱいに動かすことができる 5（normal）までの 6 段階で評価される（→122 頁，表 12-1参照）．

2 ● 筋電図法 electromyography（EMG）

　筋細胞の電位の変化を測定することで被検査筋の麻痺の有無や程度，さらに麻痺の原因が筋原性か神経原性かを判断することができる．筋電計（図40-2）を正確に操作し，筋電図所見を注意深く評価することで運動麻痺の客観的診断が可能となる．

　筋電図検査は表面筋電図と針筋電図に大別されるが，通常は後者の針電極（図 40-3）を被検査筋に直接刺入する検査が行われる．通常の針筋電図検査では，針刺入時，安静時，最小随意運動時，最大随意運動時の 4 つの相で電位を記録する．

・刺入時電位

　針電極が筋線維を貫く際，機械的な刺激によって振幅 1.0〜3.0mV，持続時間 100〜300msec の

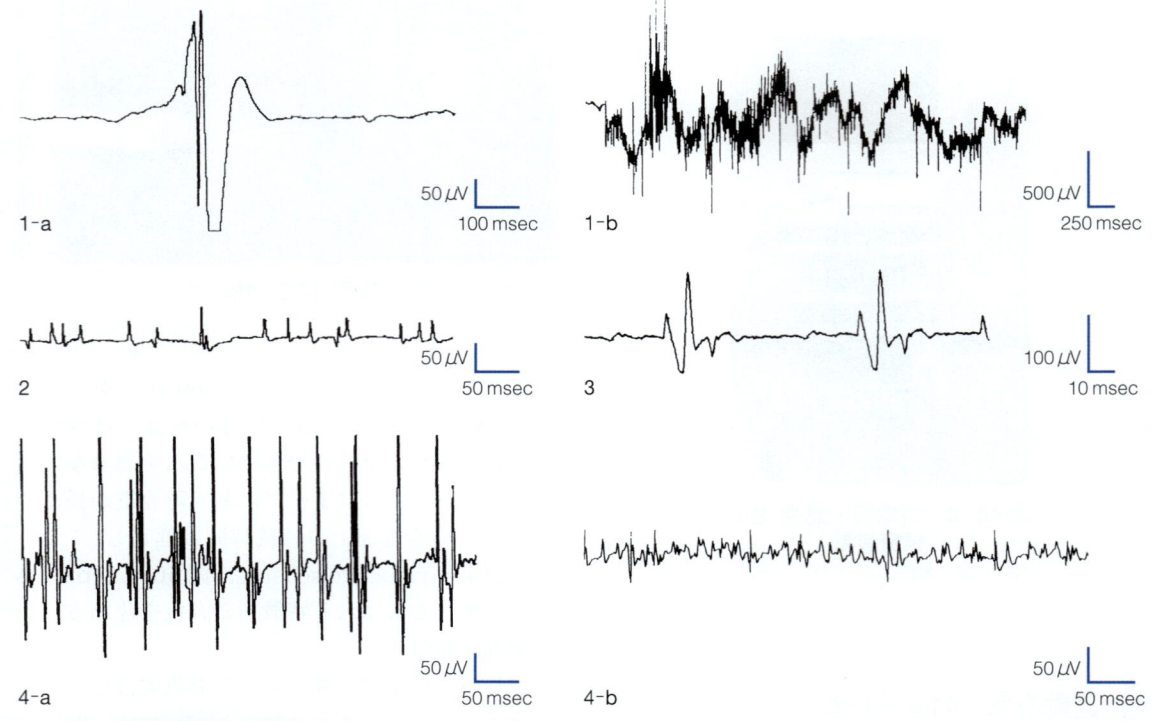

図 40-4　筋電図検査の実際
1-a：正常刺入時電位.
1-b：筋緊張性ジストロフィーにおけるミオトニー放電.
2　：安静時線維自発電位.
3　：神経損傷患者の最小収縮時に認められた多相性の最小収縮時電位（neuropathic unit）.
4-a：神経原性筋萎縮の最大収縮時電位. 基線がわかり干渉波の減少を認める.
4-b：筋原性筋萎縮の最大収縮時電位. 振幅の減少を認める.

・最大収縮時電位

　筋の最大収縮時には多くの筋線維が収縮するため, 各々の神経筋単位の電位が重なり合う. 筋電図上, このような状態の波を干渉波とよぶ. 神経原性損傷や疾患では, 放電する神経筋単位数は減少するが筋線維自体は正常であるため, 干渉波は減少するが振幅は低下しない（図 40-4.4-a）. 筋原性の場合は, 放電する神経筋単位数は減少しないが筋線維に異常があるため, 干渉波の減少はなく振幅の低下がみられる（図 40-4.4-b）.

3 ● 運動神経伝導検査

　末梢神経を電気刺激し, その支配筋の収縮により生じる誘発電位（M 波）を記録する. 異なる 2 つの高位で神経を刺激した後に M 波が出現するまでの時間（潜時 latency）の差で, 刺激部位間の距離を割ることで運動神経伝導速度 motor nerve conduction velocity（MNCV）が 得 ら れ る（図 40-5）. 神経が障害された場合は, この速度が低下する. 上肢の正常値は 45m/sec 以上, 下肢では 40m/sec 以上とされているが, 室温などの影響も受けるため必ず左右の計測を行い, その差を比較することが重要である. 手根管症候群などの遠位の神経障害では, 伝導速度を計測することは困難であり, 刺激後に M 波が生じるまでの時間（遠位潜時 distal latency）を測定する. 手根管症候群では, 4.5msec 以上の遅延を認めることが多い.

2 感覚障害
sensory disturbance

　感覚障害は末梢神経障害の重要な症状であるが, その評価は患者の主観による影響を強く受け

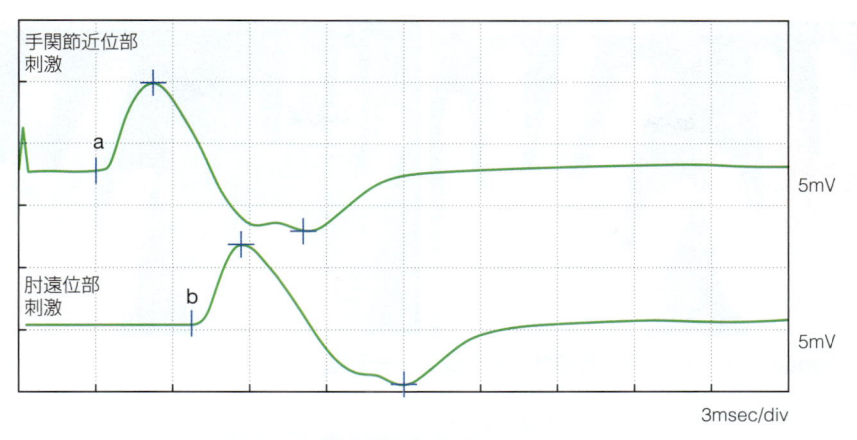

図40-5　正中神経の前腕部での運動神経伝導速度
a. 手関節近位部刺激後の潜時（3.1msec）. b. 肘遠位部刺激後の潜時（6.7msec）.
刺激部間の距離は210mm. 正中神経の前腕部での伝導速度は58.3m/secとなる.

ることを考慮すべきである. 診察においては問診で感覚障害の程度と分布を確認したうえで, 実際の感覚検査を行う.

　四肢の感覚には皮膚感覚 cutaneous sensation と深部感覚 deep sensation がある. 皮膚感覚は皮膚や粘膜の感覚であり, 痛覚 pain sensation, 温度覚 thermesthesia, 触覚 touch sensation, 圧覚 pressure sensation がこれに属する. 神経が障害された場合, それが支配する皮膚領域にこれらの感覚障害が出現する. 感覚障害の程度を表す表現には, 神経の完全断裂の際に生じる感覚脱失 anesthesia, 不完全損傷により生じる感覚鈍麻 hypesthesia, 回復期や軽度圧迫による障害, 健常部との境界などでみられる感覚過敏 hyperesthesia や異常感覚 paresthesia がある.

　痛覚障害の程度は, 痛覚脱失 analgesia, 痛覚鈍麻 hypalgesia, 痛覚過敏 hyperalgesia と表される. 深部感覚は, 骨膜, 筋肉, 関節などから伝えられる感覚であり, 振動を感知する振動覚 pallesthesia, 四肢の位置を感知する位置覚 sense of position, 筋や腱などに強い圧迫を加えたときに感じられる深部痛覚 deep pain がある. 末梢神経障害の診察においては特に皮膚感覚の評価が重要である.

　全身の皮膚には各末梢神経や脊髄分節に応じた固有の感覚支配領域が存在する（➡125頁, 図12-16）. したがって, 皮膚感覚の障害部位を明らかにすることで, 損傷神経の診断がある程度可能となる. しかし, 各末梢神経分布領域の境界付近は重複支配 overlap となっており, 実際の感覚障害部位は固有の感覚支配領域より狭いことが多い. 一般的には痛覚のそれが最も広く, 触覚では狭いとされている. また, 支配領域の破格が存在することにも留意する必要がある. これらを踏まえて診察にあたり, 必ず左右の感覚評価を行い, その左右差をみることが重要である.

Ⓐ Tinel（ティネル）徴候
Tinel sign

　神経の切断により, 切断部より末梢では Waller 変性（➡870頁, Advanced Studies 参照）が生じ, 軸索や髄鞘は一度消失する. 時間経過とともに中枢断端から再生軸索の萌芽が生じ, 再生した有髄軸索は徐々に髄鞘に覆われる. 先端の髄鞘に囲まれていない部分を皮膚上から叩打すると, 神経の支配域に放散痛やしびれ感が生じる. これを Tinel 徴候とよぶ. 神経縫合術後などの回復期では, 再生軸索の伸長とともに本徴候を認める部位が徐々に末梢側に移動する. したがって, この移動を調べることで神経の回復状況を知ることができる. なお, 絞扼性神経障害や腫瘍などの圧迫性病変位による神経障害においても, 障害部位で本徴候を認めることが多い. これは本来の Tinel 徴候とは区別して, Tinel 様徴候 Tinel-like sign とよばれる.

Ⓑ 感覚神経伝導検査

　運動神経伝導検査と同じ原理で, 感覚神経伝導

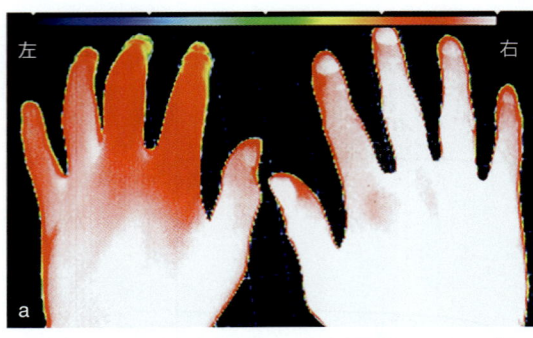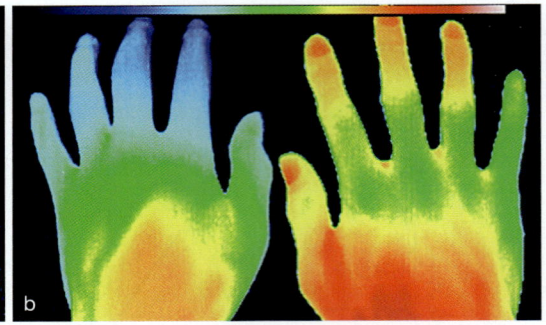

図 40-6　Reynaud（レイノー）症候群のサーモグラフィー所見
a. 寒冷曝露前，b. 寒冷曝露後.
患側（左手）において寒冷曝露前後の著明な変化を認める.

速度 sensory nerve conduction velocity（SNCV）の測定も行われる. 測定方法は，指趾を刺激し近位の神経幹で電位を記録する順行測定法 orthodromic method と，神経幹を刺激し遠位の指趾で電位を記録する逆行測定法 antidromic method の2つがある. 逆行測定法のほうが順行測定法より電位も大きく記録しやすいが，両測定法で伝導速度はほぼ近似する. 上肢の正常値は 45〜75 m/sec とされている.

3　自律神経障害
autonomic disturbance

末梢神経が損傷を受けると，同時に，発汗，血管運動，栄養などの自律神経機能の障害も生じる. 発汗障害では，皮膚汗腺からの発汗低下により皮膚は乾燥した状態となる. 血管運動に関しては，急性期では支配領域の血管拡張が生じて血流は増大し，皮膚の紅潮と皮膚温の上昇を認める. 一方，慢性期では血管平滑筋が寒冷や精神的緊張により分泌されるノルアドレナリンに過敏に反応し，血管収縮が生じて皮膚の蒼白や皮膚温の低下がみられる. 栄養障害が生じると皮膚表面が萎縮し，指紋が不明瞭になり，皮下の脂肪組織や結合組織も萎縮する. ほかに爪の萎縮や単純 X 線にて骨萎縮を認めることもある.

Ⓐ 発汗機能検査

汗が分泌した領域を検出する方法として，汗の水分を検出するヨード澱粉法，アミノ酸を検出するニンヒドリン法やコバルトクロライド法などが

ある. 簡易的な発汗試験紙を用いる方法もある. 汗の分泌がない領域を同定することで，その支配神経の損傷を診断する.

Ⓑ 血管運動障害検査

血管運動障害の検査法として皮膚温度計を用いる方法や，皮膚表面からの赤外線を検出することで温度差を色分け表示するサーモグラフィー thermography による検査法が行われる（図 40-6）.

Ⓒ 指尖部皺テスト wrinkle test

お湯の中に手指を浸し，皺が生じるか否かをみるテスト. 正常では皺が生じるが，障害された神経の支配領域では皺が生じない. 他の検査法を行うことが難しい，幼小児などに対して行われることが多い.

Ⓓ 治療

切創，挫創，刺創などによる開放性神経断裂に対しては，原則として受傷後 6〜8 時間以内（golden time）であれば，直ちに一次的神経修復を行う. しかし，創汚染が高度であったり他の組織損傷を伴ったりする場合，または神経の欠損を認めた場合には神経の断端部に対するマーキングなどの必要最低限の処置を行い，二次的に神経に対する処置を行う. この場合も，神経を含めた損傷部の瘢痕が高度になる前の 2 週間以内に，二次的処置を行うことが望ましい.

一方，骨折や脱臼，圧迫や牽引などによる閉鎖性の神経損傷に対しては自然回復を期待し，保存療法を行う場合が多い．経過中に筋力や知覚の回復，Tinel 徴候の遠位への移動状況などから麻痺の回復状況を判断する．一般的に，受傷後3カ月経過をみて，回復が全く認められない症例に対しては手術療法を考慮する．

1 保存療法

基本的には特殊な治療は必要とせず，神経の自然回復を待ち，関節を良肢位で保ち拘縮予防を行う．具体的には，良肢位での装具装着と他動的関節可動域訓練などを行う．特に，手指に対しては，良肢位を保持しつつ関節を動かすことで，拘縮予防も可能な動的副子 dynamic splint がよく用いられる．

損傷した神経の支配筋の萎縮予防のため，低周波治療を行うこともある．また，神経細胞に作用し活性化を図る目的で，ビタミン B_{12} の内服投与も行われる．

2 手術療法

末梢神経損傷に対する手術を行う際には，末梢神経の構造や損傷部局所の解剖を熟知し，神経の修復過程を十分理解しておく必要がある．また，手術の基本操作は神経剥離と神経縫合であり，拡大鏡や手術用顕微鏡を用いた非損傷手技 atraumatic technique により，これらの操作を行わなくてはならない．

A 神経剥離術
neurolysis

神経周囲の瘢痕や腫瘍などの圧迫性病変から神経を剥離する手術であり，通常は連続性のある不全損傷に対し行われる．神経剥離術には，神経外剥離術 external neurolysis と神経内剥離術 internal neurolysis がある．神経外剥離術は，神経周囲の瘢痕などから神経上膜を剥離することで，神経内剥離術は神経上膜を切開して各神経束を瘢痕から剥離することである．神経剥離術で重要な点は，必ず瘢痕組織のない健常部で正常な神経を同定し，損傷部に向かい剥離を進めることである．

これにより神経に対する安全かつ確実な手術操作が容易となる．

B 神経縫合術
neurorrhaphy

Seddon 分類の神経断裂や，肉眼的には有連続性でも断裂間隙の瘢痕や神経腫の切除が必要な場合に，神経縫合が必要となる．受傷後数日以内の鋭利な刃物による損傷では，断端部の新鮮化を必要とせず一次的に縫合が可能である．一方，受傷から数日以上経過した場合は，瘢痕化した断端部を少しずつ切除し，正常な神経束を出現させた状態で神経縫合を行う．

神経縫合を行う際には，断端間距離を少なくして緊張のかからない状態で縫合することが重要である．このためには，近位および遠位断端を周囲組織より十分に剥離して断端同士を引き寄せる操作や，関節近傍の場合には屈曲位での縫合や神経の走行を変えるなどの操作を行う．神経縫合時の緊張の程度に関する一定の見解はないが，前腕部の主要な神経幹では 2.5cm の間隙までは縫合可能であるとする意見もある．縫合に際してさらに重要な点は，互いの神経断端をねじれのない状態で縫合することである．すなわち，互いの神経束を正常に相対させることである．特に，運動神経と知覚神経を含む神経幹の縫合では，ねじれにより運動神経と知覚神経が相対して過誤支配 misdirection が生じた場合には，良好な神経回復は望めない．これを防止するには，断端部の神経束配列 funicular pattern や神経背側の伴走血管の位置を確認することが重要である．さらに，術中に断端近位での知覚神経ならびに遠位での運動神経を刺激することで，これらの神経を同定していく方法もある．

縫合法に関しては，神経上膜のみを縫合する神経上膜縫合術 epineurial suture（図 40-7a），神経上膜から神経周膜に糸を通し縫合する神経上膜周膜縫合術 epiperineurial neurorrhaphy（図 40-7b），断端部で神経上膜を切開し各神経束同士を縫合する神経周膜縫合術 perineurial suture（図 40-7c）の3つがある．funicular pattern が同定できる場合は神経上膜周膜縫合術が行われることが多いが，同定が難しい場合は神経が本来有する自己探求能力に期待し，簡便な神経上膜縫合術

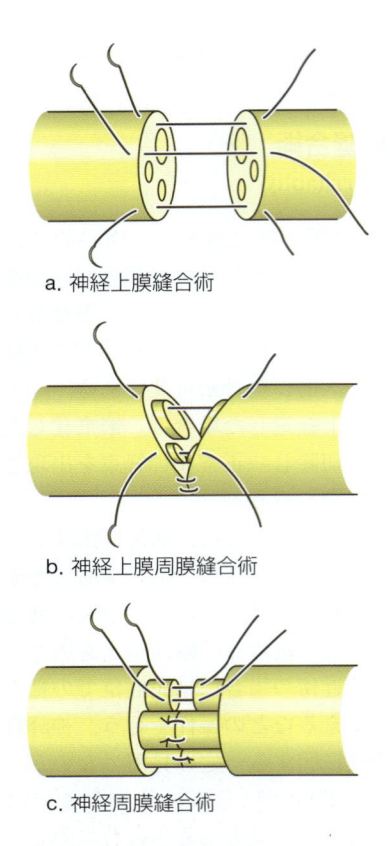

a. 神経上膜縫合術

b. 神経上膜周膜縫合術

c. 神経周膜縫合術

図 40-7　神経縫合術

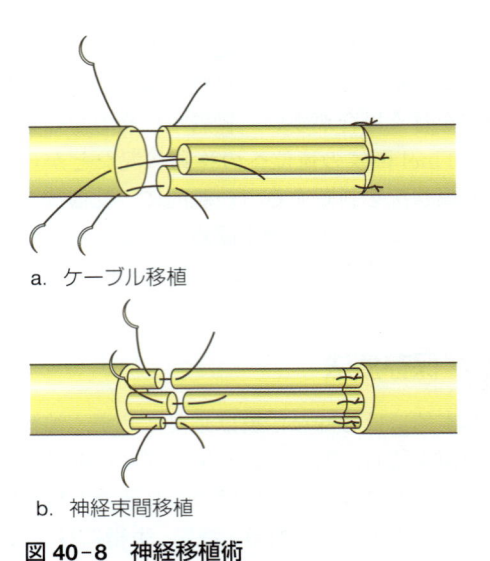

a. ケーブル移植

b. 神経束間移植

図 40-8　神経移植術

が推奨される．神経周膜縫合術では，縫合時に神経束内の神経線維を損傷する可能性もあり，個々の神経束の確実な同定が必要なため，行われる機会は少ない．

縫合のタイミングに関しては，上述したように鋭利な刃物などによる汚染の少ない神経損傷に対しては，直ちに一次縫合を行う．ほかの軟部組織や骨などに合併損傷がある場合や創の汚染が高度な例においては，必要な処置を行い，可及的早期（2 週間以内を目途）に二次縫合を行うことが望ましい．

糸は 9-0 や 10-0 ナイロンなどの径が小さい非吸収糸を選び，手術器械もマイクロ用手術器械を用いる．実際の神経縫合は手術用顕微鏡下に行い，神経の断端に糸をかけすぎず，かつあまりきつく縫合せず，縫合後に断端部が乖離しない程度とする．重要な点は，神経がもつ自然修復能力を縫合により妨げないようにすることである．

C 神経移植術
nerve grafting

　神経欠損部が長く，緊張のない状態で神経縫合術が困難な場合，神経移植術が行われる．移植神経は，採取後の神経脱落所見が比較的少ない腓腹神経，前腕の皮神経などが用いられる．移植方法は，移植神経を数本の束にして欠損部に移植し，神経上膜のみを縫合するケーブル移植 cable graft（図 40-8a）と，解剖学的に対応する遠位と近位の各神経束間に神経移植を行い，神経周膜を縫合する神経束間移植 interfascicular nerve graft（図 40-8b）がある．神経束間移植術は，理論的には良好な再生が期待できるが，欠損長が大きい場合は遠位と近位断端の funicular pattern が異なり，神経束同士を対応させることが困難な場合がある．このような場合には，無理に神経束間移植を行うと再生神経の過誤支配が起こる可能性が高いので，ケーブル移植を行うべきである．

D 人工神経移植術
artificial nerve grafting

　自身の健常な神経を採取して行われる神経移植術は，信頼性の高い手術法であるが，神経（ドナー神経）採取による機能障害の出現を考慮しなくてはならない．このドナー神経採取による障害の回避を目的に誕生したのが，人工神経移植術である（図 40-9）．この方法は末梢神経がもつ自己修復

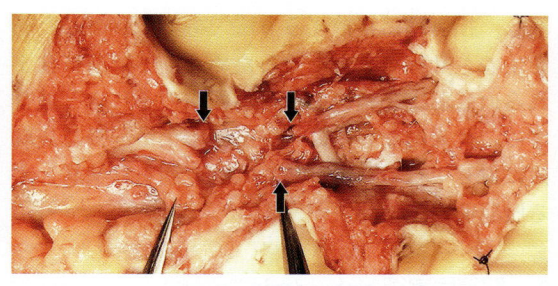

a. 手掌での指神経の欠損（矢印：神経断端）.

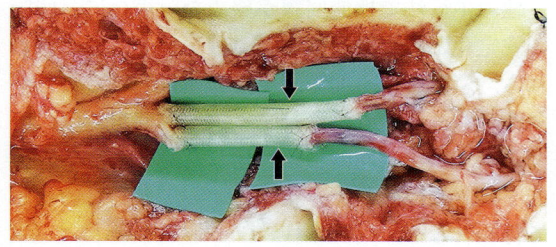

b. 人工神経を移植したところ（矢印：人工神経）.

図 40-9　人工神経移植術

表 40-1　代表的神経移行術

損傷神経	レシピエント神経	ドナー神経	獲得機能
筋皮神経	上腕二頭筋枝	尺骨神経, 肋間神経	肘屈曲
肩甲上神経	肩甲上神経	副神経	肩外転 外旋
腋窩神経	三角筋枝	橈骨神経上 腕三頭筋枝	肩外転

能を利用し，神経欠損部を人工の管状構造物（人工神経）で橋渡しすることで，その両端から神経組織がチューブ内に伸長し連結するというコンセプトに基づく．最終的には，中枢より伸びてきた軸索がチューブ内組織を通り抜け，末梢に到達して神経組織が再生し機能をもつ．したがって，正確には人工神経は本来の神経のかわりになるのではなく，神経再生を誘導するものであり，本治療法は再生医療の1つとして考えられている．

　現在，わが国で臨床使用されている人工神経は，外周がポリグリコール酸 polyglycolic acid（PGA）で内部にコラーゲンが充塡されたものであり，生体内で2～4カ月で分解・吸収される．つまり最終的には人工神経は消失し，本来の欠損部は再生した神経組織により置換されることになる．しかし再建可能な欠損長には限界があり，40mm程度の欠損までにその使用が推奨されている．人工神経内に神経成長因子や栄養因子，さらに神経細胞やiPS細胞をはじめとした幹細胞を導入することで軸索の伸長を促進させ，より長い欠損に対して使用可能な人工神経の開発研究も行われている．

Ｅ 神経移行術
nerve transfer

　近年，腕神経叢損傷など高位での神経損傷や神経欠損が大きい症例に対して，神経移行術が行われるようになってきた（**表 40-1**）．代表的なものとして，筋皮神経麻痺に対し肘屈曲機能の獲得を目的として行われる，尺骨神経の1～2本の神経束を筋皮神経二頭筋枝に移植するOberlin（オバーリン）法とよばれる部分尺骨神経移行術がある（**図 40-10**）．神経移行術の利点の1つは，麻痺した神経の被支配筋の運動点 motor point に近い部位で神経縫合が行えることである．これにより，近位からの軸索がより短時間で運動点へ到達でき，良好な麻痺の回復が得られる．したがって，受傷からの経過が長く，神経縫合術や神経移植術を行っても機能回復が期待できない症例がよい適応となる．神経幹の一部もしくはその分枝を犠牲にするため，術後に麻痺を生じる可能性はあるが，一過性麻痺であることが多いとされている．

Ｆ 機能再建術
functional reconstruction

　受傷後6カ月以上経過し，運動点や支配筋自体に変性が生じている陳旧例や高齢者の場合などは，神経に対する手術を行っても良好な機能回復は望めない．このような症例には，麻痺筋に近接する健常筋や腱を移行することで，機能の回復を図る．万一，麻痺筋の周囲に適切な移行筋や腱がない場合は，損傷部から離れた健常筋を血管・神経を含めて移植する必要がある．

1 ● 筋移行術，腱移行術 muscle transfer, tendon transfer

　筋移行術，腱移行術を行う際には，機能獲得を目指す関節に拘縮がないこと，移行する腱の滑走が良好で周囲の皮膚の状態もよいことが条件となる．移行する筋は，移行後の機能障害が極力少な

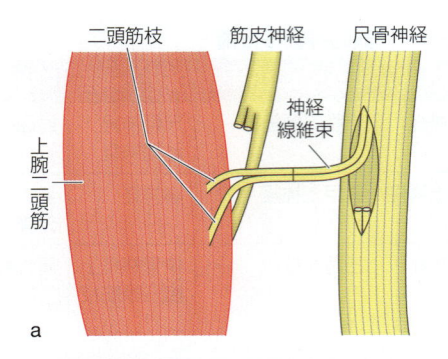

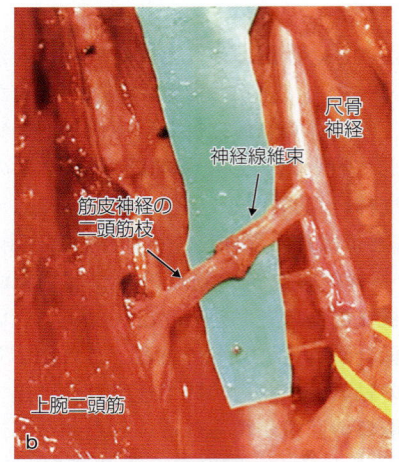

図 40-10　部分尺骨神経移行術（Oberlin 法）

a. 尺骨神経の一部神経線維束と筋皮神経の二頭筋枝を縫合.

b. 実際の Oberlin 法を行ったところ.

く，麻痺筋の共動筋 synergist で筋力が十分にあるものを選択する．移行後に筋力は，徒手筋力検査で 1 段階程度低下するため，移行筋の筋力としては 4 以上が必要である．

　代表的手術法としては，橈骨神経麻痺の下垂手に対して行われる Riordan（リヨルダン）法や，手根管症候群の正中神経麻痺に対して長掌筋腱を用いて行う母指対立再建術 Camitz（カーミッツ）法などがある．前者は，麻痺した総指伸筋腱に尺側手根伸筋（尺骨神経支配）を移行して手指伸展を，橈側手根伸筋腱に円回内筋（正中神経支配）を移行し手関節伸展を，長母指伸筋腱に長掌筋（正中神経支配）を移行して母指伸展を獲得させる術式である．

2 ● 遊離筋移植術 free muscle transplantation

　損傷部と離れた健常の筋を血管や神経を含み採取し，損傷部に移植する方法である．移植した筋を生着させ機能をもたせるために，移植筋に含まれる血管および神経を移植部周囲のそれらと縫合する．代表的なものに，陳旧例の全型腕神経叢麻痺に対して行われる薄筋や大腿直筋を移植筋とする肘屈曲機能再建法がある．

3 ● 関節固定術 arthrodesis

　他の手術法で機能回復が望めない場合に，関節の安定化と隣接関節の機能改善を目的として行われる．肩関節や手関節，足関節で行われることが多い．腕神経叢麻痺に対する肩関節固定術は，肩関節の安定化と同時に，再建した肘および手の機能をより発揮しやすい状態にすることを目的として行われる．

E　代表的な末梢神経損傷

1　腕神経叢損傷
brachial plexus injury

　腕神経叢は第 5 頸神経（C5）から第 1 胸神経（T1）の前枝から構成され，根 root，幹 trunk，枝 division，束 cord とつながり多くの末梢神経を分枝し，上肢機能を支配している（図 40-11）．したがって，腕神経叢損傷では上肢の重大な機能損失が生じることになる．腕神経叢は複雑な解剖学的構造を有するため，正確に神経損傷部位を診断することは困難な場合が多い．さらに，神経損傷が数カ所で生じていることが多く，治療の際には各損傷部位に応じた神経修復術や機能再建術を組み合わせて行うことが必要となる．

A　発生機序

　発生原因はオートバイの転倒事故が最も多く，そのほかに高所からの転落や落下物にあたるなどの高エネルギー外傷が多い．これらの外傷により，上肢が不自然な肢位を強制されたり，頭頸部や肩甲部に過度の牽引力が加わったりすることで腕神経叢への損傷（多くは牽引損傷）が生じる．分娩の際に，腕神経叢に過度の牽引力が加わることで生じる分娩麻痺 birth palsy も，腕神経叢損傷の 1 つである．さらに特殊な例として，長時間の手術

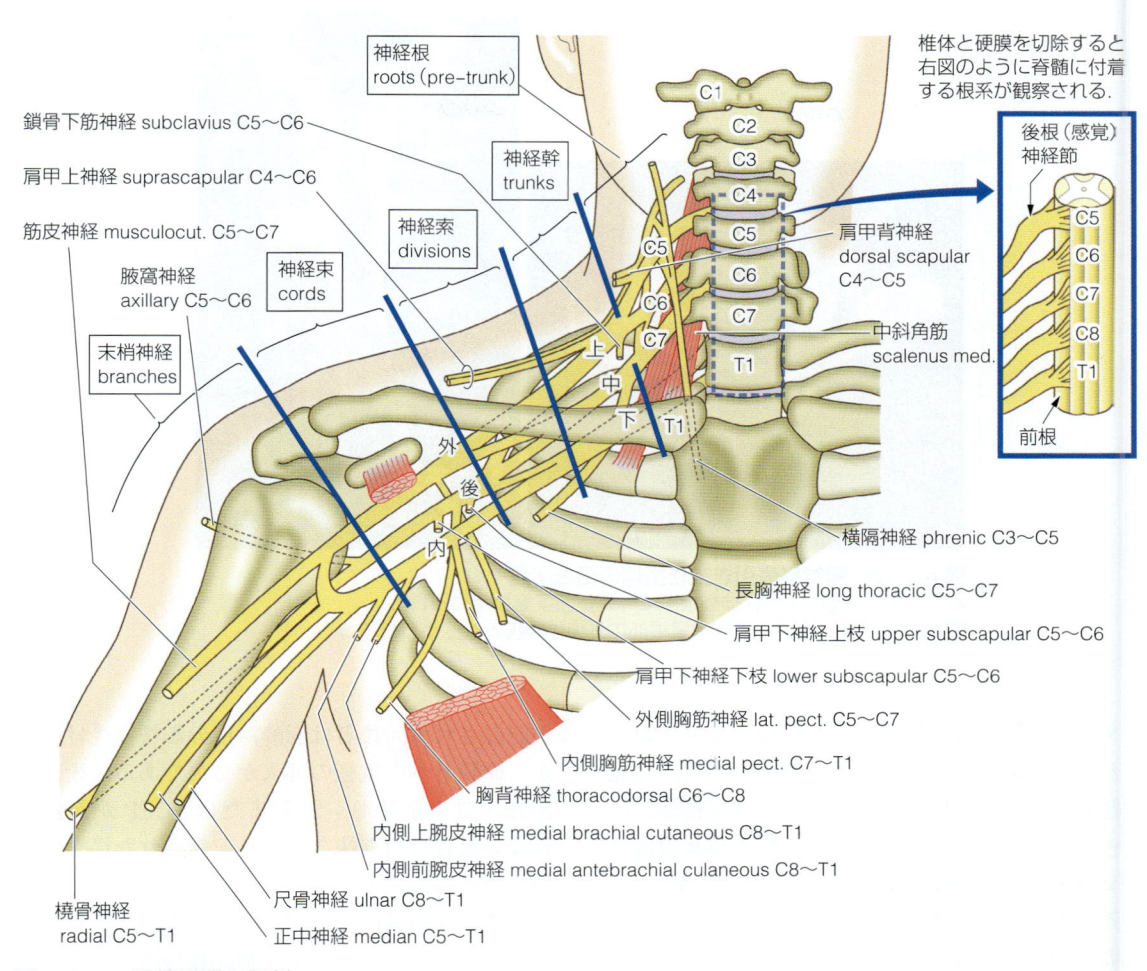

鎖骨下筋神経 subclavius C5〜C6
肩甲上神経 suprascapular C4〜C6
筋皮神経 musculocut. C5〜C7
腋窩神経 axillary C5〜C6
末梢神経 branches
神経根 roots (pre-trunk)
神経幹 trunks
神経索 divisions
神経束 cords
椎体と硬膜を切除すると右図のように脊髄に付着する根系が観察される.
後根（感覚）神経節
肩甲背神経 dorsal scapular C4〜C5
中斜角筋 scalenus med.
前根
横隔神経 phrenic C3〜C5
長胸神経 long thoracic C5〜C7
肩甲下神経上枝 upper subscapular C5〜C6
肩甲下神経下枝 lower subscapular C5〜C6
外側胸筋神経 lat. pect. C5〜C7
内側胸筋神経 mecial pect. C7〜T1
胸背神経 thoracodorsal C6〜C8
内側上腕皮神経 medial brachial cutaneous C8〜T1
内側前腕皮神経 medial antebrachial culaneous C8〜T1
尺骨神経 ulnar C8〜T1
正中神経 median C5〜T1
橈骨神経 radial C5〜T1

図 40-11　腕神経叢の解剖

や睡眠薬服用による長時間の深い睡眠などに伴う上肢の不良肢位が原因で，腕神経叢損傷を生じることもある.

Ｂ 診断

　図 40-11 に示した腕神経叢各分枝の支配筋の運動麻痺と知覚障害を正確に評価し，損傷高位を診断する．C5〜C6（時に C7 も含む）領域の損傷が主体の上位型麻痺〔Erb-Duchenne（エルプ-デュシェンヌ）麻痺〕では，肩の外転，肘の屈曲，前腕の回外が障害される．C8〜T1（時に C7 も含む）領域の損傷が主体の下位型麻痺〔Déjèrine-Klumpke（デジェリーヌ-クルンプケ）麻痺〕では手指機能の障害が生じる．C5〜T1 すべてに損傷が及ぶ全型麻痺では，肩関節から手指までの上肢全体の機能が障害される.

　診断において次に重要となる点は，神経根が脊髄から引き抜かれた神経根引き抜き損傷 nerve root avulsion injury か，それより末梢の損傷かを診断することである．前者は節前損傷，後者は節後損傷ともよばれる．神経根引き抜き損傷では自然回復は望めず，神経に対する直接的な修復を行うこともできない．したがって，治療は神経移行術や機能再建術を行うことになる.

　引き抜き損傷か否かの判断に関しては，神経根近傍より分枝する長胸神経（前鋸筋支配）麻痺，横隔神経麻痺や肩甲背神経（肩甲挙筋・菱形筋支配）麻痺，さらに Horner（ホルネル）徴候（縮瞳，眼瞼下垂，眼球陥凹）を認めれば，これを強く疑う．引き抜き損傷では，知覚神経の軸索の断裂は免れている．このため，後根神経節にある感覚神経細胞体と末梢神経との連絡は保たれているため，ヒ

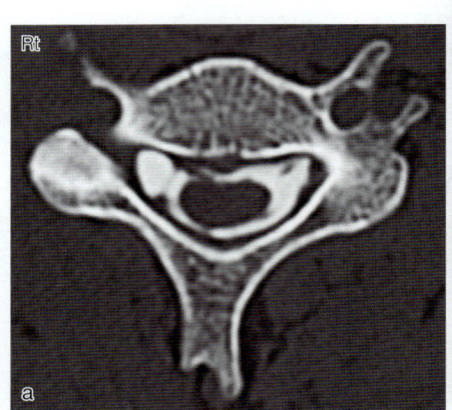
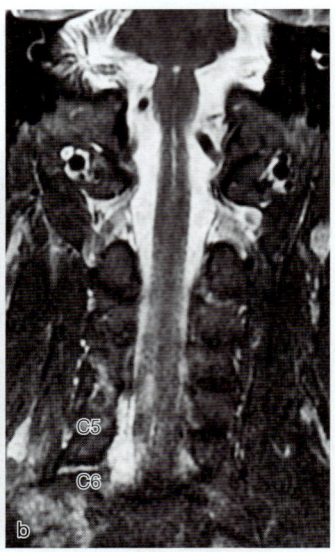

図 40-12　腕神経叢引き抜き損傷の画像所見
a. ミエロ CT 像. 右 C5 神経根部に外傷性髄膜瘤が認められる.
b. MRI 冠状断. 右 C5〜C6 神経根部に外傷性髄膜瘤が認められる.

スタミンを損傷した神経の支配領域に皮下注射すると，周辺部に発赤，腫脹をきたす．また，知覚神経活動電位の検出も可能である．神経根部には交感神経成分が存在しないため，引き抜き損傷では交感神経の機能障害は起こらない．したがって，発汗障害などの交感神経障害を認めた場合は節後損傷を疑う．鎖骨上窩から腋窩にかけて Tinel 様徴候を認めた場合は，周囲での節後損傷を疑う．

引き抜き損傷では，脊髄造影および造影 CT において硬膜からの造影剤の漏出や髄膜瘤を認める（図 40-12a）．最近は，MRI 検査の診断精度が向上しているため，引き抜き損傷の診断に広く利用されるようになっている（図 40-12b）．

ⓒ 治療

切創や刺創などの開放損傷，鎖骨下動脈損傷合併例などを除き，原則的には慎重に経過を観察し，3 カ月経過しても自然回復が認められない場合には腕神経叢を展開し，直視下に損傷の部位と状態を調べる．引き抜き損傷の場合は，直視下での確認はできないため，術中に各神経根を電気刺激し，大脳感覚野からの体性感覚誘発電位 somatosensory evoked potential（SEP）もしくは頚部硬膜外腔からの脊髄誘発電位 spinal cord evoked potential（SCEP）を測定する．前者は麻酔が深いと電位

が記録されず，後者は麻酔深度の影響は受けないが，硬膜外への電極の挿入が必要である．術前の検査所見も加味し，SEP または SCEP が記録されない場合は引き抜き損傷，記録された場合は節後損傷と診断する．

引き抜き損傷に対しては，神経剥離術や神経移植術を行うことはできず，神経移行術もしくは筋移行術などの機能再建術を選択する．神経根より遠位の節後損傷に対しては損傷形態により神経剥離術もしくは神経移植術を選択する．しかし，節後損傷であっても肩関節挙上に対しては副神経の肩甲上神経への移行，肘屈曲に関しては肋間神経や尺骨神経（部分的）の筋皮神経への移行を行うことも多い．ただし，受傷後 6 カ月以上経過した場合は運動点が変性するため，上記の神経に対する直接的な手術では良好な麻痺の回復は期待できない．このような陳旧例では，筋や腱移行術，遊離筋移植術，関節固定術などの機能再建術が行われる．

分娩麻痺に関しては，多くの場合ある程度の自然回復が期待できる．したがって，経過観察を行い，麻痺が残存した場合にはそれに対する機能再建手術を，術後のリハビリテーションなどが容易となる年齢を待って行うのが一般的な考えである．しかし，予後不良の重症分娩麻痺例に対して

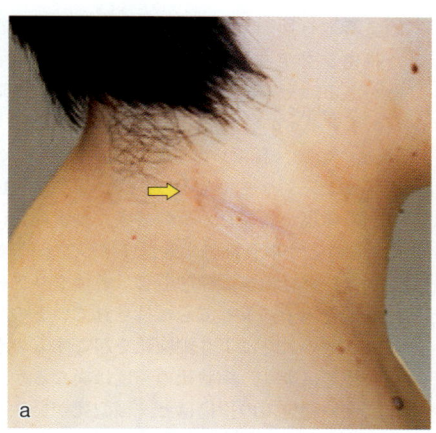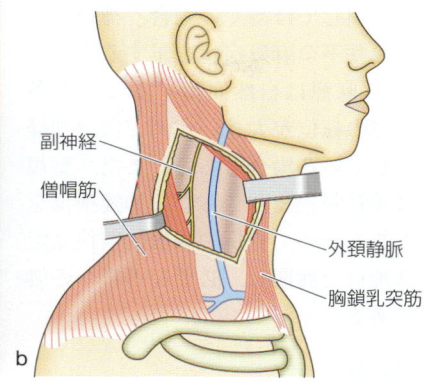

図 40-13　副神経の走行
a. 頚部リンパ節生検時の切開痕．b. 皮下における副神経の走行．
頚部に切開痕がある際には，胸鎖乳突筋後方で副神経の僧帽筋枝が損傷されている可能性
が高い（a：矢印）．

は乳児期に腕神経叢を展開し，神経移植術や神経移行術などの治療を行う考え方もある．

2　副神経損傷

　副神経は第 XI 脳神経であり，胸鎖乳突筋と僧帽筋を支配している．後頚部において，副神経は胸鎖乳突筋鎖骨枝の後面から肩甲挙筋および中斜角筋前面の筋膜上を走行する（図 40-13）．このため，整形外科医が遭遇する症例の大部分は，頚部リンパ節生検や腫瘍切除を行った際に生じる医原性損傷である．病歴でこれらの治療歴があり，その直後より肩周囲の重苦感，肩こり，肩関節機能障害などの訴えがある際には，本損傷を強く疑う．

　多くの例では胸鎖乳突筋筋枝の損傷は免れているため，僧帽筋麻痺のみが生じ，同筋の筋力低下と筋萎縮のため鎖骨上窩の陥凹が著明となる．副神経とともに小後頭神経や大耳介神経も損傷されることが多く，支配領域のしびれや損傷部でのTinel 様徴候を認める場合もある．

　治療は，以前の生検や手術時に神経を完全に切断したということが確認されない限り，3 カ月は自然回復を期待し経過観察とする．3 カ月経過して全く回復傾向を認めない場合は，損傷部を展開し神経剥離術や神経移植術などの処置を行う．

3　注射による神経損傷

　医原性神経損傷のなかで，最も頻度が高いのが注射行為による神経損傷である．発生部位では手関節橈側の橈骨神経浅枝，肘周囲の内側および外側前腕皮神経，正中神経などの損傷が多い．注射による損傷は，針による直接的な機械的損傷と注入した薬剤による神経幹内の圧上昇による機械的および化学的損傷が原因である．薬剤を注入しない採血では単純な機械的損傷が原因であり，大部分の例では数日～数週間で自然回復する．麻痺が持続する例では，神経周膜に針の刺入による欠損が生じ（perineural window），神経線維が同部より突出し絞扼されていたという報告もある．一方，薬剤を注入した場合は，機械的損傷に加え化学的損傷も生じるので，単純な機械的損傷に比較し回復が悪いとされている．

4　骨折・脱臼に伴う神経損傷

A　上肢神経損傷

　肩関節脱臼による腋窩神経麻痺，上腕骨骨幹部骨折に伴う橈骨神経麻痺，上腕骨顆上骨折による正中神経麻痺，尺骨骨幹部近位 1/3 付近の骨折と橈骨頭脱臼を合併した Monteggia（モンテジア）骨折に伴う後骨間神経麻痺，手関節脱臼による正中神経麻痺，などが代表的な骨折・脱臼に伴う上肢

神経損傷である.

閉鎖性の脱臼に関しては多くの場合，神経の連続性は保たれており不全麻痺症状を呈するので，脱臼の整復により麻痺は自然回復することが多い．一方，骨折部の転位が大きい症例では，神経の完全断裂が生じている場合もある．また，整復により骨折部に神経が挟まりさらなる神経損傷を生じる可能性もあるため，骨折の観血的整復固定術を行う際には神経を展開し，必要な神経への処置を行う必要がある．

Ⓑ 下肢神経損傷

下肢神経損傷では総腓骨神経麻痺が最も頻度が高く，外傷性膝関節脱臼の 25〜36% に合併するといわれている．症状としては，下腿外側から足背ならびに第 5 趾を除いた足趾背側にかけての知覚障害に加え，足関節の背屈と足趾の背屈が困難となる下垂足 drop foot を呈し，発症後長期にわたり機能障害を呈することがある．解剖学的特徴として，総腓骨神経は膝外側にある腓骨頭の後面を巻きつくように走行しており神経の移動性が乏しいため，外力による麻痺が生じやすい．診断は下垂足や神経領域の感覚障害の確認に加え，Tinel 様徴候の確認により，神経傷害部位が確定できる．骨折や脱臼などの外傷を契機とした神経麻痺に対しては，神経剥離，神経縫合，神経移植などの手術が行われることも多い．また，陳旧例などの回復が見込まれない症例に対しては腱移行術が行われることもある．

Advanced Studies
末梢神経損傷後の変化

末梢神経は中枢神経と比較して高い再生能力をもち，その損傷後には，細胞体から末梢の標的器官に至るまで，劇的な変化が分子学的ならびに組織学的に生じる．これらの変化は，中枢神経を再生させるためのよいモデルとして，詳細な研究が行われている．

これらを理解することは，末梢神経損傷に対する治療方針を立てるうえで，きわめて重要である．特に，損傷部を直ちに縫合したとしても，損傷部より遠位は一度すべて変性するため，断裂部から標的器官までの神経線維（軸索）の再生とその髄鞘化が必要になる．したがって，近位で損傷されるほど機能再建に不利になることに留意すべきである．

1 ● 細胞体の変化
神経（軸索）が損傷するとその損傷シグナルが細胞体に届くことにより，細胞体での再生プログラムが開始する．損傷シグナルとしては，① 逆行性活動電位，② 断裂部から始まる逆行性のカルシウム濃度上昇，③ 軸索で産生された損傷シグナル分子（importin など）の逆行性軸索輸送などがある．その結果，核内での DNA メチル化などのエピジェネティックな変化，再生関連転写因子（ATF3，Creb，cJun，Stat3，JunD）の発現亢進，細胞質での再生関連二次メッセンジャー（cAMP など），蛋白質（Hsp27，GAP43）などの発現が亢進し，その結果，軸索伸長に必要な細胞骨格蛋白などが順行性軸索輸送に乗って末梢軸索に運ばれる．

一方，神経細胞は標的器官，各種グリア細胞から産生される栄養因子によっても維持されているので，軸索損傷後には，その欠乏により細胞死を起こすものがある．神経細胞の種類により，細胞死の頻度は異なるが，一般的に細胞体に近い部位での損傷ほど，細胞死が発生しやすい．

2 ● 損傷部と遠位部の変化
軸索損傷部から遠位は細胞体との交通がなくなり，軸索，髄鞘は変性する．これを Waller（ウォラー）変性 Wallerian degeneration という．損傷から 1〜2 時間後には，遠位部軸索，髄鞘の断片化が開始され，そこにマクロファージが集積して，その遺残物を貪食する．損傷後 24 時間以内には Schwann（シュワン）細胞の分裂と再分化が起き，その機能を軸索，髄鞘の維持から，Waller 変性の促進，再生軸索の支持，再髄鞘化へと変化させる（**図 40-14**）．マクロファージと Schwann 細胞により，Waller 変性後の遺残物が除去されると，Schwann 細胞が列状に並んで，Büngner（ビュングナー）帯を構成し，再生軸索の足場，栄養因子の供給源となる．近年は，これら 2 つの細胞だけでなく，線維芽細胞も損傷部の組織修復に重要な役割を果たしていることがわかってきた．

3 ● 標的器官の変化
標的器官である皮膚および筋肉は脱神経化するが，その期間が長くなるほど，機能再生に阻害的になる．筋線維は萎縮，減少する一方で，線維組織，脂肪組織は増殖する．神経細胞，Schwann 細胞の維持に必要な栄養因子産生は低下し，神経筋結合部，感覚受容体のシナプス形成能も低下する．マウスによる報告では，神経損傷後 1 カ月を過ぎると有意に神経筋結合部のシナプス形成能が低下する．この点からも，遠位での神経損傷のほうが，再生軸索が早期に標的器官に到達でき，標的器官の脱神経期間が短く，機能再生に有利であることがわかる．

Advanced Studies
末梢神経損傷の再生医療

末梢神経の再生能は中枢神経と比較して優れているが，近位部損傷，欠損を伴う損傷，過誤支配，高齢に伴う再生能の低下などの諸問題があり，治療に難渋する例は少なくない．また，無緊張下の神経縫合ができない場合には，自家神経移植の適応となるが，健常神経を犠牲にしなければならない欠点がある．これらの問題を解決するために，神経再生の研究が進められており，人工神経を用いた手法のように臨床応用まで到達したものもある．現在，末梢神経の再生医療に関する研究は，主として以下の 3 つのアプ

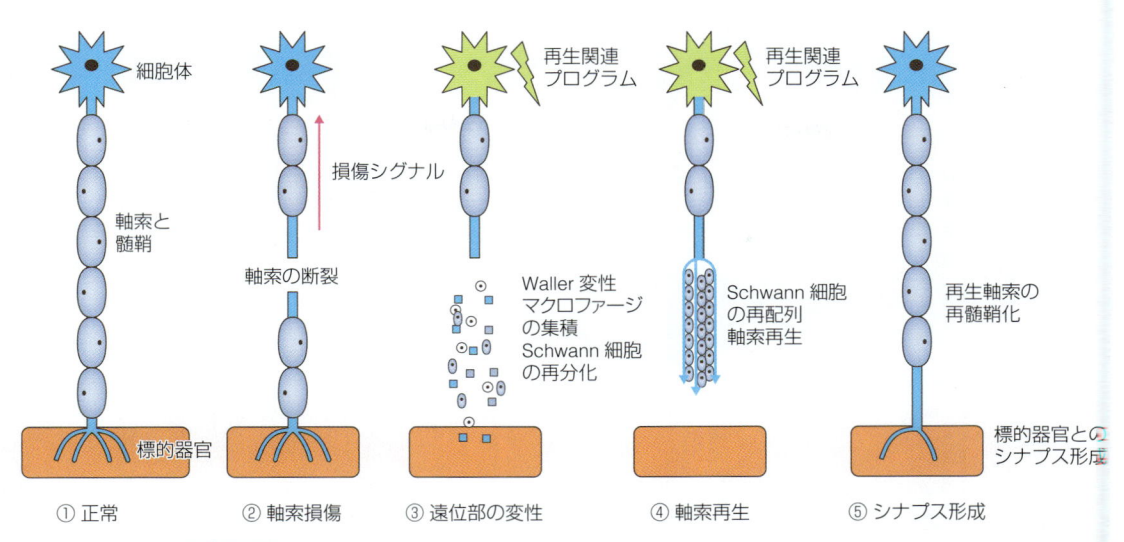

図 40-14　末梢神経損傷後の変化

ローチにより行われている.

1 ● 神経細胞体を対象とした再生医療

　神経損傷に伴う神経細胞死抑制を目的とした神経保護作用をもつ薬剤（N-アセチルシステイン，アセチル-L-カルニチン）が開発されている. また，軸索再生促進を目的として，再生関連シグナル（cAMP）の亢進を促す薬剤，再生阻害的シグナル（PTEN, SPRY2）の低下を目的とした遺伝子治療も開発されている.

2 ● 損傷軸索を対象とした再生医療

a 人工神経　自家神経の代替として，人工神経が開発され臨床応用されているが，実際には損傷部に軸索を伸長させ，細胞を集積させることも可能なため，スカフォールド scaffold（足場）とよばれることもある. 自家神経移植のように，欠損部を架橋できるようになっており，内部はスポンジ様構造，多数の筒状構造などになっている. 主にⅠ型コラーゲン，ポリビニルアルコール，ポリグリコール酸などを材料に作成され，移植後数カ月で分解，吸収される. 欧米では既に10種類を超すものが臨床応用されている. わが国では，国内で開発された豚のⅠ・Ⅲ型コラーゲン，ポリグリコール酸から成る人工神経が，2013年に承認され，主に感覚神経損傷を中心に使用されている.

b 細胞移植　軸索再生の足場の供給，成長因子の供給，再髄鞘化を促進するなどを目的として，様々な種類の細胞移植（Schwann細胞，骨髄間質性幹細胞，脂肪由来幹細胞，神経幹細胞）が検討されてきた. 多くの場合，スカフォールドと併用されているが，いまだ自家神経移植を凌駕する成績を示したものはない. また，近年の幹細胞研究の発達により，ES細胞，iPS細胞から同様の細胞を作製して移植する方法や，より再生効果を高めるために移植細胞に成長因子や髄鞘化の遺伝子を導入して移植する方法も検討されている.

c 薬剤　神経保護作用，軸索再生作用を目的として成長因子（IGF1, FGF, GDNF, NGF, CNTF）を，Schwann細胞の機能亢進を目的として，プロゲステロン，甲状腺ホルモンを損傷部に局所投与する方法も報告されている.

3 ● 標的器官を対象とした再生医療

　標的器官，特に筋肉組織の除神経期間が長いと，その萎縮，脂肪化，線維化により，再生軸索が標的器官に到達しても，その機能再建は難しくなる. そこで，血管新生促進，萎縮予防，筋肉再生などを目的として，VEGF, IGF-1などの遺伝子治療，筋幹細胞や骨髄間質性幹細胞などの細胞移植，スカフォールドの開発などが行われている.

● 参考文献

1) 阿部宗昭（編）：新 OS NOW 神経修復術と機能再建手術—麻痺との対決. メジカルビュー社，2001
2) 生田義和，土井一輝，三浪明男（編）：上肢の外科. 医学書院，2003
3) 上羽康夫：手—その機能と解剖　改訂第5版. 金芳堂，2010
4) 津下健哉：私の手の外科—手術アトラス　改訂第4版. 南江堂，2006
5) 津下健哉：手の外科の実際　改訂第7版. 南江堂，2011
6) 平澤泰介（編）：OS NOW 神経手術と機能再建. メジカルビュー社，1991
7) 三浪明男（編）：カラーアトラス手・肘の外科. 中外医学社，2007
8) Slutsky DJ, Hentz VR：Peripheral Nerve Surgery. Churchill Livingstone, Philadelphia, 2006
9) Wolfe SW, Pederson WC, Hotchkiss RN, et al：Green's Operative Hand Surgery, 6th ed. Churchill Livingstone, Philadelphia, 2006

第VII編

スポーツと整形外科

本編で何を学ぶか

[スポーツ損傷]

- スポーツ損傷は，スポーツ外傷とスポーツ障害に分けられることを知る.
- スポーツ外傷とは，スポーツに関連して起こる骨折，脱臼，靱帯損傷，捻挫などの外傷を指し，単一の大きな外力によって起こることを知る.
- スポーツ障害とは，外力の大きさは外傷を起こすほど大きくないが，それが繰り返し加わることにより，骨・軟部組織の損傷を引き起こすものを指すことを理解する.
- スポーツ外傷に対する応急処置を理解する（RICE）.
- 部位別スポーツ外傷の特徴とその対処法について理解する.
- 骨組織における代表的なスポーツ障害は疲労骨折であることを知る.
- 疲労骨折の起こりやすい部位と関連するスポーツを理解する.
- 部位別スポーツ障害と関連するスポーツ，障害の特徴，対処法を理解する.

[障害者スポーツ]

- 障害者スポーツの意義と普及の歴史を理解する.
- 障害者スポーツの分類，現状について理解する.
- 障害者スポーツにおける医療専門職の役割について理解する.

第Ⅶ編　スポーツと整形外科の構成マップ

41章　スポーツ損傷

スポーツ外傷 – 876頁

- 筋のスポーツ外傷 ——— 876頁
  - 肉ばなれ ——— 876頁
  - 筋挫傷 ——— 877頁
- 頚部のスポーツ外傷 ——— 877頁
  - 頚部神経過伸展症候群（バーナー症候群）— 877頁
  - 頚椎脱臼骨折，頚髄損傷 ——— 877頁
- 上肢のスポーツ外傷 ——— 877頁
  - 投球骨折，有鉤骨鉤骨折，ボクサー骨折，ボクサーズナックル，母指MP関節尺側側副靱帯損傷（スキーヤー母指），槌指（野球指），ラガージャージ損傷
- 骨盤裂離骨折 ——— 879頁
- 膝関節部のスポーツ外傷 ——— 880頁
- 下腿部・足関節部のスポーツ外傷 ——— 880頁
  - ブーツトップ骨折，アキレス腱断裂，足関節部の靱帯損傷，ターフトウ

スポーツ障害 – 881頁

- 疲労骨折 ——— 881頁
  - 大腿骨疲労骨折，膝蓋骨疲労骨折，脛骨疲労骨折，腓骨疲労骨折，中足骨疲労骨折，足根骨疲労骨折，尺骨疲労骨折，肋骨疲労骨折，骨盤疲労骨折，腰椎分離症
- 骨端症 ——— 883頁
  - Osgood-Schlatter病，Sinding Larsen-Johansson病，Sever病，坐骨結節骨端症
- 肩関節のスポーツ障害 ——— 884頁
  - 投球障害肩，上腕骨近位骨端線離開（リトルリーガーズショルダー），上腕二頭筋長頭腱障害
- 肘関節のスポーツ障害 ——— 884頁
  - 野球肘，リトルリーガーズエルボー，上腕骨上顆炎（上腕骨外側上顆炎・上腕骨内側上顆炎），内側側副靱帯（MCL）損傷
- 股関節周囲のスポーツ障害 – 885頁
  - 鼡径部痛（グロインペイン）症候群，大腿骨寛骨臼インピンジメント
- 膝のスポーツ障害 ——— 885頁
  - ジャンパー膝，有痛性分裂膝蓋骨，腸脛靱帯炎，ランナー膝
- 下腿のスポーツ障害 ——— 886頁
  - 過労性脛部痛（シンスプリント），慢性労作性区画症候群
- 足関節と足部のスポーツ障害 ——— 887頁
  - 足関節インピンジメント症候群，アキレス腱炎・周囲炎・付着部炎，足底筋膜炎

42章　障害者スポーツ

障害者スポーツとは ———————— 889頁	障害者の定義と分類 ———— 889頁
	障害者スポーツの歴史 ———— 889頁
	障害者スポーツの種類 ———— 890頁
障害者スポーツの特徴 ———————— 891頁	リハビリテーションスポーツ — 891頁
	生涯スポーツ（市民スポーツ）— 891頁
	競技スポーツ ———————— 891頁
障害者スポーツにおける医療専門職の役割 ——— 892頁	適切なスポーツや援助に関する助言 ———————————— 892頁
	義肢・装具などの適合確認 —— 892頁
	健康管理 ———————————— 892頁
	損傷・事故の予防 ————————— 892頁
	クラス分けへの関与 ————— 892頁
	不正行為への対応 ————— 893頁
	医学的研究 ———————— 893頁

スポーツのけが（スポーツ損傷）は，大きくスポーツ外傷とスポーツ障害に分けられる．スポーツ外傷は，1回もしくは数回の急激な外力が加わることによって生じる組織や器官の破綻であり，骨折・脱臼，捻挫，創傷などが含まれる．一方，スポーツ障害は，連続的かつ反復性の負荷が加わること，つまり使いすぎ overuse によって組織に炎症あるいは破綻が生じ，スポーツ活動に支障をきたすものである．投球障害肩，野球肘，ジャンパー膝などがその代表例である．

スポーツ損傷の治療目的は，単に損傷された部位の治癒のみならず，競技復帰さらには再損傷の予防である．そのためにはスポーツ損傷を正確に診断し早期に治療を開始すること，さらにスポーツ損傷の原因あるいは要因を検討しそれに対処することが大切である．

治療の原則は保存療法であるが，医療技術の進歩に伴い，トップレベルのスポーツ選手に対しても早期復帰を目指した積極的な手術療法も行われるようになっている．また，予防のためのリハビリテーションも飛躍的に進歩している．本章ではスポーツ医学的に特徴があるものについて概説する．

NOTE　スポーツ損傷とスポーツ傷害

スポーツに伴う外傷と障害に対し，英語では "sports injury" という言葉が用いられている．一方わが国では，従来これらに対し「スポーツ傷害」という用語が当てられてきた．しかし，傷害には身体や物を傷つけるという，いわば罪の意味もあり，好ましくないとの考え方もあった．そのような考えをもとに「整形外科学用語集　第8版」では "sports injury" の和語が「スポーツ損傷，スポーツ傷害」と併記されることとなった．以上より，本章では「スポーツ損傷」という用語を用いることとする．

A　スポーツ外傷
acute sports injury

初期対応は，一般的な外傷に対する処置と同様で二次損傷の予防が大切である．またスポーツの現場では，RICE といわれる一連の処置（安静 rest，冷却 icing，圧迫 compression，挙上 elevation）が行われる．これは出血による腫脹や炎症を軽減することを目的とし，捻挫・打撲・肉ばなれなどに対して有効である（図41-1，➡ 755頁参照）．

1　筋のスポーツ外傷（➡ 750頁も参照）

A　肉ばなれ
muscle strain

肉ばなれとは受傷経験に基づいた通称名であり，医学的にも用いられている．急激な筋の過伸張，筋の過大な自動収縮（特に遠心性筋収縮），予期せぬ筋の運動（協調運動の失調）などによって発生する筋線維または筋膜の（部分）断裂，過伸長，出血である．下肢の二関節筋に多く発生し，ハムストリングスが最多で，次いで下腿三頭筋，大腿四頭筋に多い．腓腹筋内側頭の肉ばなれは中高年に多く，テニスレッグともよばれている．臨床的に，① 軽症（わずかな筋線維の断裂），② 中等症（部分断裂），③ 重症（完全断裂）の3段階に分けられているが，MRI 所見に基づいた分類もあり，予後予測に有用である（Ⅰ型：出血所見のみが認められる出血型，Ⅱ型：筋腱移行部損傷型，Ⅲ型：筋腱断裂型，付着部裂離損傷を含む）．

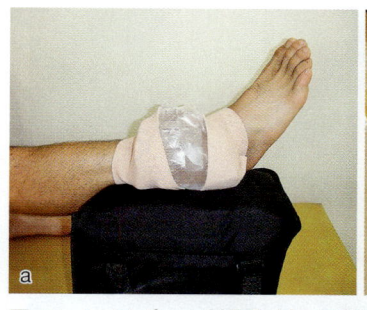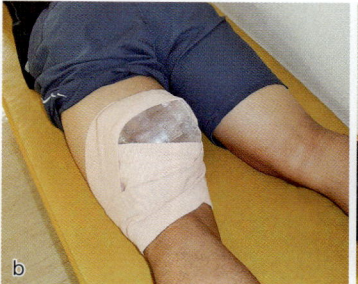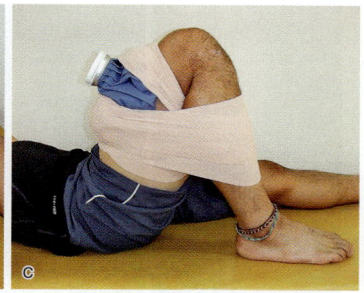

図 41-1　スポーツ外傷に対する初期対応（RICE 処置）
a. 足関節捻挫．冷却，固定，圧迫し挙上する．
b. ハムストリング肉ばなれ．冷却，圧迫処置をする．
c. 大腿四頭筋筋挫傷．冷却し，膝屈曲位とする．

B 筋挫傷
strain

　肉ばなれと混同されやすいが異なる病態である．筋への直達外力による筋損傷であり，大腿四頭筋に多い．深部での筋断裂や出血が生じそこに肉芽組織が形成され，最終的に線維性の瘢痕組織となるが，時に骨化性筋炎を併発する．受傷後数週経っても可動域が改善せず，打撲部に硬いしこりがみられたら，骨化性筋炎を疑い X 線検査を行う．

2 頚部のスポーツ外傷

A 頚部神経過伸展症候群
（バーナー症候群 burner syndrome）

　外力によって頭頚部に衝撃が加わり，同時に上肢に焼けつくような放散痛が生じる状態をバーナー症候群とよんでいる．アメリカンフットボールやラグビーなどのコンタクトスポーツにおいて頻度の高い外傷であるが，症状は数分でおさまるものから数カ月間持続するものまである．バーナー症候群には以下の 3 つの受傷メカニズムが考えられている．
1）牽引型：受傷側の肩が引き下げられ，頚部が対側へ押されることで腕神経叢が牽引される．
2）圧迫型：頚部の過伸展と側屈の複合動作により神経根が圧迫される．
3）直達型：鎖骨上窩部での腕神経叢上幹への直達外力による受傷．

　受傷直後やしびれがある間はコンタクトを中止する．

B 頚椎脱臼骨折，頚髄損傷（→834 頁参照）

　頚椎の外傷は様々なスポーツで発生する可能性があり，なかでも頚髄損傷は絶対に避けなければならない重度のスポーツ外傷である．受傷した選手本人のみならず，家族やチーム，学校，そして社会への影響は非常に大きい．わが国における脊髄損傷の疫学調査によると，スポーツによる発生は全脊髄損傷の 5.4% であり，人口 100 万人当たり 2～3 例/年と決して少なくはない．種目別では水飛び込みが最多で，以下，スキー，ラグビーの頻度が高い．

3 上肢のスポーツ外傷

　上肢を用いるスポーツだけではなくすべてのスポーツで受傷するが，スポーツに特徴的な外傷について述べる．上腕二頭筋腱断裂（→442 頁参照）や舟状骨骨折（→776 頁参照）は他項を参照されたい．

A 投球骨折
throwing fracture（→766 頁参照）

　投球動作時に上腕骨骨幹部に回旋力が働いて起こる螺旋骨折である．青壮年男性に好発し，草野球での受傷が多いことから，筋力や投球フォームがその発生に関与していることが示唆されている．骨折は，遠位 1/3 の近位外方から遠位内方にかけて起こる型と，中央部の近位内方から遠位外

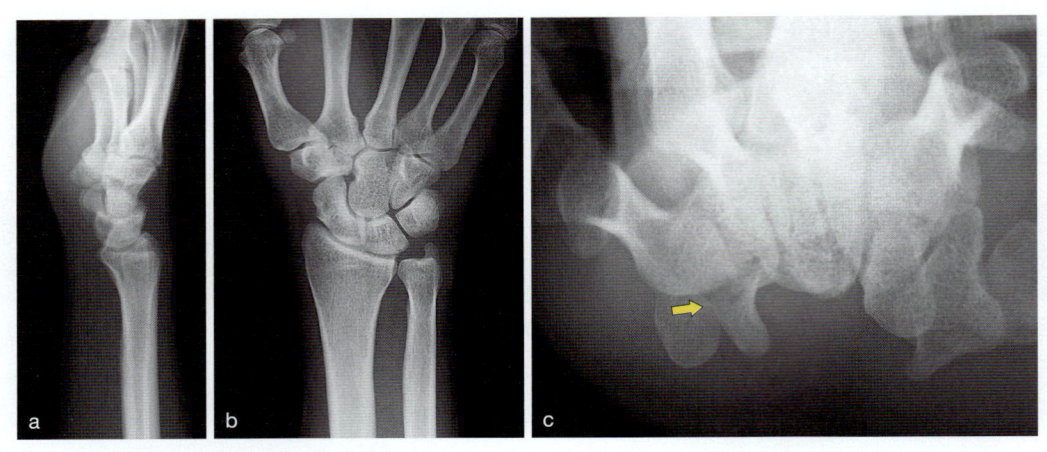

図 41-2　有鉤骨鉤骨折の単純 X 線像
正面像（a），側面像（b）では明らかではないが，手根管撮影で鉤基部に骨折線を認める（c）.

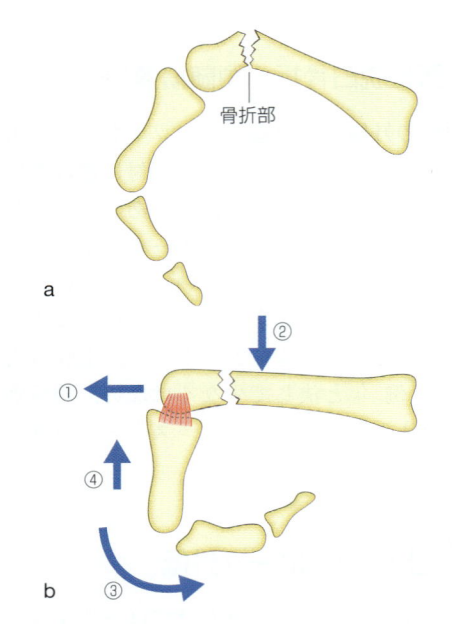

図 41-3　ボクサー骨折
① から ④ の順に整復される〔Jahss（ジャス）法〕.

方に向かって起こる型の 2 型に大別される。前者は投擲，外野からのバックホームのような一度に大きな力が働く投球や腕相撲で生じ，後者は投手や疲労骨折を有する者に多い.

Ⓑ 有鉤骨鉤骨折
hook of hamate fracture

野球のバット，ゴルフクラブ，テニスラケットなどの端が鉤直上部と衝突して生じるとされ，野球・ゴルフでは非利き手側に，テニスでは利き手側に生じる. 別名グリップエンド骨折ともよばれている. 全手根骨骨折のなかで 10% 程度と多くはないが，スポーツにおける手根骨骨折では見逃してはならない（**図 41-2**）.

診断は受傷機転の聴取と圧痛部位の検索から容易であるが，通常の 2 方向 X 線像では見逃されやすいため，手根管撮影や CT を追加する. ギプス固定で治療可能であるが，早期復帰希望のスポーツ選手や偽関節症例には鉤切除術の適応がある. 切除による害はほとんどなく，2 カ月程度で復帰できる. 骨折部位が基部に近い場合には骨接合術を行うことがある.

Ⓒ ボクサー骨折
boxer's fracture

拳の突きによって起こる中手骨頸部骨折で，骨折部より遠位が掌側に変位する（**図 41-3 a**）. 第2～5 中手骨のいずれにも発生するが，第 5 中手骨が最多である. 整復は**図 41-3 b** のように行う.

Ⓓ ボクサーズナックル
boxer's knuckle

ボクシングや空手など，こぶしを握って殴打した際に生じる MP 関節背側矢状索と関節包の損傷をボクサーズナックルとよび，約半数に伸筋腱の脱臼を伴う.

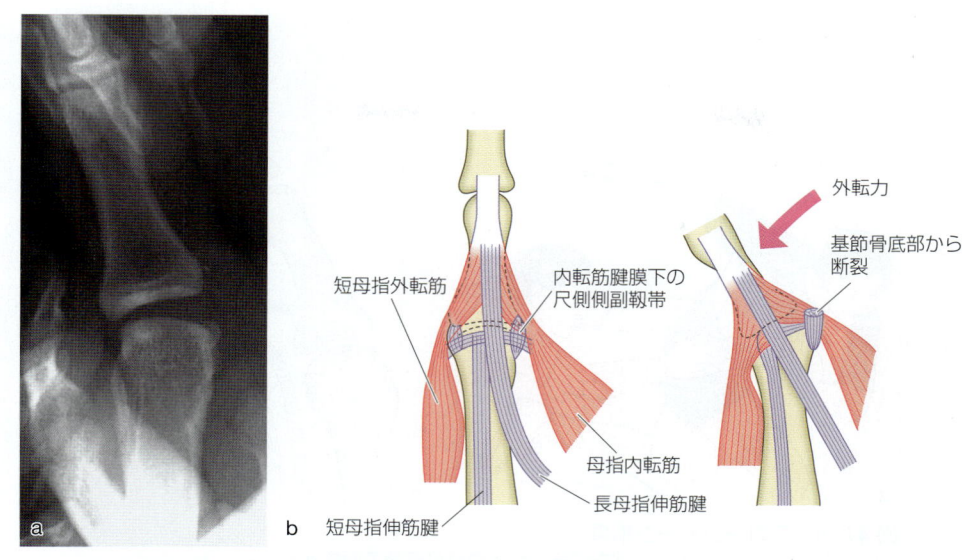

短母指外転筋
内転筋腱膜下の尺側側副靱帯
外転力
基節骨底部から断裂
母指内転筋
長母指伸筋腱
b 短母指伸筋腱
a

図 41-4　スキーヤー母指(a)と Stener(ステーナー)lesion(b)
MP 関節に図のような力を加えながら単純 X 線撮影をすると，尺側側副靱帯が断裂しているときには関節裂隙が開大する所見を認める.

Ｅ 母指 MP 関節尺側側副靱帯損傷（スキーヤー母指）

skier's thumb, gamekeeper's thumb

　スキーのストックによって母指 MP 関節が橈屈強制されて尺側側副靱帯が損傷することから，スキーヤー母指とよばれるが，同様な損傷がバレーボールやバスケットボールにもみられる．ゲームキーパーズサムともよばれる．断裂した尺側側副靱帯断端が浅層の内転筋筋膜を乗り越えることがあり(Stener lesion)，この場合には手術療法を要する(**図 41-4**)．

Ｆ 槌指（野球指）

mallet finger, baseball finger(➡480 頁参照)

　指尖部または背側から加えられた外力によってDIP 関節が急激に屈曲強制させることによって生じ，野球やバレーボールなど球技種目に多い．ほとんどが非開放性損傷で痛みを伴うことが少ないので，放置され陳旧化してから受診する者も多い．骨片を伴うものはピンニングなどの手術療法を行い，骨片を伴わないものはスプリントで保存療法を行う．

Ｇ ラガージャージ損傷

rugger jersey injury

　ラグビーなどで相手のジャージをつかんで DIP 屈曲位で力を入れているときに，一本だけ指を過伸展される状況で受傷する．これは深指屈筋腱の末節骨付着部断裂で，裂離骨折を伴うこともある(**図 41-5**)．環指に最も多い．

4 骨盤裂離骨折(➡824 頁参照)

　骨盤には下肢の筋の起始部があり，スポーツによる裂離骨折の好発部位である(**図 41-6**)．上前腸骨棘裂離骨折は，骨盤裂離骨折のなかで最も頻度が高く，縫工筋ならびに大腿筋膜張筋の牽引力で生じる．14〜16 歳に集中的に発生し，その大半は短距離の全力疾走中，次いでスタートダッシュ時などにみられる．次に，大腿直筋の起始部である下前腸骨棘裂離骨折も多い．14〜15 歳に多発し，サッカー選手がボールを蹴ったときや跳躍の着地動作時に発生することが多い．坐骨結節裂離骨折は，大きなストライドでの疾走中の加速，ハードルや体操競技などで大きく開脚した際など，ハムストリングに強い収縮力が生じたときに発生する．受傷初期の安静が保たれにくいことや，

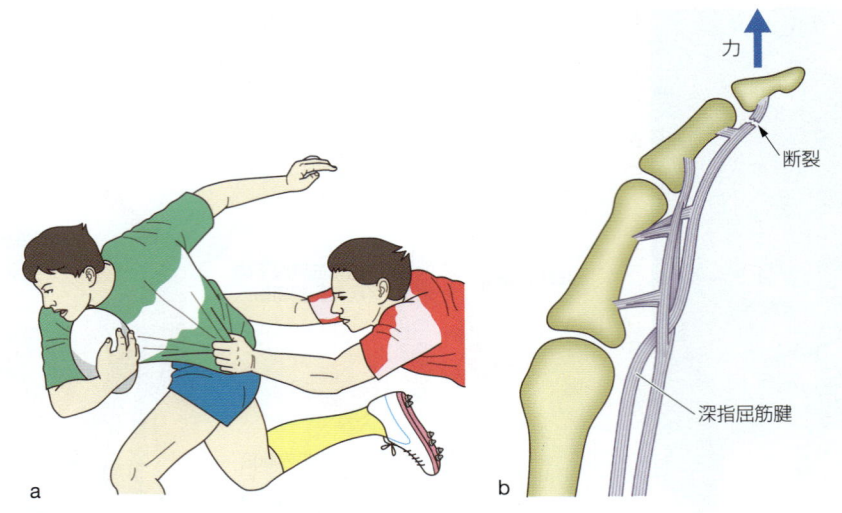

図 41−5　ラガージャージ損傷
DIP の伸展外力強制により，深指屈筋腱が末節骨付着部で断裂する．

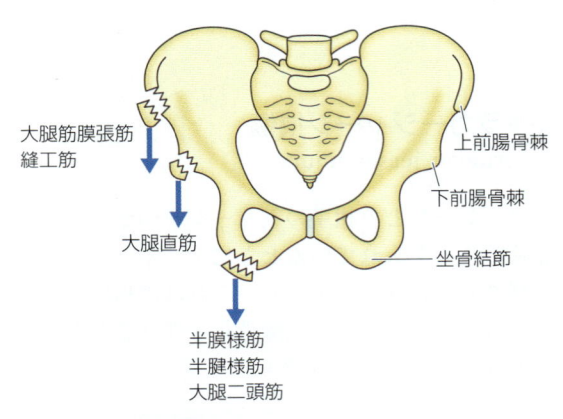

図 41−6　骨盤の裂離骨折
大腿筋膜張筋，縫工筋は上前腸骨棘から，大腿直筋は下前腸骨棘から，半膜様筋，半腱様筋，大腿二頭筋は坐骨結節からそれぞれ起始する．これらの筋の収縮によって裂離骨折が発生する．

裂離骨片に対するハムストリングスの牽引力が強いために，骨癒合が遷延化する傾向が強く，過剰な化骨形成が生じると悪性腫瘍との鑑別も必要となる．

5　膝関節部のスポーツ外傷

　膝関節部はスポーツ外傷の好発部位であり，その頻度や重症度からみて最も重要な部位である．前十字靱帯損傷はスポーツで生じる膝関節血症の約 80% を占めるといわれ，頻度の高いスポーツ

外傷である．そのほかスポーツに伴う外傷として，半月板損傷，膝蓋骨脱臼，骨軟骨骨折，脛骨顆間隆起骨折，膝関節脱臼などがある．各外傷の詳細は他項を参照されたい（→ 650 頁，「膝関節の疾患」項を参照）．

6　下腿部・足関節部のスポーツ外傷

A　ブーツトップ骨折
boot top fracture

　スキーの転倒により硬いスキー靴の上縁が支点となって起こる下腿骨折である．典型的な骨折形態形は横骨折で，時に開放骨折も生じる．

B　アキレス腱断裂（→ 704，880 頁も参照）
Achilles tendon rupture

　スポーツ外傷の代表的な外傷である．中高年に好発するといわれているが，大学生前後のスポーツ活動を盛んに行う年代にも多く発生する．バスケットボール，テニス，サッカー，バレーボール，バドミントンのほか，運動会の保護者競技など，多様なスポーツ活動で受傷する．

C　足関節部の靱帯損傷

　スポーツ活動中に足関節の内がえしが強制されて外側靱帯損傷が生じることが多く，スポーツ外

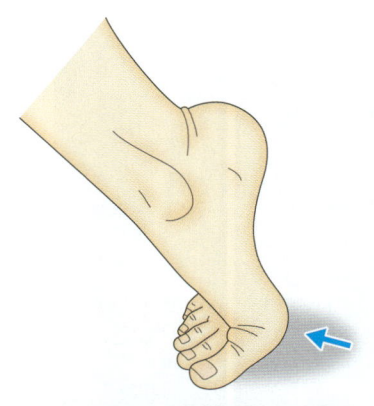

図 41-7　ターフトウの受傷肢位と部位

傷のなかで最も発生頻度が高い．前距腓靱帯，前距腓靱帯＋踵腓靱帯，前脛腓靱帯の順に損傷が多い．足関節外果を中心に腫脹が生じ，皮下出血がみられる．靱帯の完全断裂では足関節の不安定性を認める．現在では観血的に損傷靱帯を修復することは少ないが，受傷時の応急処置（RICE➡図41-1 参照）と適切な初期固定は必要である．独自の判断で放置したり，簡単な固定で済ませたりした結果，陳旧性靱帯機能不全となることも少なくない．

Ⓓ ターフトウ
turf toe

　人工芝フィールドにおいてソールの軟らかいシューズを使用し，母趾の過伸展が強要された際に生じる，母趾 MTP 関節足底部の種子骨・靱帯・関節包構造の損傷である．母趾過伸展予防のテーピングやソールの硬いシューズを使用し対処する（図 41-7）．

Ⓑ スポーツ障害
chronic sports injury

❶ 疲労骨折（➡714, 759 頁～も参照）
stress fracture, fatigue fracture

　正常骨組織に反復性の外力が加わることによる骨の疲労現象であり，骨皮質，海綿骨，骨梁の組織結合の中絶・断裂，骨膜反応が起こり，最終的には明らかな骨折に至る一連の変化に対する名称

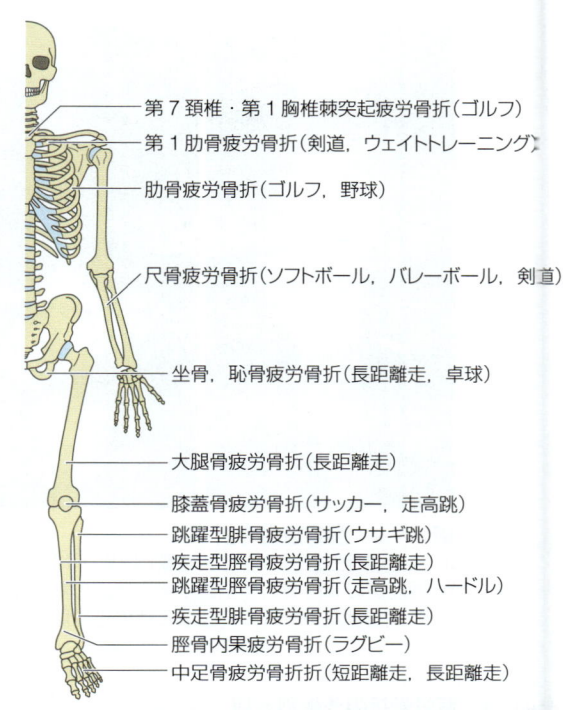

第 7 頸椎・第 1 胸椎棘突起疲労骨折（ゴルフ）
第 1 肋骨疲労骨折（剣道，ウェイトトレーニング）
肋骨疲労骨折（ゴルフ，野球）
尺骨疲労骨折（ソフトボール，バレーボール，剣道）
坐骨，恥骨疲労骨折（長距離走，卓球）
大腿骨疲労骨折（長距離走）
膝蓋骨疲労骨折（サッカー，走高跳）
跳躍型腓骨疲労骨折（ウサギ跳）
疾走型脛骨疲労骨折（長距離走）
跳躍型脛骨疲労骨折（走高跳，ハードル）
疾走型腓骨疲労骨折（長距離走）
脛骨内果疲労骨折（ラグビー）
中足骨疲労骨折（短距離走，長距離走）

図 41-8　主な疲労骨折の発生部位と原因となりやすいスポーツ

〔武藤芳照：運動器官別にみた主なスポーツ障害．現代体育スポーツ体系（浅見俊雄ほか編），第 11 巻，pp98-101，講談社，1984 より転載〕

である．上肢から下肢，体幹と全身の骨に生じどの年齢にも生じうるが，各スポーツ動作によって発生する疲労骨折には特徴的な関係がある（図41-8）．ランニングに起因することが多いため脛骨や中足骨など下肢骨の発生が多いが，腰椎分離症（腰椎疲労骨折）を含めるとこれが最多である．疲労骨折は保存療法で良好に治癒する low risk 群と手術を要する可能性がある high risk 群に分けられるが，治療の原則は保存療法である（表41-1）．

Ⓐ 大腿骨疲労骨折

　大腿骨頚部と大腿骨骨幹部に生じる疲労骨折に分けられ，さらに頚部疲労骨折は横断型と圧迫型に，骨幹部骨折は転子下（近位部）と大腿骨遠位部に分けられる．

　大腿骨頚部の横断型は頚部の近位部に亀裂が生じるもので，高齢者に多く転位の可能性が高いため，早期内固定が勧められる．圧迫型は頚部の遠位部に生じ，比較的若い人に多く保存的に治療する．大腿骨骨幹部転子下部疲労骨折は大腿部痛を，

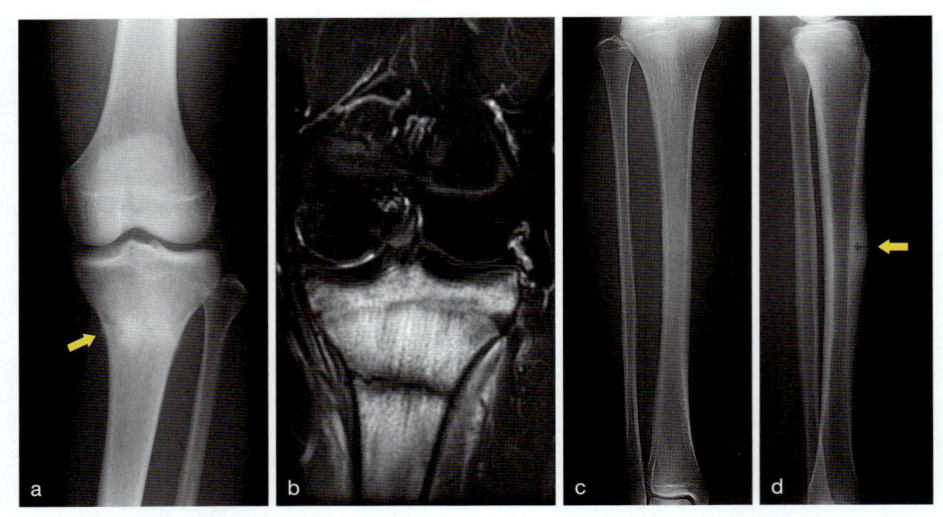

図 41-9　脛骨疲労骨折
a. 疾走型疲労骨折の単純 X 線像（矢印：骨折部）.
b. 同症例の MRI 像. 骨折線とその周囲の髄内浮腫像が明瞭である.
c, d. 跳躍型疲労骨折. 側面像で特徴的な骨改変層を認める（矢印）

表 41-1　疲労骨折の予後別分類

分類	low risk	high risk
予後	保存療法で癒合	完全骨折の可能性 癒合不全, 遷延癒合
治療	活動制限など	骨接合, 完全免荷
部位	大腿骨骨幹部, 腓骨脛骨内側部, 踵骨, 第1〜4中足骨	第5中足骨（Jones 骨折）, 脛骨前方（跳躍型）, 足舟状骨, 大腿骨頸部, 膝蓋骨
機序	圧迫力	伸張力

（Kahanov L：OJ Sports Med, 2015 より作成）

遠位部疲労骨折は膝関節上部の膝痛を主訴とする. 骨折線がなければ通常, 保存療法が行われる.

Ⓑ 膝蓋骨疲労骨折

　遠位部の横骨折が典型的で, 完全骨折に至り転位が生じた場合には手術を要する. 膝前面痛をきたすため, ジャンパー膝との鑑別が必要である.

Ⓒ 脛骨疲労骨折

　疾走型疲労骨折と跳躍型疲労骨折に分類される（**図 41-9**）. 疾走型疲労骨折は比較的頻度が高く, 脛骨近位 1/3 部および遠位 1/3 部の脛骨後内方の圧迫力が加わる部位に発生する. 予後は良好で, 2〜3 カ月の安静で治癒する. 一方, 跳躍型疲労骨折は中央 1/3 部の脛骨前方に発生し, 骨折部に牽引力が加わるため難治性である. X 線側面像で, 特徴的な骨改変層とよばれる亀裂線が認められる. 6 カ月以上の安静を要するが, 早期復帰のため髄内釘固定の適応がある.

Ⓓ 腓骨疲労骨折

　好発部位は遠位 1/3 と近位 1/3 で, 前者は疾走型とよばれ走る競技に多く, 後者は跳躍型とよばれ跳躍の繰り返しにより発生する. 両者とも予後は良好で, 保存療法で治癒する.

Ⓔ 中足骨疲労骨折

　下肢の疲労骨折のなかで脛骨に次いで多い. 第2 および第3中足骨骨幹部に多く, 通常 1〜2 カ月間のスポーツ活動の中止で良好に治癒する. 第5中足骨近位骨幹部に生じる疲労骨折は難治性で, Jones 骨折とよばれる. サッカー選手に多くみられ, 早期復帰を目指して手術療法が行われることが多い.

Ⓕ 足根骨疲労骨折

　足根骨に生じる疲労骨折として, 踵骨疲労骨折と舟状骨疲労骨折が挙げられる. 踵骨疲労骨折は長距離歩行やランニングの着地の衝撃とアキレス腱による牽引力が原因と考えられており, 保存療

法で良好に治癒する．舟状骨疲労骨折は，早期診断が困難で，遷延治癒や偽関節になりやすく難治性である．舟状骨部の圧痛，足部内側縦アーチに荷重を加えたときの疼痛の再現が重要な所見である．スポーツ活動の中止だけでは治癒しにくく，6〜8週間の免荷とギプス固定が勧められる．

G 尺骨疲労骨折

肘頭に生じる肘頭疲労骨折と尺骨骨幹部骨折がある．肘頭疲労骨折は野球の投手に好発し，しばしば手術療法が行われる．尺骨骨幹部骨折は中央〜遠位 1/3 に生じ，剣道，ソフトボール，バレーボールなどで多い．保存療法が原則である．

H 肋骨疲労骨折

ゴルフ，野球のスイング動作の繰り返しで，第2〜9肋骨の肋骨結節から肋骨角の間に発生する．ゴルフでは利き手の反対側，野球では利き手側に起こりやすい．剣道やウェイトトレーニングでは第1肋骨疲労骨折がみられる．

I 骨盤疲労骨折

恥骨下枝と坐骨下枝の結合部および恥骨上枝に好発，スポーツ選手の鼠径部痛 groin pain の原因の1つである．大腿部や膝へ放散する痛み，あるいは会陰部や恥骨部の痛みを感じる．保存療法が原則で，患部に負担のかかるスポーツを中止する．

J 腰椎分離症 (→561頁も参照)
spondylolysis

椎弓の関節突起間部が疲労骨折をおこし，分離し偽関節になったものである．腰痛を主訴に外来を受診する成長期スポーツ選手の半数以上が腰椎疲労骨折ともいわれている．下位腰椎が好発部位で，10歳以降に増加し，男子が大多数を占める．臨床所見上は腰椎伸展時痛が特徴的である．単純X線で診断がつくのは終末期に至った偽関節の時期（腰椎分離症）であり，初期，進行期の診断にはCTが必要である．また，MRIにおける椎弓根の浮腫像も疲労骨折の早期診断に有用である．発症後早期の場合には，スポーツ活動の中止とコルセットの装着によって骨性癒合が期待できる．

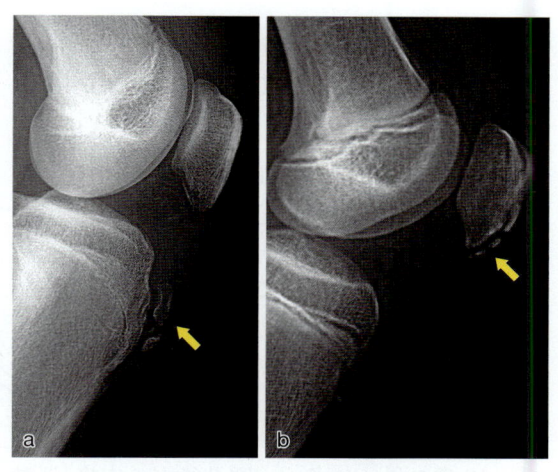

図41-10 Osgood-Schlatter 病(a)と Sinding Larsen-Johansson 病(b)の単純 X 線側面像

2 骨端症 (→287頁も参照)
apophyseopathy, osteochondrosis

一般に成長期に起こる長管骨の骨端核（第二次骨化核），短骨の第一次骨化核，あるいは骨突起部に発生する阻血性骨壊死である．成長期に骨の急速な伸長に筋腱が追いつけず過緊張状態 tightness にあるときに，筋腱の付着する骨端部に修復力を超えた繰り返しの力が加わり発症するものが牽引性骨端症である．以下はスポーツに伴うことが多い骨端症である．

A Osgood-Schlatter(オズグッド-シュラッター)病 (→652頁参照)

脛骨粗面部に生じる骨端症であり，診断は運動時痛と脛骨粗面部の圧痛と同部の骨性隆起が触れることで容易である．スポーツを活発に行う発育期の男子(10〜15歳)に好発し，両側性が多い（図41-10a）．急激な成長により膝伸展機構が緊張状態にあるところに，スポーツ活動による膝蓋腱の牽引力が繰り返し加わって発生するとする説が有力である．疾患の性質上，発育の停止とともに症状は軽快するため保存療法が原則である．遺残性となり疼痛が残存した場合は骨片を摘出することで症状は改善する．

B Sinding Larsen-Johansson（シンディングラーセン-ヨハンソン）病
（➡654頁参照）

Osgood-Schlatter病と同様の機序で発生し，より若年の8〜12歳の男子に多い（図41-10b）．運動時や運動後に膝前面痛を訴える．単純X線側面像で膝蓋骨遠位前面に不規則な骨分離像を認める．予後は良好で，運動制限のみで症状，画像所見とも速やかに改善する．

C Sever（シーヴァー）病（➡701頁参照）

8〜12歳の男子に多く，踵骨後方の疼痛（運動時）と圧痛が生じる．骨端部の骨化は女子では7〜8歳，男子で10〜11歳で始まり，15〜18歳で完成する．単純X線側面像で，踵骨骨端核の硬化像，扁平化，分節化などがみられるが，これは健常側にもみられるため，診断の決め手にはならない．1〜2年で自然治癒する．

D 坐骨結節骨端症

坐骨結節部に疼痛や圧痛があり，スポーツによって増強し，安静によって軽快する．下肢伸展挙上（SLR）テスト（➡548頁）により坐骨部に疼痛が発現する．罹患年齢は11歳から成人まで広く，16〜17歳を頂点としている．単純X線像では坐骨結節部の骨端核の異常がみられる．スポーツ活動の中止で臨床症状は良好に改善する．

③ 肩関節のスポーツ障害

A 投球障害肩 throwing shoulder injury
（➡443頁参照）

肩の使いすぎ，不良なコンディショニング，さらに不良な投球フォームなどを主要因として種々の肩関節構成体が損傷されて痛みが生じる障害の総称的診断名である．その障害部位は多岐にわたり，肩甲上腕関節内では，上方関節唇損傷 superior labrum anterior and posterior lesion（SLAP損傷），腱板関節内不全断裂，腱板疎部損傷，有痛性Bennett（ベネット）骨棘，後方関節包拘縮などが，肩甲上腕関節外では，肩峰下インピンジメント症候群，上腕二頭筋長頭腱腱鞘炎，腋

窩神経障害（四辺形間隙症候群など）や肩甲上腕神経障害などがある．
投球動作だけではなく同様のことが水泳競技にもみられ，この場合，水泳肩とよばれる．
投球障害肩に対する治療の原則は保存療法である．障害に至った要因を徹底的に検討し，使いすぎやオーバーロードの是正，コンディショニングの改善，さらに投球フォーム不良例に対してはフォームの修正などを行う．

B 上腕骨近位骨端線離開（リトルリーガーズショルダー Little Leaguer's shoulder）
（➡443頁参照）

骨端線閉鎖前（10〜15歳）の野球選手が過度の投げ込みを行ったときに，利き腕の上腕骨近位骨端線が離開することがある．成長期野球選手の肩痛の多くは上腕骨近位骨端線離開が原因であり，疑わしい場合は比較のために健側のX線も撮影する（➡445頁，図27-39参照）．

C 上腕二頭筋長頭腱障害（➡442頁参照）

上腕二頭筋長頭腱は結節間溝の中を動くが，オーバースロー投球時のコッキング肢位で緊張し，加速期に肩峰と烏口肩峰靱帯の下で圧迫され，内旋に伴ってさらに摩擦が加わる．上腕二頭筋長頭腱炎が投球障害肩の前方障害のなかで最も多く，結節間溝に圧痛を認める．診断法として，肘の屈曲とともに前腕を回外させて痛みを誘発させるYergason（ヤーガソン）テスト，前腕回外位で肘を伸展したまま抵抗下に上肢を挙上させるSpeed（スピード）テストなどがある．また体操競技で倒立，懸垂などの際に静的な力と動的な力の両方が作用し，長頭腱の腱炎，脱臼，断裂などが起こることがある．

④ 肘関節のスポーツ障害

A 野球肘，リトルリーガーズエルボー baseball elbow, Little Leaguer's elbow
（➡452頁参照）

野球肘は投球動作の繰り返しによって起こる種々の肘関節障害に対する総称的病名で，障害される部位により内側型，外側型，後方型に分けら

れる．内側型では，前腕の屈筋群と回内筋群の繰り返し張力によって上腕骨内側上顆炎や骨端核異常，骨端線離開，尺側側副靱帯損傷が生じる．外側型では，橈骨頭からの圧迫力や回旋力が繰り返し加わり，上腕骨小頭離断性骨軟骨炎や関節内遊離体（関節ねずみ）を生じる．後方型では，加速期からフォロースルー期にかけての牽引力や張力のために肘頭骨端線閉鎖遅延，肘頭疲労骨折，上腕三頭筋腱炎などが生じる．

"Little Leaguer's elbow" という病名は，発育期の野球選手に起こる上腕骨内側上顆骨端線離開として 1960 年に報告されたことに由来するが，最近の欧米では野球肘という病名と同義で使われる傾向がある（→治療の詳細は 452 頁参照）．

B 上腕骨上顆炎（上腕骨外側上顆炎，上腕骨内側上顆炎）

肘関節外側の伸筋腱起始部，あるいは内側の屈曲回内筋腱起始部の腱付着部症である．原因は加齢による腱起始部の変性と使いすぎ overuse による腱組織の微小断裂と考えられている．外側上顆炎では，手の握りや手関節伸展を要する動作時に肘関節外側部痛が生じる．テニスのバックハンドで発症することからテニス肘ともよばれるが，テニス以外の日常生活動作でも発症し女性に多い（→457 頁参照）．内側上顆炎では，手関節の屈曲や前腕の回内を要する動作時に内側部痛が生じる．ゴルフ，テニスのフォアハンド，野球，あるいはスーツケースの運搬などで前腕の屈筋群と回内筋群を使いすぎると生じることがあり，ゴルフ肘，フォアハンドテニス肘，野球肘，スーツケース肘ともよばれる．

C 内側側副靱帯（MCL）損傷

捻挫や脱臼に伴う急性外傷による靱帯損傷と，野球を中心とした投擲動作，ラケットスポーツで繰り返される慢性的な外反ストレスの結果生じる慢性的な靱帯損傷がある．後者は，長期間野球を続けてきた大学生・社会人やプロ野球選手などにおいて，微細な損傷が蓄積された結果，投球の瞬間に激痛とともに発症することが多い．内側側副靱帯（MCL）に一致した圧痛，投球動作での疼痛，milking test や moving valgus test など誘発テストによる疼痛の再現，MRI，またストレスX線

撮影などで診断する．保存療法に抵抗性の場合，MCL の再建術が行われる．

5 股関節周囲のスポーツ障害

A 鼠径部痛（グロインペイン）症候群

スポーツ選手，なかでもサッカー選手は鼠径部痛を訴えることが多い．ランニングや起き上がり，キック動作など腹部に力を入れたときに鼠径部やその周辺に痛みが生じる障害の総称的診断名であるが，鼠径部周辺に痛みが生じる他の疾患（恥骨疲労骨折，股関節周囲の筋挫傷など）を除外しなければならない．体幹から股関節周辺の筋や関節可動性低下による拘縮，骨盤を支える筋力低下による不安定性，体幹-下肢の動きの連動性が不良で不自然な使い方が生じることによって，痛みと機能障害の悪循環が生じて症状が慢性化する．機能的な問題を評価し，それを修正するアスレチックリハビリテーションを中心とした保存療法が行われる．

B 大腿骨寛骨臼インピンジメント femoroacetabular impingement（FAI）

大腿骨と寛骨臼との間のインピンジメント（衝突）が，スポーツ選手の股関節痛の一因と考えられ，FAI とよばれている．インピンジメントの形態により，Pincer タイプ，Cam タイプ，そしてそれらの混合型がある（図 41-11）．股関節を屈曲，内転，内旋させるインピンジメントテストが身体所見として有用である．

6 膝のスポーツ障害

A ジャンパー膝 jumper's knee（→653 頁も参照）

バレーボールやバスケットボールなどでジャンプやランニングを繰り返すことにより，膝蓋骨を中心とした膝伸展機構に疼痛，腫脹，硬結などが生じる症候群である．部位別に，大腿四頭筋腱と膝蓋骨底との境界部，膝蓋骨尖と膝蓋腱との境界部，膝蓋腱の遠位部の障害に分類できるが，膝蓋骨尖と膝蓋腱境界部がほとんどである．膝蓋腱の

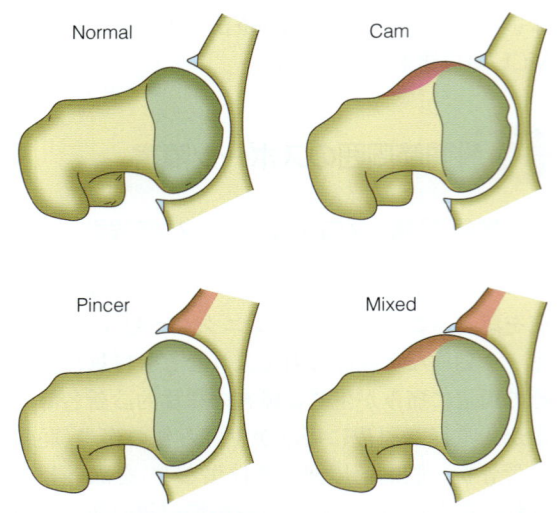

Normal　　　Cam

Pincer　　　Mixed

図 41-11　大腿骨寛骨臼インピンジメント（FAI）の分類

みに症状がみられる場合は膝蓋腱炎という病名が使われることがあるが，病理組織学的には炎症ではなく変性所見がみられる．ストレッチを中心とした保存療法が行われるが，慢性例には病巣部切除術なども行われる．発育期にみられる Sinding Larsen-Johansson 病や Osgood-Schlatter 病（➡図41-10）も広義のジャンパー膝である．

B 有痛性分裂膝蓋骨
painful patella partita（➡653頁も参照）

膝蓋骨に骨化核が2つ以上存在し，成長後もそのまま癒合しないことがある．多くは無症状であるが，スポーツ活動によって疼痛が生じた場合に有痛性分裂膝蓋骨という．多くは二分膝蓋骨 patella bipartita で，Saupe（ザウペ）分類のⅢ型（膝蓋骨の外側上方に骨化核）がほとんどである．症状は分裂部の運動時痛，圧痛，骨性膨隆であり，X線像では新鮮骨折との鑑別が必要である．

C 腸脛靱帯炎

腸脛靱帯は腸骨稜から脛骨の Gerdy（ジェルディ）結節に至る靱帯で，膝の屈伸時に大腿骨外側上顆を前後に移動する．ランナーなど膝の屈伸を繰り返すスポーツで，腸脛靱帯が大腿骨外側上顆と機械的摩擦を生じて炎症をもたらす．長距離のランニング，O脚，底の硬い靴の使用や下り坂のトレーニングなどが発症の一因になる．診断に

は検者の母指で大腿骨外側上顆上の腸脛靱帯を圧迫させながら被検者の膝を自動的に伸展させ，痛みの再現をみる grasping test が有効である．また，MRI で高輝度陰影を呈することもある（図41-12）

D ランナー膝
runner's knee

ランニングによる使いすぎによって生じる慢性膝関節痛に対する総称的病名（症候群）である．臨床においてはできる限りその疼痛の原因を示す診断名を用いるべきであるが，長距離のランニングは膝関節周囲に様々な障害をもたらし原因不明の疼痛が多い．ランナー膝という総称的病名はこの事実を示している点において意義がある．

7　下腿のスポーツ障害

A 過労性脛部痛（シンスプリント）
shin splints

使いすぎによる代表的なスポーツ障害であり，下腿中央〜遠位 1/3 部の脛骨の後内方に疼痛と圧痛が生じる．発生に関連する危険因子として，下腿-踵部角の過大外反，足内側縦アーチの低下，回内足が挙げられる．単純 X 線像では疲労骨折のような明瞭な骨病変は示さず，MRI では疲労骨折に認められるような髄内浮腫像は認めないため鑑別に有用である．ストレッチなどの保存療法のほか，回内足などがあればインソールによる矯正を行う．

B 慢性（労作性）区画症候群
compartment syndrome（➡755頁も参照）

区画（コンパートメント）症候群は骨折，筋損傷など外傷により急性に発生するが，スポーツに伴う慢性のものもある．ランニングや運動強度の高いスポーツの繰り返しによって症状が誘発される．種々の疼痛や夜間痛，つっぱり感，腫脹，硬結，圧痛，自動運動障害，当該区画を通過する神経の感覚障害などを呈し，休息で軽快する．50〜70% が両側性であり，通常は 30 歳未満の若い選手に発生する．所見をあまり認めない場合には，繰り返し自動運動や誘因となる運動を行った後に

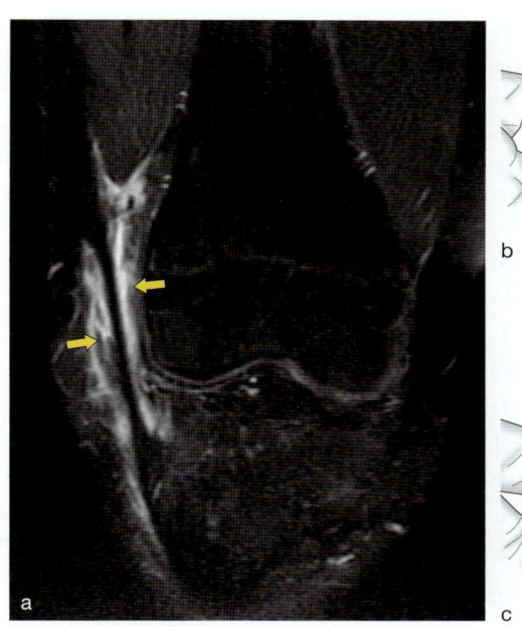

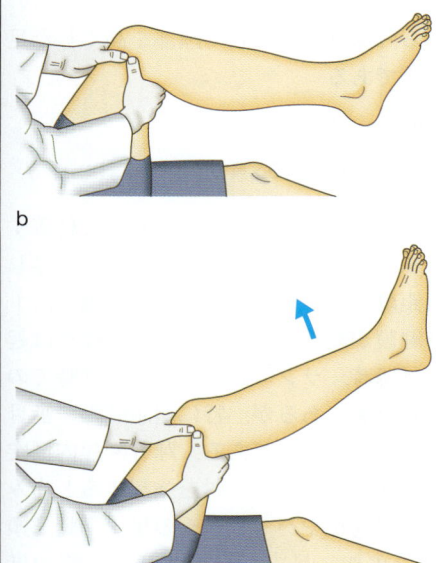

図 41-12　腸脛靱帯炎
a. MRI，腸脛靱帯周囲に高輝度像を認める（矢印）.
b, c. 腸脛靱帯炎に対する grasping test.

診察することが必要である．前方コンパートメントに発生することが多く，外側および浅後方コンパートメントでは稀である.

8　足関節と足部のスポーツ障害

A　足関節インピンジメント症候群

関節縁に生じた骨棘や滑膜などの軟部組織がインピンジメントすることにより，疼痛や可動域制限を生じる病態である．前方と後方に大別でき，前方インピンジメント症候群は衝突性外骨腫 impingement exostosis が代表であり，後方インピンジメント症候群は三角骨によるものが多い．足関節の内・外反により内・外果の下端，距骨内・外側にも増殖性の骨変化が生じる．骨棘形成があっても痛みを生じないことも多い．サッカー選手の足関節に多いことからフットボーラーズアンクル footballer's ankle（**図 41-13**）ともよばれるが，バスケットボール，バレーボール，器械体操の選手などでもみられる．治療は保存療法を行うが，改善しない場合には鏡視下骨棘切除や骨片摘出などが行われる.

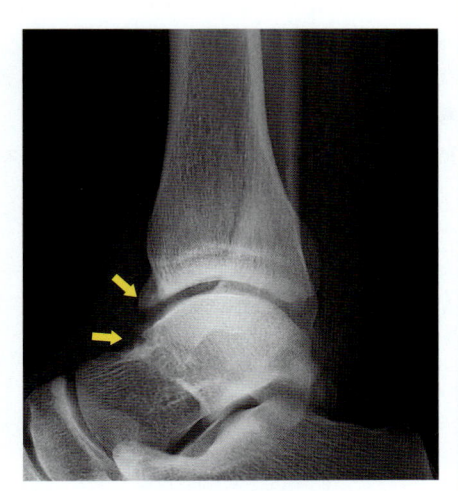

図 41-13　フットボーラーズアンクル
脛骨下端前面と距骨に骨棘を認める.

B　アキレス腱炎・周囲炎・付着部炎
Achilles tendinitis, calcaneal paratendinitis
（→704 頁も参照）

アキレス腱への繰り返し負荷による使いすぎ症候群である．発症の平均年齢は肉ばなれよりも高く，加齢による腱の変性が関連している．また靴の不適合（踵部の高さ不足，柔軟性不足など）も原

因となる．臨床的に腱炎と腱周囲炎を区別するのは困難である．保存療法として踵部を高くした足底挿板が有効である．

C 足底腱膜炎
plantar fascitis（➡706頁も参照）

足底腱膜は踵骨から足趾の基節骨基部に付着する強靱な腱様組織で，足のアーチの保持に関与している．長距離ランナーなど長年の繰り返しストレスにより腱膜が変性し疼痛が生じる．症状は起立時，階段昇降時，ランニングやジャンプ時での踵部内側の自発痛であるが，特に起床時の一歩目に痛みがあるのが特徴的である．踵骨隆起内側突起部に圧痛があり，足趾の背屈を強制すると痛みが増強する．回内足やハイアーチの足，下腿三頭筋の柔軟性の欠如，足内反筋群の疲労や筋力低下，アーチサポートが不十分で前足部の柔軟性に乏しいランニングシューズの使用，アップダウン路面の走行などが誘因となる．多くの例で保存療法として，ストレッチング，アーチサポート，足底挿板などが有効である．

●参考文献

1) 福林 徹，史野根生（監修），中嶋寛之（編）：新版 スポーツ整形外科学．pp3-8，南江堂，2011
2) 奥脇 透：トップアスリートにおける肉離れの実態．日本臨床スポーツ医学会誌 17：497-505，2009
3) Jackson DW, Feagin JA：Quadriceps contusions in young athletes. Relation of severity of injury to treatment and prognosis. J Bone Joint Surg Am 55：95-105, 1973
4) 阿部 均：バーナー症候群．発生メカニズムとその予防，再発予防．福林 徹（編）：予防としてのスポーツ医学（臨床スポーツ医学臨時増刊号）．pp63-69，文光堂，2008
5) Morgan WJ, Slowman LS：Acute hand and wrist injuries in athletes：evaluation and management. J Am Acad Orthop Surg 9：389-400, 2001
6) Kahanov L, Eberman LE, Games KE, et al：Diagnosis, treatment, and rehabilitation of stress fractures in the lower extremity in runners. Open Access J Sports Med 27：87-95, 2015
7) 能見修也，石橋恭之，津田英一，他：スポーツにおける疲労骨折の実態．日本臨床スポーツ医学会誌 19：43-49，2011
8) 武藤芳照：運動器官別にみた主なスポーツ傷害．浅見俊雄，宮下充正，渡辺 融（編）：現代体育スポーツ体系第11巻．pp98-101，講談社，1984
9) 新宮彦助，木村 功，那須吉郎，他：スポーツによる脊椎・脊髄損傷．日整会誌 70：353-365，1996

第42章 障害者スポーツ

A 障害者スポーツとは

1 はじめに

障害者スポーツは，わが国では1998年の長野パラリンピック冬季競技大会以降マスメディアに取り上げられる機会が多くなり，一般に広く知られるようになった．しかし，パラリンピックは障害者スポーツの一面を示しているに過ぎず，障害の種類，スポーツの目的，競技レベルなどはさらに多岐にわたっている．健常者のスポーツと同様に，障害者スポーツにおいても，医師や医療とのかかわりが重要であり，基本的な知識を身につけておく必要がある．障害者スポーツに類似した言葉にアダプテッド・スポーツ adapted sports というものがある．これは障害者が参加できるようにルールや用具などが改変されたり，あるいは新たに作られたスポーツをさす．アダプテッド・スポーツという言葉には，障害者だけでなく，高齢者，こども，女性なども参加できるスポーツを含めることがある．

2 障害者の定義と分類

わが国では障害者基本法(1970年)により，障害者とは「身体障害，知的障害，精神障害(発達障害を含む．)その他の心身の機能の障害(以下「障害」と総称する．)がある者であつて，障害及び社会的障壁により継続的に日常生活又は社会生活に相当な制限を受ける状態にあるもの」と定義されている．すなわち身体障害，知的障害，精神障害のいずれかを有するものが行うスポーツが，障害者スポーツということになる．身体障害には，四肢・体幹の障害(肢体不自由)のほかに，視覚障害，聴覚障害，音声・言語障害，内部障害(心臓機能障害，腎臓機能障害，呼吸器機能障害，直腸膀胱機能障害，小腸機能障害，肝臓機能障害，免疫機能障害)が含まれる．本書は整形外科学のテキストであるので，主に肢体不自由をもつ障害者のスポーツについて記述する．肢体不自由には脊髄損傷や四肢切断などのほかに，脳性麻痺・脳血管障害をはじめとした中枢性の麻痺性疾患，神経筋疾患なども含まれる．

3 障害者スポーツの歴史

骨折などの外傷を受けた患者に対する治療の一環としての運動は，古くから行われていた．「医療体育」として行われていた運動法が発展して筋骨格系の治癒や増強につなげるためにスポーツが利用されるようになった．その先駆けとして1943年に英国 Stoke Mandeville 病院の Ludwig Guttmann (ルードヴィッヒ・グットマン)が，スポーツを脊髄損傷患者のリハビリテーションプログラムに取り入れたことが知られている．Guttmann はその意義について，「障害者がスポーツを行うと，身体の調子や心の動きをよい状態に保持することができ，これは社会への再適応を助け，また働いている障害者にとってレクリエーションの理想的形式となる」と述べている．このようにリハビリテーションのためのスポーツはやがてレクリエーションスポーツとして普及し，さらに発展して競技スポーツが生まれた．

Guttmann は1948年に車椅子選手のための競技大会を英国で開催し，これが1960年から始まるパラリンピック Paralympic Games へと発展した．現在，パラリンピックは国際パラリンピック

表42-1 主な障害者スポーツ

パラリンピック競技（夏季）*	陸上競技，競泳，車椅子テニス，ボッチャ，卓球，柔道，セーリング，パワーリフティング，射撃，自転車，アーチェリー，馬術，ゴールボール，車椅子フェンシング，車椅子バスケットボール，視覚障害者5人制サッカー，脳性麻痺者7人制サッカー，ウィルチェアラグビー，シッティングバレーボール，ボート
パラリンピック競技（冬季）**	アルペンスキー，クロスカントリースキー，アイススレッジホッケー，バイアスロン，車椅子カーリング
その他***	バドミントン，ローンボウルス，ゴルフ，スキューバダイビング，フライングディスク，車椅子ツインバスケットボール，電動車椅子サッカー，野球，ほか

* 2012年ロンドン大会の種目.
** 2014年ソチ大会の種目.
*** 肢体不自由の障害者が行う主なものを挙げた.

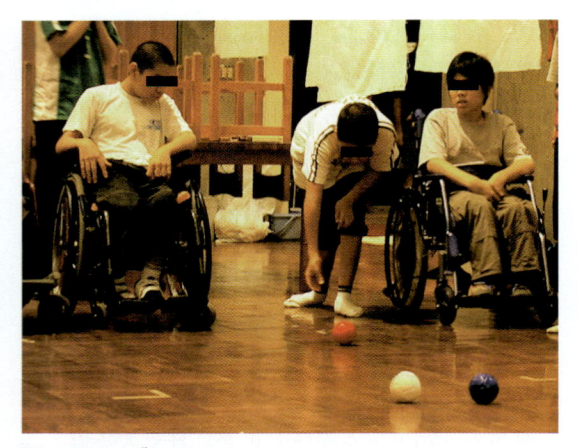

図42-1 ボッチャ
ジャックボールとよばれる白い的球に，赤・青6球ずつのカラーボールを投げたり，転がしたり，ほかのボールに当てたりして，いかに近づけるかを競う．より軽度の障害者や健常者でもレクリエーションとして行われる．

委員会が主催し，運動機能障害（低身長を含む），脳性麻痺（他の中枢性麻痺を含む），四肢切断，視覚障害，知的障害を対象としている．なお，パラリンピックという言葉は，当初対麻痺 paraplegia とオリンピック Olympic の合成語であった．しかし現在では，対麻痺の障害者のみならず，より多様な障害をもつ人々が参加するようになったため，「もう1つのオリンピック」の意味を込めて，パラレル parallel とオリンピック Olympic の合成語とされるようになった．

一方，聴覚障害者が参加するデフリンピック Deaflympic Games は，その前身がすでに1924年に始まっており，障害者スポーツにおける最初の国際競技大会とされている．知的障害者が参加するスペシャルオリンピックス Special Olympics は1968年より開催されている．これは，1962年に John F. Kennedy の妹である Eunice Kennedy Shriver が，自宅の庭を知的発達障害者に開放したデイキャンプを起源としている．

以上のような競技スポーツが盛んになるとともに，生涯スポーツとしての障害者スポーツが日本においても広がってきている．正確な統計はないが，障害者のなかに占めるスポーツ人口の割合は20〜40%といわれている．

❹ 障害者スポーツの種類

健常者が行うほぼすべてのスポーツに障害者も参加することができる．代表的なものとして，パラリンピックの競技種目と，肢体不自由者が行うそのほかの主なスポーツを表42-1に示す．障害者スポーツには，健常者と同じ，あるいは一部変更したルールで行うものが多い．例えば車椅子テニスでは，ツーバウンドによる返球が認められている以外は，ほとんどのルールが一般のテニスと同じである．車椅子バスケットボールは，パラリンピックなどでは一般と同じゴールを使用している．このほかにゴールを上下2組にして重度障害者が参加することのできるツインバスケットボールもある．一方で障害者が行うために新たに考案された競技もある．ボッチャ Boccia は，重度の脳性麻痺や同程度の四肢重度機能障害者のためにヨーロッパで考案されたスポーツで（図42-1），パラリンピックの正式種目にもなっている．

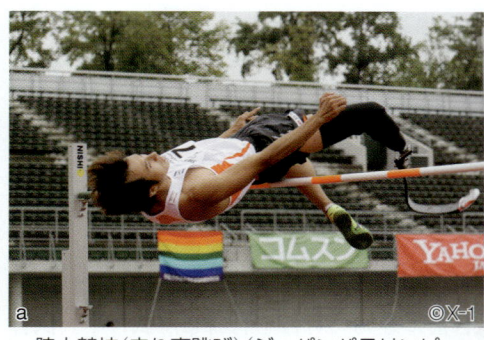
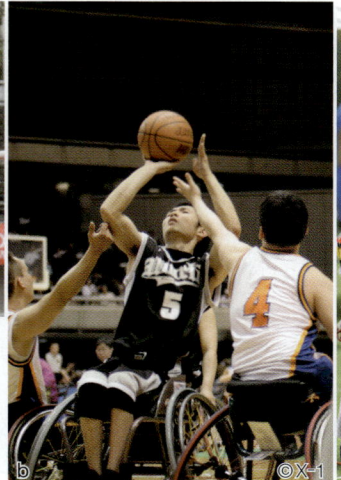
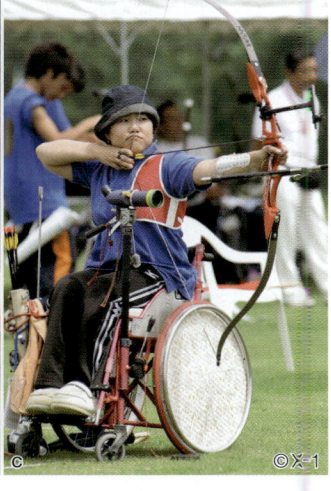

a. 陸上競技（走り高跳び）（ジャパンパラリンピック競技大会）.
b. 車椅子バスケットボール（日本車椅子バスケットボール選手権大会）.
c. アーチェリー（ジャパンパラリンピック競技大会）.

図 42-2　種々の競技スポーツ（日本障がい者スポーツ協会提供）

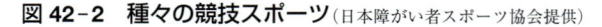

B 障害者スポーツの特徴

1 リハビリテーションスポーツ

　リハビリテーションのなかに運動療法の一環として取り入れるスポーツである．リハビリテーションスポーツには，全身的で応用的な動きを取り入れるという特徴がある．すなわちスポーツを行うことにより，局所的な機能の改善だけではなく，全身の筋力・筋持久力の強化，体力の向上，協調運動の改善を得ることができる．これにより，日常生活・社会生活への復帰をより円滑にできることを目標とする．リハビリテーションスポーツは疾患の亜急性期・回復期から始める場合があり，通常のリハビリテーションと同様の医学的管理を必要とする．その際は障害部位の状態の確認，血圧・脈拍などのバイタルサインのチェック，合併症の管理に基づいて運動の種類・強度を決める．

2 生涯スポーツ（市民スポーツ）

　市民生活を送っている障害者が，心身の健康維持，心理的安定，レクリエーション，社会参加などを目的として地域において行うスポーツである．身体障害者には生活習慣病の合併が多く，これには運動に対する消極性が関与している．活動性を高めるために運動を取り入れることは，身体

障害者の健康維持に重要な手段の1つである．

　わが国には，障害者スポーツセンターが20カ所以上ある．施設により事業内容や実施可能な競技の種類は異なるが，体育館やプールを備え，障害者スポーツ教室や競技会・記録会を開催するほか，更生相談やボランティア・指導者の育成も行っている．このほか，障害者スポーツには，車椅子マラソン，スキーやスキューバダイビングなど屋外で行うものもある．

　障害者の生涯スポーツの振興は国の施策にも含まれている．1993年に総理府（当時）の障害者対策推進本部が策定した「障害者対策に関する新長期計画」には，「スポーツ，レクリエーション及び文化活動への参加機会の確保は，障害者の社会参加の促進にとって重要であるだけでなく，啓発広報活動としても重要である．また，これら活動は，障害者の生活を豊かにするものであり，積極的に振興を図ることが必要である．特に，スポーツについては，障害者の健康増進という視点からも有意義である」と述べられている．

3 競技スポーツ（図42-2）

　障害者が，記録への挑戦やプレーヤー同士の競い合いを目的として行うスポーツである．前述したパラリンピックなどの世界的な競技大会のほか，世界各地で国際大会が開催されている．アジアパラ競技大会 Asia Para Games は2010年に広

州で初めて開催された．アジアパラ競技大会の前身は，1975年に第1回が大分県別府市で開催されたフェスピック FESPIC Games である．フェスピックは大分県にある社会福祉法人 太陽の家の創始者である中村裕が提唱したものである．

国内の大会としては，国民体育大会の開催都道府県の主催で，全国障害者スポーツ大会が行われている．このほか，一部の競技を対象にしたものとして，ジャパンパラリンピック競技大会(陸上，水泳，アーチェリー，スキー，アイススレッジホッケー)，日本車椅子バスケットボール選手権大会，大分国際車いすマラソン大会などがある．

C 障害者スポーツにおける医療専門職の役割

障害者スポーツにかかわる医療専門職の資格制度として，日本障害者スポーツ協会が認定する，障害者スポーツ医と障害者スポーツトレーナーがある．前者は医師免許を有することが認定の条件であり，100人以上が登録されている．後者には，理学療法士，作業療法士などの国家資格をもつものが含まれる．障害者スポーツにおける医療専門職の役割を以下に示す．

1 適切なスポーツや援助に関する助言

医療専門職には，障害者に対してどのような障害者スポーツがあるかを提示し，障害に応じた適切な種目をアドバイスし，その競技に関する情報を提供する役割がある．必要に応じ障害や合併症の内容，程度を把握し，障害者が希望するスポーツへの参加の適否を判断したり，障害者に適した種目を多くのスポーツから選択して勧めたりするだけでなく，競技設備，競技団体，義肢・装具などスポーツ活動に対する援助に関する情報も提供する．

2 義肢・装具などの適合確認

スポーツ活動においては，義肢・装具などに加わる負荷が，日常生活動作に比較してはるかに大きくなる．障害の内容・合併症と運動内容の両方

を考慮し，運動によって合併症を発生しないよう，義肢・装具などの適合を十分に確認する必要がある．

3 健康管理

スポーツは障害者の健康維持に役立つとされているが，その健康管理には医療専門職，特に医師が携わる必要がある．特に競技スポーツにおいては，試合前に運動の可否を判断し，試合中・試合後には健康状態の悪化やスポーツによる損傷が生じていないかを判断しなくてはならない．また治療が必要と判断した場合には，状況に応じて適切に対応する必要がある．

4 損傷・事故の予防

障害者スポーツには特有の損傷が多いことが知られており，障害の内容や競技種目に応じて，練習法の指導，義肢・装具の調整などを行う．例えば脊髄損傷では，褥瘡，自律神経障害，痙縮の増悪，脱水と腎機能障害，麻痺部位の疼痛が多い．脊髄損傷に限らず，車椅子を用いるスポーツでは車椅子の駆動により繰り返し強い力が加わるため，手根管症候群などの末梢神経障害が多い．脳血管障害では，心血管系や糖尿病などの基礎疾患をもつことが多い．このため運動強度・時間のコントロールを行い，心血管イベントや糖尿病性ニューロパシーに伴う皮膚損傷などを予防する．脳性麻痺ではてんかんの誘発に注意する．

5 クラス分けへの関与

例えば一般の柔道競技で体重別のクラス分けがされているように，障害者スポーツでも公平性確保のためにクラス分けが行われている．これには障害の程度によるクラス分けと，実際の運動能力によるクラス分けがあり，特に前者には医師による医学的運動機能評価が必要とされる．

クラス分けは個人競技だけでなく，チームスポーツでも行われる．これにはチーム間の公平性を保つという意味だけでなく，障害の重い選手も軽い選手も等しく試合に出場するチャンスを与えるという意味もある．例えば車椅子バスケットボールでは，障害レベルの重いものから順に

1.0～4.5 の持ち点が定められており，試合中はコート上の 5 人の持ち点の合計が 14.0 を超えてはいけないとされている．

Advanced Studies

近年は障害者と健常者が一緒にスポーツを行う機会も増えてきている．例えば車椅子バスケットボールのクラス分けにおいて健常者は持ち点 5.0 として参加が許されることもある．座ったまま行うシッティングバレーボールの日本選手権では，チーム内に 1 名以上の障害者がいることが参加条件となっている．

❻ 不正行為への対応

一般の競技スポーツと同様，障害者スポーツにおいても好成績をあげるためのドーピングが問題になっている．アンチ・ドーピングの目的は，健康阻害の防止，フェアプレー精神の徹底，社会道徳の啓蒙である．

ドーピングの主たる問題は薬物であり，禁止薬物は世界アンチ・ドーピング機構の基準に従う．障害に伴う合併症や随伴症状のために薬物を使用せざるを得ない場合には，所定の条件を満たしていれば，事前に許可申請を行う．

障害者スポーツに特有の不正行為として，脊髄損傷患者におけるブースティング boosting が有名である．頚髄あるいは高位胸髄損傷患者では自律神経系の異常があり，尿道カテーテルのクランプにより膀胱容量を増大させたり麻痺領域に侵害性刺激を加えたりすることにより自律神経過反射を誘発し，運動パフォーマンスを上げることができる．自律神経過反射は血圧を上昇させ，時に死に至ることも知られており，国際パラリンピック委員会ではブースティングを不正行為と定めている．

❼ 医学的研究

障害者スポーツに関する医学的研究は，20 世紀の終わり頃から徐々に行われるようになってきた．

生理学的な研究は，スポーツが酸素摂取量や心肺機能に及ぼす影響などを対象に行われてきた．近年はさらに，スポーツが障害者の健康に及ぼす好影響，さらには社会参加への影響も研究されている．バイオメカニカルな視点からは，義肢・装具や車椅子との関係も含めて研究が行われてい

る．例えば，競技スポーツ選手に特徴的な車椅子の操作法，下肢切断者の自転車競技における義足のバイオメカニズムなど，その対象分野は広い．そして，これらの研究成果は一般障害者の装具などにもフィードバックされている．

Advanced Studies

障害者スポーツの心理的側面

障害者スポーツの心理的側面に関する研究は少なからず行われている．障害の状態と患者の興味をもとに適切な種目を選択しスポーツに参加することにより，障害受容の促進，精神的自立，意欲・自信の回復といった効果が得られると報告されている．一方で障害者アスリートでは，競技と仕事の両立といった心理的問題を抱えることがあり，心理的サポートや，スポーツ活動を継続するための体制作りが必要である．

●参考文献

1) 神埜聖治, 神埜奈美, 吉田宗人, 他：身体障害者スポーツの概要．総合リハ 36：827-830，2008
2) 陶山哲夫：障害者スポーツの最近の動向．理学療法学 21：99-106，2006
3) 高橋 明：岩波新書 896—障害者とスポーツ．岩波書店，2004
4) 新納昭洋, 片山敬子, 三浦孝仁：地域における障害者スポーツの普及．総合リハ 36：834-837，2008
5) 初山泰弘(編)：高齢者・障害者スポーツ up to date. Monthly Book Medical Rehabilitation No.15, 2002
6) 水落和也(編)：障害者の生活習慣管理．Monthly Book Medical Rehabilitation No.58, 2005
7) DeLisa JA, Gans BM, Walsh NE：Physical Medicine and Rehabilitation—Principles and Practice, 4 th ed, vol.1, Chapter 24 (Recreation and Sport for People with Disabilities). pp577-793, Lippincott Williams & Wilkins, Philadelphia, 2005
8) Engstrom B, Van de Ven C：陶山哲夫, 草野修輔, 高倉保幸, 他(監訳)：切断のリハビリテーション—知っておきたい全プロセス 第 3 版．第 18 章(スポーツと余暇活動)．pp219-233, 協同医書出版社，2002
9) Sisto SA, Druin E, Sliwinski MM：Spinal Cord Injuries-Management and Rehabilitation, Chapter 19 (Sports and Recreation for People with Spinal Cord Injuries). pp455-477, Mosby Elsevier, St. Louis, 2009
10) Smith DG, Michael JW, Bowker JH：Atlas of Amputations and Limb Deficiencies-Surgical, Prosthetic, and Rehabilitation Principles, Chapter 50 (Prosthesis for Sports and Recreation) and Chapter 51 (Physical Therapy for Sports and Recreation). pp633-660, AAOS, Rosemont, 2004

リハビリテーション

本編で何を学ぶか

- リハビリテーション医学の背景と目的を理解する.
- 人間の身体の状態(健康と疾病)と生活機能と社会参加の三者の関係を理解する.
- リハビリテーション関連専門職種を知り,チーム医療における各職種(医師を含む)の役割について理解する.
- 疾病の治療から社会復帰に至る各段階でのリハビリテーションの役割について理解する.
- リハビリテーション医療で用いられる心身機能や自立度の評価法を知り,社会参加まで含めた総合的に評価することの意義を理解する.
- リハビリテーション治療の手段として,薬物療法,手術療法,理学療法,作業療法,言語療法,心理療法,義肢・装具療法,リハビリテーション看護,ケースワークなどがあることを知る.
- 理学療法は運動療法と物理療法に,作業療法は身体障害作業療法と精神科作業療法に大別されることを知り,それぞれの内容について理解する.
- 整形外科疾患に対するリハビリテーション治療法の種類とそれぞれの目的を知る.
- 上肢,体幹,下肢の代表的な装具の種類とそれぞれの目的を知る.
  杖,車椅子などの歩行補助具の適応や使用法を理解する.
- 義肢の定義,分類・名称,構造,適応,処方,訓練法の概略を理解する.
- スポーツ用の義肢について理解する.
- 義肢・装具に関する社会福祉制度について知る.

第Ⅷ編　リハビリテーションの構成マップ

43章　運動器疾患のリハビリテーション

運動器疾患のリハビリテーションとは —————————— 898頁

国際生活機能分類 ICF ————————————————— 898頁

運動器疾患のリハビリテーションの対象 ——————— 898頁

チームアプローチ————————————————————— 899頁
[医師，看護師，理学療法士，作業療法士，言語聴覚士，義肢装具士，臨床心理士，社会福祉士，医療ソーシャルワーカー，介護福祉士，ケアマネジャー，アスレチックトレーナー]

リハビリテーション医療における評価 — 900頁

- 関節可動域（ROM）————————————— 900頁
- 筋力 ————————————————————— 900頁
- 筋萎縮 ——————————————————— 900頁
- 四肢長 ——————————————————— 900頁
- 歩行 ————————————————————— 901頁
  [正常歩行，異常歩行（跛行）]
- 日常生活活動 ——————————————— 902頁
- 疼痛 ————————————————————— 904頁
  [VAS，NRS，表情尺度，その他]
- 生活の質（QOL）の評価 ————————— 905頁
  [包括的 QOL 評価尺度，疾患特異的 QOL 評価尺度]
- 認知機能 ————————————————— 906頁
  [改訂長谷川式簡易知能評価スケール（HDS-R），MMSE，初期認知症徴候観察リスト]
- 運動器疾患のリハビリテーション独自の動作評価法 ———————— 907頁
  - 筋力・筋持久力評価 – 907頁
  - バランス評価 ———— 909頁
  - 総合的運動機能評価 – 909頁
- 日本整形外科学会治療成績判定基準（JOA score）————————— 909頁
  巻末資料（➡ 944 頁）も参照

運動器疾患のリハビリテーションの実施 ———————— 910頁

- リハビリテーション処方 — 910頁
- 理学療法 ————————— 910頁
  - 物理療法 —————— 910頁
  - 運動療法 —————— 912頁
- 作業療法 ————————— 913頁
  - 日常生活活動（ADL）訓練 — 913頁
  - 日常生活指導 ———— 914頁
- 装具療法（治療用装具）— 914頁
  - 上肢装具 —————— 914頁
  - 下肢装具 —————— 916頁
  - 体幹装具 —————— 917頁
  - 歩行補助具 ————— 918頁
- 環境調整・バリアフリー — 919頁
- ロボットを用いた運動器疾患のリハビリテーション ———— 921頁
  - 車椅子 ——————— 919頁
  - 自助具 ——————— 919頁

運動器疾患のリハビリテーションに関する社会保障制度 ——————— 921頁

- 医療保障 ————————— 921頁
  [社会保険，介護保険]
- 社会福祉 ————————— 922頁
  [障害者基本法，身体障害者福祉法と児童福祉法，障害者総合支援法]

44章 義肢

義肢とは	923頁		
義肢の分類	923頁	部位による分類	923頁
		使用時期による分類 [仮義肢，本義肢]	924頁
		使用目的による分類 [装飾用義手，作業用義手，能動義手，動力義手]	924頁
		構造による分類 [殻構造義肢，骨格構造義肢]	925頁
義肢の処方と製作	925頁	処方	925頁
		製作	925頁
義手	926頁	義手の構造 [ソケット，継手，コントロールケーブルシステム]	926頁
		義手の適合判定	928頁
		義手のリハビリテーションの実際と注意点	928頁
義足	928頁	義足の構造 [ソケット，膝継手，足継手，足部]	928頁
		義足の適合判定	931頁
		義足のリハビリテーションの実際と注意点	931頁
義肢とスポーツ	931頁	スポーツ用義足	931頁

巻末資料	933頁	関節可動域表示ならびに測定法 主な徒手筋力テスト 治療成績判定基準，機能評価法など 骨腫瘍分類 障害程度等級表 標準脊髄損傷神経機能評価法

第43章 運動器疾患のリハビリテーション

A 運動器疾患のリハビリテーションとは

運動器の疾患では，四肢や体幹の疼痛や機能障害をきたし，移動や日常生活活動 activities of daily living（ADL）を困難にして生活の質（QOL）の低下に直接影響するため，自立した生活がしばしば困難となる．

運動器疾患の治療では，薬物療法，手術療法とともにリハビリテーションとして，理学療法，作業療法，義肢装具療法を実施する．さらに必要があればバリアフリーなど環境整備を行う．このように運動器疾患のリハビリテーションは，整形外科診療の一環として行われる．

B 国際生活機能分類 ICF

国際生活機能分類 international classification of functioning, disability and health（ICF）は，

2001 年に世界保健機関（WHO）が健康と疾病が生活に及ぼす影響を，保険・医療・福祉に関する総合的指標として提唱した（図 43-1）．これは同じく WHO が 1980 年に提唱した international classification of impairments, disabilities, and handicaps（ICIDH）を肯定的表現に改訂し，環境因子を重視してバリアフリーにまで言及したものである．

リハビリテーションでは，ICF の活動の低下に着目して，環境因子まで含めてその低下を様々な手段を用いて回復させることにより，参加を高めようとするものである．ICF は国際疾病分類 international classification of diseases（ICD）とともに，国際分類法として活用されている．

C 運動器疾患のリハビリテーションの対象

運動器疾患のリハビリテーションは，障害者や高齢者のみが対象ではなく，クリニックで行われる外来リハビリテーション，急性期病院での周術期リハビリテーション，さらには回復期のリハビリテーションなど，小児から高齢者のすべての年齢層の骨折，関節疾患，脊椎・脊髄疾患といった運動器疾患全般が対象である．

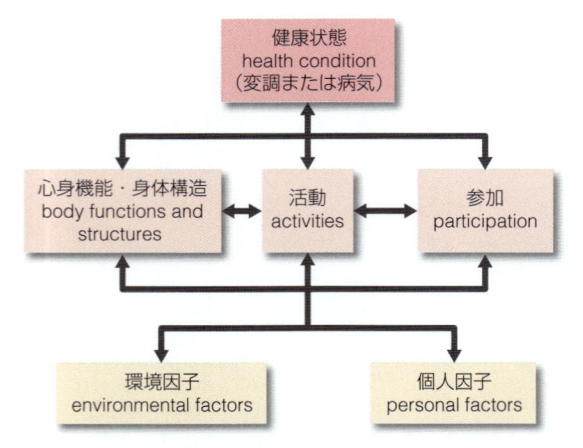

図 43-1　WHO による国際生活機能分類 ICF

NOTE　ICF の実際

胸髄損傷の対麻痺で歩行障害のある例を挙げると，心身機能・身体構造では対麻痺という機能障害が発生し，立位や歩行などの移動での活動制限が生じる．この患者が通勤途中の道路工事などの環境変化でこれまでできていた車椅子での通勤ができなくなった場合，心身機能・身体構造に変化はないものの，環境因子の問題により，活動と参加に支障をきたす．

手術の効果を最大限に発揮させるため，術後のリハビリテーションが実施されてきたが，術前の廃用性変化を予防し，さらに効果的な治療を目指して，現在では術前から実施され，術後早期，回復期と，治療期間全般にわたってクリニカルパスにリハビリテーションの内容が組み込まれる．またスポーツ活動の普及に伴い，治療のみならず傷害・障害予防やコンディショニング（筋力や柔軟性，全身持久力などの体力を総合的に調整すること）へとその対象は拡大している．健康維持と増進，損傷・障害予防，ロコモティブシンドロームの予防と，運動器疾患のリハビリテーションの対象は時代の変遷とともに多様化している．

D チームアプローチ

医師がリーダー（責任者）となり，医師の処方のもと，各専門職が多職種で実施する．

1 医師
doctor

患者を診察して評価を行い，リハビリテーションの適応を判断してゴールを設定し，リハビリテーションの必要性と禁忌を明確にして処方を行う．患者の医学的管理のほか職種間の調整を担う．定期的な診察と評価を行いながら患者の状況を把握し，随時リハビリテーションの内容を検討し必要があれば変更する．

> **NOTE 医療機関で実施する保険診療としての運動器リハビリテーション**
>
> 医療機関で運動器リハビリテーション料を算定できる対象患者は，「上・下肢の複合損傷，脊椎損傷による四肢麻痺その他の急性発症した運動器疾患又はその手術後の患者，関節の変性疾患，関節の炎症性疾患その他の慢性の運動器疾患により，一定程度以上の運動機能及び日常生活能力の低下をきたしている患者」という保険診療上の取り決めがある（2016年現在）．クリニックや病院など医療機関での医療保険使用に際しては，この取り決めのもとでリハビリテーションを実施する．

2 看護師
nurse

従来の看護業務のほか，入院患者と接する時間も長く，病棟内での患者のADLを正しく評価することができる．リハビリテーション室内と病棟でのADLの違いがみられることも多く，定期的なカンファレンス開催など他職種との情報交換が必要となる．

3 理学療法士
physical therapist（PT）

医師の指示のもと，基本動作能力の回復を図るために，身体の状態に合わせて運動療法と物理療法を実施する．

4 作業療法士
occupational therapist（OT）

医師の指示のもと，巧緻運動やADL自立に向けた訓練，自助具の製作を行い，日常生活で必要な応用動作や職業上必要となる機能の訓練や再学習を実施する．運動器疾患のリハビリテーションでは，主に上肢機能障害を対象する．

5 言語聴覚士
speech therapist（ST）

医師の指示のもと，音声機能，言語機能または聴覚に障害のある対象者についての訓練実施や必要な検査および助言などを行う．言語のみならず嚥下の訓練も実施する．特に近年では，運動器疾患のリハビリテーションを実施中の患者でも，高齢者の誤嚥性肺炎の予防の役割が増している．

6 義肢装具士
prosthetist and orthotist（PO）

医師からの処方のもと，義肢装具の採型と製作を行う．

7 臨床心理士
clinical psychologist（CP）

上記医療従事者と異なり，国家資格ではない（2016年現在）．心理や行動の問題，さらには認知障害が疑われる発達障害，頭部外傷，脳血管障害など，脳に問題がある患者を対象とする．異常心理に陥った患者も対象となり，心理的な評価を行う．

8 社会福祉士
social worker（SW）

国家資格のもと，「高齢者介護」「障害者支援」「生活保護」「児童福祉」など，福祉分野すべての相談業務を行う．

9 医療ソーシャルワーカー
medical social worker（MSW）

特定の資格はないが，社会福祉士の資格を有することを条件としている医療施設がほとんどである．医療機関でMSWの立場から，患者の社会復帰のための退院・転院調整を行う．

10 介護福祉士
certified care worker（CCW）

国家資格のもと，「身体介護」「生活援助」「相談・助言」「社会生活支援」の業務があり，福祉の領域で実際に介護を行う．基本的に医療行為は実施できないが，喀痰吸引（口腔内，鼻腔内，気管カニューレ内部）や経管栄養（胃瘻，腸瘻，経鼻経管栄養）は，一定の条件下で行うことができる．

11 ケアマネジャー
care manager（CM）

介護のケアプランを立案する．介護支援専門員など一定の医療関連の国家資格をもつ者で5年以上の実務経験があり，都道府県が実施する試験で認められる必要がある．

12 アスレチックトレーナー
athletic trainer（AT）

スポーツ損傷の予防やコンディショニングを行う．最近ではスポーツ整形外科で手術などを行った患者の競技復帰に関与することも多くなってきた．国家資格ではなく団体の認定資格である（2016年現在）．

E リハビリテーション医療における評価

1 関節可動域（ROM）

自動と他動があり，自動での計測は筋力や疼痛の要素が加わるため，通常は他動で計測し，5°刻みで記載する．膝関節の屈曲角度が30°から120°までの場合，「屈曲30°から120°（30°～120°）」または「伸展−30°，屈曲120°」と表記する（→123頁参照）．

2 筋力

通常，徒手筋力テスト（MMT）が行われる．さらに正確に評価する場合は，機器を用いた計測が行われる．最も簡便な筋力測定装置は，装置を手に把持して行うhand held dynamometerがあり，数値による客観的評価が可能である．単位はNまたはkgで表示する．さらには大型の筋力測定装置もあり，通常はトルク（Nm）で表示する．体重で補正することも多い（→122頁参照）．

3 筋萎縮

四肢周囲径を計測する．上肢と下腿は筋腹の最大部位を計測する．大腿は通常，膝蓋骨上縁から10cm近位部で計測するのが一般的であるが，体格によって，同じく5cmや15cmで計測することもある．左右比較や経時的変化の比較を行う．

4 四肢長

四肢長の計測は，骨の突出した部分を目印にメ

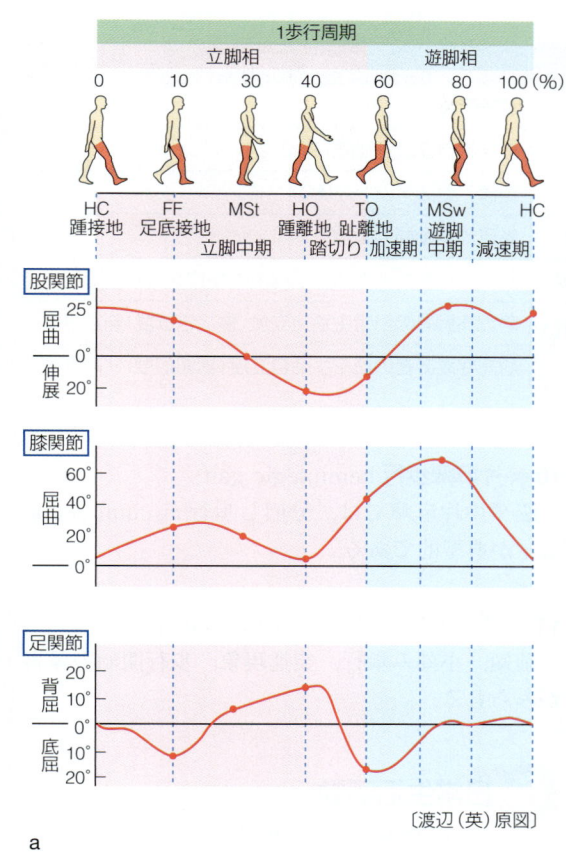

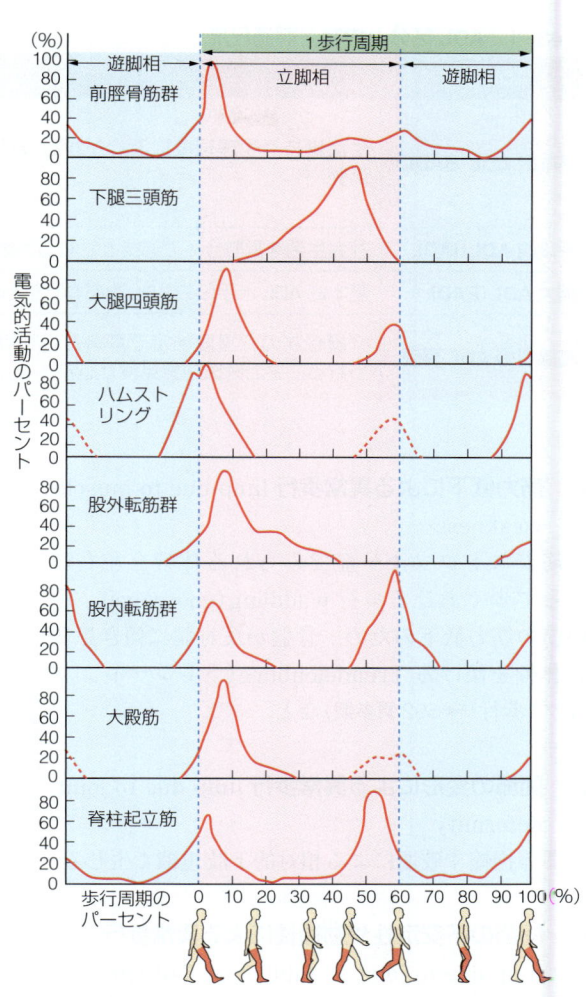

図 43-2　正常歩行
a. 下肢関節角度変化
b. 平地歩行時の主要筋群の活動

―― 安定している活動　····· 安定しているとは限らない活動
（Eberhart らによる）

b

43
運動器疾患のリハビリテーション

ジャーを用いて計測する．骨のランドマークを正確に把握する（➡120頁参照）．

5 歩行

A 正常歩行（図 43-2）

　歩行周期は遊脚相と立脚相の2相に分けることができる．遊脚と立脚の比はおよそ2：3であるが，両脚が同時に着地して支持する両脚支持期が1歩行周期の1/5ある．

B 異常歩行（跛行）（➡114頁参照）

1 ● 疼痛回避歩行 antalgic gait
　疼痛を避けようとして，立脚期を短縮しようとする．逃避性歩行ともよばれる．

2 ● 下肢短縮による異常歩行 limp due to short leg
　硬性墜下性歩行ともよばれる．

3 ● 弾性（軟性）墜下性歩行 elastic falling limp
　股関節が殿筋内脱臼し，下肢長が短縮している際の歩行．

表43-1 ADL 区分と内容，評価尺度

ADL 区分	内容	ADL 評価尺度
基本的 ADL（BADL）	生命維持や生理現象に深くかかわる基本活動	バーテル指数（BI） 機能的自立度評価法（FIM）
手段的 ADL（IADL）	社会生活を営むうえで必要とされる活動	健康アセスメント（HAQ） 老研式活動能力指標
拡大 ADL（EADL）	基本的 ADL と手段的 ADL をあわせたもの	バーテル指数と老研式活動能力指標を合わせて利用
高齢者の ADL 評価	介護保険の介護度判定で基準として用いられる．主治医師意見書で必要	障害高齢者の日常生活自立度（寝たきり度）判定基準 認知症高齢者の日常生活自立度（認知症度）判定基準

4 ● 筋力低下による異常歩行 limp due to muscle weakness

筋ジストロフィー症でみられる体幹を左右に振って歩くあひる歩行 waddling（goose）gait，中殿筋の筋力低下のため，骨盤が反対側に傾き患側に体幹を傾ける Trendelenburg（トレンデレンブルグ）歩行（→592 頁参照）など．

5 ● 関節の変形による異常歩行 limp due to joint deformity

関節拘縮や破壊による相対的下肢短縮で生じる．

6 ● 関節の不安定性や動揺による異常歩行 limp due to joint instability or flail joint

靱帯断裂や関節破壊によりみられる．

7 ● 末梢神経麻痺による異常歩行 limp due to peripheral nerve palsy

腓骨神経麻痺による下垂足でみられる．Charcot-Marie-Tooth（シャルコー−マリー−トゥース）病では両側性に現れ，鶏歩 steppage gait とよばれる．

8 ● 痙性歩行 spastic gait

脳性麻痺でみられる．遊脚に股関節が過剰に内転する，はさみ脚歩行 scissors gait が典型的である．

9 ● 失調性歩行 ataxic gait

酩酊状態のように，上体が左右前後に揺れる小脳性歩行 cerebellar gait や脊髄癆性歩行 tabetic gait がある．

10 ● 片麻痺歩行 hemiplegic gait

脳卒中片麻痺では，分回し歩行 circumduction gait が典型的である．

11 ● パーキンソン歩行 parkinsonian gait

前傾，小刻み歩行，突進現象，歩行開始の障害がみられる．

6 日常生活活動 activities of daily living（ADL）

生活を行ううえで不可欠で基本的な動作や活動を指す．身の回りの動作が中心の基本的 ADL（basic ADL：BADL）と，応用的な手段的 ADL（instrumental ADL：IADL）がある．日常生活関連活動 activities parallel to daily living（APDL）も応用的 ADL に含まれ，IADL と APDL は重複する部分があるため明確な区別はできない．基本的 ADL と手段的 ADL の両者を合わせて，拡大 ADL（extended ADL：EADL）という．

最近では，わが国の介護保険の要介護認定のため，高齢者の ADL 評価法が用いられる（**表43-1**）．

A 基本的 ADL（BADL）

食事，更衣，移動，排泄，整容，入浴など，朝起きてから寝るまでに行う生命維持や生理的現象に深くかかわる基本的な活動．バーテル指数 Barthel index（BI，**表43-2**），機能的自立度評価法 functional independence measure（FIM，**図43-3**）が評価尺度としてよく用いられる．これらの評価尺度は本来脳卒中のために開発されたものであ

表 43-2　Barthel 指数（BI）

	全介助	半介助	自立
1. 食事（刻んであげるときは介助）	0	5	10
2. 車椅子からベッドへ移る, 戻る	0	5〜10	15
3. 整容（洗顔, 髪の櫛入れ）	0	0	5
4. トイレの出入り	0	5	10
5. 入浴（1 人で）	0	0	5
6. 水平面の歩行（車椅子自走なら 5）	0	10	15
7. 階段昇降	0	5	10
8. 更衣	0	5	10
9. 大便禁制	0	5	10
10. 尿禁制	0	5	10

各活動の自立度を点数化し, その総点で基本的 ADL（BADL）を評価.
脳卒中患者では 61 点以上では 85% が, 40 点以下では 10% が退院可能であった（Granger：1977, 1979）.

（Mahoney FI, Barthel DW：Maryland St. Med J 14：61-65, 1965 より改変）

表 43-3　日本語版 mHAQ 質問表

1. 着衣
   靴ひも結び, ボタン掛けも自分で身支度できますか
2. 起居
   就寝, 気象の準備ができますか
3. 食事
   いっぱいに水が入っている茶碗やコップを口元まで運べますか
4. 歩行
   戸外で平坦な地面を歩けますか
5. 衛生
   身体全体を洗い, タオルで拭くことができますか
6. 物を取る
   腰を曲げて床にある衣類を拾い上げられますか
7. 握る
   蛇口の開閉ができますか
8. 活動
   車の乗り降りができますか

1〜8 の各項目について,
何の困難もない　　：0 点
いくらか困難である：1 点
かなり困難である　：2 点
できない　　　　　：3 点
で評価. 得られた 8 項目の平均値を計算する.

（Pincus T, et al. Arthritis Rheum 26：1346-1353, 1983）

レベル	7　完全自立（時間, 安全性含めて） 6　修正自立（補助具使用）	介助者なし
	部分介助 　5　監視 　4　最小介助（患者自身で 75% 以上） 　3　中等度介助（50% 以上） 完全介助 　2　最大介助（25% 以上） 　1　全介助（25% 未満）	介助者あり

	入院時	退院時	フォローアップ時
セルフケア			
A. 食事　　　　　　　　箸 　　スプーンなど	☐	☐	☐
B. 整容	☐	☐	☐
C. 清拭	☐	☐	☐
D. 更衣（上半身）	☐	☐	☐
E. 更衣（下半身）	☐	☐	☐
F. トイレ動作, 更衣（上半身）	☐	☐	☐
排泄コントロール			
G. 排尿コントロール	☐	☐	☐
H. 排便コントロール	☐	☐	☐
移乗			
I. ベッド, 椅子, 車椅子	☐	☐	☐
J. トイレ	☐	☐	☐
K. 浴槽, シャワー　　　浴槽 　　シャワー	☐	☐	☐
移動			
L. 歩行, 車椅子　　　　歩行 　　車椅子	☐	☐	☐
M. 階段	☐	☐	☐
コミュニケーション			
N. 理解　　　　　　　　聴覚 　　視覚	☐	☐	☐
O. 表出　　　　　　　　音声 　　非音声	☐	☐	☐
社会的認知			
P. 社会的交流	☐	☐	☐
Q. 問題解決	☐	☐	☐
R. 記憶	☐	☐	☐
合計	☐	☐	☐

注意：空欄は残さないこと, リスクのために検査不能の場合はレベル 1 とする.

図 43-3　FIM 評価用紙

〔千野直一（監訳）：FIM：医学的リハビリテーションのための統一データセット利用の手引き 原書第 3 版. 慶應義塾大学医学部リハビリテーション科, 1991 より〕

Ｂ 応用的 ADL

1 ● 手段的 ADL（IADL）

社会生活を行ううえで必要な ADL で, 交通機関利用, 電話, 買い物, 食事の支度, 掃除, 洗濯, 服薬管理, 金銭管理など自立した生活を行うための, より複雑で労作を要する活動をさす. 周囲の環境や個人の状態（年齢, 役割）に依存する.

る. 関節リウマチでは modified health assessment questionnaire（mHAQ）がよく用いられる（表 43-3）.

表43-5　障害高齢者の日常生活自立度（寝たきり度）判定基準

生活自立	ランク J	何らかの障害などを有するが，日常生活はほぼ自立しており独力で外出する 1. 交通機関等を利用して外出する 2. 隣近所へなら外出する
準寝たきり	ランク A	屋内での生活はおおむね自立しているが，介助なしには外出しない 1. 介助により外出し，日中はほとんどベッドから離れて生活する 2. 外出の頻度が少なく，日中も寝たり起きたりの生活をしている
寝たきり	ランク B	屋内での生活は何らかの介助を要し，日中もベッド上での生活が主体であるが，坐位を保つ 1. 車椅子に移乗し，食事，排泄はベッドから離れて行う 2. 介助により車椅子に移乗する
	ランク C	1日中ベッド上で過ごし，排泄，食事，着替において介助を要する 1. 自力で寝返りをうつ 2. 自力では寝返りもうたない

表43-4　老研式活動能力指標

手段的自立	1	バスや電車を使って1人で外出できますか
	2	日用品の買い物ができますか
	3	自分で食事の用意ができますか
	4	請求書の支払いができますか
	5	銀行貯金・郵便貯金の出し入れが自分でできますか
知的能動性	6	年金などの書類が書けますか
	7	新聞を読んでいますか
	8	本や雑誌を読んでいますか
	9	健康についての記事や番組に関心がありますか
社会的役割	10	友だちの家を訪ねることがありますか
	11	家族や友だちの相談にのることがありますか
	12	病人を見舞うことがありますか
	13	若い人に自分から話しかけることがありますか

注：各項目の「はい」が1点，「いいえ」を0点とし，13点満点として生活での自立を評価する．
（古谷野亘，柴田 博，芳賀 博，他：日公衛誌 34：109-114，1987 より改変）

C 拡大 ADL（EADL）

基本的 ADL 尺度と手段的 ADL 尺度から抽出した項目を合わせて，評価尺度として用いる．

D 高齢者の ADL

わが国では老研式活動能力指標（**表43-4**）が評価尺度としてよく用いられる．介護保険の要介護度の認定基準として，障害高齢者の日常生活自立度（寝たきり度）判定基準（**表43-5**）や認知症高齢者の日常生活自立度（認知症度）判定基準（**表43-6**）が用いられ，主治医意見書に記入する．

7 疼痛

疼痛による機能障害は ADL を低下させ，QOL に影響を与える．このため疼痛の的確な評価は，運動器疾患のリハビリテーションを実施するうえで重要である（→89頁，図9-6参照）．

A visual analogue scale（VAS）

国際的に用いられる頻度の高い評価方法である．通常 10 cm の直線を引き，左端が「痛みなし」，右端を「想像できる最大の痛み」として直線上の任意の部位に，自身でどの程度の痛みがあるかを記載させる．

B numerical rating scale（NRS）

VAS と似た方法で 0〜10 の 11 段階でどの程度の痛みかを，口頭ないし目盛りの入った線上に記入してもらう．

2 ● 日常生活関連活動（APDL）

家庭生活を行ううえで必要な調理，掃除などの家事動作や買い物，交通機関の利用など ADL よりも広い生活圏での活動．IADL と重複した部分もあり，明確な区別はできない．

表43-6　認知症高齢者の日常生活自立度の判断基準

レベル	判断基準
I	何らかの認知症を有するが，日常生活は家庭内および社会的にほぼ自立している
IIa	日常生活に支障をきたすような症状・行動や意思疎通の困難さが家庭外で多少みられても，誰かが注意していれば自立できる
IIb	日常生活に支障をきたすような症状・行動や意思疎通の困難さが家庭内でみられるようになるが，誰かが注意していれば自立できる
IIIa	日常生活に支障をきたすような症状・行動や意思疎通の困難さが主に日中を中心にみられ，介護を必要とする
IIIb	日常生活に支障をきたすような症状・行動や意思疎通の困難さが夜間にもみられるようになり，介護を必要とする
IV	日常生活に支障をきたすような症状・行動や意思疎通の困難さが頻繁にみられ，常に介護を必要とする
M	著しい精神症状や周辺症状あるいは重篤な身体疾患がみられ，専門医療を必要とする

（平成5年10月26日　老健第135号：厚生省老人保健福祉局長通知）

C 表情尺度

faces pain scale（FPS）

図示された表情から患者自身の痛みの強さを判定する．

D その他

痛みの強さの評価とともに，痛みの性質の評価，痛みの持続時間・局在性の評価も重要となる．痛みの性質の評価法としてはMcGill pain questionnaire（MPQ）があり，疼痛の領域の記載は身体図を使用して，どこに痛みがあるか患者本人に記載させる．

8 生活の質（QOL）

健康関連QOLの評価に用いられる尺度は，疾患によらない包括的尺度と，疾患ごとに用いられる疾患特異的尺度がある（**表43-7**）．整形外科でよく用いられる日本整形外科学会治療成績判定基準（JOA score）が治療者立脚型評価方法であるのに対し，QOL評価は患者立脚型評価方法であり，質問表などを用いて患者自身が自己評価する．

A 包括的QOL評価尺度

1 ● Short form 36（SF-36）

国際的に広く用いられている．身体機能，心の健康，日常役割機能（身体），日常役割機能（精神），身体の痛み，全体的健康観，活力，社会生活機能の8領域が36の質問にある．

2 ● EuroQOL-5 dimension（EQ-5D）

欧州5カ国で開発されたもの．5項目の質問項目に加え，主観的健康度をVASで評価する．5項目3段階の健康状態が記載されている．

3 ● その他の包括的QOL評価尺度

Nottingham health profile（NHP），Sickness impact profile（SIP）などがある．

B 疾患特異的QOL評価尺度

疾患ごとに特異な症状や心身の状態がQOLに影響を与えることから，疾患特異的QOLが用いられる．

1 ● 骨粗鬆症の評価尺度

国際的にはosteoporosis assessment questionnaire（OPAQ），osteoporosis quality of life questionnaire（OQLQ），わが国で開発された日本骨代謝学会骨粗鬆症患者QOL評価質問表（JOQOL）がある（**→324頁，表22-3参照**）．

2 ● 慢性腰痛の評価尺度

日本整形外科学会，日本運動器リハビリテーション学会，日本臨床整形外科医会合同作業部会で開発した，腰痛症患者機能評価質問表Japan low back pain evaluation questionnaire（JLEQ），従来のJOA scoreを改訂し，国際的に通用することを目的に作成された評価基準として，日本整形外科学会腰痛疾患評価質問表Japan orthopedic association back pain evaluation questionnaire（JOABPEQ）がある．

3 ● 上肢の評価尺度

国際的評価尺度としてdisability of the arm, shoulder, and hand（DASH）がある．

表 43-7　運動器のリハビリテーションで用いられる QOL 評価尺度

QOL 区分	対象		評価尺度	備考
包括的 QOL	全疾患		SF-36	国際的にしばしば用いられる包括的 QOL 評価尺度
			EQ-5D	欧州 5 カ国で作成された包括的 QOL 評価尺度
			NHP	国際的に用いられる包括的 QOL 評価尺度
			SIP	国際的に用いられる包括的 QOL 評価尺度
			WHO QOL	WHO による包括的 QOL 評価尺度
疾患特異的 QOL	骨粗鬆症		OPAQ	国際的骨粗鬆症 QOL 評価尺度
			OQLQ	国際的骨粗鬆症 QOL 評価尺度
			JOQOL	日本骨代謝学会骨粗鬆症患者 QOL 評価質問表
	腰痛症		JLEQ	日本整形外科学会・日本運動器リハビリテーション学会・日本臨床整形外科医会合同作業部会で開発した腰痛症患者機能評価質問表
			JOABPEQ	従来の JOA score を改訂し，国際的に通用する評価基準日本整形外科学会腰痛疾患評価質問表
	上肢		DASH	国際的にしばしば用いられる患者立脚型上肢機能評価尺度
	変形性関節症	股	LISOH	国際的股関節症用評価尺度
		股・膝	WOMAC	国際的にしばしば用いられる股・膝関節の疾患特異的評価尺度
		膝	JKOM	日本整形外科学会による膝関節の疾患特異的評価尺度

4 ● 変形性関節症の評価尺度

股関節は Lequesne index of severity for osteoarthritis of the hip（LISOH），股・膝関節は Western Ontario McMaster Universities OA Index（WOMAC）があり，国際的にも使用される頻度が高い．膝関節は Japanese knee osteoarthritis measure（JKOM）がある．

9 認知機能

高齢者では認知機能の障害によって，運動器疾患のリハビリテーションを実施する際に大きな支障を生じることがある．また，認知機能障害では転倒骨折の危険性も増加することから，認知機能の評価は重要である．

A 改訂長谷川式簡易知能評価スケール（HDS-R）

知能検査として最も簡便で実用的なものであ

る．30 点満点で 20 点以下は認知症の疑いがあるとされる（図 43-4）．

B Mini-mental state examination（MMSE）

簡便な知能検査として国際的に広く用いられている．30 点満点で 24 点以下が認知症の疑いがあるとされる（図 43-5）．

C 初期認知症徴候観察リスト observation list for early sign of dementia（OLD）

患者を観察することで認知症の初期徴候を把握する．被検者の協力が得られない際に有用である（表 43-8）．

| （検査日： | 年 | 月 | 日） | （検査者： | ） |

氏名：	生年月日：	年齢： 歳
性別： 男 ／ 女	教育年数（年数で記入）： 年	検査場所：
DIAG：	（備考）	

1	お歳はいくつですか？（2年までの誤差は正解）		0 1
2	今日は何年の何月何日ですか？ 何曜日ですか？ （年月日，曜日が正解でそれぞれ1点ずつ）	年	0 1
		月	0 1
		日	0 1
		曜日	0 1
3	私たちがいまいるところは，どこですか？ （自発的にでれば2点，5秒おいて家ですか？ 病院ですか？ 施設ですか？ のなかから正しい選択をすれば1点）		0 1 2
4	これから言う3つの言葉を言ってみてください．あとでまた聞きますので よく覚えておいてください． （以下の系列のいずれか1つで，採用した系列に○印をつけておく） 1：a）桜 b）猫 c）電車 2：a）梅 b）犬 c）自動車		0 1 0 1 0 1
5	100から7を順番に引いてください．（100−7は？ それからまた7を引くと？ と 質問する．最初の答えが不正解の場合，打ち切る）	（93） （86）	0 1 0 1
6	私がこれから言う数字を逆から言ってください．（6·8·2，3·5·2·9 を逆に言ってもらう，3桁逆唱に失敗したら，打ち切る．）	2·8·6 9·2·5·3	0 1 0 1
7	先ほど覚えてもらった言葉をもう一度言ってみてください． （自発的に回答があれば各2点．もし回答がない場合以下のヒントを与えて 正解であれば1点） a）植物 b）動物 c）乗り物	a： b： c：	0 1 2 0 1 2 0 1 2
8	これから5つの品物を見せます．それを隠しますのでなにがあったか言ってください． （時計，鍵，タバコ，ペン，硬貨 など必ず相互に無関係なもの）		0 1 2 3 4 5
9	知っている野菜の名前をできるだけ多く言ってください． （答えた野菜の名前を右欄に記入する．途中で詰まり， 約10秒間待っても出ない場合にはそこで打ち切る．） 0〜5＝0点，6＝1点，7＝2点，8＝3点，9＝10点，10＝5点		0 1 2 3 4 5
		合計得点	

図43-4 改訂長谷川式簡易知能評価スケール（HDS-R）
〔加藤伸司，下垣 光，小野寺敦志，他：改訂長谷川式簡易知能評価スケール（HDS-R）の作成．老年精神医学雑誌2：1339-1347，1991 より転載〕

10 運動器疾患のリハビリテーション独自の動作評価法

A 筋力・筋持久力評価

1 ● 10 m 歩行速度

3〜5 m の助走路を前後に設けた 10 m の歩行路を，できるだけ速く歩いたときの所要時間を測定する．休息を挟んで2〜3回測定して，平均値もしくは最小値を用いる．下肢筋力や重心動揺性との相関が高いとされる．

2 ● 6 分間歩行テスト

6 分間の連続歩行距離を測定して耐久性を評価

検査日：200　　年　　月　　日　　曜日　　　　施設名：＿＿＿＿＿＿＿＿＿＿＿

被検者：＿＿＿＿＿＿＿＿＿＿＿　男・女　　生年月日：明・大・昭　　年　　月　　日　　歳

プロフィールは事前または事後に記入します.　　　　　検査者：＿＿＿＿＿＿＿＿＿＿＿

得点：30 点満点

質問と注意点		回答	得点
1（5 点）時間の見当識	「今日は何日ですか」 ＊最初の質問で，被検者の回答に複数の項目が含まれていてもよい.　その場合，該当する項目の質問は省く.	日	0　1
	「今年は何年ですか」	年	0　1
	「今の季節は何ですか」		0　1
	「今日は何曜日ですか」	曜日	0　1
	「今月は何月ですか」	月	0　1
2（5 点）場所の見当識	「ここは都道府県でいうと何ですか」		0　1
	「ここは何市（＊町・村・区など）ですか」		0　1
	「ここはどこですか」（＊回答が地名の場合，この施設の名前は何ですか，と質問をかえる.　正答は建物名のみ）		0　1
	「ここは何階ですか」	階	0　1
	「今月は何地方ですか」		0　1
3（3 点）即時想起	「今から私がいう言葉を覚えて繰り返し言ってください.『さくら，ねこ，電車』はい，どうぞ」 ＊テスターは 3 つの言葉を 1 秒に 1 つずつ言う.　その後，被検者に繰り返させ，この時点でいくつ言えたかで得点を与える. ＊正答 1 つにつき 1 点.　合計 3 点満点. 「今の言葉は，後で聞くので覚えておいてください」 ＊この 3 つの言葉は，質問 5 で再び復唱させるので 3 つ全部覚えられなかった被験者については，全部答えられるようになるまで繰り返す（ただし 6 回まで）.		0　1 2　3
4（5 点）計算	「100 から順番に 7 を繰り返し引いてください」 ＊5 回くり返し 7 を引かせ，正答 1 つにつき 1 点.　合計 5 点満点.　正答例：93　86　79　72　65 ＊答えが止まってしまった場合は「それから」と促す.		0　1　2 3　4　5
5（3 点）遅延再生	「さっき私が言った 3 つの言葉は何でしたか」 ＊質問 3 で提示した言葉を再度復唱させる.		0　1　2　3
6（2 点）物品呼称	時計（または鍵）を見せながら「これは何ですか？」 鉛筆を見せながら「これは何ですか？」 ＊正答 1 つにつき 1 点.　合計 2 点満点.		0　1　2
7（1 点）文の復唱	「今から私が言う文を覚えて繰り返し言ってください.『みんなで力を合わせて綱を引きます』」 ＊口頭でゆっくり，はっきりと言い，繰り返させる.　1 回で正確に答えられた場合 1 点を与える.		0　1
8（3 点）口頭指示	＊紙を机に置いた状態で教示を始める. 「今から私が言うとおりにしてください. 右手にこの紙を持ってください.　それを半分に折りたたんでください. そして私にください」 ＊各段階ごとに正しく作業した場合に 1 点ずつ与える.　合計 3 点満点.		0　1　2　3
9（1 点）書字指示	「この文を読んで，このとおりにしてください」 ＊被検者は音読でも黙読でもかまわない.　実際に目を閉じれば 1 点を与える.	裏面に質問有	0　1
10（1 点）自発書字	「この部分に何か文章を書いてください.　どんな文章でもかまいません」 ＊テスターが例文を与えてはならない.　意味のある文章ならば正答とする.（＊名詞のみは誤答，状態などを示す四字熟語は正答）	裏面に質問有	0　1
11（1 点）図形模写	「この図形を正確にそのまま書き写してください」 ＊模写は角が 10 個あり，2 つの五角形が交差していることが正答の条件.　手指のふるえなどはかまわない.	裏面に質問有	0　1

図 43-5　Mini-mental state examination（MMSE）

（森 悦朗，他：神経疾患患者における日本語版 Mini-Mental State テストの有用性.　神経心理学 1：2-10，1985 より）

表43-8　初期認知症徴候観察リスト（OLD）

記憶障害 忘れっぽさ	① いつも日にちを忘れている
	② 少し前のことをしばしば忘れる
	③ 最近聞いた話を繰り返すことができない
語彙・会話 内容の 繰り返し	④ （診察中に）同じことを何度も言う
	⑤ 毎回同じ話を繰り返す（昔話や自慢話など）
会話の組み 立て能力と 文脈理解	⑥ （使い慣れた）言葉や単語が出てこない
	⑦ すぐに話の脈絡を失う
	⑧ こちらの質問を理解していないことがわかる
	⑨ 患者の会話を理解するのが困難
見当識障害 作話・依存 など	⑩ 時間の観念がない
	⑪ 話のつじつまを合わせようとする
	⑫ 家族に依存する様子がある（振り向き徴候）

する．歩行路を設定して，繰り返し歩行させて評価する．

3 ● 30秒間椅子立ち上がりテスト（CS-30）

30秒間に何回椅子から立ち上がれるかを測定する．下肢筋力との相関があるとされる．

B バランス評価

1 ● timed up and go test（TUG）

椅子に座った状態から，立ち上がり，無理のない速さで3m前方の目標物の周りを回り，再び椅子に座るまでの時間を計測する．日本運動器科学会はカットオフ値を11秒と設けている．

2 ● 開眼片脚起立時間

靴または素足で両手を腰に当て，片足を5cmほど上げて，立っていられる時間を測定する．2回測定して長いほうを用いる．15秒未満であれば転倒の危険性が高い．

C 総合的運動機能評価

1 ● functional balance scale

坐位，立位保持，立ち上がり動作，片足立位など，ADL関連14項目の課題に対して各4点満点で評価し56点満点．Berg balance scaleともよ

ばれる．

11 日本整形外科学会治療成績判定基準（JOA score）

整形外科における各疾患別治療効果判定評価として，広く使用される．治療者立脚型の評価方法である．患者立脚型のQOL評価とともに実施することが多い（➡巻末付録：資料3，944頁参照）．

A 頚髄症治療成績判定基準

頚髄症の重症度を表す．四肢の運動機能，知覚機能，膀胱機能の3領域の評価で，17点満点．100点法もある．

B 腰痛治療成績判定基準

自覚症状（痛み，歩行能力），他覚所見（神経症状，筋力），日常生活活動，膀胱機能の4領域で構成され，29点満点．参考として，満足度，精神状態の評価がある．

C 肩関節疾患治療成績判定基準

疼痛，機能（総合機能，ADL），可動域（自動運動），X線所見，関節安定性の5領域から構成され，100点満点．

D 肘機能評価法

疼痛，機能，可動域，関節動揺性，変形の5領域で構成され，100点満点．

E 手関節障害の機能評価基準

Ⅰ．手関節機能評価：疼痛，可動域，握力，日常動作，職業復帰の5領域で構成され，100点満点．そのほかに，Ⅱ．橈骨遠位端骨折の治療成績評価基準，Ⅲ．Kienböck（キーンベック）病の成績判定基準がある．

F 股関節機能判定基準

疼痛，可動域（屈曲・外転），歩行能力，ADLの4領域で構成され，100点満点．

G 膝疾患治療成績判定基準

変形性膝関節症の運動機能評価尺度．疼痛・歩行能，疼痛・階段昇降能，可動域，腫脹の4領域

43

運動器疾患のリハビリテーション

で構成され，100点満点．

H 足部疾患治療成績判定基準

疼痛，変形，可動域，不安定性，歩行能力，筋力，知覚異常，日常生活動作の8領域で構成され，100点満点．

F 運動器疾患のリハビリテーションの実施

1 リハビリテーション処方

医師の処方によりリハビリテーションを開始する．評価を実施して患者の状態を的確に把握した後，処方には以下を明記する．

A 診断名

運動器疾患のリハビリテーションが必要となった医学的な診断名を記載する．

B 診断日とリハビリテーションの開始日

リハビリテーションの診断日と開始日を明記する．

C 禁忌・制限事項

リハビリテーション実施にあたり，禁忌や制限を明確にする．
① 立位や歩行時の荷重許可（免荷，1/2荷重など）
② 禁忌肢位（人工股関節置換術後の脱臼肢位など），可動域の制限
③ 運動療法（筋力増強訓練，可動域訓練）における制限
④ 装具装着の有無
⑤ 物理療法実施での禁忌事項（金属へのマイクロ波，感覚障害への温熱など）
⑥ 合併症や既往症による運動療法の制限（循環器疾患での血圧，脈拍の上限値など）
⑦ その他

D ゴール設定

リハビリテーション実施にあたり，到達目標をゴールとして設定する．
・短期ゴール：数週間以内で到達可能な目標．

・長期ゴール：最終的な到達目標．

E リハビリテーションプログラム

理学療法（物理療法，運動療法），作業療法，義肢装具療法について，個々の症例ごとのリハビリテーションの具体的内容を記載する．リハビリテーションプログラムも，クリニカルパスに組み込まれ，術前，急性期，回復期と，あらかじめ内容が決められていることが多い．

2 理学療法

大別すると，物理療法と運動療法からなる．

A 物理療法

運動器疾患の治療法の1つとして広く用いられる．物理的な手法を用いて運動療法の補助的な手段として用いられる．

1 ● 温熱療法

急性炎症以外の運動器の疼痛に有効．筋緊張緩和を期待して関節可動域訓練前など，運動療法前に実施することが多い．表面温熱としてホットパック，パラフィン浴，渦流浴，赤外線があり（図43-6），深達温熱として極超短波（マイクロ波），超音波がある（図43-7）．

禁忌として，急性炎症，出血傾向，悪性腫瘍，感覚・意識障害（熱傷の危険性），循環障害（熱の放散障害，酸欠による組織壊死）がある．禁忌部位は，脳実質，性腺，子宮，胎児，成長期骨端部で，特にマイクロ波ではペースメーカ装置の誤作動や熱傷，骨折内固定などの金属挿入，着衣の金属で火傷熱傷の危険性がある．

2 ● 寒冷療法

炎症や浮腫，疼痛の軽減，筋緊張の低下を目的に実施される．特に運動療法後の患部の冷却（クールダウン）で有効（図43-8）．

3 ● 牽引法

間欠牽引と持続牽引があり，頚椎と骨盤（腰椎）の間欠牽引がよく用いられる．症状が悪化する場合，数週間実施して効果のない場合は中止する．筋緊張の緩和，鎮痛を目的に実施する．禁忌は，

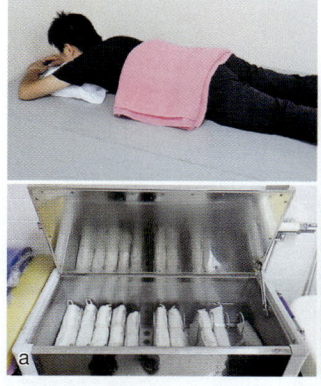
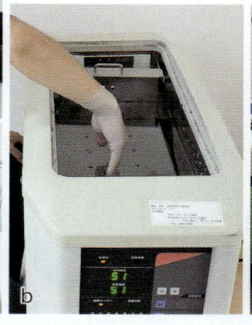
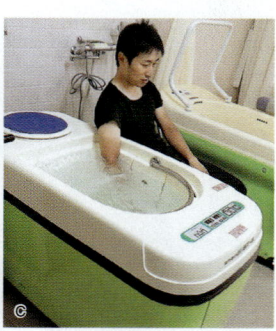

図 43-6　表面温熱
a. ホットパック，b. パラフィン浴，c. 渦流浴.

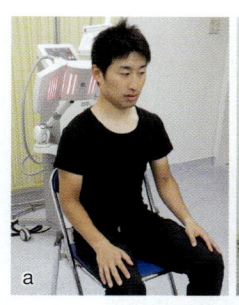
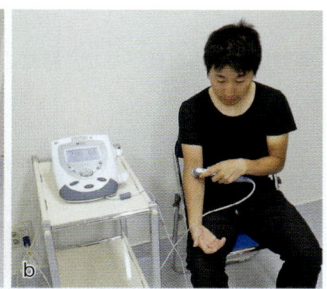

図 43-7　深達温熱
a. 極超短波（マイクロ波），b. 超音波.

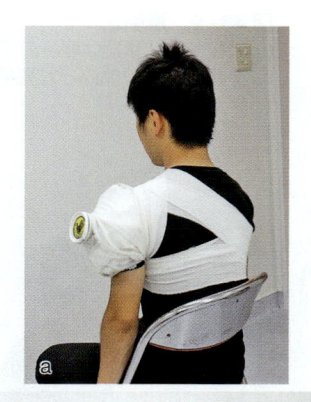

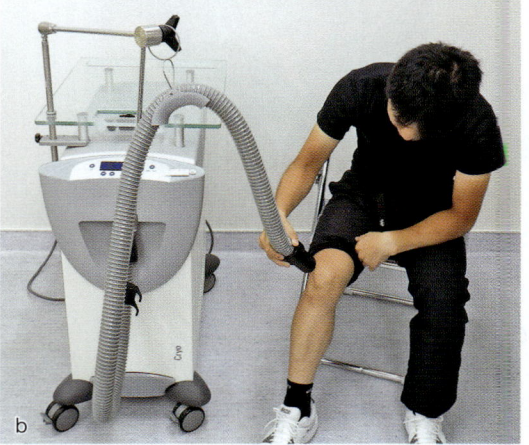

図 43-8　寒冷療法
a. コールドパック，b. 機器による冷気噴射.

化膿性脊椎炎，悪性腫瘍，関節リウマチ，骨粗鬆症など骨脆弱性をきたす疾患，大動脈瘤とされている（図 43-9）.

4 ● 電気療法

鎮痛目的で使用される経皮的末梢神経電気刺激 transcutaneous electrical nerve stimulation（TENS，図 43-10）と筋力増強，筋萎縮防止を目的で使用される治療的電気刺激 therapeutic electrical stimulation（TES）がある. 鎮痛，筋緊張の軽減，筋萎縮予防，筋力増強などを目的に行う. 禁忌は，ペースメーカ，心臓への影響がある胸部，胎児への影響がある妊婦の腹部，深部静脈血栓症のある肢とされている.

脊髄損傷や脳卒中片麻痺など中枢神経麻痺に対して，麻痺筋をコンピュータで制御した電気刺激で収縮させ，機能再建を目的とする機能的電気刺激 functional electrical stimulation（FES，図 43-11）がある.

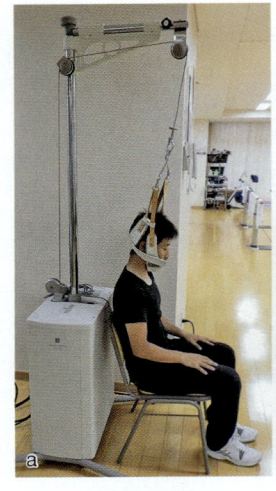
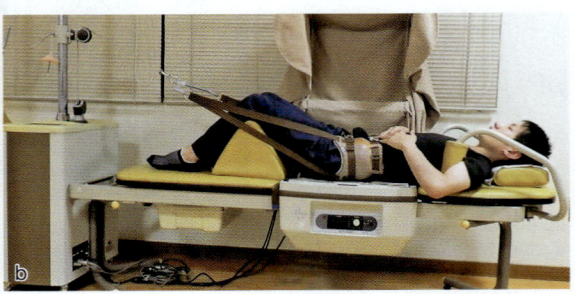

図 43-9　牽引法
a. 頚椎牽引. 頚部は軽度前屈位とする.
b. 骨盤牽引. 股関節と膝関節は屈曲位として, 腸腰筋の緊張を低下させ, 腰椎の前弯を軽減させる.

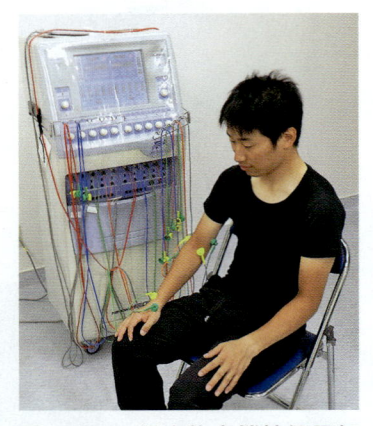

図 43-10　経皮的末梢神経電気刺激（TENS）

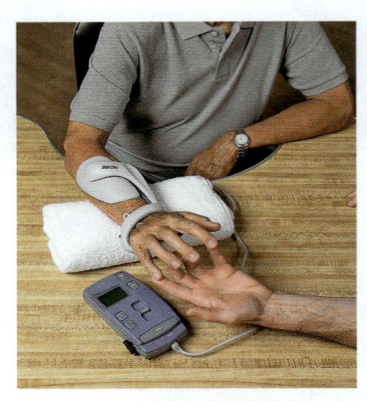

図 43-11　機能的電気刺激（FES），NESS H200™）

5 ● 光線療法

近赤外線や低出力レーザーなどがある. 低出力レーザーでは, 手術に用いられる高出力レーザーとは異なり, 生体に熱作用を与えないレベルのレーザー光を照射し, 血行改善や鎮痛を期待する（図43-12）. 禁忌は, 眼感染部位, 出血部位, 知覚障害部位への照射とされている.

6 ● 水治療法

抵抗, 水温, 水流, 浮力, 水圧など, 水のもつ物理的な特性を用い, 物理療法や運動療法の効果により, 浮力による免荷効果, 静水圧による浮腫軽減, 水の抵抗を利用した筋力増強訓練を行う. おおよその水位と免荷率の関係は, 臍部で 50％, 胸骨剣状突起部で 70％, 頚部で 90％ とされる（図43-13）.

創部の感染, 出血のある患者には行わない. 静脈還流増加し, 右心負荷が増加するため, 心肺機能低下では注意を要する.

Ⓑ 運動療法

身体機能や運動機能を運動によって維持・改善する目的で実施する. 関節可動域訓練と筋力増強訓練が, 運動療法の中心的役割を担う. さらに, バランス訓練, 歩行訓練, 体操療法などがある.

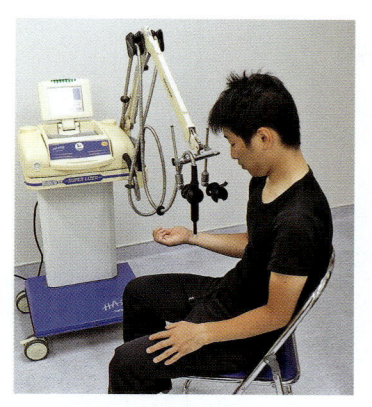

図 43-12　光線療法

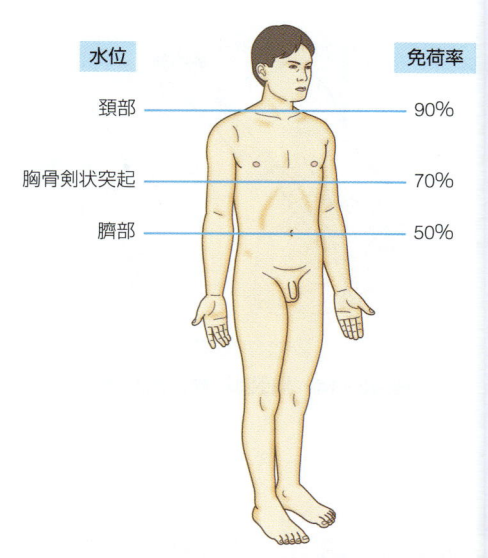

図 43-13　水治療：水位とおおよその免荷率

水位 — 頚部 — 免荷率 90%
胸骨剣状突起 — 70%
臍部 — 50%

1 ● 関節可動域（ROM）訓練

ROM（range of motion）訓練は筋力増強訓練とともに，運動療法の重要な要素である．他動 passive，自動 active，自動介助 active assistive，持続的他動運動 continuous passive motion（CPM）の運動がある．拘縮予防・改善，関節周囲軟部組織のストレッチを目的に実施する．

2 ● 筋力増強訓練

等尺性運動，等張性運動，等運動性運動があり，筋力増強による機能向上，疼痛緩和，廃用症候群の予防改善を目的に実施する．

3 ● バランス訓練

立位（坐位）の不安定性・易転倒性に対して安定性を得るために行い，立位・歩行能力の改善と転倒予防を目的に実施する．訓練中の転倒に注意する．

4 ● 歩行訓練

歩行障害に対する運動療法として実施される．免荷歩行では決められた負荷を守り，歩行する方法を身に着ける．歩行能力の改善と転倒予防を目的として実施するが，糖尿病，心筋梗塞などにおいても運動療法の基本として実施される．

5 ● 体操療法

患者自身が身体を動かし，ストレッチング，ROM の拡大，筋力増強などから，鎮痛や ADL の拡大を目指す．代表的なものに腰痛体操がある．

③ 作業療法

主に日常生活活動（ADL）訓練と日常生活指導が中心となる．

Ⓐ 日常生活活動（ADL）訓練

ADL 訓練には，基本動作訓練，移乗動作訓練，移動動作訓練，身の回りの動作訓練，応用動作訓練がある．ADL の自立と改善，日常生活への復帰を目的に各訓練を実施する．

1 ● 基本動作訓練

寝返り，起き上がり，坐位の動作．

2 ● 移乗動作訓練

ベッドから車椅子，車椅子からトイレ，浴槽への乗り移り．

3 ● 移動動作訓練

歩行訓練，車椅子移動．

4 ● 身の回り（セルフケア）の動作訓練

食事，整容，更衣，排泄，清拭など．

5 ● 応用動作訓練

電話，買い物，食事の支度，掃除，洗濯，交通機関の利用など．

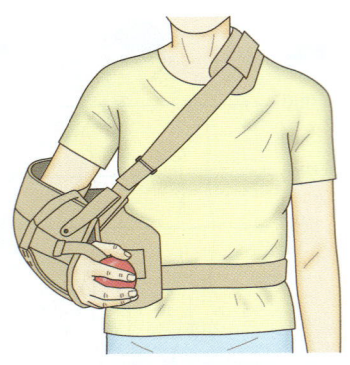

図43-14　肩装具（軟性肩装具）

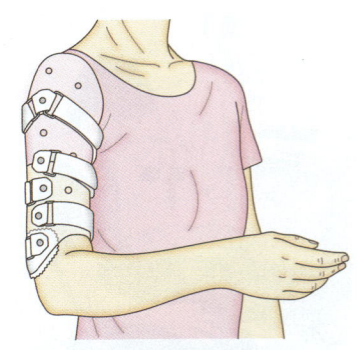

図43-15　上腕ファンクショナルブレース
上腕骨骨折の保存療法に用いられる.

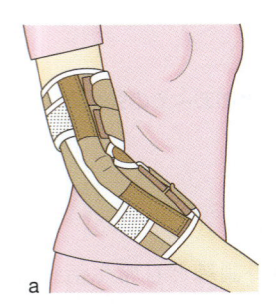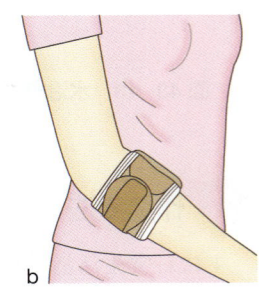

a　　　　　　　　　　b

図43-16　肘装具
a. 肘関節用軟性装具（支柱付き），b. テニス肘用バンド.

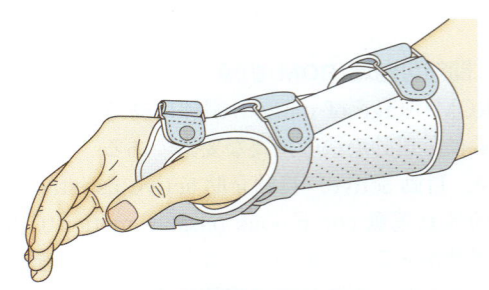

図43-17　手関節装具（カックアップスプリント）
橈骨神経麻痺による下垂手に用いられる.

Ⓑ 日常生活指導

1 ● 患者自身への指導

　体重コントロール，姿勢の指導，疼痛回避や人工関節後の脱臼防止の肢位指導など，日常生活指導を行う.

2 ● 環境因子の指導

　立位作業時の足台，机上作業における机の高さ，パソコン操作における肘置きなど，患者の周辺環境の改善指導を行う.

❹ 装具療法（治療用装具）

　医師が処方して義肢装具士（PO）が製作する.治療用に処方されるものを治療用装具（医療保険制度で給付），生活動作の補助のために処方されるものを更生用装具（身体障害者福祉法，障害者総合支援法で給付）という. 部位別に，上肢用，下肢用，体幹用に分類される.

Ⓐ 上肢装具

　固定を目的とする静的装具，矯正したり動きの援助をしたりする動的装具がある. 機能を代償するものを機能装具といい，基本的に固定肢位は良肢位（➡197頁参照）とする.外傷や手術後の固定，末梢神経損傷における拘縮予防，機能肢位保持，麻痺手の機能改善に用いられる.

1 ● 肩装具

　腕神経叢麻痺や腱板断裂修復後などに使用される（図43-14）.上腕ファンクショナルブレース（図43-15）は，上腕骨骨折の保存療法に用いる.

2 ● 肘装具

　動きを制限する静的肘装具，屈伸するが内反や外反を防止する動的肘装具（図43-16a），治療用としてテニス肘用（図43-16b）がある.

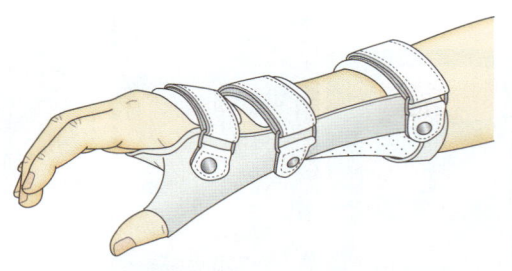

図 43-18　対立装具
手関節を含む長対立装具．手関節を含まない手部のみの短対立装具もある．

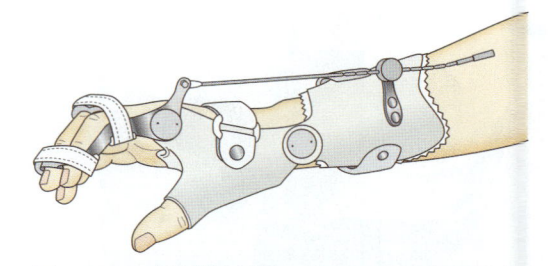

図 43-19　把持装具（テノデーシススプリント）
手関節の背屈運動により，つまみ動作を補助する．

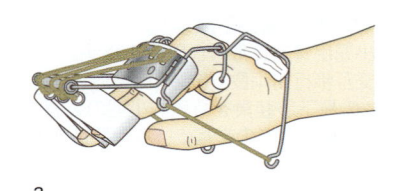
a

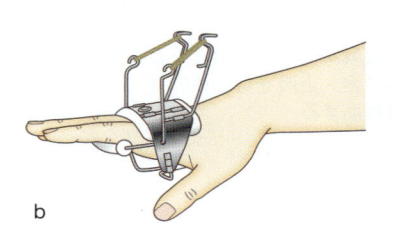
b

図 43-20　手部装具
a. ナックルベンダ：MP 関節伸展拘縮防止．
b. 逆ナックルベンダ：MP 関節屈曲拘縮防止．

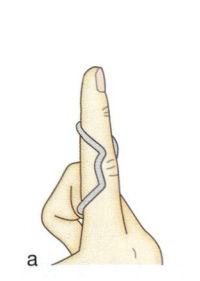
a

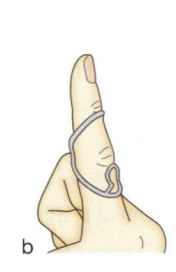
b

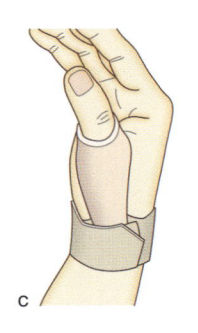
c

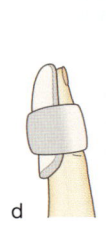
d

図 43-21　指装具
a. ボタンホール変形用，b. 白鳥のくび変形用，c. 母指 CM 関節固定用，
d. 槌指用．

3● 手関節装具

　手関節の術後など安静目的の静的手関節背屈装具や，橈骨神経麻痺による下垂手に用いられるカックアップスプリント（**図 43-17**）などがある．

4● 対立装具

　麻痺手などでつまみ動作や握り動作を可能にするために母指を対立位に保つ．手関節を含まない短対立装具および，手関節装具と組み合わせた長対立装具がある（**図 43-18**）．

5● 把持装具（テノデーシススプリント）

　手関節背屈動作で，テノデーシス効果により手指が屈曲して把持動作が可能となる（**図 43-19**）．

6● 手部・指装具

　指固定装具などの静的装具や，MP 関節伸展拘縮治療や予防に用いられる MP 関節屈曲補助装具（ナックルベンダ）などがある（**図 43-20**）．指装具として，関節リウマチの手指変形用，母指 CM 関節症用，槌指用などがある（**図 43-21**）．
　balanced forearm orthosis（BFO）は，上肢を可動性のアームで支持，脊髄損傷などの麻痺で筋力

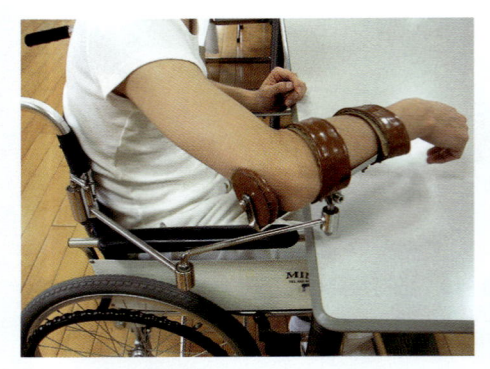

図43-22　BFO(balanced forearm orthosis)

頸髄損傷などの上肢麻痺による筋力低下で食事動作などが困難な場合，上肢を可動性のアームで支持してADLを補助する．

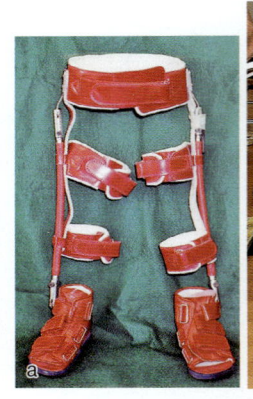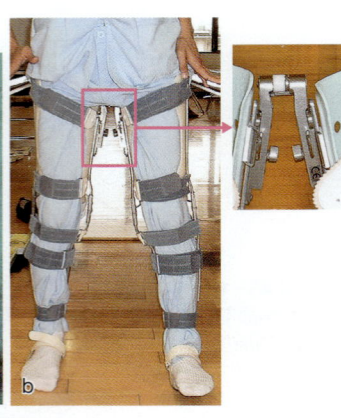

図43-23　両長下肢装具

a. 小児用骨盤支帯付き長下肢装具．
b. 交互歩行用両長下肢装具．

左右の長下肢装具を特殊な小型の装置により結合させることで，対麻痺患者の交互歩行を可能にする．

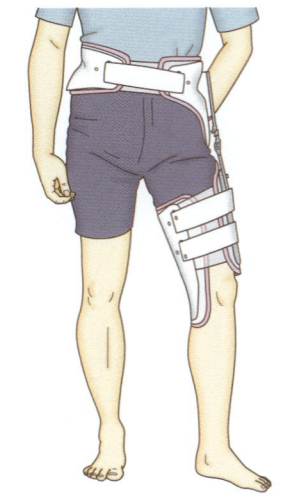

図43-24　股装具(人工股関節の脱臼防止装具)

の弱い上肢でも食事動作などを可能にする(**図43-22**)．

B 下肢装具

　固定，安静，矯正のほか，重要な機能として立位や歩行時の荷重と支持があり，免荷が必要とされる場合や，下肢長の補正のための補高装具がある．

1 ● 脊椎(骨盤帯)長下肢装具

　股関節，膝関節，足関節を含み，足底までの装具である．脊髄損傷や対麻痺で股関節周囲筋の著

明な筋力低下があり，立位ができない患者に使用する(**図43-23a**)．両側の長下肢装具を内側継手で接合させ，同様の機能を期待する交互歩行用両長下肢装具がある(**図43-23b**)．

2 ● 股装具

　発育性股関節形成不全に用いられるRiemenbügel(リーメンビューゲル)装具(➡601頁，図33-32参照)，Perthes(ペルテス)病に用いられる免荷外転で歩行できるPerthes病用装具(➡606頁，図33-41，42参照)，主に人工関節置換術後脱臼防止目的に用いる装具がある(**図43-24**)．

3 ● 長下肢装具

　大腿部から足部まで．坐骨支持式免荷装具は，大腿骨骨折などで免荷が必要な際に用いる(**図43-25**)．

4 ● 膝装具

　外傷性膝靱帯損傷(**図43-26a**)，変形性膝関節症(**図43-26b**)などに用いられる．

5 ● 短下肢装具

　下腿から足底までの装具．下腿骨折などの治療用としてpatellar tendon bearing(PTB)装具がある(**図43-27a**)．頻度の高いものとしては，下垂足や尖足，足関節の不安定性で処方するシューホーン型や，軽度の下垂足や内反足に用いるもの

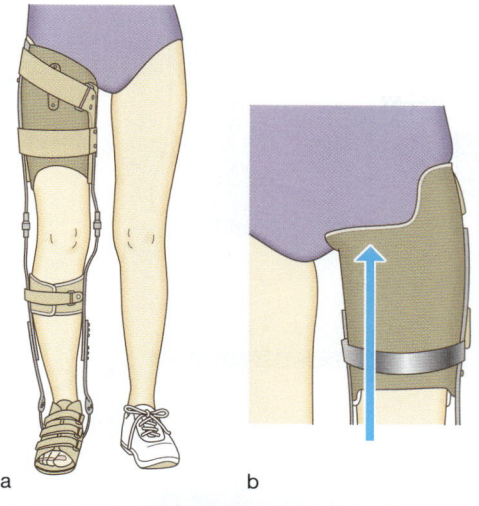

図 43-25　免荷用坐骨支持式長下肢装具
a. 前面，b. 後面.
坐骨受け部（矢印）で足底から支柱に伝わる荷重を支持する.

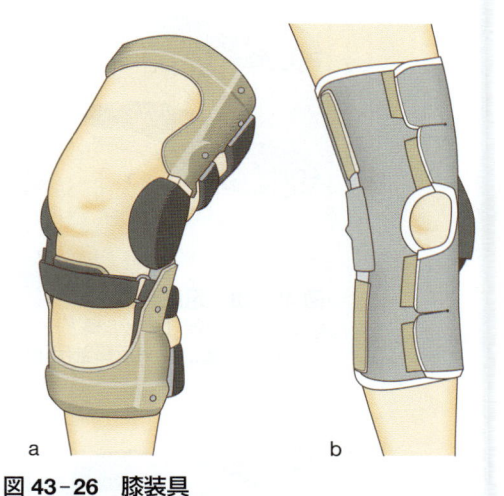

図 43-26　膝装具
a. 靱帯損傷用硬性装具，b. 変形性膝関節用軟性装具.

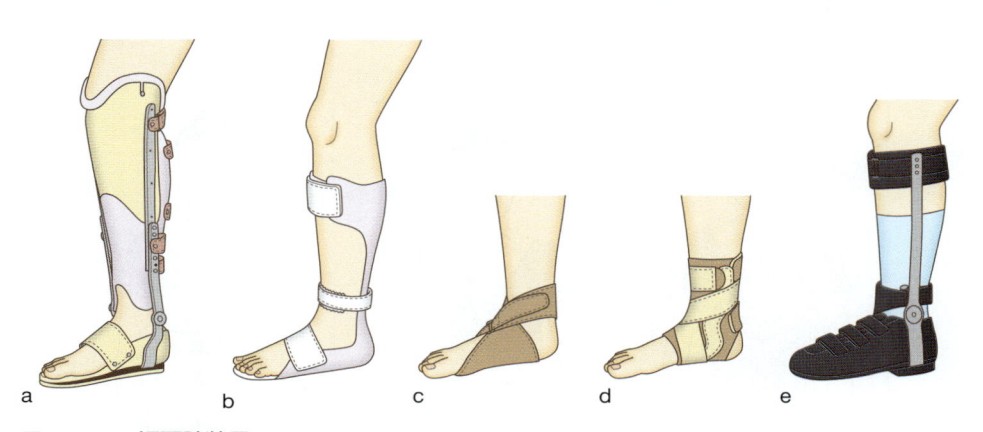

図 43-27　短下肢装具
a. PTB 装具，b. シューホーン型装具，c. 軽度内反下垂足用装具，d. 足関節捻挫用装具，
e. 金属支柱付き短下肢装具（支柱付き靴型装具）.

がある（**図 43-27b, c**）．　足関節用は靱帯損傷などの外傷の治療で用いる（**図 43-27d**）．脳性麻痺や脳卒中後の片麻痺では，より固定力の強い金属支柱付き短下肢装具（支柱付き靴型装具）を使用することもある（**図 43-27e**）．

6 ● 足底装具，靴型装具

　アーチサポート（**図 43-28a**），外側楔状板の足底挿板がある（**図 43-28b**）．外反母趾用装具もしばしば用いられる（**図 43-28c**）．患者の足部に適合させる整形靴もある．下肢長の調整用の補高装具は足底挿板（**図 43-29a**）や屋内用（**図 43-29b**），

靴の補高（**図 43-29c**）がある．特殊なものとして，内反足用の Denis Browne（デニスブラウン）副子がある（→688 頁，先天性内反足の項を参照）

C 体幹装具

　体幹装具は部位により，頚椎装具，頚胸椎装具，頚胸腰仙椎装具，胸腰仙椎装具，腰仙椎装具に分けられる．

1 ● 頚椎装具，頚胸椎装具

　頚椎装具ネックカラーには，材質によりソフトタイプとハードタイプがある．顎受けのついた

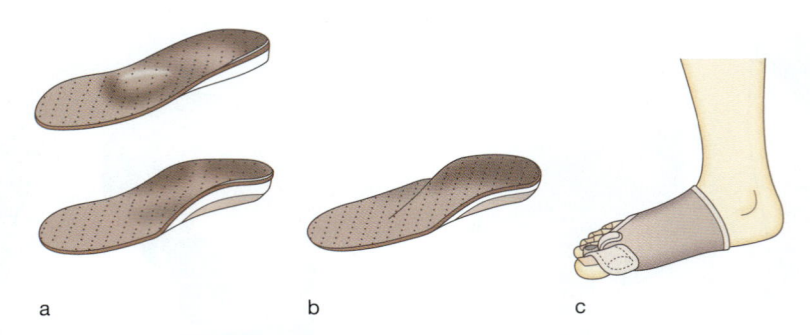

図 43-28 足底装具
a. アーチサポート（上：横アーチ、下：縦アーチ），b. 内側型変形性膝関節用外側
楔状足底挿板，c. 外反母趾用足底装具.

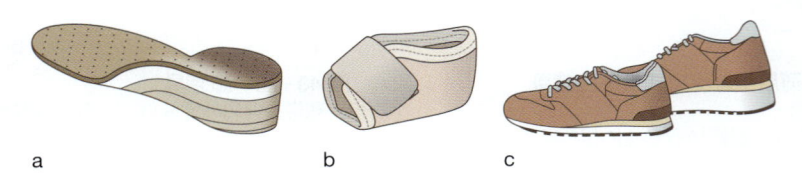

図 43-29 補高装具
a. 足底挿板，b. 屋内用，c. 靴用補高.

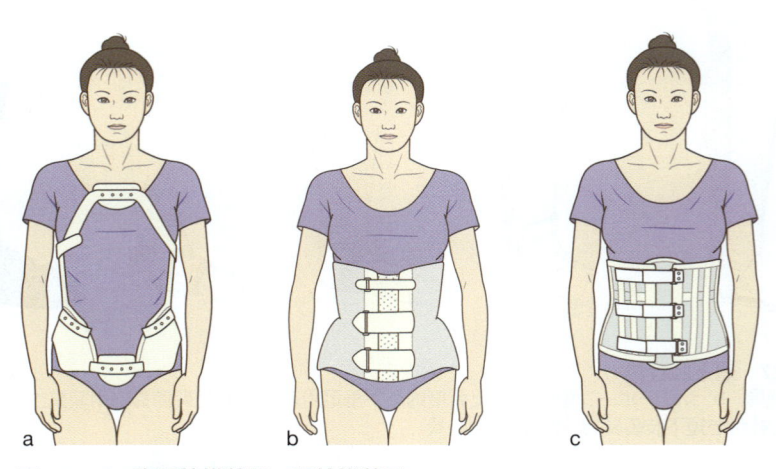

図 43-30 胸腰仙椎装具，腰仙椎装具
a. Jewett 型装具（胸腰仙椎フレーム型装具），b. 腰仙椎硬性装具，c. 腰仙椎軟性
装具（ダーメンコルセット）.

フィラデルフィアカラーは固定性に優れる．さら
に強固な固定性や上位胸椎の固定を必要とする場
合は，頚胸椎装具を用いる（➡511頁,図30-14 参照）．

2 ● 胸腰仙椎装具，腰仙椎装具

軟性，硬性，フレーム型（ジュエット型）がある．
腰仙椎軟性コルセットはダーメンコルセットとも
よばれ，比較的安価な既製品がしばしば処方され
る（図 43-30）．

3 ● 特発性側弯症用装具

ミルウォーキー型装具（図 43-31），アンダー
アーム型装具がある．

D ● 歩行補助具（図 43-32）

杖，クラッチ，歩行器などがあり，使用者の状

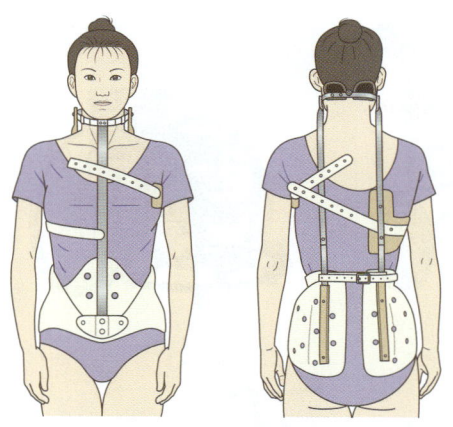

図 43-31　特発性側弯症装具
（ミルウォーキーブレイス）

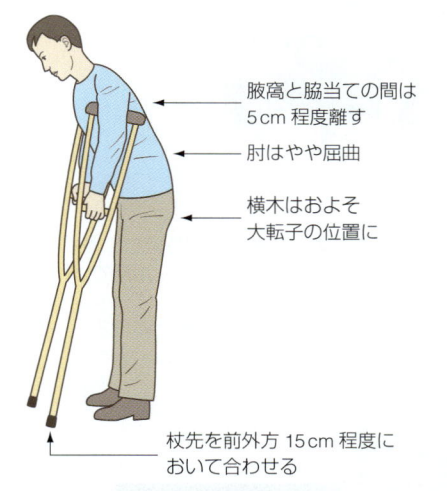

腋窩と脇当ての間は
5 cm 程度離す

肘はやや屈曲

横木はおよそ
大転子の位置に

杖先を前外方 15 cm 程度に
おいて合わせる

図 43-33　松葉杖の使用方法

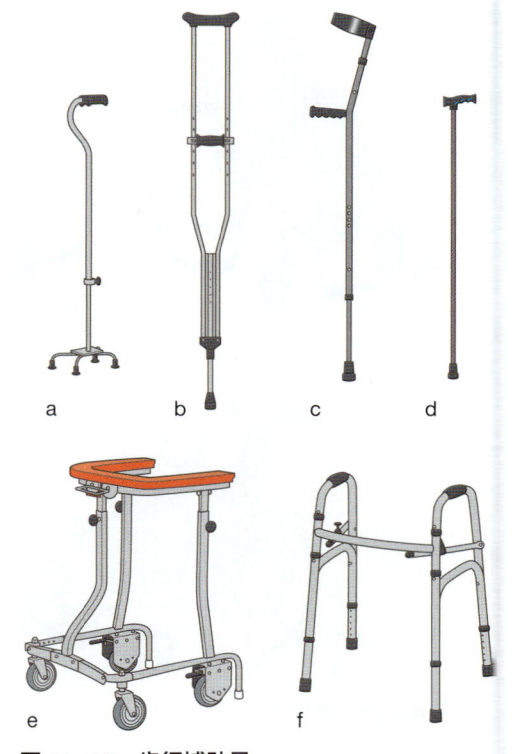

a　b　c　d

e　f

図 43-32　歩行補助具
a. 四点支持杖，b. 松葉杖，c. ロフストランド杖，
d. T 字杖，e. 四輪型歩行器，f. 交互式歩行器.

なる.

F 自助具（図 43-35）

　障害を補い，ADL を可能とする道具. 市販のものも多くあるが，作業療法士が作製する.

5 環境調整・バリアフリー

　障害が残存した場合，患者の機能，活動，参加を考慮したうえで，環境調整・バリアフリーを実施し，障壁をなくして，活動性と社会参加ができるようにする（→図 43-1）. 臨床では，回復期病棟入院中の自宅退院前に，担当の理学療法士，作業療法士が患者や患者家族とともに自宅訪問を行い，患者の在宅における問題点を抽出して対策を検討する. 家屋改造に必要な費用は，一部介護保険などの社会資源で賄われる. 医療ソーシャルワーカーなどとともに，多職種での対応が不可欠である. 通学，通勤や就学，就労のために，学校

態や，使用する環境に合わせて処方する. 同じ障害であっても，使用環境によって使用できる補助具が異なる. 松葉杖は上肢で支え，腋窩で荷重しない（図 43-33）.

E 車椅子（図 43-34）

　自走用，介助用があり，近年は障害者スポーツの普及とともに，多くのスポーツ用車椅子がある. 電動車椅子も種々開発されている. 一方，歩行補助具で歩行可能な障害者の車椅子使用により歩行能力が低下したり，自走車椅子使用可能な障害者の電動車椅子使用により移動能力が低下したりすることがあり，患者や家族が希望したとしても，患者の真の利益を考慮して処方することが重要と

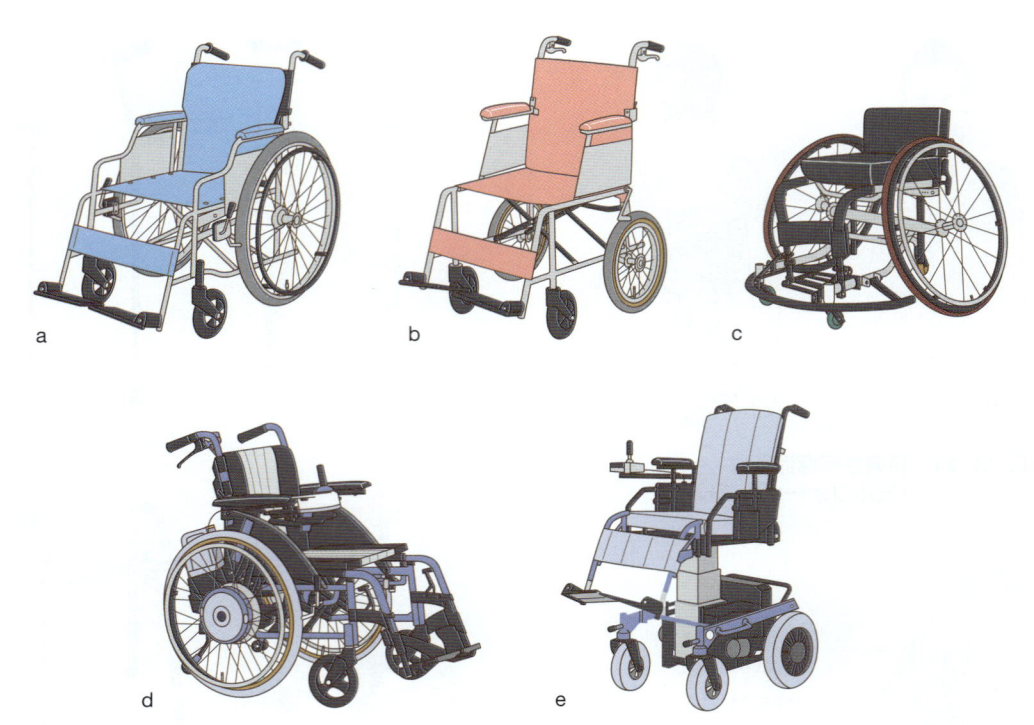

図 43-34　車椅子
a. 自走用.
b. 介助用. 自身が駆動する必要がなく車輪が小型化, ハンドリムも省略され, 運搬性や取り回しに優れる.
c. スポーツ(バスケットボール)用. 競技内容に合わせて設計・製作される. バスケットボール用では小回りなどの機動性に優れ, 競技に不要な部品は省略されている.
d. 簡易型電動. 通常の車椅子に電動車ユニットを取りつけるもの. 軽量で車載など運搬性に優れる.
e. 昇降機付電動. 用途によって座面が昇降できる.

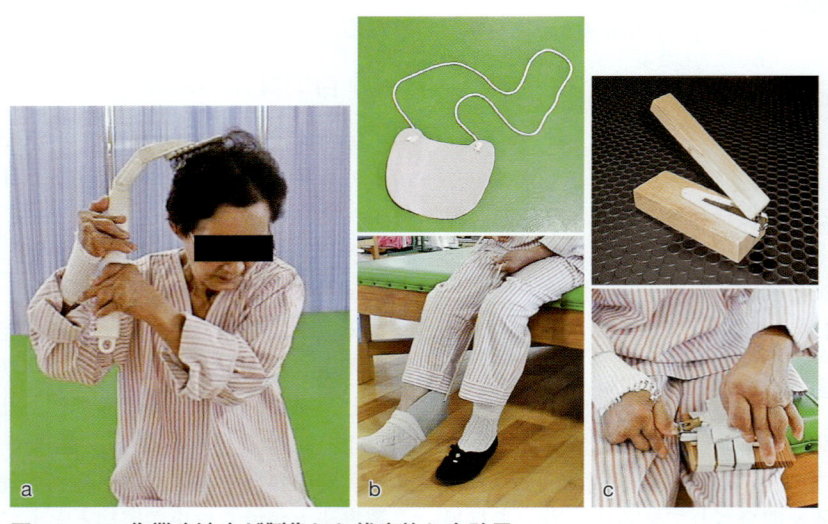

図 43-35　作業療法士が製作した代表的な自助具
a. 長柄ブラシ. 肩・肘関節の障害で頭部に手が届かない患者で用いる. 握りを太くすることで手指に障害があっても使用できる.
b. ソックスエイド. 人工股関節術後脱臼予防にしばしば用いられる.
c. 台付き爪切り.

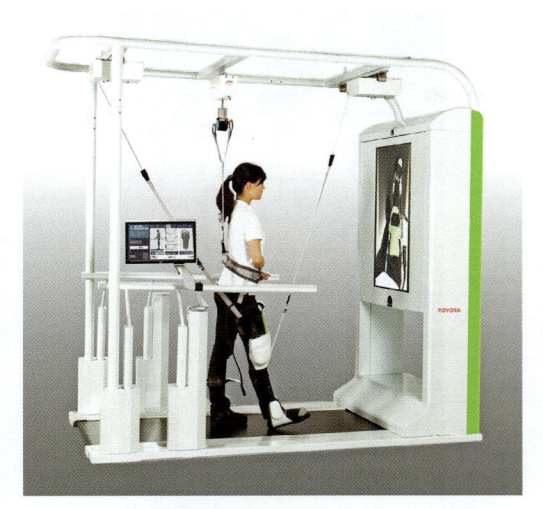

図 43-36　歩行練習アシストロボット(トヨタ自動車)
科学技術の進歩により多くのリハビリテーションロボットが開発されている。今後のさらなる進歩と実用化が期待されている。

や職場など自宅改造以外の環境調整が必要となることもある.

6 ロボットを用いた運動器疾患のリハビリテーション

　科学技術の進歩, 超高齢社会を迎えた社会的背景から, リハビリテーションロボットが積極的に研究・開発されている(**図 43-36**). 運動器疾患のリハビリテーションでは歩行補助・訓練, 日常動作の補助, バランス訓練などの安全性や効果が示され, わが国の科学技術の先進性によるさらなる発展が期待されている.

G 運動器疾患のリハビリテーションに関する社会保障制度

　社会保障制度は人々が健康で安全に文化的な生活を営めるように保障する制度であり, 運動器疾患のリハビリテーションで特に重要なのは, 医療保障と社会福祉である.

表 43-9　介護保険第二号被保険者

1. がん(がん末期)
2. 関節リウマチ
3. 筋萎縮性側索硬化症
4. 後縦靱帯骨化症
5. 骨折を伴う骨粗鬆症
6. 初老期における認知症
7. 進行性核上性麻痺, 大脳皮質基底核変性症, パーキンソン病(パーキンソン病関連疾患)
8. 脊髄小脳変性症
9. 脊柱管狭窄症
10. 早老症(ウェルナー症候群)
11. 多系統萎縮症
12. 糖尿病性神経障害, 糖尿病性腎症, 糖尿病性網膜症
13. 脳血管疾患
14. 閉塞性動脈硬化症
15. 慢性閉塞性肺疾患
16. 両側の膝関節または股関節に著しい変形を伴う変形性関節症

40 歳以上 65 歳未満で, 下記に定められた特定の疾患があり, 介護を受ける必要があるものが対象。
(厚生労働省ホームページより. http://www.mhlw.go.jp/topics/kaigo/nintei/dl/text2009_4_4.pdf)

1 医療保障

A 社会保険

　クリニックや病院など医療施設で実施する運動器疾患リハビリテーションは, 社会保険で承認されている. 2006 年に「運動器リハビリテーション」として「心大血管リハビリテーション」「脳血管疾患等リハビリテーション」「呼吸器リハビリテーション」とともに保険診療上, 四大疾患別リハビリテーションの 1 つとして定められた. なお, 2010 年からはこれらに「がん患者リハビリテーション」が加わった(2016 年現在).

B 介護保険

　介護が必要な高齢者の生活支援やリハビリテーションが認められている. 2000 年に導入され, 40 歳以上が保険料を支払う. 通常の 65 歳以上で介護認定を受けることができる第一号被保険者と別に, 40 歳以上 65 歳未満の人で定められた特定の疾患があり介護を受ける必要がある場合, 介護認定を受けることができる第二号被保険者がある(**表 43-9**). 申請にあたって主治医が主治医意見

書を記載する.

2 社会福祉

A 障害者基本法

障害者の自立と社会参加のため，障害者の自立と社会参加を支援して障害者の福祉を増進することを目的として定められている.

B 身体障害者福祉法と児童福祉法

18歳以上の成人は身体障害者福祉法，18歳未満は児童福祉法により，身体障害にかかわる福祉は定められている. 十分な治療が実施され，将来とも回復する可能性がきわめて少ない，永続する障害を対象として障害程度に応じた障害等級が認定される. 障害等級は1～7級まであり，1級が最も重度の障害で，手帳が交付されるのは1～6級であり，7級は他の障害との合算で用いられる.

障害認定の診断書作成は身体障害者福祉法第15条で定められた都道府県知事により認定された指定医師が行う. 自己申請後，一定の臨床経験などの資格審査により認定される.

C 障害者総合支援法

障害者が自立した生活を営むことができることを目的に，2006年に障害者自立支援法が施行され，2013年に本法に改正された. 障害者がどのような福祉サービスを受けるかを自己決定して行政が支援する. 身体障害，知的障害，精神障害を包括する. 給付の内容は，自立支援医療，補装具，地域支援事業に分けられ，難病患者も対象となる.

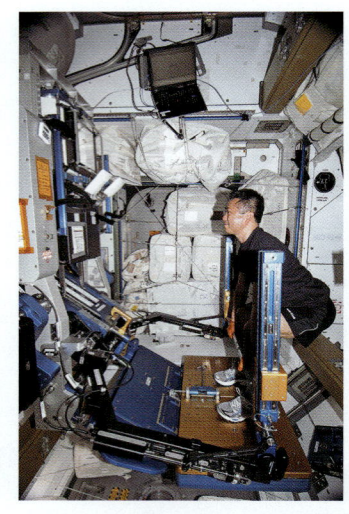

図43-37　改良型エクササイズ装置でトレーニングする若田宇宙飛行士(JAXA/NASA)

NOTE　宇宙飛行士とリハビリテーション

宇宙空間では無重力による運動器への力学的負荷の著しい減少により，筋力低下，骨萎縮などの著しい運動器の廃用性変化が発生する. 宇宙飛行士の筋力低下，筋萎縮は二次性サルコペニアとして活動関連性（廃用性）サルコペニアに分類されている. 打ち上げ前から筋力トレーニングなどのコンディショニングが実施され，宇宙滞在中は無重力で使用できるトレーニング装置を用いた運動を実施し，地球帰還後も入念なリハビリテーションが実施される. これは臨床における，術前（打ち上げ前），急性期（宇宙船内），回復期（帰還後）と同様である（**図43-37**）.

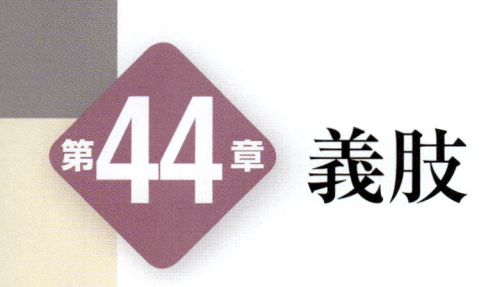

第44章 義肢

A 義肢とは

　義肢 prosthesis は疾病や外傷などにより欠損した四肢を形態的, 機能的に代償するものである. 上肢用義肢が**義手** upper limb prosthesis, 下肢用義肢が**義足** lower limb prosthesis である.

B 義肢の分類

1 部位による分類

　わが国では切断部位に応じた名称が一般的で肩関節離断で肩義手, 前腕切断では前腕義手, 大腿切断で大腿義足, 膝関節離断で膝義足などである（➡199 頁, 図 15-20, 21参照）. 国際的には, 国際標準化機構 International Organization for Standardization（ISO）が提唱している切断する骨の名称でよばれる（**表 44-1**）.

表 44-1 義肢の名称

	日本語表記	従来の表記	ISO（国際標準化機構の表記）
義手	肩甲胸郭間切断用義手	forequarter amputation prosthesis	
	肩義手	shoulder disarticulation prosthesis	
	上腕義手	above elbow prosthesis	transhumeral prosthesis
	肘義手	elbow disarticulation prosthesis	
	前腕義手	below elbow prosthesis	transradial amputation prosthesis
	手義手	wrist disarticulation prosthesis	
	手根中手義手	transcarpal amputation prosthesis	partial hand amputation prosthesis
	指義手	finger amputation prosthesis	
義足	半側骨盤義足	hemipelvectomy prosthesis	
	股義足	hip disarticulation prosthesis	
	大腿義足	above knee prosthesis	transfemoral amputation prosthesis
	膝義足	knee disarticulation prosthesis	
	下腿義足	below knee prosthesis	transtibial amputation prosthesis
	Syme（サイム）義足	Syme amputation prosthesis	ankle disarticulation prosthesis
	Chopart（ショパール）切断義足	Chopart amputation prosthesis	partial foot amputation prosthesis
	中足骨切断義足	transmetatarsal amputation	

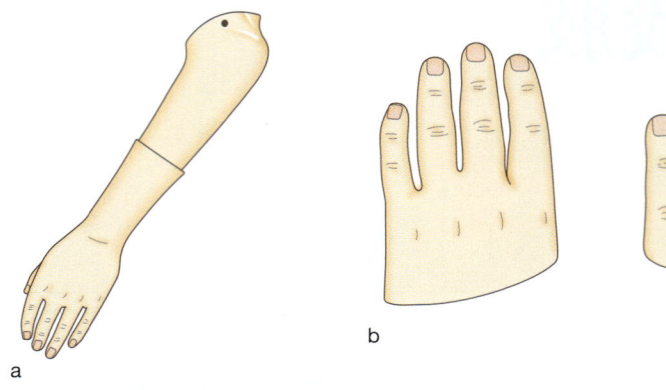

図 44-1　装飾用義手
a. 装飾用前腕義手(ミュンスター式ソケット)，b. 装飾用手指義手.

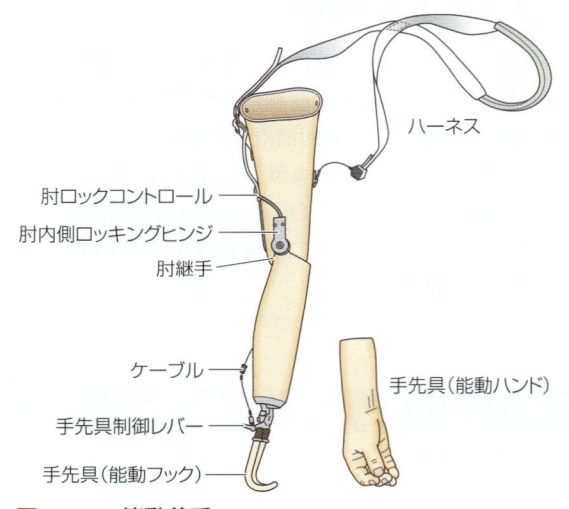

ハーネス

肘ロックコントロール

肘内側ロッキングヒンジ

肘継手

ケーブル

手先具制御レバー

手先具(能動フック)

手先具(能動ハンド)

図 44-2　能動義手
コントロールケーブルの働きで，肘の角度やフックの開閉を制御して，物を把持する．手先具の能動フックと，手指の形態をした能動ハンドを交換することができる.

2 使用時期による分類

使われる時期と医療保険の関係から，仮義足と本義足に分けられる.

A 仮義肢(仮義手，仮義足)
temporary prosthesis

切断後に最初に作製され，脱着や装用の訓練など，リハビリテーションに用いる．本義肢製作前に，この仮義肢により調整を行う．医療保険が適用される．労働者災害補償保険では全額給付の適用となる.

B 本義肢(本義手，本義足)
permanent prosthesis

仮義肢でのリハビリテーションが終了して，実際の生活のなかで使用するもの．障害者総合支援法の給付対象となる．労働者災害補償保険では全額給付の適用となる.

3 使用目的による分類

義手は使用目的から，装飾用義手，作業用義手，能動義手，動力義手に分類される.

A 装飾用義手(図 44-1)
cosmetic arm

機能はなく，外観を補うもの．手指部分(手先具 terminal device)は精巧に製作される．現在処方製作される義手の多くが装飾用であり，補助手として使用される.

B 作業用義手(図 44-2)
work arm

フックなど，特定の作業を目的に製作され，通常の手指の形態とは明らかに異なるものであり，手指の形態の能動ハンドに交換できるものもある.

1 ● 能動義手 body-powered upper-limb prosthesis(図 44-2)

手の機能の再現を目指し，つまみ，にぎり，放しの手の基本機能を，残存する機能(肩関節，健

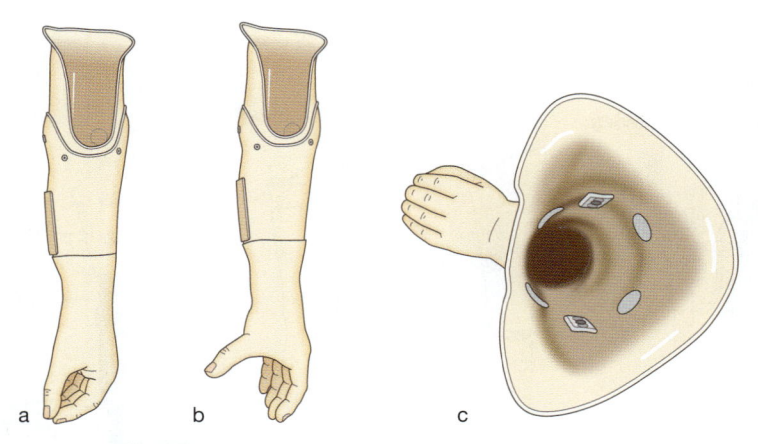

図 44-3　筋電義手
a. 把握時，b. 開大時，c. ソケット内側に筋電用電極を設置.

側肩関節の動作)によりケーブルを介して義手(手先具)を動かす.

2 ● 動力義手 externally powered upper extremity prosthesis

電力などを力源として義手(手先具)を動かす. 断端の筋活動を用いてコントロールする筋電義手(**図 44-3**)がある.

4　構造による分類

殻構造義肢，骨格構造義肢がある.

A　殻構造義肢(図 44-4, 5)
exoskeletal prosthesis

従来よりあるもの. 中空になっており，殻が硬い構造で同部で力学的な負荷を受けるとともに，外観も健側に合わせて整える構造となっている.

B　骨格構造義肢(図 44-4, 5)
endoskeletal prosthesis

骨にあたる部分にパイプや支柱があり力学的な負荷を受けるもので，現在，普及している. 部品を組み合わせて全体を組み立てることができ，モジュラー式義肢ともいわれる. 患者の状態に合わせて様々なモジュールの組み合わせが可能である. ウレタンフォームなどの軟らかな外装で外観を整える.

C　義肢の処方と製作

1　処方

医師が処方し，義肢製作を開始する. 製作前評価が重要であり，切断高位(➡ 199 頁,図 15-21 参照)，残存機能(筋力，可動域)，変形，健側の機能，認知機能，ゴール設定(社会背景や患者・家族の希望も含めて考慮する)が重要となる. また，四肢を失った患者の心理状態を考慮して，当初より医師が中心となり，看護師，理学療法士，作業療法士，義肢装具士，臨床心理士の各専門分野の多職種が対応する(➡ 899 頁参照).

2　製作

義肢装具士 prosthetist and orthotist(PO)が製作する.

A　ソケット製作

断端の型どり(採型)から始まる. ギプス石膏により断端にギプスを巻き，ソケットの種類に応じた圧迫などを加えて型をとる. ギプスの内側に断端形状(陰性モデル)が写し取られる. これに石膏を流し込むことにより，断端の陽性モデルが出来上がる. 陽性モデルの表面を樹脂で覆いソケットを製作する(**図 44-6**).

44
義肢

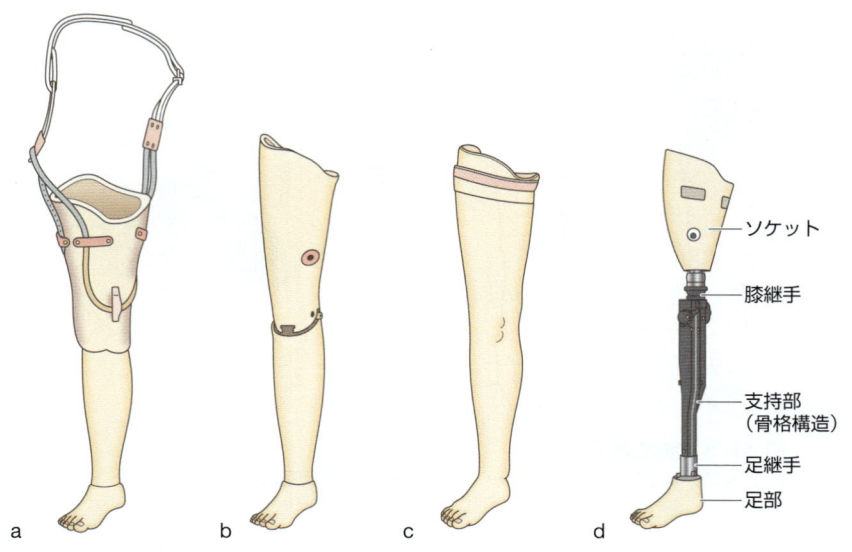

図 44-4　大腿義足
a. 殻構造差し込み式大腿義足，b. 殻構造吸着式大腿義足，
c. 骨格構造大腿義足（フォームカバー外装），d. 骨格構造大腿義足（フォームカバー外装なし）と組み立て部品の名称.

ソケット
膝継手
支持部（骨格構造）
足継手
足部

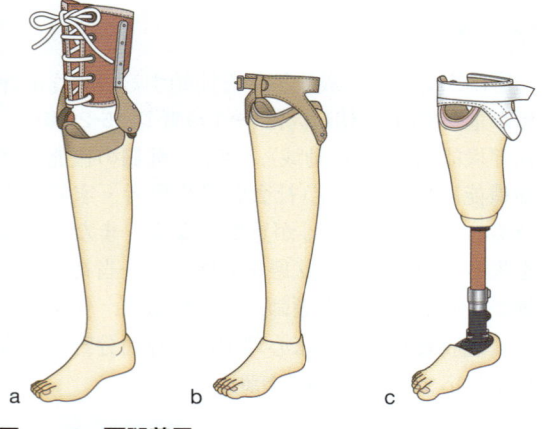

図 44-5　下腿義足
a. 殻構造差し込み式下腿義足.
b. PTB ソケット殻構造下腿義足.
c. PTB ソケット骨格構造下腿義足（フォームカバー外装なし）.

B パーツ組み立て，義肢製作

　ソケットに各パーツを組み立てて義肢を製作する（図 44-7）．義手，義足それぞれの構造に従って組み立て（➡図 44-2, 4d），仮義肢を製作後に本義肢を製作する．

D 義手

1 義手の構造（➡図 44-2）

　肩義手（図 44-8）などを用いる近位部での離断や切断があるが，上腕以遠の義手について述べる．

A ソケット
socket

　断端の収納，義肢の懸垂と身体運動の義手への伝達を担う．肩義手や上腕断端義手では懸垂目的にハーネスが使用される（➡図 44-2）．

B 継手
joint

1 ● 肘継手 elbow joint
　上肢切断の能動式では，ブロック継手やヒンジ継手を用いて，内側または外側一方にコントロー

> **NOTE　義手処方の実際**
>
> 　臨床では，利き手の切断であっても能動義手や動力（筋電）義手を処方することは稀．利き手交換を行い，装飾用義手を補助的に使用することがほとんどである．

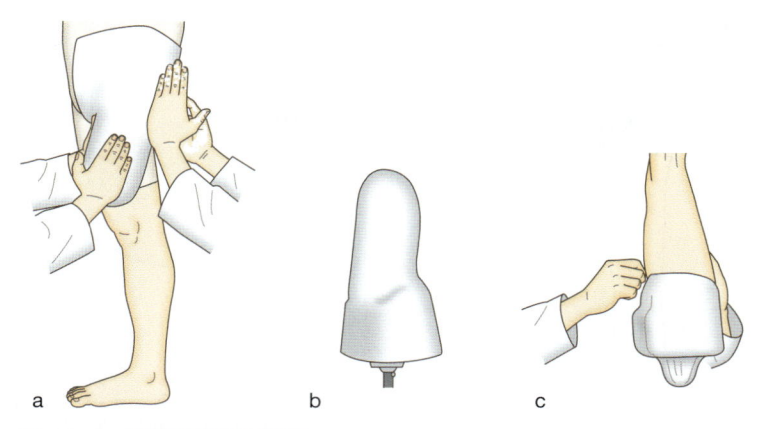

図 44-6 義足の採型と製作
a. 石膏ギプスによる採型，b. 陽性モデル製作，c. ソケット製作.

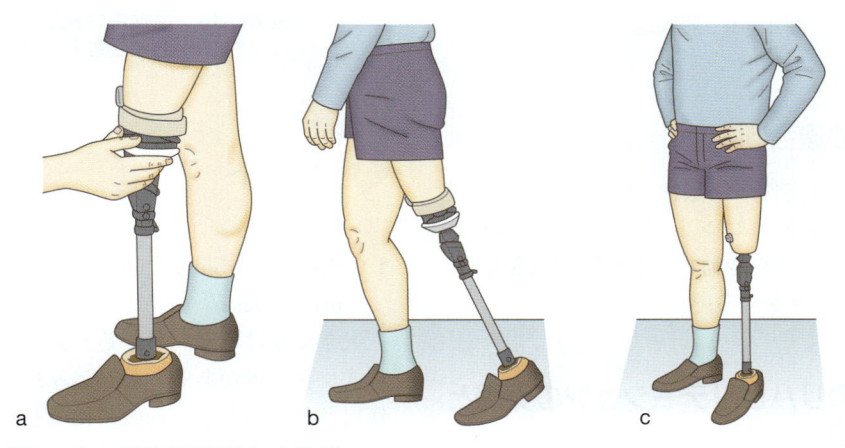

図 44-7 義足の組み立てと完成
a. 仮合わせ：完成前に装着して，ソケットの状態，義足の長さ，部品の位置関係（アライメント）などを確認し，必要があれば調整する.
b. 適合判定：処方どおりに作製され，調整されて患者に適合しているか，医師が確認して判定する.
c. 完成（外装未装着）.

ルケーブルをつけて肘を動かす.

2 ● 手継手，手先具 wrist joint, terminal device
　回内角度や一部機種で可能な掌背屈角度を他動的に調整，固定して使用する．状況に応じた手先具を接続する．能動フック，能動ハンド，作業用手先具，装飾ハンドがある.

Ｃ コントロールケーブルシステム

　能動義手では，ケーブルの張力を用いて手先具を開閉することができる．肘継手部分の動きや固定状態と連動する.

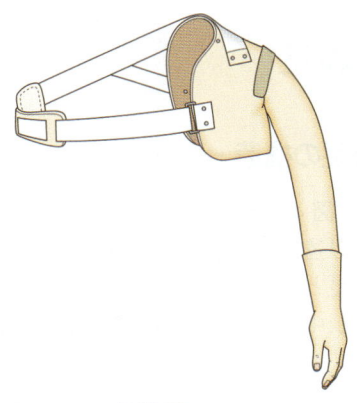

図 44-8 肩義手

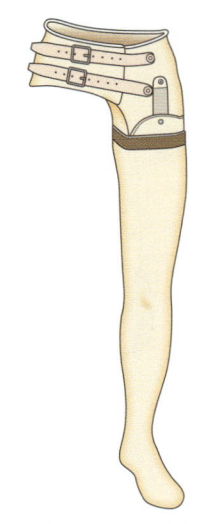

図44-9　股義足

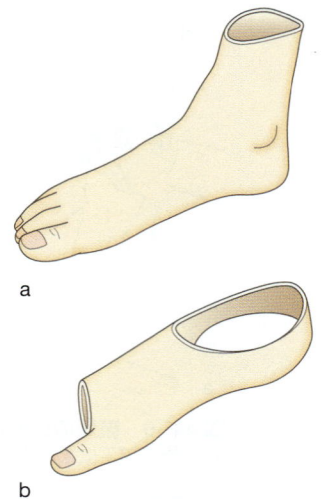

a

b

図44-10　足根中足義足（装飾用，a）と足趾義足（b）

②　義手の適合判定

　ソケットの安定性，快適性，関節可動域（装具装着時，非装着時），コントロールケーブルシステムの効率，フックや能動ハンドの開閉状態など，使用状況をチェックする．

③　義手のリハビリテーションの実際と注意点

　切断側は原則補助手とし，応用動作として両手動作を行う．ADLに直結した作業療法を行う．利き手の切断の場合，利き手交換を行い，非利き手側が利き手となるように作業療法を実施する．

E　義足

①　義足の構造（→図44-4d）

　股義足（図44-9）など近位の離断や切断はあるが，大腿以遠の義足について述べる．また，下腿以遠の義足として，サイム義足，ショパール切断義足，足根中足義足などがある（図44-10）．

A　ソケット
socket

1 ● 大腿義足 above knee（transfemoral）prosthesis

　大きく分けると，差し込み式ソケットと自己懸垂式ソケットがある．差し込み式ソケットは旧来使用されていたが，過去に使用していた義肢の破損や経年による再製作以外で，新たに製作されることはほとんどなくなった．

　現在は自己懸垂式ソケットとして，吸着式ソケットが用いられる（図44-11）．四辺形ソケット，坐骨収納型ソケット，MASソケットなどの種類がある．現在はソケット装着時にシリコーンライナーを装着することがほとんどであり，義手にも用いられる．ライナーは柔軟で皮膚，装具表面との密着性が良好であり，先端にソケット固定用のピンを取りつけたライナー式ソケットはさらに装着性や懸垂性に優れ普及している（図44-12）．

2 ● 下腿義足 below knee（transtibial）prosthesis

　膝蓋腱で体重を支持するPTB（patellar tendon bearing）式がPTBカフで懸垂して用いられる．そのほか自己懸垂型のKBM（Kondylen-Bettung Münster Prothese）やPTS（patella tendon bearing-supracondylar），TSB（total surface bearing）ソケットがある（図44-13）．現在は大腿

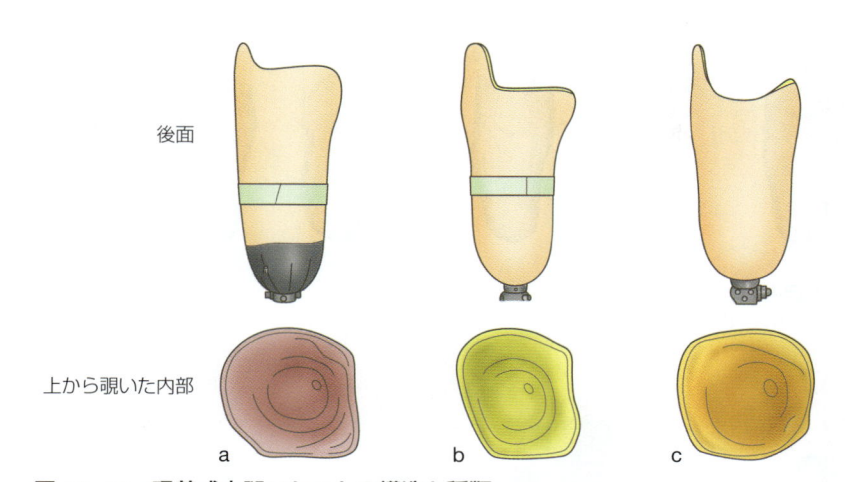

図 44-11　吸着式大腿ソケットの構造と種類
a. 四辺形ソケット, b. 坐骨収納型ソケット, c. MAS ソケット.

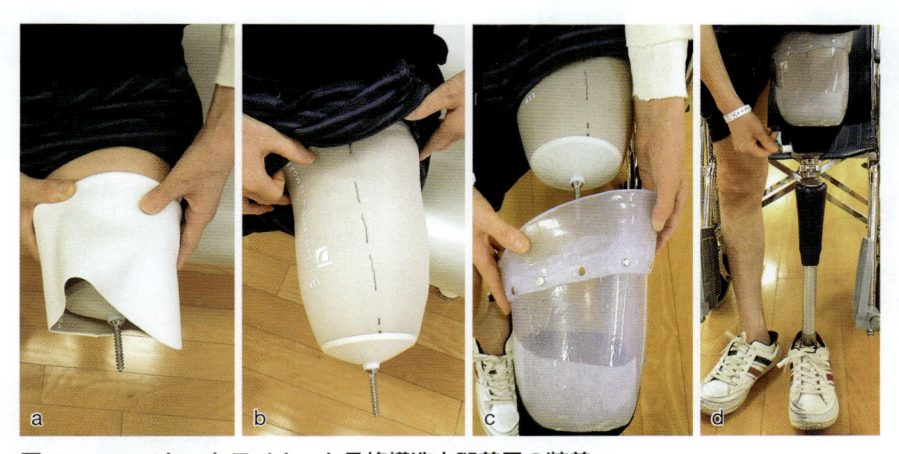

図 44-12　ソケットライナーと骨格構造大腿義足の装着
a. 裏返したライナーを断端末梢より取りつける.
b. 義足の位置や方向を確認しつつ装着.
c. ライナーを装着した断端をソケットに差し込む.
d. 体重をかけ断端が十分にソケットに入ったらライナーロックアダプタにピンを接続する.
仮義足でソケットとの装着状況が確認できる透明なチェックソケットを使用している. ソケットライナー式骨格構造下腿義足の装着方法も同様.

ソケットと同様, ピン付きのライナー式ソケットが普及している.

B 膝継手
knee joint

　股義足や大腿義足で用いられ, 立脚時の支持性と遊脚時の可動性が要求される. 荷重で摩擦が生じるものや, 油圧(空気圧)制御機構が働くもの, さらには膝継手の角速度をコンピュータで制御するなど高機能なものが複数開発され, 用いられて

いる(**図 44-14**).

C 足継手, 足部
ankle joint, foot

　底背屈のみを許容する単軸足部や, 踵部のクッションで足関節の動きを代用するサッチ SACH (solid ankle cushion heel)足部が一般的で, スポーツに適する足部としてはエネルギー蓄積型足部がある(**図 44-15**).

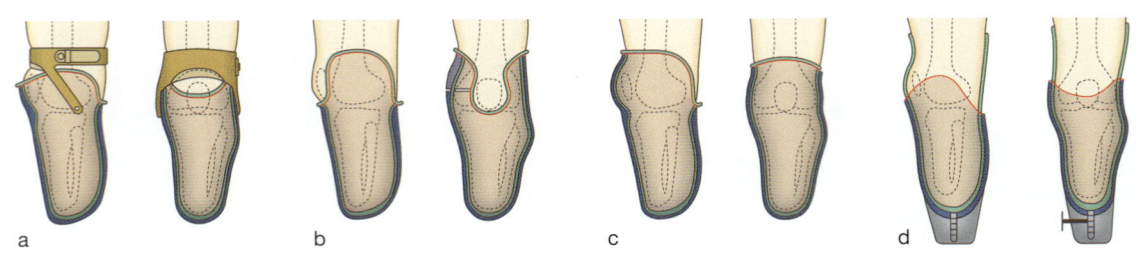

a　　　　　　　　b　　　　　　　　c　　　　　　　　d

図44-13　下腿義足とソケット
a. PTB，b. KBM，c. PTS，d. TSB.

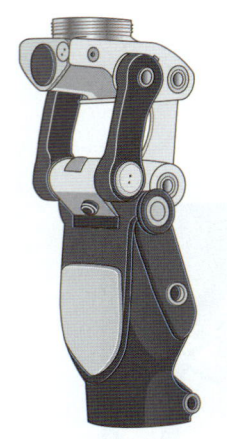

図44-14　膝継手
高機能なものが多く開発され，使用できるようになっている.

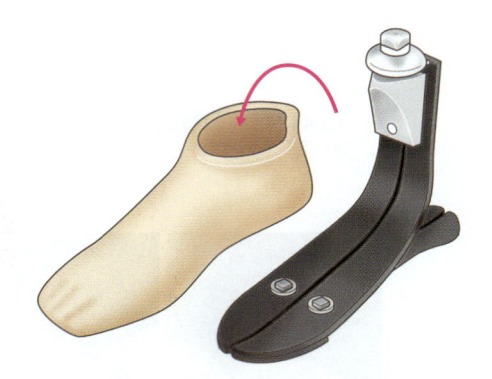

図44-15　エネルギー蓄積型足部
体重負荷により板バネがたわみ，離床時にその反発力が利用される.

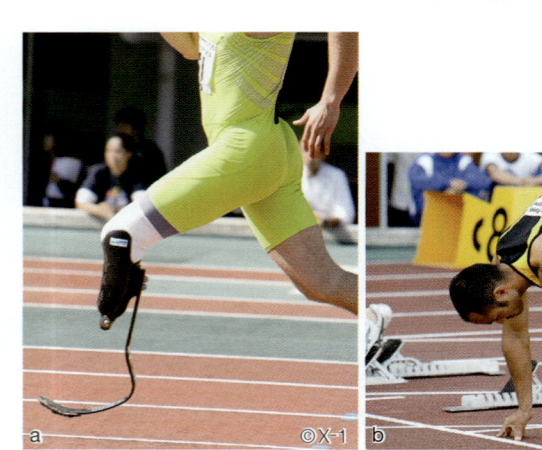

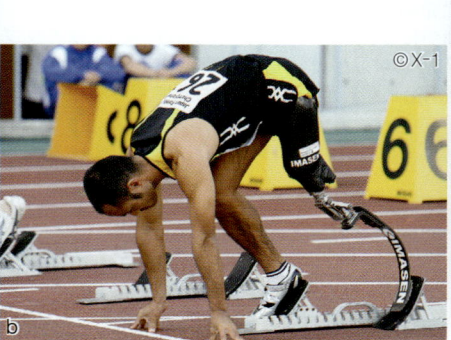

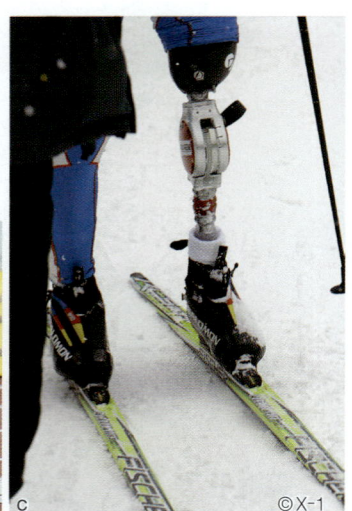

a　　　　　　　　b　　　　　　　　c

図44-16　競技用義足（日本障がい者スポーツ協会提供）
a. 陸上競技用下腿義足，b. 陸上競技用大腿義足，c. クロスカントリー用大腿義足.
競技により種々の種類があり，高機能のものが開発されている.

2 義足の適合判定

単体で調整した後，実際に義足を装着して立位で静的な状態，次いで歩行して動的な状態を確認する（→図44-7）．

3 義足のリハビリテーションの実際と注意点

緊急手術以外の切断では，術前からの筋力増強訓練，可動域訓練，片脚起立バランス練習などを行う．術後は早期から拘縮予防や義足非装着下でのADL訓練を行う．近年増加している閉塞性動脈硬化症（ASO）や糖尿病性壊疽などによる切断では，血行障害により断端部の壊死などが生じる危険性があり，注意を要し十分に切断部の創が安定した後に義足を装着する．

F 義肢とスポーツ

1 スポーツ用義足

競技では義足の性能が結果を左右する．装着性の高いシリコーンライナーを用いたソケットや，軽量で反発性の高いカーボンブレードなどの最新技術を用いた材料が使用される（図44-16）．

NOTE 義肢装着における注意点

・装着までのリハビリテーションによる，関節拘縮や変形の予防が大切である．
・近年増加傾向にある血行障害による切断では，断端の褥瘡や壊死に特に注意する．
・幻肢痛には理学療法，薬物療法，心理療法と総合的に治療を行う．
・ソケットの清潔保持や部品のメンテナンスは，患者の自己管理が原則である．

44
義肢

付録

資料 1　関節可動域表示ならびに測定法(日整会誌 69：240-250, 1995)

(日本整形外科学会，日本リハビリテーション医学会制定)※Ⅶ 顎関節計測は割愛

- Ⅰ．関節可動域表示および測定法の原則
- Ⅱ．上肢測定
- Ⅲ．手指測定
- Ⅳ．下肢測定
- Ⅴ．体幹測定
- Ⅵ．その他の検査法

資料2　主な徒手筋力テスト

資料3　治療成績判定基準，機能評価法など

- A．頚髄症治療成績判定基準(日整会誌 68：490-503, 1994)
- B．腰痛治療成績判定基準(日整会誌 60：391-394, 1986)
- C．肩関節疾患治療成績判定基準(日整会誌 61：623-629, 1987)
- D．肘機能評価法(日整会誌 66：591-603, 1992)
- E．手関節障害の機能評価基準(手の機能評価表 第4版：66-68, 2006)
- F．股関節機能判定基準(日整会誌 69：860-867, 1995)
- G．膝疾患治療成績判定基準(日整会誌 66：1212-1219, 1992)
- H．足部疾患治療成績判定基準(日整会誌 65：679-681, 1991)
- I．筋拘縮症障害程度判定の手引き(日整会誌 58：1201-1207, 1984)

資料4　その他

- A．WHO の骨腫瘍分類(2013，一部追加訂正)
- B．障害程度等級表
- C．標準脊髄損傷神経機能評価表
- D．骨系統疾患国際分類(2015)のグループ

資料 1 関節可動域表示ならびに測定法

（日本整形外科学会，日本リハビリテーション医学会制定）

I. 関節可動域表示ならびに 測定法の原則

1 関節可動域表示ならびに測定法の目的

日本整形外科学会と日本リハビリテーション医学会が制定する関節可動域表示ならびに測定法は，整形外科医，リハビリテーション医ばかりでなく，医療，福祉，行政その他の関連職種の人々をも含めて，関節可動域を共通の基盤で理解するためのものである．したがって，実用的で分かりやすいことが重要であり，高い精度が要求される計測，特殊な臨床評価，詳細な研究のためにはそれぞれの目的に応じた測定法を検討する必要がある．

2 基本肢位

neutral zero method を採用しているので，neutral zero starting position が基本肢位であり，概ね解剖学的肢位と一致する．ただし，肩関節水平屈曲・伸展については肩関節外転 90°の肢位，肩関節外旋・内旋については肩関節外転 0°で肘関節 90°屈曲位，前腕の回外・回内については手掌面が矢状面にある肢位，股関節外旋・内旋については股関節屈曲 90°で膝関節屈曲 90°の肢位をそれぞれ基本肢位とする．

3 関節の運動

1) 関節の運動は直交する 3 平面，すなわち前額面，矢状面，水平面を基本面とする運動である．ただし，肩関節の外旋・内旋，前腕の回外・回内，股関節の外旋・内旋，頚部と胸腰部の回旋は，基本肢位の軸を中心とした回旋運動である．また，足部の内がえし・外がえし，母指の対立は複合した運動である．

2) 関節可動域測定とその表示で使用する関節運動とその名称を以下に示す．なお，下記の基本的名称以外によく用いられている用語があれば（ ）内に併記する．

1 屈曲と伸展

多くは矢状面の運動で，基本肢位にある隣接する 2 つの部位が近づく動きが屈曲，遠ざかる動きが伸展である．ただし，肩関節，頚部・体幹に関しては，前方

への動きが屈曲，後方への動きが伸展である．また，手関節，手指，足関節，足指に関しては，手掌または足底への動きが屈曲，手背または足背への動きが伸展である．

2 外転と内転

多くは前額面の運動で，体幹や手指の軸から遠ざかる動きが外転，近づく動きが内転である．

3 外旋と内旋

肩関節および股関節に関しては，上腕軸または大腿軸を中心として外方へ回旋する動きが外旋，内方へ回旋する動きが内旋である．

4 回外と回内

前腕に関しては，前腕軸を中心にして外方に回旋する動き（手掌が上を向く動き）が回外，内方に回旋する動き（手掌が下を向く動き）が回内である．

5 水平屈曲と水平伸展

水平面の運動で，肩関節を 90°外転して前方への動きが水平屈曲，後方への動きが水平伸展である．

6 挙上と引き下げ（下制）

肩甲帯の前額面の運動で，上方への動きが挙上，下方への動きが引き下げ（下制）である．

7 右側屈・左側屈

頚部，体幹の前額面の運動で，右方向への動きが右側屈，左方向への動きが左側屈である．

8 右回旋と左回旋

頚部と胸腰部に関しては右方に回旋する動きが右回旋，左方に回旋する動きが左回旋である．

9 橈屈と尺屈

手関節の手掌面の運動で，橈側への動きが橈屈，尺側への動きが尺屈である．

10 母指の橈側外転と尺側内転

母指の手掌面の運動で，母指の基本軸から遠ざかる動き（橈側への動き）が橈側外転，母指の基本軸に近づく動き（尺側への動き）が尺側内転である．

11 ● 掌側外転と掌側内転

母指の手掌面に垂直な平面の運動で，母指の基本軸から遠ざかる動き（手掌方向への動き）が掌側外転，基本軸に近づく動き（背側方向への動き）が掌側内転である．

12 ● 対立

母指の対立は，外転，屈曲，回旋の3要素が複合した運動であり，母指で小指の先端または基部を触れる動きである．

13 ● 中指の橈側外転と尺側外転

中指の手掌面の運動で，中指の基本軸から橈側へ遠ざかる動きが橈側外転，尺側へ遠ざかる動きが尺側外転である．

14 ● 外がえしと内がえし

足部の運動で，足底が外方を向く動き（足部の回内，外転，背屈の複合した運動）が外がえし，足底が内方を向く動き（足部の回外，内転，底屈の複合した運動）が内がえしである．

足部長軸を中心とする回旋運動は回外，回内と呼ぶべきであるが，実際は，単独の回旋運動は生じ得ないので複合した運動として外がえし，内がえしとした．また，外反，内反という用語も用いるが，これらは足部の変形を意味しており，関節可動域測定時に関節運動の名称としては使用しない．

4 関節可動域の測定方法

1）関節可動域は，他動運動でも自動運動でも測定できるが，原則として他動運動による測定値を表記する．自動運動による測定値を用いる場合は，その旨明記する〔5-2〕の（1）参照〕．

2）角度計は十分な長さの柄がついているものを使用し，通常は5°刻みで測定する．

3）基本軸，移動軸は，四肢や体幹において外見上わかりやすい部位を選んで設定されており，運動学上のものとは必ずしも一致しない．また，手指および足指では角度計のあてやすさを考慮して，原則として背側に角度計をあてる．

4）基本軸と移動軸の交点を角度計の中心に合わせる．また，関節の運動に応じて，角度計の中心を移動

させてもよい．必要に応じて移動軸を平行移動させてもよい．

5）多関節筋が関与する場合，原則としてその影響を除いた肢位で測定する．例えば，股関節屈曲の測定では，膝関節を屈曲しハムストリングをゆるめた肢位で行う．

6）肢位は「測定肢位および注意点」の記載に従うが，記載のないものは肢位を限定しない．変形，拘縮などで所定の肢位がとれない場合は，測定肢位がわかるように明記すれば異なる肢位を用いてもよい〔5-2〕の（2）参照〕．

7）筋や腱の短縮を評価する目的で多関節筋を緊張させた肢位で関節可動域を測定する場合は，測定方法がわかるように明記すれば多関節筋を緊張させた肢位を用いてもよい〔5-2〕の（3）参照〕．

5 測定値の表示

1）関節可動域の測定値は，基本肢位を0°として表示する．例えば，股関節の可動域が屈曲位20°から70°であるならば，この表現は以下の2通りとなる．

（1）股関節の関節可動域は屈曲20〜70°（または屈曲20〜70°）．

（2）股関節の関節可動域は屈曲は70°，伸展は−20°．

2）関節可動域の測定に際し，症例によって異なる測定法を用いる場合や，その他関節可動域に影響を与える特記すべき事項がある場合は，測定値とともにその旨併記する．

（1）自動運動を用いて測定する場合は，その測定値を（ ）で囲んで表示するか，「自動」または「active」などと明記する．

（2）異なる肢位を用いて測定する場合は，「背臥位」「座位」などと具体的に肢位を明記する．

（3）多関節筋を緊張させた肢位を用いて測定する場合は，その測定値を〈 〉で囲んで表示するが，「膝伸展位」などと具体的に明記する．

（4）疼痛などが測定値に影響を与える場合は，「痛み」「pain」などと明記する．

6 参考可動域（略）

II. 上肢測定

部位名	運動方向	参考可動域角度	基本軸	移動軸	測定肢位および注意点	参考図
肩甲帯 shoulder girdle	屈曲 flexion	20	両側の肩峰を結ぶ線	頭頂と肩峰を結ぶ線		
	伸展 extension	20				
	挙上 elevation	20	両側の肩峰を結ぶ線	肩峰と胸骨上縁を結ぶ線	背面から測定する.	
	引き下げ（下制） depression	10				
肩 shoulder （肩甲帯の動きを含む）	屈曲（前方挙上） forward flexion	180	肩峰を通る床への垂直線（立位または坐位）	上腕骨	上腕は中間位とする. 体幹が動かないように固定する. 脊柱が前後屈しないように注意する.	
	伸展（後方挙上） backward extension	50				
	外転（側方挙上） abduction	180	肩峰を通る床への垂直線（立位または坐位）	上腕骨	体幹の側屈が起こらないように 90° 以上になったら前腕を回外することを原則とする. ⇨［VI. その他の検査法］参照	
	内転 adduction	0				
	外旋 external rotation	60	肘を通る前額面への垂直線	尺骨	上腕を体幹に接して，肘関節を前方 90° に屈曲した肢位で行う. 前腕は中間位とする. ⇨［VI. その他の検査法］参照	
	内旋 internal rotation	80				
	水平屈曲 horizontal flexion （horizontal adduction）	135	肩峰を通る矢状面への垂直線	上腕骨	肩関節を 90° 外転位とする.	
	水平伸展 horizontal extension （horizontal abduction）	30				
肘 elbow	屈曲 flexion	145	上腕骨	橈骨	前腕は回外位とする.	
	伸展 extension	5				

部位名	運動方向	参考可動域角度	基本軸	移動軸	測定肢位および注意点	参考図
前腕 forearm	回内 pronation	90	上腕骨	手指を伸展した手掌面	肩の回旋が入らないように肘を90°に屈曲する.	
	回外 supination	90				
手 wrist	屈曲（掌屈）flexion（palmar flexion）	90	橈骨	第2中手骨	前腕は中間位とする.	
	伸展（背屈）extension（dorsiflexion）	70				
	橈屈 radial deviation	25	前腕の中央線	第3中手骨	前腕を回内位で行う.	
	尺屈 ulnar deviation	55				

（日整会誌 69：240-250，1995 より）

Ⅲ. 手指測定

部位名	運動方向	参考可動域角度	基本軸	移動軸	測定肢位および注意点	参考図
母指 thumb	橈側外転 radial abduction	60	示指（橈骨の延長上）	母指	運動は手掌面とする.以下の手指の運動は，原則として手指の背側に角度計をあてる.	
	尺側内転 ulnar adduction	0				
	掌側外転 palmar abduction	90			運動は手掌面に直角な面とする.	
	掌側内転 palmar adduction	0				
	屈曲（MCP）flexion	60	第1中手骨	第1基節骨		
	伸展（MCP）extension	10				
	屈曲（IP）flexion	80	第1基節骨	第1末節骨		
	伸展（IP）extension	10				

（次頁につづく）

（前頁よりつづく）

部位名	運動方向	参考可動域角度	基本軸	移動軸	測定肢位および注意点	参考図
指 fingers	屈曲（MCP）flexion	90	第2〜5中手骨	第2〜5基節骨	⇨[VI. その他の検査法]参照	
	伸展（MCP）extension	45				
	屈曲（PIP）flexion	100	第2〜5基節骨	第2〜5中節骨		
	伸展（PIP）extension	0				
	屈曲（DIP）flexion	80	第2〜5中節骨	第2〜5末節骨	DIPは10°の過伸展をとりうる.	
	伸展（DIP）extension	0				
	外転 abduction		第3中手骨延長線	第2,4,5指軸	中指の運動は橈側外転, 尺側外転とする. ⇨[VI. その他の検査法]参照	
	内転 adduction					

（日整会誌 69：240-250, 1995 より）

Ⅳ. 下肢測定

部位名	運動方向	参考可動域角度	基本軸	移動軸	測定肢位および注意点	参考図
股 hip	屈曲 flexion	125	体幹と平行な線	大腿骨（大転子と大腿骨外顆の中心を結ぶ線）	骨盤と脊柱を十分に固定する. 屈曲は背臥位, 膝屈曲位で行う. 伸展は腹臥位, 膝伸展位で行う.	
	伸展 extension	15				
	外転 abduction	45	両側の上前腸骨棘を結ぶ線への垂直線	大腿中央線（上前腸骨棘より膝蓋骨中心を結ぶ線）	背臥位で骨盤を固定する. 下肢は外旋しないようにする. 内転の場合は, 反対側の下肢を屈曲挙上してその下を通して内転させる.	
	内転 adduction	20				
	外旋 external rotation	45	膝蓋骨より下ろした垂直線	下腿中央線（膝蓋骨中心より足関節内外果中央を結ぶ線）	背臥位で, 股関節と膝関節を90°屈曲位にして行う. 骨盤の代償を少なくする.	
	内旋 internal rotation	45				

部位名	運動方向	参考可動域角度	基本軸	移動軸	測定肢位および注意点	参考図
膝 knee	屈曲 flexion	130	大腿骨	腓骨(腓骨頭と外果を結ぶ線)	屈曲は股関節を屈曲位で行う.	
	伸展 extension	0				
足 ankle	屈曲(底屈) flexion (plantar flexion)	45	腓骨への垂直線	第5中足骨	膝関節を屈曲位で行う.	
	伸展(背屈) extension (dorsiflexion)	20				
足部 foot	外がえし eversion	20	下腿軸への垂直線	足底面	膝関節を屈曲位で行う.	
	内がえし inversion	30				
	外転 abduction	10	第1, 第2中足骨の間の中央線	同左	足底で足の外縁または内縁で行うこともある.	
	内転 adduction	20				
母指(趾) great toe	屈曲(MTP) flexion	35	第1中足骨	第1基節骨		
	伸展(MTP) extension	60				
	屈曲(IP) flexion	60	第1基節骨	第1末節骨		
	伸展(IP) extension	0				
足指 toes	屈曲(MTP) flexion	35	第2〜5中足骨	第2〜5基節骨		
	伸展(MTP) extension	40				
	屈曲(PIP) flexion	35	第2〜5基節骨	第2〜5中節骨		
	伸展(PIP) extension	0				
	屈曲(DIP) flexion	50	第2〜5中節骨	第2〜5末節骨		
	伸展(DIP) extension	0				

(日整会誌 69:240-250, 1995 より)

付

資料1 関節可動域表示ならびに測定法

V. 体幹測定

部位名	運動方向		参考可動域角度	基本軸	移動軸	測定肢位および注意点	参考図
頚部 cervical spines	屈曲（前屈） flexion		60	肩峰を通る床への垂直線	外耳孔と頭頂を結ぶ線	頭部体幹の側面で行う．原則として腰かけ坐位とする．	
	伸展（後屈） extension		50				
	回旋 rotation	左回旋	60	両側の肩峰を結ぶ線への垂直線	鼻梁と後頭結節を結ぶ線	腰かけ坐位で行う．	
		右回旋	60				
	側屈 lateral bending	左側屈	50	第7頚椎棘突起と第1仙椎の棘突起を結ぶ線	頭頂と第7頚椎棘突起を結ぶ線	体幹の背面で行う．腰かけ坐位とする．	
		右側屈	50				
胸腰部 thoracic and lumbar spines	屈曲（前屈） flexion		45	仙骨後面	第1胸椎棘突起と第5腰椎棘突起を結ぶ線	体幹側面より行う．立位，腰かけ坐位または側臥位で行う．股関節の運動が入らないように行う． ⇨［VI. その他の検査法］参照	
	伸展（後屈） extension		30				
	回旋 rotation	左回旋	40	両側の後上腸骨棘を結ぶ線	両側の肩峰を結ぶ線	坐位で骨盤を固定して行う．	
		右回旋	40				
	側屈 lateral bending	左側屈	50	ヤコビー（Jacoby）線の中点に立てた垂直線	第1胸椎棘突起と第5腰椎棘突起を結ぶ線	体幹の背面で行う．腰かけ坐位または立位で行う．	
		右側屈	50				

（日整会誌 69：240-250, 1995 より）

VI. その他の検査法

部位名	運動方向	参考可動域角度	基本軸	移動軸	測定肢位および注意点	参考図
肩 shoulder（肩甲骨の動きを含む）	外旋 external rotation	90	肘を通る前額面への垂直線	尺骨	前腕は中間位とする．肩関節は 90° 外転し，かつ肘関節は 90° 屈曲した肢位で行う．	
	内旋 internal rotation	70				
	内転 adduction	75	肩峰を通る床への垂直線	上腕骨	20° または 45° 肩関節屈曲位で行う．立位で行う．	
母指 thumb	対立 opposition				母指先端と小指基部（または先端）との距離（cm）で表示する．	
指 fingers	外転 abduction		第3中手骨延長線	2, 4, 5 指軸	中指先端と 2, 4, 5 指先端との距離（cm）で表示する．	
	内転 adduction					
	屈曲 flexion				指尖と近位手掌皮線（proximal palmar crease）または遠位手掌皮線（distal palmar crease）との距離（cm）で表示する．	
胸腰部 thoracic and lumbar spines	屈曲 flexion				最大屈曲は，指先と床との間の距離（cm）で表示する．	

（日整会誌 69：240-250，1995 より）

主な徒手筋力テスト

必ず両側に行うこと．赤矢印は検者が徒手的に力を加える方向，白矢印は被検者が動かそうとする方向を示している．

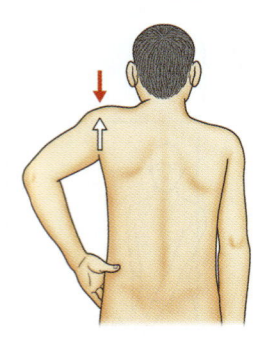

肩甲骨挙上動作
主動作筋は僧帽筋上部線維と肩甲挙筋．僧帽筋は副神経支配，肩甲挙筋は肩甲背神経支配．肩を挙上させ抵抗を加える．

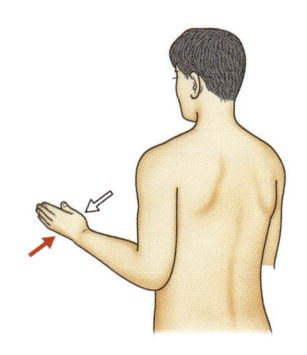

肩外旋動作
主動作筋は棘下筋と小円筋．棘下筋は肩甲上神経支配，小円筋は腋窩神経支配．肘を屈曲させて前腕を外方へ回転させ抵抗を加える．

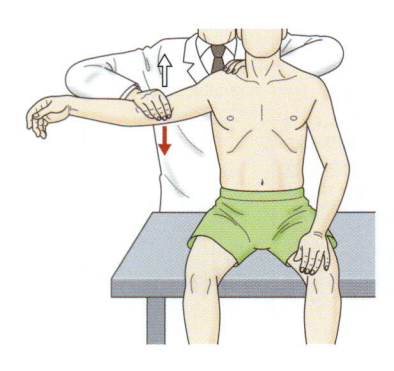

肩外転動作
主動作筋は三角筋中部線維．腋窩神経支配．90°外転位で調べる．検者は被検者のうしろに立ち，上肢を外転させ，上腕遠位部（肘のすぐ上）に下向きの抵抗を加える．

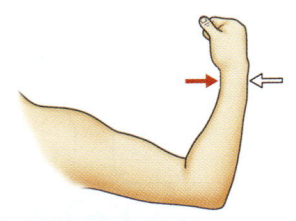

前腕回外位での肘屈曲動作
主動作筋は上腕筋，上腕二頭筋，腕橈骨筋．筋皮神経支配．前腕を回外させて肘を屈曲させ抵抗を加える．

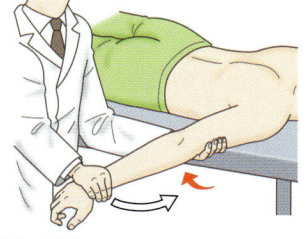

肘伸展動作
主動作筋は上腕三頭筋．橈骨神経支配．被検者は腹臥位で肘を曲げ前腕を診察台から下垂する．肘を伸展させ前腕遠位部に下向きの抵抗を加える．

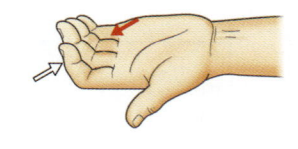

近位指節間関節屈曲
主動作筋は浅指屈筋（正中神経支配）と深指屈筋（橈側は正中神経支配，尺側は尺骨神経支配）．近位指節骨を固定して，近位指節間関節で指を屈曲させ抵抗を加える．

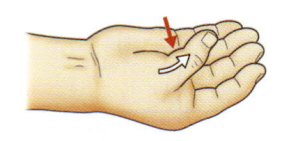

母指対立運動
主動作筋は母指対立筋．正中神経支配．母指尖を小指尖に近づけさせる．

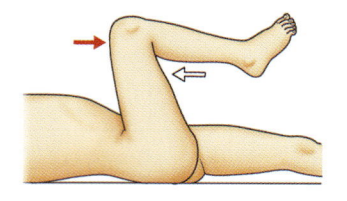

股関節屈曲
主動作筋は大腰筋，腸骨筋．大腿神経支配．膝屈曲位で背臥させ，90°に曲げた股関節をさらに屈曲させ，抵抗を加える．

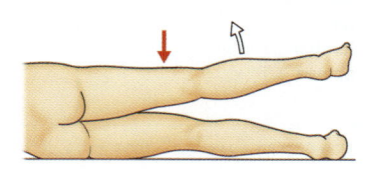

股関節外転
主動作筋は中殿筋，小殿筋．上殿神経支配．下肢伸展位で側臥位に寝かせる．抵抗を加えながら上方の下肢全体を外転（上に上げる）させる．

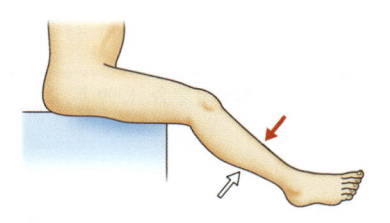

膝関節伸展
主動作筋は大腿四頭筋．大腿神経支配．
下腿に抵抗を加えて，膝を伸展させる．

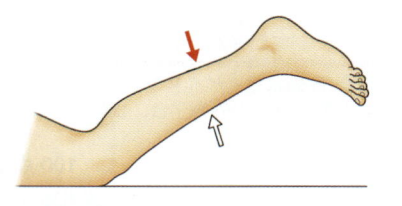

膝関節屈曲
主動作筋は大腿二頭筋．坐骨神経支配．
腹臥位に寝かせ，抵抗を加えながら，
膝を屈曲させる．

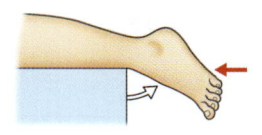

足関節底屈
主動作筋は腓腹筋とヒラメ筋．腹臥
位で，足部を底屈させ，抵抗を加え
る（右図も参照）．

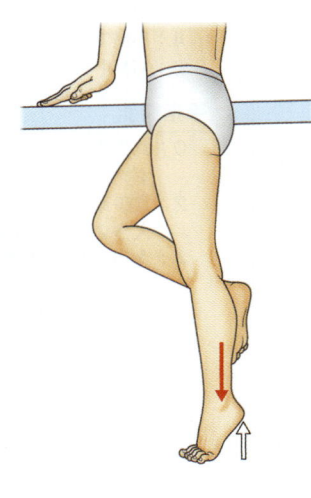

**Daniels の腓腹筋とヒラメ筋の評価（Hoppenfelc に
よる）**

　まず患者に膝関節を伸展させて検査する側の下肢
で立たせる．支えがいる場合には，1 本か 2 本の指を
検査台の上に置いて，バランスをとるのを助ける程
度にする．被検者に足を底屈できる限りいっぱいに
底屈させ，連続繰り返し踵を床から持ち上げさせる．

　この動作が 20 回以上可能であれば 5（normal）反
復する 10 回から 19 回の動作の間に休みなく，また
疲労をみせることなく完全に行えるときには 4
（good），1 回から 9 回なら休みも疲れもなしに完全
に行える場合は 3（fair）とする．

　これ以下は腹臥位で足は検査台からはみ出る位置
で行い，完全な底屈運動ができ，最大抵抗に負けず
に保てるものを 2＋（poor＋），完全に動くが抵抗に耐
えられないものを 2（poor），全可動域は動かせない
ものを 2－（poor－）とする．

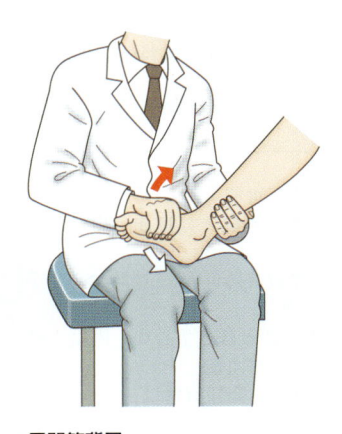

足関節背屈
主動作筋は前脛骨筋．被検者の足
を大腿部に置き，足関節を背屈さ
せ，足部に底屈方向の抵抗を加え
る．

資料3　治療成績判定基準，機能評価法など

「日本整形外科学会 評価基準・ガイドライン・マニュアル集 第3版」（日本整形外科学会，1999年）と「手の機能評価表 第4版」（日本手外科学会，2006年）より

A　頚髄症治療成績判定基準

● 改訂17点法（合計17点）

運動機能	上肢	手指	0点[不能] ………… 自力では不能（箸，スプーン・フォーク，ボタンかけすべて不能）
			1[高度障害] ……… 箸，書字は不能．スプーン・フォークで辛うじて可能
			2[中等度障害] …… 箸で大きな物はつまめる．書字は辛うじて可能．大きなボタンかけ可能
			3[軽度障害] ……… 箸，書字ぎこちない，Yシャツの袖のボタンかけ可能
			4[正常] …………… 正常
		肩・肘機能	−2[高度障害]　三角筋または上腕二頭筋 ≦2
			−1[中等度障害]　三角筋または上腕二頭筋 =3
			〔−0.5[軽度障害]　三角筋または上腕二頭筋 =4〕
			−0[正常]　三角筋または上腕二頭筋 −5
	下肢		0点[不能] ………… 独立，独歩不能
			〔0.5 ……………… 立位は可能〕
			1[高度障害] ……… 平地でも支持が必要
			〔1.5 ……………… 平地では支持なしで歩けるが不安定〕
			2[中等度障害] …… 平地では支持不要．階段の昇降に手すり必要
			〔2.5 ……………… 平地では支持不要．階段の降りのみ手すり必要〕
			3[軽度障害] ……… ぎこちないが，速歩可能
			4[正常] …………… 正常
知覚機能	上肢		0点[高度障害] …… 知覚脱失（触覚，痛覚）
			〔0.5 ……………… 5/10以下の鈍麻（触覚，痛覚），耐えがたいほどの痛み，しびれ〕
			1[中等度障害] …… 6/10以上の鈍麻（触覚，痛覚），しびれ，過敏
			〔1.5[軽度障害] … 軽いしびれのみ（知覚正常）〕
			2[正常] …………… 正常
	体幹		0点[高度障害] …… 知覚脱失（触覚，痛覚）
			〔0.5 ……………… 5/10以下の鈍麻（触覚，痛覚），耐えがたいほどの痛み，しびれ〕
			1[中等度障害] …… 6/10以上の鈍麻（触覚，痛覚），絞扼感，しびれ，過敏
			〔1.5[軽度障害] … 軽いしびれのみ（知覚正常）〕
			2[正常] …………… 正常
	下肢		0点[高度障害] …… 知覚脱失（触覚，痛覚）
			〔0.5 ……………… 5/10以下の鈍麻（触覚，痛覚），耐えがたいほどの痛み，しびれ〕
			1[中等度障害] …… 6/10以上の鈍麻（触覚，痛覚），しびれ，過敏
			〔1.5[軽度障害] … 軽いしびれのみ（知覚正常）〕
			2[正常] …………… 正常
膀胱機能			0点[高度障害] …… 尿閉，失禁
			1[中等度障害] …… 残尿感，怒責，尿切れ不良，排尿時間延長，尿もれ
			2[軽度障害] ……… 開始遅延，頻尿
			3[正常] …………… 正常

● 100点法

該当項目がばらつく時は，低い（重症の）ほうを採用する．

運動機能 （左右独立評価）

肩・肘機能（三角筋，上腕二頭筋筋力にて測定）

- 0：MMT 2以下 肘疾患による障害を除く
- 2：MMT 3
- 3：MMT 4
- 4：MMT 5(−) 耐久力の不足，脱力感
- 5：MMT 5

手指機能

- 0：食事動作はスプーン，フォークも使用不能
 ボタン掛けなどが全く不能
- 2：食事動作はスプーンかフォークでやっと可能
 大きいボタンを見ながらやっと掛ける
- 4：食事動作はスプーン，フォーク使用，ナイフ使用不可能，辛うじて割箸の使用可能．紐を結ぶことはできるが解けない．
- 6：食事動作はナイフもやや困難であるが使用可能
 割箸はほぼ普通に使える
 大きいボタンは掛けられるが，Yシャツのボタンは困難
- 8：食事動作はナイフ，フォークの扱いは自由，箸の使用は自由だがややぎこちない．細い紐の結び解き，Yシャツのボタン掛け外しはできるがぎこちない．
- 10：食事動作，紐結び，ボタン掛けすべて普通に可能

下肢機能（下肢機能は明らかな左右差がないかぎり，左右同点とする）

- 0：起立，歩行不能
- 2：つかまり立ち，歩行器歩行可能
- 4：松葉杖（1本杖）歩行可能，階段上昇可能，片足ジャンプ不能
- 6：平地杖なし歩行可能，階段昇降可能（下降時に必ず手すり必要），片脚起立可能
- 8：平地では速歩可能，走ることは自信ない，階段下降はぎこちない，片足ジャンプ可能
- 10：正常，片足ジャンプ，歩行，階段昇降はスムーズ

知覚機能 （左右独立評価）

上肢，体幹・下肢%（%は患者の自己評価による正常域に対する残存知覚の程度）

- 0　0：（0〜10%）知覚脱失
 しびれが強くて我慢できない
- 3　3：（20〜40%）何かに触れていることはわかるが，形状，質の識別は不可能
 睡眠を妨げるしびれ
- 5　5：（50〜70%）触れていることも形状，質ともに識別可能．しかし感覚は半分ほどしかわからない
 ときに投薬を必要とする疼痛，しび

8　8：（80〜90％）　触覚はほぼ正常であるが，軽い痛覚
　　　　　　　　　　　鈍麻あり
　　　　　　　　　　　軽いしびれはあるが，気にならない
10　10：（100％）　　正常で，しびれ，疼痛などもない

膀胱機能

- 0：自排尿が不能，あるいは失禁
- 3：やっと自排尿できる．つねに残尿感があり，あるい
　はおむつが必要な失禁
- 5：頻尿・尿線に勢いがない
　ときに失禁し，下着を汚すこともある
- 8：膨満感は正常．排尿まで時間がかかる，頻尿
- 10：膨満感，排尿ともに正常

【点数配分】　　　　　　　合計（改善率）100 点

● 運動機能	R/L	● 知覚機能	R/L
肩・肘機能	5/5	手指	10/10
手指機能	10/10	体幹・下肢	10/10
下肢機能	10/10	小計	20/20
小計	25/25	● 膀胱機能	10

B 腰痛治療成績判定基準

I. 自覚症状 ……………………………………（9 点）

A. 腰痛に関して
　a. 全く腰痛はない ……………………… 3
　b. 時に軽い腰痛がある …………………… 2
　c. 常に腰痛があるか，あるいは時にかなりの腰
　　痛がある ………………………………… 1
　d. 常に激しい腰痛がある ………………… 0
B. 下肢痛およびシビレに関して
　a. 全く下肢痛，シビレがない …………… 3
　b. 時に軽い下肢痛，シビレがある ……… 2
　c. 常に下肢痛，シビレがあるか，あるいは時に
　　かなりの下肢痛，シビレがある ……… 1
　d. 常に激しい下肢痛，シビレがある …… 0
C. 歩行能力について
　a. 全く正常に歩行が可能 ………………… 3
　b. 500 m 以上歩行可能であるが，疼痛，シビレ，
　　脱力を生じる ………………………………… 2
　c. 500 m 以下の歩行で疼痛，シビレ，脱力を生
　　じ，歩けない ………………………………… 1
　d. 100 m 以下の歩行で疼痛，シビレ，脱力を生
　　じ，歩けない ………………………………… 0

II. 他覚所見 ………………………………… （6 点）

A. SLR（tight hamstring を含む）
　a. 正常 ………………………………………… 2
　b. 30〜70° ………………………………… 1
　c. 30° 未満 …………………………………… 0

B. 知覚
　a. 正常 ……………………………………… 2
　b. 軽度の知覚障害を有する ……………… 1
　c. 明白な知覚障害を認める ……………… 0
　注：① 軽度の知覚障害とは，患者自身が認識
　　　　　しない程度のもの．
　　　② 明白な知覚障害とは，知覚のいずれか
　　　　　の完全脱失，あるいはこれに近いもの
　　　　　で患者自身も明らかに認識しているも
　　　　　のをいう．
C. 筋力
　a. 正常 - 2
　b. 軽度の筋力低下 ………………………… 1
　c. 明らかな筋力低下 ……………………… 0
　注：① 被検筋を問わない．
　　　② 軽度の筋力低下とは，筋力 4 程度を指す．
　　　③ 明らかな筋力低下とは，筋力 3 以下を
　　　　　指す．
　　　④ 他覚所見が両側に認められる時は，よ
　　　　　り障害度の強い側で判定する．

III. 日常生活活動 ……………………………… （14 点）

	非常に困難	やや困難	容易
寝がえり動作	0	1	2
立ち上がり動作	0	1	2
洗顔動作	0	1	2
中腰姿勢または立位の持続	0	1	2
長時間坐位（1 時間位）	0	1	2
重量物の挙上または保持	0	1	2
歩行	0	1	2

IV. 膀胱機能 ………………………………… （−6 点）

- a. 正常 ……………………………………… 0
- b. 軽度の排尿困難（頻尿，排尿遅延，残尿感）…… −3
- c. 高度の排尿困難（失禁，尿閉）………… −6
注：尿路疾患による排尿障害を除外する．

V. 満足度（参考）

a. とてもよかった　　c. わからない
b. よかった　　　　　d. やらない方がよかった

VI. 精神状態の評価（参考）

- a. 愁訴の性質，部位，程度など一定しない．
- b. 痛みだけでなく，機能的に説明困難な筋力低下，
　痛覚過敏，自律神経系変化を伴う．
- c. 多くの病院あるいは多数科を受診する．
- d. 手術に対する期待度が異常に高い．
- e. 手術の既往があり，その創部痛のみを異常に訴える．
- f. 異常に長く（例えば 1 年以上）仕事を休んでいる．
- g. 職場，家庭生活で問題が多い．
- h. 労災事故，交通事故に起因する．
- i. 精神科での治療の既往．
- j. 医療訴訟の既往がある．

[参考] 治療成績判定基準の利用方法について

この判定基準は腰痛疾患全般（椎間板ヘルニア，分離・すべり症，脊柱管狭窄症など）に応用可能な案として作成したものであるが，利用法として次のような方法が考えられる。

1. 点数表示として扱う方法
   各使用者の判断により
   i) 自覚症状（9点），他覚所見（6点），日常生活活動（14点）の総合点（29点）により比較する方法
      例えば総合点 8 → 29点など
   ii) 各項目別に比較し使用する方法
      すなわち自覚症状（9点），他覚所見（6点），日常生活活動（14点）の治療前後のそれぞれを比較する方法
   iii) 1つの症状を取り上げ治療前後で比較する方法
      例えば脊柱管狭窄症では歩行能力だけを取り上げて比較する方法
   iv) 改善指数あるいは改善率として表現する方法
      a. 改善指数 ＝ (治療後点数 − 治療前点数) / 治療後点数
      b. 改善率 ＝ (治療後点数 − 治療前点数) / (正常 − 治療前点数) × 100（%）

2. 膀胱機能は障害のみられる場合のみ用い単独評価を行うか，あるいは総合点として用いるが，総合点としては用いる場合はマイナス点として評価を行う。

3. 判定時期は各使用者が判定時期を明確にして点数評価を使用する。

4. 満足度および精神状態の評価は各使用者および精神状態の評価は参考として評価を行わない。

G 肩関節疾患治療成績判定基準

I. 疼痛（30点）

	点数
なし	30
圧痛またはスポーツ，重労働にわずかな痛み	25
日常生活に軽い痛み	20
中等程度の耐えられる痛み	15
（鎮痛薬使用，時々夜間痛）	10
高度な痛み（活動時に強い制限あり，夜間痛頻回）	5
痛みのために全く活動できない	0

II. 機能（20点）

総合機能（10点）

外転筋力の強さ（5点）
※90°外転位にて測定
同肢位のとれないときは可能な外転位にて測定（可能外転位角度）

	点数
正常	5
優	4
良	3
可	2
不可	1
ゼロ	0

耐久力（5点）
※1kgの鉄アレイを水平保持できる時間
肘伸展位・回内位にて測定

	点数
10秒以上	5
3秒以上	3
2秒以下	1
不可	0

日常生活動作（10点）

	点数
結髪動作	1
結帯動作	1
口に手がとどく	1
患側の腰を下にして寝る	1
上着のサイドポケットのものを取る	1
反対側の腋窩に手がとどく	1
引き戸の開閉ができる	1
頭上の棚の物に手がとどく	1
便の始末ができる	1
上着を着る	1

（他に不能の動作があれば各1点減点する）

III. 可動域（自動運動）（30点）座位にて施行

注：肘関節，手に障害がある場合は，可動域，手に障害がある場合は，痛みについて記載

挙上（15点）

	点数
150°以上	15
120°以上	12
90°以上	9
60°以上	6
30°以上	3
0°	0

外旋（9点）

	点数
60°以上	9
30°以上	6
0°以上	3
−20°以上	1
−20°以下	0

内旋（6点）

	点数
Th₁₂以上	6
L₅以上	4
殿部	2
それ以下	0

IV. X 線所見評価（5 点）

正常 ··	5
中程度の変化または亜脱臼 ·································	3
高度の変化または脱臼 ··	1

V. 関節安定性（15 点）

正常 ··	15
軽度の instability または脱臼不安感 ···················	0
重度の instability または亜脱臼の既往，状態 ········	5
脱臼の既往または状態 ··	0

Ｄ 肘機能評価法

1. 疼痛（30 点）　　　　　　後記【参考】(1) 参照

・なし ···	30 点
・ ··	25 点
・軽度 ···	20 点
・ ··	15 点
・中等度 ··	10 点
・ ··	5 点
・高度 ···	0 点

2. 機能（20 点）································ [A]＋[B]

[A] 日常動作（12 点）

	容易	困難	不能
・洗顔動作 ··········	2 点	1 点	0 点
・食事動作 ··········	2 点	1 点	0 点
・シャツのボタンかけ ·······	2 点	1 点	0 点
・コップの水そそぎ ·······	2 点	1 点	0 点
・用便の始末 ········	2 点	1 点	0 点
・靴下の脱着 ········	2 点	1 点	0 点

[B] 筋力（8 点）

筋力	屈曲	伸展
5 ·········	5 点	3 点
4 ·········	4 点	3 点
3 ·········	3 点	2 点
2 ·········	2 点	1 点
1 ·········	1 点	0 点
0 ·········	0 点	0 点

・日常動作の容易，困難の評価は次の基準を目安とする.
　容易：肘関節の疼痛はあっても軽度である.
　　　　また十分な耐久力があり，素早く，スムーズに動作が可能である.
　困難：時間をかければ，どうにか可能である.
・肩と手に著しい機能障害がある場合（乳幼児を含める）には，後記【参考】(2) の簡便法で評価する.
・強直時の筋力の判定は，等尺性筋収縮時に筋の触診を行い判定する.

3. 可動域（30 点）····················· [A]＋[B]*

[A] 屈伸可動域（22 点）

屈曲（　　°） 伸展（　　°）	136° 以上 ··········	22 点
	121～135° ·········	18 点
	91～120° ··········	15 点
	61～90° ············	10 点
屈曲＋伸展＝[A]	31～60° ············	5 点
（　　°）	16～30° ············	3 点
	15° 以下 ··········	0 点

[B] 回旋可動域（8 点）

回外（　　°） 回内（　　°）	151° 以上 ··········	8 点
	121～150° ·········	6 点
	91～120° ··········	4 点
回外＋回内＝[B]	31～90° ············	2 点
（　　°）	30° 以下 ··········	0 点

・自動運動で評価する.
・疼痛性可動制限と器質的可動制限は同一に評価する.
・伸展運動で過伸展が可能な場合（プラス表示）は，伸展 0° に統一する.

*伸展角度がプラス表示の時は 0°

4. 関節動揺性（10 点）················ [A]＋[B]**

[A]
・正常（動揺性なし）·············	10 点
・10° 以下の動揺性 ················	5 点
・11° 以上の動揺性 ················	0 点

[B] 橈骨頭の状態
・亜脱臼 ····························	−3 点
・脱臼 ······························	−5 点

・[A] は肘関節の最大伸展位で徒手検査を行い，動揺性の最も大きい方向で測定する.
・[B] は触診，X 線像のいずれかで判定する.
・[A]＋[B] で動揺性を評価する．この値がマイナス表示になった場合は 0 点とする.

**マイナス表示の時は 0 点

5. 変形（10 点）························ [A]＋[B]**

[A] 内反変形の場合　　外反変形の場合
・なし	15° 以下 ···············	10 点
・10° 以下	20° 以下 ···············	7 点
・15° 以下	30° 以下 ···············	4 点
・16° 以上	31° 以上 ···············	0 点

[B] その他の変形（屈曲・回旋変形，骨格異常による醜形）
・なし　（15° 以下）··········	0 点	（　）は屈曲変形
・軽度　（16～30°）··········	−2 点	角度を示す
・中等度（31～45°）··········	−3 点	
・高度　（46° 以上）··········	−5 点	

・内反・外反変形は肘関節の 0° 伸展位（伸展不足時は最大伸展位）で判定する．屈曲（または伸展）拘縮が強い場合には，上腕骨の X 線像で判定する．上腕骨長軸をフィルム面に平行に置き正面像を撮影する．幼小児では Baumann 角を，成人では上腕骨長軸と内外上顆を結ぶ線（TEA）とのなす角を測定する.
・[B] その他の変形には，内・外反方向以外の屈曲

変形，回旋変形，肘関節の骨格異常による醜形などが含まれる．

・［B］その他の変形で軽度，中等度，高度の評価は，次の基準を目安とする．

> 軽度　：注意すればわかる．
> 中等度：一見してわかるが，治療の対象にはならない．
> 高度　：非常に気になり，治療の対象になる．

ただし，屈曲変形に限っては，判定基準に示してある角度を目安に評価する．

・［A］＋［B］で変形を評価する．この値がマイナス表示になった場合には0点とする．

【肘機能評価・参考】

(1) 疼痛判定基準(30点)

		疼痛 (自発・運動痛)	日常生活の支障
なし	30点	なし	なし
	25点	時々	なし
軽度	20点	常時	なし
	15点	常時	動作によってあり
中等度	10点	常時	すべての動作にあり
	5点	常時	かなりあり
高度	0点	常時	肘をかろうじて使用

		スポーツ・ 重労働の支障	疼痛対策の有無 (鎮痛薬など)
なし	30点	なし	なし
	25点	少しあり	なし
軽度	20点	あり	なし
	15点	かなりあり	時々必要
中等度	10点	かなりあり	時に必要
	5点	高度(できない)	常に必要
高度	0点	高度(できない)	常に必要

(2) 日常動作簡便法(12点)

	容易	やや困難	困難	不能
洗顔動作(顔に手掌がつけられれば可)	3点	2点	1点	0点
シャツのボタンかけ(胸に手掌がつけられれば可)	3点	2点	1点	0点
用便の始末(肛門部に手がとどけば可)	3点	2点	1点	0点
靴下の着脱(足が手にとどけば可)	3点	2点	1点	0点

(3) 上顆炎(20点)　［A］＋［B］

［A］圧痛
- − …… 10点
- ± …… 5点
- ＋ …… 2点
- ＋ …… 0点

［B］上顆炎テスト*
- − …… 10点
- ± …… 5点
- ＋ …… 2点
- ＋ …… 0点

*(いずれかの疼痛誘発テスト)

(4) スポーツ能力(20点)
- ・低下なし …… 20点
- ・軽度低下 …… 15点
- ・かなり低下(同じスポーツを継続) …… 10点
- ・著しく低下(同じスポーツをレベルを下げて継続) …… 5点
- ・同じスポーツの継続は不能 …… 0点

*外傷(障害)発生時のスポーツを対象とする．
*肘関節以外の要素が判定に含まれれば，評価不能とする．

(5) 治療後成績改善率
治療後成績

$$改善率(\%) = \frac{術後総合点 - 術前総合点}{正常肘総合点(100点) - 術前総合点} \times 100$$

E 手関節障害の機能評価基準

I. 手関節機能評価(Cooney の評価法の改変)

1. 疼痛(20)
- なし …… 20
- 軽度(頻度は少ないがときどき痛む) …… 15
- 中等度(頻回に痛む) …… 10
- 高度(常に痛む) …… 5
- 激痛(常に痛み，薬を要する　使えない) …… 0

2. 可動域(30)

		[腱側比]	
掌背屈	106°以上	76%以上	15
	71〜105°	51〜75	10
	15〜70°	11〜50	5
	14°以下	10%以下	0
回内外	136°以上	76%以上	15
	91〜135°	51〜75	10
	46〜90°	26〜50	5
	45°以下	25%以下	0

3. 握力(20)
[腱側比]
- 76%以上 …… 20
- 51〜75 …… 15
- 26〜50 …… 10
- 25%以下 …… 0

4. 日常動作(10)
(○：できる2点，△：なんとかできる1点，×：できない0点とし，洗顔・食事・シャツのボタンかけ・用便の始末・書字の5項目の合計点を算出)
- 6〜10点 …… 10
- 3〜5点 …… 5
- 0〜2点 …… 0

5. 職業復帰(20)
- 現職，現作業に復帰 …… 20
- 制約あるが復帰 …… 15
- 労務変更または転職 …… 10
- 著明な制約あり，部分復帰 …… 5
- 就労不能 …… 0

6. 成績判定
- E：80〜100　　G：60〜75
- F：40〜55　　P：35以下

(Cooney WP, et al：Difficult wrist fractures. Perilunate fracture-dislocations of the wrist. Clin Orthop Relat Res 214：136-147, 1987)

II. 橈骨遠位端骨折の治療成績評価基準

症状・障害の程度	減点数

自覚的評価

Excellent 疼痛，労働力低下，可動域制限
いずれもなし ……………………………… 0

Good ときどき疼痛，軽度可動域制限のみ ……… 2

Fair ときどきの疼痛，注意すれば労働に影響なし，中等度可動域制限，手関節脱力感，生活動作の軽度制限 ………………………… 4

Poor 疼痛，労働力低下，高度可動域制限，生活動作の著しい制限 …………………………… 6

他覚評価

Ⅰ．遺残変形

橈・尺骨遠位端長差　0±2 mm の範囲外 …………… 1
橈側遠位端掌側傾斜　11±10° の範囲外 ………… 1
橈骨遠位端尺側傾斜　23±10° の範囲外 ………… 1

Ⅱ．可動域制限

手関節　背屈　＜45° …………………………… 1
　　　　掌屈　＜30° …………………………… 1
　　　　尺屈　＜15° …………………………… 1
　　　　橈骨　＜15° …………………………… 1
前腕　　回外　＜50° …………………………… 1
　　　　回内　＜50° …………………………… 1

Ⅲ．握力低下

利き手　反対側の握力より少ないとき ………… 1
　　　　反対側の握力の 2/3 以下 ……………… 2
非利き手　反対側の握力の 2/3 以下 …………… 1
　　　　　反対側の握力の 1/2 以下 …………… 2

Ⅳ．関節症変化

なし ………………………………………………… 0
軽度（関節面の不整，関節辺縁尖鋭化）………… 1
中等度（関節裂隙の狭小化，骨棘形成）………… 2
高度（著明な骨棘形成，関節強直）……………… 3

合併症

神経合併症 ……………………………………… 1～2
手指拘縮 ………………………………………… 1～2
腱断裂 …………………………………………… 1～2

総合成績	減点数

Excellent …………………………………… 0～3
Good ………………………………………… 4～9
Fair ……………………………………… 10～15
Poor …………………………………… 16～26

（Saito H, et al：Classification of fracture at the distal end of the radius with reference to treatment of comminuted fracture. In：Boswick JA, ed. Current Concepts in Hand Surgery. Lea & Febiger, Philadelphia, pp129-145, 1983）

IIIA. Kienböck 病の成績判定基準（1）

Satisfactory results

1) 原職復帰し手関節痛があってもわずか
2) 握力　健側の 60％以上
3) 手関節掌背屈可動域が改善あるいは低下しても 10°以内

Unsatisfactory results

1），2），3）の 1 つでも満たさないものがある場合

（Lichtman DM, et al：Kienböck's disease-update on silicone replacement arthroplasty. J Hand Surg Am 1982；7：343-347）

IIIB. Kienböck 病の成績判定基準（2）

1. 手関節痛（10）

なし …………………………………………… 10
負荷時痛のみ ………………………………… 7
日常軽い痛み ………………………………… 4
常時の痛み …………………………………… 0

2. 握力対健側比（5）

90％ …………………………………………… 5
80％ …………………………………………… 4
70％ …………………………………………… 3
60％ …………………………………………… 2
50％ …………………………………………… 1
49％以下 ……………………………………… 0

3. 手関節掌背屈増加可動域（6）

20°以上 ……………………………………… 6
10～19° ……………………………………… 5
5～9° ………………………………………… 3
5°未満 ………………………………………… 0

4. X 線所見

硬化像改善 …………………………………… 1
骨嚢胞像改善 ………………………………… 1
分節化改善 …………………………………… 1
Ståhl index　改善 ………………………… 3
　　　　　　　不変 ………………………… 1
　　　　　　　悪化 ………………………… 0
Carpal height ratio　改善 ……………… 3
　　　　　　　　　　　不変 ……………… 1
　　　　　　　　　　　悪化 ……………… 0

5. 成績判定（0～30）

E：24～30　　G：18～23
F：12～17　　P：0～11

（Nakamura R, et al：Radial wedge osteotomy for Kienböck disease. J Bone Joint Surg 73A：1391-1396, 1991）

Ⓕ 股関節機能判定基準

1. 疼痛

項目	右	左
股関節に関する愁訴がまったくない．	40点	40点
不定愁訴（違和感，疲労感）があるが，痛みはない．	35	35
歩行時痛みはない（ただし歩行開始時あるいは長距離歩行後疼痛を伴うことがある）．	30	30
自覚痛はない．歩行時疼痛はあるが，短時間の休息で消退する．	20	20
自発痛は時々ある．歩行時疼痛があるが，休息により軽快する．	10	10
持続的に自発痛または夜間痛がある．	0	0
具体的表現		

注：① 左右別々に記入する．
② 40点は現行法と異なり，全く正常な股関節を対象とするので注意を要する．
③ 記載に際しては欄外に「具体的表現」の項があるので，ここに患者の表現をできるだけ記入する．

2. 可動域

項目	右	左
屈曲	点	点
伸展	点	点
外転	点	点
内転	点	点

注：① 左右別々に記入する．
　　② 関節運動の範囲は他動による可動域とする．外転は膝蓋骨正面中間位とする．
　　③ 屈曲，外転ともに 10°刻みで評価し，屈曲は 10°に 1 点，外転は 10°に 2 点を与える．拘縮がある場合にはその角度を差し引いて点数を算出する．

屈曲（評価点）	外転（評価点）
10°→ 1 点	0°以下→ 0 点
	1°以上→ 2 点
90°→ 9 点	10°以上→ 4 点
	20°以上→ 6 点
120°→ 12 点	30°以上→ 8 点

［拘縮のない場合］
（例）屈曲 100°，伸展 0°
外転 20° ｝の場合 →10 点
→6 点 ｝計 16 点

［拘縮のある場合］
（例）屈曲拘縮 20°，外転拘縮 5°で屈曲 100°，外転 20°可能な場合
　　屈曲 100°− 20°＝ 80°→ 8 点
　　外転 20°− 5°＝ 15°→ 4 点 ｝計 12 点

3. 歩行能力

長距離歩行，速歩が可能．歩容は正常	20 点
長距離歩行，速歩は可能であるが，軽度の跛行を伴うことがある．	18 点
杖なしで，約 30 分または 2 km 歩行可能である．跛行がある．日常の屋外活動にはほとんど支障がない．	15 点
杖なしで，10～15 分程度，あるいは約 500 m 歩行可能であるが，それ以上の場合 1 本杖が必要である．跛行がある．	10 点
屋内活動はできるが，屋外活動は困難である．屋外では 2 本杖を必要とする．	5 点
ほとんど歩行不能	0 点
具体的表現	

注：① 20 点，18 点の項に表記される「速歩」とは「小走り」と理解する．これと同様の動作はすべて速歩とする．
　　② 内容に関しては欄外の具体的表現の所に記入する．

4. ADL

項目	容易	困難	不能
腰かけ	4 点	2 点	0 点
立ち仕事（家事を含む）注(1)（右上）	4	2	0
しゃがみ込み，立ち上がり注(2)	4	2	0
階段の昇り，降り　　　注(3)	4	2	0
車，バスなどの乗り降り注(4)	4	2	0

注：(1) 持続時間約 30 分．休息を要する場合，困難とする．5 分くらいしかできない場合不能とする．
　　(2) 支持が必要な場合，困難とする．
　　(3) 手すりを要する場合，困難とする．
　　(4) 支持が必要な場合，困難とする．

5. 可動域と観察項目

① 下肢長（SMD）
② 大腿周囲径
③ 下腿周囲径
④ 股関節屈曲・伸展・外転・内転・外旋・内旋
⑤ Trendelenburg sign
⑥ 体重（kg）

● X 線像の評価

項目 / 判定	関節裂隙	骨構造の変化	臼蓋および骨頭の変形
4	ほぼ正常	ほとんどなし	ほぼ正常
3	ほとんど狭小化なし	骨梁配列の変化がありうる	先天性，後天性の変形あり
2	軽度もしくは中等度の狭小化	臼蓋の骨硬化	軽度の骨棘形成
1	高度の狭小化あるいは部分的な軟骨下骨質の接触	臼蓋の骨硬化臼蓋あるいは骨頭の骨嚢胞	骨棘形成あり臼底の増殖性変化
0	荷重部関節裂隙の広範な消失	広範な骨硬化巨大な骨嚢胞	著明な骨棘形成や臼底の二重像，臼蓋の破壊

注：① 判定に用いる X 線像は，できる限り骨頭中心に管球の焦点を置き，中間位で撮影されたものが望ましい．
　　② 総合評価は，関節裂隙の項を重視し，他の項目を参考として決定する．判定にあたっては，＋，−を付してもよい（例：1＋，1−など）．
　　③ 臼蓋形成術，筋解離術，大腿骨切り術などの関節外の手術を行った場合には，術後の評価にも使用しうる．術後の評価の場合には，0，1，2 では荷重部関節面の不適合あり，3 では不適合なしとする．

表記法について
両側機能と片側機能に分けられる項目で得点をそれぞれ記載してみられるようにした．

$$\frac{右, 左}{両側の機能} : \frac{疼痛と可動域の合計}{歩行能力と日常生活動作の合計}$$ とし，満点は $\frac{60, 60}{40}$ となる．

例えば，人工股関節置換術の両側例（あるいはカテゴリー B）で，左のみ手術が施行された場合，評価点が $\frac{35, 48}{28}$ であったなら，カテゴリー B で左術前××点が術後 76 点になった．という表現になる．カテゴリー A は片側股関節罹患，カテゴリー B は両側股関節罹患，カテゴリー C は多関節罹患である．

膝疾患治療成績判定基準

● OA 膝

		右	左
疼痛・歩行能	1 km 以上歩行可，通常疼痛ないが，動作時たまに疼痛あってもよい	30	30
	1 km 以上歩行可，疼痛あり	25	25
	500 m 以上，1 km 未満の歩行可，疼痛あり	20	20
	100 m 以上，500 m 未満の歩行可，疼痛あり	15	15
	室内歩行または 100 m 未満の歩行可，疼痛あり	10	10
	歩行不能	5	5
	起立不能	0	0
疼痛・階段昇降能	昇降自由・疼痛なし	25	25
	昇降自由・疼痛あり，手すりを使い・疼痛なし	20	20
	手すりを使い・疼痛あり，一歩一歩・疼痛なし	15	15
	一歩一歩・疼痛あり，手すりを使い一歩一歩・疼痛なし	10	10
	手すりを使い一歩一歩・疼痛あり	5	5
	できない	0	0
屈曲角度および強直・高度拘縮	正座可能な可動域	35	35
	横座り・胡座可能な可動域	30	30
	110° 以上屈曲可能	25	25
	75° 以上屈曲可能	20	20
	35° 以上屈曲可能	10	10
	35° 未満の屈曲，または強直，高度拘縮	0	0
腫脹	水腫・腫脹なし	10	10
	時に穿刺必要	5	5
	頻回に穿刺必要	0	0

疼痛・歩行能
・歩行はすべて連続歩行(休まず一気に歩ける距離)を意味する.
・疼痛は歩行時痛とする(疼痛は鈍痛，軽度痛，中等度痛をふくむ).
・ある距離までしか歩けないが，その範囲では疼痛ない時は，その 1 段上のクラスの疼痛・歩行能とする.
・ある距離で激痛が現れる時，その 1 段下のクラスの疼痛・歩行能とする.
・「通常疼痛ないが，動作時たまに疼痛あってもよい」は買物後，スポーツ後，仕事後，長距離歩行後，歩きはじめなどに疼痛がある状態をいう.
・「1 km 以上の歩行」はバスの 2～3 停留所間隔以上歩ける，あるいは 15 分以上の連続歩行可能をいう.

・「500 m 以上，1 km 未満の歩行」は買物が可能な程度の連続歩行をいう.
・「100 m 以上，500 m 未満の歩行」は近所づきあい程度の連続歩行をいう.
・「室内歩行または 100 m 未満の歩行」は室内または家の周囲，庭内程度の連続歩行をいう.
・「歩行不能」は起立はできるが歩けない，歩行できても激痛のある場合をいう.

疼痛・階段昇降能
・疼痛は階段昇降時痛をいう.
・疼痛は鈍痛，軽度痛，中等度痛をいう.
・激痛がある時はその 1 段下のランクとする.
・筋力低下などで「できない」状態であるが，疼痛のない時は「手すりを使い一歩一歩(1段2足昇降)で疼痛あり」とする.

屈曲角度および強直・高度拘縮
・「110° 以上屈曲可能」は110° 以上屈曲可能であるが，正座，横座り，あぐらはできない状態をいう.
・「75° 以上屈曲可能」は75° 以上110° 未満の屈曲可能をいう.
・「35° 以上屈曲可能」は35° 以上75° 未満の屈曲可能をいう.
・「高度拘縮」は肢位の如何にかかわらず arc of motion で 35° 以下をいう.

腫脹
・「時に穿刺必要」は最近時に穿刺を受けている，またに時にステロイドの注入を受けている，などをいう.
・「頻回に穿刺必要」は常に水腫がある場合をいう.

● RA(関節リウマチ)膝

	摘要	右	左
疼痛	全くなし	40	40
	動作中，時々痛みあり	30	30
	動作時，常に痛みあり	20	20
	疼痛のため動作できない	10	10
	常に強い疼痛がある	0	0
可動域	正座可能	12	12
	横座り・あぐら 110° 以上屈曲可	9	9
	75° 以上屈曲可	6	6
	35° 以上屈曲可	3	3
	強直・高度拘縮	0	0
大腿四頭筋筋力	5	20	20
	4・3	10	10
	2 以下	0	0
平地歩行能力 (杖・装具を用いない)	不自由なし	20	20
	やや困難	10	10
	困難～不可	0	0
階段昇降	不自由なし	8	8
	手すりを使い普通	6	6
	一歩一歩	4	4
	手すりを使い一歩一歩	2	2
	できない	0	0

● 半月損傷

	評価点数	右	左
長距離歩行後疼痛（500 m以上）	なし	20	20
	軽度	15	15
	中等度	10	10
	激痛（または長距離歩行不能）	0	0
階段昇降時疼痛および動作	Ⅰ：疼痛なく不自由なし（注①）	20	20
	Ⅱ：疼痛はあるが，昇降に不自由なし，または疼痛はないが不自由	15	15
	Ⅲ：やや疼痛があり，昇降不自由	5	5
	Ⅳ：かなり疼痛があり，昇降不自由	0	0
膝伸展強制時疼痛（注②）	なし	20	20
	軽度	10	10
	中等度	5	5
	激痛	0	0
患肢着地（注③）	可	5	5
	困難または不可	0	0
McMurray test	軋轢音なし，疼痛なし	15	15
	軋轢音のみあり	10	10
	疼痛のみあり	5	5
	共にあり	0	0
大腿周径（膝蓋骨上10 cm）	健肢と同じ	15	15
	健肢より 1 cm 以上，3 cm 未満細い	5	5
	健肢より 3 cm 以上細い	0	0
関節裂隙圧痛	なし	5	5
	あり	0	0

注：① 「不自由」とは，昇降時手すりを使用するか，一歩一歩か，または手すりを使って一歩一歩（1段2足昇降）する場合をいう．
　② 「伸展強制時疼痛」とは

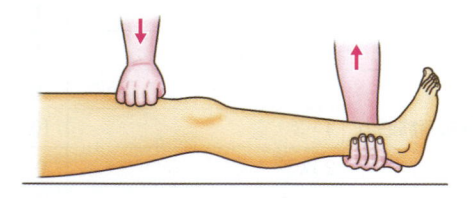

　　被検者は膝を最大伸展位にして仰臥位で横たわり，図の如く検者の片手で足部を支持し，もう一方の手で膝蓋上部または脛骨上端に徐々に圧迫力を加え伸展を強制する．
　　膝（前面）に疼痛を訴える場合を陽性とする．
　③ 「患肢着地」とは，被検者にその場跳びをさせ，何ら疼痛，問題なく患肢で着地できる場合を可，何らかの疼痛，困難を感じる場合を困難または不可とする．

● 靱帯損傷

		右	左
giving way	なし	9	9
	たまに	5	5
	時々，しばしば	0	0
坂道または階段下り	不安感　なし	20	20
	不安感　時々，しばしば	8	8
	不安感　常に	0	0
	難易　不自由なし	14	14
	難易　やや困難	7	7
	難易　困難〜不可能	0	0
捻り①	不自由なし	9	9
	やや困難	3	3
	不可能	0	0
正座位動作	不自由なし②	14	14
	やや困難③	7	7
	困難〜不可能④	0	0
前方引出し	なし	10	10
	わずかに	5	5
	著明	0	0
gravity test⑤	なし	10	10
	わずかに	5	5
	著明	0	0
内反・外反テスト⑥	なし	14	14
	わずかに	9	9
	著明	0	0

注：① 患肢を軸足にしてその足を固定し，膝より近位側でひねる．
　② 疼痛があっても正座できるものは含める．
　③ 小布団をはさむ，または横座りならできるものを含む．
　④ 激痛のためにできないものを含む．
　⑤ 仰臥位とし膝屈曲 90°，または踵を高く上げ膝屈曲 90° をとらせると脛骨粗面が健側に比して後方に落込んでいる場合陽性．
　⑥ 膝約 30° 屈曲位で行う．

Ⓗ 足部疾患治療成績判定基準

1．疼痛

A．疼痛なし ………………………………	20 点
B．走行時（後）に痛むことがある ………	15 点
C．歩行時（後）に痛むことがある ………	10 点
D．歩行時の持続的な痛み ………………	5 点
E．歩行困難な程の痛み …………………	0 点

2. 変形

	前足部 （足根中足関節 を含む）	後足部 （距腿関節 を含む）
A. 変形なし	10点	20点
B. わずかな変形	8点	15点
C. 明らかな変形	4点	8点
D. 著しい変形	0点	0点

最も強い変形要素で評価する．判定困難な場合は低い点数にする．

（注）：変形の具体例

◎ 中足骨内転
- A. 変形なし ………… 10点
- B. 10°未満内転 ……… 8点
- C. 10〜30°未満の内転（第5中足骨基部の突出） 4点
- D. 30°以上の内転 0点

◎ 外反母趾
- A. 変形なし ……… 10点
- B. MP関節のわずかな突出 …… 8点
- C. MP関節の著明な突出 …… 4点
- D. 母趾が第2趾と重なる …… 0点

◎ 踵内外反変形
- A. 変形なし ………………………… 20点
- B. わずかな変形（生理的踵骨外反の消失あるいはわずかな増強）…………………… 15点
- C. 明らかな変形（足底全面は接地し，明らかな踵内・外反あり）…………………… 8点
- D. 著しい変形（足底の内側あるいは外側が床につかない）………………………… 0点

3. 可動域（他動）

	前足部 後足部 （MP・IP関節）	
A. 正常	5点	5点
B. 正常の可動域の1/2以上	3点	3点
C. 正常の可動域の1/2未満	0点	0点

4. 不安定性（感）

- A. 不安定性なし ……………………………… 10点
- B. 走る時にやや不安定 ………………………… 6点
- C. 凹凸道で不安定 ……………………………… 4点
- D. 歩行時サポータが必要 ……………………… 2点
- E. 歩行時装具が必要 …………………………… 0点

5. 歩行能力（杖などの装具なしの状態で評価）

- A. 走行，歩行に全く支障はない ……………… 10点
- B. 速歩は可能であるが，走行は困難 ………… 8点
- C. 屋外歩行が実用的に（公共交通機関の利用，買物）可能 ………………………… 6点
- D. 屋外歩行は可能であるが，家の周囲の散歩程度 …………………………………… 4点
- E. 屋内歩行は可能であるが，屋外歩行は不能 … 2点
- F. 歩行不能 ……………………………………… 0点

6. 筋力（外来筋についての最も障害の強い筋の徒手筋力テスト）

- A. 筋力正常 ……………………………………… 5点
- B. 筋力4, 3 ……………………………………… 3点
- C. 筋力2 ………………………………………… 1点
- D. 筋力1, 0 ……………………………………… 0点

7. 知覚異常（知覚低下とシビレなどの異常感で評価）

- A. 知覚障害なし ………………………………… 5点
- B. 軽度の知覚鈍麻か軽度の異常感 …………… 3点
- C. 中等度の知覚鈍麻か中等度の異常感 ……… 1点
- D. 知覚脱失もしくは高度の異常感 …………… 0点

8. 日常生活動作

	容易	困難	不能
・階段昇降	2点	1点	0点
・正座	2点	1点	0点
・つま先立ち	2点	1点	0点
・通常の靴が履ける	2点	1点	0点
・和式トイレ	2点	1点	0点

🅘 筋拘縮症障害程度判定の手引き

● 大腿四頭筋拘縮症

項目

I. 尻上がり角度
- 0〜30° …………………………………………… 4点
- 31〜60° …………………………………………… 3点
- 61〜90° …………………………………………… 2点
- 91°以上 …………………………………………… 1点

II. 膝関節屈曲角度（股関節最大屈曲位）
- 60°以下 …………………………………………… 6点
- 61〜90° …………………………………………… 5点
- 91〜120° ………………………………………… 4点
- 121〜140° ………………………………………… 3点
- 141°以上 ………………………………………… 2点
- （完全屈曲のできるものは0点とする）

III. 正座
- 不能（踵が尻につかない）……………………… 2点
- 困難（腰椎前弯増強など）……………………… 1点
- 異常なし ………………………………………… 0点

IV. 歩行・走行
- ともに異常 ……………………………………… 2点
- どちらか異常 …………………………………… 1点
- 異常なし ………………………………………… 0点

判定

直筋型は項目I・III・IV，広筋型はII・III・IV，混合型はIまたはIIの点数の多い方とIII・IVの合計点で判定する．

合計点	障害程度
7〜10 点 …………→	重度
4〜6 点 …………→	中等度
1〜3 点 …………→	軽度

注：次のような障害や訴えがあれば，付帯して併記する．
　① 手術瘢痕，皮膚の陥凹，硬結など
　② 痛み，だるさ，疲れやすさなど
　③ スポーツおよび前記項目以外の日常生活活動の障害
　④ 姿勢の異常
　⑤ その他

● 三角筋拘縮症

項目
I. 自然下垂時の外転拘縮角度
　31°以上 ………………………………………4 点
　21〜30° ………………………………………3 点
　11〜20° ………………………………………2 点
　1〜10° …………………………………………1 点

II. 対側肩つかみテスト
　上腕を前胸壁から離しても対側の肩に指がと
　どかない …………………………………………4 点
　上腕を前胸壁につけたまま対側の肩に指がと
　どかない …………………………………………3 点
　上腕を前胸壁につけたまま対側の肩がつかめ
　ないが指はとどく ………………………………2 点
　上腕を前胸壁につけたまま対側の肩をつかめ
　るが翼状肩甲骨がみられる ……………………1 点

判定

I・II の合計点	障害程度
6〜8 点 …………→	重度
4・5 点 …………→	中等度
1〜3 点 …………→	軽度

注：次のような障害や訴えがあれば，付帯して併記する．
　① 手術瘢痕，皮膚の陥凹・硬結など
　② 痛み，だるさ，疲れやすさ，肩こりなど
　③ スポーツおよび前記項目以外の日常生活活動の障害
　④ 外見上の異常（なで肩，円背，側弯，上腕骨頭の前
　　方突出，肩関節脱臼など）
　⑤ その他

● 殿筋拘縮症

項目
I. 股関節屈曲角度
　0〜30° …………………………………………3 点
　31〜60° ………………………………………2 点
　61〜90° ………………………………………1 点
　91°以上 ………………………………………0 点

II. 外転拘縮角度（股関節 90°屈曲位）
　21°以上 ………………………………………3 点
　1〜20° …………………………………………2 点
　−10〜0° ………………………………………1 点
　−11°以下 ……………………………………0 点

III. 歩行・走行
　ともに異常 ……………………………………2 点
　どちらか異常 …………………………………1 点
　異常なし ………………………………………0 点

IV. 正座・あぐら
　膝を揃えて座れない，またはあぐらがかけない……2 点

膝を揃えて座れるが後弯となる，またはあぐ
らが困難 ………………………………………………1 点
異常なし ………………………………………………0 点

判定

I〜IV の合計点	障害程度
7〜10 点 …………→	重度
3〜6 点 …………→	中等度
0〜2 点 …………→	軽度

軽度の場合，合計点が 0 点ということもあり得る．

注：次のような障害や訴えがあれば，付帯して併記する．
　① 弾発現象
　② 手術瘢痕，皮膚の陥凹・硬結など
　③ 痛み，だるさ，疲れやすさなど
　④ スポーツおよび前記項目以外の日常生活活動の障害
　⑤ 姿勢の異常
　⑥ その他

〔参考〕
A. 判定とその記載方法について
　1. 複数の筋の拘縮症を合併している場合は次のよう
　　に判定する．
　　① 同一筋拘縮症の両側罹患例の場合は，1 個ず
　　　つ別に評価して記載する．その場合の日常生活
　　　活動については，なるべく 1 個ずつの評価とな
　　　るように判定する．
　　② 異なる筋の拘縮症が合併している場合も，そ
　　　れぞれの障害筋について別個に判定する．
　2. 併記事項について
　　① 点数で表現することは難しいが，本人にとっ
　　　て重要な障害や訴えがあれば，併記事項として
　　　記載する．
　　② 大腿四頭筋と殿筋の拘縮症が合併して，判定
　　　に困難が生じた場合は，その内容を併記事項と
　　　して記載する．
B. 判定結果の持つ意味について
　1. 判定結果の意味するところは，おおよそ次のとお
　　りである．
　　重度　：日常生活活動の障害があり，手術の適応
　　　　　　となることが多い．
　　中等度：日常生活活動の障害はあるが，必ずしも
　　　　　　手術の適応とはならない．
　　軽度　：筋拘縮症であるが，日常生活活動の障害
　　　　　　はほとんどない．
　2. 大腿四頭筋拘縮症の場合，重度とは 7〜10 点の点
　　数のものをいうが，特に 9，10 点のものは重症の
　　広筋型と混合型で，日常生活活動の障害が強く，
　　治療に難渋する例が多い．
　3. 各筋拘縮症の障害程度は，それぞれ独自のものと
　　して扱うべきである．例えば判定結果が同じ「重
　　度」であったとしても，障害筋が異なればその障
　　害程度は同一とはみなされない．
　4. 複数の筋拘縮症が合併している場合も，その障害
　　程度は必ずしも各筋の障害を単純に加算したもの
　　とはならない．
　5. 併記事項の問題も含めて総合的に障害程度を把握
　　することが大切である．

資料4　その他

A　WHO の骨腫瘍分類(2013)(一部追加訂正)

Ⅰ．原発性骨腫瘍　Primary bone tumors

1.軟骨形成性腫瘍　Chondrogenic tumors

良性　Benign

　骨軟骨腫　Osteochondroma

　軟骨腫　Chondroma

　　内軟骨腫　Enchondroma

　　骨膜性軟骨腫　Periosteal chondroma

　　*多発性軟骨腫症　*Multiple chondromatosis (Enchondromatosis：Ollier disease and Maffucci syndrome)

　骨軟骨粘液腫　Osteochondromyxoma

　爪下外骨腫　Subungual exostosis

　傍骨性骨軟骨異形増生　Bizarre parosteal osteochondromatous proliferation

　滑膜軟骨腫症　Synovial chondromatosis

中間性(局所侵襲性)　Intermediate(locally aggressive)

　軟骨粘液線維腫　Chondromyxoid fibroma

　異型軟骨腫瘍/高分化軟骨肉腫　Atypical cartilaginous tumor/Chondrosarcoma grade 1

　*境界軟骨腫瘍　*Cartilaginous tumors of boderline malignancy

中間性(低頻度転移性)　Intermediate(rarely metastasizing)

　軟骨芽細胞腫　Chondroblastoma

悪性　Malignant

　軟骨肉腫　Chondrosarcoma

　　通常型軟骨肉腫　Conventional chondrosarcoma, 中分化, 低分化　Grade 2, grade 3

　　二次性軟骨肉腫　Secondary chondrosarcoma

　　骨膜性軟骨肉腫　Periosteal chondrosarcoma(Juxtacortical chondrosarcoma)

　　脱分化型軟骨肉腫　Dedifferentiated chondrosarcoma

　　間葉性軟骨肉腫　Mesenchymal chondrosarcoma

　　淡明細胞型軟骨肉腫　Clear cell chondrosarcoma

2.骨形成性腫瘍　Osteogenic tumors

良性　Benign

　骨腫　Osteoma

　類骨骨腫　Osteoid osteoma

中間性(局所侵襲性)　Intermediate(locally aggressive)

　骨芽細胞腫　Osteoblastoma

悪性　Malignant

　骨内高分化型骨肉腫　Low grade central osteosarcoma (Intraosseous well-differentiated osteosarcoma)

　通常型骨肉腫　Conventional osteosarcoma

　　軟骨芽細胞型骨肉腫　Chondroblastic osteosarcoma

　　線維芽細胞型骨肉腫　Fibroblastic osteosarcoma

　　骨芽細胞型骨肉腫　Osteoblastic osteosarcoma

　血管拡張型骨肉腫　Telangiectatic osteosarcoma

　小細胞骨肉腫　Small cell osteosarcoma (円形細胞骨肉腫 Round-cell osteosarcoma)

　二次性骨肉腫　Secondary osteosarcoma

　傍骨性骨肉腫　Parosteal osteosarcoma

　骨膜性骨肉腫　Periosteal osteosarcoma

　表在性高悪性度骨肉腫　High grade surface osteosarcoma

　*骨皮質内骨肉腫　*Intracortical osteosarcoma

　*顎骨骨肉腫　*Osteosarcoma of jaw bones

3.骨線維形成性腫瘍　Fibrogenic tumors

中間性(局所侵襲性)　Intermediate(locally aggressive)

　類腱線維腫　Desmoplastic fibroma

付

資料4　その他

　悪性　Malignant
　　線維肉腫　Fibrosarcoma
4.線維組織球性腫瘍　Fibrohistiocytic tumors
　　良性線維性組織球腫／非骨化性線維腫　Benign fibrous histiocytoma／Non-ossifying fibroma（骨幹端線維性欠損
　　　Metaphyseal fibrous defect）
5.造血系腫瘍　Hematopoietic tumors
　悪性　Malignant
　　骨髄腫　Plasma cell myeloma
　　孤立性形質細胞腫　Solitary plasmacytoma of bone
　　*悪性リンパ腫　*Malignant lymphoma［Primary non-Hodgkin lymphoma of bone］
6.富破骨細胞性巨細胞腫瘍　Osteoclastic giant cell rich tumors
　良性　Benign
　　指趾骨巨細胞性病変　Giant cell lesion of the small bones〔巨細胞（修復性）肉芽腫　Giant cell（reparative）granu-
　　　loma，巨細胞反応 Giant cell reaction, Solid variant of aneurysmal bone cyst〕
　中間性（局所侵襲性，低頻度転移性）　Intermediate（locally aggressive, rarely metastasizing）
　　骨巨細胞腫　Giant cell tumor of bone
　悪性　Malignant
　　骨巨細胞腫に伴う悪性腫瘍　Malignancy in giant cell tumor of bone
7.脊索性腫瘍　Notochordal tumors
　良性　Benign
　　良性脊索細胞腫　Benign notochordal cell tumor
　悪性　Malignant
　　脊索腫　Chordoma
8.脈管性腫瘍　Vascular tumors
　良性　Benign
　　血管腫　Hemangioma
　　*リンパ管腫　*Lymphangioma
　　*グロームス腫瘍　*Glomus tumor（glomangioma）
　中間性（局所侵襲性）　Intermediate（locally aggressive）
　　*骨血管腫症　*Skeletal angiomatosis
　　*囊胞状血管腫症　*(diffuse)Cystic angiomatosis（Hamartomatous hemolymphangiomatosis, Diffuse or system-
　　　atized hemangiomatosis）
　　*広範骨融解　*Massive osteolysis（Gorham disease, disappearing bone disease, phantom bone disease）
　中間性（局所侵襲性，低頻度転移性）　Intermediate（locally aggressive, rarely metastasizing）
　　類上皮血管腫　Epithelioid hemangioma
　　*高分化血管内皮腫　*Low grade hemangioendothelioma（Hemangioendothelioma grade 1 or 2），NOS
　悪性　Malignant
　　類上皮血管内皮腫　Epithelioid hemangioendothelioma
　　血管肉腫　Angiosarcoma（*低分化血管内皮腫　*High grade hemangioendothelioma, *Hemangioendothelioma
　　　grade 3 or 4）
9.筋原性腫瘍　Myogenic tumors
　良性　Benign
　　平滑筋腫　Leiomyoma of bone
　悪性　Malignant
　　平滑筋肉腫　Leiomyosarcoma of bone
10.脂肪性腫瘍　Lipogenic tumors
　良性　Benign
　　脂肪腫　Lipoma of bone
　悪性　Malignant
　　脂肪肉腫　Liposarcoma of bone
11.新生物としての性質が不確定な腫瘍群　Tumors of undefined neoplastic nature
　良性　Benign
　　単発性骨囊腫　Simple bone cyst（孤立性骨囊腫　Solitary bone cyst, 単胞性骨囊腫　Unicameral bone cyst）
　　線維性異形成　Fibrous dysplasia

骨線維性異形成　Osteofibrous dysplasia

軟骨間葉性過誤腫　Chondromesenchymal hamartoma（胸壁過誤腫 Chest wall hamartoma，胸壁間葉性過誤腫 Mesenchymal hamartoma of chest wall，乳幼児胸壁血管軟骨性過誤腫　Vascular and cartilaginous hamartoma of the chest wall in infants）

Rosai-Dorfman 病　Rosai-Dorfman disease（洞組織球症　Sinus histiocytosis with massive lymphadenopathy）

中間性（局所侵襲性）　Intermediate（locally aggressive）

動脈瘤様骨嚢腫　Aneurysmal bone cyst

Langerhans 細胞組織球症　Langerhans cell histiocytosis（Langerhans 細胞肉芽腫症 Langerhans cell granulomatosis，好酸球性肉芽腫 Eosinophilic granuloma，組織球症 X Histiocytosis X）

単骨性　Monostotic

多骨性　Polyostotic

Erdheim-Chester 病　Erdheim-Chester disease

12．その他の腫瘍　Miscellaneous tumors

良性　Benign

*先天性線維腫症　*Congenital fibromatosis（Infantile myofibromatosis）（Myopericytoma, Infantile hemangiopericytoma）

中間性（低頻度転移性）　Intermediate（rarely metastasizing）

*腫瘍原性骨軟化症　*Oncogenic osteomalacia, Phosphaturic mesenchymal tumor

悪性　Malignant

Ewing 肉腫　Ewing sarcoma

*Ewing 肉腫類似の小細胞肉腫　Ewing sarcoma-like small round cell tumors

アダマンチノーマ　Adamantinoma

骨未分化高悪性度多形肉腫　Undifferentiated high grade pleomorphic sarcoma of bone（骨悪性線維性組織球腫 Malignant fibrous histiocytoma of bone）

13．*その他の稀な腫瘍　*Other rare tumors

14．*分類不能腫瘍　*Unclassified tumors

II．*続発性骨腫瘍　*Secondary bone tumors

*転移性腫瘍　*Metastatic malignancy

*放射線照射後肉腫　*Postradiation sarcoma

*骨 Paget 病に伴う肉腫　*Sarcoma in Paget disease of bone

*線維性異形成に伴う肉腫　*Sarcoma in fibrous dysplasia

*慢性骨髄炎瘻孔に伴う癌腫　*Carcinoma in fistula of chronic osteomyelitis

*その他の続発性骨腫瘍　*Other secondary tumors

III．その他の病変　Miscellaneous lesions

*黄色腫　*Xanthoma

*先天性線維腫症　*Congenital fibromatosis（Infantile myofibromatosis）（Myopericytoma, Infantile hemangiopericytoma）

*線維軟骨性異形成　*Fibrocartilaginous dysplasia

*線維軟骨性間葉腫　*Fibrocartilaginous mesenchymoma

*骨内類表皮嚢腫　*Intraosseous epidermoid cyst

*爪下角化棘細胞腫　*Subungual keratoacanthoma

*傍関節骨嚢胞（骨内ガングリオン）　*Juxta-articular bone cyst（Intraosseous ganglion）

*軟骨下骨嚢胞　*Subchondral cyst

*副甲状腺機能亢進症による褐色腫瘍　*Brown tumor of hyperparathyroidism

*骨 Paget 病　*Paget disease of bone

*肥満細胞症　*Mastocytosis

*骨化性筋炎（異所性骨化）　*Myositis ossificans（Heterotopic ossification）

*骨折仮骨　*Fracture callus

*骨髄炎　*Osteomyelitis

*骨梗塞　*Bone infarct

*神経障害性関節症（シャルコー関節）　*Neuropathic arthropathy（Charcot joint）

Ⅳ. 腫瘍症候群　Congenital and inherited syndromes

Beckwith-Wiedemann syndrome

Cherubism

Enchondromatosis：Ollier disease and Maffucci syndrome

Li-Fraumeni syndrome

McCune-Albright syndrome

Multiple osteochondromas

Neurofibromatosis type 1

Retinoblastoma syndrome

Rothmund-Thomson syndrome

Werner syndrome

*Familial adenomatous polyposis

・*印の付いたものは，WHO 分類には記載されていないが，臨床病理学上の特徴があり，診断上意味があると思われるので，本分類に取り入れた病変名である．

・[　]に入れてあるものは，WHO 分類には記載があるが，分類上は「いわゆる」という付記があった方がよいのではないかと思われたり，よりわかりやすくするために分類上の位置について考慮した方がよいと思われる病変名である．

・線維性異形成 Fibrous dysplasia について：

「Fibrous dysplasia」の日本語訳として，日本整形外科学会 編『整形外科用語集 第 7 版』では「線維性骨異形成［症］」の表記が採用されているが，Fibrous dysplasia 自体は骨ばかりではなく，稀であるが軟骨も作ってくることがある．

また，「Osteofibrous dysplasia（骨線維性異形成）」という腫瘍名もあることから，「Dysplasia」の訳語に「骨」を含めることで，読者の混乱を招きかねないと判断した．

よって，本書では「Fibrous dysplasia」の日本語訳として「線維性異形成」を採用することとした．

〔日本整形外科学会・日本病理学会（編）：整形外科・病理 悪性骨腫瘍取扱い規約　第 4 版．金原出版，pp3-7，2015 より〕

Ⓑ 障害程度等級表

級別	肢体不自由				
	上肢	下肢	体幹	乳幼児期以前の非進行性の脳病変による運動機能障害	
				上肢機能	移動機能
1級	1. 両上肢の機能を全廃したもの 2. 両上肢を手関節以上で欠くもの	1. 両下肢の機能を全廃したもの 2. 両下肢を大腿の2分の1以上で欠くもの	体幹の機能障害により坐っていることができないもの	不随意運動・失調等により上肢を使用する日常生活動作がほとんど不可能なもの	不随意運動・失調等により歩行が不可能なもの
2級	1. 両上肢の機能の著しい障害 2. 両上肢のすべての指を欠くもの 3. 一上肢を上腕の2分の1以上で欠くもの 4. 一上肢の機能を全廃したもの	1. 両下肢の機能の著しい障害 2. 両下肢を下腿の2分の1以上で欠くもの	1. 体幹の機能障害により坐位又は起立位を保つことが困難なもの 2. 体幹の機能障害により立ち上がることが困難なもの	不随意運動・失調等により上肢を使用する日常生活動作が極度に制限されるもの	不随意運動・失調等により歩行が極度に制限されるもの
3級	1. 両上肢のおや指及びひとさし指を欠くもの 2. 両上肢のおや指及びひとさし指の機能を全廃したもの 3. 一上肢の機能の著しい障害 4. 一上肢のすべての指を欠くもの 5. 一上肢のすべての指の機能を全廃したもの	1. 両下肢をショパー関節以上で欠くもの 2. 一下肢を大腿の2分の1以上で欠くもの 3. 一下肢の機能を全廃したもの	体幹の機能障害により歩行が困難なもの	不随意運動・失調等により上肢を使用する日常生活動作が著しく制限されるもの	不随意運動・失調等により歩行が家庭内での日常生活活動に制限されるもの
4級	1. 両上肢のおや指を欠くもの 2. 両上肢のおや指の機能を全廃したもの 3. 一上肢の肩関節,肘関節又は手関節のうち,いずれか一関節の機能を全廃したもの 4. 一上肢のおや指及びひとさし指を欠くもの 5. 一上肢のおや指及びひとさし指の機能を全廃したもの 6. おや指又はひとさし指を含めて一上肢の三指を欠くもの 7. おや指又はひとさし指を含めて一上肢の三指の機能を全廃したもの 8. おや指又はひとさし指を含めて一上肢の四指の機能の著しい障害	1. 両下肢のすべての指を欠くもの 2. 両下肢のすべての指の機能を全廃したもの 3. 一下肢を下腿の2分の1以上で欠くもの 4. 一下肢の機能の著しい障害 5. 一下肢の股関節又は膝関節の機能を全廃したもの 6. 一下肢が健側に比して10センチメートル以上又は健側の長さの10分の1以上短いもの		不随意運動・失調等による上肢の機能障害により社会での日常生活活動が著しく制限されるもの	不随意運動・失調等により社会での日常生活活動が著しく制限されるもの
5級	1. 両上肢のおや指の機能の著しい障害 2. 一上肢の肩関節,肘関節又は手関節のうち,いずれか一関節の機能の著しい障害 3. 一上肢のおや指を欠くもの 4. 一上肢のおや指の機能を全廃したもの 5. 一上肢のおや指及びひとさし指の機能の著しい障害 6. おや指又はひとさし指を含めて一上肢の三指の機能の著しい障害	1. 一下肢の股関節又は膝関節の著しい障害 2. 一下肢の足関節の機能を全廃したもの 3. 一下肢が健側に比して5センチメートル以上又は健側の長さの15分の1以上短いもの	体幹の機能の著しい障害	不随意運動・失調等による上肢の機能障害により社会での日常生活活動に支障のあるもの	不随意運動・失調等により社会での日常生活活動に支障のあるもの

級別	肢体不自由				
	上肢	下肢	体幹	乳幼児期以前の非進行性の脳病変による運動機能障害	
				上肢機能	移動機能
6 級	1. 一上肢のおや指の機能の著しい障害 2. ひとさし指を含めて一上肢の二指を欠くもの 3. ひとさし指を含めて一上肢の二指の機能を全廃したもの	1. 一下肢をリスフラン関節以上で欠くもの 2. 一下肢の足関節の機能の著しい障害		不随意運動・失調等により上肢の機能の劣るもの	不随意運動・失調等により移動機能の劣るもの
7 級	1. 一上肢の機能の軽度の障害 2. 一上肢の肩関節，肘関節又は手関節のうち，いずれか一関節の機能の軽度の障害 3. 一上肢の手指の機能の軽度の障害 4. ひとさし指を含めて一上肢の二指の機能の著しい障害 5. 一上肢のなか指，くすり指及び小指を欠くもの 6. 一上肢のなか指，くすり指及び小指の機能を全廃したもの	1. 両下肢のすべての指の機能の著しい障害 2. 一下肢の機能の軽度の障害 3. 一下肢の股関節，膝関節又は足関節のうち，いずれか一関節の機能の軽度の障害 4. 一下肢のすべての指を欠くもの 5. 一下肢のすべての指の機能を全廃したもの 6. 一下肢が健側に比して３センチメートル以上又は健側の長さの20分の1以上短いもの		上肢に不随意運動・失調等を有するもの	下肢に不随意運動・失調等を有するもの
備考	1. 同一の等級について二つの重複する障害がある場合は，1級上の級とする．ただし，二つの重複する障害が特に本表中に指定されているものは，該当等級とする． 2. 肢体不自由においては，7級に該当する障害が2以上重複する場合は，6級とする． 3. 異なる等級について2以上の重複する障害がある場合については，障害の程度を勘案して当該等級より上の級とすることができる． 4. 「指を欠くもの」とは，おや指については指骨間関節，その他の指については第一指骨間関節以上を欠くものをいう． 5. 「指の機能障害」とは，中手指節関節以下の障害をいい，おや指については，対抗運動障害をも含むものとする． 6. 上肢又は下肢欠損の断端の長さは，実用長（上腕においては腋窩より，大腿においては坐骨結節の高さより計測したもの）をもって計測したものをいう． 7. 下肢の長さは，前腸骨棘より内くるぶし下端までを計測したものをいう．				

ⓒ 標準脊髄損傷神経機能評価表

ASIA 機能障害尺度

- □ A（完全損傷）：S4〜S5 の感覚・運動を含めた運動・感覚完全麻痺
- □ B（不完全損傷）：S4〜S5 を含め，神経学的レベルより下位に感覚機能のみ残存
- □ C（不完全損傷）：神経学的レベルより下位に運動機能は残存しているが，主要筋群の半分以上が筋力 3 未満
- □ D（不完全損傷）：神経学的レベルより下位に運動機能は残存しており，主要筋群の少なくとも半分以上が筋力 3 以上
- □ E（正常）：運動・感覚ともに正常

臨床症候群（任意）

- □ 中心脊髄症候群
- □ ブラウン-セカール症候群
- □ 前脊髄症候群
- □ 脊髄円錐症候群
- □ 馬尾症候群

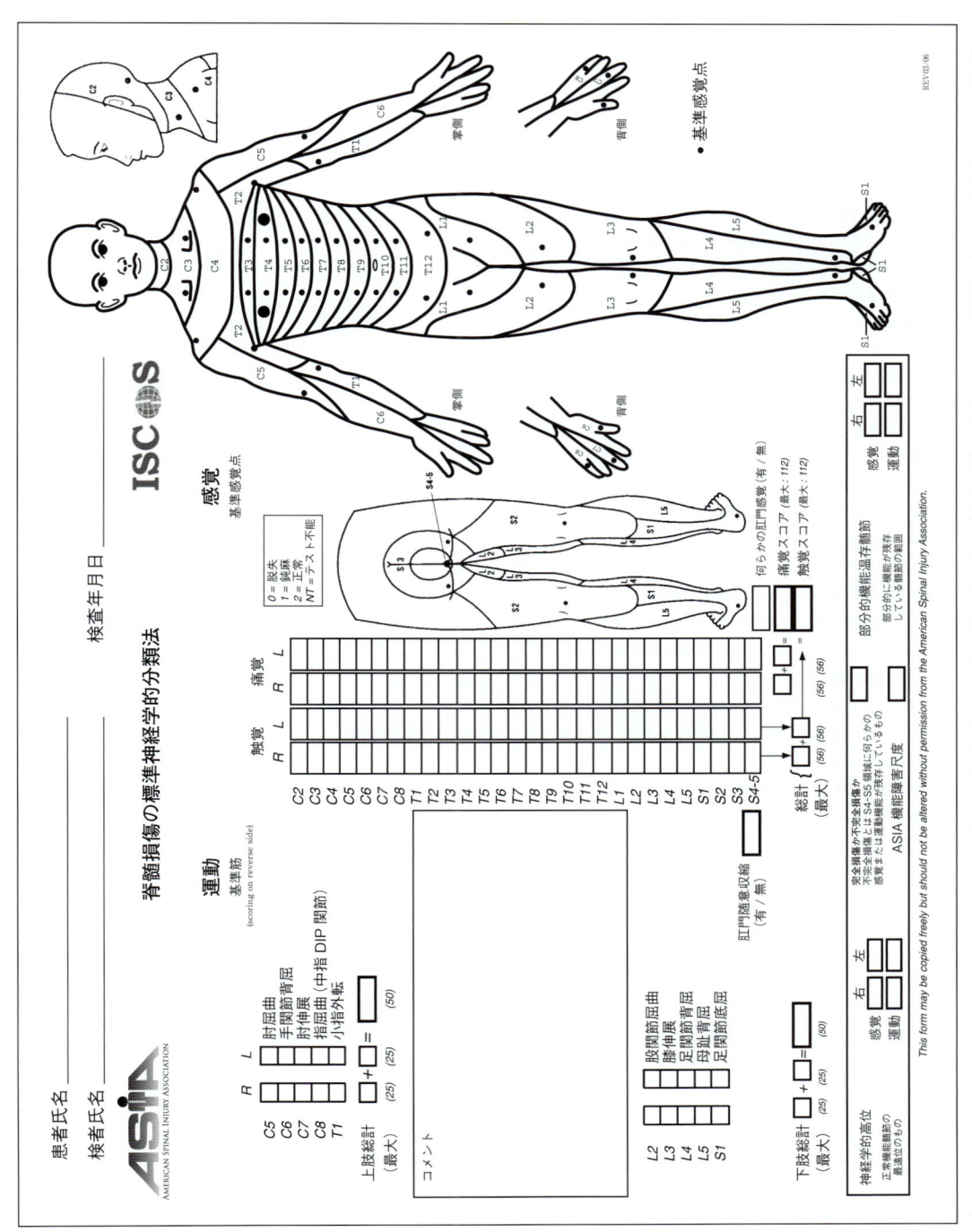

（American Spinal Injury Association : International Standards for Neurological Classification of Spinal Cord Injury, revised 2000 : Atlanta, GA. Reprinted 2008.）許可を得て翻訳・転載した.

付 資料 4 その他

Ⓓ　骨系統疾患国際分類（2015）のグループ

1. FGFR3 chondrodysplasia group
2. Type 2 collagen group
3. Type 11 collagen group
4. Sulphation disorders group
5. Perlecan group
6. Aggrecan group
7. Filamin group and related disorders
8. TRPV4 group
9. Ciliopathies with major skeletal involvement
10. Multiple epiphyseal dysplasia and pseudoachondroplasia group
11. Metaphyseal dysplasias
12. Spondylometaphyseal dysplasias（SMD）
13. Spondylo-epi-（meta）-physeal dysplasias〔SE（M）D〕
14. Severe spondylodysplastic dysplasias
15. Acromelic dysplasias
16. Acromesomelic dysplasias
17. Mesomelic and rhizo-mesomelic dysplasias
18. Campomelic dysplasia and related disorders
19. Slender bone dysplasia group
20. Dysplasias with multiple joint dislocations
21. Chondrodysplasia punctata（CDP）group
22. Neonatal osteosclerotic dysplasias
23. Osteopetrosis and related disorders
24. Other sclerosing bone disorders
25. Osteogenesis imperfecta and decreased bone density group
26. Abnormal mineralization group
27. Lysosomal Storage Diseases with Skeletal Involvement（Dysostosis Multiplex group）
28. Osteolysis group
29. Disorganized development of skeletal components group
30. Overgrowth（tall stature）syndromes with skeletal involvement
31. Genetic inflammatory/rheumatoid-like osteoarthropathies
32. Cleidocranial dysplasia and related disorders
33. Craniosynostosis syndromes
34. Dysostoses with predominant craniofacial involvement
35. Dysostoses with predominant vertebral with and without costal involvement
36. Patellar dysostoses
37. Brachydactylies（without extraskeletal manifestations）
38. Brachydactylies（with extraskeletal manifestations）
39. Limb hypoplasia-reduction defects group
40. Ectrodactyly with and without other manifestations
41. Polydactyly-Syndactyly-Triphalangism group
42. Defects in joint formation and synostoses

2015年版の骨系統疾患国際分類のグループについて記載した．なお，和訳については2016年8月現在，まだ確定していない．

（Bonafe L, et al：Nosology and classification of genetic skeletal disorders：2015 revision. Am J Med Genet A；167A：2869-2892, 2015 より抜粋）

医師国家試験出題基準対照表

●医師国家試験出題基準（厚生労働省医政局医事課）は，医師国家試験の「妥当な範囲」と「適切なレベル」とを項目によって整理したもので，出題に際して準拠される基準である．本書は平成25年度版に準拠した．
●ここでは，整形外科学に関連する部分を抜粋して編集・掲載し，本書の関連項目頁などを示した．

● 医学総論

節	大項目	中項目	本書関連項目頁
I 保健医療論	1. 健康・疾病・障害の概念と社会環境	D. 疾病障害の概念と社会	99頁
	5. 保健・医療・福祉・介護関係法規	N. 社会福祉・介護	920頁
	6. 地域保健，地域医療	E. 救急医療	712頁
III 人体の正常構造と機能	1. 個体の構造	A. 細胞，組織	第I編
		B. 局所解剖	第V編各章冒頭
	2. 皮膚，頭頸部，感覚器，発声器	D. 頸部の構造	502頁
		E. 頭頸部の生理的間隙	
		K. 体性感覚系の構造・機能	75頁
	8. 心理，精神，神経，運動器	C. 中枢神経・末梢神経の構造・機能	501頁，832頁，856頁
		E. 運動器の構造・機能	第I編，第V編
	9. 内分泌，代謝，栄養	B. 代謝と栄養	317頁
IV 生殖・発生・成長・発達・加齢	7. 思春期，青年期	A. 身体の成長・発達	20頁
	8. 加齢，老化	A. 細胞・組織の加齢現象	33頁，61頁
		B. 加齢による臓器・機能の変化，疾患の特徴	
V 病因，病態生理	2. 先天異常	A. 原因と分類	291頁，307頁
		B. 遺伝形式	
		C. 染色体異常の種類	
		D. 遺伝相談	
	3. 損傷，炎症	A. 創傷の種類	69頁，220頁，241頁，267頁，478頁，第V編，第VI編
		B. 創傷の治癒過程	
		C. 創傷治癒に影響する因子	
		D. 外傷の病態	
		E. 化学的損傷	
		F. 物理的損傷	
		G. 炎症の局所的変化	
		H. 炎症の全身的変化	
	4. 感染	A. 概念	220頁
		B. 病態	
	5. アレルギー，免疫異常	A. 免疫異常疾患	241頁
	6. 腫瘍	A. 腫瘍の疫学	337頁，370頁
		B. 腫瘍の病因	
		C. 悪性腫瘍と免疫	
		D. 腫瘍の病理・病態	
	10. 医原病	A. 診断に伴う医原病	94頁
		B. 治療に伴う医原病	445頁，634頁

節	大項目	中項目	本書関連項目頁
VI 症候	3. 頭頸部，感覚器	A. 頸部の異常	334頁
	9. 神経，運動器	E. 髄膜刺激症状	406頁，548頁
		G. 筋の障害	84頁，113頁，396頁
		H. 反射異常	
		I. 運動系の異常	112頁，114頁，396頁
		J. 平衡・感覚・自律神経系の障害	114頁，396頁
		L. 脊髄・神経根障害	406頁，832頁，856頁
		M. 脊柱の異常	102頁，113頁
		N. 関節の障害	114頁，120頁
	10. 内分泌，代謝，栄養	B. 身長の異常	298頁
VII 診察	1. 2次・3次救急患者の診察	A. 初診時の評価	712頁
		B. 病態に応じた診察	
	3. 小児の診察	A. 乳幼児の診察	291頁，307頁，432頁，451頁，536頁，595頁，650頁，688頁，818頁
		B. 学童期の児の診察	
		C. 思春期の児の診察	
	4. 胎児・新生児の診察と評価	A. 胎児の診察	
		C. 新生児の診察	
VIII 検査	1. 検体検査	A. 検体の採取と保存	154頁
		B. 一般臨床検査	149頁
		C. 血液学検査	
		D. 生化学検査	
		E. 免疫血清学検査	
		F. 微生物学検査	
		G. 病理組織学検査，細胞診	
		H. 染色体検査・体細胞遺伝子検査	
	2. 生体機能検査	J. 筋電図，神経伝導検査	156頁，859頁
	6. 画像検査	A. 超音波検査	147頁
		E. 医療放射線被曝の軽減	133頁
		G. エックス線単純撮影	133頁
		H. 血管造影	144頁
		K. その他の造影検査	
		L. CT検査	142頁
		M. 造影CT	
		N. 磁気共鳴画像〈MRI〉検査の原理と技術	139頁
		O. 造影磁気共鳴画像〈造影MRI〉	
		P. 核医学検査の原理と技術	146頁
		Q. シンチグラフィ	
	7. 内視鏡検査	A. 内視鏡の種類と原理	205頁
		B. 内視鏡検査の適用部位	

節	大項目	中項目	本書関連項目頁
IX 治療	2. 薬物療法	A. 薬物の選択	171 頁
		B. 薬物動態	
		C. 薬効	
		D. 用法・用量	
		E. 副作用	
	4. 手術, 周術期の管理, 麻酔	A. 手術	186 頁
		D. 術前麻酔管理	
		E. 全身麻酔	
		G. 術中麻酔管理	
		H. 術後管理と集中治療	
	5. 臓器・組織移植, 人工臓器, 再生医療	A. 移植の種類と適応	212 頁
		B. 提供者〈ドナー〉と被移植者〈レシピエント〉	
		C. 移植と免疫	
		D. 人工臓器の種類と適応	
	8. 内視鏡治療	A. 種類と適応	205 頁
	9. リハビリテーション	A. リハビリテーションの概念	898 頁
		B. リハビリテーションの技術	
		C. 身体障害のリハビリテーション	
	10. 2次・3次救急患者の治療	C. ショックの治療	478 頁, 第VI編
		D. 重症救急病態	
		E. 外傷の治療・処置	
		G. 熱傷の治療・処置	
		H. 環境異常の治療	

● 医学各論

節	大項目	中項目	本書関連項目頁
I ほか 先天異常,	4. 性分化・染色体異常, 先天異常および成長・発達の障害	D. 成長・発達の障害	291 頁, 307 頁
III 皮膚・頭頸部疾患	1. 炎症性皮膚疾患	I. 皮膚血流障害	285 頁
	2. 腫瘍・母斑性皮膚疾患	E. 皮膚良性腫瘍	495 頁
		F. 皮膚悪性腫瘍	390 頁
		G. 皮膚悪性リンパ腫	361 頁
	3. その他の皮膚疾患	J. 細菌感染症	220 頁, 222 頁, 223 頁
	11. 損傷, 奇形	A. 物理・化学的外傷	116 頁, 479 頁
IX 神経・運動器疾患	3. 神経・運動器の感染・炎症性疾患	F. 骨・関節感染症	61 頁, 228 頁, 231 頁, 234 頁, 235 頁, 267 頁, 564 頁, 565 頁
	4. 神経変性疾患, 代謝性疾患, 脱髄疾患, 中毒	D. 代謝性疾患	279 頁
		F. 脊髄小脳変性症, 多系統萎縮症, 痙性対麻痺	405 頁
		G. 運動神経変性疾患, 脱髄疾患	401 頁, 403 頁
	5. 末梢神経疾患, 神経筋接合部疾患, 筋疾患	A. 末梢神経の炎症性・遺伝性・代謝性疾患	407 頁, 408 頁, 409 頁
		C. 神経痛	87 頁, 102 頁
		D. 神経筋接合部, 筋疾患	410 頁, 411 頁

節	大項目	中項目	本書関連項目頁
IX 神経・運動器疾患	7. 脊椎・脊髄疾患, 骨・関節系統疾患	A. 脊椎・脊髄疾患	103 頁, 509 頁, 514 頁, 517 頁, 519 頁, 522 頁, 536 頁, 541 頁, 542 頁, 545 頁, 549 頁, 550 頁, 556 頁, 557 頁, 562 頁, 564 頁, 568 頁, 574 頁
		B. 骨系統疾患	295 頁, 297 頁, 300 頁, 303 頁, 311 頁
		C. 代謝性骨疾患	318 頁, 327 頁, 334 頁
	8. 上肢・下肢の運動器疾患, 非感染性骨・関節・四肢軟部疾患	A. 肩関節の疾患	432 頁, 437 頁, 441 頁
		B. 肘関節の疾患	451 頁, 454 頁, 457 頁
		C. 手の疾患	485 頁, 487 頁, 495 頁
		D. 股関節の疾患	595 頁, 603 頁, 607 頁, 618 頁
		E. 膝関節の疾患	650 頁, 652 頁, 654 頁
		F. 下腿・足の疾患	688 頁, 692 頁, 694 頁
		G. 骨壊死	288 頁
		H. 滑膜炎, 関節炎	61 頁, 241 頁, 271 頁, 274 頁, 280 頁, 410 頁
		I. 関節症	268 頁, 275 頁
		J. 四肢軟部病変	370 頁, 745 頁
	9. 骨・軟部腫瘍と類似疾患	A. 原発性良性骨腫瘍	344 頁
		B. 原発性悪性骨腫瘍	352 頁
		C. 転移性骨腫瘍	365 頁
		D. 骨腫瘍類似疾患	349 頁
		E. 良性軟部腫瘍	381 頁
		F. 悪性軟部腫瘍	386 頁
	10. 神経・運動器の外傷, 脳・脊髄の奇形, 神経・皮膚症候群, その他	B. 脊髄損傷	831 頁
		C. 骨折	713 頁, 759 頁, 784 頁, 843 頁
		D. 関節の外傷	655 頁, 712 頁, 759 頁
		E. 四肢軟部損傷	745 頁, 856 頁
		F. 四肢切断	198 頁
		G. スポーツ外傷	876 頁
		H. 外傷の合併症	736 頁
		J. 先天奇形	514 頁, 534 頁
		K. 神経皮膚症候群, 母斑症	114 頁, 310 頁
		L. その他	396 頁

節	大項目	中項目	本書関連項目頁
X 内分泌・代謝・栄養・乳腺疾患	1. 間脳・下垂体疾患	B. 下垂体機能障害	334 頁
	2. 甲状腺疾患	A. 甲状腺機能障害	334 頁
	3. 副甲状腺〈上皮小体〉疾患とカルシウム代謝異常	A. 副甲状腺〈上皮小体〉機能障害	332 頁
		B. カルシウム代謝異常	318 頁, 327 頁
	4. 副腎皮質・髄質疾患	A. 副腎皮質機能障害	334 頁
	9. その他の代謝異常	A. ビタミン類の代謝異常	27 頁, 327 頁
		B. プリン（尿酸）代謝の異常	271 頁
		E. 金属代謝の異常	279 頁
		F. コラーゲン代謝の異常	308 頁, 310 頁
	10. その他の重要な小児領域の疾患	C. 先天代謝異常	303 頁
XI アレルギー性疾患，膠原病，免疫病	2. 膠原病と類縁疾患	A. 膠原病	241 頁, 410 頁
		C. 関節炎を主とする類縁疾患	260 頁, 261 頁, 263 頁, 264 頁, 265 頁, 271 頁, 274 頁, 566 頁
		D. その他の類縁疾患	246 頁, 260 頁, 264 頁, 579 頁

節	大項目	中項目	本書関連項目頁
XII 感染性疾患	3. 細菌[抗酸菌〈マイコバクテリア〉を除く]	A. 細菌[抗酸菌〈マイコバクテリア〉を除く]による感染症	223 頁, 224 頁, 238 頁
	4. 抗酸菌〈マイコバクテリア〉	A. 抗酸菌〈マイコバクテリア〉による感染症	235 頁, 237 頁, 565 頁
XIII 生活環境因子・職業性因子による疾患	4. 産業中毒およびその他の職業性疾患	B. 作業態様による障害	478 頁, 759 頁, 831 頁, 856 頁, 876 頁
	5. 物理的原因・生活環境因子による障害	A. 低温・高温環境による疾病	479 頁
		C. 振動障害	493 頁
		D. 気圧による障害	618 頁
		E. 電離放射線障害	579 頁, 618 頁, 858 頁
		I. 事故による障害	710 頁

医学教育モデル・コア・カリキュラム対照表

●医学教育モデル・コア・カリキュラム：教育内容ガイドライン（文部科学省医学教育課）は，文部科学省の医学・歯学教育の在り方に関する調査研究協力者会議から，「21世紀における医学・歯学教育の改善方法について—学部教育の再構築のために—」（平成13年3月27日）の別冊として公表された，習得すべき必須の教育内容を示したものである．本書では平成22年度改訂版に準拠した．
●ここでは，医学教育モデル・コア・カリキュラムの中から整形外科学に関連する部分を抜粋して編集・掲載し，本書の関連項目頁などを示した．
●表中に示した到達目標の詳細な内容や程度については，各大学の教育理念に基づいて設定されている．

コア・カリキュラム到達目標	本文関連項目頁
D　人体各器官の正常構造と機能，病態，診断，治療	
2　神経系	396頁，500頁，
一般目標：神経系の正常構造と機能を理解し，主な神経系疾患の病因，病態生理，症候，診断と治療を学ぶ．	531頁，831頁，
（1）**構造と機能**	856頁
②脊髄と脊髄神経	
到達目標：1）脊髄の構造，機能局在と伝導路を説明できる．	
2）脊髄反射（伸張反射，屈筋反射）と筋の相反神経支配を説明できる．	
3）脊髄神経と神経叢（頸神経叢，腕神経叢，腰仙骨神経叢）の構成および主な骨格筋支配と皮膚分布を概説できる．	
（2）**診断と検査の基本**	
到達目標：（検査はF2〈基本的診療知識〉，身体診察はF3〈基本的診療技能〉参照）	
1）脳・脊髄CT・MRI検査で得られる情報を説明できる．	
2）神経系の電気生理学的検査（脳波，筋電図，末梢神経伝導速度）で得られる情報を説明できる．	
△　　3）脳血管撮影検査で得られる情報を説明できる．	
△　　4）神経・筋生検で得られる情報を説明できる．	
（3）**症候**	
【運動麻痺・筋力低下】はF1〈症候・病態からのアプローチ〉参照）	
②歩行障害	107頁，108頁，
到達目標：1）歩行障害を病態にもとづいて分類できる．	110頁，112頁
（4）**疾患**	
④脳・脊髄腫瘍	574頁
到達目標：1）主な脳・脊髄腫瘍の分類と好発部位を説明し，病態を概説できる．	
⑥末梢神経疾患	87頁，102頁，
到達目標：1）ニューロパチーの病因（栄養障害，中毒，遺伝性）と病態を分類できる．	103頁，408頁
2）ギラン・バレー症候群の症候，診断を説明できる．	
△　　3）ベル麻痺の症候，診断と治療を説明できる．	
△　　4）主な神経痛（三叉・肋間・坐骨神経痛）を概説できる．	
⑦筋疾患	411頁
到達目標：2）進行性筋ジストロフィーの病因，分類，症候と診断を説明できる．	
3）周期性四肢麻痺を概説できる．	
⑨先天性と周産期脳障害	396頁，527頁，
到達目標：1）脳性麻痺の病因，病型，症候とリハビリテーションを説明できる．	534頁
△　　3）脊髄空洞症を概説できる．	
△　　4）二分脊椎症を概説できる．	
4　運動器（筋骨格）系	
一般目標：運動器系の正常構造と機能を理解し，主な運動器疾患の病因，病態生理，症候，診断と治療を学ぶ．	
（1）**構造と機能**	第Ⅰ編
到達目標：1）骨・軟骨・関節・靱帯の構造と機能を説明できる．	第Ⅴ編
2）頭部・顔面の骨の構成を説明できる．	
3）四肢の骨・関節を列挙し，主な骨の配置を図示できる．	
4）椎骨の構造と脊柱の構成を説明できる．	
5）四肢の主要筋群の運動と神経支配を説明できる．	
6）骨盤の構成と性差を説明できる．	
7）骨の成長と骨形成・吸収の機序を説明できる．	
△　　8）姿勢と体幹の運動にかかわる筋群を概説できる．	
△　　9）抗重力筋を説明できる．	
（2）**診断と検査の基本**	第Ⅱ編
到達目標：（身体診察はF3〈基本的診療技能〉参照）	
1）徒手検査（関節可動域検査，徒手筋力検査）と知覚検査を説明できる．	
2）筋骨格系画像診断法（エックス線，MRI，脊髄造影，骨塩定量）の適応を概説できる．	
△　　3）筋骨格系の生理学的検査の種類と適応を概説できる．	
△　　4）関節鏡検査を概説できる．	

コア・カリキュラム到達目標	本文関連項目頁
（3）症候	
【【運動麻痺・筋力低下】【関節痛・関節腫脹】【腰背部痛】は F1〈症候・病態からのアプローチ〉参照）	
①動揺	121 頁
到達目標：1）関節動揺を概説できる.	
（4）疾患	
到達目標：1）骨折の分類（単純と複雑），症候，診断，治療と合併症を説明できる.	713 頁
2）骨粗鬆症の病因と病態を説明し，骨折の好発部位を列挙できる.	318 頁
3）関節の脱臼，亜脱臼，捻挫，靭帯損傷の定義，重症度分類，診断と治療を説明できる.	655 頁，712 頁，713 頁
4）変形性関節症を列挙し，症候と治療を説明できる.	268 頁
5）関節炎の病因と治療を説明できる.	第Ⅳ編
6）骨肉腫と Ewing（ユーイング）肉腫の診断と治療を説明できる.	352 頁，359 頁
7）腰椎椎間板ヘルニアの診断と治療を説明できる.	545 頁，550 頁
8）脊髄損傷の診断，治療とリハビリテーションを説明できる.	832 頁
9）絞扼性神経障害を列挙し，その症候を説明できる.	699 頁
△ 10）頚椎症性脊髄症（脊柱靭帯骨化症を含む）の神経症候を説明できる.	517 頁
△ 11）腰部脊柱管狭窄症の症候と治療を説明できる.	557 頁
△ 12）腰椎分離・すべり症の症候と治療を説明できる.	563 頁
△ 13）転移性脊椎腫瘍の好発部位と診断を説明できる.	568 頁
△ 14）四肢の基本的外固定法を説明できる.	177 頁
△ 15）骨形成不全症と骨軟骨異形成症を概説できる.	292 頁，295 頁
△ 16）コンパートメント症候群を概説できる.	755 頁
△ 17）骨・関節疾患のリハビリテーションを概説できる.	898 頁
E　全身におよぶ生理的変化，病態，診断，治療	
1　感染症	220 頁
一般目標：主な感染症の病因，病態生理，症候，診断と治療を学ぶ.	
（4）病態と疾患	
⑥院内感染	
到達目標：2）メチシリン耐性黄色ブドウ球菌〈MRSA〉の特徴，病院内での対応の方法を説明できる.	
2　腫瘍	337 頁，370 頁
一般目標：腫瘍の病理・病態，発生病因・疫学・予防，症候，診断・治療と診療の基本的事項を学ぶ.	
3　免疫・アレルギー疾患	
一般目標：免疫・アレルギー疾患の病態生理を理解し，症候，診断と治療を学ぶ.	
（3）病態と疾患	
①自己免疫疾患一般	
到達目標：1）膠原病と自己免疫疾患を概説し，その種類を列挙できる.	
2）関節炎をきたす疾患を列挙できる.	
3）Raynaud（レイノー）症状を説明し，原因疾患を列挙できる.	285 頁
③全身性硬化症〈強皮症〉，皮膚筋炎・多発（性）筋炎	
到達目標：3）皮膚筋炎・多発（性）筋炎の症候，診断と治療を説明できる.	410 頁
④関節リウマチ	241 頁
到達目標：1）関節リウマチの病態生理，症候，診断，治療とリハビリテーションを説明できる.	
△ 2）関節リウマチの関節外症状を説明できる.	
△ 3）悪性関節リウマチの症候，診断と治療を説明できる.	
△ 4）若年性関節リウマチの特徴を説明できる.	
△ 5）成人 Still（スチル）病を概説できる.	
F　診療の基本	
1　症候・病態からのアプローチ	99 頁，113 頁
一般目標：主な症候・病態の原因，分類，診断と治療の概要を発達，成長，加齢ならびに性別と関連づけて学ぶ.	
（23）運動麻痺・筋力低下	
到達目標：1）運動麻痺・筋力低下の原因と病態を説明できる.	
2）運動麻痺・筋力低下を訴える患者の診断の要点を説明できる.	
（35）関節痛・関節腫脹	
到達目標：1）関節痛・関節腫脹の原因と病態生理を説明できる.	
2）関節痛・関節腫脹のある患者の診断の要点を説明できる.	
（36）腰背部痛	
到達目標：1）腰背部痛の原因を列挙できる.	
2）腰背部痛を訴える患者の診断の要点を説明できる.	
2　基本的診療知識	第Ⅱ編，第Ⅲ編，
（1）薬物治療の基本原理	第Ⅶ編
一般目標：診療に必要な薬物治療の基本（薬理作用，副作用）を学ぶ.	

コア・カリキュラム到達目標	本文関連項目頁
(2) 臨床検査	149 頁
一般目標：検査の方法，適応と解釈を学ぶ．	
到達目標：12) 脳脊髄液検査の目的，適応と異常所見を説明し，結果を解釈できる．	155 頁
(3) 外科的治療と周術期管理	186 頁
一般目標：外科的治療と周術期管理の基本を学ぶ．	
【外科的治療】	
（3 G3〈基本的臨床手技〉を参照）	
【周術期管理】	
到達目標：1) 手術の危険因子を列挙し，その対応の基本を説明できる．	
3) 主な術後合併症を列挙し，その予防の基本を説明できる．	
△　4) 手術に関するインフォームドコンセントの注意点を列挙できる．	
(7) 放射線を用いる診断と治療	133 頁
一般目標：放射線診断と治療の基本を学ぶ．	
到達目標：1) エックス線，CT，MRI と核医学検査の原理を説明できる．	
2) エックス線（単純，造影），CT，MRI と核医学検査の読影の原理を説明できる．	
4) 放射線診断・治療による副作用と障害を説明できる．	
(8) 内視鏡を用いる診断と治療	205 頁
一般目標：内視鏡の原理とそれによる診断と治療の基本を学ぶ．	
到達目標：1) 内視鏡機器の種類と原理を説明できる．	
2) 内視鏡検査法の種類を列挙し，概説できる．	
△　3) 内視鏡を用いる治療を概説できる．	
(9) 超音波を用いる診断と治療	147 頁
一般目標：超音波機器の原理とそれによる診断と治療の基本を学ぶ．	
到達目標：1) 超音波機器の種類と原理を説明できる．	
2) 超音波検査法の種類を列挙し，概説できる．	
△　3) 超音波を用いる治療を概説できる．	
(11) リハビリテーション	181 頁，898 頁
一般目標：リハビリテーションの基本を学ぶ．	
到達目標：1) リハビリテーションの概念と適応を説明できる．	
2) リハビリテーションチームの構成を理解し，医師の役割を説明できる．	
3) 福祉・介護との連携におけるリハビリテーションの役割を説明できる．	
△　4) 障害を機能障害，能力低下，社会的不利に分けて説明できる．	
△　5) 日常生活動作〈ADL〉の評価ができる．	
△　6) 理学療法，作業療法と言語療法を概説できる．	
△　7) 主な歩行補助具，車椅子，義肢と装具を概説できる．	923 頁
G　臨床実習	
臨床実習を行うに当たっては，個々の臨床実習を独立して行うのではなく，全体を体系的に遂行させる統轄責任者が必要である．	
2　診察法	113 頁
一般目標：患者との信頼関係に基づいた医療面接と診察法を学ぶ．	
【神経】	124 頁，127 頁，
到達目標：3) 腱反射の診察ができる．	128 頁，397 頁
4) 小脳機能・運動系の診察ができる．	
5) 感覚系の診察ができる．	
6) 髄膜刺激所見を確認できる．	
【四肢と脊柱】	第Ⅱ編，第Ⅳ編
到達目標：1) 四肢と脊柱を診察できる．	
2) 関節（関節可動域を含む）を診察できる．	
3) 筋骨格系の診察ができる．	
3　基本的臨床手技	
一般目標：基本的臨床手技の目的，適応，禁忌，合併症と実施法を学ぶ．	
【一般手技】	154 頁，155 頁
到達目標：5) 腰椎穿刺を見学・介助してシミュレータできる．	
【外科手技】	177 頁，186 頁
到達目標：2) 手術や手技のための手洗いができる．	
3) 手術室におけるガウンテクニックができる．	
4) 基本的な縫合ができる．	
5) 創の消毒やガーゼ交換ができる．	

コア・カリキュラム到達目標	本文関連項目頁
4　診療科臨床実習	
（2）外科系臨床実習	
【外科】	186 頁，831 頁
一般目標：基本的外科疾患を受け持ち，外科的治療を学ぶ．	
到達目標：1）外科的処置の適応を判断し，リスク評価を説明できる．	
2）基本的な術前術後管理に参加できる．	
（3）救急医療臨床実習	712 頁，723 頁，
一般目標：診療チームの一員として救急医療に参加する．	841 頁，853 頁
到達目標：1）救急病態の救命治療に参加できる．	
2）初期救急病態を鑑別し，初期治療に参加できる．	
3）外傷の処置に参加できる．	
実習形態：救急系外来・病棟，集中治療室など	
症　　例：多発外傷	

本書で用いた略語一覧

本書でその内容について解説のある頁を示す。

ギリシャ文字・数字

%TRP 尿細管リン再吸収率　162
α-TCP α-リン酸三カルシウム　200
β-TCP β-リン酸三カルシウム　200
2PD two-point discrimination：二点識別覚　126, 473
5P's ショックの5徴候　724

A

AAD atlantoaxial dislocation：環軸関節脱臼　845
AAS atlantoaxial subluxation：環軸関節亜脱臼　258, 523
ABC aneurysmal bone cyst：動脈瘤様骨嚢腫　351, 571
ABK arbekacin：アルベカシン　174
ACE angiotensin converting enzyme：血清アンギオテンシン転換酵素　579
Ach acetylcholine：アセチルコリン　79
ACL anterior cruciate ligament：前十字靱帯　641
ACP acid phosphatase：酸フォスファターゼ　151
ACR American College of Rheumatology：米国リウマチ学会　251
ACVR 23
ADAMTS a disintegrin and metalloproteinase with thrombospondin motifs　63
ADEM acute disseminated encephalomyelitis：急性散在性脳脊髄炎　406
ADHR autosomal dominant hypophosphatemic rickets／osteomalaia：常染色体優性遺伝性低リン血症性くる病・骨軟化症　29, 328
ADI atlantodental interval：環椎歯突起間距離　523, 845
ADL activities of daily living：日常生活活動　113, 902
ADP adductor pollicis：母指内転筋　470
ADR アドリアマイシン　174
AFF atypical femoral fracture：非定型大腿骨骨折　798
AFO ankle foot orthosis：短下肢装具　180, 399, 698
AHI acetabular-head index：臼蓋の大腿骨頭被覆率（acetabular-head guotient ともいう）　613
AHO Albright hereditary osteodystrophy：オールブライト遺伝子骨形成異常症　333
AIDP acute inflammatory demyelinating polyradiculoneuropathy：急性炎症性脱髄性多発神経障害　408
AIIS anterior inferior iliac spine：下前腸骨棘　593
ALB anterolateral bundle　642
ALIF anterior lumbar interbody fusion：前方経路腰椎椎体間固定術　556
ALK 23
ALL anterior longitudinal ligament：前縦靱帯　500, 501

ALP alkaline phosphatase：アルカリフォスファターゼ　151, 164, 330
ALS amyotrophic lateral sclerosis：筋萎縮性側索硬化症　401
AMAN acute motor axonal neuropathy　408
AMB anteromedial bundle　642
ANF avascular necrosis of the femoral head：大腿骨頭壊死症　618
AO Arbeitsgemeinschaft für Osteosynthesefragen　725
APB abductor pollicis brevis：短母指外転筋　470
APC adenomatosis polyposis coli　24
APC anteroposterior compression：前後圧迫型　784
APDL activities parallel to daily living：日常生活関連活動　902, 904
APL abductor pollicis longus：長母指外転筋　469, 470
APOA Asia Pacific Orthopaedic Association：アジア太平洋整形外科学会　4
ARDS 急性呼吸窮迫症候群　732
ARMD adverse reactions to metal debris　159
AS ankylosing spondylitis：強直性脊椎炎　262, 567, 842
ASH ankylosing spinal hyperostosis：強直性脊椎骨増殖症　522
ASIS anterior superior iliac spine：上前腸骨棘　593
ASLO, ASO antistreptolysin O　149
ASO arteriosclerosis obliterans：閉塞性動脈硬化症　182, 285, 431
ASPS alveolar soft part sarcoma：胞巣状軟部肉腫　393
AT athletic trainer：アスレチックトレーナー　900
ATNR asymmetrical tonic neck reflex：非対称性緊張性頸反射　397
ATP 17
ATR Achilles tendon reflex：アキレス腱反射　127, 549

B

BADL basic ADL：基本的ADL　902
BAP 骨型アルカリフォスファターゼ　150
BASDAI bath ankylosing spondylitis disease activity index　263
BASFI bath ankylosing spondylitis functional index　263
BASMI bath ankylosing spondylitis metrology index　263
BCP basic calcium phosphate：塩基性リン酸カルシウム　275
BFO balanced forearm orthosis　915
BGP 骨グラ蛋白　324
BI Barthel index：バーテル指数　902
BMD Becker muscular dystrophy：ベッカー筋ジストロフィー　411
BMI body mass index：体容積指数　327

BMP bone morphogenetic protein：骨形成蛋白 21, 23
BMPR bone morphogenetic protein receptor 24
BMU basic multicellular unit 14
BP ビスフォスフォネート 327
BRONJ bisphosphonate-related osteonecrosis of the jaw 327
BS-POP brief scale for psychiatric problems in orthopaedic patients 88
BSU 骨構造ユニット 13
BUN 血中尿素窒素 758

C
C cervical nerve：頸神経 81
cAMP 環状アデノシン一リン酸 162
CASPAR classification criteria for psoriatic arthritis 264
CCF congenital clubfoot：先天性内反足 688
CCP cyclic citrullinated peptide：環状シトルリンペプチド 150, 250
CCW certified care worker：介護福祉士 900
CDAI clinical disease activity index 253
CDDP シスプラチン 174
cDNA 25
CE compressive extension 847
CF compressive flexion 847
CIDP chronic inflammatory demyelinating polyradiculoneuropathy：慢性炎症性脱髄性多発根ニューロパチー 409
CK1 casein kinase 1 24
CKD chronic kidney disease：慢性腎臓病 331
CKD-MBD 骨ミネラル代謝異常 331
CL セメントライン 13
CLC-7 17
CLDM clindamycin：クリンダマイシン 174
CM care manager：ケアマネジャー 900
CMT Charcot-Marie-Tooth disease：シャルコー-マリートゥース病 407
CNS central nervous system：中枢神経系 80
Co coccygeal nerve：尾骨神経 81
COX cyclooxygenase：シクロオキシゲナーゼ 255
CP cerebral palsy：脳性麻痺 396
CP clinical psychologist：臨床心理士 900
CPA シクロホスファミド 174
CpK カテプシンK 17
CPM continuous passive motion：持続［的］他動運動 183, 460, 801, 912
CPPD calcium pyrophosphate dihydrate：ピロリン酸カルシウム二水化物 155, 274, 669
CR型 cruciate retaining 型 203
CRPS complex regional pain syndrome：複合性局所疼痛症候群 106, 494, 739, 775
CRPS-Ⅰ complex regional pain syndrome：複合性局所疼痛症候群Ⅰ型 106, 135
CS-30 30秒間椅子立ち上がりテスト 909
csDMARDs conventional synthetic DMARDs 255
CSF cerebrospinal fluid：脳脊髄液 502
CTA CT angiography 144

CTM CT myelography 144, 508
CTX Ⅰ型コラーゲン架橋C-テロペプチド 150
CUTS cubital tunnel syndrome：肘部管症候群 456
CVD cerebrovascular disease：脳血管疾患 398
CYP 27
CZ 明帯 17

D
DAP daptomycin：ダプトマイシン 174
DAS disease activity score 252
DASH disability of the arm, shoulder, and hand 905
DBP ビタミンD結合蛋白 27
DCO damage control orthopaedics 732
DCPA リン酸水素カルシウム 200
DCS dynamic condylar screw 801
DC-STAMP 16
DDH developmental dysplasia of the hip：発育性股関節形成不全 595
DE distractive extension 847
DF distractive flexion 847
dGEMRIC 遅延層軟骨造影MRI 141
DHEA ジヒドロエピアンドロステロン 31
DHT ジヒドロテストステロン 31
DIC 播種性血管内凝固症候群 751
DIP 682, 697
DISH diffuse idiopathic skeletal hyperostosis：びまん性特発性骨増殖症 521, 842
DKK1 Dickkopf1 24
DMARDs disease-modifying antirheumatic drugs：疾患修飾性抗リウマチ薬 174, 246, 255
DMAT disaster medical assistance team 744
DMD Duchenne muscular dystrophy：デュシェンヌ筋ジストロフィー 411
DMP dentine matrix protein 15, 25
DPD デオキシピリジノリン 150
DSA destructive spondyloarthropathy：破壊性脊椎関節症 331, 525
DTR deep tendon reflex：深部腱反射 402
DVL Dishevelled 24
DVT deep vein (venous) thrombosis：深部静脈血栓症 285, 737
DXR ドキソルビシン 174

E
EADL extended ADL：拡大ADL 902, 904
EB エタンブトール 566
EBM evidence based medicine 170
EBV Epstein-Barr ウイルス 242, 255
ECRB extensor carpi radialis brevis：短橈側手根伸筋 469
ECRL extensor carpi radialis longus：長橈側手根伸筋 469
ECU extensor carpi ulnaris：尺側手根伸筋 469, 470
ED extensor digitorum：指伸筋 469, 470
EDM extensor digiti minimi：小指伸筋 469, 470
EI extensor indicis：示指伸筋 469, 470
EMA epithelial membrane antigen：上皮細胞マーカー 394
EMG electromyography：筋電図法 859
EPB extensor pollicis brevis：短母指伸筋 464, 469, 470

略語一覧

F

EPL　extensor pollicis longus：長母指伸筋　464, 469, 470
EPP　endplate potential：終板電位　80
EQ-5D　EuroQOL-5 dimension　905
ETC　early total care　732
EULAR　European League Against Rheumatism：ヨーロッパ・リウマチ学会　251

F

FAI　femoroacetabular impingement：大腿骨寬骨白インピンジメント　616, 885
FCMD　Fukuyama-type congenital muscular dystrophy：福山型先天性筋ジストロフィー　413
FCR　flexor carpi radialis：橈側手根屈筋　470
FCU　flexor carpi ulnaris：尺側手根屈筋　470
FDP　flexor digitorum profundus：深指屈筋　470
FDS　flexor digitorum superficialis：浅指屈筋　470
FES　finger escape sign：指離れ徴候　507
FES　functional electrical stimulation：機能の電気刺激　911
FDG-PET　fluorodeoxyglucose-positron emission tomography　569
FGF　fibroblast growth factor：線維芽細胞増殖因子　21, 25
FGF23　fibroblast-growth factor 23　線維芽細胞増殖因子　23, 328
FGFR3　fibroblast growth factor receptor-3：線維芽細胞増殖因子受容体 3 型　295
FIM　functional independence measure：機能的自立度評価法　902
FISH　fluorescent in situ hybridization　379
FM　fibromyalgia：線維筋痛症　264
FO　foot orthosis：足装具　181
FOP　fibrodysplasia ossificans progressiva：進行性骨化性線維異形成症　23, 281
FPB　flexor pollicis brevis：短母指屈筋　470
FPL　flexor pollicis longus：長母指屈筋　470
FPS　faces pain scale：フェイススケール　88
FSHD　facioscapulohumeral muscular dystrophy：顔面肩甲上腕型筋ジストロフィー　413
FTA　femorotibial angle：大腿脛骨角　639, 666
FTJ　femorotibial joint：大腿脛骨関節　639
FZD　Frizzled　24

G

Gd　gadolinium：ガドリニウム　140, 431
Gd-DTPA　gadolinium-diethylene-triamine pentaacetic acid　247
GERD　gastroesophageal reflux disease：逆流性食道炎　318
GHL　glenohumeral ligament：関節上腕靱帯　425
GOA　generalized osteoarthritis：原発性全身性関節症　271
GSK3　glycogen synthase kinase 3　24
GVHD　graft versus host disease：移植片対宿主病　187

H

HA　hydroxyapatite：ハイドロキシアパタイト　45, 200
HAGL　humeral avulsion of the glenohumeral ligament 損傷　436
HAL　hybrid assistive limb　184
HAM　HTLV-I associated myelopathy　155
HAQ　health assessment questionnaire　251

HDS-R　改訂長谷川式簡易知能評価スケール　906
HIV　human immunodeficiency virus：ヒト免疫不全ウイルス　564
HL　ハウシップ窩　13
HLA　human leucocyte antigen：ヒト白血球抗原　242
HMSN　hereditary motor and sensory neuropathy：遺伝性運動感覚性神経障害　407
HPRT　hypoxanthine-guanine phosphoribosyl transferase　273
HSAN　hereditary sensory and autonomic neuropathy：遺伝性感覚および自律神経障害　408
HSD　hydroxysteroid dehydrogenase　31
HTLV-I　ヒト T 細胞白血病ウイルス　242
HV　hallux valgus：外反母趾　695

I

IADL　instrumental ADL：手段的 ADL　902
IBM　inclusion body myositis：封入体筋炎　410
ICD　international classification of diseases：国際疾病分類　898
ICF　international classification of functioning, disability and health：国際生活機能分類　898
ICIDH　international classification of impairments, disabilities, and handicaps　898
IFO　イホスファミド　174
IGF　29, 40, 871
IGHL　inferior glenohumeral ligament：下関節上腕靱帯　425
IHH　indian hedgehog：インディアンヘッジホッグ　22
INH　イソニアジド　566
ION　idiopathic osteonecrosis [of the femoral head]：特発性大腿骨頭壊死症　289, 618
IPPB　間欠的陽圧呼吸　782
iPS 細胞　induced pluripotent stem cells　74
ISDS　International Skeletal Dysplasia Society　292
ISO　International Organization for Standardization：国際標準化機構　923

J

JATECTM　Japan Advanced Trauma Evaluation and Care　744
JIA　juvenile idiopathic arthritis：若年性特発性関節炎　265
JKOM　Japanese knee osteoarthritis measure　906
JOA　The Japanese Orthopaedic Association：日本整形外科学会　1
JOA score　日本整形外科学会治療成績判定基準　909
JOQOL　日本骨代謝学会骨粗鬆症患者 QOL 評価質問表　324, 905

K

KAFO　knee ankle foot orthosis：長下肢装具　180, 400, 413
KBM　Kondylen-Bettung Münster Prothese　928
KO　knee orthosis：膝装具　180
K-wire　Kirschner wire：キルシュナー鋼線　192

L

L　lumbar nerve：腰神経　81
LC　lateral compression：側方圧迫型　784
LC　骨被覆細胞　13
LCL　lateral collateral ligament：外側側副靱帯　448, 641

LCPD Legg–Calvé–Perthes disease：Perthes（ペルテス）病 603

LDH lactate dehydrogenase：血清乳酸脱水素酵素 151

LDH lumbar disc herniation：腰椎椎間板ヘルニア 550

LES less erosive subset：少関節破壊型 244, 522

LF lateral flexion 847

LGMD limb–girdle muscular dystrophy：肢帯型筋ジストロフィー 413

LIPUS low-intensity pulsed ultrasound；低出力超音波パルス 42

LISOH Lequesne index of severity for osteoarthritis of the hip 906

LLD leg length discrepancy：脚長差 121

LRP low density lipoprotein（LDL）receptor-related protein 23, 24

LST lymphocyte stimulation test：リンパ球刺激試験 159

LZD linezolid：リネゾリド 174

M

MADS musculoskeletal ambulation disability symptom complex：運動器不安定症 184, 414

MAH malignancy-associated hypercalcemia：悪性腫瘍随伴高カルシウム血症 332

MCL medial collateral ligament：内側側副靱帯 448, 640, 657

M-CSF 27

MDA metaphyseal-diaphyseal angle 650

MDCT multi-detector CT 594, 648

MDRP multiple-drug-resistant *Pseudomonas aeruginosa*：多剤耐性緑膿菌 240

MED microendoscopic discectomy：内視鏡下椎間板切除術 195, 555

MED multiple epiphyseal dysplasia：多発性骨端異形成症 298, 624

MEP 運動性脊髄誘発電位 841

MES more erosive subset：多関節破壊型 244, 522

MFH malignant fibrous histiocytoma：悪性線維性組織球腫 364, 386

MGHL 中関節上腕靱帯 433

mHAQ modified health assessment questionnaire 251, 903

MINO minocycline：ミノサイクリン 174

MIPO minimally invasive plate osteosynthesis：最小侵襲プレート固定 204, 728, 806

MIS minimally invasive surgery：最小侵襲手術 203, 628, 668

MLPA 法 multiplex ligation-dependent probe amplification 413

MMP matrix metalloproteinase：マトリックスメタロプロテアーゼ 16, 62, 242

MMP-9 matrix metalloproteinase-9 17

MMSE Mini-mental state examination 906

MMT manual muscle testing：徒手筋力テスト 122, 184, 430, 473, 507, 859, 900

MNCV motor nerve conduction velocity：運動神経伝導速度 157, 860

MOF 多臓器不全 732

MPNST malignant peripheral nerve sheath tumor：悪性末梢神経鞘腫 392

MPQ McGill pain questionnaire 88, 905

MPR multi-planar reconstruction：多断面再構成（任意断面表示） 143, 475

MRA malignant rheumatoid arthritis：悪性関節リウマチ 251, 260

MRA MR angiography 284

MRI magnetic resonance imaging：磁気共鳴撮像法 139

MRSA methicillin-resistant *Staphylococcus aureus*：メチシリン耐性黄色ブドウ球菌 173, 221, 240

MS multiple sclerosis：多発性硬化症 405

MSW medical social worker：医療ソーシャルワーカー 900

MTP metatarsophalangeal：中足趾節 679

MTX methotrexate：メトトレキサート 174, 255

MTX-LPD methotrexate-associated lymphoproliferative disorder：メトトレキサート関連リンパ増殖性疾患 255

MUAP motor unit action potential：運動単位活動電位 859

MUD mutilating disease subset：ムチランス型 244, 522

MUP motor unit potential：運動単位電位 156

N

NaPi Na／Pi：共輸送担体 29

NBM narrative based medicine 170

NHP Nottingham health profile 905

NMO neuromyelitis optica 405

NO nitric oxide：一酸化窒素 63

NOS NO 合成酵素 63

NPWT negative pressure wound therapy：陰圧閉鎖療法 733, 735

NRS numerical rating scale：数値的評価スケール 88, 904

NSAIDs nonsteroidal anti-inflammatory drugs：非ステロイド性抗炎症薬 171, 255, 440, 529, 739

NTX Ⅰ型コラーゲン架橋 N-テロペプチド 150

O

OA osteoarthritis, osteoarthrosis：変形性関節症 268

OB 骨芽細胞 13

OC オステオカルシン 150

OC 破骨細胞 13

OC-STAMP 16

OCD osteochondritis dissecans of the femoral head：離断性骨軟骨炎 626, 650

OLD observation list for early sign of dementia：初期認知症徴候観察リスト 906

OLF ossification of the ligamentum flavum：黄色靱帯骨化症 520, 543

OP opponens pollicis：母指対立筋 470

OPAQ osteoporosis assessment questionnaire 905

OPG osteoprotegerin：オステオプロテゲリン 26

OPLL ossification of the posterior longitudinal ligament：後縦靱帯骨化症 508, 519, 543

OPPG osteoporosis-pseudoglioma syndrome：偽神経膠腫症候群 24

OQLQ osteoporosis quality of life questionnaire 905

OSTERIX 23

OT occupational therapist：作業療法士 899

P

P1CP C末端プロペプチド 17

P1NP N末端プロペプチド 17, 150

PAD peripheral arterial disease：末梢動脈疾患 283

PAO pustulotic arthro-osteitis：膿疱症性関節骨炎 264, 529, 567

PAP prostatic acid phosphatase：前立腺酸フォスファターゼ 151

PAT physiological and anatomical triage 744

PCA patient controlled analgesia：自己調節鎮痛 188

PCL posterior cruciate ligament：後十字靱帯 641, 659

PED percutaneous endoscopic discectomy：経皮的内視鏡視下椎間板切除術 195

PET positron emission tomography：ポジトロン断層撮影法 147, 342, 509

PFJ patellofemoral joint：膝蓋大腿関節 639

PGA polyglycolic acid：ポリグリコール酸 865

_PHEX_遺伝子 phosphate-regulating gene with homologies to endopeptidase on the X chromosome 遺伝子 30, 328

PIP 245, 464, 486, 697

PLB posterolateral bundle 642

PLF posterolateral fusion：後側方固定術 555, 561

PLIF posterior lumbar interbody fusion：後方経路腰椎椎体間固定術 555, 561

PLL posterior longitudinal ligament：後縦靱帯 500, 501

PM/DM polymyositis／dermatomyositis：多発筋炎／皮膚筋炎 410

PMB posteromedial bundle 642

PMD progressive muscular dystrophy：進行性筋ジストロフィー 411

PMMA polymethyl methacrylate：骨セメント 628

PMR polymyalgia rheumatica：リウマチ性多発筋痛 260

PNET primitive neuroectodermal tumor：原始神経外胚葉性腫瘍 359

PNS peripheral nervous system：末梢神経系 80

PO 前破骨細胞 13

PO prosthetist and orthotist：義肢装具士 899, 925

PPS percutaneous pedicle screw：経皮的椎弓根スクリュー 203

PQ pronator quadratus：方形回内筋 470

PRPS phosphoribosyl pyrophosphate synthetase 273

PS型 posterior stabilized 型 203

PSA prostatic specific antigen：前立腺特異抗原 151

PsA psoriatic arthritis：乾癬性関節炎 263, 567

PSO pedicle subtraction osteotomy：ペディクルサブトラクション骨切り術 542

PT physical therapist：理学療法士 899

PT pronator teres：円回内筋 470

PTB patellar tendon bearing：膝蓋腱支持 180, 806, 916, 928

PTE pulmonary thromboembolism：肺血栓塞栓症 285, 737

PTH parathyroid hormone：上皮小体（副甲状腺）ホルモン 21, 26, 332

PTHrP parathyroid hormone-related protein：副甲状腺ホルモン関連蛋白 21, 34

PTR patellar tendon reflex：膝蓋腱反射 127, 549

PTS patella tendon bearing-supracondylar） 928

PTTD posterior tibial tendon dysfunction：後脛骨筋腱機能不全症 694

PV[N]S pigmented villonodular synovitis：色素性絨毛結節性滑膜炎 155, 624, 673

PYD ピリジノリン 150

PZA ピラジナミド 566

Q

QFT クォンティフェロン 150

QM Quantitative Measurement 法 321

QOL quality of life：生活の質 1, 98

R

RA rheumatoid arthritis：関節リウマチ 174, 241, 459, 623

RANKL receptor activator of NF-κB ligand：破骨細胞分化［誘導］因子 15, 26, 242

RAO rotational acetabular osteotomy：寛骨臼回転骨切り術 629

RB 波状縁 17

RDC rapidly destructive coxarthropathy：急速破壊型股関節症 622

ReA reactive arthritis：反応性関節炎 567

RF rheumatoid factor：リウマトイド因子 250

RFP rifampicin：リファンピシン 174, 566

RGD配列 アルギニン-グリシン-アスパラギン酸配列 19

RICE療法 755

ROD renal osteodystrophy：腎性骨ジストロフィー，腎性骨異栄養症（慢性腎不全） 277, 328, 331

ROM range of motion：関節可動域 123, 182, 900

RS3PE症候群 remitting seronegative symmetricalsynovitis with pitting edema 261

RSD reflex sympathetic dystrophy：反射性交感神経性ジストロフィー 106

RTA renal tubular acidosis：尿細管性アシドーシス 329

RT-PCR reverse transcription polymerase chain reaction 379

RUNX 23

RXR レチノイドX受容体 28

S

S sacral nerve：仙骨神経 81

SACH solid ankle cushion heel：サッチ足部 929

SAPHO症候群 spondylitis, acne, pustulosis, hyperostosis, osteitis 症候群 38

SAS subaxial subluxation：軸椎下亜脱臼 524

SCD spinocerebellar degeneration：脊髄小脳変性症 405

SCEP spinal cord evoked potential：脊髄誘発電位 868

SCIWORA spinal cord injury without radiographic abnormality：X線異常所見のない脊髄損傷 841

SDAI simple disease activity index 253

SEDC spondyloepiphyseal dysplasia congenita：先天性脊椎骨端異形成症 297

SEP somatosensory evoked potential：体性感覚誘発電位 841, 868

SF-36 Short form 36 905

SFRP secreted frizzled related protein 25

SICOT Société Internationale de Chirurgie Orthopédique et de Traumatologie：国際整形災害外科学会　4

SIP Sickness impact profile　905

SIRS 全身性炎症反応症候群　732

SLAP 損傷 superior labrum anterior and posterior lesion：上方関節唇損傷　444, 884

SLE 全身性エリテマトーデス　669

SLR テスト straight leg raising test：下肢伸展挙上テスト　548

SM 硫酸ストレプトマイシン　566

SMD spina malleolar distance：棘果間距離　121, 591

S[N]CV sensory nerve conduction velocity：感覚神経伝導速度　157, 861

SNSA seronegative spondyloarthropathy：血清反応陰性脊椎関節症　566

SpA spondyloarthritis：脊椎関節炎　261

SPECT 単光子放出コンピュータ断層撮影　147

SPMA spinal progressive muscular atrophy：脊髄性進行性筋萎縮症　403

SS subaxial subluxation：軸椎下亜脱臼　258

SSBT 代謝回転抑制　327

SSEP 脊髄感覚誘発電位　841

SSI surgical site infection：手術部位感染　174, 187, 238

START simple triage and rapid treatment　743

ST speech-language-hearing therapist：言語聴覚士　899

ST 合剤 sulfamethoxazole/trimethoprim：スルファメトキサゾール/トリメトプリム　174

STD sexually transmitted disease：性感染症　238

SW social worker：社会福祉士　900

T

T thoracic nerve：胸神経　81

T2T treat to target：目標達成に向けた治療　174, 254

TAE transcatheter arterial embolization：経カテーテル動脈塞栓術　785

TAO thromboangiitis obliterans：閉塞性血栓血管炎　284

TCF/LEF1 T cell factor/lymphoid enhancer binding factor 1　24

TE time to echo：エコー時間　139

TEA 人工肘関節全置換術　459

TEIC teicoplanin：テイコプラニン　173

TENS transcutaneous electrical nerve stimulation：経皮的末梢神経電気刺激　911

TES therapeutic electrical stimulation：治療的電気刺激　911

TFCC triangular fibrocartilage complex：三角線維軟骨複合体　105, 464, 484

TGF-β 23

THA total hip arthroplasty：人工股関節全置換術　628

TIA transient ischemic attack：一過性脳虚血発作　398

TIMP tissue inhibitor of metalloproteinases　62

TIO tumor-induced osteomalacia：腫瘍性骨軟化症　329

TIO tumor-induced rickets/osteomalacia：腫瘍性くる病・骨軟化症　29

TKA total knee arthroplasty：人工膝関節全置換術　668

TKR total knee replacement：人工膝関節全置換術　668

TLIF transforaminal lumbar interbody fusion：経椎間孔的腰椎椎体間固定術　555, 561, 563

TM tarsometatarsal：足根中足　679

TMD trochanter malleolar distance　121

TNF-α tumor necrosis factor：腫瘍壊死因子　242

TPD two-point discrimination：二点識別覚　126

TPHA 梅毒トレポネーマ感作赤血球凝集試験　238

TR time to repetition：繰り返し時間　139

TRACP-5b 骨型酒石酸抵抗性酸フォスファターゼ-5b　150

TRAP tartrate-resistant acid phosphatase：酒石酸抵抗性酸ホスファターゼ　16

TSB total surface bearing　928

TSLS 毒素性ショック様症候群　221

TSS toxic shock syndrome：毒素性ショック症候群　221

TT tendon transfer：腱移行術　195

TTCP リン酸四カルシウム　200

TUG timed up and go test　909

U

ucOC 非グラ化オステオカルシン　324

UHMWPE ultra-high molecular weight polyethylene：超高分子ポリエチレン　628, 669

UKA unicompartmental knee arthroplasty：人工膝関節置換術　668

UPS undifferentiated pleomorphic sarcoma：未分化多形肉腫　340, 364, 386

uSpA undifferentiated spondyloarthritis：未分化型脊椎関節炎　567

V

VA vertebral artery：椎骨動脈　501

VAS visual analog (analogue) scale：視覚的アナログスケール　88, 251, 904

VC vertical compression　847

VCM vancomycin：バンコマイシン　173

VCR ビンクリスチン　174

VCR vertebral column resection：脊柱切除術　542

VDDR vitamin D dependent rickets/osteomalacia：ビタミンD依存性くる病・骨軟化症　328

VDRE ビタミンD応答配列　28

VDR vitamin D receptor：ビタミンD受容体　28

VMA vanillylmandelic acid：バニリルマンデル酸　151

VRE vancomycin-resistant enterococci：腸球菌　240

VS vertical shear：垂直剪断型　785

VS vertical subluxation：垂直亜脱臼　258, 523

VTE venous thromboembolism：静脈血栓塞栓症　285

W

WHO World Health Organization：世界保健機関　4

WOC World Orthopaedic Concern　4

WOMAC Western Ontario McMaster Universities OA Index　906

X

XLH X-linked hypophosphatemic rickets/osteomalacia：X連鎖性低リン血症性くる病・骨軟化症　328

Y

YAM young adult mean　321

YL ligamentum flavum, yellow ligament：黄色靱帯　501

和文索引

① 用語の配列は，片仮名・平仮名・漢字（第1字の読み）の順の電話帳方式に従った（同音の場合は字画順）。ただし，濁音，半濁音で始まる用語は清音の後に配列した。例えば，上肢（じょう・し）は掌側（しょう・そく）より後に入れてある。
② 主な冠名用語・疾患名などは和文索引に収載するため片仮名表記例を示し，その原語も付した。また，主要用語の欧語も付した。
③ 片仮名の2字目が音引き（長音記号）の時は，前の字の読みの母音で配置した（例えば，アーチはアアチと読んで配置してある）。
④ 用語およびその読みかたは，原則として日本整形外科学会編「整形外科学用語集」第8版に準拠した。
⑤ 主要な説明のある箇所を太字で示した。

あ

アーガイル・ロバートソン徴候　Argyll Robertson 徴候　276, 671
アーチェリー　891
アーチサポート　917
アームスリング　arm sling　177
アイヒホッフテスト　Eichhoff test　486
アキレス腱　Achilles tendon, calcaneal tendon　643, 681, 682
アキレス腱炎　Achilles tendinitis　887
アキレス腱滑液包炎　achillobursitis　705
アキレス腱周囲炎　calcaneal paratendinitis　110, **704**, 887
アキレス腱症　Achilles tendinopathy　704
アキレス腱断裂　Achilles tendon rupture　110, **704**, 750, 751, 880
　―― の超音波長軸像　687
アキレス腱反射　Achilles tendon reflex (ATR)　127, 128, 549
アキレス腱付着部症　insertional Achilles tendinosis　706
アクチンフィラメント　actin filament　76
アグリカン　aggrecan　55
アジアパラ競技大会　Asia Para Games　891
アジスロマイシン　227
アシドーシス　328
アスピリン　570
アスペルギルス症　153
アスレチックトレーナー　athletic trainer (AT)　900
アセチル-L-カルニチン　871
アセチルコリン　acetylcholine (Ach)　79
アセチルコリン受容体遮断薬　404
アセトアミノフェン　171
アダプテッド・スポーツ　adapted sports　889
アダリムマブ　256
アテトーゼ　athetosis　398
アテトーゼ型脳性麻痺　398
アテローム血栓性脳梗塞　398
アドソン開創器　Adson retractor　189
アドソンテスト　Adson test　516
アドフィット型装具　511
アドリアマイシン (ADM)　174, 343, 353
アバタセプト　256
アプリーテスト　Apley test　654
アポトーシス　apoptosis　242
アマンタジン塩酸塩　404

アミカシン　240
アミノグリコシド　736
アミロイド関節症　amyloid arthropathy　277
アミロイドーシス　amyloidosis　246
アライメント　927
　――，小児骨折の　alignment　12
アリス徴候　Allis sign　596
アルカプトン尿症　alcaptonuria　278
アルカプトン尿性関節症　alcaptonuric arthropathy　278
アルカリフォスファターゼ　alkaline phosphatase (ALP)　151, 330
アルコール性大腿骨頭壊死症　289, 618
アルコール綿　154
アルファカルシドール　326
アルブミン　152
アルブミン/グロブリン (A/G)　152
アルベカシン　arbekacin (ABK)　174, 240
アルミニウム中毒　328
アレンテスト　Allen test　283, 474
アレンドロン酸　326
アレン (Allen) 分類　846
アンダーアーム (型) 装具　underarm brace　540, 918
アンダーソン (Anderson) 分類　844
アンチ・ドーピング　893
アンドロゲン　androgen　31
アントンセン撮影　Anthonsen 撮影　813
あひる歩行　waddling (goose) gait　329, 411, 902
亜脱臼　subluxation　428, 711, 713
亜脱臼性股関節症　615
編み込み縫合　482
愛護的牽引　176
悪性 Triton (トリトン) 腫瘍　392
悪性関節リウマチ　malignant rheumatoid arthritis (MRA)　251, 260
悪性黒色腫　malignant melanoma of soft parts　394
悪性骨巨細胞腫　348
悪性骨腫瘍　164, 340, 342, **352**, 363, 365
悪性腫瘍　152
　―― の生検　158
悪性腫瘍随伴高カルシウム血症　malignancy-associated hypercalcemia (MAH)　332
悪性線維性組織球腫　malignant fibrous histiocytoma (MFH)　338, 386
悪性軟部腫瘍　165, 380, 386
　―― に対する化学療法　387

　―― の好発年齢と好発部位　373
　―― の発生頻度　373
悪性末梢神経鞘腫　malignant peripheral nerve sheath tumor (MPNST)　392
悪性リンパ腫　malignant lymphoma　361, 530
握力　grip strength　122
握力計　hand dynamometer　122
握力低下，リウマチによる　245
朝のこわばり　morning stiffness　110, 243
足 (あし)　→ 足 (そく) も見よ
足　678
　―― の筋・腱　681
　―― の血行障害　circulation disorders of leg and foot　703
　―― の骨・関節・靱帯　679
　―― の神経・血管　682
　―― の神経支配　682
　―― の診察・検査　683
　―― のスポーツ障害　887
　―― の変形　684
足装具　foot orthosis (FO)　181
足・足趾の疼痛　111
足継手　ankle joint, foot　926, 929
圧覚　pressure sensation　861
圧挫症候群　crush syndrome　757
圧縮外力　843
圧痛　tenderness　117
　――，骨折の　722
圧痛点　685
圧痛部位，膝関節の　645
圧迫　compression　755, 876
圧迫骨折　compression fracture　715
　――，胸腰椎の　compression fracture　849
圧迫骨接合法　718
圧迫性神経障害　857
圧迫性脊髄麻痺　236
圧迫プレート　728
歩きはじめの疼痛　starting pain　665
安静　rest　171, 755, 876
安静時振戦　resting tremor　403
安静時線維自発電位　860
安静時痛　rest pain　98
　――，腰の　547
鞍関節　saddle joint　48

い

イオトロラン　144
イオヘキソール　144
イグラチモド　256

イソニアジド　INH　566
イプリフラボン　326
イホスファミド（IFM, IFO）
　　　174, 343, 353, 387, 392
イミペネム　240
イリザロフ（Ilizarov）タイプ　810
イリザロフ（Ilizarov）リング　46
インストゥルメンテーション　195, 201
インチング法　456
インディアンヘッジホッグ　indian
　　hedgehog（IHH）　22
インピンジメント徴候　impingement
　　sign　438
インピンジメントテスト　impingement
　　test　438, 885
インフォームド・コンセント　informed
　　consent　3, 113, 186
インフォームド・デシジョン　informed
　　decision　170
インプラント　204
インフリキシマブ　256
いわゆる五十肩　441
位置覚　sense of position　126, 861
位置性脱臼　positional dislocation　436
医原性脊柱管狭窄　558
医原性大腿骨頭壊死症　618
医師　doctor　899
医療過誤　94
医療慣行　94
医療事故　94
医療水準　94
医療ソーシャルワーカー　medical social
　　worker（MSW）　900
医療訴訟　94
医療体育　889
医療保障　921
医療ミス　94
医療面接　170
易感染性宿主　compromised host
　　　98, 118, 221
易骨折性　303
易疲労性　406
異栄養性石灰化　dystrophicc alcification
　　　137
異型脂肪腫様腫瘍　375
異型脂肪腫様腫瘍／高分化型脂肪肉腫
　　atypical lipomatous tumor／well-
　　differentiated liposarcoma　387
異形成，先天異常の　dysplasia　307
異骨症　dysostosis　292
異常可動性，骨折による　abnormal
　　mobility　722
異常感覚　paresthesia　861
異常関節肢位　713
異常骨石灰化グループ　292
異常発毛　hairy patch　116
異常歩行
　　　108, 110, 112, 114, 588, 597, **901**
異所性骨化　heterotopic ossification
　　　137, 138, 280, **460**, 789
異所性石灰化　ectiopic calcification　138
移乗・移動（立ち上がり・歩行）訓練
　　transfer exercise　184

移乗動作訓練　913
移植組織（ドナー）の検討　212
移植片対宿主病　graft versus host
　　disease（GVHD）　187
移動動作訓練　913
意思伝達装置　402
遺伝子診断　360
遺伝性運動感覚性神経障害　hereditary
　　motor and sensory neuropathy
　　（HMSN）　407
遺伝性感覚および自律神経障害
　　hereditary sensory and autonomic
　　neuropathy（HSAN）　408
遺伝性骨格系疾患　genetic skeletal
　　disorders　292
遺伝性ポリニューロパシー　hereditary
　　polyneuropathy　407
遺伝相談　495
石黒法　481
板状石灰化　calcified plate　670
痛み　pain　84, 97
── の生理学　85
── の治療　88
── の伝達　86
── の伝導経路　87
── の評価　98
── の評価法　87
── の慢性化のメカニズム　87
── のメカニズム　84
一次海綿骨　primary spongiosa　10
一次骨化核（中心）　primary ossification
　　center　8, 133
一次骨折治癒　primary fracture healing
　　　718
一次骨癒合　primary bone healing　40
一次性股関節症　612
一次性骨盤輪不安定症　627
一次性創閉鎖　primary closure　806
一次（特発性）変形性関節症　primary
　　osteoarthritis　62, 268
一次痛　fast pain　86, 87
一過性骨髄浮腫症候群　transient bone
　　edema syndrome　290
一過性神経伝導障害　neurapraxia　856
一過性大腿骨頭萎縮症　transient
　　osteoporosis of the hip　107, 622
一過性脳虚血発作　transient ischemic
　　attack（TIA）　398
一期的機能再建術　primary
　　reconstruction　211
一酸化窒素　nitric oxide（NO）　63
糸付き縫合針　atraumatic needle　209
陰圧閉鎖療法　negative pressure wound
　　therapy（NPWT）　735, 749

う

ウィリアムス（Williams）型腰仙椎装具
　　　179
ウィルキンス（Wilkins）の分類　820
ウイルス性疾患　118
ウィルソン病　Wilson disease　279, 333
ウィルムス腫瘍　Wilms tumor　315

ウェストファール徴候　Westphal sign
　　　671
ウェルニッケ-マン肢位　Wernicke-Mann
　　posture　399
ウォラー（Waller）変性　Wallerian
　　degeneration　857, 870
ウォレンベルク線　Wollenberg line　597
ウッドワード法　Woodward method
　　　433
ヴァルデンストレーム（Waldenström）徴
　　候　605
ヴァレー（Valleix）の圧痛点　552
ヴェストゥエス法　Westhues technique
　　　815
ヴェルドニッヒ-ホフマン病　Werdnig-
　　Hoffmann disease　403
ヴェルボー（Velpeau）包帯固定　177
うおのめ　111
うずくまり　129
うちわ歩行　toe-in gait　683, 689
打ち抜き像　punched out lesion
　　　364, 574
宇宙飛行士とリハビリテーション　922
烏口肩峰アーチ　coracoacromial arch
　　　425
烏口鎖骨靱帯　coracoclavicular ligament
　　　424, 760, 818
烏口上腕靱帯　coracohumeral ligament
　　　424
烏口突起　coracoid process　423
渦巻き状配列　whorled structure
　　　392, 577
内がえし　inversion　123, 685
内がえし筋，足の　681
腕相撲骨折　arm wrestling fracture　766
運転手骨折　776
運動開始困難　399
運動開始時の痛み　starting pain　269
運動介入　417
運動器　locomotive organs　1
── の10年　The Bone and Joint
　　Decade　4
── の痛み　85, 88
── の診療　99
運動器疾患
── の有訴率　100
── のリハビリテーション　898
── のリハビリテーションの動作評価法
　　　907
運動器症候群　3, 414
運動器不安定症　musculoskeletal
　　ambulation disability symptom
　　complex（MADS）　184, 414
運動時痛　motion pain　98
運動失調　399, 405
運動終板　motor endplate　79
運動神経伝導速度　motor nerve
　　conduction velocity（MNCV）　157, 860
運動制限，関節の　269
運動性失語　399
運動性脊髄誘発電位　MEP　841
運動単位活動電位　motor unit action
　　potential（MUAP）　859

運動単位電位　motor unit potential（MUP）　156
運動点　motor point　865
運動ニューロン疾患　motor neuron disease　401
運動の分解　decomposition　405
運動発達　397
運動麻痺　motor paralysis　399, 858
運動療法　therapeutic exercise　182, 912

え

エアトーム　191
エアドリル　518
エヴァンス（Evans）分類　794
エヴァンス（Evans）法　689
エーレルス-ダンロス症候群　Ehlers-Danlos syndrome　120, 310, 537
エコー時間　time to echo（TE）　139
エコー像　147
エコノミークラス症候群　109
エストラジオール　326
エストリオール　326
エストロゲン　estrogen　30
エセックス-ロプレスティ（Essex-Lopresti）分類　813
エタネルセプト　256
エタノール　188
エタンブトール（EB）　566
エチゾラム　173
エチドロネート　281, 739
エチドロン酸　326
エドキサバン　669
エネルギー蓄積型足部　929
エノキサパリン　669
エプスタイン-バー（Epstein-Barr）ウイルス（EBV）　242
エペリゾン塩酸塩　173
エルカトニン　326
エルデカルシトール　326
エルプ-デュシェンヌ麻痺　Erb-Duchenne paralysis　867
エンダー（Ender）釘　342
エンダー（Ender）釘固定　798
壊死，皮膚の　283
壊死筋の切除術　757
壊死性筋膜炎　necrotizing fasciitis　160, 221, **222**, 751
壊死性軟部組織感染症　221
栄養機能食品　175
栄養静脈　228
栄養動脈　228
鋭的外傷　711
鋭匙　curette　191
衛星細胞　satellite cell　76
液面形成　fluid-fluid level
――，骨巨細胞腫の　348
――，骨腫瘍 MRI の　341
腋窩　axilla　429
腋窩神経　axillary nerve　427, 867
腋窩神経障害　884
腋窩神経損傷　427
腋窩神経麻痺　869
腋窩動脈穿孔　753

円回内筋　pronator teres（PT）　450, 470
円形細胞型脂肪肉腫　388
円形細胞肉腫　387
円靫帯付着部　793
円錐上部症候群　epiconus syndrome　501
円錐靫帯　424
円錐部症候群　conus medullaris syndrome　502
円背　round back　114
円板状半月　discoid meniscus　108, 143, 654, 655
炎症　inflammation　221
炎症期
――，骨折治癒の　40
――，凍結肩の　442
炎症性滑膜　250
炎症性関節炎　118
炎症性筋疾患　410
炎症性疾患
――，膝の　673
―― の生化学検査　149
炎症性斜頚　inflammatory torticollis　101, 510
炎症性腫瘍　374
炎症性腸疾患関連関節炎　567
炎症性疼痛　inflammatory pain　84, 87
塩基性リン酸カルシウム結晶　basic calcium phosphate（BCP）結晶　275
遠位型関節拘縮症　distal arthrogryposis　311, 312
遠位脛腓関節　680
遠位指節間（DIP）関節　464
遠位指節間皮線　463
遠位手掌皮線　463
遠位潜時　distal latency　860
遠位手くび皮線　463
遠位橈尺関節　463, 464
遠位部疲労骨折　882
嚥下障害　405
――，脊髄損傷による　840

お

オートバイの転倒事故　866
オーバーシュート，膜電位の　83
オーバーヘッド牽引　602
オール状の肋骨　304
オールブライト遺伝子骨形成異常症　Albright hereditary osteodystrophy（AHO）　333
オールブライト（Albright）症　115
オグデン（Ogden）分類　829
オズグッド-シュラッター病　Osgood-Schlatter disease　644, 883
オステオカルシン　osteocalcin（OC）　**18**, 150, 323, 324
オステオトーム（両刃）　190
オステオプロテゲリン　osteoprotegerin（OPG）　26
オステオポンチン　osteopontin　19
オステオン（骨単位）　osteon　9
オズボーンバンド　450
オットー骨盤　Otto pelvis　626

オバーリン（Oberlin）法　865
オピオイドの適応　89
オペラグラス手　opera-glass hand　245
オマリー（O'Malley）法　629
オムブレダンヌ（Ombrédanne）線　597
オリエ病　Ollier disease　345
オルトラーニテスト　Ortolani test　596
汚溝　cloaca　228
落ち込み徴候　sag sign　644, 660
越智分類　244
凹足　pes cavus　684
応用的 ADL　903
応用動作訓練　913
往復骨鋸　reciprocating saw　191
黄色骨髄　11
黄色靫帯　ligamentum flavum, yellow ligament（YL）　501, 533
黄色靫帯骨化症　ossification of the ligamentum flavum（OLF）　103, 520, 543
黄色ブドウ球菌（MSSA，MRSA）　153, 239, 564, 611
横隔神経　867
横隔神経麻痺　867
横径拡大，くる病の　fraying　330
横行枝　transverse branch　586
横骨折　transverse fracture　717
横手根靫帯（手根管）　463, 465, 468
横靫帯断裂　845
横走靫帯，肘の　448
横走線維　449
横足根関節　transverse tarsal joint　679, 680, 816
横断型脊髄損傷　837, 838
横転移（側方転位）　lateral displacement　717
横突起　transverse process　502, 503, 532, 533
横突起骨折　851
横突孔　transverse foramen　502
横突肋骨窩　532
横紋筋組織由来腫瘍　371
横紋筋肉腫　rhabdomyosarcoma　165, 389
大本法　814
音響インピーダンス　648
温度覚　thermesthesia　126, 861
温度覚過敏　thermohyperesthesia　126
温度覚消失　thermal anesthesia　126
温度覚鈍麻　thermohypesthesia　126
温熱療法　hyperthermia／thermotherapy　182, 910

か

カーボン　202
カーミッツ（Camitz）法　866
カウザルギー　494
カックアップスプリント　915
カットオフ値　132
カテコール-O-メチル基転移酵素阻害薬（COMT-B）　404
カテプシン K　16, **18**

カドミウム中毒　328
カナベルの4徴候　490
カノニカル経路　23
カフェオレ斑　café-au-lait spots
　　　　115, 310, 350, 506, 538, 692, 693
カラー固定，頚椎の　848
カリフラワー状変形　334
カルヴェ（Calvé）線　597
カルヴェ（Calvé）扁平椎　572
カルシウム摂取目標量　325
カルシウム代謝異常　328
カルシウム代謝制御　26
カルシウム調節ホルモン　21
カルシウムの沈着　137
カルシウム薬　326
カルシトニン薬　326
カルシトリオール　326
カルテ　Karte　95
カルバペネム系抗菌薬　240
カンジダ症　153, 333
カンジダ性関節炎　673
ガーデン（Garden）分類　794
ガス壊疽　gas gangrene　160, 221, 223
──── の予防と治療　736
ガスティロ（Gustilo）分類　717
ガドリニウム含有造影剤　gadolinium
　（Gd）　140
ガラント反射　Galant reflex　397
ガリウムシンチグラフィー（⁶⁷Ga）　341
ガレアッチ骨折　Galeazzi fracture　772
ガレー硬化性骨髄炎　Garré sclerosing
　osteomyelitis　231
ガワーズ徴候　Gowers sign　411
ガングリオン　ganglion
　　　　118, 148, 165, 494
──── ，足の　700
がん患者リハビリテーション　921
下顎骨骨髄炎　303
下顎反射　127
下関節上腕靱帯　inferior glenohumeral
　ligament（IGHL）　425
下関節突起　502, 532, 533
下行枝　descending branch　586
下行伝導路　81
下肢
──── の筋力　122
──── のしびれ・痛み　102
──── の総合機能　129
──── の肥大　315
下肢アライメント　639
下肢荷重線　640
下肢機能軸（Mikulicz線）　mechanical
　axis　639
下肢挙上訓練　667
下肢挙上下垂テスト　283
下肢痙性麻痺に対する手術法　401
下肢交叉　396
下肢自動伸展挙上　587
下肢神経損傷　870
下肢伸展挙上テスト　straight leg raising
　（SLR）test　129, **548**, 552, 884
下肢伸展反射　397
下肢深部反射　549

下肢切断　199
下肢装具　lower extremity orthosis, leg
　brace　180, 916
下肢帯と下肢の骨折，小児の　824
下肢短縮による異常歩行：limp due to
　short leg　901
下肢長　121
──── と下肢周囲径の計測　591
下肢痛の発現機序　545
下垂指　drop finger　457, 473
下垂手　drop hand　471
下節長　lower segment　293
下前腸骨棘　anterior inferior iliac spine
　（AIIS）　582, 593
下前腸骨棘裂離骨折　879
下腿
──── の痛み　109
──── のスポーツ障害　886
下腿開放骨折　730, 805, 807
下腿偽関節症　692
下腿義足　below knee（transtibial）
　prosthesis, transtibial amputation
　prosthesis　923, 928
下腿筋萎縮　689
下腿区画症候群　886
下腿骨の骨折　805, 827
下腿三頭筋　643, 681, 682
下腿三頭筋筋腱移行部の部分断裂　109
下腿周径　645
下腿重度開放骨折　734
下腿切断　transtibial（below knee）
　amputation　199
下腿部のスポーツ外傷　880
下腿弯曲症　311, 692
下端の終椎　539
下殿神経　585
下腹壁皮弁　212
下双子筋　584
下方負荷撮影，肩の　430
下肋骨窩　532
化学療法　387
──── ，骨腫瘍の　343
化膿性肩関節炎　104
化膿性関節炎　pyogenic arthritis
　　　　115, 228, 234
化膿性屈筋腱腱鞘炎　489
化膿性腱鞘滑膜炎　pyogenic
　tenosynovitis　225
化膿性股関節炎　pyogenic arthritis of the
　hip　583, 594, **610**
化膿性股関節炎後遺症　611
化膿性骨髄炎　osteomyelitis　160, 228
──── ，膝の　108
化膿性脊椎炎　pyogenic spondylitis
　　　　102, 160, 231, 564
──── の感染経路　232
化膿性膝関節炎　108, 667
可動域計測，肩の　429
可動域制限，リウマチの　244
可動関節　diarthrodial joint　48
──── の発生　49
可撓性扁平足　flexible flatfoot　694
可溶性IL-2レセプター　568

仮骨　callus　**42**, 718, 818
仮骨延長術　callus distraction　196, 296
仮性動脈瘤　false aneurysm　752
仮面様顔貌　404
果部骨折　malleolar fracture
　　　　110, **806**, 808, 809
架橋ギプス　bridging cast　179
架橋プレート　728
家族性低リン血症性くる病・骨軟化症
　　　　328
家族歴　98
──── の聴取　373
荷重位撮影，膝関節の　646
荷重時X線側面像　686
荷重負荷撮影　137
渦流浴　910
過誤支配　misdirection　863
過誤腫　hamartoma　382, 530
過剰骨障害　698
過伸展　hyperextension　120, 646
過成長　overgrowth　741
過動性，関節の　hypermobility　310
過分極　hyperpolarization　82
過労性脛部痛（シンスプリント）　shin
　splints　109, 886
嗅ぎタバコ窩　anatomical snuff box
　　　　463, **464**, 491, 777
顆間窩　intercondylar fossa　641, 646
顆間窩撮影　646
顆間溝角　sulcus angle　662
顆状関節　condyloid joint　48, 640
顆上骨折　819
画像検査　133
画像所見　160
鵞足　pes anserinus　642, 643, 663
鵞足滑液包　641
鵞足滑液包炎　anserine bursitis
　　　　645, 676
介護福祉士　certified care worker（CCW）
　　　　900
介護保険　921
介護保険第二号被保険者　921
介在層板　interstitial lamella　9
介達外力　714
──── による受傷　97
介達牽引　skin traction　176, 725
介達痛　indirect pain　118, 722
回外　supination　123
回外筋　supinator　450, 470
回帰性リウマチ　palindromic
　rheumatism　261
回収式自己血輸血　187
回旋外力　843
回旋骨切り術　461
回旋転位　rotatory displacement　717
回内　pronation　123
回内筋症候群　492
回復期，凍結肩の　thawing phase　442
改訂ニューヨーク基準　262
改訂長谷川式簡易知能評価スケール（HDS
　-R）　906
海綿骨　cancellous bone, spongiosa　9, 10
──── の陰影　134

海綿骨移植　44
海綿骨スクリュー　cancellous bone screw　727, 814
海綿骨プレート　10
海綿状血管腫　cavernous hemangioma　382
開眼片脚起立時間　909
開眼片脚立ち　415
開口障害　trismus　225, 736
開創器　retractor　188, 203
開大式楔状骨切り術　open wedge osteotomy　668
開張足　spread foot, splay foot　245, 684
開排制限　595
開放骨折　open fracture　717, 722, 724, 806
── に対する創外固定　731
── の初期治療　732
開放性筋・腱損傷　750
開放性神経損傷，末梢神経の　857
開放性脊髄膜瘤　535
開放性損傷　746
開放創
──，手の　478
── の処置　747
階段状変形　step ladder deformity　525
塊椎　block vertebra　236, 533, 566
解剖頚，上腕骨の　424
外因性修復，関節軟骨の　extrinsic repair　56
外果骨折　808
外脛骨障害　os tibiale externum, accessory navicular bone　699
外頚神経　869
外骨腫　163, 306
外固定　external immobilization　725
外在筋　extrinsic muscle
──，足の　681
──，手の　465
外在筋テスト，手指の　475
外傷
──，手の　478
── の分類　711
外傷患者の診療体制　712
外傷後血管障害　286
外傷後脊柱後弯　541
外傷後の脊柱管狭窄　558
外傷性異所性骨化　280
外傷性肩関節脱臼　104, 761
外傷性気胸　traumatic pneumothorax　782
外傷性凝固障害　736
外傷性くも膜下出血　730
外傷性頚部症候群　847
外傷性股関節脱臼　585
── と脱臼骨折　789
外傷性骨壊死　traumatic osteonecrosis　290, 739
外傷性骨化性筋炎　traumatic myositis ossificans　739
外傷性骨関節症　traumatic osteoarthrosis　739
外傷性骨折　traumatic fracture　714

外傷性軸椎すべり症　845
外傷性膝蓋骨脱臼　803
外傷性ショック　traumatic shock　723, 724
外傷性髄膜瘤　868
外傷性脊髄損傷　103
外傷性脊椎すべり症　traumatic spondylolisthesis　562
外傷性大腿骨頭壊死症　618
外傷性脱臼　traumatic dislocation　711, 713
外傷性動静脈瘻　traumatic arteriovenous fistula　752
外傷性膝関節脱臼　802, 870
外傷性膝靱帯損傷　916
外傷性肘関節脱臼と脱臼骨折　770
外傷性不安定症　434
外傷性末梢神経損傷　857
外旋　external rotation　123, 429, 592
外旋（開排）牽引　602
外旋筋力テスト，肩の　440
外側塊骨折　844
外側顆間結節　lateral intercondylar tubercle　646
外側顆部骨端線　821
外側環軸関節　lateral atlantoaxial joint　501
外側胸筋神経　867
外側広筋　vastus lateralis muscle　594
外側広筋切離術　653
外側コンパートメント　lateral compartment　639, 756
外側枝　546
外側上腕皮神経　427
外側靱帯損傷　685, 880
外側足底神経　682
外側側副靱帯　lateral collateral ligament（LCL）　449, 641, 661
──，肘の　448
外側側副靱帯損傷　645
外側大腿回旋動脈　lateral circumflex femoral artery　585, 586
外側大腿皮神経　585
外側縦アーチ，足の　679
外側椎間板ヘルニア　551
外側半月　58, 641, 642, 647
外側半月損傷　645
外側腓腹皮神経　lateral sural cutaneous nerve　682
外側偏位　lateral subluxation　605
外腸骨動脈　external iliac artery　586
外転　abduction　429, 591
外転位
── での外旋　external rotation in abduction　429
── での内旋　internal rotation in abduction　429
外転神経麻痺　314
外転足　pes abductus　684
外反・屈曲骨切り術　609
外反股　589
外反骨切り術　667
外反股変形　602

外反膝による異常歩行　112
外反ストレステスト　657
外反足　pes valgus　684
外反肘　cubitus valgus　448, 454, 457
外反変形，膝関節の　136
外反扁平足　pes planovalgus　309, 311, 315, 684
外反母趾　hallux valgus（HV）　111, 245, 685, 695
外反母趾角（HV 角）　696
外反母趾矯正術　257
外反母趾用足底装具　918
外皮用薬　ointment　175
蓋膜　tectorial membrane　501
踵歩行　heel gait　122, 129, 549
鉤爪趾　claw toe　111, 245, 697, 698
鉤爪変形　claw deformity　456, 466
鉤爪指　clawfinger　471
各種骨代謝マーカー　150
角状変形　angular deformity　717
角度計　goniometer　123
拡散関門　diffusion barrier　81
拡大 ADL　extended ADL（EADL）　902, 904
核医学検査　146
殻構造義肢　exoskeletal prosthesis　925
殻構造吸着式大腿義足　926
殻構造差し込み式大腿義足　926
隔壁　676
隔壁構造　trabeculation, soap bubble appearance　340, 348
確立されたリウマチ　established RA　251
確率的リモデリング　stochastic remodeling　14
学童期特発性側弯症　juvenile idiopathic scoliosis　537
顎骨壊死　327
片脚つま先立ち検査　single heel rising test　694
片脚立位　586
片桐の予後予測表　367
片開き式椎弓形成術（平林法）　518
肩（かた）　→ 肩（けん）も見よ
肩
── の痛みと変形　104
── の筋と神経　427
── の障害，スポーツによる　443
── の診察・検査法　428
肩関節　shoulder joint　422
── の動き　426
── の骨折と脱臼　760
── の骨と靱帯　423
── の診察　429
── のスポーツ障害　884
── の先天異常　432
── の不安定症　434
── の振り子運動　766
肩関節機能障害　869
肩関節疾患治療成績判定基準　909
肩関節周囲炎　periarthritis of the shoulder　442
肩関節周辺の骨折，小児の　818

和文索引

肩関節前方脱臼　428
　── の徒手整復法　762
肩関節脱臼　762
肩関節痛　99
肩関節離断　shoulder disarticulation
　　　　　198, 199
肩義手　shoulder disarticulation
　prosthesis　923
肩腱板断裂　104
肩こり　225, 869
肩周囲筋　426
肩装具　914
肩手症候群　104, 494
肩軟部組織の変性疾患　437
活性化相　activation phase　14
活性型ビタミン D₃薬　326
活動関連性（廃用性）サルコペニア　922
活動電位　action potential　83, 156
滑液包　bursa　49, 59
　──, 膝周囲の　676
滑液包炎　bursitis　110, 280
　──, 肩の　104
　──, 股関節の　624
滑液包面断裂　439
滑車上肘靱帯　450, 451
滑膜　synovial membrane　48, 49, 57
　── の病的反応　65
滑膜 A 型細胞　57
滑膜 B 型細胞　58
滑膜炎　synovitis　65, 67, 242, 264
滑膜炎期　initial stage　605
滑膜関節　synovial joint　48
滑膜間葉の形成　49
滑膜骨軟骨腫症　synovial
　osteochondromatosis　675
　──, 股関節の　synovial
　osteochondromatosis　624
滑膜[性]血管腫　synovial hemangioma
　　　　　382, 674
滑膜性腱鞘　225
　──, 手指の　468
滑膜切除術　synovectomy　197, 206, 257
滑膜組織由来腫瘍　371
滑膜肉腫　synovial sarcoma
　　　　　165, 375, 391, 675
滑膜ひだ　458
滑膜ひだ障害　plica syndrome
　　　　　108, 645, 663
滑膜表層細胞　synovial lining cell,
　synovial lining layer　57, 65
滑膜下層　subsynovial layer　57
褐色腫　brown tumor　332
合併症管理　188
鎌状赤血球症　287, 618
仮義肢（仮義手，仮義足）　temporary
　prosthesis　924
干渉波　860
完全骨折　complete fracture　711, 714
完全脱臼　713
完全断裂　439
　──, 筋の　750
完全閉塞型血栓　737
完全麻痺　834

肝レンズ核変性症　279
冠状靱帯　coronary ligament　641, 642
冠状面での変化，腰椎-股関節-膝関節の
　　　　　589
看護師　nurse　899
陥凹徴候　428
陥入爪　ingrown toenail　111, 685, 698
陥没骨折，上腕骨頭の　436
乾癬性関節炎　psoriatic arthritis（PsA）
　　　　261, 263, 464, 488, 567
乾酪壊死　caseous necrosis　565
患肢温存手術　342
寒冷療法　910
嵌合　impacted　717
嵌頓　675
嵌頓症状　108
間欠牽引　910
間欠性跛行　intermittent clandication
　　　　　283, 493, 547
間欠的陽圧呼吸　IPPB　782
間質成長，軟骨の　interstitial growth
　　　　　56
間質性肺炎　247
間接骨折治癒　indirect fracture healing
　　　　　718
間接止血　208
間葉系幹細胞　mesenchymal stem cell
　　　　　11, 14
間葉系細胞の凝集　49
間葉性側弯症　mesenchymal scoliosis
　　　　　537
間葉系軟骨肉腫　mesenchymal
　chondrosarcoma　359
寛骨　582
　── と大腿骨の連結　584
寛骨臼　acetabulum　582, 593, 594, 788
　── の空虚　596
寛骨臼移動術　629
寛骨臼横靱帯　transverse ligament of
　acetabulum　583, 584
寛骨臼窩　acetabular fossa　584, 593, 594
寛骨臼回転骨切り術　rotational
　acetabular osteotomy（RAO）　197, 629
寛骨臼角　614
寛骨臼球状骨切り術　629
寛骨臼形成術（棚形成術）　acetabular
　arthroplasty　629
寛骨臼形成不全　613
寛骨臼形成不全症　107, 597
寛骨臼骨折　738, 788
　── の AO 分類　788
寛骨臼嘴　614
寛骨臼底突出症　protrusio acetabuli
　　　　　107, 626
感覚　sensation　124
感覚異常　282
感覚異常性大腿痛　meralgia paresthetica
　　　　　585
感覚解離　sensory dissociation　507
感覚過敏　hyperesthesia　125, 861
感覚検査　473, 549
感覚終末　546
感覚障害　sensory disturbance　686, 860

感覚消失　anesthesia　125, 506
感覚神経節　867
感覚神経線維　86
感覚神経伝導検査　861
感覚神経伝導速度　sensory[nerve]
　conduction velocity（SCV, SNCV）
　　　　　157, 861
感覚性失語　399
感覚脱失　anesthesia　861
感覚鈍麻　hypesthesia　125, 506, 861
感作用　sensitization　87
感染症対策　187
感染性関節炎　infectious arthritis　234
感染創　746
感度　sensitivity　132
鉗子　205
関節　articulation, joint　48, 61
　── がずれる感覚　617
　── の MRI　141
　── の動きの診察　120
　── の感染症　220
　── の視診　114
　── の手術　197
　── の潤滑　56
　── の触診　118
　── の疼痛　64
　── の病態，病理　61
　── の不安定性や動揺性による異常歩行
　limp due to joint instability or flail joint
　　　　　902
　── の変化，X 線像での　135
　── の変形による異常歩行　limp due
　to joint deformity　902
関節液　synovial fluid　48, 58
　── の鑑別診断　155
　── の変化　63
関節液検査　joint fluid test　154, 649
関節液貯留　672
関節炎　arthritis　115, 261, 672
関節縁切除術　cheilectomy　697
関節円板　articular disc　49, 424
関節窩　glenoid　423
関節外靱帯　754
関節窩縁後下方の骨棘形成　444
関節窩形成術　glenoplasty　197
関節窩形成不全　434, 436
関節窩骨欠損　436
関節可動域　range of motion（ROM）
　　　　　123, 900
　──, 足の　685
関節可動域訓練　range of motion（ROM）
　exercise　182, 254, 304, 913
関節感染症　160
関節機能改善薬　175
関節鏡　arthroscopy　157, 205, 257
関節鏡検査　arthroscopy　432, 648
関節鏡視下滑膜切除術　197, 277
関節鏡視下手術　655
関節強直　arthrokleisis　120
関節腔　joint cavity　48, 49
　── の形成　49
関節腔拡張術　joint distension　442
関節形成術　arthroplasty　197, 257

関節血症　hemarthrosis　115, 674
関節拘縮　joint contracture　120, 311, 738, 902
関節固定術　arthrodesis　197, 257, 697, 866
関節弛緩　joint laxity　120
── の診かた　120
関節弛緩性　294, 315
関節授動術　197
関節上腕靱帯　glenohumeral ligament（GHL）425
関節唇　49
関節唇修復術　444
関節唇損傷，肩の　443
関節唇断裂　206
関節水症　hydrarthrosis　115, 675
関節性拘縮　484
関節線維症　659
関節穿刺　joint puncture, arthrocentesis　154, 649, 687
関節造影法　arthrography　144, 597, 616
── ，膝の　646
関節脱臼　294
関節超音波検査　249
関節痛　arthralgia　267
関節デブリドマン　joint débridement　197
── ，膝の　667
関節突起間部　pars interarticularis　846
関節内インピンジメント，肩の　internal impingement　443
関節内滑膜血管腫　382
関節内骨折　intra-articular fracture　155, 714
関節内靱帯　754
関節内注射　672
関節内遊離体　885
関節軟骨　articular cartilage　8, 49, 61, 69, 821
── の栄養　56
── の亀裂　fissures（clefts）268
── の構造　50
── の修復　56
── の修復と再生　69
── の生化学　53
── の生物学的反応　61
── の象牙質化　eburnation　268
── の損傷　70
── の代謝　55
── の軟骨病理学的変化および生化学的変化　268
── の年齢的変化　56
── の病理，病態　64
── の変性，破壊の機序　62
── を傷害する因子　61
関節軟骨修復術　197
関節ねずみ　105, 885
関節破壊　902
関節不安定性　joint instability　121
関節変形・拘縮　294
関節包　joint capsule　48, 49, 57, 533
関節包外脱臼　713
関節包靱帯　capsular ligament　754

関節包靱帯弛緩　672
関節包内脱臼　595, 713
関節包縫縮術　capsular plication　436
関節面　articular surface　50
関節面断裂　439
関節リウマチ　rheumatoid arthritis（RA）33, 114, 142, 161, 174, **241**, 459, 480, 666
── ，足の　110
── ，肩の　104
── ，股関節の　107, 623
── ，手指の　464
── ，手の　105, 487
── ，膝の　108, 136
── ，肘の　105
── における軟骨破壊　66
── による骨折　112
── の class 分類　251
── の MRI　250
── の stage 分類　251
── の鑑別診断　273
── の機能分類のための改訂基準　252
── の手指変形用，装具　915
── の新分類基準　251
── の単純 X 線像　248
── の治療　254
── の治療薬　174
── の分類基準　252
関節リウマチのリハビリテーション　258
── ，維持期　259
── ，急性期　259
── ，生活期　259
関節リウマチ病型分類　244
関節離断術　disarticulation　198
関節裂隙　614
関節裂隙狭小化スコア　249
関連痛　referred pain　**97**, 113
緩和時間　139
環境制御装置　402
環境調整　919
環軸関節亜脱臼　atlantoaxial subluxation（AAS）258, 523, 527
環軸関節回旋位固定　atlantoaxial rotatory fixation　526
環軸関節固定術　524, 854
環軸関節脱臼　atlantoaxial dislocation（AAD）845
環軸関節不安定症　137
環軸垂直亜脱臼　vertical subluxation（VS）258
環軸椎亜脱臼　101
環軸椎不安定性　315
環状鋼線締結　circumferential wiring　802
環状骨端　ring apophysis　540
環椎　atlas　500
環椎横靱帯　transverse ligament of atlas　501
環椎横突孔　transverse foramen　501
環椎後弓　posterior arch of C1　501
環椎後頭関節　atlanto-occipital joint　501
環椎骨折　844
環椎歯突起間距離　atlantodental interval（ADI）523, 845

環椎十字靱帯　cruciform ligament　501
環椎前弓　anterior arch of C1　501
環椎頭蓋癒合症　assimilation of atlas to occiput　510
環椎破裂骨折　844
観血的整復（術）176, 650
観血的整復固定術　720
── ，骨折部の　open reduction　725
観念運動失行　399
観念失行　399
眼球陥凹　506
眼球突出　351
眼瞼下垂　506
癌性髄膜炎　155
癌の骨転移　164, 368
顔貌異常　295
顔面肩甲上腕型筋ジストロフィー　facioscapulohumeral muscular dystrophy（FSHD）413
顔面非対称　facial asymmetry　510

き
キアリ奇形　Chiari malformation　514, 527, 536
キアリ（Chiari）骨切り術　197
キアリ（Chiari）骨盤骨切り術　602, 629
キーガンの皮膚感覚帯　Keegan dermatome　125
キーンベック病　Kienböck disease　98, 471, 483, **490**, 909
キサントクロミー　155
キヌプリスチン　240
キネシン　kinesin　83
キャスト（ギプス）　Gips（独），cast（英）177, 725
── の巻き方　178
キャニュレートスクリュー　821
キャベンディッシュ分類　Cavendish classification　433
キュンチャー（Küntscher）髄内釘　728, 798
キュンチャー（Küntscher）釘　342
キルシュナー鋼線　Kirschner wire（K-wire）177, **192**, 609, 725, 726, 768
キルヒマイヤー法　Kirchmayer method　751
キング法　King method　457
ギプス　725
ギプス固定法　rigid dressing 法　198, 712
ギプスシーネ　plaster slab　179
ギプスシャーレ　plaster shell　179
ギプス副子（ギプススプリント）　plaster splint　179
ギプスベッド　plaster bed　179
ギャップ結合，骨細胞の　gap junction　25
ギヨン管症候群　Guyon canal syndrom　457
ギラン−バレー症候群　Guillain-Barré syndrome　408, 409
ギルラアーク　Gilula arc　475
ぎっくり腰　102, 549

希釈式自己血輸血　187
奇異呼吸　paradoxical breathing　781
奇静脈　232
既往歴　98
既存骨折　prevalent fracture　320
起始，骨格筋の　origin　75
起立性低血圧　405
亀背（後弯変形）　gibbus　114, 235, 541
亀裂骨折　fissure fracture　715
基質小胞　matrix vesicle　15
基質物質，関節軟骨の　ground substance　52
基節骨　proximal phalanx　465, 679, 680
基礎疾患　188
基礎層板，皮質骨の　circumferential lamellae　9
基底膜　basal lamina　57
基本的 ADL　basic ADL（BADL）　902
基本動作訓練　913
輝板，関節軟骨の　lamina splendens　52
機械受容器，痛みの　mechanoreceptor　85
機能再建術　865
機能障害，骨折による　impairment　722
機能の可動域，肘の　454
機能的自立度評価法　functional independence measure（FIM）　902
機能［的］装具　functional brace　181, 766, 914
機能的側弯症　functional scoliosis　536
機能的電気刺激　functional electrical stimulation（FES）　183, 911
機能評価，運動器の　130
偽陰性　false negative　132
偽関節　pseudoarthrosis　471, 721, 739, 824
偽骨折　pseudofracture　330
偽腫瘍　pseudotumor　159
偽神経膠腫症候群　osteoporosis-pseudoglioma syndrome（OPPG）　24
偽性偽性上皮小体（副甲状腺）機能低下症　pseudopseudohypoparathyroidism　334
偽性局在徴候　false localization sign　834
偽性上皮小体（副甲状腺）機能低下症　pseudoparathyroidism　333
偽性軟骨無形成症　292, 293
偽性麻痺　pseudoparalysis　234
偽痛風　pseudogout　150, 161, 274, 669
──，足の　110
──，膝の　108
偽陽性　false positive　132
義肢　prosthesis　892, 923
──とスポーツ　931
──の処方と製作　925
義肢製作　926
義肢装具士　prosthetist and orthotist（PO）　179, 899, 925
義肢装着における注意点　931
義手　upper limb prosthesis　923
──の構造　926
──の適合判定　928
──のリハビリテーション　928
義手処方の実際　926

義手名　199
義足　lower limb prosthesis　923
──の組み立て　927
──の構造　928
──の採型　927
──の適合判定　931
──のリハビリテーション　931
義足名　199
蟻走感　formication　98, 118
拮抗筋　antagonist　75
脚長差　leg length discrepancy（LLD）　121
虐待による骨折　830
逆斜骨折　796
逆シャンペンボトル型筋萎縮　407
逆転相　reversal phase　14
逆ナックルベンダ　915
逆流性食道炎　gastroesophageal reflux disease（GERD）　318
逆行性髄内釘　801
逆行測定法　antidromic method　862
弓状靱帯　arcuate ligament　641
弓状石灰化像　358
休止骨芽細胞　→骨被覆細胞をみよ　14
吸引細胞診，軟部腫瘍の　376
吸収相　resorption phase　14
吸着式ソケット　928
臼蓋　acetabular roof　593
臼蓋縁　acetabular crest（margin）　593
臼蓋縁骨折　793
臼蓋形成不全症　593
急降下爆撃音　859
急性炎症性脱髄性多発神経障害　acute inflammatory demyelinating polyradiculoneuropathy（AIDP）　408
急性化膿性炎症　115
急性化膿性関節炎　160
急性化膿性股関節炎　107
急性化膿性骨髄炎　acute pyogenic osteomyelitis　228
急性区画症候群　755
急性呼吸窮迫症候群（ARDS）　732
急性骨髄炎による骨折　112
急性散在性脳脊髄炎　acute disseminated encephalomyelitis（ADEM）　406
急性腎不全　758
急性塑性変形　acute plastic bowing（deformity）　715, 741, 822
急性痛　acute pain　84
急性痛風性関節炎　acute gouty arthritis　272
急性腰痛症　acute low back pain　549
急速破壊型股関節症　rapidly destructive coxarthropathy（RDC）　622
救急処置，開放創の　478
救急蘇生の ABC　710
球関節　ball-and-socket joint　48
球麻痺　402
巨細胞型骨肉腫　348
巨細胞腫　giant cell tumor　571
巨指症　498
巨人症　gigantism　334
巨舌　315

巨大骨　334
巨大破骨細胞　pagetic osteoclast　334
挙睾反射　128
挙上　elevation　876
虚脱　prostration　724
距骨　talus　680
──の骨折　811
──の脱臼　811
距骨下関節　680
距骨下関節機能軸　681
距骨滑車　trochlea tali　680
距骨滑車骨軟骨損傷　osteochondral lesion of talar trochlea　685, 687, 702
距骨頚部骨折　812
距骨無腐性壊死　avascular necrosis of the talus　702
距舟関節　680
距踵角　688
距踵間骨合症　693
距踵関節　680
距踵関節固定術　815
距踵間癒合症　talocalcaneal coalition　700
鋸歯状活動電位　156
魚口状切開術　fishmouth incision　198
魚骨様形態　herringbone pattern　386
魚椎変形　301
共同運動障害　dyssynergia　405
共動筋　synergist　124, 866
協調運動障害　436
協力筋　synergist　75
狭窄性腱鞘炎　105
胸郭　chest, thorax　528
──の変形　528
胸郭出口症候群　thoracic outlet syndrome　101, 104, 516
胸筋反射　127
胸骨骨折　782
胸鎖関節　sternoclavicular joint　424, 425
胸鎖関節脱臼　783
胸鎖乳突筋　426, 869
胸神経　thoracic nerve（T）　81
胸髄以下の損傷　835
胸髄腫瘍　140
胸椎　thoracic spine　532
──の解剖　532
──の疾患　533
胸椎圧迫骨折　103
胸椎以下の損傷　853
胸椎後弯変形　528
胸椎椎間板ヘルニア　thoracic disc herniation　542
胸椎変性疾患　542
胸背神経　867
胸部固定帯　177
胸部脊髄症　thoracic myelopathy　542
胸壁痛　103
胸・腰髄損傷の運動レベル　836
胸腰仙椎装具　918
胸腰仙椎フレーム型装具　918
胸腰椎移行部　thoracolumbar junction　532
胸腰椎移行部破裂骨折　854

胸・腰椎結核（結核性脊椎炎）　102
胸腰椎損傷　848
胸肋鎖骨肥厚症　sternocostoclavicular hyperostosis　38, 264, 529
強剛母指　pollex rigidus　106, 487
強剛母趾　hallux rigidus　111, 685, 697
強直性痙攣　225
強直性脊椎炎　ankylosing spondylitis（AS）　161, 262, 542, 558, 567, 627, 842
──，仙腸関節の　628
── の鑑別診断　273
強直性脊椎関節炎　107
強直性脊椎骨増殖症　ankylosing spinal hyperostosis（ASH）　102, 262, 522, 852
強皮症　464
境界潤滑　boundary lubrication　56
矯正ギプス（矯正キャスト）　corrective cast　179
──，足の　689
矯正骨切り　301
鏡視下関節包切離術　442
鏡視下腱板修復術　441
鏡視下肩峰下除圧術　438
鏡視下骨棘切除　887
鏡視下手術　206
競技スポーツ　891
競技用義足　930
局所灌流法　354
局所麻酔　187
局所麻酔薬ブロックテスト　687
棘果間距離　spina malleolar distance（SMD）　591
── の萎縮　428
棘下筋　427
棘下筋腱　439
棘下筋腱断裂　440
棘間靱帯　interspinous ligament　500
棘上筋腱　424, 428, 439
棘上筋腱関節面断裂　433
棘上筋腱断裂　440
棘上筋テスト　440
棘上筋の萎縮　428
棘上靱帯　supraspinous ligament　500
棘突起　spinous process　502, 503, 532, 533
棘突起骨折　847
棘突起縦割式椎弓形成術（黒川法）　518
近位脛腓関節　680
近位指節間（PIP）関節　464
近位指節間皮線　463
近位手掌皮線　463
近位手くび皮線　463
近位橈尺関節　proximal radioulnar joint　447, 448, 463
近視　298
近手根尺側偏位　carpal ulnar translation　483
金属アレルギー　158
金属支柱付き短下肢装具　917
金チオリンゴ酸ナトリウム　255
筋
── の手術　194
── のスポーツ外傷　876

── の先天異常　434
筋移行術　muscle transfer　865
筋萎縮　muscle atrophy　115, 900
筋萎縮症による異常歩行　112
筋萎縮性側索硬化症　amyotrophic lateral sclerosis（ALS）　103, 401, 402
── の筋生検所見　403
筋解離術　muscle release operation　629
筋芽細胞　myoblast　75
筋緊張異常　397
筋緊張性ジストロフィー　860
筋緊張低下　hypotonia　405
筋緊張低下児　397
筋形質　sarcoplasm　75
筋形成術　myoplasty　198
筋原性筋萎縮　860
筋原性疾患　152
筋原性変化　156
筋原線維　myofibril　76
筋・腱損傷　musculotendinous injury　750
筋腱の触知　117
筋鉤　soft tissue retractor　188
筋硬症　myogelosis　117
筋固縮　404
筋骨格系　musculoskeletal system　1
筋固定術　myodesis　198
筋細糸（筋フィラメント）　myofilament　76
筋挫傷　muscle strain　750, 877
筋持久力評価　907
筋ジストロフィー　muscular dystrophy　411
筋疾患　myopathy　409
筋収縮　78
筋周膜　perimysium　75
筋小胞体　sarcoplasmic reticulum　77
筋上膜　epimysium　75
筋スライディング手術　757
筋性拘縮　484
筋性斜頚　congenital muscular torticollis　510
筋節　sarcomere　77
筋線維　muscle fiber　75
筋線維芽細胞　myofibroblast　386, 485
筋線維鞘　sarcolemma　75
筋線維束　fasciculus　75
筋層下前方移行法　457
筋断裂　muscle rupture　750
筋電義手　925
筋電計　859
筋電図　156
筋電図バイオフィードバック療法　183
筋電図法　electromyography（EMG）　859
筋トーヌスの異常　397
筋内膜　endomysium　75
筋肉内血管腫　intramuscular hemangioma　382
筋肉内脂肪腫　intramuscular lipoma　381
筋皮神経　127, 449, 450, 866, 867
筋皮弁　musculocutaneous flap　215

筋皮弁移植術　213, 214
筋フィラメント　78
筋付着部末端核　apophysis　287
筋ヘルニア様腫瘤　751
筋膜　fascia　75
筋膜性拘縮　484
筋膜切開　757
筋力　900
── の判定基準　122
筋力増強・維持訓練　183
筋力増強訓練　muscle strengthening exercise　182, 913
筋力低下による異常歩行　limp due to muscle weakness　902
筋力テスト　549
筋力評価　120
緊張性気胸　tension pneumothorax　723, 782
緊張性終糸　tight filum terminale　102, 536

く

クーゲルベルク-ヴェランデル病　Kugelberg-Welander disease　403
クールダウン　910
クッシング症候群　Cushing syndrome　334
クボステック徴候　Chvostek sign　332
クライナート法　Kleinert method　481
クラッチ　918
クラッチフィールド牽引　Crutchfield 牽引　177
クラビクルバンド　180, 761, 784, 818
クラミジア　150
クリック徴候　click sign　120
クリッペル-トレノーニー-ウェーバー症候群　Klippel-Trenaunay-Weber syndrome　315
クリッペル-ファイル症候群　Klippel-Feil syndrome　314, 509, 513
クリティカルパス　critical path　325
クリニカルパス　clinical path　188, 325, 910
クリプトコッカス症　153
クリュケンベルグ（Krukenberg）切断　198
クリンダマイシン　clindamycin（CLDM）　174, 223, 224, 240
クレアチニン　151
クレアチンリン酸　78
クレチン症　cretinism　334
クレンザック（Klenzak）継手　180
クローヌス　clonus　128
クロストリジウム性ガス壊疽　221
クロストリジウム属菌　153, 223
クロルヘキシジンアルコール　154
クロルヘキシジングルコン酸塩　188
グラーフ（Graf）法　594
グラインドテスト　488
グリコーゲン　76
グリコーゲン顆粒　51
グリコサミノグリカン　glycosaminoglycan　55, 648

グリソン牽引 Glisson traction 177, 526
グロインペイン症候群 885
グロブリン 152
グロムス腫瘍，手の 495
くも状指 308
くも状の手指 309
くも膜 arachnoid membrane 502
くも膜下腔 subarachnoid space 81, 502
くも膜下出血 398
くる病 rickets 152, 162, 327, 329, 529
── による異常歩行 112
くる病・骨軟化症 333
くる病数珠 rachitic rosary 329, 529
区画（コンパートメント）症候群
　compartment syndrome
　　　109, 178, 485, 738, **755**, 772, 803, 816
──，下腿の 886
区画内圧測定 757
駆血帯（ターニケット） tourniquet 192
駆幹の支持性 stability 499
繰り返し時間 time to repetition（TR）
　　　139
繰り延べ一次創閉鎖 delayed primary
　closure 806
空気止血帯 733
空気造影 144
空洞-くも膜下腔シャント術
　syringosubarachnoid shunt 527
屈曲 flexion 429
屈曲運動 443
屈曲拘縮 591
屈曲骨切り術 609
屈曲骨折 bending fracture 715
屈曲伸延損傷，胸腰椎の 849
屈筋腱 487
屈筋腱腱鞘 225
屈筋腱腱鞘炎 486
屈筋腱腱鞘滑膜炎 487
屈筋腱損傷，手の 481
靴
　── の指導 697
　── の診察 684
靴型装具 917
車椅子 919
車椅子テニス 890
車椅子バスケットボール 890

け

ケア care 184
ケアマネジャー care manager（CM）
　　　900
ケージ 202
ケーブル移植 cable graft 864
ケイプナー徴候 Capener sign 608
ケーラー病 Köhler disease 701
ケスラー変法 Kessler method 751
ケリソン鉗子 191
ケルグレン-ローレンス（Kellgren-
　Lawrence）の X 線像病期分類 666
ゲームキーパーズサム 879
ゲルピー開創器 Gelpi retractor 189
ゲンスレンテスト Gaenslen test 262
下駄（履き）骨折 685, 817

外科頚，上腕骨の 424
形質細胞性骨髄腫 530
形成異常 failure of formation 533
形成不全性脊椎すべり症 dysplastic
　spondylolisthesis 562
形態異常 malformation 307
形態骨折 morphometric fracture 320
系統発生からみた骨組織 20
係留仮骨 anchoring callus 42
経カテーテル動脈塞栓術 transcatheter
　arterial embolization（TAE） 785
経口薬 oral administration 171
経椎間孔的腰椎椎体間固定術
　transforaminal lumbar interbody fusion
　（TLIF） 555, 561, 563
経皮鋼線固定 778
経皮的の鋼線刺入法 481
経皮的椎弓根スクリュー percutaneous
　pedicle screw（PPS） 203
経皮的椎体形成術 570
経皮的電気刺激療法 182
経皮的電気神経刺激法（TENS） 183
経皮的内視鏡視下椎間板切除術
　percutaneous endoscopic discectomy
　（PED） 195
経皮的ピンニング 819
経皮的末梢神経電気刺激 transcutaneous
　electrical nerve stimulation（TENS）
　　　911
脛骨 tibia 639, 641, 646, 647
脛骨遠位骨端離開，小児の epiphyseal
　separation of the distal tibial 829
脛骨遠位部骨折の AO 分類 810
脛骨外旋テスト 661
脛骨外側顆 lateral tibial condyle 646
脛骨開放骨折 47
脛骨顆間隆起骨折 828
　──，小児の fracture of intercondylar
　eminence 827
脛骨関節 680
脛骨近位端骨折 729, 804
脛骨近位の後方への落ち込み sag sign
　　　644, 660
脛骨骨幹部骨折 729
脛骨骨幹部の腫瘍 109
脛骨骨折 41, 724, 729, 757
脛骨軸 639, 640
脛骨神経 127, 682, 700
脛骨粗面 tibial tuberosity 642, 646
脛骨粗面骨折 fracture of the tibial
　tuberosity 827, 828
脛骨粗面-大腿骨滑車溝間距離 The tibial
　tubercle-trochlear groove distance
　（TT-TG） 662
脛骨粗面皮下包 641, 676
脛骨天蓋骨折 plafond fracture
　　　729, 731, **807**, 811
　── の分類 809
脛骨内側顆 medial tibial condyle 646
脛骨疲労骨折 882
脛骨プラトー 671
脛骨プラトー骨折 804
脛骨列形成不全症 693

脛舟靱帯 680
脛踵靱帯 680
脛腓関節 641
痙縮の治療 398
痙笑 225
痙性股関節脱臼 397
痙性斜頚 spasmodic torticollis 102, 510
痙性歩行 spastic gait
　　　505, 515, 644, 683, **902**
痙性麻痺 401, 834
痙直型痙性麻痺 397
軽度内反下垂足用装具 917
頚基部骨折 792, 825
頚胸椎装具 917
頚肩腕症候群 101, 104
頚・肩・腕痛 101
頚神経 cervical nerve（C） 81
頚靱帯 680
頚髄症 myelopathy 507
頚髄症治療成績判定基準 909
頚髄神経根 503
頚髄損傷 834, 877
　── の運動レベル 836
　── の横断的損傷部位 836
頚性狭心症 cervical angina 515, 518
頚体角 neck shaft angle 582, 583
頚椎 cervical spine 499, 500
　── の画像検査 509
　── のカラー固定 848
　── の機能解剖 502
　── の診察・検査 504
　── の変形性関節症 270
頚椎炎症性疾患 522
頚椎可動域 506
頚椎可動域制限 limitation of neck
　motion 513
頚椎カラー 179, 511
頚椎後縦靱帯骨化症 101, 104, 522
　── の前方除圧固定術 523
頚椎硬性カラー 841
頚椎疾患 509
頚椎症 cervical spondylosis 270, 517
頚椎症状 504
　── に対する治療 517
頚椎症性筋萎縮症 521
頚椎症性神経根症 cervical spondylotic
　radiculopathy 104, 457, 518
頚椎症性脊髄症 cervical spondylotic
　myelopathy 103, 402, 518
頚椎症性脊髄神経根症 cervical
　spondylotic myeloradiculopathy 518
頚椎神経根症 518
頚椎先天異常 510
頚椎装具 917
頚椎損傷 846
頚椎脱臼 853
頚椎脱臼骨折 877
頚椎椎間板ヘルニア cervical disc
　herniation 101, 104, 514
頚椎捻挫 101, 847
頚椎変性疾患 514
頚部
　── のスポーツ外傷 877

── の変形　102
頚部骨折　793, 825
頚部神経過伸展症候群　877
頚部脊椎症のX線所見　520
頚部疲労骨折　881
頚肋　cervical rib　508
鶏眼　111
鶏歩　steppage gait　407, 683, 902
劇症型溶血性連鎖球菌感染症　222
血圧測定，下肢の　284
血液検査　149
血液神経関門　blood-nerve barrier　81
血液透析と骨・関節症　277
血液・尿生化学検査値　152
血管運動障害検査　862
血管柄付き関節移植　213
血管柄付き骨移植　44, 213, 311, 491
血管柄付き腓骨移植　212
血管柄付き皮弁移植術　212
血管炎を伴うRA　rheumatoid arthritis
　with vasculitis　260
血管拡張型骨肉腫　telangiectatic
　osteosarcoma　352, 356
血管芽腫　hemangioblastoma　577
血管軸皮弁　axial pattern flap　215
血管脂肪腫　angiolipoma　381
血管腫　hemangioma　118, 165, 382, 570
血管造影法　angiography　146
血管束移植術　491
血管損傷　vascular injury　752
血管付き組織移植　732
血管肉腫　angiosarcoma　390
血管吻合　207
── の検討　212
血管吻合用クリップ　vascular clamp
　209
血管・リンパ管組織由来腫瘍　371
血行再建　754
血行性化膿性関節炎　118
血腫　hematoma　42, 188
血清アンギオテンシン転換酵素
　angiotensin converting enzyme（ACE）
　579
血清乳酸脱水素酵素　lactate
　dehydrogenase（LDH）　151
血清反応陰性脊椎関節症　seronegative
　spondyloarthropathy（SNSA）
　261, 566
血栓　149
血栓性静脈炎　thrombophebitis　285
血友病性関節症　hemophilic arthropathy
　161, 276, 704
──，膝の　hemophilic arthropathy
　674
血友病性偽嚢腫　276
血流測定，四肢の　284
結核　150
結核菌　Mycobacterium tuberculosis　235
── による感染　153
結核性関節炎　tuberculous arthritis
　160, 237
──，手の　490

結核性腱鞘滑膜炎　tuberculous
　tenosynovitis　226
結核性股関節炎　107
結核性骨関節炎　tuberculosis of bone
　and joint　235
結核性脊椎炎　tuberculous spondylitis
　103, 114, 160, 235, 541, 565
結合仮骨　uniting callus　42
結合型エストロゲン　326
結合織内骨化　→ 膜性骨化をみよ　21
結晶滑膜炎　669
結晶沈着性関節炎　704
結晶誘発性関節炎　crystal-induced
　arthritis　271
結石　138
結節間溝撮影，肩の　430
楔型足底挿板　667
楔状骨　cuneiform　679, 680
楔状骨切除　630
楔状椎　wedge vertebra　533
月状骨　lunate　464, 465
月状骨周囲脱臼　778
月状骨脱臼　778
月状骨軟化症　98, 105, 490
月状面　584
月状有頭骨関節　465
肩（けん）　→ 肩（かた）を見よ
肩甲下筋腱　433, 439
肩甲下筋腱断裂　440
肩甲下神経上枝　867
肩甲胸郭関節　scapulothoracic joint
　425, 426
肩甲胸郭間切断　forequarter amputation
　198, 199
肩甲胸郭間切断用義手　forequarter
　amputation prosthesis　923
肩甲棘　scapular spine　423
肩甲骨　scapula　423
── の先天異常　434
肩甲骨移植　213
肩甲骨頚部骨切り術　436
肩甲骨高位症（Sprengel変形）
　102, 428, 432
肩甲骨骨折　761
肩甲骨バンド　436
肩甲上神経　suprascapular nerve
　426, 867
肩甲上腕関節　glenohumeral joint
　423～425
肩甲上腕神経障害　884
肩甲上腕リズム　scapulohumeral rhythm
　426
肩甲脊椎骨　omovertebral bone　433
肩甲背神経　867
肩甲背神経麻痺　867
肩甲皮弁　212, 213
肩甲鱗音症　104
肩鎖関節　acromioclavicular joint
　423～425
肩鎖関節症の超音波画像　431
肩鎖関節脱臼　104, 429, 763
肩鎖靱帯　424
肩峰　acromion　423, 424

肩峰下インピンジメント　subacromial
　impingement　445
肩峰下インピンジメント症候群
　104, 437, 884
肩峰下滑液包　subacromial bursa
　424, 425
肩峰下滑液包炎　428
肩峰下関節　subacromial joint　425
肩峰下除圧術　subacromial
　decompression　206, 437, 438, 440
肩峰骨頭間距離　440
健康食品　175
健康日本21　3
健側下肢伸展挙上テスト　well leg raising
　test　548
牽引性骨端症　883
牽引装置　177
牽引法　traction　176, 182, 725, 827, 910
検査　131
検査所見　160
検体検査　149
嫌気性細菌感染症　153, 736
嫌気的解糖　79
腱　tendon　49, 75
── の手術　194
腱移行術　tendon transfer（TT）
　195, 258, 482, 757, 865
腱移植（術）　tendon graft　195, 258, 482
腱延長術　tendon lengthening　194
腱切り術　tenotomy　194
腱鞘炎　tenosynovitis　443, 486
腱鞘滑膜炎　tenosynovitis　118, 247
腱鞘巨細胞腫　giant cell tumor of tendon
　sheath　165, 384
──，手の　494
腱鞘，手指の　468
腱（靱帯）付着部症　enthesopathy
　118, 566
腱性拘縮　484
腱断裂　tendon rupture　750
腱内断裂　439
腱板　rotator cuff　425
── のデブリドマン　444
── を構成する筋　439
腱板関節内不全断裂　884
腱反射　tendon reflex　127
腱板修復術　440, 444
腱板疎部損傷　884
腱板断裂　rotator cuff tear
　428, 431, 432, 439, 443, 516
── の超音波画像　431
── の分類　439
腱板断裂性関節症　441
腱縫合術　tenorrhaphy　195, 481
腱膜　aponeurosis　75
腱レリーフ　464
顕在性二分脊椎　spina bifida aperta　535
顕微鏡下椎間板切除術　microscopic
　discectomy　555
幻肢痛　phantom pain　85, 198, 840
言語聴覚士　speech-language-hearing
　therapist（ST）　899
限局性骨化性筋炎　280

和文索引

原始神経外胚葉性腫瘍　primitive neuroectodermal tumor(PNET)　359
原始反射の残存　397
原発性全身性関節症　generalized osteoarthritis(GOA)　271
原発性悪性骨腫瘍　352
原発性悪性脊椎腫瘍　primary malignant spinal tumor　573
原発性骨腫瘍　primary bone tumor　338
── による骨折　112
原発性骨粗鬆症　33, 318, 319, 715
── の診断基準　318
── の薬物治療開始基準　325
原発性副甲状腺(上皮小体)機能亢進症　primary hyperparathyroidism　27, 162, 332
原発性良性骨腫瘍　344
原発性良性脊椎腫瘍　benign primary spinal tumor　570
現位置ピン固定　609
現症の取り方　113
減圧症　287
── による骨壊死　290
減圧症候群　98
減圧性大腿骨頭壊死症　618
減圧病　decompression sickness　618
減圧マットレス　841
減張切開　relaxation incision　806
減捻内反骨切り術　602

こ

コールドパック　912
コッドマン三角　Codman triangle　135, 341, 353
コッドマン体操　Codman exercise　443
コッヘル(Kocher)法　762
コトレル(コートレル)牽引　Cotrel 牽引　177
コネクター　202
コバルトクロム合金　159, 201
コバルトクロライド法　862
コブ　373
コブ(Cobb)角　539
コブ剥離子　Cobb 剥離子　191
コラーゲン　collagen　16, 54, 69, 865, 871
コラゲナーゼ注射　485
コルセット　corset　179
コレス(コリーズ)骨折　Colles fracture　105, 773, 775, 776
コロナ放電　183
コントロールケーブルシステム　927
コンパートメント　755
コンパートメント症候群　→ 区画症候群を見よ
コンピュータ断層撮影(CT)　computed tomography　142
コンベンショナルスキャン　144
コンポーネントの弛み　loosening　634
ゴーシェ病　Gaucher disease　287, 290, 618
ゴールデンタイム　733
ゴットロン徴候　Gottron sign　410

ゴム腫性関節炎　gummatous arthritis　238
ゴリムマブ　256
ゴルジ(Golgi)装置　51, 57
ゴルジ(Golgi)体　14
ゴルフ肘　105, 885
ごまかし運動　trick motion　124, 858
小型超音波装置　149
小刻み歩行　902
呼吸筋麻痺　402
呼吸障害，脊髄損傷による　839
呼吸不全　pulmonary dysfunction　724
固定，骨折部の　fixation　725
固定法　immobilization　177
固定包帯　725
固有感覚受容器　proprioceptor　85
固有指動脈　469
股関節　hip joint　581
── に分布する神経　585
── の動きに作用する筋肉群　584
── の炎症　592
── の関節包と靱帯　583
── の筋肉　584
── の血管　585
── の疾患　595
── の手術　628
── の神経　585
── の診察・検査　589
── の単純 X 線計測　614
── のバイオメカニクス　585
── のひっかかり感　617
股関節炎，結核性の　238
股関節外転筋　587
股関節機能判定基準　909
股関節ギプス　hip spica cast　826
股関節鏡　595
股関節結核　610
股関節後方脱臼　791
── の徒手整復法　791
股関節合力　587
股関節固定術　arthrodesis of the hip joint　629
股関節コンポーネント　204
股関節周囲のスポーツ障害　885
股関節症　coxarthrosis　612
股関節唇損傷　617
股関節前方(閉鎖孔)脱臼　792
股関節脱臼　290, 315
── に伴う大腿骨頭骨折　793
── の整復障害因子　603
── の超音波診断　600
── を予防するための抱き方　596
股関節脱臼骨折　739
股関節脱臼・脱臼骨折　789
股関節部
── の骨折と脱臼　789
── の疼痛　107
── のランドマーク　590
股関節離断　hip disarticulation　199
股義足　hip disarticulation prosthesis　923, 928
股装具　916

跨坐骨折　four rami fracture, straddle fracture　785
五十肩　441
口蓋裂　298
口頭式評価スケール　verbal rating scale　98
叩打痛　knocking pain　117
広背筋皮弁　212, 213
広範囲展開法　602
甲状腺機能異常　334
甲状腺機能亢進症　hyperthyroidism　334
甲状腺機能低下症　hypothyroidism　334
甲状腺刺激ホルモン放出ホルモン(TRH)　405
甲状腺ホルモン　871
交感神経節　546
交互式歩行器　919
交互歩行用両長下肢装具　916
交叉 Lasègue テスト　cross Lasègue test　548
交叉下肢テスト　cross-leg test　548
交差指　cross finger　471
交叉性伸展反射　397
交叉性片麻痺　834
交叉性麻痺　cruciate paralysis　511, 523
交通性脊髄空洞症　communicating syringomyelia　527
光学式ナビゲーションシステム　204
光線療法　912
好気性細菌による感染　153
好酸球性骨肉芽腫　eosinophilic granuloma　351, 572
好酸球性肉芽腫　151, 342, 573
行軍骨折　817　→ 中足骨疲労骨折も見よ　111
抗 RANKL 抗体　343, 570
抗 RANKL 抗体薬　326
抗 RANKL モノクローナル抗体製剤　174
抗悪性腫瘍薬　174
抗炎症薬　175
抗ガングリオシド抗体　409
抗環状シトルリンペプチド抗体　anti-cyclic citrullinated peptide antibody　250
抗菌薬　173, 223
抗菌薬入りハイドロキシアパタイト　230
抗痙攣薬　173, 225
── によるくる病，骨軟化症　329
抗結核療法　490
抗酸菌染色　153
抗重力筋　75
抗破傷風ヒト免疫グロブリン　225
抗不安薬　173
抗緑膿菌用アミノ配糖体　240
肛門反射　128
拘縮期，凍結肩の　frozen phase　442
咬傷　225
咬創　bite wound　479, 746
後外側支持機構損傷　660
後過分極　83
後弓骨折　844
後弓反張　396

後胸鎖靱帯　424
後距腓靱帯　680
後脛骨筋　681, 682
後脛骨筋腱（TP）　682
後脛骨筋腱機能不全症　posterior tibial tendon dysfunction（PTTD）　694
後脛骨筋腱前方移行術　698
後脛骨動静脈　700
後脛骨動脈　682
後結節　posterior tubercle　501
後骨間神経　450
後骨間神経麻痺　457, 869
後骨間動脈　469
後根　dorsal root, posterior root　81, 503
後根神経節　dorsal root ganglion　81, 503, 546, 867
後尺側反回動脈　450
後斜走靱帯　posterior oblique ligament　640, 641
　　──, 肘の　448
後斜走線維　449
後十字靱帯　posterior cruciate ligament（PCL）　641, 647, 648
後十字靱帯損傷　posterior cruciate ligament（PCL）injury　659
後十字靱帯断裂　644
後縦靱帯　posterior longitudinal ligament（PLL）　500, 501, 550
後縦靱帯骨化（症）　ossification of the posterior longitudinal ligament（OPLL）　103, 143, 330, 508, **519**, 543, 842
　　── のX線計測法　521
　　── の骨化形態分類　521
後足部　680
後側方固定術　posterolateral fusion（PLF）　555
後側方腰椎固定術　PLF　561
後柱，寛骨臼の　posterior column　788
後天性斜頸　acquired torticollis　510
後天性脊柱管狭窄症　557
後頭顆骨折　844
後頭環椎脱臼　844
後頭部頭髪の生え際の低位　low posterior hairline　513
後半月大腿靱帯（Wrisberg 靱帯）　642
後腹膜腫瘍　107
後部脊髄損傷　838
後壁骨折　790
後方インピンジメント症候群　887
後方関節唇損傷　444
後方関節包　641
後方関節包拘縮　884
後方傾斜角，大腿骨の　posterior tilt angle　609
後方経路腰椎椎体間固定術　posterior lumbar interbody fusion（PLIF）　555, 561, 563
後方固定術　posterior spinal fusion　555
後方支柱　posterior column　848
後方進入椎体間固定術　202, 404
後方脱臼
　　──, 肩関節の　763
　　──, 環軸関節の　846

──, 股関節　789
──, 肘関節の　770
後方引き出しテスト　posterior drawer test　660
後方法による矯正　541
後弯，脊柱の　kyphosis　500
後弯変形　300
高悪性度非円形細胞肉腫　387
高悪性度表在性骨肉腫　356
高圧酸素療法　hyperbaric oxygenation　224
高圧注入損傷　high-pressure injection injury　479
高閾値機械受容器　85
高位脛骨骨切り術　high tibial osteotomy　196, 668, 670
高エネルギー外傷　816, 824, 866
高回転型骨代謝　318
高カルシウム血症　332
高挙　elevation　755
高次脳機能障害　399
高身長　309
高尿酸血症　hyperuricemia　151, 271, 273
高齢者の ADL　904
硬化期　sclerotic stage　605
硬化性骨炎　sclerosteosis　25
硬化性腸骨骨炎　osteitis condensans ilii　627
硬性　rigid　179
硬性仮骨　hard callus　42
硬性下疳　chancre　238
硬性墜下性歩行　588
硬直性扁平足　rigid flatfoot　694
硬膜　dura mater　502, 550
硬膜外腔　epidural space　81
硬膜外血腫　103
硬膜外腫瘍　extradural tumor　574, 575
硬膜外膿瘍　233
硬膜外ブロック　555
硬膜外麻酔　187
硬膜内髄外腫瘍　intradural extramedullary tumor　574
絞扼性神経障害　entrapment neuropathy　407, 491, 857
　　──, 足の　699
　　──, 肘の　456
絞扼輪症候群　annular constriction band syndrome　312
　　──, 下腿の　692
項靱帯　nuchal ligament　503
鉤状突起　uncinate process　447, 503
鉤足（踵足）　pes calcaneus　684, 690
鉤椎関節　uncovertebral joint　503
構音障害　405
構語障害　103
構築性側弯症　structural scoliosis　536
酵素補充療法　304
興奮収縮連関　excitation contraction coupling　80
興奮性作用　excitation　87
鋼線牽引　wire traction　177
鋼線固定　819

合指症　495
合趾症　syndactyly　315, 691
国際疾病分類　international classification of diseases（ICD）　898
国際生活機能分類　international classification of functioning, disability and health（ICF）　898
国際標準化機構　International Organization for Standardization（ISO）　923
極超短波　910
極超短波透熱療法　microwave diathermy　182
骨
　　── の MRI　141
　　── の感染症　220
　　── の構造　8
　　── の修復と再生　40
　　── の手術　196
　　── の触診　118
　　── の生物学的反応　33
　　── の発生　21
　　── の発生，成長，維持　20
　　── の病態　33
　　── の変化　134
　　── のランドマーク　590
　　── の力学的強度　40
骨悪性線維性組織球腫　malignant fibrous histiocytoma（MFH）　364
骨萎縮　bone atrophy　135, 627
骨移植　bone graft　44, 196
骨移動術　bone transport　46
骨陰影濃度
　　── が減少する病態　33
　　── が増加する病態　35
骨壊死　osteonecrosis　37, 228, 286, 290, 471, 490
骨壊死性疾患　161
骨炎　osteitis　264
骨外進展　352
骨化核　133
骨格筋　skeletal muscle　75
　　── の構造と機能　75
　　── の収縮メカニズム　77
骨格構造義肢　endoskeletal prosthesis　925
骨格構造大腿義足　926, 929
骨格成分の発生異常グループ　292
骨芽細胞　osteoblast（OB）　9, **14**
　　── の分化機構　23
骨芽細胞腫　osteoblastoma　570
骨芽細胞（骨形成）型　osteoblastic type　353
骨化性筋炎　myositis ossificans　280, **460**, 739, 877
骨型アルカリフォスファターゼ　bone alkaline phosphatase　150, 323
骨型酒石酸抵抗性酸フォスファターゼ-5b　150
骨化中心　ossification center　8
骨幹　diaphysis　8
骨間距踵靱帯　680
骨間筋　466, 682

骨間筋と虫様筋（環・小指） interosseous muscles and lumbrical muscles 470
骨間筋腱 467
骨鉗子 bone clamp 190
骨感染症 160
骨幹端 metaphysis **8**, 133
── の異常 294
骨幹端異形成症 metaphyseal dysplasia 292〜294, 298
骨幹端部骨折 metaphyseal fracture 714, 729
骨幹部骨折 diaphyseal fracture 714, 881
骨基質 bone matrix 40
── の蛋白 16
骨柩 involucrum 228
骨吸収 bone resorption 627
骨吸収マーカー 18, 150, 322
骨吸収抑制薬 720
骨鋸 191
骨棘 osteophyte 135, 269, 503
骨棘形成 503
骨巨細胞腫 giant cell tumor of bone 107, 118, 163, 338, **346**, 351, 495
骨切り術 osteotomy 196, 667
骨切りのみ osteotome 189, 190
骨グラ蛋白（BGP） 324
骨形成期 formation phase 14
骨形成性腫瘍 349
骨形成蛋白 bone morphogenetic protein （BMP） 21, **23**, 43
骨形成不全症 osteogenesis imperfecta 33, 293, **300**, 322, 529
── による骨折 112
骨形成マーカー 150, 322
骨系統疾患 skeletal dysplasia 292
──, 股関節の 624
── による異常歩行 112
骨系統疾患国際分類 292
骨結合（骨癒合） synostosis 49
骨欠損修復 45
骨硬化 sclerosis 135, 231
──, 骨腫瘍による bone foramation 38
骨硬化性疾患グループ 292
骨硬化性病変 36
骨硬化像 670
骨梗塞 bone infarct, bone infarction 37, 287
骨再生 43
骨再生能 40
骨細胞 osteocyte 15
── の分化機構 25
骨挫傷 bone bruise 431, 803
骨腫 osteoma 349
骨修飾薬 570
骨腫瘍 bone tumor 337
──, 股関節の 624
── による骨硬化 38
── による骨溶解 34
── の骨破壊パターン 339
── の治療 342
── の発生頻度 339

骨腫瘍類似疾患 tumorous condition of bone 338, 349
骨小腔 bone cavities（lacunae） 15
骨靱帯構造 784
骨シンチグラフィー bone scan 67, 146, 289, **341**, 569
骨髄 bone marrow 8, 11
骨髄移植 304
骨髄炎 osteomyelitis 108, 153, **228**, 408, 583
骨髄顆粒球減少 granulocytopenia 568
骨髄間質細胞 bone marrow stromal cell 11
骨髄間質性幹細胞 871
骨髄機能不全 303
骨髄刺激法 72
骨髄腫 myeloma 363, 573
骨性寛骨臼嘴 600
骨性寛骨臼線 bony roof line 600
骨性強直 bony ankylosis 67
骨性拘縮 485
骨性骨膜襟 bone collar 21
骨性制動術 702
骨性ランドマーク 464
骨折 fracture 152, 711, 713, 759
── に続発する骨壊死 290
── に対する最小侵襲プレート固定法 204
── に対する手術療法の適応 732
── による変形 deformity 722
── の AO 分類 718
── の画像診断 723
── の合併症 736
── の既往 321
── の急性期合併症 736
── の初期治療 723
── の診断 722
── の治癒過程 40
── の晩期合併症 738
── の変形治癒による異常歩行 112
── の包括的分類 717
骨石灰化障害 327
骨接合 630
骨接合術 osteosynthesis 196, 794
骨折後足関節症 685
骨折修復の局所因子 42
骨折線 717
骨折・脱臼に伴う神経損傷 869
骨折治癒 40
── の異常経過 719
骨折治療
── の基本原則 724
── の選択 731
骨折部位から推定される出血量 724
骨折部の安定化 733
骨折連鎖 323
骨セメント polymethyl methacrylate （PMMA） 628, 634, 855
骨穿孔術 drilling of the bone 196
骨増殖症 hyperostosis 264
骨組織 20
── の細胞 14
骨組織生検 324

骨粗鬆症 osteoporosis 33, 102, 162, 247, **318**, 334, 670, 793, 798
── による円背 102
── による骨折 112
── の治療 325
── の評価尺度 905
骨粗鬆症患者 QOL 評価質問表 324
骨粗鬆症・骨代謝改善薬 174
骨粗鬆症性椎体圧潰 osteoporotic vertebral collapse 544
骨粗鬆症性椎体骨折後偽関節症例 855
骨粗鬆症性椎体骨折後遅発性神経麻痺 835
骨粗鬆症治療薬の有効性の評価一覧 326
骨代謝回転 bone turnover 12, 14, 318
骨代謝マーカー 322
骨端 epiphysis 8, 133
骨端異形成 294
骨単位（オステオン） osteon 9
骨端核異常 885
骨端核出現時期, 肘の 447
骨端骨折 epiphyseal fracture 714
骨端症 apophyseopathy, apophysitis, epiphyseopathy, epiphysitis, osteochondrosis 287, 701, 883
骨端線 epiphyseal line 134
骨端線離開 885
骨端板 epiphyseal plate（scar） 8
骨端部の異常 294
骨端離開 825
骨付き膝蓋腱 659
骨転移 366
──, 前立腺癌の 152
骨伝導 bone conduction 43
骨伝導能 45
骨頭 584
── の亜脱臼 594, 605
骨洞 geode 247, 250
骨頭壊死 825
骨頭下頚部楔状骨切り術 base of neck osteotomy（Kramer 法） 609
骨頭間滑液包炎 686
骨頭骨幹角, 大腿骨の head shaft angle 608
骨頭内反変形 819
骨頭軟骨下骨折線 crescent sign 619
骨頭背屈骨切り術 701
骨頭変形 613
骨透明巣 corduroy cloth appearance 231, 570
骨透亮像 translucency 134, 135
骨内高分化骨肉腫 356
骨内骨肉腫 central（medullary） osteosarcoma 352
骨内膜 endosteum 11
骨軟化症 osteomalacia 33, 162, 301, **327**, 329, 529
── による異常歩行 112
── による骨折 112
骨軟骨異形成症 osteochondrodysplasia 292
骨軟骨骨折 osteochondral fracture **61**, 702, 714, 803

骨軟骨腫　osteochondroma, osteocartilaginous exostosis　118, 163, 306, 342, **344**, 530, 570
骨軟骨腫症　osteochondromatosis　107
骨・軟骨組織由来腫瘍　371
骨軟骨損傷　702
骨軟骨［柱］移植術　652, 701
骨・軟部腫瘍，肩の　104
骨肉腫　osteosarcoma　118, 152, 164, 338, **352**, 573
――, 膝の　108
―― の MRI　341
―― の亜型分類　355
骨年齢　bone age, skeletal age　133, 540
―― の判定　539
骨嚢腫　bone cyst　107, 349
骨嚢胞　subchondral bone cyst　136, 269
骨破壊　242
骨パジェット（Paget）病　Paget disease of bone　36, 162, **334**, 352, 365, 558
―― による骨折　112
骨盤
―― の骨折　784
―― の骨折，小児の　824
骨盤牽引　pelvic traction　177
骨盤後傾　589
骨盤骨切り術　602
骨盤骨折　144, 721, 724
―― の AO 分類　786
骨盤内臓神経　pelvic splanchnic nerves　502
骨盤疲労骨折　883
骨斑紋症　osteopoikilosis　36
骨盤離断　199
骨盤輪骨折　784
――, 垂直剪断型　787
――, 前後圧迫型　786
――, 側方圧迫型　786
―― における創外固定　730
骨盤輪の疾患　627
骨盤輪不安定症　pelvic ring instability　627
骨盤裂離骨折　879
骨肥厚症　hyperostosis　38
骨被覆細胞　bone lining cell　14
骨びらん　704
骨片摘出　887
骨補填材　bone substitute　200
骨膜　periosteum　9, 21
骨膜細胞　periosteal cell　9
骨膜性骨肉腫　periosteal osteosarcoma　352, 355
骨膜剥離子　191
骨膜反応　periosteal reaction　135, 340, 353
骨膜下膿瘍　subperiosteal abscess　228
骨密度検査　320
骨密度低下　300
骨ミネラル代謝異常（CKD-MBD）　331
骨未分化高悪性度多形肉腫　undifferentiated high grade pleomorphic sarcoma　338
骨モデリング（造形）　bone modeling　12

骨誘導　bone induction　43
骨癒合不全　nonunion　721, 798
骨溶解　osteolysis　34, 634
―― による骨折　112
骨リモデリング（再造形）　bone remodeling　**12**, 40
骨梁　trabecula　9
骨梁間型，転移性脊椎腫瘍　569
混合型　mixed type　533
混合型脊柱管狭窄症　558

さ

サーモグラフィー　thermography　477, 862
サイアザイド系血圧降下薬　151
サイム義足　928
サイム切断　Syme 切断　199
サウスウィック（Southwick）の転子下骨切り術　609
サケカルシトニン　326
サッチ足部　SACH（solid ankle cushion heel）足部　929
サプリメント　175
サラゾスルファピリジン　salazosulfapyridine　255
サリチル酸ナトリウム　175
サルコイドーシス　sarcoidosis　118, 332, 579
サルコペニア　414
サンダース（Sanders）分類　813, 816
サンダーランド　Sunderland　857
サンドイッチ様椎体，大理石骨病の　303
ザウペ（Saupe）分類　653
ざ瘡　acne　264
作業用義手　work arm　924
作業療法　occupational therapy　184, 913
作業療法士　occupational therapist（OT）　892, 899
砂粒体　psammoma body　575
鎖骨　clavicle　423
―― の先天異常　434
鎖骨遠位端骨折　760
鎖骨下筋神経　867
鎖骨間靱帯　424
鎖骨骨幹部骨折　719, 760
鎖骨骨折　fracture of the clavicle　760
――, 小児の　818
―― の保存療法　761
鎖骨頭蓋異形成症　cleidocranial dysplasia　23, 434
鎖骨バンド　clavicle band　177, 761
坐骨　ischium　582, 594
坐骨結節　ischial tuberosity　584, 590, 593
坐骨結節骨端症　884
坐骨結節裂離骨折　879
坐骨支持式免荷装具　916
坐骨支持装具　ischial weight-bearing orthosis　180
坐骨収納型ソケット　928
坐骨神経　sciatic nerve　585, 682
坐骨神経痛　102
坐骨大腿靱帯　ischiofemoral ligament　583, 584

挫傷　contusion　746
挫創　contused wound　213, 746
挫滅症候群　crush syndrome　757
挫滅切断　crush amputation　209
挫滅創　crush wound　746
再建医学　3
再骨化期　reossification stage　605
再生医療　3, 865, 871
――, iPS 細胞による　74
再生プログラム　870
再接着可能時間　210
再接着肢・指の保存方法　210
再接着中毒症　replantation toxemia　211
再造形（リモデリング）　remodeling　12
再置換術　635
再デブリドマン　second look　734
再分極　83
災害後の精神的ケア　mental care　744
斎藤分類　774
細静脈網　228
細線維化　fibrillation　268
細胞移植　871
細胞間基質　51
――, 関節軟骨の　interterritorial matrix　52
細胞周囲基質　51
――, 関節軟骨の　pericellular matrix　52
細胞性骨　cellular bone　20
細胞内シグナル伝達阻害薬　256
細胞領域基質　51
――, 関節軟骨の　territorial matrix　52
最小侵襲手術　minimally invasive surgery（MIS）　203, 628, 668
最小侵襲プレート固定　minimally invasive plate osteosynthesis（MIPO）　806
最小随意運動時　859
最大随意運動時　859
最適期　golden period（time）　747, 754
盃状変形，骨幹端の　cupping　294, 296
柵状配列（観兵状配列）　palisading　389, 575
索路症状　long tract sign　504
錯感覚　paresthesia　126, 282
支えプレート　728
擦過傷　abrasion　711, 746
擦過創　excoriation　746
猿手　ape hand　471
三角筋　427
三角筋萎縮　858
三角筋下滑液包　424
三角筋拘縮症　deltoid contracture　445
三角巾固定　triangle bandage　177
三角骨　triquetrum　464, 887
三角骨障害　os trigonum syndrome　699
三角靱帯　680
三角線維軟骨複合体　triangular fibrocartilage complex（TFCC）　206, 464, 484, 775
三角線維軟骨複合体（TFCC）損傷　105
三果骨折　807, 809

和文索引

三関節固定術　698
三次外傷評価　842
三次性上皮小体(副甲状腺)機能亢進症
　tertiary hyperparathyroidism　333
三肢麻痺　triplegia　397
三重寛骨切り術　triple innominate
　osteotomy　602
三尖手　trident hand　295, 296
三面ソケット股外転坐骨支持免荷装具
　606
酸フォスファターゼ　acid phosphatase
　(ACP)　151
残余期　residual stage　605

し

シアル酸　149
シーヴァー病　Sever disease　701, 884
シートベルト型損傷　849, 850
シーネ　725
── による外固定　726
シーネ固定　712
シェーグレン症候群　Sjögren syndrome
　242, 246
シェーバー　205
シェントン(Shenton)線　597
シクロオキシゲナーゼ　cyclooxygenase
　(COX)　255
シクロホスファミド　CPA　174
シスプラチン(CDDP)　174, 343, 353
シナプス　synapse　80
シナプス形成能　870
シプロフロキサシン　240
シメチジン　437
シモンズテスト　Simmonds test　751
シャーピー(Sharpey)線維　9
シャープ(Sharp)角　613
シャープスコア　Sharp score　247
シャッカー(Schatzker)分類　804
シャルコー関節　Charcot joint
　136, 275, 407, 460, 626, 670
シャルコー-マリー-トゥース病　Charcot
　-Marie-Tooth disease(CMT)　407, 902
シュウ酸カルシウム結晶　275
シューホーン型装具　917
シュプリンツェン-ゴールドバーグ症候群
　Shprintzen-Goldberg syndrome　308
シュブレンゲル変形　Sprengel deformity
　432, 513
シュミット(Schmid)型，骨幹端異形成症
　298
シュモール結節　Schmorl nodule　556
シュワン細胞　Schwann cell　82, 575, 870
シュワン(Schwann)鞘　383
ショイエルマン病　Scheuermann disease
　114, 541
ショックの5徴候(5P's)　724
ショパール関節　Chopart joint　679
── の脱臼と脱臼骨折　816
ショパール切断　Chopart amputation
　199
ショパール切断義足　928
ショフール骨折　chauffeur's fracture
　773, 776

シルマーテスト　Schirmer test　246
シレンス(Sillence)の分類　300
シンチグラフィー　146, 341, 376
シンディングラーセン-ヨハンソン病
　Sinding Larsen-Johansson disease
　653, 654, 884
ジェファーソン骨折　Jefferson fracture
　844
ジェルディ結節　Gerdi tubercle
　641〜643
ジグザグ変形　485
ジクロフェナク　346
ジスキネジア　404
ジストロフィン　dystrophin　411
ジフェニルヒダントイン　329
ジブカイン塩酸塩　175
ジャークテスト　jerk test　658
ジャクソンテスト　Jackson test　506, 515
ジャス(Jahss)法　779, 878
ジャマー(Jamar)型握力計　122
ジャンパー膝　jumper's knee
　108, 645, 653, **885**
ジョーンズ骨折　Jones fracture　817
しびれ感　282
しゃがみ込み　squatting　129
しゃがみ動作(スクワット)　squat　644
── の観察　644
支持ブロック　841
支靱帯　468
支柱付き靴型装具　917
止血，四肢切断時の　208
四肢
── の計測　120
── の視診　114
── の測定異常　dysmetria　405
── の肥大　314
── の非対称　294
四肢異常　314
四肢循環障害　282
── をきたす疾患　284
四肢阻血徴候　753
四肢短縮　295
四肢短縮型低身長　299
四肢長　120
── の計測　900
四肢長管骨の弯曲　294
四肢麻痺　quadriplegia　397, 399, 834
四辺形間隙　quadrilateral space　427
四辺形間隙症候群　884
四辺形ソケット　928
矢状索　468
矢状面での変化，腰椎-股関節-膝関節の
　588
示指伸筋　extensor indicis(EI), EIP
　466, 469, 470
弛緩性，関節の　laxity　310
弛緩性麻痺　834
──，足の　698
刺創　stab wound　746
刺入時電位　insertion potential　859
肢延長術　limb lengthening　196
肢帯型筋ジストロフィー　limb-girdle
　muscular dystrophy(LGMD)　411, 413

肢体不自由　889
姿勢　posture　114
姿勢保持反射障害　403
思春期脊柱側弯症　114
思春期特発性側弯症　adolescent
　idiopathic scoliosis　537, 540
思春期扁平足　690
指(し)　→ 指(ゆび)も見よ
指屈筋腱　flexor tendon　467, 468
指屈筋腱腱鞘　digital flexor sheath　468
指屈筋腱損傷の部位別分類　482
指腱鞘(滑車)　468
指交差テスト　crossed finger test　456
指骨骨折　780
指再接着術　209
指伸筋　extensor digitorum(ED)
　469, 470
指伸筋腱(EDC)　463, 464, 467
指伸筋腱断裂　487
指神経　digital nerve　470
指伸展機構　467
指節間関節　464
指尖損傷　fingertip injury　479
指尖部皺テスト　wrinkle test　862
指尖容積脈波　284
指端距離(指極長)　arm span　293
指背腱膜　467
脂肪芽細胞　lipoblast　388
脂肪腫　lipoma　165, 381, 577
脂肪塞栓症候群　fat embolism syndrome
　736
脂肪組織由来腫瘍　371
脂肪体徴候　fat pad sign　820
脂肪肉腫　liposarcoma　147, 165, 387
脂肪由来幹細胞　871
脂肪抑制法，MRIの　139
視覚失認　399
視覚的アナログスケール　visual analog
　(analogue) scale(VAS)　88, 98, 251
視診　inspection　113
──，脊柱側弯症の　538
趾切断　199
歯牙形成不全　301
歯状核赤核淡蒼球ルイ体萎縮症(DRPLA)
　405
歯尖靱帯　apical ligament　501
歯突起　odontoid process(dens)　500
歯突起形成異常　512
歯突起骨　os odontoideum　512
自家矯正　spontaneous correction　741
自家骨移植　44, 196, 734
自家軟骨細胞移植　72
自家培養軟骨細胞移植　652
自家培養軟骨ジャック　652
自己炎症性関節炎　115
自己血輸血　187
自己懸垂式ソケット　928
自己再生，骨の　self renewal　40
自己治癒力の活性化　170
自己調節鎮痛　patient controlled
　analgesia(PCA)　188
自己免疫性疾患　405
自在継ぎ手，足の　universal joint　681

自助具　919
自動　active　913
自動運動　active exercise, active movement　120, 183
自動介助　active assistive　913
自動介助運動　active assistive exercise　183
自動伸展不全　extension lag　120
自発性異常感覚　dysesthesia　126
自分の身のまわりの動作　self-care activity　98
自由神経終末　free nerve ending　85, 86
自律神経過反射　autonomic dysreflexia　839
自律神経障害　autonomic disturbance　862
児童虐待　child abuse　829
児童福祉法　922
持久力訓練　182
持針器　needle holder　209
持続陰圧閉鎖療法　NPWT　733
持続牽引　910
持続的他動運動　continuous passive motion（CPM）　460, 801, 913
持続的他動運動（CPM）装置　234
持続動脈内注入法　354
持続勃起　priapism　547
磁気共鳴撮像法　magnetic resonance imaging（MRI）　139
磁場の単位　139
色素性絨毛結節性滑膜炎　pigmented villonodular synovitis（PV〔N〕S）　107, 155, 161, **384**, 673
　──，股関節の　624
　──，膝の　108
軸圧痛　axial compression pain　722
軸索　axon　80
軸索断裂　axonotmesis　856
軸索輸送　axoplasmic transport　83
軸射像，膝関節の　646
軸椎　axis　500
軸椎下亜脱臼　subaxial subluxation（SS, SAS）　258, 524
軸椎関節突起間骨折　845
軸椎棘突起　spinous process of C2　501
軸椎骨折　844
軸椎歯突起　odontoid process（dens）　501
軸椎歯突起骨折　844
軸椎椎体　vertebral body of C2（axis）　501
軸椎椎体骨折　845
失語　399
失調性の歩行障害　405
失調性歩行　ataxic gait　902
失読　399
疾患，運動器の　99
疾患修飾性抗リウマチ薬　disease-modifying antirheumatic drugs（DMARDs）　174, 246, 254, **255**
疾患特異的QOL評価尺度　905
疾走型疲労骨折　882
湿性ドレッシング　wet dressing　806

膝（しつ）　→膝（ひざ）も見よ
膝横靱帯　641, 642
膝蓋下滑液包炎　infrapatellar bursitis　676
膝蓋下滑膜ひだ　664
膝蓋下脂肪体　647
膝蓋腱　patellar tendon　641～643, 647
膝蓋腱炎　653
膝蓋腱支持　patellar tendon bearing（PTB）　806
膝蓋腱支持ギプス　patellar tendon bearing cast（PTB cast）　179
膝蓋腱支持装具　patellar tendon bearing（PTB）装具　180
膝蓋腱断裂　751
膝蓋腱反射　patellar tendon reflex（PTR）　127, 128, 549
膝蓋骨　patella　639, 641～643, 646, 647
膝蓋骨X線軸射撮影法　662
膝蓋骨亜脱臼　108, 645
膝蓋骨横骨折　802
膝蓋骨グラインディングテスト　patellar grinding test　663
膝蓋骨骨折　727, 801
膝蓋骨軸射像　662
膝蓋骨脱臼　315, 803
膝蓋骨軟化症　662
膝蓋骨疲労骨折　882
膝蓋骨粉砕骨折　801
膝蓋上囊　676
膝蓋上囊炎　suprapatellar bursitis　676
膝蓋上囊滑膜ひだ　664
膝蓋前滑液包　641, 676
膝蓋前滑液包炎　prepatellar bursitis　645, 676
膝外側角（FTA）　639
膝蓋大腿関節　patellofemoral joint（PFJ）　639
　──の軟骨損傷　645
膝蓋大腿関節症　patellofemoral osteoarthritis　108, 645, 663
膝蓋大腿関節障害　661
膝蓋大腿関節不安定症　661
膝蓋跳動　ballottement of patella　119, 645, 665
膝蓋内側滑膜ひだ　664
膝蓋軟骨大腿関節障害　644
膝窩筋　popliteus muscle　641～643
膝窩筋腱　popliteus tendon　641～643
膝窩筋腱溝　641, 642
膝窩筋腱腓骨靱帯　661
膝窩動脈　682
膝窩動脈損傷　753, 754
膝窩囊胞　popliteal cyst　244, 280, 645, **676**
膝窩部痛　551
膝間代　patellar clonus　549
膝前部痛　anterior knee pain　108, 645, 664
膝痛　108
膝特発性骨壊死　670
膝半月　58
膝変形，小児の　650

社会福祉士　social worker（SW）　900
社会保険　921
社会保障制度，運動器疾患のリハビリテーションに関する　921
車軸関節　pivot joint　48
斜頚　torticollis　101, 509
斜骨折　oblique fracture　717, 766
尺骨　447, 464
尺骨遠位端切除術　257
尺骨可塑性変形　461
尺骨管症候群　492
尺骨急性塑性変形　823
尺骨茎状突起　463, 464
尺骨骨幹部骨折　771, 772, 883
尺骨手根間隙　464
尺骨神経　ulnar nerve　450, 463, 469, 470, 492, 866, 867
　──の絞扼性神経障害　450
尺骨神経手背枝　dorsal branch of ulnar nerve　470
尺骨神経深枝　deep branch of ulnar nerve　470
尺骨神経前方移動術　456
尺骨神経麻痺　455
尺骨ゼロ変異　zero variant　464, 475
尺骨短縮骨切り術　483
尺骨突き上げ症候群　ulnar abutment syndrome, ulnocarpal abutment syndrome　483, 775
尺骨頭　451
尺骨頭背側亜脱臼　487
尺骨動脈　450, 463, 469
尺骨動脈断裂　478
尺骨疲労骨折　883
尺骨プラス変異　plus variant　464, 475
尺骨変異　ulna variance　476
尺骨マイナス変異　minus variant　464, 475
尺側滑液鞘　ulnar bursa　225, 468
尺側手根屈筋　flexor carpi ulnaris（FCU）　450, 451, 470
尺側手根屈筋腱（FCU）　463
尺側手根伸筋　extensor carpi ulnaris（ECU）　450, 469, 470
尺側側副靱帯損傷　885
尺側偏位　ulnar drift　245, 486
若年性一側上肢筋萎縮症　521
若年性後弯症　541
若年性特発性関節炎　juvenile idiopathic arthritis（JIA）　265
弱オピオイド　173
手（しゅ）　→手（て）も見よ
手根管　464
手根管症候群　carpal tunnel syndrome　104, 105, 487, **491**, 516
手根間靱帯の損傷　477
手根骨　463
　──の骨折と脱臼　776
手根骨囊腫　105
手根骨配列異常　471
手根骨部切断　199
手根掌屈変形　volar intercalated segment instability（VISI）　483

手根掌側亜脱臼　carpal volar subluxation　483

手根中手関節（CM 関節）　464, 465

手根中手義手　transcarpal amputation prosthesis, partial hand amputation prosthesis　923

手根中手こぶ　105

手根骨屈変形　ndorsal intercalated segment instability（DISI）　483

手根不安定症　carpal instability　105, 471, 483

手指
　── に生じる変形　245
　── の痛みと変形　106
　── のしびれと麻痺　104
　── の短縮と拘縮　305
　── の変形性関節症　270

手指屈筋　466

手指屈筋反射　506

手指巧緻運動障害　505, 515

手指伸筋　466

手指内軟骨腫　342

手術器具　microsurgical instruments　188, 208

手術後大腿骨頭壊死症　618

手術の進入路　669

手術部位感染　surgical site infection（SSI）　174, 187, 238

手術用顕微鏡　operation microscope　208

手術用双眼ルーペ（拡大鏡）　magnifying loupes　208

手術療法　operative treatment　90, 186, 731

手掌指皮線　463

手掌切断　210

手段的 ADL　instrumental ADL（IADL）　902, 903

手背ガングリオン　105

手部装具　915

主訴，主症状
　──，運動器疾患の　99
　── から想定すべき疾患　100

主動筋　agonist　75, 124

酒石酸抵抗性酸ホスファターゼ　tartrate-resistant acid phosphatase（TRAP）　16

腫脹　swelling　115, 221, 243, 283
　──，骨折の　722
　──，変形性関節症の　269

腫脹関節　252

腫瘍壊死因子　tumor necrosis factor（TNF-α）　242

腫瘍性くる病・骨軟化症　tumor-induced rickets / osteomalacia（TIO）　29

腫瘍性骨軟化症　tumor-induced osteomalacia（TIO）　33, 328, 329

腫瘍性疾患の生化学検査　151

腫瘍性造骨像　352

腫瘍用人工関節　343

腫瘍用人工関節置換術　342

腫瘍　tumor　115, 117, 345, 373
　── の局在　373
　── の触診　117

腫瘤形成　675

種子骨　sesamoid bone　639, 679, 698

種子骨障害　698

受傷外力　711

受傷機転　97

受傷原因　711

樹状突起　dendrite　80

舟状月状骨解離　483, 484

舟状骨　scaphoid, navicular bone　463, 464, 680

舟状骨偽関節　scaphoid nonunion advanced collapse（SNAC）wrist　471, 489

舟状骨結節　463

舟状骨骨折　105, 776

舟状骨骨折偽関節　483

舟状骨疲労骨折　882

舟状・内側楔状関節癒合症　685

周径，四肢の　121

周術期の管理　186

修復期，骨折治癒の　42

終糸　filum terminale　81

終糸過緊張症候群　108

終止伸腱　468

終板電位　endplate potential（EPP）　80

終末潜時　terminal latency　157

終末槽，筋の　terminal cisterna　77

習慣性脱臼　habitual dislocation　436, 713

集学的アプローチ　multidisciplinary approach　90

十字靱帯損傷　804

重粒子線　574

絨毛，滑膜の　villi　57

縦束　longitudinal band　501

縦転位　longitudinal displacement　717

縮瞳　506

出血性ショックの分類　724

術後感染症対策　188

術後管理　187
　──，再接着術の　211

術後補助化学療法　adjuvant chemotherapy　353

術前検査　186

術前準備・計画　186

術前補助化学療法　neoadjuvant chemotherapy　353

術中 X 線透視装置　193

術中被曝　194

循環器障害，脊髄損傷による　839

循環障害　178

順行測定法　orthodromic method　862

準寝たきり　904

潤滑，関節の　lubrication　56

処女歩行の遅延　597

処理骨再建法　354

初期股関節症　615

初期認知症徴候観察リスト　observation list for early sign of dementia（OLD）　906

初診時の自己紹介　95

書痙　106

書字の能力低下　405

女性ホルモン薬　326

助産師の手　332

小円筋　427

小円筋腱　439

小腔　lacuna　50

小指外転筋　466

小趾外転筋　682

小指球　463

小指球筋　466
　── への枝　branch to hypothenar muscles　470

小指球筋萎縮　858

小指球ハンマー症候群　493

小指伸筋　extensor digiti minimi（EDM）　466, 469, 470

小指対立筋　466

小指内弯　315

小弾丸様の指節骨　304

小殿筋　584

小転子　lesser trochanter　582, 593

小児
　── の股関節疾患　595
　── の骨折　818

小児期扁平足　flatfoot in child　690

小児骨折の特徴　740

小児上腕骨近位端骨折　741

小児大腿骨近位部骨折の分類　825

小脳性運動失調　511

小脳性歩行　cerebellar gait　902

小菱形骨　trapezoid　464

少関節破壊型　less erosive subset（LES）　244, 522

正面像，単純 X 線検査　133

生涯スポーツ（市民スポーツ）　891

消炎鎮痛薬　171, 488

消化器障害，脊髄損傷による　840

消化性潰瘍　840

消毒薬　187

症候性側弯症　symptomatic scoliosis　537

症候性大腿骨頭壊死症　symptomatic necrosis of the femoral head　290, 618

症状，運動器の　99

掌蹠膿疱症　palmoplanter pustulosis　38, 103

掌蹠膿疱症性骨関節炎　palmoplantar pustulotic arthro-osteitis（PAO）　261, 264

掌側　462

掌側亜脱臼　487

掌側区画症候群　756

掌側傾斜　palmar tilt　476

掌側コンパートメント　756

焼灼器具　205

硝子軟骨　hyaline cartilage　48, 70, 345, 349

硝子軟骨細胞　71

硝子様線維　opaque fiber　412

傷　711

障害者基本法　922

障害者スポーツ　889
　── における医療専門職の役割　892
　── のクラス分け　892

── の種類　890
── の心理的側面　893
── の歴史　889
障害者スポーツ医　892
障害者スポーツトレーナー　892
障害者総合支援法　922
障害者の定義と分類　889
衝突性外骨腫　impingement exostosis　887
踵骨　680
── の二重骨化　300
踵骨骨折　fracture of the calcaneus　813
── に対する整復法　814
踵骨骨折後距踵関節症　110
踵骨骨端症（Sever 病）　110
踵骨枝　682
踵骨疲労骨折　882
踵足（鉤足）　pes calcaneus　684
踵腓靱帯　680
踵部の疼痛　110
踵立方関節　680
上位頚椎損傷　844
上位頚椎の解剖　501
上位頚椎病変　523
上衣腫　ependymoma　576
上位脊椎奇形　103
上関節突起　502, 532, 533
上気道閉塞　723
上行枝　ascending branch　586
上行伝導路　81
上肢
── の筋力　122
── のスポーツ外傷　877
── の総合機能　129
── の評価尺度　905
上肢形成不全　314
上肢痙性麻痺に対する手術法　401
上肢神経損傷　869
上肢切断　198
上肢装具　upper extremity orthosis　180, 914
上肢帯と上肢の骨折，小児の　818
上肢長　121
上節長　upper segment　293
上前腸骨棘　anterior superior iliac spine（ASIS）　582, 586, **590**, 593
上前腸骨棘裂離骨折　879
上端の終椎　end vertebra　539
上殿神経　585
上殿動脈損傷　738
上皮細胞マーカー　epithelial membrane antigen（EMA）　394
上皮小体　→ 副甲状腺も見よ　151
上皮小体機能亢進　152
上皮小体（副甲状腺）機能異常　332
上皮小体（副甲状腺）機能亢進症　162, 332
上皮小体（副甲状腺）ホルモン　parathyroid hormone（PTH）　21, **26**, 29, 332
上被膜動脈　superior retinacular artery　585
上双子筋　584

上方関節唇損傷　superior labrum anterior and posterior lesion（SLAP 損傷）　884
上腕外側皮弁　212, 213
上腕義手　above elbow prosthesis, transhumeral prosthesis　923
上腕筋　449, 450
上腕骨　humerus　423, 447, 450
── の先天異常　434
上腕骨遠位骨端離開　451
上腕骨遠位端　446
上腕骨遠位部骨折　767, 768
── の AO 分類　768
上腕骨外側顆骨折　fracture of the lateral condyle of the humerus　105, 455
──，小児の　821
── の転位状態と X 線所見　821
上腕骨外側上顆　lateral epicondyle　447
上腕骨外側上顆炎　lateral epicondylitis of the humerus　105, 457, 885
── の誘発テスト　458
上腕骨顆上骨折　supracondylar fracture of the humerus　105, 454, 719, 755
──，小児の　819
── の徒手整復法　820
上腕骨滑車　trochlea　447
上腕骨滑車形成不全　105
上腕骨近位骨端線離開　Little Leaguer's shoulder　884
上腕骨近位骨端離開　445
上腕骨近位端 4-パート骨折　433
上腕骨近位端骨折　fracture of the proximal humerus　104
──，小児の　818
上腕骨近位部骨折　763
上腕骨骨幹部骨折　722, 766
── の手術適応　767
上腕骨骨折　724, 729
──，小児の　819
上腕骨骨頭壊死　289
上腕骨骨嚢腫　46
上腕骨軸　821
上腕骨上顆炎　885
上腕骨小頭　capitulum　447
上腕骨小頭離断性骨軟骨炎　885
上腕骨大結節骨折　765
上腕骨頭　451
上腕骨内側上顆　medial epicondyle　447, 451
上腕骨内側上顆炎　105, 885
上腕骨内側上顆骨折，小児の　fracture of medial epicondyle of the humerus　822
上腕骨離断性骨軟骨炎　453
上腕三頭筋　449, 450
上腕三頭筋腱　450
上腕三頭筋腱炎　885
上腕三頭筋腱反射　127, 128, 505
上腕切断　transhumeral（above elbow）amputation　198, 199
上腕長　121
上腕動脈　brachial artery　450, 469
上腕二頭筋　449, 450, 866
上腕二頭筋腱　450

上腕二頭筋腱長頭断裂　751
上腕二頭筋腱反射　127, 128, 505
上腕二頭筋長頭腱　425
── の障害　442
上腕二頭筋長頭腱炎　tendinitis of the long head of the biceps　443
上腕二頭筋長頭腱腱鞘炎　884
上腕二頭筋長頭腱断裂　rupture of the long head of the biceps tendon　104, 442
上腕ファンクショナルブレース　914
常染色体優性遺伝性低リン血症性くる病・骨軟化症　autosomal dominant hypophosphatemic rickets／osteomalaia（ADHR）　29, 328
静脈移植　754
静脈型血管腫　venous hemangioma　382
静脈血栓症（血栓性静脈炎）　109
静脈血栓塞栓症　venous thromboembolism（VTE）　151, 285, 839
── の生化学検査　151
静脈性還流障害　282
静脈造影　venography　146
静脈怒張　venous dilatation　115
静脈瘤　varix　115, 285, 644
触診　palpation　117
──，動脈拍動の　283
職業歴　98
触覚　sense of touch, touch sensation　125, 861
触覚小体　392
褥瘡　bedsore, pressure sore　117, 221, 749
──，脊髄損傷による　840
心因性疼痛　psychogenic pain　84
心原性塞栓症　398
心タンポナーデ　723, 842
心理的虐待　829
伸延外力　843
伸延（離開）　distraction　717
伸筋腱　487
── の脱臼　878
伸筋腱損傷　480
伸筋腱皮下断裂　247
伸縮徴候，股関節の　telescoping sign　596
伸展　extension　429
身体障害者手帳　402
身体障害者福祉法　922
身体的虐待　829
侵害受容器　nociceptor　85
侵害受容神経線維　86
侵害受容性疼痛　nociceptive pain　84
侵蝕状パターン　permeated pattern　340
神経移行術　nerve transfer　195, 864, 865
神経移植　nerve graft　195
神経移植術　nerve grafting　864
神経外剝離術　external neurolysis　195, 863
神経学的検査　124
神経学的所見　549
神経学的診察　506

神経芽細胞腫　152, 367
神経幹　867
神経幹細胞　871
神経筋興奮伝達　79
神経筋性側弯症　neuromuscular scoliosis　528, 537
神経筋接合部　neuromuscular junction　79
神経筋伝達メカニズム　79
神経系　nervous system　80
神経血管柄付き遊離筋移植術　757
神経原性筋萎縮　860
神経原性変化　156
神経根　root　503, 533, 867
── の支配領域　505
神経根型(片側)　unilateral radicular involvement　559
神経根型(両側)　bilateral radicular involvement　559
神経根緊張徴候　548, 552
神経根症　radiculopathy　504, 514, 515
── に対する治療　517
神経根障害　838
神経根性間欠性跛行　559
神経根造影　radiculography　145, 560
神経根嚢　nerve root sleeve　516
神経根引き抜き損傷　nerve root avulsion injury　867
神経根ブロック　555, 560
神経細胞(ニューロン)　neuron　80
神経索　867
神経刺激徴候　552
神経疾患　nervous system disease　396
神経支配領域　125
神経脂肪腫　498
神経腫　neuroma　700
神経周膜　perineurium　81
神経周膜縫合術　perineurial suture　863
神経障害型式　559
神経障害性関節症　670, 672
神経障害性疼痛　neuropathic pain　84, 87, 840
神経鞘腫　neurilemoma, neurinoma, schwannoma　165, 311, 383, 575, 700
神経症状, 頚椎疾患による　504
神経上膜　epineurium　81
神経上膜周膜縫合術　epiperineurial neurorrhaphy　863
神経上膜縫合術　epineurial suture　863
神経性間欠性跛行　neurogenic intermittent claudication　546, 547, 558
神経線維　nerve fiber　80
── の種類　82
神経線維腫　neurofibroma　310, 700
神経線維腫症　von Recklinghausen disease, neurofibromatosis　115, 498, 537
── による脊柱側弯　538
神経線維腫症1型　neurofibromatosis type 1(NF1)　310, 373, 392
神経線維束　866
神経束　fascicle　81, 867

神経束間移植　interfascicular nerve graft　864
神経束配列　funicular pattern　863
神経組織
── の構造と機能　80
── の保護　nerve tissue protection　499
神経損傷　738
神経脱落所見　552
神経断裂　neurotmesis　857
神経伝導速度検査　157
神経内剥離術　internal neurolysis　195, 863
神経内膜　endoneurium　81
神経の興奮と伝導　82
神経剥離術　neurolysis　195, 457, 757, 863
神経病性関節症　neuropathic arthropathy　136, 275, 460, 626, 670
──, 膝の　108
神経ブロック　89, 175
神経変性疾患　nerve degenerative disease　403
神経縫合術　neurorrhaphy　195, 207, 863
神経保護　842
神経麻痺　188
振動覚　pallesthesia　126, 861
振動骨鋸　oscillating bone saw　191
振動障害　106
振動病　477
浸潤性骨腫瘍　338
浸潤性脂肪腫　infiltrating lipoma　381
真陰性　true negative　132
真菌　150
── による感染　153
真菌性関節炎　153
真性動脈瘤　true aneurysm　752
真陽性　true positive　132
針状骨膜陰影　spicula appearance　135
深後方コンパートメント　756
深指屈筋　flexor digitorum profundus (FDP)　466, 470
深指屈筋腱　465, 467
深指屈筋腱損傷　746
深膝蓋下包　641, 676
深掌動脈弓　469
深層　deep strata　500
深達温熱　910
深腓骨神経　deep peroneal nerve　682
深部感覚　deep sensation　126, 861
深部腱反射　deep tendon reflex(DTR)　127, 402
深部静脈血栓　deep vein thrombosis　669
深部静脈血栓症　deep vein(venous) thrombosis(DVT)　152, 188, 285, 737
深部痛覚　deep pain sensation　126, 861
深部反射　505
進行期股関節症　615
進行性偽性リウマチ様骨異形成症　295
進行性筋ジストロフィー　progressive muscular dystrophy(PMD)　152, 411

進行性骨化性線維異形成症　fibrodysplasia ossificans progressiva (FOP)　23, 138, 281, 292
診察, 運動器の　99
診断, 運動器疾患の　99
診療　94
── の心得　94
診療記録　95
新規骨折　incident fracture　320
新生児の分娩骨折　826
新生児マススクリーニング　309
人工関節再置換術, 股関節の　revision arthroplasty　635
人工関節置換術　arthroplasty　188, 197, 202, 257, 277
人工関節置換術後の感染　238
人工股関節の脱臼防止装具　916
人工股関節後脱臼予防　920
人工股関節全置換術　total hip arthroplasty(THA)　257, 628
人工股関節置換術　203, 204, 794
人工骨　artificial bone　45
人工骨頭置換術　hemiarthroplasty　635, 795
人工膝単顆置換術　unicompartmental knee arthroplasty(UKA)　668
人工神経　871
人工神経移植術　artificial nerve grafting　864
人工真皮　748
人工多機能性幹細胞　832
人工橈骨頭置換術　769
人工膝関節全置換術　total knee arthroplasty(TKA), total knee replacement(TKR)　257, 668
人工膝関節置換術　202, 668
人工肘関節全置換術(TEA)　459
靱帯　ligament　57
── の支持機構　640
靱帯結合　syndesmosis　49
靱帯骨棘形成　syndesmophyte　262
靱帯性腱鞘, 手指の　468
靱帯損傷　ligament injury　656, 711, 712, 754, 755, 810
──, 足の　110
──, 膝の　108
靱帯損傷用硬性装具　917
靱帯断裂　902
腎癌　107, 569
── の骨転移　368
腎細胞癌
── に対する人工骨幹置換　369
── に対する人工骨頭置換　369
腎性くる病　152
腎性骨ジストロフィー　renal osteodystrophy(ROD)　277, 328, 331
腎性骨症　renal bone disease　331
腎尿細管壊死　758
腎尿細管性アシドーシス　328

す

スーチャーアンカー　suture anchor　766
スーツケース肘　885

スカフォールド scaffold 871
スカルパ(Scarpa)三角 590
スキャロップ（ホタテ貝様陥凹） scallop 278
スクリュー screw 201, 727
スクリュー固定法 767, 825
スクワット（しゃがみ動作） squat 415, 644
スコティッシュ・テリアの首輪 562
スゴン骨折 Segond fracture 658
スチュワート-トリーブス症候群 Stewart-Treves syndrome 390
スティックラー症候群 Stickler syndrome 309
スティックラー症候群1型 297
スティムソン(Stimson)法 762
スティル病 Still disease 265
ステップダウンブリッジ療法 174
ステロイド関節症 steroid arthropathy 671, 672
——，膝の 108
ステロイド性骨粗鬆症 321
ステロイド性大腿骨頭壊死症 289, 618
ステロイド大量投与法 842
ステンレス鋼 159, 201
ストッキネット 178
ストライカー撮影 Stryker view 430
ストレスX線撮影，膝の 647
ストレス骨折 stress fracture 714
ストレス撮影 686
——，単純X線検査 133, 657, 660
スパーリングテスト Spurling test 506, 515
スパイラル（螺旋）スキャン 144
スピクラ spicula 341
スピクラ形成 352
スピードテスト Speed test 443, 884
スピードトラック牽引 176
スプリント 725
スプリント治療，関節拘縮の 313
スペシャルオリンピックス Special Olympics 890
スポーツ外傷 acute sports injury 832, 876
スポーツ傷害 876
スポーツ障害 chronic sports injury 881
スポーツ損傷 876
スポーツ用義足 931
スポロトリクス症 153
スポンジバンド 176
スミス骨折 Smith fracture 773, 775
スメドレー(Smedley)型握力計 122
スリーブ骨折 sleeve fracture 818
スリッピング現象 436
スルファサラジン sulfasalazine 174, 529
スルファジアジン銀 749
スルファメトキサゾール 240
スルファメトキサゾール/トリメトプリム sulfamethoxazole/trimethoprim(ST合剤) 174
ズーデック骨萎縮 Sudeck atrophy 135, 494
すくみ足 404

すりガラス様，骨X線像の ground glass appearance 350
頭上方向牽引（石田改良法） overhead traction 599, 601, 602
水泳肩 445, 884
水泳による障害，肩の 445
水治療法 912
水平屈曲 horizontal flexion 429
水平牽引 602
水平伸展 horizontal extension 429
水疱形成 756
垂直亜脱臼 vertical subluxation(VS) 523
垂直距骨 vertical talus 690
—— による異常歩行 112
垂直牽引 602
垂直剪断型 vertical shear(VS) 785
随意筋 voluntary muscle 75
随意性跛行 voluntary limping 237
髄核 nucleus pulposus 500
——，椎間板の nucleus pulposus 59
髄腔仮骨 sealing callus 42
髄腔峡部より遠位の骨折 798
髄鞘（ミエリン鞘） myelin sheath 80, 82
髄節症状 segmental sign 504
髄内腫瘍 intramedullary tumor 575
髄内釘 intramedullary rod 196, 728
髄内釘固定 301, 798
髄膜炎 155
髄膜腫 meningioma 575
髄膜瘤 meningocele 535
数値的評価スケール numerical rating scale(NRS) 88, 98
杉綾模様 386
砂時計腫 dumbbell tumor, hourglass tumor 508, 574, 575
砂時計様くびれ，神経束の 457
滑り孔 grinding hole 727
滑り説，筋収縮の sliding filament theory 77

せ

セドン Seddon 856
セフェム系抗菌薬 223, 736
セメス-ワインシュタイン(Semmes-Weinstein)モノフィラメント 125
セメント THA 628, 633
セメントガン 635
セメントスペーサー 239
セメント注入テクニック modern cementing techniques 628, 634
セメントビーズ 239
セメントレス THA 628, 633
セメントレスステム 635
セラミック 202
セラミックス，人工骨の 45
セルトリズマブペゴル 256
セルフケアの動作訓練 913
正常歩行 901
正中環軸関節 atlantodental joint 501
正中神経 median nerve 450, 463, 465, 469, 470, 491, 867
——，手の 463

正中神経麻痺 869
正中ヘルニア 551
生化学検査 149
生活習慣病と骨粗鬆症 323
生活自立 904
生活の質 quality of life(QOL) 1, 98, 905
生活歴 98
生検術 biopsy 157
——，軟部腫瘍の 376
生体用金属材料 158
生体力学（バイオメカニクス） biomechanics 1
生物学的製剤 biological agent 174, 255, 489
生物学的内固定 biological internal fixation 725
生命徴候 vital sign 113
生理的疼痛 physiological pain 84
成人型線維肉腫 adult fibrosarcoma 386
成人期難聴 301
成人期扁平足 flatfoot in adult 694
成人の骨折と脱臼 760
成人発症 Still（スティル）病 adult onset Still disease 246, 265
成長軟骨板 growth plate 8, 10, 48, 133, 228
成長軟骨板早期閉鎖 741
成長軟骨板損傷 growth plate injury 740
成長軟骨肥大細胞層 607
成長ホルモン異常 334
西洋梨型の椎体 297
制動術 702
性感染症 sexually transmitted disease (STD) 238
性機能障害 547
性的虐待 829
性ホルモン 30
青色強膜 301, 321
星細胞腫 astrocytoma 576
精神運動発達遅滞 397
精巣性女性化症 31
静止相 quiescence phase 14
静止膜電位 resting membrane potential 82
整形靴 orthopaedic shoes 181, 917
整形外科学 orthopaedics 1
整復，骨折部の reduction 724
脆弱性骨折 insufficiency fracture 247, 325, 670, **714**
——，大腿骨頭の 622
脆弱性骨盤輪骨折 785
赤外線 910
赤外線療法 infrared therapy 182
赤色骨髄 11
脊索腫 chordoma 164, 338, **362**, 573, 574
脊髄 spinal cord 80
脊髄円錐 conus medullaris 81, 532
脊髄円錐上部 epiconus 532
脊髄感覚誘発電位(SSEP) 841
脊髄空洞 536

脊髄空洞症 syringomyelia 103, 104, 514, **527**
脊髄くも膜炎 527
脊髄係留症候群 tethered cord syndrome 102, 536
脊髄後角 (灰白質) posterior horn (gray matter) 503
脊髄再生医療 832
脊髄腫瘍 spinal cord tumor 103, 516, 527, **574**
── の手術 579
脊髄症 myelopathy 504, 515
── に対する治療 517
脊髄小脳変性症 spinocerebellar degeneration (SCD) 405
脊髄ショック 839
── の判定 833
── の離脱時期 834
脊髄神経 spinal nerve 81, 503
── の支配領域 549
脊髄神経後枝 546
脊髄神経根症 myeloradiculopathy 504, 514
脊髄神経前枝 546
脊髄髄膜瘤 myelomeningocele 535
脊髄性進行性筋萎縮症 spinal progressive muscular atrophy (SPMA) 403
脊髄前角 (灰白質) anterior horn (gray matter) 503
脊髄前角細胞障害 521
脊髄造影 (ミエログラフィー) myelography 144, 508, 516, 553
脊髄卒中 103
脊髄損傷 spinal cord injury 527, 832
── の横断的局在診断 836
── の画像診断 841
── の好発高位 838
── の神経学的評価 833
── の随伴症状, 合併症 839
── の治療 841
── の病態生理 833
脊髄動静脈奇形 103
脊髄白質 white matter 503
脊髄半側損傷 837, 838
脊髄麻痺 (Pott 麻痺) spinal palsy 103, 235
── による異常歩行 112
脊髄誘発電位 spinal cord evoked potential (SCEP) 868
脊髄癆性歩行 tabetic gait 902
脊柱 spinal column 499
── のアライメント 500
── の炎症性疾患 564
── の変形 102
脊柱管 spinal canal 501
脊柱管狭窄 spinal canal stenosis 503
── に対する除圧術 561
脊柱管狭窄症 296, 547
脊柱管前後径 504
脊柱管内靱帯骨化症 543
脊柱癒合不全 spinal dysraphism 527
脊柱後側弯症 538

脊柱後弯症 kyphosis 541
脊柱後弯変形 318
脊柱再建術 572
脊柱所見 548, 552
脊柱靱帯骨化症 ligament ossifications 543
脊柱・脊髄の手術 195
脊柱切除術 vertebral column resection (VCR) 542
脊柱側弯 552
── の診察法 539
脊柱側弯症 scoliosis 102, 536
── の X 線像の読み方 539
脊柱短縮術 855
脊柱不撓性 102
脊柱変形 536
脊椎 502
── と脊髄の高位差 504
── の可動性 mobility 499
── の視診 113
脊椎圧迫骨折 102, 141, 715
脊椎インストゥルメンテーション spinal instrumentation 201, 231, 541, 563
脊椎インストゥルメンテーション手術後の感染 238
脊椎炎 261
脊椎介達牽引 177
脊椎下垂症 spondyloptosis 562
脊椎過敏症 103
脊椎カリエス 103
脊椎管 503
脊椎関節炎 spondyloarthritis (SpA) 261, 566
脊椎奇形 103
脊椎骨端骨幹端異形成症 Strudwick (ストラドウィック)型 297
脊椎 (骨盤帯)長下肢装具 916
脊椎固定術 spinal fusion 555
脊椎固定術・脊椎矯正固定術 spinal fusion 195
脊椎手術におけるコンピュータナビゲーションシステム 853
脊椎腫瘍 spinal tumor 516, 568
脊椎すべり症 spondylolisthesis 114, 508, 562
脊椎・脊髄損傷 711
脊椎・脊髄の MRI 141
脊椎全摘出術 total en bloc spondylectomy 570, 571
脊椎損傷 spine injury 843
── の原因 843
── の受傷機序 843
── の診断 851
── の治療 852
脊椎椎体圧迫骨折 322
脊椎椎体骨折 318
脊椎洞神経 546
脊椎内視鏡手術 206
脊椎披裂 116
脊椎不安定性 spinal instability 524, 545
脊椎分離症 spondylolysis 102, 561
脊椎分離すべり症 isthmic spondylolisthesis 561, 563

脊椎麻酔 187
切開生検術 incisional biopsy 158, 377
切除関節形成術 257
切除生検術 excisional biopsy 158, 378
切創 cut wound 746
切断 amputation 198, 931
切断肢 209
切断肢・指再接着術 209
切断指保存方法 210
切迫骨折 338
石灰化像 358
石灰性腱炎 calcified tendinitis, tendinitis calcarea 137, 275, 437, 487
──, 肩の 104
──, 股関節の calcific tendinitis 625
── の超音波画像 431
石灰沈着症 calcinosis 138
石灰摘出術 437
石鹸泡状陰影 soap bubble appearance 348
石膏ギプス 178
石膏包帯 178
赤筋 red muscle 77
接合部ひだ junctional fold 79
摂子 forceps 209
説明義務, 診療時の 94
説明と同意 (インフォームド・コンセント) informed consent 94, 113
舌萎縮 103
仙骨 sacrum 499, 500
仙骨骨折 785, 851
仙骨神経 sacral nerve (S) 81
仙骨脊索腫 573
仙骨切断術 sacral amputation 574
仙髄領域の回避 sacral sparing 834
仙腸関節炎 261
仙腸関節脱臼骨折 785
仙椎 499
先端巨大症 acromegaly 334
先端合指症 313
先天異常 congenital anomaly 307
──, 肩関節の 432
──, 胸椎・腰椎の 533
──, 手の 495
──, 肘関節の 461
── による異常歩行 112
先天異常症候群 congenital anomaly syndrome 307
先天性外反踵足 congenital talipes calcaneovalgus 690
先天性下腿偽関節症 311, 692
先天性下腿弯曲症 692
── による異常歩行 112
── による骨折 112
先天性顔面神経麻痺 314
先天性巨趾症 macrodactyly 692
先天性筋疾患 411
先天性筋性斜頚 102
先天性脛骨偽関節 214
先天性脛骨列形成不全症 693
先天性頚椎分節異常 513
先天性頚椎癒合症 102

先天性拘縮性くも状指症　congenital contractural arachnodactyly　309
先天性絞扼輪症候群　497
先天性股関節形成不全　→ 発育性股関節形成不全を見よ　595
先天性股関節脱臼　2
先天性骨系統疾患　291
先天性骨性斜頸　102
先天性鎖骨偽関節　congenital pseudoarthrosis of the clavicle　434
先天性斜頸　congenital torticollis　510
先天性脊柱後弯　542
先天性脊椎骨端異形成症　spondyloepiphyseal dysplasia congenita （SEDC）　292〜294, 297, 624
── の環軸椎亜脱臼　298
先天性切断　313
先天性側弯症　congenital scoliosis　534, 537
── の分類　534
先天性脱臼　congenital dislocation　711
先天性多発性関節拘縮症　arthrogryposis multiplex congenita　311
先天性橈骨頭脱臼　461
先天性橈尺骨癒合症　461
先天性内転足　congenital metatarsus adductus　690
先天性内反足　congenital talipes varus　110, 688
── による異常歩行　112
先天性握り母指症　497
先天性（発育性）脊柱管狭窄症　557
先天性反張膝　650
先天性腓骨列形成不全症　693
先天性膝関節脱臼　650
先天性皮膚洞　536
先天性風車翼状手　486
先天性扁平足　congenital flatfoot　690
── による異常歩行　112
尖足　pes equinus　684
染色体異常症　315
洗浄　733
──, 創の　747
浅後方コンパートメント　756
浅在型血管腫　superficial hemangioma　382
浅指屈筋　flexor digitorum superficialis （FDS）　466, 470
浅指屈筋腱（FDS）　463, 465, 467
浅掌動脈弓　469
浅掌動脈弓低形成　478
浅層　superficial strata　500
浅腓骨神経　superficial peroneal nerve　682
穿通枝皮弁　perforator flap　215
剪断骨折　shearing fracture　715
剪刀　scissors　209
潜函病　98, 618
潜在性二分脊椎　spina bifida occulta　102, 534
潜時　latency　157, 860
潜水病による骨壊死　290
線維芽細胞　fibroblast　71, 386

線維芽細胞（線維形成）型　fibroblastic type　353
線維芽細胞増殖因子　fibroblast growth factor（FGF）　15, 21
線維芽細胞増殖因子 23（FGF23）　fibroblast growth factor 23　328
線維芽細胞増殖因子受容体 3 型　fibroblast growth factor receptor-3 （FGFR3）　295
線維筋痛症　fibromyalgia（FM）　264
線維骨　woven bone　11
線維自発電位　fibrillation potential　859
線維性強直　fibrous ankylosis　67
線維性骨　woven bone　42
──, 未分化な　woven bone　350
線維性骨異形成症　fibrous dysplasia　163, 293, 342, 350, 365, 530
── による骨折　112
線維性骨炎　27
線維性骨皮質欠損　fibrous cortical defect　348
線維性組織球由来腫瘍　371
線維性嚢胞性骨炎　ostitis fibrosa cystica　332
線維束性収縮　fasciculation　402, 859
線維束電位　fasciculation potential　859
線維組織由来腫瘍　371
線維軟骨　fibrocartilage　48, 70
線維軟骨結合　symphysis　48
線維軟骨細胞　71
線維肉腫　fibrosarcoma　165, 386, 624
── の鑑別　386
線維輪　annulus fibrosus　500
──, 椎間板の　59
線状創　746
遷延治癒　delayed union　739
遷延癒合　delayed union　720
選択的頸部周囲筋解離術　510
選択的脊髄後根切断術　398
全型腕神経叢麻痺　866
全身
── の視診　113
── の疼痛　264
全身性エリテマトーデス（SLE）　669
全身性炎症反応症候群　SIRS　732
全身性硬化症　systemic sclerosis　118
全身性母斑症　310
全身麻酔　186
全層断裂　439
前外側大腿皮弁　212, 213
前環椎後頭膜　anterior atlanto-occipital membrane　501
前胸鎖靱帯　424
前胸神経　127
前鋸筋麻痺　428
前距腓靱帯　680
前傾　902
前脛距靱帯　680
前脛骨筋　402, 681, 682
前脛骨筋腱（TA）　682
前脛骨筋症候群　anterior tibial compartment syndrome　755
前脛骨区画症候群　738, 756

前脛骨動脈　682
前傾前屈姿勢　404
前結節　anterior tubercle　501
前後圧迫型　anteroposterior compression （APC）　784
前股関節症　615
前骨間神経　anterior interosseous nerve　450, 470
前骨間神経麻痺　457, 492
前骨間動脈　469
前根　ventral root, anterior root　81, 503, 867
前斜走靱帯, 肘の　448
前斜走線維　449
前十字靱帯　anterior cruciate ligament （ACL）　641, 647
前十字靱帯損傷　anterior cruciate ligament（ACL）injury　657, 880
前縦靱帯　anterior longitudinal ligament （ALL）　500, 501
前脊髄動脈症候群　anterior spinal artery syndrome　507
前足根管症候群　anterior tarsal tunnel syndrome　685, 700
前足部　679, 680
前足扁平三角状変形　avant pied plat triangulaire　245
前柱, 寛骨臼の　anterior column　788
前捻角　583
──, 大腿骨頸部の　582
前半月大腿靱帯（Humphry 靱帯）　642
前肥大軟骨細胞　prehypertrophic chondrocyte　21
前部脊髄損傷　837, 838
前方インピンジメント症候群　887
前方経路腰椎椎体間固定術　anterior lumbar interbody fusion（ALIF）　556
前方コンパートメント　756
前方支柱　anterior column　848
前方除圧固定術　anterior decompression and fusion　517, 855
前方脱臼
──, 肩関節の　761
──, 環軸関節の　845
──, 股関節の　791
前方椎体間固定術　anterior interbody fusion　515, 561
前方引き出しストレス　686
前方引き出しテスト　anterior drawer test　658
前方不安感テスト, 肩の　anterior apprehension test　436
前立腺癌の骨転移　368
前立腺酸フォスファターゼ　prostatic acid phosphatase（PAP）　151
前立腺特異抗原　prostatic specific antigen（PSA）　151
前弯, 脊柱の　lordosis　500
前腕回外　450, 451
前腕回内　450, 451
前腕義手　below elbow prosthesis, transradial amputation prosthesis　923
前腕骨遠位端骨折の AO 分類　774

前腕骨骨幹部骨折 772
前腕骨(前腕～手関節)の骨折, 小児の 822
前腕切断 transradial(below elbow) amputation 198, 199
前腕長 121
前腕皮弁 212, 213
前腕部の骨折 771
前腕両骨骨折 772

そ

ソーセージ様指 567
ソーベ-カパンジ法 487
ソーミー(SOMI)装具 511
ソケット socket 928
―― ,義手の socket 926
ソケット製作 925
ソックスエイド 920
ソルター(Salter)寛骨骨切り術 602, 606, 629
ソルター-ハリス(Salter-Harris)分類 740
ゾレドロネート zoledronate 174
そとわ歩行 683
阻血壊死性疾患 282
阻血性拘縮, 手の 485
阻血性骨壊死 osteonecrosis 287, 883
阻血徴候 753
鼠径溝 590
鼠径靱帯 590
鼠径皮弁 212, 213
鼠径部痛 groin pain 883
鼠径部痛症候群 885
組織褐変症(オクロノーシス) ochronosis 278
組織欠損の処置 735
組織工学 tissue engineering 197
組織由来不明腫瘍 371
疎な顔貌 coarse face 303
蘇生 732, 841
双極型 bipolar 636
双極電気凝固器 bipolar coagulator 747
爪下炎 106
爪下外骨腫 111
爪郭炎 106
早期運動療法 482
早期大腿骨頭壊死症における MRI 621
―― と病理組織像の関連 620
早期発症側弯症 early onset scoliosis 537
相対的下肢短縮 902
相貌失認 399
創 711
―― の被覆 748
創外固定 external fixation 729, 730
創外固定器 45, 311, 810
創外固定後開放創 735
創周囲 733
創傷 wound 116, 711
創傷管理 748
創傷被覆材 748
創面清掃 → デブリドマンも見よ 747
装具 orthosis, brace 179, 892

装具療法 555, 914
―― ,小児の 181
装飾用義手 cosmetic arm 924
僧帽筋 426, 869
僧帽筋萎縮 858
僧帽筋麻痺 428
層板, 椎間板の lamellae 60
層板骨 lamellar bone 43
総合的運動機能評価 909
総指屈筋腱腱鞘(尺側滑液鞘) ulnar bursa 468
[総]指伸筋(EDC) 450, 466
総指伸筋腱 468
総指動脈 469
総蛋白質 152
総腓骨神経麻痺 858, 870
造影剤注入, 腰椎の 145
造形(モデリング) modeling 12
造血幹細胞 hematopoietic stem cell 11
造血細胞 hematopoietic cell 11
造骨型, 転移性脊椎腫瘍 ivory vertebra 569
象牙質化 eburnation 665
象牙様椎骨 ivory vertebra 367
増強法 128
臓器別診療 2
足(そく) → 足(あし)も見よ
足関節 ankle joint 678, 680
―― と足の疾患 688
―― のスポーツ障害 887
足関節インピンジメント症候群 887
足関節窩 ankle mortise 680
足関節外側靱帯 680
足関節機能軸 681
足関節鏡 702
足関節後方インピンジメント症候群 posterior ankle impingement syndrome 686, 699
足関節骨折 ankle fracture 806
足関節内果 591
足関節捻挫用装具 917
足関節不安定症 110
―― の検査 686
足関節部
―― の骨折と脱臼 806
―― の靱帯損傷 880
―― のスポーツ外傷 880
―― の疼痛 110
―― の捻挫 810
足間代 ankle clonus 549
足根管症候群 tarsal tunnel syndrome 110, 685, 694, **700**
足根骨 679
足根骨疲労骨折 882
足根骨癒合症 tarsal coalition 693
足根中足関節 tarsometatarsal(TM)joint 679, 816
足根中足義足 928
足根洞症候群 sinus tarsi syndrome 685, 702
足趾
―― に生じる変形 245

―― の形態 684
―― の疼痛 111
足趾移植 212, 214
足趾骨骨折 818
足趾じゃんけん 697
足底圧検査 686
足底筋 643
足底腱膜 679
足底腱膜炎 plantar fascitis 110, 706, 888
足底神経 plantar nerve 682
足底靱帯 679
足底装具 917
足底挿板 insole 181, 667, 695, 888, 917
足底の有痛性胼胝 245
足底板 818
足底反射 128
足背皮弁 212
足部疾患治療成績判定基準 910
足部切断 199
足部の骨折と脱臼 811
足部変形
―― ,小児の 688
―― ,成人の 694
速筋 fast muscle 77
側方圧迫型 lateral compression(LC) 784
側方脱臼 770
側面像, 単純 X 線検査 133
側弯 315
側弯症 311
側弯変形 309
塞栓 290
塞栓性大腿骨頭壊死症 618
続発性悪性骨腫瘍 365
続発性骨壊死 287
続発性骨腫瘍 secondary bone tumor 338
続発性骨粗鬆症 33, 318
続発性上皮小体(副甲状腺)機能亢進症 secondary hyperparathyroidism 162, 333
続発性上皮小体(副甲状腺)機能低下症 secondary hypoparathyroidism 333
続発性軟骨肉腫 366
外がえし eversion 123, 685
外がえし筋, 足の 681
損傷血管の修復 754
損傷シグナル 870
蹲踞 129

た

ターナー症候群 Turner syndrome 316, 454
ターニケット(駆血帯) tourniquet 192, 733
ターフトウ turf toe 881
タオルギャザー訓練 690
タクロリムス 256
タナ 664
タナトフォリック骨異形成症 292, 295
タリウム(²⁰¹Tl)シンチグラフィー 341, 376
タルコ法 Turco 法 689

ダーメンコルセット　Damenkorsett
　　179, 918
ダイアルテスト　661
ダイナミックコンプレッションプレート
　　728
ダイニン　dynein　83
ダウン症候群　Down syndrome　315
ダスデ法　Das De 法　702
ダッシュボード損傷　dashboard injury
　　659, 790
ダプトマイシン　daptomycin(DAP)
　　174, 240
ダブルカーブの側弯変形　309
ダラー法　487
ダルホプリスチン　240
ダンベル腫瘍　dumbbell tumor　574, 575
たこ　111
他動　passive　913
他動運動　assive exercise, passive
　　movement　120, 183
立ち上がり時の疼痛　665
立ち上がりテスト　416
多角連続撮影　646
多方向不安定症　multidirectional
　　instability　436
多関節破壊型　more erosive subset
　　(MES)　244, 522
多形型, 横紋筋肉腫　pleomorphic
　　rhabdomyosarcoma　389
多形性脂肪腫　pleomorphic lipoma　381
多孔質　porous coating　628
多剤耐性緑膿菌　multiple-drug-resistant
　　Pseudomonas aeruginosa(MDRP)　240
多剤耐性緑膿菌感染症　240
多剤併用療法　353
多指症　495
多趾症　polydactyly　691
多数指切断　210
多臓器不全　MOF　732
多相性パターン　polyphasic pattern　409
多断層再構成像　multiplanar
　　reconstruction(MPR)像　143
多椎間固定術　568
多発外傷での骨折治療選択　732
多発筋炎　410
多発筋炎/皮膚筋炎　polymyositis/
　　dermatomyositis(PM/DM)　410
多発性異骨症　dysostosis multiplex　304
多発性関節炎　polyarthritis　118
多発性関節拘縮症　arthrogryposis　688
多発性硬化症　multiple sclerosis(MS)
　　103, 155, 405, 578
多発性骨髄腫　152, 164, 574
── による骨折　112
多発性骨端異形成症　multiple epiphyseal
　　dysplasia(MED)　292, 293, 298, 624
多発性骨軟骨腫　365
多発性神経障害　polyneuropathy　407
多発性脊椎圧迫骨折　102, 334
多発性単神経障害　mononeuropathy
　　multiplex　407
多発性内軟骨腫症　346

多発性軟骨性外骨腫症　multiple
　　cartilaginous exostoses　292, 293, 306
多発性付着部炎　567
多発肋骨骨折　830
多用途筋機能評価運動装置　184
打撲傷　contusion　711
楕円関節　ellipsoidal joint　48
太陽光線様の針状骨膜陰影　sunray
　　appearance　135
代謝　150
代謝回転抑制(SSBT)　327
代謝性疾患
──, 股関節の　624
── の生化学検査　150
代謝性関節疾患　267
代謝性骨疾患　162, 317
代償性側弯　536
体幹装具　back brace/spinal orthosis
　　179, 917
体幹短縮　297
体幹の視診　114
体型　habitus　113
体性感覚誘発電位　somatosensory
　　evoked potential(SEP)　841, 868
体節　somite　533
体操療法　exercise　182, 555, 913
体容積指数　body mass index(BMI)
　　327
対称性緊張頚反射　397
対立装具　915
胎児型, 横紋筋肉腫　embryonal
　　rhabdomyosarcoma　389
退行性関節疾患　267
帯状硬化, 大腿骨頭の　622
帯状低信号像　619
帯状疱疹　103
大関節破壊性関節症　275
大胸筋移行術　436
大胸筋欠損　314, 434
大結節　424
大孔　foramen magnum　500
大後頭孔　500
大前腕腔　Parona space　225
大腿義足　above knee(transfemoral)
　　prosthesis, transfemoral amputation
　　prosthesis　923, 928
大腿筋膜　fascia lata　642
大腿筋膜張筋　tensor fascia latae muscle
　　584, 594
大腿屈筋群　584
大腿脛骨角　femorotibial angle(FTA)
　　639, 666
大腿脛骨関節　femorotibial joint(FTJ)
　　639
大腿骨　femur　582, 586, 639, 646, 663
── の骨折, 小児の　824
大腿骨栄養血管分布　604
大腿骨遠位骨端端離開　epiphyseal
　　separation of the distal femoral　828
──, 小児の　827
大腿骨遠位端骨折　729
大腿骨遠位部骨折　721
── の AO 分類　800

大腿骨遠位若木骨折　830
大腿骨外側顆　lateral femoral condyle
　　646
大腿骨外反骨切り術　intertrochanteric
　　valgus osteotomy　629
大腿骨顆上・顆部骨折　799
── の AO 分類　800
大腿骨顆上部骨折　722
大腿骨寛骨臼インピンジメント
　　femoroacetabular impingement(FAI)
　　612, 616, 385
大腿骨距　calcar femorale　583
大腿骨近位部骨折　hip fractures
　　107, 318, 792, 825
──, 小児の　824
── のクリティカルパス　325
── の分類　792
大腿骨近位部の骨梁構造　583
大腿骨屈曲骨切り術　609
大腿骨頚部　femoral neck　582, 584
大腿骨頚部後方動脈　585
大腿骨頚部骨折　femoral neck fracture
　　290, 323, 636, 739, 793, 794
大腿骨溝　641
大腿骨骨幹部骨折　fracture of the
　　femoral shaft　797, 798
──, 小児の　826
大腿骨骨幹部転子下部疲労骨折　881
大腿骨骨切り術　602, 629
大腿骨骨折　724, 729
── の転位　797
大腿骨骨折偽関節　721
大腿骨骨肉腫　341
大腿骨軸　639
大腿骨前方回転骨切り術(杉岡法)
　　transtrochanteric anterior rotational
　　osteotomy　629
大腿骨転子下骨折　subtrochanteric
　　fractures　795
大腿骨転子部骨折　trochanteric femoral
　　fracture　794, 796
大腿骨頭　femoral head　582, 590, 593
── の血管支配　586
── への血行　793
大腿骨頭壊死　136, 289, 739
大腿骨頭壊死症　avascular necrosis of
　　the femoral head(ANF)
　　98, 592, 609, 618, 636, 789
── の病型分類　620
── の分類　618
大腿骨頭骨折　793
大腿骨頭骨端異形成症　dysplasia
　　epiphysealis capitis femoris　604, 624
大腿骨頭靱帯(円靱帯)　ligament of head
　　of femur(ligamentum teres)　583, 584
大腿骨頭靱帯動脈　585
大腿骨頭すべり症　slipped capital
　　femoral epiphysis　107, 592, 607
大腿骨頭軟骨下脆弱性骨折　subchondral
　　insufficiency fracture of the femoral
　　head　588, 622

和
文
索
引

大腿骨頭離断性骨軟骨炎　osteochondritis dissecans（OCD）of the femoral head　626
大腿骨内側顆　medial femoral condyle　646, 648
大腿骨内側顆関節面辺縁　665
大腿骨内側顆関節壊死　670
大腿骨内反骨切り術　intertrochanteric varus osteotomy　629
大腿骨病的骨折　714
大腿骨疲労骨折　881
大腿骨傍骨性骨肉腫　341
大腿三角　femoral triangle　590
大腿四頭筋　quadriceps muscle　642, 643
大腿四頭筋萎縮　108, 645
大腿四頭筋腱　quadriceps tendon　641〜643, 647
大腿四頭筋腱炎　653
大腿四頭筋拘縮症による異常歩行　112
大腿四頭筋断裂　750
大腿周径　645
大腿静脈内血栓　149
大腿神経　femoral nerve　127, 585
大腿神経伸展テスト　femoral nerve stretch test　548, 552
大腿深動脈　deep artery of thigh　585, 586
大腿切断　transfemoral（above knee）amputation　199
大腿直筋　rectus femoris tendon　584, 590, 594, 642
大腿直筋枝　rectus femoris　585
大腿動脈　femoral artery　586
大腿内側皮膚溝　590, 596
大腿二頭筋　biceps femoris muscle　584, 642, 643
大腿二頭筋（ハムストリングス）断裂　750
大腿皮膚溝　601
──の非対称　596
大腿部膝屈筋（ハムストリングス）hamstrings　642
大腿部軟部肉腫　376
大腿方形筋　584
大殿筋　gluteus maximus muscle　584, 594
大殿筋坐骨包　ischiogluteal bursa　583, 624
大転子　greater trochanter　582, 590, 593, 613
──の位置　590
大転子結核　107
大転子高位　597
大転子突出　597
大転子包　greater trochanteric bursa　583, 624
大内転筋　584, 663
大腰筋　584
大腰筋枝　psoas　585
大理石骨病　osteopetrosis　10, 35, 135, 292, 303, 557
──による骨折　112
大菱形骨　trapezium　463, 464
台付き爪切り　920

第 1・2 趾間の開大　315
第 1・2 中足骨間角（M1M2 角）　696
第 1 CM 関節脱臼骨折　779
第 1 Köhler 病　111
第 1 中足骨種子骨痛　111
第 1 肋骨疲労骨折　883
第 2 Köhler 病　111
第 2 肩関節　425
第 3 中手骨　465
第 5 中足骨基底部骨折　111
第 5 中足骨疲労骨折　817
第 5 腰椎　L5 vertebral body　594
第 9 染色体長腕（9q31）　413
高木憲次　205
高倉・田中分類　696
竹様脊柱　bamboo spine　102, 263, 567
脱灰像　salt and pepper skull　332
脱臼　dislocation　428, 711, 713, 759
脱臼音　596
脱臼股　597
脱臼骨折　fracture dislocation　713
──，胸腰椎の　850
──，肘関節の　771
脱臼整復後舟状骨スクリュー固定　778
脱臼整復後靱帯修復　778
脱臼不安感テスト　apprehension test　662
脱出　extrusion　550
脱神経電位　denervation potential　859
脱髄疾患　demyelinating disease　405
脱分化型軟骨肉腫　dedifferentiated chondrosarcoma　359
脱分極　depolarization　82
脱毛症　alopecia　328
縦軸形成障害，手の　496
玉井進　207
玉ねぎ様骨膜反応　onion-peel appearance　135, 164, 341
樽状胸郭　297
単顆型人工膝関節置換術　670
単極型　monopolar　635
単光子放出コンピュータ断層撮影（SPECT）　147
単純 X 線検査　133
単純骨折　simple fracture　717
単純性股関節炎　transient synovitis of the hip　107, 594, 610
──の鑑別診断　610
──の診断基準　610
単神経障害　mononeuropathy　406
単相性　monophasic　391
単発性骨囊腫　solitary bone cyst　163, 349
──による骨折　112
単麻痺　monoplegia　397
炭酸アパタイト　437
淡明細胞型軟骨肉腫　clear cell chondrosarcoma　359
蛋白細胞解離　409
蛋白分解酵素　62
蛋白分画　152
短外旋筋群　584

短下肢装具　ankle foot orthosis（AFO）　180, 399, 698, **916**
短期ゴール　910
短頚　short neck　102, 513
短骨　short bone　8
短持続電位　short duration　409
短縮延長術，骨欠損部の　46
短縮（重畳）　shortening or overriding　717
短掌筋　466
短小指屈筋　466
短対立装具　915
短橈側手根伸筋　extensor carpi radialis brevis（ECRB）　450, 469, 470
短内転筋　584
短腓骨筋　682
短腓骨筋腱（PB）　681, 682
短母指外転筋　abductor pollicis brevis（APB）　466, 470
短母指屈筋　flexor pollicis brevis（FPB）　466, 470
短母指伸筋　extensor pollicis brevis（EPB）　466, 469, 470
短母指伸筋腱（EPB）　463, 464
断裁切断　guillotine amputation　209
断端神経腫　amputation neuroma　700
断端の陽性モデル　925
断緻性言語　405
断裂音　popping　657
弾性（軟性）墜下性歩行　elastic falling limp　901
弾性包帯固定法　soft dressing 法　198
弾発肩甲骨　snapping scapula　425
弾発現象，手指の　486
弾発股　snapping hip　625

ち

チアノーゼ　cyanosis　283, 753
チームアプローチ，リハビリテーションの　899
チクチク感　tingling　118
チゼル（片刃）　190
チタン合金　159, 201
チャート　chart　95
チャドック反射　Chaddock reflex　128, 506
チャンス骨折　Chance fracture　850
チャンレー型開創器　Chanley retractor　189
チルニーメイダーの分類　Cierny-Mader classification　228
地図状頭蓋　351
地図状パターン　geographic pattern　339
治療的電気刺激　therapeutic electrical stimulation（TES）　911
治療の機会　window of opportunity　254
治療用装具　914
知覚　perception　124
知的発達遅滞　413
知能検査　906
恥骨　pubis, pubic bone　582, 584, 594
恥骨筋　584, 590

恥骨結合　public symphysis　586, 590
恥骨骨炎　osteitis pubis　627
恥骨上脱臼　791
恥骨大腿靱帯　pubofemoral ligament
　　583, 584
遅延層軟骨造影 MRI（dGEMRIC）　141
遅筋　slow muscle　77
遅発性尺骨神経麻痺　tardy ulnar nerve
　palsy　454, 455, 821
遅発性神経障害　832
遅発性脊髄麻痺　855
遅発性脊柱変形　854
力こぶ　449
竹節骨折　bamboo fracture　715
着衣失行　399
中位頚椎損傷　846
中央支柱　middle column　848
中央隆起　641
中・下位頚椎脱臼骨折の整復法　853
中下位頚椎の解剖　503
中・下位頚椎病変　524
中隔皮弁　septocutaneous flap　215
中間広筋　642
中間枝　546
中関節上腕靱帯（MGHL）　433
中間帯の形成　49
中空ねじ（スクリュー）　cannulated screw
　　609, 727
中指伸展テスト　458
中斜角筋　867
中手骨頚部骨折　878
　── の整復法　780
中手骨骨折　779
中手骨切断　199
中手骨頭　463
中手指節（MP）関節　464
中手頭骨頭　464
中・小殿筋　gluteus medius（minimus）
　muscle　594, 797
中心型軟骨肉腫　357
中心性骨肉腫　central or medullary
　osteosarcoma　355
中心性脊髄損傷　837, 838
中枢神経系　central nervous system
　（CNS）　80
中枢神経疾患　central nervous system
　disease　396
中枢性筋弛緩薬　173
中節骨　middle phalanx　465, 679, 680
中足骨　metatarsus　679, 680
中足骨骨折　fracture of the metatarsus
　　817
中足骨切断　199
中足骨切断義足　transmetatarsal
　amputation, partial foot amputation
　prosthesis　923
中足骨短縮症　brachymetatarsia
　　257, 693
中足骨頭切除術　257
中足骨疲労骨折　111, 685, 882
中足趾節関節　metatarsophalangeal
　（MTP）joint　679
中足部　679, 680

中殿筋　gluteus medius muscle　584, 594
中和プレート　neutralization plate　728
虫様筋　466, 682
虫様筋腱　467
肘（ちゅう）　→肘（ひじ）も見よ
肘外偏角　carrying angle　448
肘筋　450
肘屈曲　451
肘屈曲機能再建法　866
肘屈曲テスト　elbow flexion test　456
肘伸展　451
肘頭　olecranon　447, 450
肘頭窩　447
肘頭滑液包炎　olecranon bursitis
　　105, 460
肘頭骨折　727, 767
肘頭骨端線閉鎖遅延　452, 885
肘頭疲労骨折　452, 883, 885
肘内障　pulled elbow　105, 451
肘内障整復法　451
肘部管　cubital tunnel　450, 451
肘部管症候群　cubital tunnel syndrome
　（CUTS）　104, 105, **456**, 516
　── に対する手術法　457
注射・注入薬　injection　175
注射による神経損傷　869
貯血式自己血輸血　187
長下肢ギプス　long leg cast　179
長下肢装具　knee ankle foot orthosis
　（KAFO）　180, 400, 413, **916**
長管骨骨端核　epiphyseal center　287
長管［状］骨　long bone　8
　── の弯曲　294, 329
長期ゴール　910
長胸神経　867
長胸神経麻痺　867
長趾屈筋　682
長趾屈筋腱（FDL）　682
長趾伸筋　682
長掌筋腱（PL）　463
長対立装具　915
長橈側手根伸筋　extensor carpi radialis
　longus（ECRL）　450, 469, 470
長内転筋　584, 590
長腓骨筋　682
長腓骨筋腱（PL）　681, 682
長柄ブラシ　920
長母指外転筋　abductor pollicis longus
　（APL）　466, 469, 470
長母指屈筋　flexor pollicis longus（FPL）
　　466, 470
長母趾屈筋　682
長母指屈筋腱　465
長母趾屈筋腱（FHL）　682
長母指屈筋腱腱鞘（橈側滑液鞘）　radial
　bursa　468
長母趾伸筋　682
長母指伸筋　extensor pollicis longus
　（EPL）　466, 469, 470
長母指伸筋腱（EPL）　463, 464
長母趾伸筋腱（EHL）　682
超音波　910

超音波検査　ultrasonography　147
　──，肩の　430
　──，股関節の　594
　──，手の　477
　──，肘の　449
　──，軟部腫瘍の　376
　──，股関節脱臼の　600
超音波療法　ultrasonic therapy　182
超高分子ポリエチレン　ultra-high
　molecular weight polyethylene
　（UHMWPE）　628, 669
超高齢社会　2
腸炎関連関節炎　261
腸球菌　vancomycin-resistant enterococci
　（VRE）　240
腸脛靱帯　iliotibial band, iliotibial tract
　　642, 643
腸脛靱帯炎　645, 886
腸骨　ilium　582
腸骨筋　584
腸骨筋枝　iliacus　585
腸骨スクリュー　202
腸骨大腿靱帯　iliofemoral ligament
　　583, 584, 794
腸骨翼の裂離骨折　825
腸骨稜　iliac crest　582, 590
腸骨稜骨端核　iliac apophysis　540
腸恥包　iliopectineal bursa　583, 584, 624
腸腰筋　iliopsoas muscle　584, 594, 797
腸腰筋肢位　iliopsoas position　226
腸腰筋膿瘍　iliopsoas abscess
　　102, 226, 565
跳躍型疲労骨折　882
跳躍伝導　saltatory conduction　83
蝶形椎　butterfly vertebra　533
蝶番関節　hinge joint　48, 640
直接骨折治癒　direct fracture healing
　　718
直接止血　208
直達外力　714
　── による受傷　97
直達牽引　skeletal traction　177, 725, 797
陳旧性大腿骨転子下骨折　830
陳旧性脱臼　713
陳旧性脱臼骨折　854
陳旧性転位　854
鎮痛薬　175

つ

ツインバスケットボール　890
ツベルクリン反応（ツ反）　149, 153
つま先立ち訓練　690
つまみ　pinch　462
つるし柿構造　390
吊り下げギプス　hanging cast　766
突き指　jammed finger　106, 481
津下法　482
対麻痺　paraplegia　397, 834
椎間関節　apophyseal joint（facet joint）
　　501～503, 532, 533
椎間関節貫通スクリュー　524
椎間関節捻挫　102
椎間孔　532, 533

椎間板　intervertebral disc（dick）
　　　　59, **500**, 502, 503, 532, 533, 545
椎間板炎　160
椎間板腔　545, 546
椎間板腔狭小化　508
椎間板切除術　discectomy　555
椎間板穿刺　146
椎間板造影　discography　145, 508, 553
椎間板ヘルニア　141, 206
椎間板ヘルニア摘除術　herniotomy　555
椎間板変性　546
椎弓　lamina　503
　── および脊髄の先天異常，形成異常
　　　　534
椎弓形成術　laminoplasty　195, 517, 522
椎弓骨折　851
椎弓根消失像　568
椎弓根スクリュー　202, 853
椎弓切除後脊柱後弯　541
椎弓切除術　laminectomy　195
椎骨　499
椎骨静脈叢　232
椎骨動脈　vertebral artery and vein
　　　　503
椎骨動脈　vertebral artery（VA）　501
椎骨内静脈叢　232
椎骨脳底動脈不全　vertebrobasilar
　insufficiency　503, 505, 518
椎体　vertebral body　503, 533
　── の先天異常　533
　── のねじれ　540
椎体圧潰　vertebral collapse　569
椎体圧迫骨折　715
椎体回旋の分類　540
椎体間スペーサー　202
椎体骨棘　vertebral spur　545
椎体骨折の分類　321
椎体内ヘルニア　556
椎体辺縁（隅角）分離　epiphyseal
　separation of the vertebral body　556
椎板　sclerotome　533
槌指　mallet finger　106, 472, 480, **879**
槌趾　mallet toe　111, 697, 698
槌指用
　──，装具　915
　──，指装具　915
墜下性歩行　short leg gait　588, 644
通常型骨肉腫　conventional central
　osteosarcoma　352
痛覚　pain sensation　125, 861
痛覚過敏　hyperalgesia　126, 861
痛覚消失　analgesia　126
痛覚脱失　analgesia　861
痛覚鈍麻　hypalgesia　126, 861
痛風　gout　150, 152, 161, **271**
　──，足の　110
　── の鑑別診断　273
　── の原因　273
　── の分類基準　272
痛風結節　tophes　272, 460
痛風性関節炎　gouty arthritis　704
痛風発作　273, 704
杖　918

使いすぎ　overuse　644, 653, 876
使いすぎ症候群　109
継手　joint　926
槌（ハンマー）　hammer　190
包み込み皮弁　wrap around flap
　　　　212, 213
爪先歩行　toe gait　122, 129, 549
爪圧迫テスト　283
爪周囲炎　490

て

テイコプラニン　teicoplanin（TEIC）
　　　　173, 240
ティネル徴候　Tinel sign
　　　　474, 491, 857, **861**
ティネル様徴候　Tinel-like sign
　　　　383, 456, 516, 861, 868, 869
ティロー骨折　Tillaux fracture　807, 829
テーピング
　──，趾の　691
　──，手指の　489
テストステロン　31
テタニー痙攣　333
テタノパスミン　224
テトラサイクリン系抗菌薬　223
テニス脚症候群　tennis leg syndrome
　　　　750
テニス肘　tennis elbow　98, 105, **457**, 885
テニス肘用バンド　914
テニスレッグ　876
テノデーシススプリント　915
テリー-トーマス徴候　Terry-Thomas
　sign　483
テリパラチド酢酸塩　326
デオキシピリジノリン　150
デジェリーヌ-クルンプケ麻痺　Déjèrine-
　Klumpke paralysis　867
デジェリーヌ徴候　Déjérine sign　551
デスモイド型線維腫症　desmoid type
　fibromatosis　385
デスモゾーム　desmosome　57
デゾー固定　784
デニスブラウン（Denis Browne）装具　181
デニスブラウン副子　Dennis Browne
　splint　689, 917
デノスマブ　denosumab
　　　　174, 326, 343, 570
デビック病　Devic disease　405
デブリス　debris　66
デブリドマン　débridement
　　　　206, 223, 479, **733**, 806
　── の6時間以内施行ルール　733
デフリンピック　Deaflympic Games　890
デュシェンヌ筋ジストロフィー
　Duchenne muscular dystrophy（DMD）
　　　　411
デュシェンヌ（Duchenne）歩行　588
デュピュイトラン拘縮　485
デュピュイトラン骨折　Dupuytren
　fracture　807
デルベ-コロンナ（Delbet-Colonna）の分類
　　　　824
デルマタン硫酸　59

てんかん　413
手（て）　→ 手（しゅ）も見よ
手　462
　── の異常肢位　471
　── の炎症性疾患　486
　── の感染症　489
　── の機能　462
　── の骨折と脱臼　773
　── の挫滅創　747
　── の掌側　463, 468
　── の神経支配　470
　── の先天異常　495
　── の動脈　469
　── の背側　464
手関節　462, 464
　── の痛みと変形　105
　── の関節リウマチ　487
　── の抵抗下伸展テスト　458
　── のバイオメカニクス　470
手関節鏡　477
手関節屈筋　465
手関節結核　105
手関節障害の機能評価基準　909
手関節掌側　468
手関節伸筋　465
手関節伸展テスト　465, 492
手関節装具　915
手関節背側　468
手関節部切断　211
手関節離断　wrist disarticulation　199
手義手　wrist disarticulation prosthesis
　　　　923
手先具　terminal device　924, 927
手継手　wrist joint　927
手袋状剥皮損傷　degloving injury
　　　　479, 746
低圧持続吸引式閉鎖ドレーン　734
低位脊髄円錐　536
低回転型骨代謝　318
低カルシウム血症　332
低血圧麻酔　186
低骨量を呈する疾患　320
低酸素性虚血性脳病変　396
低周波療法　183
低出生体重児　396
低出力超音波パルス　low-intensity
　pulsed ultrasound（LIPUS）　42
低侵襲外科　3
低身長　short statue　295, 329
低振幅　low amplitude　409
低髄液圧症候群　848
低フォスファターゼ症　292, 328
低マグネシウム血症　333
低リン血症　327, 328
低リン血症性くる病　hypophosphatemic
　rickets　292, 293, 301
　── の成人例　303
低リン血症性骨軟化症　331
底屈筋，足の　681
底側距舟靱帯　680
底側板　plantar plate　698
停止，骨格筋の　insertion　75
適合判定，義足の　931

天蓋　807
点状石灰化　341
転移性悪性骨腫瘍　365
転移性骨腫瘍　34, 135, 148, 338
── による骨折　112
転移性腫瘍　101〜103, 107
転移性脊椎腫瘍　metastatic spinal tumor
　　568
転子間線　intertrochanteric line　582
転子間稜　intertrochanteric crest　582
転子部骨折　794, 825
殿筋内脱臼　612
殿溝　590
電解質　152
電気刺激療法　182
電気生理学検査　156, 475
電気治療法　183
電気メス　electrocautery　747
電気療法　911
電撃損傷　electric injury　479
電撃痛　lancinating pain　98, 118
電子カルテ　95

と

トータルコンタクトキャスト　703
トーマステスト　Thomas test　591
トシリズマブ　256
トムセンテスト　Thomsen test　458, 466
トラニラスト　386
トラマドール塩酸塩　173
トラマドール塩酸塩/アセトアミノフェン
　配合錠　173
トランスアミナーゼ　152
トリアージ　triage　742
──，脊髄損傷の　841
トリアージタッグ(タグ)　742
トリメトプリム合剤　240
トルソー徴候　Trousseau sign　332
トレソーワン徴候　Trethowan sign　608
トレッドミル　184
トレムナー反射　Trömner reflex
　　128, 506
トレンデレンブルク徴候　Trendelenburg
　sign　588, 592
トレンデレンブルク(Trendelenburg)歩行
　　902
トロポコラーゲン　tropocollagen　17
トロント改良型装具　606
トンプソンテスト　Thompson squeeze
　test, Thompson test　704, 751
ドゥケルヴァン病　de Quervain disease
　　469, 486
ドゥブリース(DuVries)法　702
ドーム型骨切り術　dome osteotomy　668
ドキソルビシン(DXR)　174, 387, 392
ドナー　212
ドナー神経　865
ドリフト，骨モデリングの　drift　12
ドリル　192
ドリル孔　pilot hole　727
ドレーマン徴候　Drehmann sign
　　592, 607
ドレーマン(Drehmann)の分類　650

ドレーン　193
徒手矯正　manual correction　176
徒手筋力テスト　manual muscle testing
　(MMT)　**122**, 473, 507, 549, 859
徒手牽引　manual traction　176
徒手検査　474
徒手整復，骨折部の　manual reduction
　　724
徒手整復術　manipulation　176, 442, 762
投球禁止　452
投球骨折　throwing fracture　766, 877
投球障害肩　throwing shoulder, throwing
　shoulder injury　104, 444, 884
投球制限　452
投球動作の5つの相　444
投球による障害，肩の　443
豆状骨　pisiform　463, 464
洞脊椎神経　546
凍結肩(肩関節周囲炎)　frozen shoulder
　　104, 198, 441, 516
── に対する可動域訓練　443
凍傷　frostbite　479
疼痛　pain　**97**, 243, 282
──，骨折の　pain　722
──，脊髄損傷による　840
──，変形性関節症の　269
──，リハビリテーションにおける　904
── の強さの評価　98
── の誘発試験　686
疼痛回避歩行　antalgic gait
　　588, 644, 901
疼痛管理，術後の　188
疼痛緩和　913
疼痛性側弯　536, 552
疼痛性跛行　552
疼痛逃避歩行　683
透過陰影　crescent sign　136
透析アミロイドーシス　277
透析骨症　uremic bone　330, 331
登攀性起立　411
等運動性訓練　isokinetic exercise　183
等尺性訓練　isometric exercise　183
等張性訓練　isotonic exercise　183
橈骨　447, 463〜465
橈骨遠位端骨折　fracture of distal end of
　the radius　176, 477, 726, 756, **773**, 909
──，小児の　822
── のAO分類　775
橈骨遠位端骨折変形治癒　483
橈骨遠位端成長軟骨板損傷　741
橈骨遠位端変形癒合　720
橈骨近位端　446
橈骨近位端(頚部)骨折　fracture of
　proximal end of the radius　769, 824
──，小児の　823
橈骨茎状突起　463, 464
橈骨形成不全　314
橈骨骨幹部骨折　771, 772
橈骨・尺骨骨幹部骨折，小児の　fracture
　of the radius and ulna　771, 822
橈骨尺側傾斜　radial tilt　476
橈骨手根関節　464
橈骨手根骨関節　465

橈骨神経　radial nerve
　　127, 450, 470, 867
橈骨神経深枝　deep branch of radial
　nerve　450, 470
橈骨神経浅枝　superficial branch of
　radial nerve　450, 470
橈骨神経麻痺　104, **493**, 869, 914
橈骨短縮　radial shortening　775
橈骨頭　radius head　447
橈骨頭頚部骨折　823
橈骨頭脱臼　105, 461
橈骨動脈　450, 463, 469
橈骨動脈背側枝　463
橈骨無形成・血小板減少症候群(TAR症
　候群)　314
橈骨列形成不全　314
橈尺骨遠位端骨折　823
橈尺骨癒合症　461
橈側滑液鞘　radial bursa　225, 468
橈側コンパートメント　756
橈側手根屈筋　flexor carpi radialis(FCR)
　　450, 463, 470
橈側偏位　radial deviation　775
糖尿病
　── と骨粗鬆症　323
　── に伴う末梢神経障害　406
糖尿病性壊疽　931
糖尿病性眼筋麻痺　407
糖尿病性足部障害　diabetic foot　111, 703
頭蓋牽引　skull traction　177
頭蓋底陥入症　basilar impression
　　511, 525
頭蓋軟化　craniotabes　329
頭蓋輪牽引　177
同種血輸血　187
同種骨移植　196
同種軟骨移植　72
同種保存骨　44
動作時痛　motion pain　98
動静脈型血管腫　arteriovenous
　hemangioma　382
動静脈奇形　376
動的狭窄　dynamic stenosis　503
動的腱固定効果　dynamic tenodesis　484
動的脊柱管狭窄　pincers mechanism,
　dynamic spinal canal stenosis　508
動的創外固定　781
動的副子　dynamic splint　863
動脈痙攣　arterial spasm　752, 754
動脈硬化の検討　212
動脈挫傷　arterial contusion　752
動脈性血流障害　282
動脈穿孔　arterial perforation　752
動脈穿通　arterial penetration　752
動脈造影　arteriography　146
動脈損傷　arterial injury　738, 752
動脈断裂　arterial transection　752
動脈拍動の消失　pulselessness　282
動脈瘤様骨嚢腫　aneurysmal bone cyst
　(ABC)　163, 351, 571
動脈裂創　arterial laceration　752
動揺肩　104
動揺関節　flail joint　121

動揺胸郭　flail chest　530, 782
動揺性，リウマチの　244
動揺性肩関節　loose shoulder　428, 436
動揺歩行　swaying gait, waddling gait　329, 411
動力義手　externally powered upper extremity prosthesis　925
特異度　specificity　132
特定保健用食品　175
特発性胸腰椎症　541
特発性骨壊死　idiopathic osteonecrosis　161, 288, 645
——, 膝の　108
特発性上皮小体(副甲状腺)機能低下症　idiopathic hypoparathyroidism　333
特発性側弯症　idiopathic scoliosis　537, 539~541
特発性側弯症用装具　918
特発性大腿骨頭壊死症　idiopathic osteonecrosis [of the femoral head] (ION)　289, 618, 619
—— の新診断基準　619
特発性老人性膝関節血症　673, 674
毒素性ショック症候群　toxic shock syndrome(TSS)　221
毒素性ショック様症候群(TSLS)　221
突出　protrusion　550
突進現象　404, 902
鈍的外傷　711

な

ナックルベンダ　915
ナビゲーション手術　204
ナンドロロン　326
内因性修復，関節軟骨の　intrinsic repair　56
内・外側広筋　642
内固定　internal fixation　782
——, 骨折部の　internal fixation　725
内固定材　200, 725
内在筋　682
——, 手の　intrinsic muscle　465
内在筋テスト，手指の　475
内在筋プラス位　intrinsic plus position　466, 479
内在筋マイナス位　intrinsic minus position　466
内視鏡　205
内視鏡下椎間板切除術　microendoscopic discectomy(MED)　195, 555
内旋　internal rotation　123, 429, 592
内旋運動　443
内旋変形　454
内側顆間結節　medial intercondylar tubercle　646
内側型変形性膝関節症　665
内側型変形性膝関節用外側楔状足底挿板　918
内側関節裂隙　665
内側胸筋神経　867
内側脛骨関節面　648
内側広筋　641, 663
—— への線維　663

内側広筋下進入路　subvastus approach　669
内側広筋間進入路　midvastus approach　669
内側コンパートメント　medial compartment　639
内側枝　546
内側膝蓋大腿靱帯　663
内側上顆骨折　822
内側上腕筋間中隔　450
内側上腕皮神経　867
内側前腕皮神経　867
内側足底神経　682
内側足底皮弁　212
内側側副靱帯　medial collateral ligament (MCL)　640, 641, 647, 663
——, 肘の　448
内側側副靱帯深層　641
内側側副靱帯浅層　641
内側側副靱帯損傷　medial collateral ligament(MCL)injury　645, 657, 804, 885
内側大腿回旋動脈　medial circumflex femoral artery　585, 586, 794
内側縦アーチ，足の　679
内側半月　58, 641, 647
—— の血行　656
内側半月損傷　645
内側半月断裂　206
内側傍膝蓋進入路　medial parapatellar approach　669
内転　591
内転筋　797
内転筋群　adductor muscles　594
内転足　pes adductus　684, 690
内軟骨腫　enchondroma　106, 163, **345**
——, 手の　495
内軟骨腫症　292, 293
内反・外反骨切り術　196
内反型変形性足関節症　695
内反股　297, 350, 589, 824
—— による異常歩行　112
内反骨切り術　667
内反膝　644, 650
—— による異常歩行　112
内反手　314
内反小趾　bunionette　697
内反上腕　humerus varus　434
内反尖足　pes equinovarus　684
内反足　pes varus　684, 688
内反足変形　313
内反肘　cubitus varus　448, 454
内反変形　108, 665
——, 膝関節の　136
—— による異常歩行　112
内分泌疾患の生化学検査　150
内閉鎖筋　584
鉛中毒　328
軟骨　cartilage　69
—— の修復・再生　71
軟骨移植術　72
軟骨化　49

軟骨下骨　subchondral bone　8
——, 関節軟骨の　subchondral bone　51
—— の硬化　subchondral sclerosis　136
—— の弧状透亮像　crescent sign　288
—— の反応　67
軟骨下骨折　crescent sign　604
軟骨芽細胞　chondroblast　21
軟骨芽細胞腫　chondroblastoma　163, 348
軟骨芽細胞周囲の輪状石灰化　chicken-wire calcification　349
軟骨芽細胞(軟骨形成)型　chondroblastic type　353
軟骨基質　cartilage matrix　52
—— の破壊　62
軟骨結合　synchondrosis　48
軟骨再生　74
軟骨細胞　chondrocyte　21, **50**, 69
—— のアポトーシス　63
軟骨細胞外マトリックス　69
軟骨腫　chondroma　106, 345
軟骨終板，椎間板の　cartilage end-plate　59
軟骨性寛骨臼線　cartilage roof line　600
軟骨性腫瘍　341
軟骨石灰化症　chondrocalcinosis　274
軟骨単位　chondron　52
軟骨低形成症　292, 295
軟骨低発生症　297
軟骨内骨化　en[do]chondral ossification　21, 42, 56, 293
—— の調節因子　21
軟骨肉腫　chondrosarcoma　107, 164, 338, **356**, 366, 530, 573, 624
軟骨粘液線維腫　chondromyxoid fibroma　349
軟骨破壊　242
軟骨片の剥離　206
軟骨帽　cartilage cap　344
軟骨膜　perichondrium　21
軟骨無形成症　achondroplasia　293, **295**, 557
軟骨無発生症2型　297
軟骨・毛髪低形成症　292, 298
軟骨溶解，大腿骨頭の　chondrolysis　609
軟性　soft　179
軟性仮骨　soft callus　42
軟性肩装具　914
軟性墜下性歩行　588, 597
軟部腫瘍　soft tissue tumor　370, 371
——, 股関節の　624
—— における染色体異常・遺伝子異常　379
—— の診断　373
—— の治療　379
—— の定義，分類，疫学　371
—— の免疫染色　379
軟部組織
—— の感染症　220
—— の石灰化陰影　137
—— の変化　136
軟部組織解離術　690

軟部組織感染症　soft tissue infection　221

軟部組織制動術　702
軟部組織損傷　711, 745, 763
軟部肉腫　371
――の転移　380
――の予後　380
軟膜　pia mater　502
難聴　321

に

ニア(Neer)の手技　438
ニア(Neer)分類　763
ニースト(Kniest)骨異形成症　297
ニッケルアレルギー　159
ニッスル小体　Nissl bodies　80
ニルシュ法　459
ニンヒドリン法　862
二関節筋　584
二次海綿骨　secondary spongiosa　10
二次骨化核(中心)　ring apophysis, secondary ossification center　8, 133, 556
――の出現時期と癒合時期(出現時期/癒合時期)　134
二次骨折治癒　secondary fracture healing　718
二次骨癒合　secondary bone healing　40
二次性股関節症　612
二次性骨盤輪不安定症　627
二次性サルコペニア　922
二次性障害, 脳血管疾患　399
二次性創閉鎖　secondary closure　806
二次性(続発性)変形性関節症　secondary osteoarthritis　62, 268
二次性変形性股関節症　793
二次痛　slow pain　86
二重造影　144
二重底　613
二重ベアリング型人工骨頭　636
二相性　biphasic　391
二点識別覚　two-point discrimination (2PD, TPD)　126, 473
二頭筋枝　866
二分膝蓋骨　patella bipartita　653
二分靱帯, 足の　680
二分脊椎(脊椎披裂)　spina bifida　116, 534
日本骨代謝学会骨粗鬆症患者QOL評価質問表(JOQOL)　324, 905
日本語版mHAQ質問表　903
日本整形外科学会治療成績判定基準(JOA score)　909
日本整形外科学会腰痛疾患評価質問表　Japan orthopedic association back pain evaluation questionnaire(JOABPEQ)　905
握り　grasp　462
肉芽組織　750
肉腫における遺伝子診断　360
肉ばなれ　muscle strain　750, 876
日常生活活動(動作)　activities of daily living(ADL)　98, 113, 902

日常生活活動訓練　ADL exercise　182, 913
日常生活関連活動　activities parallel to daily living(APDL)　902, 904
日常生活指導　914
日常生活自立度(認知症度)判定基準　904
日常生活自立度(寝たきり度)判定基準　904
乳癌骨転移　714
乳癌多発性骨転移症例に対する髄内定固定　369
乳癌の骨転移　368
乳児型線維肉腫　infantile fibrosarcoma　386
乳幼児期特発性側弯症　infantile idiopathic scoliosis　537
尿検査　149
尿細管性アシドーシス　renal tubular acidosis(RTA)　33, 328, 329
尿酸　152
尿酸結晶　155
尿崩症　351
任意断面表示　multiplanar reconstruction(MPR)　475
認知　recognition　124
認知機能　906
認定遺伝カウンセラー　308

ぬ・ね

ヌーナン症候群　Noonan syndrome　528
ネオビタカイン　175
ネグレクト　829
ネコによる咬創　747
ネコひっかき病　cat scratch disease　226
ねじ込み運動　screw-home movement　640
寝たきり　904
寝違え　101
熱感　local heat　221, 722
熱傷　burn　116, 479
――の分類　480
年齢別リハビリテーション　398
捻挫　sprain　711, 712, 754
――, 足の　110
――, 膝の　108
捻転骨折　torsion fracture　716
粘液型脂肪肉腫　388
粘液線維肉腫　myxofibrosarcoma　386
粘液乳頭状上衣腫　576
粘液嚢胞　494
粘膜剥離子　191

の

ノイロトロピン　175
ノーマンズランド　no man's land　482
ノルアドレナリン　862
ノルアドレナリン前駆体　404
ノンカノニカル経路　23
ノンヘリカルスキャン　144
能動義手　body-powered upper-limb prosthesis　924

脳血管疾患　cerebrovascular disease (CVD)　398
脳血管障害の頭部画像　400
脳梗塞　398
脳室周囲白質軟化症　396
脳出血　398
脳深部刺激療法　404
脳性麻痺　cerebral palsy(CP)　396
――による異常歩行　112
――の分類　397
脳脊髄液　cerebrospinal fluid(CSF)　502
脳脊髄液検査　155
脳底くも膜炎　527
脳ヘルニア　723
濃化異骨症　pycnodysostosis　36, 292
膿疱症　pustulosis　264
膿疱症性関節骨炎　pustulotic arthro-osteitis(PAO)　529, 567
膿瘍　374
嚢胞性二分脊椎　spina bifida cystica　535

は

ハーネス　924
ハイスピードバー　191
ハイドロキシアパタイト　hydroxyapatite (HA)　45, 52, 146, 200, 239, 275, 342
ハイドロキシアパタイト結晶　hydroxyapatite crystal　20
ハイドロキシアパタイトブロック　239
ハイドロコロイド　748
ハウシップ窩　Howship's lacnae　16
ハグルンド病　Haglund disease　705
ハバース管　haversian(osteonal)canal　9
ハバース系　haversian system　9
ハプトグロビン　149
ハムストリングス(大腿部膝屈筋)　hamstrings　584, 642
ハリソン溝　Harrison groue　329
ハングマン骨折　hangman fracture　845
ハンド-シュラー-クリスチャン病　Hand-Schüller-Christian disease　351
ハンマー(槌)　190
ハンマートウ　hammer toe　683, 697
ハンモック様構造　484
バージャー病(ビュルガー病)　Buerger disease　284, 493, 703
バーテル指数　Barthel index(BI)　902
バートン(Barton)牽引　177
バートン骨折　Barton fracture　773, 775
バーナー症候群　burner syndrome　877
バーローテスト　Barlow test　596
バイオメカニクス　639
バイクの転倒事故　104
バイタルサイン　vital sign　721
バウマン(Baumann)角　820
バクロフェン　173
バクロフェン髄腔内投与　398
バストバンド　177, 783, 784
バセドウ病　Basedow disease　332
バゼドキシフェン　326
バットレスプレート　buttress plate　728, 801

バトソン静脈叢　Batson plexus　232, 568
バニオン　bunion　111, 280, 696
バニリルマンデル酸　vanillylmandelic acid（VMA）　151, 367
パネルの内在筋テスト　474
バビンスキー反射　Babinski reflex　128, 402, 506, 516, 549
バランス訓練　balance training　182, 184, 912
バランス反応　397
バランス膀胱　839
バリアフリー　919
バレー-リエウ症候群　Barré-Liéou syndrome　505, 848
バンカート損傷　Bankart lesion　435
バンコマイシン　vancomycin（VCM）　173, 204
バンコマイシン耐性黄色ブドウ球菌感染症　222
バンコマイシン耐性腸球菌感染症　222
パーキンス（Perkins）線　597
パーキンソン病　Parkinson disease　403
パーキンソン歩行　parkinsonian gait　902
パーツ組立，義肢の　926
パヴリック（Pavlik）法　599
パケット　packet　10
パゾパニブ　pazopanib　174
パチーニ小体　Pacini corpuscle　85, 86
パッチテスト　159
パトリックテスト　Patrick test　262, 592
パパベリン塩酸塩　754
パミドロネート　pamidronate　174
パラテノン　paratenon　704
パラフィン浴　910
パラリンピック　Paralympic Games　889
パロー（Parrot）偽性麻痺　238
パワードプラ法　power Doppler 法　648
── による滑膜炎の評価　250
パンコースト（Pancoast）腫瘍　516
パンヌス　pannus　66, 242
パンプス瘤　pump bump　705
はさみ脚歩行　scissors gait　506, 698, 902
ばね靱帯，足の　680
ばね指　snapping finger　106, 486, 487
ばね様固定　713
把握テスト　705
把握反射　397
把持装具　915
波状縁　ruffled border　15
破壊，先天異常の　disruption　307
破壊性脊椎関節症　destructive spondyloarthropathy（DSA）　103, 331, 525
破格神経支配　anomalous innervation　858
破骨細胞　nosteoclast, osteoclast　10, 15
── の分化機構　26
破骨細胞分化［誘導］因子　receptor activator of NF-κB ligand（RANKL）　26, 242
破傷風　tetanus　222, 224
破傷風トキソイド　225

破軟骨細胞　chondroclast　10
破裂骨折，胸腰椎の　burst fracture　849
葉巻状の核　389
跛行　limp　114, 588, 750, **901**
馬蹄状膿瘍　horseshoe abscess　226
馬尾　cauda equina　81, 502, 532
馬尾型　cauda equina involvement　559
馬尾腫瘍　cauda equina tumor　102, 574, 575
── の手術　579
馬尾症候群　cauda equina syndrome　551
馬尾性間欠跛行　558
馬尾損傷　835
灰色交通枝　546
灰白質　gray matter　81, 503
杯状変化，くる病の　cupping　330
肺血栓塞栓症　pulmonary thromboembolism（PTE）　152, 285, 737
肺小細胞癌の脊椎 L1 転移　342
肺性肥厚性骨関節症　hypertrophic pulmonary osteoarthropathy　280
肺塞栓症　pulmonary embolism　109, 669
背屈筋，足の　681
背屈制限装具　751
背側　463
背側亜脱臼　487
背側骨間筋萎縮　858
背側コンパートメント　756
背側偏位　dorsal tilt　775
背［部］痛　103
排尿障害　103
──，脊髄損傷による　839
排便筋麻痺　840
廃用症候群の予防改善　913
廃用性萎縮　disuse atrophy　115
廃用性骨萎縮　disuse bone atrophy／Sudeck atrophy　33
── による骨折　112
梅毒　238
──，骨関節の　syphilis of bone and joint　238
梅毒性骨炎による骨折　112
梅毒トレポネーマ感作赤血球凝集試験（TPHA）　238
培養軟骨移植法　652
白筋　white muscle　77
白交通枝　546
白質　white matter　81
白鳥のくび変形　swan-neck deformity　245, 472, 486
白鳥のくび変形用，指装具　915
白糖軟膏　749
剥離子　191
走り高跳び　891
橋渡し仮骨　bridging callus　42
白血球数減少　246
白血球分類　149
白血病　118
発育性股関節形成不全　developmental dysplasia of the hip（DDH）　2, 107, 590, **595**, 916
── による異常歩行　112

── の単純 X 線像　598
発育性脊柱管狭窄　developmental canal stenosis　508, 517, 842
発汗異常　405
発汗機能検査　862
発症様式　97
発生起源不明腫瘍　tumours of uncertain differentiation　393, 394
薄筋　590, 641, 643
薄筋皮弁　212, 213
鳩胸　pectus carinatum, pigeon chest／breast　280
花むしろ模様　storiform pattern　387
針筋電図　859
針刺入時　859
針生検術　needle biopsy　158
──，軟部腫瘍の　376
反射　reflex　127
反射性交感神経性ジストロフィー　reflex sympathetic dystrophy（RSD）　105, 106, 494
反対牽引　countertraction　176
反張膝　646
── による異常歩行　112
反転型人工肩関節置換術　441
反応性関節炎　reactive arthritis（ReA）　261, 567
反復性肩関節脱臼　recurrent dislocation of the shoulder　104, 435
反復性膝蓋骨脱臼　645
反復性脱臼　435, 713, 763
反復性鈍的外傷による血行障害　493
半月［板］　meniscus　49, **58**, 642
── の構造　641
半月横断裂　656
半月形成術　657
半月切除術　205
半月損傷　142, 644, 654, 804
──，膝の　108
半月大腿靱帯　meniscofemoral ligament　642
半月板変性断裂　143
半月縫合　655
半腱様筋　semitendinosus　584, 641〜643, 659
半硬性　semi-rigid　179
半側空間無視　399
半側骨盤義足　hemipelvectomy prosthesis　923
半椎　hemivertebra　533
半膜様筋　semimembranosus　584, 641〜643
斑紋状石灰化像　358
搬送
──，災害時の　transportation　744
──，脊髄損傷の　841
瘢痕　scar　116
絆創膏牽引　176

ひ

ヒアルロン酸　hyaluronic acid　55, 61
ヒアルロン酸製剤　667
ヒップ・スクリュー　342

ヒト T 細胞白血病ウイルス(HTLV-I) 242

ヒト咬傷 480

ヒト白血球抗原 human leucocyte antigen(HLA) 242

ヒト免疫不全ウイルス human immunodeficiency virus(HIV) 564

ヒポクラテス法 Hippocrates 法 762

ヒラメ筋 soleus muscle 643, 681

ヒルゲンライナー(Hilgenreiner)線 597

ヒル-サックス(Hill-Sachs)損傷 762

ビーズ状肋骨 301

ビスフォスフォネート bisphosphonate (BP) 301, **327**, 570, 798

ビタミン
── によるカルシウム代謝制御 26
── によるリン代謝制御 28

ビタミン B$_{12}$ 457

ビタミン B$_{12}$ 製剤 173

ビタミン D vitamin D 21, 27, 29

ビタミン D 依存性くる病・骨軟化症 vitamin D dependent rickets／osteomalacia(VDDR-1, 2) 328

ビタミン D 過剰症 162

ビタミン D 欠乏 329

ビタミン D 欠乏性くる病・骨軟化症 vitamin D deficiency rickets／osteomalacia 327, 328

ビタミン D 作用不全 327, 328

ビタミン D 中毒 152, 332

ビタミン D 抵抗性くる病・骨軟化症(低リン血症性くる病・骨軟化症, X 連鎖性低リン血症性くる病・骨軟化症) vitamin D resistant rickets／osteomalacia (hypophosphatemic rickets／osteomalacia, X-linked hypophosphatemic rickets／osteomalacia) 328

ビタミン D 不足 324, 331

ビタミン K$_2$ 薬 326

ビタミン K 不足 324

ビブリオ壊死性筋膜炎 221, 223

ビュングナー(Büngner)帯 870

ビンクリスチン VCR 177

ピアノキーサイン piano key sign 763

ピラジナミド PZA 566

ピリジノリン(PYD) 150

ピリジノリン架橋 17

ピロリン酸カルシウム二水化物 calcium pyrophosphate dihydrate(CPPD) 155, 274, 669

ピロン骨折 pilon fracture 731, 807

ピンチ計 pinch meter 122

ピンニング 719, 778

びまん型色素性絨毛結節性滑膜炎 673

びまん性特発性骨増殖症 diffuse idiopathic skeletal hyperostosis(DISH) 521, **522**, 842, 852

びらん erosion 247, 627

びらんスコア 249

引き抜き切断 avulsion amputation 209

引き寄せ鋼線締結法 tension band wiring **726**, 766, 767, 802, 821

日和見感染 153, 221

皮下骨折 closed fracture 717, 722

皮下膝蓋下包 676

皮下前方移行法 457

皮下断裂 480

皮質骨 cortical bone 8, 9
── の陰影 134
── の海綿骨化 10

皮質骨移植 44

皮質骨スクリュー cortical bone screw 727

皮疹 115

皮線 463
──, 手の 462

皮膚
── の萎縮性瘢痕 311
── の異常 115
── の過伸展 311
── の手術 194
── の処置 748
── のランドマーク 590

皮膚壊死 283

皮膚温 117, 283

皮膚温測定 284

皮膚潰瘍 283

皮膚癌 116

皮膚感覚 cutaneous sensation 861

皮膚感覚帯 dermatome 125, 506

皮膚筋炎 410

皮膚形成術 757

皮膚欠損 748

皮膚欠損創 skin defect 746

皮膚性拘縮 484

皮膚損傷 skin injury 746

皮弁移植 732, 734

皮弁の分類 215

肥厚, 骨膜の thickening 135

肥大軟骨細胞 hypertrophic chondrocyte 21

非オピオイド鎮痛薬 171

非外傷性関節血症, 膝の 673

非外傷性不安定症 434

非グラ化オステオカルシン(ucOC) 324

非クロストリジウム菌 153

非クロストリジウム性ガス壊疽 221, 223

非結核性抗酸菌症 non-tuberculous mycobacteriosis infection 153, 237

非構築性側弯 552

非交通性脊髄空洞症 non-communicating syringomyelia 527

非骨化性線維腫 nonossifying fibroma 141, 163, 342, **348**

非骨傷性頚髄損傷 842

非骨傷性脊髄損傷 831, 841

非ステロイド性抗炎症薬 nonsteroidal anti-inflammatory drugs(NSAIDs) 88, 171, **255**, 440, 529, 739

非選択的抗炎症薬 667

非損傷手技 atraumatic technique 863

非対称性緊張性頚反射 asymmetrical tonic neck reflex(ATNR) 397

非定型骨折 327, 720

非定型大腿骨骨折 atypical femoral fracture(AFF) 798
── の定義 799

非特異的腰痛 549

疲労骨折 stress fracture, fatigue fracture 109, 561, 687, 714, **881**

被虐待児症候群 battered child syndrome 829

被膜 retinacula 583

被膜下血管 retinacular vessels 583, 585

腓骨 fibula 646, 680

腓骨移植 213

腓骨外果骨折 728

腓骨筋 661

腓骨筋痙性扁平足 peroneal spastic flatfoot 694

腓骨筋腱脱臼 dislocation of peroneal tendon 702

腓骨神経 682

腓骨頭 fibular head 643, 646

腓骨動脈 682

腓骨皮弁 212

腓骨疲労骨折 882

腓骨列形成不全症 693

腓腹筋 gastrocnemius muscle 641〜643, 681 797

腓腹筋外側頭 641, 661

腓腹神経 sural nerve 682

尾骨 coccyx 499

尾骨神経 coccygeal nerve(Co) 81

微小血管外科 microvascular surgery 207

微小骨折 microfracture 67

微小神経外科 microneural surgery 207

微小剥離 microdissection 207

微生物検査 151

膝(ひざ) → 膝(しつ)も見よ

膝
── の筋肉 642
── の腫瘍性疾患 675
── の診察・検査 643
── のスポーツ障害 885
── の脆弱性骨折 insufficiency fracture of the knee 670
── の疼痛 645
── の特発性骨壊死 idiopathic osteonecrosis of the knee 669

膝関節 knee joint 638
── に生じる変形, リウマチによる 245
── の運動 640
── の支持組織 641
── の疾患 650

膝関節圧痛部位 645

膝関節液貯留の診察法 119

膝関節後外方の支持組織 641

膝関節骨軟骨骨折 osteochondral fracture of the knee 803

膝関節コンポーネント 203

膝関節症 664

膝関節障害, 発育期の 650

膝関節脱臼 300, 754, 802

膝関節特発性骨壊死 290

膝関節内側部痛　551
膝関節部
　── の骨折と脱臼　799
　── のスポーツ外傷　880
　── の疼痛　108
膝関節部（大腿骨内側顆）壊死　289
膝関節離断　199
膝関節離断性骨軟骨炎　288
膝義足　knee disarticulation prosthesis
　　923
膝屈曲角度の測定　123
膝疾患治療成績判定基準　909
膝周囲の関節包・滑液包の異常　675
膝装具　knee orthosis（KO）　180, 916
膝継手　knee joint　926, 929
肘（ひじ）　→肘（ちゅう）も見よ
肘
　── の痛みと変形　105
　── の屈曲拘縮　296
　── の屈筋　449
　── の伸筋　449
　── の超音波検査所見　449
肘関節　elbow joint　446
　── の運動にかかわる筋　449
　── の骨性構造　446
　── の疾患　451
　── の靱帯　448
　── のスポーツ障害　884
　── の先天異常　461
　── の単純 X 線像　447
　── のバイオメカニクス　448
肘関節後方脱臼　770
　── の徒手整復法　771
肘関節脱臼　281
肘関節脱臼骨折　460
肘関節部の骨折と脱臼　767
肘関節遊離体　105, 459
肘関節用軟性装具　914
肘関節離断　elbow disarticulation　199
肘関節離断性骨軟骨炎　288
肘義手　elbow disarticulation prosthesis
　　923
肘機能評価法　909
肘装具　914
肘継手　elbow joint　926
羊飼いの杖変形　shepherd's crook
　deformity　163, 350
表在感覚　superficial sensation　125
表在性高悪性度骨肉腫　high grade
　surface osteosarcoma　352
表在性骨肉腫　surface osteosarcoma
　　352, 355
表在性皮膚反射　128
表在反射　superficial reflex　127
表情筋痙攣　225
表情尺度　face scale（FS）　905
表皮ブドウ球菌（MSSE, MRSE）
　　153, 239
表面温熱　910
表面筋電図　859
標的関節　target joint　704
標的リモデリング　targeted remodeling
　　14

癜疽　106, 490
病態失認　399
病態生理学的疼痛　pathophysiological
　pain　84
病的骨折　pathological fracture
　　112, 672, 714
病的脊椎すべり症　pathological
　spondylolisthesis　562
病的単純 X 線像　134
病的反射　pathologic reflex　128
病理診断，軟部腫瘍の　378
病理組織診断　158
平山病　521
貧血　246

ふ

ファーラー肢位　177
ファベラ　fabella　**639**, 641, 643, 646
ファベラ腓骨靱帯　641
ファンコーニ症候群　Fanconi syndrome
　　33, 328, 329
フィラデルフィア（Philadelphia）型装具
　　511
フィンケルシュタイン徴候　486
フーシェ（Foucher）法　779
フェイススケール　faces pain scale（FPS）
　　88, 98
フェイルン（ファーレン）テスト　Phalen
　test　491
フェスピック　FESPIC Games　892
フェノバルビタール　329
フェルティ（Felty）症候群　246
フォアハンドテニス肘　885
フォームカバー外装　926
フォスファターゼ　152
フォスフォクレアチン　→ クレアチンリ
　ン酸をみよ　78
フォルクマン管　Volkmann canal　9
フォルクマン拘縮　Volkmann
　contracture　**484**, 738, 755, 770, 820
フォルクマン症候群　485
フォレスティエ病　Forestier disease
　　263
フォンダパリヌクス　669
フォンヒッペル-リンダウ病　von Hippel-
　Lindau disease　577
フォンレックリングハウゼン病　von
　Recklinghausen disease
　　310, 498, 575, 692
フクチン　fukutin　413
フック　201
フットケア　703
フットボーラーズアンクル　footballer's
　ankle　887
フライクマン（Frykman）分類　774
フライバーグ病　Freiberg disease
　　287, 701
フランケル（Frankel）分類　834
フリーマン-シェルドン症候群　Freeman
　-Sheldon syndrome　311
フルオロキノロン系抗菌薬　240
フレイド（編み糸）　193
フレイル　414

フロッピーインファント　floppy infant
　　397, 403
フロマン徴候　Froment sign
　　124, 456, 473
ブースティング　boosting　893
ブーツトップ骨折　boot top fracture
　　880
ブシャール結節　Bouchard node　488
ブシラミン　bucillamine　255
ブニナ小体　Bunina body　401
ブラウン-セカール症候群　Brown-
　Séquard syndrome　507, 837
ブラガードテスト　Bragard test　548
ブラッシング，創の　747
ブラント病　Blount disease　287, 650
ブリッジングプレート　bridging plate
　　728
ブルンストロームの回復ステージ
　Brunnstrom recovery stage　399
ブローディ膿瘍　Brodie abscess　231
ブロック療法　555
プライザー病　Preiser disease　491
プラトー骨折　804
プルヴィナール　584
プレート　plate　727
プレート固定法　719, 767
プレガバリン　173
プローブ　205
プロカルシトニン　149
プロゲステロン　871
プロスタグランジン製剤　561
プロスタンディン軟膏　749
プロテオグリカン　proteoglycan
　　55, 61, 545
プロトンポンプ阻害薬　667
プロビタミン D　27
ぶどう膜炎関連関節炎　261, 567
不安定肩　430
不安定型骨折　854
不安定股　595
不安定性　instability　508
不完全強直　120
不完全骨折　incomplete fracture
　　711, 715
不顕性骨折　occult fracture　715, 793
不正行為　893
不全断裂　439
　──，筋の　750
不全麻痺　834
不定形の骨，形態分類上の　irregular
　bone　8
不適切切除　unplanned excision　373
不動関節　synarthrodial joint　48
不撓性　stiffness　235
不良肢位強直による異常歩行　112
付着部炎　261
浮腫　283
浮遊肘　floating elbow　766
腐骨　sequester, sequestrum　228, 230
腐骨摘出術　sequestrectomy　230
腐食　corrosion　158
部分尺骨神経移行術　865
部分断裂　439

封入体筋炎　inclusion body myositis（IBM）　410
風棘　106
風疹性関節炎　rubella arthritis　115
伏在神経　saphenous nerve　641, 682
副甲状腺（上皮小体）機能亢進症　162, 332
——による骨折　112
副甲状腺（上皮小体）疾患　151
副甲状腺ホルモン　PTH　21, 26, **29**, 332
副甲状腺ホルモン関連蛋白　parathyroid hormone-related protein（PTHrP）　21
副甲状腺ホルモン薬　326
副子　179, 725
副神経　426
——の走行　869
副神経損傷　869
副腎皮質ステロイド　glucocorticoids　174, **256**, 321, 438, 479, 667, 671
——の長期連用による骨折　112
副腎皮質ステロイド療法　579
副木固定　712
福山型先天性筋ジストロフィー　Fukuyama-type congenital muscular dystrophy（FCMD）　411, 413
腹腔内出血　730
腹壁反射　127, 128
複合感覚　combined sensation　126
複合靱帯損傷　661
複合性局所疼痛症候群　complex regional pain syndrome（CRPS）　85, 494, 739, **775**
複合性局所疼痛症候群Ⅰ型　complex regional pain syndrome（CRPS）type Ⅰ　106, 135
複雑骨折　compound fracture　717
物理療法　physical therapy, physiotherapy　182, 910
物理療法器　183
太く短い指　315
舟底足　rocker-bottom foot　689
吹雪様陰影　snow storm shadow　737
粉砕骨折　comminuted fracture　717, 815
分散脱臼　770
分節異常　failure of segmentation　533
分節期　fragmentation stage　605
分節骨折　flail segment　782
分娩骨折　818, 826
分娩麻痺　birth palsy　104, 866
分回し歩行　circumduction gait　902
分離骨，ヒト新生児，成人の　8
分離授動術　461
分離すべり症　102
分裂膝蓋骨　patella partita　653
分裂種子骨　699

へ

ヘイローベスト　halo vest　511, 840
ヘイローベスト固定　853
ヘバーデン結節　Heberden tubercle　270, 464
ヘマトキシリン・エオジン染色（HE 染色）　158

ヘモクロマトーシス　hemochromatosis　279, 333
ヘモジデローシス　hemosiderosis　279
ヘリオトロープ疹　410
ヘリカルスキャン　144
ヘルニア腫瘤　550
ヘルニア摘出術　herniotomy　195
ヘルニアの形態　550
ヘルニア門　145
ヘンケ（Henke）軸　680
ベイカー嚢胞　Baker cyst　280, 676
ベーラー（Böhler）角　813
ベッカー筋ジストロフィー　Becker muscular dystrophy（BMD）　411
ベックウィズ-ウィードマン症候群　Beckwith-Wiedemann syndrome　315
ベネット骨折　Bennett fracture　779
ベネット損傷　Bennett lesion　444
ベンス-ジョーンズ蛋白　Bence Jones protein　151, 365, 568
ベンゾジアゼピン系　173
ペディクルサブトラクション骨切り術　pedicle subtraction osteotomy（PSO）　542
ペニシリンG　224
ペニシリン系抗菌薬　223
ペルテス病　Perthes disease, Legg-Calvé-Perthes disease（LCPD）　107, 108, 181, 603, 610
ペルテス病用装具　916
ペルテス（Perthes）様変形　600
ペンバートン（Pemberton）手術　602
へら状母指　300
平滑筋組織由来腫瘍　371
平滑筋肉腫　leiomyosarcoma　165, 388
平面関節　plane joint　48
閉鎖孔　obturator foramen　584, 593
閉鎖孔脱臼　791
閉鎖式灌流法　226, 490
閉鎖式楔状骨切り術　closing wedge osteotomy　668
閉鎖式髄内釘固定法　closed intramedullary nailing　728, 766
閉鎖神経　obturator nerve　585
閉鎖性筋・腱損傷　750
閉鎖性脊髄髄膜瘤　535
閉鎖性損傷　746
——，末梢神経の　858
閉鎖動脈　585
閉塞性血栓血管炎（Buerger 病）　thromboangiitis obliterans（TAO）　111, 284
閉塞性動脈硬化症　arteriosclerosis obliterans（ASO）　111, 182, 198, **285**, 547, 703, 931
米国リウマチ学会　American College of Rheumatology（ACR）　251
片側化骨延長法　hemicallotesis　668
片側骨盤離断　hemipelvectomy, hindquarter amputation　199
片側四肢の肥大　314
片麻痺　hemiplegia　397, 399
片麻痺歩行　hemiplegic gait　902

辺縁切除　marginal resection　570
辺縁造影効果　rim enhancement　566
辺縁不整，くる病の　flaring　330
変換運動困難　diadochokinesis　405
変形　deformity　114
——，関節の　deformity　269
——，先天異常の　deformation　307
変形性肩関節症　270
変形性関節症　osteoarthritis, osteoarthrosis（OA）　37, 62, 161, **268**, 309, 486, 739
——，足の　110
——，手の　487
——，肘の　456
——における滑膜炎　66
——における関節軟骨　65
——における軟骨破壊　63
——の鑑別診断　273
——の疾患感受性遺伝子　271
——の主要病変部位　271
——の評価尺度　906
変形性頚椎症　101
変形性肩鎖関節症　760
変形性股関節症　osteoarthritis of the hip　107, 204, 270, 610, **612**, 789
変形性骨炎　→ 骨パジェット病を見よ　334
変形性脊椎症　spondylosis deformans　102, 546, 556
変形性足関節症　osteoarthritis of the ankle　685, 695
変形性手関節症　105, 489
変形性膝関節症　gonarthrosis　108, 136, 142, 202, 268, 270, 645, **664**, 916
——の保存療法　667
変形性膝関節用軟性装具　917
変形性肘関節症　osteoarthritis of the elbow　105, 270, **455**
変形癒合　malunion　719, 738, 821
変性すべり症　558
変性脊柱管狭窄　557
変性脊椎すべり症　degenerative spondylolisthesis　102, 563
変性側弯症　degenerative scoliosis　538
変容性骨異形成症　295
扁平距骨滑車　flat top talus　689
扁平骨　flat bone　8
扁平三角状変形　703
扁平足　pes planus, flat foot　109, 111, 684, 690, 694
扁平椎　platyspondyly　294
扁平内反股　602
胼胝（たこ）　111, 683, 696

ほ

ホーキンス（Hawkins）の手技　438
ホーキンス（Hawkins）分類　811
ホーマンズ徴候　Homans sign　283, 285, 737
ホーン-ヤールの分類　Hoehn-Yahr scale　404
ホットパック　hot pack　182, 910

ホフマン反射　Hoffmann reflex
　　128, 506, 515
ホモゲンチジン酸　278
ホモシスチン尿症　homocystinuria
　　309, 529
ホルト-オラム症候群　Holt-Oram
　　syndrome　314
ホルネル徴候　Horner sign　867
ホルネルの3徴　Horner の3徴　506
ホルモン
　── によるカルシウム代謝制御　26
　── によるリン代謝制御　28
ボクサー骨折　boxer's fracture
　　98, 779, 878
ボクサーズナックル　boxer's knuckle
　　878
ボストン（Boston）装具　540
ボタン穴変形　buttonhole deformity
　　106, 245, 472, 486, 487
ボタンホール変形用，指装具　915
ボッチャ　Boccia　890
ボツリヌストキソイド　698
ボツリヌス毒素注射　185, 398
ボンベリの骨棘分類　Bombelli の骨棘分
　　類　614
ポーランド症候群　Poland syndrome
　　314
ポジトロン断層撮影法　positron emission
　　tomography（PET）　342, 509
ポット骨折　Pott fracture　807
ポット（Pott）の3徴候　235
ポット（Pott）麻痺　565
ポップコーン状石灰化像　358
ポパイ徴候　Popeye sign　443
ポビドンヨード　154, 188, 749
ポリウレタンフィルム　748
ポリウレタンフォーム　748
ポリエチレン摩耗粉　634
ポリグリコール酸　polyglycolic acid
　　（PGA）　865, 871
ポリビニルアルコール　871
ポリメラーゼ連鎖反応法　154
ポリモーダル受容器　polymodal receptor
　　85
ポンセティ（Ponseti）法　689
歩行　901
歩行開始の障害　902
歩行器　918
歩行ギプス　walking cast　179
歩行訓練　913
歩行時に股関節に生じる力　587
歩行補助具　918
歩容　gait　114
　── の異常　588
　── の観察　644, 683
保健機能食品　175
保護プレート　728
保存療法　conservative therapy
　　170, 731
補高装具　917
補助縫合　482
母指 CM 関節症　270, 488
母指 CM 関節症用，装具　915

母指 CM 関節変形性関節症　106
母指 MP 関節尺側側副靱帯損傷（スキーヤ
　　ー母指）　skier's thumb　879
母趾外転筋　682
母指球　463
母指球筋　465, 466
母指球皮線　463
母指形成不全　314
母指指節間（IP）関節　464
母趾種子骨障害　hallux sesamoid
　　disorder　698
母指切断　210
母指対立筋　opponens pollicis（OP）
　　466, 470
母指対立再建術　866
母指多指症　495
母指内転筋　adductor pollicis（ADP）
　　466, 470
母指変形　thumb deformity　245
方形回内筋　450
包括的 QOL 評価尺度　905
包帯　177
放散痛　radiating pain　97
放射性同位体シンチグラフィー　RI
　　scintigraphy　146
放射線照射後大腿骨頭壊死症　618
放射線照射による骨壊死　290
放射線脊髄症　radiation myelopathy
　　103, 570, 579
放射線被曝　133, 194
放射線療法　354
　──，骨腫瘍の　343
泡沫状陰影　163
胞巣型，横紋筋肉腫　alveolar
　　rhabdomyosarcoma　389
胞巣状軟部肉腫　alveolar soft part
　　sarcoma（ASPS）　376, 393
蜂巣炎（蜂窩織炎）　221, 246, 408
縫工筋　sartorius muscle
　　584, 590, 594, 641, 880
縫合糸　suture　193
紡錘形細胞脂肪腫　spindle cell lipoma
　　381
紡錘形細胞肉腫　386
紡錘状腫脹　243
傍関節性骨粗鬆症　247
傍肩甲皮弁　212
傍骨性骨肉腫　parosteal osteosarcoma
　　352, 355
傍脊柱静脈叢　568
傍脊柱膿瘍　paravertebral abscess　236
膀胱　bladder　594
膀胱直腸障害　405, 547, 837
膨隆骨折　buckle fracture　715
膨隆サイン　bulging sign　119
細長い上肢　309
発赤　221
本義肢（本義手，本義足）　permanent
　　prosthesis　924

ま

マーチン-グルーバー吻合　Martin-
　　Gruber anastomosis　858

マイクロサージャリー　microsurgery
　　207, 732, 748
　── の術後管理　211
　── を用いた再建術　212
マイクロサージャリー器具　208
マイクロドリル　191
マイクロ波　910
マイスナー小体　Meissner corpuscle　86
マイヤーズ-マキーバー（Meyers-
　　McKeever）の分類　827
マイヤーディング（Meyerding）分類　562
マクージック（McKusick）型，骨幹端異形
　　成症　298
マクドナルド（McDonald）の診断基準
　　406
マクマレーテスト　McMurray test　654
マクロファージ　870
マクロファージコロニー刺激因子（M-
　　CSF）　26
マチャド-ジョセフ病　Machado-Joseph
　　disease　405
マッキューン-オルブライト症候群
　　McCune-Albright syndrome　30, 134
マトリックスメタロプロテアーゼ
　　matrix matalloproeinase（MMP）
　　16, 62, 242
マトリックスメタロプロテアーゼ-9　16
マフッチ症候群　Maffucci syndrome
　　115, 345
マルゲーニュ（Malgaigne）圧痛　117, 722
マルゲーニュ骨折　Malgaigne fracture
　　785
マルダー徴候　Mulder sign　686
マルチスライススキャン　144
マルファン症候群　Marfan syndrome
　　120, 308, 528, 537
マン（Mann）法　697
巻き上げ機構　windlass mechanism　679
巻き趾　curly toe　691
麻酔法の選択　186
麻痺性イレウス　840
麻痺性骨萎縮による骨折　112
麻痺性足部変形による異常歩行　112
麻痺性内反足　110
麻痺性歩行　paralytic gait　644
麻痺足　698
麻薬　569
摩擦係数，関節の　56
摩擦性神経炎　friction neuritis　699
膜性骨化　intramembranous ossification
　　21, 293
末期股関節症　615
末梢型軟骨肉腫　357
末梢循環障害　198
末梢神経　peripheral nereve　81, 867
　── の手術　195
末梢神経系　peripheral nervous system
　　（PNS）　80
末梢神経障害　peripheral neuropathy
　　406
　── をきたす疾患　405
末梢神経組織由来腫瘍　371

末梢神経損傷　712, 856
　――の再生医療　870
　――の治療　862
末梢神経損傷後の変化　870, 871
末梢神経ブロック　187
末梢神経麻痺による異常歩行　limp due
　to peripheral nerve palsy　902
末梢動脈疾患　peripheral arterial disease
　（PAD）　283
末梢の壊死率　753
末節骨　distal phalanx　465, 679
末節骨付着部断裂　879
松葉杖　919
丸のみ鉗子　191
慢性炎症性脱髄性多発根ニューロパチー
　chronic inflammatory demyelinating
　polyradiculoneuropathy（CIDP）　409
慢性関節疾患　161, 267
慢性区画症候群　755
慢性骨髄炎　chronic pyogenic
　osteomyelitis　230
慢性腎臓病　chronic kidney disease
　（CKD）　331
慢性腎不全　152, 333
慢性痛　chronic pain　85
慢性腰痛の評価尺度　905

み

ミエログラフィー（脊髄造影法）
　myelography　144
ミオグロビン尿　412
ミオシンフィラメント　myosin filament
　76
ミオトニー放電　myotonic discharge　859
ミオパシー　409
ミクリッツ（Mikulicz）線　589
ミゾリビン　256
ミッチェル（Mitchell）法　697
ミトコンドリア　14, 76
ミノサイクリン　minocycline（MINO）
　174, 240
ミノドロン酸　326
ミュンスター式ソケット　924
ミルウォーキー（Milwaukee）肩症候群
　275
ミルウォーキーブレイス　919
ミルヒ（Milch）法　762
三浪の分類　453
未分化型脊椎関節炎　undifferentiated
　spondyloarthritis（uSpA）　261, 567
未分化多形肉腫　undifferentiated
　pleomorphic sarcoma（UPS）
　165, 340, 364, **386**
見せかけ（ごまかし）運動　trick motion
　473
身の回りの動作訓練　913
脈拍　283
脈拍触知困難　pulselessness　724

む

ムコ脂質症　292
ムコ多糖症　mucopolysaccharidosis
　292〜294, 303

――の分類　304
ムチランス型　mutilating disease subset
　（MUD）　244, 522
むち打ち損傷　101
無細胞性骨　acellular bone　20
無酸素状態　anoxia　758
無髄線維　82
無腐性壊死，距骨の　701
無麻酔　714
虫食い状パターン　moth-eaten pattern
　340
虫喰い像，恥骨骨炎の　moth-eaten
　shadow　627

め

メガリン　megalin　27
メコバラミン　173
メタボリックシンドローム　metabolic
　syndrome　271
メチシリン耐性黄色ブドウ球菌
　methicillin-resistant *Staphylococcus
　aureus*（MRSA）　173, 221, 240
メチシリン耐性黄色ブドウ球菌感染症
　222
メチルプレドニゾロン　842
メディカル・レコード　medical record
　95
メトトレキサート　methotrexate（MTX）
　174, **255**, 343, 353, 487, 529, 567
メトトレキサート関連リンパ増殖性疾患
　methotrexate-associated
　lymphoproliferative disorder（MTX-
　LPD）　255
メナテトレノン　326
メリヤス筒　178
メルケル（Merkel）終盤　86
メロレオストーシス（流蝋骨症）
　melorheostosis　36, 292
メロン（Melone）分類　774
メンケベルク症候群　Mönckeberg
　syndrome　138
明細胞肉腫　clear cell sarcoma　394
明帯　clear zone　15
酩酊歩行　405
滅菌四角布　748
免疫グロブリン　152
免荷ギプス　non-weight-bearing（NWB）
　cast　179
免荷用坐骨支持式長下肢装具　917
綿花様陰影　cotton-wool appearance
　335

も

モートン病　Morton disease　686, 699
モーレイテスト　Morley test　516
モーレイ（Morrey）分類　769
モザイクプラスティー（モザイク様形成術）
　mosaicplasty　**72**, 197, 652
モジュラー式義肢　925
モノアミン酸化酵素阻害薬（MAO-B）
　404
モノフィラメント　193
モリニア症　333

モルキオ症候群　Morquio syndrome
　529, 624
モルキオ病　Morquio disease　293
モルヒネ製剤　569
モロー反射　Moro reflex　397
モンテジア骨折　Monteggia fracture
　772, 869
　――，小児の　822
モンテジア類縁損傷　Monteggia
　equivalent lesion　773
毛細管再充満時間　capillary refilling time
　283
毛細血管腫　capillary hemangioma　382
網膜剥離　298
目標達成に向けた治療　treat to target
　（T2T）　174
問診　95, 170
　――，腰痛診察の　547

や

ヤーガソンテスト　Yergason test
　443, 884
ヤング-バージェース（Young-Burgess）分
　類　784
ヤンゼン開創器　Jansen retractor　139
ヤンセン（Jansen）型，骨幹端異形成症
　298
夜間痛　night pain　**98**, 104, 346
夜尿　102
野球肩　98, 104
野球肘　baseball elbow　105, **452**, 884
野球肘外側型　453
野球指　baseball finger　879
薬剤性くる病・骨軟化症　328
薬剤耐性菌感染症　239
薬剤耐性緑膿菌感染症　222
薬物療法　drug therapy　171
　――，骨腫瘍の　343
山元法　454

ゆ

ユーイング肉腫　Ewing sarcoma
　151, 338, **359**, 530, 572, 624
ユビキチン化封入体　401
輸血　187
癒合椎　508, 534
癒着性関節包炎　adhesive capsulitis
　104, 442
有鉤骨　hamate　464
有鉤骨鉤　463
有鉤骨鉤骨折　hook of hamate fracture
　777, 878
有髄線維　82
有窓ギプス　windowed cast　178
有訴率，運動器疾患の　100
有痛弧　painful arc　429, 438
有痛性Bennett（ベネット）骨棘　884
有痛性外脛骨　111
有痛性外脛骨障害　685
有痛性回旋制限　101
有痛性強直性痙攣　painful tonic seizure
　406
有痛性腱膜瘤　696

和文索引

有痛性分裂膝蓋骨 painful patella partita 645, 653, 886
有頭骨 capitate 464, 465
遊離筋移植術 free muscle transplantation 866
遊離筋皮弁 free musculocutaneous flap 213
遊離血管柄付き骨移植 free vascularized bone graft 213
遊離血管柄付き組織移植術 212
遊離血管柄付き皮弁 215
遊離広背筋皮弁 734
遊離全層皮膚移植 748
遊離足趾移植 free toe transfer 213
遊離組織移植術 212
遊離体 loose body, free body 675
――, 肘の 459
遊離脱出椎間板 sequestrated disc 550
遊離皮弁 free flap 213
誘発電位検査装置 859
指(ゆび) → 指(し)も見よ
指 Allen テスト 474
指関節脱臼 780
指関節の関節リウマチ 487
指義手 finger amputation prosthesis, partial hand amputation prosthesis 923
指切断 199, 211, 478
指装具 915
指離れ徴候 finger escape sign(FES) 507, 516
指輪損傷 ring injury 479
趾からの移植術 214

よ

ヨード造影剤 144
ヨード澱粉法 862
ヨーロッパ脊椎関節炎研究グループの分類基準 262
ヨーロッパ・リウマチ学会 European League Against Rheumatism(EULAR) 251
羊膜破裂シークエンス amnion rupture sequence 313
陽性鋭波 positive sharp wave 859
陽性造影 144
陽性モデル 925
陽電子放出断層撮影(PET) 147
溶骨型, 転移性脊椎腫瘍 569
溶連菌感染症 150
腰神経 lumbar nerve(L) 81, 682
腰仙椎硬性装具 918
腰仙椎装具 lumbosacral orthosis 179, 918
腰仙椎軟性装具 918
腰椎 lumbar spine 499
―― の解剖 533
―― の疾患 533
―― の変形性関節症 270
腰椎後弯変形 589
腰椎前弯 552
―― の増強 296
腰椎装具 lumbar orthosis 179

腰椎損傷 848
腰椎椎間板ヘルニア lumbar disc herniation(LDH) 102, 109, 550
―― の手術法 555
腰椎疲労骨折 881, 883
腰椎不安定性 138
腰椎分離症 spondylolysis 881, 883
腰椎分離すべり症 201
腰椎変性疾患 545
腰椎変性すべり症 563
腰椎変性の進展 545
腰痛 low back pain 102, 545
―― の原因 547
―― の発現機序 545
腰痛症 98, 102
腰痛症患者機能評価質問表 Japan low back pain evaluation questionnaire (JLEQ) 905
腰痛治療成績判定基準 909
腰部交感神経節ブロック 561
腰部脊柱管狭窄症 lumbar spinal(canal) stenosis 102, 109, 180, 283, 546, **557**, 560
腰部隆起 lumbar hump 538
翼状肩甲骨 winged scapula 425, 428, 538
翼状靱帯 alar ligament 501
横アーチ, 足の 679
横倉法 686, 694
横軸形成障害, 手の 496
横止め髄内釘 interlocking nail 729, 766, 798, 807
四大疾患別リハビリテーション 921
四点支持杖 919
四輪型歩行器 919

ら

ラーセン症候群 Larsen syndrome 299, 650
ラーセン分類 Larsen grade 247
ライター症候群 Reiter syndrome 488, 567
ライトテスト Wright test 516
ライナー式ソケット 928
ラウエンシュタイン(Lauenstein)肢位 592
ラウゲ-ハンセン(Lauge-Hansen)分類 806
ラガージャージ像 rugger jersey appearance 332
―― , くる病の 330
ラガージャージ損傷, 指の rugger jersey injury 879
ラグスクリュー lag screw 727
ラクナ梗塞 398
ラゼーグ(ラセーグ)(Lasègue)徴候 548
ラックマンテスト Lachman test 658
ラブ(Love)法 555
ラロキシフェン 326
ランゲルハンス細胞組織球症 Langerhans cell histiocytosis 351, 572
ランゲンベック(Langenbeck)扁平鉤 189
ランナー膝 runner's knee 886

ランビエ絞輪 node of Ranvier 82
ランブリヌーディ(Lambrinudi)手術 698
螺旋骨折 spiral fracture 717, 766, 877

り

リーメンビューゲル(Riemenbügel)装具 599, 916
リーメンビューゲル法 599
リーモンス(Learmonth)法 457
リウマチ性疾患 118
リウマチ性脊椎炎 rheumatoid spondylitis 101, 103, 522
リウマチ性足部障害 foot and ankle disorders in rheumatoid arthritis 703
リウマチ性多発筋痛 polymyalgia rheumatica(PMR) 260
リウマトイド因子 rheumatoid factor (RF) 250, 566
リウマトイド結節 rheumatoid nodule 105, 246, 460
リエゾンサービス 326
リガメントタキシス 724, 729
リスター結節 Lister tubercle 464, 775
リスフラン関節 Lisfranc joint 679
リスフラン(Lisfranc)切断 199
リセドロン酸 326, 335
リソソーム蓄積症 292
リッシュ-カンニュ吻合 Riche-Cannieu anastomosis 858
リドカイン 754
リトルリーガーズエルボー Little Leaguer's elbow 884
リトルリーガーズショルダー Little Leaguer's shoulder 444, 884
リネゾリド linezolid(LZD) 174, 240
リハビリテーション rehabilitation 181, 898
―― , 骨折の 729
リハビリテーションスポーツ 891
リハビリテーションプログラム 910
リハビリテーションロボット 921
リヒトブラウ(Lichtblau)法 689
リファンピシン rifampicin(RFP) 174, 566
リモデリング remodeling 33, 718
―― , 骨 bone remodeling 12
リモデリング(再造形)期, 骨折治癒の 43
リュウエル 191
リュエディ(Ruedi)分類 808
リヨルダン(Riordan)法 866
リルゾール 402
リン phosphorus 28
リング状増強硬化 rim enhancement 566
リン欠乏 328
リン酸三カルシウム 342
リン酸四カルシウム TTCP 200
リン酸水素カルシウム DCPA 200, 326
リン代謝制御 28
リンパ管造影法 lymphangiography 146, 284
リンパ管組織由来腫瘍 371

リンパ球刺激試験　lymphocyte stimulation test（LST）　159
リンパ性斜頸　101
リンパ節腫大　227
リンパ浮腫，関節リウマチの　246
梨状筋　584
理学療法　physical therapy　90, 182, 910
理学療法士　physical therapist（PT）　892, 899
離断，先天異常の　disruption　307
離断性骨軟骨炎　osteochondritis dissecans（OCD）　137, 148, 161, 206, 287, 452, 645, 650, 702
──，大腿骨頭の　626
──，膝の　108, 288
──，肘の　105, 288
── の病期分類　453
立位姿勢　114
立位の異常　588
立体認知　stereognosis　462
立方骨　cuboid　680
流体潤滑　hydrodynamic lubrication　56
流体膜　fluid film　56
硫酸ストレプトマイシン（SM）　566
両脚立位　586
両切りたばこ様の核　389
両側脱臼児　597
両柱骨折　789
両長下肢装具　916
両片麻痺　double hemiplegia　397
両麻痺　diplegia　397
良性骨芽細胞腫　benign osteoblastoma　349
良性骨腫瘍　163, 340, 342, **344**
良性軟部腫瘍　165, 380, 381
菱形靱帯　424
領域麻酔　187
緑膿菌　153
輪状靱帯
　──，肘の　annular ligament　448
　── の亜脱臼　451
輪状石灰化像　358
臨床骨折　clinical fracture　320
臨床心理士　clinical psychologist（CP）　900

る

ルードヴィッヒ・グットマン　Ludwig Guttmann　889
ルシュカ関節　Luschka joint　503
ルトゥネル-ジュデ（Letournel-Judet）分類　789
ルドロフ（Ludloff）法　602
ルフィーニ（Ruffini）終末　85, 86
ルブリシン　lubricin　56
ルンペル-レーデテスト　Rumpel-Leede test　674

流注膿瘍　gravitation abscess　236, 565
涙痕　teardrop　593
涙滴骨折　teardrop fracture　847
涙滴徴候，手指の　teardrop sign　457
類腱腫　desmoid　141
類骨　osteoid　21
── の増加　33
類骨骨腫　osteoid osteoma　38, 163, **346**, 570
類上皮肉腫　epithelioid sarcoma　394
類洞　sinusoid　228
類軟骨　chondroid　349
類表皮囊胞　494

れ

レイノー現象　Raynaud phenomenon　**285**, 410, 477
レイノー症候群　Raynaud syndrome　493, 862
レーザー　183
レクセル　191
レクリエーションスポーツ　889
レシピエント　212
レシピエント神経　865
レッシュ-ナイハン症候群　Lesch-Nyhan syndrome　151, 273
レテレル-ジーヴェ病　Letterer-Siwe disease　351
レフルノミド　leflunomide　256
レボフロキサシン　240
レルミット徴候　Lhermitte sign　406, 505
冷感　282
冷汗　perspiration　724
冷気噴射　912
冷却　icing　755, 876
冷膿瘍　cold abscess　235, 565
軋音，骨折による　crepitation　722
裂手　496
裂離骨折　avulsion fracture　**717**, 824, 847, 879
連続縫合　482
連通多孔体セラミックス　45

ろ

ロイス-ディーツ症候群　Loeys-Dietz syndrome　308
ローザー改構層　Looser zone　330, 331
ローザー-ネラトン（Roser-Nélaton）線　590, 597
ローゼンバーグ（Rosenberg）撮影肢位　665
ローレンツ（Lorenz）ギプス固定　601
ロキソプロフェン　346
ロコチェック　Locomotion Check　415
ロコモ 25　416

ロコモーショントレーニング（ロコトレ）　415
ロコモティブシンドローム（運動器症候群，ロコモ）　locomotive syndrome　3, 100, **414**, 664
ロコモ度テスト　415
ロッキング　486, 654
──，肘の　locking　452, 455, 459
ロッキングプレート　locking plate　204, 766, 775, 801
ロッキングプレート固定　800, 825
ロックウッド（Rockwood）撮影法　783
ロックウッド（Rockwood）分類　763
ロッソリーモ反射　Rossolimo reflex　128
ロッド　201
ロフストランド杖　919
ロボットスーツ　184
ロボットを用いた運動器疾患のリハビリテーション　921
老研式活動能力指標　904
老年性脊柱後弯（症）　114, 541
漏斗胸　funnel chest／breast, pectus excavatum　528
瘻孔　fistula　116
瘻孔造影　sinography　146, 230
肋鎖靱帯　424
肋間神経痛　103
肋骨　rib　528
肋骨窩　532
肋骨骨折　rib fracture　103, **529**, 780, 782
肋骨疾患　529
肋骨腫瘍　rib tumor　530
肋骨疲労骨折　883
肋骨隆起　rib hump　114, 528, 538

わ

ワーム（Worm）骨　301
ワトキンス-バー（Watkins-Barr）法　698
ワルテンベルグ反射　Wartenberg reflex　128, 505, 516
ワルファリン　256
若木骨折　greenstick fracture　461, 715, 741
鷲手　clawhand　471
渡辺正毅　205
弯曲　primary curve　538
弯曲爪　698
腕尺関節　humeroulnar joint　447, 448
腕神経叢　426, 867
腕神経叢損傷　brachial plexus injury　104, 866
腕神経叢引き抜き損傷　868
腕橈関節　humeroradial joint　447, 448
腕橈骨筋　449, 450
腕橈骨筋反射　127, 128, 505

欧文索引

ギリシャ文字・数字

α 角　597, 616
α-リン酸三カルシウム　α-TCP　200
αvβ3 インテグリン　16
β-リン酸三カルシウム　β-TCP　45, 200
Ⅰ型コラーゲン　16
Ⅰ型コラーゲン架橋 C-テロペプチド　150
Ⅰ型コラーゲン架橋 N-テロペプチド　150
Ⅰ型プロコラーゲン-N-プロペプチド　150
Ⅱ型コラーゲン　61
Ⅱ型プロコラーゲン C 末端プロペプチド
　（コンドロカルシン）　155
1-パート骨折　765
2 型コラーゲングループ　292
2 関節固定の原則　725
2 ステップテスト　416
2 方向 X 線基準撮影　475
3 m timed up and go test　414
3T's　742
5P's　282, 723
5 類感染症　222
6 分間歩行テスト　907
7-デヒドロコレステロール　→プロビタミ
　ン D をみよ　27
8 字縫合　482
8 字包帯固定　figure-of-eight bandage
　177, 818
9q31：第 9 染色体長腕　413
10 秒テスト　516
10 m 歩行速度　907
17β-エストラジオール　30
21 トリソミー　315
25-ヒドロキシビタミン D$_3$　27
30 秒間椅子立ち上がりテスト（CS-30）
　909
90°－90° 牽引法　827
^{201}Tl（タリウム）シンチグラフィー
　147, 376

A

A 群溶血性連鎖球菌　751
ABC（気道，呼吸，血液循環）　841
abduction：外転　429
abductor pollicis brevis（APB）：短母指外
　転筋　470
abductor pollicis longus（APL）：長母指外
　転筋　469, 470
abnormal mobility：異常可動性，骨折に
　よる　722

above elbow prosthesis, transhumeral
　prosthesis：上腕義手　923
above knee（transfemoral）prosthesis：大
　腿義足　923, 928
abrasion：擦過傷　711, 746
access disease　634
accessory navicular bone：外脛骨障害
　699
acetylcholine（Ach）：アセチルコリン　79
acellular bone：無細胞性骨　20
acetabular arthroplasty：寛骨臼形成術
　（棚形成術）　629
acetabular crest（margin）：臼蓋縁　593
acetabular fossa：寛骨臼窩　593, 594
acetabular-head index（AHI）　613
acetabular index　617
acetabular roof：臼蓋　593
acetabular roof obliquity　616
acetabulum：寛骨臼　582, 594
Achilles tendinitis：アキレス腱炎　887
Achilles tendinopathy：アキレス腱症
　704
Achilles tendon：アキレス腱　643
Achilles tendon reflex（ATR）：アキレス
　腱反射　549
Achilles tendon rupture：アキレス腱断裂
　704, 880
achillobursitis：アキレス腱滑液包炎　705
achondroplasia：軟骨無形成症　295, 557
acid phosphatase（ACP）：酸フォスファタ
　ーゼ　151
acne：ざ瘡　264
ACP　152
acquired torticollis：後天性斜頚　510
ACR コアセット　251
acromegaly：先端巨大症　334
acromioclavicular joint：肩鎖関節　424
acromion：肩峰　423
actin filament：アクチンフィラメント
　76
action potential：活動電位　83, 156
activation phase：活性化相　14
active：自動　913
active assistive：自動介助　913
active assistive exercise：自動介助運動
　183
active exercise（movement）：自動運動
　120, 183
active phase　350
activities of daily living（ADL）：日常生活
　活動（動作）　98, 113, 902

activities parallel to daily living
　（APDL）：日常生活関連活動　902
acute disseminated encephalomyelitis
　（ADEM）：急性散在性脳脊髄炎　406
acute gouty arthritis：急性痛風性関節炎
　272
acute inflammatory demyelinating
　polyradiculoneuropathy（AIDP）：急性
　炎症性脱髄性多発神経障害　408
acute low back pain：急性腰痛症　549
acute motor axonal neuropathy（AMAN）
　408
acute on chronic type, 大腿骨頭すべり症
　の　607
acute pain：急性痛　84
acute plastic bowing（deformity）：急性塑
　性変形　715, 741, 822
acute pyogenic osteomyelitis：急性化膿性
　骨髄炎　228
acute sports injury：スポーツ外傷　876
Adams 弓　583
adapted sports：アダプテッド・スポーツ
　889
adductor muscles：内転筋群　594
adductor pollicis（ADP）：母指内転筋
　470
adhesive capsulitis：癒着性関節包炎　442
adjuvant chemotherapy：術後補助化学療
　法　353
ADL 向上訓練　254
ADL exercise：日常生活活動訓練
　182, 913
adolescent idiopathic scoliosis：思春期特
　発性側弯症　537
Adson retractor：アドソン開創器　189
Adson test：アドソンテスト　516
adult fibrosarcoma：成人型線維肉腫　386
adult onset Still disease：成人発症 Still 病
　265
adverse reactions to metal debris
　（ARMD）　159
aggrecan：アグリカン　55
aggressive osteoblastoma　349
agonist：主動筋　75, 124
AJCC（American Joint Committee on
　Cancer of Soft tissue sarcomas）分類
　372
alar ligament：翼状靱帯　501
Albright（オールブライト）症　115
Albright hereditary osteodystrophy
　（AHO）：オールブライト遺伝子骨形成
　異常症　333

Albright syndrome：オールブライト症候群　350

alcaptonuria：アルカプトン尿症　278

alcaptonuric arthropathy：アルカプトン尿症関節症　278

alignment：アライメント，小児骨折の　12

alkaline phosphatase（ALP）：アルカリフォスファターゼ　151, 152

Allen（アレン）分類　846

Allen test：アレンテスト　283, 474, 494

Allis sign：アリス徴候　596

alopecia：脱毛症　328

ALT（GPT）　152

alveolar rhabdomyosarcoma：胞巣型，横紋筋肉腫　389

alveolar soft part sarcoma（ASPS）：胞巣状軟部肉腫　393

American College of Rheumatology（ACR）：米国リウマチ学会　251

amnion rupture sequence：羊膜破裂シークエンス　313

amputation：切断　198

amputation neuroma：断端神経腫　700

amyloid arthropathy：アミロイド関節症　277

amyloidosis：アミロイドーシス　246

amyoplasia　311

amyotrophic lateral sclerosis（ALS）：筋萎縮性側索硬化症　401
── の筋生検所見　403

analgesia：痛覚消（脱）失　126, 861

anatomical snuff box：嗅ぎタバコ窩　463, **464**, 491, 777

anchoring callus：係留仮骨　42

Anderson（アンダーソン）分類　844

andorogen：アンドロゲン　31

anesthesia：感覚消（脱）失　125, 506, 861

aneurysmal bone cyst（ABC）：動脈瘤様骨嚢腫　351, 571

angiography：血管造影法　146

angiolipoma：血管脂肪腫　381

angiosarcoma：血管肉腫　390

angiotensin converting enzyme（ACE）：血清アンギオテンシン転換酵素　579

angular deformity：角状変形　717

ankle brachial index（ABI）　284

ankle clonus：足間代　549

ankle foot orthosis（AFO）：短下肢装具　180, 698

ankle fracture：足関節骨折　806

ankle joint：足関節　680

ankle joint, foot：足継手　929

ankle mortise：足関節窩　680

ankylosing spinal hyperostosis（ASH）：強直性脊椎骨増殖症　262, 522

ankylosing spondylitis（AS）：強直性脊椎炎　262, 567, 627
──, 仙腸関節の　628

annular constriction band syndrome：絞扼輪症候群　312

annular ligament：輪状靱帯，肘の　448

annulus fibrosus：線維輪　500

──, 椎間板の　59

anomalous innervation：破格神経支配　858

anoxia：無酸素状態　758

anserine bursitis：鵞足滑液包炎　645, 676

antagonist：拮抗筋　75

antalgic gait：疼痛回避歩行　588, 644, 901

anterior apprehension test：前方不安感テスト，肩の　436

anterior arch of C1：環椎前弓　501

anterior atlanto-occipital membrane：前環椎後頭膜　501

anterior column：前柱，寛骨臼の　788

anterior column：前方支柱　848

anterior cruciate ligament（ACL）：前十字靱帯　641

anterior cruciate ligament（ACL）injury：前十字靱帯損傷　657

anterior decompression and fusion：前方除圧固定術　517

anterior drawer test：前方引き出しテスト　658

anterior horn（gray matter）：脊髄前角（灰白質）　503

anterior impingement sign　616, 617

anterior inferior iliac spine（AIIS）：下前腸骨棘　582, 593

anterior interbody fusion：前方椎体間固定術　561

anterior interosseous nerve：前骨間神経　470

anterior knee pain：膝前部痛　664

anterior longitudinal ligament（ALL）：前縦靱帯　500, 501

anterior lumbar interbody fusion（ALIF）：前方経路腰椎椎体間固定術　556

anterior root：前根　503

anterior spinal artery syndrome：前脊髄動脈症候群　507

anterior superior iliac spine（ASIS）：上前腸骨棘　582, 586, **590**, 593

anterior tarsal tunnel syndrome：前足根管症候群　700

anterior tibial compartment syndrome：前脛骨筋症候群　755

anterior tubercle：前結節　501

anterolateral bundle（ALB）　642

anteromedial bundle（AMB）　642

anteroposterior compression（APC）：前後圧迫型　784

Anthonsen（アントンセン）撮影　813

anti-cyclic citrullinated peptide（CCP）抗体：抗環状シトルリンペプチド抗体　250

antidromic method：逆行測定法　862

Antoni A 型，B 型　383

AO 分類　717
──，寛骨臼骨折の　788
──，前腕骨遠位端骨折の　774

ape hand：猿手　471

apical ligament：歯尖靱帯　501

Apley test：アプリーテスト　654

aponeurosis：腱膜　75

apophyseal joint（facet joint）：椎間関節　503

apophyseopathy：骨端症　287, 883

apophysis：筋付着部骨端核　287

apoptosis：アポトーシス　242

apprehension test：脱臼不安感テスト　662

arachnoid membrane：くも膜　502

Arbeitsgemeinschaft für Osteosynthesefragen（AO）　725

arbekacin（ABK）：アルベカシン　174

arcuate ligament：弓状靱帯　641

Argyll Robertson（アーガイルロバートソン）徴候　276, 671

arm sling：アームスリング　177

arm span：指極長（指端距離）　293

arm wrestling fracture：腕相撲骨折　766

arterial contusion：動脈挫傷　752

arterial injury：動脈損傷　752

arterial laceration：動脈裂創　752

arterial penetration：動脈穿通　752

arterial perforation：動脈穿孔　752

arterial spasm：動脈痙攣　752

arterial transection：動脈断裂　752

arteriography：動脈造影　146

arteriosclerosis obliterans（ASO）：閉塞性動脈硬化症　285

arteriovenous hemangioma：動静脈型血管腫　382

articular cartilage：関節軟骨　69

arthralgia：関節痛　267

arthritis：関節炎　115

arthrocentesis：関節穿刺　649

arthrodesis：関節固定術　197, 257, 697, 866
── of the hip joint：股関節固定術　629

arthrography：関節造影法　144

arthrogryposis：多発性関節拘縮症　688

arthrogryposis multiplex congenita：先天性多発性関節拘縮症　311

arthrokleisis：関節強直　120

arthroplasty：関節形成術，人工関節置換術　197, **202**, 257

arthroscopy：関節鏡（検査）　157, 648

articular cartilage：関節軟骨　8, 49, 821

articular disc：関節円板　49

articular surface：関節面　50

articulation, joint：関節　48

artificial bone：人工骨　45

artificial nerve grafting：人工神経移植術　864

ascending branch：上行枝　586

Asia Para Games：アジアパラ競技大会　891

assimilation of atlas to occiput：環椎頭蓋癒合症　510

assive exercise：他動運動　183

AST（GOT）　152

astrocytoma：星細胞腫　576

asymmetrical tonic neck reflex（ATNR）：
　非対称性緊張性頚反射　397
ataxic gait：失調性歩行　902
athetosis：アテトーゼ　398
athletic trainer（AT）：アスレチックトレ
　ーナー　900
atlanto-occipital joint：環椎後頭関節
　　　　　　　　　　　　　　　　　501
atlantoaxial dislocation（AAD）：環軸関節
　脱臼　845
atlantoaxial rotatory fixation：環軸関節回
　旋位固定　526
atlantoaxial subluxation（AAS）：環軸関節
　亜脱臼　258, 523
atlantodental interval（ADI）：環椎歯突起
　間距離　523, 845
atlantodental joint：正中環軸関節　501
atlas：環椎　500
atraumatic needle：糸付き縫合針　209
atraumatic technique：非損傷手技　863
atypical femoral fracture（AFF）：非定型
　大腿骨骨折　798
atypical fracture　327
atypical lipomatous tumor／well-
　differentiated liposarcoma：異型脂肪腫
　様腫瘍／高分化型脂肪肉腫　387
autonomic disturbance：自律神経障害
　　　　　　　　　　　　　　　　　862
autonomic dysreflexia：自律神経過反射
　　　　　　　　　　　　　　　　　839
autosomal dominant hypophosphatemic
　rickets／osteomalacia（ADHR）：常染色
　体優性遺伝性低リン血症性くる病・骨軟
　化症　29, 328
avant pied plat triangulaire：前足扁平三
　角状変形　245
avascular necrosis of the femoral head
　（ANF）：大腿骨頭壊死症　609, 618
avascular necrosis of the talus：距骨無腐
　性壊死　702
avulsion amputation：引き抜き切断　209
avulsion fracture：裂離骨折　717, 824
axial compression pain：軸圧痛　722
axial pattern flap：血管軸皮弁　215
axial view　662
axillary nerve：腋窩神経　426
axilla：腋窩　429
axis：軸椎　500
axon：軸索　80
axonotmesis：軸索断裂　856
axoplasmic transport：軸索輸送　83

B

Babinski reflex：バビンスキー反射
　　　　　128, 402, 506, 516, 549
back brace／spinal orthosis：体幹装具
　　　　　　　　　　　　　　　　　179
Baker cyst：ベイカー囊胞　280, 645, 676
balanced forearm orthosis（BFO）　915
balance training：バランス訓練　182, 184
ball-and-socket joint：球関節　48
ballottement of patella：膝蓋跳動
　　　　　　　　　　　　　　119, 665

bamboo fracture：竹節骨折　715
bamboo spine：竹様脊柱　263, 567
Bankart lesion：バンカート損傷　435
bare area　66
Barlow test：バーローテスト　596
Barré-Liéou syndrome：バレー-リエウ症
　候群　101, 505, 848
Barthel index（BI）：バーテル指数　902
Bartonella henselae　226
Barton（バートン）牽引　177
Barton fracture：バートン骨折
　　　　　　　　　　　　　　773～775
basal lamina：基底膜　57
base of neck osteotomy（Kramer 法）：骨
　頭下頚部楔状骨切り術　609
baseball elbow：野球肘　**452**, 884
baseball finger：野球指　879
Basedow disease：バセドウ病　332
basic ADL：基本的 ADL　902
basic calcium phosphate（BCP）結晶：塩基
　性リン酸カルシウム結晶　275
basic multicellular unit（BMU）　14
basilar impression：頭蓋底陥入症　511
bath ankylosing spondylitis disease
　activity index（BASDAI）　263
bath ankylosing spondylitis functional
　index（BASFI）　263
bath ankylosing spondylitis metrology
　index（BASMI）　263
Batson plexus：バトソン静脈叢　232, 568
battered child syndrome：被虐待児症候
　群　829
Baumann（バウマン）角　820
Beaking を伴う不全骨折　798
Beals syndrome　309
Becker muscular dystrophy（BMD）：ベ
　ッカー筋ジストロフィー　411
Beckwith-Wiedemann syndrome：ベック
　ウィズ-ウィードマン症候群　315
bedsore：褥瘡　117
belly press テスト　440
below elbow prosthesis：前腕義手　923
below knee（transtibial）prosthesis：下腿
　義足　923, 928
Bence Jones protein：ベンス-ジョーンズ
　蛋白　151, 152, 164, 365, 568
bending fracture：屈曲骨折　715
benign osteoblastoma：良性骨芽細胞腫
　　　　　　　　　　　　　　　　　349
Bennett fracture：ベネット骨折　779
Bennett lesion：ベネット損傷　444
Berg balance scale　909
bFGF スプレー　749
biceps femoris muscle：大腿二頭筋　642
bilateral radicular involvement：神経根型
　（両側）　559
bimastoid line 法　512
biological agent：生物学的製剤　256
biological internal fixation：生物学的内固
　定　725
biomechanics：生体力学（バイオメカニク
　ス）　1
biopsy：生検術　157

biphasic：二相性　391
bipolar：双極型　636
bipolar coagulator：双極電気凝固器　747
birth palsy：分娩麻痺　866
bisphosphonate-related osteonecrosis of
　the jaw（BRONJ）　327
bite wound：咬創　479, 746
bladder：膀胱　594
block vertebra：塊椎　236, 533, 566
blood-nerve barrier：血液神経関門　81
Blount disease：ブラント病　287, 650
　── による異常歩行　112
Boccia：ボッチャ　890
body mass index（BMI）：体容積指数
　　　　　　　　　　　　　　　　　327
body-powered upper-limb prosthesis：能
　動義手　924
Böhler（ベーラー）角　813
Bombelli（ボンベリ）の骨棘分類　614
bone age：骨年齢　133
bone alkaline phosphatase：骨型アルカリ
　フォスファターゼ　323
bone atrophy：骨萎縮　135, 627
bone bank　196
bone bruise：骨挫傷　803
bone cavities（lacunae）：骨小腔　15
bone clamp　骨鉗子　190
bone collar：骨性骨膜襟　21
bone conduction：骨伝導　43
bone foramation：骨硬化，骨腫瘍による
　　　　　　　　　　　　　　　　　38
bone graft：骨移植　44, 196
bone induction：骨誘導　43
bone infarction：骨梗塞　**37**, 287
bone lining cell：骨被覆細胞　14
bone marrow edema pattern　622
bone marrow stromal cell：骨髄間質細胞
　　　　　　　　　　　　　　　　　11
bone marrow：骨髄　8, 11
bone matrix：骨基質　40
bone modeling：骨モデリング（造形）　12
bone morphogenetic protein（BMP）：骨
　形成蛋白　21, 23, 43
bone remodeling：骨リモデリング（再造
　形）　12, 40
bone resorption：骨吸収　627
bone scan：骨シンチグラフィー　146
bone substitute：骨補填材　200
bone syst：骨囊腫　349
bone transport：骨移動術　46
bone tumor：骨腫瘍　337
bone turnover：骨代謝回転　12
bony ankylosis：骨性強直　67
bony roof line：骨性寛骨臼線　600
boosting：ブースティング　893
boot top fracture：ブーツトップ骨折
　　　　　　　　　　　　　　　　　880
Boston（ボストン）装具　540
Bouchard node：ブシャール結節
　　　　　　　　　　　　　　270, 488
boundary lubrication：境界潤滑　56
boxer's fracture：ボクサー骨折　878

boxer's knuckle：ボクサーズナックル 878

brachial artery：上腕動脈 450

brachial plexus injury：腕神経叢損傷 866

brachymetatarsia：中足骨短縮症 693

Bragard test：ブラガードテスト 548

branch to hypothenar muscles：小指球筋への枝 470

bridging callus：橋渡し仮骨 42

bridging cast：架橋ギプス 179

bridging plate：ブリッジングプレート 728

brief scale for psychiatric problems in orthopaedic patients(BS-POP) 88

Broca 領野 399

Brodie abscess：ブローディ膿瘍 231

bronze color，ガス壊疽の 224

Brown-Séquard syndrome：ブラウン-セカール症候群 507, 837

brown tumor：褐色腫 332

Brunnstrom recovery stage：ブルンストロームの回復ステージ 399

bucillamine：ブシラミン 255

buckle fracture：膨隆骨折 715

Buerger disease：バージャー病(ビュルガー病) 284, 493, 703

bulging sign：膨隆サイン 119

Büngner(ビュングナー)帯 870

Bunina body：ブニナ小体 401

bunion：バニオン 280, 696

bunionette：内反小趾 697

Bunnell の内在筋テスト 474

burn：熱傷 479

burner syndrome：バーナー症候群 877

burning 126

bursa：滑液包 59

bursal osteochondromatosis 675

bursitis：滑液包炎 280
　──，股関節の 624

burst fracture：破裂骨折，胸腰椎の 849

butterfly vertebra：蝶形椎 533

buttonhole deformity：ボタン穴変形 245

buttress plate：バットレスプレート 728, 801

C

C 末端プロペプチド(P1CP) 17

C アーム型 X 線透視装置 194

cable graft：ケーブル移植 864

café-au-lait spots：カフェオレ斑 115, 310, 311, 350, 506, 538, 692

calcaneal paratendinitis：アキレス腱周囲炎 704, 887

calcaneal tendon：アキレス腱 643

calcaneofibular abutment 815

calcar femorale：大腿骨距 583

calcific tendinitis：石灰性腱炎 437
　──，股関節の 625

calcified zone，関節軟骨の 50

calcinosis：石灰沈着症 138

calcium pyrophosphate dihydrate(CPPD)：ピロリン酸カルシウム二水化物 155, 274, 669

callus：仮骨 42, 718

callus distraction：仮骨延長術 196

Calvé(カルヴェ)線 597

Calvé(カルヴェ)扁平椎 351, 572

Cam type，FAI の 616

Camitz(カーミッツ)法 866

Campylobacter jejuni 408

cancellous bone：海綿骨 9

cancellous bone screw：海綿骨スクリュー 727

cannulated screw：中空ねじ(スクリュー) 609, 727

Capener sign：ケイプナー徴候 608

capillary hemangioma：毛細血管腫 382

capillary refilling time：毛細管再充満時間 283

capitate：有頭骨 464

capitulum：上腕骨小頭 447

capsular ligament：関節包靱帯 754

capsular plication：関節包縫縮術 436

care：ケア 184

care manager(CM)：ケアマネジャー 900

carpal instability：手根不安定症 483

carpal tunnel syndrome：手根管症候群 516

carpal ulnar translation：近手根尺側偏位 483

carpal volar subluxation：手根掌側亜脱臼 483

carrying angle：肘外偏角 448

cartilage：軟骨 69

cartilage cap：軟骨帽 344

cartilage end-plate：軟骨終板，椎間板の 59

cartilage matrix：軟骨基質 52

cartilage roof line：軟骨寛骨臼線 600

caseous necrosis：乾酪壊死 565

cast(英)，Gips(独)：キャスト(ギプス) 177

catching 617

cat scratch disease：ネコひっかき病 226

Catterall 分類 604

cauda equina：馬尾 81, 502, 532

cauda equina involvement：馬尾型 559

cauda equina syndrome：馬尾症候群 551

cauda equina tumor：馬尾腫瘍 574, 575

Cavendish classification：キャベンディッシュ分類 433

cavernous hemangioma：海綿状血管腫 382

cellular bone：細胞性骨 20

central nervous system(CNS)：中枢神経系 80

central nervous system disease：中枢神経疾患 396

central(medullary)osteosarcoma：中心性骨肉腫，骨内骨肉腫 352, 355

cerebellar gait：小脳性歩行 902

cerebral palsy(CP)：脳性麻痺 396

cerebrospinal fluid(CSF)：脳脊髄液 502

cerebrovascular disease(CVD)：脳血管疾患 398

certified care worker(CCW)：介護福祉士 900

cervical angina：頚性狭心症 515, 518

cervical disc herniation：頚椎椎間板ヘルニア 514

cervical flexion myelopathy 521

cervical nerve(C)：頚神経 81

cervical rib：頚肋 508

cervical spine：頚椎 499, 500

cervical spondylosis：頚椎症 517

cervical spondylotic myelopathy：頚椎症性脊髄症 518

cervical spondylotic myeloradiculopathy：頚椎症性脊髄神経根症 518

cervical spondylotic radiculopathy：頚椎症性神経根症 518

cervical subcapital osteotomy 609

CE 角(center-edge) 613, 614

Chaddock reflex：チャドック反射 128, 506

chair test 458

Chamberlain 法 511

Chance fracture：チャンス骨折 850

chancre：硬性下疳 238

Chanley retractor：チャンレー型開創器 189

Charcot joint：シャルコー関節 136, 275, 460, 626, 670

Charcot-Marie-Tooth disease(CMT)：シャルコー-マリー-トゥース病 407, 902

chart：チャート 95

chauffeur's fracture：ショフール骨折 773, 776

cheilectomy：関節縁切除術 697

chest, thorax：胸郭 528

chevron 法 697

Chiari(キアリ)骨切り術 197

Chiari(キアリ)骨盤骨切り術 602, 629

Chiari malformation：キアリ奇形 514, 527, 536

chicken-wire calcification：軟骨芽細胞周囲の輪状石灰化 349

child abuse：児童虐待 829

chondroblast：軟骨芽細胞 21

chondroblastic type：軟骨芽細胞(軟骨形成)型 353

chondroblastoma：軟骨芽細胞腫 348

chondrocalcinosis：軟骨石灰化症 274

chondroclast：破軟骨細胞 10

chondrocyte：軟骨細胞 21, 50, 69

chondroid：類軟骨 348

chondrolysis：軟骨溶解，大腿骨頭の 609

chondroma：軟骨腫 345

chondromyxoid fibroma：軟骨粘液線維腫 349

chondron：軟骨単位 52

chondrosarcoma：軟骨肉腫　356
Chopart（ショパール）切断　199
Chopart（ショパール）切断義足　923
Chopart joint：ショパール関節　679, 680
　―― の脱臼と脱臼骨折　816
chordoma：脊索腫　**362**, 574
chronic inflammatory demyelinating polyradiculoneuropathy（CIDP）：慢性炎症性脱髄性多発根ニューロパチー　409
chronic kidney disease（CKD）：慢性腎臓病　331
chronic pain：慢性痛　85
chronic pyogenic osteomyelitis：慢性骨髄炎　230
chronic sports injury：スポーツ障害　881
Chvostek sign：クボステック徴候　332
Cierny-Mader classification：チルニー-メイダーの分類　228
circulation disorders of leg and foot：足の血行障害　703
circumduction gait：分回し歩行　902
circumferential lamellae：基礎層板，皮質骨の　9
circumferential wiring：環状鋼線締結　802
CK　152
classification criteria for psoriatic arthritis（CASPAR）　264
clavicle：鎖骨　423
clavicle band：鎖骨バンド　177
claw deformity：鉤爪変形　456
claw spur　545
claw toe：鉤爪趾　245, 697
clawfinger：鉤爪指　471
clawhand：鷲手　471
clay-shoveler's fracture　847
clear cell chondrosarcoma：淡明細胞型軟骨肉腫　359
clear cell sarcoma：明細胞肉腫　394
clear zone：明帯　15
cleidocranial dysplasia：鎖骨頭蓋異形成症　23, 434
click　108
click sign：クリック徴候　120
clindamycin（CLDM）：クリンダマイシン　174
clinical disease activity index（CDAI）　253
clinical fracture：臨床骨折　320
clinical path：クリニカルパス　188, 325
clinical psychologist（CP）：臨床心理士　900
cloaca：汚溝　228
cloning　269
　――，関節軟骨の　64
clonus：クローヌス　128
closed fracture：皮下骨折　717
closed intramedullary nailing：閉鎖式髄内釘固定法　728, 766
closing wedge osteotomy：閉鎖式楔状骨切り術　668
Clostridium perfringens　223, 736

Clostridium septicum　223
Clostridium tetani　153, 224
CMj　465
coarse face：疎な顔貌　303
Cobb（コブ）角　539
Cobb（コブ）剥離子　191
coccygeal nerve（Co）：尾骨神経　81
coccyx：尾骨　499, 500
Codman exercise：コッドマン体操　443
Codman triangle：コッドマン三角　135, 164, 341, 352, 353, 360
cold abscess：冷膿瘍　235, 565
cold in hot（像）　161, 619, 621
collagen：コラーゲン　**16**, 54
Colles fracture：コレス（コリーズ）骨折　105, 773, 775, 776
combined sensation：複合感覚　126
Combined type, FAI の　616
comminuted fracture：粉砕骨折　717
communicating syringomyelia：交通性脊髄空洞症　527
compartment syndrome：区画（コンパートメント）症候群　755
complete fracture：完全骨折　711, 714
complex regional pain syndrome（CRPS）：複合性局所疼痛症候群　477, 494, 739, **775**
complex regional pain syndrome（CRPS）type Ⅰ：複合性局所疼痛症候群Ⅰ型　106, 135
compound fracture：複雑骨折　717
compression：圧迫　755, 876
compression fracture：圧迫骨折　715
　――，胸腰椎の　849
compressive extension（CE）　847
compressive flexion（CF）　847
compromised host：易感染性宿主　98, 118, 221
computed tomography：コンピュータ断層撮影（CT）　142
condyloid joint：顆状関節　48
congenital anomaly：先天異常　307
congenital anomaly syndrome：先天異常症候群　307, 308
congenital clubfoot（CCF）：先天性内反足　688
congenital contractural arachnodactyly：先天性拘縮性くも状指症　309
congenital dislocation：先天性脱臼　711
congenital flatfoot：先天性扁平足　690
congenital metatarsus adductus：先天性内転足　690
congenital muscular torticollis：筋性斜頚　510
congenital pseudoarthrosis of the clavicle：先天性鎖骨偽関節　434
congenital scoliosis：先天性側弯症　537
congenital talipes calcaneovalgus：先天性外反踵足　690
congenital talipes varus：先天性内反足　688
congenital torticollis：先天性斜頚　510

congruous incongruity, Perthes 病の　605
conservative therapy：保存療法　170, 731
constriction band syndrome：絞扼輪症候群，下腿の　692
continuous passive motion（CPM）：持続的他動運動　183, 460, 801, 913
contused wound：挫創　746
contusion：打撲傷，挫傷　711, 746
conus medullaris：脊髄円錐　81, 532
conus medullaris syndrome：円錐部症候群　502
conventional central osteosarcoma：通常型骨肉腫　352
conventional synthetic DMARDs（csDMARDs）　255
coracoacromial arch：烏口肩峰アーチ　425
coracoclavicular ligament：烏口鎖骨靱帯　424
coracohumeral ligament：烏口上腕靱帯　424
coracoid process：烏口突起　423
corduroy cloth appearance：骨透明巣　570
corner type fracture　830
coronary ligament：冠状靱帯　642
corrective cast：矯正ギプス（矯正キャスト）　179
　――，足の　689
corrosion：腐食　158
corset：コルセット　179
cortical bone：皮質骨　8, 9
cortical bone screw：皮質骨スクリュー　727
cortical ring sign　483, 484
cosmetic arm：装飾用義手　924
Cotrel〔コトレル（コートレル）〕牽引　177
cotton-wool appearance：綿花様陰影　335
countertraction：反対牽引　176
COX-2（選択的）阻害薬　386, 667
coxarthrosis：股関節症　612
CPM 装置　184
CPPD deposition disease：CPPD 結晶沈着症　274
cracking, 関節軟骨の　64
craniotabes：頭蓋軟化　329
CRASH のチェック　710
crepitation：軋音，骨折による　722
crescent fracture　785
crescent sign　136, 288, 604, 619
cretinism：クレチン症　334
critical path：クリティカルパス　325
cross finger：交差指　471
cross Lasègue test：交叉 Lasègue テスト　548
cross-leg test：交叉下肢テスト　548
cross-linked polyethylene　634
cross-over sign　616
cross-stitch 縫合　482
crossed finger test：指交差テスト　456

CRP 149
CRPS 診断基準 494
cruciate paralysis：交叉性麻痺 511, 523
cruciate retaining(CR)型 203
cruciform ligament：環椎十字靱帯 501
crush amputation：挫滅切断 209
crush syndrome：圧挫(挫滅)症候群 757
crush wound：挫滅創 746
Crutchfield(クラッチフィールド)牽引 177
crystal-induced arthritis：結晶誘発性関節炎 271
crystal shedding 272
C-shape 様, 骨梁の 351
c-Src 16
CT ガイド下腸腰筋膿瘍穿刺 227
CT angiography(CTA) 144
CT based navigation 204
CT discography 554
CT myelography(CTM) 144, 508, 553
cubital tunnel：肘部管 450
cubital tunnel syndrome(CUTS)：肘部管症候群 456, 516
cubitus valgus：外反肘 448, 454
cubitus varus：内反肘 448, 454
cuboid：立方骨 680
cuneiform：楔状骨 679
cupping：盃状変形, 骨幹端の 294
curette：鋭匙 191
curly toe：巻き趾 691
Cushing syndrome：クッシング症候群 334
cutaneous sensation：皮膚感覚 861
cut wound：切創 746
cyanosis：チアノーゼ 283, 753
cyclic citrullinated peptide(CCP) 150
cyclooxygenase(COX)：シクロオキシゲナーゼ 255
cyst：骨囊胞 269

D

D-ダイマー 151, 152
damage control orthopaedics(DCO) 729, 732
Damenkorsett：ダーメンコルセット 179, 918
daptomycin(DAP)：ダプトマイシン 174
Darrach method 487
Das De(ダスデ)法 702
dashboard injury：ダッシュボード損傷 659
de Quervain disease：ドゥケルヴァン病 105, 469, 486
Deaflympic Games：デフリンピック 890
débridement：創面清掃(デブリドマン) 223, 747
debris：デブリス 66
decomposition：運動の分解 405
decompression sickness：減圧病 618
dedifferentiated chondrosarcoma：脱分化型軟骨肉腫 359
deep artery of thigh：大腿深動脈 586

deep branch of radial nerve：橈骨神経深枝 470
deep branch of ulnar nerve：尺骨神経深枝 470
deep pain sensation：深部痛覚 126, 861
deep peroneal nerve：深腓骨神経 682
deep sensation：深部感覚 126, 861
deep strata：深層 500
deep tendon reflex(DTR)：深部腱反射 402
deep vein(venous)thrombosis(DVT)：深部静脈血栓症 285, 669, **737**
deformity：変形 114
——, 関節の 269
——, 骨折による 722
——, 先天異常の 307
degenerative scoliosis：変性側弯症 538
degenerative spondylolisthesis：変性脊椎すべり症 563
degloving injury：手袋状剥皮損傷 479
Déjèrine-Klumpke paralysis：デジェリーヌ-クルンプケ麻痺 867
Déjèrine sign：デジェリーヌ徴候 551
delayed primary closure：繰り延べ一次創閉鎖 806
delayed union：遷延癒合(治癒) 720, 739
Delbet-Colonna(デルベ-コロンナ)の分類 824
deltoid contracture：三角筋拘縮症 445
demyelinating disease：脱髄疾患 405
dendrite：樹状突起 80
denervation potential：脱神経電位 859
Denis Browne(デニスブラウン)装具 181
Denis Browne splint：デニスブラウン副子 689, 917
denosumab：デノスマブ 174
dentine matrix protein-1(DMP-1) 15
depolarization：脱分極 82
depression type 813
dermatome：皮膚感覚帯 506
descending branch：下行枝 586
desmoid：類腱腫 141
desmoid type fibromatosis：デスモイド型線維腫症 385
desmosome：デスモゾーム 57
destructive spondyloarthropathy(DSA)：破壊性脊椎関節症 331, **525**
developmental canal stenosis：発育性脊柱管狭窄 517
developmental dysplasia of the hip(DDH)：発育性股関節形成不全 595
Devic disease：デビック病 405
dGEMRIC 画像 142
diabetic foot：糖尿病性足部障害 703
diadochokinesis：変換運動困難 405
diaphyseal fracture：骨幹部骨折 714
diaphysis：骨幹 8
diarthrodial joint：可動関節 48
diffuse idiopathic skeletal hyperostosis(DISH)：びまん性特発性骨増殖症 521
diffusion barrier：拡散関門 81
digital flexor sheath：指屈筋腱腱鞘 468
digital nerve：指神経 470

DIP 関節, 足の 680
DIP 関節炎 488
DIPj 465
diplegia：両麻痺 397
direct fracture healing：直接骨折治癒 718
disability of the arm, shoulder, and hand(DASH) 905
disarticulation：関節離断術 198
disaster medical assistance team(DMAT) 744
discectomy：椎間板切除術 555
discography：椎間板造影(法) 145, 508, 553
discoid meniscus：円板状半月 654
disease activity score(DAS) 252
disease-modifying antirheumatic drugs(DMARDs)：疾患修飾性抗リウマチ薬 174, 246, 255
dish face 300
dislocatable hip 597
dislocation：脱臼 713
—— of peroneal tendon：腓骨筋腱脱臼 702
dislocation and fracture dislocation of the Lisfranc joint：リスフラン関節の脱臼と脱臼骨折 816
disruption：破壊・離断, 先天異常の 307
dissociated sensory loss 507
distal arthrogryposis：遠位型関節拘縮症 311
distal latency：遠位潜時 860
distal phalanx：末節骨 679
distraction：伸延(離開) 717
distraction テスト 654
distraction osteogenesis 46
distractive extension(DE) 847
distractive flexion(DF) 847
disuse atrophy：廃用性萎縮 115
disuse bone atrophy(Sudeck atrophy)：廃用性骨萎縮 33
doctor：医師 899
dome osteotomy：ドーム型骨切り術 668
dorsal branch of ulnar nerve：尺骨神経手背枝 470
dorsal intercalated segment instability(DISI)：手根背屈変形 483
dorsal root：後根 81
dorsal root ganglion：後根神経節 81, 503
dorsal tilt：背側偏位 775
double hemiplegia：両片麻痺 397
Down syndrome：ダウン症候群 315
Drehmann classification：ドレーマンの分類 650
Drehmann sign：ドレーマン徴候 592, 607
drift：ドリフト, 骨モデリングの 12
drilling of the bone：骨穿孔術 196
drop finger：下垂指 473
drop hand：下垂手 471
drug therapy：薬物療法 171
Duchenne(デュシェンヌ)歩行 588

Duchenne muscular dystrophy（DMD）：
　デュシェンヌ筋ジストロフィー　411
dumbbell tumor：砂時計腫，ダンベル腫
　瘍　508，574
Dupuytren contracture：デュピュイトラ
　ン拘縮　106，485
Dupuytren fracture：デュピュイトラン骨
　折　807
dura mater：骨盤内臓神経　502
dural tail sign　575
DuVries（ドゥブリース）法　702
dynamic condylar screw（DCS）　801
dynamic spinal canal stenosis：動的脊柱
　管狭窄　508
dynamic splint：動的副子　863
dynamic stenosis：動的狭窄　503
dynamic tenodesis：動的腱固定効果　484
dynein：ダイニン　83
dysesthesia：自発性異常感覚　126
dysmetria：四肢の測定異常　405
dysostosis：異骨症　292
dysostosis multiplex：多発性異骨症　304
dysplasia：異形成，先天異常の　307
dysplasia epiphysealis capitis femoris：大
　腿骨頭骨端異形成症　604，624
dysplastic spondylolisthesis：形成不全性
　脊椎すべり症　562
dyssynergia：共同運動障害　405
dystrophic alcification：異栄養性石灰化
　　137
dystrophic form　311
dystrophin：ジストロフィン　411

E

early onset scoliosis：早期発症側弯症
　　537
early total care（ETC）　732
eburnation：象牙質化　665
　——，関節軟骨の　268
ectopic calcification：異所性石灰化　138
EDM テスト　487
Ehlers-Danlos syndrome：エーレルス-ダ
　ンロス症候群　120，310，537
Eichhoff test：アイヒホッフテスト　486
Eikenella　479
elastic falling limp：弾性（軟性）墜下性歩
　行　901
elbow disarticulation：肘関節離断　199
elbow disarticulation prosthesis：肘義手
　　923
elbow flexion test：肘屈曲テスト　456
elbow joint：肘関節　446
elbow joint：肘継手　926
electric injury：電撃損傷　479
electric silence　859
electrocautery：電気メス　747
electromyography（EMG）：筋電図法
　　859
elephant's trunk　614
elevation：挙上，高挙　755，876
ellipsoidal joint：楕円関節　48
embryonal rhabdomyosarcoma：胎児型，
　横紋筋肉腫　389

embryonic stem cells：ES 細胞　832
enchondroma：内軟骨腫　345
end vertebra：上端の終椎　539
Ender 釘：エンダー釘　342
Ender 釘固定：エンダー釘固定　798
en[do]chondral ossification：軟骨内骨化
　　21，42，56，293
endomysium：筋内膜　75
endoneurium：神経内膜　81
endoskeletal prosthesis：骨格構造義肢
　　925
endosteal scalloping　358
endosteum：骨内膜　11
endplate potential（EPP）：終板電位　80
Enneking 分類 Surgical Staging System
　　372
enthesopathy：腱（靱帯）付着部症
　　118，566
entrapment neuropathy：絞扼性神経障害
　　407
Enzinger & Weiss 分類　371
eosinophilic granuloma：好酸球性骨肉芽
　腫　351，572
ependymoma：上衣腫　576
epiconus：脊髄円錐上部　532
epiconus syndrome：円錐上部症候群
　　501
epidural space：硬膜外腔　81
epimysium：筋上膜　75
epineurial suture：神経上膜縫合術　863
epineurium：神経上膜　81
epiperineurial neurorrhaphy：神経上膜周
　膜縫合術　863
epiphyseal center：長管骨骨端核　287
epiphyseal fracture：骨端骨折　714
epiphyseal line：骨端線　134
epiphyseal plate（scar）：骨端板　8
epiphyseal separation　740
　—— of the distal femoral：大腿骨遠位
　骨端離開，小児の　827
　—— of the distal tibial：脛骨遠位骨端離
　開，小児の　829
　—— of the vertebral body：椎体辺縁
　（隅角）分離　556
epiphysis：骨端　8，133
epithelial membrane antigen（EMA）：上
　皮細胞マーカー　394
epithelioid hemangioendothelioma　390
epithelioid sarcoma：類上皮肉腫　394
Epstein-Barr ウイルス（EBV）　242，255
Erb-Duchenne paralysis：エルブ-デュシ
　ェンヌ麻痺　867
erosion：びらん　247，627
Essex-Lopresti（エセックス-ロプレステ
　ィ）分類　813
established RA：確立されたリウマチ
　　251
estrogen：エストロゲン　30
European League Against Rheumatism
　（EULAR）：ヨーロッパ・リウマチ学会
　　251
EuroQOL-5 dimension（EQ-5D）　905
Evans（エヴァンス）分類　794

Evans（エヴァンス）法　689
eversion：外がえし　123
evidence based medicine（EBM）　170
Ewing sarcoma：ユーイング肉腫
　109，151，164，338，343，**359**，530，573，624
Ewing／PNET family tumor（EFT）　359
EWS-FLI1 融合遺伝子　378
excisional biopsy：切除生検術　158
excitation：興奮性作用　87
excitation contraction coupling：興奮収縮
　連関　80
excoriation：擦過創　746
exercise：体操療法　182
exoskeletal prosthesis：殻構造義肢　925
extended ADL（EADL）：拡大 ADL　902
extension：伸展　429
extension lag：自動伸展不全　120
extensor carpi radialis brevis（ECRB）：短
　橈側手根伸筋　469，470
extensor carpi radialis longus（ECRL）：
　長橈側手根伸筋　469，470
extensor carpi ulnaris（ECU）：尺側手根
　伸筋　469，470
extensor digiti minimi（EDM）：小指伸筋
　　469，470
extensor digitorum（ED）：指伸筋
　　469，470
extensor indicis（EI）：示指伸筋　469，470
extensor pollicis brevis（EPB）：短母指伸
　筋　469，470
extensor pollicis longus（EPL）：長母指伸
　筋　469，470
external fixation：創外固定　729
external iliac artery：外腸骨動脈　586
external immobilization：外固定　725
external neurolysis：神経外剥離術
　　195，863
external rotation：外旋　123，429
　—— in abduction：外転位での外旋
　　429
externally powered upper extremity
　prosthesis：動力義手　925
extradural tumor：硬膜外腫瘍　574，575
extrinsic muscle：外在筋，手の　465
extrinsic repair：外因性修復，関節軟骨の
　　56
extrusion：脱出　550

F

fabella：ファベラ　**639**，646
fabella sign　639
FABER　617
FABER test　592
face scale（FS）：　905
faces pain scale（FPS）：フェイススケー
　ル，表情尺度　88，98，905
facet joint：椎間関節　501
facial asymmetry：顔面非対称　510
facioscapulohumeral muscular dystrophy
　（FSHD）：顔面肩甲上腕型筋ジストロフ
　ィー　413
failure of formation：形成異常　533
failure of segmentation：分節異常　533

fallen fragment sign 350
false aneurysm：仮性動脈瘤 752
false localization sign：偽性局在徴候 834
false negative：偽陰性 132
false positive：偽陽性 132
Fanconi syndrome：ファンコーニ症候群 33, 328
fascia：筋膜 75
fascia lata：大腿筋膜 642
fascicle：神経束 81
fasciculation：線維束攣縮 402, 859
fasciculation potential：線維束電位 859
fasciculus：筋線維束 75
fast muscle：速筋 77
fast pain：一次痛 86
fast spin echo 法 139
fat embolism syndrome：脂肪塞栓症候群 736
fat pad sign：脂肪体徴候 820
fatigue fracture：疲労骨折 714, 881
FDS テスト 481
FDS／FDP テスト 474
feeding 454
Felty syndrome：フェルティ症候群 246
femoral artery：大腿動脈 586
femoral head：大腿骨頭 582, 593, 594
femoral neck：大腿骨頚部 582
femoral neck fracture：大腿骨頚部骨折 793
femoral nerve：大腿神経 585
femoral nerve stretch test：大腿神経伸展テスト 548
femoral triangle：大腿三角 590
femoroacetabular impingement(FAI)：大腿寛骨臼インピンジメント 616, 885
femorotibial angle(FTA)：大腿脛骨角 639, 666
femorotibial joint(FTJ)：大腿脛骨関節 639
femur：大腿骨 582, 586, 639, 646, 663
FESPIC Games：フェスピック 892
FGFR3 軟骨異形成症グループ 292, 295
fibrillation：細線維化 268
——，関節軟骨の 64
fibrillation potential：線維自発電位 859
fibroblast：線維芽細胞 386
fibroblast growth factor(FGF)：線維芽細胞増殖因子 21
fibroblast growth factor 23：線維芽細胞増殖因子 23(FGF23) 29, 328
fibroblast growth factor receptor-3 (FGFR3)：線維芽細胞増殖因子受容体 3 型 295
fibroblastic type：線維芽細胞（線維形成）型 353
fibrocartilage：線維軟骨 48, 70
fibrodysplasia ossificans progressiva (FOP)：進行性骨化性線維異形成症 23, 138, 281
fibromyalgia(FM)：線維筋痛症 264
fibrosarcoma：線維肉腫 386
fibrous ankylosis：線維性強直 67

fibrous cortical defect：線維性骨皮質欠損 348
fibrous dysplasia：線維性骨異形成症 350
fibula：腓骨 646, 680
fibular head：腓骨頭 646
figure-of-eight bandage：8 の字包帯固定 177
Filamin グループ 292
filum terminale：終糸 81
FIM 評価用紙 903
finger amputation prosthesis：指義手 923
finger escape sign(FES)：指離れ徴候 507, 516
fingertip injury：指尖損傷 479
Finkelstein sign 486
fishmouth incision：魚口状切開術 198
fissure fracture：亀裂骨折 715
fissures(clefts)：亀裂，関節軟骨の 64, 268
fistula：瘻孔 116
fixation：固定，骨折部の 725
flail chest：動揺胸郭 530, 782
flail joint：動揺関節 121
flail segment：分節骨折 782
flaring，骨幹端の 294
flat bone：扁平骨 8
flat top talus：扁平距骨滑車 689
flatfoot：扁平足 684, 694
—— in adult：成人期扁平足 694
—— in child：小児期扁平足 690
flexible flatfoot：可撓性扁平足 694
flexion：屈曲 429
flexor carpi radialis(FCR)：橈側手根屈筋 470
flexor carpi ulnaris(FCU)：尺側手根屈筋 470
flexor digitorum profundus(FDP)：深指屈筋
——，環・小指 470
——，示指 470
——，中指 470
flexor digitorum superficialis(FDS)：浅指屈筋 470
flexor pollicis brevis(FPB)：短母指屈筋 470
flexor pollicis longus(FPL)：長母指屈筋 470
flexor tendon：指屈筋腱 468
floating elbow：浮遊肘 766
floppy infant：フロッピーインファント 397
flow void 577
fluid film：流体膜 56
fluid-fluid level：液面形成
——，骨巨細胞腫の 348
——，骨腫瘍 MRI の 341
fluorodeoxyglucose-positron emission tomography(FDG-PET) 342, 569
FNCLCC(Fédération Nationale des Centres de Lutte Contre le Cancer) grading system 372

Fontaine 虚血重症度分類 285
foot and ankle disorders in rheumatoid arthritis：リウマチ性足部障害 703
foot orthosis(FO)：足装具 181
footballer's ankle：フットボーラーズアンクル 887
foramen magnum：大孔 500
forceps：摂子 209
forequarter amputation：肩甲胸郭間切断 198
forequarter amputation prosthesis：肩甲胸郭間切断用義手 923
Forestier disease：フォレスティエ病 263, 522
formation phase：骨形成期 14
formication：蟻走感 98, 118
Foucher(フーシェ)法 779
four rami fracture：跨坐骨折 785
fovea sign 484
fracture：骨折 713
—— of distal end of the radius：橈骨遠位端骨折 773
—— of intercondylar eminence：脛骨顆間隆起骨折，小児の 827
—— of medial epicondyle of the humerus：上腕骨内側上顆骨折，小児の 822
—— of proximal end of the radius：橈骨近位端骨折，小児の 823
—— of the calcaneus：踵骨骨折 813
—— of the clavicle：鎖骨骨折，小児の 818
—— of the distal radius：橈骨遠位端骨折，小児の 822
—— of the femoral shaft：大腿骨骨幹部骨折，小児の 826
—— of the humerus：上腕骨（肘周辺）の骨折，小児の 819
—— of the lateral condyle of the humerus：上腕骨外側顆骨折，小児の 821
—— of the metatarsus：中足骨骨折 817
—— of the proximal humerus：上腕骨近位端骨折，小児の 818
—— of the radius and ulna：橈骨・尺骨骨幹部骨折 771
—— of the radius and ulna：橈骨・尺骨骨幹部骨折，小児の 822
—— of the tibial tuberosity：脛骨粗面骨折，小児の 827
fracture dislocation：脱臼骨折 713, 714
fracture risk assessment tool(FRAX®) 327
fragmentation stage：分節期 605
Frankel(フランケル)分類 834
freckling 311
free body：遊離体 675
free flap：遊離皮弁 213
free muscle transplantation：遊離筋移植術 866
free musculocutaneous flap：遊離筋皮弁 213

free nerve ending：自由神経終末　85
free toe transfer：遊離足趾移植　213
free vascularized bone graft：遊離血管柄付き骨移植　213
Freeman-Sheldon syndrome：フリーマン-シェルドン症候群　311
freezing phase：炎症期，凍結肩の　442
Freiberg disease：フライバーグ病　111, 287, 685, 701
friction neuritis：摩擦性神経炎　699
Frohse のアーケード　450
Froment-Rauber 神経　858
Froment sign：フロマン徴候　124, 456, 473
frostbite：凍傷　479
frozen phase：拘縮期，凍結肩の　442
frozen shoulder：凍結肩　441
Frykman(フライクマン)分類　774
fukutin：フクチン　413
Fukuyama-type congenital muscular dystrophy(FCMD)：福山型先天性筋ジストロフィー　413
functional balance scale　909
functional brace：機能[的]装具　181, 766
functional electrical stimulation(FES)：機能的電気刺激　911
functional independence measure(FIM)：機能的自立度評価法　902
functional scoliosis：機能的側弯症　536
funicular pattern：神経束配列　863
funnel chest／breast, pectus excavatum：漏斗胸　528

G

gadolinium(Gd)：ガドリニウム含有造影剤　140
gadolinium-diethylenetriamine pentaacetic acid(Gd-DTPA)　247
Gaenslen test：ゲンスレンテスト　262
gait：歩容　114
Galant reflex：ガラント反射　397
Galeazzi fracture：ガレアッチ骨折　772
gamekeeper's thumb　879
ganglion：ガングリオン　118, 700
Ganz surgical dislocation approach　617
gap junction：ギャップ結合，骨細胞の　25
Garden(ガーデン)分類　794, 795
Garré sclerosing osteomyelitis：ガレー硬化性骨髄炎　231
gas gangrene：ガス壊疽　223
gastrocnemius muscle：腓腹筋　643
gastroesophageal reflux disease(GERD)：逆流性食道炎　318
Gaucher disease：ゴーシェ病　287, 290, 618
Gelpi retractor：ゲルピー開創器　189
generalized osteoarthritis(GOA)：原発性全身性関節症　271
genetic skeletal disorders：遺伝性骨格系疾患　292
geode：骨洞　247

geographic pattern：地図状パターン　339
Gerdy tubercle：ジェルディ結節　641〜643
giant cell tumor：巨細胞腫　571
―― of bone：骨巨細胞腫　346
―― of tendon sheath：腱鞘巨細胞腫　384
gibbus：亀背(後弯変形)　114, 235, 541
gigantism：巨人症　334
Gilula arc：ギルラアーク　475, 476
Gips(独)，cast(英)：キャスト(ギプス)　177
giving way　108, 617
glenohumeral joint：肩甲上腕関節　423, 424
glenohumeral ligament(GHL)：関節上腕靱帯　425
glenoid：関節窩　423
glenoplasty：関節窩形成術　197
gliding test　686
Glisson traction：グリソン牽引　177, 526
glomus tumor, 手の　495
glucocorticoids：副腎皮質ステロイド　256
gluteus maximus muscle：大殿筋　594
gluteus medius muscle：中殿筋　594
glycosaminoglycan：グリコサミノグリカン　55
golden period(time)：最適期　747, 754, 806, 862
Golgi(ゴルジ)装置　51, 57
Golgi(ゴルジ)体　14
gonarthrosis：変形性膝関節症　664
goniometer：角度計　123
goose gait：あひる歩行　329
Gottron sign：ゴットロン徴候　410
gout：痛風　271
gouty arthritis：痛風性関節炎　704
Gowers sign：ガワーズ徴候　411
Graf(グラーフ)法　594
Graf 法改変　600
graft versus host disease(GVHD)：移植片対宿主病　187
granulocytopenia：骨髄顆粒球減少　568
grasp：握り　462
grasping test　886
gravitation abscess：流注膿瘍　236, 565
gray matter：灰白質　81, 503
greater trochanter：大転子　582, 590, 593
greater trochanteric bursa：大転子包　583, 624
greenstick fracture：若木骨折　715, 741
grind テスト　488
grinding hole：滑り孔　727
grinding テスト　654
grip strength：握力　122
groin pain：鼠径部痛　883
ground glass appearance：すりガラス様，骨X線像の　350
ground substance：基質物質，関節軟骨の　52
growth plate：成長軟骨板　8, 10, 133

growth plate injury：成長軟骨板損傷　740
Guillain-Barré syndrome：ギラン-バレー症候群　408, 409
guillotine amputation：断裁切断　209
gummatous arthritis：ゴム腫性関節炎　238
Gustilo classification：ガスティロ分類　717
Guyon canal：ギヨン管　465
Guyon canal syndrom：ギヨン管症候群　457, 492

H

habitual dislocation：習慣性脱臼　436
habitus：体型　113
Haglund disease：ハグルンド病　705
hairy patch：異常発毛　116
hallux rigidus：強剛母趾　697
hallux sesamoid disorder：母趾種子骨障害　698
hallux valgus(HV)：外反母趾　245, **695**
halo 牽引　177
halo vest：ヘイローベスト　511
hamartoma：過誤腫　382
hamate：有鉤骨　464
hammer：槌(ハンマー)　190
hammer toe：ハンマートウ　697
hamstrings：ハムストリングス(大腿部膝屈筋)　642
hand dynamometer：握力計　122
hand held dynamometer　900
Hand-Schüller-Christian disease：ハンド-シューラー-クリスチャン病　351
hanging cast：吊り下げギプス　766
hangman fracture：ハングマン骨折　845
hard callus：硬性仮骨　42
Harris hip score　612
Harrison groue：ハリソン溝　329
haversian(osteonal) canal：ハバース管　9
haversian system：ハバース系　9
Hawkins(ホーキンス)の手技　438
Hawkins(ホーキンス)分類　811
head at risk sign　604
head compression test　506
head-in-neck position　602
head-neck offset ratio　616
head shaft angle：骨頭骨幹角，大腿骨の　608
head within head, Perthes 病の　605
health assessment questionnaire(HAQ)　251
Heberden nodes　488
Heberden tubercle：ヘバーデン結節　106, 270, 271, 464, 488
heel gait：踵歩行　122, 129, 549
hemangioblastoma：血管芽腫　577
hemangioma：血管腫　118, **382**, 570
hemarthrosis：関節血症　115, 674
hematoma：血腫　42
hematopoietic cell：造血細胞　11
hematopoietic stem cell：造血幹細胞　11

hemiarthroplasty：人工骨頭置換術　635
hemicallotasis：片側化骨延長法　668
hemipelvectomy, hindquarter amputation：片側骨盤離断　199
hemipelvectomy prosthesis：半側骨盤義足　923
hemiplegia：片麻痺　397
hemiplegic gait：片麻痺歩行　902
hemivertebra：半椎　533
hemochromatosis：ヘモクロマトーシス　279, 333
hemophilic arthropathy：血友病性関節症　276, 704
—— , 膝の　674
hemosiderosis：ヘモジデローシス　279
Henke(ヘンケ)軸　680
hereditary motor and sensory neuropathy(HMSN)：遺伝性運動感覚性神経障害　407
hereditary polyneuropathy：遺伝性ポリニューロパシー　407
hereditary sensory and autonomic neuropathy(HSAN)：遺伝性感覚および自律神経障害　408
herniation pit　616
herniotomy：ヘルニア摘出術，椎間板ヘルニア摘除術　195, 555
herringbone pattern：魚骨様形態　386
heterotopic ossification：異所性骨化　137, 138, 280, **460**
high grade surface osteosarcoma：表在性高悪性度骨肉腫　352
high-pressure injection injury：高圧注入損傷　479
high tibial osteotomy：高位脛骨骨切り術　196, 668
Hilgenreiner line：ヒルゲンライナー線　597
Hill-Sachs lesion：ヒル-サックス損傷　436, 762
—— の超音波画像　432
—— の超音波検査　431
hinge joint：蝶番関節　48, 640
hinged abduction　607
hip fractures：大腿骨近位部骨折　792
hip disarticulation：股関節離断　109
—— , 小児の　824
hip disarticulation prosthesis：股義足　923
hip joint：股関節　582
hip spica cast：股関節ギプス　826
Hippocrates(ヒポクラテス)法　762
Hoehn-Yahr scale：ホーン-ヤールの分類　404
Hoffmann reflex：ホフマン反射　128, 506, 515
Holt-Oram syndrome：ホルト-オラム症候群　314
Homans sign：ホーマンズ徴候　238, 285, 737
homocystinuria：ホモシスチン尿症　309
honeycomb pattern　570
honeymoon palsy　104

hook of hamate fracture：有鉤骨鉤骨折　878
horizontal extension：水平伸展　429
horizontal flexion：水平屈曲　429
Horner(ホルネル)の3徴　506
Horner sign：ホルネル徴候　867
horseshoe abscess：馬蹄状膿瘍　226
hot pack：ホットパック　182
hourglass tumor：砂時計腫　508, 574, 575
housemaid's knee　676
Howmedica Modular Resection System　343
Howship's lacnae：ハウシップ窩　16
HTLV-I associated myelopathy(HAM)　155
Hüftlenden-strecksteife　102
human immunodeficiency virus(HIV)：ヒト免疫不全ウイルス　564
human leucocyte antigen(HLA)：ヒト白血球抗原　242
humeral avulsion of the glenohumeral ligament(HAGL)損傷　436
humeroradial joint：腕橈関節　448
humeroulnar joint：腕尺関節　448
humerus：上腕骨　423
humerus varus：内反上腕　434
Humphry 靱帯(前半月大腿靱帯)　641, 642
hyaline cartilage：硝子軟骨　48, 70
hyaluronic acid：ヒアルロン酸　55
hybrid assistive limb(HAL)　184
hydrarthrosis：関節水症　115
hydrodynamic lubrication：流体潤滑　56
hydroxyapatite(HA)：ハイドロキシアパタイト　45, 52, 146, 239, 275, 342
hydroxyapatite coating　628
hydroxyapatite crystal：ハイドロキシアパタイト結晶　20
hypalgesia：痛覚鈍麻　126, 861
hyperalgesia：痛覚過敏　126, 861
hyperbaric oxygenation：高圧酸素療法　224
hyperesthesia：感覚過敏　125, 861
hyperextension：過伸展　120
hypermobility：過動性，関節の　310
hyperostosis：骨肥厚症，骨増殖症　38, 264
hyperpolarization：過分極　82
hyperthermia／thermotherapy：温熱療法　182
hyperthyroidism：甲状腺機能亢進症　334
hypertrophic chondrocyte：肥大軟骨細胞　21
hypertrophic pulmonary osteoarthropathy：肺性肥厚性骨関節症　280
hyperuricemia：高尿酸血症　271
hypesthesia：感覚鈍麻　125, 506, 861
hypophosphatemic rickets：低リン血症性くる病　301
hypothyroidism：甲状腺機能低下症　334
hypotonia：筋緊張低下　405

hypoxanthine-guanine phosphoribosyl transferase(HPRT)　273

I

ICF の実際　898
icing：冷却　755, 876
idiopathic hypoparathyroidism：特発性上皮小体(副甲状腺)機能低下症　333
idiopathic osteonecrosis：特発性骨壊死　288
—— of the femoral head(ION)：特発性大腿骨頭壊死症　289, 618, 619
—— of the knee：膝の特発性骨壊死　669
idiopathic scoliosis：特発性側弯症　537
IL-6 阻害薬　256
iliac apophysis：腸骨稜骨端核　540
iliac crest：腸骨稜　582, 590
iliacus：腸骨筋枝　585
iliofemoral ligament：腸骨大腿靱帯　583, 584
iliopectineal bursa：腸恥包　583, 584, 624
iliopsoas abscess：腸腰筋膿瘍　226, 565
iliopsoas muscle：腸腰筋　594
iliopsoas position：腸腰筋肢位　226
iliotibial band(tract)：腸脛靱帯　642
ilium：腸骨　582
Ilizarov(イリザロフ)タイプ　810
Ilizarov(イリザロフ)リング　46
image-free navigation　204
immobilization：固定法　177
impacted：嵌合　717
impaction bone graft 法　635, 636
impairment：機能障害，骨折による　722
impingement exostosis：衝突性外骨腫　8, 87
impingement sign：インピンジメント徴候　438
impingement test：インピンジメントテスト　438
incident fracture：新規骨折　320
incisional biopsy：切開生検術　158
inclusion body myositis(IBM)：封入体筋炎　410
incomplete fracture：不完全骨折　711, 715
indian hedgehog(IHH)：インディアンヘッジホッグ　22
indirect fracture healing：間接骨折治癒　718
indirect pain：介達痛　722
induced pluripotent stem cells：iPS 細胞　74, 832
infantile fibrosarcoma：乳児型線維肉腫　386
infantile idiopathic scoliosis：乳幼児期特発性側弯症　537
infectious arthritis：感染性関節炎　234
inferior articular process　846
inferior glenohumeral ligament(IGHL)：下関節上腕靱帯　425
inflammation：炎症　221
inflammatory pain：炎症性疼痛　84

inflammatory torticollis：炎症性斜頚　510

informed consent：説明と同意(インフォームド・コンセント)　3, **94**

informed decision：インフォームド・デシジョン　170

infrapatellar bursitis：膝蓋下滑液包炎　676

infrared therapy：赤外線療法　182

ingrown toenail：陥入爪　698

initial stage：滑膜炎期　605

injection：注射・注入薬　175

insertion：停止，骨格筋の　75

insertion potential：刺入時電位　859

insertional Achilles tendinosis：アキレス腱付着症　706

insole：足底挿板　181

inspection：視診　113

instability：不安定性　508

instrumental ADL(IADL)：手段的ADL　902

insufficiency fracture：脆弱性骨折　247, **714**

——, 膝の　670

intercondylar fossa：顆間窩　646

interfascicular nerve graft：神経束間移植　864

interlacing suture 法　482

interlocking nail：横止め髄内釘　729, 766

intermittent claudication：間欠性跛行　283

internal fixation：内固定　782

——, 骨折部の　725

internal impingement：関節内インピンジメント，肩の　443

internal neurolysis：神経内剥離術　195, 863

internal rotation：内旋　123, 429

—— in abduction：外転位での内旋　429

internal splinting　782

international classification of diseases (ICD)：国際疾病分類　898

international classification of functioning, disability and health(ICF)：国際生活機能分類　898

international classification of impairments, disabilities, and handicaps(ICIDH)　898

International Organization for Standardization(ISO)：国際標準化機構　923

International Skeletal Dysplasia Society (ISDS)　292

interosseous muscles and lumbrical muscles：骨間筋と虫様筋　470

interpediculate narrowing　296

interspinous ligament：棘間靱帯　500

interstitial growth：間質成長，軟骨の　56

interstitial lamella：介在層板　9

interterritorial matrix：細胞間基質，関節軟骨の　52

intertrochanteric crest：転子間稜　582

intertrochanteric line：転子間線　582

intertrochanteric valgus osteotomy：大腿骨外反骨切り術　629

intertrochanteric varus osteotomy：大腿骨内反骨切り術　629

intervertebral disc(dick)：椎間板　59, 500, 503

intra-articular fracture：関節内骨折　714

intra-focal　824

intradural extramedullary tumor：硬膜内髄外腫瘍　574

intramedullary rod：髄内釘　728

intramedullary tumor：髄内腫瘍　575

intramembranous ossification：膜内骨化　21, 293

intramuscular hemangioma：筋肉内血管腫　382

intramuscular lipoma：筋肉内脂肪腫　381

intrinsic minus position：内在筋マイナス位　466

intrinsic muscle：内在筋，手の　465

intrinsic plus position：内在筋プラス位　466, 479

intrinsic repair：内因性修復，関節軟骨の　56

inversion：内がえし　123

involucrum：骨柩　228

infiltrating lipoma：浸潤性脂肪腫　381

IP 関節，足の　680

irregular bone：不定形の骨，形態分類上の　8

ischial tuberosity：坐骨結節　590, 593

ischial weight-bearing orthosis：坐骨支持装具　180

ischiofemoral ligament：坐骨大腿靱帯　583, 584

ischiogluteal bursa：大殿筋坐骨包　583, 624

ischium：坐骨　582, 594

isokinetic exercise：等運動性訓練　183

isometric exercise：等尺性訓練　183

isotonic exercise：等張性訓練　183

isthmic spondylolisthesis：脊椎分離すべり症　561, 563

ivory vertebra：象牙様椎骨，転移性脊椎腫瘍，造骨型　367, 569

J

Jackson test：ジャクソンテスト　506, 515

Jahss(ジャス)法　778, 878

Jamar(ジャマー)型握力計　122

jammed finger：突き指　481

Jansen 型：ヤンセン型，骨幹端異形成症　298

Jansen retractor：ヤンゼン開創器　189

Japan Advanced Trauma Evaluation and Care(JATEC™)　744

Japanese knee osteoarthritis measure (JKOM)　906

Japan low back pain evaluation questionnaire(JLEQ)：腰痛症患者機能評価質問表　905

Japan orthopedic association back pain evaluation questionnaire(JOABPEQ)：日本整形外科学会腰痛疾患評価質問表　905

Jefferson fracture：ジェファーソン骨折　844

jerk test：ジャークテスト　658

Jewett 型装具　918

joint：関節　61

joint：継手　926

joint capsule：関節包　48, 57

joint cavity：関節腔　48

joint contracture：関節拘縮　120, 738

joint débridement：関節デブリドマン　197, 667

joint distension：関節腔拡張術　442

joint fluid test：関節液検査　649

joint instability：関節不安定性　121

joint laxity：関節弛緩　120

joint puncture, arthrocentesis,：関節穿刺　154

joint puncture：関節穿刺　649

Jones fracture：ジョーンズ骨折　817, 882

jumper's knee：ジャンパー膝　653, **885**

junctional fold：接合部ひだ　79

juvenile idiopathic arthritis(JIA)：若年性特発性関節炎　265

juvenile idiopathic scoliosis：学童期特発性側弯症　537

K

Kanavel の4主徴　Kanavel's 4 cardinal symptoms　225, 490

Karte：カルテ　95

Kasabach-Meritt syndrome：カサバッハ-メリット症候群　382

Keegan dermatome：キーガンの皮膚感覚帯　125

Kellgren-Lawrence(ケルグレン-ローレンス)のX線像の病期分類　666

Kessler(ケスラー)変法　751

Kessler(ケスラー)法　482

key muscles, ASIA の　833

key sensory point, ASIA の　833

Kienböck disease：キーンベック病　98, 105, 471, 483, **490**, 909

kinesin：キネシン　83

King method：キング法　457

Kirchmayer method：キルヒマイヤー法　751

Kirschner wire(K-wire)：キルシュナー鋼線　177, **192**, 196, 609, 725, 768

Klein line　608

Kleinert method：クライナート法　481

Klenzak(クレンザック)継手　180

Klippel-Feil syndrome：クリッペル-ファイル症候群　102, 314, 509, 511, **513**

Klippel-Trenaunay-Weber syndrome：クリッペル-トレノーニー-ウェーバー症候群　315

knee ankle foot orthosis（KAFO）：長下肢装具　180

knee disarticulation prosthesis：膝義足　923

knee joint：膝関節　639

knee joint：膝継手　929

Kniest（ニースト）骨異形成症　292, 297

knocking pain：叩打痛　117

Kocher 法：コッヘル法　762

Köhler disease：ケーラー病　701

Kondylen-Bettung Münster Prothese（KBM）　928

Krukenberg 切断：クリュケンベルグ切断　198

Kugelberg-Welander disease：クーゲルベルク-ヴェランデル病　403

Küntscher（キュンチャー）髄内釘　342, 728, 798

kyphosis：後弯，脊柱の　500

kyphosis：脊柱後弯症　541

L

L-アスパラギン酸カルシウム　326

L-ドーパ　404

L5 vertebral body：第 5 腰椎　594

L'Orthopédie　1

Lachman test：ラックマンテスト　658

lactate dehydrogenase（LDH）：血清乳酸脱水素酵素　151, 152

lacuna：小腔　50

lag screw：ラグスクリュー　727

Lambrinudi（ランブリヌーディ）手術　698

lamellae：層板，椎間板の　60

lamellar bone：層板骨　43

lamina：椎弓　503

lamina splendens：輝板，関節軟骨の　52

laminectomy：椎弓切除術　195

laminoplasty：椎弓形成術　195, 517

Lance-神中法　631

lancinating pain：電撃痛　98

Langenbeck（ランゲンベック）扁平鉤　189

Langenskiöld 手術　740

Langerhans cell histiocytosis：ランゲルハンス細胞組織球症　351, 572

Larsen grade：ラーセン分類　247

Larsen syndrome：ラーセン症候群　292, 299, 650

Lasègue sign：ラゼーグ（ラセーグ）徴候　548

late infection　634

latency：潜時　157, 860

latent phase　350

lateral atlantoaxial joint：外側環軸関節　501

lateral circumflex femoral artery：外側大腿回旋動脈　585, 586

lateral collateral ligament（LCL）：外側側副靱帯　641, 803
──，肘の　448

lateral compartment：外側コンパートメント　639

lateral compression（LC）：側方圧迫型　784

lateral displacement：横転移（側方転位）　717

lateral epicondyle：上腕骨外側上顆　447

lateral epicondylitis of the humerus：上腕骨外側上顆炎　457

lateral femoral condyle：大腿骨外側顆　646

lateral flexion（LF）　847

lateral interbody fusion　202

lateral intercondylar tubercle：外側顆間結節　646

lateral pillar classification　604, 605

lateral subluxation：外側偏位　605

lateral sural cutaneous nerve：外側腓腹皮神経　682

lateral thrust　644

lateral tibial condyle：脛骨外側顆　646

Lauenstein position：ラウエンシュタイン肢位　592

Lauge-Hansen classification：ラウゲ-ハンセン分類　806

laxity：弛緩性，関節の　310

Learmonth method：リーモンス法　457

Ledderhose disease　485

leflunomide：レフルノミド　256

leg length discrepancy（LLD）：脚長差　121

Legg-Calvé-Perthes disease（LCPD）：Perthes（ペルテス）病　603

leiomyosarcoma：平滑筋肉腫　388

Lequesne index of severity for osteoarthritis of the hip（LISOH）　906

Lesch-Nyhan syndrome：レッシュ-ナイハン症候群　151, 273

less erosive subset（LES）：少関節破壊型　244, 522

lesser trochanter：小転子　582, 593

Letournel-Judet（ルトゥネル-ジュデ）分類　789

Letterer-Siwe disease：レテレル-ジーヴェ病　351

Lhermitte sign：レルミット徴候　406, 505

Lichtblau（リヒトブラウ）法　689

lift-off テスト　440

ligament：靱帯　57
── of head of femur（ligamentum teres）：大腿骨頭靱帯（円靱帯）　583

ligament injury：靱帯損傷　711, 712

ligament ossifications：脊柱靱帯骨化症　543

ligamentotaxis　724

ligamentous injury：靱帯損傷　754

ligamentum flavum, yellow ligament（YL）：黄色靱帯　500, 501

limb-girdle muscular dystrophy（LGMD）：肢帯型筋ジストロフィー　413

limb lengthening：肢延長術　196

limitation of neck motion：頚椎可動域制限　513

limp：跛行　114

limp due to joint deformity：関節の変形による異常歩行　902

limp due to joint instability or flail joint：関節の不安定性や動揺性による異常歩行　902

limp due to muscle weakness：筋力低下による異常歩行　902

limp due to peripheral nerve palsy：末梢神経麻痺による異常歩行　902

limp due to short leg：下肢短縮による異常歩行　901

linezolid（LZD）：リネゾリド　174

lipoblast：脂肪芽細胞　388

lipoma：脂肪腫　381, 577

liposarcoma：脂肪肉腫　387

Lisch nodule　311

Lisfranc 靱帯　816

Lisfranc 切断　199

Lisfranc joint：リスフラン関節　679, 680
──の脱臼と脱臼骨折　816

Lister tubercle：リスター結節　463, 464, 775

Little Leaguer's elbow：リトルリーガーズエルボー　105, 884

Little Leaguer's shoulder：上腕骨近位骨端線離開（リトルリーガーズショルダー）　100, 444, 884

local heat：熱感　722

locking：ロッキング　108, 617
──，肘の　452, 455

locking plate：ロッキングプレート　204, 766

Locomotion Check：ロコチェック　415

locomotive organs：運動器　1

locomotive syndrome：ロコモティブシンドローム　100, 414

Loeys-Dietz Syndrome：ロイス-ディーツ症候群　308

long bone：長管［状］骨　8

long femoral nail　795

longitudinal band：縦束　501

longitudinal displacement：縦転位　717

long leg cast：長下肢ギプス　179

long tract sign：索路症状　504

loose body：遊離体　675
── in the elbow joint：遊離体，肘の　459

loose shoulder：動揺性肩関節　428, 436

loosening：コンポーネントの弛み　634

Looser zone：ローザー改構層　103, 330, 331

lordosis：前弯，脊柱の　500

Lorenz（ローレンツ）ギプス固定　601

Love 変法　555

Love 法　555

low amplitude：低振幅　409

low back pain：腰痛　545

low-intensity pulsed ultrasound（LIPUS）：低出力超音波パルス　42

low posterior hairline：後頭部頭髪の生え際の低位　513

lower extremity orthosis, leg brace：下肢装具　180

lower limb prosthesis：義足　923
lower segment：下節長　293
lubrication：潤滑，関節の　56
lubricin：ルブリシン　56
Ludloff（ルドロフ）法　602
Ludwig Guttmann：ルードヴィッヒ・グットマン　889
lumbar disc herniation（LDH）：腰椎椎間板ヘルニア　550
lumbar hump：腰部隆起　538, 539
lumbar nerve（L）：腰神経　81, 682
lumbar orthosis：腰椎装具　179
lumbar spinal（canal）stenosis：腰部脊柱管狭窄（症）　546, 557
lumbar spine：腰椎　499, 500, 532
lumbosacral orthosis：腰仙椎装具　179
lunate：月状骨　464
Luschka joint：ルシュカ関節　503
lymphangiography：リンパ管造影法　146
lymphocyte stimulation test（LST）：リンパ球刺激試験　159

M

Machado-Joseph disease：マチャド-ジョセフ病　405
macrodactyly：巨趾症　692
Maffucci syndrome：マフッチ症候群　115, 345, 365, 382
Magerl法　854
magnetic resonance imaging（MRI）：磁気共鳴撮像法　139
magnifying loupes：手術用双眼ルーペ（拡大鏡）　208
major replantation　209
major［limb］amputation　209
major［limb］replantation　209
malformation：形態異常　307
Malgaigne（マルゲーニュ）圧痛　117, 722
Malgaigne（マルゲーニュ）骨折　785
malignancy-associated hypercalcemia（MAH）：悪性腫瘍随伴高カルシウム血症　332
malignant fibrous histiocytoma（MFH）：悪性線維性組織球腫　364, 386
malignant lymphoma：悪性リンパ腫　361
malignant melanoma of soft parts：悪性黒色腫　394
malignant peripheral nerve sheath tumor（MPNST）：悪性末梢神経鞘腫　392
malignant rheumatoid arthritis（MRA）：悪性関節リウマチ　260
malleolar fracture：果部骨折　806
mallet finger：槌指　879
mallet toe：槌趾　697
malunion：変形癒合　719, 738
manipulation：徒手整復術　176, 442
Mann（マン）法　697
manual correction：徒手矯正　176
manual muscle testing（MMT）：徒手筋力テスト　122, 184, 430, 859
manual reduction：徒手整復，骨折部の　724

manual traction：徒手牽引　176
Marfan syndrome：マルファン症候群　120, **308**, 528, 537
marginal resection：辺縁切除　570
Martin-Gruber anastomosis：マーチン-グルーバー吻合　858
MASソケット　928
matrix metalloproteinase（MMP）：マトリックスメタロプロテアーゼ　16, 62, 242
matrix vesicle：基質小胞　15
M-bow　164
McCune-Albright syndrome：マッキューン-オールブライト症候群　30, 134
McDonald（マクドナルド）診断基準　406
McGill pain questionnaire（MPQ）　88, 905
McGregor法　511
McKusick（マクージック）型，骨幹端異形成症　298
MCL損傷　885
McMurray test：マクマレーテスト　654, 655
McRae法　511
M-CSF：マクロファージコロニー刺激因子　26
M-CSF受容体　27
mechanical axis：下肢機能軸　639
mechanoreceptor：機械受容器，痛みの　85
medial circumflex femoral artery：内側大腿回旋動脈　585, 586
medial collateral ligament（MCL）：内側側副靱帯　640
　——，肘の　448
medial collateral ligament（MCL）injury：内側側副靱帯損傷　657
medial compartment：内側コンパートメント　639
medial epicondyle：上腕骨内側上顆　447
medial femoral condyle：大腿骨内側顆　646
medial intercondylar tubercle：内側顆間結節　646
medial parapatellar approach：内側傍膝蓋進入路　669
medial thrust　644
medial tibial condyle：脛骨内側顆　646
median nerve：正中神経　450, 470
medical record：メディカル・レコード　95
medical social worker（MSW）：医療ソーシャルワーカー　900
megalin：メガリン　27
Meissner corpuscle：マイスナー小体　86
Melone（メロン）分類　774
melorheostosis：メロレオストーシス（流蠟骨症）　36
meningioma：髄膜腫　575
meningocele：髄膜瘤　535
meniscofemoral ligament：半月大腿靱帯　642
meniscus：半月［板］　49, 58, 642
mental care：災害後の精神的ケア　744

meralgia paresthetica：感覚異常性大腿痛　585
Merkel（メルケル）終盤　86
mesenchymal chondrosarcoma：間葉性軟骨肉腫　359
mesenchymal scoliosis：間葉性側弯症　537
mesenchymal stem cell：間葉系幹細胞　11, 14
metabolic syndrome：メタボリックシンドローム　271
metacarpal index　308
metal-on-metal人工股関節　158
metallosis　158
metaphyseal-diaphyseal angle（MDA）　650
metaphyseal dysplasia：骨幹端異形成症　298
metaphyseal fracture：骨幹端部骨折　714
metaphysis：骨幹端　8, 133
metastatic spinal tumor：転移性脊椎腫瘍　568
metatarsophalangeal（MTP）joint：中足趾節関節　679
metatarsus：中足骨　679
methicillin-resistant *Staphylococcus aureus*（MRSA）：メチシリン耐性黄色ブドウ球菌　221, 240
methotrexate（MTX）：メトトレキサート　174, 255
methotrexate-associated lymphoproliferative disorder（MTX-LPD）：メトトレキサート関連リンパ増殖性疾患　255
Meyerding classification：マイヤーディング分類　562
Meyers-McKeever（マイヤーズ-マキーバー）の分類　827
microdissection：微小剥離　207
microendoscopic discectomy（MED）：内視鏡下椎間板切除術　195, 206, 555
microfracture：微小骨折　67
microneural surgery：微小神経外科　207
microscopic discectomy：顕微鏡下椎間板切除術　555
microsurgery：マイクロサージャリー　207
microsurgical instruments：手術用器具　208
microvascular surgery：微小血管外科　207
microwave diathermy：極超短波透熱療法　182
middle column：中央支柱　848
middle phalanx：中節骨　679
midfoot sprain　816
midvastus approach：内側広筋間進入路　669
migration　634
Mikulicz line：ミクリッツ線　589, 640
Milch（ミルヒ）法　762
mild sprain　755

milking test　885
Milwaukee（ミルウォーキー）肩症候群　275
miner's elbow　460
Mini-mental state examination（MMSE）　906
minimally invasive plate osteosynthesis（MIPO）：最小侵襲プレート固定　204, 728, 806
minimally invasive surgery（MIS）：最小侵襲手術　203, 628, 668
minocycline（MINO）：ミノサイクリン　174
minor［limb］amputation　209
minor［limb］replantation　209, 210
minus variant：尺骨マイナス変異　464, 475
misdirection：過誤支配　863
Mitchell（ミッチェル）法　697
mixed type：混合型　533
mobility：脊椎の可動性　499
Möbius syndrome　314
modeling：造形（モデリング）　12
moderate sprain　755
modified health assessment questionnaire（mHAQ）　251, 903
modified Sharp score　247, 249
Moll & Wright 分類　263
Mönckeberg syndrome：メンケベルク症候群　138
mononeuropathy：単神経障害　406
mononeuropathy multiplex：多発性単神経障害　407
monophasic：単相性　391
monoplegia：単麻痺　397
monopolar：単極型　635
Monteggia equivalent lesion：モンテジア類縁損傷　773
Monteggia fracture：モンテジア骨折　772, 869
——，小児の　822
more erosive subset（MES）：多関節破壊型　244, 522
Morley test：モーレイテスト　516
morning stiffness：朝のこわばり　243
Moro reflex：モロー反射　397
morphometric fracture：形態骨折　320
Morquio disease：モルキオ病　293
Morquio syndrome：モルキオ症候群　529, 624
Morrey（モーレイ）分類　769
Morton disease：モートン病　111, 685, 686, 699
mosaicplasty：モザイクプラスティー（モザイク様形成術）　72, 197, 652
moth-eaten pattern：虫食い状パターン　340
moth-eaten shadow：虫喰い像，恥骨骨炎の　627
motion pain：運動時（動作時）痛　98
motor endplate：運動終板　79
motor nerve conduction velocity（MNCV）：運動神経伝導速度　157, 860

motor neuron disease：運動ニューロン疾患　401
motor paralysis：運動麻痺　858
motor point：運動点　865
motor unit action potential（MUAP）：運動単位活動電位　859
motor unit potential（MUP）：運動単位電位　156
moving valgus test　885
MP 関節炎　487
MP 関節屈曲補助装具　915
MPj　465
MR angiography（MRA）　284
MRI の最近の知見　141
MRSA 感染症　239
MTP 関節，足の　680
mucopolysaccharidosis：ムコ多糖症　303
Mulder sign：マルダー徴候　686
multidirectional instability：多方向不安定症　436
multidisciplinary approach：集学的アプローチ　90
multiplanar reconstruction（MPR）：多断層再構成像，任意断面表示　143, 475
multiple cartilaginous exostoses：多発性軟骨性外骨腫症　306
multiple-drug-resistant *Pseudomonas aeruginosa*（MDRP）：多剤耐性緑膿菌　240
multiple epiphyseal dysplasia（MED）：多発性骨端異形成症　**298**, 624
multiple sclerosis（MS）：多発性硬化症　**405**, 578
multiplex ligation-dependent probe amplification（MLPA 法）　413
multisegmental instrumentation　541
muscle atrophy：筋萎縮　115
muscle fiber：筋線維　75
muscle release operation：筋解離術　629
muscle rupture：筋断裂　750
muscle strain：筋挫傷，肉ばなれ　750, 876
muscle strengthening exercise：筋力増強訓練　182
muscle transfer：筋移行術　865
muscular dystrophy：筋ジストロフィー　411
musculocutaneous flap：筋皮弁　215
musculoskeletal ambulation disability symptom complex（MADS）：運動器不安定症　184, 414
musculoskeletal system：筋骨格系　1
musculotendinous injury：筋・腱損傷　750
mutilating disease subset（MUD）：ムチランス型　244, 522
Mycobacterium marinum　237
Mycobacterium tuberculosis：結核菌　235
myelin sheath：髄鞘（ミエリン鞘）　80, 82
myelography：脊髄造影法（ミエログラフィー）　**144**, 508, 553
myeloma：骨髄腫　363
myelomeningocele：脊髄髄膜瘤　535

myelopathy：頚髄症　507
myelopathy：脊髄症　504, 515
myelopathy hand　507
myeloradiculopathy：脊髄神経根症　504
myoblast：筋芽細胞　75
myodesis：筋固定術　198
myofibril：筋原線維　76
myofibroblast：筋線維芽細胞　386, 485
myofilament：筋細糸（筋フィラメント）　76
myogelosis：筋硬症　117
myopathic unit　859
myopathy：筋疾患　409
myoplasty：筋形成術　198
myosin filament：ミオシンフィラメント　76
myositis ossificans：骨化性筋炎　280, 460
myotonic discharge：ミオトニー放電　859
myxofibrosarcoma：粘液線維肉腫　386

N

N 末端プロペプチド（P1NP）　17
N-アセチルシステイン　871
N-テスト　658
narrative based medicine（NBM）　170
Nash & Moe 法　540
navicular bone：舟状骨　680
neck compression test　506
neck shaft angle：頚体角　582
NECO95J プロトコール　353, 354
necrotizing fasciitis：壊死性筋膜炎　222
needle biopsy：針生検術　158
needle holder：持針器　209
needle manometer 法　757
Neer（ニア）の手技　438
Neer classification：ニア分類　760, 763
negative pressure wound therapy（NPWT）：陰圧閉鎖療法　735
neoadjuvant chemotherapy：術前補助化学療法　353
nerve degenerative disease：神経変性疾患　403
nerve fiber：神経線維　80
nerve graft：神経移植　195
nerve grafting：神経移植術　864
nerve root avulsion injury：神経根引き抜き損傷　867
nerve root sleeve：神経根囊　516
nerve tissue protection：神経組織の保護　499
nerve transfer：神経移行術　195, 864, 865
nervous system：神経系　80
nervous system disease：神経疾患　396
neurapraxia：一過性神経伝導障害　856
neurilemoma：神経鞘腫　383, 700
neurinoma：神経鞘腫　575
neurofibroma：神経線維腫　700
neurofibromatosis：神経線維腫症　115, 537
neurofibromatosis type 1：神経線維腫症 1 型　310

欧文索引

neurogenic intermittent claudication：神経性間欠性跛行　546
neurolysis：神経剥離術　**195**，863
neuroma：神経腫　700
neuromuscular junction：神経筋接合部　79
neuromuscular scoliosis：神経筋性側弯症　537
neuromyelitis optica(NMO)　405
neuron：神経細胞(ニューロン)　80
neuropathic arthropathy：神経病性関節症　**275**，460，626，670
neuropathic pain：神経障害性疼痛　84
neuropathic unit　859，860
neurorrhaphy：神経縫合術　195，863
neurotmesis：神経断裂　857
neutralization plate：中和プレート　728
night pain：夜間痛　98
Nirschl method　459
Nissl bodies：ニッスル小体　80
nitric oxide(NO)：一酸化窒素　63
NO 合成酵素(NOS)　63
no man's land：ノーマンズランド　467，482
nociceptive pain：侵害受容性疼痛　84
nociceptor：侵害受容器　85
node of Ranvier：ランビエ絞輪　82
non-communicating syringomyelia：非交通性脊髄空洞症　527
non-dystrophic form　311
non-Hodgkin リンパ腫　361
non-radiographic axial SpA　263
non-tuberculous mycobacteriosis infection：非結核性抗酸菌症　237
non-weight-bearing(NWB)cast：免荷ギプス　179
nonossifying fibroma：非骨化性線維腫　141，**348**
nonsteroidal anti-inflammatory drugs(NSAIDs)：非ステロイド性抗炎症薬　171，255，281，488，490，567
―― の種類　172
nonunion：骨癒合不全　721
Noonan syndrome：ヌーナン症候群　528
normal variant　133
nosteoclast：破骨細胞　15
Nottingham health profile(NHP)　905
NSAID パルス療法　273
nuchal ligament：項靱帯　503
nucleus pulposus：髄核　500
――，椎間板の　59
numerical rating scale(NRS)：数値的評価スケール　**88**，98，904
nurse：看護師　899

O

O 脚　108，329
―― による異常歩行　112
O 脚変形に対する装具療法　302
O'Malley(オマリー)法　629
Oberlin(オバーリン)法　865
oblique fracture：斜骨折　717，766
observation hip　610

observation list for early sign of dementia(OLD)：初期認知症徴候観察リスト　906
obturator foramen：閉鎖孔　593
obturator nerve：閉鎖神経　585
occult fracture：不顕性骨折　715
occupational therapist(OT)：作業療法士　899
occupational therapy：作業療法　184
ochronosis：組織褐変症(オクロノーシス)　278
odd facet　641
odontoid process(dens)：歯突起　500，501
OE 角　598
Ogden(オグデン)分類　829
ointment：外皮用薬　175
olecranon：肘頭　447
olecranon bursitis：肘頭滑液包炎　460
Ollier disease：オリエ病　345，365
Ombrédanne line：オムブレダンヌ線　597
omovertebral bone：肩甲脊椎骨　433
one column 損傷　847，849
onion-peel appearance：玉ねぎ様骨膜反応　135，341，362
onion-peel sensory loss　834
onion skinning　341
opaque fiber：硝子様線維　412
open fracture：開放骨折　717
open reduction：観血的整復術，骨折部の　725
open wedge osteotomy：開大式楔状骨切り術　668
opera-glass hand：オペラグラス手　245
operation microscope：手術用顕微鏡　208
operative treatment：手術療法　90，186，731
opponens pollicis(OP)：母指対立筋　470
oral administration：経口薬　171
origin：起始，骨格筋の　75
orthodromic method：順行測定法　862
orthopaedic shoes：整形靴　181
Orthopaedie　1
orthopaedics：整形外科学　1
orthosis, brace：装具　179
Ortolani test：オルトラーニテスト　596
os tibiale externum：外脛骨障害　699
os trigonum syndrome：三角骨障害　699
os odontoideum：歯突起骨　512
Osborne バンド　450，451，456
oscillating bone saw：振動骨鋸　191
Osgood-Schlatter disease：オズグッド-シュラッター病　108，644，652，654，883，886
ossiculum terminale　512
ossification center：骨化中心　8
ossification of posterior longitudinal ligament(OPLL)：後縦靱帯骨化(症)　508，**519**，543
ossification of the ligamentum flavum(OLF)：黄色靱帯骨化(症)　520，543

osteitis condensans ilii：硬化性腸骨骨炎　627
osteitis deformans：変形性骨炎　→ Paget disease of bone を見よ
osteitis pubis：恥骨骨炎　627
osteitis：骨炎　264
osteoarthritis, osteoarthrosis(OA)：変形性関節症　37，**268**
―― of the ankle：変形性足関節症　695
―― of the elbow：変形性肘関節症　455
―― of the hip：変形性股関節症　610，**612**
osteoblast(OB)：骨芽細胞　9，**14**
osteoblastic type：骨芽細胞(骨形成)型　353
osteoblastoma：骨芽細胞腫　570
osteocalcin(OC)：オステオカルシン　**18**，323，324
osteochondral fracture：骨軟骨骨折　61，702，714，803
―― of the knee：膝関節骨軟骨骨折　803
osteochondral lesion of talar trochlea：距骨滑車骨軟骨損傷　702
osteochondritis dissecans(OCD)：離断性骨軟骨炎　287，**650**，702
―― of the femoral head：大腿骨頭離断性骨軟骨炎　626
osteochondrodysplasia：骨軟骨異形成症　292
osteochondroma, osteocartilaginous exostosis：骨軟骨腫　118，**344**，570
osteochondrosis：骨端症　287，883
osteoclast：破骨細胞　10
osteocyte：骨細胞　15
osteogenesis imperfecta：骨形成不全症　33，**300**
osteoid：類骨　21
osteoid osteoma：類骨骨腫　38，107，163，346，362，570
osteolysis：骨溶解　34，634
osteoma：骨腫　349
osteomalacia：骨軟化症　33，301，**327**
osteomyelitis：化膿性骨髄炎　228
osteon：オステオン(骨単位)　9
osteonal canal　→ haversian canal を見よ
osteonecrosis：骨壊死　37，286，287
osteopetrosis：大理石骨病　35，135，**303**
osteophyte：骨棘　135，269
osteopoikilosis：骨斑紋症　36
osteopontin：オステオポンチン　19
osteoporosis：骨粗鬆症　33，247，**318**
osteoporosis assessment questionnaire(OPAQ)　905
osteoporosis-pseudoglioma syndrome(OPPG)：偽神経膠腫症候群　24
osteoporosis quality of life questionnaire(OQLQ)　905
osteoporotic vertebral collapse：骨粗鬆症性椎体圧潰　544
osteoprotegerin(OPG)：オステオプロテゲリン　26

osteosarcoma：骨肉腫　352
osteosynthesis：骨接合術　196
osteotome：骨切りのみ　190
osteotomy：骨切り術　196
OSTERIX　23
ostitis fibrosa cystica：線維性嚢胞性骨炎　332
Otto pelvis：オットー骨盤　626
overgrowth：過成長　741
overhead traction：頭上方向牽引　599, 601
overuse：使いすぎ　644, 653, 876, 885

P

Pacini corpuscle：パチーニ小体　85, 86
packet：パケット　10
Paget disease of bone：骨パジェット病　36, **334**
pagetic osteoclast：巨大破骨細胞　334
pain：痛み，疼痛　**84**, 97, 221, 243, 282
―――，骨折の　722
―――，変形性関節症の　269
painful arc：有痛弧　429
painful patella partita：有痛性分裂膝蓋骨　653, 886
painful tonic seizure：有痛性強直性痙攣　406
pain sensation：痛覚　125, 861
palindromic rheumatism：回帰性リウマチ　261
palisading：柵状配列　575
pallesthesia：振動覚　126, 861
pallor：蒼白　282, 724, 753
palmar tilt：掌側傾斜　476
palmoplantar pustulotic arthroosteitis（PAO）：掌蹠膿疱症性骨関節炎　264
palpation：触診　117
pamidronate：パミドロネート　174
Pancoast tumor：パンコースト腫瘍　101, 516
pannus：パンヌス　66, 242
PAP　152
paradoxical breathing：奇異呼吸　781
Paralympic Games：パラリンピック　889
paralysis：麻痺　282, 753
paralytic gait：麻痺性歩行　644
paraplegia：対麻痺　397, 834
paratenon：パラテノン　704
parathyroid hormone（PTH）：上皮小体（副甲状腺）ホルモン　21, 26, **29**, 332
parathyroid hormone-related protein（PTHrP）：副甲状腺ホルモン関連蛋白　21
paravertebral abscess：傍脊柱膿瘍　236
paresthesia：錯感覚，異常感覚　126, 282, 753, 861
Parkinson disease：パーキンソン病　403
parkinsonian gait：パーキンソン歩行　902
Parona space：大前腕腔　225
parosteal osteosarcoma：傍骨性骨肉腫　352
Parrot（パロー）偽性麻痺　238

pars interarticularis：関節突起間部　846
partial foot amputation prosthesis　923
partial hand amputation prosthesis　923
passive：他動　913
passive movement：他動運動　120
Pasteurella　479
patella：膝蓋骨　639, 642, 646
patella bipartita：二分膝蓋骨　653
patella partita：分裂膝蓋骨　653
patella tendon bearing-supracondylar（PTS）　928
patellar clonus：膝間代　549
patellar grinding test：膝蓋骨グラインディングテスト　663
patellar tap テスト　119
patellar tendon：膝蓋腱　642
patellar tendon bearing（PTB）：膝蓋腱支持　806, 928
patellar tendon bearing（PTB）装具：膝蓋腱支持装具　180, 916
patellar tendon bearing cast（PTB cast）：膝蓋腱支持ギプス　179
patellar tendon reflex（PTR）：膝蓋腱反射　549
patellofemoral joint（PFJ）：膝蓋大腿関節　639
patellofemoral osteoarthritis：膝蓋大腿関節症　663
pathological fracture：病的骨折　714
pathological spondylolisthesis：病的脊椎すべり症　562
pathologic reflex：病的反射　128
pathophysiological pain：病態生理学的疼痛　84
patient controlled analgesia（PCA）：自己調節鎮痛　188
Patrick test：パトリックテスト　262, 592
Pavlik（パヴリック）法　599
pazopanib：パゾパニブ　174
PCL　803
PCR 法　154
pectus carinatum, pigeon chest/breast：鳩胸　529
pedicle screw　202, 854
pedicle sign　568
pedicle subtraction osteotomy（PSO）：ペディクルサブトラクション骨切り術　542
PEEK 材　202
pelvic ring instability：骨盤輪不安定症　627
pelvic splanchnic nerves：骨盤内臓神経　502
pelvic traction：骨盤牽引　177
Pemberton（ペンバートン）手術　602
pencil-in-cup deformity　264
perception：知覚　124
perched facet　847, 850
percutaneous endoscopic discectomy（PED）：経皮的内視鏡視下椎間板除術　**195**, 206
percutaneous pedicle screw（PPS）：経皮的椎弓根スクリュー　203

perfect O　491
perforator flap：穿通枝皮弁　215
periarthritis of the shoulder：肩関節周囲炎　442
pericellular matrix：細胞周囲基質，関節軟骨の　52
perichondrium：軟骨膜　21
perimysium：筋周膜　75
perineural window　869
perineurial suture：神経周膜縫合術　863
perineurium：神経周膜　81
periosteal bone resorption　332
periosteal cell：骨膜細胞　9
periosteal osteosarcoma：骨膜性骨肉腫　352
periosteal reaction：骨膜反応　135, 340
periosteum：骨膜　9, 21
peripheral arterial disease（PAD）：末梢動脈疾患　283
peripheral nereve：末梢神経　81
peripheral nervous system（PNS）：末梢神経系　80
peripheral neuropathy：末梢神経障害　406
Perkins（パーキンス）線　597
permanent prosthesis：本義肢（本義手，本義足）　924
permeated pattern　侵蝕状パターン　340
peroneal spastic flatfoot：腓骨筋痙性扁平足　694
perspiration：冷汗　724
Perthes（ペルテス）様変形　600, 602
Perthes 病用装具　916
Perthes disease：ペルテス病　107, 108, 181, 610
―――による異常歩行　112
―――の経過観察例　606
pes abductus：外転足　684
pes adductus：内転足　684
pes anserinus：鵞足　642
pes calcaneus：踵足，鈎足　684, 690
pes cavus：凹足　684
pes equinovarus：内反尖足　684
pes equinus：尖足　684
pes planovalgus：外反偏平足　684
pes planus：扁平足　684
pes valgus：外反足　684
pes varus：内反足　684
Peyronie disease　485
Phalen test：フェイルン（ファーレン）テスト　491
phantom pain：幻肢痛　198, 840
Philadelphia 型装具：フィラデルフィア型装具　511
phosphate-regulating gene with homologies to endopeptidase on X chromosome（PHEX）　328
phosphoribosyl pyrophosphate synthetase（PRPS）　273
phosphorus：リン　28
physical therapist（PT）：理学療法士　899
physical therapy：理学療法　90, 182, 910

physical therapy, physiotherapy：物理療法　182

physiological and anatomical triage（PAT）　744

physiological pain：生理的疼痛　84

pia mater：軟膜　502

piano key sign：ピアノキーサイン　429, 484, 763

pigmented villonodular synovitis（PV［N］S）：色素性絨毛結節性滑膜炎　155, 384, 624, 673

pilon fracture：ピロン骨折　807

pilot hole：ドリル孔　727

Pincer type　617
　──, FAI の　616

pincers mechanism：動的脊柱管狭窄　503, 508

pinch：つまみ　462

pinch meter：ピンチ計　122

PIP 関節炎　487
　──, 足の　680

PIPj　465

Pipkin 分類　793

pisiform：豆状骨　464

pistol-grip deformity　616

pivot joint：車軸関節　48

plafond fracture：脛骨天蓋骨折　807

plane joint：平面関節　48

plantar fascitis：足底腱膜炎　706, 888

plantar nerve：深腓骨神経　682

plantar plate：底側板　698

plaster bed：ギプスベッド　179

plaster shell：ギプスシャーレ　179

plaster slab：ギプスシーネ　179

plaster splint：ギプス副子（ギプススプリント）　179

plate：プレート　727

platyspondyly：扁平椎　294

pleomorphic lipoma：多形性脂肪腫　381

pleomorphic rhabdomyosarcoma：多形型，横紋筋肉腫　389

plus variant：尺骨プラス変異　464, 475

Pogo-Stick 装具　606

Poland syndrome：ポーランド症候群　314

polka dot sign　570

pollex rigidus：強剛母指　487

polyarthritis：多発性関節炎　118

polydactyly：多趾症　691

polyglycolic acid（PGA）：ポリグリコール酸　865

polymethyl methacrylate（PMMA）：骨セメント　628

polymodal receptor：ポリモーダル受容器　85

polymyalgia rheumatica（PMR）：リウマチ性多発筋痛　260

polymyositis／dermatomyositis（PM／DM）：多発筋炎／皮膚筋炎　410

polyneuropathy：多発性神経障害　407

polyphasic pattern：多相性パターン　409

Ponseti（ポンセティ）法　689

Ponte 骨切り術　404

Popeye sign：ポパイ徴候　443

popliteal cyst：膝窩嚢胞　244, 280, 645, **676**

popliteus muscle：膝窩筋　643

popliteus tendon：膝窩筋腱　643

popping：断裂音　657

porous coating：多孔質　628

positional dislocation：位置性脱臼　436

positioning screw　807

positive sharp wave：陽性鋭波　859

positron emission tomography（PET）：ポジトロン断層撮影法　342, 509

posterior ankle impingement syndrome：足関節後方インピンジメント症候群　699

posterior arch of C1：環椎後弓　501

posterior column：後柱，寛骨臼の　788

posterior column：後方支柱　848

posterior cruciate ligament（PCL）：後十字靱帯　641

posterior cruciate ligament（PCL）injury：後十字靱帯損傷　659

posterior drawer test：後方引き出しテスト　660

posterior horn（gray matter）：脊髄後角（灰白質）　503

posterior longitudinal ligament（PLL）：後縦靱帯　500, 501

posterior lumbar interbody fusion（PLIF）：後方経路腰椎椎体間固定術　555

posterior oblique ligament：後斜走靱帯　640

posterior root：後根　503

posterior scalloping　296
　──, 軟骨無形成症の　296

posterior spinal fusion：後方固定術　555

posterior stabilized（PS）型　203

posterior tibial tendon dysfunction（PTTD）：後脛骨筋腱機能不全症　694

posterior tilt angle：後方傾斜角，大腿骨の　609

posterior tubercle：後結節　501

posterolateral bundle（PLB）　642

posterolateral fusion（PLF）：後側方固定術　555

posteromedial bundle（PMB）　642

postgastrectomy osteomalacia　327

posture：姿勢　114

Pott（ポット）の 3 徴候　235

Pott fracture：ポット骨折　807

Pott paralysis：ポット麻痺（脊髄麻痺）　235, 236, 541, 565

power Doppler 法：パワードプラ法　648

prehypertrophic chondrocyte：前肥大軟骨細胞　21

Preiser disease　491

prepatellar bursitis：膝蓋前滑液包炎　676

pressure sensation：圧覚　861

pressure sore：褥瘡　749

prevalent fracture：既存骨折　320

priapism：持続勃起　547

primary bone healing：一次骨癒合　40

primary bone tumor：原発性骨腫瘍　338

primary closure：一次性創閉鎖　806

primary curve：弯曲　538

primary fracture healing：一次骨折治癒　718

primary hyperparathyroidism：原発性副甲状腺（上皮小体）機能亢進症　332

primary malignant spinal tumor：原発性悪性脊椎腫瘍　573

primary ossification center：一次骨化核，一次骨化中心　8, 133

primary osteoarthritis：一次性（特発性）変形性関節症　268

primary reconstruction：一期的機能再建術　211

primary spongiosa：一次海綿骨　10

primitive neuroectodermal tumor（PNET）：原始神経外胚葉性腫瘍　359

progressive muscular dystrophy（PMD）：進行性筋ジストロフィー　411

pronation：回内　123

pronator quadratus（PQ）：方形回内筋　470

pronator teres（PT）：円回内筋　470

proprioceptor：固有感覚受容器　85

prostatic acid phosphatase（PAP）：前立腺酸フォスファターゼ　151

prostatic specific antigen（PSA）：前立腺特異抗原　151, 152

prosthesis：義肢　923

prosthetist and orthotist（PO）：義肢装具士　899, 925

prostration：虚脱　724

proteoglycan：プロテオグリカン　**55**

Proteus syndrome　315

protrusio acetabuli：寛骨臼底突出症　626

protrusion：突出　550

proximal phalanx：基節骨　679

proximal radioulnar joint：近位橈尺関節　448

psammoma body：砂粒体　575

pseudoarthrosis：偽関節　721, 739

pseudofracture：偽骨折　330

pseudogout：偽痛風　274, 669

pseudoparalysis：偽性麻痺　234

pseudoparathyroidism：偽性上皮小体（副甲状腺）機能低下症　333

pseudopseudohypoparathyroidism：偽性偽性上皮小体（副甲状腺）機能低下症　334

pseudotumor：偽腫瘍　159

psoas：大腰筋枝　585

psoriatic arthritis（PsA）：乾癬性関節炎　**263**, 567

psychogenic pain：心因性疼痛　84

pubic bone：恥骨　594

pubic symphysis：恥骨結合　586

pubis：恥骨　582

pubofemoral ligament：恥骨大腿靱帯　583, 584

pulled elbow：肘内障　451

pulmonary dysfunction：呼吸不全　724

pulmonary embolism：肺塞栓症　669
pulmonary thromboembolism(PTE)：肺血栓塞栓症　285, 737
pulselessness：動脈拍動の消失　282, 753
pulselessness：脈拍触知困難　724
pump bump：パンプス瘤　705
pumping mechanism　56
punched-out(lesion)：打ち抜き像　364, 574
pustulosis：膿疱症　38, 264
pustulotic arthro-osteitis(PAO)：膿疱症性関節骨炎　529, 567
pycnodysostosis：濃化異骨症　36
pyogenic arthritis：化膿性関節炎　228, 234
── of the hip：化膿性股関節炎　610
pyogenic spondylitis：化膿性脊椎炎　231, 564
pyogenic tenosynovitis：化膿性腱鞘滑膜炎　225

Q

Q角　662
quadriceps active test　660
quadriceps angle　662
quadriceps muscle：大腿四頭筋　642
quadriceps tendon：大腿四頭筋腱　642
quadrilateral space：四辺形間隙　427
quadriplegia：四肢麻痺　397, 834
quality of life(QOL)：生活の質　1, 98, 905
Quantitative Measurement 法(QM))　321
quiescence phase：静止相　14

R

RA テスト　150
rachitic rosary：くる病数珠　329, 529
radial bursa：長母指屈筋腱腱鞘(橈側滑液鞘)　468
radial bursa：橈側滑液鞘　225
radial deviation：橈側偏位　775
radial nerve：橈骨神経　450, 470
radial shortening：橈骨短縮　775
radial tilt：橈骨尺側傾斜　476
radial zone，関節軟骨の　50
radiating pain：放散痛　97
radiation myelopathy：放射線脊髄症　570, 579
radiculography：神経根造影法　145
radiculopathy：神経根症　504, 515
radius head：橈骨頭　447
Ranawat 法　512
range of motion(ROM)：関節可動域　123
range of motion(ROM)exercise：関節可動域訓練　182, 913
rapidly destructive coxarthropathy (RDC)：急速破壊型股関節症　622
Raynaud phenomenon：レイノー現象　284, 285, 410, 477
Raynaud syndrome：レイノー症候群　493, 862

reactive arthritis(ReA)：反応性関節炎　567
receptor activator of NF-κB ligand (RANKL)：破骨細胞分化誘導因子　15, 26, 242
reciprocating saw：往復骨鋸　191
recognition：認知　124
rectus femoris：大腿直筋枝　585
rectus femoris tendon：大腿直筋　594
recurrent dislocation of the shoulder：反復性肩関節脱臼　435
red muscle：赤筋　77
Redlund-Johnell 法　512
reduction：整復，骨折部の　724
redundant nerve roots　560
referred pain：関連痛　97, 113
reflex：反射　127
reflex sympathetic dystrophy(RSD)：反射性交感神経性ジストロフィー　106
rehabilitation：リハビリテーション　181
Reiter syndrome：ライター症候群　488, 567
relaxation incision：減張切開　806
remitting seronegative symmetricalsynovitis with pitting edema：RS3PE 症候群　261
remodeling：再造形(リモデリング)　12, 718
renal bone disease：腎性骨症　331
renal osteodystrophy(ROD)：腎性骨ジストロフィー　277, 328, 331
renal tubular acidosis(RTA)：尿細管性アシドーシス　329
reossification stage：再骨化期　605
replantation toxemia：再接着中毒症　211
residual stage：残余期　605
resorption phase：吸収相　14
rest：安静　171, 755, 876
rest pain：安静時痛　98
resting membrane potential：静止膜電位　82
resting tremor：安静時振戦　403
retinacula：被膜　583
retinacular vessels：被膜下血管　583, 585
retinaculum of Weitbrecht　585
retractor：開創器　188, 203
reversal phase：逆転相　14
revision arthroplasty：人工関節再置換術，股関節の　635
rhabdomyosarcoma：横紋筋肉腫　389
rheumatoid arthritis(RA)：関節リウマチ　33, 174, **241**, 459, 666
──，股関節の　623
── の新分類基準　251
rheumatoid arthritis with vasculitis：血管炎を伴う RA　260
rheumatoid factor(RF)：リウマトイド因子　250, 566
rheumatoid nodule：リウマトイド結節　246
rheumatoid spondylitis：リウマチ性脊椎炎　522

RI scintigraphy：放射性同位体シンチグラフィー　146
RIA 法　758
rib：肋骨　528
rib brace　177
rib fracture：肋骨骨折　529
rib hump：肋骨隆起　114, 528, 538, 539
rib tumor：肋骨腫瘍　530
RICE　712, 723, 876
Riche-Cannieu anastomosis：リッシュ-カンニュ吻合　858
rickets：くる病　327
Riemenbügel(リーメンビューゲル)装具　599, 916
Riemenbügel(リーメンビューゲル)法　599
rifampicin(RFP)：リファンピシン　174
rigid：硬性　179
rigid dressing 法：ギプス固定法　198
rigid flatfoot：硬直性扁平足　694
rim enhancement：リング状増強効果　566
ring apophysis：環状骨端　540
ring apophysis：二次骨化核　556
ring injury：指輪損傷　479
Riordan(リョルダン)法　866
Risser grade　540
Ritchie 関節指数　252
ROC(receiver operating characteristic)曲線　132
rocker-bottom foot：舟底足　689
Rockwood(ロックウッド)撮影法　783
Rockwood(ロックウッド)分類　763
roll in　688
root：神経根　503
Rosenberg(ローゼンバーグ)撮影肢位　646, 665
Roser-Nélaton line：ローザー-ネラトン線　590, 597
Rossolimo reflex：ロッソリーモ反射　128
rotator cuff：腱板，肩の　425
rotator cuff tear：腱板断裂　439
rotatory displacement：回旋転位　717
round back：円背　114
rubella arthritis：風疹性関節炎　115
Ruedi(リュエディ)分類　808
Ruffini(ルフィーニ)終末　85, 86
ruffled border：波状縁　15
rugger jersey appearance：ラガージャージ像，くる病の　330
rugger jersey injury：ラガージャージ損傷，指の　879
Rumpel-Leede test：ルンペル-レーデテスト　674
runner's knee：ランナー膝　886
RUNX2　23, 24
rupture of Achilles tendon：アキレス腱断裂　704
rupture of the long head of the biceps tendon：上腕二頭筋長頭腱断裂　442

S

sacral amputation：仙骨切断術　574

欧文索引

sacral nerve(S)：仙骨神経　81
sacral sparing：仙髄領域の回避　834
sacrum：仙骨　499, 500
saddle joint：鞍関節　48
sag sign：落ち込み徴候，脛骨近位の後方への　644, 660
salazosulfapyridine：サラゾスルファピリジン　255
salt and pepper skull：脱灰像　332
saltatory conduction：跳躍伝導　83
Salter（ソルター）寛骨切り術　602, 606, 629
Salter & Thompson 分類　604
Salter-Harris（ソルター-ハリス）分類　740
Sanders（サンダース）分類　813, 816
saphenous nerve：伏在神経　682
SAPHO(spondylitis, acne, pustulosis, hyperostosis, osteitis)症候群　38, 103, 261, 264, 529, 567
sarcoidosis：サルコイドーシス　118, 579
sarcolemma：筋線維鞘　75
sarcomere：筋節　77
sarcoplasm：筋形質　75
sarcoplasmic reticulum：筋小胞体　77
sartorius muscle：縫工筋　594
satellite cell：衛星細胞　76
saucerization　360
Saupe classification：ザウペ分類　653
Sauve-Kapandji method　487
SCA1〜17　405
scaffold：スカフォールド　871
scallop：スキャロップ（ホタテ貝様陥凹）　278
scalloping　311
scaphoid：舟状骨　464
scaphoid nonunion advanced collapse（SNAC）wrist：舟状骨偽関節　489
scapula：肩甲骨　423
scapular spine：肩甲棘　423
scapulohumeral rhythm：肩甲上腕リズム　426
scapulothoracic joint：肩甲胸郭関節　425
scar：瘢痕　116
Scarpa triangle：スカルパ三角　590
Schatzker（シャッカー）分類　804
Scheuermann disease：ショイエルマン病　102, 114, 541
Schirmer test：シルマーテスト　246
Schmid（シュミット）型，骨幹端異形成症　298
Schmorl nodule：シュモール結節　556
Schwann（シュワン）鞘　383
Schwann cell：シュワン細胞　82, 392, 575, 870
schwannoma：神経鞘腫　700
sciatic nerve：坐骨神経　585, 682
scissors：剪刀　209
scissors gait：はさみ脚歩行　698, 902
sclerosis：骨硬化　135
sclerosteosis：硬化性骨症　25
sclerostin　15
sclerotic stage：硬化期　605
sclerotome：椎板　533

scoliosis：脊柱側弯症　536
Scottish-Rite 型装具　606
screw：スクリュー　727
screw-home movement：ねじ込み運動　640
sealing callus：髄腔仮骨　42
second look：再デブリドマン　734
secondary bone healing：二次骨癒合　40
secondary bone tumor：続発性骨腫瘍　338
secondary closure：二次性創閉鎖　806
secondary fracture healing：二次骨折治癒　718
secondary hyperparathyroidism：続発性上皮小体（副甲状腺）機能亢進症　333
secondary hypoparathyroidism：続発性上皮小体（副甲状腺）機能低下症　333
secondary ossification center：二次骨化核，二次骨化中心　8, 133
secondary osteoarthritis：二次性（続発性）変形性関節症　268
secondary spongiosa：二次海綿骨　10
Seddon：セドン　856
segmental sign：髄節症状　504
Segond fracture：スゴン骨折　658
self-care activity：自分の身のまわりの動作　98
self renewal：自己再生，骨の　40
semi-rigid：半硬性　179
semi-rigid dressing 法　198
semimembranosus：半膜様筋　642
semitendinosus：半腱様筋　642
Semmes-Weinstein（セメス-ワインシュタイン）モノフィラメント　125
Semmes-Weinstein aesthesiometer(S-W test)　473
sensation　感覚　124
sense of position：位置覚　126, 861
sense of touch：触覚　125
sensitivity：感度　132
sensitization：感作作用　87
sensory dissociation：感覚解離　507
sensory disturbance：感覚障害　860
sensory nerve conduction velocity（S[N]CV）：感覚神経伝導速度　157, 861
septocutaneous flap：中隔皮弁　215
sequester：腐骨　230
sequestrated disc：遊離脱出椎間板　550
sequestrectomy：腐骨摘出術　230
sequestrum：腐骨　228
SERM　326
seronegative spondyloarthropathy（SNSA）：血清反応陰性脊椎関節症　566
sesamoid bone：種子骨　679
Sever disease：シーヴァー病　701, 884
severe sprain　755
sexually transmitted disease(STD)：性感染症　238
Sharp angle：（シャープ）角　613, 614
Sharp score：シャープスコア　247
Sharpey fibers：シャーピー線維　9
shearing fracture：剪断骨折　715

Shenton line：シェントン線　597
shepherd's crook deformity：羊飼いの杖変形　350
shin splints：過労性脛部痛（シンスプリント）　886
short bone：短骨　8
short duration：短持続電位　409
short femoral nail　795
Short form 36(SF-36)　905
short leg gait：墜下性歩行　588
short neck：短頸　513
short statue：低身長　293
shortening or overriding：短縮（重畳）　717
shoulder depression test　506
shoulder disarticulation：肩関節離断　198
shoulder disarticulation prosthesis：肩義手　923
shoulder joint：肩関節　423
Shprintzen-Goldberg syndrome：シュプリンツェン-ゴールドバーグ症候群　308
Sickness impact profile(SIP)　905
sideswipe injury　770
Sillence（シレンス）の分類　300
silver fork deformity　774
Simmonds test：シモンズテスト　751
simple disease activity index(SDAI)　253
simple fracture：単純骨折　717
simple triage and rapid treatment（START）　743
Sinding Larsen-Johansson disease：シンディングラーセン-ヨハンソン病　645, 653, 654, 884, 886
single heel rising test：片脚つま先立ち検査　694
sinography：瘻孔造影（法）　146, 230
sinus tarsi syndrome：足根洞症候群　702
sinusoid：類洞　228
Sjögren syndrome：シェーグレン症候群　242, 246
skeletal age：骨年齢　540
skeletal dysplasia：骨系統疾患　292
skeletal muscle：骨格筋　75
skeletal traction：直達牽引　177, 725
skier's thumb：母指MP関節尺側側副靱帯損傷（スキーヤー母指）　879
skin defect：皮膚欠損創　746
skin injury：皮膚損傷　746
skin traction：介達牽引　176, 725
skip metastasis　363
skull traction：頭蓋牽引　177
skyline view　662
sleeve fracture：スリーブ骨折　818
sliding filament theory：滑り説，筋収縮の　77
sliding hip screw　795
slipped capital femoral epiphysis：大腿骨頭すべり症　607
slow muscle：遅筋　77
slow pain：二次痛　86
Smedley（スメドレー）型握力計　122

Smith fracture：スミス骨折　773〜776
Smith-Petersen approach　617
snake-eye appearance　518
snapping finger：ばね指　486, 487
snapping hip：弾発股　625
snapping scapula：弾発肩甲骨　425
snow storm shadow：吹雪様陰影　737
SOAP 方式　95
soap bubble appearance：石鹸泡状陰影
　　348, 571
social worker（SW）：社会福祉士　900
socket：ソケット　928
──，義手の　926
soft：軟性　179
soft callus：軟性仮骨　42
soft dressing 法：弾性包帯固定法　198
soft tissue infection：軟部組織感染症
　　221
soft tissue retractor：筋鉤　188
soft tissue tumor：軟部腫瘍　371
soleus muscle：ヒラメ筋　643
solitary bone cyst：単発性骨嚢腫　349
somatosensory evoked potential（SEP）：
　体性感覚誘発電位　868
SOMI 装具：ソーミー装具　511
somite：体節　533
Southwick の転子下骨切り術　609
SOX9　24
spasmodic torticollis：痙性斜頚　510
spastic gait：痙性歩行　644, 902
Special Olympics：スペシャルオリンピッ
　クス　890
specificity：特異度　132
speech-language-hearing therapist
　（ST）：言語聴覚士　899
Speed test：スピードテスト　443, 884
spicula：スピクラ　164, 341
spicula appearance：針状骨膜陰影　135
spin echo 法　139
spina bifida：二分脊椎（脊椎披裂）　534
spina bifida aperta：顕在性二分脊椎　535
spina bifida cystica：嚢胞性二分脊椎
　　535
spina bifida occulta：潜在性二分脊椎
　　534
spinal canal：脊柱管　501
spinal canal stenosis：脊柱管狭窄　503
spinal column：脊柱　499
spinal cord：脊髄　80
spinal cord evoked potential（SCEP）：脊
　髄誘発電位　868
spinal cord injury：脊髄損傷　832
── without radiographic abnormality
　（SCIWORA）：X 線異常所見のない脊髄
　損傷　841
spinal cord tumor：脊髄腫瘍　516, 574
spinal dysraphism：脊柱管癒合不全　527
spinal fusion：脊椎固定術・脊椎矯正固定
　術　195, 555
spinal instability：脊椎不安定性　524, 545
spinal nerve：脊髄神経　81, 503
spinal palsy：脊髄麻痺（Pott 麻痺）　235

spinal progressive muscular atrophy
　（SPMA）：脊髄性進行性筋萎縮症　403
spinal tumor：脊椎腫瘍　516, 568
spina malleolar distance（SMD）：棘果間
　距離　121, 591
spindle cell lipoma：紡錘形細胞脂肪腫
　　381
spine injury：脊椎損傷　843
spinocerebellar degeneration（SCD）：脊
　髄小脳変性症　405
spinous process：棘突起　503
　── of C2：軸椎棘突起　501
spiral fracture：螺旋骨折　717, 766
splay foot：開張足　684
splaying，骨幹端の　294
split 骨折　849
split-fat sign　383
SPOC 装具　606
spondyloarthritis（SpA）：脊椎関節炎
　　261, 566
spondyloepiphyseal dysplasia congenita
　（SEDC）：先天性脊椎骨端異形成症
　　292〜294, 297, 624
spondylolisthesis：脊椎すべり症
　　508, 562
spondylolysis：脊椎分離症　561
spondylolysis：腰椎分離症　883
spondyloptosis：脊椎下垂症　562
spondylosis deformans：変形性脊椎症
　　546, 556
spongiosa：海綿骨　10
spontaneous correction：自家矯正　741
sports injury　876
sprain：捻挫　711, 712, 754
spread foot：開張足　245
Sprengel deformity：シュプレンゲル変形
　　432, 513
Spurling test：スパーリングテスト
　　506, 515
squat：しゃがみ動作（スクワット）　644
squatting：しゃがみ込み　129
stab wound：刺創　746
stability：躯幹の支持性　499
Staphylococcus aureus　564
starting pain：歩きはじめの疼痛　665
starting pain：運動開始時の痛み　269
Stener lesion　879
step ladder deformity：階段状変形　525
steppage gait：鶏歩　902
stereognosis：立体認知　462
sternoclavicular joint：胸鎖関節　424
sternocostoclavicular hyperostosis：胸肋
　鎖骨肥厚症　264, 529
steroid arthropathy：ステロイド関節症
　　671
Stewart-Treves syndrome：スチュワー
　ト-トリーブス症候群　390
Stickler syndrome：スティックラー症候
　群　309
Stickler syndrome type 1：スティックラ
　ー症候群 1 型　292, 297
Stieda 陰影　657
stiffness：不撓性　235

Still disease：スティル病　265
Stimson（スティムソン）法　762
stochastic remodeling：確率的リモデリン
　グ　14
storiform pattern：花むしろ模様　387
straddle fracture：跨坐骨折　785
straight leg raising（SLR）訓練　586
straight leg raising（SLR）test：下肢伸展
　挙上テスト　129, 548, 884
strain：筋挫傷　877
Streptococcus agalactiae　233
Streptococcus intermedius　224
stress fracture：疲労（ストレス）骨折
　　561, 714, 881
stretch sign　738
structural scoliosis：構築性側弯症　536
Stryker view：ストライカー撮影　430
student's elbow　460
subacromial bursa：肩峰下滑液包　425
subacromial decompression：肩峰下除圧
　術　437
subacromial impingement syndrome：肩
　峰下インピンジメント症候群　437
subacromial joint：肩峰下関節　425
subarachnoid space：くも膜下腔　81, 502
subaxial subluxation：軸椎下亜脱臼
　　258, 524
subchondral bone：軟骨下骨　8
　──，関節軟骨の　51
subchondral bone cyst：骨嚢胞　136
subchondral insufficiency fracture of the
　femoral head：大腿骨頭軟骨下脆弱性骨
　折　622
subchondral sclerosis：軟骨下骨の硬化
　　136
subligamentous extrusion　550, 553
subluxation：亜脱臼　711, 713
subperiosteal abscess：骨膜下膿瘍　228
subsynovial layer：滑膜下層　57
subtle injury　816
subtrochanteric fractures：大腿骨転子下
　骨折　795
subvastus approach：内側広筋下進入路
　　669
Sudeck atrophy：ズーデック骨萎縮
　　33, 35, 106, 135, 494
sulcus angle：顆間溝角　662
sulcus sign　428
sulfamethoxazole／trimethoprim（ST 合
　剤）：スルファメトキサゾール／トリメト
　プリム　174, 240
sulfasalazine：スルファサラジン　174
sunburst appearance　341, 352, 353
Sunderland：サンダーランド　857
sunray appearance：太陽光線様の針状骨
　膜陰影　135, 341
superficial branch of radial nerve：橈骨
　神経浅枝　470
superficial hemangioma：浅在型血管腫
　　382
superficial peroneal nerve：浅腓骨神経
　　682
superficial reflex：表在反射　127

superficial sensation：表在感覚　125
superficial strata：浅層　500
superior articular process　846
superior labrum anterior and posterior lesion（SLAP 損傷）：上方関節唇損傷　444，884
superior retinacular artery：上被膜動脈　585
supination：回外　123
supinator：回外筋　470
supracondylar fracture of the humerus：上腕骨顆上骨折，小児の　819
suprapatellar bursitis：膝蓋上嚢炎　676
suprascapular nerve：肩甲上神経　426
supraspinous ligament：棘上靱帯　500
sural nerve：腓腹神経　682
surface osteosarcoma：表在性骨肉腫　352，355
surgical site infection（SSI）：手術部位感染　174，187，238
suture：縫合糸　193
suture anchor：スーチャーアンカー　766
swan-neck deformity：白鳥のくび変形　245
swaying gait：動揺歩行　411
swelling：腫脹　**115**，243
　――，骨折の　722
　――，変形性関節症の　269
Syme（サイム）義足　923
Syme amputation：サイム切断　199
symphysis：線維軟骨結合　48
symptomatic necrosis of the femoral head：症候性大腿骨頭壊死症　618
symptomatic scoliosis：症候性側弯症　537
synapse：シナプス　80
synarthrodial joint：不動関節　48
synchondrosis：軟骨結合　48
syndactyly：合趾症　691
syndesmophyte：靱帯骨棘形成　262
syndesmosis：靱帯結合　49
synergist：協力筋，共動筋　75，124，866
synostosis：骨結合（骨癒合）　49
synovectomy：滑膜切除術　197，257
synovial chondromatosis　675
synovial fluid：関節液　48，58
synovial hemangioma：滑膜［性］血管腫　382，674
synovial joint：滑膜関節　48
synovial lining cell：滑膜表層細胞　57
synovial lining layer：滑膜表層細胞　65
synovial membrane：滑膜　48，57
synovial osteochondromatosis：滑膜骨軟骨腫症　675
　――，股関節の　624
synovial sarcoma：滑膜肉腫　391，675
synovitis：滑膜炎　264
syphilis of bone and joint：梅毒，骨関節の　238
syringomyelia：脊髄空洞症　514，**527**
syringosubarachnoid shunt：空洞-くも膜下腔シャント術　527
systemic sclerosis：全身性硬化症　118

SYT-SSX 融合遺伝子　378

T

T 細管（横細管）　transverse tubule　77
T 細胞活性化阻害薬　256
T 字杖　919
T＋5P 徴候　756
T1 強調像　139
T1 rho マッピング画像　143
T2 強調像　139
T2 マッピング画像　142
T2*（T2 スター）強調像　139
tabetic gait：脊髄癆性歩行　902
Tachdjian 装具　606
tactoid body 様配列　392
talocalcaneal coalition：距踵間癒合症　700
talus：距骨　680
tangential view　452
tangential（gliding）zone，関節軟骨の　50
Tanzen der Patella　665
tardy ulnar nerve palsy：遅発性尺骨神経麻痺　455
target joint：標的関節　704
target sign　383，575
targeted remodeling：標的リモデリング　14
tarsal coalition：足根骨癒合症　693
tarsal tunnel syndrome：足根管症候群　700
tarsometatarsal（TM）joint：足根中足関節　679，816
tartrate-resistant acid phosphatase（TRAP）：酒石酸抵抗性酸ホスファターゼ　16
teardrop：涙痕　593
teardrop fracture：涙滴骨折　847
teardrop sign：涙滴徴候　457，492
tectorial membrane：蓋膜　501
teicoplanin（TEIC）：テイコプラニン　173
telangiectatic osteosarcoma：血管拡張型骨肉腫　352
telescoping sign：伸縮徴候，股関節の　596
temporary prosthesis：仮義肢（仮義手，仮義足）　924
tenderness：圧痛　117
　――，骨折の　722
tendinitis calcarea：石灰性腱炎　137
tendinitis of the long head of the biceps：上腕二頭筋長頭腱炎　443
tendon：腱　75
tendon graft：腱移植（術）　195，258
tendon lengthening：腱延長術　194
tendon patella ratio　662
tendon reflex：腱反射　127
tendon rupture：腱断裂　750
tendon transfer（TT）：腱移行術　195，258，865
tennis elbow：テニス肘　457
tennis leg syndrome：テニス脚症候群　750
tenorrhaphy：腱縫合術　195

tenosynovitis：腱鞘炎，腱鞘滑膜炎　118，247，443
tenotomy：腱切り術　194
tens & blister　756
tension band wiring：引き寄せ鋼線締結法　726，766，802
tension pneumothorax：緊張性気胸　782
tensor fascia latae muscle：大腿筋膜張筋　594
terminal cisterna：終末槽，筋の　77
terminal device：手先具　924
terminal latency：終末潜時　157
Terrible triad　771
territorial matrix：細胞領域基質，関節軟骨の　52
Terry-Thomas sign　483
tertiary hyperparathyroidism：三次性上皮小体（副甲状腺）機能亢進症　333
tetanus：破傷風　224
tethered cord syndrome：脊髄係留症候群　536
TFCC ストレステスト　484
TFCC 損傷　477
TFCC 断裂　206
thawing phase：回復期，凍結肩の　442
The Bone and Joint Decade：運動器の10年　4
therapeutic electrical stimulation（TES）：治療的電気刺激　911
therapeutic exercise：運動療法　182，912
thermal anesthesia：温度覚消失　126
thermesthesia：温度覚　126，861
thermography：サーモグラフィー　862
thermohyperesthesia：温度覚過敏　126
thermohypesthesia：温度覚鈍麻　126
thickening：肥厚，骨膜の　135
Thomas test：トーマステスト　591
Thompson［squeeze］test：トンプソンテスト　704，751
Thomsen test：トムセンテスト　458，466
thoracic disc herniation：胸椎椎間板ヘルニア　542
thoracic myelopathy：胸部脊髄症　542
thoracic nerve（T）：胸神経　81
thoracic outlet syndrome：胸郭出口症候群　516
thoracic spine：胸椎　532
thoracolumbar junction：胸腰椎移行部　532
three column 損傷　849
three-column theory　848
thromboangiitis obliterans（TAO）：閉塞性血栓血管炎　284
thrombophebitis：血栓性静脈炎　285
throwing fracture：投球骨折　766，877
throwing shoulder injury：投球障害肩　444，884
thumb deformity：母指変形　245
thumb sign　308
tibia：脛骨　639，641，646，647
tibial tubercle-trochlear groove distance（TT-TG）：脛骨粗面-大腿骨滑車溝間距離　662

tibial tuberosity：脛骨粗面　646
tidemark，関節軟骨の　51，65
Tietze 症候群　103
tight filum terminale：緊張性終糸　536
Tillaux fracture：ティロー骨折　807，829
time to echo（TE）：エコー時間　139
time to repetition（TR）：繰り返し時間　139
timed up and go test（TUG）　909
Tinel-like sign：ティネル様徴候　118，383，456，474，516，685，700，861，868～870
Tinel sign：ティネル徴候　118，456，474，491，857，861
tingling：チクチク感　118，126
tissue engineering：組織工学　197
tissue inhibitor of metalloproteinases（TIMP）　62
TNF-α 阻害薬　256，567
toe gait：爪先歩行　122，129，549
toe-in gait：うちわ歩行　689
toileting　454
tongue type　813
too many toes sign　694
tophus：痛風結節　272
torsion fracture：捻転骨折　716
torticollis：斜頚　509
total en bloc spondylectomy：脊椎全摘出術　570，571
total hip arthroplasty（THA）：人工股関節全置換術　257，628
total knee arthroplasty（TKA）：人工膝関節全置換術　257，668
total knee replacement（TKR）：人工膝関節全置換術　668
total surface bearing（TSB）　928
touch sensation：触覚　861
tourniquet：駆血帯（ターニケット）　192
toxic shock syndrome（TSS）：毒素性ショック症候群　221
trabecula：骨梁　9
trabeculation：隔壁構造　348
traction：牽引法　176，725
traction spur　545
transarticular screw　202
transcarpal amputation prosthesis：手根中手義手　923
transcatheter arterial embolization（TAE）：経カテーテル動脈塞栓術　785
transcutaneous electrical nerve stimulation（TENS）：経皮的末梢神経電気刺激　911
transfemoral（above knee）amputation：大腿切断　199，923
transfer exercise：移乗・移動（立ち上がり・歩行）訓練　184
transforaminal lumbar interbody fusion（TLIF）：経椎間孔的腰椎椎体間固定術　555
transhumeral（above elbow）amputation：上腕切断　198
transient bone edema syndrome：一過性骨髄浮腫症候群　290

transient ischemic attack（TIA）：一過性脳虚血発作　398
transient osteoporosis of the hip：一過性大腿骨頭萎縮症　622
transient synovitis of the hip：単純性股関節炎　610
transitional（intermediate）zone，関節軟骨の　50
transligamentous extrusion　550
translucency：骨透亮像　134
transmetatarsal amputation：中足骨切断義足　923
transportation：搬送，災害時の　744
transradial amputation prosthesis　923
transradial（below elbow）amputation：前腕切断　198
transtibial amputation prosthesis　923
transtibial（below knee）amputation：下腿切断　199
transtrochanteric anterior rotational osteotomy：大腿骨前方回転骨切り術（杉岡法）　629
transverse branch：横行枝　586
transverse connector　202
transverse foramen：環椎横突孔　501，502
transverse fracture：横骨折　717
transverse ligament of acetabulum：寛骨臼横靱帯　583
transverse ligament of atlas：環椎横靱帯　501
transverse process：横突起　503
transverse tarsal joint：横足根関節　679，816
transverse tubule：T 細管（横細管）　77
trapezium：大菱形骨　464
trapezoid：小菱形骨　464
traumatic arteriovenous fistula：外傷性動静脈瘻　752
traumatic dislocation：外傷性脱臼　711
traumatic fracture：外傷性骨折　714
traumatic myositis ossificans：外傷性骨化性筋炎　739
traumatic osteoarthrosis：外傷性骨関節症　739
traumatic osteonecrosis：外傷性骨壊死　739
traumatic pneumothorax：外傷性気胸　782
traumatic shock：外傷性ショック　723，724
traumatic spondylolisthesis：外傷性脊椎すべり症　562
treat to target strategy（T2T 戦略）　174，254
Trendelenburg（トレンデレンブルク）歩行　588，902
Trendelenburg sign：トレンデレンブルク徴候　588，592，604
Treponema Pallidum　238
Trethowan sign：トレソーワン徴候　608
triage：トリアージ　742
triangle bandage：三角巾固定　177

triangular fibrocartilage complex（TFCC）：三角線維軟骨複合体　206，775
trick motion：見せかけ（ごまかし）運動　124，473，858
trident hand：三尖手　295
triple bundle method　751
triple innominate osteotomy：三重寛骨切り術　602
triple osteotomy（Steel 法）　629
triplegia：三肢麻痺　397
triquetrum：三角骨　464
triradiate cartilage：Y 軟骨（Y 字軟骨）　582
trismus：開口障害　736
trochanteric femoral fracture：大腿骨転子部骨折　794
trochanter malleolar distance（TMD）　121
trochlea：上腕骨滑車　447
trochlea tali：距骨滑車　680
Trömner reflex：トレムナー反射　128，506
tropocollagen：トロポコラーゲン　17
Trousseau sign：トルソー徴候　332
true aneurysm：真性動脈瘤　752
true negative：真陰性　132
true positive：真陽性　132
tuberculosis of bone and joint：結核性骨関節炎　235
tuberculous arthritis：結核性関節炎　237
tuberculous spondylitis：結核性脊椎炎　235，565
tuberculous tenosynovitis：結核性腱鞘滑膜炎　226
tumor：腫瘍　115，117
tumor-induced osteomalacia（TIO）：腫瘍性骨軟化症　329
tumor-induced rickets／osteomalacia（TIO）：腫瘍性くる病・骨軟化症　29
tumor necrosis factor（TNF-α）：腫瘍壊死因子　242
tumorous condition of bone：骨腫瘍類似疾患　338，349
tumours of uncertain differentiation：発生起源不明腫瘍　393，394
Turco（タルコ）法　689
turf toe：ターフトウ　881
Turner syndrome：ターナー症候群　316，454
two column 損傷　849
two-column theory　848
two-point discrimination（2PD，TPD）：二点識別覚　126，473

U

ulna variance：尺骨変異　476
ulnar abutment syndrome：尺骨突き上げ症候群　775
ulnar bursa：総指屈筋腱鞘（尺側滑液鞘）　225，468
ulnar drift：尺側偏位　245
ulnar nerve：尺骨神経　450，470

ulnocarpal abutment syndrome：尺骨突き上げ症候群 483
ulnocarpal stress test 484
ultra-high molecular weight polyethylene（UHMWPE）：超高分子ポリエチレン 628, 669
ultrasonic therapy：超音波療法 182
ultrasonography：超音波検査 147
uncinate process：鉤状突起 503
uncovertebral joint：鉤椎関節 503
underarm brace：アンダーアーム装具 540
undifferentiated high grade pleomorphic sarcoma：骨未分化高悪性度多形肉腫 338
undifferentiated pleomorphic sarcoma（UPS）：未分化多形肉腫 340, 348, 364, **386**
undifferentiated spondyloarthritis（uSpA）：未分化型脊椎関節炎 567
unicompartmental knee arthroplasty（UKA）：人工膝関節置換術 668
unified Parkinson disease rating scale（UPDRS） 404
unilateral punsegmented bar 534
unilateral radicular involvement：神経根型（片側） 559
uniting callus：結合仮骨 42
universal joint：自在継ぎ手，足の 681
unplanned excision：不適切切除 373
unstable hip 597
upper extremity orthosis：上肢装具 180
upper limb prosthesis：義手 923
upper segment：上節長 293
uremic bone：透析骨症 331

V

V字型通路 402
Valleix（ヴァレー）の圧痛点 552
van Neck disease（ischiopubicsynchondrisis） 287
vancomycin（VCM）：バンコマイシン 173
vancomycin-resistant enterococci（VRE）：腸球菌 240
vanillylmandelic acid（VMA）：バニリルマンデル酸 151, 152, 367
varix：静脈瘤 115, 285
vascular clamp：血管吻合用クリップ 209
vascular injury：血管損傷 752
vastus lateralis muscle：外側広筋 594
VATER連合 314
Veitch分類 699
Velpeau包帯固定：ヴェルポー包帯固定 177
venography：静脈造影 146
venous dilatation：静脈怒張 115
venous hemangioma：静脈型血管腫 382
venous thromboembolism（VTE）：静脈血栓塞栓症 151, 285
ventral root：前根 81

verbal rating scale：口頭式評価スケール 98
vertebral artery（VA）：椎骨動脈 501
vertebral artery and vein：椎骨動静脈 503
vertebral body：椎体 503
—— of C2（axis）：軸椎椎体 501
vertebral collapse：椎体圧潰 569
vertebral column resection（VCR）：脊柱切除術 542
vertebral rotation 537
vertebral spur：椎体骨棘 545
vertebrobasilar insufficiency：椎骨脳底動脈不全 503, 505, 518, 523
vertical compression（VC） 847
vertical shear（VS）：垂直剪断型 785
vertical subluxation（VS）：（環軸）垂直亜脱臼 258, 523
vertical talus：垂直距骨 690
Vibrio vulnificus 223
villi：絨毛，滑膜の 57
visual analog（analogue）scale（VAS）：視覚的アナログスケール 88, 98, 251, 904
vital sign：バイタルサイン（生命徴候） 113, 721
vitaminD：ビタミンD 27
vitamin D deficiency rickets/osteomalacia：ビタミンD欠乏性くる病・骨軟化症 327
vitamin D dependent rickets/osteomalacia（VDDR-1・2）：ビタミンD依存性くる病・骨軟化症 328
vitamin D resistant rickets/osteomalacia（hypophosphatemic rickets/osteomalacia, X-linked hypophosphatemic rickets/osteomalacia）：ビタミンD抵抗性くる病・骨軟化症（低リン血症性くる病・骨軟化症，X連鎖性低リン血症性くる病・骨軟化症） 328
volar intercalated segment instability（VISI）：手根掌屈変形 483
Volkmann canal：フォルクマン管 9
Volkmann contracture：フォルクマン拘縮 484, 738, 755, 770, 820
Volkmann syndrome 485
voluntary limping：随意性跛行 237
voluntary muscle：随意筋 75
von Hippel-Lindau disease：フォンヒッペル-リンダウ病 577
von Recklinghausen disease：フォンレックリングハウゼン病 310, 373, 392, 498, 575, 692
VRE感染症 240

W

waddling（goose）gait：あひる歩行，動揺歩行 329, 411, 902
Waldenström（ヴァルデンストレーム）徴候 605
walking cast：歩行ギプス 179
Wallerian degeneration：ウォラー変性 857, 870

Wartenberg reflex：ワルテンベルグ反射 128, 506, 516
Watkins-Barr（ワトキンス-バー）法 698
weaver's bottom 624
wedge vertebra：楔状椎 533
well leg raising test：健側下肢伸展挙上テスト 548
Werdnig-Hoffmann disease：ヴェルドニッヒ-ホフマン病 403
Wernicke領野 399
Wernicke-Mann posture：ウェルニッケ-マン肢位 399
Western Ontario McMaster Universities OA Index（WOMAC） 906
Westhues（ヴェストゥエス）法 815
Westphal sign：ウェストファール徴候 671
wet dressing：湿性ドレッシング 806
whistling face 311
white matter：脊髄白質 503
white matter：白質 81
white muscle：白筋 77
Whitesides method 757
WHO分類 371
WHO QOL 906
whorl pattern：渦巻き状配列 577
whorled structure：渦巻き状配列 392
Wilkins（ウィルキンス）の分類 820
Williams（ウィリアムス）型腰仙椎装具 179
Wilms（ウィルムス）腫瘍 315
Wilson disease：ウィルソン病 279, 333
windlass mechanism：巻き上げ機構 679
window of opportunity：治療の機会 254
windowed cast：有窓ギプス 178
Windswept pelvis 785
winged scapula：翼状肩甲骨 425, 428, 538, 539
winking owl sign 568
wipeテスト 119
wire traction：鋼線牽引 177
Wnt経路 23
Wntシグナル 23
Wolffの法則 43
Wollenberg line：ウォレンベルグ線 597
Woodward method：ウッドワード法 433
work arm：作業用義手 924
Worm（ワーム）骨 301
wound：創傷 116, 711
woven bone：線維（性）骨 11, 42
——，未分化な 350
wrap around flap：包み込み皮弁 213, 215
Wright test：ライトテスト 516
wrinkle sign 729
wrinkle test：指尖部皺テスト 862
Wrisberg靱帯（後半月大腿靱帯） 641, 642
wrist disarticulation：手関節離断 199
wrist disarticulation prosthesis：手義手 923

wrist joint, terminal device：手継手，手
　先具　927
wrist sign　308

X

X 線異常所見のない脊髄損傷　spinal cord
　injury without radiographic
　abnormality（SCIWORA）　841
X 線透視検査　138

X-linked hypophosphatemic rickets／
　osteomalacia（XLH）：X 連鎖性低リン血
　症性くる病・骨軟化症　328

Y

Y 軟骨（Y 字軟骨）　triradiate cartilage
　　　　　　　　　　　　　　　　　582
Yergason test：ヤーガソンテスト
　　　　　　　　　　　　　　443, 884

young adult mean（YAM）　321
Young-Burgess（ヤング-バージェース）分
　類　784

Z

zero variant：尺骨ゼロ変異　464, 475
zigzag deformity　485
zoledronate：ゾレドロネート　174

今日の医学教育に即応した STANDARD TEXTBOOK 標準教科書シリーズ

標準組織学 総論 第5版
原著／藤田尚男・藤田恒夫
改訂／岩永敏彦
●B5 頁344 2015年

標準組織学 各論 第4版
藤田尚男・藤田恒夫
改訂協力／岩永敏彦・石村和敬
●B5 頁616 2010年

標準生理学 第8版
監修／小澤瀞司・福田康一郎
編集／本間研一・大森治紀・大橋俊夫・
河合康明・黒澤美枝子・鯉淵典之・
伊佐 正
●B5 頁1178 2014年

標準薬理学 第7版
監修／今井 正・宮本英七
編集／飯野正光・鈴木秀典
●B5 頁674 2015年

標準病理学 第5版
監修／坂本穆彦
編集／北川昌伸・仁木利郎
●B5 頁904 2015年

標準微生物学 第12版
編集／中込 治・神谷 茂
●B5 頁708 2015年

標準医動物学 第2版
編集／石井 明・鎮西康雄・太田伸生
●B5 頁336 1998年

標準免疫学 第3版
監修／谷口 克
編集／宮坂昌之・小安重夫
●B5 頁472 2013年

標準公衆衛生・社会医学 第2版
編集／岡﨑 勲・豊嶋英明・小林廉毅
●B5 頁440 2009年

標準法医学 第7版
監修／石津日出雄・高津光洋
編集／池田典昭・鈴木廣一
●B5 頁344 2013年

標準細胞生物学 第2版
監修／石川春律
編集／近藤尚武・柴田洋三郎・藤本豊士・
溝口 明
●B5 頁376 2009年

標準生化学
藤田道也
●B5 頁368 2012年

標準臨床検査医学 第4版
編集／高木 康・山田俊幸
●B5 頁456 2013年

標準救急医学 第5版
監修／日本救急医学会
編集／有賀 徹・坂本哲也・嶋津岳士・
山口芳裕・横田裕行
●B5 頁520 2014年

標準放射線医学 第7版
編集／西谷 弘・遠藤啓吾・松井 修・
伊東久夫
●B5 頁860 2011年

標準感染症学 第2版
編集／齋藤 厚・那須 勝・江崎孝行
●B5 頁400 2004年

標準腎臓病学
編集／菱田 明・槇野博史
●B5 頁376 2002年

標準血液病学
編集／池田康夫・押味和夫
●B5 頁332 2000年

標準神経病学 第2版
監修／水野美邦
編集／栗原照幸・中野今治
●B5 頁632 2012年

標準精神医学 第6版
監修／野村総一郎・樋口輝彦
編集／尾崎紀夫・朝田 隆・村井俊哉
●B5 頁562 2015年

標準呼吸器病学
編集／泉 孝英
●B5 頁480 2000年

標準消化器病学
編集／林 紀夫・日比紀文・坪内博仁
●B5 頁592 2003年

標準小児科学 第8版
監修／内山 聖
編集／原 寿郎・高橋孝雄・細井 創
●B5 頁776 2013年

標準皮膚科学 第10版
監修／富田 靖
編集／橋本 隆・岩月啓氏・照井 正
●B5 頁650 2013年

標準外科学 第14版
監修／畠山勝義
編集／北野正剛・田邉 稔・池田徳彦
●B5 頁748 2016年

標準脳神経外科学 第13版
監修／児玉南海雄・佐々木富男
編集／峯浦一喜・新井 一・冨永悌二・
宮本 享
●B5 頁506 2014年

標準小児外科学 第6版
監修／伊藤泰雄
編集／髙松英夫・福澤正洋・上野 滋
●B5 頁424 2012年

標準形成外科学 第6版
編集／平林慎一・鈴木茂彦
●B5 頁280 2011年

標準整形外科学 第13版
監修／中村利孝・松野丈夫
編集／井樋栄二・吉川秀樹・津村 弘
●B5 頁1102 2017年

標準リハビリテーション医学 第3版
監修／上田 敏
編集／伊藤利之・大橋正洋・千田富義・
永田雅章
●B5 頁544 2012年

標準産科婦人科学 第4版
編集／岡井 崇・綾部琢哉
●B5 頁648 2011年

標準眼科学 第13版
監修／木下 茂
編集／中澤 満・村上 晶
●B5 頁384 2016年

標準耳鼻咽喉科・頭頸部外科学 第3版
鈴木淳一・中井義明・平野 実
●B5 頁504 1997年

標準泌尿器科学 第9版
監修／赤座英之
編集／並木幹夫・堀江重郎
●B5 頁394 2014年

標準麻酔科学 第6版
監修／弓削孟文
編集／古家 仁・稲田英一・後藤隆久
●B5 頁376 2011年

最新情報につきましては、医学書院ホームページをご覧ください。http://www.igaku-shoin.co.jp

 医学書院

〒113-8719 東京都文京区本郷1-28-23 ［WEBサイト］http://www.igaku-shoin.co.jp
［販売部］TEL：03-3817-5650 FAX：03-3815-7804 E-mail：sd@igaku-shoin.co.jp

（2016年11月作成）

Standard Textbook

標準整形外科学

第13版

別冊付録

OSCE対応
運動器疾患の診察のポイント

医学書院

この別冊付録は，標準整形外科学第13版に掲載の写真・図・表を一部転載しそれを主として編成いたしました.

標準整形外科学　第13版　別冊付録

発　行　2017 年 1 月 6 日　第 1 刷 ©

監　修　中村利孝・松野丈夫

発行者　株式会社　医学書院

[OSCE 対応] 運動器疾患の診察のポイント

1. 運動器診察の実際（中村利孝・松野丈夫）　3
2. 主訴, 主症状から想定すべき疾患一覧表（創案：寺山和雄）　4
3. 局所診察　15
   - 肩関節 15
     - 肩関節の動き　15／肩関節の診察で観察すべき部位　15／凍結肩　16／インピンジメント徴候　16／胸郭出口症候群のテスト　16
   - 肘関節 17
     - 上肢の軸異常の観察　17／肘部管症候群での放散痛　17／上腕骨外側上顆炎の疼痛誘発テスト　17
   - 手関節および手指 18
     - FDS/FDP テスト　18／Eichhoff テスト　18／Froment 徴候　18
   - 頚椎, 胸椎, 腰椎 19
     - 立位姿勢の観察　19／脊柱側弯の診察法　19／Jackson テストと Spurling テスト　20／椎間板ヘルニアの疼痛誘発テスト　20／脊髄神経の支配領域　21
   - 股関節 22
     - 皮膚のランドマーク　22／股関節脱臼の診察　22／Trendelenburg 徴候と Duchenne 現象　22／Thomas テスト　23／外傷性股関節後方脱臼　23／Drehmann 徴候　23
   - 膝関節 24
     - 下肢アライメントと O 脚, X 脚　24／McMurray テスト　24／膝関節圧痛部位と主な鑑別疾患　24／前方引き出しテストと後方引き出しテスト 25／Lachman テスト　25／脱臼不安感テスト　25
   - 足関節と足趾 26
     - 足の主な筋腱　26／足の変形　26／アキレス腱断裂　27／外反母趾と計測法　27／先天性内反足　27
4. 身体計測　28
   - 四肢長, 四肢の周囲径の測定　28／下肢長差の測定　28／膝屈曲角度の測定　29／各関節の良肢位　29
5. 関節炎の診察　29
   - 膝関節液貯留の診察法　29／関節穿刺の仕方　30／膝関節の wipe テスト　30
6. 皮膚感覚帯　31
   - Keegan の皮膚感覚帯と末梢神経幹別にみた支配領域　31
7. 歩容の観察　32
   - 異常歩行（跛行）の種類　32
8. 皮膚の観察　33
   - 皮膚の異常　33／熱傷後の瘢痕　33／腫脹　34／褥瘡　34／腫瘤　34／瘻孔　34
9. 関節弛緩　35
   - 関節弛緩のみかた　35
10. 関節運動の表現　36
11. 筋力の判定基準　37
12. 総合機能のチェック　37
    - 上肢の総合機能の調べ方　37／下肢の総合機能の調べ方　38／体幹と四肢の総合機能の調べ方　38
13. 救急, 外傷診療のキーワード　39

付録 Web 動画について

動画監修 井樋栄二（東北大学大学院教授）
撮影協力 相澤俊峰，秋　貴史，高橋　敦，千葉晋平，千葉大介（東北大学整形外科教室）

●付録 Web 動画の使い方

- 本書で解説される代表的な身体所見のテスト方法について付録 Web 動画をご覧いただけます〔PC，iPad，スマートフォン（iOS，Android）に対応〕．下記 URL または QR コードからアクセスして下さい．ログインのための ID（ユーザー名）およびパスワードは，本体の表紙裏の銀スクラッチをコインなどでこすってご利用下さい．
- 音声はありません．
- 動画は予告なしに変更・修正，配信の停止が行われることがあります．ご了承下さい．
- 動画は書籍の付録のため，ユーザーサポートの対象外とさせていただいております．
- 本 Web 動画の利用ライセンスは，本書 1 冊につき 1 つ，個人所有者 1 名に対して与えられるものです．第三者への ID，パスワードの提供・開示は固く禁じます．また図書館・図書施設など複数人の利用を前提とする場合，本 Web 動画を利用することはできません．

  URL：http://www.igaku-shoin.co.jp/prd/seikei13/　　QR コード　

●動画目次　　＊イタリックは本体の頁数を表す．関連個所に，アイコン（■◀）と動画番号を示す．

肩
- ■◀① Neer の手技 ················· 16, *438*
- ■◀② Hawkins の手技 ··········· 16, *438*
- ■◀③ 前方不安感テスト ················· *436*

手関節および手指
- ■◀④ Froment 徴候 ················· 18, *473*
- ■◀⑤ Allen テスト ························· *474*
- ■◀⑥ Eichhoff テスト ············· 18, *486*

頸椎・胸椎・腰椎
- ■◀⑦ Jackson テスト ············· 20, *506*
- ■◀⑧ Spurling テスト ············· 20, *506*
- ■◀⑨ Adson テスト ················· 16, *516*
- ■◀⑩ 下肢伸展挙上テスト（SLRT）···· 20, *548*
- ■◀⑪ 大腿神経伸展テスト（FNST）···· 20, *548*

股関節
- ■◀⑫ Thomas テスト ············· 23, *591*
- ■◀⑬ Patrick テスト ····················· *592*

膝関節
- ■◀⑭ McMurray テスト ········· 24, *654*
- ■◀⑮ 側方不安定性テスト
  （右膝・外反，右膝・内反）···· *657*
- ■◀⑯ Lachman テスト ··········· 25, *658*
- ■◀⑰ 脱臼不安感テスト ········· 25, *662*

足関節と足趾
- ■◀⑱ Thompson テスト ········· 27, *704*
- ■◀⑲ 内反・外反テスト ················· *686*

1. 運動器診察の実際

■ **診察の基本的態度**

1. 患者の性や年齢，問診から診断の見通しをつける．
2. 日頃から臨床の知識の整理を心がけ，問診，視診，触診からの患者情報をもとに診断を熟慮する．

■ **考える手順**

1. 患者の主訴から，外傷，炎症，腫瘍，退行変性疾患，代謝異常疾患，先天異常のどれにあたる疾患かを考える．
2. 障害部位が，表皮，皮下組織，筋膜，筋，腱鞘，腱，神経，血管，靱帯，関節包，滑膜，滑膜包，軟骨，骨のどこにあるのか考える．
3. 性別，年齢別の頻度を考慮して，疾患を想定する．
4. 最終診断は症状，臨床所見，各種画像所見や検査所見などを総合して判断する．
5. 総合診断に際しては，頻度の稀な疾患を初めから想定すべきでなく，まずは日常ありふれた疾患から考えるとよい．想定すべき代表的な疾患についてはこの冊子の3〜13頁に一覧表を掲載しているのでぜひとも参考にしてほしい．この一覧表は，部位，症状，年齢という簡単な情報から疾患が想定できるようなマトリックスになっている．なお，さらに詳しく疾患を想定したい場合には本体の目次や索引を利用するとよい．

2. 主訴,主症状から想定すべき疾患一覧表

1. 頚・肩・腕痛	…………………………………………………	101
2. 腰痛,下肢のしびれ・痛み,坐骨神経痛	…………………	102
3. 頚部・脊柱の変形と運動制限	………………………………	102
4. 背部痛,胸壁痛	………………………………………………	103
5. 脊髄麻痺	………………………………………………………	103
6. 手指のしびれと麻痺	…………………………………………	104
7. 肩の痛みと変形	………………………………………………	104
8. 肘の痛みと変形	………………………………………………	105
9. 手関節部の痛みと変形	………………………………………	105
10. 手指の痛みと変形	……………………………………………	106
11. 股関節部の疼痛と異常歩行	…………………………………	107
12. 膝関節部の疼痛と異常歩行	…………………………………	108
13. 下腿の痛み	……………………………………………………	109
14. 足関節部・踵部の疼痛と異常歩行	…………………………	110
15. 足・足趾の疼痛	………………………………………………	111
16. 病的骨折の原因疾患	…………………………………………	112
17. 異常歩行(疼痛なしの場合)	…………………………………	112

※表中の参照頁は本体の頁数を示している.

[創案] 寺山和雄

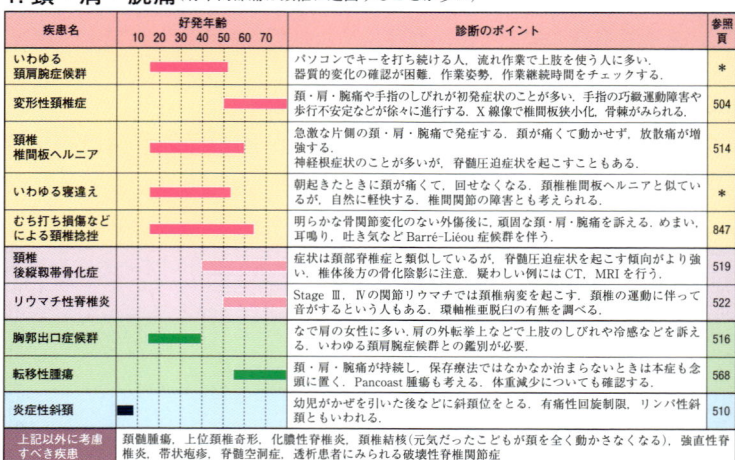

■ きわめて頻繁かつ重要な疾患　■ 日常よく遭遇する疾患　■ 稀ではない疾患　■ 稀な疾患

1. 頚・肩・腕痛 (肩甲間部痛は頚椎に起因することが多い)

疾患名	好発年齢 10 20 30 40 50 60 70	診断のポイント	参照頁
いわゆる 頚肩腕症候群		パソコンでキーを打ち続ける人,流れ作業で上肢を使う人に多い.器質的変化の確認が困難.作業姿勢,作業継続時間をチェックする.	＊
変形性頚椎症		頚・肩・腕痛や手指のしびれが初発症状のことが多い.手指の巧緻運動障害や歩行不安定などが徐々に進行する.X線像で椎間板狭小化,骨棘がみられる.	504
頚椎 椎間板ヘルニア		急激な片側の頚・肩・腕痛で発症する.頚が痛くて動かせず,放散痛が増強する. 神経根症状のことが多いが,脊髄圧迫症状を起こすこともある.	514
いわゆる寝違え		朝起きたときに頚が痛くて,回せなくなる.頚椎椎間板ヘルニアと似ているが,自然に軽快する.椎間関節の障害とも考えられる.	＊
むち打ち損傷などによる頚椎捻挫		明らかな骨関節変化のない外傷後に,頑固な頚・肩・腕痛を訴える.めまい,耳鳴り,吐き気などBarré-Liéou症候群を伴う.	847
頚椎 後縦靱帯骨化症		症状は頚部脊椎症と類似しているが,脊髄圧迫症状を起こす傾向がより強い.椎体後方の骨化陰影に注意.疑わしい例にはCT,MRIを行う.	519
リウマチ性脊椎炎		Stage Ⅲ,Ⅳの関節リウマチでは椎体病変を起こす.頚椎の運動に伴って音がするという人もある.環軸椎亜脱臼の有無を調べる.	522
胸郭出口症候群		なで肩の女性に多い.肩の外転挙上などで上肢のしびれや冷感などを訴える.いわゆる頚肩腕症候群との鑑別が必要.	516
転移性腫瘍		頚・肩・腕痛が持続し,保存療法ではなかなか治まらないときは本症も念頭に置く.Pancoast腫瘍も考える.体重減少についても確認する.	568
炎症性斜頚		幼児がかぜを引いた後などに斜頚位をとる.有痛性回旋制限,リンパ性斜頚ともいわれる.	510
上記以外に考慮すべき疾患	頚髄腫瘍,上位頚椎奇形,化膿性脊椎炎,頚椎結核(元気だったこどもが頚を全く動かさなくなる),強直性脊椎炎,帯状疱疹,脊髄空洞症,透析患者にみられる破壊性脊椎関節症		

| ■ きわめて頻繁かつ重要な疾患 | ■ 日常よく遭遇する疾患 | ■ 稀ではない疾患 | ■ 稀な疾患 |

2. 腰痛，下肢のしびれ・痛み，坐骨神経痛

疾患名	好発年齢 10 20 30 40 50 60 70	診断のポイント	参照頁
いわゆる腰痛症		調べても原因がわからない腰痛の一群．慢性の筋疲労，姿勢異常，急性の椎間関節捻挫もぎっくり腰の一種であるが，病変を確認できない．心因背景，内臓疾患，股関節疾患などに注意．	545 549
腰椎椎間板ヘルニア		ぎっくり腰の主要原因．最初は腰痛，間もなく片側性の下肢放散痛を訴える．ときに歩行困難．下肢の感覚運動障害，増悪と寛解を繰り返す．	550
変形性脊椎症		脊椎加齢変化で，必ずしも病気ではない．椎間板や椎間関節の狭小化，骨棘形成などのX線所見，労作で腰痛が起こる場合は腰部脊柱管狭窄を疑う．	556
腰部脊柱管狭窄		高齢者の腰痛・坐骨神経痛の原因．歩行すると，両下肢のしびれが出る．前かがみで小休止すると軽快して歩けるが，しばらく歩くとまたしびれる．	557
骨粗鬆症		女性に多発．骨粗鬆症だけでは疼痛がない．ちょっとしたことで脊椎圧迫骨折を起こし寝がえりが困難となる．円背，腰背痛を残す．	318
脊椎分離症，分離すべり症		分離症は激しいスポーツを続ける青少年の腰痛の原因で，分離すべり症は分離症に引き続いて起こる．	563
変性脊椎すべり症		中高年以後では分離症なしに発生し，腰部脊柱管狭窄症の原因となる．起床時や前屈作業の後に腰痛と下肢痛が出現する．	
転移性腫瘍		腰痛が持続的に進行するときは本症を念頭に置く．起き上がりが困難で，夜間痛がある．原発果不明な例もある．他部位の手術既往を確かめる．	568
強直性脊椎骨増殖症		前縦靱帯骨化像が特徴，後縦靱帯骨化を伴って神経症状を呈することもある．強直性脊椎炎とは異なり，加齢変化の一型である．	522
化膿性脊椎炎，腸腰筋膿瘍		発熱を伴う腰背痛では本症を考える．糖尿病や重症肝障害に合併して発生することが多い．腰痛圧疹への鍼や注射の既往に注意．	231 564
胸・腰椎結核（結核性脊椎炎）		腰痛のみならず，脊柱不穏性があれば本症を疑う．結核の既往（家族歴），ツベルクリン反応を調べる．びまん性の骨委縮と椎間板狭小化．	235 565
強直性脊椎炎		初発症状は腰仙部痛．仙腸関節の痛みがまず起こり，末期では竹様脊柱という脊椎の強直がみられる．HLA-B27 陽性．	262 567
馬尾腫瘍		激しい腰痛，下肢痛が進行性である．しばしば椎間板ヘルニアと間違えられる．MRI が有用．	574
潜在性二分脊椎，緊張性終糸		小児の腰痛や下肢痛を成長痛と片づけてはならない．こどもがじっとしていない，夜尿が続くなどに注意．脊髄係留症候群ともいう．	534 536
上記以外に考慮すべき疾患		腰痛の一次的要因が股関節疾患の場合もある．原発性骨腫瘍，多発性骨髄腫，骨軟化症，外傷後遺症，梨状筋症候群．その他各種の疾患が腰痛の原因になる	

3. 頚部・脊柱の変形と運動制限

疾患名	好発年齢 10 20 30 40 50 60 70	診断のポイント	参照頁
骨粗鬆症による円背		骨粗鬆症による多発性脊椎圧迫骨折の結果，円背となる．骨折自体が治癒すれば痛みを訴えない．	318
脊柱側弯症		思春期の女子に多い．肩の高さや前屈位で背部より診たときの胸郭の左右差に注意．多くは特発性だが，他の原因を調べる．	536
先天性筋性斜頚		新生児や乳児の顔が片方を向いたままで，反対の方向に回さない．胸鎖乳突筋の腫瘤，対側後頭部の扁平化．	510
強直性脊椎炎		頚部の運動制限が主訴となるのは進行例である．全脊柱の骨性強直，胸郭運動制限がある．仙腸関節の変化に注意．	262 567
Scheuermann 病（青年性亀背）		思春期の円背を主訴とする症例．椎体の二次骨核形成障害．時に背部の重だるさ，残存変形による愁訴は成人例にもある．	286 541
Hüftlenden-strecksteife		10 歳代の椎間板ヘルニアでは，疼痛の訴えなしに，腰椎と下肢が棒のように硬くなる．下肢伸展挙上テストで骨盤がもち上がる．	*
肩甲骨高位症（Sprengel 変形）		男児に多い．一側の肩甲骨の形成障害．患側の肩が後頭部に接する．Klippel-Feil 症候群を伴いやすい．	432
先天性骨性斜頚		特に上位頚椎に注意．脊椎側弯症もチェックする．	509
Klippel-Feil 症候群		先天性頚椎癒合症，短頚，髪の生え際の低下．頚椎運動制限がある．	513
痙性斜頚		反射的に反復する斜頚位．心理的な検査，脳神経の検査が必要．	510
上記以外に考慮すべき疾患		各種の先天性骨系統疾患	

■ きわめて頻繁かつ重要な疾患　■ 日常よく遭遇する疾患　■ 稀ではない疾患　■ 稀な疾患

4. 背部痛, 胸壁痛

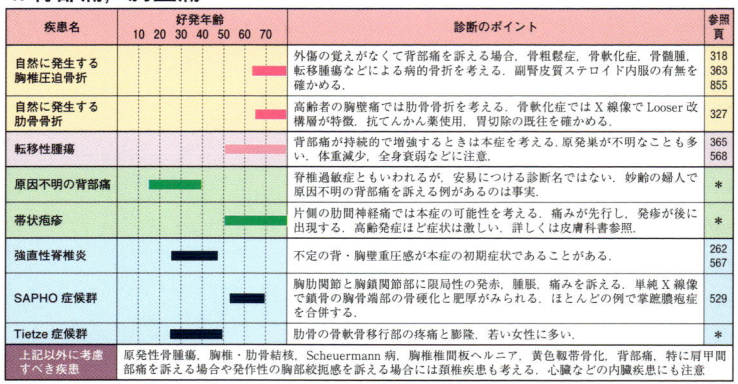

疾患名	好発年齢 10 20 30 40 50 60 70	診断のポイント	参照頁
自然に発生する胸椎圧迫骨折		外傷の覚えがなくて背部痛を訴える場合, 骨粗鬆症, 骨軟化症, 骨髄腫, 転移腫瘍などによる病的骨折を考える. 副腎皮質ステロイド内服の有無を確かめる.	318 363 855
自然に発生する肋骨骨折		高齢者の胸壁痛では肋骨骨折を考える. 骨軟化症では X 線像で Looser 改構帯が特徴, 抗てんかん薬使用, 胃切除の既往を確かめる.	327
転移性腫瘍		背部痛が持続的で増強するときは本症を考える. 原発果が不明なことも多い. 体重減少, 全身衰弱などに注意.	365 568
原因不明の背部痛		脊椎過敏症ともいわれるが, 安易につける診断名ではない. 妙齢の婦人で原因不明の背部痛を訴える例があるのは事実.	*
帯状疱疹		片側の肋間神経痛では本症の可能性を考える. 痛みが先行し, 発疹が後に出現する. 高齢発症ほど症状は激しい. 詳しくは皮膚科参照.	*
強直性脊椎炎		不定の背・胸部重圧感が本症の初期症状であることがある.	262 567
SAPHO 症候群		胸肋関節と胸鎖関節に限局性の発赤, 腫脹, 痛みを訴える. 単純 X 線像で鎖骨の胸骨端部の骨硬化と肥厚がみられる. ほとんどの例で掌蹠膿疱症を合併する.	529
Tietze 症候群		肋骨の骨軟骨移行部の疼痛と膨隆. 若い女性に多い.	*
上記以外に考慮すべき疾患		原発性骨腫瘍, 胸椎・肋骨結核, Scheuermann 病, 胸椎椎間板ヘルニア, 黄色靭帯骨化症, 背部痛, 特に肩甲間部痛を訴える場合や発作性の胸部絞扼感を訴える場合には頚椎疾患も考える. 心臓などの内臓疾患にも注意	

5. 脊髄麻痺

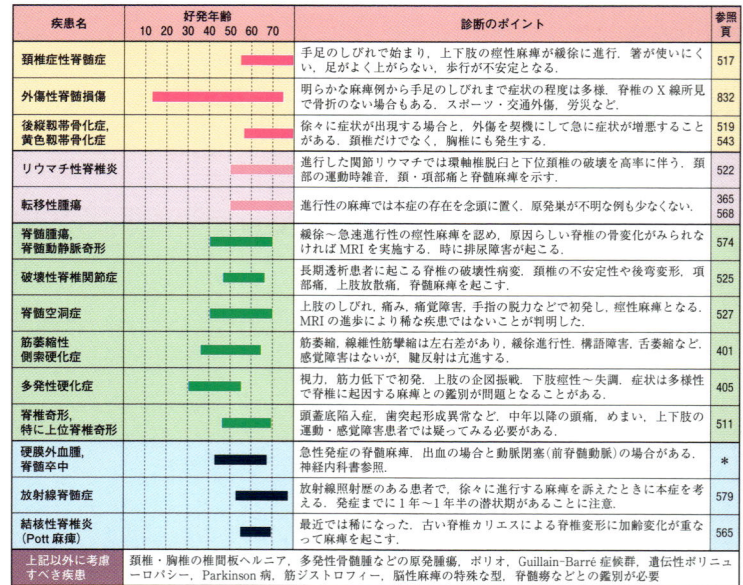

疾患名	好発年齢 10 20 30 40 50 60 70	診断のポイント	参照頁
頚椎症性脊髄症		手足のしびれで始まり, 上下肢の痙性麻痺が緩徐に進行. 箸が使いにくい, 足がよく上がらない, 歩行が不安定となる.	517
外傷性脊髄損傷		明らかな麻痺例から手足のしびれまで麻痺の程度は多様. 脊椎の X 線所見で骨折のない場合もある. スポーツ・交通外傷, 労災など.	832
後縦靭帯骨化症, 黄色靭帯骨化症		徐々に症状が出現する場合か, 外傷を契機にして急に症状が増悪することがある. 頚椎だけでなく, 胸椎にも発生する.	519 543
リウマチ性脊椎炎		進行した関節リウマチでは環軸椎脱臼と下位頚椎の破壊を高率に伴う. 頚部の運動時雑音, 頚・項部痛と脊髄麻痺を示す.	522
転移性腫瘍		進行性の麻痺では本症の存在を念頭に置く. 原発果が不明な例も少なくない.	365 568
脊髄腫瘍, 脊髄動静脈奇形		緩徐〜急速進行性の痙性麻痺を認め, 原因らしい脊椎の骨変化がみられなければ MRI を実施する. 時に排尿障害が起こる.	574
破壊性脊椎関節症		長期透析患者に起こる脊椎の破壊性病変. 頚椎の不安定性や後弯変形, 項部痛, 上肢放散痛, 脊髄麻痺を起こす.	525
脊髄空洞症		上肢のしびれ, 痛み, 痛覚障害, 手指の脱力などで初発し, 痙性麻痺となる. MRI の進歩により稀な疾患ではないことが判明した.	527
筋萎縮性側索硬化症		筋萎縮, 線維束性攣縮は左右差があり, 緩徐進行性. 構語障害, 舌萎縮など. 感覚障害はないが, 腱反射は亢進する.	401
多発性硬化症		視力, 筋力低下で初発. 上肢の企図振戦. 下肢痙性〜失調. 症状は多様性で脊椎に起因する疾患との鑑別が問題となることがある.	405
脊椎奇形, 特に上位脊椎奇形		頭蓋底陥入症, 歯突起形成異常など. 中年以降の頭痛, めまい, 上下肢の運動・感覚障害患者では疑ってみる必要がある.	511
硬膜外血腫, 脊髄卒中		急性発症の脊髄麻痺. 出血の場合と動脈閉塞(前脊髄動脈)の場合がある. 神経内科書参照.	*
放射線脊髄症		放射線照射歴のある患者で, 徐々に進行する麻痺を訴えたときに本症を考える. 発症までに 1 年〜1 年半の潜伏期があることに注意.	579
結核性脊椎炎 (Pott 病)		最近では稀になった. 古い脊椎カリエスによる脊椎変形に加齢変化が重なって麻痺を起こす.	565
上記以外に考慮すべき疾患		頚椎・胸椎の椎間板ヘルニア, 多発性骨腫瘍などの原発腫瘍, ポリオ, Guillain-Barré 症候群, 遺伝性ポリニューロパシー, Parkinson 病, 筋ジストロフィー, 脳性麻痺の特殊な型, 脊髄癆などとの鑑別が必要	

6. 手指のしびれと麻痺

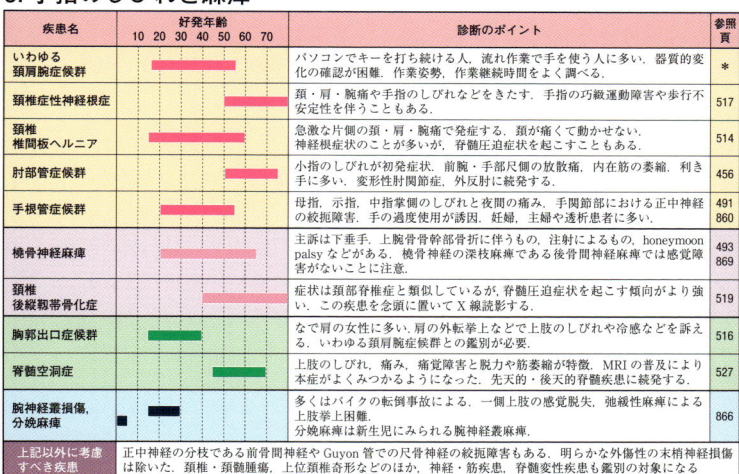

疾患名	好発年齢 10 20 30 40 50 60 70	診断のポイント	参照頁
いわゆる頚椎腕症候群		パソコンでキーを打ち続ける人、流れ作業で手を使う人に多い、器質的変化の確認が困難、作業姿勢、作業継続時間をよく調べる.	*
頚椎症性神経根症		頚・肩・腕痛や手指のしびれなどをきたす、手指の巧緻運動障害や歩行不安定性を伴うこともある.	517
頚椎椎間板ヘルニア		急激な片側の頚・肩・腕痛で発症する、頚が痛くて動かせない、神経根症状のことが多いが、脊髄圧迫症状を起こすこともある.	514
肘部管症候群		小指のしびれが初発症状、前腕・手部尺側の放散痛、内在筋の萎縮、利き手に多い、変形性肘関節症、外反肘に続発する.	456
手根管症候群		母指、示指、中指撓側のしびれと夜間の痛み、手関節部における正中神経の絞扼障害、手の過度使用が誘因、妊娠、主婦や透析患者に多い.	491 860
撓骨神経麻痺		主訴は下垂手、上腕骨骨幹部骨折に伴うもの、注射によるもの、honeymoon palsy などがある、撓骨神経の深枝麻痺である後骨間神経麻痺では感覚障害がないことに注意.	493 869
頚椎後縦靱帯骨化症		症状は頚部脊椎症と類似しているが、脊髄圧迫症状を起こす傾向がより強い、この疾患を念頭に置いてX線読影する.	519
胸郭出口症候群		なで肩の女性に多い、肩の外転挙上などで上肢のしびれや冷感などを訴える、いわゆる頚肩腕症候群との鑑別が必要.	516
脊髄空洞症		上肢のしびれ、痛み、痛覚障害と脱力や筋萎縮が特徴、MRIの普及により本症がよくみつかるようになった、先天的・後天的脊髄疾患に続発する.	527
腕神経叢損傷、分娩麻痺		多くはバイクの転倒事故による、一側上肢の感覚脱失、弛緩性麻痺による上肢挙上困難、分娩麻痺は新生児にみられる腕神経叢麻痺.	866
上記以外に考慮すべき疾患		正中神経の分枝である前骨間神経やGuyon管での尺骨神経の絞扼障害もある、明らかな外傷性の末梢神経損傷は除いた、頚椎・頚髄腫瘍、上位頚椎奇形などのほか、神経・筋疾患、脊髄変性疾患も鑑別の対象になる	

7. 肩の痛みと変形

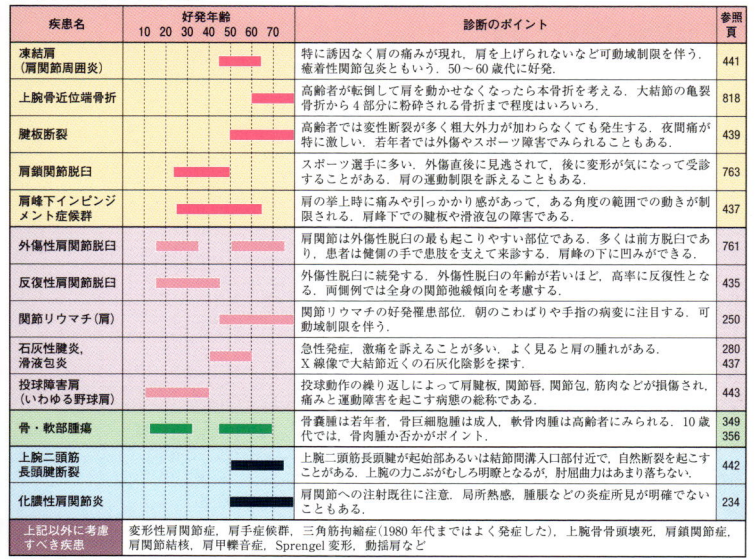

疾患名	好発年齢 10 20 30 40 50 60 70	診断のポイント	参照頁
凍結肩（肩関節周囲炎）		特に誘因なく肩の痛みが現れ、肩を上げられないなど可動域制限を伴う、癒着性関節包炎ともいう、50〜60歳代に好発.	441
上腕骨近位端骨折		高齢者が転倒して肩を動かせなくなったら本骨折を考える、大結節の亀裂骨折から4部分に粉砕される骨折まで程度はいろいろ.	818
腱板断裂		高齢者では変性断裂が多く、明らかな外力が加わらなくても発生する、夜間痛が特に激しい、若年者では外傷やスポーツ障害でみられることもある.	439
肩鎖関節脱臼		スポーツ選手に多い、外傷直後に見逃されて、後に変形が気になって受診することがある、肩の運動制限を訴えることもない.	763
肩峰下インピンジメント症候群		肩の挙上時に痛みや引っかかり感があって、ある角度の範囲での動きが制限される、肩峰下での腱板や滑液包の障害である.	437
外傷性肩関節脱臼		肩関節は外傷性脱臼の最も起こりやすい部位である、多くは前方脱臼であり、患者は健側の手で患肢を支えて来診する、肩峰の下に凹みができる.	761
反復性肩関節脱臼		外傷性脱臼に続発する、外傷性脱臼の年齢が若いほど、高率に反復性となる、両側例では全身の関節弛緩傾向を考慮する.	435
関節リウマチ（肩）		関節リウマチの好発罹患部位、朝のこわばりや手指の病変に注目する、可動域制限を伴う.	250
石灰性腱炎、滑液包炎		急性発症、激痛を訴えることが多い、よく見ると肩の腫れがある、X線像で大結節近くの石灰化陰影を探す.	280 437
投球障害肩（いわゆる野球肩）		投球動作を繰り返しによって肩腱板、関節唇、関節包、筋肉などが損傷され、痛みと運動障害を起こす病態の総称である.	443
骨・軟部腫瘍		骨嚢腫は若年者、骨巨細胞腫は成人、軟骨肉腫は高齢者にみられる、10歳代では、骨肉腫が多いのがポイント.	349 356
上腕二頭筋長頭腱断裂		上腕二頭筋長頭腱が起始部あるいは結節間溝入口部付近で、自然断裂を起こすことがある、上腕の力こぶがむしろ明瞭となるが、肘屈曲力はあまり落ちない.	442
化膿性肩関節炎		肩関節への注射既往に注意、局所熱感、腫脹などの炎症所見が明確でないこともある.	234
上記以外に考慮すべき疾患		変形性肩関節症、肩上腕症候群、三角筋拘縮症（1980年代まではよく発症した）、上腕骨骨頭壊死、肩鎖関節症、肩関節結核、肩甲軋音症、Sprengel変形、動揺肩など	

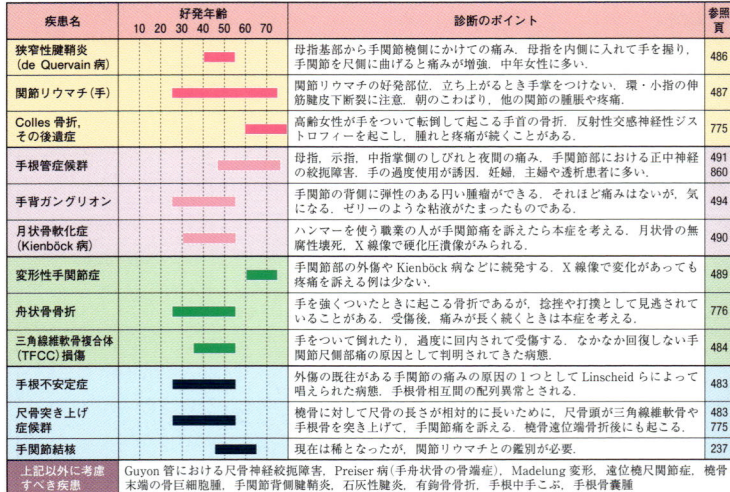

■ きわめて頻繁かつ重要な疾患　■ 日常よく遭遇する疾患　■ 稀ではない疾患　■ 稀な疾患

8. 肘の痛みと変形

疾患名	好発年齢 10 20 30 40 50 60 70	診断のポイント	参照頁
上腕骨外側上顆炎 （テニス肘）		中年の女性に多い．テニスに限らず腕の使いすぎで起こる．タオルしぼり，戸の開閉などで肘の外側から前腕にかけて痛い．	457
変形性肘関節症		肉体労働を続けた高齢の男性に多い．野球肘の末期像でもある．運動時痛と屈曲・伸展が障害される．	455
上腕骨内側上顆炎 （野球肘，ゴルフ肘）		野球，ゴルフなど腕の使いすぎによる．肘の内側に痛みが起こる．年少児では上腕骨小頭の骨化核障害も起こる（Little Leaguer's elbow）．	452 884
肘内障		親と手をつないでいたこどもが，手を引っ張られて急に泣き出し，腕を動かさなくなったら本症を考える．慣れた医師は容易に整復可能．	451
関節リウマチ（肘）		関節リウマチの好発部位．朝のこわばり，手指の腫脹，変形に注目．肘頭部にはリウマトイド結節がみられることがある．	459
肘部管症候群		小指のしびれが初発症状．前腕・手部尺側への放散痛，内在筋の萎縮，利き手に多い．変形性肘関節症，外反肘に続発する．	456
離断性骨軟骨炎，肘関節遊離体		スポーツ少年に多い．使いすぎによる上腕骨小頭の骨軟骨損傷で，骨軟骨片が遊離して関節ねずみとなる．運動時痛と引っかかり感．	287 459
上腕骨顆上骨折		5～10歳のこどもが手をついて転倒して受傷．健側の手で肘を押さえて来院する．局所は強く腫脹．初期治療では Volkmann 拘縮の防止が重要．変形治癒（内反肘）をきたしやすい．	819
上腕骨外側顆骨折		2～4歳のこどもが転倒して起こりやすい骨折．手術して転位骨片を整復する必要がある．整復されないと外反肘となる．	821
肘頭滑液包炎		かつては畳職人など肘頭部をこすりつける仕事の人にみられた．痛風患者や透析患者にもみられる．	460
上記以外に考慮すべき疾患		内反肘，外反肘，肘関節結核，化膿性関節炎，神経病性関節症（脊髄空洞症によるものが多い），Panner 病（上腕骨小頭の骨端症），上腕骨滑車形成不全，骨化性筋炎，肘関節脱臼（見逃された Monteggia 骨折）	

9. 手関節部の痛みと変形

疾患名	好発年齢 10 20 30 40 50 60 70	診断のポイント	参照頁
狭窄性腱鞘炎 （de Quervain 病）		母指基部から手関節橈側にかけての痛み．母指を内側に入れて手を握り，手関節を尺側に曲げると痛みが増強．中年女性に多い．	486
関節リウマチ（手）		関節リウマチの好発部位．立ち上がるとき手首をつけない．環・小指の伸筋腱皮下断裂に注意．朝のこわばり，他の関節の腫脹や疼痛．	487
Colles 骨折，その後遺症		高齢女性が手をついて転倒して起こる手首の骨折．反射性交感神経性ジストロフィーを起こし，腫れと疼痛が続くことがある．	775
手根管症候群		母指，示指，中指掌側のしびれと夜間の痛み．手関節部における正中神経の絞扼障害．手の過度使用が誘因．妊婦，主婦や透析患者に多い．	491 860
手背ガングリオン		手関節の背側に弾性のある円い腫瘤ができる．それほど痛みはないが，気になる．ゼリーのような粘液がたまったものである．	494
月状骨軟化症 （Kienböck 病）		ハンマーを使う職業の人が手関節痛を訴えたら本症を考える．月状骨の無腐性壊死，X 線像で硬化圧壊像がみられる．	490
変形性手関節症		手関節部の外傷や Kienböck 病などに続発する．X 線像で変化があっても疼痛を訴える例は少ない．	489
舟状骨骨折		手を強くついたときに起こる骨折であるが，捻挫や打撲として見逃されていることがある．受傷後，痛みが長く続くときは本症を考える．	776
三角線維軟骨複合体 （TFCC）損傷		手をついて倒れたり，過度に回内されて受傷する．なかなか回復しない手関節尺側部痛の原因として判明されてきた病態．	484
手根不安定症		外傷の既往がある手関節の痛みの原因の1つとして Linscheid らによって唱えられた病態．手根骨相互間の配列異常とされる．	483
尺骨突き上げ症候群		橈骨に対して尺骨の長さが相対的に長いために，尺骨頭が三角線維軟骨や手根骨を突き上げて，手関節痛を訴える．橈骨遠位端骨折後にも起こる．	483 775
手関節結核		現在は稀となったが，関節リウマチとの鑑別が必要．	237
上記以外に考慮すべき疾患		Guyon 管における尺骨神経絞扼障害，Preiser 病（手舟状骨の骨端症），Madelung 変形，遠位橈尺関節症，橈骨末端の骨巨細胞腫，手関節部側靱帯断裂，石灰性腱炎，有鉤骨骨折，手根中手こぶ，手根骨嚢腫	

■ きわめて頻繁かつ重要な疾患　■ 日常よく遭遇する疾患　■ 稀ではない疾患　■ 稀な疾患

10. 手指の痛みと変形

疾患名	好発年齢 10 20 30 40 50 60 70	診断のポイント	参照頁
成人のばね指		中年女性の母指，中指，環指に多い．指の屈伸時に弾発現象が起こり，MP関節掌側に圧痛のある小結節を触れる．	486
Heberden結節（DIP関節症）		60歳以降の女性に多い．DIP関節の肥大，変形，衝撃が加わると痛むことがある．長期的には痛みは自然に消退する．	488
関節リウマチ（手指）		関節リウマチの好発部位．MP関節，PIP関節の両側性罹患が特徴．	487
母指CM関節変形性関節症		閉経後の女性に多い．母指に軸圧を加えると，母指つけ根の関節に激痛が起こる．X線像ではCM関節の変形，亜脱臼，関節裂隙狭小化がみられる．	488
槌指，突き指		外傷による DIP関節の屈曲変形で，伸筋腱の断裂が原因．突き指と総称される外傷の中に，腱断裂や腱付着部の剥離骨折を伴う．	480
小児のばね指，強剛母指		1〜2歳の小児の母指で関節屈曲位となり，伸ばすとコクンという．にぎり母指はMP関節で屈曲位となり，コクンとならない．	487
指先部の化膿性炎症		指の先は外傷を受けやすく，汚い異物が入り込むことも多い．瘭疽（ひょうそ），爪郭炎（爪囲炎），爪下炎などに発展する．	490
CRPS		骨折などの外傷後に起こる複合性局所疼痛症候群 I 型〔complex regional pain syndrome（CRPS）typeⅠ〕．手と指の腫脹と強い痛みが起こり，拘縮を残す．以前は Sudeck骨萎縮，反射性交感神経性ジストロフィー reflex sympathetic dystrophy（RSD）とよばれていた．	494 775
Dupuytren拘縮		手掌の腱膜が肥厚収縮して，環指と小指が伸ばせなくなる．男性に多く，遺伝的素因が関与する．	485
ボタン穴変形		外傷，熱傷，関節リウマチなどによって PIP関節の背側が損傷されて起こる変形．PIP関節屈曲，DIP関節過伸展となる．	486
軟骨腫，内軟骨腫		基節骨に多い．病的骨折を起こして気づくことが多い．	345
上記以外に考慮すべき疾患		Bouchard結節，風棘（指骨の結核），グロムス腫瘍，屈筋腱鞘ガングリオン，振動障害，書痙，Volkmann拘縮など，関節リウマチでは上記のほかに指の尺側偏位，白鳥の頸変形，腱の皮下断裂が起こる．ほかに，指関節周囲靭帯損傷，手根管症候群も考えられる	

11. 股関節部の疼痛と異常歩行

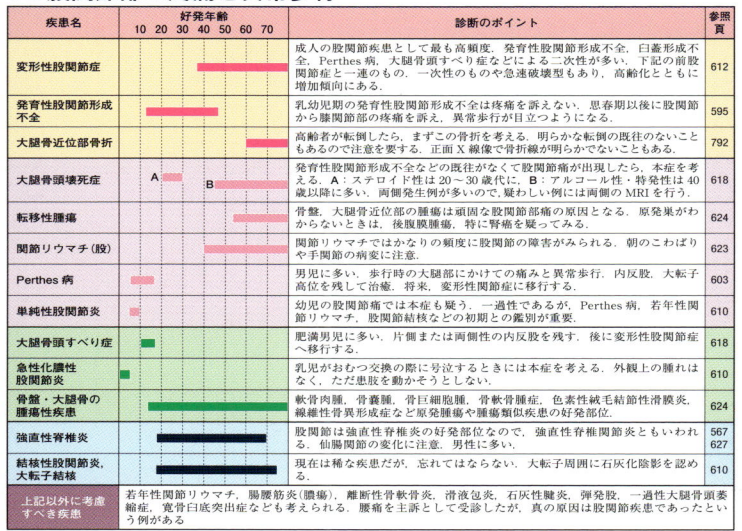

疾患名	好発年齢 10 20 30 40 50 60 70	診断のポイント	参照頁
変形性股関節症		成人の股関節疾患として最も高頻度，発育性股関節形成不全，臼蓋形成不全，Perthes病，大腿骨頭すべり症などによる二次性が多い．下記の前股関節症と一連のもの．一次性のものや急速破壊型もあり，高齢化とともに増加傾向にある．	612
発育性股関節形成不全		乳幼児期の発育性股関節形成不全は疼痛を訴えない．思春期以後に股関節から腰関節の疼痛を訴え，異常歩行が目立つようになる．	595
大腿骨近位部骨折		高齢者が転倒したら，まずこの骨折を考える．明らかな転倒の既往のないこともあるので注意を要する．正面X線像で骨折線が明らかでないこともある．	792
大腿骨頭壊死症	A　　　　B	発育性股関節形成不全などの既往がなくて股関節痛が出現したら，本症を考える．A：ステロイド性で20〜30歳代に，B：アルコール性・特発性は40歳以降で，両側発生例が多いので，疑わしい例には両側のMRIを行う．	618
転移性腫瘍		骨盤，大腿骨近位部の腫瘍は転移も股関節痛の原因となる．原発巣がわからないときは，後腹膜腫瘍，特に腎癌を疑ってみる．	624
関節リウマチ（股）		関節リウマチはかなりの頻度に股関節の障害があれうる．朝のこわばりや手関節の病変に注意．	623
Perthes病		男児に多い．歩行時の大腿部にかけての痛みと異常歩行．内反股，大転子高位を残して治癒．将来，変形性股関節症に移行する．	603
単純性股関節炎		幼児の股関節痛では本症も疑う．一過性であるが，Perthes病，若年性関節リウマチ，股関節結核などの初期との鑑別が重要．	610
大腿骨頭すべり症		肥満児に多い．片側または両側性の内反股を残す．後に変形性股関節症へ移行する．	618
急性化膿性股関節炎		乳児がおむつ交換の際に号泣するときには本症を考える．外観上の腫れも多く，ただ患肢を動かそうとしない．	610
骨盤・大腿骨の腫瘍性疾患		軟骨肉腫，骨巨細胞腫，色素性絨毛結節性滑膜炎，線維性骨異形成症など好発部位．骨軟骨腫症，骨巨細胞腫，色素性絨毛結節性滑膜炎，線維性骨異形成症など好発部位．	624
強直性脊椎炎		股関節は強直性脊椎炎の好発部位なので，強直性脊椎関節炎ともいわれる．仙腸関節の変化に注意．男性に多い．	567 627
結核性股関節炎，大転子結核		最近は稀な疾患だが，みられないことはない．大転子周囲に石灰化陰影を認める．	610
上記以外に考慮すべき疾患		若年性関節リウマチ，腸腰筋炎（膿瘍），離断性骨軟骨炎，滑液包炎，石灰性腱炎，弾発股，一過性大腿骨頭萎縮症，寛骨臼底突出症なども考えられる．腰痛を主訴として受診したが，真の原因は股関節疾患であったという例がある	

<table>
<tr><td>■ きわめて頻繁かつ重要な疾患</td><td>■ 日常よく遭遇する疾患</td><td>■ 稀ではない疾患</td><td>■ 稀な疾患</td></tr>
</table>

12. 膝関節部の疼痛と異常歩行

疾患名	好発年齢 10 20 30 40 50 60 70	診断のポイント	参照頁
変形性膝関節症		中高年の膝関節痛の原因として最も頻度が高い. 内反変形 (O脚) が多い. 歩行時に膝内側部が痛む.	664
捻挫, 靱帯損傷		激しい外力では側副靱帯・十字靱帯・半月損傷を疑う. 限局した圧痛や不安定性を確かめる. 捻挫は靱帯の一部線維の断裂から完全断裂を含む診断名である.	712
半月損傷		若年者では円板状半月, 青年期には外傷性損傷が多い. 壮年以後は半月の変性による. click, locking, giving way が3徴候.	642
関節リウマチ		関節リウマチの好発部位で, 腫脹と関節水症をきたす. 朝のこわばり, 他の関節罹患に注意. 変形性膝関節症と鑑別する.	241 623
Osgood-Schlatter病・ジャンパー膝→		Osgood-Schlatter病では脛骨粗面が膨隆し, 限局した痛みがある. ジャンパー膝では大腿四頭筋の膝蓋骨付着部に圧痛がある. 膝蓋骨下端と膝蓋腱移行部に痛みを訴えることもある.	652 653
膝蓋大腿関節症, 膝前部痛		膝関節軟化症, 滑膜ひだ障害, 膝蓋骨亜脱臼など膝蓋骨と大腿骨との関節障害の総称である. 10歳代の女性に多く, 特に階段の昇降やしゃがみ込みに膝蓋骨周囲に痛みを訴える. X線像や関節鏡視でも異常がみられず, 膝前部痛と症候診断名がつけられる場合がある.	663 664
他覚的所見の確認困難な幼児の膝痛		円板状半月, 単純性股関節炎, 終糸過緊張症候群, Perthes病などの可能性がある. 小児では股関節疾患の症状として膝を痛がる.	603 610
偽痛風		激痛発作の時は化膿性関節炎と紛らわしいことがある. 半月石灰化に注意. 関節液中のピロリン酸カルシウム結晶を検査する.	274 669
特発性骨壊死		初期に激痛がある例が多いが, 変形性膝関節症の症状と大差ない例もある. 大腿骨内側顆関節面の陥凹, 硬化像に注意.	669
骨肉腫		外傷を契機にして発見されることもある. 痛みを自覚せずにかばっているので, 大腿四頭筋萎縮が先行している.	352
化膿性膝関節炎, 化膿性骨髄炎		高齢者では関節内薬剤注入後に起こる例が多い. 急性発症と徐々に発症する例がある. 小児では骨髄炎に続発する.	228 234
ステロイド関節症		頻回な副腎皮質ステロイド関節内注入の影響で起こる. 神経病性関節症に類似の関節破壊がみられる.	671
離断性骨軟骨炎		活発なスポーツ少年に多い. 大腿骨内側顆関節面に発生する. 運動後の不快感や疼痛が初発で, 進行すれば嵌頓症状を起こす.	650
色素性絨毛結節性滑膜炎		再発を繰り返す関節水症, 特に赤褐色の関節液をみたら本症が考えられる. 関節血腫後の滑膜炎や滑膜肉腫との鑑別が必要.	673
神経病性関節症		脊髄癆, 脊髄空洞症や脊髄・末梢神経麻痺後に起こりうる. 無痛なので関節破壊が急速に進行する.	670
上記以外に考慮すべき疾患		膝蓋軟骨軟化症, 膝蓋下脂肪体障害, 滑膜ひだ障害, 習慣性膝蓋骨脱臼, 膝関節結核, 痛風, 骨巨細胞腫, その他の骨腫瘍, 滑膜骨軟骨腫症, 血友病性関節症など. 膝痛を主訴としながら真の病変が股関節にあることもある	

〔Memo〕

■ きわめて頻繁かつ重要な疾患　■ 日常よく遭遇する疾患　■ 稀ではない疾患　■ 稀な疾患

13. 下腿の痛み

疾患名	好発年齢 10 20 30 40 50 60 70	診断のポイント	参照頁
腰椎椎間板ヘルニア，腰部脊柱管狭窄		腰部神経根の刺激症状に起因する痛みやしびれを下腿外側に訴える例が多い．高齢者では夜間に下腿筋のこむら返りを起こす．	550 557
扁平足障害		足が疲れやすい，下腿が張るといった訴えの原因として扁平足も考える．扁平足では前脛骨筋や後脛骨筋に負担がかかる．	694
疲労骨折		激しいスポーツや長距離疾走後に下腿痛を訴えたら，本症を考える．初期には明確な X 線所見が出ない．脛骨の上中 1/3 部に起こる疾走型と，中央から中下 1/3 部に起こる跳躍型がある．早期診断には MRI が有用．	881
過労性脛部痛（シンスプリント）		スポーツによる使いすぎ症候群．下腿の中下位レベルの後内側部に痛みと圧痛を訴える．後脛骨筋起始部への過剰負荷，あるいは脛骨そのものへの過剰負荷と考えられている．脛骨疲労骨折との鑑別が重要．	886
静脈血栓症（血栓性静脈炎）		高齢者の下肢外傷，手術後などに下腿に有痛性の腫脹があったら，本症を疑う．しかし，ほとんどは無症状である．長期臥床，長期座位でも発症するのでエコノミークラス症候群として知られるようになった．肺塞栓症を起こせば致命的．	285 703
区画症候群		下腿の骨折や圧挫傷後に進行性の激痛を訴えたら本症を考える．区画の内圧亢進により筋組織への血行障害を起こす．上肢の Volkmann 拘縮に該当する．軽傷例は激しいスポーツ後に骨折なしでも発症する．	755 886
下腿三頭筋筋腱移行部の部分断裂		中年以後に急にスポーツをしたときに発生する．アキレス腱より少し近位の部分断裂で，肉離れとみなされることが多い．安静により回復するが，3 週間くらいかかる．	704 880
脛骨骨幹部の腫瘍		骨幹部に疼痛を訴える腫瘍としては，Ewing 肉腫，類骨骨腫があり，線維性骨異形成症も考える．	346 350 359
上記以外に考慮すべき疾患		本書では下腿疾患を部位別の項目として立てていないので，ここにまとめた．歩行の不安定を起こす疾患では下腿筋に過剰負荷がかかり，下腿に緊張感や痛みを訴えることもある	

〔Memo〕

■ きわめて頻繁かつ重要な疾患　■ 日常よく遭遇する疾患　■ 稀ではない疾患　■ 稀な疾患

14. 足関節部・踵部の疼痛と異常歩行

疾患名	好発年齢 10 20 30 40 50 60 70	診断のポイント	参照頁
捻挫，靱帯損傷		足関節はくじきやすい．いわゆる捻挫と靱帯損傷を伴うものがある．前脛腓靱帯，前距腓靱帯，踵腓靱帯などの圧痛と不安定性をよく調べる．	810
果部骨折		スポーツ外傷や交通事故によって頻発する骨折．高齢者では転倒によっても容易に骨折を起こす．	806
アキレス腱周囲炎，滑液包炎		使いすぎにより足関節後方に痛みを訴える．アキレス腱周囲の炎症，アキレス腱と踵骨間の滑液包の炎症が起こる．	704
関節リウマチ(足)		関節リウマチの好発部位．他の関節罹患，朝のこわばりに注目．	245 703
アキレス腱断裂		後ろからボールが当たった．蹴られたような感じがしたと訴える．アキレス腱断裂があっても，歩行することや非荷重時の足関節の底屈は可能．つま先立ちができない．	704
変形性関節症(足)		外傷後の足関節関節面不適合や不安定性に続発する例が多い．明らかな原因がなく，両側性に発症する例もある．	695
痛風，偽痛風		急激な疼痛発作が特徴．足関節周囲の腱鞘骨膜に発生することがある．血中尿酸値上昇があれば痛風，軟骨石灰化があれば偽痛風．	271 704
先天性内反足，麻痺性内反足		足変形により突出した外果などが装具や靴に当たって痛みを訴える．片麻痺による内反尖足は頻度が高い．先天性内反足で痛みを訴えるのは稀．	688 698
足関節不安定症		でこぼこ道を歩いたりしたときに容易に足関節捻挫を繰り返す．前距腓靱帯，踵腓靱帯の弛緩がある．	*
足根管症候群		内果の後方から遠位に圧痛があり，足底部への放散痛を伴う．脛骨神経の絞扼障害である．	700
踵骨骨折後距踵関節症		踵骨骨折後に距骨下関節の不適合が残存して起こる関節症．足根管症候群の原因にもなる．	813
足底腱膜炎		踵骨の内側底面に付着する足底腱膜に繰り返しの牽引力が加わって発症する．骨棘形成を認めることがあるが，症状とは無関係．	706
踵骨骨端症 (Sever病)		10歳前後の男児に多く，踵の後方に痛みを訴える．踵骨結節部の骨端症(Sever病)とされている．自然に治癒する．	701 884
上記以外に考慮すべき疾患		足根骨癒合症，距骨の離断性骨軟骨炎，踵骨骨嚢腫，腓骨筋腱脱臼(実際には出たり入ったりのsnapping)，外果部滑液包炎など種々の原因による扁平足や内反尖足などの足部変形も足関節部痛の原因になる	

〔Memo〕

■ きわめて頻繁かつ重要な疾患　■ 日常よく遭遇する疾患　■ 稀ではない疾患　■ 稀な疾患

15. 足・足趾の疼痛

疾患名	好発年齢 10 20 30 40 50 60 70	診断のポイント	参照頁
外反母趾		足の母趾が小趾側に曲がる変形. 中足骨は内側に広がるので, 母趾のMP関節が突出する形となる. 靴に当たってバニオン bunion (滑液包の腫脹)を形成し, 痛くなる. 女性に多い. 靴下や靴が影響する.	695
関節リウマチ (足趾)		関節そのものの痛みのほかに, 外反母趾, 内反小趾, 三角扁平変形, 鉤爪変形による胼胝 (べんち＝たこ) を形成することによる痛みもある.	245 703
痛風		母趾MP関節に発作性の激痛を訴える男性には, まず本症を考える. 血清尿酸値を調べる.	271 704
第5中足骨 基底部骨折		高齢女性の足部捻挫ではしばしばこの骨折がみられる. 足部外側の腫脹と圧痛に注目.	817
扁平足, 成人期扁平足		小児扁平足は痛みはなく, 自然治癒する. 学童期以後の扁平足は長時間の立位が誘因. 中年期の肥満と筋力低下により, 後脛骨筋機能不全が原因で起こる.	694
有痛性外脛骨		足舟状骨の内側にできる過剰骨の突出. 10～15歳くらいで, スポーツ時に痛みを訴える.	699
槌趾, 鉤爪趾		関節リウマチや片麻痺患者によくみられる. 脳性麻痺, 二分脊椎, Charcot-Marie-Tooth 病にも合併する. 胼胝 (べんち＝たこ) を形成し, その部が痛い.	697
中足骨疲労骨折		中足骨の疲労骨折を行軍骨折ともいう. 発育期に多い. 長距離歩行やスポーツ過沈練習が誘因となる. 初期のX線像は所見を呈さない.	882
強剛母趾		母趾MP関節の関節症. MP関節の疼痛, 肥厚, 屈曲拘縮がみられる. 男性に多い. 痛風との鑑別が必要.	697
Morton 病		第3・4中足骨間で趾神経が圧迫されて起こる絞扼性神経障害. 足趾先に放散する痛みがある. 中年以後の女性に多い.	699
陥入爪, 爪下外骨腫		足爪の側縁が皮膚にくい込み, 炎症を起こして痛くなるのが陥入爪. 爪の下の末節骨が慢性圧刺激によって骨増殖するのが爪下外骨腫.	698
第2 Köhler 病		第2中足骨頭の無腐性壊死. 思春期の女性に多く, 中足骨頭部の疼痛, 腫脹を訴える. Freiberg 病ともいう.	701
第1 Köhler 病		4～8歳の男児に好発し, 足舟状骨に一致して運動痛と圧痛を訴える. 舟状骨の一過性骨壊死で, 自然治癒する.	701
上記以外に考慮すべき疾患		閉塞性動脈硬化症, 閉塞性血栓血管炎 (Buerger 病) などの血流障害による足・足趾痛. 痛みがない糖尿病性足部障害に留意. 第1中足骨種子骨痛, 鶏眼 (けいがん＝うおのめ) は皮膚疾患であるが, 足痛の原因として重要である	

〔Memo〕

16. 病的骨折の原因疾患

分類	疾患名	参照頁
骨の形成異常	骨形成不全症	300
	大理石骨病	303
	先天性下腿弯曲症	692
廃用性の骨萎縮	外傷後の廃用性骨萎縮	33
	麻痺性骨萎縮	396
	関節リウマチ	241
	人工関節挿入によるストレス遮蔽	*
骨自体の疾患	人工関節摩耗粉による骨溶解	634
	急性骨髄炎	228
	梅毒性骨炎	238
	骨 Paget 病	334
骨腫瘍と腫瘍類似疾患	単発性骨嚢腫	349
	線維性骨異形成症	350
	多発性骨髄腫	363
	原発性骨腫瘍	344
	転移性骨腫瘍	365
代謝性骨疾患	骨粗鬆症	318
	骨軟化症	327
	副甲状腺機能亢進症	332
	副腎皮質ステロイドの長期連用	671

17. 異常歩行 (疼痛なしの場合)

分類	疾患名	参照頁
下肢全体の異常に原因	脳性麻痺	396
	各種の脊髄麻痺	834
	各種の筋萎縮症	396
	先天異常・骨系統疾患	291 307
股関節疾患に原因	発育性股関節形成不全	595
	Perthes 病	603
	内反股(小児,思春期)	589
	不良肢位強直	611
転子部から大腿骨骨幹部に原因	骨折の変形治癒	719
	くる病・骨軟化症による変形	327
	大腿四頭筋拘縮症	*
膝関節から下腿に原因	内反膝,内反変形(O 脚)(くる病,Blount 病)	327 650
	外反膝	644
	先天性下腿弯曲症	692
	反張膝	650
足関節以下に原因	先天性内反足	688
	先天性扁平足,垂直距骨	690
	麻痺性足部変形	698

〔Memo〕

3. 局所診察

● 肩関節

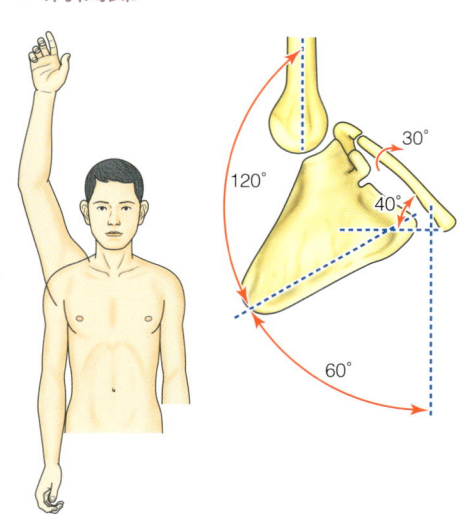

肩関節の動き
上肢を挙上させる時には肩甲骨や胸鎖関節も連動していることに注目.

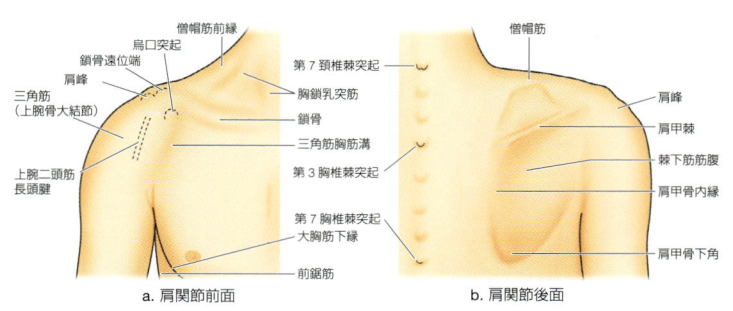

a. 肩関節前面

- 僧帽筋前縁
- 烏口突起
- 鎖骨遠位端
- 肩峰
- 三角筋（上腕骨大結節）
- 上腕二頭筋長頭腱
- 第7頚椎棘突起
- 胸鎖乳突筋
- 鎖骨
- 三角筋胸筋溝
- 第3胸椎棘突起
- 第7胸椎棘突起
- 大胸筋下縁
- 前鋸筋

b. 肩関節後面

- 僧帽筋
- 肩峰
- 肩甲棘
- 棘下筋筋腹
- 肩甲骨内縁
- 肩甲骨下角

肩関節の診察で観察すべき部位

凍結肩
（frozen shoulder）
外転挙上させると，肩甲骨が一緒に動いている様子がわかる．

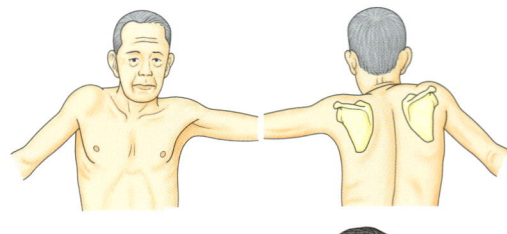

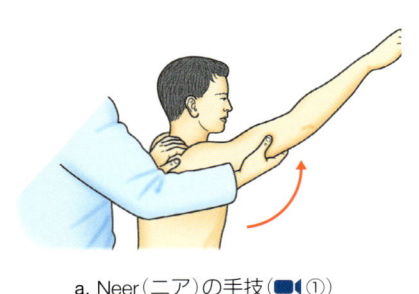

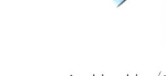

a. Neer（ニア）の手技（■（①）
肩甲骨を押さえながら内旋位にした上肢を他動的に屈曲（前方挙上）すると痛みが誘発される．

b. Hawkins（ホーキンス）の手技（■（②）
90°屈曲（前方挙上）した上肢を他動的に内旋させると痛みが誘発される．

インピンジメント徴候

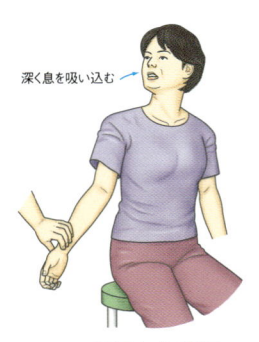

深く息を吸い込む

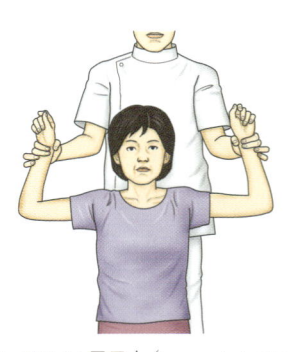

a. Adson テスト（■（⑨）
頚椎伸展位で疼痛側に頭部を回旋させて深呼吸を行わせると，橈骨動脈の脈拍が減弱あるいは停止する．

b. Wright テスト（hyperabduction test）
坐位で両肩関節を外転90°，外旋90°，肘90°屈曲位をとらせると橈骨動脈の脈拍が減弱する．肋鎖間隙での圧迫を考える．

胸郭出口症候群のテスト

● 肘関節

上肢の軸異常の観察

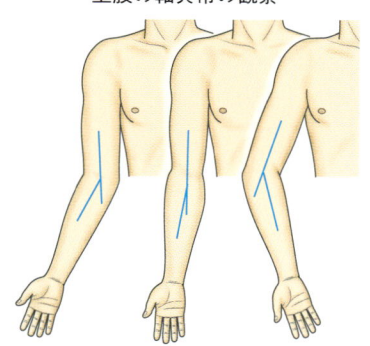

a. 外反肘　　b. 正常な肘関節　　c. 内反肘
（約10°の外反を示す）

肘部管症候群での放散痛

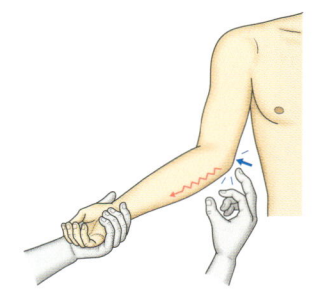

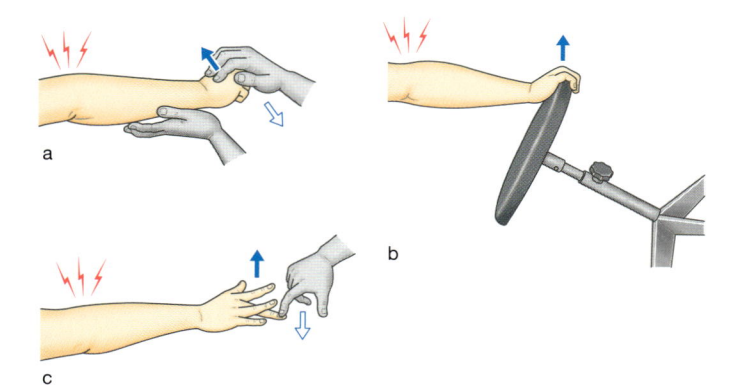

上腕骨外側上顆炎の疼痛誘発テスト

a. Thomsen（トムゼン）試験（手関節の抵抗下伸展テスト）：手関節伸展・肘関節伸展位
で被検者に握り拳を作らせ，検者が第3中手骨を掌屈するように力を加え，上腕骨
外側上顆部に痛みを生じれば陽性.

b. chair test：肘・手関節伸展・前腕回内位で椅子を持ち上げさせ，上腕骨外側上顆部
に痛みを生じれば陽性.

c. 中指伸展テスト：肘・手関節伸展・前腕回内位で伸展した中指に掌屈するように力
を加え，上腕骨外側上顆部に痛みを生じれば陽性.

● 手関節および手指

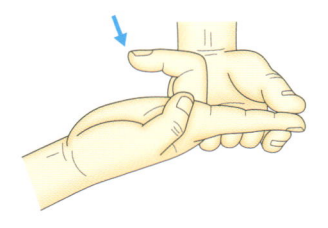

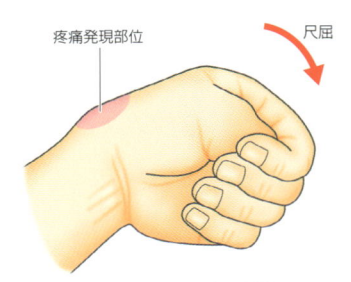

Eichhoff テスト（■⑥）

狭窄性腱鞘炎の有無を調べる．母指を中に入れて手を握り手関節の尺屈を強制すると，手関節の橈側に疼痛を訴える．また，手関節を尺屈させた状態で母指を伸展させると痛みは瞬時に消失する．

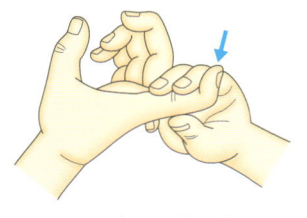

FDS／FDP テスト

他指を背屈位に保ち，損傷指が単独屈曲できれば FDS（浅指屈筋）腱は機能している．なお，DIP 関節が屈曲できれば FDP（深指屈筋）腱は機能している．示指 FDP は単独屈曲できることがあるが，その際は DIP 関節も屈曲する．

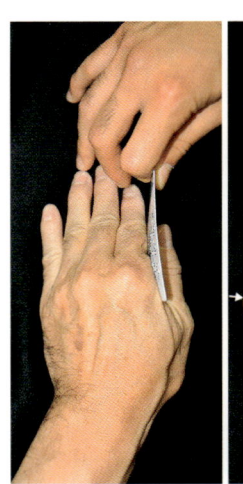
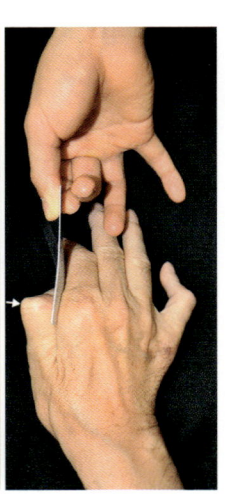

Froment 徴候（■④）

両手の母指と示指で紙を挟んで引っ張るように命じる．母指内転筋の筋力低下を長母指屈筋が代償するため，麻痺側の母指 IP 関節の屈曲が生じている（矢印）．これを陽性と判定する．

頚椎，胸椎，腰椎

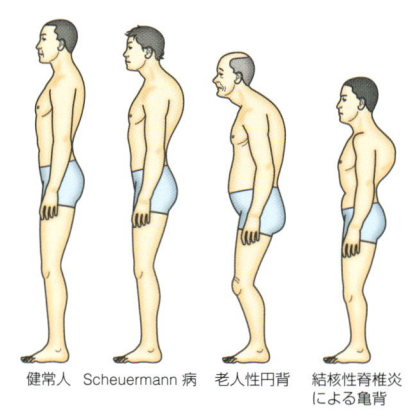

健常人　Scheuermann 病　老人性円背　結核性脊椎炎による亀背

立位姿勢（生理的弯曲の異常）の観察

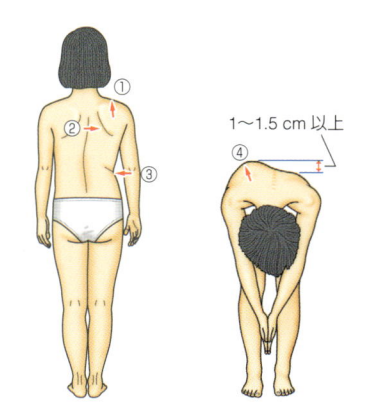

脊柱側弯の診察法

① 肩の高さの左右差がないか
② 左右どちらかの肩甲骨が浮き出ていないか（winged scapula）
③ ウエストラインの左右非対称性がないか
④ 屈曲させたとき背部に肋骨隆起，腰部隆起がないか（1～1.5 cm 以上の左右差）

1～1.5 cm 以上

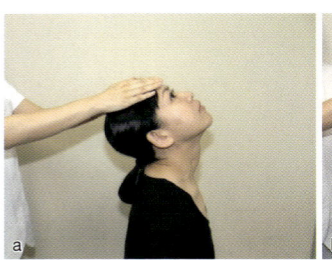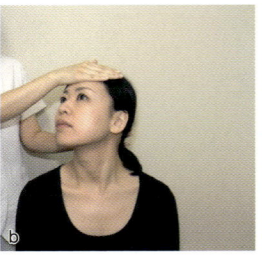

頚椎の各種テスト

a. Jackson テスト（■◀⑦），b. Spurling テスト（■◀⑧）．
Jackson テスト（a）は頚椎を後屈させ，頭部を軽く押さえることで，Spurling テスト（b）は頚椎を患側へ側屈させ，やや後屈位とし頭頂部から下方へ圧迫することによって椎間孔を狭めてみる検査である．

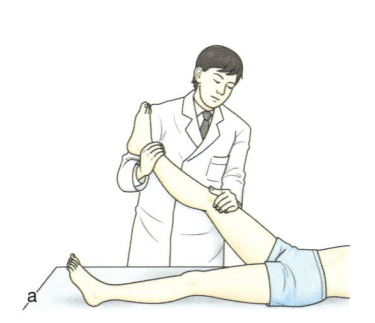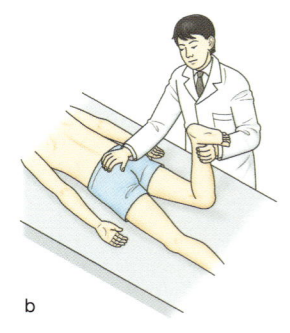

椎間板ヘルニアの疼痛誘発テスト

a. 下肢伸展挙上テスト（Lasègue 徴候）（■◀⑩）：検者は仰臥位の患者の横に立ち，検査をする下肢を股関節基本位とする．一方の手を足首の下に置き，他方の手で股関節伸展位を保ったまま下肢を挙上していく．70°未満の角度で坐骨神経に沿った疼痛が誘発された場合を陽性（L4/5 または L5/S 椎間板ヘルニアの疑いが強い）とする．

b. 大腿神経伸展テスト（■◀⑪）：検者は伏臥位の患者の下腿を把持し，膝関節を 90°屈曲位として把持した下腿を上方に引き上げて股関節を伸展させる．大腿神経に沿った疼痛が誘発された場合を陽性（上位腰椎椎間板ヘルニアが疑われる）とする．

脊髄神経の支配領域

神経根	C5	C6	C7	C8	T1
主な責任椎間高位	C4/5	C5/6	C6/7	C7/T1	T1/2
筋	三角筋 上腕二頭筋	上腕二頭筋 手根伸筋	上腕三頭筋 手根屈筋 指伸筋	指屈筋	骨間筋
支配運動	肩の外転	肘屈曲 手関節背屈	肘伸展 手関節掌屈	手指開閉	
深部反射	上腕二頭筋腱反射	腕橈骨筋反射	上腕三頭筋腱反射	なし	なし
感覚領域					

支配神経根	L4	L5	S1
主な責任椎間高位	L3/4	L4/5	L5/S
深部反射	膝蓋腱反射	－	アキレス腱反射
感覚領域			
支配筋	大腿四頭筋 前脛骨筋	前脛骨筋 長母趾伸筋	下腿三頭筋 長母趾屈筋

股関節

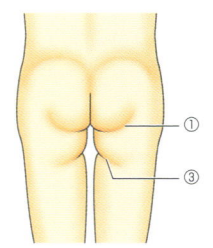

皮膚のランドマーク

① 殿溝
② 鼡径溝
③ 大腿内側皮膚溝

股関節脱臼の診察

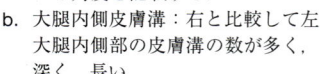
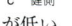

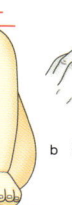

a. 肢位異常（開排制限）：右大腿外側部はベッドに付く程度に十分な開排位がとられているが，左（脱臼側）は大腿部がベッドから浮き上がっている．この状態を左股関節開排制限（＋）とし，その制限されている角度を記載する．

b. 大腿内側皮膚溝：右と比較して左大腿内側部の皮膚溝の数が多く，深く，長い．

c. Allis 徴候：左（脱臼側）の膝の高さが低い．

a 健側　　　　　患側（脱臼側）

b 健側　　　患側（脱臼側）

c 健側　　　　患側（脱臼側）

Trendelenburg 徴候と Duchenne 現象

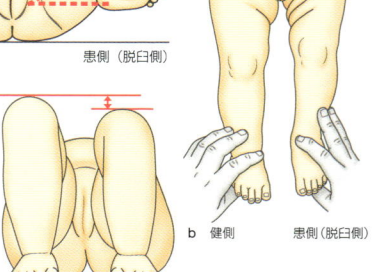

股関節外転筋不全の有無を調べる．

a. 正常：片脚で起立したとき，股関節外転筋の力で骨盤は水平もしくは遊脚側が少し上がって，体幹は垂直となる．

b. 異常：股関節脱臼や外転筋力不全があると，遊脚側の骨盤が沈下する．体幹を立脚側に傾けることによりバランスを保つ．歩行時には肩が立脚側に振れる〔Trendelenburg lurch（揺れ）〕．

c. 異常：骨盤沈下なしに体幹が立脚側に振れることがある．体幹の重心位置を立脚側股関節の直上に移動させて，股関節に加わる合力を軽減させる生体反応である（Duchenne 現象）．

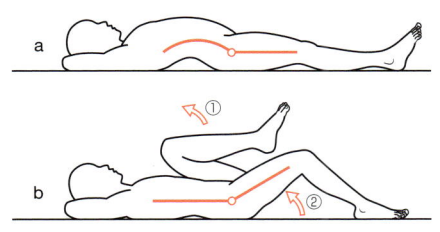

Thomas テスト（■◀⑫）

股関節の屈曲拘縮の有無を調べる.
a. 視診上股関節は屈曲・伸展0°に見えるが，腰椎の前弯があるため，実際には股関節は約20°の屈曲位である.
b. 反対側の股関節を屈曲させ（矢印①）腰椎の前弯をとると，屈曲拘縮が存在する場合には検側の股関節が持ち上がってくる（屈曲してくる，矢印②）. その角度が屈曲拘縮の角度である.

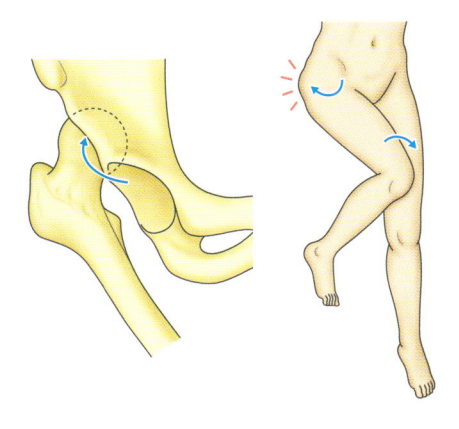

外傷性股関節後方脱臼

股関節は内転，内旋，軽度屈曲位をとり，大腿は短縮して見える. 股関節の自動運動は不能で，他動運動に対して抵抗がある（ばね様固定）. 触診でScarpa三角に骨頭を触れず，しばしば後方頭側に大腿骨頭を触れる.

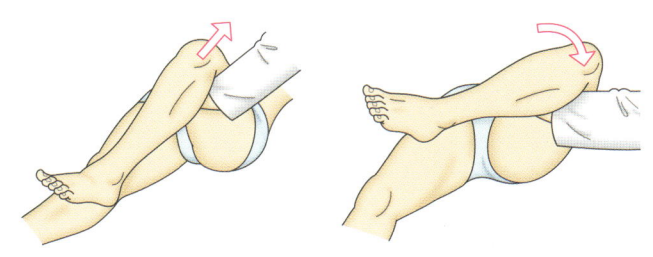

Drehmann 徴候

大腿骨頭すべり症で認められる. 仰臥位で股関節を屈曲していくと患肢が開排（外転・外旋）していく.

● 膝関節

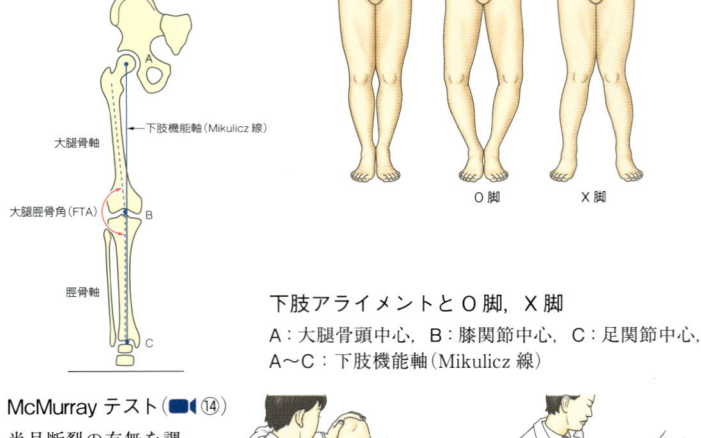

大腿骨軸

下肢機能軸（Mikulicz 線）

大腿脛骨角（FTA）

脛骨軸

B

C

O 脚　　　X 脚

下肢アライメントと O 脚，X 脚

A：大腿骨頭中心，B：膝関節中心，C：足関節中心，
A〜C：下肢機能軸（Mikulicz 線）

McMurray テスト（■◀⑭）

半月断裂の有無を調
べるテスト．膝を最
大屈曲位とし内外関
節裂隙に手指を当て
（a），下腿に回旋ス
トレスを加えながら
膝を伸展させる（b）．

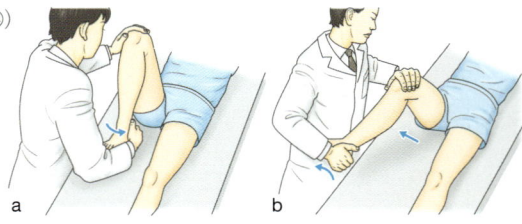

a

b

膝関節圧痛部位と主な鑑別疾患

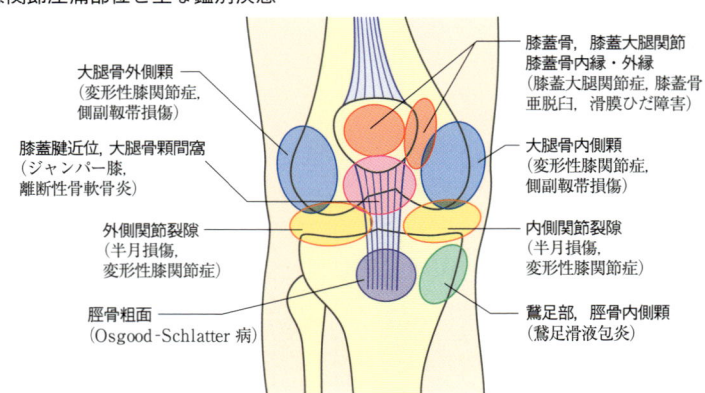

膝蓋骨，膝蓋大腿関節
膝蓋骨内縁・外縁
（膝蓋大腿関節症，膝蓋骨
亜脱臼，滑膜ひだ障害）

大腿骨外側顆
（変形性膝関節症，
側副靱帯損傷）

膝蓋腱近位，大腿骨顆間窩
（ジャンパー膝，
離断性骨軟骨炎）

大腿骨内側顆
（変形性膝関節症，
側副靱帯損傷）

外側関節裂隙
（半月損傷，
変形性膝関節症）

内側関節裂隙
（半月損傷，
変形性膝関節症）

脛骨粗面
（Osgood-Schlatter 病）

鵞足部，脛骨内側顆
（鵞足滑液包炎）

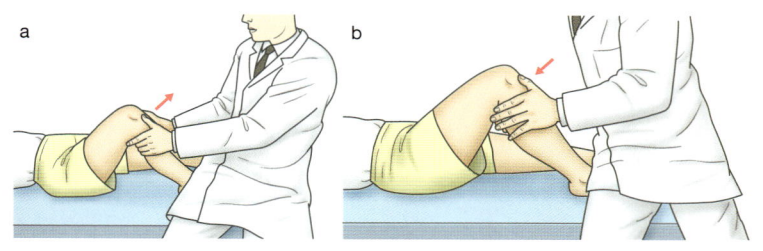

前方引き出しテスト（a）と後方引き出しテスト（b）

a は前十字靱帯（ACL）断裂の有無，b は後十字靱帯（PCL）断裂の有無を調べるテスト．
矢印は検者が力を入れる方向．

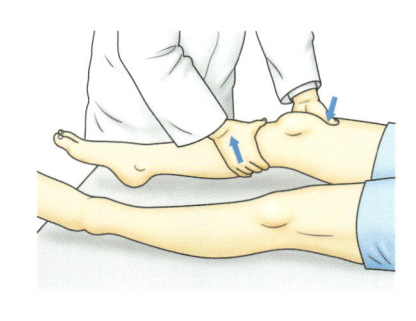

Lachman テスト（■◀⑯）

右下腿を把持し（左矢印），前方に力を加えると脛骨が前方へ引き出される（右矢印）．

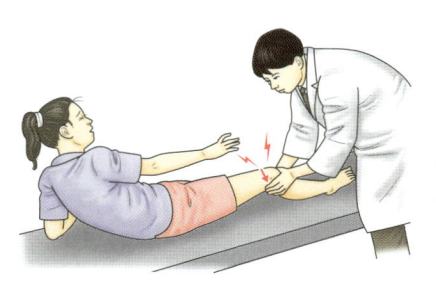

脱臼不安感テスト（■◀⑰）

膝蓋骨亜脱臼の患者では，膝蓋骨を大腿骨に押しつけながら外側に移動させ膝を屈曲させようとすると脱臼しそうになる不安感を訴える．

足関節と足趾

後脛骨筋腱(TP)
アキレス腱
長母趾屈筋腱(FHL)
長趾屈筋腱(FDL)

a. 足後内側の筋腱

前脛骨筋腱(TA)
長趾伸筋腱(EDL)
長腓骨筋腱(PL)
長母趾伸筋腱(EHL)
短腓骨筋腱(PB)

b. 足前外側の筋腱

足の主な筋腱

① 内反足
(踵部内反)

② 外反足
(踵部外反)

③ 尖足

④ 踵足(鉤足)

⑤ 内転足

⑥ 外転足

⑦ 凹足

⑧ 扁平足

⑨ 内反尖足

⑩ 外反扁平足

⑪ 開張足

足の変形

① **内反足** pes varus：踵部が内方回転　② **外反足** pes valgus：踵部が外方回転　③ **尖足** pes equinus：足関節の底屈位変形　④ **踵足(鉤足)** pes calcaneus：足関節の背屈位変形　⑤ **内転足** pes adductus：前足部が水平面で内方へ向く　⑥ **外転足** pes abductus：前足部が外方へ向く　⑦ **凹足** pes cavus：縦アーチが増強する　⑧ **扁平足** pes planus, flat foot：縦アーチが減少する　⑨ **内反尖足** pes equinovarus：踵部が内反し，足関節が底屈する　⑩ **外反扁平足** pes planovalgus：踵部が外反し，縦アーチが平低となる　⑪ **開張足** splay foot：前足部が扇状に広がり，横アーチが消失している

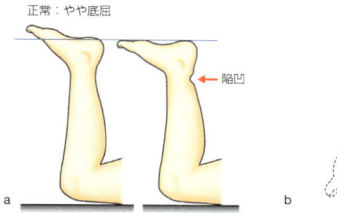
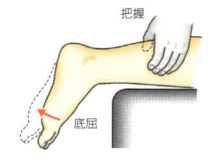

アキレス腱断裂

a. 腹臥位で膝を 90° 屈曲させた場合，健側はやや底屈位だが，患側は中間位を示す.

b. 把握テスト（Thompson テスト，■⑱）：患者をベッドの上で伏臥位または立て膝をした状態で足関節をベッドの端から出す．検者が下腿三頭筋をつかんで足が底屈するのを正常（陰性）とする．患側は動かないのでこれを陽性とする.

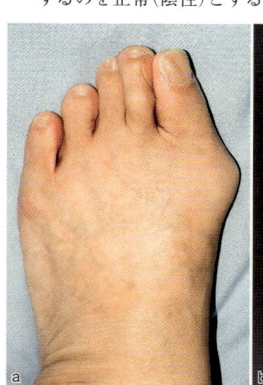
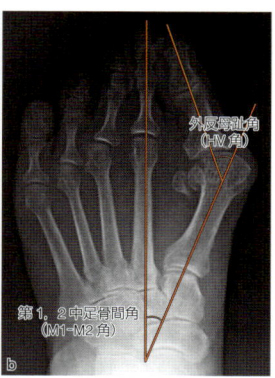

外反母趾と計測法

外反母趾角（HV 角）
20° 以上 30° 未満：軽症
30° 以上 40° 未満：中等症
40° 以上：重症
（a, b：田中 原図）

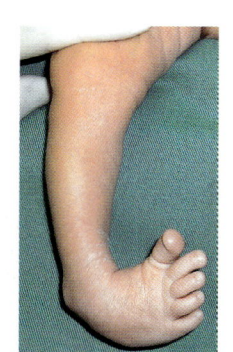

先天性内反足

下腿軸に対して足全体が内反し，前足部が内転している.

4. 身体計測

四肢長，四肢の周囲径の測定

<table>
<tr><td rowspan="5">四肢長</td><td colspan="2">骨の突出した部分を目安に巻き尺を当てて行う．骨の突出部のどの部位を基準に置いてもよいが，左右ともに同じ部位を基準に計測する．</td></tr>
<tr><td>上肢長</td><td>肩峰から橈骨茎状突起までの距離をいう．肘関節を完全に伸展し，前腕を回外位とし手掌を前方に向け，上肢が体幹に接した状態で測定する．</td></tr>
<tr><td>上腕長</td><td>肩峰より上腕骨外側上顆までの距離をいう．</td></tr>
<tr><td>前腕長</td><td>前腕回外位での上腕骨外側上顆と橈骨茎状突起，または肘頭から尺骨茎状突起までの距離をいう．</td></tr>
<tr><td>下肢長</td><td>2種類ある．上前腸骨棘突起から内果までの棘果間距離 spina malleolar distance（SMD）と，大腿骨の大転子から外果までの距離 trochanter malleolar distance（TMD）を測定する場合とがある．骨の突出した部分を目安に下図のように巻き尺を当てて行う．SMD は股関節を含めた下肢長であり，TMD は下肢のみの長さである．下肢長の左右差を，脚長差 leg length discrepancy（LLD）という．腰椎に側弯があり骨盤が傾斜していると，SMD は正常でも見かけ上の脚長差があるように見える．また，変形性股関節症などで一側の股関節が亜脱臼していると SMD に左右差が生じるが，TMD では差は生じない．</td></tr>
<tr><td rowspan="4">周径</td><td colspan="2">肉眼的に左右差が認められなくても，巻き尺を用いて計測すると客観的に評価できる．</td></tr>
<tr><td>上腕周囲径</td><td>上腕二頭筋の筋腹，前腕周囲径は肘関節のやや遠位で，それぞれ最も太い部分を測定する．</td></tr>
<tr><td>大腿周囲径</td><td>通常，膝蓋骨近位端より 10 cm 近位を測定する．小児の場合，10 cm では近位すぎるため，5 cm 近位で測定する．片側の膝蓋骨高位などにより，基準の高さが異なる際には，関節裂隙から 10 cm 近位を測定する．</td></tr>
<tr><td>下腿周囲径</td><td>下腿が最も太い近位 1/3 の部位で測定する．左右同じ測定部位で測定し比較することが大切である．</td></tr>
</table>

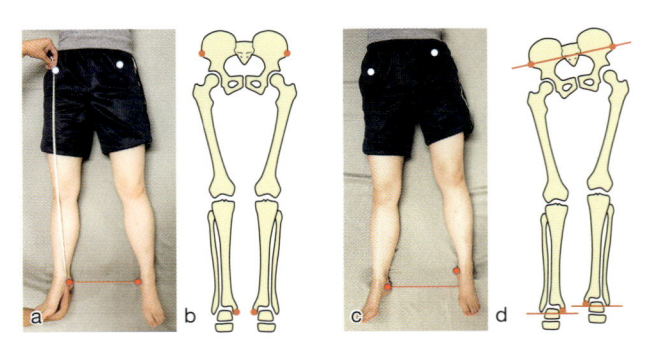

下肢長差の測定（写真内の白丸は上前腸骨棘を示す）

a, b. SMD は上前腸骨棘から内果までの距離である．骨盤に対し両下肢を対称的に置いて測定する．

c, d. 骨盤が側方傾斜した状態で測定すると，両側ともに同じ SMD であっても，見た目には一側下肢が短縮しているようにみえる．

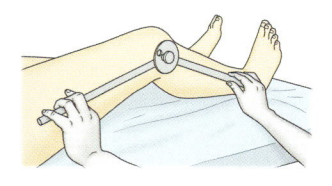

膝屈曲角度の測定

関節が動く範囲を関節可動域（ROM）という．測定には角度計を用いる．膝関節の屈曲変形や外反変形の程度も角度で表現する．

各関節の良肢位（機能肢位）

肩関節：外転 20〜40°，屈曲 30°，内旋 20〜30°
肘関節：屈曲 90°，前腕は回内・回外中間位（0°）
手関節：背屈 10〜20°
股関節：屈曲 15〜30°，外旋 0〜10°，外転 0〜10°
膝関節：屈曲 10〜15°
足関節：背屈・底屈 0°

5. 関節炎の診察

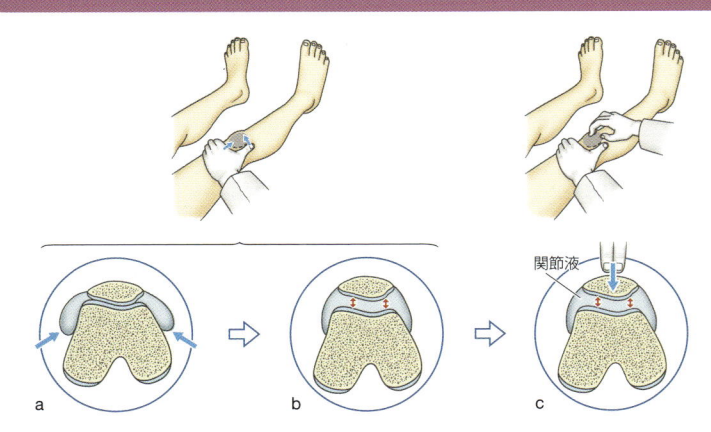

関節液

膝関節液貯留の診察法（膝蓋跳動の調べ方）

手掌と指で膝蓋上嚢に貯留した関節液を遠位に圧迫移動させると，受け手側に貯留液の移動を感じる（a → b）．同時に側方からも圧迫を加えると膝蓋骨と大腿骨関節面の間に関節貯留液が入り込み膝蓋骨が浮き上がる（b）．

この状態で膝蓋骨を大腿骨に押しつけるようにすると膝蓋骨が上下に浮き沈みする現象を指で感じることができる．この現象を膝蓋跳動という（c）．

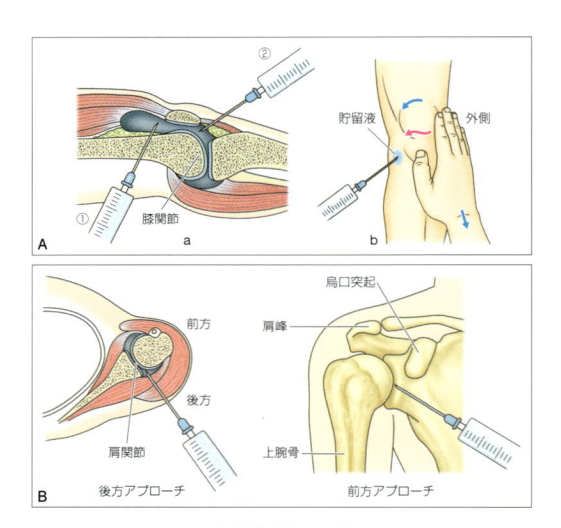

関節穿刺の仕方

A：膝関節

a. 注射針は膝蓋骨上縁のレベルで大腿膝蓋靱帯の外側から平行か若干下方に向けて刺入する（①）．外側関節裂隙から頭側に 45°，内側に 45° 針を傾けて刺入する方法もある（②）．

b. 貯留液が少ない場合には，wipe テストの要領で膝蓋骨を外側から押しつけることにより膝内下方に生じた膨隆部に針を刺入する．

B：肩関節

患者に座位をとらせる．背後より肩峰角を触知し，そこより 2～3 cm 遠位で上腕骨頭に向けて針を刺入する（後方アプローチ）．肩甲骨は前額面で 30° 程度前方に傾斜していることに注意する．座位もしくは仰臥位，肩関節下垂位で烏口突起のやや外側・下方から関節裂隙を確認し，その方向に刺入する方法もある（前方アプローチ）．

膝関節の wipe テスト

最初に膝蓋上囊を越えて内側から外側に圧迫を加え（a），次に外側から内側に膝蓋骨の上をこするように圧迫を加える（赤矢印）．膝蓋骨内下方にわずかに貯留していた関節液を触知できる（b）．本法は少量の関節液の診断に適している．

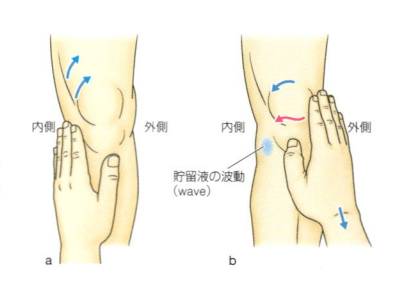

6. 皮膚感覚帯

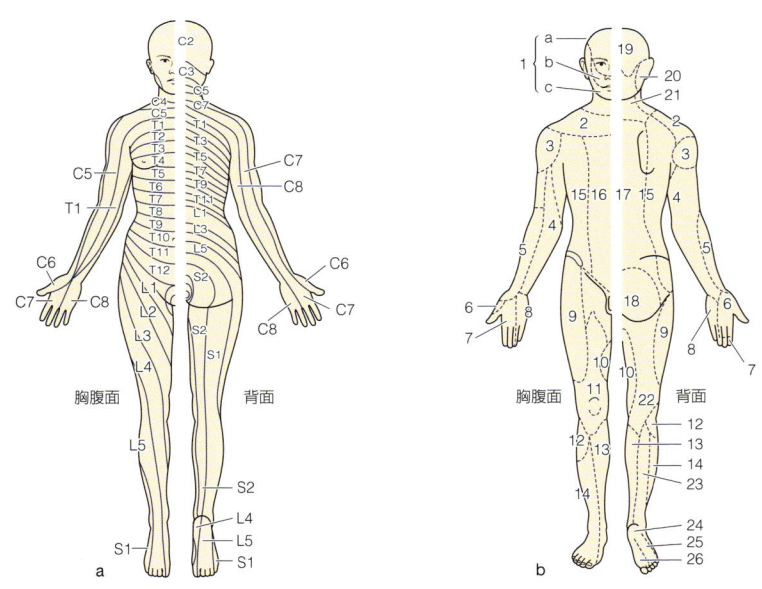

胸腹面　　　　背面

a

胸腹面　　　　背面

b

Keegan の皮膚感覚帯（a）と末梢神経幹別にみた支配領域（b）

a. Keegan の皮膚感覚帯：脊髄レベル（神経根）別にみた表在感覚帯である.
　（Keegan & Garrett, 1948 より改変）

b. 末梢神経幹別にみた支配領域：手の神経損傷などの診断には大切である.

1. 三叉神経（a. 前頭神経　b. 上顎神経　c. 下顎神経）　2. 鎖骨上神経　3. 腋窩神経
　4. 前腕皮神経（橈骨神経の枝）5. 外側前腕皮神経（筋皮神経の枝）　6. 橈骨神経浅枝
7. 正中神経　8. 尺骨神経　9. 外側大腿皮神経　10. 閉鎖神経　11. 大腿神経前皮枝
12. 総腓骨神経　13. 伏在神経　14. 浅腓骨神経　15. 胸神経外側皮枝　16. 胸神経
前皮枝　17. 胸神経内側皮枝　18. 仙骨神経後枝　19. 大後頭神経　20. 大耳介神経
21. 頚部皮神経　22. 後大腿皮神経　23. 腓腹神経　24. 脛骨神経　25. 外側足底神
経　26. 内側足底神経

（Chusid JG, McDonald JJ：Correlative Neuroanatomy and Functional Neurology, 18th ed.
Lange, Los Altos, 1982 より一部改変）

7. 歩容の観察

異常歩行(跛行)の種類

1. 疼痛回避性歩行 antalgic gait	疼痛を避けようとして，立脚期を短縮しようとする．逃避性歩行ともよばれる．
2. 下肢短縮による異常歩行 limp due to short leg	硬性墜下性歩行ともよばれる．
3. 弾性(軟性)墜下性歩行 elastic falling limp	股関節が殿筋内脱臼し，下肢長が短縮している際の歩行．
4. 筋力低下による異常歩行 limp due to muscle weakness	筋ジストロフィー症でみられる体幹を左右に振って歩くあひる歩行 waddling(goose)gait，中殿筋の筋力低下のため，骨盤が反対側に傾き患側に体幹を傾ける Trendelenburg 歩行など．
5. 関節の変形による異常歩行 limp due to joint deformity	関節拘縮や破壊による相対的下肢短縮で生じる．
6. 関節の不安定性や動揺性による異常歩行 limp due to joint instability or flail joint	靭帯断裂や関節破壊によりみられる．
7. 末梢神経麻痺による異常歩行 limp due to peripheral nerve palsy	腓骨神経麻痺による下垂足でみられる．Charcot-Marie-Tooth(シャルコー-マリー-トゥース)病では両側性に現れ，鶏歩 steppage gait とよばれる．
8. 痙性歩行　spastic gait	脳性麻痺でみられる．遊脚期に股関節が過剰に内転する，はさみ脚歩行 scissoring gait が典型的である．
9. 失調性歩行　ataxic gait	酩酊状態のように，上体が左右前後に揺れる小脳性歩行 cerebellar gait，脊髄癆性歩行 tabetic gait がある．

(本体第Ⅷ編「リハビリテーション」項も参照)

8. 皮膚の観察

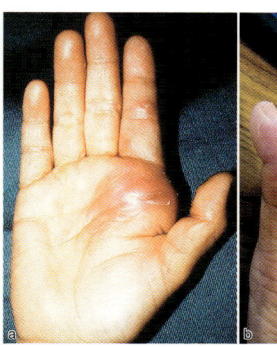
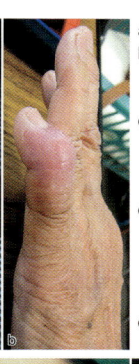

a. 示指化膿性屈筋腱腱鞘炎の外見.

b. 小指遠位指節間(DIP)関節化膿性関節炎の外見. どちらも発赤と腫脹が明らかで, 圧痛もあり, 急性炎症の基本症状がそろっている.

c. 神経線維腫症:多発性のカフェオレ斑と多発性の皮下神経腫. 直径1.5cm以上の色素斑が6個以上あればほぼ本症は確定的である. 家族歴にも注意する.

d. 体幹にみる皮膚および皮下の大きな血管腫:このような場合, 内臓諸器官にも血管腫が存在することがある. もし皮膚の血管腫に加えて, 多発性, 非対称性の内軟骨腫があれば, Maffucci症候群である.

e. 異常発毛:二分脊椎(脊椎披裂)の存在を示唆する所見である.　(a, b:中村 原図, c〜e:辻 原図)

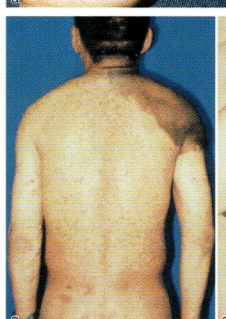
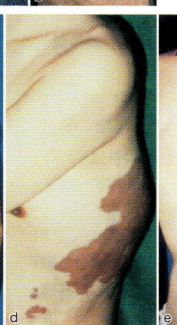
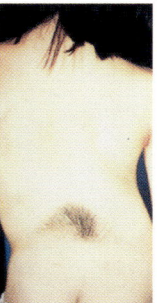

皮膚の異常

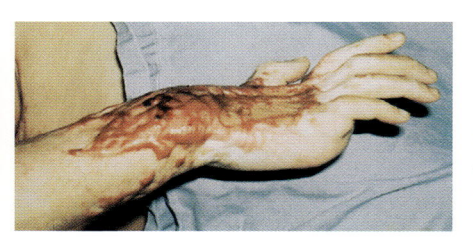

熱傷後の瘢痕

瘢痕のため徐々に中手指節(MP)関節が過伸展し, 屈曲ができなくなった症例.　　(鳥巣 原図)

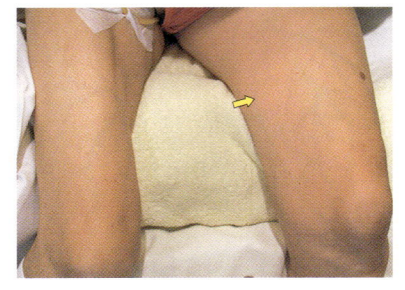

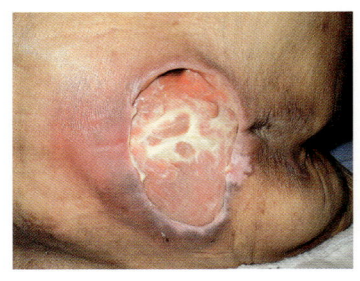

腫脹

大腿内側広筋の筋肉内出血による腫脹が大腿から膝関節内側にかけてみられる．膝関節そのものには腫脹が認められない点が，膝関節内出血との鑑別の手がかりになる．

（中村 原図）

褥瘡

意識障害や感覚障害がある例や認知症の患者をベッドに寝かせたままにしておくと，殿部や足部に褥瘡が生じる．頻回の体位変換などにより予防可能である．

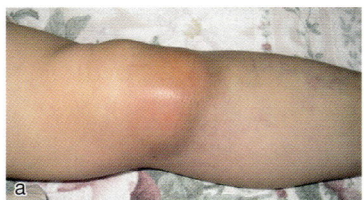

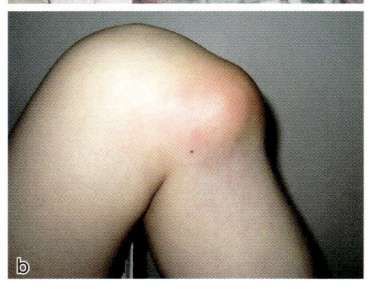

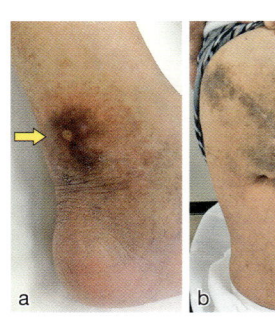

瘻孔

a. 結核性足関節炎に伴って形成された瘻孔（矢印）．
b. 大腿骨骨髄炎による陥凹を伴う陳旧性瘻孔．皮膚の陥凹を伴う．

腫瘤

発赤を伴う腫瘤である．皮膚や皮下組織との可動性に乏しく周囲組織との癒着が想像される．悪性腫瘍か炎症性の腫瘤を疑う．

（内田 原図）

9. 関節弛緩

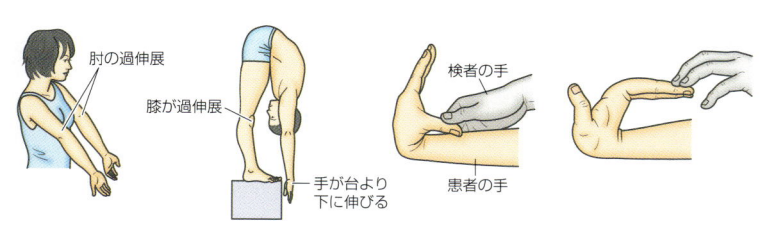

肘の過伸展

膝が過伸展

手が台より
下に伸びる

検者の手

患者の手

関節弛緩のみかた

患者をリラックスさせて関節を動かすとよくわかる. 関節弛緩は全身性に生じることが多く, Ehlers-Danlos 症候群や Marfan 症候群では特徴的である.

〔**Memo**〕

10. 関節運動の表現

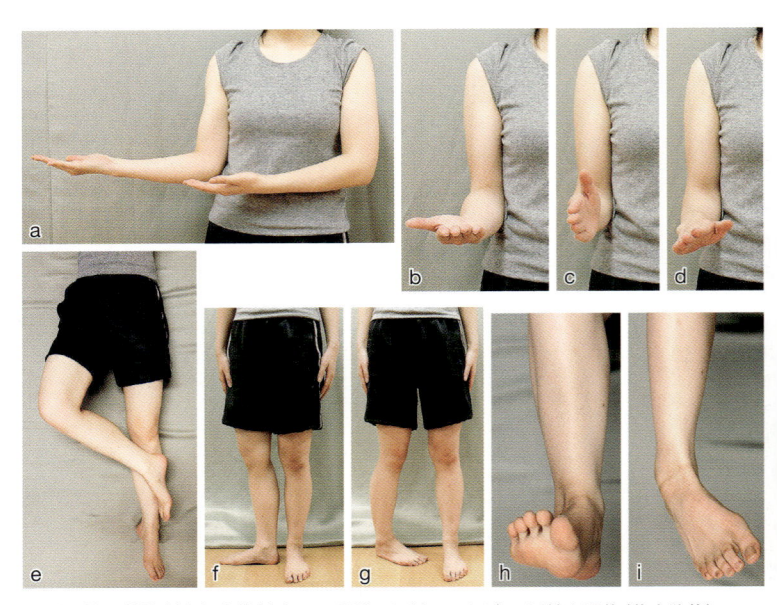

a. 肩関節の外旋（右）と内旋（左），b. 前腕の回外，c. 回内・回外中間位（基本肢位），
d. 前腕の回内，e. 右股関節の屈曲・外転・外旋，f, g. 右股関節の伸展屈曲と内外転
中間位での外旋（f）と内旋（g），h. 足部の外がえし，i. 内がえし．

外旋 external rotation と**内旋** internal rotation：肩関節および股関節では，上腕軸また
は大腿軸を中心として外方へ回旋する動きが外旋，内方へ回旋する動きが内旋である（a,
e, f, g）.

回外 supination と**回内** pronation：前腕では，前腕軸を中心に外方に回旋する動き（手掌
が上を向く）が回外，内方へ回旋する動き（手掌が下に向く）が回内である（b, d）.

外がえし eversion と**内がえし** inversion：足部の運動で，足底が外方を向く動き（足部の
回内，外転，背屈の複合した運動）が外がえし（h），足底が内方を向く動き（足部の回外，
内転，底屈の複合した運動）が内がえしである（i）.

そのほかは，本体の巻末資料参照．

11. 筋力の判定基準

5（normal）	強い抵抗を加えても，重力にうちかって関節を正常可動域いっぱいに動かすことができる筋力がある．
4（good）	かなりの抵抗を加えても，重力にうちかって正常な関節可動域いっぱいに動かす筋力がある．
3（fair）	抵抗を加えなければ，重力にうちかって正常な関節可動域いっぱいに動かすことができる．しかし，抵抗が加わると関節が全く動かない．
2（poor）	重力を除けば正常な関節可動域いっぱいに関節を動かす筋力がある．
1（trace）	筋肉の収縮は認められるが，関節運動は全く生じない．
0（zero）	筋肉の収縮が全く認められない．

12. 総合機能のチェック

上肢の総合機能の調べ方

① 手を口まで持っていく	肩関節の挙上と肘関節の屈曲．
② 手掌を顔につける	肘関節の屈曲と手関節の背屈．
③ 茶碗を手掌で持つ	前腕の回外．
④ 握る	指の屈曲．最大限に努力させて屈曲したときの指先と手掌間の距離（finger palm distance：FPD）を計測すると定量化できる．
⑤ つまむ	母指と示指や小指間のつまみは，様々な関節や神経機能の異常で障害される．
⑥ 箸をつかう	手指の複合機能．
⑦ 開眼で机上のコインをつまむ	手指の複合機能．
⑧ 閉眼で指を使ってコインを識別する	手指の感覚．
⑨ 指の屈伸を繰り返す	できるだけ早く行わせる．10秒間に何回繰り返せるかを数える（10秒テスト）．頚髄の障害では，回数が低下し完全伸展ができなくなる．
⑩ 上肢が後頭部に届く（結髪）	肩関節の挙上と外旋．
⑪ 上着の袖に腕を通す	肩関節の挙上．不自由があれば，患側は腕を先に通し，健側を後で通して羽織る．
⑫ シャツの最上のボタンを掛ける	肘関節の屈曲．口に手が届いても，肘関節の軽度の屈曲制限でこの動作ができないことがある．動作に時間がかかれば機能障害があると考える．
⑬ 腰の中央に手が届く（結帯）	肘関節の屈曲と手関節の伸展と内旋．
⑭ 椅子を運ぶ	ある程度の重みのものを持ち上げる機能の評価．肩，肘，手など痛みのために持ち上げられない状態を確認．また，痛みを回避するための動作を見きわめる．
⑮ 手掌をついて身体を支える	上肢支持機能の総合的な評価．椅子から立ち上がるときに手掌を肘掛けや机に置いて支えるのが普通の動作．手関節の痛みや背屈制限があると，この動作が困難となる．握り拳で支えたり，指で机の縁につかまったりして代償する．

下肢の総合機能の調べ方

① 手の支えなしに椅子から立ち上がる	両側膝関節が110°以上屈曲できないと,反動をつけなければ立ち上がれない.片側に痛みや筋力低下や可動域制限があれば,健側のみに力を入れて立ち上がる.片側だけで立ち上がれれば大腿四頭筋は正常とみなせる.高齢者では統合機能が低下すると痛み,筋力低下や可動域制限がなくても困難になり,時間を要する.
② 片側で立っている(片脚起立)	下肢の痛み,筋力,安定性の評価になる.
③ 片脚爪先立ち,爪先歩行 toe gait	下腿三頭筋筋力,足関節の安定性.下腿三頭筋力が正常か否かの検査は立位で行う.
④ 踵歩行 heel gait	前脛骨筋,足趾伸筋力の評価になる.
⑤ しゃがみ込み (蹲踞,うずくまり) squatting	股関節と膝関節の屈曲制限,足関節の背屈制限およびこれらの関節の疼痛があると制限される.しゃがんだときに膝や踵の高さの左右差に注目.股関節の屈曲制限があれば,膝が床面に近づき,足関節の背屈制限があれば踵が浮く.
⑥ 階段の昇降	股関節,膝関節,足関節の運動制限および下肢筋力の評価になる.小さい踏み台を診察室に用意すると,実際の動作を観察できる.股関節や膝関節の痛みがあると,昇るときは健側上段,降りるときは患側下段にして,1段ごとに両脚をそろえて昇降する.
⑦ あぐらをかく	股関節の屈曲と外転制限すなわち開排制限があると困難になる.
⑧ 靴下を履く	股関節,膝関節の屈曲制限があると困難になる.
⑨ 膝頭を対側の肩に近づける	股関節の屈曲,内転が十分できないと困難.大腿骨頭の変形が起こる Perthes(ペルテス)病,大腿骨頭すべり症,大腿骨頭壊死,変形性股関節症などで制限される.
⑩ 膝伸展位での下肢挙上	ベッド上で検者が患者の下肢を挙上すると(下肢伸展挙上テスト straight leg raising test)腰椎椎間板ヘルニアなどでは Lasègue(ラセーグ)徴候とよばれる疼痛が誘発される.しかし,患者に自動的に行わせると,大腿四頭筋の筋力低下,股関節の疼痛などを反映した下肢の統合機能を知ることができる.股関節の痛みが強くなると,ベッドへの移動や車に乗るときなどに,自分の脚を持ち上げることができず,手で脚を持ち上げるようになる.

体幹と四肢の総合機能の調べ方

① 寝返りをうつ	骨粗鬆症による脊椎圧迫骨折では寝返りが困難になる.患者はベッドの縁やサイドバーにつかまってゆっくりと寝返りする.
② 手の支えなしに寝起きする	診察台で寝たり起きたりする動作を観察する.手で支え,いったん横向きになってから,ゆっくり背臥位となる例は脊柱支持能力が低下している.
③ 床上の物を拾う	脊柱,股関節,膝関節および上肢の統合機能.脊椎に破壊性病変のある脊椎癌転移,脊椎カリエス,脊椎圧迫骨折などでは,脊柱を屈曲させることなく恐る恐る拾い上げようとする独特な動作となる.
④ 用便の始末	肩関節,肘関節,手関節と脊柱の統合機能で,日本整形外科学会肩関節疾患治療成績判定基準および肘機能評価法にも取り上げられている.患者自身が進んで訴えることは少ないので,医師側から尋ねる必要がある.

13. 救急, 外傷診療のキーワード

● 救急蘇生の ABC

ABC
気道確保 airway
人工呼吸 breathing
心臓マッサージ circulation

● 外傷応急処置の基本

RICE
安静・固定 rest
冷却 icing
圧迫 compression
挙上 elevation

● 重度外傷の チェックポイント

CRASH
心肺機能障害 cardio-respiratory
腹部臓器障害 abdomen
脊椎・脊髄損傷 spine
頭部損傷 head

● 四肢損傷の チェックポイント

PLAN
骨盤 pelvis
上下肢 limb
動脈 arteries
神経 nerves

40

[Memo]

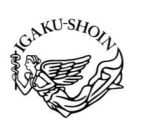